DICTIONNAIRE ENCYCLOPÉDIQUE

DES

SCIENCES MÉDICALES

PARIS. — IMPRIMERIE A. LAHURE
Rue de Fleurus, 9

DICTIONNAIRE ENCYCLOPÉDIQUE

DES

SCIENCES MÉDICALES

DIRECTEURS

A. DECHAMBRE — L. LEREBOULLET

DE 1864 A 1885   DEPUIS 1886

DIRECTEUR-ADJOINT : L. HAHN

COLLABORATEURS : MM. LES DOCTEURS

ARCHAMBAULT, ARLOING, ARNOULD (J.), ARNOZAN, ARSONVAL (D'), AUBRY (J.), AUVARD, AXENFELD, BAILLARGER,
BAILLON, BALBIANI, BALL, BABIÉ, BARTH, BAZIN, BEAUGRAND, BÉCLARD, BÉHIER, BENEDEN (VAN), BERGER,
BERNHEIM, BERTILLON, BERTIN-SANS, BESNIER (ERNEST), BLACHE, BLACHEZ, BLANCHARD (R.), BLAREZ, BOINET,
BOISSEAU, BORDIER, BORIUS, BOUCHACOURT, BOUCHARD (CH.), BOUCHEREAU, BOUISSON, BOULAND (P.), BOULEY (H.),
BOUREL-RONCIÈRE, BOURGOIN, BOURRU, BOURSIER, BOUSQUET, BOUVIER, BOYER, BRASSAC, BROCA, BROCHIN, BROUARDEL,
BROWN-SÉQUARD, BRUN, BURCKER, BURLUREAUX, BUSSARD, CADIAT, CALMEIL, CAMPANA, CARLET (G.), CENAS (E.),
CERISE, CHAMBARD, CHARCOT, CHARVOT, CHASSAIGNAC, CHAUVEAU, CHAUVEL, CHÉREAU, CHERVIN, CHOUPPE, CHRÉTIEN,
CHRISTIAN, CLERMONT, COLIN (L.), CORNIL, COTARD, COULIER, COURTY, COYNE, DALLY, DAVAINE, DEBIERRE,
DECHAMBRE (A.), DELENS, DELIOUX DE SAVIGNAC, DELORE, DELPECH, DEMANGE, DENONVILLIERS, DEPAUL, DIDAY,
DOLBEAU, DUBREUILH, DUBUISSON, DU CAZAL, DUCLAUX, DUGUET, DUJARDIN-BEAUMETZ, DUPLAY (S.), DUREAU,
DUTROULAU, DUWEZ, DUZÉA, EGGER, ÉLOY, ÉLY, FABRE DOMERGUE, FALRET (J.), FARABEUF, FÉLIZET, FÉRIS,
FERRAND, FEULARD, FLEURY (DE), FOLLIN, FONSSAGRIVES, FORGUES, FOURNIER (E.), FOURNIER (H.), FRANCK-FRANÇOIS,
FRÉDÉRICQ, GALTIER-BOISSIÈRE, GARIEL, GAVARRET, GAYET, GAYRAUD, GERVAIS (P.), GILLES DE LA TOURETTE,
GILLETTE, GIRAUD-TEULON, GOBLEY, GRANCHER, GRASSET, GREENHILL, GRISOLLE, GUBLER, GUÉNIOT, GUÉRARD, GUILLARD,
GUILLAUME, GUILLEMIN, GUYON (F.), HAHN (L.), HAMELIN, HAYEM, HECHT, HECKEL, HENNEGUY, HÉNOCQUE,
HERRMANN, HEYDENREICH, HOVELACQUE, HUMBERT, HUTINEL, ISAMBERT, JABOULAY, JACQUEMIER, JUHEL-RÉNOY,
KARTH, KELSCH, KIRMISSON, KRISHABER, LABBÉ (LÉON), LABBÉE, LABORDE, LABOULBÈNE, LACASSAGNE,
LADREIT DE LA CHARRIÈRE, LAGNEAU (G.), LAGRANGE, LANCEREAUX, LARCHER (O.), LAURE, LAVERAN, LAVERAN (A.),
LAYET, LECLERC (L.), LECORCHÉ, LE DOUBLE, LEFÈVRE (ED.), LEFORT (LÉON), LEGOUEST, LEGOYT, LEGROS,
LEGROUX, LEMOINE, LEREBOULLET, LEROUX, LE ROY DE MÉRICOURT, LETOURNEAU, LEVEN, LÉVY (MICHEL), LIÉGEOIS,
LIÉTARD, LINAS, LIOUVILLE, LITTRÉ, LONGET, LONGUET, LUTZ, MABILLE, MAGITOT (E.), MAHÉ, MALAGUTTI, MARCHAND,
MAREY, MARIE, MARTIN (A.-J.), MARTINS, MASSE, MATHIEU, MÉNARD, MERKLEN, MERRY-DELABOST, MICHEL (DE NANCY),
MILLARD, MOLLIÈRE (DANIEL), MONOD (CH.), MONTANIER, MORACHE, MORAT, MOREL (B. A.), MOSSÉ, MUSELIER, NICAISE,
NICOLAS, NIELLY, NIMIER, NUEL, OBÉDÉNARE, OLLIER, ONIMUS, ORFILA (L.), ORNELLAS (D'), OUSTALET, PAJOT,
PARCHAPPE, PARROT, PASTEUR, PAULET, PÉCHOLIER, PERRIN (MAURICE), PETER (M.), PETIT (A.), PETIT (L.-H.),
PEYROT, PICQUÉ, PIGNOT, PINARD, PINGAUD, PITRES, POLAILLON, PONCET (ANT.), POSADA-ARANGO (A.), POTAIN,
POUCHET (GABR.), POZZI, QUATREFAGES (DE), QUENU, RAULIN, RAYMOND, RECLUS, RÉGIS, REGNARD, REGNAULD, RENAUD (J.),
RENAUT, RENDU, RENOU, RETTERER, REY, REYNAL, RICHE, RICHER (P.), RICKLEN, RITTI, ROBIN (ALBERT), ROBIN (CH.),
ROCHARD, ROCHAS (DE), ROCHEFORT, ROGER (H.), ROHMER, ROLLET, ROTUREAU, ROUGET, ROYER (CLÉMENCE),
SAINTE-CLAIRE DEVILLE (H.), SANNÉ, SANSON, SAUVAGE, SCHÜTZENBERGER (CH.), SCHÜTZENBERGER (P.), SÉBILEAU,
SÉDILLOT, SÉE (MARC), SERVIER, SEYNES (DE), SINÉTY (DE), SIRY, SOUBEIRAN (L.), SPILLMANN (E.), STÉPHANOS (CLÔN),
STRAUSS (H.), TARTIVEL, TESTELIN, TESTUT, THIBIERGE, THOMAS (L.), TILLAUX (P.), TOURDES, TOURNEUX, TRÉLAT (U.),
TRIPIER (LÉON), TROISIER, VALLIN, VARIGNY (DE), VELPEAU, VERNEUIL, VÉZIAN, VIALLETON, VIAUD-GRAND-MARAIS,
VIDAL (ÉM.), VIDAU, VILCOQ, VILLEMIN, VINCENT (E.), VINCENT (L.), VOILLEMIER, VULPIAN, WARLOMONT,
WERTHEIMER, WIDAL, WILLM, WORMS (J.), WURTZ, ZUBER.

CINQUIÈME SÉRIE

U — Z

TOME TROISIÈME

VER — ZYT

PARIS

G. MASSON

LIBRAIRE DE L'ACADÉMIE DE MÉDECINE

Boulevard Saint-Germain, en face de l'École de Médecine.

ASSELIN ET HOUZEAU

LIBRAIRES DE LA FACULTÉ DE MÉDECINE

Place de l'École-de-Médecine

MDCCCLXXXIX

DICTIONNAIRE

ENCYCLOPÉDIQUE

DES

SCIENCES MÉDICALES

VÉRATRINE. § II. **Pharmacologie.** Bien que la vératrine soit difficile à manier, en raison de son action irritante sur les muqueuses, et qu'il soit difficile de la caractériser en dehors de la vératrine cristallisée de Merck, elle a été expérimentée et employée en thérapeutique par plusieurs praticiens, notamment par Brau, Turnbull, Magendie, Garot, Klinger. Toutes les fois qu'on voudra l'employer, il faudra spécifier la nature du produit qu'on veut administrer, mais ses effets sont si violents et si mal définis qu'il conviendrait de ne pas l'employer tant que de nouvelles expériences physiologiques n'auront pas été faites à nouveau, en mettant à profit les récents travaux signalés plus haut.

Lorsqu'on la prescrit à l'intérieur, il faut la dissimuler dans une poudre inerte, la dissoudre dans l'alcool ou la transformer en pilules. Lorsqu'on la divise au mortier, il faut triturer très-doucement pour ne pas s'exposer à une poussière qui irrite fortement la muqueuse nasale; il vaut encore mieux, si cela est sans inconvénient, l'humecter avec un peu d'alcool. Pour l'usage externe, on l'incorpore à l'axonge ou à la vaseline; on la prescrit parfois en liniments.

PILULES DE VÉRATRINE

Codex.

Vératrine	5 centigrammes. .
Poudre de guimauve	50 —
Sirop gommeux	Q. S.

Pour 10 pilules.

Magendie.

Vératrine	5 centigrammes.
Gomme arabique	3 grammes.

Pour 12 pilules.

Turnbull.

Vératrine	5 centigrammes.
Extrait de jusquiame	20 —

Pour 10 pilules

TEINTURE DE VÉRATRINE

Vératrine 10
Alcool à 90 degrés 100

Employée par le docteur Turnbull en frictions et en embrocations.

Les *gouttes de vératrine* employées par ce médecin dans le traitement des maladies des oreilles sont 4 fois moins fortes.

POMMADE DE VÉRATRINE

(Cunier)

Vératrine . . . . 25 à   50 centigrammes.
Axonge . . . .   30 grammes.

On fait dissoudre la vératrine dans un peu d'alcool et on ajoute l'axonge, ce qui fournit un produit plus homogène et plus facile à manier qu'en incorporant simplement la poudre dans l'axonge.

Le docteur Vannaire prescrit une pommade à 1/100 contre les douleurs qui accompagnent la menstruation.

Cette pommade a été recommandée dans le traitement de l'anasarque et dans celui de la goutte par Magendie ; dans les névralgies par Calvi ; dans le gonflement des articulations et dans les hydarthroses par Klinger.

LINIMENT DE VÉRATRINE

Vératrine . . . . 1 gramme.
Huile d'olive . . . . 4 —
Axonge . . . . 30 —

On divise la vératrine dans l'huile et on ajoute l'axonge.

En ajoutant à la pommade ou au liniment de l'iodure de potassium, on a la *pommade* ou le *liniment de vératrine ioduré.*   EDME BOURGOIN.

§ III. **Emploi médical.** ACTION PHYSIOLOGIQUE. En 1883, avec le concours de Rédier, nous avons étudié très-minutieusement cette question de physiologie thérapeutique. Dans un travail intitulé : *Nouvelles recherches expérimentales sur l'action physiologique de la vératrine* (in-8° de 50 pages. Paris, chez Asselin, 1883), nous avons publié le résultat de nos recherches personnelles et analysé les travaux de ceux qui nous ont précédé. Nous empruntons à ce mémoire ses conclusions qui ont été communiquées à l'Académie des sciences dans la séance du 11 avril de la même année (voy. *Comptes rendus de l'Acad. des sciences*).

« Quoique les vératres aient été employés de toute antiquité (helléborisme) et malgré les importants travaux faits dans notre siècle par Magendie, Andral, Turnbull, Ebers, Gebhort, Leonide Van Praag, Faivre et Leblanc, Fauchey, Prévost, etc., l'action de la vératrine est bien loin encore d'être nettement déterminée ; elle a même donné lieu aux opinions les plus contradictoires, émanant des expérimentateurs les plus respectables. C'est pour chercher à fixer définitivement la science sur cette action que nous avons entrepris, sur les grenouilles, les lapins et les chiens, des expériences dont il nous reste à résumer en quelques mots les principales conclusions.

I. ACTION LOCALE. Effet topique irritant sur la peau et les muqueuses, qui augmente encore sur le derme dénudé.

II. ACTION SUR LE TUBE DIGESTIF. Vomissements abondants et selles copieuses. La vératrine est donc un éméto-cathartique puissant.

III. ACTION SUR LES SÉCRÉTIONS. Supersécrétion du mucus nasal, sialorrhée, diurèse ordinaire, rarement diaphorèse.

IV. ACTION SUR LA CIRCULATION. 1° Accélération primitive due en grande partie aux efforts de vomissement.

2° Ralentissement secondaire pouvant même arriver au collapsus. Arrêt des cœurs lymphatiques avant celui du cœur sanguin (grenouilles). Arrêt de celui-ci en diastole. Altération du sang.

V. ACTION SUR LA RESPIRATION. 1° Accélération primitive.

2° Ralentissement secondaire. Difficulté et gêne de la respiration.

VI. ACTION SUR LA TEMPÉRATURE. Affaissement nettement précisé par le thermomètre.

VII. ACTION SUR LE SYSTÈME MUSCULAIRE. 1° Excitation primitive, plus ou moins courte, suivant l'intensité de la dose. Contractures apparentes.

2° Affaissement et paralysie ultérieurs. Opposition formelle, malgré l'opinion de beaucoup d'auteurs, avec l'action de la strychnine.

3° Parésie complète et collapsus.

VIII. ACTION SUR LE SYSTÈME NERVEUX. 1° *Motricité nerveuse* non influencée; c'est le contact du sang vératrinisé sur la fibre musculaire et non l'action du nerf moteur impressionné par la vératrine qui détermine l'excitation primitive du muscle. Cette substance, malgré le dire de Kölliker, n'agit pas directement sur la moelle.

2° *Sensibilité*. A l'action irritante topique déjà signalée succèdent bientôt l'anesthésie et l'analgésie.

3° *Fonctions intellectuelles*. Intelligence conservée ».

En tenant compte de la solubilité incomplète de la vératrine dans l'éther, Budlock (de Philadelphie) a cru devoir y reconnaître deux principes différents, la *véridine* et la *vératroïdine*. La véridine n'occasionnerait ni vomissements ni diarrhée et porterait principalement ses effets sur le cœur, en y déterminant l'accélération primitive et le ralentissement secondaire que nous a donnés la vératrine elle-même. Quant à la vératroïdine, les effets éméto-cathartiques domineraient chez elle. Mais les expériences de Wood ne sont pas assez précises pour que nous puissions nous arrêter plus longtemps sur cette distinction.

D'ailleurs, l'idéal de la thérapeutique n'est pas toujours, selon nous, de pousser les substances médicamenteuses au dernier degré de l'analyse chimique, car souvent elles agissent mieux à l'état plus complexe. C'est ainsi que la quinine ne renferme pas toute la vertu du quinquina et la morphine surtout toute celle de l'opium. De même pour le médicament qui nous occupe. On fera bien de laisser dans les laboratoires de chimie la véridine et la vératroïdine et de réserver la vératrine pour les pharmacies.

ACTION THÉRAPEUTIQUE. C'est une grave erreur d'affirmer que les faits observés dans les expérimentations chez les animaux doivent nécessairement se reproduire sur l'homme, surtout quand il s'agit de l'action des substances médicamenteuses. Bien des fois déjà, en disciple fidèle de l'école de Montpellier, nous avons formulé cette sage réserve; c'est pourquoi les conclusions que nous venons d'établir au sujet des effets de la vératrine sur les chiens, les lapins et les grenouilles, ne donnent pour la thérapeutique de l'homme malade que des indications dont la clinique est la seule légitime sanction.

Trop souvent, à notre époque, on a méconnu ces restrictions indispensables et on a commis par là les plus graves erreurs.

Mais combien ces erreurs doivent-elles être centuplées, si les résultats de l'expérimentation physiologique sont déjà faux eux-mêmes! Aussi n'est-ce pas sans une véritable stupéfaction que nous avons vu Gebhort, au nom d'une prétendue action excitante de la vératrine sur les nerfs moteurs, la vanter, elle qui devient si facilement un agent paralysant, contre la paralysie, et dire en avoir obtenu des effets très-avantageux. Que penser quand il ajoute : « La faiblesse même extrême n'empêche pas de l'employer; au contraire, ses propriétés stimulantes et l'activité qu'elle imprime au système nerveux l'indiquent en ce cas particulier » (*Union médicale*, t. I, p. 454). Que penser encore lorsque, après avoir posé cette indication vraiment inouïe, il trouve au contraire une contre-indication absolue à l'emploi de son remède dans l'*augmentation de l'activité de la circulation, la fièvre, la phlogose (loc. cit.)* !

D'autres auteurs ont émis au sujet des effets thérapeutiques de l'alcaloïde qui nous occupe des erreurs moins énormes, mais considérables cependant : aussi serons-nous obligé de les relever pour établir les indications véritables, mais en somme assez rares, de ce remède. Afin de procéder avec méthode, nous prendrons les unes après les autres les diverses applications que l'on en a faites et nous chercherons à établir celles qui doivent être conservées aujourd'hui.

Magendie fut le premier à chercher un remède dans la substance récemment isolée. Par une sorte d'*à priori* il énonça la plupart de ses usages que d'autres devaient plus tard étudier plus profondément. Son action doit être la même, se dit-il, que celle des plantes qui la fournissent. Ainsi, il en signale d'abord les effets purgatifs et établit qu'une dose de 3/4 de grain prise à l'intérieur suffit pour amener des évacuations alvines très-abondantes, et qu'une dose plus élevée produit des vomissements violents, quoiqu'il ait pu arriver sans accidents à 2 grains dans les vingt-quatre heures, chez un vieillard frappé quelque temps avant d'apoplexie. Le même physiologiste ne connaît pas de moyen plus puissant pour provoquer la sortie des fèces dures accumulées dans les intestins. La vératrine convient enfin dans le traitement de l'anasarque, de certaines autres hydropisies, de la leucophlégmatie, de la goutte, etc. Aussi cherche-t-il à substituer le nouvel alcaloïde aux vieilles préparations pharmaceutiques où entraient le colchique et l'hellébore, espérant avoir ainsi des effets plus sûrs et plus précis. Il propose des pilules de vératrine associée avec de la gomme et du sirop pour remplacer celles de Bacher [1]. Il formule encore une solution alcoolique de vératrine (4 grains [2] par once d'alcool, à la dose de 10 à 25 gouttes par tasse de bouillon, au lieu de la teinture de colchique). Il indique enfin dans le rhumatisme chronique, la goutte et l'anasarque, une pommade composée de 4 grains de vératrine et d'une once d'axonge.

De la vératrine comme éméto-cathartique. Cette action ressort nettement de nos expériences sur les animaux, et il est bien peu de médecins. ayant administré la vératrine sur l'homme, qui n'aient indiqué un effet vomitif et un effet purgatif, l'un ou l'autre dominant suivant les cas. Ces effets ont été même

---

[1] L'illustre expérimentateur a commis ici la confusion que nous avons signalée ailleurs (art. HELLÉBORE) entre les effets des hellébores des Renonculacées et ceux des hellébores des Colchicacées. Les pilules de Bacher devaient contenir de l'hellébore noir (Rose de Noël). C'était une préparation sans utilité et dangereuse quand elle était faite ainsi, mais très-souvent on y mettait avec indifférence un vératre quelconque. On se rappelle que ce sont ces erreurs déplorables qui ont amené la chute de l'helléborisme longtemps si prôné.

[2] Dans son *Formulaire de* 1827 une formidable erreur d'impression lui a fait écrire 4 onces au lieu de 4 grains.

parfois si énergiques, qu'ils obligeaient de suspendre le remède. C'est là ce qu'ont noté en particulier Piedagnel, Aran, Pégaitaz, etc. Nonobstant personne, que nous sachions, Magendie excepté, n'a essayé d'employer la vératrine comme un véritable purgatif. C'est que les bons drastiques ne manquent pas et qu'il faudrait établir que la vératrine est préférable à ceux dont l'emploi est journalier. Elle a contre elle d'être un poison violent, de pouvoir nuire à la moindre erreur de dose, de produire en certains cas l'effet vomitif au lieu de]l'effet purgatif, et enfin de déterminer une vive irritation du tube gastro-intestinal. Aussi nous imiterions très-difficilement Magendie lorsqu'il la dirigeait contre l'accumulation des matières fécales dans l'intestin, alors qu'en faisant vomir elle menace de déterminer l'iléus. Ces amas stercoraux durs et anciens amènent, en outre, autour d'eux une certaine irritation que les drastiques et la vératrine surtout pourraient redoubler. Nous préférons en ces cas agir par les laxatifs, les huileux à doses fractionnées.

Est-ce à dire que l'action purgative de la vératrine ne puisse jamais être utilisée? Nous croyons que si, mais seulement lorsque pour un motif ou pour un autre on ne peut faire passer le remède par la bouche, dans l'attaque d'apoplexie en particulier, alors qu'on veut imprimer une forte révulsion sur le tube gastro-intestinal. Que de fois, en ce cas, nous avons vu pratiquer les efforts les plus difficiles pour faire avaler au pauvre paralysé du jalap et du calomel! En cette occurecnce, il nous paraît qu'une injection hypodermique de vératrine serait de nature à produire une révulsion utile.

Et qu'on ne cherche pas à voir une contradiction entre l'opinion que nous formulons ici et les objections que nous opposions tout à l'heure à Gebhort. C'est à titre seul de drastique très-puissant que nous conseillons en ce cas la vératrine, pour obtenir une révulsion énergique. Nous ne méconnaissons pas que la paralysie consécutive à l'apoplexie serait un motif de craindre son emploi. Mais l'indication qui s'adresse à la cause nous semble dominer la contre-indication qui s'adresse à l'effet.

Dans un cas signalé par Magendie et deux autres cas de Gebhort, des apoplectiques ont été utilement traités par la vératrine prise à l'intérieur. Combien l'injection hypodermique serait plus facile et plus puissante! Pégaitaz, qui a pratiqué plusieurs fois ces injections, les proclame d'un emploi difficile, à cause de la douleur qu'elles occasionnent. Mais chez les paralysés cette contre-indication a peu d'importance. Reste la chance de déterminer un phlegmou au niveau de la piqûre, mais ne la brave-t-on pas quand on injecte de l'éther, par exemple? En choisissant le lieu de la piqûre et en enfonçant la canule profondément, on écarte beaucoup, si on ne les annihile pas, les probabilités défavorables, et d'ailleurs l'apoplexie est assez redoutable pour qu'on puisse passer par-dessus certains inconvénients d'un agent thérapeutique utile. La dose de l'injection devrait être expérimentalement cherchée. Étant connu la suraction que donne aux remèdes, et aux alcaloïdes surtout, leur entrée directe dans le sang, il vaudrait mieux commencer par des quantités faibles et faire au besoin plusieurs piqûres successives. Nous proposons la formule suivante :

> Acétate de vératrine. . . . . 5 centigrammes.
> Eau distillée. . . . . 10 grammes.

injecter chaque quart d'heure le contenu d'une seringue de Pravaz jusqu'à effet utile.

Passons maintenant en revue les diverses maladies dans lesquelles la vératrine a été essayée :

1° *Rhumatisme* et *goutte*.   Pour deux de ses éléments, la fièvre et la douleur, le rhumatisme semble pouvoir être heureusement influencé par la vératrine. Aussi plusieurs médecins, et Magendie le premier, l'ont-ils essayée contre lui. Certains l'ont fait prendre à l'intérieur, tandis que d'autres ont cherché seulement à utiliser son action topique.

Celui auquel on ne peut refuser la priorité de l'usage interne de la vératrine contre le rhumatisme est un ancien médecin des hôpitaux de Paris, Piedagnel, que nous avons personnellement connu, et qui était certainement un excellent praticien. Piedagnel fut guidé, dans son initiative, par la réputation ancienne du colchique contre le rhumatisme, et pensa trouver plus d'utilité encore dans son principe actif. Il faisait faire des pilules contenant 5 milligrammes de l'alcaloïde et en administrait de 3 à 10 aux rhumatisants; c'est-à-dire qu'il arrivait au maximum à 5 centigrammes [1] dans les vingt-quatre heures. L'effet de ces pilules fut évidemment heureux sur un certain nombre de malades, mais quelquefois aussi le médicament produisit des accidents du côté du tube digestif : chaleur à la gorge et à l'estomac, vomissement, diarrhée; il était alors momentanément suspendu et ensuite repris. Pendant la suspension, le malade était soumis aux bains de vapeur. En opposition avec Bouillaud, dont les idées dominaient alors à Paris, Piedagnel proscrivait formellement la saignée dans le traitement du rhumatisme.

Caillot de Montureux, en sa thèse inaugurale (Paris, 1852), a fait une relation de ce qu'il avait observé dans le service de Piedagnel. Il dit avoir presque toujours vu les malades, atteints de rhumatisme articulaire, être très-promptement guéris par l'usage exclusif de la vératrine et d'une boisson légèrement sudorifique. Cependant il ne rapporte que deux observations : l'une dans laquelle la vératrine eut des effets remarquables et l'autre où elle échoua complétement, et où il fallut la suspendre à cause des accidents qu'elle détermina. Dans une autre thèse de Paris, celle de Fabre, ont été consignés des résultats analogues.

Trousseau, qui dans les six premières éditions de son livre n'avait pas consacré le moindre paragraphe à la vératrine, l'expérimenta contre le rhumatisme à la suite de Piedagnel. Le numéro du 15 avril 1853 de l'*Union médicale* contient les premiers résultats de ses essais. Il donnait, comme Piedagnel, à ses rhumatisants des pilules de 5 milligrammes, mais il en augmentait le nombre plus lentement que son collègue des hôpitaux de Paris. Il faisait prendre une pilule le premier jour, 2 le second jour, 3 le troisième, 4 le quatrième, 5 le cinquième, 6 le sixième; rarement il était obligé d'aller jusqu'à 7 pilules par jour. Lorsque les symptômes généraux et locaux présentaient un amendement très-notable, ce qui arrivait ordinairement du quatrième au sixième jour, on n'augmentait plus la dose et on restait à celle de la veille; puis on décroissait graduellement à mesure que les accidents décroissaient eux-mêmes, pour cesser complétement lorsqu'après quatre, cinq ou six jours, on voyait la guérison se maintenir solidement. Si, dans le cours de l'administration de la vératrine, des accidents écla-

---

[1] Nous avons été très-surpris de lire dans Rabuteau (p. 771) que Piedagnel faisait prendre quelques *milligrammes* de vératrine à un rhumatisant. Il suffit de lire le travail de Piedagnel pour voir qu'il y a là évidemment une erreur et que sa dose ordinaire était beaucoup plus élevée.

taient du côté des voies digestives, si des coliques, des vomissements, des tranchées, témoignaient d'une intolérance de la muqueuse gastro-intestinale par rapport au médicament, loin de passer outre et d'augmenter la dose, Trousseau s'arrêtait à celle qui avait été supportée. Suivent dans l'*Union médicale* quatre observations de rhumatisme articulaire aigu où parfois, après quelques effets perturbateurs, la vératrine a été utile.

Dans la VIIe édition de son *Traité*, Trousseau est revenu sur les résultats de cette expérimentation. Il maintient qu'il a certainement observé de bons effets du remède qui nous occupe contre le rhumatisme, surtout en ce qui regarde la diminution ou même la cessation de la fièvre. Quant aux douleurs, elles étaient certainement d'ordinaire assez vite atténuées, mais elles revenaient parfois après la suspension du remède. Si donc, d'après le grand thérapeutiste, qui a eu tant d'influence sur ses contemporains, la vératrine présente des effets utiles dans le rhumatisme, ils ne sont pas supérieurs à ceux du sulfate de quinine ou du nitrate de potasse.

Marchant plus tard sur les traces de Piedagnel et de Trousseau, Bouchut n'a pas hésité à administrer la vératrine dans le rhumatisme des enfants, ce qui, *à priori*, paraît un peu téméraire, étant connu les effets si actifs de cette substance. Bouchut commença par 1 à 5 milligrammes par jour, pour s'élever jusqu'à une dose, énorme chez les enfants, 4 centigrammes par jour. Il associait l'opium à la vératrine et aurait ainsi obtenu la guérison du rhumatisme dans une moyenne de quinze jours (*Bull. gén. de thér.*, 1862, t. LXIII).

Le numéro 108 de la *Gazette des hôpitaux* de 1868 contient une observation prise dans le service de Bouchut et intitulée : *Rhumatisme articulaire aigu, endocardite et méningite rhumatismales, névrite optique, traitement par la vératrine, guérison*. N'ayant pas, en ce moment, à sa disposition la botte ventouse qui lui avait très-bien réussi dans un cas semblable, le médecin de l'Hôpital des Enfants chercha à la remplacer ici par la vératrine qui, d'après lui, « augmenta la tension artérielle, ralentit le pouls et décongestionna le cerveau. » La lecture de cette observation ne nous a pas donné la conviction qu'il y ait eu vraiment là un cas de rhumatisme cérébral, et nous croirions plutôt, chez le jeune malade, à un délire sympathique, qui à cet âge est excessivement commun.

La vératrine pourrait-elle être utilisée dans quelques localisations spéciales du rhumatisme? Un médecin militaire distingué, L. Martin, a publié en 1866 dans le *Montpellier médical* une observation qui lui est personnelle. Atteint en Afrique d'une irido-choroïdite rhumatismale très-intense, qui ne fut pas enrayée par le traitement antiphlogistique le plus énergique, il trouva au contraire de grands avantages dans l'action combinée de la vératrine et du sulfate de quinine.

Pour être complet, nous devons dire maintenant que les conclusions de Piedagnel et de Trousseau ont trouvé, à leur époque même, un contradicteur assez vif dans Aran, dont nous verrons tout à l'heure l'enthousiasme à propos de la vératrine dans la pneumonie.

S'appuyant sur 8 observations, il s'efforce de démontrer que la vératrine ne peut ni réclamer la première place dans le traitement du rhumatisme articulaire aigu, ni être employée d'une manière générale dans cette affection, qu'elle a l'inconvénient de produire des symptômes très-pénibles et un grand accablement, que ses effets sont incertains, que son emploi ne met pas toujours à l'abri des complications cardiaques, qu'enfin elle laisse le malade dans un état d'anémie et de faiblesse extrêmes.

Chose à noter, Vogt (de Berne), que nous verrons tout à l'heure plus enthousiaste même qu'Aran à propos de certaines applications thérapeutiques de la vératrine, partage son scepticisme à l'égard des affirmations de Piedagnel et de Trousseau.

S'il nous est maintenant permis de donner notre opinion personnelle sur cette question, il nous semble évident, comme nous le disions en commençant ce paragraphe, que, étant connu l'action physiologique contro-stimulante et sédative de la vératrine, elle doit combattre avantageusement dans le rhumatisme l'élément fièvre et l'élément douleur qui y sont dominants, et nous nous expliquons parfaitement par là les succès obtenus par Piedagnel et par Trousseau. Mais ne peut-elle pas aussi présenter les dangers des agents perturbateurs, dans une maladie où les mouvements fluxionnaires n'ont que trop de tendances à se porter sur les organes internes? Toute médication antipyrétique et anti-fluxionnaire trop énergique a, dans le rhumatisme, ses heures de revers, même le nitrate de potasse, même le sulfate de quinine. Aujourd'hui, d'ailleurs, les effets si prompts, si utiles, si peu dangereux, à dose modérée, du salicylate de soude ou de l'antipyrine, l'emportent à l'infini sur ceux de leurs rivaux thérapeutiques. La vératrine doit être réservée pour quelques cas rares réfractaires aux légitimes favoris du moment.

Si donc l'administration interne de la vératrine contre le rhumatisme a bien perdu de son opportunité, n'en a-t-on pas au contraire trop négligé les applications externes? C'est pour nous évident. Tant de témoignages attestent son action topique sédative qu'il est impossible de la nier. Nous en citerons plusieurs quand, tout à l'heure, il s'agira des névralgies. En faveur des rhumatisants, ils ne sont pas rares. Ce sont d'abord les succès obtenus par Magendie avec la pommade vératrinée. Après le professeur du Collége de France, Turnbull a vu que, employée en frictions sur les articulations malades, elle diminuait rapidement la chaleur et l'enflure articulaire, en amenant parfois sur la peau une éruption et même une vésication très-avantageuse.

Gebhort, sur plus de 60 rhumatismes subaigus ou chroniques dont plusieurs étaient très-rebelles, n'a eu que 4 insuccès. Presque toujours les effets étaient très prompts et très-heureux. Après une courte sensation de picotement et de brulûre, le soulagement ne se faisait pas attendre. Très-rarement Gebhort joignait à l'usage de la pommade l'administration du colchique et de l'iode.

Les arthrites goutteuses ont été également soulagées sous les yeux de Magendie, de Turnbull et de Gebhort. D'ailleurs, pour ce qui est de cette goutte elle-même, l'administration interne de la vératrine nous semble plus de mise que pour le rhumatisme. D'abord le salicylate de soude est ici bien moins utile, et puis la réputation du colchique contre la goutte est si universellement et si anciennement établie, qu'on ne saurait la nier. Or, parler de colchique, c'est parler de vératrine. Certes le colchique et la vératrine, témérairement employés, peuvent avoir leur danger contre la goutte. L'attaque de goutte est à de certains intervalles nécessaire aux vrais goutteux, ou du moins ne peut, à bon droit, être empêchée qu'au moyen du régime et de l'exercice, sur lesquels le professeur Bouchardat a tant insisté avec raison. Mais, par son action purgative, par celle qu'elle détermine sur plusieurs sécrétions, la vératrine, employée à des doses sages, peut évidemment prêter son concours au traitement hygiénique de la goutte.

2° *Névralgies. Névroses.* Quand on se rappelle la nature rhumatismale de beaucoup de névralgies, on n'est pas surpris que, de l'emploi de la vératrine contre le rhumatisme, on soit arrivé facilement à son emploi contre les névralgies. Nos expériences d'ailleurs nous ont démontré l'action anesthésique du remède chez les animaux.

Peu de temps après Magendie, J. Bardsley (*Hosp. Facts and Observations,* London, 1830, p. 115) vanta contre les cruelles souffrances des névralgies la vératrine à la dose de 1^{cg},3 à 10 centigrammes. Sur 24 cas de névralgies rebelles il en aurait vu 7 guéries, 10 soulagées et 7 chez lesquelles le remède serait resté sans résultat. S'il y a une foule de névralgies dont on triomphe facilement aujourd'hui avec les injections hypodermiques de morphine ou d'antipyrine, il y en a qui sont rebelles à tout. Ces cas devraient faire revenir à la méthode de Bardsley.

Mais la vératrine devient bien plus souvent indiquée, si son usage externe suffit à soulager la névralgie. Or Turnbull l'affirme formellement. De très-bonne heure (1834 et 1857), il a insisté sur ce traitement qu'il a exposé avec les détails les plus précis. En voici le résumé :

Employée en frictions à l'extérieur, mélangée avec un corps gras, la vératrine cause à la peau de la chaleur sans rougeur, vésication, ou éruption. En prolongeant l'action, il finit par se produire sur la partie frottée une sensation particulière que le médecin anglais a comparée à celle de l'électricité (?) et que, pour éviter les circonlocutions, il désigne sous le nom d'*électro-stimulation.* L'effet se localise sur les nerfs des sensations, sans qu'il survienne aucun changement dans le système circulatoire, ou qu'il se manifeste d'indice de narcotisme. L'action est toute locale. L'emploi de la vératrine doit se faire sur la peau intacte : si on la dénudait de son épiderme, il en résulterait une trop forte irritation. On frictionne, par un mouvement rapide, pendant un espace de temps qui ne peut être fixé positivement, mais qui doit aller jusqu'à ce que la réaction électro-stimulante soit manifestement produite. Deux frictions par jour sont pratiquées aussi longtemps que la maladie continue, et quand elle paraît terminée, il faut continuer pendant sept à huit jours, en diminuant successivement la dose.

Gebhort, qui vient corroborer l'opinion de Turnbull, commence par une réflexion indispensable. Les névralgies ne sont pas toujours, dit-il avec raison, de même nature. Il y en a, en particulier, de symptomatiques subordonnées, par exemple, à la carie; d'autres fois il existe une inflammation du nerf (névrite). Mais, dans les vraies névralgies, dans celles qui répondent à la caractéristique signalée par Valleix le premier, et qui ont ces points douloureux précis que malades et médecins connaissent bien, la pommade de vératrine a des effets remarquables.

En deux articles, insérés au *Bulletin de thérapeutique* (tome XIV et XV), un médecin militaire belge, Florent Cunier, attache une grande importance aux frictions avec la pommade vératrinée, secondée par l'usage des sudorifiques. Cependant les chiffres publiés par ce confrère dans son mémoire d'ailleurs très-consciencieux ne sont pas des plus brillants. Ainsi, sur 119 malades, 78 n'auraient obtenu aucun avantage du remède. Il est vrai que chez bon nombre de ceux-ci les moyens sudorifiques n'avaient pu être mis simultanément en usage. Florent Cunier est d'ailleurs convaincu que les médecins qui n'ont reconnu à la vératrine aucun avantage employaient de la mauvaise vératrine, ou même, comme il dit s'en être assuré, des pommades où les pharmaciens n'avaient pas mis de vératrine du tout. Celle qui servait au médecin belge venait de chez Pelletier et Caventou et était parfaitement active.

Les succès obtenus par Lafargue (de Saint-Émilion) sont formels, mais plus complexes à analyser. Ce confrère n'employait plus, en effet, des frictions, mais des inoculations sous-cutanées pratiquées avec la pointe de la lancette[1] (*Bull. gén. de thér.*, t. XXXII, p. 351). Or il y avait ici des effets topiques très-nets (un érythème ou une vésicule à chaque piqûre), mais aussi des effets d'absorption.

Bertrand, médecin aide-major français, a employé la pommade vératrinée suivant les conseils de Turnbull, de Gebhort et de Florent Cunier. Il a publié en 1867 dans le *Bulletin de thérapeutique* (tome LXXII) une note où sont relatées 8 observations de névralgies faciales ou de migraines guéries par la vératrine, alors qu'avaient échoué la quinine et les vésicatoires. Voici la formule de Bertrand :

<pre>
Vératrine. . . . .   30 centigrammes.
Chlorydrate de morphine.   20   —
Axonge. . . . . 50 grammes.
</pre>

frictions au moment du paroxysme jusqu'à disparition complète de la douleur ; deux ou trois frictions suffisent.

Reste à faire ici la part de la vératrine, celle de la morphine et même celle de la friction.

A côté de ces témoignages en faveur de l'efficacité de la vératrine nous devons cependant faire mention de certaines oppositions énergiques. Ainsi Hunt, en particulier, dit n'avoir jamais pu dans le tic douloureux obtenir de la vératrine aucun soulagement même temporaire (*Of the Nature of Tic Douloureux*, London, 1844, p. 181). Stillié lui préfère l'aconitine dont l'action, prétend-il, est plus énergique, et qui est plus facile à administrer.

Quant aux névroses diverses où la vératrine a été essayée, nous pouvons citer, d'après Ebers (de Breslau [*Dierbach die neuste Entdake*, II, p. 488]), la chorée, l'hystérie et l'hypochondrie. Mais quel est le remède qui n'a pas réussi et échoué contre ces maladies ?

Dans le mémoire plusieurs fois cité de Gebhort, l'un des actes morbides dans lequel il vante la vératrine est étiqueté : *Maladies spasmodiques de la poitrine*, sans que l'auteur fournisse d'explications pour corriger le vague de cet intitulé. Il parle de deux épidémies de toux convulsive (est-ce la coqueluche?) où les frictions vératrinées pratiquées le long des vertèbres dorsales furent très-avantageuses. Ce n'est pas le seul remède contre la coqueluche qui ait fait merveille.... à son heure, hélas! Plus synthétique encore que Gebhort, Ricke recommande les frictions vératrinées entre les épaules contre la toux, quelle qu'elle soit. Ce symptôme est parfois si rebelle et consomme tant de médications diverses, que nous ne voyons pas pourquoi on n'imiterait pas Ricke, quand les moyens rationnels ordinaires échouent.

3° *Paralysie*. Nous avons déjà mis en relief l'incroyable erreur physiologique et thérapeutique de Gebhort qui, faisant de la vératrine un tétanisant comme la strychnine, parle des effets antiparalytiques de la première. Le principal argument de Gebhort, en faveur de l'action antiparalytique de l'alcaloïde

[1] Il est singulier que les contemporains de Lafargue (de Saint-Émilion) n'aient pas fait plus de cas de ces inoculations avec la pointe de la lancette. Il y avait là en germe l'injection hypodermique qui a été une véritable révolution thérapeutique. Lafargue se plaint lui-même amèrement que personne en France n'ait attaché d'importance à son idée, et que deux nations seules l'aient appréciée : l'Angleterre en citant le nom de l'auteur, et la Belgique par des plagiats

qui nous occupe, sont deux observations d'hémiplégie consécutive à l'apoplexie, qui auraient été améliorées par la vératrine prise à l'intérieur. Mais qui ne sait que, lorsque le malade ne succombe pas par suite de l'ictus apoplectique, l'hémiplégie deutéropathique s'améliore souvent peu à peu par le seul bénéfice du temps! Il est d'usage dans ces cas de purger à plusieurs reprises le malade, pour produire une action révulsive et aider la résorption du caillot cérébral. La vératrine, drastique énergique, a pu avoir dans ce sens de l'utilité, mais de là à conclure qu'elle a agi comme un stimulant de la motricité il y a un monde. S'il y a un stimulant de cette motricité, c'est la strychnine, et nous avouons ne l'avoir jamais vue réussir nettement chez les hémiplégiques.

Pour ce qui est des cas de paralysie faciale *à frigore*, dans lesquels Gebhort a vu triompher les frictions avec la pommade de vératrine faites derrière l'oreille, à la tempe et à la joue, il ne peut être question ici d'effets d'excitation sur le système nerveux dus à l'absorption, mais d'une action fortement dérivative, analogue à celle des vésicatoires, que l'on emploie fréquemment dans les mêmes circonstances.

Une théorie identique explique l'action de la pommade vératrinée dans un cas de paralysie rhumatismale rapporté par le *Rust Magazin* de 1843. Le docteur Knapp de Berlin avait à soigner une jeune fille de onze ans atteinte de paralysie *à frigore* au bras. Les frictions furent faites deux fois par jour, chaque fois pendant un quart d'heure. Elles déterminèrent dans le bras malade une sensation analogue à celle des piqûres d'épingle ; la première opéra même avec tant de force que la jeune fille pleura. Après trois semaines, la paralysie avait cédé et le bras avait complétement repris ses facultés motrices. Évidemment il s'agit ici encore d'une action topique dérivative et l'absorption de la vératrine, qui n'est démontrée ni par de la diarrhée, ni par des vomissements, ni par de la salivation, n'y est absolument pour rien.

C'est aussi dans le même sens antifluxionnaire qu'ont pu agir contre la paralysie les inoculations de vératrine pratiquées par Lafargue (de Saint-Émilion). Pour le prouver laissons-lui un moment la parole :

« Aussitôt que la pointe de la lancette chargée de pâte de vératrine a fait sous la peau une seule piqûre, le sujet sur lequel on a agi ressent à l'intérieur de cette plaie une vive douleur, dont on ne peut mieux se rendre compte qu'en la comparant aux élancements qui résulteraient de l'enfoncement sans cesse réitéré de la pointe d'une aiguille au milieu des tissus de la peau.

« Quand cette douleur, au lieu de *pétiller*, c'est le mot, dans une piqûre ainsi isolée, étincelle simultanément, sous forme de mille aigrettes de feu, dans vingt ou trente inoculations pratiquées les unes à côté des autres, l'anxiété est grande chez le patient et les plaintes fréquentes. Cette sensation douloureuse, qui est à son apogée au moment de l'inoculation, se maintient très-vive pendant dix minutes, diminue ensuite graduellement, pour disparaître au bout d'une heure ; avec elle s'effacent aussi l'auréole qui s'est développée et la papule qui s'est formée au-dessus de celle-ci » (*Bull. gén. de th.*, 1847, tome XXXIII, p. 351).

D'après ce tableau un peu effrayant, qu'il ne faudrait probablement pas exposer au patient sur lequel on désirerait expérimenter, il me paraît indispensable que la maladie soit bien rebelle pour suivre une pareille pratique. Les pointes de feu du thermocautère sont bien moins douloureuses que les inoculations telles que Lafargue vient de les décrire.

2° *Tremblements.* A. Lévis, se fondant sur l'action physiologique de la

vératrine, qui s'adresse d'une façon élective à la fibre musculaire, a eu l'idée
d'employer cette substance pour combattre les tremblements (*Comptes rendus
de la Société de biologie*, 1883, p. 260). Il a employé ce médicament dans
15 cas de tremblements, dont 10 d'origine alcoolique, 2 consécutifs à une fièvre
typhoïde et 1 dépendant d'une sclérose en plaques. Tous les sujets ont été
rapidement débarrassés de ce symptôme fâcheux. C'est surtout par l'écriture des
malades qu'il juge de l'amélioration produite : tel, qui ne pouvait presque pas
écrire avant le traitement, devenait ensuite un véritable calligraphe.

Il ordonne la vératrine à la dose de 4 pilules de 1/2 milligramme chacune, à
prendre dans la journée à une heure d'intervalle.

La durée du traitement a varié de cinq à quinze jours. Pour avoir une action
durable, il faut continuer le médicament pendant au moins une dizaine de
jours, même lorsque le symptôme a disparu dès les premières doses.

Il termine par les conclusions suivantes :

« 1° Les tremblements dépendant de l'alcoolisme, ou des affections des centres nerveux, ou encore consécutifs aux pyrexies, disparaissent sous l'influence
de la vératrine. Il en est probablement de même dans tous les genres de tremblements, mais l'effet est surtout remarquable dans ceux d'origine alcoolique.

2° L'action de la vératrine est presque instantanée ; elle est déjà des plus
manifestes au bout seulement de vingt-quatre heures d'administration.

3° Quel que soit le siége du tremblement, lèvres, langue, membre supérieur
ou inférieur, il a toujours disparu.

4° L'influence du médicament, lorsqu'il a été prescrit pendant un temps
suffisant, se continue très-longtemps après sa cessation ; nous avons pu constater cette persistance pendant près de deux mois, et il est probable qu'elle se
prolonge encore. »

5° *Hydropisie.* — L'emploi de la vératrine dans les hydropisies paraît légitimé
par les résultats de notre expérimentation. Employée à de certaines doses à
l'intérieur, elle est drastique, et beaucoup de drastiques sont administrés dans
le cours des hydropisies. Il s'agit de savoir si la vératrine vaut mieux que la
scammonée et le jalap entre autres, ce qui est douteux. D'ailleurs, s'il y a
des indications à l'emploi des drastiques dans l'hydropisie, à nos yeux les
contre-indications ne manquent pas. Ce sont : l'irritation plus ou moins vive du
tube intestinal et la faiblesse consécutive déterminée par des évacuations abondantes, et aussi la constipation, fléau redoutable qui n'est que trop souvent l'effet
de l'excès des purgatifs. Nous allions oublier le plus grand danger : s'il y a un
certain degré d'urémie, la sérosité qui s'échappe par les selles n'entraîne qu'une
très-minime partie des matières extractives toxiques de l'urine, et la concentration du poison dans le sang augmente, en même temps que diminue la tension
artérielle nécessaire à l'urination.

Magendie, Bardsley, Turnbull et Gebhort, ne se sont pas posé ces objections
et ont administré la vératrine contre l'hydropisie, en pilules et en pommade.
Nous n'avons d'ailleurs aucune objection à faire contre l'essai du second de ces
modes d'utilisation de l'alcaloïde. Turnbull, qui a si souvent manié le principe
actif des vératres et qui lui a donné une si grande importance, dit avoir réussi
dans des cas désespérés d'hydropisie par des frictions vératrinées sur le ventre.
Gebhort est tout aussi enthousiaste, mais il fait des réserves marquées d'un vrai
sens pratique. Pour lui la pommade n'est utile que lorsque l'hydropisie n'est
pas symptomatique d'une lésion et qu'elle est due à l'action du froid. Il cite le

cas (obs. 5) d'un paysan russe qui avait passé plusieurs nuits couché sur la terre humide. Devenu hydropique à la suite de cela, il fut guéri par un traitement où la pommade de vératrine eut la plus large part.

Cette observation V nous paraît beaucoup plus acceptable, en faveur de la vératrine, que l'observation VI où il s'agit d'un prêtre, qui fut guéri d'accidents graves d'hydropéricarde lié à une maladie du cœur, par des frictions de la pommade en question et la *digitale à l'intérieur!*

Dans l'observation VII, même indécision sur les effets réels du remède. Il est question d'une dame qui, pour une pleurésie, fut saignée *sept fois*, et chez laquelle plus tard les frictions de vératrine firent disparaître l'épanchement. C'est un fait certain que très-fréquemment, après une vingtaine de jours d'augment ou de période d'état, les épanchements pleurétiques se résorbent d'eux-mêmes. Il faudrait, non point un seul fait, mais une vaste expérimentation clinique, pour démontrer que cette résorption est plus rapide après les frictions de vératrine que sous l'influence des seuls efforts de la nature, aidée au besoin par les vésicatoires, les purgatifs, etc.

6° *Maladies du cœur.* Comme l'hydropisie termine beaucoup de maladies du cœur, nous croyons devoir rapprocher ce paragraphe du précédent. Turnbull, qu'il faut citer sans cesse dans l'étude que nous avons entreprise, dit avoir constaté souvent des effets excellents de la pommade vératrinée dans l'hypertrophie du cœur, les palpitations et l'angine de poitrine. Il est certain que l'indication de la vératrine a dû se présenter à pas mal d'esprits, à l'époque où l'on vivait sous l'empire des doctrines de Valsalva, de Corvisart et de Laennec. Leur École était entrée en lutte ouverte contre l'hypertrophie active du cœur, qu'ils croyaient fréquente, et contre laquelle ils dirigeaient tout l'arsenal de la méthode antiphlogistique et contro-stimulante la plus exagérée. Mais de quel œil bien différent est regardée aujourd'hui cette hypertrophie, jadis si redoutée? N'est-ce pas bien souvent une providence au lieu d'un ennemi? Et puis, maintenant que nous savons enfin manier la digitale, et que nous avons la caféine, quelle ressource suprême ne trouvons-nous pas dans elles!

Cependant, lorsque le cœur bat vraiment d'une façon trop violente, ou bien quand, plus tard, après cette excitation outrée, sa fibre musculaire épuisée ne suffit plus à sa tâche et que l'anasarque se produit, la vératrine peut être parfois utilisée. Qu'on nous permette de rappeler ici le résultat d'observations qui datent de plus de vingt-cinq ans. Il est impossible d'ouvrir aujourd'hui un livre de thérapeutique où l'on ne célèbre les miracles produits par la diète lactée. En était-il de même, il y a un quart de siècle? Les livres classiques, pas plus Trousseau et Pidoux que Grisolle ou Valleix, n'en parlaient. Alors qu'elle restait encore dans les traditions d'un très-petit nombre de praticiens du Midi, qui gardaient le souvenir des exemples de Chrestien, elle était partout ailleurs absolument abandonnée. En vain Serre d'Alais avait essayé de la faire revivre par une détestable méthode, qui ne pouvait que la discréditer davantage. C'est à ce moment que parut notre mémoire qui, nous ne craignons pas de le dire, contribua à sa nouvelle vulgarisation. Eh bien, et c'est ici que nous voulons en venir, l'expérience nous a amené, soit dans plusieurs états pathologiques du cœur, soit dans l'hydropisie, à associer au régime lacté, en même temps que la digitale et la scille, le colchique. Il nous a semblé, en maintes circonstances, que ce mélange avait mieux soulagé les malades et pouvait être administré plus longtemps que la digitale toute seule et que ses effets sédatifs ou diurétiques étaient plus sûrs et plus durables.

Les faits précédents qui nous sont personnels témoignent en faveur de l'utilité possible de l'emploi de la vératrine dans certains cas de maladies du cœur. Cette utilité a été reconnue, mais peut-être exagérée par un éminent clinicien, Gintrac (de Bordeaux), qui, dans un mémoire intéressant, a soutenu qu'elle a réussi là où la scille, la digitale, le colchique même (?), avaient échoué.

Nous ne pouvons non plus passer sous silence un mémoire lu à l'*Académie de médecine de Paris* dans la séance du 9 septembre 1872 par le docteur Bitot sur l'*Emploi de la vératrine dans les affections cardio-vasculaires non encore arrivées à la période de cachexie*. A la suite d'expériences de laboratoire et d'observations cliniques, Bitot croit être parvenu à déterminer le mode d'action de la vératrine, en le comparant à des résultats similaires obtenus avec la digitale.

7° *Phlegmasies, pneumonie.* Nous sommes arrivé à l'une des applications de la vératrine qui a fait le plus de bruit : son emploi par Aran dans diverses phlegmasies et surtout dans la pneumonie.

Commençons par la pneumonie. Voici le résumé rapide des mémoires qu'Aran a publiés dans le *Bulletin de thérapeutique* (t. XLV, 1853) et dans celui de la *Société médicale des hôpitaux de Paris* (12 et 15 janvier 1855).

D'après six observations qu'il rapporte minutieusement, comme toutes celles qu'on publiait à son époque[1], il précise ainsi l'action de la vératrine dans la pneumonie :

Ralentissement rapide et très-prononcé du pouls (en moyenne de 30 pulsations par minute) ; diminution du chiffre des respirations (de 6 par minute) ; abaissement de la chaleur animale, non démontrée au thermomètre, mais évidente (la peau du malade faisait éprouver à la main une sensation de fraîcheur et même de froid) ; diminution de la dyspepsie et de la toux ; expectoration devenue plus facile ; changement de couleur dans les crachats. D'autre part, Aran avoue que le point de côté était souvent peu influencé et que les signes tirés de la percussion et de l'auscultation ne se modifiaient que plus tard et plus lentement, ce qui, d'ailleurs, n'offre rien d'étonnant, ajoutons-nous, puisqu'ils survivent d'ordinaire plusieurs jours à la chute de la fièvre.

On ne sera pas surpris qu'en énonçant de pareils résultats le médecin des hôpitaux de Paris place la vératrine à côté du tartre stibié et lui donne même la prééminence sur lui. Malgré cela, il ne renonce dans le traitement de la pneumonie ni aux vésicatoires, ni surtout aux saignées réitérées, qui étaient trop à la mode alors dans son milieu, pour que le plus audacieux osât leur faire infidélité.

Et cependant le même Aran, qui vient d'adresser à son alcaloïde des éloges pompeux, écrit un peu plus loin les lignes suivantes qui auraient bien dû le faire réfléchir :

« Nos malades étaient immobiles dans leur lit, décolorés, fatigués, affaissés ; la face pâle, amaigrie, exprimait l'accablement ; les yeux étaient quelquefois sans expression ; la voix était affaiblie et éteinte ; » un peu plus loin, il ajoute : « Il faut avoir été témoin de l'affaissement profond, effrayant, que produit l'emploi de la vératrine..... »

Hélas ! quoi qu'il en dise, on peut aujourd'hui « sans fermer les yeux à la

---

[1] Nous dirions presque trop minutieusement, car, dans ce flux banal de symptômes, la marche de la maladie se démêle très-difficilement. Cela ne vit pas. Hippocrate peignait autrement et mieux.

lumière (*sic*) » manifester des doutes sur l'utilité ordinaire de la vératrine dans le traitement de la pneumonie. Actuellement personne ne met plus en doute que les idées d'Aran et celles de ses contemporains, Bouillaud surtout, qui regardaient la pneumonie comme le type le plus aigu des phlegmasies, soient absolument fausses. Ce n'est plus la maladie où la médication contro-stimulante et dépressive doit arriver au summum de ses témérités. On ne cherche plus à la *juguler* par une intervention exagérée qui ne nous démontre plus que la bénignité relative d'une maladie susceptible d'avoir résisté, sans trop de désastres, à des agressions insensées. On doit la regarder comme une affection *cyclique* et souvent parasitaire, qui, lorsqu'elle évolue dans des conditions normales et qu'elle ne rencontre pas de mauvaises conditions et un terrain défavorable, marche spontanément vers la guérison, ainsi que l'enseignait la vieille école de Montpellier. Cette chute du pouls si intense et si instantanée, cette cessation brusque de la chaleur et de la fièvre, qu'Aran attribuait à la vératrine, Laennec au tartre stibié et Bouillaud aux saignées coup sur coup, sont les effets d'une crise naturelle qui manque rarement, du moins chez les sujets non tarés et dans la première moitié de la vie. Il ne peut plus être question de juguler, par des perturbateurs dangereux, un processus qui, d'habitude, se termine heureusement de lui-même. La médication, si profondément perturbatrice, dont Aran nous faisait tout à l'heure le tableau, aurait en sus de graves inconvénients à l'époque de la vie où les forces déclinent et où la maladie commence à devenir très-dangereuse. L'organisme vivant, alors moins puissant, a plus souvent besoin d'être aidé par des excitants comme l'alcool que réprimé par des contro-stimulants. C'est enfin un adage de la tradition hippocratique qu'en général les maladies aiguës de la poitrine ne se jugent point par les selles et sont aggravées par les purgatifs : aussi les superpurgations causées parfois par la vératrine, comme celles que déterminait le tartre stibié, produisent des effets fâcheux.

L'exemple d'Aran a eu des imitateurs, non-seulement en France, mais à l'étranger. Vogt (de Berne) a, lui aussi, vanté la vératrine contre la pneumonie et a appuyé son dire par des statistiques (*Bull. gén. de thér.*, t. LVIII, 1860).

Sur 29 malades pris au début, il y a eu 27 guérisons vers le cinquième jour, et, s'il est survenu plus tard une recrudescence en certains cas, elle a cédé encore plus vite à de nouvelles doses du médicament. Sur 22 autres malades qui ont pris le remède à une période plus avancée de la maladie, Vogt a compté 20 guérisons qui ont été seulement plus tardives.

Vogt administrait l'alcaloïde à la dose de 5 milligrammes, chaque deux ou trois heures, jusqu'à production du vomissement, du ralentissement du pouls, et arrivait ainsi, suivant les cas, à 5 ou 6 centigrammes par jour. Ajoutons qu'il pratiquait en même temps des saignées, ce qui ne rend pas plus facile à démêler dans ses observations quelle y a été vraiment l'action de la vératrine.

D'ailleurs, si les sujets sont jeunes et bien portants, des chiffres analogues à ceux rapportés par Vogt n'ont rien d'extraordinaire. Nous nous rappelons, alors que nous étions à Avignon interne du professeur Émile Chauffard, une série de 27 militaires pneumoniques sans aucun décès. Il y a même, dans la statistique du médecin suisse, une anomalie qui tend à faire jeter sur elle du discrédit. Comment admettre avec lui que dans les cas où la vératrine était administrée à une période avancée, c'est-à-dire au moment où spontanément, dans la pneumonie, la fièvre va tomber d'ordinaire, on n'ait observé que des guérisons tardives ! Il faudrait presque en conclure que le remède a retardé la guérison.

Laissons là d'ailleurs les chiffres, auxquels on peut tout faire dire, et prenons les rares faits eux-mêmes que Vogt a publiés. Nous allons constater que dans deux cas au moins la vératrine a produit des effets désastreux. Si le professeur de Berne s'était contenté de donner l'alcaloïde dans les pneumonies vraiment inflammatoires, nous nous serions contenté de sourire de son excès de foi, mais cette tolérance n'est plus possible lorsqu'on le voit s'adresser aux gens âgés, aux constitutions les plus affaiblies et les plus détériorées. Citons d'abord ce vieillard de soixante-dix ans atteint d'une broncho-pneumonie du lobe supérieur accompagnée de symptômes adynamiques. Comme le pouls est à 130, Vogt, qui n'est guidé que par sa haine de la fièvre, cherche à le faire tomber à l'aide de la vératrine. 5 centigrammes de cette substance le rendent beaucoup plus petit, sans diminuer sa fréquence. Quarante-huit heures après le malade était mort. Mêmes effets déplorables chez le cordonnier âgé de trente-quatre ans, dont il est question ensuite. Ce dernier était à peine convalescent d'un rhumatisme articulaire aigu qui l'avait fortement anémié. Son pouls était aussi à 130. Il prit de la vératrine qui fut très-mal supportée, et à laquelle on ajouta, nous ne pouvons comprendre pourquoi, du calomel. La fièvre ne tomba pas, le collapsus se précipita et la mort fut prompte. Il faut que cette malheureuse idée d'écraser la fièvre, dont les Anciens, au contraire, avaient enseigné à respecter souvent, dans une certaine limite, la réaction curatrice, ait obscurci l'intelligence des hommes les plus distingués, pour qu'on ait osé ainsi, dans des cas comme ceux que nous venons de rapporter, porter le dernier coup aux forces vivantes par un des poisons les plus débilitants. Et pareille pratique n'a eu assez récemment que trop d'imitateurs chez nos modernes *antithermistes !*

Le docteur Giglia a, lui aussi, essayé de traiter la pneumonie par la vératrine. dont, redoutant avec raison en ces cas les effets évacuants, il ne séparait pas l'administration de celle de l'opium. Pour le médecin sarde, les effets de la vératrine sur l'état local sont contestables, mais l'action contro-stimulante est très-marquée, et l'on sait avec quelle ardeur l'école italienne la poursuivait, au grand détriment des malades (*Gaz. med. sarda,* mai et juin 1858).

Encouragé par les résultats qu'il croyait avoir obtenus dans la pneumonie, Aran essaya son remède dans d'autres inflammations et spécialement dans l'orchite et la mammite. Nous ne contestons pas que dans l'orchite, en particulier, un révulsif aussi puissant que la vératrine ait pu abaisser la fièvre et atténuer la douleur. Mais on possède aujourd'hui contre elle des moyens mécaniques autrement utiles.

8° *Fièvres. Pyrexies.* Rien de bien surprenant à ce que Gebhort, qui s'est trompé à peu près sur tous les points, à propos de l'action physiologique et surtout de l'action thérapeutique de la vératrine, la proclame formellement contreindiquée dans les cas de fièvre.

Tous les effets physiologiques de cette substance témoignent, au contraire, qu'elle doit être classée à un bon rang dans les agents de la médication antipyrétique, avec les avantages et les dangers que celle-ci possède.

Ainsi, d'après Fauchey (thèse de Paris, 1866), Lebled cite un cas où la vératrine, administrée seulement pendant trois jours, à la dose de 1/2, de 1, puis de 2 centigrammes, a diminué notablement la fréquence du pouls.

Nous avons déjà dit aussi que, dans la fièvre rhumatismale, Piedagnel et Trousseau avaient vu le même phénomène se produire. Quant à Aran, il formule les conclusions suivantes :

1° La vératrine abaisse d'autant plus le pouls et la température de la peau que la fièvre est plus forte (ce qui est tout naturel).

2° Elle n'a point d'action dans les fièvres intermittentes vraies ni dans celles qui, chez les tuberculeux, sont liées à l'hecticité.

3° Pour ce qui est de ses effets dans les fièvres éruptives, Aran ne se prononce pas; néanmoins il croit qu'elle peut donner de bons résultats dans la *scarlatine*, en abaissant le pouls et la température et en *empêchant* l'éruption et la desquamation cutanée (?).

Quant à la fièvre typhoïde, le médecin de Paris a vu que, dans le cours de celle-ci, l'emploi de la vératrine augmente la mortalité, surtout dans la forme ataxo-adynamique.

Par malheur, sur ce point tout le monde n'a point partagé la sagesse d'Aran, et Vogt opine différemment que lui. Il dit que sur 19 cas de fièvre typhoïde traités par la vératrine 4 seulement ont été mortels, et il place dans cette maladie la vératrine au même rang que la quinine, la trouvant même préférable, ce que notre expérience personnelle infirme absolument.

D'ailleurs, si le résumé des cas observés par Vogt est trop écourté pour que nous puissions, comme nous l'avons fait pour la pneumonie, prendre sur le fait les conséquences malheureuses de sa médication, nous pouvons affirmer tout au moins que son traitement a allongé démesurément la durée de la maladie. Il cite, par exemple, comme un grand succès, les observations de trois malades qui, traités par la vératrine dès le début de leur état pathologique, ont guéri en quarante-huit jours. Es-ce là, nous le demandons, la durée d'une fièvre typhoïde d'intensité moyenne?

9° *Engorgements de nature variée; tumeurs; maladies diverses.* Pour Turnbull, la pommade de vératrine aurait une action résolutive puissante contre les engorgements lymphatiques et les tumeurs indolentes de la mamelle. Mêmes résultats, d'après Klinger (*Glasgow. Med. Journ.*, janvier 1854), dans les affections scrofuleuses des jointures et les épanchements articulaires. Cet auteur insiste pour affirmer que notre alcaloïde est l'un des agents les plus utiles pour résoudre les indurations et les gonflements qui persistent autour des articulations, à la suite des entorses, de l'hydarthrose et des tumeurs blanches. Il ajoute enfin que les ulcères indolents et scrofuleux sont aussi modifiés par son usage et arrivent rapidement à la cicatrisation. Le mode d'emploi varie suivant les circonstances et demande de la persévérance (dose de 25 à 30 centigrammes de vératrine pour 30 grammes d'axonge; on prend gros comme une fève de cette pommade et on fait pendant un quart d'heure des frictions douces et lentes). On voit d'ordinaire diminuer la tumeur de jour en jour et la résolution se faire. Si, par contre, il survient du pus, celui-ci est bien lié et de bonne nature.

Disons enfin qu'à l'époque où la vératrine était décidément à la mode Velpeau, pour ne pas rester en arrière de ses contemporains, lui trouva une application nouvelle dans le traitement de l'amblyopie amaurotique, cette synthèse du passé qui englobe tant d'états pathologiques différents. Aussi, malgré le grand nom que nous venons de citer, il resterait à préciser dans quels cas spéciaux des maladies des yeux la vératrine pourrait être utile. Ne l'a-t-on pas vantée aussi (Desgranges, Knopp, Bérard) contre la cataracte et l'iritis. J'ai bien peur que sa vertu en ces circonstances ne se réduise à un mouvement antifluxionnaire, que beaucoup d'autres moyens peuvent plus facilement obtenir.

Quand on se rappelle l'antique, mais très-contestable renom de l'hellébore contre la folie, on ne sera pas surpris qu'on ait prescrit, tout à fait à la légère, la vératrine contre la manie et les diverses formes de l'aliénation mentale.

FORMULAIRE POUR L'EMPLOI DE LA VÉRATRINE. *Usage interne.* Dose de 5 milligrammes à 5 centigrammes.

Rabuteau dit que la vératrine s'administre par pilules de 1 milligramme et que l'on doit en donner de 3 à 10 par jour (p. 773). Je ne sais où ce confrère distingué a vu que l'on devait s'arrêter à cette dose, car il n'a fait, nous le croyons du moins, aucune expérience personnelle sur l'emploi de notre remède, et les proportions qu'il indique ne sont pas celles de Magendie, de Piedagnel, de Trousseau, d'Aran, de Vogt, ni d'aucun autre auteur connu.

PILULES DE VÉRATRINE OPIACÉES (PIEDAGNEL)

Extrait gommeux d'opium.................. 2 grammes.
Vératrine............................... 1   —

F. s. a. 200 pilules qui contiendront chacune 1 centigramme d'extrait d'opium et 5 milligrammes de vératrine.

Potion à la vératrine (Aran). A ordonner quand les pilules ne sont pas supportées :

2 Vératrine...................... 5 centigrammes.
Faites dissoudre dans :
    Alcool........................ Q. S.
Ajoutez :
    Sirop de sucre................ 50 grammes.
Mélangez exactement et ajoutez :
    Eau distillée de fleur d'oranger......... 30 grammes.
    Eau distillée................. Q. S.

pour une potion de 150 grammes ; chaque cuillerée contient 5 milligrammes de vératrine. Aran prétend que, malgré son goût amer, cette potion est facilement prise par les malades.

ALCOOLÉ DE VÉRATRINE (JEANNEL)

Vératrine.......................... 1 gramme.
Alcool à 85 degrés................. 100   —

à employer à la dose de 5 décigrammes à 3 grammes dans une potion appropriée.

Usage externe :

POMMADE A LA VÉRATRINE

Vératrine, de 20 à 40 centigrammes, ou même.... 1 gramme.
Axonge............................. 30   —
    Mêlez.

avant de l'incorporer à l'axonge ; mieux vaut dissoudre la vératrine dans quantité suffisante d'alcool.

D'après Sauvan (de Montpellier), l'axonge rance suffit sans alcool à bien incorporer la vératrine et à lui donner une énergie qu'elle n'a pas avec l'axonge fraiche.

EMBROCATION DE VÉRATRINE (TURNBULL)

Vératrine.......................... 4 grammes.
Alcool rectifié.................... 64   —
    Faites dissoudre.

POMMADE DE VÉRATRINE ET D'IODURE DE POTASSIUM

Vératrine. . . . . gramme.
Iodure de potassium. . . . . 2 —
Axonge. . . . . 30 —

       Mêlez.

dans l'anasarque.

POMMADE DE VÉRATRINE ET DE MERCURE

Vératrine. . . . . 1 gramme.
Onguent mercuriel doux. . . . . 15 —

       Mêlez.

Pour combattre les engorgements. (*Voy.* encore le chap. PHARMACOLOGIE.)

PÉCHOLIER.

VÉRATRIQUE (ACIDE). *Formules :* $\begin{cases} \text{Équival. } C^{18}H^{10}O^4 = C^{14}H^2(C^2H^4O^2)^2O^4. \\ \text{Atom. } \quad C^9H^{10}O^4. \end{cases}$

Il a été découvert par Merck dans les semences de cévadille.

Pour le préparer, on épuise les graines avec de l'eau acidulée par l'acide sulfurique, on précipite par un lait de chaux, on filtre, puis on chasse l'alcool par évaporation. Le soluté clair qui renferme le vératrate de calcium est additionné d'acide chlorhydrique et abandonné dans un lieu froid. Il se dépose bientôt des cristaux qu'on purifie par dissolution dans l'alcool et le noir animal.

L'acide vératrique cristallise en prismes incolores, qui sont anhydres lorsqu'il se dépose vers 50 degrés d'une solution concentrée, tandis qu'il renferme 1 molécule d'eau de cristallisation, si l'évaporation a lieu dans le vide à la température ordinaire. Ainsi cristallisé, il perd son eau à 100 degrés, devient opaque, puis fond à une température élevée et se sublime sans décomposition.

Il est très-peu soluble dans l'eau froide, car il exige 2100 parties d'eau à 14 degrés pour se dissoudre ; il se dissout dans 160-165 parties d'eau bouillante (Kœta, Ukimori et Matsmoto). Il est soluble dans l'alcool, surtout à chaud, insoluble dans l'éther. Tous ses solutés rougissent le papier de tournesol.

Le chlore et le brome l'attaquent sous forme de produits cristallisables. L'acide sulfurique fumant l'attaque difficilement et le perchlorure de phosphore paraît sans action sur lui.

L'acide nitrique le dissout avec formation d'*acide nitrovalérique*, $C^{18}H^9(AzO^4)O^8$, corps qui cristallise dans l'alcool en petites lamelles jaunes, fusibles à 100 degrés en se décomposant. Il semble exister un dérivé dinitré, mais difficilement isolable.

C'est un acide monobasique dont les sels alcalins sont cristallisables, non déliquescents, solubles dans l'eau. Le *sel plombique* est insoluble. Le *sel d'argent* est un précipité blanc, soluble dans l'alcool et dans l'ammoniaque, décomposable par l'eau bouillante.

Fondu avec la potasse, il donne de l'acide protocatéchique, $C^{14}H^6O^8$; l'acide iodhydrique le dédouble en acide méthylprotocatéchique ou *acide vanillique* de Tiemann :

$$C^{16}H^8O^8 = C^{14}H^2(H^2O^2)(C^2H^4O^2)O^4.$$

Sa synthèse ayant été réalisée par Körner en faisant réagir l'iodure de méthyle sur l'acide protocatéchique, en présence de la potasse, il en résulte qu'il n'est autre chose que l'acide diméthylprotocatéchique fusible à 179 degrés.

EDME BOURGOIN.

VÉRATROL.   *Formules :* $\begin{cases} \text{Équival. } C^{16}H^{10}O^4. \\ \text{Atom. } \quad C^8H^{10}O^2. \end{cases}$ Distillé sur un excès de baryte, l'acide vératrique se dédouble en acide carbonique et en *vératrol :*

$$C^{16}H^{10}O^8 = C^2O^4 + C^{16}H^{10}O^4.$$

Le vératrol est un liquide huileux, incolore, d'une odeur aromatique agréable. Il se solidifie à + 15 degrés et sa densité à cette température est égale à 1,086. Il bout à 202-205 degrés.

Il n'est altéré ni par les alcalis, ni par les acides étendus. Il ne paraît pas susceptible de se combiner aux bisulfites alcalins. Avec le potassium, il fournit un composé gélatiniforme, sans dégagement gazeux. Le chlorure et le brome l'attaquent vivement en donnant des produits de substitution.

Le *dérivé dibromé*, $C^{16}H^8Br^2O^4$, est en cristaux incolores, insolubles dans l'eau, solubles dans l'alcool et dans l'éther, fondant à 92 degrés et se volatilisant sans décomposition à une température plus élevée.

Avec l'acide nitrique, l'attaque est vive et il y a production de *nitrovalérol :*

$$C^{16}H^9(AzO^4)O^4,$$

corps qui cristallise dans l'alcool en lamelles jaunes. On a aussi préparé le *dinitrovalérol :*

$$C^{26}H^8(AzO^4)^2O^4,$$

qui est sous forme de longues aiguilles jaunes, à peine solubles dans l'eau, facilement dans l'alcool, fusibles à 100 degrés et se volatilisant sans décomposition.

L'acide protocatéchique se dédoublant en acide carbonique et en pyrocatéchine sous l'influence de la chaleur, il en résulte que le valérol est la *diméthylpyrocatéchine :*

$$C^{16}H^{10}O^4 = C^{12}H^2(C^2H^4O^2)^2.$$

Edme Bourgoin.

VÉRATRUM.   *Voy.* Vératre.

VERBASCÉES.   Groupe de plantes Dicotylédones, considéré pendant longtemps comme une famille distincte, mais que l'on réunit aujourd'hui, comme simple tribu, à la famille des Scrofulariacées. Les Verbascées tiennent à la fois des Solanacées par les caractères de la fleur, et des Scrofulariacées par la structure de la graine. Les espèces qui intéressent la médecine appartiennent presque toutes au genre *Verbascum* L. (V. Molène et Bouillon blanc).   Ed. Lef.

VERBENA.   *Voy.* Verveine.

VERBÉNACÉES.   Famille de plantes Dicotylédones, dont les représentants habitent surtout les régions chaudes du globe et les régions tempérées de l'hémisphère austral. Ce sont des herbes ou des arbustes, de port très-divers, parfois grimpantes et volubiles à gauche, plus rarement de grands arbres, à feuilles opposées, dépourvues de stipules. Les fleurs, très-diversement disposées, sont hermaphrodites, irrégulières, pentamères, plus rarement hexamères. La corolle, gamopétale, est toujours plus ou moins labiée, avec quatre étamines didynames, dont deux sont parfois stériles. Le gygnécée se compose d'un ovaire supère, à deux loges, subdivisées chacune, par de fausses cloisons, en deux compartiments contenant chacun un seul ovule anatrope. Cet ovaire devient à la maturité une drupe à un, deux ou quatre noyaux, ou bien un achaine, ou encore, mais plus rarement, une capsule à deux ou quatre valves. Les graines renferment, sous leurs téguments, un embryon droit, ordinairement dépourvu d'albumen.

Les·Verbénacées sont très-voisines des Labiées; elles en diffèrent essentiellement par la non-gynobasie du style, qui s'insère directement au sommet de l'ovaire. Les quelques espèces qui intéressent la médecine se répartissent surtout dans les genres *Verbena* L., *Lippia* L., *Vitex* L., *Lantana* L., *Clerodendron* R. Br. et *Volkameria* L. Ed. Lef.

VERBERIE (Eau minérale de). *Athermale, bicarbonatée ferrugineuse faible, carbonique faible.* Dans le département de l'Oise, dans l'arrondissement et à 16 kilomètres de Senlis et à 12 kilomètres de Compiègne, est un bourg remarquable par son église, commencée au douzième et finie au quatorzième siècle. Il est à 5 kilomètres de la station qui porte son nom, sur la rive gauche de l'Oise; il est peuplé d'environ 1500 habitants et connu par le souterrain-refuge de la ferme du château et par quelques antiquités druidiques. La *source de Saint-Corneille*, fréquentée aujourd'hui par les personnes du voisinage, a joui autrefois d'une grande célébrité. Son eau claire et limpide laisse déposer un sédiment ocracé qui recouvre l'intérieur de sa fontaine; elle est traversée par de rares bulles gazeuses, elle n'a pas d'odeur et son goût est légèrement ferrugineux. Elle n'a presque aucune action sur les préparations de tournesol qu'elle rougit à peine. Sa température est de 19°9 centigrade, et son analyse chimique n'a jamais été publiée. Elle sert en boisson seulement aux personnes de la contrée dans les affections où il faut obtenir une action tonique et reconstituante. A. R.

VERBEZ (David). Médecin allemand, né à Laibach (Carniole) en 1577, reçu docteur à Bâle, étudia ensuite au Collége de Tubingue, et vint à Ulm en 1602 et s'y fit recevoir au Collége médical. Il passa à Stuttgard en 1621, à Augsbourg vers 1627, enfin à Strasbourg et alla mourir à Spire en 1644. Il a publié entre autres : *Homo non homo, s. monstrum Tubingense... legitime dissectum et evisceratum*, Kempten, 1618, in-4°; — *Exercitationum medicarum super disputatione quadam de peste liber unus*, Kempten, 1681, in-4°. L. Hn.

VERCELLONE (Jacopo). Médecin italien, né à Pordevolo, le 23 mars 1676, étudia à Turin, à Paris et à Montpellier, exerça à Milan, à Bologne et à Rome, puis se retira à Asti où en 1724 il fut nommé archiâtre de la ville et de la province. On a de lui : *De glandulis. œsophagi conglomeratis, humore vero digestivo et vermibus*, etc. Asti, 1711, in-4°. — *De pudendorum morbis et lue venerea tetrabiblion*. Asti, 1716, in-4°; Leyde, 1722, in-8°; trad. en français. Paris, 1730, in-12. — *Lettera sopra une peste di cui n'è stato testimonio di veduta*. Milano, 1721, in-4°. — *De bile aucta et immunita*. Asti, 1723, etc. L Hn.

VERDERAME. *Voy.* PELLAGRE, p. 374.

VERDIER (LES CINQ).

Verdier (CÉSAR). Anatomiste distingué, membre de l'Académie royale de chirurgie, né à Morière, près Avignon, le 24 juin 1685, mort le 19 mars 1759. Il étudia la chirurgie à Montpellier sous Nissole et de Lapeyronie, à Paris sous Duverney, Arnaud et J.-L. Petit. Reçu maître en chirurgie en 1724, il fut nommé l'année suivante démonstrateur aux écoles de chirurgie. Son *Abrégé d'anatomie du corps humain* (Paris, 1725, 2 vol. in-12, et nombr. éditions) fut longtemps classique. Les recherches sur les hernies de la vessie constituent un des beaux mémoires de la collection de l'Acad. roy. de chirurgie.   L. Hn.

Verdier (JEAN). Avocat et médecin, né en 1735, à Laferté-Bernard, mort à Paris le 6 juin 1820, fut médecin de Stanislas, roi de Pologne, puis après la mort de ce prince fonda près du Jardin des Plantes un établissement orthopédique auquel il joignit une maison d'éducation. La Révolution le chargea de plusieurs missions politiques. Il professa la médecine légale à l'Académie de législation. Il a publié des travaux *Sur la jurisprudence de la médecine en France* (Paris, 1763, 3 vol.), sur celle *de la chirurgie* (1764, 2 vol.), et divers ouvrages sur l'éducation physique, sur la *Craniomancie* de Gall (1808), etc.   L. Hn.

Verdier-Duclos (THOMAS-DENIS). Frère du précédent, né à la Ferté-Bernard, le 30 septembre 1744, fit ses études et prit ses grades à Nancy. Il servit en Corse comme chirurgien militaire, puis exerça dans sa ville natale. Il donna à la Société royale de médecine une foule de mémoires sur les épidémies et remplit diverses fonctions officielles. Citons encore de lui *Breviarium medici clinici*, etc., et *Hist. d'une symphyséotomie pratiquée avec succès pour la mère et pour l'enfant*, 1787, in-8°.   L. Hn.

Verdier-Heurtin (JEAN-FRANÇOIS). Fils de Jean Verdier, né à Paris en 1767, servit comme chirurgien dans les armées et prit le diplome de docteur en 1804. Il mourut à Paris le 24 mai 1824. Verdier-Heurtin avait pris part à la composition des articles fournis par son père à l'Encyclopédie méthodique et à la rédaction de son *Journal de méd. populaire et d'éducation*. Il publia en outre :

I. *Diss. sur un nouvel art de développer la belle nature et de guérir les difformités*, etc. Paris, 1784, in-8°. — II. *Discours sur l'allaitement et l'éducation physique des enfants*, etc. Paris, 1804, in-8°.   L. Hn.

Verdier (PIERRE-LOUIS). Neveu de Jean Verdier, né à Laferté-Bernard le 16 août 1780, fut chirurgien herniaire de la marine et des hôpitaux militaires, introduisit le premier en France les appareils en caoutchouc, inventa des appareils d'orthopédie, un entre autres pour le genu valgum (1814), un fantôme pour les opérations obstétricales (1820), un appareil à compression pour l'iliaque externe (1822). Il publia en outre divers mémoires sur les hernies et un *Traité pratique des hernies, déplacements et maladies de la matrice*. Paris, 1840, in-8°.   L. Hn.

VERDRIES (Johann-Melchior). Médecin allemand, né à Giessen le 26 janvier 1679, fit ses études dans sa ville natale, à Jéna et à Halle, puis en 1707 fut nommé professeur extraordinaire de physique et reçu docteur en médecine à Giessen. Il devint en 1710 professeur ordinaire de physique, en 1714 professeur extraordinaire de médecine, enfin en 1720 professeur ordinaire. Il mourut à Schwalbach le 25 juillet 1735. On lui doit un grand nombre d'écrits académiques, parmi lesquels :

I. *Diss. epist. de inflatione ureterum et processuum peritonaei*, Gissæ, 1704, in-4°. — II. *Diss. physiologiae biblicae selecta quaedum capita, strictim illustrata, sistens*, Gissæ, 1711, in-4°. — III. *Diss. de aequilibrio mentis et corporis*, Gissæ, 1712; nouv. édit. 1716, 1726. L. Hn.

VERDUC (Les).

Verduc (Laurent). Habile chirurgien, né à Toulouse vers le commencement du dix-septième siècle, exerça d'abord dans sa ville natale, puis à Paris, où il fut nommé chirurgien de la maison de Saint-Côme et enseigna avec éclat la chirurgie. Il mourut le 15 juillet 1695, laissant un excellent traité sur les bandages et les maladies des os : *La manière de guérir les fractures et les luxations par le moyen des bandages*. Paris, 1685, in-12, et nombreuses éditions. L. Hn.

Verduc (Jean-Philippe). Fils aîné du précédent, reçu docteur à Reims, enseigna avec succès la chirurgie et survécut peu à son père. On lui doit plusieurs bons ouvrages :

I. *Nouvelle ostéologie, avec le squelette du fœtus*. Paris, 1690, in-8°; 1693, in-8°. — II. *Les opérations de la chirurgie*, etc. Paris, 1693, 1701, 1703, in-8°; Amsterdam, 1739, in-8°. — III. *La pathologie de chirurgie*. Paris, 1710, in-12°; Amsterdam, 1714, in-12°; Paris, 1717, in-8°. — IV. *Traité de l'usage des parties*. Paris, 1698, in-8°; 1711, in-8°. — V. *Suite de la nouvelle ostéologie, contenant un traité de myologie raisonnée*. Paris, 1698, 1711, in-12°; trad. en lat., Londres, 1698, in-8°. L. Hn.

Verduc (Laurent). Frère du précédent, fut également un chirurgien distingué. Il obtint gratuitement la maîtrise en chirurgie et enseigna avec réputation cet art ainsi que l'anatomie. Il mourut jeune le 6 février 1703. Il composa un livre élémentaire de chirurgie intitulé : *Le maître en chirurgie ou abrégé de la chirurgie de Guy de Chauliac*. Paris, 1691, 1699, 1704, in-12. L. Hn.

VERDUYN (Pieter-Adriaanszoon). Chirurgien d'Amsterdam, né vers 1625, obtint la maîtrise en 1655 et exerça dans sa ville natale avec le plus grand succès. Ruysch rapporte qu'il guérit un anévrysme de l'artère brachiale occasionné par une saignée. Mais sa réputation est due surtout à sa *Diss. epistolica de nova artuum decurtandorum ratione* (Amstelod., 1696, in-8°; trad. en franç. par P. Massuet, Paris, 1756, in-8°), dans laquelle il décrit pour la première fois la méthode d'amputation du sein et d'opération du bec-de-lièvre. L. Hn.

VEREK. *Voy.* Acacia.

VEREYCKEN (Godefroid). Né à Anvers en 1558, était si versé dans les langues anciennes et la ilosophie qu'il fut appelé à occuper une chaire dans un des colléges de Paris. Il alla prendre le grade de docteur à Toulouse en 1586, puis en 1591 se fit admettre au nombre des médecins d'Anvers. Il contribua à la fondation du Collége médical de cette ville en 1620. Il mourut à Malines, le 2 décembre 1635, laissant : *De cognitione et conservatione sui*. Malines, 1625, 1635, in-12.   L. Hn.

VERGE. *Voy.* Pénis.

VERGE A PASTEUR. Nom vulgaire du *Dipsacus pilosus* L., plante de la famille des Dipsacacées, commune en Europe dans les lieux frais et ombragés, les haies, les buissons, sur le bord des rivières (V. Cardère).   Éd. Lef.

VERGE D'OR. *Voy.* Solidago.

VERGER-MONDON (Eau minérale de). *Athermale, bicarbonatée ferrugineuse faible, carbonique faible.* Dans l'arrondissement et à 8 kilomètres de Loudun, auprès du village de Trois-Moutiers, émerge une source formée de deux griffons séparés par un chemin vicinal. Cette eau est claire et limpide, mais laisse déposer une couche ocracée jaune rougeâtre. Elle n'a aucune odeur et elle est traversée par des bulles gazeuses grosses et assez rares. Elle rougit très-légèrement les préparations de tournesol, son goût est fade, mais surtout sensiblement ferrugineux. Sa température est de 12°,5 centigrade, et son analyse a été faite en 1856 par Poirier, qui a trouvé dans 1000 grammes les principes suivants :

Bicarbonate de chaux.	0,1258
— protoxyde de fer.	0,0047
— magnésie.	0,0020
— manganèse.	traces.
Sulfate de soude.	0,0372
— chaux.	0,0108
Chlorure de sodium.	0,0350
— calcium.	traces.
Silice.	0,0260
Alumine.	0,0040
Apocrénate de fer.	0,0027
Matières organiques insolubles.	0,0100
Perte.	0,0430
Total des matières fixes.	0,3910

Les fontaines de Verger-Mondon sont exclusivement fréquentées en boisson par ceux des habitants de la contrée qui sont anémiques ou ont des accidents des voies biliaires et urinaires réclamant une médication bicarbonatée, de nature à favoriser la sécrétion de la bile et à augmenter la quantité des urines.   A. R.

VERGETURES. *Voy.* Grossesse, p. 41.

VERHAEGHE (Louis). Médecin de l'hôpital civil d'Ostende, vice-président de l'Académie de médecine de Belgique, mort à Ostende le 10 mai 1870, à l'âge de cinquante-neuf ans. Il a laissé diverses publications sur les bains de mer d'Ostende (1843) et sur l'action du climat maritime et des bains de mer sur la coqueluche chez les enfants (*Gaz. des hôpitaux*, 1848), et de plus sur un cas de guérison d la rupture du périnée par le procédé de périnéosynthèse de Langenbeck (*Bullet. de l'Acad. de méd. de Belgique*, t. XI), deux cas de périnéo-plastic (*ibid.*, t. XI, 1863), etc. Il a laissé la réputation d'un habile opérateur.   L. Hn.

VERHEYEN (Philippe). Célèbre anatomiste, né à Verbrouck le 23 avril 1648, cultiva la terre jusqu'à l'âge de vingt-un ans; en 1672, il entra au Collége de la Trinité, à Louvain, et obtint les plus grands succès. Il prit l'habit clérical, mais dut renoncer à l'état ecclésiastique à cause de la perte d'une de ses jambes. Il se tourna donc vers la médecine et fut reçu docteur à Louvain en 1695. Il était depuis 1689 professeur d'anatomie, et en 1693 prit en outre la chaire de chirurgie. Grâce à Verheyen, la réputation de l'Université de Louvain se répandit au loin. Il mourut le 28 janvier 1710.

On a de lui :

I. *Compendii theoriae practicae in IV partes distributi, pars I et II*. Louvain, 1683, in-8°. — II. *De febribus*. Louvain, 1692, in-12°. — III. *Anatomia corporis humani*. Louvain, 1693, in-4°; Leipzig, 1699. in-8°; Bruxelles, 1710, 1726, in-4°; Leipzig, 1731, in-8°; Amsterdam, 1731, in-8°. — IV. *Lettre à un maître chirurgien*. Paris, 1685, in 12°. — V. *Seconde lettre à un anatomiste de Gand*. Paris, 1698, in-12°. — VI. *Resp. ad exercitationem anatomicam de thymo*. Louvain, 1706, in-4°. — VII. *Vera historia de horrendo sanguinis fluxu ex oculis, naribus, auribus et ore, et miraculosa ejusdem sanatione*. Louvain, 1708, in-8°.   L. Hn.

VERING (Les).

Vering (Gerhard, Ritter von). Médecin autrichien, né à Œsede, le 28 juin 1755, servit dans l'armée et fit de grands voyages scientifiques. Il revint en 1788 prendre ses grades à Vienne et remplit pendant trente-cinq ans les fonctions de médecin en chef de l'armée, dans la Basse-Autriche. Il mourut à Vienne le 8 novembre 1823, laissant une excellente monographie : *Ueber die eindringenden Brustwunden*. Wien, 1801, in-4°.   L. Hn.

Vering (Joseph, Ritter von). Fils du précédent, servit dans les hôpitaux militaires en 1813-1814, fut reçu docteur à Vienne en 1816. Il mourut le 24 mars 1862, laissant une série de travaux sur la syphilis, la scrofule, le traitement des courbures du rachis, etc., qu'on trouvera énumérés dans Callisen, *Schriftsteller-Lexicon*.   L. Hn.

Vering (Albrecht-Mathias). Né à Munster, le 27 novembre 1773, exerça à Liesborn (Westphalie), y fonda un asile privé d'aliénés et mourut le 9 juin 1829. Il a publié entre autres : *Psychische Heilkunde*. Leipzig, 1817-1821, 2 vol in-8°, et une foule d'articles dans les recueils périodiques.   L. Hn.

VERMALE (Rémon de). Premier chirurgien de l'électeur Palatin, associé correspondant de l'Académie royale de chirurgie, se fit connaître avantageusement par les perfectionnements qu'il apporta à l'amputation à lambeaux. Il adressa à l'Académie royale de chirurgie quelques observations particulières qui furent accueillies comme intéressantes, et qui ont été rassemblées en un volume.

I. *Observations et remarques de chirurgie pratique*, 2e édit. Mannheim, 1767, in-8°. — II. *Lettre sur l'extraction du cristallin hors du globe de l'œil*, etc. Paris, 1751, in-12. — III. Articles dans le *Journ. de médecine*.   L. Hn.

VERMET (*Vermetus* Adans.). Genre de Mollusques-Gastéropodes-Proso-branches, du groupe des Tænioglosses-Holostomes, formant, avec les *Siliquaria* de Bruguières, la petite famille des Vermétidés.

Placés d'abord parmi les Annélides-Tubicoles, puis réunis par Cuvier en un groupe spécial, sous le nom de *Tubulibranchiata* (*Tubispirata* de Desbayes, *Protopoda* de Gray), les Vermets sont remarquables par leurs coquilles tubu-leuses, cylindriques, irrégulières, à tours de spire plus ou moins complétement désunis et écartés, à ouverture droite, circulaire, tranchante sur les bords. Ces coquilles ressemblent beaucoup aux tubes des Serpules, mais leur sommet spiral et leur test solide les font reconnaître facilement. L'animal, allongé, vermiforme, a une tête peu distincte, avec une trompe courte et deux tentacules coniques, à la base externe desquels sont placés les yeux. Le pied, petit et cylindrique, est pourvu d'un opercule corné, circulaire, et de deux tentacules très-développés, dirigés en avant.

Ces Mollusques sont répandus dans les mers chaudes et tempérées. Ils vivent presque toujours fixés sur les coquilles, les coraux, etc., le plus ordinairement en groupes plus ou moins nombreux et enlacés les uns dans les autres. Ils sont unisexués, ovipares ou vivipares.

L'espèce type, *V. lumbricalis* L., est commune sur les côtes du Sénégal, où elle vit agglomérée, souvent en masses d'une grande étendue, dans les creux de rochers où la mer est tranquille. Une autre espèce, *V. triqueter* Philippi, habite la Méditerranée.   Ed. Lef.

VERMICULAIRE (Appendice). *Voy.* Cæcum.

VERMICULAIRE. Botanique. *Voy.* Orpin.

VERMIFUGA. *Voy.* Flaveria.

VERMIFUGE. *Voy.* Lombrics, Oxyures, Tænia, Trichocéphales, etc., et Santonine, Semen-contra, Mousse de Corse, Kousso, Fougère male, Grenadier, Saoria, etc.

VERMILLON. On donne ce nom à la variété pulvérulente rouge du sulfure de mercure, HgS.

Il y a une variété noire de ce sulfure qu'on prépare en faisant arriver un courant d'acide sulfhydrique en excès dans la solution d'un sel de mercure au maximum.

Il existe une troisième variété de ce sulfure qui constitue le cinabre, et qui forme le minerai principal du mercure.

On donne quelquefois le nom de vermillon au cinabre broyé, mais la matière obtenue ainsi n'est jamais d'un beau rouge ni en poudre suffisamment ténue même après un long broyage à l'eau.

Le vermillon vrai est le même sulfure de mercure préparé par voie humide. A cet effet, on triture à froid pendant deux ou trois heures, à sec ou mieux en présence de l'eau, 300 parties de mercure avec 114 parties de soufre, et l'on y incorpore 75 parties de potasse et 400 parties d'eau. On chauffe le mélange en l'agitant sans cesse, vers 50 à 60 degrés, pendant sept ou huit heures, dans un vase en fer, puis on le lave à grande eau. Un autre procédé consisterait à sublimer le cinabre mélangé à 1/100 de son poids de sulfure d'antimoine, à pulvériser le produit et à le faire bouillir à plusieurs reprises avec une solution de foie de soufre.

Dans la fabrique de M. Gautier-Bouchard on agite, dans un vase en grès bien bouché, pendant sept à huit heures, 200 grammes de soufre en fleur avec 400 centimètres cubes de polysulfure d'ammonium et 1 kilogramme de mercure.

On maintient ensuite le vase à la température de 50 degrés environ pendant trois à quatre jours, on le débouche, et on lave le produit à l'eau bouillante jusqu'à ce que la liqueur ne contienne plus de soufre. Dans quelques maisons on le lave même à l'acide azotique faible.

Le vermillon est souvent fraudé par du colcothar, du minium, de la brique ; pour reconnaître la présence d'une de ces impuretés, il suffit de chauffer la matière, qui laisse dans ce cas un résidu non volatilisable.

On y a introduit aussi du sulfure d'arsenic : le produit répand alors une odeur alliacée lorsqu'on le jette sur des charbons ardents. RICHE.

VERMOUTH. Liqueur ainsi appelée du mot allemand *Wermuth*, qui signifie *absinthe*. C'est une macération d'absinthe et de diverses autres substances végétales (badiane, galanga, acore, etc.) dans du vin blanc très-alcoolique. A petites doses, il est apéritif, mais son abus est tout aussi dangereux que celui de la liqueur connue sous le nom d'absinthe. L. HN.

VERNA (GIAMBATTISTA). Né à Lanciano (Abruzze), exerça la médecine à Malfi dans la Pouille, puis en 1714 fut appelé à remplacer, à l'Université de Padoue, Ramazzini dans la chaire de médecine pratique. Il s'est fait connaître par un ouvrage *sur la pleurésie* (Venise, 1714, in-4°) et un autre *sur la saignée* (Padoue, 1716, in-4°). L. HN.

VERNAGE (MICHEL-LOUIS). Médecin français, né à Paris, le 16 mai 1697, était le fils de l'un des doyens de la Faculté de médecine. Il posséda une clientèle très-répandue, de sorte que le temps d'écrire lui fit défaut. Il a cependant publié : *Observations sur la petite vérole naturelle et artificielle* (Paris, 1775, in-8°), ouvrage dans lequel il recommanda l'inoculation faite avec certaines précautions. Il mourut à Paris, le 11 avril 1775 ; il était le président d'âge de la Faculté. L. HN.

VERNET (LE) (EAUX MINÉRALES DE). *Athermales, amétallites, bicarbonatées ferrugineuses faibles, carboniques fortes.* Dans le département de l'Ardèche, à 6 kilomètres de Vals, à 3 kilomètres de la route du Puy, à 1 kilomètre du village de Prades et de la route de Jaujac et auprès de l'ancien volcan de ce nom, émergent dans un vallon deux sources qui jaillissent d'une roche volcanique, et sont désignées sous les noms de *Grande* et de *Petite* sources. La Grande source a un débit de 1056 litres en vingt-quatre heures. Le rendement de la Petite source n'est que de 352 litres pendant la même période. La topographie et la climatologie de la station du Vernet sont à peu près les mêmes que celles de Vals (*voy.* ce mot). L'eau du Vernet est d'une limpidité parfaite, surtout lorsqu'elle n'est plus mousseuse et que son gaz est à peu près dégagé. Elle a une saveur très-agréable. Des bulles d'un assez petit

volume la traversent constamment et viennent s'attacher aux parois des vases
qui la contiennent. Elle rougit d'autant plus promptement les préparations de
tournesol qu'elle renferme plus de gaz. Sa température est de 12 degrés centigrade. M. J. de Mongolfier en a fait en 1872 l'analyse chimique que M. Bouis
a contrôlée en 1874, et a trouvé dans 1000 grammes d'eau les principes
suivants :

Bicarbonate de soude.	0,0990
— chaux.	0,3184
— magnésie.	0,1573
— potasse.	0,1083
— protoxyde de fer.	0,0089
— lithine.	0,0040
— manganèse.	traces.
Silice.	0,0555
Sulfate de soude (hydraté).	0,0136
Chlorure de sodium.	0,0097
Arséniate de soude (hydraté).	0,0016
Borate de soude, alumine.	traces.
TOTAL DES MATIÈRES FIXES.	1,6763
Gaz acide carbonique libre.	2cc,5800

Les sédiments que laisse déposer cette eau renferment encore des traces
d'arséniate de fer. Les eaux du Vernet sont employées en boisson seulement,
mais, si les autres sources qui en sont voisines et qui ont une composition chimique analogue étaient captées de façon à se rendre dans un établissement,
elles pourraient toutes être employées en bains et en douches chauffées ou
froides. Les sources qui font partie du même régime que celles du Vernet se
nomment : la *source Lyonnaise*, la *source Gabrielle*, la *source Véronique* et la
source de Furlotta. Les effets physiologiques de l'eau du Vernet en boisson
diminuent sensiblement la production de l'acide urique dans l'économie, augmentent la nutrition et les globules sanguins. Le bicarbonate de soude de cette
eau est dissous dans la proportion de 1 gramme par litre et le bicarbonate de
fer y existe en quantité notable, ainsi qu'on le voit par l'analyse. La source du
Vernet a toutes les propriétés thérapeutiques des eaux de Vals médiocrement
chargées, c'est-à-dire qu'elle agit utilement dans les dyspepsies, les gastralgies,
les entéralgies avec inappétence, rapports acides, diarrhées chroniques ou constipation habituelle. Les bicarbonates de soude, de chaux, de fer et de manganèse,
mais surtout l'acide carbonique qu'elle contient en excès, expliquent parfaitement les résultats que nous venons d'indiquer. Les eaux du Vernet sont très-
utiles toutes les fois qu'il faut agir sur les voies hépatiques. Elles sont surtout
efficaces lorsque la bile est mal ou difficilement sécrétée, et que des sables ou
des calculs ont produit un sentiment de gêne ou de douleur dans le flanc droit.
L'eau du Vernet en boisson convient encore dans la gravelle des reins, la goutte,
le diabète et l'albuminurie, à cause de ses bicarbonates alcalins et de ses sels de
fer si utiles pour rendre des forces aux malades que leur affection a depuis
longtemps épuisés. C'est par son bicarbonate de protoxyde de fer que l'eau du
Vernet est avantageusement prescrite aux chloro-anémiques, chez lesquels
parfois toute autre médication avait été impuissante.

La composition élémentaire et la grande quantité de gaz acide carbonique
libre que cette eau renferme et laisse dégager font pressentir que la station du
Vernet n'a pas encore atteint le degré de développement qu'elle doit avoir.

La *durée de la cure* est de vingt-cinq à trente jours.

On *exporte* sur une grande échelle les eaux du Vernet, ainsi que celles de la plupart des sources de Vals, et on les emploie comme eau de table, pures ou mêlées de vin qu'elles n'altèrent pas.   A. Rotureau.

VERNET-LES-BAINS (LE) (Pyrénées-Orientales) (Eaux minérales de). *Voy.* Le Vernet-les-Bains.

VERNEY (Pierre). Né à Dôle en 1577, voyagea en 1606 à Venise pour étudier la préparation de la thériaque contre la peste, et fit de nombreuses herborisations. Il obtint la chaire de grec à l'Université de sa ville natale, et prit plus tard à la place celle d'anatomie, de botanique et de thérapeutique. Il mourut vers 1650, laissant : *L'antidote apologétique de la peste*, publié avec *De recto syrupi de cassia usu epilogismus* (Dôle, 1629), et un *Traité de botanique* manuscrit.   L. Hn.

VERNIS DE CHINE. Un des noms vulgaires de l'*Ailanthe* (*voy.* ce mot).

VERNIS DU JAPON. *Voy.* Sumac.

VERNIS (FAUX) DU JAPON. *Voy.* Ailanthe.

VERNOIS (Ange-Gabriel-Maxime). Hygiéniste distingué, né à Lagny, le 4 janvier 1809, fut interne des hôpitaux à Paris et reçu docteur en 1837, avec une thèse remarquable : *Étndes physiologiques et cliniques pour servir à l'histoire du bruit des artères*, etc. Paris, in-4°. En 1844, il fut nommé médecin du bureau central; en 1849, médecin de l'hôpital Saint-Antoine, en 1852, membre du Conseil d'hygiène de la Seine. Outre un grand nombre de travaux de clinique et d'hygiène, de rapports d'hygiène, etc., il publia : *Traité pratique d'hygiène industrielle et administrative*, etc. (Paris, 1860, in-8°), ouvrage qui lui ouvrit les portes de l'Académie de médecine (1861). Il publia, en 1868, les principaux résultats de son enquête sur l'*État hygiénique des lycées de l'Empire*. Les services qu'il a rendus à la ville de Paris, au point de vue sanitaire, sont inappréciables. Vernois mourut dans la capitale le 9 février 1877.   L. Hn.

VERNONIACÉES ou **VERNONIÉES.** Tribu de la famille des Composées, que M. H. Baillon (*Hist. des Pl.*, t. VIII, p. 70) caractérise ainsi qu'il suit : « Plantes souvent odorantes, herbacées, plus rarement ligneuses, à feuilles alternes ou opposées; capitules homogames, à fleurs toutes régulières; corolle tubuleuse, jamais jaune; étamines à anthères sagittées ou appendiculées à la base, ou subentières et non appendiculées; style à branches étroites ou subulées, à papilles saillantes, ou à branches souvent arrondies et plus obtuses, avec les papilles plus courtes; fruits mutiques ou surmontés d'une aigrette formée de soies ou de paillettes. » Renferme principalement les genres : *Vermonia* Schreb., *Elephantopus* L., *Eupatorium* Tourn., *Adenostyles* Cass., *Ageratum* L. et *Adenostemma* Forst.   Ed. Lef.

VERNONIE (*Vernonia* Schreb.). § I. **Botanique.** Genre de Composées, qui a donné son nom à la tribu des Vernoniées. Ce sont des plantes herbacées ou frutescentes, à feuilles opposées, à capitules homogames et tubuliflores, généralement hermaphrodites. Le réceptacle est nu ou alvéolé et les achaines, marqués de côtes longitudinales, sont surmontés d'une aigrette formée de soies filiformes, lisses ou scabres, disposées sur un ou deux rangs.

Les *Vernonia* sont répandus dans toutes les régions tropicales du globe, surtout de l'Amérique. On en connaît un assez grand nombre d'espèces.

La plus importante au point de vue médical est le *V. anthelminthica* Willd., que H. Cassini avait pris pour type de son genre *Ascaricida*. C'est une herbe annuelle, dont la tige cylindrique, striée, pubescente à sa partie supérieure, porte des feuilles alternes, ovales, lancéolées, dentées en scie sur les bords et rétrécies en pétiole à la base. Les capitules, assez gros et pédonculés, sont formés de fleurs toutes tubuleuses, de couleur purpurine. Le *V. anthelminthica* Willd.. croît aux Indes Orientales, où on l'appelle vulgairement *Cattu Schiragam* et *Calageri*. Les fruits (*Semina calageri* des pharmacopées indiennes) sont préconisés, en poudre, comme anthelminthiques.

Plusieurs autres espèces du même genre sont recherchées comme médicament dans leurs pays d'origine. C'est ainsi qu'on emploie, aux Indes Orientales, le *V. squarrhosa* Willd. (*Serratula Scordium* Lour.), comme emménagogue ; le *V. Rheedii* Kostl., comme stomachique et diaphorétique ; le *V. cinerea* Less., comme tonique et antidiarrhéique. Aux Antilles, les feuilles du *V. arborescens* Sw. servent à préparer des infusions théiformes, réputées toniques, stimulantes et digestives. Il en est de même, au Brésil, du *V. odoratissima* Kunth, à Java, du *V. linifolia* Bl., et aux Moluques du *V. leptophylla* DC. Enfin aux Etats-Unis on vante comme alexipharmaques les *V. prœalta* Willd. et *V. altissima* Nutt.

BIBLIOGRAPHIE. — SCHREBER. *Gen.*, II, p. 541. — DE CANDOLLE. *Prodrom.*, V, p. 15, et VII, p. 203. — ENDLICHER. *Gen.*, n° 2204. — BENTHAM et HOOKER. *Gen.*, II, 227, 1221. — ROSENTHAL. *Syn. pl. diaph.*, pp. 258 et 1115. — BAILLON (H.). *Hist. des pl.*, VIII, pp. 22, 118 et 295.   ED. LEF.

§ II.   **Emploi thérapeutique.**   Sous le nom vulgaire de *Calageri*, dites *Kaliezeerie*, la Vernonie antihelminthique possède une réputation dans la médecine populaire des Indes.

La partie utilisée de ce végétal est le fruit, que l'on reconnaît à sa forme allongée et longue de 5 millimètres. C'est une achaine conique à la base, étroite au sommet et terminée par un bourrelet discoïdal, vestige d'une aigrette. Les sillons de cette achaine sont revêtus de poils courts et blanchâtres.

La graine de calageri à l'état sec n'exhale aucune odeur. Elle possède par contre une saveur amère et désagréable.

PROPRIÉTÉS ET USAGES THÉRAPEUTIQUES. Les semences de Calageri ont été préconisées comme vermifuges. Telle serait leur principale propriété médicinale : cependant on les a encore recommandées comme antigoutteuses, antirhumatismales et pectorales. Nonobstant ces multiples vertus, cette plante n'a pas pris place dans la matière médicale. D'après Lamarck, ces propriétés ne seraient pas le privilége des semences et appartiendraient aussi aux autres organes du Calageri.

MODES D'ADMINISTRATION. On emploie ces semences sous la forme pulvérulente qu'on administre soit en nature, soit en décoction aqueuse, soit en émulsion dans l'huile. La mixture vermifuge en Calageri se prépare en délayant cette poudre dans l'eau chaude.   CH. ÉLOY.

VÉRONIQUE (*Veronica* Tourn.). § I. **Botanique.** Genre de plantes, de la famille des Scrofulariacées, remarquables par leur corolle rotacée à quatre divisions profondes, dont la supérieure plus grande, et par leur androcée composé seulement de deux étamines divergentes, longuement saillantes hors de la corolle. Le calice est à quatre, plus rarement cinq divisions souvent inégales; l'ovaire est biloculaire et le fruit, capsulaire et loculicide, renferme un plus ou moins grand nombre de graines albuminées, à embryon droit.

Les Véroniques sont pour la plupart des herbes annuelles, bisannuelles ou vivaces, à feuilles toutes opposées ou les supérieures alternes, entières ou dentées, plus rarement incisées ou pinnatiséquées. Les fleurs, d'un bleu plus ou moins vif, plus rarement blanches ou rosées, sont tantôt solitaires, tantôt disposées en grappes dressées pauciflores ou multiflores, souvent compactes et spiciformes. On en connaît un assez grand nombre d'espèces, répandues dans les régions tempérées et froides des deux hémisphères. Quelques-unes offrent un certain intérêt au point du vue médical.

Le *V. officinalis* L., qu'on appelle vulgairement *Véronique officinale*, *V. mâle*, *Thé d'Europe*, *Herbe aux ladres*, croît communément en France, dans les bois, les pâturages, sur le bord des chemins herbeux. C'est une herbe vivace, d'un vert sombre, dont les tiges couchées, radicantes à la base, puis redressées, portent des feuilles opposées, ovales-oblongues, pubescentes. Les fleurs, d'un bleu pâle ou d'un blanc rosé, forment des petites grappes spiciformes assez denses. La Véronique officinale figurait autrefois dans les pharmacopées sous la dénomination de *Herba veronicæ*. Les Anciens lui attribuaient une foule de propriétés. Elle était préconisée notamment comme excitante, stimulante et expectorante. Ses feuilles et ses sommités fleuries sont encore employées dans certaines campagnes pour faire des infusions théiformes, réputées stomachiques et digestives.

Le *V. chamœdrys* ou *Véronique femelle*, *V. petit-chêne*, *fausse germandrée*, *Herbe-Thérèse*, commune dans les bois et les haies, est également considéré comme stimulant, sudorifique et digestif, de même que le *V. teucrium* L., qu'on appelle vulgairement *Germandrée bâtarde*.

Le *V. beccabunga* L. est une espèce très-commune dans les fossés aquatiques et les ruisseaux. Elle porte les noms vulgaires de *Beccabunga*, *Cresson de chien*, *Cresson de cheval*, *Salade de chouette*. Ses feuilles ont une saveur âcre, amère et piquante, qui les a fait vanter jadis comme dépuratives, digestives et antiscorbutiques. Dans quelques campagnes on les mange en salade comme le cresson.

Parmi les espèces exotiques, la plus importante est le *V. virginica* L., que Nutten a pris pour type de son genre *Leptandra*. C'est une grande herbe vivace, dont la tige, haute de 1 mètre environ, porte des feuilles lancéolées, verticillées par quatre ou par huit. Les fleurs, d'un bleu pâle ou blanches, sont disposées en longues grappes terminales composées. Cette belle plante croît communément dans les bois des États-Unis jusqu'en Georgie. Son rhizome, d'une saveur âcre, amère, désagréable, possède à l'état frais des propriétés laxatives énergiques. On l'emploie, surtout en extrait ou en teinture alcoolique, comme cholagogue et stomachique.

Bibliographie. — Linné. *Gen.*, n° 25. — Endlicher. *Gen.*, n° 3979. — Rosenthal. *Syn. pl. diaph.*, p. 478. — Baillon (H.). *Traité de botan. méd.*, p. 1228.　　　　Ed. Lef.

§ II. **Emploi thérapeutique.** Deux variétés de Véronique ont été utilisées ou sont encore en usage dans la médecine populaire : l'une, la *Veronica beccabunga* ou cresson de cheval (*Bachbunge* des Allemands), et l'autre, la *Veronica officinalis*.

Ce sont les extrémités fleuries de ces plantes qui sont surtout employées. Cependant les tiges fraîches du beccabunga entrent dans la composition de certaines préparations. Desséchées, les sommités de la véronique sont inodores, mais possèdent un goût légèrement amer et, par la mastication, ont une saveur typique et modérément aromatique.

Leur composition chimique est peu connue. Cependant on sait qu'elles contiennent seulement une faible quantité de tannin, une huile volatile et une matière extractive plus abondante.

Propriétés et usages thérapeutiques. La véronique officinale a été dotée par les anciens auteurs de nombreuses vertus médicinales. Aujourd'hui on la considère seulement comme un tonique faible et un excitant aromatique. Son infusion augmenterait la diurèse et faciliterait l'expectoration. En premier lieu, on l'a donc prescrite contre l'ictère et la gravelle, et, en second lieu, c'est le seul usage auquel elle soit employée aujourd'hui, pour diminuer la toux et faciliter la maturation des crachats dans les catarrhes bronchiques, les bronchites, la grippe et la phthisie.

Naguère on attribuait à son infusion quelque utilité dans le traitement des fièvres intermittentes. De plus, la décoction et l'eau distillée de véronique étaient considérées comme résolutives et antidartreuses. Pour ce motif, les anciens médecins la conseillèrent quelquefois pour le pansement des ulcères et contre les dartres ou même la gale. Enfin, J. Hoffmann la considérait comme un succédané du thé.

La *Veronica beccabunga* est des plus astringentes : la saveur de son suc est amère et chaude. Comme le remarquent Gubler et M. Labbé, ses propriétés la rapprochent des Crucifères. Elle est prescrite comme amère, dépurative et antiscorbutique. Associée au cresson, elle entre dans la composition des sucs d'herbes; ses feuilles pilées ont été recommandées comme détersives en topique sur les ulcères scorbutiques, et par S. Pauli pour calmer la douleur et l'inflammation des bourrelets hémorrhoïdaux. Ses feuilles vertes seraient comestibles.

Mode d'administration. L'infusion de Véronique officinale se prépare avec les feuilles sèches ou vertes (15 grammes des premières et 30 grammes des secondes pour 100 grammes d'eau). L'infusion théiforme d'Hoffmann était obtenue avec 15 grammes de feuilles sèches pour un litre d'eau bouillante.

Le suc de beccabunga s'administre pur à la dose de 60 à 125 grammes ou bien en mélange avec celui du cresson, de la chicorée ou du pissenlit.   Ch. Éloy.

VERPA. Genre de Champignons-Ascomycètes, du groupe des Helvellacées, établi par Swartz et adopté par Persoon, Fries, Sprengel et tous les mycologistes modernes.

Les *Verpa* sont voisins des Helvelles; ils en diffèrent par leur chapeau campanulé, conique ou ovoïde, nettement distinct du stipe et dépourvu de côtes et de cannelures. Ce dernier caractère les sépare des Morilles, dont ils ont le port.

Des cinq ou six espèces connues, deux, *V. digitaliformis* Pers. et *V. conica* Sw. (*Leotia conica* Pers.), se trouvent en France, sur la terre, dans les forêts ou sur les collines boisées ; la première espèce est plus méridionale que la seconde.   Ed. Lef.

VERRUES. On désigne sous ce nom de petites tumeurs cutanées, généralement arrondies, souvent rugueuses, quelquefois papilliformes, inégalement fendillées, d'autres fois lisses à leur surface, presque toujours indolentes. Leur volume est très-variable. Elles peuvent acquérir exceptionnellement les dimensions d'une petite noisette. Parfois congénitales, elles apparaissent plus souvent après la naissance et siégent à la partie dorsale des mains, à la face, au cou ou sur le dos. On en a décrit plusieurs espèces : la verrue simple ou *vulgaire* est constituée par une petite tumeur non pédiculée, assez dure, plane, hémisphérique ou conique, du volume d'une tête d'épingle à un pois, à surface lisse (quand on l'observe à la face) ou glanduliforme, crevassée ou fendillée à son sommet (quand elle se développe sur les mains). Quelquefois les verrues sont très-nombreuses sur les mains. Elles peuvent aussi être *filiformes* (*acrochordon*). Celles-ci s'observent surtout sur la peau du cou, des paupières, de la poitrine, particulièrement chez les femmes. Elles n'ont parfois que les dimensions d'une soie de sanglier et conservent la couleur de la peau. Souvent elles coexistent avec d'autres verrues plates ou globuleuses, mais leur structure est différente, car ces verrues molluscoïdes ou mollusciformes sont constituées par une petite masse de tissu conjonctif qui vient de la profondeur, pousse la peau devant elle et contient un vaisseau dans son pédicule. Cette structure les rapproche donc du molluscum fibreux, tandis que les verrues ordinaires ont, comme nous allons le voir, une structure toute différente. Les verrues *séniles* ou verrues *plates* font peu de saillie ; leurs bords sont assez larges ; leur forme est irrégulière et leur coloration est tantôt noire, tantôt grise, tantôt jaune. On les observe au front, au cou, au dos ou à la partie antérieure de la poitrine. Elles sont parfois très-nombreuses et comme resserrées les unes contre les autres. Quelquefois elles se développent assez rapidement. Elles sont indolentes. Dans la plupart des traités de dermatologie on confond sous le nom de verrues des *végétations* ou *condylomes* (*voy.* ce mot) dont l'étiologie et même la structure sont différentes, et qui, par conséquent, méritent d'être décrites à part, de même que les *verrues* dites *pédiculées*, qui ne sont qu'une variété du *molluscum* (*voy.* ce mot).

Les verrues ordinaires surviennent sous l'influence de conditions variées, presque toujours d'une prédisposition spéciale, surtout chez les enfants qui ont une grande tendance à les avoir aux mains et chez les ouvriers qui se livrent à des travaux manuels (les jardiniers en particulier). On les a souvent considérées comme contagieuses (*voy.* Peau, p. 143), bien que cette opinion ne repose sur aucun fait positif. Anatomiquement, elles sont constituées par des anses vasculaires, simples ou ramifiées, remplissant les papilles augmentées de volume ; au-dessus de celles-ci se trouve un réseau muqueux développé et en voie de prolifération, souvent recouvert par une couche cornée. On guérit assez facilement les verrues en les touchant à l'aide d'acide acétique cristallisable, et en combinant cette action caustique avec de fréquentes lotions vinaigrées sur les surfaces qui sont particulièrement atteintes. Les cautérisations à l'acide nitrique, au nitrate d'argent, à l'acide chromique, à la poudre de Vienne, etc., sont parfois nécessaires quand l'acide acétique a échoué. Dans les verrues pédiculées, la ligature et l'excision peuvent être utilement substituées aux cautérisations

L. L.

VERRUGAS. *Verrugas de sangre.* *Verruca andicola.* Maladie fort bizarre propre à l'Amérique du Sud et spéciale à quelques vallées comprises dans la zone pluvieuse des Andes, ainsi à Santa-Rosa, Santa-Olaya, Quimbe, Yaso, Surco, San-Mateo, Vallée de l'Oroya, Cajatambo, qui sont différentes vallées situées dans une même région entre 10 degrés et 15 degrés latitude sud à 500-800 et même jusqu'à 1700 mètres d'altitude au-dessus du niveau de la mer. C'est particulièrement à Santa-Olaya (600 mètres) que règne cette grave maladie; c'est une vallée où l'air est chaud et embaumé, l'eau pure et limpide, la végétation abondante, et où les fruits tropicaux mûrissent facilement. Aucune race n'en est exempte et même les animaux domestiques comme le cheval, le mulet, les chiens et les gallinacés, etc., y sont sujets.

Les verrugas s'annoncent par des douleurs articulaires térébrantes, surtout nocturnes, accompagnées de fièvre, et qui persistent longtemps, de trois semaines à trois mois. La fièvre est généralement rémittente, quelquefois inter-mittente.

Ensuite débute une éruption qui se fait petit à petit, successivement, et qui met trois mois à se compléter et à se résoudre : c'est la seconde période de la maladie, qui se confond avec la troisième ou période de dessiccation.

L'éruption consiste tantôt en de petits et nombreux boutons miliaires pas très-élevés, d'abord transparents, puis opaques, rougeâtres, cornés, accompagnés d'une grande démangeaison, et qui se dessèchent après avoir donné lieu à une petite hémorrhagie spontanée ou à un léger suintement de sang. D'autres fois l'éruption se fait par de petites tumeurs sous-cutanées, qui s'élèvent et deviennent pédiculées, des espèces de tumeurs tuberculeuses peu nombreuses, qui ont depuis la grosseur d'un haricot jusqu'à celle d'un œuf de pigeon. Dans cette seconde forme l'hémorrhagie est fréquente, constante, grave par son abondance et déterminée par le plus léger frottement.

L'éruption, dans l'une ou l'autre forme, n'est généralement pas étendue et occupe de préférence la surface externe des membres, dans le sens de l'extension, et, quand elle se fait seulement sur la peau, la guérison est rapide, par dessiccation. Mais souvent l'éruption de verrugas se fait sur la muqueuse du tube digestif et même dans le foie, et alors la maladie est mortelle, à cause des hémorrhagies répétées et abondantes qui se font à la surface des boutons et qu'on ne peut pas arrêter, quand ils sont gros. Le docteur Rios a vu une femme enceinte attaquée de cette maladie mourir en couches et son nouveau-né présenter une éruption de verrugas plusieurs jours après la naissance et en mourir aussi, les deux victimes d'hémorrhagies incoercibles. Nous avons vu à Lima deux cas graves de verrugas : dans le premier le malade a succombé à une hémorrhagie intestinale due à la présence d'une grosse verruga, et dans le second nous avons été obligé de lier une grande verruga qui était implantée sur la paroi postérieure du pharynx et menaçait la vie par la quantité de sang qui s'en échappait. On a remarqué depuis longtemps que les hémorrhagies des verrugas sont d'autant plus graves que le patient se trouve placé plus haut dans les montagnes, de sorte que la diminution de la pression atmosphérique est une cause d'aggravation.

La durée de la maladie des verrugas est généralement de quatre à six mois, mais elle se prolonge quelquefois plus longtemps, même jusqu'à un an.

Le traitement adopté par plusieurs praticiens du pays est le sudorifique et tonique, tout en combattant en même temps les hémorrhagies. Il est indispensable aussi de faire transporter le malade à la côte, quand le mal se développe dans une vallée élevée, pour le soumettre à une plus haute pression atmosphérique, comme moyen anti-hémorrhagique.

Quant à l'étiologie, il paraît aujourdhui de plus en plus probable que la cause des verrugas réside dans l'air qu'on respire dans les vallées enchantées et infectées ci-dessus mentionnées, mais personne ne sait encore en quoi consiste cette infection, cet horrible empoisonnement de l'économie. La présence dans chaque tumeur ou verruga, aussi bien dans la forme miliaire (globulaire) que dans la forme framboisée, d'un petit corps lenticulaire et cristallin, me fait soupçonner, avec juste raison, que l'intoxication est due à un parasite (bactérie, bacille ou microbe) que l'on n'a pas encore étudié et dont on n'a pas pu conséquemment déterminer la nature. La localisation de la maladie dans des vallées détermi nées, où prédominent des conditions météorologiques particulières, l'infection que subissent, en même temps que l'homme, quelques animaux domestiques. sont des faits qui donnent une grande vraisemblance, presque la certitude, à cette hypothèse.

Du reste, aujourd'hui ce n'est pas seulement la propagation des verrugas par infection qui est démontrée, autant par les faits qu'on voit quotidiennement que par celui, observé par le docteur Rios, d'une mère donnant naissance à un enfant infecté, mais aussi la contagion de cette terrible maladie est expérimentalement prouvée. L'étudiant en médecine Daniel A. Carrion au prix de sa vie s'inocula le 27 août 1885 le sang d'une verruga à la période de dessiccation et, le 17 septembre, vingt-deux jours après, se déclara chez lui la maladie suivie des accidents de la fièvre de l'Oroya, dans leur forme la plus grave, mais sans l'éruption de verrugas, qui n'eut pas le temps de se faire, probablement. Notre confrère expira le trente-neuvième jour après l'inoculation des verrugas, victime de son dévouement héroïque et laissant un nom qui ne périra pas.   Baron D'Ornellas.

Bibliographie. — Salazar (Tomas). *Tesis sobre las verrugas* Lima, 1858. — Bordier (A.). *Géographie médicale.* Paris, 1884. — Hirsch. *Handbuch der historisch-geographischen Pathologie*, 2. Aufl., 2 Abth., p. 78. Stuttgart, 1883.   A. E. D'O.

VERS. Il est peu de mots dont la compréhension ait autant varié que celle du mot *Vers*. Sans remonter aux premiers zoologistes, pour lesquels cette dénomination n'avait aucune signification précise, rappelons que Linné divisait les *Vermes* en cinq ordres, savoir : *Intestina, Mollusca, Testacea, Lithophyta* et *Zoophyta*. Cuvier rangeait les Brachiopodes dans l'embranchement des Mollusques, les Annélides dans celui des Articulés, les Rotifères parmi les Infusoires, enfin les Nématodes, les Entozoaires, les Épizoaires et les Parenchymateux, parmi les Rayonnés.

Avec Lamarck, la classification devient plus rationnelle. La classe des Vers est la cinquième et dernière de l'embranchement des Animaux apathiques : elle comprend les ordres des Vers mous et rigides (Helminthes et Gordius), des Hispides (Naïs) et des Épizoaires, parmi lesquels sont également rangés les Lernéens, que l'on rattache actuellement aux Crustacés copépodes. Les Annélides, divisées en Apodes, Antennés et Sédentaires, forment la quatrième classe de l'embranchement des Animaux sensibles.

H. Milne-Edwards réunit le premier en un seul et même groupe naturel la plupart des animaux auxquels on donne actuellement le nom de Vers. Il en fit un sous-embranchement dans le grand groupe des Entomozoaires ou Annelés et les divisa en six classes : Annélides, Helminthes (Nématodes), Rotateurs, Turbellariés, Trématodes et Cestodes. Les Bryozoaires et les Brachiopodes étaient encore distraits du groupe des Vers; leurs affinités avec ceux-ci sont peu apparentes à l'état adulte et ne reposent que sur des caractères embryologiques longtemps inconnus.

De semblables divergences entre des auteurs également recommandables (et nous pourrions en citer d'autres encore) permettent de supposer que les Vers, que l'on érige maintenant à la dignité d'embranchement, forment un groupe assez hétérogène. En effet, certains ordres ou certaines familles sont encore considérés par quelques auteurs comme n'appartenant point à cet embranchement; pour d'autres, dans lesquels on reconnaît des Vers indubitables, la place dans la classification n'est point encore fixée; d'autres enfin nous présentent des caractères ambigus qui les rapprochent des Échinodermes, des Mollusques, des Arthropodes et même des Vertébrés, et qui nous autorisent à les considérer comme des formes de transition.

Il est donc impossible de donner des Vers une définition qui mette en relief leurs caractères communs et particuliers, c'est-à-dire qui fasse ressortir certains détails d'organisation qui se retrouvent chez tous et qui, d'autre part, les distinguent nettement de tous les autres animaux. On peut noter néanmoins un certain nombre de caractères que présentent la plupart des Vers, sinon tous.

Ce sont des animaux à symétrie bilatérale : caractère sans grande valeur, puisqu'il se retrouve chez tous les Métazoaires, au moins aux premiers stades de leur développement.

Il existe chez les Vers un appareil aquifère constitué par des canaux latéraux s'ouvrant à l'extérieur et prenant naissance dans les cavités internes. Mais cet appareil n'a pas encore été vu chez tous les Vers; il s'observe du reste, plus ou moins profondément modifié, chez d'autres animaux.

Le corps est fréquemment segmenté et formé d'anneaux ou somites disposés en série linéaire. Parfois la segmentation est si marquée, que chaque somite devient capable d'acquérir une individualité propre et de devenir indépendant : la métamérisation équivaut alors à une véritable reproduction asexuée par bourgeonnement. D'autres fois la segmentation est encore très-accusée, mais les divers anneaux restent unis entre eux et solidaires les uns des autres. Dans les cas de ce genre, les différents organes, tout au moins le système nerveux et l'appareil excréteur, se répètent régulièrement dans chaque segment. Il est encore des cas où la segmentation du tégument n'est nullement l'indice d'une division sériaire des organes internes (Rotifères); inversement, la division peut n'être qu'interne ou même être strictement limitée au système nerveux (Géphyriens). Ajoutons que bon nombre de Vers, comme les Trématodes et les Nématodes, ne sont jamais segmentés.

Le système nerveux fait défaut chez quelques types inférieurs, dégradés par le parasitisme (Aneuriens). Dans les autres groupes il présente de si grandes variations qu'on ne peut songer à le ramener à un type commun. Cela est encore vrai pour le tégument, ainsi que pour les appareils digestif, circulatoire, respiratoire, reproducteur et sensoriel. L'embryologie elle-même nous fait connaître un grand nombre de formes primordiales qui n'ont certainement aucun rapport les uns avec les autres : elle démontre ainsi que les animaux réunis sous la dénomination commune de *Vers* dérivent de formes ancestrales fort diverses.

Un grand nombre de Vers vivent en parasites soit chez les animaux (*voy.* HELMINTHES), soit chez les plantes. D'autres sont libres dans la terre humide ou dans la boue; d'autres encore, et ce sont les plus parfaits, vivent dans l'eau douce ou salée.

L'embranchement des Vers peut être divisé en huit classes, que nous allons passer rapidement en revue :

I. CLASSE DES ANEURIENS. Nous avons proposé de désigner sous ce nom des animaux fort intéressants, pour lesquels certains auteurs, avec Ed. van Beneden et Ch. Julin, n'hésitent pas à créer un groupe des Mésozoaires, intermédiaire entre les Protozoaires et les Métazoaires : ces auteurs prétendent en effet que les Aneuriens ne possèdent jamais que deux feuillets blastodermiques, le mésoderme faisant défaut, mais il existe chez les Orthonectides, entre l'ectoderme et l'endoderme pluricellulaires, une couche fibrillaire dérivée de l'endoderme et qui n'est ni plus ni moins développée que ce qu'on est convenu d'appeler mésoderme chez bon nombre de Cœlentérés. Si, d'autre part, on considère que les Aneuriens sont toujours parasites et que la vie parasitaire leur a sans doute fait subir d'importantes régressions, on demeure convaincu que la place véritable des Aneuriens est à la base même de l'embranchement des Vers. Certains auteurs les rattachent aux Plathelminthes, mais ils diffèrent de ceux-ci par de tels caractères, qu'il semble plus rationnel d'établir pour eux une classe distincte, caractérisée par l'absence de tout appareil nerveux.

Les Aneuriens se divisent en deux ordres :

1° RHOMBOZOAIRES. Ils sont parasites de l'organe rénal des Céphalopodes. Les principaux types sont les *Dicyema* (fig. 1), *Dicyemennea, Conocyema, Microcyema*. L'ectoderme est formé d'une certaine quantité de cellules, dont le nombre semble être constant dans une même espèce : *Dicyema typus* en a toujours 25 ; ces cellules s'épaississent irrégulièrement et donnent à l'animal un aspect bosselé, verruqueux. L'endoderme est constitué par une cellule unique, qui est tout à la fois l'organe formateur des germes et le lieu dans lequel s'accomplissent toutes les phases de l'évolution de l'embryon.

Chez certains Rhombozoaires, qui constituent la famille des Dicyémides, les huit (*Dicyema*) ou neuf (*Dicyemennea*) cellules antérieures forment une sorte de coiffe polaire, nettement distincte du reste de l'ectoderme. Ces animaux produisent deux sortes d'embryons : les uns, vermiformes, dérivent d'individus plus grêles et plus allongés, qu'Ed. van Beneden appelle *Nématogènes;* les autres, infusoriformes, proviennent d'individus plus courts et plus gros, appelés *Rhombogènes.* Toutefois, Whitman a montré que les embryons vermiformes et infusoriformes pouvaient naître dans un même parent. L'embryon vermiforme accomplit tout son développement chez le Céphalopode, dans l'organe spongieux duquel il reste en parasite ; le contact de l'eau de mer le tue rapidement.

L'embryon infusoriforme résiste au contraire à l'action de l'eau de mer : il y nage activement, et c'est sans doute par lui que le parasite se propage d'un Céphalopode à l'autre.

2° ORTHONECTIDES. Ces animaux sont parasites des Némertiens, des Turbellariés et des Ophiures ; ils vivent dans les organes génitaux, dont ils amènent

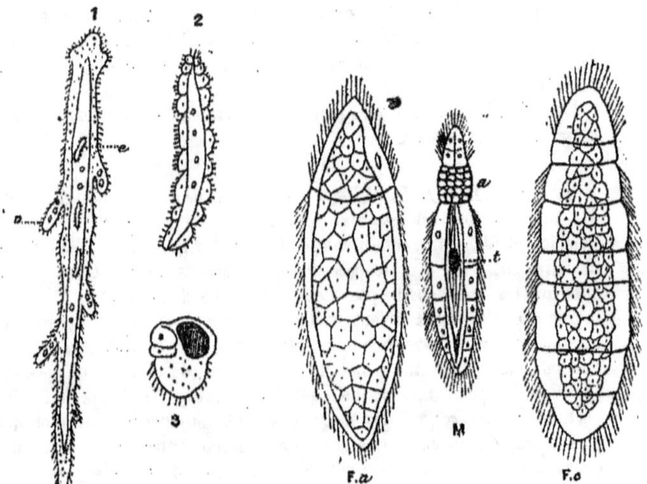

Fig. 1. — *Dicyema.*

1, adulte ; *e*, embryon vermiforme ; *v*, verrue. — 2, embryon vermiforme plus grossi. — 3, embryon piriforme.

Fig. 2. — *Rhopalura.*

Fa, femelle aplatie. — *Fc*, femelle cylindrique. — *M*, mâle ; *a*, anneau papillifère ; *t*, testicule.

l'atrophie. *Rhopalura Giardi* (fig. 2), parasite d'*Ophiocoma neglecta*, peut être considéré comme le type de ces animaux.

L'ectoderme est multicellulaire ; au-dessous de lui se voit une couche fibrillaire autonome, équivalente au mésoderme ; l'endoderme est également formé d'un grand nombre de cellules qui, suivant le sexe, se transforment en un corps testiculaire ou en œufs. Julin a reconnu deux sortes de femelles : une forme cylindrique et une forme aplatie. L'œuf, suivant la façon dont il se comporte au début de la segmentation, donne un mâle ou une femelle. La femelle adulte peut sortir du corps de l'Amphiure et, après avoir nagé librement pendant un certain temps, pénétrer dans le corps d'un nouvel hôte.

II. CLASSE DES PLATHELMINTHES OU PLATODES. Elle comprend des Vers plats, généralement hermaphrodites, à corps plus ou moins allongé, segmenté ou non, pourvus d'un ganglion cérébral et souvent armés de ventouses ou de crochets. On les divise en cinq ordres :

1° CESTODES. *Voy.* les mots CESTOÏDES, CYSTICERQUE, CYSTIQUES, ÉCHINOCOQUES, HELMINTHES, HYDATIDES, LIGULE, TÆNIA, TÉTRAPHYLLES et TÉTRARHYNCHIDÉS.

L'histoire de ces Vers a été assez développée aux articles dont la liste précède pour que nous n'y revenions pas. Mentionnons simplement que, depuis la publication de notre article Helminthes, B. Grassi, de Catane, a prouvé tout à la fois que *Tænia nana* était commun chez l'Homme dans la basse Italie et en Sicile et qu'il était identique à *Tænia murina* Dujardin, 1845.

2º Trématodes. *Voy.* les mots Amphistome, Cercaire, Distome, Douves, Helminthes, Hématozoaires, Monostome, Polystome, Tétrastome.

5º Turbellariés. *Voy.* ce mot.

4º Némertiens. *Voy.* Némerte.

III. CLASSE DES NÉMATHELMINTHES. Cette classe importante comprend des Vers filiformes, cylindriques, non ciliés, à corps non segmenté, bien que le tégument présente parfois une annulation superficielle; presque tous sont unisexués. On la divise en six ordres :

1º Nématodes. *Voy.* les mots Anchylostome, Anguillule, Cachexie aqueuse, Dragonneau, Filaire, Helminthes, Hématozoaires, Lombric, Nématoïdes, Oxyure, Strongle, Strongyle, Trichine, Trichocéphale, Trichosome, Trichotrachélides.

Il nous faut modifier quelque peu la liste des Nématodes parasites de l'Homme, telle que nous l'avions établie dans l'article Helminthes.

Nous pensons que *Filaria trachealis* Bristowe et Rainey (n° 37) n'est qu'une larve d'Ascaride ou de Strongle, et nous jugeons opportun de la rapprocher de *Strongylus longevaginatus* Diesing (n° 29).

Grassi a donné de sérieuses raisons de croire que *Filaria peritonæi hominis* Babès (n° 39), *F. conjunctivae* Addario, 1885, et une autre Filaire trouvée dans l'œil de l'Homme et décrite par Pace en 1867, appartenaient à une seule et même espèce qu'il appelle *F. inermis.* Cette espèce se voit encore chez l'Ane et le Cheval, où elle a été confondue jusqu'ici avec *F. equina* Abildgaard (*F. papillosa* Rudolphi). On ne l'a encore vue que trois fois chez l'Homme.

2º Gordiens. *Voy.* Gordiacés.

Ces animaux, appelés fréquemment *Dragonneaux,* ne doivent pas porter ce nom, qui appartient exclusivement à la Filaire de Médine. Ils vivent fréquemment en parasites chez divers Insectes et se rencontrent aussi chez l'Homme. Nous rapportons ci-dessous les quelques cas connus.

A. *Gordius aquaticus* Dujardin, 1842. Ce Ver, très-répandu dans les régions montagneuses de l'Europe entière, est depuis longtemps considéré comme pouvant s'observer chez l'Homme. Aldrovande, qui l'appelle *Seta* ou *Vitulus aquaticus,* se fait l'écho de cette croyance :

« Hujus veneni tanta vis est, si authori *De rerum natura* credimus, ut ab
« homine poto haustus elanguere et tabescere faciat, donec cum diro cruciatu
« vitam exuat. Idem affirmat Albertus, sed aliter tactum non nocere. Author
« *Historiae aquatilium* Helvetius etiam vitulis aquaticis potis quosdam mor-
« tuos accepit. Vir quidam, inquit, hoc verme e poto mox male habuit circa
« præcordia; tum mulier quædam centaurii minoris in vino decoctum ei pro-
« pinavit. Vomuit ille, ac simul vermem rejecit. Si cui vitulus aquaticus in
« ventre nascitur, perungendus est ventre ac ventriculo, bene factis pariter,
« butyro, cera et oleo... Vituli, præsertim per ætatem incautiores, hos vermes

« aliquando deglutiunt, autumno maxime cum herbis : in potu vero rarius.
« Sunt qui ex Bruchis oriri eos existiment, quod mihi verisimile non fit, alii
« ex herbis in aquarum alveis, undè pecus potat, dependentibus. Deglutiti illi
« circa guttur et arteriam haerent : undè vituli paulatim contabescunt. »

Le récit d'Aldrovande se trouve confirmé par des observations récentes.

En 1823, le docteur Degland, de Lille, vit un enfant de huit ans expulser, à
la suite de l'administration d'un vomitif, un Gordien qu'il put conserver vivant
dans l'eau pendant un mois entier. Degland le rapporte à *Gordius aquaticus*,
mais Villot croit plutôt qu'il s'agissait là d'un *G. tolosanus* (*voy*. OPHIOSTOME).

En 1854, von Siebold rapporte, d'après Hessling, l'observation suivante d'une
fille de vingt-deux ans, qui vomit un Ver vivant, long de 23 pouces :

« N. N..., âgée de vingt-deux ans, fille d'un laboureur aisé du Schliersee,
était d'une constitution robuste et jouissait d'une santé continuelle. A l'âge de
quinze ans, la menstruation se produisit chez elle sans les moindres difficultés,
et elle n'éprouva jamais de dérangements Au mois de janvier 1853, elle tomba
malade avec les symptômes suivants : la jeune fille au teint vermeil et aux
joues rouges devint pâle; son caractère, autrefois gai, devint changeant, tantôt
turbulent, tantôt profondément mélancolique, accompagné d'une peur indicible,
venant de dangers imaginaires, de grandes inquiétudes, et d'un tremblement
dans tous les membres. Ajoutez à cela une douleur pénétrante à la partie postérieure de la tête, de temps à autre des souffrances asthmatiques, de fréquentes
envies de rire, souvent des sanglots et des bâillements pendant des heures
entières, des horripilations légères; son pouls était agité et inégal. Les affections
gastriques faisaient défaut : il n'y avait ni disposition pour le vomissement, ni
vomissement réel, ni manque d'appétit. A la question, si elle ne se rappelait
pas avoir mangé quelque chose de nuisible, elle répondit négativement de la
manière la plus formelle. Le médecin de Schliersee la traita comme hystérique et les calmants firent disparaître le mal, à l'exception des coliques dans
le bas-ventre. Après neuf mois, la même maladie se manifesta de nouveau ;
les symptômes ci-dessus revinrent avec une plus grande véhémence; le
tremblement des membres, les angoisses, la difficulté de la respiration, étaient
insupportables. Comme alors il y avait absence d'appétit, envie de vomir, et
que la langue était chargée, jaunâtre, on donna un vomitif. Au quatrième
vomissement se montra, à la grande frayeur de la malade, un *Gordius*. Immédiatement après cessèrent tous les symptôm s nerveux, et cette jeune fille
redevint alors aussi bien portante et aussi forte qu'auparavant. La menstruation, qui avait cessé depuis la première maladie, reparut aussi avec une marche
régulière. »

Enfin, le dernier cas que nous ayons à signaler est celui d'un garçon de huit
ans, observé par von Patruban et qui rendit par l'anus un Gordien long d'une
demi-aune. Von Patruban ne croit pas que le Ver ait été avalé à l'état de larve,
car des expériences d'infestation qu'il a tentées sur des Poulets sont demeurées
sans résultat ; il pense plutôt que l'enfant avala le Ver adulte et pelotonné, en
se désaltérant dans un ruisseau.

Cette opinion nous semble difficilement admissible et, en rapprochant l'observation de Patruban de celle de Siebold, nous pensons plus volontiers que le Ver,
introduit à l'état de larve dans le tube digestif, est demeuré dans ce dernier et
y a accompli les diverses phases qui devaient l'amener à l'état adulte. Ces faits
ne sont pourtant point de nature à faire considérer les Gordiens comme des

parasites de l'Homme : ceux que par hasard on observe chez lui sont en effet des animaux fourvoyés.

B. *Gordius tolosanus* Dujardin, 1842. Cet animal habite la France et l'Allemagne ; il est long de 11 à 13 centimètres et large de 1 millimètre. On l'a vu une fois chez l'Homme.

En avril 1881, Fiori, médecin de la prison de Turin, administra 12 grammes d'acide thymique à un détenu atteint d'anémie du Saint-Gothard, dans le but de le débarrasser de ses Ankylostomes. Il trouva dans les selles un Ver filiforme, long de 183 millimètres, large d'un millimètre, sauf à ses deux extrémités, où il s'effilait graduellement. Ce Ver, de couleur brune, était doué de mouvements très-vifs et se pelotonnait sur lui-même de façons diverses. Fiori le porta au professeur Lessona et celui-ci en confia l'étude au docteur Daniele Rosa, qui reconnut en lui un mâle de *Gordius tolosanus*. L'animal vécut quelques jours, mais, étant un jour sorti de son vase, on ne put le ramener à la vie en le replaçant dans l'eau.

C. *Gordius varius* Leidy, 1851. Espèce très-commune dans les fleuves de l'Amérique boréale (Rancocas, Augusta, Schuylkill, Delaware). Agassiz l'a observée dans le Niagara, Baird dans le Susquehanna et le lac Champlain. Diesing rapporte, d'après Kirkland, qu'une jeune fille de l'Ohio en aurait évacué un exemplaire.

D. *Gordius chilensis* Em. Blanchard, 1849. Espèce très-imparfaitement connue, observée au Chili par Cl. Gay. Peut-être s'y rencontre-t-elle quelquefois chez l'Homme, si on s'en rapporte au témoignage de cet auteur : « Los Indios « lo temen mucho y creen que, si se introduce en su cuerpo, los ocasiona « graves enfermedades. »

3° Acanthocéphales. *Voy.* Echinorhynque.

4° Desmoscolécides. Némathelminthes aberrants, à sexes séparés, vivant librement dans la mer. Genres *Desmoscolex* Claparède, 1863, et *Trichoderma* Greef, 1869.

5° Chétosomides. Petits Vers non parasites, dont l'extrémité antérieure est renflée en forme de tête et le corps recouvert de poils très-fins. Ils vivent librement dans la mer, où ils rampent sur les Algues. Genre *Chaetosoma* Claparède, 1863, et *Rhabdogaster* Metschnikoff, 1867.

6° Chétognathes. Vers de petite taille, hermaphrodites, vivant librement dans la mer et constituant un petit groupe très-aberrant, surtout si on s'en rapporte à son embryogénie. Genre *Sagitta*.

IV. CLASSE DES GÉPHYRIENS. *Voy.* ce mot.

V. CLASSE DES ROTATEURS. *Voy.* Rotateurs et Rotifères (fig. 3).

A cette classe se rattachent, comme types aberrants, les Échinodères (*Echinoderes* Dujardin, 1851) et les Gastrotriches, qui sont

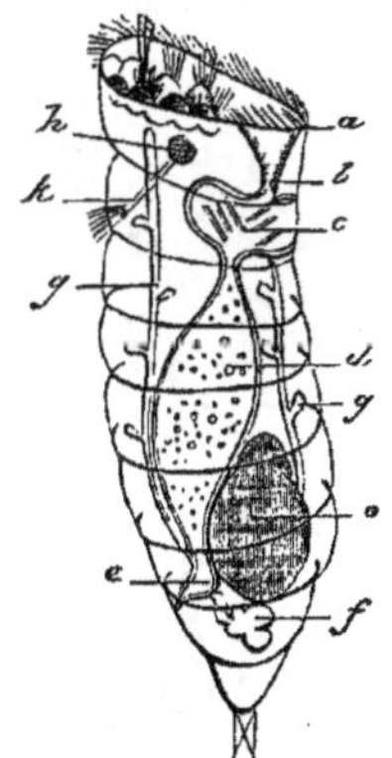

Fig. 3. — Schéma de l'organisation d'une Hydatine.

a, entonnoir cilié. — *b*, bouche. — *c*, pharynx armé. — *d*, estomac. — *e*, cloaque. — *f*, vessie. — *g*, organes excréteurs. — *h*, ganglions nerveux envoyant un nerf à la fossette ciliée *k*. — *o*, ovaire.

libres dans la mer. Ces derniers comprennent un certain nombre de genres (*Chaetonotus* Ehrenberg, *Ichthydium* Ehrb., *Chaetura* Metschnikoff, 1865, *Cephalidium* Metsch., etc.).

VI. CLASSE DES BRYOZOAIRES.   *Voy.* ce mot (fig. 4 et 5).

Ces animaux, que les Anglais appellent plus habituellement *Polyzoaires*, ont été longtemps réunis aux Brachiopodes et aux Tuniciers pour former un em-

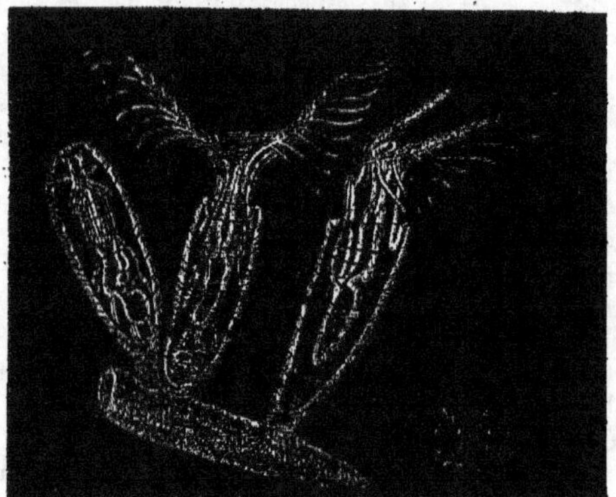

Fig. 4. — Plumatelles.

branchement des Molluscoïdes. L'étude de leur développement a fait voir, suivant l'expression de J. Barrois, qu'ils sont fils des Rotateurs et frères des Brachiopodes : leurs larves, en effet, ont une ressemblance frappante avec celles des Rotateurs et des Chétopodes.

VII. CLASSE DES BRACHIOPODES.   A l'état

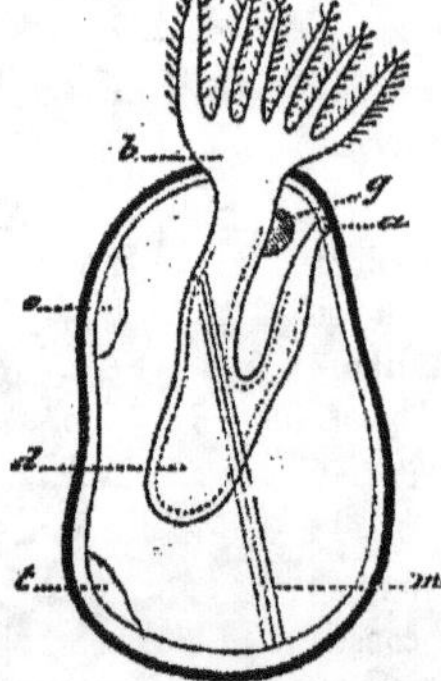

Fig. 5. — Schéma de l'organisation d'un Bryozoaire.

a, anus.—*b*, région buccale.—*d*, tube digestif. — *g*, ganglion nerveux. — *m*, muscle rétracteur. — *o*, ovaire — *t*, testicule.

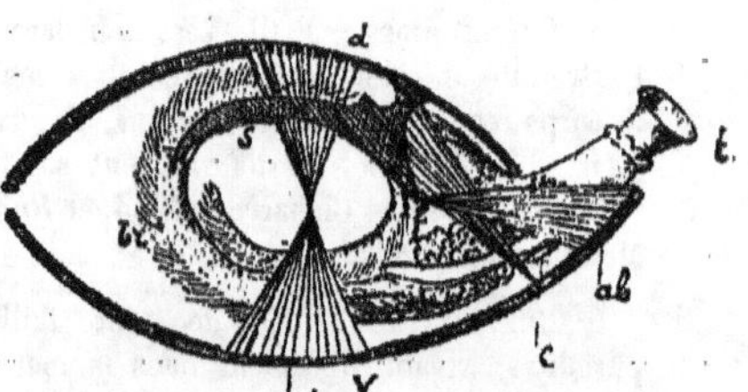

Fig. 6. — Schéma de l'organisation d'une Térébratule.

ab, muscle abducteur. — *ad*, muscle adducteur. — *br*, bras. — *c*, cœur (?). — *d*, valve dorsale. — *f*, glande digestive. — *s*, squelette brachial. — *v*, valve ventrale.

adulte, ces animaux ont la plus grande ressemblance avec les Lamellibranches, mais cette ressemblance est purement extérieure. Les deux valves, parfois très-inégales, sont dorsale et ventrale (fig. 6, *d*, *v*) et ne sont que la cuticule calcifiée de deux replis cutanés. Elles sont souvent réunies à la face dorsale par une sorte de charnière ; l'inférieure est la plus grande et se prolonge en haut par un crochet dont l'extrémité est percée d'un orifice livrant passage à un pédoncule, *t*, au moyen duquel le Brachiopode s'attache aux rochers. Les deux valves s'unissent parfois par une charnière, mais leur ouverture n'est jamais due à l'élasticité d'un ligament articulaire, comme chez les Lamellibranches. Leur ouverture et leur occlusion sont au contraire sous l'influence de muscles puissants (fig. 6, *ab*, *ad*).

Les Brachiopodes tirent leur nom de deux longs bras, *br*, situés de chaque côtés de la bouche et enroulés sur eux-mêmes en spirale. Ces bras servent à diriger les aliments vers l'orifice buccal et jouent le rôle d'organes respiratoires. Ils sont formés d'un tube frangé, dont le bord porte un grand nombre de cirres ou de tentacules mobiles. Ils sont soutenus par des pièces calcaires diversement conformées, qui se développent souvent au point de constituer un squelette brachial compliqué, *s*.

Le corps est de dimension fort restreinte et a une constitution dans le détail de laquelle nous ne pouvons entrer ici. Disons seulement que le système nerveux est représenté par un collier œsophagien, auquel sont réunis plusieurs ganglions, et que l'appareil excréteur, fonctionnant aussi comme appareil vecteur des glandes génitales, est formé d'une ou deux paires de tubes glandulaires, ayant la plus grande analogie avec les organes segmentaires des Annélides.

Fort abondants pendant toute la durée des temps géologiques, les Brachiopodes sont très-peu nombreux dans les mers actuelles, et tout fait prévoir que les derniers survivants ne tarderont guère à disparaître à leur tour.

Cette classe se divise en deux ordres :

1° Écardines ou Inarticulés. Le test est dépourvu de charnière et de squelette brachial ; le tube digestif se termine latéralement par un anus qui débouche dans la cavité viscérale ; les bords des lobes du manteau sont entièrement séparés. On distingue dans cet ordre six familles :

Les Siphonotrétides (genres *Siphonotreta*, *Acrotreta*) et les Trimérellides (genres *Trimerella*, *Monomerella*, *Dinobolus*) sont fossiles dans le silurien et le carbonifère.

Les Lingulides (genre *Lingula* Bruguière, 1792) sont fossiles depuis l'époque cambrienne jusqu'à la période tertiaire ; quelques rares espèces sont encore vivantes dans les mers de Chine, du Japon, des Philippines et de l'Australie. *Lingula hians* Swainson est comestible en Chine.

Les Obolides (genre *Obolus*, *Neobolus*, *Leptobolus*, *Lakhmina*) sont tous fossiles dans les terrains primaires.

Les Discinides (genres *Discina*, *Trematis*) sont fossiles depuis l'époque silurienne jusqu'à la période tertiaire. Quelques *Discina*, telles que *D. striata* Schumacher, habitent encore l'Atlantique, les mers de Chine, les Phillippines, la côte occidentale et nord-ouest de l'Afrique.

Les Cranides (genre *Crania* Retzius, 1781) ont la même extension géologique que les précédents. *C. anomala* Müller vit encore dans la mer du Nord, *C. rostrata* Hœven dans la Méditerranée.

2° Testicardines ou Articulés. La coquille est pourvue d'une charnière dont les dents sont ordinairement situées sur la valve ventrale ; le tube digestif se termine en cul-de-sac; la valve dorsale porte un squelette brachial. Cet ordre se divise en dix familles :

Les Productides (genres *Productus, Productella, Chonetes*) sont fossiles dans les terrains primaires; dépourvus encore de charnière, ils établissent la transition des Inarticulés aux Articulés.

Les Strophoménides (genres *Strophomena, Douvillina, Leptaena, Cadomella, Orthis*, etc.), les Koninckinides (genres *Koninckina, Koninckella*), les Spiriférides (genres *Spirifer, Suessia, Cyrtia, Retzia, Athyris*, etc.), les Atrypides (genres *Atrypa, Zygospira, Dayia*), les Rhynchonellides (genres *Rhynchonella, Rhynchotrema, Camarella, Triplecia*, etc.) et les Stringocéphalides (genre *Stringocephalus* Defrance, 1827), sont tous fossiles.

Les Térébratulides (genres *Terebratula, Terebratulina, Magellania*, etc.) sont encore en partie vivants. *Terebratulina caput serpentis* se trouve dans toutes les mers, *Terebratula vitrea* dans la Méditerranée, *Magellania (Waldheimia) flavescens* dans l'océan Indien, *Mühlfeldtia truncata* dans les mers d'Europe, etc.

Les Mégathyrides (genres *Megathyris, Cistella, Zellania*) se sont également maintenus jusqu'à notre époque; *M. decollata* et *C. cuneata* vivent dans la Méditerranée.

Enfin les Thécidéides (genres *Thecidea, Eudesella, Bactrynium, Oldhamina*, etc.) sont tous disparus de notre faune, sauf un seul, *Th. mediterranea*, qui se trouve dans la Méditerranée.

VIII. CLASSE DES ANNÉLIDES. La classe des Annélides (*voy.* ce mot) comprend les plus parfaits de tous les Vers et renferme des animaux de type assez divers pour qu'on puisse la diviser en deux sous-classes : celle des *Hirudinées* (*voy.* ce mot et Sangsue [fig. 7]) et celle des *Chétopodes* (*voy.* ce mot).

Fig. 7. — Sangsue.

Cette dernière renferme des animaux annelés, pourvus souvent d'une tête distincte, de tentacules et de cirres, pourvus aussi de faisceaux de soies disposés par paires et implantés soit au fond de dépressions du tégument, soit sur des rudiments de pieds. Dans le premier cas, les soies sont peu nombreuses et les animaux chez lesquels s'observe cette disposition forment l'ordre des Oligochètes; dans le second cas, les soies forment au contraire des faisceaux plus ou moins volumineux, disposition caractéristique des Polychètes.

Les soies, dont la forme et le développement sont extrêmement variables, sont des dépendances de la cuticule et, comme elle, sont produites par des cellules particulières; chacune d'elles est mise en mouvement par un muscle spécial. Le tégument renferme en outre des glandes dont la répartition varie d'un type à l'autre.

Le tube digestif est ordinairement rectiligne; l'anus est terminal, rarement dorsal. L'œsophage se différencie parfois à son début en une trompe exsertile; l'intestin est plus ou moins cloisonné et segmenté en une série de loges qui correspondent à la métamérisation du corps et qui peuvent même porter des cæcums latéraux. Des dissépiments fibreux cloisonnent également d'une façon plus ou moins complète la cavité générale au niveau de chaque étranglement.

L'appareil circulatoire est toujours clos de toutes parts et acquiert de remarquables perfectionnements chez les Polychètes. Les organes de la respiration font totalement défaut chez les Oligochètes, mais existent chez la plupart des Polychètes, où ils présentent les plus grandes variations.

L'appareil excréteur est constitué, chez toutes les Annélides, par des organes segmentaires, analogues à ceux des Hirudinées. Ces organes sont disposés par paire dans chacun des segments du corps ; par exception, les Térébellides n'en ont que dans quelques segments. L'organe segmentaire, dont la forme est très-variable, consiste essentiellement en un tube fortement contourné sur lui-même, qui traverse la paroi du corps et qui, d'une part, s'ouvre dans la cavité générale par un entonnoir cilié, tandis que, d'autre part, il s'ouvre au dehors par un pore latéral.

Le système nerveux est constitué par un collier œsophagien, formé de ganglions plus ou moins fusionnés et auquel fait suite une double chaîne ganglionnaire ; les deux cordons longitudinaux de la chaîne ventrale sont parfois si rapprochés qu'ils semblent n'en former qu'un seul : tel est le cas chez les Oligochètes. Le système nerveux viscéral se compose de ganglions pairs et impairs, d'où partent des filets qui se rendent aux premières portions du tube digestif. Les organes des sens sont assez répandus ; des yeux se voient sur le segment céphalique ; les otocystes sont plus rares ; le sens du tact s'exerce par les tentacules, les cirres, ou par divers appendices du corps.

1° Oligochètes. L'ordre des Oligochètes comprend des Annélides hermaphrodites, à développement direct, dépourvues de pieds, de cirres, de branchies, de tentacules et d'armature pharyngienne ; le développement présente de grandes analogies avec celui des Hirudinées. A l'époque de l'accouplement, certains anneaux du corps se gonflent en une ceinture ou clitellum qui, comme chez les Hirudinées, est destinée à former des cocons dans lesquels sont pondus les œufs ; ce clitellum résulte du développement transitoire de certaines glandes cutanées et de l'apparition d'une couche vasculaire entre l'hypoderme et les fibres annulaires. Ces animaux sont libres dans la terre ou dans la vase des eaux douces ; quelques-uns habitent la vase des eaux salées ; d'autres (*Chaetogaster*) sont parasites sur les animaux aquatiques.

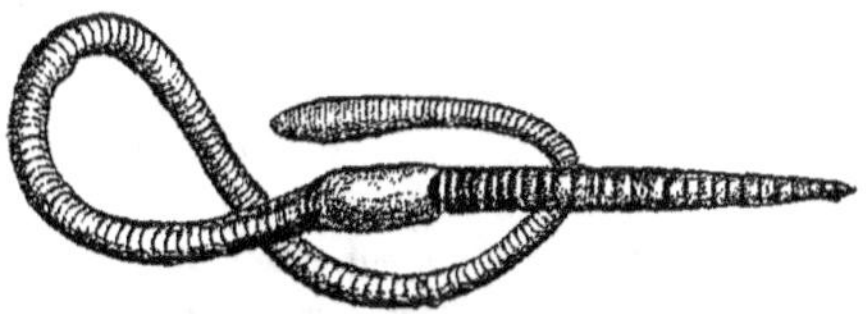

Fig. 8. — Lombric ou Ver de terre

Les Oligochètes terricoles ne comprennent qu'une seule famille, celle des Lombrics [1] ou Vers de terre (fig. 8).

D'après la situation des orifices génitaux mâles par rapport au clitellum, on

[1] A l'article Lombric on a décrit, non le Ver de terre, mais l'*Ascaris lumbricoïdes*. En effet, par un abus e angage qui résulte de ce que certains auteurs anciens l'avaient confondu avec le Ver de terre 'Ascaride est encore désigné parfois sous le nom de Lombric.

les divise en trois groupes. Chez les Antéclitelliens, ces orifices sont placés en avant du clitellum (*Lumbricus, Criodrilus, Helodrilus, Hypogaeon* et peut-être aussi *Pontoscolex*). Chez les Intraclitelliens, qui sont extra-européens, ces mêmes orifices s'ouvrent sur le clitellum (*Geogenia, Rhinodrilus, Anteus, Tetanius, Eudrilus*). Chez les Postclitelliens, qui habitent les Indes, la Cochinchine, la Nouvelle Calédonie et l'Australie, le clitellum précède les orifices mâles (*Acanthodrilus, Digaster, Perichaeta, Perionyx*). On doit enfin placer dans un quatrième groupe des Aclitelliens ceux qui n'ont pas de clitellum (*Moniligaster*, de Ceylan).

Les Oligochètes limicoles sont des Intraclitelliens, dans les cas où le clitellum existe; chez eux, les organes segmentaires fonctionnent comme organes urinaires et, dans les anneaux génitaux, jouent en outre le rôle de canaux déférents et d'oviductes; les testicules sont portés par les anneaux 9 à 11. Ce groupe d'Annélides comprend des formes plus nombreuses que le précédent.

Les *Phreoryctes* Hoffmann se trouvent dans les puits profonds et dans les sources; ils constituent une famille spéciale.

Les Tubificides s'enfoncent dans des tubes vaseux, sur le bord et le fond des ruisseaux, l'extrémité postérieure faisant saillie hors du tube; leur sang est coloré en rouge par l'hémoglobine. Le genre *Tubifex* Lamarck comprend un certain nombre d'espèces d'eau douce (*T. rivulorum* Lam., *T. umbellifer* Kessler) et quelques formes marines (*T. lineatus* O. Fr. Müller, *T. papillosus* Claparède). Les *Limnodrilus* Clap. et les *Peloryctes* sont également marins; *P. inquilina* Süng. est parasite des Moules.

Les genres *Lumbriculus* Grube, *Stylodrilus* Clap., *Trichodrilus* Clap. et *Euaxes* Gr., sont voisins des précédents, quoique formant un groupe spécial.

Les Enchytracides (genres *Enchytraeus* Henle, *Pachydrilus* Clap.) et les Naïdes (genres *Nais* O. Fr. Müller [fig. 9], *Dero* Oken, *Aeolosoma* Ehrenberg,

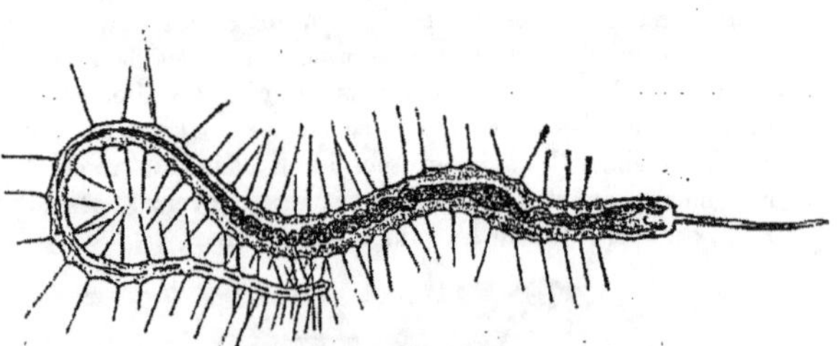

Fig. 9. — *Nais proboscidea*.

Chaetogaster von Baer) comprennent encore des animaux d'eau douce, plus ou moins répandus dans nos contrées. Chez quelques-uns de ces animaux, notamment chez les *Nais*, les *Dero* et les *Chaetogaster*, on observe un remarquable mode de reproduction agame.

Considérons, par exemple, la *Nais proboscidea* (fig. 10, 1). A un certain moment l'animal se partage en deux par une cloison transversale située à peu près au milieu du corps. L'anneau placé en avant de la cloison se met alors à bourgeonner par chacune de ses extrémités : le bourgeonnement envahit peu à peu toute l'étendue de l'anneau et celui-ci se trouve ainsi subdivisé en un certain nombre de segments ; le premier se transforme en tête, le dernier en segment anal. L'anneau primitif est ainsi devenu un nouvel individu.

Cette métamorphose n'est pas encore achevée, que l'anneau qui précède immédiatement commence à se transformer de la même façon. La transformation atteint ensuite l'anneau précédent, et ainsi de suite. On peut donc trouver des Naïs qui portent à leur extrémité postérieure une chaîne de 3 ou 4 individus nés par bourgeonnement. Chez les *Chaetogaster*, celui-ci est tellement actif, qu'il n'est pas rare de trouver des chaînes de 12 à 16 individus composés chacun de quatre anneaux.

Tous les individus nouveaux, nés par gemmation, se détachent ; chacun

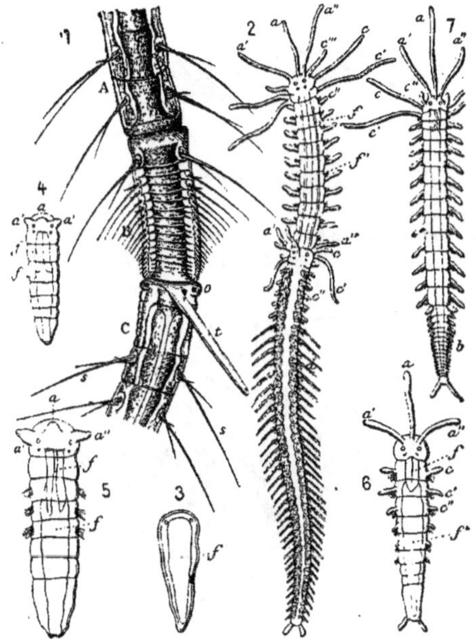

Fig. 10. — Reproduction agame des Annélides.

1, bourgeon de *Naïs* (*Stylaria*) *proboscidea* (grossi 58 fois environ). — A, extrémité de la moitié antérieure de l'individu primitif. — B, jeune individu se développant aux dépens de l'anneau postérieur de A. — C, tête et premiers anneaux nouvellement formés en avant de la moitié postérieure de l'individu primitif. — o, yeux. — t, tentacule impair caractéristique de la *Naïs proboscidea*. — s, soies locomotrices. — 2. *Autolytus cornutus* en voie de segmentation (grossi 7 fois). — d, faisceaux de soies caractéristiques de l'état sexué. — 3, 4, 5, 6, 7, formes successives de l'*Autolytus cornutus*, depuis son éclosion jusqu'à l'état adulte (fort grossissement). — a, a', a", antennes. — c, c', c", tentacules et cirres à divers états de développement. — f, tube digestif.

d'eux grandit alors et l'individu primitif se comporte de même : parvenu à une certaine taille, le Ver pourra se cloisonner de nouveau et recommencer la série des phénomènes que nous venons de décrire. Après un certain nombre de générations agames, des organes génitaux finissent par se développer chez les nouveaux individus, qui meurent après avoir assuré leur reproduction sexuée.

2° Polychètes. L'ordre des Polychètes comprend des Annélides marines, à sexes ordinairement séparés, pourvues de pieds portant de nombreuses soies. Le développement s'accomplit au moyen de métamorphoses; l'animal adulte présente généralement des tentacules et des branchies et parfois une armature pharyngienne. Ce groupe, qui renferme un nombre considérable d'espèces, se laisse diviser en deux sous-ordres, les Sédentaires ou Tubicoles et les Néréides ou Errantes; toutefois il est impossible d'établir entre ces deux sous-ordres une ligne de démarcation bien tranchée, car beaucoup de Néréides sécrètent des tubes membraneux minces.

Les Polychètes tubicoles sont toujours dépourvus de mâchoires; leur tête est peu développée, parfois même indistincte; la trompe est courte et souvent non

Fig. 11. — *Arenicola marina.*

exsertile. On en décrit au moins 12 familles, dans le détail desquelles nous ne saurions entrer.

Les Arénicoles (fig. 11), qui vivent sur nos côtes, s'enfoncent simplement dans le sable. Les Chétoptères habitent des tubes ayant l'aspect du parchemin;

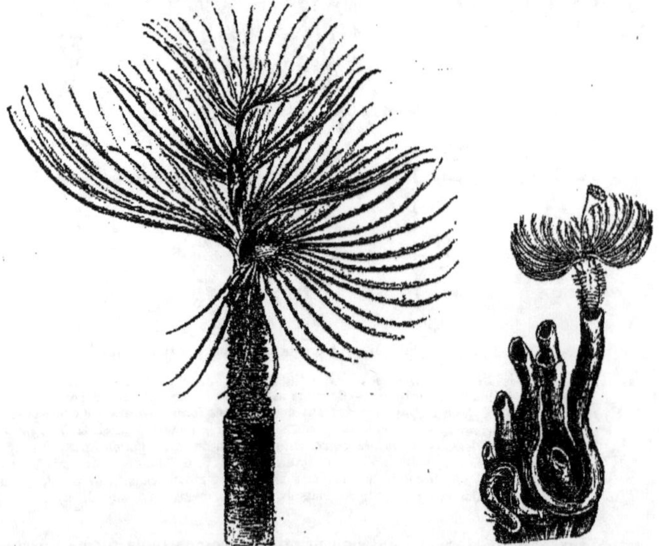

Fig. 12. — *Spirographis unispira.*   Fig. 13. — Serpule.

les Amphicténides (*Pectinaria*) se construisent avec de petits grains de sable un tube qu'ils traînent en rampant comme un Escargot.

Une famille des plus remarquables est celle des Serpulides. Ces Vers vivent dans des tubes membraneux ou calcaires, fixés aux rochers ou sur la carapace de divers animaux. Les *Spirographis* (fig. 12) ont à l'extrémité antérieure du corps deux branchies très-inégales : l'une d'elles s'allonge avec l'âge et se contourne en spirale. Les Serpules (fig. 13) portent une couronne de branchies et peuvent se renfermer complétement dans leur tube calcaire, grâce à un opercule que porte l'un des tentacules.

Les Amphicorines ou *Oria*, représentées dans la Méditerranée par l'*O. Armandi* Claparède, ont deux yeux sur le segment anal; les Myxicoles en ont quatre, l'*Amphiglena mediterranea* en a six ou huit. Ces animaux quittent volontiers leur tube et on les voit alors ramper à reculons, c'est-à-dire la queue en avant, par suite de la présence des yeux sur celle-ci. On observe donc là quelque chose de comparable à ce qui se voit normalement chez les Sangsues (*voy.* Hirudinées), à savoir l'existence d'organes visuels, ou tout au moins de leurs homologues, sur d'autres anneaux que sur ceux de la tête. La comparaison est d'autant plus exacte que certaines Annélides portent des yeux sur tous les segments : la Myxicole parasite en a 4 par anneau, l'Amphicorine coureuse et l'Amphicorine argus n'en ont que deux. Des faits du même genre se rencontrent aussi chez les Néréides.

Les Polychètes errants ont toujours une tête distincte portant des yeux, des tentacules et ordinairement aussi des cirres tentaculaires. La partie antérieure du pharynx est protractile; elle est munie tantôt de simples papilles ou de crochets, tantôt d'un puissant appareil masticateur. Les parapodes sont plus développés que chez les Tubicoles et leurs faisceaux de soies, d'aspect très-variable, fonctionnent comme des rames. Les branchies, quand elles existent, sont des tubes pectinés ou arborescents, portés par les rames dorsales.

Ces Annélides sont carnassières et nagent librement. On en décrit encore une douzaine de familles.

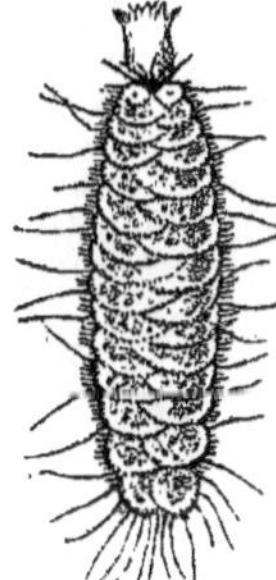

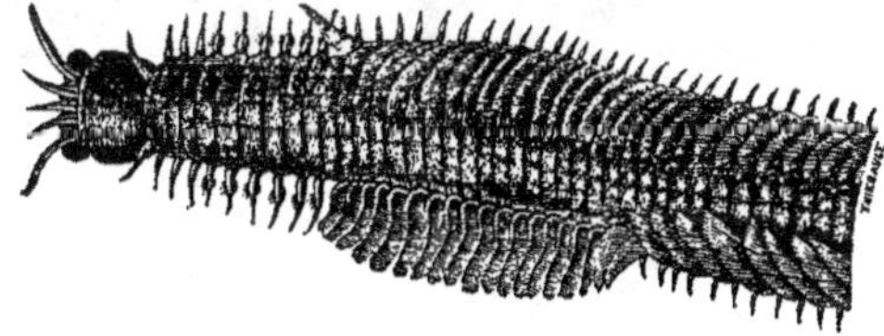

Fig. 14. — Polynoë.

Fig. 15. — *Eunice Harassii*, partie antérieure du corps réduite; un certain nombre de branchies plumeuses de gauche ont été rabattues sur le côté.

Les *Polynoë* (fig. 14) ont le dos recouvert de larges écailles appelées élytres, qui font souvent défaut à la région postérieure. Chez les *Aphrodite*, les élytres sont recouverts par un feutrage de longs poils.

Les Eunicides (fig. 15) sont caractérisés principalement par leur mâchoire supérieure, composée de plusieurs pièces, et par leur mâchoire inférieure, formée de deux lamelles; ces mâchoires sont logées dans une poche annexée à la partie supérieure du pharynx. Les principaux types appartiennent aux genres *Staurocephalus* Grube, *Halla* Costa, *Lysarete* Kinb., *Arabella* Gr., *Lumbriconereis* de Blainville, *Diopatra* Audouin-Edwards, *Eunice* Cuvier.

Les Néréides (fig. 16) sont les plus communes des Annélides errantes; elles sont reconnaissables à leur corps allongé, formé de nombreux segments, à leur lobe céphalique pourvu de deux tentacules, de deux palpes et de quatre yeux ; la trompe est ordinairement munie de tentacules et porte toujours deux mâchoires. Genres *Lycastis* Audouin-Edwards, *Dendronereis* Peters, *Ceratocephale* Malmgren, *Nereis* Cuvier. La reproduction de ces animaux s'accompagne de remarquables phénomènes.

La Néréide (fig. 17, 1, 2) rampe au fond de l'eau. Quand arrive le moment

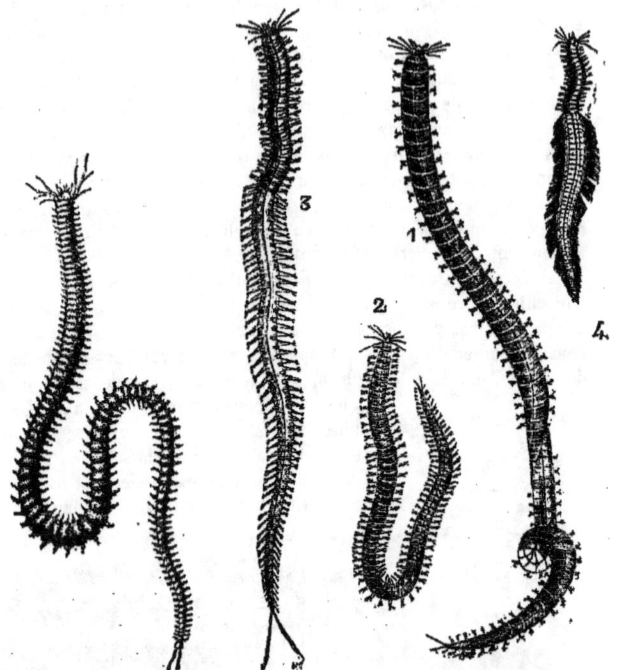

Fig. 16 — Néréis.

Fig. 17. — 1, *Nereis cultrifera* Grube adulte. — 2, jeune individu. — 3, forme hétéronéréide femelle. — 4, forme hétéronéréide mâle.

de la reproduction, elle subit une métamorphose : la tête s'élargit, les yeux grandissent, les soies latérales muent et sont remplacées par d'autres soies d'une forme plus compliquée, qui sont d'excellents organes locomoteurs. L'animal (fig. 17, 3, 4) se montre alors divisé en deux moitiés : l'antérieure reproduit assez exactement les caractères de la Néréide, mais la postérieure a pris un tout autre aspect : ses parapodes supportent des appendices membraneux, en forme de feuille ou d'éventail, qui représentent autant de petites rames frappant l'eau à coups redoublés.

Sous ce nouvel aspect, le Ver quitte le fond et gagne la surface des flots, où il nage avec vivacité ; il ressemble fort peu à l'individu primitif, et les premiers observateurs étaient d'accord pour le ranger dans un groupe distinct, le genre

Heteronereis. On sait maintenant que les Néréides sont la forme asexuée et les Hétéronéréides la forme sexuée d'une seule et même espèce. Par exemple, Malmgren a reconnu, en 1864, qu'une semblable relation existait entre *Nereis pelagica* Linné et *Heteronereis grandifolia*, entre *N. Dumerili* Audouin et Milne-Edwards et *H. fucicola*.

La Néréide n'a donc que des glandes génitales rudimentaires; celles-ci se développent, au contraire, chez les Hétéronéréides, qui représentent l'état adulte. Dans certaines espèces, telles que *Nereis cultrifera* Grube (fig. 17), le mâle se distingue de la femelle par sa moindre longueur, par la teinte de ses produits sexuels, visibles par transparence, et par un développement plus considérable des soies locomotrices.

Quand elle a nagé quelque temps en haute mer, l'Hétéronéréide a grandi; elle retombe alors au fond, s'y accouple et pond; peut-être alors meurt-elle, à moins que, reprenant son aspect primitif, elle ne retourne à l'état de simple Néréide.

Les Syllides sont assez voisines des Néréides. Principaux genres : *Syllis* Savigny, *Sylline* Grube, *Odontosyllis* Clap., *Microsyllis* Clap., *Exogone* Œrsted, *Autolytus* Grube, *Proceraea* Ehlers, *Myrianida* Edwards, etc. Quelques-unes de ces Annélides présentent de curieux phénomènes de reproduction agame, qui ne sont qu'une exagération de ce que nous venons de voir chez les Néréides.

L'*Autolytus cornutus*, qui vit sur la côte orientale des États-Unis, est toujours asexué. Dès qu'il a acquis 40 à 45 anneaux, on voit l'anneau 13 se transformer en la tête d'un individu sexué (fig. 10, 2); cette tête ne ressemble qu'imparfaitement à celle de l'individu primitif, elle diffère également suivant le sexe de l'individu qui est en voie de formation. Avant qu'il se détache, celui-ci acquiert, au-dessus de chaque pied, un tubercule sur lequel se développent de longues soies, *d;* en même temps, les glandes génitales entrent en activité, et il n'est point rare de voir des femelles pleines d'œufs mûrs qui sont encore attachées à leur parent. Une fois qu'ils en sont séparés, les individus sexués s'accouplent et de l'œuf sort un Ver qui reproduira la forme primitive (fig. 10, 3, 4, 5, 6 et 7).

La *Syllis amica* nous présente des faits du même genre; l'individu sexué, *b,* ne se forme qu'aux dépens d'une faible portion de l'animal primitif et achève son développement après sa mise en liberté; il meurt peu après la ponte ou l'évacuation du sperme.

De tous ces faits remarquables, ressort cette conclusion : que le corps d'une Annélide représente une véritable colonie linéaire, chacun des somites ayant, comme chez les Cestodes, la signification d'un individu distinct.

Les Polychètes sont les plus parfaits de tous les Vers; ils présentent quelques particularités anatomiques ou embryologiques qui établissent d'étroites relations entre les Vers et certains autres embranchements.

Leurs larves ont les aspects les plus divers, mais se laissent pourtant ramener à un type commun auquel

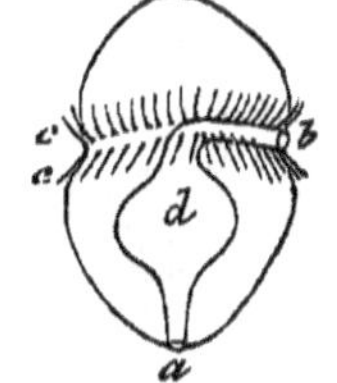

Fig. 18. — Trochosphère larve de Lovén.

a, anus.—*b,* bouche.—*c,* couronnes ciliées. — *d,* tube digestif.

on a donné le nom de *trochosphère* (fig. 18). Quelques-unes de ces formes larvaires ont la plus grande ressemblance avec celles des Mollusques; par exemple, la larve des Serpules est très-semblable à celle des Ptéropodes, la larve polytroque des Spionides a une similitude frappante avec celle du Dentale, etc.

Par leur métamérisation et par la disposition du système nerveux, entre autres caractères, les Annélides se rattachent étroitement aux Arthropodes, particulièrement aux Myriapodes. La transition vers ces derniers est ménagée par les Onychophores (*Peripatus*) qu'on a longtemps réunis aux Vers, mais dans lesquels il est impossible de voir autre chose que des Myriapodes très-inférieurs.

Enfin, on a voulu chercher dans les organes segmentaires la preuve d'une parenté des Vertébrés avec les Annélides. Cette théorie a été surtout développée par C. Semper; voici brièvement en quoi elle consiste :

Chez les embryons de Squales, on voit correspondre à chacun des segments musculaires qui se succèdent régulièrement de chaque côté de la corde dorsale un canal (fig. 19, *str*) qui débouche dans la cavité générale par un large pavillon vibratile, *sg*. Ce canal se porte obliquement d'avant en arrière et de dedans en dehors; il se pelotonne alors sur lui-même en un corpuscule assez volumineux, *sgl*, puis revient obliquement vers la ligne médiane. Avant de l'atteindre, il vient s'ouvrir dans un tube longitudinal, *u*, qui lui-même débouche au dehors au voisinage de l'anus.

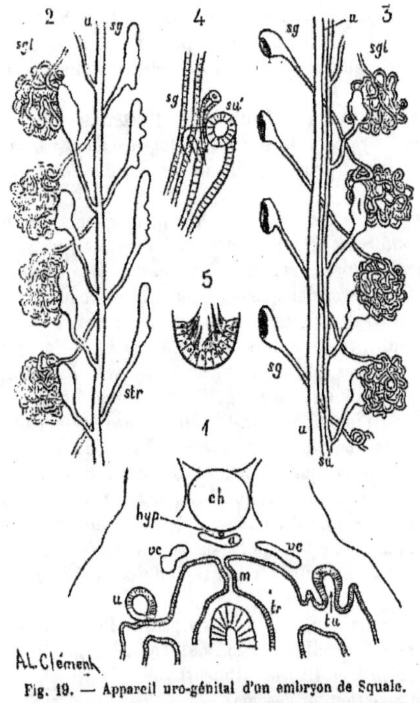

Chacun des tubes pelotonnés correspond à un glomérule de Malpighi : leur ensemble représente donc le rein du Plagiostome. Le canal auquel ils aboutissent est l'uretère; celui-ci se conserve sans modifications chez le mâle; chez la femelle, il devient l'oviducte, par suite de la formation d'un nouvel uretère, *su*, dans lequel les canalicules rénaux viennent se déverser.

L'analogie de cet appareil avec les organes segmentaires des Annélides est

Fig. 19. — Appareil uro-génital d'un embryon de Squale.

1, coupe transversale de l'embryon. — 2, système uro-génital d'un mâle. — 3, système uro-génital d'une femelle. — 4, une partie terminale de l'un des organes segmentaires plus grossie. — 5, cellules vibratiles de l'organe segmentaire. — *a*, aorte. — *ch*, corde dorsale. — *hyp*, cordon situé au-dessous d'elle. — *m*, mésentère. — *sg*, pavillon vibratile. — *sgl*, organe segmentaire pelotonné. — *str*, canal segmentaire. — *su*, uretère secondaire. — *tr*, intestin. — *tu*, orifice des tubes du rein primitif. — *u*, uretère primitif, devenant l'oviducte chez la femelle. — *vc*, veines cardinales.

assurément frappante; la seule différence, d'importance toute secondaire, tient à ce que tous les organes rénaux viennent se jeter dans un canal commun qui s'ouvre à l'extérieur, alors que, chez les Annélides, les organes segmentaires débouchent chacun isolément au dehors. La figure 20 démontre ces homologies d'une façon non moins parfaite.

Le rein primitif des Plagiostomes, des Cyclostomes et de certains Batraciens inférieurs, tels que les Cœcilies, présente donc une disposition qui rappelle d'une manière remarquable celle des organes segmentaires des Annélides. Chez les Vertébrés comme chez les Vers, l'appareil excréteur se montre en effet constitué par une série de tubes faisant communiquer la cavité générale avec l'extérieur, tubes qui sont disposés par paires dans chacun des segments ou somites du corps. La segmentation des Annélides est évidente, mais celle des Vertébrés l'est moins; elle existe néanmoins et devient manifeste, si on considère que, chez l'embryon, les masses musculaires sont divisées en anneaux disposés en série linéaire et qu'à chacun de ces anneaux correspond une paire de pré-

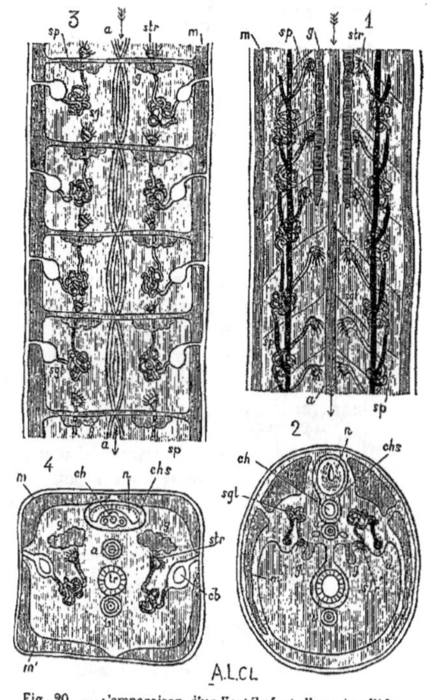

Fig. 20. — Comparaison d'un Vertébré et d'une Annélide.

1, coupe longitudinale d'un embryon de squale. — 2, coupe transversale du même. — 3, coupe longitudinale d'un *Euaxes*. — 4, coupe transversale du même. — *a*, aorte. — *cb*, ampoules terminales des tubes ciliés. — *ch*, corde dorsale. — *chs*, étui de la corde. — *g*, glandes génitales. — *m, m'*, masses musculaires des parois du corps. — *n*, système nerveux. — *sgl*, organe segmentaire. — *sp*, cloison séparant les segments du corps ou les segments musculaires. — *str*, pavillon de l'organe segmentaire. — *tr*, tube digestif. — *u*, uretère primitif. — *v*, vaisseau contractile du cœur. — Figures demi-théoriques, d'après C. Semper

vertèbres, une paire de tubes excréteurs, ainsi qu'une paire de ganglions rachidiens.

Chez les Reptiles, les Oiseaux et les Mammifères, le rein ne présente point les remarquables homologies dont nous venons de parler; celles-ci se voient au contraire avec la plus grande évidence dans son précurseur, le corps de Wolff, qui devient ainsi l'un des organes les plus intéressants de la vie embryonnaire, encore que son existence soit transitoire, et à coup sûr celui qui nous renseigne de la façon la plus précise sur notre propre descendance.

Raphaël Blanchard.

BIBLIOGRAPHIE. — ADDARIO (C.). *Su di un nematode dell' occhio umano.* In *Annali di ottalmologia,* XIV, 1885. — ALDROVANDE. *De animalibus insectis libri septem,* lib. VII, cap. x. *De seta vel vitulo aquatico.* — FIORI (G.-M.). *Un caso di parasitismo di Gordius adulto nell' uomo.* In *Giornale della r. Accad. di med. di Torino,* (3), XXIX, p. 727, 1881. — GAY (CL.). *Historia fisica y politica de Chile. Zoologia,* III, p. 109. — GRASSI (B.). *Filaria inermis (mihi), ein Parasit des Menschen, des Pferdes und des Esels.* In *Centralblatt für Bacteriologie und Parasitenkunde,* I, p. 617, 1887. — MÜLLER (W.). *Ueber das Urogenital-System der Amphioxus und der Cyclostomen.* In *Jenaische Zeitschrift,* IX, p. 107, 1875. — PACE (A.). *Sopra un nuovo nematode.* In *Giornale di sc. nat. ed economiche,* II. 1867. — PATRUBAN (von). *Ueber das Vorkommen von Gordius aquaticus beim Menschen.* In *Wiener med. Jahrbücher,* 1875. — SEMPER (C.). *Die Stammesverwandtschaft der Wirbelthiere und der Wirbellosen.* In *Arbeiten aus dem zool.-zoot Institut in Würzburg,* II et III, 1875-1877. R. BL.

VERS (EAU MINÉRALE DE). *Voy.* VAIRE.

VERSAILLES (EAUX MINÉRALES DE). *Athermales, amétallites, ferrugineuses faibles, carboniques faibles.* Dans le département de Seine-et-Oise, à 300 et à 1000 mètres de la ville, émergent deux sources connues sous le nom de *source de Trianon* et de *source de Porchefontaine.* La première traverse le mur d'enceinte du parc, entre la porte Saint-Antoine et la grille neuve; l'autre a sa fontaine sur l'allée méridionale de l'avenue de Paris et près de la barrière. L'eau de ces deux sources a des propriétés physiques et chimiques à peu près identiques; elle est claire, limpide, sans odeur, et a un goût ferrugineux. Elle ne semble traversée d'aucune bulle gazeuse, et sa réaction sur les préparations de tournesol est à peu près indifférente. Elle ne tarde pas à se troubler au contact de l'air et laisse déposer une couche notable de rouille. Sa température est de 14°,2 à 14°,8 centigrade. Chatin père en a fait l'analyse chimique et a trouvé dans 1000 grammes les principes suivants :

Bicarbonate de chaux.	0,21
— fer.	0,02
Sulfate de magnésie.	0,05
Matière organique azotée..	0,03
Chlorure de sodium.	0,02
Alumine et acide silicique.	0,01
Iode.	0,00
Matière organique azotée..	1/100 de milligr.
Cuivre et arsenic.	traces.
TOTAL DES MATIÈRES FIXES.	0,34
Gaz { acide carbonique libre. azote..	} quant. indét.

L'eau des fontaines ferrugineuses de Versailles est employée en boisson seulement par quelques habitants de la ville et des environs, dans les affections qui sont le plus favorablement traitées par les préparations ferugineuses naturelles. A. R.

VERSION. DÉFINITION ET DIVISIONS. La version (de *vertere,* tourner; en allemand, *Wendung;* en anglais, *Version, Turning*) est une opération obstétricale qui a pour but d'éloigner du détroit supérieur la région fœtale qui s'y présente spontanément pour lui substituer une présentation plus favorable.

Le fœtus peut se présenter au détroit supérieur par trois de ses régions : la tête, le siége, le tronc, mais, comme son engagement dans l'excavation pelvienne et son issue ne sont normalement possibles que suivant son axe longitudinal, c'est-à-dire compatibles seulement avec la présentation d'une de ses extrémités, la version ne peut avoir d'autre objet que de ramener en bas l'extrémité céphalique ou l'extrémité pelvienne. Aussi existe-t-il deux variétés de version, suivant qu'on abaisse la tête ou le siége au détroit supérieur : la *version céphalique* et la *version pelvienne* ou podalique.

Il y a plusieurs manières de pratiquer la version.

Tantôt on introduit la main dans la cavité utérine pour agir directement sur le fœtus et le *retourner* : c'est la *version par manœuvres internes.*

Tantôt on n'emploie que des manipulations extérieures, et on transforme la présentation à travers les parois abdominale et utérine : c'est la *version par manœuvres externes.*

Tantôt enfin on a recours à la fois à des manœuvres externes et internes combinées; la version est dite alors *mixte, bimanuelle* ou *bipolaire.*

Cette dernière n'est en réalité qu'une modification apportée à la version par manœuvres externes, la main introduite dans le vagin n'ayant d'autre but que de seconder les manœuvres accomplies à l'extérieur, et, si nous décrivons cette troisième variété à part, c'est en raison de l'importance qu'elle a acquise depuis quelques années sous le nom de version bimanuelle de Braxton Hicks.

Il arrive parfois que la nature se charge d'accomplir elle-même l'opération qui nous occupe : il se produit alors un phénomène qu'on a désigné sous le nom de *version spontanée,* et dont nous dirons ici quelques mots pour n'avoir plus à y revenir. La version spontanée est bien différente de la *mutation* avec laquelle il ne faut pas la confondre. Les mutations sont des changements de présentation, uniquement dus aux mouvements actifs du fœtus, et qui ne s'accomplissent qu'exceptionnellement pendant le travail. La version spontanée au contraire ne peut avoir lieu que lorsque le travail est commencé; le fœtus reste passif, et c'est la contraction utérine qui est l'agent de son déplacement.

Le mécanisme de la version spontanée a été très-bien décrit par Denman, qui lui donnait le nom d'évolution spontanée. Voici très-sommairement en quoi il consiste : chez une femme en travail, ayant une présentation de l'épaule, surtout si la poche des eaux est intacte, le liquide assez abondant, et le fœtus encore mobile, on peut constater à un moment donné que, sous 'influence de contractions utérines énergiques, l'épaule se déplace et remonte dans l'une des fosses iliaques, en même temps que la tête (*version spontanée céphalique*), ou moins fréquemment le siége (*version spontanée pelvienne*), descend progressivement et vient finalement occuper l'aire du détroit supérieur; l'accouchement peut alors se terminer spontanément par la naissance d'un enfant vivant. Tantôt le mouvement subi par le fœtus est peu considérable, par exemple, lorsque l'extrémité abaissée occupait primitivement l'une des fosses iliaques : il y a alors plutôt réduction spontanée que version; tantôt, au contraire, le fœtus exécute un mouvement étendu de rotation autour de son axe longitudinal, l'extrémité qui s'abaisse étant éloignée du détroit supérieur; il y a alors véritablement version.

On a vu même quelquefois la version spontanée se produire alors que la poche des eaux était rompue, l'épaule fortement engagée, et le bras dans le vagin. Il existe dans la science une observation célèbre de version spontanée céphalique, due à Velpeau; nous la rapportons ici parce qu'elle retrace fidèlement la marche du travail dans les cas de ce genre : « Une jeune femme, enceinte pour la seconde fois, entre à l'hôpital de l'École de médecine, au mois d'août

1825, à dix heures du matin. Le col était encore peu dilaté. Toutefois je pus reconnaître l'épaule gauche en seconde position. Les eaux ne s'écoulèrent qu'à trois heures de l'après-midi. Quelques élèves déjà instruits pratiquèrent le toucher et reconnurent comme moi la présence de l'épaule. On ne voulut pas aller à la recherche des pieds. Les douleurs n'étaient ni très-fortes ni très-fréquentes, et je n'étais pas sans quelque confiance dans les assertions de Denman. A huit heures, l'épaule est sensiblement déjetée vers la fosse iliaque gauche, et je puis facilement sentir l'oreille droite. A onze heures, la tempe est presque au centre de l'orifice. L'énergie des contractions est augmentée, et le col complétement effacé. A minuit, le vertex s'abaisse, la tête s'engage, et, dans l'espace d'une heure, l'enfant est expulsé en position occipito-cotyloïdienne droite » (*Traité élém. de l'art des acc.*, 1829, t. II, p. 685). Cette terminaison heureuse de l'accouchement dans les présentations de l'épaule est un fait assez rare et sur lequel un accoucheur prudent ne devra jamais compter ; elle n'a lieu que dans des conditions particulières, telles que bassin très-large, fœtus petit, contractions utérines très-énergiques, etc.

Il y a aussi un autre mécanisme par lequel l'accouchement peut se terminer spontanément dans la présentation du tronc : celui-là mérite vraiment le nom d'évolution spontanée, ainsi que l'a fait remarquer avec raison Douglas, qui en a donné une excellente description.

Dans l'évolution spontanée, l'épaule ne quitte pas le centre du détroit supérieur ; elle s'y engage de plus en plus et, une fois fixée, c'est autour d'elle comme centre que le fœtus se dégage en se pliant en deux (*conduplicato corpore*) : mais nous n'avons pas à décrire ici cette terminaison plus rare que la précédente, et nous renvoyons le lecteur aux mots ACCOUCHEMENT et ÉVOLUTION SPONTANÉE.

Ces préliminaires étant posés, nous allons aborder maintenant la description des diverses méthodes de version, suivant l'ordre dans lequel nous les avons énumérées.

I. VERSION PAR MANŒUVRES INTERNES. HISTORIQUE. L'origine de la version par manœuvres internes remonte à la plus haute antiquité. Aujourd'hui, lorsqu'on parle de cette opération, on sait qu'il s'agit d'une version pelvienne, et on la désigne d'ordinaire simplement sous le nom de version. Mais il n'en a pas été toujours ainsi, et l'historique qui va suivre montrera qu'on a pendant longtemps pratiqué à peu près exclusivement la version céphalique, maintenant presque abandonnée.

La version céphalique était la seule connue et admise au temps d'Hippocrate, qui ne reconnaissait d'ailleurs comme naturelle que la présentation de la tête. Cette opinion demeura universellement adoptée jusqu'à Celse, qui affirma qu'on pouvait extraire le fœtus par les pieds, et indiqua le premier le mécanisme de la version podalique, mais il ne l'admit que pour les cas où l'enfant était mort. Ainsi que l'a démontré le professeur F.-J. Herrgott dans une étude historique fort intéressante (*Annales de gynécologie*, avril 1882), c'est à Soranus (d'Éphèse) qu'il faut attribuer l'honneur d'avoir recommandé le premier de faire la version sur les pieds pour extraire un enfant vivant. Bien que cette doctrine ait vraisemblablement été acceptée par Moschion, Aétius, Paul d'Égine, elle tomba dans l'oubli avec Galien, qui revint aux idées hippocratiques ; et il faut, pour la voir préconisée de nouveau, franchir quinze siècles et arriver à Ambroise

Paré. Dans son savant article Version du *Nouveau Dictionnaire de médecine et de chirurgie pratiques*, le professeur F.-J. Herrgott fait remarquer avec raison que A. Paré « ne donne pas comme nouvelle la règle d'extraire les enfants *vivants* par les pieds, mais comme une pratique usuelle, probablement traditionnelle, depuis Soranus. »

Quoi qu'il en soit, c'est à partir du seizième siècle que la version pelvienne entre réellement dans la pratique avec A. Paré. Son élève et ami Guillemeau contribua beaucoup à répandre cette opération : on sait qu'en 1599 il eut le bonheur de sauver Anne Simon. fille d'A. Paré, d'une grave hémorrhagie puerpérale, en terminant promptement l'accouchement par la version pelvienne, comme il l'avait vu faire à son maître. A partir de Guillemeau, la version céphalique perdit du terrain, et les accoucheurs s'appliquèrent à pratiquer la version pelvienne avec d'autant plus de soin que, le forceps étant encore inconnu, cette opération était leur seule ressource pour terminer rapidement l'accouchement lorsque cela était nécessaire, et pour tenter d'extraire l'enfant vivant.

Louise Bourgeois la recommanda dans les cas de procidence du cordon et d'hémorrhagie. La grande autorité de Mauriceau contribua aussi à la vulgariser et à faire abandonner la version céphalique, et de la Motte, Sue, Levret, Baudelocque, se montrèrent presque exclusivement partisans de la version pelvienne et y apportèrent de nombreux perfectionnements.

L'apparition du forceps, cet instrument merveilleux qui permettait d'extraire par la tête les enfants vivants, vint modifier profondément et restreindre les indications de la version.

Quant à la version céphalique, elle paraissait complétement abandonnée, lorsqu'un accoucheur de Strasbourg, Flamant, éleva de nouveau la voix en sa faveur. Malgré la revendication de priorité tentée par Osiander, il est certain que Flamant l'a précédé dans cette tentative : la publication d'Osiander est de 1799, alors que le professeur français posait déjà en 1795, dans son *Tableau synoptique des accouchements*, les règles de la version par la tête. Cependant, avant Flamant, Smellie, qui connaissait bien les dangers possibles de la version podalique, avait conseillé dans les présentations de l'épaule de tenter d'abord de ramener le vertex. Cette manœuvre lui avait réussi dans trois cas, dont on trouvera la relation dans l'article de M. Herrgott. Plus absolu que Smellie, Flamant ne craignit pas d'établir comme une règle générale qu'on devrait toujours opérer de préférence la version par la tête, et deux de ses élèves, Eckard et Labbé, défendirent cette doctrine dans leur thèse. Les idées de Flamant n'eurent pas en France un grand retentissement, et, bien que Stoltz, Paul Dubois, qui a publié sur la version céphalique un intéressant travail dans les mémoires de l'Académie de 1833 (t. III, p. 476), Velpeau, etc., aient eu plusieurs fois l'occasion de faire cette opération avec succès, la version pelvienne a gardé sa place prépondérante dans la pratique obstétricale. En Allemagne, d'Outrepont (de Wurzbourg) et Busch recommandèrent de recourir à la version céphalique par des procédés que nous indiquerons plus loin. Puis, peu à peu, la version céphalique par manœuvres internes disparut de nouveau de la pratique, car elle dut s'effacer devant un moyen plus simple, plus innocent et plus rationnel, de ramener la tête en bas : la version par manœuvres externes.

Si nous résumons cet historique, nous voyons que la version par manœuvres internes a été céphalique depuis les temps hippocratiques jusqu'à A. Paré, malgré les efforts de Celse et surtout de Soranus. A partir d'A. Paré et de Guillemeau, on commence à faire la version pelvienne, et cette opération entre rapidement dans la pratique courante. On l'emploie même avec une fréquence extrême jusqu'au moment où apparaît le forceps. Réduite alors à des indications plus limitées et plus précises, la version se partage avec le forceps le domaine de l'obstétrique opératoire. La brillante tentative de Flamant pour ressusciter la version céphalique n'a que peu d'écho et n'arrive pas à amoindrir l'importance de la version pelvienne. D'ailleurs l'abaissement de la tête au détroit supérieur va devenir l'apanage presque exclusif de la version par manœuvres externes.

La pratique des accoucheurs modernes à l'égard de la version en général peut être énoncée dans la proposition suivante : tandis que la version par manœuvres internes est presque toujours pelvienne, la version par manœuvres externes est au contraire le plus souvent céphalique.

A. VERSION CÉPHALIQUE. Sans entrer dans des détails opératoires sur lesquels nous aurons à revenir à propos de la version pelvienne, nous nous bornerons à indiquer ici de quelle manière on peut exécuter la version céphalique.

Deux procédés ont été employés : l'un agit sur la tête par action indirecte, l'autre par action directe.

Dans le premier, conseillé par Flamant, puis par d'Outrepont, la main est introduite dans l'utérus et va repousser la région fœtale qui se présente au détroit supérieur vers la fosse iliaque du côté opposé à la tête, de façon à permettre à celle-ci de descendre à la fois par son propre poids et par l'action des contractions utérines. Flamant portait la main jusqu'au pelvis et aux cuisses du fœtus, et les refoulait au fond de l'utérus, manœuvre qui, ainsi que l'a fait remarquer Smellie, a l'inconvénient de gêner la descente de la tête vers le détroit supérieur occupé par l'avant-bras de l'opérateur. D'Outrepont se bornait à saisir la partie fœtale avec la paume de la main, le pouce tourné en avant, les autres doigts en arrière, et à la soulever pendant l'intervalle des douleurs; la main libre soutient l'utérus à l'extérieur, et cette manœuvre doit être continuée jusqu'à ce que, le corps entier du fœtus se déplaçant, la tête descende sur le détroit. Ajoutons que Flamant exerçait en outre avec la main libre des pressions sur la tête à travers la paroi abdominale, afin d'en favoriser l'abaissement, et faisons remarquer en passant combien ces manœuvres se rapprochent de celles de la version bimanuelle de Braxton Hicks : elles n'en diffèrent en effet que par l'introduction complète de la main dans la cavité utérine.

Le deuxième procédé, ou procédé direct, est celui de Busch. Il consiste, une fois les membranes rompues et la main introduite dans l'utérus, à aller embrasser l'occiput avec la paume de la main et à l'accrocher pour ainsi dire jusqu'à la nuque, puis à entraîner la tête fortement saisie vers le détroit supérieur; l'autre main appliquée sur le ventre soutient le siége.

Nous avons dit plus haut que la version céphalique par manœuvres internes est aujourd'hui à peu près abandonnée. (Nous laissons de côté certains cas de présentation de la face où on peut obtenir la flexion de la tête par des manœuvres internes : il s'agit là d'une simple réduction et non d'une version céphalique.) C'est qu'en effet cette opération, très-rationnelle au premier abord, puisqu'elle a pour but de mettre la mère et l'enfant dans les conditions les plus favorables à un accouchement normal, est cependant passible de sérieuses objections. Sans aller aussi loin que Mme Lachapelle, qui contestait même la possibilité d'effectuer cette version, il faut avouer qu'elle est d'une exécution difficile. Le procédé de d'Outrepont est fatigant et pénible. Dans celui de Busch la tête offre peu de prise à la main de l'accoucheur. De plus, cette opération ne permet pas toujours la terminaison spontanée de l'accouchement, et bien qu'on ait, comme l'a dit Flamant, « la ressource et l'avantage inappréciables de pouvoir faire l'application du forceps, l'instrument par excellence », il n'en est pas moins vrai que cette application de forceps est une seconde opération qu'on fait subir à la mère, alors que la version pelvienne au contraire permet l'extraction immédiate du fœtus.

Mais nous ne voulons pas insister sur les objections qu'on a faites à la version céphalique. Nous croyons que sans disparaître complétement de la pratique elle n'a cependant que des indications exceptionnelles ; on n'est d'ailleurs en droit de la pratiquer qu'au cas où la version par manœuvres externes est impossible.

B. VERSION PELVIENNE OU PODALIQUE. La version pelvienne ou simplement version a pour but de transformer la présentation fœtale en une présentation du siége et de permettre l'extraction immédiate de l'enfant.

Bien que dans la définition que nous avons donnée de la version en général rien n'ait trait à la terminaison même de l'accouchement, il est d'usage de considérer l'extraction comme un des temps de la version pelvienne. Sans doute on pourrait, dans certains cas, se borner, comme l'ont conseillé quelques accoucheurs, et en particulier Wigand, à faire évoluer le fœtus, à amener le siége au détroit supérieur et à abandonner l'expulsion à la nature ; mais il y a toujours avantage à terminer immédiatement l'accouchement : on abrége ainsi la durée des souffrances de la mère et on a plus de chances de voir naître un enfant vivant et bien portant.

Nous décrirons successivement les conditions nécessaires pour qu'on puisse entreprendre la version ; les préparatifs à faire au moment de l'opération ; le manuel opératoire et les difficultés de la version, enfin ses indications.

CONDITIONS NÉCESSAIRES. Pour qu'on puisse entreprendre une version, certaines conditions doivent être réalisées.

1° *Il faut que le col soit complétement ou suffisamment dilaté ou dilatable.* Voici comment M. Tarnier explique cette condition dans son magistral article sur la version (*Atlas complémentaire de tous les traités d'accouchements*, par Lenoir, Sée et Tarnier. Paris, V. Masson, 1865, p. 242), article qui est resté classique et doit servir de modèle à toute description de la version. Lorsque le col n'est pas complétement dilaté, ses bords peuvent être épais et rigides : en ce cas la dilatation, pour être suffisante, doit égaler la largeur d'une paume de main ; ou bien les bords du col sont minces et souples, et une largeur moindre, de 5 centimètres environ, est alors suffisante.

Quant au col dilatable, c'est un col qui a déjà été dilaté par la poche des eaux, mais qui est revenu sur lui-même au moment de la rupture de celle-ci parce que la partie fœtale ne s'est pas engagée pour continuer à en solliciter l'élargissement. Cette dilatabilité se reconnaît aisément par le toucher : on sent en effet que les lèvres du col sont souples et extensibles ; deux doigts introduits dans l'orifice le distendent facilement et largement, ainsi qu'un ruban de caoutchouc, suivant la comparaison de M. Tarnier.

Toute version faite à travers un col trop étroit et non dilatable, et qu'on est par conséquent obligé de forcer pour pénétrer dans l'utérus, expose la mère et l'enfant à de sérieux dangers : déchirures du col, pouvant s'étendre aux culs-de-sac et jusque sur le corps de l'utérus, rétraction de l'orifice autour du cou du fœtus au moment de l'extraction, et difficultés considérables pour la sortie de la tête.

2° *Il faut que la partie fœtale ne soit pas trop profondément engagée* et surtout qu'elle n'ait pas franchi l'orifice. S'il s'agit d'une présentation du sommet engagée dans l'orifice, c'est au forceps et non à la version qu'on devrait recourir. Dans les présentations de l'épaule, l'engagement profond est raré, à cause de la conformation même de la région; il peut cependant arriver que, sous l'influence de contractions utérines énergiques, l'épaule tout entière franchisse le col, comme dans le premier temps de l'évolution spontanée : en pareil cas, tout essai de version produirait inévitablement des déchirures du vagin ou de l'utérus, et on devra donner la préférence à l'embryotomie.

3° *Il faut que l'utérus ne soit pas trop rétracté.* Lorsque les eaux sont écoulées depuis longtemps, et surtout après une administration intempestive d'ergot de seigle, l'utérus se rétracte sur le corps du fœtus et se moule sur lui : le segment inférieur, très-aminci et distendu, s'applique exactement comme un gant sur l'épaule du fœtus. Une version tentée dans de pareilles conditions donne des résultats désastreux; il est à peu près impossible de faire pénétrer la main entre la paroi utérine et le fœtus sans rompre l'utérus : cette déchirure, dont le mécanisme a été bien étudié par Bandl en 1875 dans son remarquable mémoire sur les ruptures utérines (*Ueber Ruptur der Gebärmutter*, Wien, 1875), se produit au niveau du point le plus aminci, c'est-à-dire sur le segment inférieur, et se prolonge fréquemment du côté du corps de l'organe. La version forcée serait donc une détestable opération et ferait courir d'immenses dangers à la mère; nous la considérons comme formellement contre-indiquée; d'ailleurs l'enfant est mort le plus souvent, et l'embryotomie est ici encore l'opération qu'on doit pratiquer.

Comme corollaire de la condition précédente, une des circonstances les plus favorables à l'accomplissement de la version est l'intégrité de la poche des eaux; on conçoit avec quelle facilité on pourra faire évoluer le fœtus dans une cavité encore remplie de liquide amniotique. Toutefois la version est encore possible après la rupture des membranes, surtout lorsque cette rupture est récente et que les autres conditions existent; elle est seulement plus difficile.

4° *Il faut que le bassin ne soit pas trop rétréci.* Une disproportion trop grande entre le volume du fœtus et l'amplitude du bassin contre-indique la version : d'une façon générale, pour que la version soit praticable, la main doit pouvoir être introduite aisément à travers la filière pelvienne. Lorsque le bassin mesure dans le sens antéro-postérieur moins de 5^{cm},5 à 6 centimètres, on ne devra jamais tenter la version. Quant à l'importante question de l'opportunité de la version dans les rétrécissements moins considérables du bassin, nous aurons à y revenir à propos des indications.

De tout ce qui précède il résulte qu'il y a pour faire la version un véritable moment d'élection. « Ce temps d'*élection*, dit M. F.-J. Herrgott, est celui où l'opération est pratiquée quand, l'orifice de la matrice étant complétement dilaté ou dilatable, les membranes de l'œuf sont intactes ou rompues depuis peu, le liquide amniotique conservé presque en totalité. » Dans ces circonstances, l'opération est ordinairement facile.

Mais il s'en faut qu'il en soit toujours ainsi, et l'on peut être obligé d'opérer dans des conditions beaucoup moins favorables : c'est la version au temps de *nécessité*; ce temps « est celui où, dans le cours du travail, il survient après la rupture des eaux un accident qui réclame une terminaison prompte, ou celui où une situation anormale du fœtus trop longtemps méconnue ou mal traitée impose une intervention indispensable » (F.-J. Herrgott). C'est alors que peuvent surgir des difficultés qui rendent parfois la version très-pénible et qui en compromettent le succès, si l'opérateur ne possède pas toutes les notions nécessaires et toute l'habileté voulue pour les surmonter.

Préparatifs de l'opération. Lorsque le diagnostic est bien établi, qu'il y a indication nette de faire la version, et que les conditions que nous venons d'étudier sont remplies, on devra, avant de procéder à l'opération, faire tous les préparatifs nécessaires pour la mener à bien. Ces préparatifs concernent la mère, l'enfant et l'opérateur.

La femme devra, bien entendu, être prévenue, ainsi que son entourage, de la nécessité d'une opération sur la nature et les suites de laquelle on prendra soin de la rassurer d'avance.

Le lit sur lequel reposera la patiente doit-être suffisamment élevé et résistant; au besoin une planche sera glissée sous le premier matelas, afin de lui donner la dureté nécessaire. On placera ce lit de façon qu'on puisse circuler librement autour de lui. Si l'on n'avait à sa disposition qu'un lit bas, circonstance qui rend la version singulièrement pénible, mieux vaudrait étendre un matelas sur un meuble plus élevé, une table, par exemple, et mettre la femme sur ce lit improvisé. Dans un cas où il avait été appelé pour terminer une version dont un confrère n'avait pu venir à bout, Hatin, trouvant la femme couchée sur un petit lit très-bas, la fit placer sur l'établi du mari, qui était tailleur, et put réussir ainsi l'opération.

La vessie et le rectum étant vidés, on mettra la patiente dans la situation obstétricale, c'est-à-dire qu'elle sera placée sur le dos, en travers de son lit, le siége venant affleurer au bord du lit, la tête légèrement soulevée par un oreiller. Les pieds seront posés sur deux chaises, ou mieux sur les genoux de deux aides, qui, assis de chaque côté, devront maintenir solidement les jambes fléchies sur les cuisses, et écartées de façon à laisser un espace suffisant pour l'accoucheur. Les membres inférieurs seront entourés de flanelle ou enveloppés dans des linges chauds. On donne quelquefois une situation un peu différente à la femme : c'est ainsi qu'on peut la placer dans le décubitus latéral, comme on le fait en Angleterre, ou dans la position génu-pectorale, comme l'a conseillé Ritgen; nous verrons plus loin dans quel cas il est utile d'adopter ces différentes positions.

Les organes génitaux externes et le canal vaginal seront soigneusement lavés et irrigués avec un liquide antiseptique, une solution de sublimé à 1 pour 2000, par exemple.

Enfin, dans la majorité des cas, on devra administrer du chloroforme. Trois aides seront donc généralement nécessaires, deux pour maintenir les jambes, le troisième pour l'anesthésie. Ajoutons qu'un bon éclairage est indispensable à l'opérateur, qui devra veiller soigneusement à ce que cette condition soit bien remplie.

En ce qui concerne l'enfant, indépendamment des préparatifs ordinaires, on se procurera tout ce qui est nécessaire pour le ranimer, au cas où il viendrait en état de mort apparente : de l'eau-de-vie ou de l'alcool pour lui faire des frictions, des plumes d'oie dont les barbes serviront à titiller le pharynx et les fosses nasales et à en extraire les mucosités ou le méconium qui peuvent s'y être accumulés, un insufflateur de Ribemont-Dessaignes, de l'eau chaude et une baignoire, des linges secs et chauds. On aura aussi sous la main des lacs pour en entourer le bras ou la jambe du fœtus, s'il y a lieu. Le lacs habituellement employé est un ruban de fil de 1 mètre de long environ, replié sur lui-même et auquel on fait un nœud coulant. M. Tarnier a récemment préconisé l'emploi de la mèche à briquet chinée dont se servent les fumeurs : cette substance, à la fois résistante et élastique, ne creuse pas sur la peau des sillons profonds comme le galon de fil et est, en cas de besoin, un excellent agent de traction.

Pour lui-même l'accoucheur devra veiller à ce que du savon, une brosse à ongles, des solutions antiseptiques, soient mises à sa disposition pour le nettoyage et la désinfection de ses mains. Cette précaution, négligée autrefois, est d'une absolue nécessité, si l'on veut éviter à la femme des accidents septiques plus ou moins graves. Bien coupable serait l'opérateur qui, étant donné nos connaissances actuelles sur l'infection puerpérale, ne se soumettrait pas aux règles de l'asepsie et de l'antisepsie les plus sévères avant de faire pénétrer sa main dans la cavité utérine. L'accoucheur aura aussi à sa portée un corps gras antiseptique, ou bien de la vaseline sublimée, phéniquée ou boriquée. Il devra, si le parquet est glissant, faire jeter un drap à terre, afin que son pied repose solidement sur le sol; il fera recouvrir le devant du lit d'une alèze tombante, afin d'empêcher que la literie soit souillée par le liquide amniotique et le sang pendant l'opération, et il aura soin de se protéger lui-même à l'aide d'un tablier. Enfin il prendra la précaution d'avoir auprès de lui un forceps. Bien que Mme Lachapelle ait prétendu que l'on ne devait jamais avoir besoin de recourir à cet instrument pour extraire la tête dernière, il est incontestable que, dans certains cas, l'emploi du forceps est parfaitement légitime et peut rendre de grands services en permettant une terminaison plus facile ou plus rapide de l'accouchement.

Tout étant ainsi préparé, voyons maintenant en quoi consiste l'opération elle-même.

Manuel opératoire. La version comprend trois temps : 1° introduction de la main et recherche des pieds; 2° évolution du fœtus ou version proprement dite; 3° extraction.

Premier Temps. *Introduction de la main et recherche des pieds.* Dans son article Version, le professeur Herrgott subdivise ce temps de l'opération en trois actes bien distincts qu'il considère comme les trois premiers temps de la version : *a*, introduction de la main dans les parties génitales; *b*, rupture des membranes et introduction de la main dans la cavité utérine; *c*, recherche des pieds. Telle est en effet la série des manœuvres que l'opérateur va avoir à accomplir, mais, sans multiplier les divisions, et nous conformant à l'usage classique, nous les décrirons toutes dans un seul et même temps, le premier de l'opération.

Avant tout l'accoucheur se préoccupera du choix de la main avec laquelle il doit opérer. Ce choix différera suivant les circonstances, et il faut envisager successivement le cas où l'enfant se présente par l'épaule et celui où il a la tête au détroit supérieur.

Dans le cas de présentation de l'épaule, le précepte classique est le suivant on doit choisir pour opérer la main homonyme de l'épaule qui se présente donc, épaule droite, main droite; épaule gauche, main gauche.

Il ne nous semble pas nécessaire d'entrer dans de longs détails pour faire comprendre la raison de cette règle. Il suffit en effet de placer par la pensée le fœtus dans une position quelconque de l'épaule droite, par exemple, pour se rendre compte que la main droite doit être plus apte que la gauche à trouver les pieds; cela est surtout vrai pour les cas où, le dos regardant en arrière, on fait pénétrer la main derrière le fœtus pour la ramener ensuite sur son plan antérieur et saisir les pieds : ce mouvement serait évidemment impossible à exécuter avec la main gauche. Le même raisonnement s'applique inversement à l'emploi de la main gauche dans la présentation de l'épaule gauche.

Empressons-nous toutefois d'ajouter que ce précepte n'a rien d'absolu et qu'on peut l'enfreindre sans danger. Lorsque le dos est en avant, on peut indifféremment employer l'une ou l'autre main, car les pieds ne sont jamais directement à droite ou à gauche, mais bien vers le fond de l'utérus, où on les saisira facilement avec n'importe quelle main. Lorsque le dos est en arrière, le choix de la main devient de même inutile, si l'on a soin de la faire pénétrer non plus en arrière, mais *en avant* du fœtus, comme nous le verrons plus loin. En résumé, lorsqu'il s'agit d'une présentation de l'épaule, on peut introduire la main dont on est le plus habile, sans suivre d'autre règle; si par hasard on ne réussissait pas la version avec cette main, il n'y aurait qu'à la retirer et à recommencer l'opération avec l'autre.

Le choix de la main, insignifiant dans le cas précédent, acquiert au contraire une grande importance lorsqu'il y a présentation du sommet ou de la face. La règle est alors celle-ci : introduire la main qui, placée dans une position intermédiaire à la pronation et à la supination, correspondra au plan antérieur du fœtus; ce qui peut se résumer ainsi : occiput à droite, main droite; occiput à gauche, main gauche. La plus simple attention suffit pour comprendre la nécessité d'appliquer rigoureusement cette règle.

Avant d'introduire la main dans les organes génitaux, l'opérateur devra retirer son habit et relever la manche de sa chemise au-dessus du coude, laissant ainsi l'avant-bras complétement découvert et ayant soin de ne pas se comprimer le bras, afin de ne pas gêner la circulation en retour et de conserver toute la liberté de ses mouvements.

Puis, toutes les précautions antiseptiques étant prises, la main et l'avant-bras seront enduits du corps gras antiseptique dont on aura fait choix. On aura soin toutefois de n'oindre que la face dorsale de la main, la face palmaire devant rester aussi sèche que possible pour saisir et retenir solidement les membres pelviens, déjà fort glissants par eux-mêmes.

Toutes les manœuvres du premier temps que nous allons maintenant décrire doivent être exécutées pendant le relâchement de l'utérus, dans l'intervalle des contractions utérines.

La main est, suivant le conseil donné par Ant. Dubois, ramassée en forme de cône, pour offrir le plus petit volume, c'est-à-dire que le pouce est caché dans la paume de la main et que les autres doigts sont serrés et imbriqués les uns sur les autres; elle est présentée ainsi à l'orifice vulvaire, de façon que le petit doigt corresponde à la commissure postérieure, l'index regardant en haut; elle est introduite lentement et avec douceur dans le canal vulvo-vaginal et pénètre peu à peu tout entière dans le vagin. Une fois l'anneau vulvaire franchi, la main suit la concavité du sacrum et rencontre l'angle sacro-vertébral, qui paraît toujours très-saillant ; l'extremité des doigts est alors reportée, en haut et ne tarde pas à rencontrer les bords de l'orifice utérin.

A ce moment, l'opérateur devra appliquer sa main libre sur le ventre de la femme et maintenir fortement le fond de l'utérus ; s'il éprouve quelque difficulté à bien exécuter lui-même cette pression, il en confiera le soin à un aide. Cette précaution est d'une importance capitale, et, si on la néglige, on s'expose à voir l'utérus non fixé, repoussé par la main qui va pénétrer dans sa cavité, se déchirer au niveau de ses insertions vaginales.

Arrivée au col utérin, la main peut rencontrer les membranes intactes. Deux méthodes ont été proposées pour les rompre. Peu conseillait de glisser les doigts entre la paroi utérine et l'œuf, de décoller ainsi les membranes jusqu'aux pieds et de pénétrer dans l'œuf seulement sur ce point : de cette façon le liquide amniotique est conservé dans la cavité utérine, et l'évolution du fœtus est facile. Levret au contraire, et avant lui de la Motte, prescrivaient de rompre les membranes au niveau même de l'orifice du col. Bien que Deleurye et Mme Lachapelle aient apporté l'appui de leur autorité à l'opinion émise par Peu, c'est le procédé de Levret qui a prévalu et qui est mis le plus souvent en pratique. C'est qu'en effet, lorsqu'on va rompre les membranes au-dessus de l'orifice utérin, il n'est pas rare qu'elles se déchirent en même temps au niveau même de cet orifice ; de plus, on s'expose soit à décoller le placenta et à amener une hémorrhagie, soit à léser la muqueuse utérine. Il est donc préférable de rompre la poche des eaux en pénétrant dans l'utérus : il suffit pour cela de faire sur les membranes une pression un peu forte avec l'extrémité des doigts ou même avec l'ongle. Sitôt que les eaux commenceront à s'écouler, l'opérateur, bien loin de retirer sa main, la fera pénétrer immédiatement dans l'utérus, sans tâtonner : il évitera ainsi l'issue du liquide amniotique, puisque son bras obturera l'orifice ; d'autre part, les doigts ne doivent pas rester trop longtemps en contact avec le col, afin de ne pas déterminer la contracture de ses fibres.

Au moment où la main pénètre dans l'utérus, elle rencontre la partie fœtale qui se présente et doit la repousser doucement, pour l'éloigner du détroit supérieur, puis elle va à la recherche des pieds. Pour arriver aux pieds, plusieurs voies peuvent être suivies. On a conseillé d'aller directement par le chemin le plus court vers le point où l'on en suppose la présence, mais il n'est pas sans inconvénients d'errer à l'aventure dans l'utérus. Levret, puis Boër, ont proposé de suivre le plan antérieur du fœtus, ce qui expose à faire une confusion entre les membres supérieurs et inférieurs. Mieux vaut, comme le recommandait P. Dubois, introduire la main *en arrière* du fœtus et suivre ensuite, d'après le précepte donné par Baudelocque, le plan latéral correspondant jusqu'au siége et aux membres inférieurs. C'est-là une manœuvre ordinairement facile et applicable aux présentations du sommet et aux présentations dorso-antérieures de l'épaule (fig. 1) ; toutefois il est bon d'ajouter qu'on est parfois obligé de transgresser cette règle et qu'on agit alors comme on peut.

Dans les présentations dorso-postérieures de l'épaule, la recherche des pieds, qui sont situés en avant, en rapport avec la paroi abdominale antérieure, devient très-pénible, si l'on introduit la main en arrière du fœtus, car, après avoir suivi le dos jusqu'au siége, il faut ensuite retourner la main en pronation forcée pour saisir les pieds, ce qui est loin d'être aisé. Aussi a-t-on coutume de procéder autrement. Mme Lachapelle conseillait en pareil cas de *brusquer* la version, c'est-à-dire d'introduire la main à plat en pronation entre la symphyse pubienne et le plan antérieur de l'enfant et d'aller ainsi directement aux membres pelviens. Cette pratique est difficile, et ce n'est pas sans une grande gêne que l'on peut parvenir à glisser ainsi la main derrière la symphyse pubienne : on se tirera beaucoup plus aisé-ment d'affaire en faisant placer la femme dans le décubitus latéral, ou mieux en-core dans la situation génu-pectorale : la main pénètre alors, sans être gênée comme précédemment, entre le fœtus et la paroi antérieure de l'utérus.

Quel que soit le procédé employé, lors-qu'on est arrivé aux pieds, il faut les saisir solidement, sans se préoccuper de la manière dont on doit les tenir entre les doigts. Il n'est d'ailleurs pas néces-saire d'avoir les deux pieds en main pour faire évoluer le fœtus, et nous verrons à propos des difficultés de la version qu'on se borne très-souvent à la prise d'un seul membre inférieur.

2e Temps. *Évolution du fœtus.* Ce temps de l'opération consiste à imprimer au fœtus un grand mouvement en vertu duquel on amène son siége au niveau du

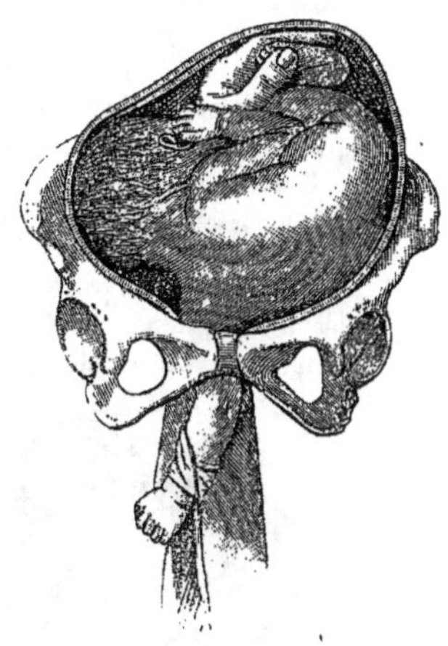

Fig. 1. — Version par manœuvres internes.
Saisie des pieds.

détroit supérieur. Pour l'accomplir, il suffit d'exercer une traction soit sur les deux pieds, soit sur un seul. Cette traction sera faite autant que possible dans le sens de la flexion, c'est-à-dire en abaissant les membres le long du plan anté-rieur du fœtus.

Cependant il arrive parfois qu'on n'a pu parvenir à atteindre les membres infé-rieurs que du côté de la face dorsale : on pourrait craindre alors, en faisant le mouvement d'évolution, de renverser le fœtus sur sa région dorsale et de léser sa colonne vertébrale, mais c'est là un danger plus théorique que réel, ainsi que l'a fait remarquer M. Tarnier : « Les tractions sur les pieds, dit-il, pelo-tonnent l'enfant sur son plan antérieur » : il suffit donc de tirer directement en bas pour que le fœtus subisse un mouvement de rotation sur lui-même qui le ramène dans le sens de la flexion naturelle.

De même que le premier temps, le temps d'évolution doit s'accomplir dans l'intervalle des contractions utérines.

3e Temps. *Extraction.* La version proprement dite est terminée : la pré-sentation primitive est transformée en une présentation du siége. Le 5e temps, l'extraction, va commencer. C'est peut-être celui qui exige le plus de prudence et d'habileté, surtout pour la sauvegarde de l'enfant. Il s'agit en effet d'un accou-chement par le siége, et l'on sait combien de dangers peut courir le fœtus pen-dant la période terminale de cet accouchement, si l'opérateur ne connaît ou n'observe exactement toutes les règles de la conduite à tenir : la moindre négli-gence, la moindre faute dans l'intervention, se payent souvent par la vie de l'enfant. Ajoutons que dans l'accouchement spontané par l'extrémité pelvienne on abandonne à la nature l'expulsion du siége jusqu'aux hanches, à moins d'in-dications spéciales, et que l'on intervient seulement pour la sortie du tronc, des épaules et de la tête : cette expectation a pour but de permettre aux parties molles de la filière pelvienne de subir l'ampliation progressivement croissante nécessaire pour le dégagement de parties de plus en plus volumineuses; de plus, en se gardant de faire des tractions prématurées, on évite le relèvement des bras et la déflexion de la tête. Dans le troisième temps de la version, au contraire, on commence l'extraction du siége à partir du détroit supérieur : aussi doit-on agir avec beaucoup de précaution et de lenteur et imiter autant que possible la nature, afin d'éviter de se créer des complications fâcheuses.

L'extraction comprend les actes suivants : dégagement du siége jusqu'aux hanches; dégagement du tronc et des épaules; extraction de la tête.

Les pieds sont amenés à la vulve avec la main qui a opéré la version et qui s'est efforcée de ne pas les quitter. On saisit alors les jambes, entourées préalablement d'un linge sec et chaud, à pleine main au-dessus des malléoles, le pouce dirigé en avant et allongé suivant l'axe du membre (fig. 2). On exerce des

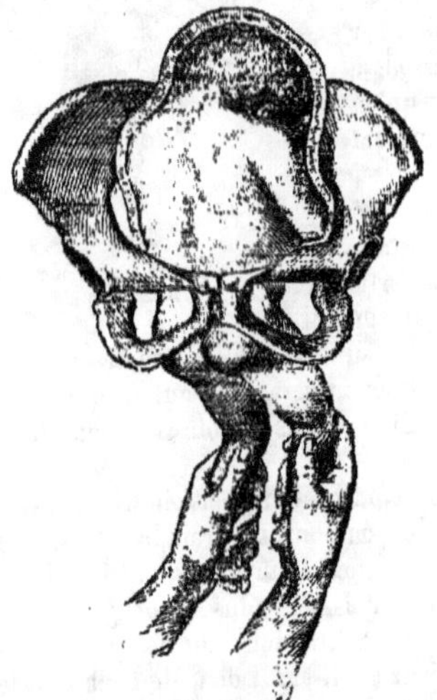
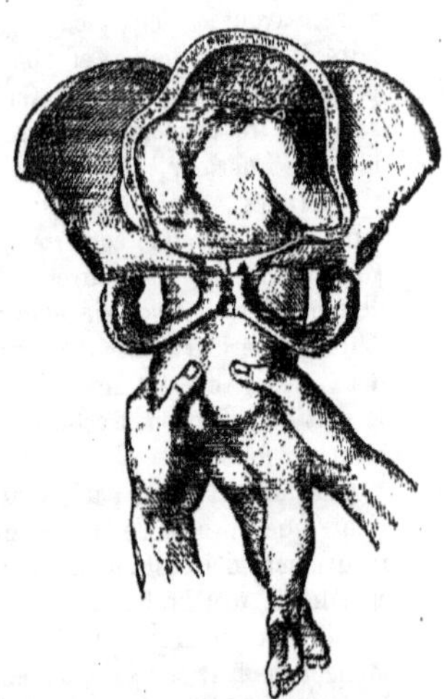

Fig. 2. — Extraction par les pieds.   Fig. 3. — Application des mains sur les hanches et dégagement du tronc.

tractions modérées, et on a soin de reporter les mains de bas en haut le long des membres au fur et à mesure que leur dégagement s'opère, en sorte qu'elles restent toujours rapprochées de la vulve et qu'à la fin elles sont appliquées sur les cuisses du fœtus; en agissant ainsi on évite à l'enfant les lésions que pourrait déterminer un effort énergique. Quant à la direction qu'on doit imprimer aux tractions, elle est indiquée par celle de l'axe pelvigénital, ainsi que l'a très-bien formulé Mme Lachapelle. Au début, on tirera en bas et en arrière pour engager les hanches dans le détroit supérieur, puis on continuera à faire des tractions sur les membres inférieurs dans la même direction jusqu'à ce que les hanches aient franchi l'excavation et soient arrivées au niveau du détroit inférieur. On veillera aussi, pendant ces tractions, à ce que les membres inférieurs soient placés l'un en avant, l'autre en arrière, de façon que le siége se présente bien dans le sens du diamètre antéro-postérieur de l'orifice vulvaire ; un très-léger mouvement de torsion imprimé aux membres suffit généralement, si cela est nécessaire, pour assurer cette bonne direction.

Au moment où la hanche antérieure apparaît sous la symphyse pubienne, on devra tirer en haut pour dégager complétement la hanche et la fesse postérieures ; puis on abaissera le siége pour achever le dégagement de la fesse antérieure.

Lorsqu'on a fait la version avec un seul pied et que l'autre membre est resté fléchi, on procédera au dégagement des hanches comme nous venons de le dire, mais en exerçant des tractions sur un seul membre, sans se préoccuper de l'autre, puis, au moment où le siége sera sorti, si la jambe relevée ne se dégage pas spontanément, on introduira l'index en crochet dans le pli de l'aine correspondant et on tirera simultanément et sans secousses sur cette aine et sur le membre qui est déjà au dehors : on défléchira ainsi facilement le membre redressé.

Le siége étant entièrement au dehors, l'opérateur va procéder à l'extraction du tronc jusqu'aux épaules. Pour cela il place ses mains de chaque côté du bassin, en prenant un point d'appui solide sur les os coxaux (fig. 3) ; il devra surtout bien se garder de placer les mains plus haut, sur le ventre même du fœtus, dans la crainte de produire des compressions dangereuses sur les viscères abdominaux. Le siége bien saisi est attiré directement en bas et en arrière ; en même temps on aura soin de diriger le dos suivant le côté vers lequel il a le plus de tendance à tourner spontanément ; on ne devra jamais le reporter directement en avant, mais bien l'appliquer contre la branche ischio-pubienne droite ou gauche, de façon à permettre aux épaules de s'engager dans le détroit supérieur suivant son diamètre oblique, qui est le plus large : c'est ce qu'on appelle diagonaliser le tronc. Au moment où apparaît la région ombilicale on s'assurera que le cordon n'est pas tendu ; on fera une anse à ce cordon en tirant doucement du côté de son extrémité placentaire : on évitera ainsi qu'il soit tiraillé ou même rompu et on s'assurera de l'état des battements funiculaires. On continue ensuite les tractions sur le siége ; bientôt les bras descendent accolés au tronc ; nous verrons plus loin qu'ils peuvent être relevés et nous indiquerons ce qu'il convient de faire en pareil cas. L'épaule antérieure apparaît derrière la symphyse pubienne, et il suffit de redresser un peu le tronc du fœtus pour aider à la sortie complète de l'épaule postérieure.

Reste enfin l'extraction de la tête, à laquelle on procédera de la manière suivante. Le fœtus sera placé à cheval et couché sur l'avant-bras droit ou gauche, suivant que l'occiput regardera à gauche ou à droite. Il ne faut pas oublier en effet que la rotation interne de la tête n'est ordinairement pas faite et que la face du fœtus est tournée vers l'un des côtés du bassin. Dans les cas normaux, les seuls que nous envisagions ici, la tête est fléchie et la bouche est par conséquent facilement accessible : deux doigts de la main, l'index et le médius, iront chercher cette bouche et y pénétreront pour prendre un point d'appui sur le maxillaire inférieur ; l'autre main étant appuyée sur les épaules, on fera subir un mouvement de rotation à la tête pour ramener l'occiput en avant derrière les pubis.

La sortie de la tête s'exécutera alors en tirant sur le maxillaire inférieur ; on a conseillé de repousser en même temps en haut l'occiput avec les doigts de l'autre main, glissés sous la symphyse, de façon à aider à la flexion complète et au dégagement, mais cette introduction des doigts sous la symphyse est loin d'être aisée, et elle n'offre pas une grande utilité; les tractions sur le maxillaire suffisent à elles seules pour fléchir la tête, et on pourra se borner à appuyer les doigts de l'autre main de chaque côté du cou sur les épaules (fig. 4). On relèvera le dos du fœtus vers le ventre de la mère (dos sur ventre), et le dégagement de la tête s'opérera ainsi par ses diamètres sous-occipitaux. On verra sortir successivement les diamètres sous-occipito-mentonnier, sous-occipito-frontal et sous-occipito-bregmatique. On procédera avec lenteur et en surveillant bien le périnée, qui pourrait se rompre sous l'influence d'un effort trop brusque.

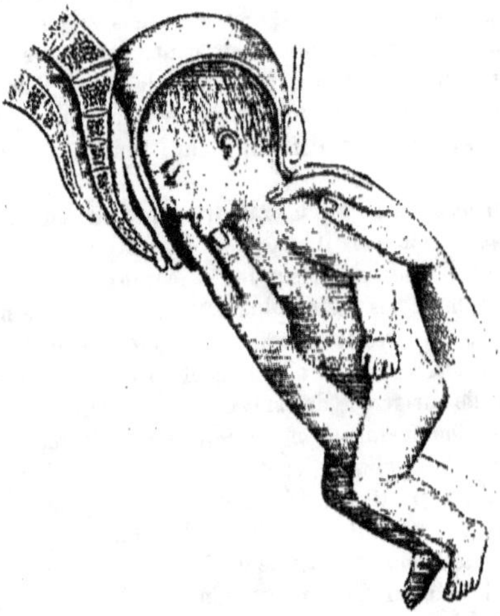

La manœuvre que nous venons de décrire pour pratiquer l'extraction de la tête est d'origine française. Elle a été indiquée pour la première fois par Mauriceau (1712). Mentionnée aussi par Portal, Dionis, de la Motte, Smellie, madame Lachapelle, etc., elle est habituellement désignée à l'étranger sous le nom de méthode de Smellie et en Allemagne particulièrement sous celui de méthode de Veit ou de Smellie-Veit. Or Smellie et Veit n'ont fait que répéter ce qu'avait dit Mauriceau bien

Fig. 4. — Extraction de la tête. — Manœuvre de Mauriceau.

avant eux. Veit a seulement le mérite d'avoir tiré ce procédé de l'oubli où il était tombé en Allemagne et d'en avoir démontré les avantages incontestables sur l'application du forceps sur la tête dernière. Ces différentes appellations sont donc erronées; il n'était que juste de rappeler ici que le seul nom qui doit être donné à la méthode en question est celui de Mauriceau.

Il existe un autre procédé pour extraire la tête qui a été attribué à tort par quelques auteurs allemands à Smellie, car, ainsi que nous venons de le dire, Smellie ne faisait que suivre la pratique de Mauriceau. Ce procédé, indiqué également par Mauriceau, mais seulement pour faire tourner la tête et non pour l'extraire, est assez analogue d'ailleurs au précédent; il n'en diffère que par la particularité suivante : au lieu d'introduire deux doigts dans la bouche du fœtus, on applique ces doigts de chaque côté de la face sur les apophyses malaires, où ils prennent un point d'appui. Ce moyen est loin de rendre les mêmes services que l'introduction des doigts dans la bouche du fœtus qui lui est généralement préférée.

Kiwisch a décrit un autre mode d'extraction de la tête; on le désigne sous le nom de *méthode de Prague;* nous aurions pu en renvoyer la description aux difficultés du troisième temps, mais, comme cette manœuvre a été conseillée non-seulement dans les cas difficiles, mais aussi dans les cas ordinaires, et que nous croyons d'ailleurs qu'elle doit être absolument proscrite, nous en parlons ici pour ne plus y revenir. Elle consiste à extraire la tête du fœtus à l'aide de tractions sur le tronc, et voici comment on doit procéder. Après avoir réuni les pieds de l'enfant dans une de ses mains, l'opérateur commence par exercer sur eux une traction brusque dans le sens vertical, afin de faire pénétrer la tête dans l'excavation au cas où elle serait encore élevée, puis, la main tenant toujours les pieds, l'index et le médius de l'autre main sont placés en crochet sur les régions sus-claviculaires : une traction énergique est alors excercée avec les deux mains en arrière et en bas, et brusquement le dégagement est obtenu par un redressement rapide de tout le tronc du fœtus.

Il n'est pas difficile de trouver des traces de cette méthode dite allemande dans l'ouvrage d'un accoucheur français antérieur à Kiwisch. Voici en effet ce qu'on peut lire dans le livre de Puzos (*Traité des accouchements*, 1759 p. 186) : « Il suffira d'en avoir mis un dehors (un bras) pour avoir de quoi *placer une main sur le col, les doigts çà et là, et tirer conjointement avec l'autre main qui tient les jambes, afin de faire glisser la tête qui ne résiste guère*, quand on a pris cette précaution, et que la femme n'est pas à son premier enfant. » Ajoutons que Puzos déclare que, si, « malgré les extensions, la tête ne passe point », il faut aller accrocher la mâchoire et faire en somme la manœuvre de Mauriceau.

Quoi qu'il en soit, la méthode dite de Prague n'offre aucun avantage sur celle de l'accoucheur français et présente au contraire des dangers qui doivent la faire rejeter de la pratique. Schrœder a insisté sur ces dangers en montrant que toute la traction porte sur les vertèbres cervicales et que de plus cette traction ne se fait pas directement dans l'axe de la colonne vertébrale, mais bien obliquement. Aussi comprend-on la fréquence des lésions de la colonne verté- brale et de la luxation dite de Schrœder, consécutivement à l'emploi de la méthode de Prague.

C. Braun a proposé en 1857 une méthode d'extraction qu'on pourrait qua- lifier de mixte, car elle tient à la fois de la manœuvre de Mauriceau et de la méthode de Prague. Voici comment il la décrit (*Lehrb. der gesamt. gynäk.*, Wien., 1881, p. 752) : L'accoucheur est placé latéralement ; il applique une main sur le cou de l'enfant, le pouce d'un côté, les autres doigts de l'autre, mais de façon que ces doigts soient dirigés de haut en bas et que la paume de la main repose sur le mont de Vénus. Il exerce ainsi sur la tête fœtale une pression, mais sans agir avec toute la force du bras comme dans la méthode de Prague. Pendant ce temps, l'autre main est introduite dans le vagin, et l'index et le médius sont placés dans la bouche pour amener le menton à la vulve. Lorsque la tête est bien fléchie et que le menton répond à la commissure posté- rieure, cette main quitte la bouche et va saisir les pieds qu'elle reporte en haut vers le ventre de la mère. La main restée appliquée sur le mont de Vénus sur- veille la sortie de la tête et l'empêche de se faire trop brusquement.

Cette méthode mixte ne nous paraît pas préférable à la manœuvre si simple de Mauriceau.

Tandis que les deux premiers temps de la version doivent, sous peine d'in- succès, être accomplis pendant les périodes de relâchement de l'utérus, le temps d'extraction au contraire est singulièrement facilité par les contractions uté- rines : c'est donc le moment où l'utérus se contracte que l'opérateur choisira pour pratiquer les différentes manœuvres de l'extraction. Si la femme a été chloroformée, il pourra même la laisser se réveiller un peu, afin d'être aidé aussi par les efforts abdominaux qui ne tarderont pas à reparaître. L'extraction de la tête peut devenir particulièrement pénible lorsque les contractions sont absentes, et c'est à ce moment précis de l'opération que bien souvent des enfants succombent, si le médecin, réduit à ses seules forces, ne peut arriver à terminer assez rapidement l'accouchement.

Difficultés de la version. Maintenant que nous connaissons l'opération dans ses grandes lignes, nous avons à envisager un certain nombre de cas particuliers qui peuvent exiger un mode d'intervention spécial. L'opérateur peut en effet se trouver aux prises avec des difficultés, les unes légères, les autres considérables, qu'il doit bien connaître, s'il veut les surmonter. Ces difficultés peuvent se rencontrer à chacun des temps de la version : l'ordre de leur description est donc tout tracé.

Difficultés du premier temps. Un premier obstacle à l'indroduction de la main est parfois causé par l'indocilité et la résistance de la femme; nous n'y insisterons pas, car il suffira de recourir à l'anesthésie pour le faire disparaître immédiatement.

L'étroitesse de la vulve est quelquefois assez considérable pour gêner notablement l'opérateur; toutefois il vaincra cette difficulté en graissant soigneusement sa main et en procédant avec lenteur, de façon à distendre peu à peu l'anneau vulvaire.

Au lieu d'avoir affaire à une étroitesse congénitale, on peut trouver la vulve rétrécie pathologiquement soit par un œdème dû à un travail prolongé, soit par des tumeurs, telles qu'un thrombus, des végétations volumineuses, etc. Dans ces différents cas, comme dans le précédent, on s'armera de patience et de douceur, et la main, bien enduite d'un corps gras, finira par pénétrer dans le vagin.

Nous ne ferons que signaler l'étroitesse de l'orifice vaginal, qu'on vaincra de la même manière. La contracture spasmodique du constricteur du vagin, et, un peu plus haut, celle du releveur de l'anus, n'apporteront pas d'obstacle sérieux au passage de la main, et disparaîtront d'ailleurs sous l'action du chloroforme.

Lorsque la main est dans le vagin, elle peut y rencontrer des brides cicatricielles plus ou moins résistantes, des cloisons transversales incomplètes. Dans ces cas, heureusement rares, si la distension progressive exécutée avec les doigts n'amène pas une dilatation suffisante, on pourra être obligé de recourir à des incisions libératrices.

La présence d'un bras dans le vagin doit nous arrêter davantage. C'est là un fait fréquent dans la présentation transversale, et qui n'apporte aucun obstacle grave à la version. Il a cependant donné lieu pendant longtemps à des pratiques barbares que l'esprit a peine à concevoir. « Les Anciens, écrivait J.-P. Maygrier en 1817 (*Nouveaux éléments de la science et de l'art des accouchements*, t. I, p. 365), ont toujours réputé pour un événement l'issue d'un bras ou d'une main dans le vagin; et ils ne croyaient pas qu'il y eût d'autre moyen de délivrer la mère de son fruit qu'en tordant ou amputant, dans l'articulation, l'extrémité sortie, enfin en l'arrachant d'une manière quelconque. Qui croirait que des accoucheurs modernes ont conseillé et même mis en usage un procédé aussi cruel ? Tirons le rideau sur une pareille barbarie »; et plus loin : « Je dis que le bras ne doit jamais embarrasser ; non, jamais. Car le bras même tuméfié et la main de l'opérateur avec lui n'égaleront jamais en volume la tête et le tronc, auxquels l'orifice livre néanmoins passage. » Cette protestation significative avait bien sa raison d'être, car la pratique déplorable des Anciens a malheureusement trouvé des imitateurs jusqu'à nos jours. Peu a vu naître un enfant auquel on avait tordu et arraché les deux bras. Dans certains cas d'étranges méprises ont eu lieu, un enfant naissant vivant et mutilé, alors qu'on avait cru opérer sur un cadavre. M. Herrgott (*loc. cit.*) rappelle à ce sujet que dans sa vingt-sixième observation de la Motte cite le cas d'un « enfant qui avait les marques les plus assurées d'une mort certaine », et qui « se trouva vivant, quoiqu'il eût le bras arraché, le crâne ouvert, la cervelle en partie dehors. » Plus récent encore est le procès retentissant du docteur Hélie (1827) : appelé auprès d'une femme en travail, chez laquelle l'enfant se présentait par l'épaule, ce médecin amputa successivement les deux bras du fœtus, qui naquit vivant malgré cette mutilation ; traduit devant les tribunaux par la famille, il fut condamné à payer à l'enfant une pension alimentaire.

Que convient-il donc de faire lorsque le bras fait procidence ou que la main apparaît au dehors ? Bien entendu, nous n'avons en vue ici que les présentations du tronc, et nous laissons de côté les cas où le bras accompagne une présentation du sommet ou du siége (*voy.* art. DYSTOCIE *fœtale*).

On devra se garder de refouler le bras prolabé, ce qui serait non-seulement difficile, mais inutile et dangereux, et on appliquera un lacs sur le poignet, ainsi que le faisait Baudelocque. Si la main n'est pas à la vulve, mais dans le vagin, on l'attirera au dehors pour y fixer ce lacs. Il n'y a que des avantages à agir ainsi. D'abord l'issue de la main est un fait utile au médecin, car elle lui permet d'assurer son diagnostic en lui faisant connaître l'épaule qui se présente. Puis le lacs fixé sur le poignet et confié à un aide empêche le bras de remonter dans les organes génitaux pendant l'évolution du fœtus, ce qui supprime une des difficultés de la version : le relèvement du bras. Enfin, si au lieu de faire la version l'accoucheur était obligé de renoncer à cette opération et de pratiquer l'embryotomie, ce bras lui serait d'un grand secours pour attirer le tronc du fœtus en dehors. En résumé, amener franchement la main hors de la vulve, fixer un lacs sur le poignet et le confier à un aide, telle est la règle à suivre : pour pénétrer dans le vagin, on fera relever fortement le bras procident, et, quelque tuméfié que puisse être ce membre, il n'empêchera nullement la main de progresser vers l'orifice utérin.

Quelquefois, au lieu d'un bras, il y en a deux de prolabés. On observe surtout ce fait lorsqu'il y a eu des tentatives antérieures de version et que l'opérateur, croyant abaisser le pied, a amené l'autre bras. Évidemment la pénétration de la main pourra être de ce fait rendue malaisée ; toutefois, en confiant à un aide le soin d'appliquer les bras contre la paroi supérieure du vagin à l'aide de lacs fixés sur chacun d'eux, la main pourra encore passer. Dans ce dernier cas, s'il existait des signes certains de la mort du fœtus, on serait autorisé à sectionner l'un des bras s'il opposait un trop grand obstacle à la version.

La main introduite dans le vagin peut encore y constater une procidence du cordon soit seul, soit accompagnant le bras. Dans le cas où l'enfant aurait succombé, ce fait ne doit pas préoccuper l'accoucheur, qui fera son opération sans s'inquiéter du cordon. Mais, si l'enfant est vivant, on devra repousser le cordon avec l'extrémité des doigts jusque dans l'utérus en passant de préférence en arrière, du côté de l'une des symphyses sacro-iliaques. On essayera de le porter le plus profondément possible pour empêcher qu'il retombe, et on ne le quittera que pour saisir aussitôt les pieds et accomplir l'évolution.

Dans quelques cas enfin, on peut rencontrer des procidences multiples du cordon et des membres supérieurs et inférieurs; on les observe lorsque des tentatives infructueuses de version ont été faites par une main maladroite. Récemment nous avons vu un cas de ce genre, dans lequel il y avait procidence des deux bras, d'une jambe et du cordon ombilical. Dans des faits semblables, on essaiera de terminer la version en faisant des tractions sur le membre inférieur engagé ; si l'on ne réussit pas, et surtout si l'enfant est mort, on n'hésitera pas à pratiquer l'embryotomie.

Arrivons maintenant aux obstacles qu'on peut rencontrer au niveau de l'orifice utérin.

Le col est incomplétement dilaté ; cette difficulté ne devrait jamais exister, si l'on se reporte à ce que nous avons dit des conditions nécessaires pour pratiquer la version. Lorsqu'elle se rencontre, c'est que l'opération a été commencée trop tôt : il n'y a donc qu'une chose à faire : retirer la main et attendre. Des injections vaginales chaudes seront utiles pour hâter la dilatation. Si cependant l'état de la femme ou de l'enfant exigeait une prompte délivrance, on pourrait essayer la dilatation forcée, de préférence avec les doigts introduits successivement et écartés dans le col, et en agissant avec une grande prudence. On a conseillé aussi d'avoir recours à de petits débridements multiples du col, mais c'est là un procédé qui peut être dangereux et dont on n'usera que dans des cas exceptionnels.

Il arrive parfois qu'au moment où l'on veut pénétrer dans le col on le trouve contracturé; il est devenu le siége d'une rigidité spasmodique et oppose une résistance, souvent invincible, au passage de la main. Cet état du col peut n'être que passager, et, après une courte expectation, la version devient possible, mais, si la contracture persiste, on s'efforcera de la faire cesser. Ici encore les injections prolongées d'eau chaude, de 42 à 45 degrés et même davantage, suivant la tolérance des femmes, pourront être employées avec succès. Les lavements laudanisés, les injections sous-cutanées de morphine, seront parfois très-efficaces. Les anesthésiques rendront aussi de grands services. L'hydrate de chloral à la dose de 2 à 4 grammes, administré sous forme de quarts de lavements à conserver, réussit souvent à vaincre la rigidité cervicale. Mais ce sont surtout les inhalations de chloroforme qui donnent d'heureux résultats. Il est rare que, sous leur action, il ne se produise pas une détente des fibres circulaires du col qui rend possible l'introduction de la main. Quant aux incisions, elles sont dangereuses et doivent être absolument proscrites.

Nous ne ferons que mentionner la rigidité anatomique et les tumeurs diverses, cancer, fibromes..., qui, siégeant sur le col, apportent à la version des difficultés plus ou moins considérables. Lorsqu'une portion du col envahi par une tumeur est restée saine, la dilatation peut se faire dans une étendue suffisante pour que la version soit praticable. En cas contraire, c'est à d'autres opérations, embryotomie, opération césarienne, qu'il faudrait songer. Nous renvoyons le lecteur à l'article Dystocie, à propos de la conduite à tenir suivant les différents cas.

Au moment où la main va franchir l'orifice utérin, elle est parfois arrêtée par le placenta inséré sur le segment inférieur et empiétant plus ou moins sur le col. Sans nous arrêter longement sur la conduite à tenir dans ces cas de placenta *prævia*, qu'on a désignés sous le nom d'insertion centrale (*voy.* PLACENTA), nous dirons seulement que deux méthodes peuvent être suivies pour pénétrer dans la cavité utérine. L'une, qu'on pourrait appeler méthode de force, consiste à arracher le placenta, comme le faisait Simpson, ou à le perforer avec les doigts et à faire passer la main à travers son épaisseur; dans l'autre, qui est une méthode de douceur et nous semble bien préférable, on décolle le délivre du côté où les membranes paraissent le plus facilement accessibles, on rompt ces membranes aussitôt qu'on les a atteintes, et on pénètre ainsi dans l'œuf.

Quelquefois la main éprouve une certaine peine à repousser la partie fœtale qui se présente, parce que celle-ci a déjà subi un certain degré d'engagement. Lorsque des efforts modérés de rétropulsion resteront infructueux, on sera obligé de renoncer à la version, car nous avons vu que l'engagement trop prononcé de la présentation est une contre-indication à cette opération. Le fœtus se présente-t-il par le sommet, on aura recours au forceps, s'il est vivant, à la basiotripsie, s'il est mort. Se présente-t-il par l'épaule, on n'aura plus qu'à faire l'embryotomie.

Une autre condition qui peut rendre impossible l'introduction de la main dans la matrice, du moins sans effraction, est la rétraction tétanique de l'utérus. On a conseillé pour la faire cesser : la saignée jusqu'à la syncope, pratique dont les conséquences sont trop graves pour la mère pour être acceptable; les onctions avec de la pommade belladonée sur le col, qui sont le plus souvent inefficaces; les grands bains, l'emploi des opiacés, qui peuvent avoir une réelle utilité; le chloroforme, qui donne d'ordinaire de bons résultats. Tous ces moyens viennent-ils à échouer, on se gardera de tenter quand même la version; nous avons insisté déjà sur les dangers de la version forcée, et, comme en pareil cas l'enfant a succombé habituellement, on devra pratiquer l'embryotomie.

La main introduite dans la cavité utérine peut être gênée par les contractions, parfois très-énergiques, de la matrice. On devra suspendre alors tout mouvement, et laisser cette main appliquée à plat sur le fœtus jusqu'au moment du relâchement de l'organe. Mais les contractions sont quelquefois si répétées et si violentes qu'elles engourdissent et paralysent le bras et qu'il devient impossible à l'opérateur de poursuivre ses tentatives de version : il devra alors retirer son bras et recommencer avec l'autre main.

La recherche des pieds pent donner lieu à quelques difficultés. Lorsqu'on ne les trouve pas à l'endroit supposé, il faut suivre le précepte de P. Dubois et aller les chercher au fond de l'utérus. Pour cela, on fera pénétrer la main très-profondément et sans hésitation; dans ces conditions, l'avant-bras disparaît parfois presque entièrement dans les parties génitales. Arrivée au fond de l'organe, la main s'oriente pour trouver les membres inférieurs, tandis que l'autre main, placée à l'extérieur sur l'abdomen, lui vient puissamment en aide en dirigeant vers elle les extrémités fœtales.

Mais est-il bien nécessaire de saisir les deux pieds pour faire évoluer le fœtus? On l'a cru pendant longtemps, et Guillemeau allait jusqu'à dire que « penser tirer l'enfant par un seul pied serait l'écarteler et faire mourir la mère ». Mauriceau, Dionis, Peu, Burton, considéraient comme une règle formelle la saisie des deux pieds. Bien que Mme La Marche (1677), Portal (1685), de la Motte (1721), aient déclaré que ce précepte était trop absolu et qu'il était possible de faire la version avec un seul pied, c'est Puzos le premier qui, suivant en cela la pratique de son maître Clément (Puzos, *Traité des accouche-ments*, Paris, 1759, *préface*, p. 7), émit nettement l'avis de ne prendre qu'un pied et montra les avantages qui pouvaient en résulter. Depuis, Wigand et Kilian ont même prétendu que la version se faisait mieux ainsi. Dugès, Lachapelle, P. Dubois, Chailly-Honoré, Cazeaux... et la plupart des accoucheurs, pensent simplement, sans donner la préférence à la version monopode, qu'on peut opérer la version sur un seul pied quand on a trop de peine à les saisir tous les deux. D'ailleurs, la discussion de ce point de pratique ne nous paraît pas avoir grande valeur, et bien que, suivant la remarque de M. Herrgott, « la question paraisse si peu résolue pour tous qu'elle est posée de nouveau dans les Sociétés savantes », nous la croyons jugée par les faits cliniques. En effet, dans la recherche des pieds l'opérateur doit simplement savoir qu'il réussira la version aussi bien avec un pied qu'avec les deux, et sans s'astreindre, pour des raisons plus théoriques que réelles, à prendre les deux pieds ou au contraire à n'en saisir qu'un seul, il fera comme il pourra.

Ce qui simplifie encore la question, c'est qu'il n'est même pas besoin d'aller jusqu'aux pieds et que souvent la prise de deux genoux, ou d'un seul (Simpson, Barnes, C. Braun, etc.), est parfaitement suffisante pour faire évoluer le fœtus. Parfois même on entraîne plus facilement l'enfant avec les doigts placés en crochet dans un creux poplité que lorsqu'on le tient par un pied.

Dans une communication faite en octobre 1877 à l'Académie de médecine, M. Guéniot a recommandé, pour pratiquer la version dans les cas difficiles, un procédé auquel il a donné le nom d'ano-pelvien (*Ann. de tocologie*, nov. 1877, p. 651). Il consiste : « 1° à s'aider du poids du corps pour faire pénétrer la main, presque sans fatigue, jusque vers le fond de la cavité utérine ; 2° à prendre comme point d'appui, pour les tractions à exercer sur le fœtus, l'arcade pubienne ou la pointe sacro-coccygienne, à l'aide d'un doigt (de préférence le médius) courbé en crochet dans le rectum. » M. Guéniot déclare que cette manœuvre lui a été maintes fois du plus grand secours. Elle peut aussi, selon lui, être utile dans les cas de grossesse gémellaire, en permettant d'éviter la confusion des membres. Malgré l'avis de l'auteur qui juge cette pratique innocente pour l'enfant vivant, nous croyons qu'elle n'est guère applicable que lorsque le fœtus est mort. Dans ce cas, où on n'a plus de ménagements à garder vis-à-vis de l'enfant, on le fait évoluer comme on peut, et le procédé de M. Guéniot peut avoir son utilité. C'est par un moyen à peu près analogue que Pingeon (de Dijon), dans un cas où la rétraction de l'utérus rendait impossible la recherche des pieds et où le fœtus était mort, réussit à faire la version : il introduisit un doigt dans le vagin du fœtus et put exercer ainsi une traction suffisante pour amener le siége au détroit supérieur (*Arch. de méd.*, 1832, t. XXX).

Pour en finir avec ce sujet, nous citerons encore une manœuvre qui, employée d'abord par Levret sous le nom de *préparation* à la version et déjà critiquée par Saxtorph, fut préconisée de nouveau et modifiée par Deutsch, dont elle a conservé le nom. Elle a pour but de rendre les membres inférieurs plus facilement accessibles et d'éviter ainsi l'introduction profonde de la main dans la cavité utérine (Deutsch, *Dissert. de versione fœtus in pedes*, Dorpat, 1836). Aussitôt que la main introduite dans l'utérus, dans un cas de présentation de l'épaule, rencontre le tronc du fœtus, elle exerce sur lui une pression de bas en haut et cherche à lui faire accomplir un mouvement de rotation autour de son axe longitudinal qui dirige les pieds vers l'orifice utérin. Bien que la méthode de Deutsch ait réussi une fois au professeur Herrgott (*loc. cit.*), nous pensons avec Charpentier (*Traité pratique des accouchements*, 1883, t. II, p. 536) que ce soulèvement et cette rotation du fœtus ne peuvent avoir lieu que si l'utérus contient une notable quantité de liquide, si le fœtus est petit, mobile, etc.; toutes conditions où la version est facile et où par conséquent le procédé ordinaire est applicable.

P. Dubois a signalé le premier une difficulté qui peut se présenter pendant le premier temps de la version et qu'il est bon de connaître. Elle est due à une grande mobilité de l'utérus autour de son axe vertical : l'organe suit alors les mouvements de la main de l'opérateur. Il suffit en pareil cas de faire fixer solidement l'utérus par les mains d'un aide. Une autre difficulté, indiquée par M. Tarnier, reconnaît pour cause une mobilité exagérée du fœtus, qui fuit devant la main; on la fera disparaître de la même manière que la précédente.

Ajoutons encore que les doigts peuvent s'embarrasser dans les membranes déchirées et flottantes. Quelques tâtonnements et de la patience viendront à bout de cette légère complication. Enfin, si l'on trouve le cordon enroulé autour du fœtus, on essaiera de dégager ce dernier des circulaires qui l'entourent, car ils pourraient donner lieu à des difficultés assez sérieuses au moment de l'extraction.

Difficultés du deuxième temps. Le temps d'évolution est en général facile, surtout lorsque la version a été pratiquée au moment d'élection, c'est-à-dire dans les circonstances les plus favorables. Si l'on éprouve quelque gêne à attirer le pied au dehors parce qu'il est glissant, on placera un lacs sur le membre dès qu'il sera suffisamment abaissé, et on exercera les tractions sur ce lacs.

Lorsque la version a été entreprise dans de moins bonnes conditions, le liquide amniotique étant écoulé, l'utérus plus ou moins rétracté, l'évolution peut être rendue difficile par la fixité de la partie fœtale, tête ou épaule, au détroit supérieur. Il suffira quelquefois de faire changer la femme de position, de la mettre sur le côté ou dans la situation génu-pectorale, pour réussir à mobiliser le fœtus. Cependant, la fixité peut persister : à mesure qu'on tire sur le pied, la partie fœtale tend à s'engager avec le siége; elle s'applique de plus en plus sur le détroit supérieur et peut, malgré tous les efforts tentés pour « la repousser en haut et sur le côté avec le pouce et la paume de la main qui opère » (Nægelé et Grenser, *Traité pratique de l'art des accouchements*, trad. Aubenas, Paris. 1869, p. 255), rester immobile, et l'évolution ne se produit pas. Hubert de Louvain a conseillé en pareil cas d'agir sur la tête par des manœuvres extérieures et de la reporter en haut vers le fond de l'utérus. Ce moyen réussit quelquefois; mais en réalité il y a deux indications simultanées à remplir : d'une part, maintenir le pied solidement fixé pour qu'il n'échappe pas, d'autre part repousser la partie fœtale. Pour y parvenir, on peut, comme l'indique Charles (de Liége [*Cours d'accouchements*. Paris-Liége, 1887, t. II, p. 333]), éloigner la tête du détroit supérieur avec une main agissant extérieurement, tandis que l'autre main continue à tenir le pied, sans l'abandonner comme le faisait Hubert. Mais la fixité de la partie fœtale peut être telle qu'on soit obligé d'introduire la main dans le vagin pour aller la repousser directement.

On a alors recours à ce qu'on a appelé la double manœuvre.

Voici en quoi elle consiste : on commence par placer un lacs sur le membre inférieur, afin de laisser un espace suffisant pour le passage de la main qui est chargée de dégager le détroit supérieur. L'application d'un lacs sur la jambe, relativement facile lorsque le pied est déjà arrivé à la partie inférieure du vagin ou à la vulve, peut devenir très-ardue lorsque ce pied est encore à la partie supérieure du canal vaginal ou même au niveau de l'orifice utérin. Aussi de nombreux instruments, dits porte-lacs, ont-ils été imaginés pour fixer ce lacs (Hubert, Wasseige, Lambert, Tréfurt, Hyernaux, Morales Alpaca, etc). Nous nous garderons bien de les passer en revue, car ils sont tous à peu près inutiles dans la pratique. Nous signalerons seulement un instrument simple et ingénieux dû à Van Huevel et qui, lorsqu'on l'a sous la main, peut réellement rendre service. C'est une longue pince destinée à saisir directement la jambe : chacune de ses branches est terminée par un anneau coudé à angle droit qu'on doit appliquer sur le bas de la jambe. Lorsque la pince est fermée, les deux demi-anneaux forment un anneau complet qui embrasse le membre. M. Auvard a imaginé récemment une pince podalique assez analogue à celle de Van Huevel, et pouvant avoir la même utilité. Mais, lorsqu'on veut fixer un lacs, le meilleur instrument est encore la main. On devra procéder de la manière que voici : le lacs étant replié sur lui-même, on y fait un nœud coulant dont on s'entoure le poignet, on va saisir le pied situé dans le vagin et on l'abaisse autant que possible. La main libre doit alors faire glisser le lacs du poignet sur la main et les doigts, et des doigts sur la jambe, au-dessus des malléoles. Il suffira ensuite de tirer sur les deux extrémités du nœud coulant pour le fixer sur la jambe. Cette manœuvre est délicate ; le pied est souvent difficile à tenir et échappe, le lacs mouillé glisse mal sur les doigts, etc. ; cependant avec un peu de patience et d'habileté on finit presque toujours par mener à bien cette petite opération qui a du moins l'avantage de n'exiger aucun instrument spécial. Une fois que le pied est maintenu solidement à l'aide du lacs, on va procéder à la rétropulsion de la partie fœtale qui occupe le détroit supérieur. Justine Sigmundin employait dans ce but une tige spéciale, Burton un instrument en forme de béquille ; Maygrier se servait du repoussoir, etc. Le mieux est d'introduire directement la main, de l'appliquer à plat sur la tête ou sur l'épaule et de repousser cette région du fœtus vers l'un des côtés du bassin, tandis que l'autre main tire sur le lacs.

Lorsqu'on a affaire à une présentation de l'épaule, il peut se faire que, malgré la manœuvre que nous venons d'indiquer, la version n'ait pas lieu : cela tient à ce qu'on tire sur le pied homologue de l'épaule qui s'engage : il faut alors aller chercher l'autre pied, car son abaissement va faire tourner le fœtus sur son axe et déplacer l'épaule.

Enfin, lorsque les tentatives de double manœuvre échoueront complétement, on ne devra pas trop insister, surtout s'il n'y a plus de liquide dans l'utérus, si du seigle a été administré, si la rétraction utérine est considérable. On risquerait fort en effet de déterminer une déchirure de l'utérus ; et il sera beaucoup plus sage de recourir à l'embryotomie.

Difficultés du troisième temps. Les difficultés que peut présenter l'extraction résultent souvent de fautes commises par l'opérateur, et nous rappelons ici toute l'importance qu'il y a à accomplir les différents actes qui constituent ce temps pendant les contractions utérines. C'est en effet en s'aidant de la *vis à tergo* provenant de l'utérus que l'on pourra éviter deux des principales difficultés que nous allons exposer : le relèvement des bras et la déflexion de la tête.

Nous suivrons pas à pas le mécanisme de l'accouchement par le siége, et nous décrirons successivement les difficultés qui peuvent surgir pour le dégagement des membres inférieurs et des hanches, du tronc, des épaules et des bras, enfin de la tête.

Une première complication, d'ailleurs sans importance, car il est facile d'y remédier, peut s'observer lorsque le pied saisi se trouve être le pied postérieur, celui qu'on a appelé le *mauvais pied*. La jambe antérieure est souvent alors relevée sur le tronc du fœtus et la fesse correspondante peut s'arcbouter sur le bord supérieur de la symphyse pubienne et s'opposer à l'engagement du siége dans l'excavation. Dans ce cas, une simple traction dirigée bien en arrière, dans l'axe du détroit supérieur, suffira parfois à amener la descente de la hanche arrêtée à ce détroit. Si on ne réussit pas ainsi, on pourra aller à la recherche du membre relevé pour l'abaisser, mais ce n'est pas toujours chose facile. Le meilleur procédé est de convertir le mauvais pied en *bon pied*. Pour cela, on saisit le membre à pleines mains et on lui imprime un mouvement de rotation, qui se communique au fœtus tout entier, en sorte que le pied postérieur devient antérieur et que la hanche antérieure, qui était arrêtée par le pubis, est portée dans la concavité du sacrum. La descente du siége ne souffrira plus alors aucune difficulté.

Lorsque le siége est sorti et qu'on procède au dégagement du tronc suivant les règles que nous avons indiquées, on peut, au moment de faire une anse au cordon, rencontrer un cordon ombilical trop court. Si cette brièveté est due à un circulaire trop serré pour qu'on puisse le dégager, ou si elle est naturelle, on fera la section du cordon entre deux ligatures, ou bien, après avoir coupé le cordon, on posera seulement une ligature sur le bout fœtal, qu'on reconnaîtra au double jet artériel qui s'en échappe ; en tout cas, on devra se hâter ensuite de terminer l'extraction.

Pendant le dégagement du tronc, les bras, au lieu de descendre accolés à lui, peuvent se relever soit en avant du fœtus, soit, beaucoup plus rarement, du côté de sa face dorsale. Comme on doit dégager ces bras artificiellement, il est important de reconnaître dans quelle direction s'est fait le relèvement. Ce diagnostic se fera aisément par cette simple considération que la pointe de l'omoplate, très-écartée de la colonne vertébrale dans le relèvement du bras en avant, lui sera au contraire contiguë, si le relèvement a eu lieu en arrière.

Nous supposerons d'abord que les bras sont relevés en avant, ce qui est le cas le plus fréquent. On commencera par dégager le bras postérieur, qui est le plus facilement accessible. Le fœtus est couché sur l'avant-bras, qui ne doit pas opérer le dégagement, puis les trois premiers doigts de la main homonyme du bras du fœtus qui est relevé sont introduits le long de ce bras, le pouce du côté de l'aisselle, l'index et le médius du côté externe et jusqu'au coude : ces trois doigts font office d'attelles ; ils doivent entraîner le bras en bas en le faisant passer au devant de la face et du thorax du fœtus ; c'est à ce mouvement circulaire que Pajot a appliqué l'expression pittoresque : faire moucher le fœtus. On ne risque point ainsi de casser le bras, ce qui aurait lieu inévitablement, si on voulait l'abaisser en plaçant un ou deux doigts en crochet sur le milieu de l'humérus. La manœuvre est la même pour dégager le bras antérieur ; seulement on abaisse fortement le tronc du fœtus, puis on introduit le long du bras relevé les trois premiers doigts de la même main que celle dont on s'est servi pour le bras postérieur ; le dégagement s'opère par le même mouvement de rotation. Toutefois l'abaissement du bras antérieur offre beaucoup plus de difficultés que celui du postérieur, ce qui tient au peu de place qu'a l'opérateur pour mouvoir ses doigts entre le fœtus et la symphyse pubienne. Aussi procédera-t-on avec avantage d'une autre manière : une fois le bras postérieur dégagé, on saisira d'une main ce bras, de l'autre le tronc, et on leur imprimera un mouvement de rotation qui transformera le bras antérieur en bras postérieur ; c'est là une manœuvre absolument inoffensive pour l'enfant ; lorsqu'on l'aura effectuée, il n'y aura plus qu'à dégager ce second bras postérieur comme le premier.

Dans le cas rare où les bras seront relevés en arrière, on les dégagera en les faisant passer de haut en bas le long de la nuque et du dos par une manœuvre analogue à celle que nous venons de décrire. Toutefois, au lieu d'employer, pour opérer le dégagement de ces deux bras, la main homonyme du bras postérieur, comme pour le cas précédent, on devra se servir de la main opposée.

Quelquefois enfin les bras sont croisés derrière la nuque. On recherchera, suivant la remarque de Dugès, si ce croisement a eu lieu le bras étant relevé en avant ou en arrière, afin d'opérer l'abaissement dans le sens voulu sans tordre ou luxer le bras. Le dégagement sera pratiqué d'après les mêmes règles que précédemment, mais il sera souvent très-pénible, surtout pour le bras antérieur, qui pourrait même être impossible à abaisser, si l'on cherchait à le faire directement, derrière la symphyse pubienne. Aussi Mme La Chapelle a-t-elle conseillé dans ce cas d'extraire la tête avec le bras. Mais, si l'on a soin de transformer, comme nous l'avons dit, ce bras antérieur en bras postérieur, la difficulté disparaît en grande partie, et le dégagement isolé du membre devient possible.

Il nous reste à parler maintenant des difficultés parfois considérables que peut offrir le dégagement de la tête. Elles sont d'autant plus importantes à bien connaître que l'enfant est exposé à mourir rapidement, pour peu que la tête tarde à sortir. A ce moment, en effet, la gêne de la circulation fœto-placentaire est portée à son comble ; le fœtus fait des efforts d'inspiration et déglutit du sang, des glaires, du méconium... Quelques accoucheurs ont bien proposé de faire arriver l'air dans la bouche du fœtus, soit le long de la main creusée en gouttière et dont deux doigts pénètrent dans la cavité buccale (Pugh), soit à l'aide d'instruments spéciaux (Weidmann, Hecking, Baudelocque neveu, etc.). Mais, au lieu de perdre du temps à ces manœuvres souvent inutiles, le mieux est de procéder le plus rapidement possible au dégagement de la tête.

La tête peut être arrêtée soit au niveau du col, soit au détroit supérieur, soit enfin au détroit inférieur ou au plancher périnéal. Nous envisagerons ces différentes éventualités en n'ayant d'abord en vue que le cas où le bassin est bien conformé, puis nous étudierons spécialement ce qu'il convient de faire quand la tête est retenue au détroit supérieur par un rétrécissement du bassin.

L'obstacle au dégagement de la tête peut être constitué par le col de l'utérus revenu sur le cou de l'enfant. Ceci s'observe surtout lorsque la version a été commencée trop tôt, c'est-à-dire avant que le col fût complétement ou suffisamment dilaté ou dilatable. En pareille occurrence, on introduira deux doigts dans la bouche du fœtus placé à cheval sur l'avant-bras, et on essaiera de fléchir la tête, tandis qu'avec les doigts de l'autre main on tentera de repousser le col au delà du vertex. Cette manœuvre réussit ordinairement, et ce n'est que rarement qu'on est obligé d'avoir recours au forceps.

Nous avons vu que normalement on doit, pour dégager la tête, faire tourner l'occiput en avant et l'amener derrière la symphyse pubienne. Mais il peut se faire que, soit par la faute de l'opérateur, soit pour une autre raison, l'occiput vienne à tourner en arrière et réponde à la concavité du sacrum. Deux cas peuvent alors se présenter : ou bien la tête est fléchie, ou elle est défléchie.

Lorsque la tête est fléchie, le dégagement est généralement assez simple : il suffit de porter le tronc du fœtus très en bas et en arrière, en dirigeant son dos vers celui de la mère (dos sur dos) : on voit alors apparaître au-dessous de la symphyse le menton, puis la face, enfin le front et le bregma : la sortie de la tête s'opère par les diamètres sous-occipito-mentonnier, sous-occipito-frontal et sous-occipito-bregmatique. Pour éviter le danger de tractions portant uniquement sur le tronc, on s'aidera de deux doigts glissés derrière le pubis et introduits dans la bouche.

Beaucoup plus rarement la tête est défléchie, et le menton répond au bord supérieur de la symphyse pubienne, sur lequel il est accroché ; l'extraction peut devenir alors très-pénible. On a conseillé de dégager le fœtus ventre sur ventre, c'est-à-dire de relever fortement le ventre du fœtus vers l'abdomen de la mère, et d'exercer des tractions qui auront pour but de faire sortir la tête par les diamètres sous-mento-occipital, bregmatique et frontal. Il sera très-utile de faire appuyer en même temps par un aide sur la tête à travers la paroi abdominale. Mme La Chapelle a indiqué un autre procédé : elle propose de ramener la face dans la concavité du sacrum de la manière suivante : on introduit la main dans le vagin en arrière de la tête ; on contourne l'occiput, puis le côté de la tête, et on va avec l'extrémité des doigts chercher la commissure labiale ; on essaie de placer un ou deux doigts dans la bouche, et on entraîne la face en arrière. Si l'on ne peut arriver à pénétrer dans l'orifice buccal, on se contente de prendre un point d'appui sur la joue la plus éloignée et on s'efforce, par des pressions exercées sur cette joue, d'opérer la rotation.

Toutes ces manœuvres sont difficiles à accomplir et, lorsqu'on ne peut réussir avec la main soit à faire le dégagement ventre sur ventre, soit à ramener la face en arrière, il ne reste plus qu'à tenter une application de forceps ; quelquefois même on est obligé d'en venir à la craniotomie et au broiement de la tête.

Parfois enfin la tête a franchi le détroit supérieur ; elle est entrée dans l'excavation où elle a accompli sa rotation, et la nuque est venue se mettre en rapport avec la symphyse pubienne, mais alors elle reste arrêtée au plancher périnéal ; l'absence de contractions utérines et d'efforts abdominaux, la résistance du périnée, contribuent à rendre l'extraction manuelle si pénible que l'opérateur ne peut en venir à bout, malgré tous ses efforts. Or, à ce moment, une perte de temps peut être fatale à l'enfant ; l'écoulement du méconium, les efforts d'inspiration, la cessation des battements du cordon, le ralentissement des bruits du cœur, etc., indiquent son état de souffrance et sa mort imminente. Quelque objection qu'on ait faite à l'application de forceps faite sur la tête dernière, il est certain que cette opération est ici indiquée : il faut achever promptement l'extraction, et la main échouant, le forceps seul peut permettre à l'accoucheur de sauver la vie de l'enfant.

M. le docteur Budin vient de publier sur ce sujet une intéressante leçon qu'il a faite à la Clinique d'accouchements de la Faculté (*Semaine médicale*, 28 décembre 1887). Il insiste sur l'utilité des applications de forceps faites dans ces conditions. Dans trois cas où la tête était arrêtée sur le plancher périnéal, la manœuvre de Mauriceau étant impuissante à dégager la tête, et la vie de l'enfant se trouvant en grand danger, il a appliqué le forceps et a réussi à terminer rapidement l'accouchement et à extraire un enfant vivant.

Nous renvoyons à l'article Forceps pour les règles particulières à suivre dans l'application de cet instrument sur la tête dernière.

Dans les difficultés d'extraction de la tête que nous venons d'exposer, nous avons supposé le bassin normal. Mais la tête peut être arrêtée au niveau du détroit supérieur par le fait d'un rétrécissement du diamètre antéro-postérieur de ce détroit; c'est ce qu'on observe dans la forme de viciation du bassin la plus fréquente, celle qui est due au rachitisme. La situation que prend la tête dans ces conditions est importante à bien connaître : défléchie et repoussée plus ou moins en avant par la saillie du promontoire, elle s'incline en arrière et place ses diamètres antéro-postérieurs dans le diamètre le plus large du détroit supérieur, c'est-à-dire dans le diamètre transverse, en sorte que la face regarde directement l'un des côtés du bassin.

Lorsque la tête ainsi arrêtée n'est pas trop volumineuse et que l'angustie pelvienne n'est pas trop considérable, il est possible, sans sacrifier le fœtus, de lui faire franchir le rétrécissement à l'aide d'une manœuvre particulière, et même d'extraire l'enfant vivant. Nous verrons que c'est là un fait qui entre pour une large part en ligne de compte dans l'appréciation de la version dans les rétrécissements du bassin. Pour bien comprendre la manœuvre d'extraction de la tête dernière dans un bassin rétréci, il est indispensable de rappeler brièvement le mécanisme suivant lequel, dans ces circonstances, doit s'opérer la descente de la tête dans l'excavation.

Ce mécanisme n'a été nettement élucidé qu'après une série de recherches parmi lesquelles nous citerons particulièrement celles de Simpson, de M. Duncan, de Barnes, de Goodell, de Budin, enfin de Champetier de Ribes. Un premier point dont la nécessité a été reconnue de tout temps, c'est qu'il faut que la tête se fléchisse. C'est cette flexion que Mauriceau voulait obtenir en introduisant deux doigts dans la bouche et en abaissant le menton, et nous avons vu que son procédé est resté classique. C'est ce que recommandait aussi Mme Lachapelle quand elle écrivait : « La tête doit *se fléchir* et la face doit se présenter *latéralement* pour que l'introduction s'en fasse aisément dans le détroit supérieur » (*Pratique des accouchements*, 1821, t. II, p. 78).

Mais il ne suffit pas que la tête soit fléchie pour pénétrer à travers un détroit supérieur rétréci : il faut encore qu'elle se mette en rapport avec le diamètre promonto-pubien minimum par un diamètre transverse plus étroit et plus réductible que le diamètre bipariétal. Simpson, qui a si brillamment soutenu la thèse de la version dans les rétrécissements du bassin (*Clin. obstétr.*, trad. Chantreuil, 1874, p. 374), admettait que le diamètre bitemporal est celui qui, après la flexion complète de la tête, vient correspondre au diamètre minimum du détroit supérieur. Joulin en France, malgré son opposition aux idées de Simpson sur la version dans les bassins rétrécis, Goodell en Amérique, Barnes en Angleterre, pour ne citer que les principaux, acceptèrent l'assertion de Simpson que la tête venant la dernière se présentait au diamètre minimum par son diamètre bitemporal ou par un diamètre très-voisin, en sorte que les bosses pariétales se trouvaient repoussées latéralement dans un espace plus large du bassin. Mais, à la suite de recherches expérimentales nouvelles, Budin (*De la tête du fœtus au point de vue de l'obstétrique*. Thèse de

Paris, 1876, p. 102 et suiv.) est venu démontrer que l'opinion émise par Simpson et admise par d'autres accoucheurs n'était vraie que pour des fœtus avant terme : à sept mois, par exemple : c'est en effet le diamètre bitemporal qui vient se mettre en rapport avec le diamètre minimum. Mais il n'en est plus de même à terme, et il ne peut plus en être ainsi. En effet, Budin a mesuré la distance qui sépare, sur la tête fléchie, la nuque de l'extrémité inférieure de la suture fronto-pariétale, à laquelle aboutit, comme on sait, le diamètre bitemporal, et il a trouvé que cette distance était de 55 à 65 millimètres chez les fœtus de sept mois, et de 65 à 75 millimètres chez les fœtus à terme : donc, chez le fœtus à terme, cette distance est plus grande que la moitié du diamètre transverse du bassin, lequel mesure normalement 12 centimètres sur un bassin revêtu de ses parties molles et n'est pas sensiblement modifié dans les bassins rachitiques : aussi Budin a-t-il conclu qu'à terme c'était un diamètre bipariétal qui répondait au diamètre rétréci.

Champetier de Ribes (*Du passage de la tête fœtale à travers le détroit supérieur rétréci du bassin dans les présentations du siége.* Thèse de Paris, 1879), qui a refait sur ce sujet des expériences très-bien conduites, est arrivé à peu près aux mêmes conclusions : avant terme, c'est bien le diamètre bitemporal ou un diamètre approchant qui répond au diamètre minimum, mais à terme c'est un diamètre temporo-pariétal, un peu plus réductible que le bipariétal : en effet, pendant qu'a lieu la flexion de la tête, la bosse pariétale postérieure va se loger dans l'encoche qui sépare le promontoire de l'aileron du sacrum, et c'est l'extrémité postérieure du diamètre bitemporal qui répond au promontoire, mais en avant l'extrémité antérieure du même diamètre ne répond plus à la symphyse ; elle la déborde pour entrer dans l'autre moitié du bassin, et c'est la bosse pariétale antérieure, ou même un point du pariétal situé en arrière de cette bosse, qui se met en rapport avec la symphyse : la tête est donc diagonalisée pour ainsi dire, et c'est un diamètre transverse un peu oblique, temporo-pariétal, qui répond au diamètre minimum. La tête se trouve ainsi refoulée en masse dans la moitié du bassin où se trouve l'occiput.

En même temps qu'a lieu le mouvement de flexion et de refoulement latéral que nous venons de décrire, la tête pénètre dans l'excavation par le côté postérieur de sa base, ainsi que l'a très-bien montré M. Duncan, et elle descend jusqu'à ce que la bosse pariétale postérieure soit située dans l'encoche que nous avons signalée. Elle est alors très-inclinée sur son pariétal postérieur.

A ce moment va commencer un mouvement de révolution décrit par Barnes sous le nom de courbe du faux promontoire. Il consiste en ceci : la bosse pariétale postérieure reste immobile, et c'est autour d'elle comme pivot que va tourner tout le côté antérieur de la tête ; la bosse pariétale antérieure pénètre ainsi dans l'excavation. La tête s'incline alors sur son pariétal antérieur, et ce n'est que lorsque ce mouvement de bascule est accompli que la bosse pariétale postérieure entre à son tour dans le petit bassin.

Une fois dans l'excavation, la tête se trouve dans les conditions normales, et nous n'avons pas à y revenir.

Résumons en quelques mots ce mécanisme : la tête, placée transversalement et inclinée en arrière, pénètre par la partie postérieure de sa base dans l'excavation jusqu'à ce que la bosse pariétale postérieure arrête cette descente : en même temps, il y a flexion et refoulement latéral de la tête du côté où se trouve l'occiput, en sorte que la bosse pariétale postérieure vient s'arc-bouter entre le

promontoire et l'aileron du sacrum, puis, autour de cette bosse ainsi immo-
bilisée, tout le côté antérieur de la tête accomplit un mouvement de révolution
qui l'amène dans l'excavation. La partie postérieure de la voûte y pénètre la
dernière et le promontoire est définitivement franchi.

Tel est l'ensemble des mouvements que doit exécuter la manœuvre qui a pour
but d'engager la tête dernière à travers un rétrécissement antéro-postérieur du
détroit supérieur. Pendant longtemps on s'est borné en France à des tractions
combinées sur le cou et sur le maxillaire inférieur. En Allemagne, on pratiquait surtout la méthode de Prague. A ces moyens d'extraction vint s'ajouter
un puissant adjuvant : la pression exercée sur la tête à travers la paroi abdominale. Conseillée par Pugh en 1753, puis principalement par Wigand, Martin,
C. Braun, Kristeller, Barnes, Goodell, P. Budin, Champetier de Ribes, l'expression facilite singulièrement l'entrée de la tête dans le petit bassin.

Dans un mémoire lu à la Société obstétricale de Philadelphie en février 1875
(voy. *Ann. de gynécologie*, novembre 1875), Goodell a préconisé une manœuvre
assez singulière qui consiste à exercer sur le tronc des tractions vigoureuses
alternativement en bas et en haut ; il exécute ainsi des mouvements d'abaissement et d'élévation successifs, qu'on a comparés à des mouvements de pompe.
En même temps, un aide doit exercer une forte pression sur la tête fœtale, avec
les deux mains placées au-dessus du pubis.

De toutes ces manœuvres aucune ne remplit exactement le but qu'on doit se
proposer. M. Champetier de Ribes, qui a très-bien étudié le mécanisme décrit
plus haut, a eu le mérite de synthétiser tous les éléments du problème dans
une méthode qui, si elle ne lui appartient pas en propre dans tous ses détails,
n'en mérite pas moins de porter son nom : car, d'une part, il l'a coordonnée
dans son ensemble, et de l'autre il a insisté le premier sur ces deux points
importants : refouler l'occiput latéralement, et limiter les pressions extérieures
à la région frontale.

Voici la description de la manœuvre de Champetier de Ribes, telle qu'elle vient
d'être exposée dans un ouvrage récent par le docteur Crouzat (*Manœuvres et
opérations à l'amphithéâtre*, Delahaye et Lecrosnier, 1887, p. 149 et suiv.).
Pour la commodité de la description, l'auteur lui distingue les quatre temps
suivants.

Le *premier temps* a pour but de *fléchir la tête*. Si nous supposons l'occiput à
gauche, la main droite est placée en fourche sur les épaules ; l'index et le
médius gauches sont introduits dans la bouche du fœtus et tirent sur la
mâchoire inférieure pour fléchir fortement la tête.

Dans le *second temps*, on se propose de *refouler latéralement la tête*. Les
mains placées de la même façon la repoussent du côté où est l'occiput, de façon
à éloigner la bosse pariétale postérieure du promontoire et à appliquer la nuque
sur la paroi latérale du bassin.

Dans le *troisième temps*, on doit *repousser la tête en arrière*. Les mains, sans
changer de place, reportent le cou du fœtus en arrière, afin que les tractions
soient exercées dans l'axe du détroit supérieur.

Enfin, dans le *quatrième temps*, on doit *tirer en bas et en arrière*, pendant qu'un aide *appuie sur le front* à travers la paroi abdominale. Ce dernier
point est capital dans la manœuvre, car l'expression faite sur le front contribue puissamment à augmenter la flexion de la tête et à la faire descendre
dans l'excavation. Une secousse plus ou moins brusque, ressentie par les mains

de l'opérateur, et due à la résistance vaincue, indique que la tête a franchi le promontoire et qu'elle est dans l'excavation, d'où on n'a plus qu'à l'extraire comme dans les cas ordinaires.

Difficultés de la version dans quelques cas particuliers. Il nous reste à dire quelques mots de certaines difficultés tout à fait spéciales qu'on peut rencontrer en pratiquant la version.

Lorsqu'on a à faire cette opération en cas de grossesse gémellaire, plusieurs éventualités peuvent survenir. On est exposé en premier lieu à faire confusion dans la recherche des membres. Aussi est-il plus prudent de ne saisir qu'un seul pied, pour éviter de se tromper.

La tête du premier fœtus venant dernière peut rester accrochée au détroit supérieur par la tête de l'autre jumeau. Dans ce cas, il n'y a qu'une solution possible, la section du cou du premier fœtus. On dégage ensuite le second, et on fait finalement l'extraction de la tête du premier.

Lorsqu'on a affaire à des monstres adhérents, la version peut offrir les plus grandes difficultés. Sans entrer ici dans des détails qui seraient hors du sujet, nous dirons seulement qu'on ne peut indiquer une règle de conduite précise, et que souvent l'accoucheur en est réduit à faire comme il peut. Toutefois, dans le cas assez fréquent où les jumeaux adhérents ne sont unis entre eux que par une bandelette plus ou moins flexible, on vient à bout de la version assez facilement.

Enfin, il peut exister du côté du fœtus des monstruosités ou des anomalies qui rendent la version pénible, parfois même impossible : ainsi les tumeurs sacro-coccygiennes, l'augmentation de volume de l'abdomen due à de l'ascite, à de la rétention d'urine, l'hydrocéphalie, etc.

Dans un cas grave d'insertion vicieuse du placenta, où nous fumes appelé à faire la version, nous éprouvâmes la plus grande difficulté à saisir et à amener au dehors un moignon unique terminé par des rudiments de doigts : ce moignon n'était autre chose que la soudure des deux membres inférieurs chez un fœtus uromèle. On comprend qu'il soit impossible de donner des règles d'intervention pour chacun de ces cas. Il nous suffira d'avoir signalé ces différents faits qui se rattachent à la dystocie fœtale, et nous renvoyons le lecteur à l'article DYSTOCIE.

Des lésions du fœtus consécutives à la version. La version est loin d'être toujours une opération innocente pour l'enfant. Indépendamment des dangers inhérents à tout accouchement par le siége, le fœtus est exposé pendant l'extraction à des lésions traumatiques plus ou moins graves. Ces lésions peuvent se produire dans des circonstances très-diverses : fautes commises dans le manuel opératoire ; emploi trop brutal de méthodes dangereuses, telles que la manœuvre de Prague ; version faite dans des conditions exceptionnellement difficiles, et ayant exigé de grands efforts de la part de l'accoucheur (rétrécissements du bassin, fœtus volumineux, etc.).

Ne pouvant décrire ces lésions en détail sans sortir de notre sujet, nous nous bornerons à indiquer rapidement celles qu'on rencontre le plus souvent. Elles ont été surtout bien étudiées par Pajot (Thèse d'agrégation, 1853), C. Ruge (*Zeitschr. f. Geb. und Frauenkr.*, 1875, mémoire traduit par Charpentier dans le *Bulletin général de thérapeutique*, 1876), Schrœder, Ducourneau (th. de Paris, 1876), Champetier de Ribes.

Les muscles, le tissu cellulaire, les grandes cavités séreuses, les viscères abdominaux et les différentes régions du squelette, sont les parties les plus fréquemment intéressées. Les lésions habituellement constatées sont des épanchements sanguins plus ou moins considérables, variant depuis la simple ecchymose jusqu'à l'hématome le mieux caractérisé, des luxations, des fractures, des décollements épiphysaires, des arrachements.

Les muscles de la région cervicale, et particulièrement le sterno-cléido-mastoïdien, ceux de la poitrine et du dos, sont assez souvent le siége de collections sanguines. Les lésions des muscles du cou peuvent donner lieu à une variété de torticolis congénital.

Dans les mêmes régions, c'est parfois le tissu cellulaire sous-cutané qui est infiltré de sang. Parfois enfin l'épanchement est profond, sous-périostique, comme on en a signalé des exemples au niveau de la clavicule.

La compression de plexus nerveux ou de nerfs isolés peut déterminer des paralysies : c'est surtout au membre supérieur qu'on les observe; ordinairement passagères, elles peuvent affecter aussi une forme grave (Duchenne de Boulogne).

Des hémorrhagies peuvent encore se produire dans les grandes cavités splanchniques. Dans l'abdomen, elles sont parfois intra-péritonéales, ou bien elles siégent sous la séreuse, au niveau des viscères, ou dans la profondeur même des organes (foie, reins, capsules surrénales). Elles résultent le plus souvent des pressions inconsidérées exercées par les mains de l'opérateur sur les parois abdominales du fœtus. Dans le thorax, on rencontre des épanchements pleuraux ou sous-pleuraux : ces derniers sont habituellement consécutifs à des fractures de la colonne vertébrale. Dans le crâne, on observe surtout des hémorrhagies méningées.

Le squelette peut être le siége de traumatismes très-variés. D'après C. Ruge les luxations véritables sont rares : sur 300 cas d'extraction, cet auteur n'a pas rencontré de luxation coxo-fémorale; selon lui, il y aurait plutôt arrachement de la jambe que luxation. L'origine traumatique des luxations dites congénitales est donc très-douteuse.

Les lésions osseuses les plus fréquentes sont les fractures, les décollements épiphysaires, les arrachements.

Les os des membres, particulièrement le fémur et l'humérus, peuvent être fracturés par suite d'un dégagement mal fait. La fracture de la clavicule, le décollement de son extrémité sternale, peuvent succéder à des pressions trop violentes sur les épaules.

Du côté du bassin, C. Ruge a signalé la possibilité du décollement de la symphyse sacro-iliaque, consécutivement à une pression exagérée sur les os coxaux, et il a insisté sur les conséquences graves que cette lésion peut avoir pour l'avenir, surtout si l'enfant est une fille, en déformant obliquement le bassin.

La colonne vertébrale peut être le siége de ruptures consécutives aux efforts d'extraction. Ces ruptures, qui siégent habituellement dans la région cervicale, résultent de la disjonction épiphysaire des corps vertébraux. La force nécessaire pour les déterminer est de 50 kilogrammes environ, ainsi que l'ont établi les expériences faites à ce sujet par Joulin, Mathews Duncan, Goodell, Champetier de Ribes. Les tractions continuées après la rupture du rachis amènent rapidement l'arrachement complet du cou, et la tête, séparée du tronc, reste alors dans les organes génitaux, d'où il est souvent difficile de l'extraire.

On peut observer encore la disjonction de l'occipital entre sa portion écailleuse et sa portion basilaire. Cette lésion est désignée sous le nom de luxation de Schrœder, bien qu'elle ait été nettement signalée par Jacquemier. Tantôt le déplacement est peu marqué; tantôt au contraire il est considérable et détermine la compression de la moelle au niveau du trou occipital.

La mâchoire inférieure peut être fracturée, ou séparée au niveau de la symphyse qui unit ses deux moitiés, par suite de tractions trop fortes exercées avec les doigts introduits dans la bouche. Le plancher buccal est parfois aussi contus, meurtri, dilacéré. Les expériences de Pajot dans le but d'évaluer la résistance maximum du maxillaire inférieur aux tractions, celles de M. Duncan (*Obstetrical Journal*, avril 1878) et de Champetier de Ribes, ont établi que l'os se fracture quand sur un fœtus à terme la force dépasse en moyenne 25 kilogrammes. Lorsque le fœtus est avant terme, à huit mois, par exemple, il résulte des recherches de Champetier de Ribes que la traction ne doit pas dépasser 20 kilogrammes au plus, sous peine de produire des lésions du maxillaire.

Dans les rétrécissements du bassin, on observe souvent du côté des os du crâne des dépressions, des enfoncements, des fêlures, des fractures, des disjonctions osseuses, dont le siége ordinaire est la région temporo-pariétale qui a été en rapport avec le promontoire. D'après Ruge, il peut en résulter des déchirures des sinus crâniens et des hémorrhagies cérébrales déjà signalées par Cruveilhier.

A la fin de cette énumération rapide des lésions que peut déterminer l'extraction du fœtus par le siége, nous ajouterons une remarque intéressante à propos des rétrécissements du bassin. Les recherches expérimentales de Budin et Champetier de Ribes ont démontré que, lorsque la tête est fléchie et que l'expression est combinée avec les tractions, on peut, surtout si le fœtus n'est pas à terme, faire franchir à la tête le rétrécissement en déployant une force moins considérable que celle qui est nécessaire pour produire des lésions graves de la colonne vertébrale, du maxillaire inférieur et des os du crâne, à la condition toutefois que « le diamètre bipariétal ne surpasse pas le diamètre antéro-postérieur du bassin d'une longueur de plus de 15 millimètres environ » (Champetier de Ribes). On pourra ainsi espérer extraire un enfant vivant, et ce fait démontre l'importance capitale qu'il y a à bien exécuter la manœuvre que nous avons décrite pour l'extraction de la tête arrêtée au détroit supérieur, lorsqu'on pratique la version dans un bassin rétréci.

INDICATIONS. Les circonstances dans lesquelles on peut être appelé à faire la version pelvienne par manœuvres internes sont d'ordre très-différent, et les indications sont tantôt absolues, la version étant la seule opération à laquelle on doive recourir, tantôt moins précises, la version devenant alors une opération de choix. Aussi y a-t-il lieu de distinguer entre les faits, et peut-on établir trois catégories d'indications.

En premier lieu viennent les cas dans lesquels l'accouchement spontané est rendu impossible par une présentation vicieuse. Ce sont les présentations du tronc pendant le travail qui fournissent l'indication la plus formelle de la version. Ne pas intervenir en pareil cas serait vouer la mère et l'enfant à une mort à peu près certaine. Nous avons vu que le moment opportun de l'intervention était celui où la dilatation est complète et la poche des eaux intacte ou rompue depuis peu de temps. Malheureusement il arrive trop souvent que la présentation reste méconnue et qu'on laisse passer le moment d'élection; le liquide amniotique s'écoule, l'utérus se rétracte, et les conditions deviennent de moins en moins favorables. Parfois du seigle ergoté est administré, et son action funeste augmente la tétanisation de l'utérus. Ou bien des tentatives nombreuses de version faites par une main maladroite sont restées infructueuses, et l'accoucheur appelé tardivement se trouve en présence d'une situation rendue grave par toutes ces fautes. La version, qui n'eût présenté aucune difficulté, si elle eût été pratiquée en temps opportun, va devenir dangereuse pour la mère et l'enfant, et très-pénible pour l'opérateur.

Elle est cependant encore indiquée dans ces circonstances, tant que l'enfant est vivant. Mais, s'il vient à succomber, on devra recourir sans hésitation à l'embryotomie ; nous avons déjà suffisamment insisté sur ce point. D'ailleurs nous n'avons pas à indiquer ici les contre-indications de la version, car nous l'avons déjà fait en décrivant les conditions qui sont nécessaires et favorables pour pratiquer la version : lorsque ces conditions ne se trouvent pas réunies, il y a contre-indication à l'opération.

Le second groupe d'indications de la version comprend tous les accidents du travail qui, mettant en danger la vie de la mère ou de l'enfant, nécessitent une prompte terminaison de l'accouchement. Ainsi l'éclampsie, les ruptures de l'utérus, les hémorrhagies, les procidences du cordon et des membres, certaines variétés de présentation de la face, etc., peuvent fournir des indications urgentes de version. Toutefois cette opération n'est plus ici la seule qui s'impose, et souvent le forceps peut aussi être employé pour délivrer rapidement la mère. L'opérateur aura donc à choisir celui de ces deux moyens d'extraction qui lui paraîtra le mieux indiqué par les circonstances, et il est impossible de préciser des règles à cet égard, car elles varient suivant chacun des cas.

Dans une thèse faite sous l'inspiration de M. Tarnier, Bertin (th. de Paris, 1859) a conseillé de faire suivre la céphalotripsie de la version, lorsque sous l'influence de tractions médiocres exercées sur le céphalotribe la tête broyée ne descend pas dans l'excavation. Il s'est efforcé de démontrer que dans ces conditions la version est une opération plus avantageuse pour la mère que l'extraction à l'aide de l'instrument. Malheureusement la rétraction de l'utérus est souvent telle que la version est impossible après le broiement de la tête, et l'indication de Bertin, utile en principe, n'est réalisable que dans un petit nombre de cas. Cette indication n'a d'ailleurs plus guère de raison d'être aujourd'hui, car M. Tarnier l'a fait disparaître lui même en créant le basiotribe, qui tend de plus en plus à remplacer le céphalotribe. Avec le basiotribe, en effet, il n'y a plus de glissement possible, et l'extraction, toujours aléatoire avec le céphalotribe, ne laisse plus rien à désirer.

Le troisième ordre d'indications de la version dont il nous reste à parler a trait aux rétrécissements du bassin. Il est peu de questions en obstétrique qui aient soulevé autant de discussions et suscité autant de travaux et de recherches que celle de l'opportunité de la version dans les bassins rétrécis, et cependant elle est loin d'être encore complétement résolue.

Elle a été traitée dans ce Dictionnaire par le professeur Bouchacourt (de Lyon) à sa vraie place, c'est-à-dire à propos de la conduite à tenir dans les angusties pelviennes (*voy.* DYSTOCIE PELVIENNE [*Des avantages et des dangers de la version*], in *Dict. encyclop. des sciences médicales*, t. XXXI, p. 343 et suiv.), et avec tous les développements qu'elle comporte. Cependant elle touche de trop près à notre sujet pour que nous la passions entièrement sous silence, et, tout en renvoyant le lecteur à l'article de M. Bouchacourt, nous résumerons brièvement l'état actuel de la science sur ce point délicat.

Il est évident qu'il ne peut y avoir matière à discussion que dans certaines conditions bien déterminées, c'est-à-dire dans les rétrécissements moyens : dans ceux, par exemple, où le diamètre antéro-postérieur mesure de 9 centimètres 1/2 à 6 centimètres 1/2; nous faisons ainsi une large part aux accouchements prématurés, car lorsqu'il s'agit d'un accouchement à terme, il est bien certain que la limite inférieure ne doit guère descendre au-dessous de 8 centimètres à 8 1/2, si l'on veut que l'enfant ait des chances de vivre. Au-dessous de 6 centimètres 1/2, bien que la version soit encore praticable, car le passage de la main est à la rigueur possible jusqu'à 5 centimètres, elle devient incompatible avec la vie de l'enfant : elle ne pourrait donc être justifiée que dans les cas où le fœtus est mort, et nous n'avons pas à nous en occuper ici.

Disons d'abord que nous laissons de côté les présentations du siége et celles de l'épaule. L'extraction dans les premières, la version pelvienne dans les secondes, ne nous paraissent pas discutables en principe, et nous nous associons pleinement à l'opinion émise à ce sujet par M. Bouchacourt : « Pour nous il est évident que, s'il s'agit d'une présentation de l'épaule et d'un enfant vivant, l'hésitation n'est plus permise : la version sera préférée (nous voulons dire la version par les pieds) à la version céphalique » préconisée par Stoltz et Depaul.

Nous ne croyons pouvoir mieux faire que d'emprunter les éléments de la discussion qui va suivre à une très-remarquable leçon du professeur Tarnier. Dans son cours de l'année 1887 à la Faculté de médecine notre maître a traité avec toute l'autorité que lui donne sa grande expérience la question du parallèle de la version et du forceps dans les bassins rétrécis, et c'est avec son assentiment que nous reproduisons les points principaux de son argumentation.

Tout d'abord M. Tarnier admet qu'il est un certain nombre de cas dans lesquels la version est indiquée de préférence au forceps. Ainsi, on doit préférer la version lorsque la tête est très-élevée et très-mobile, lorsqu'il y a présentation de la face ou du front, lorsqu'il existe des procidences du cordon ou des membres. Il en est de même quand on a affaire à un bassin asymétrique et que l'occiput occupe le côté le plus étroit du bassin : dans ce cas, la version a pour but de ramener l'occiput dans la moitié la plus large du détroit supérieur et de faciliter ainsi l'engagement de la tête dans l'excavation. Cette considération s'applique d'ailleurs à tous les bassins à type oblique ovalaire : en pareil cas, l'indication de la version est absolument indiscutable. Enfin, il est encore une circonstance où la version est indiquée : c'est lorsque plusieurs tentatives d'extraction avec le forceps sont demeurées infructueuses et que le fœtus est encore vivant. La version reste alors la seule chance de salut de l'enfant, et on doit la tenter, sauf à pratiquer la basiotripsie sur la tête dernière, si l'extraction manuelle est impossible.

Le forceps est au contraire préférable quand le bassin est généralement rétréci, quand la tête est très-peu mobile ou quand elle est très-amorcée au-dessous du détroit supérieur, quand enfin l'utérus est rétracté.

En dehors de ces indications précises, la tête étant au détroit supérieur d'un bassin rétréci d'avant en arrière, doit-on recourir à la version ou au forceps? C'est ici que la question de l'opportunité de la version devient très-embarrassante. Les accoucheurs sont divisés en deux camps, et les noms les plus autorisés se trouvent en présence. Levret, Burton, La Chapelle, Dugès, Cazeaux, Simpson, Osiander, Schrœder, Barnes, Playfair, Goodell, Milne, etc., préconisent la version. Stein, Smellie, Baudelocque, Flamant, Gardien, Burns, P. Dubois,

Chailly-Honoré, Nœgelé, Scanzoni, Joulin, Stoltz, Pajot, Danyau, Depaul...,
sont partisans du forceps.

Pour apporter un peu de lumière dans une question si controversée, M. Tarnier
fait appel à des raisons de trois ordres : théoriques, expérimentales et cliniques.
Elles peuvent se résumer ainsi :

1° La théorie est impuissante à juger la question. Une seule preuve suffira
pour le démontrer. Toute l'argumentation de Simpson en faveur de la version
reposait sur la comparaison suivante : la tête a la forme d'un A qui s'engage par sa
pointe dans la présentation du siége ; le bassin a la forme d'un O un peu plus étroit,
dans lequel l'A doit naturellement pénétrer plus facilement par sa pointe que
par sa base. Or Joulin, dans un mémoire couronné par l'Académie, a réfuté de
tous points les assertions de Simpson en s'appuyant de même en grande partie
sur des arguments théoriques. Il n'y a donc pas de conclusion à tirer de cette
discussion.

2° L'expérimentation est plus démonstrative. Des expériences ont été faites
sur des fœtus morts placés dans un bassin de bronze qu'on peut rétrécir à
volonté. Le fœtus est placé tantôt en présentation du sommet, tantôt en présentation du siége, et un dynamomètre indique le degré de force nécessaire pour
engager la tête à travers le rétrécissement, soit à l'aide du forceps, soit par la
version. Joulin a fait ainsi trois expériences (*Traité complet d'accouchements*,
1867, p. 1050) qui lui ont démontré qu'il fallait déployer moins de force avec
le forceps que par la version, mais ces faits sont trop peu nombreux pour avoir
une valeur réelle. Les expériences faites à la Maternité dans des conditions analogues par Budin en 1875, puis par Champetier de Ribes en 1878, sont beaucoup plus sérieuses. Budin est arrivé à ces conclusions : lorsque le fœtus est à
terme, on l'extrait plus facilement avec le forceps que par la version ; sur des
fœtus avant terme, au contraire, la traction est toujours beaucoup moindre
lorsqu'on fait la version que lorsqu'on emploie le forceps ; et, tout en réservant
la question au point de vue clinique, Budin ajoute (th. de Paris, 1876, p. 101) :
« Il semble donc que le précepte formulé par Barnes soit exact : quand le diamètre conjugué est rétréci, la version est le complément obligé de l'accouchement prématuré à sept ou huit mois ».

Dans ses recherches expérimentales Champetier de Ribes a employé d'une
part le forceps Tarnier qui venait d'être inventé ; d'autre part, il a ajouté la
pression sur la région frontale à l'extraction manuelle de la tête dernière. Dans
ces conditons nouvelles, la comparaison du forceps et de la version l'a conduit
à des conclusions à peu près analogues à celles de Budin, surtout en ce qui
concerne les fœtus avant terme.

Tout en faisant ressortir le grand intérêt de ces expériences, en particulier au
point de vue de l'accouchement prématuré, M. Tarnier pense qu'il est difficile
de conclure absolument de résultats obtenus sur des fœtus morts à ce qui se
passe sur le vivant. D'autre part, il fait remarquer que toujours le forceps a été
appliqué transversalement ou obliquement, et jamais d'avant en arrière, de sorte
qu'un élément important de comparaison avec la version fait défaut.

3° L'observation clinique peut-elle enfin permettre de juger la question ?
Quand on recueille les faits relatifs à la version et au forceps, quand on compulse
les statistiques relevées par les auteurs, on les trouve très-disparates. Les unes
en effet sont favorables au forceps, les autres à la version, et il ne peut en être
autrement, car ces statistiques renferment le plus souvent des faits qui ne sont

nullement comparables entre eux, ni par l'époque de la grossesse, ni par le degré ou la forme du rétrécissement... Aussi peuvent-elles facilement prêter le flanc à la critique. C'est ainsi que Joulin, analysant la statistique donnée par Mme Lachapelle comme favorable à la version, et en éliminant les cas douteux, est arrivé à montrer que les faits étaient plutôt en faveur du forceps. Ajoutons avec M. Tarnier que l'application souvent défectueuse du forceps et que l'absence de pression sur le front dans la version enlèvent à ces observations une grande partie de leur valeur. Nous nous bornerons donc à signaler les intéressantes statistiques de Mac Clinctock (*Obst. Trans.*, 1863, vol. IV, p. 175), de Stanesco (th. de Paris, 1869; faits recueillis à la Clinique de 1852 à 1869), de Rigaud (th. de Paris, 1870; faits recueillis à la Maternité de 1860 à 1870), de Lœwenhardt (*Arch. f. Gyn.*, 1875, Bd VII, h. 3, p. 421), de Lardemer (th. de Paris, 1886; faits recueillis à la Clinique de 1869 à 1886), etc...., sans en tirer de conclusions.

Certaines observations prises isolément semblent avoir plus de valeur : une femme rachitique a trois accouchements terminés par le forceps, les enfants succombent ; dans trois autres accouchements, la version permet au contraire d'extraire trois enfants vivants. Mais en présence d'un cas de ce genre il faudrait pouvoir s'assurer s'il n'existe pas quelque particularité qui rend la version plus favorable, par exemple, si le bassin n'est pas asymétrique, si les fœtus ont eu toujours le même volume, etc.

Un autre fait clinique pourrait encore plaider en faveur de la version : c'est celui où, après trois ou quatre tentatives infructueuses de forceps, l'opérateur se décide à faire la version et extrait un enfant vivant. Malheureusement, la contre-partie est impossible à établir, et les partisans du forceps peuvent objecter que dans les cas où on commence par la version et où elle échoue on ne peut plus recourir ensuite au forceps, et qu'on ignore si on n'aurait pas réussi avec cet instrument.

Les faits observés par Al. Milne (*Edinb. Med. Journ.*, février 1874, p. 107) méritent une mention particulière. Combinant la version avec l'accouchement prématuré dans les bassins rétrécis, cet accoucheur a, sur 38 cas, réussi à extraire 35 enfants vivants. Ces résultats sont d'autant plus intéressants qu'ils sont d'accord avec les faits constatés expérimentalement par Budin et Champetier de Ribes.

De l'examen de ces données fournies par la théorie, l'expérimentation et la clinique, il ne se dégage pas, suivant M. Tarnier, de preuves suffisantes pour entraîner la conviction du côté de la version. Tout en reconnaissant combien l'idée de la version est séduisante dans certains cas, le savant professeur de Paris penche pour le forceps, que préféraient sans hésitation P. Dubois, Danyau, Depaul, Pajot. C'est que, malgré tout, l'accouchement par le siége est moins favorable que l'accouchement par le sommet, et la version est toujours une opération sérieuse, puisqu'il meurt en moyenne un enfant sur quatre. D'autre part, M. Pinard a obtenu récemment des résultats remarquables en appliquant, dans des rétrécissements du bassin, le forceps Tarnier d'avant en arrière au détroit supérieur, suivant le diamètre promonto-pubien, ainsi que le faisaient Smellie et Baudelocque avec le forceps ordinaire. Il est certain que, si ces succès venaient à se généraliser, ils donneraient un grand avantage au forceps.

Quoi qu'il en soit, toutes les recherches entreprises dans le but d'élucider la question de la version dans les bassins viciés, si elles n'ont pu donner la solution du problème, ont eu du moins pour résultat de faire mieux connaître aux accoucheurs les conditions dans lesquelles la version leur offrira le plus de chances favorables, et surtout de les instruire sur la conduite à tenir pour l'extraction de la tête dernière.

La question d'opportunité de la version n'est pas résolue, et il est probable qu'il y aura toujours un certain nombre de cas où elle restera incertaine. Dans ces cas douteux, ce sera d'après son expérience personnelle et son tact clinique que l'accoucheur devra se guider pour le choix de son intervention.

APPRÉCIATION. De nombreuses statistiques ont été publiées sur la version, et cependant il est à peu près impossible de donner une idée exacte des résultats fournis par cette opération. Cela tient à ce que ces statistiques englobent tous les cas, ceux où la version a été facile comme ceux où elle a donné lieu aux plus grandes difficultés. Quelle comparaison peut-on établir, par exemple, entre une version faite au moment d'élection, ou dans un bassin normal, et une version pratiquée dans un utérus rétracté, ou dans un bassin vicié? Et quelle différence encore dans le résultat suivant l'opérateur, suivant son habileté et ses connaissances plus ou moins parfaites des difficultés qu'il peut rencontrer et de la manière de les vaincre !

Cependant il ressort d'une façon générale de l'examen des faits que la version est une opération sérieuse pour la mère, grave surtout pour l'enfant.

Joulin, réunissant les chiffres de Velpeau, Mme Lachapelle, Mme Boivin, P. Dubois, arrive à 8 pour 100 de mortalité pour la mère, et 22,2 pour 100 pour les enfants.

Dans 172 cas de version, pratiquée, il est vrai, à la Clinique où les femmes sont souvent amenées dans des conditions déplorables, Depaul a constaté qu'il est mort 1 femme sur 14 et 1 enfant sur 2.

Sur 3475 versions rassemblées par Zweifel (*Lehrb. der Operat. Geburtsh.*, 1881), 291 femmes et 1434 enfants ont succombé, ce qui donne une mortalité de 8,4 pour 100 pour les mères, et 41,2 pour 100 pour les enfants.

En ce qui concerne les dangers que la version fait courir à la mère, il est certain que, tout en faisant la part des cas les plus défavorables, le pronostic doit en être singulièrement atténué aujourd'hui, les accidents infectieux des suites de couches, auxquels les femmes succombaient si fréquemment, ayant à peu près disparu : sous ce rapport, la version a, comme toutes les autres opérations obstétricales, largement bénéficié de l'application rigoureuse de la méthode antiseptique aux accouchements.

Quant aux enfants, le pronostic reste toujours grave; il l'est même lorsque la version est simple et pratiquée par une main expérimentée, ainsi que le prouvent les chiffres suivants : Pinard (*Des contre-indications de la version..... Th. agrég.*, 1875, p. 51) a relevé dans les *Bulletins cliniques* de la Maternité de Paris 320 versions, de 1848 à 1875. De ce nombre 216 furent exemptes de complications : or ces 216 opérations simples donnèrent comme résultats : 162 enfants vivants, 54 morts. Il meurt donc en moyenne 1 enfant sur 4 même dans les cas les plus favorables. Aussi doit-on s'efforcer d'éviter aux enfants des dangers si considérables en transformant pendant la grossesse toutes les fois qu'on le peut les présentations vicieuses en présentations du sommet : c'est là le but de la version par manœuvres externes.

II. VERSION PAR MANŒUVRES EXTERNES. HISTORIQUE. De tout temps, les accoucheurs, préoccupés d'amener le fœtus à se présenter de la façon la plus favorable, c'est-à-dire par le sommet, ont tenté, par des manœuvres externes, de diriger la tête vers le détroit supérieur lorsqu'elle ne s'y plaçait pas spontanément.

La succussion hippocratique, les frictions sur l'abdomen, le massage et la compression du ventre, les attitudes bizarres données à la femme, enfin tous les procédés barbares employés chez les peuples primitifs et qu'on retrouve encore de nos jours dans quelques contrées du globe, au Mexique et au Japon, par exemple, en sont la preuve évidente.

Mais il y a loin de ces pratiques à une méthode scientifique, et la version par manœuvres externes date seulement de ce siècle. Entrevue peut-être par J. Rueff en 1580, et par Mercurius Scipio en 1604, pratiquée même par John Pechey en 1697, s'il faut en croire Playfair (*Traité d'accouchements*, trad. Vermeil. Paris, 1879, p. 624), elle a été en réalité l'œuvre de Wigand (de Hambourg).

C'est en s'appliquant plus particulièrement au palper abdominal qu'on ne l'avait fait jusqu'alors, et surtout en étudiant avec soin les changements de présentation du fœtus qui peuvent survenir spontanément à la fin de la grossesse, que Wigand arriva à concevoir cette belle opération, dont il établit nettement les indications et le manuel opératoire. Il publia le résultat de ses recherches d'abord en 1807, dans le *Hamburger Magazin*, puis en 1812, dans un important mémoire qui malheureusement attira à peine alors l'attention. Ce ne fut qu'en 1857, lorsque le professeur F.-J. Herrgott eut l'heureuse inspiration de traduire ce mémoire, que les idées de Wigand se répandirent en France (*De la version par manœuvres externes et de l'extraction par le siége*. Strasbourg, 1857).

Pourtant, en 1829, Velpeau faisait allusion à la doctrine de Wigand dans son Traité, et consacrait quelques lignes à la version par manœuvres externes. P. Dubois, dans l'article Version du *Dictionnaire en 30 volumes*, parlait aussi de cette opération.

Il faut citer encore les noms de Vulfranc, Gerdy (thèse de Paris, 1857) et de Lécorché-Colombe, qui présenta un mémoire sur ce sujet à l'Académie de médecine (1841) et à l'Institut (1855). En 1843, parut en Belgique un très-remarquable travail de Hubert (de Louvain), qui ne connaissait pas les publications de Wigand, *Sur les présentations vicieuses du fœtus et sur la possibilité de les corriger par des manœuvres extérieures* (*Ann. de gyn. et de pédiatr.*, août 1843, p. 381).

A côté des noms de Wigand et d'Hubert père, celui de Mattei mérite une mention spéciale dans cet historique. Vulgarisateur ardent du palper abdominal, Mattei consacra dans son *Essai sur l'accouchement physiologique* (1855) des pages importantes à la version par manœuvres externes et fut le premier à la recommander dans les présentations du siége.

C'est après cette publication que F.-J. Herrgott revendiqua pour Wigand la priorité de la méthode opératoire indiquée par Mattei, et qu'il traduisit, d'abord une partie du mémoire de Wigand pour la thèse d'Ed. Belin (*Version du fœtus par manœuvres externes*, thèse de Strasbourg. 1856), puis le mémoire entier, précédé d'une préface de Stoltz.

A la suite de cette traduction, la méthode de Wigand fut décrite et appréciée par Cazeaux dans son *Traité d'accouchements* (1858). Puis parurent successivement les thèses de Ducellier (de Genève) (1858), de Nivert (1862), et un second mémoire d'Ed. Belin (*De la valeur du palper abdominal*, Lille, 1866), qui fut couronné par la Société de médecine du département du Nord.

En dehors de toutes ces publications, il convient d'ajouter que la version par manœuvres externes a été bien décrite et pratiquée en Allemagne, surtout par Ed. Martin (1843), Hohl (1847), dont nous retrouverons le nom à propos de la version mixte, C. Braun (1863), Hecker (1864), en Italie par Esterlé (1859), en Angleterre par Barnes (1869), etc.

L'histoire de la version par manœuvres externes peut se résumer en réalité dans les travaux de Wigand en Allemagne, d'Hubert (de Louvain) en Belgique, de Mattei en France. En outre, grâce aux efforts de l'école de Strasbourg, représentée principalement par F.-J. Herrgott et Stoltz, la méthode de Wigand a été vulgarisée en France.

Et cependant cette opération si parfaitement connue n'était, ainsi que l'écrivait M. Pinard en 1878, ni populaire, ni souvent employée; et ce fait tenait, selon lui, « à l'inefficacité de l'opération pendant la grossesse, à la difficulté de l'opération pendant le travail », motifs déjà invoqués par Cazeaux, et enfin « à la connaissance insuffisante du palper. »

Aujourd'hui, au contraire, la version par manœuvres externes est entrée franchement dans la pratique, car, d'une part le palper abdominal est devenu entre les mains des accoucheurs un de leurs moyens d'investigation les plus parfaits, d'autre part l'inefficacité de l'opération pendant la grossesse a disparu.

Les progrès et les perfectionnements du palper sont dus surtout aux recherches dont ce mode d'exploration a été l'objet à la Maternité de la part de M. Tarnier, et particulièrement de M. Pinard. Dans son *Traité du palper abdominal et de la version par manœuvres externes* (Paris, 1878), Pinard a exposé, d'une façon méthodique et complète, toutes les règles à suivre pour arriver par le palper au diagnostic précis des présentations et des positions. Appliquant ces règles à la version par manœuvres externes, il a montré dans quels cas et comment on doit procéder à cette opération.

Mais il ne suffit pas de ramener une présentation favorable au détroit supérieur, il faut encore et surtout l'y maintenir fixée, et Pinard a indiqué un mode de fixation spécial sur lequel nous reviendrons.

C'est là un point dont l'importance est capitale, car c'est justement l'absence ou l'insuffisance des moyens de fixation qui a si longtemps empêché la version par manœuvres externes de prendre la place à laquelle elle avait droit parmi les opérations obstétricales les plus usuelles.

INDICATIONS. La principale indication de la version par manœuvres externes est la présentation du tronc. Sur ce point, tous les auteurs sont d'accord. Entre la version pelvienne par manœuvres internes, dont nous connaissons le pronostic, et une opération aussi inoffensive que la version céphalique externe, le choix ne saurait être douteux. Aussi le devoir de tout accoucheur qui constate à la fin de la grossesse l'existence d'une présentation de l'épaule est-il d'essayer de la transformer par des manœuvres extérieures en présentation du sommet.

Convient-il de faire encore la version externe lorsque le tronc du fœtus est situé obliquement, sa tête reposant dans une des fosses iliaques, au voisinage du détroit supérieur, et son siège répondant au fond de l'utérus? Tandis que M. Pinard n'hésite pas à la pratiquer dans ces conditions, M. Tarnier préfère attendre, et il en donne comme raison que dans l'immense majorité des cas,

98 ou 99 fois sur 100, il se fait au moment du travail une réduction spontanée : sous l'influence des contractions utérines, la tête se déplace et glisse dans l'excavation.

L'indication de la version céphalique externe dans les présentations du siége a été beaucoup plus discutée que la précédente. Aujourd'hui encore elle rencontre des opposants ; pourtant nous devons dire qu'elle est acceptée par un grand nombre d'accoucheurs.

Hubert (de Louvain), qui considérait l'accouchement par le siége comme normal, déclarait que la version externe est inutile dans les cas où le fœtus se présente par l'extrémité pelvienne. Scanzoni, Martin, Herrgott, Depaul, Pajot, Charpentier, n'admettent pas non plus cette indication. Avec Mattei, Pinard la regarde au contraire comme formelle. Il rappelle les dangers que courent les enfants dans l'accouchement par le siége. En effet, il meurt 1 enfant sur 7, d'après Mme Lachapelle ; 1 sur 11, d'après P. Dubois ; 35 sur 100, d'après Hegar ; 22 sur 100, d'après Hecker. Aussi, en raison de ce pronostic, Pinard pense-t-il que « tous les efforts faits pour substituer une présentation du sommet à une présentation du siége sont légitimes » et « doivent être tentés dans tous les cas » (*loc. cit.*, p. 199). Telle est aussi la manière de voir de MM. Tarnier, Budin, et de beaucoup d'autres accoucheurs. Nous la partageons pleinement, et l'indication ne nous paraît pas douteuse. M. Charpentier objecte que l'opération est « inutile chez les multipares, souvent impraticable chez les primipares, c'est-à-dire là où elle trouverait une indication réelle » (*Traité pratique des accouchements*, 1883, t. II, p. 513). A cela nous répondrons que, si l'accouchement par le siége est en général facile chez les multipares, il y a pourtant à cette règle des exceptions qui suffisent pour qu'on doive préférer toujours la présentation du sommet. Quant à la primiparité, elle n'est pas une contre-indication, mais simplement une difficulté de la version externe ; dans bon nombre de cas, cette opération a été pratiquée avec succès chez des primipares. Donc, dans les deux cas, il n'y a que des avantages à tenter la version céphalique.

Bien que la transformation artificielle des présentations de la face et du front en présentations du sommet soit une simple manœuvre de réduction, suivant l'expression de Mattei, nous la signalons ici parmi les indications de la version par manœuvres externes. Si l'accouchement par la face est loin d'avoir la même gravité que l'accouchement par le siége, il n'est pas aussi favorable que celui qui a lieu par le sommet. Aussi, toutes les fois que l'on constatera une présentation de la face à la fin de la grossesse ou au début du travail, on sera en droit d'essayer de lui substituer le sommet par des manipulations extérieures.

Lorsque le bassin est rétréci d'avant en arrière, y a-t-il lieu de faire la version par manœuvres externes et de ramener le siége en bas ? Les considérations dans lesquelles nous sommes entré à propos des indications de la version dans les rétrécissements du bassin nous dispensent de nous étendre de nouveau sur ce sujet. Nous rappellerons seulement que, si les accoucheurs sont à peu près unanimes à préférer la présentation du sommet à terme, il n'en est plus de même avant terme. Goodell, Milne, Barnes, conseillent de faire la version pelvienne par manœuvres externes et de provoquer l'accouchement, et nous savons que les expériences de Budin et de Champetier de Ribes concluent dans le même sens. Toutefois, nous avons vu que la question ne peut pas être considérée comme étant définitivement résolue : aussi ne donnons-nous l'indication que comme possible, et en rappelant l'opinion autorisée du professeur Tarnier, qui continue jusqu'à plus ample informé à préférer la présentation du sommet, aussi bien avant terme qu'à terme.

Au nombre des indications de la version par manœuvres externes il faut encore compter le *placenta prævia*. Pinard a nettement établi (*Traité du palper*, p. 202) qu'il y a indication à faire la version céphalique lorsque, dans un cas d'insertion vicieuse, le fœtus se présente par l'épaule ou par le siége. C'est qu'en effet la tête amenée en bas fait l'office d'un véritable tampon interne et contribue ainsi à arrêter ou à diminuer l'hémorrhagie; de plus, on peut, si la terminaison de l'accouchement est nécessaire, appliquer le forceps, préférable en cette circonstance à la version.

Ainsi que l'a fait remarquer Auvard (*De la conduite à tenir dans les cas de placenta prævia*, th. d'agrégation, 1886, p. 109), la version par manœuvres externes n'est ici que « l'un des stades du traitement du *placenta prævia* ». Si l'hémorrhagie continue, il faudra en effet recourir à une autre méthode de traitement, soit au tamponnement, soit à la rupture des membranes.

Revenant récemment sur ce sujet, Pinard (*Ann. de gyn.*, avril et mai 1886) admet aujourd'hui qu'on peut faire également la version externe céphalique ou pelvienne dans les cas d'insertion vicieuse, à la condition de la faire suivre de la rupture artificielle des membranes. Voici les conclusions de son mémoire (*loc. cit.*, mai 1886, p. 332) : « Dans les cas d'hémorrhagie causés par une insertion vicieuse du placenta assez grave pour nécessiter une intervention, la conduite à tenir est la suivante : 1° s'assurer que la présentation est celle du sommet ou du siége. Si c'est une présentation du tronc, transformer cette présentation en présentation longitudinale, *siége* ou *sommet*, suivant la facilité avec laquelle on peut abaisser l'un ou l'autre de ces pôles fœtaux ; 2° déchirer largement les membranes, qu'il y ait ou qu'il n'y ait pas de début de travail ».

Sans entrer dans plus de détails sur ce sujet, pour lequel nous renvoyons le lecteur à l'article PLACENTA, nous nous bornons à indiquer ici l'utilité de la version par manœuvres externes, tout au moins de la version céphalique, dans les cas d'insertion vicieuse du placenta.

A quelle époque est-il indiqué de pratiquer la version par manœuvres externes? Sans attendre le début du travail, comme le faisait Wigand, il faut, toutes les fois qu'on le peut, faire cette opération pendant la grossesse. Toutefois Mattei, en admettant qu'on devait y recourir dès le sixième ou le septième mois, donnait une date prématurée. Le terme de huit mois, fixé par M. Pinard, est bien plus acceptable : « A cette époque, dit-il, le fœtus incomplétement développé jouit dans la plupart des cas d'une mobilité suffisante pour évoluer suivant tous ses axes. Plus tard, l'évolution du fœtus suivant son axe longitudinal devient difficile et quelquefois même impossible » (*Traité du palper*, p. 198).

Si la fin du huitième mois est la date d'élection pour agir, il n'en est pas moins vrai qu'on peut réussir encore à opérer la mutation du fœtus à une époque plus avancée de la gestation et même pendant le travail.

L'accoucheur peut, en effet, n'être appelé à constater l'existence d'une présentation vicieuse qu'au moment du travail. Dans ce dernier cas, la version externe pourra être tentée avec des chances de succès dans les conditions suivantes : dilatation peu considérable, partie fœtale non engagée, poche des eaux intacte, contractions utérines ni trop rapprochées, ni trop énergiques. Un travail trop avancé devient au contraire une contre-indication de l'opération.

CONTRE-INDICATIONS. La grossesse gémellaire, en raison de la difficulté con-

sidérable qu'on aurait à faire évoluer l'un des fœtus, est une contre-indication
évidente à la version par manœuvres externes. Cependant on a parfois exécuté
cette opération alors que le diagnostic de grossesse double n'avait pas été
fait. Pinard rapporte le fait suivant : « Dans un cas de grossesse gémellaire
méconnue, un accoucheur, croyant avoir affaire à une présentation du siége dans
une grossesse simple, transforma, après bien des efforts qui le fatiguèrent beaucoup, la présentation pelvienne en présentation du sommet. Quelques jours
après, le travail se déclara, et on assista à la naissance de deux beaux enfants
qui tous les deux se présentèrent par le sommet » (*Traité du palper*, p. 207).

Dans un cas analogue observé récemment à la Clinique, et dont nous reparlerons plus loin, le docteur Loviot, chef de clinique, réussit de même à faire la
version externe, sans conséquences fâcheuses ni pour la mère ni pour les
jumeaux.

Une autre contre-indication est fournie par certaines présentations du siége
en mode des fesses, sur lesquelles M. Budin a attiré l'attention (*Progrès médical*, 25 juin et 2 juillet 1881, p. 495 et 514). Il s'agit de cas où la présentation est *définitive*, le siége étant engagé plus ou moins profondément dans
l'excavation, si bien qu'à un examen superficiel on pourrait croire à une présentation du sommet. On comprend facilement l'impossibilité d'effectuer dans
ces conditions le déplacement du fœtus.

Les malformations de l'utérus sont parfois une contre-indication à la version
externe. Tels sont celles qui donnent lieu à une présentation de l'épaule, comme
cela a été signalé par M. Herrgott (thèse de Strasbourg, 1839). Tel est encore
le fait qui a été rapporté par M. Polaillon (*Ann. de gyn.*, août 1877), où un
éperon médian faisait saillie dans l'intérieur de la cavité utérine et opposait à
la mobilisation du fœtus un obstacle insurmontable.

Enfin, nous citerons encore parmi les contre-indications les cas où, les
membranes étant rompues, il y a procidence du cordon, et ceux où l'épaule a
subi un commencement d'engagement.

Circonstances défavorables à la version par manœuvres externes. A côté
des contre-indications véritables, il y a des circonstances qui rendent l'opération difficile, sans la contre-indiquer absolument.

Chez les *primipares*, la résistance des parois de l'abdomen et de l'utérus
crée parfois un obstacle sérieux et même invincible à la mobilisation du fœtus.
M. Pinard cite à ce propos le fait suivant observé par lui à la Maternité : « Chez
une femme enceinte de huit mois et demi environ, M. Tarnier, ayant diagnostiqué une présentation du siége, essaya en vain de pratiquer la version par
manœuvres externes. Ayant essayé, je ne fus pas plus heureux. La paroi abdominale chez cette femme était très-épaisse et constamment tendue. M. Tarnier,
afin d'obtenir le relâchement de cette paroi, fit donner du chloroforme jusqu'à
résolution complète, et dans cet état nous ne pûmes ni l'un ni l'autre faire
évoluer le fœtus » (*Traité du palper*, p. 189).

Récemment nous avons nous-même observé un fait à peu près semblable à
la Pitié. Il s'agissait d'une primipare, enceinte d'environ huit mois, chez
laquelle le fœtus se présentait par l'extrémité pelvienne décomplétée mode des
fesses; le siége était au-dessus du détroit supérieur, circonstance qui semblait
devoir en favoriser la mobilisation. Cependant, plusieurs tentatives de version
céphalique externe demeurèrent infructueuses. Nous administrâmes alors du chloroforme à la femme, mais, malgré l'anesthésie, l'évolution ne put être effec-

tuée, et nous dûmes renoncer à l'espoir de modifier la présentation. Cette femme accoucha à terme d'une fille qui naquit par le siége. Dans ce cas, la paroi abdominale était assez souple, et il nous a semblé que la résistance provenait surtout de la paroi utérine dont la tonicité était très-exagérée.

Ces faits sont d'ailleurs exceptionnels, et la primiparité est loin d'exclure la possibilité de l'opération, comme nous l'avons déjà dit. Il faut seulement s'armer de patience et ne pas craindre de renouveler les tentatives de version, en laissant entre elles un certain intervalle. Après un ou plusieurs échecs, on finit souvent par réussir.

Dans d'autres cas c'est l'irritabilité de l'utérus qui rend la version difficile : l'organe se contracte dès qu'on applique les mains sur l'abdomen, et parfois l'anesthésie est nécessaire pour faire cesser cet état et rendre l'opération possible.

Il faut signaler encore l'épaisseur et l'infiltration graisseuse des parois abdominales, qui est quelquefois assez considérable pour gêner beaucoup l'opérateur ; la rupture prématurée des membranes et l'écoulement du liquide amniotique, qui amènent un degré plus ou moins considérable de rétraction de l'utérus ; l'hydramnios, qui donne une telle mobilité au fœtus que sa fixation devient très-difficile, à moins qu'on n'ait recours à la ponction des membranes ; l'ascite, les tumeurs fibreuses, les kystes de l'ovaire, qui créent pour les manœuvres des difficultés sur lesquelles nous n'avons pas besoin d'insister.

Circonstances qui facilitent la version par manœuvres externes.   La multiparité est une condition favorable à la version externe. Le petit volume du fœtus et l'intégrité de la poche des eaux facilitent aussi l'opération d'une façon si évidente qu'il nous suffit de mentionner le fait sans nous y arrêter davantage.

MANUEL OPÉRATOIRE.   La vessie et le rectum étant préalablement vidés de leur contenu, la femme sera couchée horizontalement sur le dos, sur un lit suffisamment élevé. Les membres inférieurs ne seront pas fléchis, mais bien étendus et légèrement écartés, afin que l'opérateur ne soit pas gêné par la contraction des muscles abdominaux. Les membres supérieurs reposeront sur le lit dans une résolution complète ; on recommandera à la femme de ne faire aucun effort, aucun mouvement.

L'accoucheur veillera à ce que ses mains ne soient pas froides, afin de ne pas susciter de contractions utérines par leur contact avec les parois du ventre. Il se placera du côté du lit où il sera le plus à l'aise pour agir et, l'abdomen étant entièrement découvert, il procédera à l'opération.

Nous la décrirons successivement dans les présentations du tronc et dans celles du siége ; nous dirons enfin quelques mots des manœuvres qui ont pour but de transformer la présentation de la face en présentation du sommet.

Présentation du tronc.   Lorsque la tête occupe l'une des fosses iliaques, on peut tenter de l'amener au détroit supérieur en plaçant simplement la femme dans le décubitus latéral, ainsi que le recommandait Hubert de Louvain, du côté droit, si la tête est à gauche, et réciproquement. Ce moyen réussit quelquefois, mais il est ordinairement insuffisant et peut en outre provoquer des douleurs assez vives pour que les femmes se refusent à conserver la situation qui leur est imposée. Aussi vaut-il mieux avoir recours d'emblée aux manœuvres externes.

Voici comment M. Pinard décrit le manuel opératoire : « Appliquer une main sur l'extrémité pelvienne, et par une pression lente et *soutenue* exercée en sens inverse sur l'une et l'autre extrémité (fig. 5), ramener les deux pôle

fœtaux sur la ligne médiane » (*loc. cit.*, p. 186). M. Nivert pensait qu'il suffisait d'agir seulement sur la tête, mais ce procédé échoue dans bien des circonstances, et c'est avec raison que M. Pinard recommande les pressions exercées en sens inverse sur les deux extrémités. « Cette manœuvre est des plus simples, ajoute-t-il, et je ne l'ai jamais vue échouer pendant la grossesse. »

La tête ne répond pas toujours à l'une des fosses iliaques : elle peut être située plus haut, la présentation étant alors franchement transversale. Dans ces conditions, on suivra les mêmes règles que pour la présentation du siége.

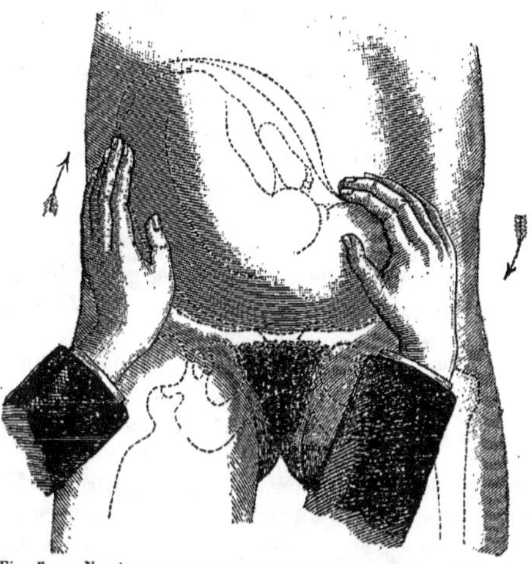

Fig. 5. — Version par manœuvres externes. — Position des mains pour ramener la tête au détroit supérieur dans la présentation de l'épaule.

Présentation du siége. En principe, la manœuvre est la même que précédemment, et c'est à l'aide des mains placées sur chacune des extrémité du fœtus et agissant en sens opposé qu'on doit chercher à obtenir l'évolution. Envisageons maintenant l'opération dans ses détails et supposons le cas le plus simple, celui où le siége est mobile au-dessus du détroit supérieur, empiétant plus ou moins sur l'une des fosses iliaques, et où la tête est facilement préhensile. Les mains étant placées comme nous l'avons dit, l'une sur la tête, l'autre sur le siége,

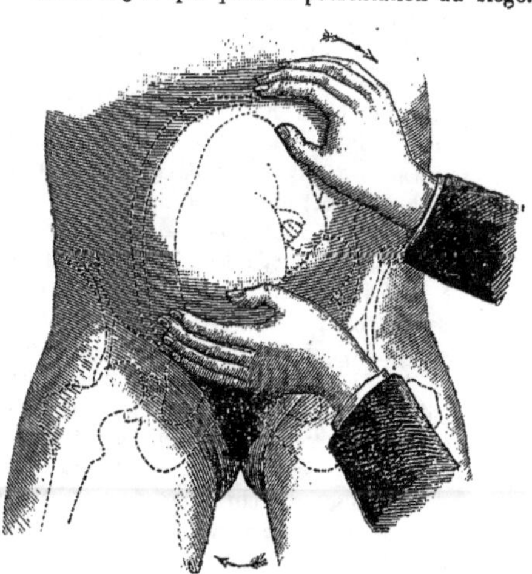

Fig. 6. — Version par manœuvres externes. — Position des mains pour ramener la tête au détroit supérieur dans la présentation du siége.

et exerçant chacune une pression dans le sens indiqué par les flèches de la figure 6, on s'efforcera de ramener l'extrémité céphalique en bas par le chemin le plus court (fig. 6).

L'opération ne présente pas toujours une aussi grande simplicité, et nous devons passer en revue différentes éventualités qui nécessitent des manœuvres spéciales.

C'est ainsi que la mobilité du siége peut faire défaut. Nous laissons de côté les cas, signalés plus haut, où l'extrémité pelvienne décomplétée en mode des fesses plonge profondément dans l'excavation, et où cette présentation définitive contre-indique la version par manœuvres externes. Mais il en est d'autres dans lesquels le siége est fixé au détroit supérieur et proémine même un peu dans l'excavation. Dans ces conditions, si l'on veut pouvoir faire évoluer le fœtus, il faut d'abord mobiliser le siége. La main appliquée sur l'extrémité pelvienne est souvent impuissante à dégager à elle seule cette extrémité du détroit supérieur. « Il est nécessaire alors, dit M. Pinard, pour rendre l'extrémité pelvienne accessible, et en même temps pour rendre possible l'évolution du fœtus, de soulever légèrement cette extrémité en introduisant un doigt dans le vagin et en repoussant en haut le segment inférieur de l'utérus, sur lequel appuie la région fœtale qu'on dirige vers l'un des côtés du grand bassin » (*loc. cit.*, p. 187).

Mais ce moyen lui-même peut être insuffisant. Nous avons eu l'occasion d'observer dernièrement un fait très-instructif à cet égard. Une femme primipare, arrivée près du terme de sa grossesse, était entrée à la Clinique d'accouchements, et on avait constaté chez elle une présentation du siége en mode des fesses, fixée au détroit supérieur. A plusieurs reprises nous essayâmes de mobiliser le siége d'abord par des manœuvres purement extérieures, puis en employant le moyen indiqué par M. Pinard, mais ce fut en vain, nous ne pûmes y parvenir. Sur notre conseil, le docteur Loviot opéra alors de la manière suivante : il administra du chloroforme jusqu'à résolution complète, puis, introduisant la main tout entière dans le vagin, il chercha à repousser le siége en haut, pendant que son autre main, placée extérieurement, s'efforçait de mobiliser le fœtus. Cette manœuvre lui réussit pleinement ; après avoir dégagé le siége du détroit, il put très-facilement amener la tête en bas par les moyens ordinaires.

Depuis ce fait M. Loviot a eu l'occasion d'en observer un second, auquel nous avons déjà fait allusion, et dont il nous a donné la communication orale. Ayant constaté chez une femme très-avancée dans sa grossesse une présentation du siége décomplété en mode des fesses, fixée au détroit supérieur, et n'ayant pu réussir à faire la version par manœuvres externes, il employa le même procédé que dans le cas précédent et obtint le même succès. Or il s'agissait d'une grossesse gémellaire qui était restée méconnue, et la femme accoucha quelque temps après de deux jumeaux dont le premier se présentait par le sommet. Ainsi, grâce au chloroforme et à l'introduction de la main dans le vagin, M. Loviot avait pu réussir la version par manœuvres externes malgré ces deux circonstances défavorables : grossesse gémellaire et présentation du siége légèrement engagé.

Il est une autre circonstance qui peut mettre obstacle à l'évolution du fœtus. C'est lorsque la tête, recouverte par les fausses côtes, devient par ce fait inaccessible ; c'est le plus souvent à droite, au-dessous du foie, qu'elle se cache ainsi, et la pression qu'elle exerce en ce point détermine parfois une douleur très-nettement accusée par les femmes. On cherchera alors à la dégager soit directement, soit à l'aide de mouvements imprimés au siége, car c'est seulement lorsqu'elle sera devenue accessible que la version pourra être exécutée.

Présentation de la face. Tarnier et Chantreuil décrivent ainsi qu'il suit les manœuvres externes qu'on peut tenter à la fin de la grossesse ou au début du travail pour transformer la présentation de la face en présentation du sommet : « Elles nous paraissent tout à fait indiquées quand il s'agit de mento-postérieures. Pour réussir il y a trois mouvements à exécuter : dans le premier, on soulève les épaules et la partie supérieure de la poitrine du fœtus, afin de rendre à la tête la liberté nécessaire pour qu'elle puisse se fléchir. Le deuxième mouvement favorise encore la flexion ; il est exécuté par une main qui pousse la tête vers le plan antérieur du fœtus. Enfin, dans un troisième mouvement, qui ne peut être exécuté que par un aide, le siége du fœtus est poussé en bas et du même côté que la tête, c'est-à-dire vers le plan antérieur du fœtus, de manière à faire engager le sommet. En examinant de près ces trois mouvements, on peut les synthétiser en remarquant qu'ils ont pour résultat unique de faire prendre au fœtus son attitude naturelle, en forçant la tête à se fléchir ; pour cela, on agit aux deux extrémités de l'ovoïde fœtal, de manière à lui faire prendre la forme d'un arc de cercle dont la concavité répondra au plan antérieur de l'enfant. Le mouvement le plus difficile à exécuter est le premier, celui qui consiste à porter suffisamment en haut les épaules et la partie supérieure du thorax. Souvent on est obligé de se servir des deux mains pour opérer cette partie de la manœuvre : alors un aide peut avec l'une des mains pousser la tête vers le plan antérieur du fœtus, tandis qu'avec l'autre main il porte le siége dans le même sens que la tête et finalement abaisse le fœtus pour l'engager dans l'excavation pelvienne.... Schatz et Velponer ont rapporté le premier un cas, le second deux cas, où ils sont parvenus avec un succès complet à faire cette transformation par une méthode analogue à celle que nous venons de décrire » (*Traité de l'art des accouchements*, Lauwereyns, 1882, t. I, p. 716).

Dans toutes ces manœuvres l'opérateur ne devra jamais se départir de la plus grande douceur. Il agira lentement et prudemment, suspendant ses tentatives toutes les fois que surviendra une contraction utérine. S'il rencontre des résistances trop grandes, il n'insistera pas et remettra l'opération à une séance ultérieure.

Chez quelques femmes les pressions exercées sur le ventre déterminent des contractions spasmodiques des muscles de la paroi abdominale qui mettent obstacle à l'opération ; on fera ordinairement cesser ces contractions en invitant la femme à respirer largement la bouche ouverte.

D'autres fois la pression est douloureuse, soit par suite d'une hyperesthésie spéciale, soit à cause d'une névralgie lombo-abdominale ; il en résultera encore un état de contraction des muscles abdominaux fort gênant pour l'opérateur. Dans ces cas on pourra être obligé de recourir aux inhalations de chloroforme, qui feront rapidement disparaître la résistance musculaire. Parfois enfin on pourra provoquer par l'application de la main sur le ventre une douleur extrêmement vive au niveau de l'ovaire. Cette douleur ovarique, bien décrite par MM. Budin et Chaignot, sera, en raison de sa localisation, facile à reconnaître. Pour éviter de la provoquer, il suffira de bien déterminer le point exact où elle siége et d'avoir soin de n'exercer aucune pression dans cette région.

Nous ne dirons qu'un mot des objections qu'on a voulu faire à la version par manœuvres externes en les basant sur les périls qu'elle peut faire courir à la mère et à l'enfant. C'est ainsi qu'on l'a accusée de pouvoir produire des accidents dont les plus graves seraient la rupture des membranes, le décollement du placenta, la rupture de l'utérus. Mais ces assertions ne sont fondées sur aucun fait sérieux, et tous les prétendus dangers de l'opération sont encore à démontrer. Tout au plus pourrait-elle provoquer des contractions utérines et déterminer des menaces d'accouchement prématuré, si elle était tentée pendant la grossesse sans ménagements et avec une insistance trop prolongée.

En réalité, et quoi qu'on ait dit, la version par manœuvres externes est absolument innocente pour la mère et pour le fœtus, lorsqu'elle est pratiquée suivant les règles de prudence et de douceur sur lesquelles nous avons insisté.

Fixation du fœtus après la version par manœuvres externes. Si quelques accoucheurs ont admis qu'une fois la version faite la présentation restait définitive, la plupart d'entre eux ont reconnu au contraire que la présentation vicieuse se reproduisait avec la plus extrême facilité, surtout chez les multipares : aussi différents moyens ont-ils été proposés pour maintenir le résultat obtenu en fixant la présentation au détroit supérieur.

C'est justement en considération de la reproduction si fréquente de l'attitude vicieuse du fœtus que Wigand posait comme indication de ne faire l'opération qu'au commencement du travail : une fois la tête amenée en bas, il rompait les membranes afin de fixer le fœtus, faisait exercer une compression sur les côtés du ventre et recommandait à la femme de rester immobile jusqu'à ce que le sommet fût profondément engagé.

L'écoulement artificiel du liquide amniotique a été conseillé encore par Ritgen (*Gem. deutsche Zeitschr. für Geb.*, 1828, Bd III, p. 54), qui crut même pouvoir recommander ce moyen à l'exclusion de toutes manœuvres externes. Cet auteur pensait en effet que la *ponction*, et non la déchirure plus ou moins large des membranes, devait, en amenant la déplétion lente de l'utérus, favoriser la rectification insensible de la présentation vicieuse. Nous ne faisons que signaler ce procédé, qui peut à la rigueur réussir dans certaines conditions, comme lorsqu'il y a exagération de liquide amniotique, mais qui ne saurait remplacer la version par manœuvres externes, ainsi que le voulait son auteur.

Ellinger (de Stuttgart), cité par M. Pinard, a conseillé de maintenir la région fœtale fixée au détroit supérieur à l'aide de pressions manuelles constantes, moyen peu facile à réaliser en pratique.

On a encore recommandé de placer la femme dans le décubitus latéral du côté opposé à celui où l'utérus a de la tendance à s'incliner.

Il n'y a en réalité qu'un seul moyen vraiment pratique d'empêcher tout déplacement du fœtus : c'est d'exercer sur lui une compression continue à l'aide d'un bandage approprié ou d'une ceinture spéciale.

Hubert (de Louvain) conseillait l'emploi d'un simple bandage de corps, et interposait des tampons de ouate entre le bandage et la paroi abdominale, dans les points où il était nécessaire d'exercer une pression plus considérable.

Mattei a préconisé l'emploi d'une « large ceinture élastique qui tiendra lieu de parois abdominales » et à laquelle on pouvait ajouter de petits coussinets.

Le professeur L. Dumas (de Montpellier), dans d'intéressantes leçons sur la version (Montpellier, 1886), nous apprend que M. Grynfellt a proposé l'emploi d'une ceinture abdominale avec bretelles, analogue à celle que conseillait Courty dans les déplacements de l'utérus.

M. Pinard a fait construire une ceinture à laquelle il a donné le nom de ceinture eutocique, et qui présente sur les appareils précédents l'avantage de pouvoir s'adapter exactement à la forme du ventre et de suppléer efficacement à la tonicité des parois abdominale et utérine si souvent affaiblie, chez les multipares. Il la décrit lui-même en ces termes :

« Cette ceinture est composée de trois pièces (*voy.* fig. 7 et 8) : une pièce droite et une pièce gauche formant le corps de la ceinture ; une pièce intermédiaire formant le complément de la partie antérieure.

« Les parties postérieure P et antérieure T sont en coutil baleiné, réunies sur le côté par un tissu élastique C, en arrière par des boucles avec courroies en tissu, servant à allonger ou à raccourcir la ceinture, suivant l'ampleur de l'abdomen, et en avant lacées en croix à l'aide d'œillets en crochets appelés œillets américains.

« La bande de lassure B est en coutil garni de flanelle et se place sur la paroi abdominale avant de fixer définitivement la ceinture ; elle la complète, empêche le contact dur du lacet et rend supportable une forte compression.

« Des sous-cuisses sont placés pour empêcher la ceinture de remonter » (*loc. cit.*, p. 220).

Il existe trois modèles de la ceinture de M. Pinard, les n°ˢ 1, 2 et 3 ; ils sont

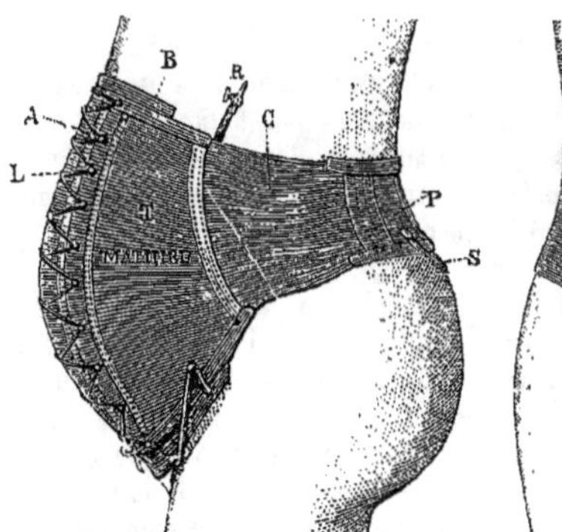
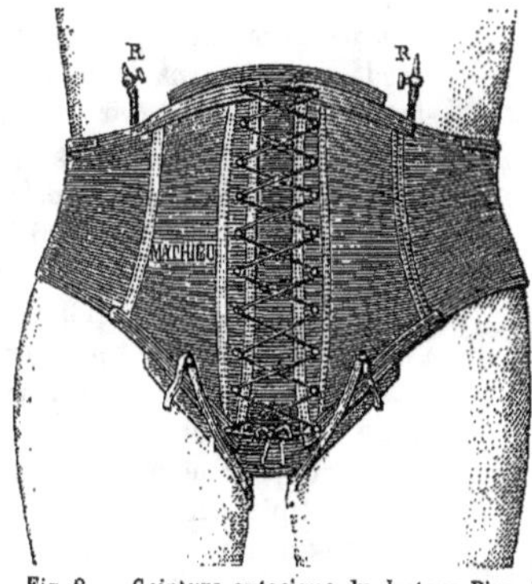

Fig. 7. — Ceinture eutocique du docteur Pinard,
appliquée et vue latéralement

Fig. 8. — Ceinture eutocique du docteur Pinard
appliquée et vue de face.

de grandeur différente, afin de s'adapter au volume variable de l'abdomen, et ils suffisent à tous les besoins de la pratique.

Voici les règles indiquées par M. Pinard pour l'application de sa ceinture :

« Quand chez une femme enceinte de huit mois la tête n'est pas engagée dans l'excavation pelvienne, la ceinture doit être appliquée.

« Lorsque la présentation est celle du siége ou de l'épaule, il faut pratiquer la version, ramener la tête en bas et appliquer immédiatement la ceinture.

« Il est nécessaire de passer la ceinture sous les reins de la femme avant de pratiquer la version, car quelquefois, ainsi que j'ai pu l'observer avec M. Tarnier, la tête étant ramenée au niveau du détroit supérieur, l'effort que fait la femme en se soulevant suffit pour reproduire la mauvaise présentation. Il faudra donc toujours, avant d'appliquer la ceinture, s'assurer que la tête est au-dessus de l'excavation.

« La compression, le premier jour, doit être modérée ; on la rend constante et uniforme en serrant les jours suivants les boucles postérieures ; ceci est nécessaire en raison de l'élasticité du tissu et aussi de l'accommodation du fœtus.

« Dans tous les cas où elle a été appliquée, cette ceinture a été parfaitement supportée ; le plus souvent même un soulagement et un bien-être marqués en ont été la conséquence. *Jamais* il n'en est résulté aucun inconvénient ni pour la mère ni pour l'enfant.

« Cette ceinture peut être enlevée quand, avant le travail, la tête plonge dans l'excavation ; au moment de la dilatation complète seulement et après la rupture des membranes, quand la tête est restée au niveau du détroit supérieur » (*loc. cit.*, p. 221).

Depuis la description précédente, M. Pinard a reconnu lui-même que cette ceinture ne maintenait pas dans tous les cas la présentation suffisamment fixée au détroit supérieur, et que parfois le fœtus reprenait son attitude primitive. Aussi a-t-il cru devoir faire subir à son appareil une modification qui supprime cet inconvénient. Il a fait ajouter à la ceinture eutocique deux poches latérales en caoutchouc qu'on peut gonfler d'air à volonté et suivant les besoins, afin d'exercer une pression suffisante, soit d'un côté de l'abdomen, vers le point où la partie fœtale a le plus de tendance à remonter, soit des deux côtés du ventre, si cela est jugé nécessaire.

La ceinture eutocique est assurément un excellent appareil et elle rend de grands services dans la pratique. Malheureusement, tous les médecins, ceux surtout qui exercent à la campagne, ne l'ont pas toujours sous la main ; de plus elle est d'un prix assez élevé, ce qui en restreint forcément l'usage.

Aussi pourra-t-on, à son défaut, se servir d'un moyen assez analogue à celui que conseillait Hubert, et dont M. Tarnier recommande l'emploi dans ses leçons.

Il consiste, une fois la version par manœuvres externes effectuée, à placer d'abord sur les parties latérales de l'abdomen, et à des hauteurs variables suivant le point où on veut exercer le plus de pression, deux serviettes roulées en forme de tampons. Un bandage de corps est appliqué ensuite autour du ventre, et les tampons sont cousus au bandage, afin qu'ils ne puissent se déplacer. Enfin, pour maintenir le bandage, qui a souvent de la tendance à remonter, on lui adapte des sous-cuisses faits avec deux bandes de toile qu'on coud en arrière et qu'on ramène en avant, où on les fixe avec des épingles.

Cet appareil si simple est à la portée de tout le monde ; il n'exige qu'un peu d'entretien et de surveillance, car il est sujet à se desserrer et à se déplacer ; il remplit bien le but qu'on se propose : son emploi est donc recommandable.

III. Version par manœuvres combinées. Historique. Dans les deux grandes variétés de version que nous venons de passer en revue, nous avons vu qu'on a parfois recours à des manœuvres combinées, une main étant placée à l'extérieur sur la paroi abdominale et l'autre introduite dans les organes génitaux.

Toutefois ces manœuvres mixtes ne sont pas la règle ; on ne les emploie qu'accessoirement et dans certains cas particuliers : ainsi, dans la version par manœuvres externes, ce n'est que rarement qu'on agit par la voie vaginale ; dans la version par manœuvres internes, le rôle important est dévolu à la main qui pénètre dans l'utérus, l'autre n'exerçant qu'une action adjuvante et accessoire.

Il faut cependant faire une exception pour la version céphalique par manœuvres internes, aujourd'hui presque abandonnée, dans laquelle les manœuvres mixtes ont une réelle importance, comme nous l'avons vu à propos des procédés de Flamant, de Busch et de d'Outrepont.

En réalité, les manœuvres combinées qu'on emploie parfois dans la version interne et dans la version externe forment une sorte de transition entre ces variétés de version et celle qui nous reste à décrire.

Dans celle-ci, les deux mains ont un rôle également important à remplir, et c'est de leur simultanéité d'action à l'intérieur et à l'extérieur que dépend le résultat de l'opération.

Ainsi que le fait remarquer M. Herrgott, la version mixte a été opérée par Wigand bien avant qu'elle ait été décrite par Braxton Hicks; le curieux passage suivant en est la preuve évidente : « Je trouvai une obliquité gauche de la matrice très-prononcée.... la tête obliquement placée au-dessus du pubis droit; je fis coucher la femme sur le côté droit, je rompis la poche pendant une contraction (l'orifice était largement ouvert), et, à l'aide de l'indicateur et du médius de la main gauche, je fis descendre la tête du bord supérieur et anté-rieur droit du bassin, en même temps que je pressais fortement de la main droite appliquée à l'extérieur, *sur le côté gauche et supérieur du ventre,* de façon à faire correspondre le fond de l'utérus et l'axe longitudinal de l'enfant avec l'axe du détroit supérieur. Immédiatement après cette manœuvre la tête descendit dans l'excavation, et en moins d'une heure l'accouchement était ter-minée » (trad. F.-J. Herrgott, p. 8).

Dans l'intéressant historique qu'il consacre à cette question, M. Herrgott montre que Hohl, en 1845, décrivit la version mixte comme une modification de la version par manœuvres externes et qu'il lui donna le nom de *rectification* ou *version sur la tête par manœuvres internes et externes.*

En 1857, C. Braun donna la description d'une méthode analogue à celle de Hohl et l'appela *méthode de version combinée de Vienne.*

Braxton Hicks publia à son tour en 1860 ses premières recherches sur une nouvelle méthode pour pratiquer la version (*the Lancet*, 14 et 24 juillet 1860), et la désigna du nom de *version bimanuelle.* En 1864, il fit paraître un impor-tant travail sur le même sujet (*Obstetr. Transact.*, 1864, vol. V, p. 219). Ce mémoire fut traduit en allemand en 1865 par Küneke, qui appela l'opération *version combinée interne et externe.*

Enfin Barnes, dans ses *Leçons sur les opérations obstétricales,* décrit la méthode de Braxton Hicks sous la désignation de *version bipolaire.*

Ces dénominations diverses s'appliquent en réalité à une seule et même opé-ration. Elle est aujourd'hui connue généralement sous le nom de version ou méthode de Braxton Hicks. Si cet auteur n'en est pas le père, il a du moins été le premier à préconiser la version mixte podalique et à l'appliquer au traite-ment du placenta prævia.

Cette opération a été peu pratiquée en France. Elle a fait en 1886 l'objet de la thèse du docteur Degoul (*De la version podalique partielle.* Th. de Paris, 1886), et récemment M. Auvard lui a consacré un intéressant article dans le *Bulletin médical* du 29 juin 1887.

Manuel opératoire. La condition nécessaire pour qu'on puisse pratiquer la version par manœuvres mixtes est un certain degré de dilatation ou au moins de perméabilité du col. Il faut que le col soit assez ouvert pour laisser pénétrer un ou deux doigts dans la cavité utérine. Si cette condition peut se trouver réa-lisée à la fin de la grossesse chez des femmes multipares, il n'en est pas moins vrai que le moment d'élection de l'opération est celui où le travail est commencé et où le col a acquis environ la largeur d'une pièce de 2 francs.

Les préparatifs à faire, les soins antiseptiques à donner à la femme, etc.... n'offrent rien de particulier et sont les mêmes que pour la version par manœuvres internes.

On peut faire la version mixte pelvienne ou céphalique.

Version pelvienne. Voici comment se résume le manuel opératoire indiqué par Braxton Hicks lui-même. Nous supposerons qu'il s'agit d'une présentation du sommet. La femme étant placée dans la situation obstétricale, une main est introduite dans le vagin à une profondeur suffisante pour qu'on puisse faire pénétrer un doigt dans le col jusque sur la tête fœtale. L'autre main est placée sur l'abdomen au niveau du siége, puis la main qui est au dehors exerce une pression sur le siége en bas et à droite, si l'occiput regarde à gauche, et en bas et à gauche, si l'occiput regarde à droite. En même temps l'autre main, ou plutôt le doigt introduit dans le col, chasse la tête du côté opposé. La présentation devient ainsi transversale. L'opérateur repousse alors l'épaule comme il avait repoussé la tête et continue à abaisser le siége. Il arrive ainsi à sentir un genou ou même un pied. Il rompt les membranes et, saisissant le membre inférieur par le genou ou par le pied, il l'attire dans le col et dans le vagin. L'opération est alors terminée.

Dans la présentation de l'épaule, on arrive souvent immédiatement sur le genou. En cas contraire, on l'amène au niveau de l'orifice en repoussant l'épaule et en abaissant le siége par le même procédé que précédemment.

Il est évident que cette manœuvre devra être faite avec lenteur et prudence, et qu'on agira seulement dans l'intervalle des contractions utérines.

Version céphalique. M. Auvard résume ainsi la manière dont on doit la pratiquer : « La femme étant laissée normalement couchée dans son lit (l'opération me paraît ainsi plus facile qu'avec la position obstétricale), le siége élevé, se placer du côté où se trouve la tête fœtale, de manière à pouvoir l'abaisser plus aisément. Introduire dans les organes génitaux, soit partiellement, soit totalement, la main droite ou gauche, suivant la position qu'on aura prise. Avec un ou deux doigts pénétrant dans l'orifice utérin, repousser la partie fœtale qui se présente. A l'aide de la main extérieure appliquée sur la tête, abaisser cette partie fœtale jusqu'à ce qu'elle arrive au détroit supérieur ». Ensuite, s'il y a lieu, on appliquera la ceinture eutocique ou un bandage de corps avec tampons latéraux.

Les difficultés qu'on peut rencontrer au cours de l'opération sont les mêmes que celles qu'on éprouve parfois dans la version par manœuvres externes : nous n'y reviendrons donc pas. Dans certains cas, l'anesthésie sera nécessaire pour les supprimer.

INDICATIONS. La version bimanuelle reconnaît deux indications principales : les présentations du tronc et l'insertion vicieuse du placenta.

Dans les présentations du tronc, M. Auvard conseille de faire la version céphalique de préférence à la version pelvienne. Il rapporte deux observations où l'opération a été faite ainsi avec une grande facilité pendant le travail, et où l'accouchement s'est terminé spontanément en présentation du sommet. Ces faits l'ont conduit à conclure que « pendant la première période du travail il convient, si la poche des eaux est rompue, d'avoir recours à la version céphalique par manœuvres mixtes ». Une fois que la dilatation est complète, on n'a évidemment plus qu'à procéder à la version pelvienne par manœuvres internes.

En ce qui concerne le placenta prævia, la méthode de Braxton Hicks a pour but, en abaissant un pied dans le vagin, d'appliquer le siége sur le segment inférieur et d'en faire un tampon naturel qui arrête l'hémorrhagie.

Nous n'avons pas à apprécier ici sa valeur comme mode de traitement du placenta prævia et nous posons l'indication sans la discuter. Disons seulement que cette méthode a donné de bons résultats entre les mains de son auteur, et qu'elle est généralement adoptée en Allemagne, où les statistiques de Hofmeier, Behm et Lomer, lui sont très-favorables. (Pour de plus amples renseignements sur ce sujet, *voy.* à l'article PLACENTA la conduite à tenir dans les hémorrhagies par insertion vicieuse.) CH. MAYGRIER.)

VERT. Le vert est une des sept couleurs primitives du spectre. C'est la quatrième, en commençant par la moins réfrangible, la couleur rouge.

Ce n'est pas une couleur primaire ou simple, comme le prétendait Young, elle est composite ou binaire (Newton). Le bleu et le jaune (couleurs simples), alliés en proportions variables, ont des vitesses de vibrations particulières qui réunies donnent une vibration nouvelle qui est le vert.

Helmholtz, étudiant les raies du spectre, prétend que le vert pur ne saurait être obtenu par le mélange des deux simples dont il est la résultante.

En évaluant à 1000 l'éclat maximum des couleurs fournies par le prisme, l'intensité lumineuse du vert est de 480. Enfin dans le cercle de Newton sa mesure est de 60° 45' 34".

Le vert acquiert son maximum d'intensité lorsqu'on le rapproche du rouge. Vient-on à le mêler à parties égales avec ce même rouge, l'intensité étant la même, il en résulte un gris : le vert se trouve donc annihilé.

La perception du vert n'est pas toujours nette, elle est fonction de l'éclairage. Nous ne saurions nous étendre sur ces faits qui sont si nettement expliqués dans les recherches de Chevreul et dans sa loi sur le contraste des couleurs.

Le vert est une des perceptions colorées pour lesquelles on rencontre le plus de daltonistes.

Le vert est une couleur dominante dans la nature. Dans l'immense quantité de végétaux qui couvrent le globe, c'est cette couleur qui presque toujours s'offre à nos yeux avec des tons variants selon l'espèce, le genre de la plante, etc.

Au point de vue matériel, l'art, l'industrie et même l'alimentation, utilisent d'une façon considérable le vert, dont nous allons énumérer les diverses sortes, la préparation, le mode d'emploi, les usages ; enfin nous terminerons par l'étude des verts en tant que substances toxiques.

On peut diviser les verts en verts tirés des végétaux proprement dits, tirés des métaux où verts métalliques, tirés des goudrons de houille.

§ I. VERTS VÉGÉTAUX. Les principaux verts végétaux sont :

1° Le vert chlorophyllien, qui est le plus répandu et qui est donné par la chlorophylle, ou partie colorante de la feuille ;

2° Le vert de vessie ou vert de séve ;

3° Le vert de Chine ;

4° Le vert du chardon. Cinaréine de Verdeil ;

5° Les divers mélanges de jaunes et de bleus d'origine végétale.

1° *Vert chlorophyllien.* Les feuilles, les tiges jeunes des plantes, les parties herbacées, renferment deux matières colorantes : la *chrysophylle* (matière jaune) et la *chlorophylle* (matière verte), qui doit nous occuper et qui a été isolée à l'état cristallin. Son étymologie vient de χλωρός, vert, et φύλλον. Ce nom fut donné par Pelletier et Caventou en 1818. Elle est contenue dans l'intérieur des cellules végétales, particulièrement dans le tissu parenchymateux. Dans ces cellules elle affecte la forme de petits grains verts appliqués contre les parois internes des cellules (corpuscules chlorophylliens). Dans certains végétaux elle apparaît comme une gelée verte sans forme déterminée. Enfin, d'autres fois, les grains chlorophylliens forment des anneaux, des étoiles, des sphères.

Si on traite le parenchyme des feuilles par l'alcool concentré ou par l'éther, la matière colorante passe dans le liquide, c'est assez dire que l'éther et l'alcool sont de bons dissolvants de ce corps. Le principe colorant entre pour une très-petite part dans la constitution des grains.

M. Frémy, qui a fait de très-intéressantes recherches sur cette substance, a trouvé qu'elle était composée d'un corps jaune soluble dans l'éther, auquel il donna le nom de phylloxanthine, et d'une substance bleue, soluble dans l'acide chlorhydrique, à laquelle il a donné le nom de phyllocyanine. Depuis, la question a été reprise et divers procédés de préparation ont été donnés.

La chlorophylle a été isolée par M. Gautier pour la première fois. On suit presque toujours pour son obtention le procédé suivant :

On pile des feuilles fortement colorées (épinards, par exemple), on neutralise le suc par une petite quantité de carbonate de soude, et l'on exprime le magma sous une forte presse. La chlorophylle reste dans le marc que l'on délaye dans de l'alcool à 50 degrés. On l'exprime à nouveau, et on le fait digérer dans de l'alcool froid à 85 degrés. La chlorophylle s'y dissout ainsi que de la cire, de la graisse et de la résine en toute petite quantité. On traite par le noir animal 15 grammes par litre, ce dernier s'empare de la chlorophylle qu'il cède à l'éther ou au pétrole. L'évaporation de ces dissolvants donne un corps qui se présente sous forme de cristaux appartenant au prisme rhomboïdal oblique.

PROPRIÉTÉS. Ces cristaux un peu mous, vert foncé, sont dichroïques. La lumière agit sur eux par oxydation et les transforme en une masse incristallisable. Ils donnent en solution une bande d'absorption occupant tout l'espace compris entre les raies B et C; il faut pour cela que la solution soit concentrée Leur dissolution est fluorescente, verte dans la lumière transmise, rouge dans la lumière réfléchie.

La chlorophylle est une matière non azotée, résinoïde, insipide, inodore, inaltérable à l'air, indécomposable à 200 degrés et infusible à cette température. Elle est insoluble dans l'eau. Soluble dans l'alcool, l'éther, le pétrole, les huiles grasses et essentielles, les corps gras, et dans les solutions alcalines. Elle fournit des laques vertes très-belles en se combinant à l'hydrate d'alumine, mais malheureusement ces laques sont peu stables. Enfin elle est réduite et décolorée par l'hydrogène naissant. Sa composition chimique serait, d'après les auteurs :

$$C = 73,4; \quad H = 9,7; \quad Az = 5,62; \quad O = 9,57. \quad Ph = 1,57; \quad Mg = 0,34.$$

USAGES. L'emploi de cette substance est peu fréquent, vu son instabilité en présence des liqueurs acides et son insolubilité dans l'eau. C'est elle qui colore les huiles de jusquiame, le baume tranquille, l'onguent populéum. La propriété qu'elle possède d'entrer en dissolution dans les corps gras fait que l'on peut préparer ces huiles avec des plantes sèches et aviver la couleur par une décoction d'épinards. Elle donne sa couleur à l'absinthe et à d'autres liqueurs vertes. L'art proprement dit de la teinture ne saurait l'employer, car on possède des verts végétaux plus beaux et plus fixes, et de plus les dérivés de l'aniline fournissent une gamme de couleur plus considérable.

On a proposé la chlorophylle pour la coloration artificielle des liqueurs, conserves, et des sucreries. Les premiers essais furent peu heureux, mais, grâce aux recherches et aux travaux de MM. Lecourt et Guillemare, on est arrivé à un tel résultat que l'on peut espérer voir disparaître bientôt l'opération du reverdissage aux sels de cuivre.

Ces fabricants empruntent la matière colorante aux épinards à la faveur d'une dissolution alcaline de soude. Le légume est plongé dans l'acide chlorhydrique très-étendu d'eau et bouillant, on verse dessus une certaine quantité de solution chlorophyllienne, la soude forme avec l'acide chlorhydrique du sel marin et la matière verte se précipite sur le tissu organique pour en accroître la couleur. On lave énergiquement les légumes ayant subi cette opération et on les conserve par la méthode d'Appert. Malgré tout, il y a quelques inconvénients à l'emploi de ce colorant. Les légumes perdent notamment leur goût. Dans ces derniers temps, la chlorophylle est entrée dans le domaine de la photographie. Becquerel, Gros et d'autres, l'ont employée avec avantage, soit pour essais de photographie en couleur, soit pour modifier, exalter ou atténuer la sensibilité des plaques au gélatino-bromure.

2° *Vert de vessie ou vert de sève.*   Ce vert n'est guère employé que dans la peinture à la gouache ou dans l'aquarelle. On le retire des baies du nerprun officinal (*Rhamnus catharticus*). On le trouve dans le péricarpe du fruit mêlé à d'autres matières colorantes.

On le prépare en mêlant 30 parties de suc de fruit avec 8 parties d'eau de chaux et 1 partie de gomme arabique. On fait épaissir le mélange par la chaleur et on le met dans des vessies où la concentration s'achève par évaporation. C'est de cette dernière opération que lui vient le nom de vert de vessie.

On peut aussi employer les fruits d'autres nerpruns. On prend les graines avant maturité, on les exprime pour en faire sortir le suc que l'on traite par 2 ou 3 pour 100 de son poids d'alun dissous ou par 25 à 30 pour 100 de lait de chaux. On évapore jusqu'à consistance de sirop, et on procède comme il a été dit plus haut :

Ses usages sont très-peu nombreux.

3° *Vert de Chine (Lo Kao).*   Ce sont des Nerpruns qui fournissent encore cette matière colorante. Signalée par Daniel Kœchlin, cette couleur a été étudiée par Persoz. Michel (de Lyon) a le premier publié le moyen d'obtenir la teinture en vert de Chine, que la maison Guinon (de Lyon) avait réalisée. Enfin le procédé d'extraction fut décrit dans une communication du R. P. Helot.

Le procédé de préparation suivi en Chine est le suivant : On fait une décoction d'écorce de nerprun, on y ajoute un peu de potasse et d'alun, et l'on y fait passer des toiles qui s'emparent de la matière colorante. On expose au soleil et on repasse dans le bain pour accumuler de la matière colorante sur la toile. On rince à l'eau claire, la couleur en excès flotte dans l'eau. On réunit les eaux dans une chaudière et on y plonge des écheveaux de coton qui se chargent de la couleur. Ces fils imprégnés de la substance sont placés dans de l'eau claire et la couleur est détachée par frottement et se rassemble au fond de l'eau, on filtre, on sèche et on expose au soleil. Le colorant alors abandonne le papier sous forme d'écailles.

Persoz considère ce produit comme une laque calcaire magnésienne et ferrugineuse unie à du phosphate d'alumine. Elle est soluble en partie dans l'eau, s'y gonfle et s'y délaye. Elle est insoluble dans l'alcool, l'éther. L'addition d'acide acétique aide à la dissolution sans l'altérer. On trouve ce vert dans le commerce sous forme de lames vert bleuâtre de 1 à 4 millimètres d'épaisseur sur 2 à 5 centimètres de largeur.

Cette matière colorante, qui ne servait guère qu'à la teinture, est tombée en désuétude comme les précédentes, pour être remplacée par les dérivés de l'aniline ou bien les couleurs composées de bleu et de jaune dont nous allons parler.

Ces trois couleurs ne sauraient être toxiques, vu la matière première qui les fournit et les modes de préparation employés.

4° *Vert du chardon (cinaréine)*. M. Verdeil a fait connaître cette matière qui, comme le *lo-kao*, donne un vert sans mélange. On l'obtient en faisant bouillir dans l'eau la partie charnue des capitules du chardon et de l'artichaut (*Cinara scolymus*); on obtient un liquide incolore que l'on sépare par expression. L'addition de carbonate de soude développe à l'air après quelque temps du vert jaune virant au vert bleu par l'acide acétique. L'acétate de plomb donne un précipité vert que l'on décompose par l'acide sulfurique étendu d'alcool à 40 degrés. La dissolution alcoolique est jaune brun, on sépare le sulfate de plomb et on précipite la matière colorante par l'éther, qui retient les tannins et les corps gras. On recueille le précipité et on le lave.

C'est un principe hydrogéné, azoté, insoluble dans l'eau et les acides, soluble dans les alcalis qu'il colore en vert. L'alun et le perchlorure d'étain donnent avec lui des laques fort belles qui résistent à l'air et à la lumière.

5° *Divers mélanges donnant du vert*. On emploie : soit deux couleurs d'origine végétale, soit une couleur d'origine végétale et l'autre d'origine minérale.

A. *Verts résultant du mélange de bleu et de jaune d'origine végétale*. Les principaux jaunes employés pour de tels mélanges sont :

Le *curcuma*, qui manque de solidité malheureusement, et qui vire au rouge par les alcalis.

Le *bois de fustet*, peu employé.

Le *quercitron* : c'est l'écorce dépouillée de son épiderme du *quercus tinctoria* de l'Amérique septentrionale. La matière colorante jaune, le *quercitrin*, soluble dans l'eau, donne de très-beaux jaunes, moins fugaces que les précédents.

Le *bois jaune* : c'est le tronc d'un grand mûrier (dit mûrier des teinturiers) qui croît au Mexique, au Brésil, à la Jamaïque, à Cuba, et vient en grosses bûches. Sa matière colorante jaune (*morin*) est très-soluble dans l'eau bouillante. Les alcalis virent ce jaune au brun verdâtre, et les sels de fer, au brun olivâtre. Un des jaunes les plus employés lorsqu'on mordance à l'étain.

La *gaude-gaude* : c'est une sorte de réséda (*Reseda luteola*) cultivé dans le midi de la France et dans le département de l'Eure. Son principe colorant s'appelle la *luteoline*. Les divers verts qu'elle sert à produire par mélange se font remarquer par leur solidité et leur moindre tendance à passer au bleu.

La *graine de Perse* et la *graine d'Avignon*. Elles appartiennent à la famille des Nerpruns. La graine d'Avignon sert à l'obtention du stil de grain, laque jaune préparée en précipitant une décoction de graines par un mélange de craie et d'alun.

La graine de Perse fournie par des Nerpruns donne aussi un beau jaune.

Les bleus qui servent par mélange avec les jaunes à obtenir des verts sont :

L'*indigo*. Nous renvoyons le lecteur à cet article.

Le *pastel*, moins riche en couleurs.

Les verts dérivés du mélange du *bleu* et du *jaune* portent les noms suivants :

vert naissant, vert gai, vert d'herbe, vert printemps, vert de Laurier, vert molequin, vert de mer, vert Céladon, vert perroquet, vert de chou, vert pomme, vert pistache, vert bouteille, etc., etc.

Les plus employés ont généralement les compositions suivantes. Pour les quantités et le mode de préparation nous renvoyons aux traités spéciaux.

NOM.	COMPOSITION.
Vert de cuve. . . .	Curcuma et indigo.
Vert de Saxe. . . .	Jaune variable et indigo.
Vert dragon.. . . .	Gaude et indigo.
Vert douane. . .	Bois jaune, indigo.
Vert printemps. . .	Gaude et carmin d'indigo.
Vert ordinaire . . .	Quercitron. Graines d'Avignon, carmin d'indigo.
Vert foncé.	Vert précédent et carmin d'indigo.
Petit vert	Mélange des deux verts précédents.
Vert d'eau.	Quercitron, acétate d'indigo.
Vert myrthe. . . .	Fustet, graine d'Avignon, campêche, carmin d'indigo, nitrate de cuivre.

En un mot, on voit que la plupart des verts sont constitués par une teinture jaune et de l'indigo, soit à l'état d'acétate, soit à l'état d'indigo de cuve, soit à l'état de carmin d'indigo. Les proportions des composants, les qualités requises et les jaunes, varient selon le vert à obtenir et le tissu à teindre.

Les verts résultant du mélange de deux couleurs, l'une végétale et l'autre minérale, sont assez nombreux. Nous en citerons quelques-uns des plus employés. Quelquefois cependant on met plusieurs jaunes et plusieurs bleus de nature différente pour avoir des tons nouveaux.

Vert vapeur.	Graine de Perse, prussiate jaune.
Vert pour soies.. . .	Graine de Perse, carmin d'indigo, nitrate de cuivre.
Vert pour laine. . .	Graine de Perse, prussiate jaune et carmin d'indigo.
Vert..	Bois jaune et bleu de Prusse.
Vert solide.	Chromate de plomb et indigo.
Vert..	Quercitron et prussiate.

On pourrait encore s'étendre plus longuement, tant les combinaisons sont nombreuses, mais ce serait peu utile, vu que les substances composantes sont toujours les mêmes.

Les verts d'origine végétale, comme on a pu le voir par cet aperçu rapide, n'ont pas été complétement délaissés, et les dérivés de l'aniline ne les ont point encore complétement remplacés.

Dans la coloration des aliments, c'est aux couleurs d'origine végétale que l'on s'adresse. Celles d'origine minérale et celles provenant des goudrons de houille offrent des caractères de toxicité plus ou moins accentués.

Les verts permis pour l'alimentation sont :

La chlorophylle et ses laques. Les mélanges de jaune et de bleu, tels que curcuma, safran, graine d'Avignon, de Perse, quercitron pour les *jaunes;* indigo, pastel, carmin d'indigo, sulfate d'indigo, outremer, bluet, pensée, violette, etc., pour les bleus. Le plus usité et le plus vif pour colorer les bonbons s'obtient avec la graine de Perse et le bleu de Prusse ou avec l'indigo et le curcuma. L'absinthe, malgré la chlorophylle que l'on peut y ajouter, est colorée avec un mélange de safran et d'indigo soluble.

RECHERCHE DES MATIÈRES COLORANTES D'ORIGINE VÉGÉTALE ET DE CELLES MÊLÉES A DES PRODUITS COLORÉS MÉTALLIQUES. *Verts à base d'indigo.* Ils sont entièrement détruits par la chaleur, sans laisser aucun résidu, excepté toutefois si le jaune est métallique, comme dans le cas du chromate de plomb, il reste un résidu jaune. Avec les verts (plomb et indigo), l'acide chlorhydrique donne du vert jaunâtre ; l'ammoniaque ne donne rien ; la soude au 1/10ᵉ donne du bleu verdâtre ; l'acide sulfurique, du jaune vert sale ; par l'acide hypochloreux, on obtient du jaune ; par le chlore, le même phénomène se produit ; si les verts sont à base d'indigo et d'un jaune végétal, ils sont complétement décolorés par le chlore et l'acide hypochloreux.

Verts à base de bleu de Prusse.   Donnent les réactions suivantes, quand ils ont pour base le jaune de chrome :

Chlore gazeux.	Rien.
Acide hypochloreux..	—
Acide nitrique.	—

Potasse caustique, fait disparaître le jaune et le bleu ; si le principe jaune est une couleur végétale, on a : chlore, fait virer au bleu ; acide hypochloreux, fait virer au bleu ; potasse, respecte le jaune, enlève le bleu pour donner une teinte olivâtre.

Verts au campêche.   Présentent les caractères suivants : les acides les rougissent fortement par destruction de l'hématine ; par le chromate de potasse, ils noircissent.

Verts au bois jaune et à l'indigo.   Donnent avec :

Acide chlorhydrique..	Couleur bleue, liqueur jaune.
Ammoniaque.	—
Soude au 1/10.	Bleu verdâtre, liqueur jaune.
Acide sulfurique.	Jaune vert sale, liqueur jaune.

Verts de Chine.   Donnent comme réactions les suivantes : avec la potasse, en présence de sels réducteurs, il y a décoloration, il reste un liquide vert qui se colore en bleu à l'air. Un mélange de quatre volumes d'acide sulfurique et d'une partie d'indigo ne décolore pas le tissu teint par le vert de Chine, mais décolorerait l'indigo d'un mélange, laissant le jaune libre. Le sulfhydrate d'ammoniaque le fait virer au pourpre, l'eau lui rend sa couleur première. Le chlorure d'étain fait virer le vert à l'orange, réaction peu sensible, car elle se montre dans d'autres cas.

Tels sont les moyens de reconnaître les principales couleurs vertes d'origine végétale ou bien les mélanges de bleu ou de jaune, l'une étant métallique, l'autre végétal et réciproquement. Nous en avons laissé quelques-unes de côté, la chlorophylle, par exemple, parce qu'elle est fort peu employée, et qu'en lisant sa description et ses propriétés on peut facilement se rendre compte des moyens de la reconnaître. Il en est de même pour les autres.

Tous ces verts sont assez employés. A propos de certains nous avons décrit les usages, nous allons examiner rapidement pour terminer l'emploi des verts composés de jaune et de bleu. Pour l'alimentation, les conserves, les bonbons, nous avons donné ceux qui sont permis ; pour la teinture et l'impression des étoffes, on se sert des verts suivants :

Verts de cuve.	Solides.
Verts de Saxe.	Virent à la lumière.

§ II. VERTS MÉTALLIQUES.   Pour être complet sur ce sujet, il faudrait énumérer tous les précipités que forment par double décomposition des solutions de sels métalliques mêlées ensemble, précipités colorés en vert. Nous devrions aussi passer en revue les solutions métalliques colorées. Nous restreindrons notre cadre, nous bornant à décrire ceux que l'art et l'industrie emploient le plus fréquemment. Pour cela faire, nous les présenterons par ordre alphabétique, prenant pour guide le métalloïde ou les métaux qui les produisent.

Presque tous ces produits colorés sont insolubles, seuls sont solubles ceux qui ont une couleur propre qui les caractérise : tels sont les sels de nickel, le chlorure de cuivre.

Nous terminerons cette description par les mélanges de jaunes et de bleus le plus souvent utilisés :

MÉTAUX OU MÉTALLOÏDES PRODUCTEURS.		NOMS COMMERCIAUX.
Aluminium.................		Outremer vert.
Antimoine.,...............		Vert peu employé.
Arsenic...	Sulfure d'arsenic et jaune,.	Vert faïence.
	Arsénite de cuivre.....	Vert de Scheele.
		— minéral.
		— suédois.
		Vert anglais.
		— original.
		— patente.
		— de Paris.
		— de Vienne.
		— de Suisse.
		— de Wurtzbourg.
		— perroquet.
	Arsénite et acétate de cuivre.	— métis.
		— nouveau.
		— de mai.
		— de mousse.
		— de Mitis.
		— de Neuwied.
		— impérial.
		— de Schweinfurt.
		— de Véronèse.
Bore.................		Borates employés en céramique.
Chrome.................	Vert de chrome.... Oxyde de chrome.	
	— émeraude....	
	— de Guignet...	
	— de Pannetier...	
	— d'Arnaudon...	Hydrate d'oxyde de chrome
	— de Mathieu-Plessy.	pur ou mêlé à l'acide bo-
	— turquoise....	rique ou phosphorique.
	— de Salvétat...	
	— de Dingler....	
	— de Milori....	
Cuivre.................	Cendres vertes....	
	Vert de Brunswick..	
	— montagne....	Hydrate d'oxyde de cuivre.
	— de Brême....	
	— de Casselman...	
	— minéral.....	Malachite.
	— Gentele.....	Stannate de cuivre.
	— de-gris.	
	— de Vérone.	
Cobalt.................	Vert de cobalt.	
Zinc.................	Vert de Rinmann.	
Manganèse.............	Manganocyanures de manganèse et de potassium.	
	Manganite de baryte.	
	Manganate de baryte, vert émeraude.	
	Vert de Cassel.	

Outremer vert. L'outremer vert a une très-grande valeur, car il surpasse par la beauté de sa nuance la plupart des couleurs de cuivre. C'est le premier produit que l'on obtient dans la fabrication de l'outremer bleu. C'est un produit factice. L'outremer bleu naturel se trouve dans la nature sous le nom de lazulite.

Parmi les différentes méthodes employées pour l'obtention de l'outremer artificiel ou bleu de Guimet, le procédé dit au sel de Glauber est le seul qui donne d'abord l'outremer vert qui est transformé ensuite en bleu, si besoin est.

Pour le préparer, on emploie le procédé dit de Nuremberg, en se servant de kaolin, sulfate de soude et charbon. Ces matières doivent être toutes exactement mélangées et mises en proportions nettement définies. Emploie-t-on des matières sèches, on les pèse par petite quantité et on les mêle exactement. Si on se sert de solutions de sel de Glauber, carbonate de sodium et sulfure de sodium, on mêle du kaolin à ces liquides de façon à faire une pâte et on évapore à siccité. Quelquefois on ajoute de la poudre de charbon ; ce mélange est calciné légèrement au four à réverbère, pulvérisé, brassé et tamisé. Les proportions à prendre sont à peu près les suivantes :

Kaolin anhydre.	100 parties.
Sel de Glauber calciné.	41 —
Soude calcinée.	41 —
Charbon.	17 —
Soufre.	15 —

On calcine dans des creusets où la poudre est tassée. On opère dans des fours à porcelaine en évitant l'accès de l'air, la température, qui doit être uniforme, varie du rouge clair au rouge blanc. La calcination doit durer de sept à dix heures. On obtient alors une masse vert jaune spongieuse que l'on broie et dessèche. La composition d'un outremer vert est variable.

Beaucoup d'opinions ont été émises sur la constitution des outremers, parmi elles nous citerons celle de Wilkens sur l'outremer vert. Ce serait, d'après cet auteur, une combinaison de sulfure de sodium pur et d'alumine.

Usages. Propriétés. C'est une poudre dépourvue d'éclat, on l'emploie comme couleur de badigeon plus rarement pour la tapisserie. Insoluble dans l'eau, elle n'est pas attaquée par les alcalis, elle est décolorée par les acides. Au rouge blanc elle prend une coloration rouge brun.

Vert minéral. Vert de Scheele. Peu employé maintenant parce qu'il couvre peu. Il est formé d'hydrate d'oxyde de cuivre et d'arsénite de cuivre.

On le prépare comme suit : on fait dissoudre 1 kilogramme de sulfate de cuivre exempt de fer dans 12 litres d'eau. On y ajoute une dissolution de 550 grammes d'acide arsénieux et 1 kilogramme de carbonate de potasse dans 8 litres d'eau. On agite continuellement, le précipité formé est lavé à l'eau chaude et desséché. Habich a proposé de précipiter le mélange cuivre et arsenic par le zincate de potassium. On obtient une couleur fort brillante, mais plus claire. Ce vert est plus ou moins coloré, selon la quantité d'acide arsénieux qu'il renferme.

L'acide chlorhydrique donne avec cette matière colorante une solution jaune verdâtre. L'acide nitrique la dissout sans se colorer ; l'ammoniaque donne une solution bleue. La calcination avec le charbon donne une odeur alliacée. Une lame de fer décapée, plongée dans une dissolution acide de vert de Scheele, se recouvre de cuivre.

Usages. L'industrie des papiers peints en consomme une certaine quantité (*voy.* le vert de Schweinfurt).

Vert suédois. Ce n'est qu'une modification du précédent obtenue en variant les *quantités* des composants. *Vert arséniate de chrome*, appelé vert arsenical, sert à colorer les étoffes de laine.

Toutes les couleurs résultant de l'association de l'acide arsénieux et de l'acétate de cuivre ne sont que des précipités colorés se rattachant au vert de Schweinfurt, comme préparation générale, mais variant, quant à la nuance, par l'addition de spath pesant, sulfate de plomb, jaune de chrome. Chaque fabricant a donné un nom particulier, comme on peut le voir dans le tableau précédemment décrit. Nous nous bornerons à décrire le vert type ou vert de Schweinfurt.

Vert de Schweinfurt. C'est la plus belle couleur verte et la plus recherchée. La préparation a été longtemps tenue secrète, c'est à Liebig et Braconnot que l'on doit d'en connaître la préparation.

Pour l'obtention de ce magnifique produit colorant si dangereux, on suit généralement l'indication d'Ehrmann : on fait dissoudre poids égaux d'acide arsénieux et de *verdet* dans des vases séparés et on mêle les solutions bouillantes. Il se forme aussitôt un précipité vert olive et la liqueur surnageant renferme de l'acide acétique. On laisse reposer, le précipité se tasse, devient cristallin ; au bout de quelques heures il s'est transformé en une masse granuleuse cristalline d'un vert intense, qui est le vert de Schweinfurt. On filtre, on lave et on sèche.

Le procédé de Braconnot, qui est le plus suivi dans les fabriques, avec quelques modifications, est le suivant :

On dissout 15 kilogrammes de sulfate de cuivre dans très-peu d'eau bouillante et on mélange avec une solution bouillante et concentrée d'arsénite de potassium renfermant 20 kilogrammes d'acide arsénieux : il se forme un précipité vert sale. On ajoute alors 15 litres d'acide pyroligneux ou bien jusqu'à odeur fortement acétique : il se forme du vert de Schweinfurt, qu'on lave aussitôt à l'eau bouillante, pour empêcher l'acide arsénieux de se mêler à la matière colorante.

Dans le premier procédé de préparation la couleur paraît se produire de la manière suivante : une molécule d'acide arsénieux devient libre et une quantité égale d'acide acétique la remplace.

On peut encore le préparer (Wiegans) en faisant dissoudre 10 kilogrammes d'acide arsénieux dans 150 kilogrammes d'eau, ajouter 10 kilogrammes d'acétate de cuivre et précipiter par 500 grammes de potasse, mêler le tout jusqu'à ce que le précipité soit homogène, filtrer sur une toile, sécher.

Les procédés de préparation varient du reste à l'infini et avec les usines.

Propriétés. Usages. Le vert de Scheele et celui de Schweinfurt ont à peu de chose près les mêmes usages. La beauté et la richesse de couleur de ce dernier le font employer de préférence. On les emploie comme couleurs à l'huile et à l'aquarelle. Elles couvrent imparfaitement, mais elles sèchent bien. L'industrie des papiers peints en consommait beaucoup autrefois, mais les accidents causés par les poussières qui se détachent des tentures ont fait abandonner ces verts presque partout. Comme toutefois on les utilise encore, nous décrirons les compositions qui en renferment et les industries qui les emploient.

A. *Préparation des papiers peints* — qui comprend le fonçage, l'impression, le satinage, le veloutage.

La plus dangereuse de ces opérations est le veloutage, qui consiste à recouvrir de drap réduit en poudre fine et coloré avec cette couleur des surfaces enduites de colle. Le satinage est aussi fort dangereux, vu les poussières qui émanent des papiers extrêmement secs au moment où ils passent sous les rouleaux. Les deux premières opérations sont les moins dangereuses.

B. *Préparation de feuillages, herbages naturels.* Elle comprend quatre opérations successives : 1° trempage des Graminées dans le liquide destiné à teindre, d'où éclaboussement et importation directe de la teinture dans la bouche par les doigts qui en sont imprégnés, dans l'acte de manger ou de fumer ; 2° séchage sur une corde ; 3° montage, qui fait détacher des poussières qui se répandent partout et surtout dans les voies respiratoires ; 4° poudrage : on saupoudre ces bouquets pour aviver la couleur. Ces quatre opérations fort dangereuses demandent à être exactement surveillées.

C. *Apprêt des toiles destinées à la fabrication des fleurs artificielles.* C'est assurément l'industrie qui expose le plus les ouvriers.

Après avoir passé le tissu à l'acide picrique en solution alcoolique, ou plus couramment après avoir broyé l'acide picrique avec le vert et de l'eau, l'ouvrier prend la pâte dans sa main et asperge la toile, puis la bat et la tord ; ou bien on emploie, ce qui est plus hygiénique, un torchon pour battre. Dans cette opération dite du *battage* les ongles se teignent en jaune et les mains et avant-bras se recouvrent du composé arsenical.

Les toiles préparées, on les pique sur des cadres munis de pointes, l'ouvrier se pique, recommence le battage et remplit ainsi ses petites plaies du composé vénéneux. Cette partie de l'opération porte le nom de séchage. Une fois sèche, la toile colorée est pliée et chacun des plis brise la couche du mélange et une quantité de poussières se dégage. Aussi l'opération du pliage est-elle considérée comme la plus dangereuse.

Des mains du plieur la toile passe dans celles du fabricant de feuilles qui découpe à l'emporte-pièce l'étoffe, sépare chaque feuillet et le monte sur fil de fer. Enfin la feuille finie passe dans les mains de la fleuriste et dans celles de la modiste, laissant dans cette longue série de manipulations une poussière ténue et fort dangereuse.

Les ouvriers employés au trempage semblent être exempts d'accidents, mais ceux qui sont employés au séchage et les ouvrières fleuristes faisant le dédoublage, le gaufrage et le montage, sont fortement atteints.

Enfin il reste quelques industries assez exposées : les peintres, qui peuvent se servir de ce vert ; les apprêteurs d'étoffes vertes ; les fabricants de vert arsenical ; les bronzeurs en vert, les ouvrières travaillant des étoffes, tarlatanes vertes.

Cette magnifique couleur verte compromet la santé et quelquefois la vie de bon nombre d'ouvriers et d'ouvrières. Les accidents que ces derniers présentent le plus souvent dans l'intoxication arsenicale se montrent sous deux formes : la forme aiguë et la forme chronique.

La forme aiguë, fort rare, est caractérisée par de la chaleur à la gorge, une soif ardente, des vomissements devenant continuels et qui sont réveillés par la plus petite quantité de liquide absorbée. Une douleur violente est ressentie en même temps à l'épigastre, la pression l'exaspère. La pouls s'affaiblit, devient petit, filiforme, il y a tendance à la syncope et à la prostration, les traits sont altérés. Ces premiers accidents sont rapidement suivis d'une gastro-entérite fort intense et d'accidents cérébraux fort graves. Des crampes fort douloureuses se font sentir dans les membres avec paralysie. Vers le deuxième jour, on voit des accidents cutanés dus à l'élimination du poison par la peau, accidents qui se traduisent par des pétéchies, des papules, des vésicules et de l'ictère. La cyanose survient alors, la respiration s'embarrasse, les extrémités bleuissent, et c'est en ce moment que le collapsus et enfin la mort viennent mettre un terme à cet état. C'est le cas le plus rare, car l'arsenicisme professionnel affecte presque toujours la forme chronique, latente, de Tardieu.

La forme chronique résulte de l'absorption continue et à petites doses de ce poison. Le malade s'amaigrit considérablement, vieillit, il a de la céphalalgie, des vomissements fréquents, des nausées, de l'inappétence, des coliques violentes. La peau prend une teinte terreuse. Des vertiges, des douleurs généralisées, de la paraplégie, des hémorrhagies, des taches pétéchiales, la fièvre, viennent compliquer la situation et prouver que le poison est entré en plein dans l'organisme. Si on ne porte remède à ces accidents, surtout en supprimant la cause, la terminaison est fatale. On trouve dans cette forme des affections cutanées comme dans les cas aigus. Elles sont de deux sortes :

Les premières, résultant de l'action de l'arsenic sur la peau, sont des vésicules, des pustules et des ulcérations.

Les autres, causées par l'élimination du poison par la peau, seraient exclusivement des érythèmes, de l'eczéma, des taches bleues indélébiles spéciales à cette intoxication (Devergie).

Les mesures à prendre pour prévenir ces accidents sont : une ventilation énergique, et avoir en permanence de l'hydrate de peroxyde de fer sous une couche d'eau ou de l'hydrate de magnésie. Munir les ouvriers d'appareils d'interception pour éviter d'absorber des poussières par la voie respiratoire. Faire usage de vêtements ne servant qu'à l'atelier et fermés aux poignets, aux malléoles et au cou. Se laver fréquemment surtout avant de manger, ne manger ni ne fumer dans les lieux où se manipulent ces verts.

Que l'empoisonnement soit aigu ou chronique, on favorisera l'évacuation du poison par des vomitifs. On administrera de la magnésie à hautes doses, dans le but de purger et de transformer l'acide arsénieux en arsénite insoluble. On donnera aussi de l'hydrate de peroxyde de fer. Le poison une fois absorbé, on en favorisera l'élimination par la peau et les reins, et cela par des diurétiques, de la sudation et des frictions.

Comme dernier moyen prophylactique, nous ne saurions trop conseiller d'abandonner les composés d'arsenic et de cuivre pour les remplacer par des laques végétales, des outremers verts, des couleurs de chrome ou des dérivés de l'aniline.

En terminant, nous dirons un mot de l'intoxication possible par habitation dans des appartements recouverts de tentures vertes. Des faits rapportés par Gmelin, Basedow, etc., tendent à prouver ce fait, qui fut nié ensuite, mais des chimistes vinrent démontrer la présence de l'arsenic dans les urines de malades placés dans les conditions d'habitation indiquées plus haut. Les causes de l'intoxication seraient dues, pour les uns à de l'hydrogène arsénié qui se formerait aux dépens du ve rtde la tenture, à la faveur de l'humidité; pour les autres la poussière seule serait la cause, surtout dans le cas de papiers veloutés (Beaugrand).

Verts de chrome. Le chrome fournit de très-beaux verts, récemment introduits dans le commerce. Ils sont très-riches et très-stables. L'industrie en produit un certain nombre. Nous allons passer en revue les principaux.

Vert de chrome. Vert de Guignet. On l'a d'abord obtenu en chauffant au rouge du chromate de protoxyde de mercure, on avait comme résultat un produit fort beau et qui répondait à toutes les exigences industrielles. Ce procédé trop coûteux a été abandonné, bien que l'on puisse recueillir le mercure qui distille dans l'opération. On obtient un vert jaune.

On a proposé de chauffer au rouge quantités égales de chromate neutre de potassium et de soufre et d'épuiser la masse par l'eau (Lassaigne). Wöhler a conseillé de mélanger du chromate de potassium neutre avec du chlorure d'ammonium, calciner, lessiver à l'eau, qui abandonne l'oxyde de chrome pour retenir dissous du chlorure de potassium.

On emploie de préférence la fécule de pommes de terre comme réducteur. Un mélange de 4 parties de bichromate et 1 de fécule est calciné légèrement dans un creuset de terre, la matière organique brûle complétement et la potasse se carbonate à mesure que l'acide chromique se réduit en oxyde chromeux. On doit opérer à l'abri de l'air et ne pas trop élever la température, dans la crainte de régénérer du chromate de potasse jaune. On lave à l'eau pour enlever le carbonate de potasse formé, on sèche. Ce procédé donne 40 pour 100 du poids du chromate employé.

Le résultat de ces opérations est de l'oxyde de chrome qui a pour formule Cr^2O^3.

Le commerce livre aux artistes et industriels depuis longtemps un vert fort beau, succédané du vert de Schweinfurt, qui porte le nom de vert d'émeraude, de Guignet, etc., et qui n'est autre chose que de l'hydrate d'oxyde de chrome ($Cr^4H^6O^9$ ou bien $2Cr^2O^3 + 3H^2O$) pur ou combiné à de l'acide borique ou de l'acide phosphorique. Nous passerons en revue les principaux verts donnés par les mélanges d'hydrate de chlorure et d'acides borique et phosphorique.

Vert de Guignet. Hydro-borate de chrome. On l'obtient en chauffant au rouge sombre 1 partie de bichromate de potasse avec 15 parties d'acide borique, dans un four à réverbère spécial ; la masse fondue est épuisée à l'eau bouillante et pulvérisée. Il est composé pour 100 parties de :

Oxyde de chrome.	76,25
Acide borique.	11,71
Eau.	12,04

L'acide borique n'aurait aucune influence sur la production de cette couleur (Scheurer-Kestner) : en effet, on peut par dissociation, à la faveur d'une grande quantité d'eau, enlever presque tout l'acide borique.

Vert Pannetier. Son procédé resta longtemps secret, on savait seulement que l'oxyde de chrome constituait la base de cette couleur, et que la préparation se faisait par voie sèche. M. Guignet a préparé ce vert ainsi qu'il est dit plus haut et a obtenu un produit identique à celui de Pannetier, dont le procédé est encore caché. Ces deux procédés sont donc identiques.

Le vert de Guignet est un produit absolument fixe. La lumière, les acides, les alcalis, sont sans action sur lui.

Vert d'Arnaudon. Métaphosphate de chrome. Pour son obtention, on mélange 128 parties de phosphate neutre d'ammonium cristallisé, et 149 parties de bichromate de potassium dissous dans très-peu d'eau. On évapore le liquide jusqu'à ce qu'il se prenne en masse et on chauffe à 180 degrés. On lave, sèche, et on a une poudre couleur des feuilles naissantes.

Vert Mathieu-Plessy. Le mode de préparation est le suivant : dissoudre

1 partie de bichromate de potasse dans 10 parties d'eau bouillante, ajouter 3 litres de biphosphate de calcium, puis 1 kilogramme 1/2 de cassonnade. Il se produit un vif dégagement gazeux; lorqu'il a cessé, la poudre se dépose. On décante le liquide surnageant, on lave à l'eau froide jusqu'à disparition de réaction acide, et on sèche. Ce vert paraît être un phosphate de chrome.

Vert turquoise de Salvétat. La préparation est plus complexe: en effet, pour l'obtenir, on calcine 20 parties d'oxyde de chrome, 30 parties de carbonate de cobalt et 40 parties d'alumine hydratée. On lave et on broie.

Vert d'herbe de Salvetat. Est un mélange d'oxyde de chrome et d'alumine hydratée fortement calciné.

Vert de Casalli. Il est obtenu en chauffant au rouge 1 partie de bichromate de potassium et 3 parties de plâtre, la masse obtenue est épuisée par l'acide chlorhydrique étendu et bouillant.

Vert de Dingler. Mélange de phosphate de chrome et de phosphate de calcium.

Usages et propriétés. Verts de chrome. On les emploie comme couleurs indestructibles et inimitables à la fabrication de certains billets de banque. Depuis quelque temps, ils sont employés comme succédanés du vert de Schweinfurt, qu'ils tendent à supplanter. Ils servent à l'impression des indiennes, à la peinture en bâtiments, à l'huile, à l'aquarelle. La peinture sur porcelaine, sur verre, les utilise avantageusement. La fabrication des papiers et tissus pour feuillages en consomme une certaine quantité. Associés au manganèse, ils donnent des verres verts assez beaux. Si la teinture proprement dite en emploie peu, l'impression des tissus, au contraire, en consomme une grande quantité. Pour obtenir des verts sur tissus, on précipite l'hydrate de chrome sur la fibre par voie chimique. On imprègne uniformément la fibre et on déplace l'hydrate par un passage en soude, ammoniaque, ou en chaux et silicate. On peut les employer encore dans l'impression en se servant des épaississants.

Presque tous ces verts sont inaltérables à la lumière, résistent à l'action des acides nitrique, sulfurique, à l'ammoniaque; c'est à peine si une longue ébullition avec l'acide chlorhydrique donne une liqueur colorée, dans certaines conditions ils donneraient un oxyde brun. Comme tous ces produits sont à peu près préparés à une température élevée, l'oxyde qui en fait la base est insoluble dans les acides, d'où leur emploi comme couleur d'impression des billets de banque. Enfin cette énorme fixité à haute température permet aux décorateurs de porcelaine et aux verriers de colorer et peindre sans voir leur couleur se modifier au feu de moufle.

Les verts de chrome employés seuls sont sans action sur l'organisme. Ils ne deviennent dangereux que si on en avive le ton par passage en arséniate ou bien par addition d'acide picrique.

Verts de cuivre. Les verts dans lesquels le cuivre entre comme principe constituant sont assez nombreux. Nous en avons déjà décrit un certain nombre à l'article Verts d'arsenic. Nous allons nous occuper de ceux qui sont donnés par le cuivre seul.

Cendres vertes. Analogues aux cendres bleues et fort peu employées, elles sont formées par du carbonate de cuivre naturel ou artificiel mêlé à des substances terreuses.

Vert malachite. Cette couleur est naturelle ou artificielle. La couleur naturelle est du carbonate basique de bioxyde de cuivre. On le rencontre d'ordinaire, soit en prismes, soit en masses fibreuses ou terreuses (vert de cuivre), dans l'Oural, le Canada, l'Australie; ces minerais ont une couleur vert émeraude. Broyée et lavée, on l'emploie, délayée dans l'huile, comme couleur verte. La couleur artificielle est produite par de nombreux procédés.

1° On mélange des solutions froides de sulfate de cuivre et de carbonate de soude en quantités équivalentes, il se forme un précipité bleu-verdâtre, volumineux. Vient-on à le chauffer dans l'eau qui le tient en suspension, ou bien lui fait-on subir une série de lavages à l'eau chaude, il perd son eau d'hydratation et se transforme en malachite grenu employé dans la peinture.

2° Précipiter à 160 degrés un sel cuivrique par une dissolution de bicarbonate de soude (de Senarmont).

Dans la précipitation du sulfate de cuivre par le carbonate de soude, il faut employer 2 parties de sulfate de cuivre et 4 parties de cristaux de soude, et chauffer de 60 à 70 degrés.

Vert de gris. Nous ne rappellerons pas ici les divers procédés de préparation du verdet nous renvoyons à l'article ACÉTATE DE CUIVRE. Nous ne donnerons que les verts qui ont pour origine l'acétate, mais dont la préparation est différente. La plupart des acétates donnent des bleus. Pour préparer les verts utilisés par l'industrie, on humecte des plaques de cuivre avec du vinaigre, on expose dans un lieu chaud (Grenoble), ou bien on entasse des plaques de cuivre que l'on sépare par des flanelles imprégnées de vinaigre. Au bout d'un certain temps les plaques sont recouvertes d'une belle couleur verte que l'on détache par brossage. Cela fait, on remet les plaques décapées en contact avec du vinaigre. Le corps formé est d'un beau vert utilisé en peinture.

Vert-de-gris neutre. S'obtient en dissolvant l'acétate basique dans l'acide acétique. Encore, en décomposant le sulfate de cuivre par l'acétate neutre basique de plomb, on mélange les dissolutions, on décante le liquide, afin de séparer le sulfate de plomb formé, on ajoute un peu d'acide acétique et on évapore à siccité; on peut remplacer l'acétate de plomb par de l'acétate de calcium ou de baryum. Le commerce livre ce sel en prismes vert foncé, opaques et solubles.

Usages. Propriétés. Ces couleurs sont employées comme verts pour l'huile et l'aquarelle, pour la préparation des verts de Schweinfurt, dans la teinture, dans l'impression des tissus.

Les propriétés de ces verts sont celles des sels de cuivre, et les réactions qui permettent de les reconnaître sont celles des acétates et du cuivre; nous les rappellerons à la fin de l'article.

Vert de Brunswick. C'est encore un carbonate basique de cuivre, le commerce livre sous ce nom une imitation de la malachite, obtenue avec le dépôt des eaux de cémentation cuprifères. On le prépare en décomposant le sulfate de cuivre par du carbonate de soude ou de calcium, ou bien on précipite du chlorure de cuivre par un carbonate alcalin, on lave le précipité à l'eau bouillante, on le fait digérer dans une grande quantité d'eau, il subit une dissociation partielle, sa basité augmente ainsi que sa nuance, que l'on modifie par addition de spath pesant, plâtre, blanc de zinc, vert de Schweinfurt.

On l'emploie pour l'aquarelle, l'huile, et comme couleur de badigeon.

Vert de Brême. Ce n'est pas une bonne couleur, elle est composée d'hydrate d'oxyde de cuivre. L'oxychlorure de cuivre sert de base pour sa préparation. On opère de la façon suivante (Gentele) : 112^{kg},5 de sel marin et 111 kilogrammes de sulfate de cuivre secs et exempts de fer sont réduits par trituration en bouillie épaisse, il se forme par double décomposition du bichlorure de cuivre et du sulfate de soude. On décape $112^{kg},5$ de vieux cuivre dans un tonneau avec de l'eau acidulée par l'acide sulfurique. Une fois décapé, le métal est fortement lavé. On l'introduit dans une caisse (caisse d'oxydation) par couches avec la bouillie de chlorure cuivrique et de sulfate de soude et on abandonne le mélange. Il se passe alors le phénomène que voici : Le bichlorure prend du cuivre et forme du protochlorure qui par absorption d'oxygène et d'eau se transforme en la combinaison basique verte insoluble (vert de Brême). On doit agiter fréquemment. Au bout de deux à trois mois, l'opération terminée, on soumet les masses de cuivre corrodées à la lévigation avec peu d'eau et on a un sédiment coloré. Pour 120 litres de ce sédiment on ajoute 6 kilogrammes d'acide chlorhydrique, on laisse en contact deux jours et on décompose par une lessive alcaline.

On peut encore l'obtenir par le procédé suivant : mélanger 15 kilogrammes de cuivre coupé en petits morceaux avec 30 kilogrammes de sel marin humecté de 15 kilogrammes d'acide sulfurique étendu de trois volumes d'eau. Il se forme du bichlorure de cuivre que l'on décompose par la potasse.

Il existe d'autres procédés d'obtention dont la description nous entraînerait trop loin.

Usages. Propriétés. Il se présente dans le commerce sous forme de morceaux bleu-verdâtres, poreux, que l'on produit en mélangeant le précipité avec des corps blancs, légers, par exemple, une bouillie de plâtre finement divisée. Il offre cette particularité que, employé comme couleur à la colle et à l'aquarelle, il donne du bleu. Au contraire, s'il est employé avec de l'huile, la couleur bleue primitive passe au vert au bout de vingt-quatre heures, parce que l'oxyde de cuivre qu'il renferme se combine chimiquement avec les éléments de l'huile (acide oléique, etc.), donnant ainsi un savon de cuivre vert.

Vert de Casselmann. C'est une fort belle couleur verte exempte d'arsenic; elle porte le nom de son inventeur qui la trouva en 1865.

On la prépare par le mélange d'une dissolution bouillante de sulfate de cuivre avec une solution également bouillante d'un acétate alcalin. Le précipité qui se forme est après les verts d'arsenic la plus belle de toutes les couleurs de cuivre. On le dessèche et on le broie pour l'utiliser. C'est un sel de bioxyde de cuivre.

Vert de Gentele. C'est du stannate de cuivre. On l'obtient en précipitant le sulfate de cuivre avec le stannate de sodium et desséchant le précipité; c'est une belle couleur de cuivre verte et non vénéneuse. Il a été proposé comme matière colorante par Elsner.

Borate de cuivre. Vert fort utilisé en céramique.

Propriétés. Usages. Les arts, l'industrie, se servent de ces verts que l'on considère comme couleurs peu ou non vénéneuses. Elles ne couvrent peut-être pas aussi bien que les couleurs vertes à l'arsenic, mais elles ont sur ces dernières, à teinte égale, l'avantage d'être moins toxiques.

Le plus grand désaccord règne aujourd'hui parmi les hygiénistes touchant l'influence nocive du cuivre.

Chevalier ne saurait admettre les coliques de cuivre, les malaises et les accès fébriles, car pour lui la fabrication du vert de gris est parfaitement salubre.

M. Galippe ne croit pas à l'empoisonnement; les matières colorantes du cuivre n'agiraient que comme irritants des organes respiratoires.

Certains admettent et décrivent une intoxication chronique caractérisée par 'amaigrissement, la perte des forces, des coliques, et un aspect cachectique. Les poussières entraînées dans le poumon causent de l'oppression, une dyspnée très-intense avec spasme bronchique et laryngien. L'imprégnation lente de l'organisme s'accentuant, on constate un liséré gingival bleu verdâtre autour des incisives et même des autres dents. La disparition en est assez lente. Les ouvriers ont en outre une saveur âcre, styptique, cuivreuse, des crachotements, des troubles digestifs.

On peut contester l'intoxication cuprique, mais on ne saurait nier l'influence nuisible de ses émanations. En effet, il est facile de retrouver chez les ouvriers qui travaillent les couleurs de cuivre ce métal dans leurs urines. Le foie et le rein en renferment. Quant à la colique dite de cuivre, on tend à ne pas l'admettre.

De cet exposé rapide on peut tirer la conclusion suivante : Les couleurs de cuivre appliquées à la peinture, à la teinture, à l'impression et aux tentures, ne sont pas nuisibles. Les émanations et poussières qui s'en dégagent agissent peu sur l'organisme, qui normalement renferme du cuivre.

Cependant, pour éviter tout accident, on prendra dans les usines où l'on prépare les couleurs cuivriques les précautions générales décrites à l'article VERTS D'ARSENIC, à savoir : ventilation, aérage. Les ouvriers se laveront, éviteront de porter à la bouche les mains imprégnées de précipité de cuivre, changeront de vêtements et se muniront de linges avec lesquels ils obtureront les fosses nasales pendant le broyage et le tamisage des couleurs, pour empêcher la couleur de cuivre d'entrer par les voies respiratoires.

Verts de cobalt. En combinant de l'oxyde de cobalt et du bioxyde de manganèse on obtient un vert peu employé.

Vert de Rinmann. C'est une combinaison de protoxyde de cobalt et d'oxyde de zinc. Elle correspond au bleu de cobalt, avec le remplacement du zinc par l'alumine. Pour la préparer on mélange une solution de sulfate de zinc avec une solution d'un sel de protoxyde de cobalt, on précipite le mélange avec du carbonate de sodium, on lave le précipité ou le dessèche et on le calcine.

On peut encore préparer ce vert en calcinant directement du protoxyde de cobalt avec de l'oxyde de zinc, il se forme un *verre* que l'on broie et tamise.

Ce vert renferme 88 parties d'oxyde de zinc et 12 parties d'oxyde de cobalt.

Il sert comme couleur céramique, dans la teinture et l'impression, il est peu employé. Il n'est pas vénéneux.

Verts de manganèse. Le manganèse fournit un certain nombre de précipités verts peu solides qui sont de ce fait peu utilisés, de plus ils coûtent un peu trop cher. Un des principaux est : le mangano-cyanure de manganèse et de potassium.

On l'obtient en versant goutte à goutte un acide dans une solution de manganocyanure; il faut éviter un excès qui redissoudrait le précipité vert. On peut encore, pour sa préparation, traiter un sel de manganèse par un manganocyanure en solution concentrée. On lave par décantation. Ce corps vert est insoluble dans l'eau, desséché à 100 degrés, il se conserve bien, les acides étendus le décomposent avec dégagement d'acide cyanhydrique.

Les mangano-cyanures de sodium, de strontium, donnent la même couleur.

De tous les verts fournis par le manganèse, un sel est utilisé pour l'industrie, c'est le manganate de baryte.

Le manganate de baryte ou vert de Cassel se prépare :

1° Par calcination de l'azotate de baryte et du sesquioxyde de manganèse ;

2° En faisant fondre de la baryte hydratée et du chlorate de potasse et en projetant dans le mélange du bioxyde de manganèse, on traite par l'eau chaude qui dissout le chlorure de potassium ;

3° Par voie humide, en ajoutant un excès d'eau de baryte à une solution d'acide permanganique, ou bien en additionnant du permanganate de baryte d'eau de baryte.

Propriétés. C'est un sel cristallin, insoluble dans l'eau, d'une couleur vert émeraude inaltérable à l'air et décomposable par les acides.

L'industrie le prépare en chauffant un mélange de :

Bioxyde de manganèse..................	14 parties.
Azotate de baryte....................	80 —

Lorsque ce mélange est en fusion, on ajoute 6 parties de sulfate de baryte. Quand la masse fondue est uniforme, on laisse refroidir, on broie et on tamise.

Cette couleur, non vénéneuse, se fixe sur les tissus à l'albumine.

Verts résultant de mélanges. Les verts résultant de mélanges sont des associations de bleu et de jaune. L'industrie en emploie un certain nombre ; nous en donnerons quelques-uns.

Les verts jaunes, dus à l'association du vert de Schweinfurt et du jaune de chrome.

Le cinabre vert, mélange en proportions variables de bleu de Prusse et de jaune de chrome.

Le mélange d'acide picrique et de vert de Schweinfurt, soit que l'on passe d'abord l'étoffe en acide, soit que l'on broie l'acide avec le vert.

Le premier et le troisième de ces verts offrent des dangers semblables à ceux énoncés aux verts arsenicaux.

Il existe un autre vert, sorte d'outremer, portant le nom de *terre verte*, qui est un silicate ferreux et ferrique avec potasse et magnésie.

Tels sont les verts minéraux employés par l'industrie.

Verts dérivés du goudron de houille. Les matières colorantes vertes les plus employées dérivent toutes ou presque toutes de l'aniline. Il en est toutefois quelques-unes qui dérivent d'autres corps, mais qui sont peu utilisées et dont la fabrication est peu connue. Les verts les plus utilisés sont :

1° Vert d'aniline..............	{ Vert à l'aldéhyde. / Émeraldine.
2° Vert à l'iode..............	Vert de nuit.
5° Vert d'éthyl et de méthylrosaniline...	{ Vert de Paris. / Vert lumière.
	Solide.
	D'essence d'amandes amères.
4° Vert malachite............	{ Du benzoïle. / Victoria. / Nouveau. / Lumière.
5° Vert acide..............	Vert d'Helvétie.
6° Céruléine.	
7° Vert à l'aldéhyde salicylique.	
8° Vert de diméthyl-phénylène.	
9° Vert à la paranitro-benzaldéhyde.	

Verts d'aniline. Vert à l'aldéhyde. C'est le premier vert qui fut **connu,** il fut découvert en 1862 par Cherpin, chimiste.

On le prépare en ajoutant à une dissolution de rosaniline dans l'acide sulfurique de l'hydrure d'acétyle, on laisse le mélange en contact jusqu'à ce qu'il colore l'alcool en vert bleu, on étend d'eau acidulée, on ajoute de l'hyposulfite de soude, on fait bouillir, on filtre, le vert reste en dissolution. Cette préparation est celle qui se trouve dans le brevet pris par Cherpin.

Depuis, des recherches ont établi que ce vert renferme du soufre de constitution (Ch. Lauth). Il se produit du reste toutes les fois que l'on met en contact du bleu d'aldéhyde en solution acide, ou bien le violet avec l'hydrogène sulfuré et l'acide sulfureux, la silice, la fleur de soufre. Toutes ces matières déterminent la séparation par précipitation des produits bleus, laissant le vert en dissolution, vert que l'on peut précipiter ensuite par un mélange de chlorure et de carbonate de sodium.

On le prépare industriellement en partant du bleu d'aldéhyde.

Dissoudre 1 kilogramme de fuchsine dans 2 litres d'acide sulfurique étendu de 2 litres d'eau, laisser refroidir, ajouter 4 litres d'aldéhyde, laisser en contact jusqu'à ce que le liquide étendu d'eau ou alcoolisé fournisse une solution d'un bleu pur. Ce liquide est divisé en 2 parties, chaque partie est versée dans une cuve de 200 litres renfermant de l'eau à 70°, tenant en dissolution de l'hyposulfite de soude ou du polysulfure de potassium. Après mélange, on filtre, la liqueur verte tient tout le vert en dissolution. On précipite le vert par du tannin, de l'acétate de soude, ou un mélange de chlorure de sodium et de carbonate de soude. Cette fabrication est délicate, et le point ennuyeux est qu'avec le vert il se précipite une certaine quantité de matière bleue.

Sa constitution est peu connue, sa formule est la suivante : $C^{22}H^{27}Az^3S^2O$ (Wurtz).

Propriétés. *Usages.* Le commerce le livre généralement à l'état de tannate. Il est insoluble dans l'eau, soluble dans l'alcool, l'acide acétique avec une belle couleur verte. L'acide sulfurique le fait virer au jaune orangé ; l'eau ramène la couleur verte.

On emploie ce vert pour *teindre la soie.* On délaye le tannate dans de l'eau sulfurique et on élève la température à 75 degrés en remuant la soie, et on l'y laisse jusqu'à refroidissement ; la soie demande, pour une bonne teinture, environ le tiers de son poids de couleur. *Pour la laine* on ajoute à la pâte verte délayée dans l'eau de l'acide sulfurique, de l'alun et de la crème de tartre, on porte à l'ébullition et on y agite la laine.

Pour l'impression des tissus, on épaissit à la gomme ou à l'amidon avec addition de 1 litre de bisulfite de soude et 1 litre d'ammoniaque. Ce vert est d'une couleur éclatante, à la lumière artificielle principalement.

Depuis ces dernières années cette matière colorante a beaucoup perdu de son importance, et a été détrônée par le vert à l'iode.

Vert à l'iode. *Vert de nuit.* Découvert en 1863 par A. W. Hoffmann. Ce serait, d'après l'inventeur et Ch. Girard, le diiodométhylate de la triméthylrosaniline. On l'obtient par l'action de l'éther méthyliodhydrique sur la rosaniline. Il se forme en même temps et comme produit secondaire dans la fabrication du violet Hoffmann, et cela par méthylation et éthylation de la rosaniline.

Sa préparation est la suivante : chauffer en autoclave pendant plusieurs heures le mélange suivant :

Acétate de rosaniline.	1 partie.
Violet de méthylaniline.	2 parties.
Éther méthyliodhydrique.	2 —
Alcool méthylique.	2 —

On obtient un mélange de matières colorantes violettes et vertes solubles dans l'alcool méthylique. On recueille l'excès d'éther iodhydrique par distillation. On sature le résidu par du carbonate de soude et on précipite le violet par du chlorure de sodium, le vert reste en dissolution. On sépare le peu qui reste par l'alcool amylique qui dissout le violet et laisse le vert intact. On peut aussi projeter le mélange dans une grande quantité d'eau bouillante qui dissout le vert entièrement et laisse le violet intact.

On le précipite de sa dissolution par l'acide picrique en solution saturée à froid. On recueille sur un filtre, on dessèche et on livre en pâte au commerce. C'est une teinte fort belle, mais ce corps est insoluble dans l'eau.

On le précipite encore par le chlorure de zinc qui donne une combinaison chloro-zincique fort belle et soluble dans l'eau.

Propriétés. Usages. Il se présente dans le commerce sous forme de pâte ou cristallisé. Chauffé vers 60 degrés, il se dédouble en violet à l'iode et en acide iodhydrique. Sa nuance est fort belle, conservant sa pureté à la lumière artificielle. Il est employé moins qu'avant, par les teinturiers, en raison de son prix élevé. Il tend à être remplacé par le vert d'éthylrosaniline.

Vert d'éthyl- ou de méthylrosaniline. Vert de Paris. Vert lumière. En méthylant la rosaniline ou en l'éthylant on arrive au violet, en poussant plus loin la substitution on arrive aux verts lumière. L'élévation du prix de l'iode a forcé les industriels à chercher à remplacer ce corps.

On a obtenu alors le vert de méthylrosaniline ou vert lumière dans lequel le chlore ou le nitrate est substitué à l'iode. Ce vert est du dichlorométhylate de rosaniline triméthylée ayant pour formule :

$$C^{20}H^{16}(CH^3)^3Az^3(CH^3Cl)^2.$$

On l'obtient en chauffant pendant dix à douze heures dans un cylindre en fonte, immergé à moitié dans un bain-marie, un mélange de :

Violet de Paris.	12 parties.
Alcool méthylique.	3 —
Nitrate de méthyle.	1 —

Avec une quantité d'alcali suffisante pour saturer l'acétate au violet. La température ne doit pas excéder 80 degrés. On agite tout le temps, puis, l'opération terminée, le produit est dissous dans de l'eau chlorhydrique et mis à bouillir. Le violet est précipité par le sel marin et le vert ou dichlorométhylate de rosaniline triméthylée reste dissous avec un peu de violet.

Pour séparer le violet, on ajoute dans la liqueur un peu de chlorure de zinc, le violet se précipite, on filtre. Dans le filtratum on précipite le vert par un excès de chlorure de zinc.

Ce procédé est dangereux à cause du nitrate de méthyle dont le maniement est délicat.

Le procédé suivant, qui donne des rendements plus élevés et qui est moins dangereux, est suivi dans certaines fabriques. Les doses sont les mêmes que dans le procédé ci-dessus décrit, la préparation du nitrate de méthyle est différente. Pour l'obtenir on mêle : volumes égaux d'acide sulfurique $D = 1,835$ et d'acide azotique $D = 1,400$; on laisse refroidir et on ajoute lentement, en évitant l'élévation de température, à 4 parties de ce mélange, 1 partie d'alcool méthylique. Le mélange se sépare en deux couches, on décante le nitrate et on le lave.

Les dangers de préparation diminuent en substituant le brome au nitrate, de même que le nitrate devait remplacer l'iode dont le prix est trop élevé. Depuis que Mounet et Reverdin sont parvenus à rendre l'opération facile en présence du chlorure de méthyle, on n'emploie guère que ce procédé.

On prépare le vert au chlorure de méthyle de la façon suivante : Dans un cylindre horizontal en fer muni d'un agitateur et mobile autour de son axe on met :

Une solution de violet de Paris dans de l'alcool méthylique et un tube de dégagement venu de l'appareil producteur du chlorure de méthyle plongent jusqu'au fond de l'appareil. Le chlorure se dissout dans la liqueur, l'appareil plongeant dans un bain-marie, on chauffe au-dessous de 100 degrés. Le produit est distillé avec léger excès d'alcali, la solution est reprise par un acide et le vert précipité par le chlorure de zinc et le chlorure de sodium. On obtient ainsi un fort beau vert.

Usages. Propriétés. C'est une couleur assez solide, résistant bien aux solutions bouillantes de savon et possédant un grand éclat surtout à la lumière artificielle, d'où son nom de *vert lumière*. Il est soluble dans l'eau.

Le mordant qui le fixe sur les tissus est le tannin. Pour teindre, on dissout le vert, on l'ajoute au bain de teinture (les tissus ayant été au préalable foulardés au tannin, puis non lavés passés en émétique et en chlorure d'étain). On opère à froid, puis on élève la température vers 50 à 60 degrés. On essore et on sèche.

Vert malachite. M. O. Fischer, faisant réagir l'essence d'amandes amères sur la diméthylaniline en présence de chlorure de zinc, trouva en 1877 qu'il se formait de la *tétraméthyldiamidotriphénylméthane* qui se transforme par les oxydants en une belle matière colorante verte qui prit le nom de *vert à l'essence d'amandes amères*. Doebner apporta au mode de préparation de Fischer diverses modifications rendant le procédé plus pratique, permettant d'obtenir un fort beau vert qu'il appela *vert malachite*. Il l'obtint en faisant agir le trichlorure de benzyle (chlorure de benzyle trichloré) sur la diméthylaniline.

On le prépare industriellement en mêlant 2 molécules de diméthylaniline mélangée de la moitié de son poids de chlorure de zinc et 1 molécule de trichlorure de benzényle et en chauffant doucement.

On sépare par un courant de vapeur les produits volatils non attaqués, le sel double, combinaison chloro-zincique, constitue le résidu, soluble dans l'eau chaude. Veut-on obtenir la base libre, on traite la solution par la soude et on agite avec de l'éther. Après distillation le résidu donne une huile brune donnant des sels bien cristallisés. La formule serait :

$$C^{23}H^{24}Az^2 + 3HCl.$$

On peut encore employer le procédé de Fischer en faisant intervenir le bioxyde de manganèse pour oxyder le leuco-dérivé.

Propriétés. Usages. Le commerce le livre sous différentes formes : tantôt en cristaux volumineux prismatiques à reflets de cantharides, tantôt en écailles, tantôt en poudre et enfin en pâte. Il est assez employé et remplace avec avantage les verts précédemment décrits. Il résiste très-bien au savon et aux acides, possède une nuance foncée très-brillante, et son emploi en teinture est sans difficulté.

Son mordant est le tannin et on le fixe à l'émétique ou au fer; on élimine l'excès de couleur du tissu par un bain de savon à 50 degrés. L'intensité de la nuance varie avec la concentration du bain de fer et la quantité de tannin.

Vert d'Helvétie. Vert acide. C'est l'acide sulfinique du vert malachite ou du vert à l'essence d'amandes amères. C'est une belle couleur assez fixe.

Céruléine. C'est le produit de l'action de l'acide sulfurique chaud sur la phtaléine du pyrogallol. Découverte par M. Baeyer.

On pourrait la ranger dans la série des verts végétaux. C'est la seule couleur *grand teint*, elle résiste aux savons et aux alcalis. Elle se présente sous forme de masse brillante, d'une couleur bleu-noir, elle se dissout peu dans les dissolvants ordinaires.

Elle donne au tissu une teinte vert olive résistant bien à la lumière. On la fixe aux mordants de chrome, après l'avoir dissoute dans les bisulfites alcalins.

Vert salicylique. Ce vert se prépare en chauffant au bain-marie pendant sept à huit heures dans un appareil muni d'un agitateur : 10 parties d'aldéhyde salicylique; 22 à 25 parties de diméthylaniline et 20 parties de chlorure de zinc.

On entraîne l'excès de diméthylaniline par la vapeur d'eau, on dissout ensuite la masse verte poisseuse dans l'alcool. Après avoir laissé refroidir, il reste des aiguilles incolores, en étoile, à peine solubles dans l'eau, peu solubles dans l'alcool froid, solubles dans la benzine. Cette leuco-base forme, avec l'acide chlorhydrique et l'acide sulfurique, des sels qui, oxydés par l'oxyde puce de plomb ou le peroxyde de manganèse, donnent le vert à l'aldéhyde salicylique soluble dans l'eau et précipitable par le chlorure de sodium et l'acétate de soude.

Ce produit donne une fort belle teinte, dont la nuance tire plus sur le jaune que le vert malachite.

Vert de diméthyl-phénylène. Pour son obtention, on oxyde, en n'excédant pas la température de 50 degrés, une molécule de phénylène diamine diméthylée et de diméthylaniline, en se servant de bichromate de potasse, on opère dans une solution saturée de chlorure de zinc; au bout de quelques minutes, il se sépare de magnifiques cristaux verts à éclat de cuivre qu'on lave successivement à l'eau, l'alcool et l'éther. Sa formule est :

$$(C^{16}H^{19}Az^3HCl)^2ZnCl^2.$$

Propriétés. Usages. Très soluble dans l'eau, avec une belle couleur vert jaunâtre. Il est peu stable et surtout employé pour teindre la soie.

Vert à la paranitrobenzaldéhyde. S'obtient en dissolvant le nitrotétraméthyldiamidotriphénylméthane dans l'acide sulfurique étendu. On traite cette solution par du peroxyde de manganèse vers 40 à 50 degrés pendant douze heures et on précipite la matière colorante par le sel marin.

Vert phtalique. Se trouve dans les dernières eaux mères de la préparation de la phtaléine de la diméthylaniline. Pour l'isoler on dissout le résidu dans de l'acide chlorhydrique étendu, on évapore à sec, et on chauffe à 100 degrés; le dichlorhydrate devient monochlorhydrate. On dissout dans l'alcool et on ajoute un peu d'eau, le dichlorhydrate du vert se dépose seul.

Propriétés. Usages. Il a l'aspect cristallin, l'évaporation de sa solution alcoolique laisse des aiguilles microscopiques vert jaune assez peu solubles dans l'eau. Avec le chlorure de zinc, il se forme un sel double teignant la soie en vert.

Voilà résumée l'histoire des principaux verts, tant végétaux que minéraux. On pourrait faire des volumes, si on voulait aborder le côté technique de ces substances. Mais, en écrivant cet article, nous n'avons pas perdu de vue le but de l'*Encyclopédie des sciences médicales*; nous avons tenu principalement à faire connaître les verts les plus usités, à indiquer ceux qui sont inoffensifs et ceux qui sont vénéneux et à montrer les inconvénients que leur manipulation ou leur emploi peuvent occasionner. Or le médecin appelé à soigner un ouvrier malade se rend quelquefois difficilement compte des causes de la maladie, tandis que son diagnostic est souvent éclairé par la connaissance exacte des objets manipulés par le malade, ou bien par la composition générale du milieu ambiant dans lequel le malade a vécu.

C'est ce résultat que nous avons tâché d'atteindre dans cet article.

Ch. Blarez.

VERTÉBRAL (Nerf). *Voy.* Sympathique.

VERTÉBRALE (Colonne). *Voy.* Rachis.

VERTÉBRALE (Artère et veine). I. Artère vertébrale. L'artère vertébrale (*arteria vertebralis*) est la première et la plus volumineuse des branches collatérales de la sous-clavière. Elle tire son origine de la première portion de ce dernier tronc, au niveau du point où elle s'incurve pour contourner le sommet du poumon. Verticalement ascendante, elle se place tout d'abord au devant de l'apophyse transverse de la septième vertèbre cervicale, entre le long du cou et le scalène antérieur. Elle s'engage ensuite dans le trou que présente à sa base l'apophyse transverse de la sixième cervicale, et, continuant sa marche vers le crâne, elle traverse successivement tous les trous des apophyses transverses situées au-dessus, jusqu'à l'axis. Dans ce trajet, l'artère vertébrale, accompagnée de la veine de même nom, parcourt une sorte de chemin couvert que lui forment les orifices transversaires précités et, entre ces orifices, les muscles intertransversaires; elle croise perpendiculairement en avant les cordons nerveux, qui s'échappent des trous de conjugaison pour aller constituer, sur les côtés de la colonne vertébrale, le plexus cervical et le plexus brachial.

Arrivée à l'axis, l'artère vertébrale traverse le trou transversaire de cette vertèbre, puis elle se porte vers le trou de l'apophyse transverse de l'atlas, en décrivant une première courbe verticale dont la concavité regarde en dedans. Au sortir de ce dernier trou, elle contourne de dehors en dedans les masses latérales de l'atlas et décrit autour d'elles une deuxième courbe, celle-ci horizontale et concave en avant.

Après avoir décrit ces deux courbures, qui rappellent les flexuosités de la carotide interne à son entrée dans le crâne, la vertébrale traverse la dure-mère entre l'arc postérieur de l'atlas et le trou occipital, pénètre dans la cavité crânienne, contourne la partie antéro-latérale du bulbe et se réunit sur la ligne médiane avec son homonyme du côté opposé, pour constituer un tronc unique, le *tronc basilaire.*

Le tronc basilaire, impair et médian, se porte d'arrière en avant entre la surface basilaire de l'occipital et la protubérance, et, arrivé au niveau du bord antérieur de cette dernière, il se partage en deux branches terminales : la *cérébrale postérieure droite* et la *cérébrale postérieure gauche.*

Chemin faisant, l'artère vertébrale fournit de nombreuses branches collatérales. Nous les diviserons en trois groupes, savoir : *branches naissant de sa portion cervicale, branches naissant de sa portion intra-crânienne, branches naissant du tronc basilaire.*

1° *Branches collatérales naissant de la portion cervicale.*   Elles se réduisent à des rameaux spinaux et à des rameaux musculaires.

a. Les *rameaux spinaux*, très-variables par leur nombre et leurs dimensions, s'engagent dans les trous de conjugaison correspondants et se distribuent en partie au rachis, en partie à la moelle et à ses enveloppes (*voy.* MÉNINGES et MOELLE).

b. Les *rameaux musculaires*, généralement très-grêles, se perdent dans les muscles prévertébraux, les intertransversaires, les droits et obliques postérieurs de la tête, les deux complexus.

2° *Branches collatérales naissant de la portion intracrânienne.* Avant de se réunir avec son homonyme du côté opposé, l'artère vertébrale fournit, d'ordinaire, quatre collatérales : la *méningée postérieure*, la *spinale postérieure*, la *spinale antérieure*, la *cérébelleuse inférieure et postérieure.*

a. L'artère *méningée postérieure* se détache de la vertébrale, tantôt avant son entrée dans le crâne, tantôt après; elle présente en général un tout petit calibre et se distribue à la dure-mère qui revêt les fosses occipitales inférieures.

b. L'artère *spinale postérieure* naît de la vertébrale au moment où elle contourne la partie latérale du bulbe pour gagner la gouttière basilaire; elle se porte d'abord en bas et en arrière, et, après avoir fourni un petit rameau ascendant au quatrième ventricule, elle descend verticalement sur les côtés du sillon médian postérieur jusqu'à l'extrémité supérieure de la moelle, à laquelle elle se distribue (*voy.* MOELLE).

c. L'artère *spinale antérieure* naît un peu plus loin, se porte en bas et en dedans sur la face antérieure du bulbe où elle se réunit à celle du côté opposé pour former un tronc unique, le *tronc spinal antérieur*, qui descend sur la ligne médiane jusqu'à l'extrémité inférieure de la moelle à laquelle elle se distribue (*voy.* MOELLE). Le tronc spinal antérieur présente, au point de vue de ses dimensions, de nombreuses variations individuelles; il varie même de calibre, sur le même sujet, suivant les régions où on le considère. Voici les dispositions qu'il présente le plus souvent suivant Cruveilhier : « Volumineux jusqu'au-dessus du renflement brachial, il devient excessivement grêle dans toute la portion de moelle intermédiaire au renflement brachial et au renflement terminal ; un peu au-dessus de ce dernier, il acquiert tout à coup un volume considérable, diminue graduellement en approchant l'extrémité inférieure de la moelle, et, devenu très-grêle, se prolonge jusqu'au sacrum avec le cordon fibreux qui termine cette moelle. » Ces variations de calibre du tronc spinal antérieur dépendent des nombreuses anastomoses qu'il reçoit dans toute la longueur de son trajet et qui proviennent, à travers les trous de conjugaison : de la cervicale ascendante et de la vertébrale pour la région du cou ; des artères intercostales pour la région thoracique; des artères lombaire et iléo-lombaire pour la région des lombes. Ces branches anastomotiques, connues sous le nom d'*artères spinales latérales*, sont parfois très-volumineuses : elles accompagnent le nerf rachidien correspondant et, lorsque celui-ci se partage en deux ordres de racines, elles se divisent, elles aussi, en rameaux antérieurs et rameaux postérieurs; les uns et les autres s'accolent aux racines nerveuses correspondantes et viennent se terminer en les renforçant, les premiers dans le tronc spinal antérieur, les seconds dans les artères spinales postérieures. Les spinales latérales sont très-variables en nombre et il s'en faut de beaucoup que chaque racine emporte avec elle un rameau de renforcement. Il résulte des recherches d'Adamkiewicz sur la circulation de la

moelle (*Sitzungsb. der Kais. Akademie in Wien*, 1881 et 1882) qu'il existe, en
avant, un rameau seulement toutes les trois ou quatre paires nerveuses, et que
le nombre total des rameaux varie de trois à dix pour toute la hauteur de la
moelle. En arrière, les rameaux de renforcement sont plus nombreux : on en
compte, en moyenne, deux par trois paires nerveuses.

d. L'artère *cérébelleuse inférieure et postérieure* naît sur le côté externe de
la vertébrale et se porte obliquement en dehors et en arrière, en décrivant des
flexuosités nombreuses. Elle passe entre les filets radiculaires du grand hypo-
glosse, contourne le corps restiforme et se divise en deux rameaux : un rameau
interne, qui se distribue au lobe médian du cervelet ; un rameau externe, qui
couvre de ses ramifications la partie inférieure et postérieure du lobe latéral
(*voy.* Cervelet). Indépendamment de ces deux rameaux destinés au cervelet,
la cérébelleuse inférieure et postérieure abandonne constamment quelques
ramuscules aux corps restiformes et à la toile choroïdienne du quatrième
ventricule.

3° *Branches collatérales naissant du tronc basilaire.* Le tronc basilaire
abandonne sur son parcours des *branches protubérantielles*, *l'artère auditive
interne*, la *cérébelleuse inférieure et antérieure*, la *cérébelleuse supérieure*.

a. Les *branches protubérantielles*, très-nombreuses et très-grêles, pénètrent
dans la protubérance annulaire par sa face inférieure et s'y distribuent. L'une
de ces artères, *artère du trijumeau*, se porte sur la racine de ce nerf et pénètre
avec elle dans la protubérance.

b. L'artère *auditive interne* est une artériole qui s'engage avec le nerf acoustique dans le conduit auditif interne et vient se terminer dans le vestibule et
dans le limaçon ; elle naît très-fréquemment de l'artère suivante.

c. L'artère *cérébelleuse antérieure et inférieure* naît ordinairement de la
partie moyenne du tronc basilaire et se distribue à la partie inférieure et antérieure du cervelet (*voy.* Cervelet).

d. L'artère *cérébelleuse supérieure*, enfin, se détache de l'extrémité antérieure du tronc basilaire. Oblique en dehors et en haut, elle contourne le pédoncule cérébral en longeant le bord antérieur de la protubérance et vient couvrir
de ses ramifications la face supérieure du cervelet (*voy.* Cervelet).

4° *Branches terminales.* Le tronc basilaire se termine, ainsi qu'il a été dit
plus haut, en fournissant l'artère cérébrale postérieure droite et l'artère cérébrale postérieure gauche. Fuyant la ligne médiane, l'artère cérébrale postérieure contourne le pédoncule cérébral, en décrivant une courbe régulière à
concavité dirigée en arrière ; elle est parallèle à la cérébelleuse supérieure dont
la sépare le nerf moteur oculaire commun. Dès son origine, elle fournit un
groupe de ramuscules qui pénètrent dans les trous de l'espace interpédonculaire.
Un peu plus loin, elle reçoit la communicante postérieure que lui envoie la carotide interne. Au niveau du bord postérieur du pédoncule, elle fournit la *choroïdienne postérieure*, branche assez grêle, qui gagne les tubercules quadri-
jumeaux pour se distribuer de là à la glande pinéale et à la toile choroïdienne
qui l'entoure, puis elle saute sur la partie postérieure de l'hémisphère cérébral et s'y étale en de nombreuses ramifications dont la description détaillée
appartient à l'encéphale.

En résumé, l'artère vertébrale se distribue par un nombre très-considérable
de rameaux à un certain nombre de muscles qui sont couchés sur la colonne
cervicale, aux éléments osseux de cette colonne, à la moelle épinière et à ses

enveloppes, au bulbe, à la protubérance annulaire, au cervelet, à l'espace interpédonculaire et à la partie postérieure des hémisphères cérébraux.

ANOMALIES. Les variations anatomiques de l'artère vertébrale sont relativement fréquentes. On en trouvera de nombreux exemples dans les traités classiques, dans le *Traité des artères* de Quain, dans le *Traité des anomalies artérielles* de Dubreuil et dans les trois mémoires suivants : A. F. Walther, *De vasis vertebralibus*, Lipsiæ, 1730 ; Hyrtl, in *Med. Jahrb. OEsterr.*, 1842 ; A. Barbieri, *Monografia dell' arteria vertebrale*, Milano, 1868. Ces variations peuvent porter sur l'origine du vaisseau, sur son trajet, sur son volume et enfin sur sa distribution.

1° *Anomalies d'origine*. L'artère vertébrale peut naître de la carotide primitive, du tronc brachio-céphalique ou même de l'aorte. Dans le cas d'origine sur le tronc brachio-céphalique, l'artère se détache soit de ce tronc lui-même, soit de son angle de bifurcation ; j'ai observé deux fois cette dernière disposition. Pour ce qui est de l'origine aortique, elle est plus variable encore. Elle a été observée pour la vertébrale droite et pour la vertébrale gauche et peut se faire sur les points suivants : entre le tronc brachio-céphalique et la carotide gauche ; entre les deux carotides, dans les cas où la carotide droite naît de l'aorte ; entre la carotide gauche et la sous-clavière gauche, enfin en dehors de ce dernier vaisseau. Une anomalie fort intéressante et qui a été observée par Struthers et par Hyrtl est celle où l'on voit la vertébrale droite naître de l'aorte en aval de la sous-clavière gauche, et passer en arrière de l'œsophage, pour venir rejoindre l'orifice transversaire de la sixième vertèbre cervicale du côté droit.

Il est des cas fort rares où l'on voit la vertébrale provenir de deux artères d'abord distinctes, puis fusionnés : ces deux artères d'origine peuvent émaner l'une et l'autre de la sous-clavière ou bien l'une de la sous-clavière, l'autre de l'aorte ou de la thyroïdienne inférieure (Quain).

Dans un cas de Dubreuil (cité par Cruveilhier, *Anat. descript.*, 5e édit., III, p. 109) les artères vertébrales présentaient l'une et l'autre une origine anormale : celle du côté gauche émergeait directement de la crosse aortique entre la sous-clavière et la carotide primitive gauche ; celle du côté droit se séparait de la carotide primitive droite, à 4 millimètres au-dessus de la naissance de cette dernière. Toutes les deux s'élevaient ensuite parallèlement au devant du rachis, jusqu'au niveau de la troisième cervicale, où elles s'engageaient dans le canal transversaire, après avoir jeté dans les parties molles du cou plusieurs branches cervicales supplémentaires.

2° *Anomalies de volumes*. Les deux artères vertébrales peuvent être inégales en volumes : dans ce cas, c'est généralement la vertébrale gauche qui l'emporte sur celle du côté droit (Quain). Ce n'est pas là certainement une règle absolue : dans une observation de Morgagni, en effet, la vertébrale droite était quatre fois plus volumineuse que la gauche, et Cruveilhier a vu cette dernière réduite à un ramuscule.

3° *Anomalies de trajet*. L'artère vertébrale peut passer anormalement par le trou que l'on rencontre à la base de l'apophyse transverse de la septième cervicale ; par contre, la littérature anatomique possède aujourd'hui des faits assez nombreux où cette même artère ne pénètre dans son canal ostéofibreux qu'au niveau de la cinquième cervicale, de la quatrième, de la troisième ou même de la seconde. Dans ces derniers cas, l'artère vertébrale chemine parallèlement à la carotide primitive dont elle n'est séparée que par une lame fibreuse toujours fort mince. Beaunis et Bouchard (*Anat. descript.*, 3° édit., p. 457) parlent d'une vertébrale (le côté n'est pas indiqué) que l'on a vue ressortir de son canal entre la troisième et la deuxième cervicale, se porter en arrière en décrivant une courbe et rentrer de nouveau dans le canal de l'atlas.

Dans un cas de Weber (cité par Hyrtl) qui jusqu'ici est peut-être unique, l'artère basilaire pénétrait dans un trou creusé dans la lame quadrilatère du sphénoïde.

4° *Anomalies de distribution.* Elles peuvent toutes être ramenées à deux ordres de faits : à la disparition de quelques-unes des branches qui existent normalement, à l'apparition sur le tronc de la vertébrale de branches supplémentaires.

a. Dans le premier ordre de faits on a noté l'absence de la cérébelleuse inférieure et postérieure, de la cérébelleuse inférieure et antérieure, de la spinale antérieure gauche, de l'une des artères spinales postérieures et même de la cérébrale postérieure. Le mot d'absence employé par les auteurs pour désigner cette espèce d'anomalie est défectueux, car le vaisseau, noté comme absent, existe en réalité, fourni par un vaisseau voisin : c'est ainsi que dans le cas signalé ci-dessus d'absence de la spinale antérieure gauche cette artère provenait de la spinale antérieure du côté opposé ; que, dans les cas d'absence des cérébrales postérieures, ces artères émanent des carotides internes, en prenant la place des communicantes postérieures, etc.

b. Dans le deuxième ordre de faits nous voyons le tronc de la vertébrale donner, suivant les cas : la thyroïdienne inférieure, l'intercostale supérieure, la cervicale profonde et même l'occipitale. Tous ces faits ont été observés.

En ce qui concerne le tronc basilaire proprement dit, on l'a vu faire défaut, remplacé alors par les deux artères vertébrales qui suivaient l'une et l'autre un trajet indépendant et s'envoyaient mutuellement quelques anastomoses transversales. Dans un cas rapporté par Davy (*Edinb. Med. and Surg. Journal*, 1858) le tronc basilaire, en apparence normal, était divisé en deux canaux latéraux par une cloison impaire et médiane, indice manifeste de l'indépendance primitive des deux vertébrales.

II. Veine vertébrale. La veine vertébrale correspond non pas à l'artère vertébrale tout entière, mais à sa portion cervicale seulement. Elle prend naissance dans le voisinage du trou occipital où elle communique à la fois : 1° avec les veines qui entourent le trou occipital ; 2° avec la veine occipitale, par une branche volumineuse (Cruveilhier) ; 3° avec le sinus latéral, par l'intermédiaire de la veine condylienne postérieure. Elle s'engage ensuite de haut en bas, en compagnie de l'artère vertébrale, dans la série de trous que présentent à leur base les apophyses transverses des vertèbres cervicales : l'artère est située en dedans et en avant de la veine, qui l'entoure (Trolard) dans les trois quarts de sa circonférence.

Dans son trajet descendant la veine vertébrale reçoit comme affluents trois sortes de veinules : 1° des *veinules postérieures*, qui prennent naissance dans les réseaux vasculaires des muscles de la nuque ; 3° des *veinules antérieures*, qui émanent des muscles prévertébraux ; 5° des *veinules internes*, qui proviennent des plexus intra-rachidiens, à travers les trous de conjugaison, et constituent autant d'anastomoses jetées entre ces plexus et la circulation extra-rachidienne.

Au sortir du trou de l'apophyse transverse de la sixième cervicale, quelquefois de la septième, la veine vértébrale s'infléchit un peu en avant et en bas, reçoit alors les veines *cervicale ascendante* et *cervicale profonde*, qui correspondent exactement aux artères du même nom, et vient s'ouvrir à la partie postérieure du tronc veineux brachio-céphalique, un peu en dedans de la veine jugulaire interne.

Il n'est pas extrêmement rare, suivant la remarque fort ancienne d'Eustachi, de voir la vertébrale se diviser, au moment de se terminer en deux branches : l'une qui sort avec l'artère au-dessous de la sixième cervicale, l'autre qui sort par le trou de la septième. Cruveilhier a observé une fois cette disposition, avec cette variante toutefois que les deux branches de bifurcation de la veine vertébrale sortaient l'une par le trou de la cinquième, l'autre par le trou de la sixième vertèbre cervicale. La veine vertébrale était double dans un cas de Sandifort (*Obs. anat.-patholog.*, lib. IV, cap. VIII, p. 17).

On trouve constamment une valvule à l'embouchure de la veine vertébrale (Sappey).

L. Testut.

VERTÈBRE. Anatomie philosophique. § I. De la vertèbre type. On appelle vertèbre un des segments de l'endosquelette qui constituent l'axe du corps et les canaux protecteurs des troncs nerveux et vasculaires (R. Owen). Pour que cette définition soit comprise dans son sens le plus large, il est bon de sous-entendre que le mot vertèbre n'implique pas nécessairement, comme son étymologie porterait à le faire croire, la signification primitive d'une partie squelettique spécialement adaptée au mouvement rotatoire.

En se plaçant au point de vue purement descriptif, on désigne sous le nom de *centrum* de la vertèbre type le corps vertébral, le segment qui fait partie de l'axe du squelette vertébré; il en part des éminences, des prolongements, des apophyses, qui entourent et complètent par leur réunion des orifices ; à leur tour ceux-ci forment des canaux par leur succession dans la chaîne des vertèbres. Le canal le plus constant, le plus complet, le mieux fermé et le plus étendu, est situé au-dessus ou en arrière du centrum; il est destiné à loger le système nerveux central, l'axe neural, et c'est pour cette raison que les parties qui le composent ont pris le nom de *neurapophyses*. Par la coalescence de leurs extrémités libres en une partie saillante et plus ou moins pointue, elles constituent au-dessus du canal neural, sur la ligne médiane, une *neurépine*. En outre, les neurapophyses peuvent supporter d'autres appendices qui en sont une dépendance directe, les *zygapophyses* ou apophyses obliques, ou encore apophyses articulaires de l'anatomie humaine. Le second canal situé au-dessous ou en avant du centrum est plus irrégulier, plus interrompu dans toute son étendue, d'ordinaire plus vaste que le premier, exceptionnellement plus étroit et même parfois absent. Il contient l'organe central et les gros troncs du système vasculaire, en un mot, l'axe hæmatal, d'où le nom d'*hæmapophyses* appliqué à ses parties constituantes. De chaque côté du centrum sont placées les *pleurapophyses* ou apophyses costales; au-dessous d'elles émergent les *parapophyses* ou apophyses transverses inférieures, et au-dessus les *diapophyses* ou transverses supérieures. Entre les pleurapophyses en dehors, le centrum en dedans, d'une part, et les parapophyses et les diapophyses de l'autre, se trouve un orifice qui, superposé à ceux des vertèbres voisines, constitue un canal; il s'observe ordinairement dans la région cervicale et contient un vaisseau et souvent un nerf.

Le point d'implantation de ces diverses apophyses peut varier; elles ne prennent pas constamment leur base d'appui sur le centre de la vertèbre. Pour constituer ce canal latéralement au centrum, à la région cervicale, les pleurapophyses se placent entre les extrémités des diapophyses et des parapophyses, mais, lorsque l'organe central de la circulation doit se loger dans le canal inférieur, l'arc hæmatal se développe, prend la plus grande extension possible aux dépens de chacune de ces pièces osseuses, et l'on voit au thorax, par exemple, les pleurapophyses s'allonger considérablement, formant chez les Vertébrés supérieurs les côtes; les hæmapophyses écartées du centrum s'articulent aux extrémités terminales des pleurapophyses et donnent les parties sternales des côtes; enfin le cercle osseux se complète par l'*hæmépine*, futur sternum, intercalé entre les extrémités des hæmapophyses, et ainsi se trouve constituée une analogie parfaite entre l'arc inférieur ou antérieur dit hæmatal et l'arc supérieur ou postérieur dit neural.

La vertèbre ne revêt nulle part la forme typique que nous venons de décrire; aucun animal ne la possède à l'état de perfection absolue : c'est l'étude de son développement et de ses variétés chez les divers animaux qui permet d'établir comment ses pièces multiples s'ajoutent les unes aux autres et comment il est possible d'en faire pour ainsi dire la synthèse en combinant entre eux les types les plus parfaits. La notocorde ou corde dorsale peut être considérée comme le squelette axial blastodermique; elle ne contribue à la formation du rachis que comme directrice, comme gubernaculum. Elle se prolonge chez les Mammifères et chez l'homme jusqu'au niveau des vésicules auditives, mais pas au delà, et le lieu où se développera le cartilage du corps sphénoïde en sera dépourvu; nous verrons plus tard l'importance de ce point insignifiant en apparence. De chaque côté de la notocorde apparaissent ensuite des lignes transversales divisant en petites masses quadrilatères que l'on appelle *protovertèbres* les tissus situés dans la zone rachidienne; ces masses latérales se réunissent en avant et en arrière de la corde dorsale en lui formant une gaîne complète; il en part des prolongements convergeant en arrière de la moelle et qui, aux périodes cartilagineuse et osseuse, prennent le nom d'arcs neuraux; ils forment à la moelle épinière une gaîne interrompue seulement dans les points où se développeront les ganglions rachidiens et où se formeront plus tard les trous de conjugaison. D'après cette description, on voit que la protovertèbre se rapproche de la vertèbre type, mais cette individualité vertébrale ne tarde pas à disparaître et le rachis membraneux constitue bientôt un tout continu, entourant comme un double tube la corde en avant, la moelle en arrière.

Lorsque l'on suit alors l'évolution de l'embryon, on voit se produire une segmentation secondaire qui doit donner naissance au squelette cartilagineux; elle ne se fait pas aux mêmes endroits que dans le rachis membraneux et l'on peut dire que chaque vertèbre cartilagineuse est formée aux dépens ou plutôt prend la place de la moitié inférieure de la protovertèbre située au-dessus et de la moitié supérieure de celle située au-dessous. Si nous ignorons complétement la cause première de la segmentation des tissus embryonnaires en protovertèbres, on a donné de la division du rachis membraneux en pièces distinctes des raisons qui ne sont point sans valeur. Et d'abord les renflements successifs du tissu de la notocorde; ils semblent chez les Mammifères être une cause de séparation entre les corps vertébraux, et l'on sait qu'ils contribuent en partie à la formation du disque intervertébral; mais, si cela est vrai pour les Poissons, on observe une disposition inverse chez les Amphibiens, les Reptiles et les

Oiseaux; les renflements de leur corde dorsale se montrent au milieu du corps vertébral et la segmentation du rachis se fait au niveau des étranglements de cette notocorde. La principale condition de l'existence de vertèbres distinctes, c'est la conjonction des nerfs avec la moelle épinière; tout au moins cette circonstance avec l'issue concomitante des vaisseaux sanguins partant du canal neural semble déterminer le développement des neurapophyses. Dans la queue régénérée des Lézards, l'axe vertébral demeure continu parce qu'il n'y a point eu formation d'une moelle épinière nouvelle qui laisse échapper des paires nerveuses. La diminution ou la disparition totale de la région coccygienne à la colonne vertébrale coïncide avec l'ascension de la moelle dans le canal rachidien. Enfin, chez les Anencéphales, toute la partie postérieure du tube neural est largement ouverte; il en est de même chez les Dérencéphales, chez lesquels manque la moelle cervicale ainsi que le cerveau; chez ceux-ci le crâne et la région supérieure du canal rachidien sont béants; dans les deux cas, là où il n'y a pas de système nerveux, l'arc neural ne se développe pas.

Néanmoins certains Cyclostomes ne présentent aucune segmentation de leur rachis cartilagineux, et à la région caudale des poissons osseux, là où disparaît le système nerveux, la vertèbre n'est plus constituée que par son corps, et cependant cette portion terminale est encore segmentée. Dans ce cas on est en droit d'attribuer un rôle des plus importants à la corde dorsale.

Quelle que soit la cause de la transformation de l'axe vertébral continu en pièces multiples et distinctes, on observe que chacune d'elles manifeste son individualité par l'apparition de points cartilagineux à la périphérie de la notocorde; l'un donne lieu à la formation du corps de la vertèbre, deux autres constituent les masses latérales et les lames vertébrales, un dernier apparaît plus tard et est l'origine de l'apophyse épineuse. L'indépendance primitive de ces divers points cartilagineux n'est pas admise par tous les auteurs, et cependant l'anatomie comparée nous fournit une preuve évidente de cette manière de voir dans le développement du squelette des poissons cartilagineux et de la plupart des poissons osseux; on y observe ce que Kölliker appelle la membrane élastique externe séparant complétement le corps de la vertèbre de l'arc neural et de l'arc hæmatal. Ce sont ces faits que Gegenbaur objecte à la théorie d'Owen; le premier de ces auteurs considère même les arcs comme les éléments primitifs de la vertèbre; ils seraient déjà présents avant que le corps soit formé : on ne peut donc les regarder comme étant eux-mêmes des apophyses du centrum vertébral : il s'ensuit que la nomenclature d'Owen pèche par la base, puisqu'il donne à presque tous les éléments de la vertèbre type la même terminologie « apophyse ». Mais il fait lui-même remarquer qu'il admet dans la vertèbre « des éléments autogènes parce qu'ils se développent ordinairement de centres distincts et indépendants. » La clarté de sa nomenclature l'a fait adopter en Angleterre, en France et même en Allemagne, et il suffit de savoir qu'il ne faut pas attacher au mot apophyse l'idée d'une dépendance directe par rapport au centre de la vertèbre. Nous conclurons donc que la vertèbre cartilagineuse est due à la conjonction de plusieurs noyaux nés dans la neurépine, l'hæmépine, le centrum et les apophyses latérales. Plus tard, l'ossification envahit ce cartilage, d'abord par trois points primitifs auxquels s'ajoute un nombre extrêmement variable de points complémentaires suivant que la vertèbre se rapproche plus ou moins de l'élément complexe que nous avons pris pour type

Nous venons de voir par quelles phases successives passe la vertèbre avant d'arriver à l'état adulte : formation des protovertèbres, fusion en une tige continue qui se segmente en vertèbres cartilagineuses, transformation définitive en vertèbres osseuses. Telle est l'évolution de l'axe squelettique chez les embryons de Mammifères ; en poursuivant l'étude des organisations de plus en plus élevées chez les animaux adultes, nous verrons successivement se perfectionner l'axe vertébral ; en partant de ceux qui sont placés au dernier degré de l'échelle des Vertébrés, nous arriverons pas à pas à l'étude de la vertèbre qui réalise son type le plus complet dans celle du thorax de l'Oiseau et du Mammifère et nous verrons se dérouler devant nous toutes les phases déjà parcourues par l'embryogénie. Chez l'Amphioxus, dont le développement vertébral est si peu accusé qu'on a voulu le ranger à part dans un groupe spécial, celui des subvertébrés, le squelette axial n'est représenté que par la corde dorsale. Chez les Cyclostomes, des lames cartilagineuses se développent dans la couche extérieure du fourreau fibrillaire qui entoure la corde et marquent le premier indice des arcs neuraux ; il n'y a pas de segmentation en vertèbres distinctes. Dans les Sturioniens il y a des neurapophyses et une neurépine, des pleurapophyses qui s'articulent par des ligaments aux extrémités des parapophyses, formant des côtes vertébrales ; à la région caudale les parapophyses se réunissent pour former des arcs hæmataux surmontés d'hæmépines. Enfin chez les Poissons osseux la vertèbre se perfectionne à tel point qu'elle a été prise comme type parfait du segment primaire vertébral par Geoffroy Saint-Hilaire ; mais elle ne comprend pas encore tous ses éléments constituants qu'elle n'acquiert que chez les Oiseaux et les Mammifères. A la région thoracique de ces derniers l'arc neural est formé des neurapophyses ou lames vertébrales, et de la neurépine ou apophyse épineuse ; l'arc hæmatal comprend les pleurapophyses ou côtes vertébrales, les hæmapophyses ou parties sternales des côtes et l'hæmépine ou sternum. Ajoutez-y les parapophyses ou apophyses transverses et les zygapophyses ou apophyses articulaires, et la vertèbre type qui semble si différente au premier abord se retrouve avec la presque totalité de ses parties essentielles.

L'anatomie comparée nous fait donc voir que chez les Vertébrés le squelette peut être réduit d'une façon définitive à la notocorde, ou bien revêtir la forme d'un cartilage continu ; la vertèbre type n'existe pas. A un degré plus élevé, le cartilage se segmente ou même s'ossifie, et alors le squelette comprend une série de pièces se succédant longitudinalement d'une extrémité à l'autre de l'animal ; ces segments sont la plupart composés de parties semblablement disposées, quoique souvent modifiées dans leurs fonctions spéciales, mais malgré cela ne perdant jamais entièrement leur caractère typique ; toujours une partie centrale contribue pour sa part à la constitution de l'axe du corps et deux canaux protecteurs entourent le système nerveux et le système vasculaire.

Examinons maintenant quelles sont les modifications que subissent les éléments constituants de la vertèbre type en vue de leur adaptation à des fonctions variables selon les animaux, et dans chaque animal selon la région à laquelle ils appartiennent.

Le centrum manque dans toutes les vertèbres du tronc du Lépidosirène. Il semble avoir disparu dans l'atlas des Mammifères, mais on sait qu'il se soude avec le corps de l'axis dont il devient l'apophyse odontoïde. A l'autre extrémité de la colonne vertébrale, chez les Poissons homocerques, les centrums deviennent par suite d'un raccourcissement centripète et d'une confluence osseuse moins nombreux que les arcs neuraux et hæmataux existants. Enfin ils peuvent disparaître complétement et les restes des arcs inférieurs subsistent seuls, soit indépendants (Physostomes), soit soudés en une apophyse en forme de style (Acanthoptères). La forme normale du centrum est cylindrique, mais il peut être cubique, conique, en sablier; ses surfaces sont planes, concaves, convexes, cupuliformes, s'emboîtent réciproquement ou même s'articulent par une surface dentelée. Il donne naissance aux parapophyses, mais aussi quelquefois à des *hypapophyses* ou apophyses inférieures médianes, comme cela se voit sur les vertèbres cervicales des Sauriens et des Ophidiens. Enfin, par son ossification partielle, il peut être formé de deux ou trois anneaux osseux répondant à un seul arc neural; cette disposition permanente chez les Cétacés s'observe sur les fœtus des Mammifères.

Les neurapophyses sont absentes à l'extrémité du coccyx de la plupart des Vertébrés aériens. Ailleurs elles perdent leur individualité par la suture de leur base avec le centrum et l'union de leur sommet à l'épine neurale. Enfin elles peuvent se souder entre elles comme au cou de quelques Poissons, de plusieurs Cétacés et dans le sacrum des Oiseaux et des Mammifères, ou avec les pleurapophyses, comme à la région cervicale de la plupart des Mammifères et des Oiseaux. Elles revêtent la forme de plaques droites ou courbes, supportent des diapophyses, des zygapophyses plus ou moins constantes.

La neurépine, parfois indépendante, est le plus souvent englobée dans l'arc neural. Dans le thorax et l'abdomen des Chéloniens, elle s'ankylose avec une plaque dermale dont les bords s'unissent par une suture dentelée aux plaques contiguës, ainsi qu'aux pleurapophyses pareillement modifiées. Parfois absente, elle est d'ordinaire très-développée, et cela d'autant plus que les masses musculaires qui s'y attachent sont plus puissantes.

Les parapophyses ne sont indépendantes que chez quelques Poissons; chez la plupart elles se soudent avec le centrum et à la région caudale, soit avec les pleurapophyses, soit les unes avec les autres et avec l'hæmépine. Dans ce cas le canal hæmatal réduit à de très-petites dimensions sert à protéger l'artère caudale et est constitué par la série des os en V ou en chevron de l'anatomie ichthyologique. Chez les Vertébrés aériens, les parapophyses sont exogènes et limitées aux vertèbres cervicales, thoraciques antérieures, ou au sacrum.

Les pleurapophyses, moins constantes que les neurapophyses, existent comme appendices libres ou côtes vertébrales fausses ou flottantes dans le tronc et quelquefois à la base de la queue chez les Poissons, les Serpents et certains Batraciens. Chez les Vertébrés supérieurs elles ont la forme longue et mince connue sous le nom de côte. Chez les Chéloniens elles s'unissent les unes aux autres par suture, et chez les Crocodiles elles s'élargissent d'avant en arrière en forme de hache. La situation de leur point d'attache est extrêmement variable; elles sont suspendues aux extrémités des parapophyses ou des diapophyses, ou des deux par une tête et un tubercule, ou bien aux côtés du centrum, s'articulant parfois avec deux corps vertébraux comme dans le thorax humain.

Les hæmapophyses, moins constantes que les éléments précédents, sont suspendues dans les parois charnues abdominales de certains Sauriens; dans le thorax des Sauriens, des Oiseaux et des Mammifères, elles s'articulent par une des extrémités avec les pleurapophyses, par l'autre avec l'épine hæmatale, le sternum, ou restent libres (côtes flottantes des Mammifères). Les os marsupiaux des Didelphes et des Monotrèmes, peuvent être considérés comme étant aussi formés par une paire de fausses côtes abdominales ossifiées et appartenant à la dernière lombaire. Il existe même chez l'homme des traces de cette segmentation de la paroi ventrale par des hæmapophyses; la ligne blanche formée par l'aponévrose abdominale entre l'appendice xiphoïde et le pubis est l'indice d'une séparation médiane comparable à celle que le sternum opère au thorax, et les intersections tendineuses, généralement en même nombre que les vertèbres lombaires, qui divisent transversalement le muscle grand droit de l'abdomen, transformeraient le corps charnu en plusieurs intercostaux, si elles devenaient plus solides. Lorsque les hæmaphyses existent dans la région caudale, elles s'articulent directement avec le centrum, ou avec deux centrums à l'intervalle intervertébral, et sont tantôt libres, tantôt unies, pour former ce que l'on appelle l'os en V ou en chevron.

L'hæmépine est la partie de la vertèbre type la plus sujette à variation. C'est un os long et mince qui présente de grandes analogies avec l'épine neurale. Dans le thorax des Mammifères c'est un os court et épais; l'extension horizontale de cet élément vertébral est quelquefois accompagnée d'une division médiane due à une ossification par deux centres distincts. Chez les Tortues, le plastron est le résultat du développement extrême des hæmapophyses et de l'hæmépine soudées avec des plaques osseuses dermales. L'hæmépine manque chez les Serpents.

Au point de vue de la physiologie des différentes parties de la vertèbre type, on peut dire qu'à côté de fonctions qui sont les mêmes pour toutes les vertèbres il en est de spéciales, essentiellement variables et dépendant de l'adaptation des diverses pièces à un but propre à chaque espèce animale. Le centrum vertébral forme l'axe du corps, est le point d'attache des éléments périphériques de la vertèbre et soutient les centres nerveux, excepté aux extrémités du squelette. Les neurapophyses viennent en aide au corps vertébral pour la protection de l'axe nerveux ainsi que celle des nerfs qui en partent. Les parapophyses sont destinées à des attaches musculaires et facilitent l'articulation des côtes. Les pleurapophyses défendent la grande cavité hæmatale et toutes ses subdivisions : thorax, abdomen, bassin, canal aortique sous-caudien; elles sont le lieu d'insertion des muscles qui alternativement dilatent et rétrécissent la cage respiratoire; elles supportent souvent des appendices et donnent naissance aux muscles qui les font mouvoir. Dans quelques cas exceptionnels, elles sont elles-mêmes des organes de mouvement, chez les Serpents, par exemple. Les hæmapophyses ne font le plus souvent que jouer le même rôle que les pleurapophyses; elles complètent la cavité hæmatale et donnent attache à des muscles respirateurs.

Tous ces différents éléments du segment typique sont donc loin de se retrouver avec les mêmes particularités dans la série des animaux vertébrés. On remarquera même qu'ils ont entre eux des différences très-évidentes, si on les examine dans la seule classe des Mammifères. Tandis que les uns prennent un développement exagéré, d'autres s'atrophient, tendent à disparaître ou même ne se développent pas du tout. Ce sont ces métamorphoses diverses qui donnent aux segments de chaque région des caractères particuliers, et elles servent à distinguer entre elles les pièces des régions dites céphalique, cervicale, dorsale, lombaire, sacrée et coccygienne. Une grande loi semble régir ces modifications sans nombre, cette diversité d'aptitudes avec un même organe répété autant de fois qu'il est nécessaire : c'est celle de l'adaptation à la fonction physiologique. La vertèbre perd-elle de son importance, elle se simplifie par degrés, comme cela se voit à la région caudale des Vertébrés aériens, d'abord au moyen de la diminution, de l'ankylose et de l'effacement final des pleurapophyses, puis par une disparition progressive des arcs hæmataux et neuraux, quelquefois par la fusion du reste des éléments centraux, soit en stylet osseux, comme dans les Batraciens anoures, soit en disque aplati en forme de soc de charrue comme chez la plupart des Oiseaux. Doit-elle jouer un rôle de protection? Des prolongements partis du centre circonscrivent des canaux d'aspect variable; si le contenu n'est pas sujet à variations, les appendices sont soudés aux corps vertébraux : tels sont le canal neural, le canal caudal des Poissons : si au contraire le conduit hæmatal doit protéger des organes dont le volume est essentiellement changeant, soit à chaque seconde, comme le cœur et les organes respiratoires, soit d'une façon intermittente, comme les appareils digestifs et génitaux, les pièces vertébrales s'agrandissent selon la capacité des organes à garantir et se mobilisent au moyen d'articulations en raison directe des changements de volume. Le plus souvent cette adaptation ne se fait pas d'une façon brusque; il est des régions intermédiaires, siége de transitions insensibles et où les segments vertébraux participent des caractères de ceux des régions voisines. Ce sont les plus favorables pour l'étude des parties constituantes de la vertèbre type; c'est là que l'on trouve parfois des anomalies qui viennent établir un trait d'union entre deux régions rachidiennes en apparence tout à fait distinctes. Mais c'est toujours avec le même élément vertébral que le but est atteint; d'ailleurs la répétition de cet élément arrive parfois à un chiffre énorme : les Requins ont jusqu'à 365 vertèbres, le Python 422; ce nombre peut tomber à 15 chez certains Plectognathes, à 10 chez les Batraciens anoures. Les Oiseaux et les Mammifères présentent des variations bien moins étendues et qui se limitent entre 36 et 49 pour les premiers, et 30 et 74 pour les seconds. C'est presque toujours la région coccygienne qui par son atrophie ou son développement extrême est la cause de ces différences.

Ici se présente un nouveau problème : Avons-nous énuméré tout ce qui fait partie de la vertèbre? Est-ce assez d'y avoir rattaché des pièces osseuses qui en semblent bien éloignées et bien indépendantes, comme les côtes, comme le sternum? Owen va plus loin. L'épaule et la hanche appartiendraient à la même série de parties analogues que les côtes; les membres peuvent manquer entièrement sans que ces ceintures osseuses cessent d'exister, comme cela se voit chez les Sauriens et à la région pelvienne des Cétacés; dans ce cas elles ressemblent fort à des côtes soudées. Il y aurait donc pour le membre supérieur une partie pleurapophysaire qui est l'omoplate et une partie hæmapophysaire, la clavicule et le coracoïde ossifiés ensemble chez presque tous les Mammifères, distincts chez les Monotrèmes et la plupart des Allantoïdiens ovipares. D'après Owen, cette ceinture scapulaire appartiendrait à la première vertèbre crânienne, à l'occipital; nous reviendrons plus loin sur ce sujet. La pleurapophyse pelvique qui conserve sa forme de côte chez les Chéloniens est constituée par deux pièces soudées, considérablement augmentées de volume et aplaties; elle constitue l'ilium, qui s'unit à deux hæmapophyses tellement modifiées dans leur forme qu'elles sont méconnaissables, l'ischion et le pubis. Owen va plus loin encore : se guidant sur l'anatomie comparée, il montre les membres d'abord comme des annexes rudimentaires insignifiantes des hæmapophyses des arcs scapulaire et pelvien, puis peu à peu, à mesure que l'on remonte l'échelle des Vertébrés, ces appendices revêtent une forme de plus en plus compliquée et surtout prennent une importance de plus en plus capitale. Le Lépidosirène ne possède à l'extré-

mité de son arc pelvien que quelques noyaux cartilagineux qui font à peine
saillie; chez les autres Poissons s'ajoutent des rayons en nombre progressif qui
déterminent la formation d'un fourreau tégumentaire portant le nom de nageoire
ventrale. Chez les autres Vertébrés, le nombre des segments augmente en même
temps que leurs différents éléments se bifurquent et se multiplient d'autant
plus qu'on s'éloigne davantage de leur origine vertébrale. Les membres seraient
donc, d'après Owen, des branches de bifurcation ultime nées d'appendices
vertébraux.

À l'aide de cette théorie, qui d'ailleurs est loin d'être admise par tout le
monde, le squelette tout entier peut être ramené à la théorie vertébrale; nous
verrons bientôt qu'en ce qui concerne le crâne presque tous les auteurs sont
d'accord; si nous y rattachons les membres, toutes les parties dures que l'on
trouve dans le corps des Vertébrés seraient des dépendances de la vertèbre. Il
n'en est rien; à côté de l'endosquelette, à côté de la charpente intérieure, il y
a un exosquelette, un squelette dermique auquel on peut rapporter un certain
nombre de pièces comme les cartilages tarses des paupières, la carapace des
Tatous, les plaques cutanées des Crocodiles; nous avons vu l'importance de ce
squelette cutané chez les Chéloniens; des points d'ossification isolés apparaissent
dans les téguments du dos et du ventre et deviennent des plaques disposées en
séries qui ne tardent pas à se souder de la manière la plus intime avec les
apophyses épineuses, les côtes et le sternum. Enfin, en dehors des côtes véritables des Poissons, ce que l'on désigne sous le nom d'arêtes est comparable à
des faisceaux intermusculaires ossifiés et ne peut être attribué ni à l'endosquelette ni au squelette dermique. Ce dernier est d'ailleurs le seul qui réponde
réellement au squelette extérieur des animaux Articulés, et nous ne suivrons pas
dans sa théorie Geoffroy Saint-Hilaire, qui les considère comme formant une
autre classe d'animaux vertébrés; pour lui, la queue des Crustacés est l'analogue
des vertèbres coccygiennes, et il dit en propres termes : « Les Insectes vivent
au dedans de leur colonne vertébrale comme les Mollusques au sein de leur
coquille. »

La théorie de la vertèbre type date du commencement de ce siècle. Elle est
due à Geoffroy Saint-Hilaire, qui l'exposa dans ses leçons d'anatomie comparée.
Il considère la vertèbre, si rien n'en gêne le développement, comme composée
de neuf parties primitives : du cyclal, pièce unique et moyenne formant le corps
de chaque vertèbre, partent, pour circonscrire le système médullaire, deux ailes
qui commencent par le périal de gauche et le périal de droite et qui sont ramenées sur elles-mêmes en forme d'anneau au moyen de l'épial droit et de l'épial
gauche. Le même arrangement dans un état inverse forme la région ventrale et
sert d'enveloppe au système sanguin; les composants de cette seconde enceinte
sont le cercle produit par les paraaux et les cataaux. Il serait très-difficile de
dire à quels termes de la nomenclature d'Owen ces mots correspondent : en
effet l'épine neurale est appelée par Geoffroy-Saint-Hilaire périal chez les Poissons
et épial chez les Mammifères; ses paraaux peuvent correspondre aux pleurapophyses chez les animaux à côtes flottantes, aux paraphyses dans la queue des
Poissons, aux hæmapophyses dans celles des Cétacés. On comprend sans peine
tous les inconvénients qu'apporterait une double dénomination dans un sujet déjà
si ardu.

De Blainville définit la vertèbre comme un os court, médian, symétrique,
formé d'un corps aux deux faces opposées duquel s'applique un arc plus ou

moins développé. Mais il ne considère pas les côtes comme appartenant à l'arc inférieur, ce qui le conduit à admettre que les arcs hæmataux sont à leur maximum de développement dans la région caudale et à comparer les diverses pièces du sternum aux corps des vertèbres sous le nom de sternèbres.

C'est à R. Owen que l'on doit d'avoir exposé de la façon la plus complète et la plus claire la vertèbre type, l'archétype, comme il l'appelle. C'est sa nomenclature que nous avons suivie. Depuis on a fort peu écrit sur la vertèbre considérée au point de vue philosophique, mais en revanche un grand nombre de naturalistes et d'anatomistes se sont occupés d'une question que nous avons préféré rejeter à la fin pour la traiter dans son entier, nous voulons dire la théorie vertébrale du crâne.

§ II. Des vertèbres crâniennes. L'idée que la tête pouvait être composée de vertèbres modifiées à été attribuée successivement à Albert le Grand, à Autenrieth, à Jean-Pierre Franck, à Kielmeyer. Mais on ne trouve dans leurs écrits que des phrases obscures et tout à fait incidentes, une simple mention de cette comparaison, sans que les auteurs semblent avoir eu conscience de la découverte.

Le 4 mai 1790 Gœthe écrivait de Venise à Mme de Herder que, son domestique lui ayant présenté en plaisantant comme une tête de Juif un crâne de mouton ramassé dans un cimetière, il avait saisi l'analogie qui existe entre la tête et la colonne vertébrale.

En 1807 Oken, en prenant possession de sa chaire de professeur à Iéna, fut le premier qui énonça publiquement la théorie vertébrale de la tête dans son programme resté célèbre. Il raconte qu'en août 1806 il faisait l'ascension de l'Ilenstein : « Comme je descendais, dit-il, par l'ancienne route du côté du Sud, un superbe crâne de biche était à mes pieds. Le ramasser, le retourner, le considérer, ce fut assez : l'idée que c'était une colonne vertébrale me traversa comme un coup de foudre et depuis cette époque le crâne est une colonne vertébrale. » Dans sa leçon pubiée à Iéna, il dit : « Une ampoule, une cavité s'ossifie, et c'est une vertèbre ; elle se prolonge en canal, se divise en articles, devient osseuse, et c'est une colonne vertébrale. Ce canal émet suivant certaines lois des conduits latéraux sans issue ; ils s'ossifient et on a le squelette du tronc. Ce squelette se répète aux deux pôles, chaque pôle répète en soi l'autre pôle : ce sont une tête et un bassin. Le squelette entier n'est qu'une vertèbre développée, répétée, ramifiée, et une vertèbre est l'élément préformé du squelette. L'homme entier n'est qu'une vertèbre. » Et ailleurs : « Il y a une colonne vertébrale céphalique qui ne diffère du rachis lui-même que par un canal neural développé. De même que le cerveau est une moelle épinière plus puissamment développée en vue d'organes plus élevés, de même le crâne n'est qu'une colonne vertébrale plus volumineuse. » Il admet trois vertèbres céphaliques : la vertèbre auditive est formée par l'occipital, la vertèbre maxillaire comprend le sphénoïde postérieur, ses grandes ailes et les pariétaux, la vertèbre oculaire renferme le sphénoïde antérieur, les apophyses d'Ingrassias et le frontal. Plus tard il ajouta une vertèbre faciale qu'il qualifia de nasale. Au sujet du temporal il dit encore : « Vous pourriez croire que j'ai oublié le rocher, non : comme tel il ne me paraît pas appartenir à une vertèbre, mais à l'organe sensoriel dans lequel se perd le nerf vertébral de l'oreille. C'est par conséquent un organe aussi distinct de la production vertébrale que tout autre viscère ou que le globe de l'œil.

L'illusion provient de ce que d'après sa nature il doit être ossifié de même que l'œil doit être cristallin. »

Spix dans son *Ostéologie de la tête chez l'homme et les vertébrés* reproduit les idées d'Oken, mais il pousse à l'extrême les exagérations de son devancier et compare les diverses pièces du squelette de la face à celles des membres; il va jusqu'à dire que le condyle et l'apophyse coronoïde du maxillaire inférieur sont les analogues du fémur et du tibia.

Bojanus admet quatre vertèbres crâniennes, Carus trois essentielles, et trois intervertèbres auxquelles il ajoute trois vertèbres faciales. En France Duméril en 1808 avance que la tête n'est qu'une vertèbre gigantesque dans laquelle le trou occipital répond au canal rachidien, le sphénoïde au corps vertébral, les condyles aux facettes articulaires, la protubérance occipitale externe à l'apophyse épineuse, les apophyses mastoïdes aux apophyses transverses.

De Blainville établit que la colonne vertébrale s'étend du vomer à la dernière pièce coccygienne : il existe une première vertèbre, l'occipital ; une seconde constituée par le sphénoïde postérieur, ses grandes ailes, les deux pariétaux, quelquefois un os interpariétal ; une troisième, par le sphénoïde antérieur, ses petites ailes, un ou deux frontaux ; une quatrième, par le vomer et peut-être par les deux os propres du nez. A cela il ajoute des appendices servant au perfectionnement des organes des sens et à la mastication.

Cuvier considère le crâne comme subdivisé en trois ceintures formées, l'antérieure par les deux frontaux et l'ethmoïde, l'intermédiaire par les pariétaux et le sphénoïde, la postérieure par l'occipital.

Geoffroy-Saint-Hilaire, pour arriver à la détermination des vertèbres céphaliques, fixe à neuf les éléments constitutifs d'une vertèbre et à soixante-trois les pièces qui composent la tête des Vertébrés : le quotient sept indique le nombre des vertèbres crâniennes.

Straus Durkheim en décrit cinq : une rhinale, une ethmoïdale, une sphénoïdale, une sphécoïdale et une occipitale.

Owen compte quatre vertèbres crâniennes qui sont : suivant leur neurépine, occipitale, pariétale, frontale, nasale ; suivant leur corps, basilaire, basisphénoïde, présphénoïde, vomérienne; suivant leur arc hœmatal, scapulaire, hyoïdienne, mandibulaire et maxillaire.

Gervais en adopte quatre : un segment nasal, un fronto-maxillaire, un pariéto-mandibulaire et un occipital.

Goodsir énumère sept vertèbres crâniennes chez les Crocodiles et les Mammifères (Proboscidiens exceptés), six chez les Oiseaux, les Amphibiens, les Reptiles et les Poissons (Cyclostomes exceptés). A chacune il rattache un arc hœmatal dont le point d'origine est dans la lame viscérale correspondante.

Lavocat trouve une vertèbre occipito-hyoïdienne ou auditive, une pariéto-maxillaire ou gustative, une fronto-mandibulaire ou visuelle, une naso-turbinale ou olfactive.

Murray Humphry et Bertrand considèrent le crâne comme formé de quatre vertèbres. Enfin Cruveilhier et Sappey admettent seulement trois vertèbres céphaliques : une occipitale, une sphéno-temporo-pariétale et une sphéno-frontale.

Ce court aperçu historique nous montre combien sont divergentes les opinions des auteurs lorsqu'il s'agit de la détermination du nombre et des parties composantes de ces vertèbres céphaliques. Au sujet de l'occipital, l'unanimité est faite :

déjà chez l'homme dont les vertèbres crâniennes s'éloignent au maximum du type à cause de l'immense développement de l'encéphale, cet os est tout à fait comparable à un segment du rachis : chez les Vertébrés inférieurs dont le crâne est très-allongé et très-réduit de volume l'occipital se rapproche assez par son aspect extérieur des vertèbres cervicales pour qu'il semble n'être qu'une suite des pièces de la région, un intermédiaire qui participe plus des caractères des vertèbres du cou que de ceux du reste du crâne.

Mais en ce qui concerne les suivantes l'accord est loin d'être établi. De nombreuses objections ont été faites à la théorie vertébrale du crâne, et c'est surtout aux vertèbres antérieures qu'elles s'appliquent ; la plus sérieuse est la suivante : dans son état de développement le moins avancé, alors que l'on devrait s'attendre à trouver des traces d'une division en vertèbres, le crâne se montre continu ; ce n'est qu'avec l'apparition de parties osseuses que se présente la segmentation, ce n'est que sur le crâne adulte, dont de nombreux points ossifiés se sont réunis, que subsistent des sutures simulant la division du crâne en trois ou quatre régions. Cette scission n'est donc qu'un fait secondaire, tandis que dans le rachis la segmentation porte sur l'état cartilagineux primitif. On a également fait remarquer que la distinction est la plus nette à la voûte crânienne au niveau des pariétaux et des frontaux qui, par leur développement, seraient des os tégumentaires, des os dermiques, tandis que c'est à la base du crâne, partie correspondante aux corps vertébraux, que la différenciation en segments est la moins apparente. Enfin un dernier argument est tiré de l'embryogénie : Agassiz, admettant que la formation des vertèbres suppose l'existence de la notocorde, se base sur ce qu'elle s'arrête à la région de l'alisphénoïde pour en déduire qu'il n'existe qu'une seule vertèbre crânienne, la vertèbre occipitale, et que le reste de la tête est étranger au système vertébral. A. Lereboullet arrive à la même conclusion dans son étude sur l'*Embryologie du brochet et de la perche*. Outre la terminaison brusque de la notocorde par un renflement au-dessous de la vésicule cérébrale moyenne, on a encore objecté l'absence de protovertèbres et le défaut de segmentation de la plaque cartilagineuse qui forme la base du crâne ; cette plaque dite basilaire est d'une seule pièce, sans centre d'origine spécial, s'arrête au niveau de la selle turcique et envoie deux trabécules cartilagineux qui se réunissent en avant en une masse ethmo-vomérienne.

Mais on peut trouver dans l'étude même du développement des animaux la réfutation de ces trois points : terminaison brusque de la notocorde, absence de protovertèbres et de segmentation du cartilage. La corde dorsale présente à la base du crâne d'après Kölliker des renflements successifs analogues aux renflements intervertébraux, entres autres un qui est constant dans la région de la synchondrose sphéno-occipitale future ; le même auteur indique le développement de disques intervertébraux entre l'occipital basilaire et le sphénoïde postérieur, et entre les deux sphénoïdes une couche intermédiaire, plus fibreuse, rappelant assez les ligaments intervertébraux. Chez certains Poissons la notocorde dépasse de beaucoup le point où elle s'arrête à la base du crâne de presque tous les Vertébrés et dans la plupart de ceux-ci la gaîne qui prolonge la corde s'étale en avant en larges ailes, future base du crâne, où s'insère une lame verticale destinée à former la cloison des fosses nasales. Enfin la segmentation de la base en protovertèbres s'observe chez les Plagiostomes, et l'absence de division à la phase cartilagineuse n'est pas une objection, puisqu'elle manque à la colonne vertébrale tout entière de certains Poissons, les Raies et les Squales, par exemple : aussi

Bischoff a-t-il pu conclure : « L'embryologie nous procure la conviction que le crâne représente aussi une colonne vertébrale et que son développement reproduit les mêmes phénomènes que celui des vertèbres proprement dites. »

On n'a souvent cherché dans la vertèbre crânienne que ce qui sert directement à la protection de l'énorme masse encéphalique : elle semble tout absorber à son profit, et les discussions se sont concentrées sur la détermination du corps vertébral et de son arc neural. Il est néanmoins fort intéressant de rechercher si les vertèbres céphaliques, quoique extraordinairement modifiées, sont complètes. Elles possèdent effectivement des arcs hæmataux : ce sont les arcs branchiaux ou viscéraux de l'embryon qui donnent naissance au squelette de la face. Ces arcs ne sont que des portions des lames ventrales qui s'attachent en haut à leurs vertèbres respectives et croissent de haut en bas pour se réunir sur la ligne médiane avec leur congénère du côté opposé. Outre les os de la face, ils donnent aussi l'appareil hyoïdien et les parties molles de la face et du cou. Le premier arc branchial adhère par son extrémité supérieure à la capsule crânienne : son extrémité libre ne va pas jusqu'à la ligne médiane, à cause de l'interposition du prolongement frontal médian : avec celui-ci il circonscrit deux fentes destinées au globe oculaire et à l'appareil lacrymal. Ce premier arc donne naissance à des parties dures qui sont les os malaires, les palatins, les ptérygoïdiens et les maxillaires supérieurs. C'est un arc hæmatal en rapport intime avec le vomer, corps de la vertèbre nasale. Il circonscrit l'orifice respiratoire. Le deuxième arc part du sphénoïde antérieur, rejoint son congénère sur la ligne médiane et limite la face inférieure de l'ouverture de la cavité buccale : à ses dépens naissent l'enclume, l'os carré des Oiseaux et le cartilage de Meckel, autour duquel apparaîtra le maxillaire inférieur. Le troisième arc attaché à la région auditive donne l'étrier, la pyramide, l'apophyse styloïde, une partie ligamenteuse qui est le ligament stylo-hyoïdien chez l'homme ou osseuse chez le plus grand nombre des animaux. Enfin le quatrième arc part de l'occipital, donne une partie supérieure qui disparaît et une inférieure où se développent les grandes cornes et le corps de l'hyoïde auquel s'attache l'arc précédent. Owen considère les formations nées aux dépens des troisième et quatrième arcs comme appartenant à la vertèbre pariétale et annexe à l'occipitale la ceinture scapulaire.

Que devons-nous conclure de cette étude? Que la théorie des vertèbres crâniennes est parfaitement admissible, pourvu toutefois qu'on ne se borne pas à en faire la recherche sur le squelette de l'homme ou des Vertébrés supérieurs seulement, précisément là où elles s'éloignent le plus du type vertébral, pourvu qu'on les examine sur des animaux à encéphale très-réduit, et pourvu aussi qu'on ne s'attache pas à en découvrir dans le squelette de la face à l'aide d'analogies forcées.

Paul Villemin.

Bibliographie. — De Blainville. *Bulletin des sciences de la Société philomathique*, 1816 et 1817. — Geoffroy Saint-Hilaire. *Des os antérieurs de la poitrine*, 1818. — Du même. *Considérations générales sur la vertèbre.* In *Mémoires du Muséum*, t. IX, 1822. — Du même. *Annales des sciences naturelles*, t. III, 1824. — Cuvier. *Recherches sur les ossements fossiles*, 1834. — Carus. *Traité élémentaire d'anatomie comparée*, traduction de Jourdan, 1835. — Cuvier. *Leçons d'anatomie comparée*, t. II, 1835. — Gœthe. *Œuvres d'Histoire naturelle*, 1837. — De Blainville. *Ostéographie*, t. I, 1841. — Bischoff. *Traité du développement de l'homme et des Mammifères*, 1843. — Straus-Durkheim. *Anatomie descriptive et comparative du chat*, 1845. — Cuvier. *Règne animal*, t. I, 1847. — Owen (R.). *Principes d'ostéologie comparée*, 1855. — Gervais. *Théorie du squelette humain fondée sur la comparaison ostéologique de l'homme et des animaux vertébrés.* Thèse de Montpellier, 1856. — Lavocat. *Détermination méthodique et positive des vertèbres céphaliques.* In *Mémoires de l'Académie impériale des sciences, inscriptions et belles-lettres de Toulouse*, 1861. — Bertrand. *Conformation osseuse de la tête*. Thèse de Montpellier, 1862. — Lereboullet (A.). *Recherches d'embryologie comparée sur le développement du brochet, de la perche et de l'écrevisse*. In *Mém. de l'Inst. des sav. étrangers*, t. XVII, 1862. — Robin. *Développement des vertèbres axis et atlas*. In *Journal de l'anatomie et de la physiologie*, 1864. — Huxley. *Éléments d'anatomie des animaux vertébrés*, 1870. — Gegenbaur. *Éléments d'anatomie comparée*, 1877. — Kölliker. *Embryologie*, 1882. — Planteau. *Développement de la colonne vertébrale*. Thèse d'agrég., 1883. — Topinard. *Éléments d'anthropologie générale*, 1885.   P. V.

VERTÉBRÉS. Un des plus grands naturalistes des temps modernes, Lamarck, avait été frappé du rôle important que remplit, dans l'organisation des animaux, une charpente osseuse dont certaines pièces, en jouant les unes sur les autres, donnent aux mouvements une précision et une vigueur particulières. Il avait remarqué également que la partie essentielle de cette charpente consiste dans une colonne creuse renfermant dans son intérieur l'axe cérébro-spinal et composée d'une série de pièces superposées, de *vertèbres* plus ou moins semblables entre elles. Enfin il avait constaté que, si cette charpente osseuse, plus ou moins compliquée, existe chez un grand nombre d'animaux, elle fait complétement défaut chez beaucoup d'autres, où le corps est mou ou protégé seulement par une sorte de carapace. D'après ces considérations il avait partagé le règne animal en deux grandes catégories : les animaux pourvus d'un squelette, ou tout au moins de vertèbres, qui furent désignés par abréviation sous le nom de *Vertébrés*, et les animaux dépourvus de vertèbres, qui furent nommés *Invertébrés*. Cette dernière section, toutefois, ne reposait que sur un caractère purement négatif et comprenait des animaux fort différents les uns des autres sous le rapport de l'organisation : aussi G. Cuvier reconnut-il bientôt la nécessité de la subdiviser en trois groupes : *Animaux articulés* ou *annelés*, *Mollusques* et *Zoophytes*, égaux en valeur au groupe des Vertébrés. Il obtint ainsi, dans l'ensemble du règne animal, quatre subdivisions, qu'il compara à des branches divergeant d'un même tronc et qu'il nomma, pour ce motif, *embranchements*. Les caractères de ces embranchements furent tirés principalement du mode d'arrangement des diverses parties constituantes du corps et de la conformation du système nerveux, c'est-à-dire d'un ordre de considérations dont Lamarck n'avait point tenu compte : mais, dans ce nouveau mode de groupement des animaux, le groupe des Vertébrés ne fut pas modifié. Il conserva encore les mêmes limites dans les classifications postérieures, en dépit des noms variés qui lui furent imposés, et les *Ostéozoaires* de Ducrotay de Blainville, les *Myeloneura* d'Ehrenberg, les *Hypovitellés* ou *Hypocotylés* de van Beneden, correspondent en réalité rigoureusement aux Vertébrés de Cuvier et de Lamarck.

Les Vertébrés, dont l'espèce humaine constitue le type le plus élevé, se distinguent d'abord par l'arrangement symétrique des parties principales de leur corps de chaque côté d'un plan médian et longitudinal; ils se font remarquer également par le grand développement de leur système nerveux, qui se compose de nerfs, de ganglions et d'un axe central occupant le côté dorsal du corps au-dessus du tube digestif et formé d'un cerveau, d'un cervelet et d'un cordon rachidien ou moelle épinière; enfin ils possèdent un système musculaire fort complexe dont les faisceaux les plus importants prennent attache sur un squelette intérieur protégeant les organes essentiels et fournissant des bases et des leviers pour l'appareil de la locomotion. Tels sont les caractères principaux de l'embranchement des Vertébrés, mais il en est d'autres qui méritent encore d'être signalés. Ainsi, chez ces animaux, le sang, de couleur rouge, et riche en globules, parcourt un réseau complet de veines, d'artères et de capillaires, et est mis en mouvement par un organe propulseur, par un cœur pourvu au moins de deux réservoirs; la respiration a toujours son siége dans un appareil particulier, renfermé en totalité ou en partie dans une cavité du corps, et s'effectue soit au moyen de poumons comme chez l'homme, soit au moyen de branchies; l'appareil de la digestion a toujours ses deux orifices très-éloignés l'un de l'autre et se compose en général d'un œsophage, d'un ou de plusieurs estomacs, d'un intestin suspendu dans l'abdomen par un mésentère et de plusieurs organes annexes, parmi lesquels le foie et les reins ne font jamais défaut. Le pancréas existe aussi dans la plupart des cas; la rate est plus ou moins développée et des canaux appartenant au système des vaisseaux lymphatiques transportent le chyle de l'intestin dans les veines.

On distingue toujours dans l'encéphale des Vertébrés un cerveau composé de deux hémisphères, des lobes optiques, un cervelet et une moelle épinière, et on remarque que les nerfs appartenant aux fonctions de relation proviennent tous de l'axe cérébro-spinal, d'où ils naissent, pour la plupart, par deux racines dont l'une porte un ganglion près de sa base. Les nerfs des viscères font presque tous partie du système ganglionnaire, qui se relie toujours au système cérébro-spinal par une multitude de petites branches s'anastomosant avec les nerfs rachidiens. Les extérieurs sont au nombre de cinq et quatre d'entre eux, la vue, l'ouïe, l'odorat et le goût, ont leur siége dans des organes distincts logés dans la tête. Enfin il y a normalement chez les Vertébrés deux paires de membres, mais, si ce nombre n'est jamais dépassé, il peut être réduit et les appendices eux-mêmes peuvent subir des modifications profondes en rapport avec les divers modes de locomotion auxquels ils sont affectés. Chez les Serpents, par exemple, les quatre membres sont atrophiés, chez les Baleines et les Cachalots, les membres postérieurs ont disparu et les membres antérieurs sont transformés en nageoires; chez les Phoques (*voy.* ce mot), les quatre pattes subsistent et leurs extrémités conservent la structure ordinaire, quoiqu'elles soient munies de palmures, tandis que, chez les Poissons, les doigts sont remplacés par une multitude de petites baguettes osseuses réunies sous une peau commune pour constituer des nageoires. De même, tandis que les doigts des membres antérieurs se sont simplement allongés chez les Chauves-Souris pour soutenir des membranes qui se rattachent également aux parties postérieures pour former des organes du vol assez puissants, les mains sont réduites et transformées chez la plupart des Oiseaux (*voy.* ce mot), et, en se couvrant de plumes de même que l'avant-bras et le bras, elles ont donné des organes de locomotion aérienne très-perfectionnés, pendant que les pieds restaient destinés à la locomotion terrestre, à la locomotion aquatique ou à la préhension. Chez l'homme ce sont les mains seules qui sont conformées pour saisir les objets et pour porter les aliments à la bouche, mais, chez les Singes (*voy.* ce mot), les pieds remplissent le même office et la queue devient parfois aussi un organe de préhension. Chez d'autres Mammifères, chez les Kangourous, par exemple, la portion caudale du corps est également très-développée, mais paraît surtout destinée à fournir un point d'appui à l'animal pendant le saut ou pendant la station; chez d'autres elle remplit le rôle d'un balancier, chez d'autres enfin elle est complétement atrophiée, tandis que chez les Oiseaux elle se garnit de plumes pour remplir le rôle d'un gouvernail pendant le vol et que chez les Poissons, comme chez les Mammifères pisciformes, elle se transforme en nageoire.

Le nombre des vertèbres augmente naturellement avec le développement de l'appendice caudal, mais d'autres causes peuvent encore influer sur le chiffre total des pièces du squelette, qui est généralement beaucoup plus élevé chez les animaux les plus dégradés de la série des Vertébrés que chez les Mammifères et chez les Oiseaux : il se produit en effet, chez les derniers des Vertébrés, une sorte d'arrêt de développement par suite duquel les éléments de cette charpente osseuse restent distincts, au lieu de se souder pour constituer des pièces plus considérables, ainsi que cela a lieu chez la plupart des Vertébrés supérieurs. C'est principalemant dans la tête que l'on observe cette multiplicité de pièces osseuses qui, déjà très-visible chez les Reptiles, atteint son maximum chez les Poissons.

Les exemples que nous venons de citer montrent que, si le plan de l'organisation des Vertébrés reste le même dans son ensemble, il peut subir dans ses détails des modifications nombreuses. D'autre part, il est certain que dans cet embranchement, comme dans les autres subdivisions du règne animal, les signes caractéristiques du groupe ne se trouvent tous réunis et ne sont bien accusés que chez les types les plus élevés de la série et qu'ils tendent à s'effacer chez les types les plus dégradés. Ainsi chez l'*Amphioxus*, petit animal marin qui, par sa forme générale, ressemble à un Poisson, et que la plupart des zoologistes placent à la fin des Vertébrés, le squelette n'est représenté que par une tige cartilagineuse analogue à la corde dorsale qui précède les vertèbres dans l'embryon des Vertébrés ordinaires ; l'axe cérébro-spinal ne présente aucun renflement qui puisse être comparé à l'encéphale ; le sang, décoloré, circule dans des vaisseaux dont les parois sont contractiles et qui suppléent, jusqu'à un certain point, à l'absence du cœur ; enfin les fonctions respiratoires s'effectuent dans les parois de la cavité pharyngienne, à peu près comme chez les Tuniciers que l'on rangeait naguère encore dans l'embranchement des Mollusques, mais que certains zoologistes veulent faire remonter bien plus haut dans la série zoologique.

Chez les Vertébrés adultes la symétrie binaire est toujours moins accusée que chez les fœtus de ces mêmes animaux, où elle affecte certains organes internes qui se soudent et deviennent impairs par les progrès du développement, et chez quelques Poissons, tels que les Limandes et les Turbots, la règle générale subit une exception, même pour des organes des sens, les deux yeux se trouvant rejetés du même côté de l'animal. Il faut remarquer d'ailleurs que la disposition symétrique des membres et de la plupart des organes des sens n'est pas l'apanage exclusif des Vertébrés, puisqu'on la retrouve chez les Insectes, les Arachnides, les Crustacés, et que d'autre part les Articulés ne sont pas seuls à posséder une armure formée aux dépens des téguments, puisque l'on observe quelque chose d'analogue chez divers Poissons, chez les Tortues, et parmi les Mammifères chez les Tatous et les Pangolins.

G. Cuvier ne reconnaissait dans l'embranchement des Vertébrés que quatre classes : les Mammifères, les Oiseaux, les Reptiles et les Poissons (*voy.* ces mots), mais les travaux de Ducrotay de Blainville démontrèrent que les animaux confondus sous le nom de Reptiles se rapportaient en réalité à des types bien distincts, les uns, comme les Lézards, les Tortues et les Serpents, se rapprochant à certains égards des Oiseaux (types *ornithoïde*), les autres, comme les Grenouilles et les Salamandres, offrant dans leur mode de développement et même parfois dans leur appareil respiratoire des analogies avec les Poissons

(type *ichthyoïde*). C'est pourquoi, en conservant aux Reptiles de type ornithoïde
leur ancienne dénomination, on établit en faveur des Reptiles ichthyoïdes une
cinquième classe, celle de Batraciens (*voy.* ce mot). Les recherches embryologiques récentes ont pleinement confirmé cette distinction et elles ont prouvé
que, sous le rapport du développement, les cinq classes des Vertébrés pouvaient
être réparties en deux sections, la première qui comprend les Mammifères, les
Oiseaux et les Reptiles, renfermant des animaux dont le fœtus se développe dans
un amnios et se trouve constamment pourvu d'une vésicule allantoïde, la seconde,
qui comprend les Batraciens et les Poissons, étant caractérisée, au contraire, par
l'absence d'amnios et de vésicule allantoïde. En outre, les représentants du dernier groupe, c'est-à-dire les Batraciens et les Poissons, possèdent des branchies
soit dans leur jeune âge seulement, soit pendant toute leur vie, tandis que les
représentants du premier groupe, c'est-à-dire les Mammifères, les Oiseaux et
les Reptiles, sont constamment dépourvus de ces organes de respiration aquatique. Quant aux caractères différentiels qui permettent de distinguer chacune
des classes de l'embranchement des Vertébrés, nous n'avons point à en parler
ici, puisqu'ils se trouvent exposés avec détails dans les articles spéciaux consacrés aux Mammifères, aux Oiseaux, aux Reptiles, aux Batraciens et aux Poissons
(*voy.* ces mots).   E. OUSTALET.

BIBLIOGRAPHIE. — MILNE-EDWARDS. *Cours de zoologie*, 14ᵉ éd., Paris, 1886, et *Leçons sur la physiologie et l'anatomie de l'homme et des animaux.* — CLAUS (C.). *Traité de zoologie*, trad. Moquin-Tandon. Paris, 1878, et éd. suiv.   E. O.

VERTIDINE. Ce produit non défini, signalé par M. Gréville Williams, est
une base que l'on retire du goudron des schistes bitumineux par la distillation.
Elle se trouverait dans les parties bouillant de 183 à 210 degrés, et donnerait
une coloration verte en présence du chlorure de chaux.   L. Hn.

VERTIGE. SYNONYMIE. *Vertigo*, latin, de *vertere*, tourner; σκοτοδινία,
grec; *Schwindel*, allemand; *vertigo, giddiness*, anglais; *vertigine*, italien;
vertigo, espagnol.

DÉFINITION. « Le vertige est un trouble cérébral, une erreur de sensation,
sous l'influence de laquelle le malade croit que sa propre personne ou que les
objets environnants sont animés d'un mouvement gyratoire ou oscillatoire ».
Telle est la définition de M. Guéneau de Mussy. On pourrait lui reprocher de
ne pas répondre aux cas nombreux où à la sensation s'ajoutent de véritables
oscillations ou titubations du corps, qui vacille et peut même finir par tomber.

Toute crise vertigineuse, dit Lasègue, peut se décomposer en une multitude
d'états, mais l'analyse permet de reconnaître que le caractère essentiel est la
sensation de la perte de l'équilibre, la conscience d'un trouble de la coordination motrice (Hughlings Jackson); mais nous ne saurions admettre avec l'auteur
anglais qui ultérieurement (*An Address on Ophthalmology*, in *Brit. Med. Journ.*,
19 mai 1877) définit le vertige une titubation commençante (*reeling*), et proteste contre la confusion faite entre la sensation de vertige et le processus
nerveux qui l'accompagne, nous ne saurions, dis-je, admettre que le vertige
soit un symptôme purement moteur, et non un symptôme sensitif. Jackson
ajoute que le vertige épileptique est un symptôme moteur, une convulsion d'un
degré moindre. Et sur ce point il a raison. C'est que le vertige épileptique n'est
plus du même ordre que les vertiges ordinaires de cause auriculaire, gas-

trique etc.; aussi bien, tandis que l'opinion générale range dans les cas de vertige certaines manifestations du petit mal épileptique, où à une sensation gyratoire plus ou moins précise s'ajoute une perte de connaissance complète, quoique fugace, Weill (thèse d'agrégation, 1886), s'appuyant sur l'autorité du professeur Charcot, réserve le nom de vertige « à cet état dans lequel le malade a des sensations d'instabilité de son propre corps, qui lui paraît animé d'oscillations, de mouvements de déplacement rectiligne ou circulaire; dans lequel le sol paraît s'effondrer ou balancer comme la surface de la mer; qui provoque des mouvements apparents dans les objets que nous voyons, et qui s'accompagne parfois de véritables mouvements de titubation ou de chute. Mais en tout cas le malade garde sa connaissance complète. »

Tout en reconnaissant le bien-fondé des réserves de Weill, nous croyons devoir nous rattacher à l'opinion traditionnelle, qui est la plus large. Le vertige épileptique est sans doute un vertige spécial, mais il présente cet étourdissement, cette inéquilibration, qui est la caractéristique du vertige. On pourrait d'ailleurs objecter à M. le professeur Charcot que lui même a appliqué le nom de vertige laryngé à des accidents qui se rapprochent bien plus des manifestations épileptoïdes que des crises vertigineuses.

ÉTIOLOGIE.   Le vertige peut dépendre d'un si grand nombre de causes, il est symptomatique de tant d'affections disparates, qu'il est difficile de déterminer d'une manière absolument méthodique les conditions étiologiques et d'établir rigoureusement la classification de ces causes.

Au premier abord il semblerait séduisant de prendre comme base l'étude physiologique du vertige et les données expérimentales recueillies dans ces dernières années, mais il s'en faut de beaucoup que les notions pathogéniques soient complètes et précises, comme nous le verrons plus loin, et ce serait s'appuyer sur un fondement bien fragile; il nous semble préférable de s'en tenir aux renseignements fournis par la clinique, et d'établir des groupes, artificiels, il est vrai, comme l'ont fait Guéneau de Mussy, Huchard, Quain Parker et tant d'autres.

Nous étudierons donc 1° le vertige sensoriel dans lequel existent deux grandes divisions, le vertige oculaire et le vertige auriculaire; 2° le vertige nerveux; 3° le vertige symptomatique d'affections cérébrales et cérébro-spinales; 4° le vertige symptomatique d'affections locales ou de maladies générales; 5° le vertige toxique.

Nous devons rappeler de plus que le vertige, qu'il soit morbide ou créé de toutes pièces, ne relève pas d'une seule cause, mais qu'il faut dans bien des cas lui reconnaître une étiologie complexe.

1° *Vertige sensoriel*. a. *Vertige oculaire*. Ce vertige est souvent, dit Lasègue, une maladie expérimentale; on ne se donne pas une pneumonie, on se donne le vertige, on le crée de toutes pièces; c'est un signe purement subjectif; on se donne le vertige, soit en tournant autour de soi-même, comme dans la valse, soit en regardant tourner des objets, des chevaux de bois, par exemple, c'est le vertige rotatoire, le vertige type; il peut se manifester quand on est emporté, soit lentement dans un bateau à reculons, soit rapidement par une voiture, et surtout par le chemin de fer, c'est le vertige latéral. Il suffit même parfois de fixer des papiers rayés, des tentures tapissées de losanges uniformes (Darwin), des vitraux bleus d'un ton faux (Guéneau de Mussy); ce vertige peut se produire au lit, et est au maximum le matin chez quelques individus, c'est le vertige horizontal; il suffit qu'ils se lèvent pour que le vertige disparaisse, et Lasègue se demande si dans des cas pareils il y a anémie ou congestion céré-brale. Un des vertiges les plus fréquents est le vertige vertical; il se produit soit de bas en haut quand on regarde un tableau, une tour élevée, une flèche d'église. soit surtout de haut en bas quand les regards plongent du haut d'une tour ou d'un pic élevé dans un précipice, c'est le vertige des altitudes; il y a alors trouble de l'accommodation et sensation attractive avec anxiété parfois poignante. Chose singulière, en ballon on ne ressent aucun vertige. Richet (*Revue des Deux Mondes*, juillet 1886) dit que ni lui ni ses amis dans une ascension qu'ils firent ne l'éprouvèrent à aucun degré, quoique novices en fait de voyages aériens, et que Tissandier, l'aéronaute bien connu, lui avait affirmé qu'il ne connaissait personne qui en eût souffert. Il n'est même pas nécessaire de regarder de bien haut, il est des personnes qui ne peuvent descendre des escaliers qu'à reculons. Seymonds (cité par Liveing) a vu un individu qui était sujet au ver-tige quand il montait une échelle, et qui éprouvait alors une sensation doulou-reuse à la plante des pieds. Il peut suffire de fixer quelque temps le cours d'une rivière du haut d'un pont pour que l'eau semble devenue immobile, tandis que le corps semble être mu en, sens contraire. Il est même des gens chez qui la station debout un peu prolongée et en fixant un objet détermine ce phénomène. L'obscurité complète, un brouillard intense, peuvent donner lieu au vertige (Potain, communication orale).

Voici maintenant des cas que l'on pourrait considérer comme mixtes. Il est une série de mouvements rapides, tels que ceux de l'escarpolette, ou des mon-tagnes russes, ou ondulants, comme la marche d'un éléphant, d'un dromadaire, qui donnent, surtout aux novices, des vertiges extrêmement pénibles.

Dans toutes les conditions ci-dessus énumérées le vertige se produit avec une plus ou moins grande facilité, selon l'impressionnabilité spéciale à chaque indi-vidu, impressionnabilité qui tantôt va disparaissant par l'habitude, pour la valse, par exemple, tantôt, au contraire, s'exaspérant, comme parfois le vertige des hauteurs.

Le vertige est un des symptômes les plus pénibles de cet état d'origine si complexe qu'on appelle le mal de mer. A bord d'un navire on est soumis à deux sortes de mouvements, soit le roulis, oscillations autour de l'axe longitudinal, qui produisent la titubation, soit le tangage, oscillations autour de l'axe trans-versal; ce dernier, surtout au moment de la descente, produit, comme dans l'escarpolette, une sensation d'enfoncement, d'effondrement, vertigineuse au pre-mier chef. A cela s'ajoutent les troubles visuels dus aux changements incessants des vagues et à la variété continuelle des remous qui se forment dans le sillage du vaisseau. Mais on ne saurait, avec Darwin, dire que le mal de mer est dû au vertige que la mobilité des objets détermine; il n'est qu'un des symptômes de la naupathie, car, comme l'a observé de Rochas, les aveugles ne sont pas à l'abri du *sea sickness*, et il ne suffit pas de fermer les yeux pour s'en préserver; de Kéraudren est plus dans le vrai en attribuant une importance capitale aux mouvements par le fait des secousses imprimées aux organes abdominaux. J'ajouterai comme fait curieux que James (de Harvard) n'observa qu'un cas de mal de mer sur quinze sourds-muets faisant une longue traversée.

Jusqu'ici il ne s'est agi que de causes passagères, accidentelles, ou expéri-mentales, et contre lesquelles la volonté peut se prémunir dans une certaine limite. Le vertige peut se rencontrer dans un certain nombre d'affections oculaires, et en première ligne dans le cours des paralysies vraies dont il est un des symptômes les plus importants, et surtout dans la paralysie de la troisième paire. Il y a vertige chaque fois que le malade veut se servir de l'œil paralytique seul, vertige dépendant de l'erreur d'appréciation exacte des lieux (Panas). En effet, un muscle est-il paralysé, il s'ensuit une fausse perception, parce que nous jugeons de la position des objets d'après le degré de contraction musculaire qu'aurait dû fournir le muscle paralytique : c'est le vertige monoculaire. Il y a aussi le vertige binoculaire, c'est un miroitement insupportable (Panas) qui se produit quand le malade emploie ses deux yeux; il n'est pas besoin alors que la diplopie soit très-accusée.

Le vertige se rencontre aussi dans la paralysie de la sixième paire (Cuignet), où il est d'ailleurs moins intense que pour la troisième paire, ou dans l'asthénopie musculaire, qu'elle soit liée à la myopie, à l'hypermétropie ou aux fièvres. Brudenell Carter (*Clinic. Soc. Trans.*, 1875) a observé un enfant qui, dès qu'il voulait lire une page, voyait double, puis était pris de vertige. Grainger Stewart a cité un cas de vertige lié étroitement au nystagmus; quand celui-ci paraissait, l'instabilité était telle que le malade ne pouvait se tenir debout; quand les yeux s'arrêtaient, le vertige disparaissait.

Abadie (*Progrès médical*, 1881) a récemment décrit un état morbide dont le vertige constituait le symptôme capital, et qui avait évidemment l'œil pour point de départ.

Cuignet (cité par Weill) a voulu décrire une forme distincte de vertige, qu'il a qualifié de vertige oculo-cérébral : ce n'est autre chose qu'un cas de vertige survenant par accès, et débutant par des phénomènes visuels.

b. *Vertige auriculaire.* Le vertige lié aux affections auriculaires est très-fréquent, et une variété de vertige a été élevée au rang d'entité morbide, sous le nom de vertige de Ménière, et à juste titre, en l'honneur du savant médecin qui sut mettre en lumière un curieux syndrome clinique. En 1861, Ménière publiait dans la *Gazette médicale* un important travail intitulé *Mémoire sur des lésions de l'oreille interne donnant lieu à des symptômes de congestion cérébrale apoplectiforme;* il établissait un rapport étroit entre les accidents considérés comme cérébraux et la perte de l'ouïe chez des personnes dont les oreilles étaient regardées comme saines, et apportait à l'appui de son opinion les résultats de l'autopsie d'une jeune fille chez qui on avait trouvé les canaux semi-circulaires remplis de matière rouge plastique; il concluait que le vertige uni à un état syncopal, à des nausées, suivi de surdité, dépendait d'une lésion labyrinthique. Depuis ce moment, de nombreux travaux, et nous mentionnons en première ligne les thèses de Voury, de Bonnenfant (1874), de Léo (1876), de Cyon (1878), les leçons de Charcot, ont confirmé ou modifié la théorie de Ménière; et nous aurons à passer en revue la série des conditions dans lesquelles peut se produire le vertige auriculaire. — Nous verrons qu'on doit peut-être élargir l'idée que s'était faite Ménière, et qu'à côté des cas types de vertige avec lésion labyrinthique toute la série des affections auriculaires, graves ou légères, chroniques ou aiguës, peut à un moment revêtir l'aspect clinique de la vraie maladie de Ménière.

Et d'abord, en restant dans le cadre de celle-ci, c'est-à-dire en admettant le substratum anatomique d'une lésion labyrinthique, nous voyons qu'elle peut être soit primitive, et due à un refroidissement (Ménière), à un coup de soleil (Knapp), soit traumatique, après une chute, avec ou sans fracture du rocher, avec ou

sans hémorrhagie intra-labyrinthique, soit secondaire à des maladies générales
avec déterminations auriculaires, telles que la méningite cérébro-spinale, et
c'est ici, croyons-nous, qu'on pourrait faire rentrer les cas de Voltolini, ou à des
affections purement auriculaires et extra-labyrinthiques. Le vertige peut être
provoqué par les affections les plus diverses de l'oreille. Gellé indique tout
d'abord comme cause occasionnelle efficace chez les femmes ayant les oreilles
malades l'action de la chaleur, et ce surtout au moment des règles et à l'époque
de la ménopause.

Parmi les affections de l'oreille externe on a indiqué un polype retenant du
pus (Hillairet, Soc. de biol., 1861), une exostose de la paroi inférieure (Duret,
Soc. de biol., 1879). Un simple bouchon de cérumen (Léo), des corps étrangers,
tels que des insectes, le simple contact du stylet ou du cure-oreilles sur la
membrane du tympan, une injection d'eau froide dans le conduit auditif (Guye),
une pression exercée sur le tympan avec une colonne d'eau froide (chose singulière, l'eau chaude à 25 degrés R. n'avait pas la même action) variant de 0^m,50
à 1^m,17 (Smidekam), voilà autant de causes de vertige, et dont plus d'une
semble bien banale.

Le ramollissement du tympan consécutif aux vieilles otites externes scrofuleuses ou eczémateuses donne souvent le vertige (Gellé). De même en est-il pour
l'état opposé, je veux dire la rétraction du tendon du muscle tenseur du tympan
(muscle antérieur du marteau) qu'ont signalée Grüber (*Ann. des maladies de
l'oreille et du larynx*, 1883) et Weber-Liel (*ibid.*, 1884) pour la sclérose de
cette membrane (Lasbats). Les affections de la trompe d'Eustache, soit le rétrécissement (Lasbats), soit l'obstruction causée par un catarrhe aigu (Burkner,
Berl. klin. Wochenschr., 1879) ou chronique (Brunner, *Arch. of Ophthal. and
Otology*, 1871), ce dernier souvent secondaire aux affections chroniques du
nez et du pharynx, adénome, pharyngite, peuvent amener le vertige, mais
souvent dans ces cas il faut une cause déterminante; c'est sous l'influence de
la déglutition, d'un éternument, d'un bâillement, du mouchage, que se forme
une dépression extrême du tympan, un choc sur le labyrinthe, d'où vertige
soudain.

Les affections de la caisse peuvent mieux encore produire cet accident, qu'elles
revêtent la forme d'un catarrhe aigu (Bouchut) ou chronique, qu'il y ait otite
suppurée, surtout quand l'écoulement du pus s'arrête dernière des fongosités
(Burggrœve, *Gazette méd.*, 1842), ou otite scléreuse partielle ou généralisée,
avec rétraction du tympan, soudure des osselets, enfoncement, et immobilisation
de la base de l'étrier, rigidité de la membrane de la fenêtre ronde (Gellé).
Une injection de liquide pratiquée dans la caisse au travers du tympan perforé, ou une douche d'air par la trompe (procédé de Politzer), ont pareille
influence, mais le vertige est loin d'être un effet constant de ces moyens de
traitement; quelquefois il ne se produit qu'à une période plus ou moins
avancée de la cure, ou quand, après une obstruction brusque de la trompe,
l'air rentre violemment. Boucheron (Acad. des sciences, 1884) a montré d'autre
part que dans l'otopiésis pseudo-méningitique c'était au vide aérien de la caisse
tympanique qu'étaient dus les troubles vertigineux qu'il avait observés chez les
enfants.

Enfin Brenner a signalé les vertiges dus à la galvanisation de l'oreille, procédé d'ailleurs délicat, et pouvant même être dangereux; les courants induits,
au contraire, n'ont pas d'action. Si on applique les deux pôles sur les apophyses

mastoïdes, on voit aussitôt après la fermeture du courant l'individu porter la tête et le tronc d'un côté, jusqu'à ce que le courant soit interrompu; la perte de l'équilibre a toujours lieu du côté du pôle positif. Si on place le pôle négatif au cou, et un pôle positif sur une apophyse mastoïde, on produit un violent vertige avec inclinaison de ce côté; si on place deux pôles positifs sur les deux oreilles, il n'y a pas de vertige.

On voit combien sont multiples, combien semblent contradictoires les conditions dans lesquelles se produit le vertige auriculaire. Il en est qui ont la valeur de véritables expériences, telles que l'attouchement de l'étrier isolé au fond de la caisse (Gellé), l'insufflation d'air dans le conduit auditif externe ou l'irrigation de la caisse, et on est aujourd'hui presque unanimement d'accord pour les rattacher par un trait commun fondamental, qui est l'augmentation de pression absolue ou relative de la tension intra-labyrintique qui se transmet aux expansions terminales du nerf auditif, qui nagent dans le liquide de Cotugno, d'où phénomènes d'excitation, dont un des symptômes est le vertige. Si on veut étudier toutes les conditions pathogéniques de ces accidents vertigineux, on peut consulter la thèse de Morisset (Paris, 1878), qui les a bien mises en relief.

Vertige nerveux. On sait combien couramment on parle du vertige épileptique; on a dans ce cas souvent détourné le mot de son sens propre, et, comme l'a montré Weill, « on a compris sous ce nom des états bien divers, le vertige proprement dit, l'aura vertigineuse, l'absence, la chute avec perte de connaissance et quelques convulsions fibrillaires, l'accès incomplet et l'épilepsie psychique avec ses différents délires. » Cette critique est fondée, mais elle ne suffit pas pour faire rejeter du cadre du vertige tous les faits où la connaissance peut être abolie; il serait seulement logique de réserver la dénomination de vertige aux faits où la sensation de tournoiement existe, et non à une attaque réduite, comme dit Grasset, ou à une absence plus ou moins durable unie à des convulsions légères, mais rapides (Delasiauve).

Réduit à ces proportions en rapport avec la valeur exacte du mot, le vertige peut exister soit comme un symptôme prodromique d'une grande attaque, ou du petit mal : c'est le vertige aura de Weill, soit comme manifestation unique du petit mal. Gowers avance que dans le petit mal il serait beaucoup plus rare que dans le grand mal. Le vertige pur se voit chez les épileptiques qui sont sous l'influence du bromure de potassium, et quand les attaques proprement dites ont été enrayées (Charcot). Ormerod (*Brain*, 1885) rapporte un cas qui est en faveur de cette opinion. D'autre part Millet (*Annales médico-psychologiques*, 1884) a observé qu'un excès d'alcool facilitait la production des attaques vertigineuses. Au point de vue statistique rappelons que Beau (*Archives de médecine*, 1836) sur 273 malades en avait compté 219 sujets aux vertiges.

L'hystérie confirmée, au dire du seul Guéneau de Mussy, car ce n'est l'opinion ni de Briquet, ni de Charcot, est presque toujours accompagnée de vertiges, mais, si l'on n'appelle pas l'attention des malades sur ce point, il peut passer inaperçu au milieu des symptômes plus saillants que présente cette affection.

Dans l'hypochondrie ce vertige est un phénomène fréquent, mais ici intervient un autre élément causal dont il faut tenir le plus grand compte, je veux dire la dyspepsie, compagne habituelle de cette névropathie.

De même en est-il dans la neurasthénie (Beard) et dans les états similaires, sinon identiques, dénommés névralgie générale par Valleix, névropathie cérébro-cardiaque par Krishaber. De fait tous les névropathes, qu'il y ait ou non une tare arthritique ou goutteuse (G. de Mussy), sont souvent sujets aux vertiges, mais, comme l'enseigne Charcot, la digestion intervient souvent pour les influencer. Ils se produisent parfois à jeun et sont soulagés par l'ingestion des aliments, ou inversement c'est une à deux heures après le repas qu'il se fait de la flatulence stomacale et que le vertige se montre (Weill).

Le vertige est un des éléments essentiels de l'agoraphobie si bien décrite par Westphal, Legrand du Saulle (*Gazette des hôpitaux*, 1877), mais nous verrons qu'il revêt un type particulier, celui que Lasègue désignait sous le nom de vertige mental. La migraine peut s'accompagner de vertige, mais il s'agit en général alors de la migraine ophthalmique (Féré, *Revue de médecine*, 1881), et c'est habituellement après la série des manifestations oculaires, puis l'envahissement d'une violente céphalalgie, qu'il s'accuse; il peut paraître cependant en même temps que se développe le scotome scintillant.

Dans la maladie de Basedow le vertige a été quelquefois signalé, mais il semble dépendre, au moins en partie, de troubles auriculaires. Charcot et Vulpian (*Gaz. hebd*, 1861-1862) ont observé au début d'un cas de la maladie de Parkinson un vertige presque continuel qui rendait la marche incertaine et déterminait un état analogue à une sorte d'ivresse.

Vertige symptomatique d'affections cérébrales et cérébro-spinales. Nous croyons devoir faire rentrer dans cette classe non-seulement les vertiges liés aux affections grossières du cerveau, mais ceux qui semblent dépendre de troubles circulatoires et que Guéneau de Mussy et bien d'autres auteurs rangent sous les types congestifs et anémiques; nous rappellerons d'ailleurs ici que la classification étiologique du vertige est forcément schématique et a une rigueur que la clinique ne comporte pas, et, comme le montrait Guéneau de Mussy, à côté de la congestion ou de l'anémie il faut savoir faire la part des modalités morbides de l'innervation.

Le vertige se rencontre dans toute la série des affections purement cérébrales, surtout comme symptôme prémonitoire de l'attaque apoplectique, qu'elle se résume anatomiquement dans une congestion simple, une hémorrhagie ou un foyer de ramollissement, ou dans un trouble circulatoire autour d'une épine inflammatoire, vieux foyer, etc. Il se présente aussi bien dans les cas légers que dans les cas graves, dans les cas à début lent et à marche graduelle, comme dans certains ramollissements chroniques, que dans les cas à début brusque et à marche rapide; d'une manière générale on peut dire que c'est un symptôme assez fréquent de toutes les affections cérébrales, mais surtout dans le cas de tumeurs, et spécialement de tumeurs cérébelleuses. Bernhardt (cité par Weill) observe 8 fois le vertige sur 22 cas de tumeurs du lobe moyen (36 pour 100), et 28 fois sur 68 tumeurs des lobes latéraux (soit 40 pour 100). Weill rapporte quelques cas de vertige chez des malades porteurs de lésions des pédoncules cérébelleux ou de la protubérance.

Parmi les affections cérébro-spinales, il en est deux qui tiennent le premier rang, la sclérose en plaque et l'ataxie locomotrice. Dans la sclérose, d'après Giraudeau (thèse de Paris, 1884), les vertiges existent dans les deux tiers des cas, c'est-à-dire qu'ils sont deux fois plus fréquents que les attaques; ils se montrent surtout au début de la maladie, ils peuvent alors se manifester seuls pendant longtemps; souvent ils diminuent de fréquence quand le tremblement des membres supérieurs, l'embarras de la parole, augmentent d'intensité. J'ajouterai que Giraudeau a signalé deux cas de vertige dans le cours de la myélite chronique diffuse.

Dans l'ataxie locomotrice, le vertige, nié par Duchenne (de Boulogne [1864]), avait été signalé par Pierret (*Revue mensuelle*, 1877), qui avait rapporté des cas très-nets simulant la maladie de Ménière, mais on tendait à le regarder comme un symptôme rare, quand les travaux de Marie et Walton (*Revue de médecine*, 1882), inspirés par le professeur Charcot, en ont montré la grande fréquence, puisque sur 26 malades examinés à ce point de vue ils en ont trouvé 17 présentant ce symptôme. Le début des accidents coïncide souvent, dans près de la moitié des cas, avec celui du tabes ; dans quatre cas, ils ne sont survenus que quinze et vingt-cinq ans après. Outre ces vertiges, qui se rapprochent plus ou moins, au point de vue symptomatique, de la maladie de Ménière, il faut indiquer ici un type tout à fait différent, sur lequel nous insisterons surtout dans la description clinique, c'est-à-dire le vertige laryngé, étudié d'abord par Charcot, et décrit à nouveau sous sa direction par Cherchewsky (*Revue de médecine*, 1881).

Millet, dans un travail récent (*Annales médico-psychologiques*, 1884), avance que les vertiges sont fréquents chez les paralytiques généraux, qu'ils constituent des accidents de même ordre que les attaques congestives ; ils se montrent surtout au début de la maladie, et peuvent même la précéder de deux et quatre ans ; ils sont plus rares à mesure que la démence et la déchéance physique s'accentuent ; ils existent dans la forme dépressive, aussi bien que dans la forme expansive, tandis que les attaques congestives sont surtout fréquentes dans la forme expansive.

Chez les vésaniques (maniaques ou lypémaniaques) le vertige est un accident rare ; on le rencontre plus souvent chez les lypémaniaques, et surtout dans les cas à dépression profonde avec tendance à la stupeur, aux frayeurs imaginaires et aux hallucinations ; les émotions ajoutent à leur fréquence, à leur intensité. Lasègue a montré que les vertiges peuvent être un signe du début de la folie. Ils sont assez fréquents dans la démence, surtout dans la démence apoplectique, où ils peuvent alterner avec les attaques congestives.

De même qu'une lésion cérébrale irritative peut déterminer le vertige, de même il est fréquent de voir ce symptôme produit par des troubles circulatoires ; et c'est là un des groupes les plus nombreux et les plus complexes, où peuvent intervenir et la quantité et la qualité du sang qui se distribue aux centres nerveux. On sait combien souvent, au point de vue clinique, l'anémie et la congestion cérébrale se ressemblent, et que c'est par l'étude des causes et de certains phénomènes relatifs à la position du corps que l'on peut arriver à faire le diagnostic différentiel. Le vertige est un symptôme qui se trouve dans ces deux états inverses de la circulation cérébrale : aussi bien sommes-nous en droit de dire que tout trouble de l'irrigation sanguine du cerveau, d'ordre congestif ou d'ordre anémique, peut à un moment donné le produire, et de réunir dans un même groupe les faits séparés par Guéneau de Mussy, tout en retenant la distinction au point de vue des indications thérapeutiques. Ainsi s'explique la fréquence des vertiges dans le cas d'athéromasie artérielle, quand les artères cérébrales participent, et c'est le cas habituel, à la déchéance du système vasculaire périphérique ; dans l'insuffisance aortique, où, comme l'a montré François Franck, la tension artérielle est augmentée, et non diminuée, comme on le croyait encore récemment; dans la série des affections cardiaques, mitrales ou tricuspidiennes, et des hypertrophies ou dilatations du cœur, quelle qu'en soit la cause, qui déterminent des stases veineuses périphériques. Parker (*Brain*, 1884) explique également par une condition commune le changement de la pression sanguine, le vertige dans les maladies à haute tension artérielle, affections des reins, goutte, ictère, saturnisme, ergotisme, etc. Nous pouvons enfin ranger ici la pléthore, telle qu'on l'observe chez les goutteux, chez les hémorrhoïdaires, chez les femmes au moment de la ménopause, ou à la suite de la suppression d'une hémorrhagie habituelle, d'épistaxis abondantes (Guéneau de Mussy), enfin chez les femmes enceintes.

La congestion cérébrale, cause de vertiges, peut être due à bien des causes variées, à des traumatismes crâniens, soit que le vertige suive le retour de la connaissance et reste transitoire, soit qu'il se détermine une simple tendance vertigineuse, ou au contraire une véritable maladie de Ménière (Weill), à une impression brusque ou intense du chaud ou du froid, telles que bains chauds, douches chaudes ou froides, coup de chaleur ou de soleil; dans ces derniers cas le vertige ne se montre que dans la forme hyperpyrétique avec convulsions (Parker). Handfield Jones (*Med. Times and Gaz.*, 1885) a signalé deux cas où le vertige n'a pas été un symptôme passager, mais a été tenace pendant deux et trois ans.

D'autre part, le vertige se voit dans l'anémie cérébrale, soit passagère après les grandes hémorrhagies, chez les blessés, les accouchées, ou dans la convalescence après les maladies graves débilitantes, soit permanente en cas d'hémorrhagies répétées, comme chez les hémophiles, soit enfin dans les anémies complexes, telles que la chlorose, l'anémie pernicieuse progressive, les cachexies, ou chez les individus épuisés par le surmenage intellectuel ou physique, chez les soldats après des marches forcées. Jourdanet (*Influence de la pression de l'air sur la vie de l'homme*) a fréquemment observé sur l'Anahuac (plateau de Mexico) un état complexe et fréquent qu'il qualifie d'anoxyhémie vertigineuse, où les vertiges revenaient tantôt fugaces, isolés, tantôt d'une manière chronique régulière, accompagnés quelquefois de troubles dyspeptiques d'intensité variée. Ces accidents pouvaient se montrer, soit chez les indigènes, soit chez des étrangers peu après leur arrivée sur les hauts plateaux, disparaissaient, si l'Européen rentrait dans son pays, et pouvaient revenir, s'il retournait habiter les altitudes du Mexique. En résumé, toute espèce d'anémie peut produire le vertige. Notons ici qu'Althaus (*Deutsche Klinik*, 1860) ne voyait dans le mal de mer qu'une simple anémie.

VERTIGE SYMPTOMATIQUE D'AFFECTIONS LOCALES OU DE MALADIES GÉNÉRALES. Le vertige peut être symptomatique d'un certain nombre d'affections locales ou de maladies générales, aiguës ou chroniques, et on peut l'envisager dans ces cas, ainsi que le fait Weill, comme un phénomène réflexe.

Le type le plus connu, et le mieux décrit, celui sur lequel Trousseau a écrit une de ses plus brillantes leçons cliniques, c'est le vertige gastrique, vertige à *stomacho læso, per consensum ventriculi*, comme disaient Baillou et Wepfer. C'est un accident connu d'ancienne date, mais dont la valeur séméiologique n'a été bien précisée que de nos jours. Il relève d'un trouble des fonctions digestives, et ce dans des conditions absolument inverses. Tantôt c'est le vertige *ab inediâ* (Baillou) ou vertige dyspeptique; il se produit chez des individus qui, comme l'observait Hippocrate, avaient l'habitude de faire le matin un repas nécessité par leur état de santé; l'omettent-ils, bientôt le trouble spécial s'accuse, analogue à celui des personnes ayant subi une abstinence prolongée ; ces vertiges se produisent assez souvent dans la convalescence des maladies de longue durée, telles que les fièvres graves, la typhoïde, par exemple, celles surtout qui ont profondément troublé la nutrition et ont eu un grand retentissement sur l'appareil digestif dont les fonctions restent languissantes (Trousseau). Ces vertiges se produisent alors longtemps après la digestion, quand l'estomac est vide. Dans d'autres cas au contraire le vertige se produit sous l'influence de la plénitude de l'estomac, peu après le repas, que celui-ci ait été copieux ou modéré, *vertigo à crapulâ*. Dans l'une et l'autre de ces espèces de vertige, les phénomènes dyspeptiques peuvent être extrêmement atténués, latents, et presque réduits à néant. Le vertige se manifeste surtout dans les affections relativement légères de l'estomac, embarras gastrique, dyspepsie médiocre ; du jour où une vraie maladie gastrique succède à un mauvais état de l'estomac, le vertige disparaît; il n'est pas en raison directe de l'affection stomacale, il apparaît surtout sous l'influence de la réplétion et de la déplétion du viscère (Lasègue). Pourtant, dans une affection relativement grave, la dilatation de l'estomac, le professeur Bouchard (*Soc. méd. des hôpitaux*, 1882) l'a observé 22 fois sur 100 malades, et ses nouvelles statistiques donnent 52 cas sur 303 malades, se décomposant ainsi : 27 fois sur 136 femmes, soit 20 pour 100, 25 fois sur 167 hommes, soit 14 pour 100 (Weill). Souvent une cause insignifiante, troublant la digestion, peut déterminer le vertige, une légère émotion morale, la fumée de tabac, l'ingestion d'un verre d'eau (Lasègue). Il existe une variété spéciale, le vertige des boissons, et surtout des boissons alcooliques. Il est tel individu prédisposé chez qui l'ingestion d'un petit verre de liqueur suffit pour déterminer presque à coup sûr le vertige.

Ce qui complique la question étiologique, c'est que la dyspepsie est souvent sous la dépendance, soit d'un état nerveux plus ou moins accusé, neurasthénie, migraine, soit d'une diathèse, goutte, rhumatisme, soit de troubles urinaires, glycosurie, albuminurie, ou peut être accompagnée de troubles cardio-pulmonaires, bronchites, congestions, relevant eux-mêmes de manifestations gastro-hépatiques (Barié, *Revue de médecine*, 1883). Ainsi, Lasègue admet que bien des gens qui ont du vertige, tout en digérant bien sont, des rhumatisants ; que tout estomac qui en état de vacuité détermine du vertige est un estomac de rhumatisant. Le rhumatisme peut avoir une action purement locale. M. Potain montrait récemment dans son service une femme atteinte d'un rhumatisme des muscles rotateurs de la tête ; dès qu'elle tournait la tête à droite un peu brusquement, elle était prise de vertige gyratoire ; si elle la tournait à gauche, elle n'éprouvait presque rien.

Le vertige peut dépendre de troubles d'autres organes : si l'intestin, par exemple, fonctionne d'une manière irrégulière, qu'il existe du météorisme, de la constipation ou de la diarrhée, ou une alternance de ces deux états (Guéneau de Mussy), le vertige n'est pas rare ; dans quelques cas on a signalé la présence de vers intestinaux (Davaine). Les crises douleureuses des conduits abdominaux, les coliques néphrétiques, hépatiques, peuvent l'amener ; de même peuvent agir, soit les coliques utérines, soit des affections chroniques de l'utérus, déplacements, métrites, etc. (Huchard).

A cette classe on peut rattacher le vertige laryngé. Il est habituellement précédé d'une irritation du larynx et d'une toux spasmodique (Charcot). Cependant les examens laryngoscopiques ont été en général négatifs, sauf dans un cas où l'on a constaté l'existence d'un polype. Il se rencontre assez souvent chez les tabétiques.

Dans quelques cas le vertige semble dépendre d'affections pharyngées ou nasales. Guye (*Revue mensuelle de médecine*, 1881) a signalé un cas de vertige produit par des tumeurs adénoïdes du pharynx. Gellé (*Union méd.*, 25 mai 1884) a décrit une pharyngite chronique rhumatismale caractérisée par un gonflement œdémateux de la muqueuse, la formation de plis verticaux, le rétrécissement apparent de la cavité du pharynx, accompagnée de troubles auriculaires, et entre autres de vertige, si bien qu'il l'a aussi décrite comme pharyngite à vertiges. Dans certains cas, dit cet auteur, la lésion auriculaire est si faible, la surdité si légère, le vertige s'améliore si bien en même temps que l'état de la gorge se modifie, qu'il y a lieu de croire que le vertige est vraiment d'origine pharyngée. Hack (cité par Weill) a rapporté quatre cas de guérison de vertiges à la suite de cautérisation des muqueuses nasale et pharyngée. Héring (*Annales des maladies de l'oreille et du larynx*, mars 1886) a observé 3 cas de vertiges liés à l'hypertrophie d'un des cornets du nez, dont 2 guérirent par la destruction du cornet hypertrophié.

Erlenmeyer (*Deutsche med. Woch.*, 2 novembre 1878) a rapporté un cas singulier de vertige, caractérisé par l'étourdissement, la titubation, sans être suivie de chute. Chez un homme de trente et un ans le traitement médical fut infructueux jusqu'au jour où on put reconnaître que les vertiges existaient surtout au moment où le malade éprouvait le besoin d'uriner, et pendant la miction même, puis cessaient une fois la miction finie. Il était porteur d'un rétrécissement de l'urèthre. Le cathétérisme régulier amenant la disparition des troubles urinaires amena du même coup celle du vertige et de quelques autres symptômes cérébraux.

Le vertige est un accident fréquent au début des fièvres, surtout des fièvres à tendance typhoïde, dothiénentérie, typhus, fièvre récurrente, de la fièvre jaune, de la grippe, et peut, surtout dans la dothiénentérie et la grippe, être le phénomène saillant au milieu des troubles initiaux.

Il peut exister au début des accès de fièvre intermittente, simple ou pernicieuse (Griesinger). Il peut même former un accès fruste. Weber Liel (*Annales des maladies de l'oreille et du larynx*, 1879) a observé des cas caractérisés par des frissons assez forts accompagnés de bourdonnement d'oreilles, de vertiges, de céphalée, incommodant le malade la nuit, disparaissant le lendemain, et revêtant le type tierce, guérissant par le sulfate de quinine. L'explication de ces accidents vertigineux me semble devoir être plutôt rapportée aux troubles auriculaires concomitants, terminés par suppuration, qu'à l'impaludisme, de qui relève au contraire la marche intermittente des accès fébriles.

Depuis que l'attention a été éveillée sur les accidents auriculaires dans le cours des oreillons par Toynbee, Buck, Moos, on a signalé le vertige parmi les phénomènes initiaux et surtout secondaires de l'affection ourlienne. Dans la rougeole, dans la scarlatine, le vertige a été signalé, ce qui peut s'expliquer par la fréquence, d'une part, de l'angine scarlatineuse, d'où gêne dans le fonctionnement de la trompe d'Eustache, et d'autre part des catarrhes aigus et suppurés de la caisse, comme j'ai pu le constater dans mainte autopsie pratiquée à l'hospice des Enfants Assistés sous la direction de mon regretté maître le professeur Parrot. C'est également par des lésions auriculaires, et spécialement labyrinthiqùes, que s'expliquent les accidents vertigineux, si habituels dans la méningite cérébro-spinale.

Fournier et son élève Hermet ont décrit dans la syphilis cérébrale, et spécialement dans le tabes syphilitique, des cas de vertige ayant l'allure du vertige de Ménière, et ce surtout à la période initiale préataxique; ce qui pourrait être dû, dit Hermet, à une altération labyrinthique dépendant d'une névrite du nerf auditif, analogue à la névrite optique, qui amène l'atrophie de la papille. Moos a rapporté un cas avec autopsie; il constata l'existence d'une sclérose du rocher, affectant surtout l'oreille interne.

Dans la série des affections étudiées par le professeur Bouchard (*Maladies par ralentissement de la nutrition*) nous trouvons au premier rang la goutte. Le vertige goutteux, bien connu déjà au siècle dernier (van Swieten rapporte le cas typique d'un homme qui, sujet depuis deux ans à des vertiges tels qu'il ne pouvait se tenir debout, en fut délivré à l'apparition de son premier accès de goutte), a été à nouveau bien étudié par Blondeau, Guéneau de Mussy et Lasègue. Il se rencontre dans des conditions diverses ; tantôt il semble sous la dépendance de troubles dyspeptiques, et Murchison (*Leçons sur les maladies du foie*) cite plusieurs faits de goutteux sujets à des troubles hépatiques, chez qui l'ingestion d'une tasse de thé, d'un verre de champagne, provoquait des vertiges sérieux, mais alors il se produit à un âge où d'habitude le vertige stomacal est exceptionnel ; tantôt il se présente comme phénomène prémonitoire, d'une grande ténacité, et simulant le début d'une affection cérébrale, ou de la maladie de Ménière.

Guéneau de Mussy (*loc. cit.*) a signalé un vertige qu'il rattache à l'arthritisme, et j'ai déjà dit que Lasègue rapportait au rhumatisme nombre de vertiges gastriques. Il est souvent difficile de faire la part de chaque élément ; la dyspepsie est fréquemment combinée avec la névropathie, et le tout est dominé par l'état constitutionnel, arthritisme de Bazin, herpétisme de Lancereaux, etc.

Dans le diabète le vertige est rare ; il a cependant été signalé par Marchal de Calvi et Lécorché. Guéneau de Mussy l'a observé dans une série d'autres états pathologiques, albuminurie, urémie, encéphalopathie saturnine, dans le cours de certaines évolutions physiologiques, puberté, grossesse, ménopause, où, à côté de modifications générales de l'économie, intervenaient des troubles de circulation locale.

VERTIGE TOXIQUE. Un grand nombre de substances toxiques produisent le vertige ; on l'a vu accidentellement, dit Weill (*loc. cit.*), provoqué par une série d'agents, le camphre, l'aconit, l'arsenic, que l'intoxication ait été aiguë ou chronique, l'aniline, le cyanure de potassium, les champignons, l'iodure de potassium à dose massive, l'antipyrine, etc.

La digitale peut produire le vertige, il fait nombre dans une série d'autres troubles nerveux, céphalalgie, bourdonnements d'oreilles, hébétude, et son apparition coïncide avec cette phase de l'action médicamenteuse qui correspond à l'imprégnation, et qui se trouve à mi-chemin de l'impression et de la saturation (Fonssagrives, *Dict. enc.*) ; on peut dire, quand il survient, qu'il y a déjà un degré avancé d'intoxication. Rouvier l'a observé chez une femme qui avait absorbé 40 grammes de teinture de digitale ; on cite un cas où il y avait eu ingestion de $7^{gr},50$ de feuilles sèches ; les vertiges peuvent être passagers et simplement liés à l'état nauséeux et aux vomissements, ou répétés en cas d'ingestion prolongée de digitale.

Ils ont été signalés chez les malades prenant des doses un peu considérables d'ergot de seigle ou d'ergotine de Bonjean (Sée) ; à plus forte raison dans les épidémies d'ergotisme, quand il revêt la forme convulsive ; il convient de noter qu'il y avait en même temps des troubles de la vue, des bourdonnements d'oreilles, et qu'ils se présentent surtout à la période du début, pendant la phase d'ivresse légère.

Le vertige peut être provoqué par les inhalations de sulfure de carbone (Delpech, *Bulletin de l'Académie de médecine*, 1862), d'éther, de protoxyde d'azote, de chloroforme, d'acide carbonique, d'oxyde de carbone (vertige des cuisiniers et des repasseuses), des divers carbures d'hydrogène (Artigalas, thèse d'agrégation, 1883) ; par l'ingestion d'eau chargée d'acide carbonique. Guéneau de Mussy (*loc. cit.*) a observé deux cas de vertiges à la suite d'émanations de fosses d'aisance, facilitées par des fissures dans le parquet des chambres voisines, et y provoquant une odeur manifeste, et, à ce propos, il fait une remarque très-judicieuse sur les vertiges qui accompagnent quelquefois la constipation ou d'autres troubles des fonctions intestinales : ne pourrait-il pas y avoir dans ces conditions un développement de gaz toxiques qui pénétreraient dans les voies d'absorption ? Il cite à l'appui de cette hypothèse le fait d'un malade qui, sujet à des retours incessants de diarrhée, durant des années, diarrhée qui s'arrêtait avec le sous-nitrate de bismuth, était pris de vertiges au moment où les coliques et les évacuations cessaient après l'administration du médicament.

Il est une série d'agents thérapeutiques dont l'action est plus complexe et produit des syndromes divers, par exemple, le vertige avec bourdonnements d'oreilles, et rappelant de plus ou moins loin le vertige de Ménière : tels sont le sulfate de quinine (Briquet), le salicylate de soude (Gowers, *Brit. med. Journal*, 1877), l'acide salicylique ; Kerchner (*Monatsschr. f. Ohrenheilkunde*, Würzburg, 1883), cité par Weill, en rapporte un cas très-net, et des expériences faites sur des animaux montrèrent que ces médicaments déterminent des hémorrhagies labyrinthiques. Sexton (Weill, *loc. cit.*) rapporte trois cas de vertige chez des malades à qui on avait administré de l'huile de chénopode, remède usité en Amérique comme vermifuge. La racine de grenadier ou son alcaloïde, la pelletiérine, provoquent d'ailleurs fréquemment de pareils phénomènes et parfois à un très-haut degré.

Les narcotiques et les Solanées ont la propriété de déterminer le vertige dans les premières phases de l'intoxication : telle est l'action de la ciguë (Tardieu) et de ses alcaloïdes, conicine, cicutine ; de l'opium, soit pris en doses massives et provoquant des phénomènes d'intoxication, soit chez les morphiomanes qui peuvent être dans un état d'ébriété vertigineuse continuelle (Hammond) ; de la belladone, de son alcaloïde l'atropine, et de ses congénères, *Datura stramonium*, jusquiame, morelle. Ces substances toxiques agissent quelquefois à des doses impondérables, dit Guéneau de Mussy, à qui un botaniste avait raconté avoir éprouvé pendant plusieurs jours des malaises et des vertiges, qu'il fit cesser instantanément en retirant d'un tiroir de sa commode des racines de mandragore qu'il y avait déposées.

Le vertige nicotique est des plus fréquents, mais, pour le tabac comme pour l'alcool, chacun a sa résistance propre ; tantôt il s'agit d'un empoisonnement aigu, c'est le fait du fumeur novice et inexpérimenté ; tantôt l'empoisonnement est plus intense, et le vertige peut devenir chronique : tel est le cas de ce paysan (cité par Weil), qui fuma vingt-cinq pipes de suite et resta pendant des mois vertigineux ; tantôt il s'agit d'intoxication chronique, les vertiges sont alors habituels et surviennent surtout à jeun ; et Trousseau (cité par Guéneau de Mussy) avait constaté que la tolérance acquise peut se perdre peu à peu ; il avait vu un homme de quarante-cinq ans, qui depuis quelque temps ne pouvait respirer quelques bouffées sans être pris de vertiges. Tantôt enfin ce symptôme est lié à un état dyspeptique d'origine nicotique (Potain, *Semaine médicale*, 1885).

Les émanations qui se dégagent des plantations de chanvre ou chènevières déterminent des vertiges dus au principe volatil, la cannabine ; ils se montrent souvent et forment un des symptômes capitaux de l'intoxication spéciale, avec ivresse délirante que produit le haschisch ; c'est avec raison que Guéneau de Mussy rapproche des vertiges causés par les inhalations toxiques ceux que déterminent les effluves maremmatiques. Gerlier a observé aux environs de Genève une épidémie estivale de vertige, portant sur des individus couchant dans des étables, et a admis l'existence d'un miasme stabulaire, qui a son maximum d'intensité dans la saison chaude, mais qui peut se conserver en hiver dans la température égale des étables et des écuries mal aérées (*Rev. méd. de la Suisse Romande*, janv. 1887).

Les travaux récents de Guelliot et de Lereboullet ont montré que le caféisme peut produire un ensemble de troubles d'intoxication se rapprochant de l'alcoolisme et entre autres le vertige.

Le vertige est à peu près constant dans une certaine période de l'intoxication alcoolique ; tantôt il se manifeste dans l'ivresse, après la phase d'excitation, au moment où les facultés se troublent et vont se déprimer ; tantôt dans l'alcoolisme chronique où il peut revêtir soit une forme absolument constante, une sorte d'état vertigineux, soit plutôt une forme intermittente, surtout le matin à jeun ; souvent il est associé comme phénomène accessoire au début du delirium tremens. Gautier (thèse de Paris, 1882, *Étude sur l'absinthisme chronique*) a observé des vertiges sur plusieurs malades, sur deux en particulier, chez qui ils étaient si intenses qu'ils provoquaient des chutes, si fréquents qu'ils rendaient la marche très-difficile ; et chez eux ils s'accompagnaient d'une sensation constante de brouillard devant les yeux.

En résumé, on voit combien multiples sont les affections qui comprennent le vertige au nombre de leurs manifestations symptomatiques, combien complexe est souvent l'étiologie de ce phénomène, et combien on doit être réservé avant de l'attribuer à telle ou telle cause. Nous allons tâcher cependant de distinguer quelques types de vertige cliniques et frappants, que l'on doit avoir présents à l'esprit et qui serviront à se débrouiller au milieu de syndromes souvent obscurs.

SYMPTOMATOLOGIE. L'équilibre du corps est le résultat du concours d'une série de sensations fournies par divers sens, les sens de la vue et de l'ouïe, sur l'action desquels tous les physiologistes sont d'accord, le sens musculaire et le sens de l'espace, sur la valeur et la signification desquels l'accord est loin d'être parfait. Cette harmonie vient-elle à être rompue, le vertige se produit, consistant essentiellement dans un sentiment d'équilibre perdu, sentiment occasionné par des mouvements réels ou apparents soit du corps même, soit des objets extérieurs (Spring). Les anciens auteurs avaient été frappés surtout soit du sens de l'impulsion ou de la chute, soit des troubles oculaires : c'est ainsi que Wepfer (*Observ. med.-pract. de affectibus capitis*, 1727) avait admis trois vertiges : 1° *vertigo titubans*, où le malade croit tomber en avant ou en arrière ; 2° *ver-*

ligo vacillans, où il croit tomber sur le côté ; 3° *vertigo gyrans*, où il croit tourner en cercle ; c'est ainsi que d'autres avaient été impressionnés surtout des troubles plus ou moins accusés de la vue, de cette confusion des objets, de ce brouillard, qui par moments semblent tenir le premier rang, *Vertigo tenebricosa ;* aujourd'hui on rejette au second plan ces divisions quelque peu scolastiques.

Le vertige est fort dificile à décrire, parce que c'est un symptôme purement subjectif ; c'est un signe, comme dit Lasègue, que l'on ne saurait trop citer dans cette question qu'il a très-finement étudiée, dans lequel le malade est plus fort que le médecin, car il raisonne son vertige, tandis que le médecin ne peut raisonner que par analogie.

Bref, dans la forme la plus commune, au moment où survient le vertige, le malade croit que sa propre personne tourne, ou que les objets environnants tournent autour de lui, soumis à des oscillations en sens variés, en haut ou en bas, en rond, entraînés dans une danse, dans un tournoiement, parfois fantastiques. En même temps la vision est moins nette, le regard devient fixe, incertain, les objets perdent leurs formes, leurs couleurs, deviennent comme nuageux ; parfois les paupières se ferment à moitié, la possession du *moi* est moins complète, la direction des pensées moins libre, l'exercice des facultés moins facile (Guéneau de Mussy). En même temps le malade perd l'équilibre ; il lui semble que le sol va manquer sous ses pieds, qu'il va tomber ; il voit quelquefois un gouffre qui l'attire, et il éprouve une sensation d'oppression, d'angoisse, de défaillance plus ou moins poignante. Lasègue a bien mis en lumière le sentiment de la peur qui saisit le vertigineux, mais il l'a, croyons nous, trop généralisé : il se rencontre souvent en effet dans ces cas de vertige gastrique, rhumatismal ou goutteux, plus rarement dans bien d'autres vertiges, et nous ne pensons pas que l'on puisse mettre au même niveau ces deux symptômes du vertige dont le premier seul est caractéristique : la perte de l'équilibre et la peur qui l'accompagne. Quoi qu'il en soit, souvent le malade éprouve un spasme laryngé ; il veut crier et ne peut pas, puis il se produit une sorte de rétraction générale en vertu de laquelle les yeux s'excavent, la peau se resserre, surtout au niveau du scrotum, se couvre d'une sueur profuse, qui ajoute au malaise général. Il peut exister en même temps une série d'autres troubles, soit de la vue, des éblouissements, de la diplopie, de l'hémiopie, soit de l'ouïe, des bourdonnements d'oreille, des tintements, des bruits de ressorts qui se détendent. Souvent il y a accompagnement de troubles gastriques, vomissements, diarrhée ; de troubles cardiaques d'intensité variable, depuis la légère angoisse, la palpitation banale, jusqu'à la syncope. Celle-ci se présente surtout dans le cas où la peur constitue à elle seule tout le vertige (Lasègue). Il y a loin, en effet, du vertige passager, fugace, caractérisé par un léger étourdissement, avec trouble de la vue, sensation d'instabilité, à ces grandes attaques vertigineuses que l'on peut rapprocher des attaques apoplectiformes ou épileptiformes, avec sensation de terreur, mouvements involontaires des nerfs, soit impulsion, soit titubation, soit rotation et chute plus ou moins brutale.

Le vertige a d'ailleurs des variétés infinies dans son apparition, sa marche, sa durée : soudain ou précédé de troubles variés, durant quelques secondes, ou se présentant sous forme d'état de mal vertigineux, accidentel, ou se répétant à intervalles plus ou moins rapprochés ou éloignés, périodiques ou irréguliers, sous l'influence de causes connues ou indéterminées, le vertige peut être tout ou rien, petit et grave; intense, il peut être essentiel et sans gravité, ou symptomatique de lésions incurables. Il y a une série de nuances que nous allons voir peu à peu se dérouler et s'expliquer par les données cliniques.

Vertige visuel. C'est un des vertiges les plus fréquents, un de ceux que l'on peut créer à volonté, plus ou moins facilement, suivant la prédisposition du sujet, soit en regardant tourner des objets mus rapidement, soit en plongeant ses regards du haut d'une tour, ou d'un point élevé; ce vertige n'a rien de spécial dans ses manifestations, il peut présenter toutes les variétés que nous venons d'esquisser. Au contraire le vertige qui se présente dans le cours des paralysies des muscles oculaires présente quelques particularités caractéristiques. Il est lié à la diplopie, de telle sorte qu'il existe pour ainsi dire plus facilement dans les cas de paralysie incomplète que dans ceux de paralysie complète de la troisième paire : ordinairement en effet le prolapsus de la paupière supprime la diplopie et prévient les vertiges (Wecker). Ces vertiges disparaissent quand le malade n'emploie que l'œil sain, sont beaucoup plus intenses quand il se sert exclusivement de l'œil paralysé.

Abadie (*loc. cit.*) a rapporté quelques observations typiques du vertige oculaire vrai. Il s'agissait de malades qui éprouvaient une sensation presque continuelle de vide dans la tête, de vertiges, qui s'exaspéraient dès qu'ils fixaient quelque temps un objet, ou qu'ils cherchaient à déplacer les yeux dans une direction quelconque; la tête une fois fixée, si on leur faisait porter les yeux latéralement et surtout en haut, à peine 2 ou 3 millimètres au-dessus du plan horizontal, aussitôt ils étaient pris de violentes douleurs dans le dos, à la racine du nez, et perdaient l'équilibre. La vision d'ailleurs et la réfraction étaient indemnes.

Vertigo ab aure læsa. Nous prendrons comme type le vertige tel que Ménière le décrit dans une de ses premières observations. Un homme jeune, bien portant, éprouve soudain des vertiges, des nausées, des vomissements, un état d'angoisse inexprimable; après s'être senti chancelant, il tombe par terre; s'il rouvre les yeux, il voit les objets tourbillonner dans l'espace, le plus léger mouvement de la tête augmente ces vertiges et ces nausées; entre chacune de ces grandes crises il reste une disposition aux vertiges, aux étourdissements; la marche est incertaine; le malade, sans le vouloir, marche incliné d'un côté; si au moment de se coucher il se laisse aller brusquement à la position horizontale, aussitôt le lit et les objets environnants entrent en un mouvement gyratoire énorme, et les nausées reviennent comme au début du mal de mer; par contre, s'il se relève, soudain les mêmes phénomènes reviennent à nouveau, s'accompagnant de bruits dans les oreilles; en même temps l'ouïe était affaiblie d'un côté. Le résumé de l'observation de Ménière comprend les points capitaux du vertige auriculaire sur lesquels nous allons revenir.

L'accès franc peut être précédé pendant un temps plus ou moins long par des hallucinations étranges : une malade étant assise sur une chaise éprouvait des bourdonnements d'oreilles et sentait tout à coup sa chaise se briser sous elle (Charcot, *Leçons sur les maladies du système nerveux*). Elle poussait un cri, se levait vivement, et tout était fini. Une autre s'arrêtait en descendant les escaliers parce qu'il lui semblait les voir s'entr'ouvrir devant elle. Un client de Jackson (*Brain*, vol. II, 1879) avait au début la sensation que l'œil gauche était plein de taches, ni colorées ni brillantes; les objets passaient de gauche à droite, reparaissaient à gauche pour revenir à droite, et ainsi de suite, puis survenaient des étourdissements, vomissements, défaillance, etc.

La maladie de Ménière se déclare dans deux conditions opposées : chez des personnes présentant des troubles auriculaires variés, des lésions récentes ou anciennes avec otorrhée chronique ou chez des personnes ayant l'ouïe parfaitement saine et n'ayant été auparavant sujettes à aucun trouble auriculaire. Avant le début de l'accès il existe en général, mais non toujours (Charcot), un phénomène qui au point de vue du diagnostic a une importance capitale et contribue à donner au vertige auriculaire un cachet spécial ' c'est un bruit qui peut occuper un côté ou les deux côtés à la fois, avec ou sans prédominance d'un côté; ce bruit s'augmente au moment de l'attaque, diminue ou disparaît après elle; plus tard il peut devenir continu, mais présente toujours des exacerbations annonçant l'imminence de la crise. Les bruits subjectifs varient à l'infini; souvent il s'agit de sifflements assez forts et assez nets pour que les malades soient sujets à les confondre avec le bruit strident des sifflets de locomotive; d'autres fois ils comparent ces sensations à des bourdonnements d'insectes, à des bruissements de coquillages, à des tintements de cloches, au bruit de la mer; rarement ils sont musicaux (Palasne de Champeaux, thèse de Paris, 1881). Puis l'attaque de vertige éclate accompagnée de sensations subjectives variées; le malade s'imagine qu'il y a un mouvement de translation du corps tout entier d'arrière en avant, ou d'avant en arrière, de manière à figurer suivant les cas une chute en avant ou en arrière; parfois il s'ajoute un sentiment de rotation autour d'un arc transverse, une véritable culbute, voire un saut de tremplin; d'autres fois la rotation du corps semble s'opérer au contraire autour d'un axe vertical, soit de droite à gauche, soit de gauche à droite; il est des malades qui dans leurs divers accès croient éprouver tantôt l'un, tantôt l'autre de ces modes de rotation; d'après Guye (*Revue mensuelle*, 1881), la direction première de la rotation est toujours dans le sens de l'organe malade; parfois le malade croit être enlevé en l'air la tête en bas, et oscillant verticalement, ou balancé et alternativement élevé et abaissé comme sur une escarpolette, ou bien il a la sensation d'une chute précipitée dans un gouffre. Guye admet aussi que dans les cas typiques les sensations de rotation suivent un ordre constant; il y aurait d'abord rotation autour de l'axe vertical, et toujours dans le sens de l'organe malade, puis autour de l'axe frontal; enfin vertige généralisé et chute. En même temps il peut éprouver des hallucinations visuelles; une femme observée par Knapp (*Archives of Opthal. and Otology*, 1871) croyait, étant dans son lit, voir son lit, sa chambre et tout ce qui l'entourait, osciller et onduler, comme sous l'influence du roulis de la mer (*Sea saw Motion*); d'autres voient les objets environnants se culbuter, le ciel s'abaisser.

Dans les cas graves la sensation vertigineuse peut se manifester, même le malade étant couché dans son lit; il se sent dans une position instable, il se cale avec des oreillers, ferme les yeux, mais même alors il se sent menacé d'une chute inévitable; une sensation de va-et-vient, de tournoiement extrêmement pénible, le poursuit sans relâche. Ces hallucinations souvent ne se traduisent à l'extérieur que par de légers soubresauts, des mouvements de surprise, mais elles peuvent être accompagnées ou suivies de phénomènes objectifs; le malade vacille, paraît marcher sur un sol mouvant, il est obligé de se cramponner aux objets environnants, de s'asseoir ou de se coucher; il peut y avoir ou une simple inclinaison latérale ou antérieure du corps ou une véritable impulsion soit en avant, soit de côté, ou une rotation; si l'attaque est soudaine, le malade peut être jeté, violemment par terre, presque toujours en avant, mais pas directement, tantôt du côté malade, tantôt du côté sain (Féré), en général dans le sens correspondant à la sensation vertigineuse (Charcot); le même malade tombe toujours du même côté. Charcot cite quelques cas de fracture des dents ou des os propres du nez à la suite de chutes. Ces impulsions, ces chutes, sont d'habitude brusques, violentes.

Il importe de remarquer que pendant la crise, quelle qu'en soit du reste l'intensité, le malade conserve absolument la parfaite conscience de ses actes et que les premiers effets du saisissement une fois dissipés, il est en mesure de rendre sans embarras un compte exact et détaillé de tout ce qu'il a ressenti (Charcot, (*loc. cit.*). Ménière et Gowers disent cependant avoir observé, rarement, il est vrai, la perte de connaissance chez quelques vertigineux. Revillont (*Gaz. des hôpitaux*, 1880) parle d'une femme qui tombait en pleine connaissance, mais, une fois tombée, n'avait plus conscience de rien et se retrouvait sur ses pieds sans savoir comment. Pendant l'accès la face est pâle, la peau froide, couverte de sueur, et il y a tendance à l'état syncopal; presque toujours des nausées et des vomissements marquent la fin de la crise; les vomissements sont peu abondants et consistent en une sorte de régurgitation; quelquefois il y a une crise diarrhéique. Dans un cas déjà cité Hughlings Jackson observa des mouvements dans les yeux; les pupilles étaient larges, chaque œil légèrement tourné à droite (*surdité gauche*) par de fréquentes secousses de gauche à droite; le malade de lui-même indiquait que les objets situés en face de lui se déplaçaient de gauche à droite, au bout de quelques minutes tout était fini. Enfin un symptôme qui a une grande importance et qui va en augmentant à mesure que les crises se multiplient, c'est l'altération de l'ouïe : la surdité peut n'exister d'abord que pour certains groupes de sons, une demi-octave, une octave, qu'elle soit supérieure, moyenne ou inférieure; elle suit une marche progressive, et devient totale en même temps que le malade guérit.

Charcot a bien mis en relief avec sa précision habituelle les deux formes que revêt le vertige auriculaire : 1° les états paroxystiques bien connus depuis le remarquable travail de Ménière; 2° l'état vertigineux. A l'origine la maladie de Ménière s'accuse par des crises distinctes, de courte durée, une, cinq, dix minutes, séparées par des intervalles de calme absolu, pendant lesquels les symptômes de la maladie locale d'où elle dérive persistent seuls; mais, si la maladie s'aggrave, au bout de longues années les crises tendent à se rapprocher, à se confondre, de manière à constituer enfin un état vertigineux pour ainsi dire permanent, au milieu duquel se dessinent des paroxysmes plus ou moins fréquents et qui reproduisent tous les phénomènes des anciennes crises. Cet état se rencontre dans les cas graves, et peut rendre la marche impossible, la vie odieuse, quand le vertige est presque incessant, aussi bien la nuit que le jour, dans le décubitus dorsal que dans la station verticale. Une observation de Charcot, celle de la femme Giraud, montre bien toutes les sensations vertigineuses, toutes les formes d'hallucinations que peuvent éprouver les malades dans les cas intenses.

Gilles de la Tourette (thèse de Paris, 1886) a pris le graphique d'un vertigineux auriculaire; il se caractérise par le raccourcissement de la longueur du pas, qui peut être réduit des deux tiers, par l'écartement total latéral, qui peut augmenter des deux tiers; dans la période prémonitoire de la chute le pas s'allonge; la marche est essentiellement titubante, se fait avec des oscillations et un balancement du corps, en zigzag, absolument comme dans la marche de l'ébriété ou des affections cérébelleuses. Jackson (*Brain*, 1879) a observé un malade qui, sourd de l'oreille droite, quand il marchait, inclinait toujours à gauche; la jambe droite croisait la jambe gauche en passant devant; la surdité était venue soudain à la chasse, et avait été précédée d'un étourdissement brusque, sans vomissements ni faiblesse, et de bourdonnements dans l'oreille droite, comparables au murmure d'un essaim d'abeilles.

A côté de ces grands vertiges les affections de l'oreille peuvent s'accompagner de troubles bien moins accentués. Ladreit de Lacharrière (*Dict. enc.*, art. OREILLE) décrit sous le nom de congestion labyrinthique des faits qui semblent n'être que des cas atténués de la maladie de Ménière, avec la triade classique, vertiges, bourdonnements d'oreille, surdité plus ou moins complète, en même temps qu'il rattache à l'otite labyrinthique les cas de Féré et Demars, réservant à l'hémorrhagie labyrinthique le nom de maladie de Ménière. Cette subdivision didactique peut se soutenir théoriquement, elle répond aux résultats de certaines autopsies, mais nous paraît d'une application clinique douteuse. Comme le dit Léo (thèse de Paris, 1876), c'est la gravité de la surdité qui différencie le vertige de Ménière du vertige auriculaire simple. Celui-ci consiste plutôt en une simple sensation vertigineuse avec tournoiement illusoire des objets, avec ou sans obscurcissement de la vue, phénomène qui est rare au contraire dans la maladie de Ménière. Quand le vertige auriculaire simple s'accompagne de bourdonnements d'oreille et de surdité, ces trois symptômes marchent parallèlement, et disparaissent ensemble, quand la cause originelle disparaît elle-même, tandis que, comme on sait, dans la maladie de Ménière la surdité va croissant, quand les vertiges deviennent plus rares.

Enfin, pour compléter l'histoire du vertige auriculaire, je dirai que le vertige des tabétiques revêt tantôt une physionomie identique, comme manifestation clinique, au vertige de Ménière intense, comme l'ont prouvé Pierret (1877) et Féré et Demars (1881), tantôt une forme atténuée, mais toujours avec impulsion, sensation de rotation, bruits spéciaux dans les oreilles. Les recherches récentes de Marie et de Walton (1882) ont montré que le vertige, plus fréquent encore qu'on ne le croyait, s'accuse par une impulsion dans un certain sens, en général en avant et à droite, suivie de chute, si le malade ne peut se retenir. Quelquefois la crise se déclare au lit, avec des sensations bizarres d'élévation, de culbute, d'effondrement. En règle il y a concomitance de bruits subjectifs. L'examen de l'ouïe donne des résultats fort intéressants. Déjà Giraudeau (*loc. cit.*) avait trouvé que sur 12 ataxiques vertigineux 6 avaient l'ouïe intacte. Marie et Walton ont constaté que chez toutes leurs malades la perception du diapason était presque normale, ils ont tiré de ce fait la conclusion que les accidents vertigineux doivent être attribués à la lésion des fibres du nerf de la huitième paire qui forment le nerf du sens de l'espace.

Vertige cérébral et cérébelleux. De toutes les affections de l'encéphale ce sont celles du cervelet qui le plus souvent produisent le vertige, et on le signale dans plus de la moitié des cas, surtout s'il s'agit de tumeurs. Weil (*loc. cit.*) en a donné, après Duchenne (de Boulogne [*Traité de l'électrisation localisée*]), une bonne description. Il se manifeste en général au moment où le malade se lève de son lit ou se met sur son séant; parfois il persiste dans la position horizontale, et d'ordinaire s'accroît quand le malade, une fois debout, se met en marche. Quelquefois il disparaît quand le malade suspend sa marche ou quand il s'appuie sur une canne ou, au contraire, quand il accélère sa marche (Immermann). Il se caractérise par des sensations analogues à celles du vertige de Ménière, telles que oscillations des objets, incertitude du corps, vacillation, translation ; l'occlusion des yeux ne l'aggrave pas. Cyon soutient l'opinion diamétralement opposée. De plus le vertige est accompagné souvent d'autres phénomènes qui ajoutent à la ressemblance, je veux dire la titubation, si bien étudiée par Duchenne (de Boulogne), qui la comparait à la titubation de l'homme pris de boisson ; debout au repos il y a des oscillations du corps avec balancement, qui augmentent quand le malade marche ; il avance par crochets et zigzags, et cependant il n'existe pas d'incoordination motrice comme dans le *tabes dorsalis*. Duchenne regarde la titubation comme une suite du vertige, tandis que pour Immermann c'est le vertige qui dérive de la titubation. En général il n'y a pas de troubles auditifs, tandis au contraire que les troubles oculaires, diplopie, œdème de la rétine, congestion de la papille, ne sont pas rares. En outre, le vertige est souvent associé aux vomissements, qui se présentent de préférence dans les changements de position, surtout si le malade quitte la position horizontale pour la position debout ; de fait c'est habituellement le matin qu'ils se produisent, faciles, peu douloureux, peu abondants, non précédés de nausées, mais doués parfois d'une grande ténacité.

Lasègue enseignait que le vertige cérébral, signe imposteur lié au début des affections cérébrales ou cérébrospinales, telles que ramollissement, congestion, paralysie générale, sclérose en plaques, se présentait tantôt d'une façon perfide, petit, peu bruyant, quoique au fond beaucoup plus grave que le vertige tapageur que nous allons voir décrit sous le nom de vertige *à stomacho læso*, tantôt, au contraire (Hanot, communic. orale), qu'il se produisait sous forme d'attaques vertigineuses, que l'on devait mettre au même rang que les attaques apoplectiformes et épileptiformes ; une grande attaque vertigineuse se répétant de loin en loin était pour lui un signe grave ; il devait faire craindre une lésion cérébrale avec apoplexie néfaste. Souvent même, selon Lasègue, on donnait à tort le nom d'attaque apoplectiforme à une attaque qui méritait bien plutôt l'épithète de vertigineuse.

Dans la sclérose en plaques, où le vertige joue un rôle prééminent dans la symptomatologie de la période initiale, il existe dans les trois quarts des cas (Charcot) ; il apparaît en général sous forme d'accès et revêt le plus souvent les caractères du vertige gyratoire : il semble alors au malade que tous les objets environnants tournent avec une effrayante rapidité (Giraudeau) et que lui-même au contraire soit emporté par un mouvement circulaire ; les deux sensations peuvent aller de pair ; rarement il y a sensation de mouvements de culbute ou d'impulsions latérales ; quelquefois il semble que les jambes se dérobent. Ces hallucinations entraînent à leur suite des troubles de l'équilibre qui obligent les malades à se cramponner aux objets environnants ; le vertige a tantôt un début brusque, sans cause appréciable ; tantôt il est provoqué par une cause, et toujours la même. Les troubles auditifs sont fréquents, comme en cas de *tabes dorsalis*, mais l'ouïe est intacte. Souvent chez ces malades il y a des troubles oculaires, phosphènes, mouches volantes, diplopie, congestion de la rétine, qui peuvent à certains moments être la cause des vertiges. Il y a parfois perte de connaissance, durant quelques secondes, ou une ou deux minutes, mais le malade conserve en partie le souvenir des troubles qui l'ont précédée ; parfois la conscience ne revient que progressivement après la chute ; ces accès vertigineux se répètent à intervalles éloignés, pendant des mois, des années, rares et isolés au début; plus tard ils viennent en série et évoluent en une à deux semaines, séparées par plusieurs mois; parfois ils sont rapprochés et donnent naissance à un état vertigineux qui condamne le scléreux au décubitus horizontal et s'aggrave par les brusques déplacements de la tête; en général chaque malade a sa variété d'accidents précurseurs de l'accès. Guérard a cité un cas curieux ou l'accès provoquait une marche rapide et s'enrayait, si la marche pouvait être ralentie ou arrêtée. Si les vertiges, qui d'habitude s'atténuent à mesure que le tremblement des membres, que l'embarras de la parole, s'accusent, persistent, ils peuvent déterminer un tremblement général qui secoue violemment tout le corps.

Vertige à stomacho læso. — Le vertige gastrique, bien connu des Anciens sous le nom de *vertigo per consensum ventriculi*, a été si bien décrit par Trousseau, que nous ne saurions mieux faire que d'emprunter ses paroles : « Il se caractérise par des étourdissements, un sentiment de vide, de vague dans la tête, ou bien il semble au malade que ses tempes soient violemment étreintes par un cercle de fer. Tantôt il éprouve une sensation de froid glacial. Les uns vous racontent qu'ils ont un brouillard devant les yeux, que les objets qu'ils regardent sont colorés de diverses nuances bientôt confondues; d'autres ont comme une grande roue noire qui se meut devant eux avec une excessive rapidité. Mais la forme que vous rencontrerez le plus ordinairement est celle qui a reçu l'épithète de gyrosa : quand l'individu est debout, tout tourne autour de lui; il est obligé de fermer les yeux et de se tenir dans la plus complète immobilité, car il sent ses jambes vaciller, fléchir sous lui, il va tomber, et tombe même quelquefois. S'il est couché, il croit voir son lit tourner suivant un axe qui le traverserait de la tête aux pieds, ou c'est lui-même qui se voit entraîné dans un mouvement de rotation. »

« A quelque degré que soient portés les accidents qu'il éprouve, jamais le malade ne perd la conscience de ses actes; jamais, alors même qu'il tombe, il ne perd connaissance; jamais il ne se méprend sur la nature de ces sensations bizarres, de ces hallucinations dont il peut être effrayé, » et Trousseau rappelait le cas typique d'une femme qui ne pouvait se défendre d'un sentiment de terreur en voyant un gouffre ouvert sous ses pas, et qui, bien que cette terreur fût encore réveillée par le souvenir, savait très-bien que c'était là une illusion de ses sens; souvent, au lieu de ces grandes crises, il y a un simple état vertigineux qui enlève toute confiance au dyspeptique, et le sentiment de l'instabilité peut amener un tel effroi, qu'il n'ose plus, quand il est seul, traverser une rue.

Ces phénomènes vertigineux sont habituellement accompagnés de mal de cœur; ils sont provoqués par la moindre cause, la vue d'un treillage, d'une tenture rayée d'appartement. Il suffit même d'un mouvement un peu brusque; il suffit que le malade lève la tête pour qu'ils surviennent (Trousseau). Une émotion un peu vive, une conversation animée, la fumée de tabac, l'ingestion d'un verre d'eau, voilà des causes diverses et banales qui peuvent également amener le vertige. Ces phénomènes préoccupent tellement les malades qu'ils oublient pour ainsi dire les autres accidents qu'ils éprouvent du côté du tube digestif; ceux-ci se traduisent pourtant le plus souvent par des symptômes caractérisés : ce sont des douleurs d'estomac qui s'exaspèrent après l'ingestion des aliments, ou du moins de certains aliments, c'est un sentiment de pesanteur,

une crampe, avec douleur irradiée au thorax, à l'abdomen ; ce sont des flatuo-
sités, des éructations acides, des vomissements glaireux, muqueux ou alimentaires, de la constipation. Dans d'autres cas les malades se plaignent seulement
de digestions lentes, laborieuses. Un point important de l'histoire de ces vertiges, c'est qu'ils paraissent en général longtemps après le repas, quatre à six
heures en moyenne (Lasègue), c'est qu'il suffit d'une petite quantité d'aliments,
une tasse de bouillon, un biscuit trempé dans du vin, pour les prévenir quand
ils commencent, les faire cesser quand ils se sont produits. Dans le vertige
stomacal, dit Lasègue, la crise n'est jamais foudroyante d'emblée ; le malade
ne tombe en faiblesse qu'après la crise et, s'il survient une syncope, elle n'arrive jamais à la perte absolue de connaissance ; quelquefois, au contraire, le
vertige s'accompagne d'une suracuïté de la conscience.

Quand il suit de près l'ingestion d'aliments, il revêt souvent une autre allure
qui peut donner lieu à de graves erreurs de diagnostic ; aussitôt ou peu après
le repas, qui calme des malaises antérieurs, des crampes d'estomac, des tiraille-
lements, le malade éprouve des étourdissements, des troubles de la vue, des
bourdonnements d'oreilles, de la pesanteur de tête ; s'il se lève, ses jambes fléchissent ; il ressent un malaise général ; il lui semble qu'il va s'évanouir, tout
tourne autour de lui, et il est obligé de s'appuyer ; jamais il ne perd connaissance. Ces vertiges sont sujets à revenir pendant que la digestion s'opère, surtout si le malade baisse la tête, et s'il veut essayer de lutter contre le malaise
en prenant un verre d'eau-de-vie, souvent le vertige ne fait qu'augmenter. Ce
sont de ces cas qu'autrefois on prenait souvent pour de la congestion cérébrale,
et que l'on combattait à grand renfort de saignées, purgations, lavements, sans
bénéfice, bien au contraire. Le vertige alcoolique présente quelques particularités intéressantes : il augmente quand le sujet ferme les yeux, par contraste
avec celui du mal de mer, qui diminue : dans les deux cas d'ailleurs il y a
sensation de rotation du cerveau et de déplacement circulaire des objets
environnants ; l'homme ivre peut lutter contre le vertige en fixant des objets en
réalité immobiles.

Vertige goutteux. Le vertige est une des manifestations secondaires de la
goutte, assez importante pour que Lasègue ait cru avec justice en devoir faire
une variété à part. Tantôt il arrive à la perte de connaissance, suivie de chute :
c'est le grand vertige, qui peut se présenter de douze à soixante-dix ans, arrive
soudain et peut quelquefois déterminer des suicides involontaires. Il revêt alors
l'appareil du vertige labyrinthique, dit Bouchard. Le malade est pris subitement, tout tourne autour de lui, ou bien il se sent emporté dans un mouvement
gyratoire, soit qu'il pivote autour de son axe, soit qu'il ait la sensation de la
culbute, il perçoit en même temps des bourdonnements, des sifflements ; il a
l'angoisse, les nausées, les vomissements. Ce grand vertige peut procéder par
accès paroxystiques reliés par un état vertigineux habituel. Un malade dont
l'histoire a été relatée par Blondeau (*loc. cit.*) éprouvait au cours de ses vertiges
une sensation de propulsion en avant et à droite, tellement forte qu'il ne pouvait tenir en équilibre et tomba plus d'une fois ; il avait d'ailleurs la conscience
de ce qui se passait autour de lui, mais, chose curieuse, il présentait alors un
peu d'affaiblissement d'un bras. Tantôt il y a une sorte d'état vertigineux, torpide, surtout ou exclusivement mental, se traduisant par du malaise, de l'inaptitude intellectuelle, de la paresse d'esprit, et un défaut plus ou moins complet
d'équilibre. Le malade est lourd, cause à peine, somnole, se plaint de flatu-

lence *post prandium*. Lasègue en rapporte un cas typique. Un homme de quarante-huit ans, atteint antérieurement de gravelle, est pris un jour d'un vertige tel qu'il ne peut rester debout ; bientôt le vertige se répète, fréquemment, même le matin au lit ; enfin il devient presque continu, surtout quand le malade est debout ; à cela s'ajoutent des crises de vertige mental ; la peur de la solitude, l'effroi devant des grilles. Cet homme avait eu de légères attaques de goutte. Autre fait : un homme de cinquante ans se plaignait d'étourdissements, d'indécision dans la marche, d'un état vertigineux d'intensité croissante, qui rendait la marche impossible et faisait croire à une démence probable ; survint une rétraction progressive des doigts ; le vertige au bout de trois mois avait disparu ; c'était un goutteux. Rendu conclut de ces observations que le vertige goutteux est un symptôme mal défini, que le mécanisme qui le produit est probablement variable, qu'il peut être sous la dépendance, tantôt de troubles gastriques, tantôt de troubles circulatoires encéphaliques, liés au mauvais état des artères cérébrales.

Vertige laryngé. Charcot en 1876 (*Gazette médicale*) et en 1879 (*Progrès médical*) a décrit sous ce nom des crises se présentant dans des cas assez rares chez des tabétiques, et différant des accidents laryngo-bronchiques décrits déjà antérieurement par Féréol (*Soc. méd. des hôpitaux*, 1868) et Jean (*Soc. anatomique*, 1876) ; après les leçons de Charcot nous devons citer les travaux inspirés par lui et dus à Cherchewsky (*Revue mensuelle*, 1881) et à Krishaber (*Annales des maladies du larynx*, 1882), et celui d'Oppenheim (*Neurologisches Centralblatt*, 1884). Le vertige se produit dans les conditions suivantes. Le malade éprouve un chatouillement au-dessous du larynx, une sorte de strangulation ou de chaleur, puis vient une petite toux sèche, suivie d'une sorte d'attaque pendant laquelle le malade s'affaisse, perd connaissance. Il est violacé, turgescent, et présente des secousses convulsives dans un ou deux membres, uni ou bilatérales ; l'attaque est courte, et le malade peut reprendre sa conversation ; dans quelques cas il a perdu le souvenir de ce qui s'est passé pendant sa chute ; parfois le chatouillement existe très-atténué et détermine un simple état vertigineux, mais sans arriver à la chute ; parfois il n'y a qu'un simple cornage. Ces attaques peuvent se répéter quinze et vingt fois par jour. Charcot admet une irritation des nerfs laryngés amenant le vertige, tout comme l'irritation des nerfs auditifs déterminent la maladie de Ménière. En somme, cette crise a l'aspect d'une attaque épileptiforme, précédée d'un spasme glottique d'intensité variable. Dans quelques cas la crise est suivie d'accidents asphyxiques et comateux de longue durée (deux jours dans un cas de Cherchewsky) et même de mort.

Vertige mental. Sous ce titre que Lasègue a pris, faute de mieux, il a décrit un état qui confine à l'agoraphobie de Westphal (*Archiv f. Psychiatrie*, 1872) et de Legrand du Saulle (*Gaz. des hôpitaux*, 1877), état où, comme Weil le remarque avec raison, le vertige, pris dans son sens précis, n'est pas le symptôme prédominant, mais qui parfois, comme nous l'avons vu plus haut, peut alterner ou suivre les véritables attaques vertigineuses, chez les goutteux, par exemple, et mérite à ce titre d'être étudié particulièrement.

Ce vertige a pour point de départ une impression visuelle dont le sujet n'a qu'une notion très-confuse et à laquelle il attache d'autant moins d'importance qu'en fermant les yeux il n'améliore en rien sa situation. La sensation pour lui se résume presque tout entière dans un malaise extrêmement pénible : c'est d'abord un sentiment d'angoisse précordiale, épigastrique, à forme compressive, puis une sensation de collapsus, de défaillance imminente avec mollesse des jambes ; le sol se dérobe sous les pieds ; il peut alors survenir un trouble visuel secondaire consistant en une sorte de brouillard qui voile les objets environnants. L'inquiétude morale, plus ou moins comparable à la peur, devient bientôt l'élément prédominant de la crise, se traduisant par la pâleur du visage, l'angoisse respiratoire, l'algidité, la sueur froide. La raison a perdu toute résistance ; le danger est nul, le malade le sait, mais il se sent incapable de commander à sa préoccupation anxieuse. A ce moment le vertigineux peut éprouver des mouvements impulsifs qui peuvent l'amener à se lancer dans le vide, ou, contraire, être cloué sur place.

Lasègue a très-minutieusement étudié les caractères de cette anxiété mentale : 1° elle est presque toujours précédée de symptômes physiques ; 2° elle n'est pas proportionnée à l'intensité de ces symptômes ; 3° elle est consciente, mais invincible ; 4° elle éclate soudain, sans avoir été précédée d'une réflexion qui la justifie ; 5° une fois née, elle suit une évolution fatale.

Ces crises vertigineuses peuvent être déterminées par la vue de maint objet ; une jeune fille ne pouvait se regarder dans un miroir sans être prise d'un malaise intellectuel et physique, ses jambes pliaient, la syncope était imminente, en même temps qu'elle était assaillie par des perversions mentales, toujours les mêmes, des doutes sur sa personnalité : ainsi peuvent agir des objets insignifiants, une allumette, une épingle, un morceau de verre ; une fois cette sensation d'angoisse vertigineuse rattachée à une cause déterminée par le malade, chaque nouvelle rencontre ramène une nouvelle anxiété : alors il a peur de sa peur, il craint les hasards imprévus, de là une attente inquiète qui va devenir un des éléments de la maladie et constituer un état plus ou moins continu dans l'intervalle des accès.

Dans une deuxième catégorie de malades, de beaucoup la plus importante, le stade visuel n'existe pas ou passe inaperçu ; la crise débute par les troubles généraux et par le vertige mental qui d'emblée prédomine. Il existe d'abord un malaise précordial ou épigastrique à début brusque, qui bientôt se généralise, puis soudain éclate le vertige, ne s'appuyant sur aucun fait, visant exclusivement l'avenir, toute l'activité intellectuelle du vertigineux se concentre sur un avenir vague, confus, monotone : « Il va arriver un malheur ; que va-t-il arriver ? Tout va se trouver confondu, perdu ; je ne peux m'échapper, les miens sont compromis. » Dans ce désordre intellectuel où n'intervient pas une conception fausse, la raison n'a rien à voir ; le malade est conscient de son appréhension, mais ne peut la modérer. Les occasions qui provoquent ces crises de vertige sentimental sont multiples, elles se résument dans l'impression que provoque un danger invraisemblable, mais possible.

Parfois le vertige se complique de délire, soit que le malade par peur du mal à venir vive sous le coup d'une perpétuelle anxiété, soit que remontant à la cause de ses angoisses il constitue une étiologie imaginaire de son malaise.

Cet état angoissant, avec tout l'ensemble des phénomènes physiques, se retrouve dans la peur des espaces, tout comme dans la peur des foules ; les malades ont peur « de divaguer, de pleurer, de s'évanouir, d'être frappés d'apoplexie, de passer pour fous ; mais le plus souvent ils ont peur d'avoir peur » (Legrand du Saulle).

Vertige épileptique. Nous ne voulons pas revenir sur la critique faite par

M. Weill, après M. Charcot, de l'abus courant du mot de vertige épileptique, nous avons assez insisté sur ce point, et nous croyons devoir adopter au point de vue clinique la signification la plus large de ce terme.

Les vertiges épileptiques ont leur physionomie propre, spéciale, en même temps qu'ils peuvent revêtir des types qui varient à l'infini (Trousseau). Ils se manifestent le plus souvent d'une manière soudaine, sans aucun phénomène prémonitoire; tantôt l'individu éprouve une sorte d'étonnement, une sorte d'absence; s'il parlait, tout à coup il interrompt sa conversation, il n'achève pas la phrase commencée et reste étonné, les yeux fixes; il ne voit, n'entend, ne sent rien, et cependant ne tombe pas; cette petite scène dure deux, trois, quatre secondes, puis, l'attaque terminée, il revient à lui, reprend la conversation au point où il l'avait laissée, et ne se doute pas de ce qui vient de se passer. Voilà comment Trousseau décrit le vertige dans sa forme atténuée, forme que Delasiauve qualifie d'absence, réservant le nom de vertige à tous les cas dans lesquels à une perte momentanée de connaissance s'ajoutent de très-légères convulsions, le plus souvent fibrillaires et partielles. L'attaque peut être plus longue et accompagnée d'un délire plus ou moins violent de parole et d'action, et l'on trouvera dans les cliniques de Trousseau de nombreux et curieux cas remarquablement décrits. Les recherches de Voisin ont montré que le vertige est accompagné et suivi de modifications du pouls appréciables au doigt et au sphygmographe. Avec l'instrument on voit que les pulsations deviennent de trois à cinq fois plus hautes, que la ligne d'ascension est verticale, l'angle supérieur aigu, que la ligne descendante offre une dépression très-accusée, comme dans le dicrotisme le plus évident. En même temps le nombre des pulsations augmente de vingt à quarante par minute, toutes modifications qui durent de une heure et demie à deux heures, et qui ont une très-grande importance pour distinguer le vertige épileptique d'une attaque de vertige simulé.

Souvent dans le vertige il y a inclinaison rotatoire de la tête à droite ou à gauche; la face peut être le siége d'agitations spasmodiques; d'autres fois la tête est fléchie en avant. Les vertigineux tombent quelquefois, mais moins lourdement que dans le grand mal et seulement quand l'équilibre leur fait défaut; par instinct souvent ils s'asseyent, fléchissent les genoux, s'adossent contre les meubles ou les murailles (Delasiauve). Ils peuvent avoir une émission involontaire d'urine.

En résumé, dans le vertige épileptique classique on constate deux symptômes capitaux, la perte passagère de conscience et l'ignorance absolue de ce qui s'est passé pendant la crise, mais la sensation proprement dite de vertige est fort atténuée ou nulle. Cependant le vertige au sens littéral du mot existe de par l'épilepsie, qu'il se manifeste comme aura, ou comme attaque atténuée, et s'accompagne assez souvent de nausées, de vomissements, quelquefois de diarrhée. Il est constitué, soit par une sensation d'oscillation ou de déplacement purement subjectif, soit par une sensation de rotation, de tournoiement des objets environnants; quelquefois il peut s'apaiser en prenant un point d'appui solide, ou en fixant l'œil nu sur un objet déterminé; d'ailleurs il peut se développer même au lit (Spring). Ce vertige peut lui aussi s'accompagner de mouvements convulsifs, et plusieurs auteurs anglais, sous l'inspiration de Hughlings Jackson, ont cherché à établir un rapport entre le sens de l'aura vertigineuse et les mouvements convulsifs. Beevor (*the Brain*, 1883) a examiné à ce point de vue

17 malades. Il en a trouvé 12 chez lesquels la rotation apparente, soit du sujet lui-même, soit des objets extérieurs, se faisait dans la même direction que le spasme clonique initial, 7 à gauche, 5 à droite, c'est-à-dire que, quand la sensation de rotation vertigineuse se faisait de gauche à droite, le spasme commençait à droite. Par contre, il en a observé 4 autres chez lesquels la sensation de rotation se faisait de gauche à droite, et qui présentaient leurs contractions initiales à gauche, et chez deux d'entre eux les convulsions une fois généralisées étaient bien plus accusées du côté gauche que du côté droit. Ces derniers faits concordent avec les cas de vertige ordinaire où la rotation des yeux et de la tête se fait en sens inverse du mouvement apparent des objets; les premiers au contraire étaient contradictoires, et Beevor ne peut en fournir une explication satisfaisante.

Haltenhof (*Bull. de l'Acad. de méd.*, mai 1887) vient de résumer les symptômes d'une nouvelle névrose décrite sous le nom de vertige paralysant et observée sous forme d'épidémie près de Genève. Elle se caractérise par des accès de paralysie de la nuque et des membres, avec sentiment de vertige, incapacité d'ouvrir les yeux, de relever la tête, de marcher, ou de se tenir debout. Ces accès deviennent quotidiens, et peuvent se réitérer. Dans l'intervalle des crises il y a de la lassitude, des lourdeurs de tête avec photophobie. Le fond de l'œil, examiné à l'ophthalmoscope, n'offre aucune anomalie. Cette névrose s'est développée dans les mêmes communes et surtout dans les mêmes fermes; le repos et le changement d'habitat amenaient une diminution rapide de tous les symptômes, mais le retour à la vie précédente est rapidement suivi de rechute.

DIAGNOSTIC. Le diagnostic du vertige est essentiellement une question de séméiologie; cependant dans plus d'un cas une question préalable se pose. Y a-t-il eu vertige? Avec quels phénomènes peut-on le confondre? Si la crise a été intense, le malade raconte ses impressions spontanément avec un plus ou moins grand luxe d'images, ou, si elle a été moins accusée, répond clairement aux questions qui lui sont posées, et le plus souvent il n'y a pas de difficulté pour établir que le sujet a été atteint d'un vertige. Parfois il faut recourir à un interrogatoire plus serré, à un examen plus minutieux. Giraudeau (*loc. cit.*) a bien montré que dans certaines affections cérébro-spinales entre une crise vertigineuse et une crise apoplectiforme il n'y avait pas toute la différence qu'au premier abord on serait tenté d'admettre, et que de l'une à l'autre il existe bien des intermédiaires. De plus une attaque d'apoplexie peut être précédée d'étourdissements avec sensation de tournoiement comme dans le vertige type. Mais enfin, ces nuances admises, l'apoplexie n'en reste pas moins caractérisée, comme le disait Boerhaave, par la perte subite de connaissance, des mouvements volontaires, avec conservation de la respiration et de la circulation, tandis que le vertige peut respecter la connaissance et que, fût-il même suivi de la chute du malade, il n'y a pas de résolution complète des membres. En outre, après une congestion apoplectiforme, ce n'est que lentement que reviennent la connaissance et la liberté des mouvements.

La syncope se différencie encore plus aisément, puisque sa caractéristique est la cessation des battements du cœur, phénomène primordial, qui est tout à fait exceptionnel dans le vertige, et ne se manifeste que secondairement aux sensations de tournoiement, et quand il s'ajoute à un haut degré un élément moral important, le sentiment de la peur.

Peut-on établir une distinction formelle entre un étourdissement et une attaque de vertige? Non, si l'on s'en rapporte à Littré et Robin (*Dictionnaire de médecine*), qui admettent une sorte de synonymie; la sensation d'étourdissement fait partie inhérente du vertige, mais cette expression n'implique pas au même degré la sensation rotatoire qui est essentielle dans celui-ci; dans bien des cas on peut dire que l'étourdissement n'est qu'un vertige atténué.

Le vertige une fois reconnu, il s'agit d'en établir la valeur séméiologique; de fait il est bien des cas où elle est nulle, au début de certaines affections fébriles, par exemple; il est confondu dans une symptomatologie complexe; rappelons-en cependant en passant la fréquence pendant la période prodromique de la dothiénentérie. Il n'en est plus de même du vertige chronique, à répétition.

Dès le début une distinction s'impose selon que le vertige s'accompagne ou non de perte de connaissance. Le vertige, pendant lequel le malade perd absolument conscience de ce qu'il fait, et ne se rappelle plus après la crise les actes ou les paroles qu'il a pu faire et émettre, est exclusivement sous la dépendance du *morbus comitialis*, ou plutôt presque exclusivement, car Lasègue, et après lui Ritti (*Gazette hebdomad.*, 1883), ont bien montré que cette catégorie de gens qu'on appelle les *cérébraux*, qui ont perdu leur virginité cérébrale, peuvent avoir des attaques de vertige d'allure identique, et avec perte de mémoire; ce sera surtout d'après la série d'autres accidents, tels que crises nocturnes, morsure de la langue, pointillé ecchymotique de la face, émissions involontaires d'urine la nuit, que le diagnostic dans un cas penchera vers l'épilepsie, tandis que dans un autre cas la déchéance progressive de l'intelligence fera croire à l'existence d'une lésion cérébrale.

Il est une catégorie de vertige facile à reconnaître : c'est le vertige mental; nous avons assez insisté sur ses caractères principaux pour qu'il n'y ait pas lieu d'y revenir. Nous rappellerons seulement que le vertige ne tient qu'un rang secondaire, et que c'est surtout le trouble moral, l'inquiétude angoissante, irréfléchie, qui domine la scène; nous nous bornerons à ajouter qu'il y a intérêt à rechercher si cette affection dépend d'une simple excitation du système nerveux perverti, ou si elle ne masque pas la diathèse goutteuse latente.

On reconnaît aussi assez facilement les vertiges qui dépendent d'un trouble oculaire, qu'il s'agisse soit de la paralysie d'un ou de plusieurs muscles de l'œil, soit de cette maladie rare signalée par Abadie; dans le premier cas un simple regard jeté sur le malade permet de constater l'existence d'un strabisme plus ou moins accusé, et de la diplopie; dans le second cas les conditions spéciales de la production du vertige mettent le malade lui-même en état de renseigner exactement le médecin.

Les cas difficiles sont ceux où les vertiges se présentent avec des allures qui peuvent faire hésiter entre les divers vertiges auriculaires, et en particulier la maladie de Ménière, d'une part, et les vertiges d'origine gastrique ou cérébrale, d'autre part; ceux encore ou deux affections marchant de pair peuvent l'une et l'autre expliquer les crises vertigineuses.

Quelques résumés d'observations rapportées par Lasègue feront pour ainsi dire toucher du doigt les difficultés du diagnostic.

1° Un jeune homme allait se marier. Peu avant les noces à la fin d'un repas il causait en fumant un cigare; tout à coup il pâlit, est pris d'étourdissement, tombe à terre, vomit des aliments, un peu de bile, la crise est finie; le lende-

main il ne paraissait pas traces de l'accident de la veille; on crut à une indigestion. Le soir des noces nouveau malaise semblable au précédent; on crut
que l'émotion était en cause, puis pendant deux à trois mois les crises vertigi-.
neuses se renouvellent toujours avec vomissements, et force fut de mettre cet
homme dans une maison de santé. Il en sortit, mais fatiguable d'esprit, on
avait diagnostiqué vertige par indigestion : c'était le début d'une affection cérébrale.

2° Dans un régiment un cavalier a un vertige, il tombe, perd connaissance
pendant deux à trois minutes et a un vomissement; le chef de bataillon a également vertige, perte de connaissance, vomissement. Pour le premier ce n'est
qu'une insolation, pour le second c'est le début d'une affection cérébrale. Et
cependant cliniquement on ne constate aucune différence.

3° Un individu est à la campagne, il se promène au grand soleil, est subitement pris de vertiges avec malaise, et de vomissements, puis de nausée durant
un à deux jours; est-ce un cérébral? est-ce un stomacal?

Comme le dit Lasègue, s'agit-il de phénomènes gastriques causés par des
affections cérébrales, ou d'états de l'estomac déterminant des accidents cérébraux? On est dans un carrefour, il faut regarder partout; aucun symptôme
n'est un guide sûr, il est sage de penser à une affection cérébrale possible, et
c'est tout.

Voici encore quelques cas complexes que rapporte Gowers. Une femme de
cinquante ans est atteinte d'ulcère de l'estomac avec dilatation; elle se plaint
d'étourdissements et de vertiges consécutifs aux vomissements. Un interrogatoire minutieux permet de constater que quelquefois les étourdissements se
manifestent sans être précédés de troubles gastriques, par paroxysmes, et sont
suivis de chute toujours sur le côté droit; l'examen de l'oreille droite montre
que l'ouïe est diminuée. Qui incriminer? l'estomac ou l'oreille?

Dans deux autres cas, il constate des vertiges; ce sont des individus qui ont
d'une part la maladie de Ménière, et d'autre part sont épileptiques.

Tout ces faits prouvent une fois de plus combien le diagnostic peut être épineux, et quelles réserves il faut parfois s'imposer avant de le formuler d'une
manière précise. Voici d'ailleurs quelques remarques qui peuvent faciliter la
tâche.

La connaissance des vertiges auriculaires et spécialement de celui qui se
rattache à la maladie de Ménière est assez répandue pour qu'en présence de la
triade, bourdonnements d'oreilles, vertiges, surdité, l'examen de l'oreille s'impose, et par la série des procédés que possède le médecin auriste on pourra
arriver à se rendre compte exactement de la lésion, déterminer au moins si le
vertige est dû à une affection labyrinthique, ou à une affection de l'oreille
externe ou moyenne. Weill (*loc. cit.*) insiste d'ailleurs avec raison sur la délicatesse et les soins avec lesquels il faut examiner l'oreille des vertigineux, et la
montre, le diapason, les poires avec tube fixé dans le conduit auditif, l'auscultation transauriculaire, devront être mis en usage pour se rendre compte de
l'état de la paroi labyrinthique (Gellé, *loc. cit.*). Sans vouloir discuter en détail
la question de la surdité, qui a une grande importance dans les cas de vertiges
auriculaires, nous dirons que le procédé de la montre n'a aucune valeur, parce
qu'il donne des résultats semblables dans tous les cas de surdité pour la transmission non osseuse; que la perception du diapason du côté de l'oreille malade
est un signe avéré que la surdité n'a pas son siège dans l'oreille interne; que la

non-perception pérosséale indique pour Gowers et les Allemands la surdité labyrinthique, pour M. Gellé peut simplement se rattacher à une otite scléreuse de
la caisse avec immobilité de l'étrier abolissant la perception. Étant reconnu un
vertige d'origine labyrinthique, il y a une réserve à faire. Est-ce un vertige de
Ménière essentiel? Est-ce un vertige qui, de même que l'atrophie de la papille
rétinienne, est un signe prémonitoire, ou au moins un symptôme initial du
tabes dorsalis? La conservation de la transmission osseuse des bruits dans tous
les cas, et de la transmission par la caisse dans quelques-uns (Marie et Walton,
loc. cit.), sans oublier les autres signes que l'on peut dépister par l'examen
attentif du malade, permettent d'affirmer qu'il s'agit d'un mal de Ménière
tabétique.

C'est en somme le fait de l'intégrité de l'ouïe qui permettra de distinguer le
vertige de Ménière de vertiges identiques d'allures, comme illusions de vue,
troubles moteurs, etc., tels que les vertiges alcooliques, goutteux ou cérébelleux.
Pour ce dernier, il y a parfois une extrême difficulté quand il y a des troubles
auriculaires. Certaines lésions cérébelleuses, exceptionnelles d'ailleurs en effet,
altèrent l'ouïe et amènent la surdité; la ressemblance existe complète avec la
forme continue de la maladie de Ménière, mais dans celle-ci on peut noter un
point capital, c'est que les bourdonnements et les vertiges diminuent progressivement à mesure que la surdité s'établit, et que la guérison survient quand
celle-ci est complète. En outre, la forme continue est en général entre-coupée par
des paroxysmes d'intensité variable. Gowers avance que, dans la grande majorité
des cas où un vertige bien défini est en apparence excité par un trouble gastrique, on peut le rapporter à un trouble auditif; ce n'est que dans des cas rares
qu'il n'a pas pu découvrir le défaut de l'audition. Il n'admet pas que les vomissements, la dyspepsie, la diarrhée, après une attaque de vertige, soient des
preuves concluantes en faveur de l'étiologie gastrique. Sur ce point il n'est pas
d'accord avec Lasègue, qui trouve dans l'état de l'intestin un point de repère
important. Le fait que l'estomac seul est en jeu est à ses yeux un point capital.
« Le vomissement unique, non provoqué par l'alimentation, l'indépendance de
l'intestin, la constipation moyenne, sont des symptômes de premier ordre et
doivent faire penser à une affection cérébrale. Les dyspeptiques n'ont pas de
vomissements d'aventure. Pas un n'a cette tendance nauséeuse pendant des
journées entières; chez eux les intestins ne restent pas indifférents; il y a de
l'indigestion aussi bien par en haut que par en bas. Au contraire, quand l'intestin ne sonne pas avec l'estomac, c'est mauvais signe; il faut chercher la cause
des troubles de l'estomac ailleurs que dans l'estomac ou l'intestin; » et il rapporte à l'appui de son opinion des cas où des crises de vertige avec vomissements ont duré des années, avant l'apparition des premiers symptômes de
l'affection cérébrale. Dans le vertige cérébral la perte de connaissance peut être
complète, comme dans le vertige épileptique (Lasègue), tandis que le vertigineux à *stomacho læso* se rend compte de la signification des illusions qui l'ob-
sèdent. Le vertige cérébral n'est jamais périodique, ni répété comme le vertige
gastrique, mais il laisse des traces sur l'intelligence, ce que ne fait pas ce
dernier.

Quand après avoir procédé par élimination on arrive à reconnaître que le vertige est d'origine gastrique, il y a intérêt à déterminer quelle en est la variété.
Le vertige qui suit la réplétion stomacale procède par crises séparées, celui qui
survient pendant la vacuité de l'estomac par série de crises. Selon Lasègue, tout

estomac qui en état de vacuité détermine du vertige est un estomac de rhumatisant ; il se manifeste chez des gens à petites douleurs lancinantes, vagues, tenaces, à éruptions cutanées, variées, à humeur inégale. Ils ont la langue toujours blanche, crémeuse, et ce malgré purgations, vomitifs, toniques, souvent ils se plaignent de flatulence, et ne peuvent supporter de rester à jeun. Il avoue d'ailleurs que pour le différencier du vertige goutteux, c'est une question de flair : il faut savoir trouver le parfum de goutte.

Enfin, pour terminer ce chapitre délicat du diagnostic, j'insisterai sur la nécessité de connaître les dessous pathologiques, qui seuls permettront de rapporter à la cause véritable, fondamentale, telle crise de vertiges que l'on pourrait être tenté de rattacher à une cause accidentelle.

PRONOSTIC. Le pronostic du vertige est subordonné à la notion de sa cause et de son mode pathogénique. Il n'y a donc pas de parité à établir entre les différents vertiges et sa gravité sera celle de l'affection même dont il dépend. Il est tout ou rien, comme disait Lasègue : cérébral, il peut être petit et grave ; stomacal, être intense et nullement sérieux ; quelquefois il est toute la maladie, et rien ne peut mettre sur la voie de la cause.

D'une manière générale, le vertige est moins grave chez les jeunes gens que chez les vieillards, chez ceux dont les organes circulaires sont sains que chez ceux qui présentent des lésions cardio-artérielles : en effet, ce phénomène accuse une modalité morbide de l'encéphale, qui peut devenir l'occasion d'une fluxion congestive, si le sujet y est prédisposé ; chez les arthritiques dont les vaisseaux sont souvent athéromateux le vertige, initialement nerveux, peut devenir congestif, et prendre une signification inquiétante. D'une manière générale, on peut dire aussi que le vertige anémique est moins fâcheux que le vertige congestif.

Dans le cours d'une affection auriculaire le vertige implique un trouble dans le fonctionnement des organes du labyrinthe, en général un accroissement de pression dans cette cavité ; mais, comme on le sait, il peut présenter les mêmes allures, qu'il soit sous la dépendance d'une affection superficielle de l'oreille externe, ou d'une lésion grave de l'oreille moyenne interne : il n'a donc pas par lui-même une signification précise ; cependant la forme continue répond en général à la maladie vraie de Ménière et doit faire craindre la surdité uni ou bilatérale.

Les attaques vertigineuses, quand elles se rapprochent du type apoplectique et sont suivies de troubles intellectuels, doivent faire craindre l'imminence d'une affection cérébrale grave, tumeur du cervelet, sclérose en plaques, paralysie générale, etc.

Le vertige dyspeptique, comme le vertige nerveux, ne présentent en eux-mêmes que peu de gravité ; ils en acquièrent quelquefois par leur durée et leur résistance aux moyens thérapeutiques (Guéneau de Mussy). Ils peuvent par leur répétition rendre la vie incommode, déterminer l'hypochondrie, et, une fois cette dernière établie, l'aggraver par la terreur qu'ils inspirent aux malades. Lasègue et Trousseau sont d'accord pour recommander la réserve quant à la signification des vertiges stomacaux les plus incontestables, quand ils se produisent chez des personnes âgées.

En résumé, c'est la notion étiologique qui domine le pronostic.

PHYSIOLOGIE PATHOLOGIQUE ET PATHOGÉNIE DU VERTIGE. Nous ne sommes guère plus avancés qu'au jour où Axenfeld voyait dans le vertige une énigme inexpliquée. Il existe cependant un certain nombre d'observations et d'expériences qui peuvent servir à élucider la question et que nous allons résumer brièvement.

Pour qu'une action sensitivo-motrice puisse s'effectuer normalement. il faut l'intégrité de trois facteurs : 1° l'appareil sensitif; 2° le centre de coordination; 3° l'appareil moteur ou efférent se rendant à un groupe musculaire : or l'équilibre ne peut se maintenir que par la persistance de la tonicité musculaire. D'autre part les impressions sensitives dont dépend l'équilibre sont de plusieurs sortes; Ferrier en admet trois seulement : tactiles, visuelles, labyrinthiques; Parker, Ormerod et quelques autres, admettent avec raison, croyons-nous, le concours d'un quatrième sens, le sens musculaire. De l'harmonie de ces divers éléments dépend l'équilibre, de leur désaccord peut naître le vertige; disons d'ailleurs dès maintenant avec Wundt que l'on connaît imparfaitement les mécanismes qui engendrent la sensation d'équilibre, et par suite le mécanisme du vertige. L'abolition des impressions tactiles rend l'équilibre difficile ou impossible; la vue ne compense leur perte qu'en partie; si les impressions visuelles sont en même temps supprimées, l'équilibre disparaît, comme le prouve le signe de Romberg chez les tabétiques. Les impressions tactiles persistant, les visuelles ne sont plus indispensables, mais leur perte rend l'équilibre moins certain et, si les troubles de la vision sont dus à une lésion soudaine de l'œil, à une paralysie de certains muscles oculaires, par exemple, ils peuvent amener des perturbations de l'équilibre et le vertige. Quant aux impressions labyrinthiques, rien ne compense leur perte totale ; il y a inéquilibration et tendance vertigineuse; si la perte est unilatérale, elle n'amène pas de troubles permanents de l'équilibre. Ces données générales établies, nous allons entrer dans le détail des faits et des expériences, remontant des troubles oculaires et labyrinthiques aux altérations des organes centraux chargés de la coordination.

Le rôle de la vue est de nous renseigner sur les rapports de notre corps avec les objets qui nous entourent; mais nos sens, et celui-là en particulier, sont très-susceptibles d'illusions, de sorte qu'une appréciation exacte de notre situation dans l'espace exige une véritable éducation. Quand il y a un brusque changement dans la succession des objets ou qu'ils se présentent dans une position inusitée, ou avec une grande rapidité, ils peuvent donner l'impression du tournoiement et déterminer le vertige ; c'est ce qui se passe chez certaines personnes allant en voiture, en chemin de fer; le vertige se produit surtout quand, après avoir regardé les objets situés près de la voie, et qui semblent fuir dans une direction opposée au train, on cherche à fixer subitement un objet à l'intérieur du wagon; cet objet paraît se dérober à l'œil dans la direction même du train en marche (Wundt). Selon les auteurs anglais on croyait à tort autrefois que c'était une pure hallucination de la vue; on attachait une importance exagérée au vertige dû à l'action de tourner, de valser. Erasmus Darwin montra l'erreur de cette opinion exclusive, et ses arguments ont été repris par Liveing (*loc. cit.*). « Quand une personne, dit ce dernier, tourne les yeux clos jusqu'à production du vertige, puis s'arrête soudain, il lui semble qu'elle continue à se mouvoir dans la même direction, le vertige dépend alors du sens du toucher, et pourrait être appelé tangible. Le mouvement apparent des images visuelles est aussi un vertige tangible; le mouvement est senti et non vu, et c'est le sentiment musculaire qui est morbidement impressionné; c'est l'élément musculaire de la vue et non strictement la partie visuelle qui est dérangé dans le vertige visuel. » Nous devons faire observer que Liveing ne semble pas tenir compte de l'influence des canaux semi-circulaires, dont l'endolymphe cependant ne reste pas indifférente au mouvement de rotation, comme on le verra plus loin. L'opinion de Darwin fut encore mieux établie par les célèbres expériences de Purkinje, expériences qui, interprétées dans le sens visuel, sont, croyons-nous, passibles, au moins en partie, des objections que nous avons adressées à Liveing. Ce savant physiologiste avait observé que, quand nous tournons avec une certaine rapidité sur nousmêmes, tous les objets qui nous entourent nous apparaissent comme tournant dans un sens inverse au mouvement exécuté par nous-mêmes ; ce mouvement apparent continue dans le même sens encore quelque temps après que nous nous sommes arrêtés ; pendant cette rotation apparente de ce qui nous entoure les objets mêmes que nous touchons semblent prendre part au mouvement ; il semble que l'espace visible à nos yeux tourne dans un autre espace : c'est ce qu'on a désigné sous le nom de vertige tactile et visuel. Purkinje a constaté que l'axe de cette rotation imaginaire de l'espace qui nous environne est déterminé par l'axe de la rotation réelle qu'a exécutée notre tête, et passe toujours par lui, quelle que soit sa position. Il donne comme explication que, pendant la rotation du corps autour de son axe longitudinal, le cerveau, en raison de sa consistance molle, doit avoir tendance à rester un peu en arrière du mouvement de la boîte crânienne, comme cela s'observe dans un liquide mis en rotation, puis ultérieurement il admet que le vertige serait produit par le changement de la sensation que les parties du cerveau éprouvent à l'état normal de leur contact mutuel ; ce contact changeant pendant le déplacement des parties produit par la rotation du corps, ces sensations doivent se modifier. Le même auteur fournit aussi une autre explication : ce sont les mouvements inconscients qu'exécutent les muscles de notre corps et de nos globes oculaires par tendance de fixation, et pour contre-balancer la rotation apparente, qui provoquent les sensations du vertige : la raison d'être du vertige serait donc l'acte psychique par lequel nous attribuons l'effet des mouvements de nos yeux aux objets qui nous entourent.

De même encore, quand du haut d'un pont on voit couler l'eau d'un fleuve, au point de repère fixe pour l'œil on a la sensation que l'eau est au repos, que la rive se déplace, que soi-même on prend part au déplacement; cela tient, d'après Purkinje, au mouvement musculaire inconscient qui s'opère, l'œil ayant tendance à suivre la première masse d'eau entrevue. Woill admet que dans ce cas il se produit un trouble central et secondairement un trouble cérébelleux, dû au désaccord entre les divers sens, le toucher, par exemple, qui nous permet d'affirmer que nous ne bougeons pas, la vue, qui nous fait croire que nous nous déplaçons.

D'autres fois la sensation visuelle agit en éveillant une émotion morale. Ainsi un homme passe sans broncher sur une planche à 2 mètres au-dessus du sol, qui ne le tentera pas à 50 mètres sans être pris de vertige. A cet ordre de causes appartiennent les vertiges des hauteurs, des précipices, celui que procure la contemplation d'un panorama peint (Liveing). Parker admet deux explications, soit une contradiction entre les impressions fournies par la vue et le toucher, soit l'incapacité de mesurer la profondeur de l'abîme, et ce défaut de mesure amène la perte de l'équilibre. Herz (cité par Hasse) admet que l'idée vivante de rapports de lieux inaccoutumés, le souvenir de circonstances périlleuses, éveillent le sentiment du vertige, de même font la peur, la joie, la honte ; c'est, dit-il, que la puissance de l'excitation psychique trouble la faculté normale de perception, et ce sentiment intime trouble à son tour le sentiment de l'équilibre et de la coordination.

C'est à peu près au même moment où Purkinje publiait ses recherches sur le vertige visuel que Flourens exécutait ses célèbres expériences, communiquées à l'Académie des sciences, le 27 décembre 1824 et le 11 août 1828, et reproduites en 1842 dans ses *Recherches expérimentales sur les propriétés et les fonctions du système nerveux dans les animaux vertébrés*, expériences qui ont servi de point de départ pour les travaux exécutés depuis et établi le rôle important des canaux semi-circulaires intra-labyrinthiques. Flourens pratiquant chez des pigeons la section ou la piqûre de ces canaux, détermina des mouvements désordonnés de la tête, du tronc et des membres, et parvint à établir une étroite corrélation entre le canal intéressé et le sens des désordres. La section du canal horizontal gauche amène un léger mouvement de droite à gauche, la section du canal droit un mouvement de gauche à droite; la section des deux canaux détermine un mouvement horizontal, de droite à gauche et de gauche à droite, parfois avec une rapidité inconcevable; l'animal au repos, le mouvement pouvait s'arrêter et permettre l'équilibre, mais voulait-il marcher et surtout s'envoler, le mouvement revenait, et tantôt il tournait sur lui-même, tantôt il perdait l'équilibre, tombait et roulait sans pouvoir de longtemps se relever. Les canaux une fois sectionnés et le branlement arrêté, on pouvait le reproduire en piquant les parois internes.

La section du canal vertical inférieur (dirigé d'avant en arrière) amène le mouvement vertical de la tête, quelquefois brusque et impétueux, aussitôt après la section, de bas en haut et de haut en bas, avec renversement en arrière sur le dos; celle du canal vertical supérieur (dirigé d'arrière en avant), le mouvement vertical avec culbute en avant. La section de tous les canaux amenait des mouvements fougueux de la tête en tous sens, avec perte de l'équilibre. Flourens précisait nettement que c'était dans les canaux membraneux que résidait le principe de ces troubles, et concluait que leur section produisait un mouvement dont la direction était toujours la même que celle du canal coupé.

Ces expériences ont été reprises par nombre d'autres physiologistes, Brown-Séquard, Schiff, Vulpian, Lowenberg, etc., qui ont montré l'exactitude des résultats signalés par Flourens. En 1869, Goltz fit faire un pas à la question en précisant que les canaux ont pour fonction directe de maintenir l'équilibre de la tête; l'endolymphe qui se trouve dans les canaux exercerait une plus forte pression sur la paroi des ampoules quand dans les mouvements de la tête ces ampoules se trouvent situées plus bas; cette pression exciterait les nerfs des ampoules, et les sensations produites par ces excitations serviraient à équilibrer la tête.

Cyon (*Pfluger's Archiv*, 1873) constate à son tour que la perte de la faculté de maintenir le corps en équilibre se manifeste aussitôt après la section d'un des canaux semi-circulaires, et établit que les canaux jouent un grand rôle dans l'orientation de notre corps dans l'espace. Il admet que la disposition anatomique des trois canaux, dont les directions représentent exactement les trois coordonnées des trois directions de l'espace, indique déjà une certaine relation avec notre faculté de nous orienter; la lésion des canaux horizontaux amène des mouvements dans le plan horizontal; celle des canaux verticaux postérieurs, dans un plan vertical parallèle; la section des deux paires dans la résultante des deux directions. Il conclut que les fonctions des canaux consis-

tent à nous communiquer, à l'aide de sensations inconscientes, la représentation exacte de la position de notre tête dans l'espace nécessaire pour l'équilibre.

Crum Brown (*Journal of Anatomy and Physiology*, 1872-1873) admet
l'existence d'un sens de la rotation tout à fait distinct des autres sens qui permet
de déterminer : 1° l'axe selon lequel a lieu la rotation de la tête; 2° la direction
de la rotation; 3° sa vitesse. Uu sujet placé sur une chaise posée sur une table
mue sur un axe vertical, les yeux fermés, se rend compte avec une certaine
exactitude de ces trois termes. Le sens de la rotation est sujet aux illusions; le
vertige est un phénomène de ce genre. Le sens de la rotation a un organe périphérique spécial : ce sont les canaux semi-circulaires. Crum Brown adopte et
développe la théorie de Goltz sur le rôle mécanique dû au déplacement du
liquide, qui va exciter les nerfs ampullaires des parois dans une direction
opposée à celle de la rotation; par le fait de l'existence d'ampoules à chaque
bout des canaux il y a une différence physique au point de vue de la rotation
entre l'antérieure et la postérieure; chaque paire de canaux est sensible à la
rotation selon une ligne à angle droit avec son plan, un canal étant influencé
par la rotation dans une direction, l'autre par la rotation dans le sens opposé.

Mach de Prague (*Wien. Sitzungsberichte*, 1874) et Breuer de Vienne (*Jahrbücher der Gesellschaft der Aerzte*. Wien, 1874) exposent les mêmes vues
théoriques. Ferrier (*West riding Lunatic [Asylum Reports*, 1875), reprenant
l'expérience de Crum Brown, montre que l'individu placé sur un disque en rotation, les yeux fermés, perd bientôt le sens de la rotation et n'a pas de vertige;
s'il se fait un arrêt brusque, il a la sensation qu'il tourne dans une direction
opposée; s'il ouvre les yeux, il a un sentiment pénible de vertige que le disque
tourne ou s'arrête brusquement. Partant de la disposition anatomique des
canaux, il admet l'existence d'un mécanisme complexe à régulation automatique
qui sert à maintenir l'équilibre statique, et dans lequel les mouvements de la
tête engendrent des impressions dues aux variations de tension dans les ampoules
opposées. S'il y a défaut dans le balancement, le trouble de l'équilibre se fera
dans la direction de la force prédominante. Les troubles d'équilibre ne donnent
pas toujours le vertige, et, comme le remarque H. Jackson, c'est une erreur de
dire que le vertige est la cause de la titubation; le vertige est le côté subjectif
du trouble de la coordination sensitivo-motrice. Ce savant médecin admet que
les impressions labyrinthiques sont en corrélation avec les mouvements dans les
yeux dans les centres de coordination.

Les observations de James de Harvard (cité par Parker, *Brain*, 1884) prouvent
jusqu'à l'évidence l'importante influence de l'état des canaux semi-circulaires
sur la production du vertige; sur deux cents étudiants sains soumis à la rotation, un seul n'eut pas le vertige; sur 519 sourds, 186 restèrent libres de vertige, 134 étaient légèrement affectés.

Cyon (thèse de Paris, 1878) revient à nouveau sur cette question; il n'admet
pas l'existence d'organes distincts ayant pour fonction exclusive la coordination
des mouvements; il rejette le rôle admis par Goltz pour l'endolymphe; les
canaux semi-circulaires sont filiformes, le liquide visqueux, on ne peut donc
lui appliquer les lois des mouvements des liquides; des variations de pression
à l'extérieur, non plus que l'évacuation du liquide, n'ont amené dans ses expériences le moindre trouble de l'équilibre, et cependant la simple piqûre de la
membrane des canaux détermine les phénomènes de Flourens. Cyon remarque
que l'excitation des canaux chez les lapins produit des oscillations des globes

oculaires dans une direction déterminée pour chacun d'eux. Il admet que les centres nerveux, auxquels aboutissent les fibres nerveuses qui se distribuent dans les canaux, sont en relation physiologique intime avec le centre oculo-moteur, et que par conséquent leur excitation peut intervenir d'une manière déterminante dans la formation de nos notions sur l'espace; les canaux sont les organes périphériques du sens de l'espace, c'est-à-dire que les sensations pro-voquées par l'excitation des terminaisons nerveuses dans les ampoules servent à former nos notions sur les trois dimensions de l'espace. Il conclut que les trou-bles consécutifs aux lésions des canaux sont dus : 1° à un vertige visuel, produit par le désaccord entre l'espace vu et l'espace idéal; 2° aux fausses notions qui en résultent sur la position de notre corps dans l'espace : 3° aux désordres dans la distribution aux muscles de la force d'innervation. D'après lui, l'excitation normale des canaux est due soit aux otolithes des saccules et ampoules, soit aux ébranlements des cellules épithéliales, soit aux vibrations des ondes sonores, et, rappelant l'idée de Flourens, il propose le nom de nerf vestibulo-cochléaire pour le nerf de la huitième paire; le nom de l'espace serait donné à la branche qui se distribue aux canaux et aux ampoules.

Les opinions de Cyon ont rencontré des contradicteurs; tout d'abord M. Mo-risset, dans un travail inspiré par M. Gellé (thèse de Paris, 1878), rejette l'idée de l'excitation inflammatoire et persiste à admettre que toute augmentation de pression intra-auriculaire transmise aux expansions nerveuses terminales nageant dans le liquide de Cotugno, suffit à déterminer le vertige. Baginski (*Revue de neurologie*, 1881) va bien plus loin et refuse aux canaux semi-circulaires la faculté de présider au sens de l'équilibre; il soutient que les injections faites dans la caisse du tympan de lapins peuvent arriver au contact du cerveau, que l'on peut suivre les liquides colorés par l'aqueduc du limaçon jusque dans la fosse jugulaire au contact des corps restiformes, près de la racine ascendante de la cinquième paire, et conclut que le vertige est dû à un trouble cérébral.

Wundt, d'autre part, a fait des objections d'ordre philosophique contre l'exis-tence « d'un organe d'un sens d'espace, organe qui engendrerait une intuition idéale infinie d'espace, dont la réplétion par un contenu concret serait alors l'œuvre des autres sens. » Il fait observer d'abord qu'après la destruction ou par suite de l'absence congénitale des canaux semi-circulaires l'intuition d'espace ne fait pas défaut; il proteste contre cette hypothèse d'une intuition de l'espace; avec elle il est absolument incompréhensible que des sensations diverses de position et de rotation, de directions différentes, engendrent une résultante de direction moyenne; ceci ne devient intelligible qu'à condition de supposer que les sensations peuvent, grâce aux liaisons qu'elles forment, effectuer la repré-sentation de la direction dans l'espace. L'appareil des canaux semi-circulaires serait simplement un organe tactile interne, adjoint aux organes tactiles externes de la tête, et il aurait un rôle important, mais non prépondérant, dans le sys-tème des mécanismes qui servent aux représentations du mouvement.

Malgré ces objections la théorie de Cyon a fait son chemin. M. Duval (Société de biologie, 1880) accorde au nerf auditif une racine antérieure qui passe en avant du corps restiforme, et va aboutir à un noyau diffus de grosses cellules, et au corps restiforme lui-même : ce serait la racine du nerf de l'espace. Stephani et Weiss (cités par Weill) ont vu après la destruction des canaux semi-circulaires une dégénérescence des cellules de Purkinje, des trois circonvolutions posté-rieurs du cervelet et du cordon blanc qui en part (tractus auditif). Enfin

Erlitzky (*Revue de neurologie*, 1882) a montré que le nerf auditif comprend deux faisceaux distincts par le caractère de leurs tubes nerveux; que la partie supérieure (nerf de l'espace) présente de gros tubes médullaires, avec de larges cylindres d'axe, de la grosseur des tubes des nerfs moteurs crâniens, avec étranglement classique de la gaîne de Schwann, quelques rares tubes de myéline déliés, quelques fibres de Remak; au contraire la deuxième portion (nerf cochléaire) consiste en fibres fines, grêles, à cylindres très-ténus, peu colorés par le carmin, et offrant l'aspect de celles du trijumeau: à l'entrée du méat auditif interne les deux faisceaux du nerf de la huitième paire sont séparés par une cloison conjonctive épaisse en deux nerfs distincts.

Mais il convient de remonter plus haut vers le centre de la coordination, et l'on peut dire d'une manière générale que la section des pédoncules cérébelleux donne les mêmes résultats que la section des canaux semi-circulaires : 1° la lésion d'un pédoncule cérébelleux moyen détermine la rotation autour de l'axe; si la lésion atteint la partie postérieure, elle se fait du côté lésé; si la partie antérieure, du côté opposé (Magendie); 2° la lésion d'un pédoncule cérébelleux inférieur peut produire des mouvements circulaires, le chien se roule en arc de cercle du côté de la lésion; un pigeon (expérience de M. Laborde) a la tête entraînée du côté de la lésion et perd toute équilibration du corps; 3° la lésion du pédoncule cérébelleux supérieur, ou plutôt du pédoncule cérébral, amène un mouvement de manége du côté opposé au pédoncule atteint.

Flourens, qu'il faut toujours citer en pareille matière, avait observé la propulsion en arrière, après la section des pédoncules cérébelleux, en avant après celle des pédoncules cérébraux ; la rotation sur l'axe du tronc après la section du pont de Varole, la culbute en arrière après la piqûre de la partie postérieure du lobe médian du cervelet, en avant après la piqûre de la partie antérieure. Il concluait que les fibres de l'encéphale postéro-antérieures modèrent les mouvements en avant, les fibres antéro-postérieures, les mouvements en arrière, les transverses, les mouvements de rotation; que l'effet excitateur était produit par toutes les parties du corps; que c'était du cervelet qu'émanait l'effet régulateur; il avançait aussi que la direction des mouvements produits par la section des fibres du cervelet et de l'encéphale était toujours la même que celle des fibres coupées. Flourens avait d'ailleurs lui-même démontré que le cervelet, organe d'équilibration, fonctionne indépendamment de l'activité cérébrale, puisque la station et la locomotion s'exercent très-bien chez un pigeon privé de ses hémisphères cérébraux.

On a pu artificiellement produire le vertige par l'électricité. Hitzig et Ferrier (après Purkinje, Remak et quelques autres), en plaçant les piles d'une batterie dans les fosses mastoïdes derrière les oreilles, ont déterminé la sensation de vertige; les globes oculaires se tournaient ainsi que la tête du côté du pôle positif, et les objets semblaient tourner en sens opposé au mouvement de la tête et des yeux ; si l'individu fermait les yeux, c'est lui qui croyait tourner, comme entraîné vers le pôle négatif. Ferrier admet que dans ce cas l'irritation du cervelet a lieu du côté du pôle positif.

Lorsqu'on veut tirer une conclusion générale de ces nombreux travaux, on peut admettre que le vertige est provoqué par un trouble passager, fonctionnel, d'une partie de l'encéphale, et on s'accorde en général pour reconnaître qu'il s'agit du cervelet; que ce trouble peut être d'origine circulatoire ou provoqué par des phénomènes d'inhibition, qu'il peut être dû à une lésion ou irritation

centrale, ou, ce qui est bien plus fréquent, à une lésion ou irritation périphérique, en un mot, que c'est un phénomène réflexe au même titre que maintes
convulsions. Wundt, qui a bien étudié, et surtout au point de vue psychologico-
physiologique, les conditions où naît le vertige, et surtout le vertige visuel ou
rotatoire, admet qu'il consiste dans la suppression de la sensation d'équilibre du
corps. Évidemment, dit-il, les mouvements apparents des objets extérieurs ou
de notre corps ont la faculté d'engendrer facilement une sensation de ce genre,
car la représentation de notre équilibre personnel repose sur la concordance
continuelle des idées que nous possédons des positions et des mouvements de
notre propre corps, et des idées que nous avons de la situation respective des
objets extérieurs ; si les sensations qui ont trait aux rapports respectifs des objets
dans l'espace sont modifiées d'une manière quelconque, aussitôt les mouvements
deviennent incertains, l'équilibre est troublé. Wundt admet que le cervelet est
destiné à régler directement, à l'aide des impressions de sensation, les mouvements volontaires ; qu'il est l'organe central qui met en harmonie les mouvements du corps, émanés de l'écorce cérébrale, avec la position de ce corps dans
l'espace.

Quand, sortant de la physiologie, on veut appliquer à la pathogénie des divers
vertiges les données expérimentales, on ne laisse pas que d'être parfois singulièrement embarrassé. L'observation des faits cliniques, si l'on s'en tient au
symptôme vertige, avec ses conséquences immédiates, tend à le faire envisager
comme l'expression d'un trouble siégeant vraisemblablement dans un appareil
invariable, que ce trouble relève d'une lésion organique, d'un trouble circulatoire ou d'une action toxique (Weill, *loc. cit.*). C'est le cervelet qui semble
surtout avoir été incriminé dans les vertiges non sensoriels. Mac Bride a même
prononcé le mot de centre vertigineux. Ormerod admet que le vertige doit correspondre à quelques changements dans la couche corticale du cerveau, sur une
surface probablement étendue, mais qu'il ne peut spécifier.

Dans les cas de vertige oculaire dû à une paralysie d'un des muscles de l'œil,
il y a jeu anormal des muscles, dit Purkinje, ou plutôt, comme l'enseigne
Jackson, quand le malade regarde avec l'œil malade, l'autre étant fermé, il juge
de la position des objets extérieurs par l'effort accompli. Et, comme les autres
sens sont en désaccord avec les renseignements fournis par cette action neuro-
musculaire, le vertige survient ; c'est en s'appuyant sur ce fait que le médecin
anglais avance que la base physique du vertige est *an incipient Motor Processus*.
Le malade a conscience de ce désordre, il le perçoit : d'où la sensation de vertige.

Dans le vertige rotatoire, le sujet ayant les yeux fermés, l'influence des contractions musculaires admise par Jackson n'est rien moins que prouvée ; ici les
explications abondent, mais contradictoires. Purkinje, comme nous l'avons vu,
admet le déplacement moléculaire du cerveau, Darwin l'influence des sens en
général, et peut-être pourrait-on ici faire intervenir cette sensibilité de certains
viscères abdominaux morbides qui d'après Ferrier et Ormerod peut contribuer à
maintenir l'équilibre ; enfin Breuer, Mach, soutiennent l'hypothèse de modifications dans le liquide des canaux semi-circulaires, hypothèse qui semble confirmée par les recherches de James de Harvard (*loc. cit.*).

On s'explique assez facilement certains vertiges analogues, d'origine réflexe
Dans le vertige de Ménière on peut invoquer la lésion des canaux semi-circulaires
et admettre soit un défaut d'équilibre de la tête (Goltz), soit une perturbation
du sens de l'espace (Cyon), soit une anémie cérébrale réflexe (Trousseau) ou une

excitation centripète agissant sur le cervelet (Nothnagel). Il s'agit là de phénomènes d'excitation, puisque la destruction complète des canaux s'accompagne
de la disparition des phénomènes morbides ; c'est le même processus qui explique
les vertiges avec lésions de l'oreille moyenne ou externe, et ceux liés aux affections naso-pharyngiennes ; il y a augmentation de la tension intra-labyrinthique.
Gellé, d'après les résultats cliniques que lui ont fournis les épreuves des pressions
centripètes et l'auscultation transauriculaire pendant la pression centripète,
conclut que trois éléments anatomo-pathologiques peuvent par leur réunion
assurer la production du vertige : ce sont le relâchement tympanique, l'obstruction des trompes, et un état fluxionnaire sub-inflammatoire du pharynx étendu
à l'oreille, mais il reconnaît que le vertige est le signe indiquant une tension
exagérée, une commotion ou excitation anormale des nerfs des canaux semi-
circulaires ; la lésion auriculaire moyenne constitue la prédisposition ; le vertige
est un accident qui se développe chez des individus à tempérament nerveux,
héréditaire ou acquis.

Brown Séquard (*Gaz. hebd.*, 1861) admet que la simple irritation du nerf
auditif, de même que celle de tout autre nerf sensitif, peut produire par action
réflexe des vertiges. Un bruit soudain entendu par une personne nerveuse peut
les déterminer au même titre que des convulsions ou que toute autre manifestation d'un trouble dans les fonctions de l'encéphale. Vulpian a une idée analogue et avance que le vertige lié à une lésion des canaux semi-circulaires est
dû à une action réflexe consécutive à l'irritation périphérique du nerf auditif.

Les affections organiques du cervelet et de ses pédoncules peuvent agir de
la même manière que les lésions expérimentales.

Il est difficile de préciser le mode d'action pour les névroses, elles peuvent
agir soit directement sur le cerveau ou le cervelet, soit indirectement par
l'intermédiaire d'un trouble sensoriel. Je rappellerai seulement que Jackson,
généralisant son hypothèse des contractions des muscles de l'œil ou autres, fait
intervenir, au moins pour l'épilepsie, l'influence de certaines contractions musculaires.

Pour le vertige gastrique il y a trouble circulatoire (Trousseau), action toxique
(Stewart), état névropathique voisin de l'épilepsie (Buzzard). Woakes admet
que l'estomac agit en troublant la circulation du labyrinthe ; la chaîne réflexe
serait formée par un rameau du pneumogastrique qui va au ganglion central
inférieur, par les branches partant de ce ganglion et innervant l'artère vertébrale qui irrigue le labyrinthe. Or le labyrinthe, cavité close, ne peut en définitive recevoir qu'une certaine somme de liquide sanguin à l'état sain, à plus
forte raison, s'il existe, ce qui n'est pas rare, quelque lésion limitant le jeu des
fenêtres. Le trouble circulatoire douteux dans ce cas est incontestable en cas
de congestion ou anémie cérébrale de cause mécanique ; il est probable dans
les cas où intervient un élément psychique notable, la peur, une suggestion, etc.

On ne peut préciser le mécanisme des vertiges toxiques, infectieux ou
diathésiques ; il y a parfois des lésions du nerf auditif ou des centres nerveux ;
parfois de l'oreille, comme dans la rougeole, les oreillons, la goutte, l'intoxication quinique, salicylique, etc.

Le vertige du mal de mer a toujours eu le privilége de donner naissance aux
explications les plus variées : ébranlement de la masse de l'encéphale, avec
production de mouvements inconscients (Purkinje), influence de la vue et des
sens en général (Darwin), anémie cérébrale (Pellarin), troubles circulatoires des

centres nerveux. (Wollaston), intoxication miasmatique (Sémanas), secousses
viscérales (Keraudren, Ferrier).

Il est plus aisé de comprendre les relations plus ou moins étroites qui
existent entre le vertige et certains symptômes qui souvent l'accompagnent.
Le voisinage des noyaux des nerfs oculo-moteurs et auditif explique bien les
mouvements oculaires constatés dans certains cas de vertige aural par de Cyon,
Jackson et Ferrier; de même peut s'expliquer par le voisinage avec le noyau
du pneumogastrique la fréquence des vomissements. Le centre vertigineux dit
Mac-Bride (*British Med. Journ.*, 1882), est en relation intime avec le centre
des vomissements; celui-ci est en directe connexion avec le nerf vague; une
irritation du pneumogastrique agit sur le cerveau produisant nausée ou
vomissement; de là irradie au centre physiologiquement voisin du vertige et
amène étourdissement; en cas de vertige auriculaire l'étourdissement est le
premier symptôme. Pour le vertige stomacal il ne vient que secondairement.
La conclusion de cette révision des données physiologiques est donc l'idée qui
nous a servi de point de départ. Le vertige reste sur maint point, sinon sur
tous, inexpliqué.

TRAITEMENT. Il n'existe pas à proprement parler de thérapeutique appropriée
au symptôme vertige; on ne peut agir avec efficacité qu'en remontant à la cause,
et nous avons déjà insisté à plus d'une reprise sur les difficultés que pouvait
présenter la multiplicité des conditions pathogéniques. Le chapitre consacré par
Guéneau de Mussy à l'étude du vertige, et si riche d'observations, montre à quel
point il faut savoir varier la gamme des traitements. Il convient donc de voir
au delà du trouble plus ou moins considérable qu'amène cette illusion des sens
avec tous les troubles qui l'accompagnent, et tirer de la maladie originelle les
indications thérapeutiques. Et c'est ici que la distinction clinique, adoptée par
G. de Mussy, en vertige congestif, anémique, nerveux, symptomatique et
toxique, peut rendre des services.

Pour le vertige toxique le traitement repose essentiellement sur l'axiome :
Sublatâ causâ, tollitur effectus.

Dans le vertige congestif il y a intérêt à combattre la déviation congestive
par tous les procédés de dérivation et de révulsion que nous possédons. Chez des
malades anciennement porteurs d'hémorrhoïdes, chez les femmes au moment
de la ménopause, des sangsues à l'anus, des suppositoires avec de l'émétique,
la ligature au-dessus des genoux, des sinapismes, des ventouses sèches, peuvent
donner de bons résultats; souvent aussi il est bon d'agir sur la partie inférieure
du tube digestif par des purgatifs à petites doses repétées, légèrement drastiques
et irritants, l'aloès, le jalap, ou par des toni purgatifs, comme la rhubarbe, sous
forme de pilules, de suppositoires, ou en lavement.

Inversement il est des malades qui, traités par des purgatifs, des saignées
locales ou générales pour combattre un vertige soit-disant congestif, voient
s'aggraver leur état et se multiplier les crises dans des proportions inquiétantes,
et ne guérissent que par l'emploi de toniques, d'amers, de préparations ferrugineuses, surtout de médications externes, hydrothérapie, lotions froides, par une
hygiène appropriée, enfin par tout ce qui peut combattre une anémie accrue par
un traitement mal dirigé.

Pour combattre le vertige nerveux il faut tout d'abord et principalement
soumettre le malade à un traitement hygiénique approprié, éviter les fatigues
de tête, les veilles, le travail excessif, les émotions, régulariser les fonctions

nutritives, conseiller les distractions, exercices modérés; voyage, l'absention du tabac, l'hydrothérapie ou les frictions sèches, les bains tièdes, prolongés dix et quinze heures (Krishaber).

Quelquefois de légères sinapisations sur les jambes donnent de bons résultats. Les indications internes sont souvent très-infidèles; cela dépend d'ailleurs de l'affection causale. S'agit-il des épileptiques, on doit recourir aux bromures, soit au bromure de potassium seul, soit au sirop polybromuré d'Yvon, mais il faut se rappeler qu'il est nécessaire d'employer des doses élevées et pendant longtemps pour arriver à un résultat sérieux. Chez les hystériques le traitement interne est souvent absolument infructueux, tandis que les douches froides font parfois merveille. Chez les simples névropathes il faut procéder par tâtonnement : c'est ainsi que la belladone, la valériane, le valérianate d'ammoniaque, l'alcoolature d'aconit, comptent à leur actif des succès et bien des revers ; plus rarement la caféine, la macération de café vert (Guéneau de Mussy), le thé, l'eau de mélisse, le camphre, ont réussi ; pendant les accès on peut recourir à l'éther ou aux infusions aromatiques, à l'arnica.

Moricourt (*Gaz. des hôpitaux*, 1881) a rapporté le cas d'un névropathe alcoolique, sujet à des attaques de vertige mental, qui, sensible à l'or, fut guéri par une solution de chlorure d'or au 50e prise pendant quelques mois.

Le cadre du vertige symptomatique est immense et nécessite bien des subdivisions ; c'est là d'ailleurs que souvent la thérapeutique donne les meilleurs résultats. Contre le vertige gastrique surtout on voit s'allonger une nombreuse pharmacopée. Trousseau recommandait en première ligne les amers et les alcalins. Si l'appétit est languissant, on peut employer les gouttes de Baumé de 1 à 4 gouttes avant le repas, la noix vomique, en teinture (5 à 10 gouttes), en extrait (5 à 25 centigrammes) ; la macération de quinquina ou de quassia amara, la décoction de colombo ou de gentiane, les infusés de placentaire ou de camomille, etc. Il faut de plus une alimentation substantielle. La dyspepsie gastralgique sera combattue par des narcotiques avant le repas, et des révulsions épigastriques. Dans d'autres cas, surtout chez les rhumatisants à dyspepsies acides, Trousseau conseillait de prendre soit, avant le repas, des paquets contenant : bicarbonate de soude 1 gramme, craie préparée 2 grammes, magnésie 1 gramme, delayés dans de l'eau, soit pendant, des eaux alcalines, Pougues, Vichy, Vals. Les préparations arsenicales réussissent parfois.

Les dyspeptiques arthritiques bénéficient aussi des cures d'eaux soit alcalines (Vichy, Pougues), soit thermales (Plombières, Luxeuil). Enfin presque toutes les formes de vertige dyspeptiques sont passibles d'exercices réguliers et de l'hydrothérapie (Guéneau de Mussy). Au contraire il faut éviter les purgatifs à répétition (Lasègne).

Les vertiges d'inanition disparaissent souvent comme par enchantement en prenant à temps un peu de nutrition : une tasse de bouillon, un verre de vin avec un biscuit (Trousseau). Enfin Debout (*Bull. de thérap.*, 1861) rapporte son observation personnelle en faveur du poivre cubèbe : des paquets de 2 grammes pris trois et quatre fois par jour le guérirent radicalement de vertiges d'origine gastrique déjà invétérés.

Dans un cas de vertige lié à une entérite pseudo-membraneuse Guéneau de Mussy obtint une guérison complète par une traitement complexe consistant en frictions sèches, suivies de lotions rapides sur tout le corps; ingestion deux fois par jour d'une tasse de décoction de colombo avec un paquet de poudre composé comme suit : magnésie 50 centigrammes, craie et bicarbonate de soude ââ 20 centigrammes, noix vomique 5 centigrammes, poudre de racine de belladone 2 centigrammes et enfin un lavement de guimauve additionné de glycérine.

Le vertige oculaire a été traité par Abadie (*loc. cit.*) au moyen de la belladone à doses progressives jusqu'à provoquer l'intolérance, et de l'hydrothérapie avec un complet succès.

Le vertige *ab aure læsa* réclame une série de traitements locaux selon l'affection causale : douches de Politzer, ténotomie du muscle tenseur du tympan (deux succès dus à Gruber et à Weber Liel, *Ann. des mal. de l'oreille et du larynx*, 1883-1884), exskion des polypes, pointes de feu mastoïdiennes, etc. La maladie de Ménière avait résisté aux traitements externes ou internes les plus variés, le salicylate de soude n'avait donné que des résultats médiocres (Gowers), quand le professeur Charcot eut l'heureuse idée d'employer le sulfate de quinine, en se basant sur ce fait que chez certains malades devenus sourds les vertiges avaient diminué ; il espérait ainsi provoquer une surdité artificielle ; il avait d'abord donné des doses variant de 50 centigrammes à 1 gramme par périodes prolongées ; un travail publié sous son inspiration par Feré et Demars (*Revue de médecine*, 1881) contient une série de graphiques qui mettent en relief la manière de procéder et la puissance de l'agent thérapeutique. Il faut administrer des doses de 60 à 80 centigrammes par pilules de 10 centigrammes pendant huit à dix jours, avec intervalles égaux, sans tenir compte de l'exaspération des phénomènes auriculaires, car d'habitude, quand on donne le sulfate de quinine dans ces conditions, aux bruits subjectifs s'ajoutent les bruits quiniques ; l'état vertigineux augmente lui-même quelquefois ; on suspend pendant un temps égal, on voit une rapide amélioration, puis on recommence ; une reprise du traitement amène une exacerbation moindre ; la deuxième suspension une amélioration plus notable, et ainsi de suite jusqu'à guérison complète.

Quant au vertige dû au mal de mer, on peut dire que, malgré tous les artifices imaginés, toutes les préparations employées, le remède est encore à trouver ; d'une manière générale, ce qui a donné les meilleurs résultats, ce sont les agents qui diminuent l'excitation des sens : chloral, morphine, bromures.

H. LEROUX.

BIBLIOGRAPHIE. — ABADIE. *Du vertige oculaire.* In *Progrès médical*, 1881. — AMANIEU *Vertige, siége et causes.* Thèse de Paris, 1871. — AXENFELD. *Traité des névroses*, édition revue par Huchard. — BAGINSKI. *Des phénomènes du vertige dans les lésions de l'oreille.* In *Revue de neurologie*, 1881. — BAIN. *The Senses and Intellect.* — BEEVOR. *On the Relation of the Aura Giddiness to Epileptic Seizures.* In *the Brain*, 1884. — BENEDIKT. *Nervenpathologie und Electrotherapie*, 1874. — BERTRAND. *Maladie de Ménière.* Thèse de Paris, 1874. — BLONDEAU. *Du vertige goutteux.* In *Archives de médecine*, 1857. — DU MÊME. *Du vertige stomacal.* In *ibidem*, 1858. — BONNAFONT. *Annales des maladies de l'oreille et du larynx*, 1882. — BONNENFANT. *Séméiologie du vertige dans les affections de l'oreille.* Thèse de Paris, 1874. — BOUCHERON. *Pseudo-méningite des jeunes sourds-muets.* In *Bulletin de l'Acad. des sciences*, 1884. — BOUCHUT. *Des vertiges épileptiques chez les enfants.* In *Gazette hebdom.*, 1877. — BOURNEVILLE et GUÉRARD. *Études sur la sclérose en plaques.* Paris, 1869. — BROWN-SÉQUARD. *Gazette hebdomadaire*, 1861. — BRUDENELL CARTER. *A Case of Vertige simulating Brain Disease.* In *Clinical Society Transactions*, 1875. — BRUNNER. *On Vertige occurring in Affections of the Ear.* In *Archives of Ophthalmology and Otology*, 1871. — BURNETT. *Philadelphia Medical Times*, 1882. — BUZZARD. *Lectures on the Diseases of the Nervous System.* — CHARCOT. *Leçons sur les maladies du système nerveux.* — DU MÊME. *Du vertige laryngé.* In *Gazette médicale*, 1876. — DU MÊME. *De la maladie de Ménière.* In *Progrès médical*, 1874. — DU MÊME. *Bull. de la Soc. de biologie*, 1876. — DU MÊME. *Gaz. des hôpit.*, 1881. — CHERCHEWSKY. *Contribution à l'étude des crises laryngées tabétiques.* In *Revue de médecine*, 1881. — CRUM BROWN. *Journal of Anatomy and Physiology*, mai 1872-1873. —

Cyon. *Recherches expérimentales sur les fonctions des canaux semi-circulaires.* Thèse de Paris, 1878. — David. *Le vertige paralysant.* In *Rev. médic. de la Suisse rom.*, févr. 1887. — Debout. *Coup d'œil sur certaines propriétés peu connues du poivre cubèbe.* In *Bull. de thérap.*, 1861. — Dreyfus-Brisac. *De quelques travaux récents relatifs aux oreillons.* In *Gazette hebdomadaire*, 1884.— Duchenne (de Boulogne). *Diagnostic différentiel des affections cérébelleuses et de l'ataxie locomotrice.* In *Gazette hebdomodaire*, 1864. — Duplay. *Revue critique de la maladie de Ménière.* In *Arch. de médecine*, 1872. — Duval (Mathias). *Bull. de la Soc. de biologie*, 1880. — Erlitsky. *Sur la structure du nerf auditif.* In *Revue de neurologie*, 1882. — Erlenmeyer. *Ueber einen Fall von Reflex-Schwindel.* In *Deutsche med. Woch.*, 2 novembre 1878. — Fasquelle. *Contribution à l'étude du vertige oculaire.* Thèse de Paris, 1883. — Féré et Bernard. *Des troubles nerveux observés chez les diabétiques.* In *Archives de neurologie*, 1882. — Féré et Demars. *Note sur la maladie de Ménière.* In *Revue de médecine*, 1881. — Ferrier. *Labyrinthine Vertigo. West Riding Lunatic Asylum Reports*, 1875. — Flourens. *Recherches expérimentales sur les propriétés et les fonctions du système nerveux dans les animaux vertébrés*, 1842. — Fournier. *De la pseudo-paralysie d'origine syphilitique.* In *Progrès médical*, 1877. — Friedberg. *Klinische und forensische Beiträge zu der Lehre von den Kopfverletzungen.* In *Virchow's Archiv für Pathologie, Anatomie und Physiologie*, 1861. — Gautier. *Étude clinique sur l'absinthisme chronique.* Thèse de Paris, 1882. — Gellé. *Étude clinique du vertige de Ménière dans ses rapports avec les lésions des fenêtres ovales et rondes.* In *Archives de neurologie*, 1882 à 1883. — Du même. Art. Surdité dans le *Dictionnaire de médecine et de chirurgie pratiques.* — Du même. *Pharyngite chronique rhumatismale.* In *Union méd.*, 25 mai 1884. — Gerlier. *Vertige paralysant.* In *Rev. méd. de la Suisse romande*, janv. 1887. — Giraudeau. *Des accidents vertigineux et apoplectiformes dans le cours des affections de la moelle.* Thèse de Paris, 1884. — Gowers. *On Auditory Vertigo.* In *Brit. Med. Journal*, 1876. — Du même. *Diagnosis and Treatment of Auditory Nerve vertigo.* In *Brit. Med. Journ.*, 1877. — Gruber. *Un cas de ténotomie du tenseur du tympan.* In *Annales des maladies de l'oreille et du larynx*, 1883. — Gruber. *Lehrbuch der Ohrenheilkunde.* Wien, 1870. — Guéneau de Mussy. *Clinique médicale de l'Hôtel-Dieu.* — Guye. *Du vertige de Ménière.* In *Revue mensuelle de médecine et de chirurgie*, 1881. — Haltenhoff. *Du Vertige paralysant.* In *Bull. de l'Acad. de méd.*, 10 mai 1887. — Hasse. *Handbuch der speciellen Pathologie und Therapie-Krankheiten des Nerven-Systems.* — Hermet. *De la surdité dans le tabes syphilitique.* In *Union médic.*, 14 juin 1886. — Hillairet. *Mémoires de la Soc. de biologie*, 1861. — Hinton. *On Labyrinthine Vertigo.* In *Guy's Hospital Reports*, 1875. — Immermann. *Ueber den Schwindel bei Erkrankungen der hinteren Schädelgrube und seine Abhängigkeit von reellen Schwankungen des Rumpfes.* In *Deutsches Archiv für klin. Med.*, 1865. — Hughlings Jackson. *Medic. Times*, 17 août 1872. *On Auditory Vertigo.* Ibid, 7 août 1875. — Du même. *An Adress on Ophthalmology in its Relations to General Medicin.* In *British Medical Journal*, 19 mai 1877. — Du même. *The Lancet*, 6 septembre 1873. — Du même. *Attacks of Giddiness with Deafness.* Ibid., 21 novembre 1874. — Du même. *Auditory Vertigo.* In *the Brain*, 1879. — Jourdanet. *Influence de la pression de l'air sur la vie de l'homme.* — Knapp. *A Clinical Analysis of the Inflammatory Affections of the Inner Ear.* In *Archiv of Ophthalmology and Otology*, 1871. — Krishaber. *Névropathie cérébro-cardiaque.* In *Dict. encyclopédique.* — Labadie-Lagrave. *Vertige auditif.* In *Gazette hebdomadaire*, 1875. — Ladreit de Lacharrière. *De la maladie de Ménière et du vertige dans les maladies de l'oreille.* In *Annales des maladies de l'oreille et du larynx*, 1875. Ibid., 1882. — Lancereaux. *De l'urémie.* In *Union méd.*, 15 mars 1887. — Laveran et Teissier. *Pathologie et clinique médicale*, 1881. — Lasègue. *Du vertige goutteux.* In *Gaz. des hôpitaux*, 1877. — Du même. *Études médicales*, 1884. — Lasbats. *Diagnostic différentiel des vertiges.* Thèse de Paris, 1875. — Lécorché et Talamon. *Études médicales*, 1881. — Lecoq. *Sur les accidents apoplectiformes qui peuvent compliquer le début, le cours et la fin de l'ataxie locomotrice.* In *Revue de médecine*, 1880. — Legrand du Saule. *La peur des espaces.* In *Gazette des hôpitaux*, 1877. — Léo. *Contribution à l'étude de la maladie de Ménière.* Thèse de Paris, 1876. — Lereboullet. *Le caféisme.* In *Gaz. hebdom.*, 25 septembre 1885. — Leube. *Vertige intestinal.* In *Deutsch. Arch. f. klin. Med.*, 1885, p. 323. — Leven. *Du vertige.* In *Mém. de la Soc. de biologie*, 1882. — Llewelyn Thomas. *The Lancet*, vol. II, p. 837, 1877. — Liégeois et Grevell. *Bienfaits du traitement hydrothérapique dans un cas d'irritation spinale.* In *Bull. méd. des Vosges*, avril 1887. — Liégeois. *A propos d'un cas de migraine ophthalmique.* Ibid., avril 1887. — Liveing. *On Megrim, Sickheadache and some allied Disorders.* London, 1872. — Luciani. *Fonctions of Cerebellum.* In *Brit. Med. Journ.*, 10 décembre 1884. — Marie et Walton. *Des troubles vertigineux dans le tabes.* In *Rev. de médecine*, 1882. — Mac Bride and James Alexandre. *Epilepsy-Vertigo and Ear Disease.* In *Edinb. Med. Journ.*, 1880. — Mac Bride. *Remarks on Physiology of Auditory Vertigo.* In *British Medical Journal*, 1882. — Ménière. *Mémoire sur les lésions de l'oreille interne, donnant lieu à des symptômes de congestion cérébrale et apoplecti-*

forme. In *Gazette médicale*, 1861. — MILLET. *Des vertiges chez les aliénés*. In *Annales médico-psychologiques*, 1884. — MORICOURT. *Vertige mental, pris pour un cas d'alcoolisme*. In *Gazette des hôpitaux*, 1880. — MONISSET. *Étude sur la pression intra-labyrinthique*. Thèse de Paris, 1878. — MOXON. *Influence of Nervous System on Circulation*. In *British Medical Journal*, 1881. — MURCHISON. *Leçons sur les maladies du foie*, trad. Cyr. — NOTHNAGEL. *Anæmia of Brain in Ziemssen's Encyclopedie*. — OHMEROD. *On Epilepsy in its Relation to Ear Disease*. In *Brain*, 1883. — PANAS. *Leçons sur les paralysies oculaires*, 1883. — PARKER. *On Vertigo*. In *Brain*, 1884. — PALASNE DE CHAMPEAUX. *Quelques réflexions sur les rapports du mal de mer et de la maladie de Ménière*. Thèse de Paris, 1881. — PARINAUD. *Paralysie des mouvements associés des yeux*. In *Archives de neurologie*, 1883. — PIERRET. *Contribution à l'étude des phénomènes céphaliques du tabes dorsal*. In *Revue mensuelle*, 1877. — PURKINJE. *Rust's Magazine*. 1827. — QUAIN. *A Dictionary of Medicine*, 1884. — RAMSKILL. *Reynold's System of Medicine*. — REVILLOUT. *Vertige auriculaire*. In *Gazette des hôpitaux*, 1880. — RICHET. *La peur*. In *Revue des Deux Mondes*, juillet 1880. — RINGER. *Handbook of Therapeutics*. — RITTI. *Les cérébraux*. In *Gazette hebdom.*, 1883. — ROBIN. *Des affections cérébrales consécutives aux lésions non traumatiques du rocher et de l'appareil auditif*. Thèse d'agrég. de Paris, 1883. — RUSSELL. *Illustration of Stomachic Vertigo*. In *Medical Times and Gazette*, 1880. — SANDRAS. *Traité des maladies nerveuses*. — SEMAL. *De la sensibilité générale et de ses altérations dans les affections mélancoliques*. In *Annales médico-psychologiques*, 1875. — SIGNOL et VULPIAN. *Mém. de la Soc. de biologie*, 1861. — SPRING. *Symptomatologie ou traité d'accidents morbides*. — TROUSSEAU. *Clinique médicale*, vol. III. — VOURY. *De la maladie de Ménière*. Thèse de Paris, 1874. — VULPIAN. *Maladies du système nerveux*. — WEBER LIEL. *Vertige auditif*. In *Annales des maladies de l'oreille et du larynx*, 1882. — DU MÊME. *Otalgies d'origine paludéenne locale dans la sphère auditive*. Ibid, 1870. — DU MÊME. Ibidem, 1884. — WOAKES. *On the Connexion between Stomachic and Labyrinthine Vertigo*. In *Lancet*, 8 décembre 1877. — WUNDT. *Éléments de psychologie physiologique*, 1886.

H. L.

VERSARI (CAMILLO). Médecin italien, né à Forli en 1802, occupa pendant vingt-cinq ans la chaire de pathologie générale de l'Université de Bologne. Ses opinions libérales lui avaient valu, au commencement de sa carrière, des persécutions et même de la prison. Il mourut à Bologne le 26 avril 1880. Ses travaux fort nombreux ont été publiés dans : *Opusc. della Soc. med. chir. di Bologna, Raccoglitore medico, Bulletino delle sc. med. di Bologna, Mem. dell' Accad. delle sc. di Bologna*, etc.

L. HN.

VERUMONTANUM. *Voy.* URÈTHRE.

VERVEINE (*Verbena* Tourn.). § I. **Botanique.** Genre de plantes qui a donné son nom à la famille des Verbénacées.

L'espèce type, *Verbena officinalis* L., appelée vulgairement *Verveine, Herbe sacrée*, est une herbe bisannuelle ou vivace, à feuilles opposées, pétiolées, profondément incisées ou pinnatifides, à lobes dentés ou crénelés. Ses tiges carrées, solitaires ou peu nombreuses, hautes de 5 à 8 décimètres, sont terminées, ainsi que les rameaux, par des épis grêles et lâches de petites fleurs alternes, subsessiles, de couleur lilas-bleuâtre, solitaires, à l'aisselle de bractées plus courtes que le calice. Celui-ci est tubuleux, à limbe partagé en quatre ou cinq dents. La corolle est gamopétale, subbilabiée, avec cinq lobes plus ou moins inégaux et émarginés. Les étamines, au nombre de quatre et didynames, sont renfermées dans le tube de la corolle. Le fruit est une capsule quadriloculaire, dont les loges monospermes ou *nucules* se détachent isolément à la maturité.

La Verveine officinale croît communément en Europe sur le bord des chemins herbeux, dans les lieux incultes, au pied des murs dans les villages. Elle a joué un grand rôle chez les Anciens, qui lui attribuaient des propriétés merveilleuses et qui la faisaient figurer dans leurs pratiques religieuses. On la considérait, entre autres, comme astringente, fébrifuge, céphalique, résolutive et vulnéraire. Les sorciers du moyen âge la faisait surtout entrer dans les philtres qu'ils préconisaient comme aphrodisiaques. Elle est tombée depuis longtemps dans un juste oubli. Cependant elle est encore employée dans les campagnes en cataplasmes contre les douleurs rhumatismales, le lumbago et les points de côté : à cet effet, on fait cuire la plante dans du vinaigre et on applique le cataplasme sur la région douloureuse.

La *Verveine-citronnelle*, qui appartient également à la famille des Verbénacées, est le *Lippia citriodora* Kunth (*voy.* Lippia).

La *Verveine puante* ou *Ambuya ambo* est le nom vulgaire, aux Antilles, du *Petiveria hexaglochin* Fisch. et May. (*voy.* Petiveria). Ed. Lef.

§ II. **Emploi.** La verveine officinale a joui autrefois d'une grande célébrité sous le nom d'*herbe sacrée*. Ce nom lui venait de l'emploi qu'en faisaient plusieurs peuples dans leurs actes religieux ou dans leurs pratiques superstitieuses et surtout du grand usage qu'en faisaient au moyen âge les sorciers et les magiciens. Les Anciens s'en servaient pour nettoyer les autels de leurs divinités et pour les aspersions d'eau lustrale. Les héraults d'arme en ceignaient leurs têtes lorsqu'ils allaient annoncer la paix ou la guerre. Avant de la cueillir les Druides faisaient un sacrifice à la terre. Au moyen âge, la verveine était aussi très-vénérée de ceux qui s'occupaient de divination, de magie ou de la composition des philtres.

Au demeurant, elle est faiblement aromatique dans toutes ses parties et un peu amère, ce qui n'indique pas qu'elle doive jouir de bien grandes propriétés médicinales, aussi est-elle tombée dans un juste oubli, tout au plus si elle reste encore employée dans la médecine rurale. Elle est cependant, par archaïsme sans doute, encore représentée dans les droguiers et dans les pharmacies. On récolte la plante entière en juin, juillet, à l'époque de la floraison, et on la fait dessécher.

Sous le nom de *verveine bleue* et de *verveine odorante* nous connaissons deux médicaments qui, doués de vertus plus accusées, semblent prendre dans la famille la haute situation qu'occupait autrefois en thérapeutique l'herbe sacrée : nous devons ici même en dire quelques mots.

La verveine bleue (*Verbena hastata*) est réputée sudorifique. La racine, qui a une saveur amère, astringente et nauséeuse, est la partie la plus active de la plante, mais on peut aussi employer les feuilles et les fleurs.

L'extrait fluide, préparé par les procédés ordinaires à l'aide de l'alcool dilué, se donne à la dose de 2 à 4 grammes (Weber, *Americ. Journ. Pharm.*, déc. 1885, p. 616).

La verveine odorante (*Verbena triphylla* L'Hérit.) est un arbrisseau originaire de l'Amérique méridionale et cultivé en Europe sous le nom vulgaire de *citronelle*, en raison du parfum agréable et spécial de ses feuilles, dans toute la région méditerranéenne, zone des orangers (*Lippia citriodora* Kunth). Les feuilles de cette plante séchées sont employées en infusion théiforme et donnent une préparation très-agréable. L'essence qu'on en retire par distillation dans la proportion de 3 à 5 par mille se rapproche beaucoup par sa constitution de celle de l'*Andropogon Schœnanthus*, graminée qui porte aussi le nom de citronelle.

Enfin, en terminant cette énumération thérapeutique des verveines médicinales, nous devons dire un mot de la verveine du Mexique (*Lippia mexicana*) récemment introduite dans l'art de guérir. Cette plante a été recommandée pour combattre l'athsme et la toux des phthisiques; elle a été étudiée par le docteur Podwisstzki de Dorpat (*Pharm. Zeit. für Russland*, t. XXI, p. 925). Il en a séparé une matière colorante cristallisable se rapprochant de la *quercétine*, une *huile essentielle oxygénée* et un *camphre* nommé par cet auteur *Lippiol*, qui paraît être le principe actif de la plante. Ce dernier produit étant très-volatil, il doit difficilement résister à la conservation et au transport. Sa composition répond à celle du *Menthol*. L'auteur conseille l'alcoolature (de plante fraîche) faite avec un alcool concentré capable de dissoudre le camphre et l'essence (lippiénol) : une partie de fleurs et feuilles et neuf d'alcool.   ÉDOUARD HECKEL.

VERZASCHA (BERNHARD). Naquit à Bâle au mois de décembre 1627. Il fit ses études médicales sous la direction de son père, qui était médecin à l'Université de sa ville natale. Il voyagea ensuite en Allemagne, en Hollande, en Angleterre et en France, prit le grade de docteur en médecine à Montpellier, et alla se fixer à Bâle. Il devint sénateur, inspecteur des écoles et archiâtre, et eut une clientèle étendue. Il mourut en 1680. Verzascha a publié un recueil d'observations dans lequel il y a des faits curieux, mais trop souvent déparés par une polypharmacie exubérante (Dézeimeris).

I. *Lazari Riverii medicina practica in succinctum comp. contracta.* Basileae, 1663, in-8°. — II. *Centuria prima observ. medicarum*, etc. Basileae et Amstel., 1677, in-8°. — II. *Neu vollkommenes Kräuterbuch*, etc. Basil., 1678, in-fol.   — L. HN.

VÉSALE (ANDRÉ). Le restaurateur de l'anatomie, naquit d'une famille d'origine allemande, le 31 décembre 1514, à Bruxelles. Il étudia le latin et le grec à Louvain, puis la médecine à cette Université, à celle de Montpellier et à celle de Paris, où il eut pour maîtres Guido Guidi, Jacques Dubois et Gauthier d'Andernach. Son zèle pour l'anatomie lui faisait mépriser les préjugés et les exigences de son temps; on le vit passer des nuits entières à déterrer des cadavres, soit à la butte de Montfaucon, soit au cimetière des Innocents. La guerre le força de revenir à Louvain où il enseigna l'anatomie, puis, en 1534, il entra comme chirurgien dans l'armée de l'empereur. Il prit le bonnet de docteur à Bâle en 1537, et deux ans après fut appelé à occuper la chaire d'anatomie à Padoue; il la conserva jusqu'en 1546 et fit dans l'intervalle des leçons à Bologne et à Pise, et même à Bâle (1542), lorsqu'il surveillait l'impression de son grand ouvrage : *De humani corporis fabrica, libri* VII. Bâle, 1543, in-fol., avec très-belles figures; Zurich, 1551, 1573, in-fol.; Bâle, 1555, 1563, in-fol.; Paris, 1564, in-fol.; Venise, 1568, in-fol., et nombreuses éditions, puis du *De corporis humani fabrica librorum epitome*, Basileae, 1542, in-fol., avec plusieurs autres éditions. Paris, 1560, in-8°; Cologne, 1600, in-fol.; Amsterdam, 1642, in-fol.; Bâle, 1642, in-fol. max., etc.

En 1546, de retour à Bâle, il y enseigna quelque temps. La publication de son grand ouvrage souleva une tempête contre lui; Sylvius et Eustachi (de Rome), surtout, l'attaquèrent avec violence; pour répondre au dernier, il revint en Italie. Depuis 1543 Vésale était le premier médecin de Charles-Quint, qui sut le protéger contre ses ennemis; il occupa la même charge auprès de son successeur Philippe II, et pendant quelque temps jouit d'une position brillante à la cour de Madrid; ses succès dans la pratique étaient extraordinaires. Mais il commit la faute de révéler dans des écrits les scandales du clergé : à partir de ce moment ses ennemis devinrent innombrables. Pour leur échapper il fit un pèlerinage à Jérusalem en 1564; au retour, il fit naufrage sur les côtes de l'île de Zante et mourut peu après, le 15 octobre 1564.

Outre les ouvrages déjà cités, nous mentionnerons de Vésale ses six planches anatomiques (Venise, 1538, in-fol.) et : *Anatomicarum Gabrielis Fallopii observationum examen.* Madrid, 1561, in-4°; Venise, 1564. — *Chirurgia magna in septem libros digesta.* Venise, 1569, in-8°, etc.   L. Hn.

VÉSANIE. *Voy.* Aliénation mentale, Folie, etc.

VESCE (*Vicia* Tourn.). Genre de plantes de la famille des Légumineuses-Papilionacées, qui a donné son nom au groupe des Viciées. Ce sont des herbes annuelles, bisannuelles ou vivaces, à tiges anguleuses ou subcylindriques, grêles, le plus souvent grimpantes et s'accrochant aux corps voisins à l'aide de cirrhes ou de vrilles rameuses que portent les feuilles. Celles-ci, paripinnées, à folioles ordinairement très-nombreuses, sont pourvues de stipules libres, de forme variable, souvent semisagittées. Les fleurs, de couleur purpurine, rose ou bleue, plus rarement blanche ou jaune, sont tantôt solitaires ou géminées, tantôt disposées en grappes portées sur des pédoncules naissant au niveau de l'aisselle des feuilles. Le calice est tubuleux-campanulé, à cinq divisions presque égales; la corolle est papilionacée avec dix étamines diadelphes ou monadelphes, et l'ovaire, uniloculaire, est surmonté d'un style filiforme, plus ou moins pubescent. Le fruit est une gousse presque cylindrique ou un peu comprimée, renfermant un nombre variable de graines subglobuleuses, à embryon dépourvu d'albumen.

Les *Vicia* croissent dans les régions tempérées de l'hémisphère boréal. L'espèce la plus importante est le *V. sativa* L., ou *Vesce commune, Barbette*, que l'on cultive en grand depuis les temps les plus reculés, à cause de ses graines dont l'embryon féculent, riche en *légumine*, est plus ou moins alimentaire. Ces graines servent surtout à nourrir les pigeons et les volailles (poules, dindons, canards, etc.). On les donne quelquefois aux chevaux en guise d'avoine. La plante entière constitue un assez bon fourrage, recherché surtout des bœufs et des moutons.   Ed. Lef.

VÉSICAL (Plexus). *Voy.* Sympathique.

VÉSICALES (Artère et Veines). *Voy.* Vessie (*Anatomie*).

VÉSICATOIRES. On donne le nom de *vésicatoires* aux médicaments qui, appliqués sur la peau, déterminent une sécrétion séreuse par laquelle l'épiderme est soulevé, de manière à former une ampoule. Par extension, on donne parfois le même nom à la plaie produite par le vésicatoire, lorsque l'épiderme a été enlevé.

Les vésicatoires sont des agents précieux de révulsion, dont on fait un fréquent usage.

Le moyen de vésication le plus employé est l'emplâtre vésicatoire, étendu sur du sparadrap. On se sert aussi de taffetas vésicants.

On peut appliquer les vésicatoires sur toutes les parties du corps, mais les lieux de prédilection sont les bras, l'abdomen, les cuisses, le dos, la nuque.

Le vésicatoire étant préparé d'après l'indication du médecin, on l'applique sur la peau, ou place par-dessus une compresse et on assujettit le tout à l'aide d'une bande. Parfois on se contente de bandelettes de diachylon, qui se croisent et dépassent le vésicatoire pour venir s'appliquer sur la peau.

Chez certaines personnes, l'application d'un médicament cantharidé est une cause d'irritation de la vessie. Dans ce cas, on prescrit ordinairement de saupoudrer de camphre la préparation. Le camphre pulvérisé s'étend mal sur une surface emplastique; on obtient un meilleur résultat en se servant d'un éthérolé concentré de camphre : l'éther se volatilise rapidement, et le camphre reste à la surface sous forme d'une couche uniforme et impalpable.

Le vésicatoire est *volant* ou *permanent*.

Dans le premier cas, on enlève le vésicatoire au bout de huit à dix heures; on perce l'ampoule sans enlever la peau, et on applique sur celle-ci du papier brouillard enduit de cérat.

Dans le second cas, on n'enlève l'emplâtre qu'après douze, quinze et même vingt heures d'application; on fait écouler la sérosité, on détache l'ampoule avec des ciseaux, puis on panse la plaie, le premier et le second jour avec du papier ou une feuille de poirée enduite de cérat; les jours suivants, avec une pommade épispastique, ou mieux encore avec des papiers ou des taffetas épispastiques, qu'on découpe en morceaux de grandeur convenable.

Autant que possible, à moins d'indications spéciales, le pansement doit être fait promptement et toutes les vingt-quatre heures ; il ne faut pas laver la surface de la plaie, mais se contenter de l'essuyer légèrement.

Quelquefois il se forme à la surface de la plaie une membrane blanche, couenneuse, qui entrave la suppuration. Lorsque ce cas se présente, on prescrit un cataplasme par-dessus le pansement et on enlève ensuite facilement la membrane. La plaie est elle rouge, très-enflammée, douloureuse, on prescrit encore des cataplasmes émollients. Enfin, lorsque la sérosité est fétide, on peut se servir de compresses de charbon ou de compresses chlorurées. Quant aux bourgeons charnus, aux excroissances fongueuses, qui se forment quelquefois au pourtour des plaies, on les détruit avec les cautères ordinaires, notamment avec l'alun calciné.

Lorsqu'on veut supprimer un vésicatoire permanent, il convient de le faire graduellement, en se servant de pommades ou de taffetas de moins en moins énergiques, avant de les supprimer tout à fait.

Les compresses au charbon se préparent en délayant du charbon animal en poudre dans une solution gommeuse et en trempant dans ce mélange des morceaux d'étoffe qu'on fait ensuite sécher.

Les compresses chlorurées s'obtiennent en délayant du chlorure de chaux dans l'eau, trempant dans la dissolution les morceaux d'étoffe ou le papier de soie; on fait ensuite sécher à l'étuve.

Quant aux compresses de papier, dont on se sert souvent en guise de linge, pour les vésicatoires et les cautères, elles sont formées de papier de soie sans colle, spongieuses, pliées en quatre.

Le *vésicatoire de Trousseau* est formé d'une rondelle de papier Joseph, qu'on imbibe d'extrait éthéré de cantharides en consistance huileuse; on applique cette rondelle sur une autre rondelle de sparadrap de dimensions un peu plus considérables. Après sept à huit heures d'application, l'épiderme doit être soulevé.

Le *vésicatoire de Bretonneau* est une pâte molle formée de cantharides en poudre et de q. s. d'huile d'olives. On l'étend sur du sparadrap, qu'on recouvre ensuite de papier brouillard. Cette préparation est très active.

Mais la préparation la plus usitée est l'emplâtre vésicatoire du *Codex* :

EMPLÂTRE VÉSICATOIRE

Résine élémi.	100 grammes.
Huile d'olive.	40 —
Onguent basilicum . . . . : . .	500 —
Cire jaune.	400 —
Cantharides en poudre fine.	420 —

On fait fondre la résine élémi dans l'huile d'olive, on ajoute l'onguent basilicum et la cire jaune ; lorsque la masse est fondue, on passe, on évapore les cantharides et on remue jusqu'à ce que la masse commence à se figer.

Au moment du besoin, on étend en couche mince et uniforme cette préparation sur du sparadrap diachylon gommé.

L'emplâtre vésicatoire contient environ le tiers de son poids de poudre de cantharides. Il en est de même de la préparation connue sous le nom de mouches de Milan.

MOUCHES DE MILAN

Cantharides en poudre très-fine.	50 grammes.
Poix blanche et cire jaune.. . . . . āā 50	—
Térébenthine de Mélèze	10 —
Essence de lavande et de thym. . . . . āā 1	—

On fait fondre ensemble la poix blanche et la cire ; on passe à travers une toile, on incorpore les cantharides et on fait digérer le mélange pendant deux heures à la chaleur du bain-marie. On ajoute alors la térébenthine et, lorsqu'elle est fondue, on retire du feu, en ayant soin d'agiter continuellement, jusqu'à ce que la masse soit à demi refroidie : c'est alors seulement qu'on aromatise avec les huiles volatiles.

A moins d'indications spéciales, la masse emplastique est divisée par petites boules aplaties, du poids de 1 gramme environ ; on enveloppe chacune d'elles dans un morceau de taffetas noir, de 6 centimètres de diamètre environ, et replié sur lui-même.

Au moment du besoin, on ouvre le taffetas, on étend l'emplâtre, en ayant soin de laisser un rebord suffisant. On place sur l'endroit désigné une ou plusieurs mouches, qu'on recouvre d'une compresse. On enlève les mouches lorsqu'elles cessent de produire de la sérosité et qu'elles se détachent d'elles-mêmes. On les renouvelle au besoin.

La formule précédente est celle du *Codex* français. Sauf l'axonge, c'est la même que celle de Mouchon, pharmacien à Lyon, ville où l'on fait un grand usage de cette préparation, ainsi que dans le Midi de la France et en Italie.

Pessina, de Milan, a donné la formule suivante :

Colophane pure.	9
Térébenthine.	9
Cantharides, euphorbe pulvérisée et styrax liquide..	āā 1

On fait fondre ensemble la colophane et la térébenthine, puis on ajoute les autres substances et on agite pour avoir un mélange exact. EDME BOURGOIN.

VÉSICATOIRE. EMPLÂTRE. *Voy.* RÉVULSION.

VÉSICOPLASTIE. *Voy.* URINAIRES (*Fistules*).

VÉSICO-PROSTATIQUE (PLEXUS). *Voy.* SYMPATHIQUE.

VÉSICO-RECTALES (FISTULES). *Voy.* URINAIRES (*Fistules*).

VÉSICO-UTÉRINES (FISTULES). *Voy.* URINAIRES (*Fistules*).

VÉSICO-VAGINALES (FISTULES). *Voy.* URINAIRES (*Fistules*).

VÉSICULAIRE (*Vesicularia* Thomps.). Genre de Bryozoaires marins, de l'ordre des Stelmatopodes.

Les Vésiculaires forment par leur réunion des colonies ramifiées, rampantes ou dressées. Les zoœcies, isolées et sessiles, ont la forme de vésicules ovoïdes, allongées, à orifice buccal terminal, entouré de huit à quatorze tentacules et fermé par une couronne de soies, lorsque la gaîne des tentacules s'invagine.

Comme espèces principales de ce genre nous citerons le *V. spinosa* Johnst., des côtes de la Manche, et le *V. uva* L., de la mer du Nord et de la Baltique.   ED. LEF.

VÉSICULAIRE (MURMURE). *Voy.* AUSCULTATION, p. 266, et POUMONS.

VÉSICULE. *Voy.* CELLULE, DERMATOSES.

VÉSICULE BILIAIRE. *Voy.* BILIAIRE.

VÉSICULE GERMINATIVE. *Voy.* ŒUF, OMBILIC.

VÉSICULE DE GRAAF. *Voy.* ŒUF, OVAIRE.

VÉSICULE OMBILICALE. *Voy.* BLASTODERME, EMBRYON.

VÉSICULE SÉMINALE *Voy.* SPERMATIQUES (*Voies*).

VESLING (JOHANN). Très-habile anatomiste, né à Minden, en Westphalie, l'an 1598, mort à Padoue, le 30 août 1649. Il étudia à Vienne, fit un voyage scientifique dans le Levant, puis en 1628 vint enseigner à Venise; il obtint en 1632 la première chaire d'anatomie de l'Université de Padoue et fut chargé peu après de la direction du jardin botanique. En 1648, il fit un nouveau voyage dans le Levant. Son meilleur ouvrage a pour titre : *Syntagma anatomicum, publicis dissectionibus in auditorum usum aptatum.* Padoue, 1641, 1647, 1651, 1677, in-8°, et grand nombre d'autres éditions et de traductions. Nommons encore : *De pullitione Ægyptiorum et aliae observationes anatomicae et epistolae medicae posthumae* (Copenhague, 1644, in-8°; La Haye, 1740, in-8°), sans compter divers opuscules de botanique.   L. HN.

VESPA (GIUSEPPE DI). Médecin italien, né à Pianca Stagniajo, province de Sienne, le 6 janvier 1727, étudia à Florence et à Paris, où il se lia avec Levret

De retour à Florence en 1760, il obtint la chaire d'obstétrique nouvellement créée et publia : *Dell' arte ostetricia trattato*, etc., Firenze, 1761. Il passa ensuite à Pise avec le titre de professeur d'accouchements, mais continua ses leçons à Florence. Il mit au monde tous les enfants de l'empereur Léopold II, du grand-duc Ferdinand de Toscane et de l'empereur François II. Les honneurs ne lui manquèrent pas ; il mourut à Vienne, le 22 janvier 1804.   L. Hn.

VESPERTILION. Les Chauves-Souris (*voy.* ce mot) de genre Vespertilion (*Vespertilio* Keys et Blas.) se distinguent par leur tête déprimée au sommet, leur museau effilé, percé à son extrémité d'ouvertures nasales en forme de croissants, leurs oreilles divergentes aussi longues ou même plus longues que la tête et munies d'un oreillon étroit, pointu et recourbé en dedans, leurs mâchoires armées de quatre incisives supérieures et de six incisives inférieures, leurs ailes relativement assez développées et rattachées au cou-de-pied, au talon ou à la base des orteils, et leur queue généralement allongée et complétement enveloppée dans la membrane fémorale. Elles forment un groupe d'une quarantaine d'espèces qui est répandu dans les régions tropicales et tempérées des deux hémisphères et qui forme avec les genres *Synotus, Plecotus, Vesperugo, Atalapha, Harpyocephalus*, etc., la famille des Vespertilionidés, une des plus importantes de l'ordre des Chiroptères.

Dans notre pays on rencontre plusieurs espèces de Vespertilions, le Vespertilion de Daubenton (*V. Daubentonii* Leist.), le Vespertilion de Natterer (*V. Nattereri* Kuhl), le Vespertilion moustac (*V. mystacinus* Leist.), le *Vespertilion de Bechstein* (*V. Bechsteinii* Leist), le Vespertilion murin (*V. murinus* Schreb.), qui mesurent de 8 à 12 centimètres de long sur 20 à 58 centimètres d'envergure et qui diffèrent les uns des autres par la forme et la proportion des oreilles et de la queue, les teintes brunes ou rougeâtres du corps et des membranes alaires, etc. Ces Chauves-Souris se réunissent en grand nombre pour hiverner dans de vieux bâtiments ou dans des cavernes et ne sortent de leurs retraites qu'à l'approche de la belle saison, car elles redoutent beaucoup les intempéries. Les unes ne sortent qu'à la nuit close pour faire la chasse aux phalènes et aux phryganes, tandis que d'autres circulent au clair de lune ou même avant le coucher du soleil. Leur vol est léger, mais brusque et saccadé.   E. Oustalet.

BIBLIOGRAPHIE. — Fati (V.). *Faune des Vertébrés de la Suisse*, t. I. *Mammifères*, 1869, p. 81. — Dobson (G.-E.). *Cat. of the Chiroptera of the Brit. Mus.*, 1878, p. 284.   E. O.

VESSE-DE-LOUP. Nom vulgaire sous lequel on désigne indistinctement les Champignons du groupe des Lycoperdacées (*voy.* ce mot).   Ed. Lef.

VESSIE. § I. **Anatomie descriptive.** *Vesica*; κύστις; allemand, *Blase, Harnblase*; anglais, *Bladder*; italien, *vesica*; espagnol, *vejica*.

La vessie est un réservoir musculo-membraneux dans lequel l'urine s'accumule jusqu'au moment où, le besoin d'uriner se faisant sentir, ses parois réagissent sur le contenu pour l'expulser.

Intermédiaire aux uretères et à l'urèthre, elle est située dans le petit bassin, derrière la symphyse du pubis, au devant et au-dessus du rectum chez l'homme, au devant de l'utérus et au-dessus du vagin chez la femme. Chez le fœtus et le nouveau-né, elle déborde le bassin et remonte dans l'abdomen, mais, comme son diamètre vertical diminue tandis que celui du pubis augmente, il en résulte qu'à la fin de la deuxième année déjà, du moins d'après M. Sappey, elle est logée entièrement dans l'excavation pelvienne.

I. *Moyens de fixité*. La vessie est fixée en haut par l'ouraque et les artères ombilicales, en arrière et latéralement par le péritoine, en bas par la prostate chez l'homme et le vagin chez la femme, en avant par des bandelettes désignées improprement sous le nom de ligaments antérieurs de la vessie. L'ouraque (*ligam. vesicæ medium, ligam. urachi s. suspensorium*) s'étend du sommet de la vessie à l'ombilic auquel il adhère. Il a la forme d'un cordon épais de 1 à 2 millimètres à son origine vésicale, mais il devient ensuite de plus en plus mince en se dirigeant vers la cicatrice ombilicale qu'il n'atteint pas et à laquelle il est rattaché par des filaments conjonctifs et élastiques, denses et résistants. L'ouraque représente le reste d'un canal qui mettait primitivement en communication la vésicule allantoïde avec la cavité vésicale et qui s'oblitère ordinairement vers le milieu de la grossesse; il arrive parfois qu'il demeure perméable chez l'adulte sur toute sa longueur; on retrouve du reste presque constamment, à toutes les périodes de la vie, des vestiges du canal primitif. D'après Barkow (*Anat. Untersuch. über die Harnblase des Menschen*. Breslau, 1858), l'ouraque ne se continuerait directement avec le sommet de la vessie que 1 fois sur 6; le plus communément il naîtrait de la paroi antérieure à une distance du sommet comprise entre 4 et 20 millimètres; une seule fois cet anatomiste l'a vu partir de la paroi postérieure à 2 centimètres au-dessous du sommet.

Les cordons oblitérés des deux artères ombilicales (*ligamenta vesicæ lateralia*) contribuent aussi à fixer la vessie à l'ombilic et à la paroi antérieure de l'abdomen. Ces vaisseaux, devenus imperméables après la naissance, à partir du point où ils quittent la vessie, ne sont également reliés à la cicatrice ombilicale que par un ensemble de petits ligaments dont le mode de formation, la texture, ont été particulièrement étudiés par Robin (*Mémoire sur la rétraction, la cicatrisation et l'inflammation des vaisseaux ombilicaux*, etc. *Mém. de l'Acad. de méd.*, t. XXIX, p. 591). Généralement, les cordons qui font suite aux artères ombilicales sont confondus sur la ligne médiane en un faisceau unique sur lequel s'insère aussi l'ouraque. Par suite de leur rétraction progressive vers la symphyse du pubis dans les premiers mois qui suivent la naissance, l'ouraque et les artères ombilicales perdent de leur résistance : aussi chez l'adulte ces ligaments n'attachent-ils plus aussi solidement le sommet de la vessie contre la paroi antérieure de l'abdomen. Le réservoir urinaire peut donc s'incliner en arrière et le péritoine s'insinuer entre sa face antérieure et les muscles abdominaux.

Outre l'appareil ligamenteux dont il vient d'être question, nous avons encore à signaler la séreuse péritonéale qui adhère à la vessie par un tissu cellulaire assez dense en arrière, plus lâche sur les côtés.

Sous le nom de ligaments antérieurs de la vessie on comprend une série de bandelettes de structure assez complexe, qui attachent cet organe à la paroi postérieure de la symphyse. C'est d'abord l'extrémité antérieure de l'aponévrose supérieure du périnée, qui embrasse le col de la vessie pour aller s'insérer de chaque côté de la symphyse, un peu au-dessus du milieu de sa hauteur, à un épaississement fibreux désigné par Henle sous le nom d'arc tendineux du fascia pelvien. Ce sont ensuite des languettes tendineuses qui font suite aux fibres longitudinales antérieures de la vessie et qui se confondent en partie avec les faisceaux aponévrotiques précédents dont elles partagent les insertions ; ce sont enfin deux faisceaux musculaires pairs et symétriques, les muscles pubio-vésicaux, qui s'attachent également sur cette extrémité antérieure de l'aponévrose pelvienne et qui se dirigent ensuite en arrière et en dedans pour s'entre-croiser à la partie inférieure de la face antérieure de la vessie, sur sa ligne médiane. On voit donc que ces ligaments antérieurs représentent un ensemble de fibres aponévrotiques tendineuses et musculaires. Ils circonscrivent, avec la symphyse du pubis d'une part et la face antérieure de la vessie d'autre part, un espace quadrilatère ou elliptique rempli de tissu cellulo-graisseux.

Il reste encore à mentionner l'adhérence de la vessie avec la prostate, qui fait qu'elle participe en bas et en avant à l'immobilité de cette glande ; chez la femme, la paroi antérieure du vagin soutient moins bien le réservoir urinaire.

Malgré ces moyens de fixité, la vessie peut se déplacer et faire hernie à travers les téguments, ainsi qu'on le verra dans le chapitre consacré à la pathologie.

II. *Forme.*   Chez le fœtus et le nouveau-né, la vessie a un aspect fusiforme, qu'elle doit à son mode de développement.

Chez l'adulte, c'est à l'état de plénitude un ovoïde dont la grosse extrémité se dirige en bas : son diamètre vertical est le plus long, l'antéro-postérieur le plus court. Quelquefois cependant le vertical ne dépasse pas le transversal ; plus rarement enfin celui-ci est supérieur au premier ; ce dernier mode de configuration se rencontre exceptionnellement chez l'homme ; il est plus commun chez la femme. Ainsi, d'après Barkow, tandis que sur sept vessies d'homme deux seulement présentaient un diamètre vertical inférieur au diamètre transverse, chez la femme au contraire, dans plus de la moitié des cas, le diamètre transversal égalait le vertical ou le dépassait. Dans ce dernier cas, on remarque alors sur les faces latérales de la vessie deux saillies arrondies dont l'une est ordinairement plus prononcée que l'autre et l'organe devient asymétrique ; c'est ce que Barkow a constaté chez la femme 21 fois sur 55 cas.

Faut-il attribuer cette configuration de la vessie à l'influence de la grossesse ? mais elle s'observe aussi quelquefois chez l'homme, ou bien elle fait défaut chez des femmes qui ont eu plusieurs enfants. Barkow a supposé que la diminution du diamètre vertical de la vessie dans le sexe féminin était due à des contractions fréquentes des fibres longitudinales postérieures de cet organe qui se produiraient même en dehors de la gestation, en même temps que les contractions du conduit utéro-vaginal. Peut-être cette prédominance du diamètre transversal est-elle, comme le pense Henle, un caractère congénital de la vessie chez la femme, lié aux dimensions plus considérables du bassin.

Lorsqu'on pratique des coupes sur des cadavres congelés, la vessie a souvent une forme irrégulière, à cause de l'aplatissement dû aux organes voisins. Mais il est probable que pendant la vie, en raison de son élasticité, elle résiste aux pressions exercées par l'utérus et l'intestin. Ainsi, sur un cadavre que la congélation avait surpris au moment de la rigidité cadavérique, Henle a trouvé que la vessie moyennement dilatée avait la forme d'un ellipsoïde régulier.

Toutefois, à l'état de vacuité sur le cadavre, la vessie prend ordinairement la forme d'un triangle isocèle à base inférieure dont les deux faces regardent l'une en avant, l'autre en arrière, et dont les bords sont arrondis et curvilignes.

En raison de la forme générale de l'organe, on lui distingue un corps et un col, un sommet et une base ou bas-fond.

III. *Direction.* La vessie se dirige de haut en bas et d'avant en arrière, suivant une ligne qui s'étendrait de la partie inférieure de l'hypogastre vers la partie centrale du plancher de l'excavation pelvienne. Elle s'incline d'autant plus en avant et en bas qu'elle est plus rétractée. Son sommet ne répond pas toujours à la ligne médiane, mais il peut se dévier soit à droite, soit à gauche. Lorsqu'elle est très-dilatée, son grand axe est parallèle à peu près à celui du détroit supérieur (Sappey).

IV. *Capacité.* Elle est d'environ 500 à 600 centimètres cubes, d'après Sappey, de 200 à 400 seulement, d'après Krame. Barkow a trouvé qu'elle pouvait varier normalement entre 500 et 1375 centimètres cubes. Mais, d'après Sappey, les vessies qui admettent de 600 à 800 ou 1000 centimètres cubes doivent être considérées comme offrant une capacité au-dessus de la moyenne.

Le grand diamètre d'une vessie dilatée est de 13 à 15 centimètres (Barkow), de 12 à 13 (Sappey). D'après ce dernier anatomiste, le diamètre transversal dans les mêmes conditions est de 9 à 10 centimètres, l'antéro-postérieur de 8. MM. Guyon et Henriet ont montré que, lorsque la vessie se distend, c'est le diamètre transversal qui arrive le premier à son maximum et atteint au plus 10 centimètres. Ce maximum est à peu près à égale distance du sommet de la vessie et de la région cervicale, peut-être un peu plus rapproché de cette dernière. Aussi des corps longs de 6 à 8 centimètres tendent généralement à se placer dans le sens du diamètre transverse, tandis que des corps étrangers suffisamment rigides de 10 à 12 centimètres ne peuvent se loger que dans une vessie distendue et suivant un diamètre vertical ou oblique (*Ann. des maladies des organes génito-urin.*, avril 1884).

Chez le fœtus et l'enfant la vessie est relativement plus volumineuse que chez l'adulte. Chez la femme, plus esclave des bienséances sociales, elle serait, d'après la plupart des auteurs, plus développée que chez l'homme, mais l'examen comparatif des viscères dans les deux sexes, dit M. Sappey, démontrerait plutôt le contraire. Barkow soutient également d'une façon positive que tous les diamètres de la vessie chez la femme sont inférieurs à ceux de l'homme.

Quand, à la suite de rétention prolongée, la vessie remplit l'hypogastre ou même s'élève jusqu'à l'ombilic, elle devient assez vaste pour contenir jusqu'à 5 à 6 litres d'urine, et même quelquefois davantage encore.

Mais dans ces cas pathologiques la vessie subit une dilatation lentement progressive. Lorsque la distension est un peu rapide, comme celle qu'on produit en poussant des injections vésicales, on est loin d'arriver à un chiffre aussi élevé, ainsi que l'a montré M. Bouley (*Étude historique, expérimentale et critique, sur la taille hypogastrique.* Thèse de Paris, 1883). La rupture du viscère arrive quand on injecte en moyenne 1300 grammes ; le minimum nécessaire a été de 850 grammes chez un sujet de quarante-huit ans, le maximum, de 1700 grammes chez un autre de cinquante ans.

V. *Surface externe et rapports.* La vessie est un organe dont les rapports se modifient à chaque instant suivant son état de plénitude ou de distension.

Rappelons d'abord que, d'après Retzius, les mouvements de l'organe s'accompliraient dans une cavité que cet anatomiste a décrite sous le nom de cavité prépéritonéale et à laquelle il a assigné les limites suivantes : en haut, les arcades semi-lunaires de Douglas, en avant, la face postérieure des muscles grands droits, en arrière, le péritoine doublé du fascia transversalis qui, se réfléchissant avec la séreuse, irait en arrière de la vessie se confondre avec le fascia pelvien ; sur les côtés enfin cette cavité serait circonscrite par les adhérences du péritoine et du fascia transversalis avec les bords externes des muscles droits, le long desquels les piliers de l'arcade de Douglas se prolongeraient jusqu'au pubis. D'après la description de Retzius, la vessie, lorsqu'elle se distend, se meut dans cette loge, comme le muscle oculaire, par exemple, se meut dans la capsule de Tenon.

Mais M. Bouilly, qui a fait une étude spéciale de cette question (thèse d'agrégation, 1881), n'a pas confirmé cette description de Retzius. Voici en résumé ce qu'il a constaté. A partir de l'arcade de Douglas, qui n'est autre chose, comme on sait, que le bord inférieur de la gaîne postérieure des muscles grands droits, on ne trouve plus en arrière de ces muscles qu'une toile fibro-celluleuse ordinairement assez résistante en haut, de plus en plus mince vers le pubis et représentant la partie médiane affaiblie du fascia transversalis. Mais au niveau de l'arcade le tissu cellulaire sous-péritonéal, qui était peu abondant depuis l'ombilic, s'épaissit et se dédouble en deux feuillets, l'un antérieur qui forme un plan prévésical, l'autre postérieur qui va avec la séreuse se porter en arrière de la vessie. C'est entre ces deux couches que le viscère exécute ses mouvements d'ascension. Ce tissu, outre qu'il embrasse la vessie dans son intervalle, présente encore cette disposition spéciale d'adhérer supérieurement à l'arcade de Douglas et par son intermédiaire aux bords externes des muscles droits. Mais, comme l'arcade ne se prolonge inférieurement par ses piliers que dans une longueur de 2 à 3 centimètres seulement, son adhérence avec le tissu sous-péritonéal n'a lieu que dans l'étendue correspondante et par conséquent ne se poursuit pas jusqu'au pubis.

Ce qui imprime aux collections développées dans cette région une forme particulière lorsqu'elles se portent en haut, c'est la présence de cette arcade ou cintre à concavité inférieure qui est située à 8 ou 9 centimètres au-dessous de l'ombilic, qui se perd par ses deux pointes le long des bords externes des muscles droits après un trajet de 2 à 3 centimètres et qui enfin adhère dans cette étendue au péritoine d'une part et au tissu cellulaire sous-séreux de l'autre. On voit par conséquent que le fascia transversalis ne se réfléchit pas, comme le prétend Retzius, avec le péritoine derrière la vessie, et qu'il existe au devant de cet organe, non pas une cavité, mais un espace comblé par du tissu cellulaire qui s'étend par en bas jusqu'au plancher du bassin. Si les adhérences de ce tissu avec l'arcade de Douglas font obstacle à la marche des tuméfactions prévésicales lorsqu'elles se développent vers le haut, par contre rien n'empêche ces dernières de fuser sur les côtés vers les fosses iliaques, car les piliers fermant la cavité latéralement font défaut.

Pour examiner avec précision les rapports de la face externe de la vessie, nous la diviserons, avec la plupart des auteurs, en six régions.

1° *Face antérieure.* Elle est limitée en bas par les ligaments antérieurs de la vessie, en haut par cette partie du péritoine qui, de la paroi abdominale, le porte sur le viscère.

Lorsque le réservoir urinaire est vide, cette face est complétement cachée derrière le pubis et s'élève à peine jusqu'au détroit supérieur. Elle est en rapport sur la ligne médiane avec la symphyse du pubis, sur les côtés avec le

muscle obturateur interne recouvert de son aponévrose, et ellé est séparée de
ces parties par du tissu cellulo-adipeux.

Lorsque la vessie se dilate, elle déborde la symphyse de 1 à 2 centimètres,
et, lorsqu'elle arrive au maximum de sa distension physiologique, sa région antérieure s'élève de 2 à 4 centimètres au-dessus du pubis (Sappey).

Si nous supposons l'organe ainsi distendu, il faudra, pour arriver jusqu'à lui,
traverser six couches superposées. C'est d'abord : 1° la peau ; 2° le tissu cellulaire sous-cutané qui présente une épaisseur variable suivant les sujets et qui,
dans ses couches superficielles, renferme quelques artérioles et quelques veinules
provenant des artères et veines sous-cutanées abdominales, sans grande importance d'ailleurs. Il faut encore noter comme faisant partie de ce plan les fibres
élastiques du ligament supérieur de la verge qui, sur la ligne médiane, remontent
à 4 ou 5 centimètres au-dessus du bord supérieur de la symphyse, et qui, divisées dans la taille hypogastrique, sont propres, grâce à leur texture serrée, à
s'opposer à l'infiltration d'urine. Viennent ensuite : 3° l'aponévrose abdominale
antérieure ; 4° les muscles pyramidaux quand ils existent et les muscles grands
droits situés un peu plus profondément ; 5° la partie médiane du fascia transversalis, que M. Bouley a trouvé très-variable de force et de résistance, tantôt
formant une véritable aponévrose, tantôt assez mince pour mériter à peine le
nom de fascia, tantôt même pouvant manquer complétement ; 6° enfin, au
dessous du fascia transversalis, on trouve la couche de tissu cellulaire sous-péritonéal plus ou moins chargée d'une graisse jaunâtre, et devenant très-fine,
très-facile, trop facile à décoller au gré de l'opérateur, lorsqu'on se rapproche
de la symphyse. Il faut remarquer encore, en ce qui concerne les rapports de la
vessie sur la ligne médiane, qu'à 6 ou 7 centimètres au-dessus du pubis la
ligne blanche n'est plus en réalité qu'une cloison verticale antéro-postérieure, et
non pas une bandelette transversale, de sorte que l'instrument tranchant ne peut
pénétrer dans son interstice et déborde toujours forcément à droite ou à gauche
dans l'une des gaînes des muscles droits. Chez les individus maigres M. Bouley
a trouvé la vessie distendue située très-superficiellement, à moins de 1 centimètre du plan cutané ; chez les individus d'embonpoint moyen à 2 centimètres,
2 centimètres 1/2, et chez les individus gras à 3, 4 centimètres et plus. La
situation de la vessie est généralement plus profonde chez la femme, à cause du
développement plus marqué de la couche graisseuse sous-cutanée (Bouley).

Si les détails précédents ont acquis une grande importance depuis que la
taille hypogastrique est devenue une opération usuelle, à plus forte raison les
rapports de la face antérieure de la vessie avec le péritoine méritent-ils une
attention toute particulière. Que devient la séreuse pendant la distension du
réservoir urinaire ? D'après les uns, celui-ci en se remplissant refoule devant lui
le péritoine pour venir se mettre en contact avec la paroi abdominale sans interposition de séreuse : telle est l'opinion de M. Richet. Pour M. Sappey, au contraire, le cul-de-sac péritonéal s'accroît en profondeur en raison directe de
l'ascension de la vessie. Le sommet du viscère se portant d'abord en haut et en
arrière, le péritoine descend sur sa face antérieure en rabattant l'ouraque, puis,
la région supérieure se constituant en partie aux dépens de la région antérieure,
en partie aux dépens de la postérieure, s'incline en avant, surmontant le cul-de-
sac du péritoine qui se trouve ainsi interposé entre la paroi et la vessie. Le péritoine descendrait d'autant plus sur la face antérieure de la vessie que la dilatation
devient plus considérable. La distance du cul-de-sac au bord supérieur de la

symphyse peut atteindre jusqu'à 4 ou 5 centimètres dans le cas de plénitude excessive, mais le plus souvent elle n'est que de 15 à 20 millimètres.

M. Tillaux n'admet pas que le péritoine descende lorsque la vessie se remplit; il remonte au contraire. S'il est vrai, comme le dit M. Sappey, que le cul-de-sac devient d'autant plus profond que la distension est plus considérable, il est vrai aussi que la hauteur de la vessie dépourvue de péritoine est en raison même de la profondeur du cul-de-sac séreux. Car celui-ci est formé précisément par la portion de péritoine qui tapissait primitivement la paroi abdominale et qui en a été décollée lorsque la vessie se dilatait. De sorte que, si on mesure la distance comprise entre le sommet de la vessie et le cul-de-sac péritonéal d'une part, et celle qui sépare ce cul-de-sac de la symphyse d'autre part, cette distance est la même. Lorsque la vessie est distendue, une partie de sa face antérieure répond donc immédiatement à la paroi abdominale sans interposition de péritoine.

La plupart des chirurgiens qui ont étudié cette question au point de vue pratique se sont trouvés d'accord sur ce point avec M. Tillaux. Ainsi, d'après M. Bouley, lorsque la vessie distendue monte dans l'abdomen, elle s'insinue entre la paroi abdominale et le péritoine qu'elle décolle. L'extrémité inférieure de l'ouraque se couche sur le sommet de l'organe devenu une véritable face, et forme ainsi une anse qui délimite précisément le cul-de-sac péritonéal; celui-ci descendrait à peine sur la face antérieure de l'organe. Comme on le voit, M. Bouley tend même à revenir à l'opinion de Richet.

On s'est occupé aussi de mesurer la distance précise du cul-de-sac séreux au-dessus du pubis. D'après Langer (*Topogr. der männlichen Harnbl. Zeitschr. der Wiener Aerzte*, 1862), quand la vessie est à 5 ou 6 centimètres au-dessus du pubis, la hauteur du repli péritonéal peut varier de 2 à 5 centimètres 1/2. En général, plus le sommet de la vessie est haut, plus aussi est élevé le cul-de-sac; cependant il n'y aurait aucun rapport constant.

D'après Deneff et Vetter, cités par Fleury (*Ein Beitrag z. Gesch. und Statist. des hohen Steinschnitts*. Tubingen, 1879), la vessie, après une forte injection, se trouve dépourvue de péritoine dans une étendue de 4 travers de doigt.

M. Bouley, en comparant la hauteur du sommet de la vessie à celle du cul-de-sac péritonéal, a trouvé les chiffres suivants :

Hauteur du sommet de la vessie au-dessus de la symphyse.	Hauteur du cul-de-sac péritonéal.		Hauteur du sommet de la vessie au-dessus de la symphyse.	Hauteur du cul-de-sac péritonéal.
Centimètres.	Centimètres.		Centimètres.	Centimètres.
14	9		10	6
13	9		9	6
12	9		8 1/2	6
11	7		8 1/2	5 1/2
11	6		7 1/2	5
10	7		7 1/2	4
10	6 1/2			

Ces chiffres se rapprochent beaucoup de ceux donnés par M. Pouliot et cités dans le travail de M. Bouley.

D'après ce dernier, on peut admettre que « pour les hauteurs du sommet de la vessie au-dessus de la symphyse, comprises entre 9 et 15 centimètres, il faudrait retrancher 4 centimètres pour avoir la hauteur correspondante du cul-de-sac péritonéal au-dessus de cette même symphyse et 3 centimètres pour les hauteurs comprises entre 5 et 9 centimètres. On pourrait juger ainsi approximativement sur le vivant par la saillie de la vessie au-dessus du pubis de la hauteur du repli péritonéal ». Il faut remarquer toutefois qu'il existe des différences individuelles très-marquées.

On trouvera encore dans la thèse de M. Bouley les tableaux donnant la hauteur du cul-de-sac péritonéal d'après la quantité de liquide injecté, soit dans la vessie seule, soit à la fois dans la vessie et dans un ballon introduit dans le rectum (ballon Petersen).

Nous nous contenterons de mentionner ici les conclusions générales auxquelles est arrivé l'auteur :

« Il existe des différences individuelles marquées, et ce serait téméraire que de vouloir poser des règles absolues au sujet du relèvement du repli péritonéal, après l'injection de la vessie et le ballonnement rectal.

« Mais, d'une manière générale, le relèvement du cul-de-sac péritonéal au-dessus de la symphyse est assez proportionnel à l'embonpoint du sujet. Très-appréciable chez les individus gras ou d'un embonpoint moyen, il est beaucoup moins prononcé chez les individus maigres. »

On arrive à des résultats semblables lorsque l'injection est poussée dans la vessie seule. C'est qu'en effet, chez les sujets maigres, cet organe trouve facilement à se dilater dans le bassin même, tandis que chez ceux dont l'excavation pelvienne est occupée par de la graisse en quantité assez notable la vessie est forcée de remonter dans l'abdomen.

Avec des injections moyennes de 400 à 500 grammes dans la vessie et d'une quantité égale dans le ballon rectal, il faut compter que le cul-de-sac péritonéal se relèvera au dessus du pubis :.

Chez les individus gras, de	7 centimètres et au delà.
—	d'un embonpoint moyen. . . .	6 à 7 centimètres.
—	maigres.	5 à 6 —
—	très-maigres.	3 à 4 cent. ou au-dessous.

Avec des injections de 250 à 350 grammes dans la vessie et de 400 à 600 grammes dans le ballon rectal, conditions dans lesquelles on pourra le trouver souvent sur le vivant, les chiffres représentant la hauteur du cul-de-sac au-dessus de la symphyse sont à peine un peu moins élevés.

Enfin, même avec 150 ou 200 grammes d'injection vésicale, l'ascension du cul-de-sac peut encore être suffisante pour opérer sans danger de blesser le péritoine, si l'on a eu recours en même temps au ballon.

Il faut signaler cependant les cas exceptionnels se rencontrant surtout chez des sujets âgés et dans lesquels la séreuse a contracté des adhérences avec la symphyse, de sorte qu'elle n'est plus refoulée en haut au moment de l'ascension de la vessie (Pitha, Bromfield, Bouley).

Dans les premiers temps de la vie, nous avons vu que la vessie remonte très-haut dans l'abdomen. Aussi, d'après Pitha, chez les enfants âgés de moins de huit ans, le cul-de-sac ne dépasse pas l'ombilic de plus de 1 1/2 à 1 travers de doigt. Même chez les sujets de trois à seize ans, jamais le péritoine, au dire de Valette, ne descend jusqu'à la symphyse, que la vessie soit vide ou remplie. Toujours, à l'état de vacuité, et à plus forte raison quand la vessie est distendue, le péritoine s'arrête à 3 centimètres au moins du rebord supérieur du pubis. M. Bouley s'est également assuré par l'injection que chez l'enfant la vessie se développait facilement dans la cavité abdominale et que le chirurgien pouvait

compter sur une grande surface absolument dépourvue de péritoine. On pourrait donc jusqu'à un certain âge se passer facilement du ballon rectal.

Quelques auteurs pensent que cette disposition favorable au point de vue opératoire se maintient jusqu'à l'âge de vingt ans, mais, d'après M. Bouley, il ne
faudrait plus y compter au-dessus de quinze à seize ans.

Chez la femme enfin le repli péritonéal du péritoine, sous l'influence de la
distension de la vessie, remonte comme chez l'homme.

2° *Face postérieure.* Elle doit être étudiée séparément chez l'homme et
chez la femme. Tapissée dans toute son étendue par le péritoine dans les deux
sexes, elle est en rapport, chez le premier, avec le rectum, dont elle est séparée
par les circonvolutions de l'intestin grêle. A l'état de plénitude elle tend à se
rapprocher plus ou moins de la concavité du sacrum. Le péritoine en se portant
de la vessie sur le rectum forme un repli transversal demi-circulaire dont les
extrémités ont été désignées improprement sous le nom de ligaments postérieurs
de la vessie. Ce repli tendu horizontalement entre les deux organes divise la
cavité du bassin, comme l'a fait remarquer M. Tillaux, en deux compartiments,
l'un supérieur, vésical, l'autre inférieur ou rectal. On a vu quelquefois une anse
intestinale s'étrangler sous le pli recto-vésical.

Chez la femme la face postérieure est en rapport en arrière avec la face antérieure de l'utérus et, lorsque la vessie se distend, avec les ligaments larges sur
les côtés.

3° *Face inférieure ou base.* Chez l'homme elle est limitée en avant par la
base de la prostate, en arrière par le cul-de-sac péritonéal. Dans cet espace elle
est en rapport sur la ligne médiane avec le rectum et sur les parties latérales
avec les vésicules séminales et les canaux déférents. Comme les vésicules sont
écartées en haut l'une de l'autre et convergent vers la base de la prostate, ainsi
que les canaux qui leur sont accolés, il en résulte que ces organes sont séparés
par un triangle à base postérieure dans l'aire duquel les parois de la vessie et
celles du rectum ne sont séparées que par un feuillet musculo-aponévrotique
désigné sous le nom d'aponévrose prostato-péritonéale. Ce triangle mesure
environ 4 centimètres de hauteur et 4 à 5 centimètres de largeur au niveau de
sa base. Cependant à l'état de vacuité de la vessie la distance qui sépare l'extrémité postérieure des vésicules séminales atteint 6 ou 7 centimètres (Sappey) :
dans ces conditions aussi le cul-de-sac péritonéal, distant de l'anus de 6 centimètres seulement, descend dans le triangle, tapisse les vésicules séminales et
les canaux déférents et ne se réfléchit que lorsqu'il est arrivé à peu près à
12 millimètres de la prostate.

Lorsque le réservoir urinaire est distendu, le repli péritonéal remonte et
s'éloigne de l'anus de 8 centimètres environ ; il ne reste plus entre la vessie et
le rectum que l'aponévrose prostato-péritonéale. C'est ce rapport qui avait
suggéré à Sanson l'idée de la taille recto-vésicale bientôt abandonnée parce
qu'elle expose à la blessure des vésicules séminales, des canaux déférents, et
surtout aux fistules vésico-rectales.

Chez la femme, la face inférieure a pour limite en haut le cul-de-sac séreux
vésico-utérin et en bas l'orifice uréthral de la vessie. Elle est en rapport en
arrière avec le col de l'utérus et avec le vagin. Comme le cul-de-sac péritonéal
tantôt s'arrête à l'isthme utérin, tantôt descend plus bas, surtout chez les multipares, il en résulte que cette face est en contact sans interposition de péritoine
avec la portion sus-vaginale du col dans une étendue variable que l'on peut

estimer en moyenne à 14 millimètres (*voy.* article UTÉRUS). Cet espace dépourvu de séreuse et occupé par du tissu cellulaire lâche s'agrandit cependant lorsque la vessie se distend.

Dans la plus grande partie de son étendue cette face inférieure répond à la paroi supérieure du vagin à laquelle elle adhère intimement, et de plus avec les uretères. La vessie est en rapport avec le vagin par toute la surface externe du trigone vésical et une partie de ses parois située en dehors et au delà du trigone, c'est-à-dire dans un espace de forme à peu près quadrilatère, qui mesure 27 à 30 millimètres dans tous les sens (P. Dubois).

4° *Face supérieure.* Elle n'existe en réalité que lorsque la vessie est distendue : elle se constitue alors aux dépens des faces antérieure, postérieure et latérale, et vient se mettre en contact avec la paroi abdominale antérieure. Elle glisse pour ainsi dire sous le péritoine d'arrière en avant.

La séreuse en abandonnant le sommet de la veine forme dans la région hypogastrique trois replis que l'on désigne sous le nom de petites faux du péritoine, l'un médian pour l'ouraque, deux latéraux pour les cordons des artères ombilicales ; ces deux derniers séparent de chaque côté la fossette inguinale interne de la fossette vésico-pubienne.

5° *Faces latérales.* Elles ne sont recouvertes par le péritoine que supérieurement. Celui-ci forme sur cette face une ligne bien tranchée, obliquement dirigée en bas et en arrière, de telle sorte qu'il ne tapisse pas tout à fait la moitié supérieure de cette face. En bas, cette région de la vessie repose sur l'aponévrose pelvienne, dont elle est séparée par le tissu cellulaire sous-péritonéal, qui se continue avec celui des parois du bassin et des fosses iliaques. La portion dépourvue de péritoine est croisée obliquement chez l'homme par les canaux déférents qui se portent en arrière, en bas et en dedans, elle est côtoyée également par les artères ombilicales, qui, elles, se dirigent au contraire en avant, en haut et en dedans.

6° *Col.* Que faut-il entendre sous le nom de col de la vessie? Ce serait inutilement que l'on chercherait une région spéciale à limites bien déterminées que l'on puisse désigner ainsi. Aussi, contrairement aux chirurgiens, les anatomistes n'accordent-ils pas de description particulière au col et quelques-uns même, comme Henle, s'élèvent contre cette dénomination et prétendent qu'il faut la rejeter. Pour la justifier, on a admis que la vessie se continue avec l'urèthre par une sorte d'infundibulum, mais celui-ci n'est qu'un produit artificiel dû à la distension des parties.

Ce n'est même pas la présence du sphincter interne qui pourrait servir à caractériser la région du col, puisque ce muscle occupe la région prostatique. Voici en effet la description que donne M. Sappey de ce sphincter qui revêt la forme d'un large anneau embrassant tout le tiers postérieur de la portion prostatique du canal de l'urèthre : « Sa surface externe répond en bas et de chaque côté au lobe moyen de la prostate auquel elle adhère de la manière la plus intime. En haut, elle est recouverte par les fibres longitudinales antérieures de la vessie qui la croisent à angle droit et par le muscle constricteur de la portion prostatique de l'urèthre. La surface interne répond aux fibres musculaires longitudinales de l'urèthre et à la muqueuse uréthrale. Son extrémité postérieure s'applique aux fibres transversales les plus inférieures de la vessie. Son extrémité antéro-inférieure est contiguë en bas à l'extrémité postérieure du verumontanum, en haut au constricteur précédemment nommé ».

Barkow était donc logique en désignant sous le nom de col la région de l'urèthre comprise entre l'orifice uréthral de la vessie et le verumontanum. Mais, si l'on voulait se placer ainsi au point de vue physiologique, il faudrait, comme on le verra au chapitre *Physiologie*, le prolonger plus loin encore et y comprendre la région membraneuse elle-même.

En réalité le col de la vessie, en tant que région distincte, n'existe pas; c'est au point de vue purement anatomique un simple orifice faisant communiquer la vessie avec l'urèthre; mais il n'en est pas moins vrai que cet orifice a pour les chirurgiens une importance si considérable, que tous les détails qui le concernent méritent d'attirer l'attention.

Sa situation chez l'homme a donné lieu à bien des controverses. C'est ainsi que Blandin, Velpeau et Malgaigne, l'avaient placé au niveau de la moitié postérieure de la symphyse du pubis, tandis que pour M. Richet il est situé sur le prolongement de la ligne coccy-pubienne, c'est-à-dire au niveau du bord inférieur de la symphyse. Mais MM. Sappey et Tillaux s'accordent pour admettre qu'une ligne transversale passant par le col rencontrerait la face postérieure de la symphyse à l'union de son tiers inférieur avec les 2/3 supérieurs : cette même ligne rencontrerait au contraire la face antérieure de la symphyse, en raison de l'obliquité de cette dernière, à l'union de son 1/3 supérieur avec les 2/3 inférieurs. De plus, le col est distant de la face postérieure de la symphyse de 15 à 25 millimètres (Richet), de 3 centimètres (Tillaux).

Le col de la vessie est en rapport avec la base de la prostate. Sur une coupe transversale de cette base on voit, comme l'a montré M. Sappey, le col, c'est-à-dire l'orifice uréthral de la vessie, qui répond à l'union du 1/4 antérieur avec les 3/4 postérieurs de cette portion de la prostate et qui est entouré par l'extrémité postérieure du sphincter. La partie postérieure de la base de la glande présente une excavation de forme triangulaire dans laquelle sont logés les conduits éjaculateurs. Entre cette excavation et l'orifice uréthral se trouve un segment glandulaire configuré à la manière d'un coin qui regarde le col par sa face antérieure, les conduits éjaculateurs par sa face postérieure, le verumontanum par son sommet, le trigone par sa base. C'est ce segment que l'on désigne sous le nom de lobe moyen de la prostate et dont le développement à partir d'un certain âge modifie si notablement l'aspect du col.

Chez la femme les rapports du col avec la symphyse ne sont plus les mêmes : chez elle, il est situé plus bas; une ligne horizontale passant par le centre du col couperait le pubis tout près de son bord inférieur (Tillaux). Et même, d'après Richet, le col ainsi qu'une partie de la face antérieure de la vessie déborde inférieurement le ligament sous-pubien, dont-il est séparé par un tissu cellulaire lâche assez abondant : de là l'idée de la taille vestibulaire de Lisfranc, dans laquelle on pénètre dans le réservoir urinaire en passant entre le méat et le clitoris, mais qui n'ouvre au calcul qu'une voie trop étroite.

VI. *Surface interne de la vessie.* L'aspect de la surface interne de la vessie varie avec l'âge. Elle présente en effet une coloration blanche chez l'enfant, d'un blanc grisâtre chez l'adulte et enfin plus ou moins rouge chez l'adulte, à cause de l'injection dont elle devient alors le siége.

Dans les premiers temps de la vie, elle est lisse et unie, mais avec les progrès de l'âge elle se garnit de saillies qui soulèvent la muqueuse et qui, dues à l'hypertrophie des faisceaux musculaires sous-jacents, se rencontrent surtout chez les vieillards dont la vessie se vidait mal; la cavité prend alors un aspect

assez analogue à celui de la face interne des oreillettes. Lorsque le développement de ces colonnes musculaires est encore plus marqué, il en résulte une
configuration toute particulière de l'organe ; entre les saillies la muqueuse
s'enfonce et forme des dépressions et des culs-de-sac, d'où le nom de vessie à
colonnes, vessie à cellules, donné alors au viscère. Les cellules sont quelquefois
tellement spacieuses qu'elles représentent de vastes diverticulums qui peuvent
en imposer pour des vessies doubles : on comprend facilement que des calculs
puissent s'enchatonner dans ces loges.

La cavité de la vessie ne présente d'important à considérer que la portion qui
répond à sa face inférieure. C'est là en effet que viennent s'aboucher les uretères. Après un trajet de 10 millimètres environ dans l'épaisseur des parois
vésicales, chacun de ces conduits s'ouvre par un orifice en bec de flûte, dont la
grosse extrémité regarde en dehors ; la muqueuse de la vessie se continue avec
celle de l'uretère par un repli à bord concave qu'on a considéré à tort comme
une valvule. Le véritable obstacle au reflux de l'urine, c'est le trajet oblique des
conduits à travers la tunique musculeuse, en sorte que, lors de la distension du
réservoir, leurs parois s'appliquent l'une contre l'autre. Quand les uretères se
dilatent, ce n'est pas parce que l'urine reflue vers ces canaux, comme l'avait
supposé J.-L. Petit, mais parce qu'ils ne peuvent plus se vider du côté de la
vessie.

Les deux orifices dont il est question reposent sur une saillie transversale
légèrement convexe en avant, très-prononcée surtout dans l'état de distension
du réservoir urinaire et produite par le relief d'une bande musculaire désignée
quelquefois sous le nom de muscle des uretères. La dimension de chaque orifice
est d'environ 4 à 5 millimètres, la distance comprise entre leurs extrémités
internes est de 20 millimètres. Ils occupent les angles postérieurs d'un triangle
dont l'orifice uréthral de la vessie occupe l'angle antérieur. Ce triangle, appelé
par Lieutaud trigone vésical, est à peu près équilatéral, c'est-à-dire que la
distance qui sépare les orifices urétéraux l'un de l'autre est sensiblement égale à
celle qui les sépare de l'orifice uréthral. Les trois côtés, qui mesurent de 20 à
25 millimètres dans l'état de rétraction de la vessie, peuvent atteindre lors de sa
distension une étendue de 3, 4 et même 5 centimètres. Le trigone repose chez
l'homme sur la base de la prostate et des vésicules séminales, chez la femme
sur le vagin.

On réserve le nom de bas-fond de la vessie à toute la partie de l'organe située
en arrière du trigone. Jusqu'à un certain âge, trigone et bas-fond sont sur un
même plan horizontal, mais à mesure que la prostate se développe le trigone
est soulevé ; c'est alors que la portion de la face inférieure située en arrière de
lui se trouve sur un plan déclive et forme, surtout chez le vieillard, un cul-de-
sac profond que la contraction musculaire n'arrive pas toujours à vider complétement et qui loge ordinairement les corps étrangers. Le bas-fond est parfois
nettement limité en avant par un bord abrupt qui appartient à la base de la
prostate.

Remarquons cependant que, sous le nom de bas-fond (Fundus, Grund), quelques anatomistes allemands décrivent toute la région située en arrière de l'orifice uréthral, c'est-à-dire à la fois le trigone et le bas-fond proprement dit, et
quelques-uns mêmes toute celle qui entoure l'orifice uréthral en avant comme
en arrière. Henle fait en effet observer que, si l'on veut désigner ainsi la partie
la plus déclive de la vessie, la région située en avant du col mérite aussi le nom

de bas-fond, puisque dans l'état de moyenne dilatation de l'organe elle se trouve au-dessous du niveau du trigone.

L'orifice uréthral de la vessie est circulaire ou infundibuliforme chez l'enfant et chez l'adulte, mais, quand la prostate commence à grossir, il devient transversal et semble alors formé de deux lèvres, l'une supérieure, l'autre inférieure. Quelquefois la lèvre inférieure se soulève sur la ligne médiane et détermine une saillie que Lieutaud a désignée sous le nom de luette vésicale; cette disposition est déjà un acheminement vers l'état pathologique, car elle tient à l'hypertrophie du lobe moyen de la prostate. La dilatation de cet orifice peut être portée, comme l'a montré Dolbeau, jusqu'à un diamètre de 2 centimètres.

Chez la femme, la surface interne de la vessie est plus lisse que chez l'homme; on y trouve peu de colonnes, peu de diverticules, par contre elle présente souvent des dépressions latérales dont il a déjà été question à propos de la configuration de l'organe.

VII. *Vaisseaux et nerfs de la vessie.* Les artères sont divisées en supérieures, inférieures, postérieures et antérieures.

Les supérieures viennent de la partie perméable des artères ombilicales, elles sont ordinairement au nombre de 2 ou 3, se distribuent également aux régions latérales de l'organe, et fournissent quelques ramuscules qui accompagnent l'ouraque jusqu'à l'ombilic; elles sont remarquables par l'épaisseur de leurs parois, comparée à l'étroitesse de leur lumière.

Les artères vésicales inférieures émanent directement de l'hypogastrique; elles cheminent entre le rectum et la vessie chez l'homme, entre la vessie et le vagin chez la femme, et donnent des branches non-seulement au réservoir urinaire, mais encore à la prostate, à la portion prostatique de l'urèthre, aux vésicules séminales et aux canaux déférents : aussi les appelle-t-on encore quelquefois les artères vésico-prostatiques.

Les artères vésicales postérieures naissent des hémorrhoïdales moyennes, cheminent d'abord sous le bas-fond de la vessie, puis se réfléchissent de bas en haut pour se ramifier dans la face postérieure de l'organe. Celle-ci reçoit encore chez la femme des branches de l'utérine et de la vaginale.

Enfin quelques artérioles sont fournies à la face antérieure par la honteuse interne et l'obturatrice.

Les veines de la vessie ont été particulièrement étudiées par Gillette (*Recherches sur les veines de la vessie.* In *Journal de l'anat.*, 1869, p. 474). Cet auteur a montré qu'elles formaient trois réseaux, l'un sous-muqueux, l'autre intermusculaire, le troisième sous-péritonéal.

Le premier est d'autant plus développé qu'on se rapproche davantage du trigone et du col; en cette région les veines sont quelquefois variqueuses et peuvent devenir la source d'hémorrhagies (Tillaux).

Le réseau intermusculaire n'est pas formé seulement par des vaisseaux venus de la tunique contractile, mais surtout de troncs au nombre de 15 ou 20 qui proviennent de la muqueuse.

Le réseau sous-péritonéal très-riche comprend des veines antérieures, latérales, postérieures. Les premières descendent vers le col de la vessie et aboutissent aux plexus de Santorini. M. Bouley a observé sur la face antérieure de la vessie, tantôt une veine assez importante, tantôt deux veines très-rapprochées et réunies par une troisième transversale, et situées exactement sur la ligne médiane. Elles peuvent donner lieu à des hémorrhagies assez abondantes dans la taille hypo-

gastrique, surtout si l'incision descend trop bas. Les veines sous-péritonéales
latérales vont se jeter dans les plexus situés sur les parties correspondantes de
la prostate. Les postérieures enfin se divisent en descendantes et ascendantes,
les premières vont de l'ouraque vers la base des vésicules séminales, les autres
au contraire remontent du bas-fond vers les précédentes et elles se terminent
les unes et les autres dans un plexus qui entoure les vésicules.

Ces différents plexus communiquent entre eux et les veines qui en partent
vont se jeter dans le tronc de la veine hypogastrique.

Les lymphatiques de la vessie ont été mentionnés par Zeller, décrits par
Cruikshank et représentés par Mascagni. D'après Cruveilhier, ils seraient très-
faciles à injecter. Teichmann les signale comme très-abondants au niveau du
trigone et devenant moins nombreux vers les parties latérales et supérieures de
la vessie. D'après M. Sappey au contraire, leur existence est loin d'être prouvée.
Les deux ou trois troncs lymphatiques que l'on trouve sur les régions postéro-
latérales de la vessie ne partent pas du réservoir urinaire, mais bien de la prostate.
Cependant tout récemment M. et Mme Hoggan, d'après des recherches faites sur
des vessies d'animaux divers (*Journal of Anatomy*, 1881, p. 585), ont décrit et
figuré des lymphatiques appartenant en propre à la vessie elle-même, les uns
situés dans la tunique musculeuse, les autres représentant les troncs collecteurs et formant un réseau sous-muqueux au niveau du trigone. Les auteurs
n'ont pas suivi ces vaisseaux au delà de la vessie et n'indiquent pas où ils
aboutissent.

Les nerfs de la vessie viennent des plexus hypogastriques. Ils se divisent en
deux ordres de filets : 1° des filets ascendants qui embrassent les uretères et
s'éparpillent pour se distribuer à la face antérieure et à la face postérieure de
la vessie ; 2° des filets horizontaux qui se dirigent d'arrière en avant sur les côtés
des plexus veineux et s'irradient en ramuscules grêles, dont les uns pénètrent
dans l'épaisseur de la vessie et abondent surtout au niveau du col et dont les
autres vont à la prostate ; l'un deux peut même être suivi jusqu'à la portion
membraneuse de l'urèthre (Cruveilhier).

On verra au chapitre *Physiologie* quelle est la véritable origine des nerfs de
la vessie, qui proviennent de deux sources différentes, du sympathique d'une
part, des nerfs sacrés d'autre part.   E. WERTHEIMER.

§ II. **Histologie.** Les parois de la vessie sont formées par la superposition de trois tuniques qui sont de dehors en dedans : 1° une tunique séreuse
(péritoine) incomplète, puisqu'elle ne revêt que la face postérieure lorsque la
vessie est vide ; 2° une tunique musculeuse ; 3° une muqueuse. L'épaisseur
totale de ces tuniques varie notablement suivant l'état de réplétion ou de vacuité
de la vessie ; elle est environ de 3 à 4 millimètres (6 millimètres au niveau du
trigone) dans une réplétion moyenne, mais elle peut s'élever jusqu'à 15 millimètres et même plus, dont 1/10 de millimètre seulement pour la muqueuse,
lorsque la vessie est complétement revenue sur elle-même. Nous étudierons
successivement la structure de chacune des tuniques.

1° *Péritoine.* La tunique séreuse n'offre aucune particularité de structure
digne d'être notée. Elle est fixée assez fortement à la tunique moyenne au
niveau de la face postérieure dans la région où ces deux membranes affectent
des rapports permanents. L'adhérence est beaucoup moins solide pour la portion
du péritoine qui ne tapisse le réservoir urinaire que temporairement et dans

une étendue variable suivant l'état de réplétion ; à ce niveau l'enveloppe séreuse
est séparée du muscle vésical par une couche de tissu cellulo-graisseux dont
l'épaisseur augmente à mesure qu'on descend sur les côtés de l'organe. Même
dans la partie postéro-supérieure, où le contact est le plus intime, la lame conjonctive qui réunit le feuillet péritonéal à la tunique musculaire est plus ou
moins infiltrée de cellules adipeuses chez la plupart des sujets, au moins à l'âge
adulte. En ces points, on voit les lobules graisseux, de faible dimension, s'entre-
mêler aux faisceaux contractiles les plus superficiels. Suivant Robin, cette
sorte d'invasion graisseuse pourrait s'étendre dans certains cas à toute l'épaisseur
de la musculeuse, et chez les individus très-gras on trouverait des vésicules
adipeuses jusqu'à la face profonde du chorion muqueux.

2° *Tunique musculeuse.* Dans la plus grande étendue de la vessie, la
tunique musculeuse se compose de trois couches de fibres lisses : une couche
externe à direction longitudinale (*detrusor urinae*) dont l'épaisseur égale celle
des deux autres réunies ; une couche moyenne circulaire ou annulaire ; une
couche interne plexiforme, dont les mailles sont allongées verticalement dans
le segment supérieur de l'organe, transversalement dans le segment inférieur.
Les travées de ce réseau musculaire sont d'autant plus épaisses et plus saillantes
que la paroi est moins distendue. Dans l'état de réplétion exagérée, les deux
couches externes présentent également un aspect réticulé, et l'on constate alors
l'existence de faisceaux anastomotiques dans toute l'épaisseur de la paroi.

La couche externe s'étend principalement sur les faces antérieure et postérieure de la vessie ; elle fait défaut dans une certaine étendue au niveau de la
portion inférieure des faces latérales. Au niveau du sommet de la vessie,
quelques faisceaux se prolongent dans le ligament médian, tandis que les autres
l'entourent en décrivant des anses. Vers l'embouchure de l'urèthre, la plupart
des fibres longitudinales s'engagent, partie dans le tissu prostatique, partie
dans la tunique musculeuse de l'urèthre. D'autres brides s'éloignent de la vessie
et contribuent à former les ligaments pubio-vésicaux (ligaments antérieurs de la
vessie). Chez la femme, les fibres longitudinales postérieures s'enfoncent dans la
cloison uréthro-vaginale.

Les fibres circulaires de la tunique moyenne ne sont pas exactement transversales, comme dans la couche interne de l'intestin, par exemple ; elles affectent
une direction plus ou moins oblique et s'entre-croisent fréquemment sur les deux
faces de la vessie. Au niveau de l'embouchure des uretères elles se prolongent
dans la paroi de ces conduits, dont elles constituent la couche longitudinale.
Vers l'orifice du canal de l'urèthre, cette couche circulaire augmente progressivement d'épaisseur, devient de plus en plus dense et forme le sphincter
interne du col de la vessie (Sappey). Le tissu musculaire de ce sphincter se
distingue par une texture très-serrée ; il se compose de faisceaux prismatiques
très-grêles intimement unis par de minces travées de tissu conjonctif riche en
fibres élastiques. On observe, d'ailleurs, une structure analogue dans toute
l'étendue du trigone.

La couche longitudinale interne est de beaucoup la plus faible ; elle est
surtout développée au niveau du sommet de la vessie, où ses fibres s'intriquent
en une sorte de réseau. Les faisceaux qui la constituent pour la plus grande
partie descendent sur la face antérieure de la vessie ; les faisceaux médians se
continuent directement sur l'urèthre, les faisceaux latéraux, au contraire, s'inclinent en arrière et décrivent autour du fond de la vessie des anses qui vont se

confondre avec les faisceaux circulaires. Sur la paroi postérieure de la vessie,
les faisceaux sont plus rares et ne descendent pas au delà de la portion
moyenne de l'organe. Il est à remarquer qu'au niveau du trigone il existe une
couche très-mince de fibres longitudinales internes, intimement unies à la
muqueuse et représentant un prolongement de la couche longitudinale de
l'urèthre (W. Krause).

Il arrive assez fréquemment, surtout chez les sujets âgés, que les faisceaux
musculaires internes s'hypertrophient et viennent faire saillie dans la cavité de
la vessie en soulevant la muqueuse ; celle-ci d'autre part peut s'invaginer dans
les interstices des saillies et tapisse alors des sortes de cryptes plus ou moins
profondes qui persistent même quand la paroi est distendue. Ce sont ces dispositions qui ont donné lieu aux dénominations de *vessie à colonnes* et de *vessie
à cellules* employées par quelques anatomistes.

3° *Muqueuse du corps de la vessie.* Le chorion, très-vasculaire, se compose de nappes de fibres conjonctives parallèles à la surface entre-mêlées
de rares fibres élastiques. D'après Kölliker, la surface du chorion serait
absolument lisse ; Gerlach signale au contraire quelques élevures papillaires
éparses dans la région du col (*voy.* MUQUEUSE DU TRIGONE).{D'autre part, suivant Henle, on pourrait rencontrer dans quelques cas des papilles mousses,
nombreuses, hautes de 30 μ, et s'étendant jusque dans la portion intra-pariétale
de l'uretère ; sur d'autres sujets, au contraire, les papilles feraient entièrement
défaut.

L'épithélium qui tapisse la face interne de la vessie a une épaisseur de 50 à
60 μ. Il se compose de plusieurs couches de cellules dont l'aspect et la disposition absolument caractéristiques se retrouvent cependant jusqu'à un certain
point dans l'uretère. On lui applique volontiers la qualification d'épithélium
mixte, parce que, suivant la couche envisagée, ses éléments affectent le type
prismatique ou le type pavimenteux, mais, les cellules les plus superficielles
étant nettement pavimenteuses, l'épithélium vésical doit rentrer dans la catégorie
des épithéliums pavimenteux stratifiés.

Les cellules de la couche profonde sont disposées sur plusieurs rangs ; elles
sont polyédriques ou allongées perpendiculairement à la surface du chorion.
Parmi ces cellules, on en trouve dont le profil rappelle la forme d'une raquette
ou d'une massue : leur extrémité profonde effilée s'engage entre les cellules
précédentes pour aller s'implanter directement sur le chorion ; l'autre extrémité
renflée et arrondie déborde superficiellement les cellules polyédriques, et
semble constituer à leur surface un deuxième plan cellulaire ; ces cellules
mesurent environ 50 μ de long. Au-dessus de cette première couche stratifiée
on en rencontre une autre formée d'un seul rang de grandes cellules paviment-
teuses ayant de 25 à 30 μ de largeur. Leur face profonde est creusée d'alvéoles
qui se moulent sur les extrémités arrondies des cellules en massue de la
couche sous-jacente. Leur face externe est plane et supporte une troisième
couche cellulaire également constituée par un seul rang de cellules lamelleuses
extrêmement minces, régulièrement polygonales à cinq ou six côtés, et mesurant en moyenne de 100 à 200 μ de diamètre. Chez le lapin, ces cellules se
détachent avec une grande facilité : aussi ne les obtient-on pas généralement
sur les coupes. Pour les bien observer, il faut avoir recours aux imprégnations
d'argent, en ayant soin de tendre fortement la muqueuse sur une plaque
de liège (Dastre, 1876). On peut les isoler de la façon suivante : on agite une

muqueuse vésicale fraîche dans de l'eau distillée ; la couche superficielle se détache sous forme d'une membrane délicate qu'on peut colorer par le carmin et monter dans la glycérine.

Schiefferdecker et List ont signalé chez les batraciens (bufo et rana), l'existence, au milieu des cellules épithéliales qui forment le revêtement interne de la vessie, de cellules caliciformes que l'on peut mettre nettement en évidence par les imprégnations au nitrate d'argent, ainsi que par la dissociation après macération dans le liquide de Müller. Comme les éléments analogues qu'on rencontre dans d'autres régions du corps, ces cellules affectent la forme de gourdes dont le noyau occupe l'extrémité profonde ; elles viennent s'ouvrir à la surface de la muqueuse par un petit orifice arrondi qui apparaît sur les pièces imprégnées au nitrate d'argent, comme taillé à l'emporte-pièce dans l'angle de réunion des cellules pavimenteuses superficielles. D'après List, ces cellules caliciformes se développeraient aux dépens des cellules épithéliales des couches profondes : on trouve, en effet, enclavés de toutes parts dans l'épithélium, des éléments vésiculeux, sphériques, offrant tous les caractères des cellules caliciformes superficielles dont ils ne diffèrent que par l'absence d'une ouverture.

G. Oberdieck (1884) a étudié les modifications qui se produisent dans l'épithélium de la vessie, lorsque celle-ci passe de l'état de vacuité à l'état de réplétion : les plis de la muqueuse s'effacent, et l'épithélium diminue de hauteur, environ de moitié. Cette diminution d'épaisseur reconnaîtrait, d'après Oberdieck, deux causes distinctes : les éléments épithéliaux sont différemment agencés, et les cellules superficielles s'aplatissent lorsque la vessie est distendue. Ces éléments posséderaient donc un degré d'élasticité très-notable, et seraient en outre susceptibles de se déplacer les uns sur les autres. On observe des modifications de même ordre dans les autres tuniques ; c'est ainsi que les mailles capillaires sont environ deux fois plus allongées dans l'état de réplétion.

Le chorion de la muqueuse vésicale est uni à la tunique musculeuse par un tissu cellulaire lâche qui se prolonge entre les faisceaux musculaires et permet à ces faisceaux de glisser facilement les uns sur les autres, dans les états successifs de réplétion et de vacuité de l'organe. Le tissu cellulaire sous-muqueux, nettement délimité du côté du chorion, se continue sans aucune ligne de séparation avec la trame conjonctive intermusculaire. Au niveau du trigone, la muqueuse et la tunique musculeuse sont, il est vrai, intimement unies, mais, ainsi que nous le verrons plus loin, la trame conjonctive qui englobe les faisceaux musculaires de cette région est elle-même beaucoup plus dense et plus serrée que dans le reste de la vessie. Cette adhérence de la muqueuse et de la musculeuse est surtout accusée au niveau des replis valvulaires marquant l'embouchure des uretères, ainsi que sur le bourrelet transversal qui s'étend entre les deux orifices de ces conduits.

4° *Muqueuse du trigone.* La *muqueuse du trigone* forme en quelque sorte la transition entre la muqueuse vésicale proprement dite et celle de l'urèthre dont elle se rapproche par la plupart de ses caractères. Nous la décrirons sur des pièces provenant d'un assassiné de vingt-cinq ans. L'épithélium vésical, tel qu'il a été décrit plus haut, tapisse la partie supérieure du trigone, mais à mesure qu'on se rapproche de l'orifice uréthral on voit les éléments épithéliaux diminuer de volume et présenter entre eux une adhérence de plus en plus marquée. En même temps, on constate dans l'épaisseur de cet épithélium l'existence de vacuoles sphériques qui augmentent de nombre vers le canal de l'urèthre, où on les retrouve dans l'épithélium de la région prostatique. Ces vacuoles, dont le diamètre peut s'élever jusqu'à 50 μ et au delà, renferment habituellement une substance colloïde que le picrocarmin colore légèrement en rose. D'autre part, l'épithélium du trigone émet de distance en distance des bourgeons qui s'enfoncent dans l'épaisseur du chorion et peuvent contenir des vacuoles semblables à celles du revêtement superficiel. Ces bourgeons rares et peu accusés dans la moitié supérieure du trigone augmentent de nombre et de volume au voisinage de l'urèthre; ils s'allongent, se ramifient, se creusent d'une cavité centrale et rappellent entièrement par leur disposition les glandules de la région prostatique. On rencontre d'ailleurs tous les intermédiaires entre les bourgeons rudimentaires de la partie supérieure et les glandes bien développées de la prostate.

Le tissu du chorion, dense et serré, renferme de nombreuses cellules sphériques, ainsi qu'un réseau élastique d'une extrême richesse. Par places, les éléments sphériques sont disposés par petits amas, tantôt arrondis et situés au voisinage de l'épithélium, tantôt affectant la forme de manchons cylindriques qui enveloppent les vaisseaux; toutes ces parties offrent la structure des follicules clos, tels qu'on les observe dans la muqueuse du pharynx ou de l'intestin. La surface du chorion n'est pas lisse; elle se soulève en petites papilles effilées qui s'enfoncent perpendiculairement dans l'épithélium. L'extrémité de ces saillies papillaires est parfois légèrement renflée; les plus grandes s'élèvent à une hauteur de 60 μ.

Le chorion de la muqueuse du trigone se continue sans transition avec la trame conjonctive qui englobe les faisceaux de la tunique musculeuse. Cette trame est remarquable ici par sa densité et par sa richesse en fibres élastiques. Quant aux faisceaux musculaires, ils deviennent de plus en plus grêles à mesure qu'on se rapproche de la muqueuse; les faisceaux de la couche longitudinale interne sont souvent réduits à une ou deux fibres musculaires séparées par des faisceaux lamineux entre-mêlés de nombreuses fibres élastiques. Cette disposition se retrouve encore dans la moitié interne de la couche circulaire ou transversale. Dans la couche longitudinale externe, les faisceaux primitifs sont associés en faisceaux secondaires séparés par des cloisons connectives plus épaisses, dans lesquelles on peut rencontrer à la partie externe quelques vésicules adipeuses. Il n'existe pas de limite appréciable entre la muqueuse et la couche longitudinale interne. Il semble même, à un examen superficiel, que les faisceaux musculaires aient envahi le chorion, lui constituant par places une sorte de musculaire muqueuse. En réalité, ils sont inclus dans la trame conjonctive intermusculaire, qui se distingue surtout du tissu chorial par une proportion plus abondante de fibres lamineuses, d'où la coloration plus rosée qu'elle prend sous l'action du picrocarmin.

5° *Vaisseaux et nerfs.* Les *artères* se rendant à la vessie se subdivisent à la surface de l'organe en un certain nombre de branches assez grêles qui pénètrent dans l'épaisseur de la paroi, émettant des ramifications de moindre calibre dont la plupart se distribuent à la tunique musculeuse. Les ramuscules terminaux vont s'épuiser dans la muqueuse où ils alimentent un riche réseau capillaire formé d'un seul plan de mailles polygonales assez régulières. Ce réseau s'étend dans la couche la plus superficielle du chorion, immédiatement au-dessous de

l'épithélium ; les capillaires plus volumineux qui le relient aux artérioles terminales ainsi qu'aux radicules veineuses remontent perpendiculairement à travers
le chorion suivant un trajet à peu près rectiligne. Il résulte de cette disposition
que le tissu propre de la muqueuse examiné sur des pièces injectées renferme
une série de petits vaisseaux droits assez régulièrement espacés et mettant le
réseau capillaire sous-épithélial en communication avec les ramuscules artériels
et veineux étalés en une sorte de plexus sous-muqueux à la face profonde du
chorion.

Les capillaires propres de la tunique moyenne présentent un arrangement
plexiforme en rapport avec le trajet compliqué des faisceaux musculaires. Ceux
de la séreuse, beaucoup moins nombreux, ne communiquent avec les précédents
que dans la région postéro-supérieure de la vessie où le péritoine adhère intimement à la musculeuse.

Le *réseau veineux* des parois vésicales est beaucoup plus abondant que le
réseau artériel. Gillette a décrit trois réseaux veineux superposés : un *réseau
profond* naissant de la muqueuse par l'intermédiaire d'un certain nombre de
troncules collecteurs dont chacun occupe le centre d'un département veineux
offrant une disposition étoilée ; un *réseau moyen* ou inter-musculaire extrêmement
irrégulier ; un *réseau sous-péritonéal* ou superficiel.

La région du trigone est plus vasculaire que celle du reste de l'organe.

Les opinions les plus diverses ont été émises par les auteurs au sujet des
lymphatiques de la vessie. La plupart des anciens anatomistes admettaient
l'existence d'un réseau très-abondant allant se déverser dans les ganglions hypogastriques. Suivant M. Sappey, au contraire (*Description et iconographie des
vaisseaux lymph.*, 1885), la muqueuse en serait entièrement dépourvue ; on
en rencontrerait cependant un petit nombre dans la région du trigone (porc,
brebis, chien).

D'après G. et F. Hoggan, dont les recherches ont porté sur différents Mammifères, on trouverait un réseau lymphatique d'origine à la face interne de la tunique
musculaire. Ce réseau à larges mailles serait en communication avec un deuxième
réseau situé à la face externe de la tunique musculeuse, et dont les conduits
seraient pourvus de nombreuses valvules. L'écoulement de la lymphe se ferait
dans la direction de l'ouraque et du col de la vessie.

Les *troncs nerveux* accompagnent les vaisseaux qui s'engagent entre les
colonnes charnues et offrent sur leur parcours de nombreux ganglions. Ils
forment un réseau à larges mailles entourant les vaisseaux et les faisceaux musculaires ; de ce réseau naissent d'autres rameaux formés de tubes à myéline et
de fibres de Remak en très-petit nombre, avec des ganglions extrêmement
réduits. Ces rameaux se subdivisent à leur tour pour donner naissance au
réseau intra-musculaire. Le mode de terminaison des nerfs tant musculaires
que muqueux est encore inconnu. Suivant M. Sappey, les plexus vésicaux offriraient une disposition analogue à celle des plexus de Meissner et d'Auerbach
dans l'intestin.

6° *Ligament médian de la vessie. Canal de l'ouraque.* Le ligament médian
de la vessie comprend, ainsi que l'ont surtout montré Luschka (1862), Suchannek
(1879) et Wutz (1885), deux segments distincts : un segment inférieur vésical ou
musculaire, répondant par sa structure à l'ouraque du fœtus, et un segment supérieur exclusivement formé de fibres lamineuses dont les faisceaux s'anastomosent
avec ceux des ligaments latéraux.

Le segment inférieur ou musculaire mesure chez l'adulte une longueur de
5 à 6 centimètres (1,6 chez le nouveau-né d'après Wutz), sur une épaisseur de
3 à 5 millimètres. Sa forme est celle d'un cône dont la base s'implante sur le
sommet de la vessie; sa teinte gris rougeâtre rappelle celle de la tunique musculeuse de cet organe. Il renferme un canal dont la paroi muqueuse est doublée
en dehors par une couche musculaire se continuant en bas avec la musculature
de la vessie. Ce canal de l'ouraque s'étend sur une longueur de 5 centimètres
environ. Supérieurement il se termine en cul-de-sac; inférieurement il vient
s'ouvrir dans la cavité vésicale par un orifice rétréci occupant le fond d'une
dépression infundibuliforme que présente en ce point la face interne de la vessie.
Sur 74 cas, Wutz n'a trouvé que 2 fois l'embouchure du canal imperforée.
De même que le ligament considéré dans son ensemble, c'est au voisinage de
la vessie que l'ouraque possède le plus de largeur (1,5 à 2 millimètres); son
calibre diminue ensuite progressivement de la base au sommet où il n'a plus
que $0^{mm},5$.

L'ouraque est tapissé par un épithélium pavimenteux stratifié, à trois couches,
d'une épaisseur totale de 80 μ. Au-dessous de cet épithélium, certains auteurs
admettent l'existence d'une mince membrane basilaire, transparente et homogène, à laquelle fait suite une couche conjonctive d'une épaisseur de 8 μ. La
tunique musculeuse qui double extérieurement cette muqueuse est formée de
faisceaux longitudinaux de fibres lisses, qui se prolongent au delà du sommet
de l'ouraque, dans une étendue de 1 à plusieurs centimètres, d'après Suchannek.
Ces faisceaux sont abondants et serrés au voisinage de la vessie; à mesure
qu'on se rapproche du sommet de l'ouraque, on voit la musculeuse diminuer
progressivement d'épaisseur, et les faisceaux qui la constituent devenir de plus
en plus grêles, tandis que les faisceaux conjonctifs interposés augmentent de
nombre et de volume. En dehors de cette musculeuse proprement dite, on
trouve une enveloppe conjonctive à couches concentriques, avec de rares faisceaux obliques de fibres lisses.

Le canal de l'ouraque, dont nous venons d'indiquer la disposition générale
chez l'adulte, présente parfois des diverticules latéraux dont les extrémités
renflées peuvent se détacher du conduit principal et constituer de petits kystes
isolés (*kystes de l'ouraque*). Ces formations appendiculaires s'observent sur
toute la longueur du canal; comme ce dernier, elles sont tapissées par un épithélium pavimenteux stratifié et possèdent une enveloppe musculaire. Leur
nombre paraît augmenter avec l'âge : c'est ainsi que, d'après Wutz, les kystes
de l'ouraque, existeraient dans la proportion de 20 pour 100 sur les sujets
de 1 à 30 ans, dans la proportion de 45 pour 100 sur ceux de 31 à 60 ans, et
enfin dans la proportion de 66 pour 100 sur les vieillards des deux sexes, de
61 à 80 ans. Wutz n'a pu retrouver les glandes acineuses signalées par Luschka
et répondant sans doute aux formations précédentes.

Ces dilatations kystiques contiennent tantôt un liquide transparent, tantôt
une substance plus ou moins solide, d'une coloration brun jaunâtre. Le liquide
des kystes hyalins se trouble sous l'action de l'acide acétique et de la chaleur.
Quant à la substance qui remplit les kystes opaques, elle renferme, plongés
dans une masse amorphe jaunâtre, de nombreuses aiguilles cristallines (principes gras), des gouttelettes de graisse, de grandes cellules plates granuleuses,
des cristaux de cholestérine, enfin de petits corps sphériques fortement réfrin-
gents, d'un diamètre de 2 à 6 μ (Wutz).

Les ligaments latéraux de la vessie seront décrits en traitant du développement de la vessie et de l'ouraque.

Développement de la vessie et du canal de l'ouraque. La vessie se développe aux dépens du renflement cloacal du pédicule allantoïdien, dont l'extrémité supérieure qui se prolonge jusqu'à l'ombilic, entre les deux artères ombilicales ou allantoïdiennes, constitue l'ouraque (*voy.* articles Embryon, p. 684, et Ouraque).

Laissant de côté les premiers développements du bourgeon allantoïdien, ainsi que le cloisonnemeut du cloaque en deux cavités secondaires, uro-génitale et rectale (*voy.* Wolff [*Corps de*]), nous nous occuperons exclusivement dans cet article de l'évolution secondaire du pédicule allantoïdien, à partir du moment où la division du cloaque est à peu près achevée, et où la paroi abdominale, en se constituant, a amené le resserrement de l'ombilic; nous traiterons successivement du développement de la vessie et de l'ouraque, et ensuite du mode de rétraction et de cicatrisation des artères ombilicales.

Dès le deuxième mois de la vie intra-utérine, l'extrémité inférieure du pédicule allantoïdien présente un renflement fusiforme qui, à cette époque, communique encore avec le rectum par un court canal cloacal. Les parois de ce renflement vésical sont constituées par un épithélium stratifié dérivant de l'endoderme (*voy.* Allantoïde, Sinus urogénital), doublé extérieurement par une couche mésodermique aux dépeus de laquelle se développeront les tuniques conjonctive et musculeuse de la vessie. Sur un fœtus $\circlearrowleft$ de 52/40 millimètre (commencement du troisième mois lunaire — coupes transversales), le revêtement épithélial de la vessie possède une hauteur de 50 μ; il appartient à la catégorie des épithéliums polyédriques embryonnaires. En dehors de cet épithélium on trouve une couche conjonctive lâche d'une épaisseur de 150 à 200 μ, riche en matière amorphe et en cellules sphériques. La tunique musculeuse est reconnaissable à un amas d'éléments étroitement entassés embrassant, en avant, le tissu chorial sous forme d'un croissant dont l'épaisseur sur la ligne médiane s'élève à 200 μ; en arrière cet amas musculaire est moins accusé. Les différentes couches musculaires ne sont pas encore distinctes.

Sur un fœtus de 10 centimètres, observé par Debierre, la vessie mesurait une longueur de 10 millimètres sur une largeur de 6 millimètres; elle était piriforme, son extrémité renflée dirigée en bas, son extrémité supérieure effilée se continuant graduellement avec le canal de l'ouraque. La tunique musculaire était nettement accusée. Sur un second fœtus de 14 centimètres, décrit par le même auteur, la longueur de la vessie atteignait 14 millimètres, et sa capacité était environ de 1 centimètre cube. Les parois mesuraient une épaisseur de 1/2 millimètre, dont moitié pour la muqueuse, et moitié pour la musculeuse.

Sur un fœtus $\circlearrowleft$ de 10,5/14,5 centimètres (milieu du quatrième mois lunaire), dont le pédicule allantoïdien a été décomposé en coupes transversales, nous observons les dispositions suivantes : la muqueuse se soulève en longs plis, au nombre de 9 à 10 sur la coupe, qui comblent entièrement la cavité de la vessie. Ces plis sont exclusivement constitués par le tissu dense du chorion, sans pénétration des faisceaux de la tunique musculeuse; on ne distingue pas, d'autre part, de tissu cellulaire sous-muqueux. L'épithélium stratifié à deux ou trois couches est épais de 35 à 40 μ.

La tunique musculeuse présente les modifications suivantes depuis le col de la vessie jusqu'à l'ouraque. Au-dessous de l'abouchement des uretères, les fibres musculaires sont agencées à la paroi antérieure en trois couches distinctes : deux couches longitudinales séparées par une couche transversale plexiforme. Au niveau du col, les fibres musculaires font entièrement défaut en arrière ; à mesure qu'on se rapproche des uretères, on voit les éléments musculaires de la paroi antérieure empiéter progressivement sur la face postérieure, où ils affectent au début une direction longitudinale. Ce n'est qu'au voisinage immédiat des uretères que cette couche longitudinale se double en dedans d'une couche transversale.

Dans le corps de la vessie, la disposition des fibres musculaires est la même sur toute la circonférence de la coupe. On distingue trois couches superposées : 1° une couche longitudinale interne à faisceaux petits et serrés ; 2° une couche moyenne plexiforme ; 3° une couche longitudinale externe à faisceaux volumineux et espacés. La musculature du canal de l'ouraque ne comprend qu'une seule couche de fibres longitudinales.

Les différentes tuniques de la vessie sont donc nettement visibles dès la fin du quatrième mois de la vie fœtale. Toutes ces parties ne subissent plus dès lors qu'une augmentation de volume, à part toutefois l'extrémité supérieure qui reste en large communication avec l'ouraque jusqu'à l'époque de la naissance. Placée primitivement dans l'abdomen, la vessie descend peu à peu dans le bassin, où elle vient se loger définitivement à la fin de la deuxième année (Sappey).

Le canal de l'ouraque, par lequel le sommet de la vessie se continue jusqu'à l'ombilic, reste perméable dans toute sa longueur jusqu'au milieu de la vie intra-utérine. Wutz à pu l'injecter totalement sur des fœtus mesurant 23 et 26,5 centimètres du vertex à la plante des pieds. Sur un fœtus ♂ de 16/23 centimètres (milieu du cinquième mois lunaire), décomposé en coupes transversales, nous observons les modifications suivantes depuis l'ombilic jusqu'à la vessie. Dans le segment cutané du cordon ombilical (1/2 à 1 centimètre de l'ombilic), l'ouraque se présente sous la forme d'un cordon lamineux cylindrique cheminant entre les deux artères ombilicales. L'épaisseur de ce cordon est d'environ 1/2 millimètre ; son axe est occupé par une petite colonne épithéliale pleine de 30 μ de diamètre.

La composition du cordon de l'ouraque que nous venons d'indiquer se retrouve au-dessous de l'ombilic, avec cette différence que le cordon dans son ensemble et le cylindre épithélial inclus augmentent progressivement d'épaisseur. A une faible distance de l'ombilic on voit les fibres musculaires lisses à direction longitudinale apparaître dans l'épaisseur du cordon, au pourtour du cylindre épithélial qui se creuse bientôt d'une étroite cavité centrale. A ce niveau, le cordon mesure une épaisseur de 1^{mm},5. Le cylindre épithélial central est large de 150 μ ; il est exclusivement formé de grandes cellules polyédriques, fortement granuleuses, rappelant la disposition d'un épithélium pavimenteux stratifié ; elles limitent un pertuis circulaire d'un diamètre de 15 μ. Au pourtour de l'axe épithélial s'étend maintenant une zone lamineuse d'une épaisseur de 200 μ, formée de fibres et de cellules à disposition concentrique. En dehors de cette zone, on remarque quelques faisceaux musculaires lisses circulaires, puis une couche beaucoup plus épaisse de faisceaux longitudinaux. Inférieurement, ces différentes couches se continuent par une transition graduelle avec les couches correspondantes de la vessie.

De distance en distance, surtout dans le tiers supérieur du cordon de l'ouraque, le cylindre épithélial central émet des diverticules latéraux dont quelques-uns possèdent une musculature propre semblable à celle du tractus principal.

Dans les derniers mois de la vie fœtale, le canal de l'ouraque s'allonge et augmente de volume, mais sa composition ne se modifie pas sensiblement, ainsi que nous avons pu le constater sur un fœtus ♂ de 35/50 centimètres.

A ce stade le cordon fibreux de l'ouraque présente, au voisinage de l'ombilic, un diamètre de 1 millimètre. Son axe est toujours occupé par un cylindre épithélial plein, d'une épaisseur de 70 μ, au pourtour duquel se trouvent groupées quelques fibres musculaires lisses. A une distance de 2 centimètres environ de l'ombilic, le diamètre du cordon est de 1^{mm},8; il est formé, du centre à la périphérie, des différentes parties qui suivent : 1° un cylindre épithélial d'une largeur de 90/120 μ, pourvu d'une étroite lumière centrale; 2° une zone lamineuse à fibres concentriques d'une épaisseur de 80 μ; 3° une couche musculaire longitudinale épaisse de 250 μ; 4° une couche conjonctive externe dont les fibres affectent une direction longitudinale.

En se rapprochant de la vessie, on voit les fibres musculaires devenir de plus en plus abondantes et envahir progressivement la couche fibreuse externe, qui finit par disparaître complétement. A 1 centimètre 1/2 du sommet de la vessie, le diamètre du cordon de l'ouraque atteint 2^{mm},5. Le canal de l'ouraque se dessine sur la coupe sous la forme d'une fente transversale mesurant une longueur de 180 μ; l'épithélium pavimenteux stratifié qui le tapisse a une hauteur de 60 μ. La zone lamineuse à fibres concentriques qui borde en dehors cet épithélium mesure une épaisseur de 270 μ; on y remarque de nombreux vaisseaux, ainsi que des fascicules nerveux surtout abondants dans la partie externe. Puis vient la couche musculaire, dont les fibres sont maintenant agencées en faisceaux distincts.

Le sommet de l'ouraque s'éloigne de l'ombilic en même temps que le bout des artères ombilicales (*voy.* plus loin); il y reste toutefois rattaché par un ligament fibreux médian dont la disposition et les rapports avec les ligaments artériels latéraux, variables suivant les sujets, ont fait l'objet d'une description minutieuse de la part de Ch. Robin.

Exceptionnellement, le canal de l'ouraque reste perméable dans toute sa longueur, prolongeant ainsi la vessie jusqu'à l'ombilic, par lequel peut s'écouler l'urine dans les premiers jours qui suivent la naissance, à la chute du cordon ombilical (*Fistules urinaires congénitales*). Guéniot (*Bulletin de thérap.*, 1879) a réuni 21 cas de persistance de l'ouraque.

Nous extrayons du travail de Ch. Robin les faits suivants concernant les modifications des artères ombilicales après la naissance. La rétraction des artères ombilicales commence de cinq à dix jours après la chute du cordon. Cette rétraction porte sur les tuniques moyenne et interne des vaisseaux, et non sur la tunique adventice, qui reste adhérente en partie à la peau de l'ombilic et perméable pendant quelque temps. Du sang s'épanche au début dans la cavité de cette gaîne par le bout rétracté et non encore oblitéré des artères ombilicales, La cicatrisation de ces vaisseaux s'opère dans le courant du deuxième mois; eur oblitération a lieu graduellement de haut en bas, par soudure des faces opposées de la paroi interne. En même temps, la tunique adventice s'épaissit graduellement, de telle sorte que le volume de l'artère, après son oblitération, ne diffère pas sensiblement de ce qu'il était chez le fœtus. La paroi adventice ainsi hypertrophiée se compose principalement de fibres lamineuses, disposées en faisceaux ou en nappes longitudinales, accompagnées de fibres élastiques fréquemment anastomosées. On y rencontre aussi un certain nombre de fibres-cellules.

Chez l'adulte, le cordon dur qui représente la partie oblitérée de chaque artère ombilicale se termine à une distance de 12 à 15 centimètres de l'ombilic. Au centre de ce cordon existe un filament jaunâtre, d'une épaisseur de 1/4 à 1/2 millimètre, formé par les fibres élastiques de la tunique moyenne. Le restant du cordon présente la structure de la tunique adventice des artères ; il renferme des capillaires (*vasa vasorum*). A mesure qu'on se rapproche du bout de l'artère ombilicale restée perméable, on voit le filament élastique central augmenter progressivement de volume, puis se creuser d'un canal ; la portion ainsi restée creuse de l'ombilicale donne quelques branches à la vessie, jusqu'à une hauteur variable suivant les sujets.

Quant à la portion de la tunique externe, qui rattache, comme nous venons de le voir, les extrémités oblitérées des artères ombilicales à l'ombilic, elle constitue une sorte de ligament aplati, creux à l'origine, mais devenant bientôt plein par soudure de ses deux faces. Ces ligaments latéraux s'allongent et augmentent de volume, à mesure que le bout des vaisseaux qu'ils rattachent à l'anneau s'écarte de ce dernier. Ils se composent, aux deux tiers environ, de fibres élastiques longitudinales, réunies par de fréquentes anastomoses transversales, qui augmentent notablement de quantité de l'enfance vers l'âge adulte. Le reste des ligaments est formé de fibres lamineuses ; il n'existe point ou peu de capillaires.

F. TOURNEUX ET G. HERRMANN.

BIBLIOGRAPHIE. — Outre les traités généraux de Kölliker, Henle, Frey, Krause, Toldt, Sappey, Pouchet et Tourneux, consulter : LAWDOWSKY. *Die feinere Structur und die Nervenendigungen in der Froschharnblase.* In *Archiv von Reichert und Du Bois-Reymond*, p. 55, 1872. — PANETH (J.). *Ueber das Epithel der Harnblase.* In *Sitzungsberichte der k. k. Akad. der Wissenschaften in Wien*, 1876. — CADIAT. *De l'appareil musculaire qui sert à fermer l'orifice uréthral de la vessie.* In *Gaz. méd.*, 1876, p. 207 et 600, et *Journal d'anat.*, 1877. — SUCHANNEK (H.). *Beiträge zur Kenntniss des Urachus.* Königsberg, 1879. — HOGGAN (G.) und HOGGAN (Fr.-El.). *The Comparative Anatomy of the Lymphatics of the Mammalian Urinary Bladder.* In *Journal of Anat. and Phys.*, 1881. — WUTZ (J.-B.). *Urachus und Urachuscysten. Diss. von Basel.* Berlin, 1883. — BELTZOW (A.). *Zur Regeneration des Epithels der Harnblase.* In *Virchow's Arch.*, 1884. — LIST (J.-H.). *Ueber Becherzellen im Blasenepithel des Frosches.* In *Sitzungsberichte der Wiener Akademie*, 1884, et *Zool. Anzeiger*, 1884. — OTTERDIECK (G.). *Ueber Epithel und Drüsen der Harnblase und weiblichen u. männlichen Urethra.* Preisschrift. Göttingen, 1884. — LIST (J.-H.). *Ueber einzellige Drüsen (Becherzellen) im Blasenepithel der Eidechse (Lacerta agilis).* In *Zool. Anzeiger*, 1885. — DU MÊME. *Ueber einzellige Drüsen (Becherzellen) im Blasenepithel der Amphibien.* In *Zoologischer Anzeiger*, 1885, et *Archiv f. mikr. Anat.*, 1887. — SCHIEFFERDECKER (F.). *Sitzungsbericht der naturforschenden Gesellschaft in Rostock*, 1883, et *Arch. f. mikr. Anat.*, 1884. — LUSCHKA. *Ueber den Bau des menschlichen Harnstranges.* In *Virchow's Archiv*, t. XXIII, 1862, et *Anatomie des menschlichen Beckens*, 1864. — ROUX (Ch.). *Mémoire sur la rétraction, la cicatrisation et l'inflammation des vaisseaux ombilicaux et sur le système ligamenteux qui leur succède.* In *Mém. de l'Acad. de Méd.*, t. XXIV, p. 391, 1860. — DEBIERRE. *Développement de la vessie, de la prostate et du canal de l'urèthre.* Thèse d'agrég. Paris, 1883. — WINER ELLIS. *On the Musc. Struct. in the Urinary and Certain of the General. Org.* In *Med. Chir. Trans.*, 1857, p. 327. — DASTRE. *Recherches sur l'allantoïde et le chorion de quelques Mammifères.* Thèse de Paris, 1876. — GILLETTE. *Recherches sur les veines de la vessie.* In *Journal de l'anat.*, 1869. — HÉNOCQUE. *Du mode de distribution et de la terminaison des nerfs dans les muscles lisses.* In *Arch. de physiol.*, 1870, n° 3. — TOURNEUX (F.) et HERRMANN (G.). *Recherches sur quelques épithéliums plats dans la série animale. Journal de l'anatomie*, 1876.

F. T. et G. H.

§ III. **Physiologie.** La vessie est une poche musculo-membraneuse destinée à emmagasiner l'urine et à la projeter au dehors à travers l'urèthre à des intervalles à peu près réguliers, acte qui constitue essentiellement la miction.

Ces fonctions de réservoir et d'agent actif de la miction, la vessie ne les remplit que grâce aux propriétés qui résultent de sa structure. Ce sont ces *propriétés de tissu* qui dominent et expliquent la physiologie de la vessie considérée comme organe : aussi commencerons-nous ce chapitre par leur description.

Nous ne craindrons pas chemin faisant d'insister sur les modifications qu'impriment aux propriétés du réservoir urinaire les divers états pathologiques dont il peut être le siége. Cette incursion dans le domaine de la physiologie pathologique pourra quelquefois faire mieux apprécier des nuances importantes, la maladie accentuant, pour ainsi dire, les traits du caractère de la vessie, pour la sensibilité au contact et à la distension, par exemple. D'ailleurs, c'est en s'appuyant sur l'observation clinique que le professeur Guyon a été amené à modifier sur bien des points et à compléter les notions reçues avant lui sur la physiologie de la vessie : il est donc naturel que nous rapprochions des résultats acquis les faits qui ont servi à les établir. Cela nous évitera en tous cas bien des redites, et nous aurons souvent à renvoyer à ce chapitre.

Élasticité. On sait que la vessie peut se laisser dans une certaine mesure distendre par l'urine, et qu'après chaque miction elle revient à des dimensions beaucoup moindres : elle est donc extensible, élastique. Elle est redevable de cette élasticité à sa couche musculaire, qui y contribue d'une part par les fibres élastiques qui entourent les faisceaux qui la composent, de l'autre par l'élasticité propre de ces faisceaux. Ce n'est donc pas une propriété purement physique, et elle est sous la dépendance de la nutrition du muscle vésical. Si la limite d'élasticité de la vessie est dépassée par suite d'une distension exagérée, cet organe devient incapable de reprendre ses dimensions premières, mais, comme il s'agit d'un tissu vivant, les modifications de tissu consécutives à cette extension exagérée sont suivies d'une réparation généralement rapide et par conséquent du retour à l'élasticité normale. D'autre part on conçoit que l'inflammation ou la sclérose, modifiant la tunique musculaire, portent atteinte à cette propriété, de telle sorte que tantôt l'extensibilité de la vessie soit restreinte, tantôt sa rétractilité. Il est souvent difficile de distinguer dans ces cas la part qui revient aux modifications de l'élasticité et à celles de la contractilité.

Résistance. Pour un réservoir purement élastique, la résistance est mesurée par la limite de l'élasticité, mais cette formule n'est exacte pour la vessie que sur le cadavre, car sur le vivant ce ne sont guère des vessies distendues que l'on rompt, mais des vessies contractées.

Nous verrons en effet que les ruptures spontanées de la vessie par rétention, qu'on pourrait attribuer à la distension pure, sont exceptionnelles ; et dans les ruptures survenues pendant des tentatives chirurgicales de distension de la vessie, seule variété dont le mécanisme puisse être pris sur le fait, cet organe s'est rompu lui-même plutôt qu'on ne l'a fait éclater, comme il arrive pour l'utérus. La friabilité pathologique des parois peut certainement jouer un rôle, ainsi que l'existence de cellules, limitées quelquefois exclusivement par la muqueuse, mais, comme l'a bien fait ressortir le professeur Guyon, c'est surtout avec des vessies irritées et fortement musclées qu'on a eu à déplorer cet accident.

La force nécessaire pour faire éclater une vessie saine par distension est estimée par Amiet à 500 grammes au moins par centimètre carré ; Houel, injectant de l'eau sous pression, a déterminé la rupture dans quatre cas sous une pression de une atmosphère, chiffre élevé qui tient à ce que cet expérimentateur faisait ses injections dans l'urèthre antérieur et non directement dans la vessie. Enfin Duchastelet a obtenu la rupture de trois vessies saines sur des cadavres frais sous une pression de 125 à 150 centimètres d'eau, deux vessies hypertrophiées et scléreuses n'ont éclaté que sous des pressions de 200 et 235 centimètres.

Contractilité. La vessie se contracte; on a souvent constaté *de visu* ses contractions dans le cours des vivisections, elles sont quelquefois fort gênantes pendant la lithrotritie, et on peut en ressentir l'effet sur soi-même, si l'on résiste trop longtemps au besoin d'uriner : les envies intermittentes et bientôt douloureuses qui se produisent alors sont dues aux contractions de la vessie. Ces contractions peuvent être de deux ordres : générales ou partielles.

Les contractions d'ensemble du muscle vésical sont celles qui se produisent, par exemple, au début de l'évacuation du réservoir urinaire et concourent avec la rétraction élastique de la vessie à l'accomplissement de la miction. Leur combinaison aux effets de l'élasticité vésicale rend difficile l'étude de leur modalité et, à ne considérer que le résultat, la miction de la femme et de l'enfant, chez lesquels l'urèthre ne modifie pas l'action de la vessie, ne semble pas traduire avec son début et sa terminaison brusques le mode de contraction habituel aux fibres lisses. Mais il est des circonstances dans lesquelles le muscle vésical entre seul en jeu et où certains groupes de ses fibres se contractent isolément : ces contractions partielles montrent l'action du muscle vésical dépouillée de toute influence étrangère. Guyon est le seul auteur qui les ait étudiées et exposées. C'est dans le cours des lithrotities à séances prolongées sous le chloroforme que le savant chirurgien de Neckèr les a constatées. « Aucune règle fixe, écrit-il, ne préside à leurs manifestations, et un siége précis ne peut leur être assigné. On les rencontre aussi bien au sommet de la vessie que dans son fond ou au voisinage, et surtout au-dessous et sur les côtés du col; c'est aussi au fond même de la vessie que l'on voit se produire ces contractions qui modifient le terrain opéraratoire, cachent complétement des fragments ou des calculs tout entiers et obligent à modifier les manœuvres, ou quelquefois même à les suspendre. C'est surtout dans les grandes vessies habituellement distendues et chroniquement enflammées que l'on sera exposé à ces contractions partielles; c'est encore lorsqu'on aura mal à propos excité la contractilité de la couche musculaire par une distension exagérée qu'on les verra se produire et se multiplier. »

Quand on opère dans une vessie relativement saine et peu distendue, se rapprochant davantage par conséquent des conditions physiologiques, on sent aussi les contractions de la vessie, mais elles sont plus rares, plus régulières, et se succèdent dans un ordre presque constant : c'est au fond de la vessie qu'elles commencent, et habituellement cet avancement se produit sur sa partie médiane, formant un véritable éperon; après la paroi postérieure, lorsque la contraction se continue ou se renouvelle, c'est le plan inférieur de la vessie, c'est le bas-fond qui se soulève. La contraction isolée du bas-fond avait déjà été constatée expérimentalement par Gianuzzi. On sent peu l'abaissement du sommet de la vessie pendant les manœuvres et l'on ne perçoit que faiblement en général la diminution du diamètre transverse. Cependant quelquefois il semble que les faces latérales soient rapprochées dans toute leur étendue et que l'on ne se meuve qu'entre deux parois verticales et contractiles; Guyon désigne cet état sous le nom de *vessie en portefeuille.*

Ce qui fait de ces constatations opératoires une véritable expérience physiologique, c'est qu'on a à plusieurs reprises la production et la cessation du même phénomène, le résultat positif à côté du résultat négatif. Ces contractions partielles ont tous les caractères des contractions des muscles lisses; lentes à se produire et lentes à s'éteindre, elles maintiennent pendant un temps très-appréciable la déformation qu'elles réalisent, si bien que Guyon avait d'abord pris le résultat de la contraction de la paroi postérieure, la plus fréquente, pour une disposition pathologique à laquelle il avait donné le nom de *vessie à éperon*. Les conditions dans lesquelles ces contractions se multiplient montrent bien quels sont les excitants de la contractilité vésicale : on les rencontre surtout, avons-nous dit, dans les grandes vessies enflammées excitées par une distension exagérée. C'est en effet la sensibilité de la vessie qui est le point de départ du réflexe qui aboutit à sa contraction, et cette sensibilité est beaucoup plus prononcée, comme nous allons le voir, pour la distension que pour les contacts.

Une dernière question nous reste à élucider à propos de la contraction vésicale : l'influence de la volonté. Au premier abord la volonté semble avoir sur les contractions de la vessie une certaine influence, puisque la miction peut avoir lieu en dehors de tout besoin d'uriner, et cette influence serait facilement explicable par la part que prennent les nerfs sacrés à la constitution des plexus vésicaux.

Beaucoup d'auteurs cependant, avec Béraud et Robin, croient la volonté sans influence sur le muscle vésical. Au début de la miction volontaire elle n'agirait sur lui qu'indirectement, par l'intermédiaire de la contraction des muscles de la paroi abdominale, qui comprimeraient le globe vésical et en détermineraient ainsi la contraction. Au contraire, Budge, Béclard, Mosso et Pellacani, considèrent le muscle vésical comme soumis à la volonté.

Cette question vient d'être étudiée à nouveau par Born, et cet auteur arrive, après des expériences ingénieuses faites sur lui et sur d'autres sujets, à conclure que la volonté peut faire contracter le muscle vésical sans l'intermédiaire des muscles abdominaux. La contraction de ces muscles n'est qu'accessoire au début de la miction, comme le disent Mosso et Pellacani, elle peut manquer et est d'autre part impuissante à elle seule à vider la vessie paralysée, tandis que dans l'effort abdominal, par exemple, elle n'est pas nécessairement suivie du besoin d'uriner. De plus, après l'introduction dans la vessie d'une sonde aboutissant à un tube manométrique, Born a pu suspendre volontairement la contraction vésicale commencée. Enfin il a constaté par le même procédé que l'impossibilité momentanée d'uriner qu'éprouvent les gens nerveux quand on les regarde, par exemple, tenait à un défaut de contraction vésicale et non à une contraction passagère du sphincter membraneux dont la sonde supprime l'influence. Cette contractilité volontaire de la vessie manquerait, d'après cet auteur, chez beaucoup d'individus peu intelligents, qui sont par suite incapables d'uriner quand ils n'en ressentent pas le besoin.

Ajoutons enfin que les influences psychiques les plus légères se traduisent par des contractions de la vessie, comme l'ont constaté Mosso et Pellacani, grâce à des expériences ingénieuses faites sur des femmes et sur des chiens. Cette corrélation est si étroite qu'on pourrait dire avec Born que « la vessie est le miroir de l'âme. »

Dans l'état actuel des connaissances sur la physiologie musculaire la tonicité est le corollaire obligé de la contractilité : nous n'avons donc pas à parler ici des nombreuses expériences qui ont démontré l'existence du *tonus* vésical ; elles ont porté exclusivement sur le sphincter, et l'exposé de leurs résultats sera plus à sa place quand nous parlerons du mode d'occlusion de la vessie. Rappelons seulement que l'on entend par tonicité l'état de tension faible, continuelle et inconsciente, dans lequel sont tous les muscles et qui est sous la dépendance du système nerveux. Cette tension serait entretenue par la contraction successive d'un petit nombre de faisceaux musculaires.

Pour en finir avec l'étude de la contractilité vésicale voyons comment elle est influencée par l'électricité et par quelques médicaments.

L'électrisation directe ou indirecte de la vessie, soit avec des courants continus, faibles à cause de la douleur qu'ils éveillent facilement, soit avec des courants d'induction, n'a déterminé entre les mains d'aucun expérimentateur des contractions bien nettes de la vessie ; Dubois, Onimus et Legros, Born, n'ont obtenu que des résultats à peu près négatifs qui concordent mal avec les bons effets qu'on retire en clinique de ce moyen thérapeutique.

L'action de divers médicaments sur le muscle vésical a été étudiée par Pellacani.

Le curare augmente le tonus vésical par suite des phénomènes asphyxiques, mais la respiration artificielle le ramène à son taux normal. La strychnine augmente ce tonus par l'intermédiaire du système nerveux, l'ergotine par la contraction des vaisseaux sanguins ; la quinine l'augmente également, la nicotine à un moindre degré. Le nitrate d'amyle et l'opium le diminuent, ainsi que le chloral, après avoir provoqué quelques contractions. De la même façon agissent l'alcool et surtout l'acide gallique aux doses de 3 à 4 grammes. Le perchlorure de fer et les autres astringents agissent avec moins de puissance. La pilocarpine détermine des contractions vésicales par action directe sur le muscle.

L'intensité de ces contractions est très-variable ; les contractions d'ensemble, sans participation appréciable de la paroi abdominale, pourraient faire équilibre, d'après Born, à une colonne d'eau de 150 à 170 centimètres.

Sensibilité. La sensibilité de la vessie a une importance considérable, car c'est elle qui tient sous sa dépendance la contractilité de cet organe, et par conséquent les fonctions mêmes de la vessie. Important dans la physiologie normale, son rôle devient capital dans la physiologie pathologique du réservoir urinaire, et c'est sur elle que doit souvent se régler la thérapeutique. Cependant on-chercherait en vain dans les traités de physiologie des notions précises sur la sensibilité de la vessie. C'est que, pour sortir du chaos des opinions contradictoires, il fallait séparer les deux modes spéciaux de la sensibilité de la vessie, la sensibilité au contact et la sensibilité à la distension, distinction dont l'honneur revient encore au professeur Guyon, et qui rend cette question parfaitement claire. On peut à notre avis accentuer cette distinction en localisant la première dans la tunique muqueuse et la seconde dans la tunique musculaire. Nous examinerons successivement ces deux modes de sensibilité à l'état normal et à l'état pathologique.

Normalement la sensibilité au contact de la vessie est très-obtuse. L'expérience de tous les jours nous montre que le contact de l'urine avec la muqueuse vésicale n'est pas perçu et qu'aucune sensation ne nous avertit de son accumulation jusqu'au moment où se produit le besoin d'uriner. Le contact des instruments mêmes éveille difficilement la sensibilité de la vessie, et dans le cathétérisme *à la suite*, par le procédé de Maisonneuve, on peut refouler une fine bougie qui s'y pelotonne sans que le malade en ait conscience. L'explorateur métallique permet de mesurer la sensibilité relative des diverses régions de la muqueuse : après une petite douleur au moment du passage du col on peut promener légèrement l'instrument sur toute la surface du corps de l'organe sans éveiller ni douleur ni envie d'uriner, si les explorations ne se prolongent pas, mais, toutes les fois qu'on se rapproche du col et qu'on le presse, la sensibilité s'éveille et devient facilement douloureuse en s'accompagnant d'envies d'uriner bientôt impérieuses. La tolérance de la vessie pour les calculs et les corps étrangers, quand leur forme ou leur poids ne leur permettent pas de presser sur le col et surtout de s'y engager, a la valeur d'une expérience physiologique pour démontrer le peu de sensibilité de cet organe au contact. Nous verrons en effet que ceux-ci ne déterminent souvent dans ces conditions aucune espèce de sensation tant qu'il n'y a pas de cystite, accident qui est l'exception et non la règle dans l'histoire des calculeux. Enfin les recherches récentes d'Arthaud et Duprat leur ont permis de vérifier expérimentalement la très-faible sensibilité au contact de la vessie. En résumé la vessie saine est donc insensible au contact de l'urine et très-peu sensible au contact des corps étrangers, sauf au niveau du col. Notons qu'elle apprécie très-nettement les différences de température des liquides qu'on y injecte et qu'elle est très-sensible à l'action des solutions médicamenteuses pour peu qu'elles soient irritantes, mais il s'agit là d'une action physique ou chimique distincte du simple contact.

Si la sensibilité au contact est obtuse, la sensibilité à la distension est au contraire très-vive et se transforme très-rapidement en douleur quand ses avertissements ne sont pas écoutés ; chacun a éprouvé plus ou moins le malaise que provoque la retenue exagérée de l'urine, et tous les médecins ont été témoins des angoisses poignantes qui accompagnent la rétention complète. C'est dans la sensibilité à la distension que réside pour ainsi dire le tact de la vessie, c'est la seule qui entre en jeu dans le fonctionnement physiologique de cet organe. Cette sensibilité si délicate peut cependant être mise en défaut par les distensions chroniques avec rétention incomplète, lentement progressives, qui mettent des semaines et des mois à s'établir et peuvent amener la vessie à contenir sans révolte plusieurs litres d'urine.

Cette analyse de la sensibilité de la vessie nous amène naturellement à placer dans cet organe même le point de départ du besoin d'uriner : on ne peut attribuer cette sensation nette survenant parfois brusquement qu'à la dilatation du réservoir qui met en jeu sa sensibilité spéciale au moment où elle atteint la limite physiologique, et non à la sensibilité obtuse du col déjà baigné par l'urine quelques minutes après la dernière miction. Nous reviendrons plus bas sur cette question dans un paragraphe spécial.

La composition chimique de l'urine pourrait, d'après beaucoup d'auteurs, influer sur la fréquence des mictions ; mais pour les uns les urines concentrées seraient plus irritantes, tandis que les autres accusent les urines diluées ; c'est cette dernière opinion qui tend à prévaloir aujourd'hui. L'examen attentif des faits nous a conduit à admettre que l'urine diluée, celle des boissons, par exemple, déterminait à volume égal un besoin d'uriner plus pressant que l'urine concentrée ; toutefois cela n'est pas dû à sa différence de composition chimique, mais à l'abondance de la sécrétion rénale qui amène une distension plus rapide, et partant plus mal supportée, du réservoir urinaire.

Dans l'état pathologique il n'est pas rare de voir la sensibilité au contact acquérir une vivacité extrême, dans les cystites du col, par exemple, et particulièrement dans la cystite tuberculeuse. Elle peut alors prendre le premier rang et déterminer directement les contractions vésicales. Ces dernières sont extrêmement douloureuses dans ces conditions, d'une part en comprimant la muqueuse devenue très-susceptible et d'autre part par leur intensité même, qui répond à la violence de la douleur qui les a mises en jeu, comme le sont quelquefois les contractions des muscles de l'intestin et de l'utérus.

La sensibilité à la distension peut être masquée dans ces conditions, le contact de quelques gouttes d'urine déterminant leur expulsion avant que la vessie ait pu se dilater, mais elle a subi aussi une exaspération proportionnelle que le chloroforme permet de mettre en évidence : vient-on en effet à endormir pour la lithotritie un malade atteint de cystite, la vessie se contracte très-modérément, pourvu qu'on l'ait peu distendue, et le malade ne sent rien des manœuvres de préhension et de broiement, mais il commence à s'agiter et sa vessie à réagir quand on arrive à l'évacuation et aux distensions répétées qu'elle nécessite. Car le chloroforme peut bien faire disparaître la sensibilité au contact, mais la sensibilité à la distension reste toujours en éveil, et son exagération peut suffire à contre-indiquer formellement toute opération nécessitant la réplétion de la vessie, la taille hypogastrique, par exemple. En bravant la sensibilité à la distension on s'expose à des accidents congestifs ou inflammatoires et même à la rupture de la vessie; on peut au contraire braver jusqu'à un certain point la sensibilité au contact. C'est ainsi qu'on réussira avec les instillations, qui modifient sans distendre là où les injections auraient exaspéré le mal; c'est ainsi que plus une vessie est douloureuse, moins il faut y injecter de liquide pour faire la lithotritie, multipliant ainsi les contacts pour éviter la distension ; c'est ainsi enfin que s'explique l'action sédative si remarquable de l'ouverture permanente de la vessie qui supprime ses fonctions comme réservoir. A l'état pathologique comme à l'état normal, la sensibilité à la distension a donc une influence prépondérante.

Aux faits cliniques que nous venons de développer on peut ajouter aujourd'hui, grâce aux recherches de Tuffier, la démonstration expérimentale. Cet auteur a recherché sur les animaux les modifications de la circulation rénale consécutives aux diverses excitations de la vessie. Il a constaté que l'excitation par contact de la muqueuse vésicale ne déterminait pas de modifications dans la circulation du rein; il fallait pincer la muqueuse entre les mors d'une pince à forcipressure pour obtenir par action réflexe une augmentation de volume du rein, une augmentation de pression dans l'artère rénale et une excrétion d'urine plus considérable. Au contraire, la distension de la vessie au delà de ses limites physiologiques amenait rapidement les modifications de la circulation rénale que nous venons de signaler.

Imperméabilité. La question de l'imperméabilité de la vessie, longtemps discutée, est aujourd'hui presque absolument résolue ; il faut l'examiner séparément pour l'eau et pour les solutions salines et autres dont le passage dans l'organisme peut se traduire par des signes ou des symptômes caractéristiques. C'est presque exclusivement pour ces dernières que la question a été étudiée expérimentalement, et nous pouvons dire immédiatement qu'il a été démontré que l'épithélium vésical intact opposait à leur absorption une barrière infranchissable. Un grand nombre d'expériences ont pourtant conduit leurs auteurs à des conclusions opposées, mais deux causes d'erreur aujourd'hui bien connues expliquent ces résultats contradictoires, l'absorption par la muqueuse uréthrale qui est très-active, et la susceptibilité de l'épithélium que des manœuvres un peu brusques peuvent détacher et dont diverses conditions, les lésions des reins ou de la moelle, par exemple, modifient les propriétés physiologiques.

C'est ainsi que les expériences de Treskin, faites avec grand soin sous la direction de Hoppe Seyler, perdent toute leur valeur par suite du procédé employé pour maintenir l'urine dans la vessie, la ligature de l'urèthre à sa partie moyenne. C'est à travers la muqueuse uréthrale encore en contact avec l'urine que se faisaient les modifications de ce liquide qu'il attribuait au séjour dans la vessie et qui consistaient en une augmentation de la proportion d'eau et en une diminution de la quantité d'urée.

Les expériences de Kaupp publiées en 1856 et dont celles de Treskin semblaient confirmer en partie les résultats sont passibles d'une objection non moins grave : cet auteur expérimentait sur lui-même et comparait la composition de son urine, quand il vidait sa vessie toutes les heures, à celle de l'urine qui y avait séjourné douze heures, et qu'il a trouvée constamment moins riche en eau et en urée, mais plus riche en chlorure de sodium, que l'ensemble de celles qu'il obtenait toutes les heures. Trop d'influences modifient presque continuellement la composition de l'urine, notamment la distension de la vessie et ses contractions répétées, qui réagissent sur le rein, pour que les résultats obtenus par des expériences de ce genre aient une signification précise.

Enfin beaucoup d'expériences récentes et concordantes autorisent à penser que celles dans lesquelles des solutions de substances actives injectées dans la vessie saine ont été absorbées, celles de Ségalas, par exemple, n'ont pas été faites avec des précautions suffisantes pour n'altérer en rien la couche épithéliale; ces précautions doivent être tellement minutieuses qu'on est en droit de suspecter les résultats d'observateurs qui ne décrivent pas en détail le manuel opératoire qu'ils ont employé.

Nous arrivons aux expériences qui ont démontré l'imperméabilité de la vessie saine aux solutions salines. Elles sont de deux ordres, les unes ont été faites sur le vivant, les autres ont consisté à étudier sur des animaux fraîchement tués la vessie comme membrane dialysante ou au point de vue de l'imbibition cadavérique. Parmi ces dernières citons celles de Küss et de son élève Susini, qui ont badigeonné avec du perchlorure de fer l'extérieur d'une vessie préalablement remplie de ferro-cyanure de potassium, et n'ont vu apparaître qu'une heure après la mort chez des lapins et des grenouilles la coloration caractéristique du bleu de Prusse; sur deux cobayes vivants, cette réaction ne s'est pas produite. D'autre part une injection d'acide chromique poussée dans la vessie d'un cadavre encore chaud avait complétement traversé l'organe trente heures après la mort. La destruction par raclage de l'épithélium était instantanément suivie dans ces expériences de l'apparition de la réaction. Cazeneuve et Livon sont arrivés à des résultats tout à fait confirmatifs des précédents : après avoir lié le prépuce d'un chien pendant quelques heures, ils tuent cet animal, enlèvent la vessie pleine d'urine, la lavent rapidement à l'extérieur avec de l'eau distillée et la plongent aux trois quarts dans l'eau distillée à la température de 25 degrés, puis ils cherchent à des intervalles rapprochés des traces d'urée dans le liquide extérieur avec l'hypobromite de soude; la dyalyse ne s'effectue que trois ou quatre heures après la mort. Ces auteurs concluent de ces résultats que l'imperméabilité de la vessie est due à la fonction physiologique propre de l'épithélium, fonction qui persiste plus ou moins longtemps après la mort suivant la température, l'état de digestion ou d'inanition de l'animal, et qui est modifiée par certaines lésions des reins et de la moelle.

Ces conditions expérimentales s'éloignent certainement des conditions physiologiques et ne tiennent notamment aucun compte de la pression du sang dans les vaisseaux de la paroi vésicale, facteur important de l'absorption; néanmoins Béclard nous paraît bien sévère quand il refuse toute valeur à ces expériences. Elles nous paraissent démontrer que la dialyse et par conséquent l'absorption sont tout au moins bien difficiles tant que la barrière épithéliale est intacte.

D'ailleurs les expériences faites sur le vivant, dont il nous reste à parler, échappent à cette objection. Susini, expérimentant sur lui-même, s'est injecté dans la vessie 150 grammes d'eau tiède contenant successivement 4, 6 et jusqu'à 10 grammes d'iodure de potassium qu'il a conservés trois heures sans ressentir aucun des symptômes de l'absorption de ce médicament pour lequel il avait préalablement vérifié sa sensibilité. Il n'a rien observé non plus après des injections faites dans les mêmes conditions et contenant l'une 4 grammes de feuilles sèches de belladone, et l'autre 5 grammes de ferro-cyanure de potassium. Les expériences d'Alling l'ont amené à la même conclusion : la vessie saine n'absorbe pas d'une façon appréciable les substances médicamenteuses ou toxiques.

Il n'en est plus de même dès que l'épithélium est altéré, et dans la vessie malade Küss, Guyon et Alling, ont pu obtenir une sédation locale à la suite d'injections narcotiques; mais cette absorption est irrégulière et toujours assez faible, ce qui oblige à injecter des doses considérables du médicament, qui pourraient devenir dangereuses, si elles étaient par hasard absorbées en totalité. Aussi, malgré les espérances qu'avaient fait naître les premiers essais, cette méthode de traitement n'est-elle pas entrée dans la pratique.

En somme, tout le monde admet aujourd'hui que la muqueuse vésicale est tout à fait imperméable à certaines solutions, probablement à presque toutes, grâce à son épithélium. L'absorption ne devient possible que quand ce dernier est altéré ou détruit.

Pour l'absorption de l'eau au contraire la question est encore en suspens : pour Béraud et Robin, pour Béclard, l'urine est privée par absorption d'une partie de ses principes aqueux pendant son séjour dans la vessie, ce qui expliquerait la concentration des urines rendues le matin. Mais cette absorption d'eau par la vessie n'a jamais été démontrée directement et la composition particulière de l'urine du matin, l'urine *du sang* de Robin, nous paraît bien plutôt devoir être attribuée avec Susini à un mode particulier de sécrétion du rein pendant le sommeil. Cet auteur fait très-justement remarquer que l'on peut trouver des urines très-claires et jaune paille dans des cas de rétention de vingt-quatre et quarante-huit heures, où les effets de la prétendue absorption vésicale auraient eu tout le temps de se produire. Il en est de même dans le cas de rétention chronique incomplète avec distension, où l'urine très-pauvre en matériaux salins que sécrète alors le rein ne subit aucune concentration malgré son long séjour dans la vessie.

Sécrétion. La sécrétion de la vessie est une question fort discutée ; disons tout de suite qu'elle est indépendante de l'existence des rares follicules glandulaires que quelques auteurs ont signalés autour du col vésical, le mucus que sécréterait la vessie étant un produit de la muqueuse même et plus spécialement de toute la surface de son épithélium. L'existence de ce mucus vésical est formellement niée par Méhu, qui n'a jamais trouvé, dit-il, de *mucine* dans l'urine. Robin au contraire, pour lequel le mot *mucine* appliqué à la matière organique fondamentale propre aux mucus est une hérésie, a trouvé constamment de la *mucosine* dans l'urine et décrit longuement dans son *Traité des humeurs* les caractères et les réactions du mucus vésical, dont l'urine ne contiendrait normalement que des traces (32 pour 100 en moyenne) : on trouvera dans les auteurs que nous venons de citer les détails techniques relatifs à cette question qu'il ne nous appartient pas de trancher. Disons seulement que les descriptions très-précises de Robin nous semblent convaincantes. Ce mucus aurait pour rôle de protéger l'épithélium et d'en rendre l'imperméabilité plus parfaite.

Nous pouvons maintenant passer à l'étude des fonctions de la vessie, qui se résume en somme dans la physiologie de la miction. Pour diminuer le nombre des questions incidentes qui s'y rattachent, nous consacrerons des paragraphes spéciaux à la capacité de la vessie et à l'influence du système nerveux sur cet organe.

Capacité. Anatomiquement la capacité moyenne de la vessie est d'environ 500 à 600 centimètres cubes; le point sur lequel nous devons insister ici, c'est la variabilité extrême de cette capacité, toujours subordonnée à la sensibilité. Cela est surtout vrai à l'état pathologique, et l'on peut dire avec Guyon que vouloir assigner à la vessie une contenance déterminée, c'est oublier à la fois les enseignements de la physiologie et de la clinique. Agir dans la vessie en prétendant lui faire accepter une somme rigoureuse de grammes, c'est se préparer des difficultés, des mécomptes, c'est courir au-devant d'accidents, c'est s'exposer à des dangers. Pour déterminer la quantité de liquide qu'on peut injecter impunément dans un cas donné, c'est la vessie qu'il faut savoir interroger en s'arrêtant dès que l'organe commence à se contracter. La subordination de la capacité à la sensibilité est une notion capitale qui suffit à condamner d'avance toute tentative de dilatation mécanique du réservoir urinaire; au contraire, en s'attaquant à la cause qui surexcite la sensibilité de l'organe, on arrivera souvent à lui rendre son fonctionnement normal. Si dans la plupart des cas l'obstacle à la distension de la vessie n'est dû qu'à une contraction ou contracture réflexe sans altération des propriétés physiques d'élasticité du réservoir, il en est d'autres où la capacité de la vessie se trouve définitivement restreinte par suite de véritables modifications anatomiques de ses parois, d'une sorte de cystite interstitielle. C'est surtout chez de vieux rétrécis porteurs de fistules qu'on rencontre cette disposition : Guyon en cite trois exemples extrêmes pris parmi les pièces du musée de Necker, et dans lesquels les dimensions de la vessie étaient les suivantes : 1° longueur 40 millimètres, largeur 25; 2° longueur 45 millimètres, largeur 30, et 3° longueur 50 millimètres, largeur 35. Rappelons les exemples déjà signalés et tout opposés de dilatation extrême consécutive à la rétention d'urine chronique incomplète.

Miction. Nous diviserons l'étude de la miction en trois périodes : la période préparatoire ou période de réplétion de la vessie; la période de miction active et une période intermédiaire, le besoin d'uriner.

Dans l'intervalle des mictions l'urine s'accumule dans la vessie en coulant goutte à goutte de l'orifice des uretères, poussée par le produit incessant de la sécrétion rénale et en cas d'obstacle par la contraction de ces conduits. Dans la station debout et assise, cet écoulement est favorisé par l'influence de la pesanteur. Plus ou moins remplie, la vessie subit les modifications de forme, de volume et de rapports décrites en anatomie; on sait aussi que son imperméabilité ne permet aucune modification notable de la composition du liquide qu'elle contient. Signalons une particularité curieuse notée par Edlefsen, qui a constaté que dans des conditions favorables, pendant le repos nocturne sur le dos, par exemple, l'urine se disposait dans la vessie en couches de densité différente; dans ses expériences la différence varie de 12 à 17 pour 100 entre la densité de la première et de la dernière portion des urines recueillies.

Voyons par quel mécanisme l'urine arrive à distendre la vessie sans refluer dans les uretères ni s'échapper par l'urèthre. Du côté des uretères on admet généralement que l'obstacle au reflux du contenu vésical est dû à l'obliquité du trajet de leur portion terminale à travers les tuniques de la vessie. Il résulte de cette obliquité que leur orifice vésical est réduit à l'état de fente transversale et que les parois de leur trajet intra-pariétal sont appliquées l'une contre l'autre avec d'autant plus de force que la vessie est plus distendue, par un mécanisme analogue à celui des soupapes autoclaves. Reliquet attribue l'occlusion des uretères à ce que la commissure interne de leurs fentes terminales est constamment bridée par le muscle des uretères qui les réunit et qui est d'autant plus tendu que la vessie contient plus d'urine. Quoi qu'il en soit, cette occlusion est parfaite et la dilatation pathologique dont ces conduits sont assez fréquemment le siége ne tient pas au reflux du contenu de la vessie, mais seulement à un obstacle à l'entrée de l'urine qui s'accumule alors dans l'uretère. Dans certains cas cependant l'orifice vésical des uretères peut se trouver forcé par un mécanisme peu connu, et le reflux de l'urine contenue dans la vessie vers le rein devient possible. Ce reflux a été constaté par quelques chirurgiens après la néphrectomie (Rosenbach, *Berl. klin. Wochenschrift*, 30 janvier 1882) et les a conduits à conseiller la ligature de l'uretère qu'on abandonne dans la plaie, ligature qui a d'ailleurs d'autres avantages. Polaillon a présenté à la Société de chirurgie le 16 décembre 1885 une pièce très-curieuse à ce point de vue, recueillie à l'autopsie d'un calculeux auquel il n'avait pu faire la taille hypogastrique faute de distension vésicale, malgré une injection de 200 grammes. La vessie, à parois épaissies, fut trouvée étroitement appliquée sur le calcul, et Polaillon pense que le liquide injecté pendant la vie passait dans les uretères, très-dilatés, ainsi que leur orifice vésical, qui admettait une grosse sonde. Malheureusement ce reflux dans l'uretère du contenu vésical n'a pas été constaté sur la pièce au moment de l'autopsie.

Du côté de l'urèthre la question est plus complexe. On a invoqué tantôt des causes mécaniques, tantôt et surtout l'action de certains faisceaux musculaires. Il y a un certain nombre de causes mécaniques qui font obstacle chez l'homme à l'issue de l'urine et dont l'existence n'est niée par personne; ce sont la différence de souplesse des différentes portions du canal de l'urèthre, l'accolement de ses parois à l'état de vacuité, accolement maintenu par la tension constante des aponévroses périnéales, l'angle que fait l'axe de la portion initiale du canal avec celui de la vessie, angle qui tend, il est vrai, à s'effacer à mesure que la distension s'accentue, la courbe que décrit à son origine le canal de l'urèthre, enfin la présence de la prostate, dont le développement est la cause principale des différences que présente la miction dans les deux sexes. Ce qu'on discute, c'est l'importance du rôle de ces obstacles. Pour Küss et Duval, en dehors de tout effort il n'y a aucun acte physiologique proprement dit qui intervienne pour s'opposer à la sortie de l'urine : les conditions sont toutes mécaniques, disent-ils, et elles subsistent après la mort, car l'urine continue à être maintenue dans la vessie du cadavre. Cette opinion est exagérée et nous la verrons réfutée dans un instant comme l'argument qu'elle invoque par les expériences qui démontrent le rôle de la tonicité musculaire dans l'occlusion physiologique de la vessie.

Un obstacle mécanique plus spécial a été invoqué par Mercier, c'est sa célèbre valvule musculaire. Pour cet auteur la lèvre inférieure et horizontale du triangle que représente le méat interne, attirée en avant et en haut, viendrait s'appliquer sur le reste du col comme une valvule qu'abaisserait pour permettre la miction la contraction des fibres musculaires longitudinales postérieures de la vessie, de concert avec le propre relâchement des fibres musculaires transversales qui constitueraient cette valvule. Cette théorie n'est plus guère admise aujourd'hui ; nous trouvons cependant dans Thompson une conception analogue : pour cet auteur la valvule est constituée par le lobe moyen de la prostate et son élévation est due à la contration du releveur de l'anus (*elevator prostatæ*).

Pour Caudmont et son élève Delefosse c'est à la lèvre antéro-supérieure du col qu'est dévolu ce rôle de valvule. Ces auteurs admettent que le col est entouré de fibres circulaires très-mobiles n'ayant d'autre attache qu'à la pointe du trigone dont elles partent, de sorte qu'elles peuvent se mouvoir librement et qu'au moment de leur contraction elles deviennent transversales et viennent coiffer la lèvre postérieure qui s'est elle-même légèrement avancée ; les quatre cinquièmes antérieurs de l'ouverture sont ainsi bouchés par la lèvre antérieure, et le cinquième postérieur par la lèvre postérieure. Après la mort, disent-ils, ces fibres antérieures se relâchent, de sorte que cette valvule n'est pas visible à l'autopsie. Aussi ne cherchent-ils à en établir l'existence que par des considérations théoriques qui n'ont pas réussi à convaincre les physiologistes.

On s'accorde généralement aujourd'hui à admettre que l'occlusion du col vésical se fait à l'état normal par simple affrontement de ses parois et qu'elle est sous la dépendance de certains faisceaux musculaires. Voyons quels sont les muscles qui peuvent remplir ce rôle et comment ils le remplissent.

Le muscle qui joue le principal rôle dans l'occlusion de la vessie est le sphincter de la vessie, muscle à fibres lisses qui entoure l'origine de l'urèthre et qu'a décrit le professeur Sappey. Il ferme normalement l'entrée de l'urèthre prostatique à l'urine, et dans le cathétérisme ce n'est qu'après que l'œil de la sonde a dépassé son niveau pour entrer dans la vessie que l'écoulement de l'urine commence, à moins que le cathétérisme ne soit fait sur un sujet qui se retient d'uriner, comme nous allons le voir, ou dans certains cas de rétrécissement uréthral dont nous n'avons pas à nous occuper ici. Mais en cas de besoin d'uriner un peu violent ce sphincter se laisse forcer, l'urine pénètre dans la portion prostatique de l'urèthre et son écoulement au dehors est empêché par l'action d'un autre muscle, strié cette fois, le sphincter de la portion membraneuse, véritable appareil de perfectionnement. On sait que ce muscle représente un cylindre musculaire strié embrassant la muqueuse et les fibres musculaires longitudinales lisses qui la doublent dans toute l'étendue de la portion membraneuse de l'urèthre. Ce muscle peut aussi entrer en jeu sans que l'urine pénètre dans la portion prostatique du canal, toutes les fois, par exemple, que le col vésical est le siége d'une irritation un peu violente physiologique ou pathologique. Quand le sujet cherche à résister à un besoin extrêmement violent d'uriner on observe la contraction synergique de tous les muscles du périnée, mais ces muscles ne peuvent avoir aucun rôle dans l'occlusion de la vessie. En effet les bulbo-caverneux compriment la portion de l'urèthre située en avant de la portion membraneuse et, quand l'urine est parvenue à ce niveau, leur contraction ne peut que la chasser au dehors, mais non la faire rentrer dans la vessie. Le sphincter de la portion prostatique, muscle strié occupant la paroi antérieure de cette portion de l'urèthre et formé de fibres en arceaux allant d'un bord à l'autre de la prostate, ne se contracte, comme nous le verrons, que pour faire rentrer dans la vessie l'urine arrêtée par le sphincter membraneux. Quant au muscle de Guthrie ou transverse profond (ischio-uréthral de Sappey), la direction et le mode d'insertion de ses fibres telles que les décrit cet anatomiste rendent incompréhensible, comme il le fait remarquer, le rôle qui lui est com-communément attribué de constricteur de l'urètre. Ce rôle au contraire ne saurait lui être contesté, si l'on admet, comme semblent l'établir les recherches toutes récentes de Quénu (article URÈTHRE), que ce muscle, sans prendre aucune insertion sur le canal ni sur les parois du bassin, est formé de fibres à direction circulaire concentriques à celles de l'urèthre. Il faudrait alors considérer le muscle de Guthrie comme un sphincter surajouté au sphincter uréthral.

Pour le petit muscle de Wilson la question est plus obscure; incapable d'agir sur le calibre de l'urèthre, d'après Sappey, il serait susceptible pour Richet de soulever l'urèthre comme une sangle et d'en effacer la lumière. Très-variable du reste suivant les sujets dans son développement et sa disposition, son action en tous cas ne saurait avoir une importance comparable à celle du sphincter de la portion membraneuse, à la fois plus puissant et beaucoup mieux disposé pour agir sur le calibre du canal.

En résumé, le sphincter vésical est constamment chargé de l'occlusion de la vessie et le sphincter de la portion membraneuse renforcé par le transverse profond lui vient en aide dans certaines circonstances. Ces muscles remplissent-ils ces fonctions par leur contraction, par leur seule élasticité ou en vertu de leur tonicité?

Le sphincter de la portion membraneuse et le transverse, agents surajoutés, n'entrant en jeu que pour un temps assez court, peuvent agir en se contractant; mais il ne saurait être question de contraction, phénomène nécessairement limité comme durée, pour expliquer l'action constante du sphincter de la vessie; elle ne peut dépendre que de son élasticité ou de sa tonicité.

Pour Küss et Duval, nous avons vu que ce muscle fermerait le col par sa seule élasticité; ces auteurs ne lui accordent du reste qu'un rôle très-effacé et pensent que l'occlusion de la vessie reste aussi solide après la mort que pendant la vie.

Il n'en est rien cependant et des expériences nombreuses ont démontré le rôle de la tonicité dans l'occlusion du col vésical. Celles de Heidenhain et Colberg (1858), de Gianuzzi (1863) et de Kupressow (1872), sont classiques. Ces observateurs se sont placés dans des conditions identiques : ouvrant l'abdomen pour mettre la vessie à l'abri de la compression des intestins, ils ont lié un uretère et fait communiquer l'autre par un tube de caoutchouc avec un réservoir gradué ou un entonnoir mobile sur une tige graduée, remplis d'eau tiède; ils ont ensuite mesuré la hauteur de la colonne d'eau nécessaire pour faire écouler par l'urèthre le contenu de la vessie pendant la vie. Après la mort de l'animal tué brusquement, une certaine quantité de liquide s'échappait par l'urèthre et les expérimentateurs notaient la hauteur de la colonne d'eau à laquelle faisait équilibre la seule élasticité du sphincter. Ils se mettaient à l'abri des contractions volontaires en insensibilisant l'animal. La différence entre les deux pressions ainsi observées représente bien évidemment la part active que prend le sphincter à l'occlusion de la vessie ; elle mesure la force tonique déployée par ce muscle. Gianuzzi et Kupressow ont rendu ce résultat encore plus frappant en mesurant en outre la résistance du sphincter chez l'animal vivant après avoir interrompu par des sections appropriées ses relations avec son centre médullaire : cette résistance était alors absolument la même qu'après la mort de l'animal. Il est remarquable que ces trois expérimentateurs soient arrivés à des chiffres extrêmement voisins. Citons comme moyenne un lapin mâle de Kupressow dont la vessie ne se vidait que sous la pression d'une colonne d'eau de 42 centimètres, et qui ne supportait plus qu'une pression de 16 centimètres après la mort ou la section des nerfs : la force tonique du sphincter de ce lapin faisait donc équilibre à une pression de 26 centimètres d'eau. Constamment cette force tonique s'est trouvée plus forte chez les femelles que chez les mâles.

Les chiffres obtenus par d'autres expérimentateurs, Rosenthal et von Wittich, ne sont pas les mêmes, mais varient proportionnellement dans les mêmes conditions, et conduisent par conséquent aux mêmes conclusions. Les différences entre les résistances observées ont leur cause, comme l'a démontré Sauer, dans la longueur d'uretère conservée entre la canule et la vessie. Ceux-ci opposent en effet par eux-mêmes une résistance notable, et les chiffres se trouvent abaissés quand la canule est appliquée directement dans la vessie.

L'urine peut donc s'accumuler dans la vessie grâce à la tension tonique de son sphincter à laquelle viennent en aide un certain nombre d'obstacles mécaniques à l'issue de l'urine, l'élasticité même du sphincter et la conformation de l'urèthre. Si le sphincter vésical se laisse forcer, le sphincter de la portion membraneuse et le transverse profond se contractent pour venir momentanément à son aide.

Les notions assez précises que nous venons d'exposer se rapportent spécialement à l'homme ; elles sont plus vagues en ce qui concerne la femme. Chez elle le sphincter vésical n'a pas été décrit avec le même soin et ce terme s'applique aux fibres circulaires sans limite précise qui entourent et avoisinent le col. Il est évident *à priori* que les obstacles mécaniques dont nous avons parlé sont presque nuls chez elle, et les expériences comparatives faites sur des lapins mâles et femelles le démontrent. Cependant la femme conserve ses urines et, tout en résistant plus difficilement aux brusques augmentations de pression, elle n'est pas affligée de l'incontinence relative que lui attribuent Küss et Duval, pour lesquels le moindre effort et le premier éclat de rire feraient sourdre quelques gouttes d'urine. Du reste les expériences citées plus haut ont montré que la force nécessaire pour provoquer l'écoulement de l'urine avant toute mutilation était à peu de chose près égale chez les mâles et chez les femelles ; la résistance étant au contraire notablement moindre chez ces dernières après la mort, il s'ensuit que la force tonique joue un plus grand rôle chez elles. Quant à l'importance relative du sphincter et de l'urèthre, entouré, comme on sait, de fibres circulaires striées, elle n'est pas encore éclaircie. Les expériences de Kupressow disposent à faire jouer au sphincter vésical le rôle principal : cet auteur a trouvé en effet que l'incision de l'urèthre abaissait d'un quart seulement chez les femelles la pression nécessaire pour produire l'écoulement de l'urine, tandis que celle-ci diminue de moitié chez les mâles dans les mêmes

conditions. Mais les détails font défaut sur le lieu et le mode de l'incision uréthrale et ces résultats ne peuvent pas être considérés comme très-rigoureux.

Le besoin d'uriner est une sensation brusque, nette et bientôt pénible, si on
lui résiste, qui nous avertit à l'état normal de la réplétion de la vessie. Son
siége est encore discuté. L'opinion classique est celle de Küss, qui en fait la
conséquence du contact avec la muqueuse prostatique de l'urine qui a déjà forcé
le sphincter vésical ; d'autres l'attribuent plus vaguement à la sensibilité du col
de la vessie. Nous avons déjà indiqué en parlant de la sensibilité de la vessie
le peu de vraisemblance de la théorie qui attribue ce besoin au contact de
l'urine sur la muqueuse du col, contact qui existe presque constamment ; celle
qui la rapporte à la sensibilité de la muqueuse prostatique est également facile
à réfuter. En effet le besoin d'uriner existe encore très-nettement, comme le
fait remarquer Reliquet, chez des sujets dont la prostate hypertrophiée oppose
à la sortie de l'urine une barrière infranchissable, et, d'autre part, dans l'uréthrite postérieure chronique, les besoins d'uriner peuvent avoir leur fréquence
presque normale, quoique l'urèthre prostatique soit baigné constamment de
pus ; bien plus ce dernier peut, sans éveiller de besoins, se vider dans l'intervalle des mictions par ces petites éjaculations purulentes bien décrites par Guyon
et par Jamin dans sa thèse sur les uréthrites chroniques. Enfin, si l'on vient à
introduire une sonde souple et de volume moyen dans la vessie et à y pousser
une injection tiède, sans parler de la sensation que peut produire la sonde pendant son introduction et sur laquelle nous reviendrons, le besoin d'uriner
n'apparaît, malgré le contact constant de la sonde avec la muqueuse prostatique,
que quand la vessie est suffisamment distendue par l'injection.

En effet, comme nous l'avons déjà dit, c'est à la sensibilité à la distension et
non à la sensibilité au contact qu'il faut rattacher le besoin d'uriner. Reliquet a
entrevu cette solution et fait jouer un rôle à « l'état de tension par contraction
des parois vésicales » ; Guyon l'a indiquée plus nettement en attribuant exclusivement le besoin d'uriner à la mise en jeu des fibres musculaires lisses et à la
tension intra-vésicale qui en résulte. Il convient de refuser au col tout rôle dans
la production du besoin d'uriner, qui n'est que le cri d'alarme du corps vésical
distendu.

La confirmation de cette manière de voir se trouve dans les expériences toutes
récentes de Duchastelet. Cet auteur a constaté en effet que l'envie d'uriner était
provoquée chez le même sujet, dans l'état physiologique, par des quantités différentes de liquide injectées dans les mêmes conditions de température et de
rapidité, mais que son apparition coïncidait avec un degré donné de tension
intra-vésicale, toujours le même chez le même sujet. La tension qui détermine
le besoin d'uriner dans une vessie saine est mesurée par une colonne d'eau de
25 à 35 centimètres.

En cas d'intolérance pathologique de la vessie, il n'y a pas seulement diminution absolue de sa capacité, mais l'irritabilité du muscle vésical le rend
incapable de supporter la même pression, et le besoin d'uriner se fait sentir
dès que la pression atteint 15 à 20 centimètres d'eau. La tension monte jusqu'à
100 et 120, si l'on veut injecter du liquide de force, et s'accompagne de vives
douleurs.

Telle est la cause du besoin d'uriner le plus simple : cette sensation est la
conséquence immédiate de la distension de la vessie, dont la contraction réflexe
chasse l'urine à travers le sphincter impuissant à lui résister et détermine l'émis-

sion de l'urine, si la volonté n'intervient pas. La miction est alors un acte purement réflexe, et elle a probablement ce caractère chez les animaux. Mais il n'en est pas ainsi chez l'homme, qui n'obéit que rarement à la première sommation de la vessie; si la contraction vésicale est assez forte, l'urine pénètre alors dans l'urèthre prostatique, dont la sensibilité entre en jeu et détermine la contraction réflexe du sphincter de la portion membraneuse. Il nous paraît oiseux de discuter pour savoir si ce réflexe est un réflexe naturel ou un réflexe d'éducation, comme il y en a tant d'exemples. Toujours est-il qu'il s'agit d'un muscle volontaire grâce auquel on peut lutter contre la contraction de la vessie : dès que la vessie est en repos, le sphincter de la portion prostatique, muscle strié, se contracte et y fait rentrer l'urine qui avait pénétré dans la portion prostatique du canal. Cette lutte se renouvelle à chaque contraction de la vessie et devient de plus en plus pénible et douloureuse jusqu'à ce que le muscle strié vaincu laisse écouler une certaine quantité d'urine ou que la vessie surdistendue perde momentanément sa contractilité, ou encore que la prostate congestionnée vienne opposer un obstacle mécanique à son évacuation. Dans ces deux derniers cas la rétention d'urine est constituée.

En résumé, le besoin d'uriner n'est d'abord que l'expression directe de la distension de la vessie et se complique, si l'on y résiste, de la mise en jeu de la sensibilité prostatique.

Hors de l'état normal la congestion, l'inflammation et surtout les ulcérations, peuvent augmenter beaucoup la sensibilité au contact de la muqueuse du col, et c'est alors le contact de l'urine, devenu douloureux, qui éveille les contractions de la vessie et le besoin d'uriner, comme tout ce qui met en jeu la sensibilité vésicale dans un quelconque de ses modes, comme une injection d'eau froide, ou le passage d'un gros explorateur à travers le col et les portions prostatique et membraneuse de l'urèthre.

Nous arrivons à la période de miction active, à l'étude de la miction proprement dite. Le début de la miction, quand on l'accomplit pour obéir à une envie légère d'uriner, est marqué par un effort abdominal qui n'est suivi qu'au bout de quelques secondes de l'apparition de l'urine au méat. Ce temps perdu est dû au mode de contraction de la vessie, qui est celui des muscles lisses, et de plus, chez l'homme, à la résistance que l'urine rencontre dans l'urèthre dont elle doit décoller les parois. Deux ordres de causes pourront donc accroître sa durée et la *miction retardée* pourra s'observer dans toutes les affections qui modifient la contractilité de la vessie ou la perméabilité de l'urèthre ou du col, en particulier dans l'hypertrophie prostatique. On sait que la miction peut être purement volontaire, en dehors de toute incitation vésicale ; les phénomènes sont absolument les mêmes que dans le cas précédent, si ce n'est que la contraction vésicale est due à l'action directe de la volonté. Les conditions sont un peu différentes quand la miction n'a lieu que pour répondre à un besoin violent; la vessie est déjà contractée en effet et l'urine s'écoule dès que le sphincter membraneux cesse de la contenir, souvent plus vite que ne le voudrait le sujet. Le temps perdu qui peut exister dans ce cas a une tout autre cause et est dû soit à la contracture du sphincter uréthral surmené, soit à un obstacle mécanique par congestion du *verumontanum* ou de la prostate, mécanisme de rétention assez commun chez les vieillards.

Le jet de l'urine présente des caractères assez tranchés dans les deux sexes : chez l'homme la force de projection de l'urine augmente et surtout décroît

graduellement après être restée à son maximum un certain temps; chez la
femme au contraire et chez l'enfant le jet commence et finit brusquement, sans
transition, et dans la miction accroupie toute l'urine est projetée sur le sol au
même point, fait que l'on peut utiliser en médecine légale. La forme du jet n'est
pas non plus la même : régulier et arrondi chez la femme et l'enfant, il subit
bientôt chez l'homme adulte différentes modifications : il est en vrille,
aplati, etc., suivant le plus ou moins de souplesse du canal et le degré de
réplétion de la vessie. C'est au canal de l'urèthre, dont la résistance et le défaut
d'homogénéité s'accentuent chez l'homme avec l'âge, que sont dues ces différences; de même aussi pour les modifications pathologiques du jet, rarement
caractéristiques du reste, l'urèthre et le col vésical jouent un plus grand rôle
que la vessie elle-même. La miction se fait normalement dans la position verticale ou accroupie; la vessie se vide moins bien dans la position horizontale.
Quand un obstacle vésical ou uréthral entrave l'émission de l'urine, on voit quelquefois les malades prendre pour uriner les positions les plus bizarres.

Habituellement l'effort du début ne continue pas pendant toute la miction,
et la vessie suffit seule à la projection de l'urine, grâce à sa contraction combinée à sa rétraction. C'est la mise en jeu de son élasticité qui donne à la miction chez la femme les caractères que l'on vient de voir et qui rappellent peu,
comme nous l'avons fait remarquer, le mode de contraction propre aux fibres
lisses. Chez la femme et l'adolescent le col de la vessie est placé de façon à
supporter tout l'effort des contractions du corps de l'organe, mais, s'il vient à
être surélevé par suite de l'hypertrophie de la prostate, la poussée se fait sur le
rectum au lieu d'aboutir au col et la miction devient très-pénible. Dans ces
conditions et en cas d'obstacle uréthral l'effort est nécessaire pendant toute la
durée de la miction.

La fin de la miction est brusque chez la femme, graduelle chez l'homme, à
cause de la disposition de l'urèthre. Quand le bas-fond est constitué, la vessie ne
se vide complétement qu'en appliquant son hémisphère supérieur sur l'inférieur
où il se moule, sous l'influence de la pression des intestins, et un nouvel effort
est nécessaire à ce moment. Il faut cependant tenir compte des contractions du
bas-fond que nous avons signalées et qui peuvent jouer un rôle dans son évacuation. Enfin l'urèthre antérieur entre en jeu à la fin de la miction pour expulser
les dernières gouttes d'urine, grâce à la contraction du bulbo-caverneux et à
l'élasticité propre du canal qui joue un rôle important; quand celle-ci a disparu
à la suite d'inflammations répétées, l'évacuation de ces dernières gouttes devient
lente et incomplète.

Influence du système nerveux. Dans le cours de cette étude sur la physiologie de la vessie, nous avons rencontré nombre de phénomènes réflexes, voyons
maintenant quelles sont les voies centripètes et centrifuges de ces réflexes et
quels sont les centres au niveau desquels ils se produisent.

Nous savons que le plexus hypogastrique, d'où procèdent les plexus vésicaux,
est relié à la moelle par deux ordres de racines, rachidiennes et sympathiques,
les racines antérieures des 3e et 4e nerfs sacrés et des filets provenant des ganglions mésentériques du grand sympathique. D'après les recherches de Budge,
tous les nerfs moteurs de la vessie seraient compris dans les nerfs sacrés et ses
filets sympathiques seraient par conséquent tous sensitifs. Pour Gianuzzi, au
contraire, la seule différence entre les racines rachidiennes et sympathiques
consisterait dans la lenteur et la moindre intensité des contractions dues à

l'excitation de ces dernières, qui nécessiterait aussi un courant plus fort et s'accompagnerait d'une forte douleur. Deux centres médullaires distincts existeraient même, chez les chiens, l'un correspondant à la 3e vertèbre lombaire et transmettant ses effets par les filets sympathiques; l'autre situé au niveau de la 5e lombaire et agissant par l'intermédiaire des filets rachidiens. Budge a localisé le centre médullaire vésical, qu'il a appelé *centre génito-spinal*, au niveau de la 4e lombaire chez le lapin; chez le même animal, Kupressow le localise entre la 5e et la 6e vertèbre lombaire.

Geffrier met ces expérimentateurs d'accord en faisant remarquer que leurs recherches ne portaient pas absolument sur le même point : Budge excitait la moelle lombaire et notait le point dont l'excitation avait le plus d'influence sur les contractions du corps de la vessie; Kupressow, dont nous avons relaté le manuel opératoire à propos de la tonicité du sphincter, cherchait le niveau auquel il fallait sectionner la moelle pour abolir cette tonicité : on pourrait donc admettre l'existence de deux centres médullaires distincts superposés dont l'un présiderait aux contractions du corps et l'autre à celles du col de la vessie. Telle est l'opinion du professeur Vulpian, qui a constaté que les lésions médullaires qui amenaient la paralysie du corps de la vessie siégeaient au-dessus de la 12e dorsale, tandis que la paralysie isolée du col succédait à des lésions portant sur les points inférieurs de la moelle ou sur la queue de cheval.

Von Beck, d'après des observations cliniques nombreuses, place le centre vésico-spinal un peu au-dessus du centre ano-spinal, dans le cône terminal de la moelle au voisinage du noyau de Stilling.

Les contractions de la vessie sont encore soumises à l'influence de certaines régions de l'encéphale; Budge en a constaté l'apparition toutes les fois qu'il excitait les corps restiformes, surtout à la partie externe, au voisinage du cervelet. Enfin, puisque nous admettons l'influence directe de la volonté sur le muscle vésical, il faut le supposer en relation avec les hémisphères cérébraux.

Action du chloroforme. La pratique presque générale de la lithotritie à séances prolongées a rendu indiscutable l'utilité de l'administration du chloroforme pour les opérations sur la vessie, et personne ne soutiendrait plus aujourd'hui, comme Reliquet l'écrivait en 1878, que le chloroforme est contre-indiqué dans la lithotritie, son action étant nulle sur la vessie et sur son col, et la sensibilité de cet organe pouvant même être manifestement plus développée pendant la résolution chloroformique qu'à l'état de veille, en cas d'affection irritante ancienne.

Pour traiter cette question nous nous inspirerons des idées plusieurs fois développées par le professeur Guyon; nous prendrons comme type la lithotritie sous le chloroforme, qui en fait bien ressortir toutes les nuances et dont notre maître a souvent profité pour nous faire constater les particularités que nous allons exposer.

La distinction entre la sensibilité au contact et la sensibilité à la distension se retrouve et s'accentue sous le chloroforme. Ainsi le chloroforme ne permet pas d'obtenir la distension mécanique de la cavité vésicale; malgré l'insensibilité du malade la lutte contre la vessie pathologiquement contractée n'aboutira qu'à des révoltes ou des accidents, quelquefois même à la rupture, surtout à craindre, comme nous l'avons vu avec les vessies fortement musclées. Même en l'absence d'un état douloureux très-prononcé, le chloroforme ne supprime pas complétement la sensibilité de la vessie à la distension, tandis qu'il en annihile absolument la sensibilité au contact; le contact répété du lithotriteur a laissé le malade indifférent, mais l'injection de lavage le fait gémir et s'agiter, en même temps qu'elle détermine des contractions vésicales.

Le pouvoir contractile du réservoir urinaire ne disparaît pas, en effet, pendant l'anesthésie, mais ses manifestations sont empêchées parce que la sensibilité est éteinte; elles sont seulement suspendues. Il n'est pas exceptionnel du reste de voir la vessie se révolter au début des manœuvres, rejeter le liquide qu'on y injecte et gêner l'évolution du lithotriteur, quoique la résolution chloroformique soit complète. Puis tout se calme, si l'on sait attendre, la vessie tolère une quantité de liquide en rapport avec son état et se livre à l'opérateur. Cet état de collapsus vésical dure quelques minutes, plus ou moins suivant l'état de l'organe et les précautions du chirurgien, pour faire place à des contractions le plus souvent partielles que nous avons utilisées pour l'étude de la contractilité vésicale. Ces réveils de contraction ne sont que passagers quand on s'est placé dans de bonnes conditions, ils n'entravent pas la recherche des fragments et peuvent même la faciliter, mais il n'en est pas toujours ainsi, et la révolte de la vessie peut être telle qu'elle oblige à suspendre momentanément ou définitivement l'opération; on s'expose plus particulièrement à cette fâcheuse éventualité quand on reprend le broiement après des manœuvres d'évacuation, suivant la méthode de Bigelow, c'est-à-dire quand on a surexcité la sensibilité à la distension, ou quand on prolonge outre mesure la durée des séances.

La suspension momentanée des contractions de la vessie pendant la résolution chloroformique n'est qu'un cas particulier de l'abolition des réflexes qui caractérise cet état; leur réveil passager est dû soit à une excitation plus forte, soit à ce que l'anesthésie devient moins profonde, la chloroformisation la mieux conduite ne pouvant pas être absolument continue. Aussi cèdent-elles le plus souvent à l'administration d'une nouvelle dose de chloroforme. Cette atténuation des réflexes persiste après l'anesthésie et il reste une torpeur vésicale grâce à laquelle les malades sont exempts à leur réveil de l'envie pressante d'uriner qu'on observe après les séances faites sans chloroforme. Elle a d'ailleurs été démontrée expérimentalement par Tuffier.

L'anesthésie au contact dont jouit la vessie pendant le sommeil chloroformique n'autorise pas la moindre violence à son égard, car celle-ci, pour n'être pas sentie, n'en aurait pas moins toutes ses conséquences. Le chloroforme facilite beaucoup les manœuvres intra-vésicales, mais il n'en modifie pas les règles générales de douceur et de subordination constante à la tolérance de l'organe. MAURICE HACHE.

BIBLIOGRAPHIE. — MERCIER. *Recherches sur la nature et le traitement d'une cause peu connue de retention d'urine.* Paris, 1844. — HEIDENHAIN et COLBERG. *Recherches sur le tonus du sphincter de la vessie.* In *Müller's Arch. f. Anat. u. Physiol.*, 1858, p. 437. — SAUER. *Par quel mécanisme est réalisée l'occlusion de la vessie?* In *Arch. f. Anat., Physiol. und wissenschaftl. Medicin von Reichert und Dubois Reymond,* 1861. — BUDGE. *Sur l'excitabilité des cordons antérieurs de la moelle.* In *Pflüger's Archiv für die ges. Physiologie,* 1869, t. II, p. 211, et 1872, t. VI, p. 306. — Du même. In *Zeitschrift f. rat. Heilkunde,* t. XI, p. 8 et 174. — Du même. In *Comptes rendus de l'Acad. des sciences,* 21 sept. 1863. — GIANUZZI. *Note sur les nerfs moteurs de la vessie.* In *Comptes rendus de l'Acad. des sciences,* 1863, t. LVI, p. 53. — GIANUZZI et NAVROCKI. *Influence des nerfs sur les sphincters de la vessie et de l'anus. Ibidem,* p. 1101. — SUSINI. *De l'imperméabilité de l'épithelium vésical.* Thèse de Strasbourg, n° 30, 1807. — ALLING. *De l'absorption par la muqueuse vésico-uréthrale.* Thèse de Paris, 1871. — KUPRESSOW. *Physiologie du sphincter vésical.* In *Pflüger's Archiv f. die ges. Physiol.,* 1872, t. V, p. 291. — TRESKIN. *Contribution à la physiologie de la vessie. Ibidem,* p. 324. — EDLEFSEN. *Sur le mécanisme de l'accumulation de l'urine dans la vessie. Ibidem*, 1873, t, VII, p. 499. — Méhu. *De la non-existence du mucus dans l'urine.* In *Bulletin de thérap. méd. et chir.*, 1876, p. 159. — Cazeneuve et Livon. *Nouvelles recherches sur la physiologie de l'épithélium vésical.* In *Comptes rendus de l'Acad. des sciences*, 1878, p. 435. — Reliquet. *Leçons sur les maladies des voies urinaires*, fasc. I. Paris, 1878. — Mosso et Pellacani. *Sur les fonctions de la vessie.* In *Arch. italiennes de biologie*, 1882. — Geffrier. *Étude sur les troubles de la miction dans les maladies du système nerveux.* Thèse de Paris, 1884. — Beck (von). *Contribution à l'étude des lésions du cerveau et de la moëlle.* In *Deutsche Zeitschrift f. Chirurgie*, 1886, t. XXIV, p. 1-151. — Born. *État actuel des connaissances sur les fonctions de la vessie. Ibidem*, 1886, t. XXV, p. 118-192. — Duchastelet. *Capacité et tension de la vessie.* Thèse de Paris, 1886. — Arthaud et Duprat. *Note sur l'innervation de la vessie.* In *Soc. de biologie*, 23 avril 1887. — Guyon. *Physiologie de la vessie.* In *Gaz. hebd. de méd. et de chir.*, 1884, n° 52, et 1885, n° 1. — Du même. In *Ann. génito-urinaires*, février 1884. — Du même. In *Comptes rendus de l'Acad. des sciences*, 14 mars 1887.   M. H.

§ IV. **Pathologie.** A. Considérations générales sur les affections de la vessie. Dans le groupe si important des maladies des voies urinaires, celles de la vessie tiennent sans contredit la place principale; outre les affections qui l'intéressent d'emblée, cet organe reçoit souvent en effet le contre-coup de celles qui intéressent un point quelconque de l'arbre urinaire, et surtout de celles de l'urèthre.

Des trois grandes diathèses : tuberculose, arthritisme et syphilis, la dernière seule est sans influence sur la vessie. On connaît la fréquence de la tuberculose vésicale, et l'arthritisme, sans parler des cystites rhumatismales et goutteuses, prédispose à la formation des calculs et n'est peut-être pas sans influence sur le développement des tumeurs, dans la vessie comme dans les autres parties du corps. Les affections de la vessie s'observent surtout chez l'adulte et le vieillard; elles ont une prédilection marquée pour le sexe masculin.

Les diverses affections qui atteignent la vessie peuvent être rangées en trois catégories, suivant qu'elles sont communes, peu fréquentes ou exceptionnelles.

La première place appartient aux *cystites* aiguës ou chroniques, simples ou tuberculeuses, primitives ou secondaires. On peut ranger à côté d'elles les *calculs* et les *corps étrangers* venus du dehors ou d'un organe voisin, ainsi que les altérations de structure qui se produisent dans les parois de l'organe sous l'influence de causes locales ou générales, et conduisent à l'*atrophie* ou à l'*hypertrophie* de ces parois, ainsi qu'à la formation de *poches* et de *cellules vésicales*.

Dans la seconde catégorie nous rangerons : les traumatismes, *contusions* et *plaies, déchirure* et *rupture traumatique*, les *tumeurs* bénignes et malignes, les *suppurations vésicales* et *périvésicales*, terminaisons rares de la cystite; la *gangrène*, la *cystalgie*, les *cystocèles* et les *fistules vésicales*. Notons cependant que ces deux dernières affections présentent chacune une variété assez commune, la *cystocèle vaginale* et les *fistules vésico-vaginales*.

Les *vices de conformation* de la vessie constituent la troisième catégorie avec les *varices* et l'*ulcère simple*, affections dont a même discuté l'existence.

La diversité des affections qui peuvent atteindre la vessie fait prévoir la variété des symptômes par lesquels elles se traduisent. D'une manière générale, les symptômes fonctionnels l'emportent en importance sur les signes physiques; ces derniers sont cependant indispensables pour compléter et confirmer le tableau clinique dans certains cas.

L'inspection simple ne donne que bien peu de renseignements, sauf dans les cas de fistule ou d'exstrophie de la vessie; la saillie de la région hypogastrique accuse bien quelquefois la distension de la vessie, mais l'absence de ce signe n'a aucune valeur. Il n'en est pas de même de l'endoscopie, inusitée en France et dont nous n'avons aucune expérience personnelle, mais qui paraît rendre de réels services, comme le prouvent plusieurs observations récentes, dans certains cas moins nombreux toutefois qu'on ne pourrait le croire au premier abord.

La percussion donne le plus souvent des résultats exacts, mais on ne peut s'y fier d'une manière exclusive, car les anses intestinales peuvent descendre entre la paroi abdominale et la vessie chroniquement distendue, masquant ainsi la matité de cette dernière.

La palpation est plus précieuse et permet une appréciation toujours exacte du volume de la vessie ou de l'état de ses parois, si l'on combine, comme le recommande le professeur Guyon, le palper hypogastrique au toucher rectal, le malade étant dans le décubitus dorsal. Thompson a donné une extension nouvelle à ce mode d'exploration en recommandant de pratiquer la boutonnière périnéale pour permettre l'introduction du doigt dans la vessie, mais cette manière de faire n'a pas été bien accueillie en France, où on la considère comme trop grave pour une simple exploration et insuffisante comme voie opératoire. On peut d'ailleurs, dans la très-grande majorité des cas, se rendre un compte suffisamment exact des lésions de la vessie, si l'on sait se servir d'une source précieuse de renseignements dont on peut utiliser même les résultats négatifs : nous voulons parler du cathétérisme explorateur qui n'est, ou plutôt ne devrait être, qu'une sorte de toucher profond, comme l'a défini notre maître Guyon.

Nous ne pouvons songer à aborder ici, même pour l'esquisser, la séméiologie de la triade symptomatique des affections vésicales, troubles de la miction, douleur et altérations de l'urine; nous verrons en étudiant chaque maladie comment ces symptômes se combinent entre eux et avec les symptômes de voisinage pour réaliser la physionomie propre à chacune d'entre elles. Nous voulons seulement faire remarquer dès à présent que, si la cystite et les altérations de l'urine qui la caractérisent se rencontrent au dénouement de la plupart des affections vésicales, il n'en est pas toujours ainsi, et que les tumeurs et les calculs, par exemple, accomplissent habituellement la plus grande partie de leur évolution sans provoquer cette complication.

Nous venons d'indiquer les trois symptômes dont la combinaison et les nuances traduisent les diverses affections de la vessie; leur petit nombre suffit à faire prévoir qu'aucun d'eux ne sera l'apanage exclusif d'une maladie donnée. En effet, comme s'est attaché à le faire ressortir le professeur Guyon, il n'y a guère de symptôme pathognomonique; ce qui peut le devenir, c'est la manière d'être de tel ou tel symptôme, ce sont les circonstances qui l'augmentent ou l'atténuent. L'hématurie, par exemple, presque banale dans les affections des voies urinaires, devient un indice précieux dès qu'on a pu préciser le moment de la miction où elle se produit, son abondance, sa durée, les causes qui la provoquent et celles qui la font cesser.

Il est très-intéressant de remarquer le peu de retentissement sur la santé générale et les fonctions digestives que déterminent les maladies de la vessie, tant qu'elles sont limitées à cet organe et n'ont pas encore influencé l'appareil rénal. L'envahissement même de la vessie par les productions les plus malignes, le tubercule et le cancer, peut laisser au sujet une apparence assez robuste pour tromper un observateur non prévenu, à condition, bien entendu, que le symptôme hémorrhagie ne prenne pas assez d'importance pour être par lui-même une cause d'affaiblissement. L'influence restreinte des affections vésicales sur l'état général est bien démontrée par l'histoire de certaines cystites blennorrhagiques mal soignées; nous avons vu à Necker plusieurs de ces malades ayant 20 à 50 mictions douloureuses en vingt-quatre heures depuis plusieurs années, fatigués et amaigris sans aucun doute par l'insomnie relative à laquelle les condamnait leur intolérance vésicale, mais ayant conservé un assez bon appareil digestif pour reprendre très-rapidement leurs forces et un certain embonpoint dès que leur cystite était guérie, résultat auquel nous avons eu la satisfaction d'arriver presque constamment en les soignant sous la direction de notre maître.

Le tableau change dès que les reins s'altèrent, et les troubles de la nutrition et de la digestion ne tardent pas à s'accentuer. Ces derniers peuvent même prendre une influence prépondérante et attirer seuls l'attention du malade et quelquefois du médecin : tel est le cas dans la rétention chronique incomplète avec distension. Ce sont ces troubles qui font des altérations rénales la complication la plus grave, en même temps qu'elle est la plus fréquente, des maladies de la vessie. Ce n'est guère que par les reins en effet que meurent les malades dont nous parlons. Les autres complications qui peuvent survenir, les abcès urineux et les fistules, l'infiltration d'urine même, si elle est soignée à temps, ne menacent pas directement l'existence, et la péritonite est exceptionnelle.

Enfin, quelques affections de la vessie peuvent évoluer silencieusement, sans attirer par aucun symptôme l'attention des malades qui en sont porteurs. Cette marche insidieuse n'est pas rare au début des calculs et des tumeurs de la vessie, elle est constante dans la rétention incomplète chronique avec distension qui se révèle habituellement par les troubles digestifs comme nous venons de le voir.

S'il est quelquefois difficile d'établir un diagnostic précis et complet chez les malades que l'on observe, il n'y a généralement aucune hésitation à reconnaître qu'il s'agit d'une affection des voies urinaires, sinon de la vessie. Mais il n'en est pas toujours ainsi, et l'on peut se trouver en présence de deux ordres de difficultés : tantôt il s'agit de malades porteurs d'une affection vésicale qui n'a appelé leur attention par aucun symptôme local; tantôt, au contraire, les symptômes vésicaux accusés par le sujet ne relèvent d'aucune lésion de cet organe.

Dans le premier cas, que nous avons signalé un peu plus haut, c'est le hasard ou un symptôme étranger à l'appareil urinaire qui conduit à l'examen de la vessie que l'on trouve distendue par l'urine, habitée par un calcul ou déformée par une tumeur.

Dans le second, l'examen local auquel le malade vous invite reste négatif; tout se réduit à des troubles de la sensibilité, mictions fréquentes, impérieuses ou douloureuses, que n'explique aucune congestion de voisinage. Un examen médical fera reconnaître ces malades que Guyon réunit sous le nom caractéristique de « faux urinaires. » Une partie d'entre eux sont de véritables malades, des tabétiques confirmés ou à la période préataxique et autres myéliques; la plupart ne présentent aucune lésion, ce sont de simples impressionnables, des névropathiques et surtout des hypochondriaques. Il convient aussi de signaler les mictions fréquentes et impérieuses que peuvent présenter les dyspeptiques, contre-partie des troubles digestifs que détermine, comme nous l'avons vu, la distension vésico-rénale. Ce rapprochement donne un exemple de l'influence réciproque qu'exercent l'un sur l'autre l'appareil digestif et l'appareil urinaire.

L'existence d'une affection vésicale étant reconnue ou soupçonnée, deux ordres de moyens peuvent conduire à sa détermination précise : les symptômes fonctionnels et les signes physiques. C'est l'interrogatoire du malade qui doit tenir le premier rang; il suffira quelquefois à lui seul au diagnostic, il permettra en tous cas de restreindre le champ des hypothèses plausibles, que viendra limiter encore le résultat de l'examen local. Ce dernier comprend l'inspection, la percussion et la palpation, procédés externes pour ainsi dire, et que l'on peut toujours employer en y mettant les précautions nécessaires, et des procédés internes, le cathétérisme et l'endoscopie, qu'il ne faut employer qu'à bon escient. Nous nous contentons de signaler l'emploi de l'endoscope auquel s'appliquent, et au delà, les réserves que nous allons faire au sujet du cathétérisme.

Le cathétérisme est indispensable pour confirmer et compléter certains diagnostics, ceux de calcul et de tumeur, par exemple; il peut donner des renseignements d'une précision et d'une délicatesse extrêmes entre des mains exercées et ne présente aucun danger quand il est employé à propos, mais, comme l'a dit notre maître, le cathétérisme est une véritable opération, et à ce titre son emploi doit être justifié dans chaque cas par l'examen du sujet. Souvent inutile, il peut devenir nuisible, chez certains calculeux à susceptibilité vésicale et rénale très-prononcée, par exemple, et il expose à des hémorrhagies sérieuses chez les malades porteurs de tumeurs vésicales, ce qui ne veut pas dire qu'il faille se priver absolument chez ces sujets de ce précieux moyen de diagnostic. En un mot, le cathétérisme doit servir à confirmer et à compléter le diagnostic plutôt qu'à le poser, il doit être *vérificateur* plutôt qu'*explorateur*.

Dans certains cas particulièrement graves, on a proposé et exécuté comme opérations exploratrices la boutonnière périnéale et la taille hypogastrique. Nous ne pouvons songer ici à aborder la question si controversée des opérations exploratrices, surtout discutée dans ces derniers temps à propos de la laparotomie, mais qui ne se pose pas autrement pour la vessie que pour les autres organes. La plupart des chirurgiens français acceptent aujourd'hui ces opérations, à condition qu'on les considère comme le premier temps d'une opération capable de guérir ou d'améliorer l'état du malade; elles ne restent alors simplement exploratrices que si elles font reconnaître des lésions au-dessus des ressources de l'art. Elles sont donc acceptables pour la vessie, car la large ouverture de cet organe suffit le plus souvent à faire disparaître, au moins pour un temps, les symptômes les plus pénibles dont il est le siége, et peut-être considérée en somme comme une tentative thérapeutique autant que comme un moyen de diagnostic. La taille hypogastrique est généralement préférée chez nous à l'opération de Thompson, elle permet en effet de voir dans la vessie et d'exécuter sur cet organe toutes les opérations qui peuvent être nécessaires.

Enfin, le diagnostic d'une affection vésicale quelconque doit toujours être complété par celui de l'état des reins, dont les altérations inflammatoires, mécaniques ou dégénératives, ont une importance considérable pour le pronostic et quelquefois pour le traitement.

Rien n'est plus variable que le pronostic local des affections de la vessie, qui doit être étudié pour chacune d'entre elles. Relativement à la santé générale, nous avons signalé le peu de retentissement qu'ont sur elle les maladies de la vessie, sauf celles qui peuvent provoquer des hémorrhagies abondantes. Il faut en excepter aussi la tuberculose et le cancer, qui gardent là leur pronostic particulièrement grave, tout en se faisant remarquer par leur évolution plus lente et leur peu de tendance à la généralisation, fait clinique que l'on ne peut s'empêcher de rapprocher de l'absence de vaisseaux lymphatiques dans la paroi vésicale.

En dehors de celles que nous venons de signaler, les affections de la vessie n'agissent guère sur l'état général que par l'intermédiaire des lésions rénales qu'elles provoquent. Leur gravité est donc en raison de la fréquence de leur retentissement sur ces organes qui peut s'effectuer par trois mécanismes souvent combinés, par dilatation mécanique par suite de gêne d'excrétion, par propagation directe de l'inflammation ou par la congestion réflexe dont Tuffier a démontré expérimentalement l'existence à la suite des irritations vésicales.

Il faut encore tenir compte de l'action morale dépressive qu'exercent les affections de la vessie, pour peu qu'elles se prolongent, et qu'expliquent en partie les entraves qu'elles apportent aux rapports sociaux des sujets qui en sont atteints.

Si le traitement local suffit à amener la guérison dans la plupart des affections de la vessie, il en est un certain nombre où le traitement général a une importance considérable, dans certaines cystites et dans la rétention chronique avec distension, par exemple. Quelquefois même, comme dans beaucoup de cystites tuberculeuses, c'est au traitement général qu'il faut savoir se borner.

Les agents de la médication locale sont souvent des topiques portés directement à la surface de la muqueuse à l'aide d'injections ou d'instillations; tantôt ils n'agissent que médiatement sur la vessie : tels sont les médicaments, presque exclusivement calmants, administrés par le rectum en lavements ou en suppositoires ou appliqués sur la peau; tantôt enfin ils sont administrés à l'intérieur et n'agissent sur la vessie qu'après avoir été absorbés, soit en en modifiant plus ou moins efficacement la muqueuse, comme la térébenthine et le santal, soit en agissant mécaniquement, comme les diurétiques.

Les moyens mécaniques sont utiles dans les déplacements et l'exstrophie de la vessie, on les a utilisés aussi dans le traitement de certaines cystites chez la femme.

Enfin des opérations sont souvent pratiquées sur la vessie : sans parler du cathétérisme, la lithrotitie et la taille hypogastrique ou périnéale sont les opérations les plus fréquentes; la dilatation du col tend à entrer dans la pratique, la suture de la vessie a réussi dans un certain nombre de cas, et l'on a même pu faire avec succès la résection d'une partie de cet organe en cas de tumeur, ou de sa totalité, avec suture des uretères à la peau, en cas d'exstrophie.

B. Lésions traumatiques de la vessie. a. *Généralités.* Sans chercher à passer en revue les phases diverses de l'étude des traumatismes de la vessie depuis l'aphorisme fameux d'Hippocrate : « Κύστιν διακοπέντι θανατῶδες », jusqu'aux nombreuses publications récentes qu'ont fait éclore les progrès de la chirurgie abdominale en rendant relativement fréquentes les blessures chirurgicales de la vessie, nous indiquerons seulement les principaux travaux que nous avons utilisés pour la rédaction de ce chapitre.

La thèse d'agrégation de Houel (1857) est le premier travail d'ensemble sur ce sujet, bien peu étudié avant lui. On ne trouve guère en effet à signaler que le mémoire de J.-D. Larrey l'ancien sur les [plaies de la vessie et les corps

étrangers restés dans cet organe (1817), la thèse de Roux, de Saint-Bonnet
(1840), le mémoire présenté par Demarquay en 1851 à la Société de chirurgie,
le rapport fait par H. Larrey (fils) sur ce travail et le mémoire de Stephen
Smith, paru la même année, qui réunit 78 cas de rupture de la vessie.

Depuis ce moment au contraire les travaux se sont de plus en plus multipliés; nous citerons les thèses de Klein (1872), Chaboureau (1878), Maltrait
(Lyon, 1881) et Ferraton (1883), et les expériences de Vincent (1871). Il faut
donner une mention spéciale au travail d'Otis (1876), qui nous a fait profiter
des riches matériaux fournis par la guerre de Sécession, et à celui de Max
Bartels (1878), qui a réuni et analysé 504 cas de traumatismes divers de la
vessie, y compris ceux d'Otis; nous avons largement puisé dans cette mine de
faits soigneusement analysés et nous avons emprunté à l'auteur beaucoup des
conclusions qu'il a su en faire ressortir.

Les traumatismes de la vessie peuvent s'accompagner ou non de plaie extérieure; les différences qui en résultent dans les symptômes, la marche, le
diagnostic et le pronostic de ces lésions, justifient pleinement la division classique de leur étude en deux groupes, dont le premier comprend les plaies
proprement dites du réservoir urinaire, parmi lesquelles les plaies par armes à
feu constituent une catégorie spéciale, et le second les déchirures et ruptures
de cet organe. Disons tout de suite, à propos de ce dernier, que nous avons cru
avantageux de rapprocher des ruptures traumatiques les ruptures dites spontanées ou pathologiques, sans cependant en confondre l'étude. Les symptômes et
le traitement de ces deux variétés de rupture offrent en effet de bien grandes
analogies, et la différence d'étiologie n'empêche pas qu'il y ait des intermédiaires et des cas limites que ce rapprochement fera mieux comprendre.

Les traumatismes de la vessie constituent une véritable rareté chirurgicale.
Les 504 observations qu'a pu réunir Bartels ne doivent pas faire illusion, car la
rareté même de ces cas fait qu'ils sont presque tous publiés. Leur caractère
exceptionnel ressort bien des chiffres suivants : au Bethanien-Spital de Berlin
on n'en a vu que 3 exemples en huit ans sur 10 867 cas chirurgicaux, et les
registres de Saint-Bartholomew's Hospital à Londres n'en accusent que 2 en
sept ans sur 16 711 malades de chirurgie. Même en temps de guerre, les plaies
par armes à feu de la vessie ne sont pas fréquentes, car Otis n'en a relevé que
183 cas sur les 408 072 blessés de la guerre de Sécession.

Le pronostic général des traumatismes de la vessie est très-grave d'après les
statistiques, et la mortalité se répartirait comme il suit, d'après les chiffres de
Bartels :

	Mortalité.
Ruptures de la vessie.	90 pour 100.
Plaies par armes à feu.	21,5 —
Plaies par autres mécanismes.	22 —

H. Larrey fils, ne parlant que des plaies par armes blanches proprement
dites, les considère comme plus graves que celles par armes à feu, à cause de
la cicatrisation souvent trop prompte du trajet cutané; nous verrons dans un
instant la raison de cette contradiction apparente.

Mais ici, comme presque toujours en chirurgie, les résultats de la statistique
brute n'ont pas grand intérêt pratique; l'étude des observations est plus fertile
en résultats. Elle nous montre que les traumatismes de la vessie, comme cela
ressortira de l'histoire de chacun d'eux, ne tirent leur gravité que des compli-

cations qu'ils entraînent, et surtout de l'infiltration d'urine dans le péritoine ou le tissu cellulaire. Plus l'issue de l'urine épanchée sera facile, plus les traumatismes auront de chances de guérir. La dissidence apparente de H. Larrey et de Bartels confirme même cette proposition, le premier portant un pronostic plus grave sur les plaies par arme blanche, parce qu'il n'y fait pas rentrer les blessures par instruments mousses plus ou moins taillés en pointe (bâtons, manches de fourches, etc.), dont le trajet un peu contus s'oblitère moins facilement.

Le peu de gravité que présentent en elles-mêmes les plaies de la vessie ressort de l'évolution des plaies chirurgicales accidentelles de cet organe pour lesquelles la guérison est la règle presque absolue, sans autre réaction locale qu'une légère et passagère inflammation de la muqueuse.

Quant au pronostic éloigné des blessures de la vessie, il doit toujours être très-réservé, nombre de malades soi-disant guéris voyant apparaître tardivement des calculs, des fistules ou des cystites. Il serait particulièrement défavorable après les plaies par armes à feu qui permettraient rarement à la vessie, d'après Otis, de reprendre complétement ses fonctions.

Ces quelques mots suffisent à montrer l'importance extrême du rôle du chirurgien dans les traumatismes de la vessie; il dépend quelquefois de lui de rendre la guérison probable là où elle était désespérée sans son secours. Aussi accorderons-nous tout le développement qu'il mérite au traitement de ces traumatismes qui doit bénéficier directement des conquêtes récentes de la chirurgie. Nous n'oublierons pas que l'intervention utile doit s'appuyer sur un diagnostic précis et complet, malheureusement bien difficile à établir à temps dans un certain nombre des cas qui nous occupent.

Nous ne ferons pas ici en détail l'historique du traitement des traumatismes de la vessie, très-complétement exposé par Bartels et reproduit par Vincent dans la *Revue de chirurgie* de 1881, nous indiquerons seulement les divers moyens chirurgicaux qu'on a opposés à ces blessures et qui sont plus ou moins applicables à tous les cas de traumatismes de la vessie.

Le cathétérisme répété ou la sonde à demeure est un moyen simple et souvent utile, mais il est insuffisant dans bon nombre de cas, et les contractions irrégulières de la vessie blessée peuvent rendre très-imparfait le fonctionnement de la sonde à demeure. Quoique Thorp, dans un cas célèbre, ait eu le bonheur de pénétrer avec la sonde dans un foyer urineux extra-vésical, et celui non moins grand de l'évacuer suffisamment par cette voie avec des lavages pour guérir son malade, c'est un procédé aveugle sur lequel on ne peut compter.

On a cherché dans le cas d'imperméabilité de l'urèthre à obtenir l'écoulement constant de l'urine par l'opération de la boutonnière périnéale avec sonde à demeure. Quelle qu'en soit l'explication, on sait que la sonde ainsi placée fonctionne plus régulièrement et est mieux tolérée que quand elle traverse tout l'urèthre. Cette opération peut donc trouver son indication même quand l'urèthre est resté perméable, en y joignant au besoin la dilatation du col vésical.

On a proposé, en cas d'épanchement péritonéal, la ponction du cul-de-sac prérectal par le rectum, opération notoirement insuffisante, ainsi que les ponctions aspiratrices ou non, avec ou sans lavages, faites en divers points de la cavité péritonéale. Ces ponctions ont pu permettre la guérison dans certains cas d'épanchement urineux extra-péritonéal, encore donnent-elles là des résultats bien inférieurs à ceux de l'incision.

La cystotomie périnéale a été proposée pour permettre la vacuité constante de la vessie, même dans les cas de plaie intra-péritonéale, par Bartels, qui pense que l'épanchement d'urine peut être suffisamment évacué par cette voie, grâce à une sonde traversant la déchirure vésicale. Elle n'est en réalité défendable que pour les lésions extra-péritonéales.

Enfin, les progrès de la technique de l'incision hypogastrique de la vessie permettent de la proposer contre les traumatismes de la paroi antéro-supérieure de la vessie ou de siége inconnu; l'ouverture du péritoine la transformera au besoin en une véritable laparotomie, et on la fera suivre ou non de la suture de la vessie. On terminera l'opération en refermant la paroi abdominale ou en y laissant passer des tubes qui réaliseront le drainage de la vessie.

b. *Traumatismes de la vessie avec plaie extérieure.* Nous étudierons successivement les plaies par instruments piquants, tranchants ou contondants, et les plaies par armes à feu qui présentent des caractères spéciaux.

1° *Plaies par instruments piquants, tranchants ou contondants.* *Étiologie.* On peut diviser ces plaies en deux groupes, suivant qu'elles sont chirurgicales ou véritablement accidentelles.

De la catégorie des plaies chirurgicales nous éliminons immédiatement l'incision de la vessie qui accompagne la taille, qui a été étudiée en son lieu. Quant à la lésion de la vessie consécutive aux ponctions aspiratrices, presque seules usitées aujourd'hui, qui produisent plutôt un écartement des fibres qu'une véritable plaie, elles ne déterminent dans la grande majorité des cas aucun symptôme appréciable, et il faut ranger dans la catégorie des faits exceptionnels l'observation de Poncet (*Lyon médical*, février 1876) dans laquelle deux ponctions aspiratrices capillaires déterminèrent une suppuration prévésicale abondante. Cependant Braun rapporte un cas du même genre qui lui est personnel et s'est terminé par la mort (*Centralblatt für Chirurgie*, 1885, n° 46, p. 793), et il dit en connaître d'autres exemples qu'il ne cite pas. Enfin, d'après une discussion soulevée à la Société royale de médecine et de chirurgie de Londres (février 1887. In *Semaine médicale*, p. 85), la ponction aspiratrice de la vessie serait assez dangereuse, surtout quand l'urine est altérée ou quand les parois vésicales ont perdu leur souplesse et leur élasticité normales; W. Benett, Bryant, Humphry (de Cambridge), ont cité à l'appui de cette opinion 4 cas suivis d'accidents mortels.

Il ne nous reste donc à étudier que les plaies faites involontairement à la vessie dans le cours de diverses opérations, le plus souvent pendant l'ablation de tumeurs abdominales. Nous parlerons au chapitre consacré à la cystocèle de l'incision involontaire de la vessie herniée.

On a publié un certain nombre d'observations de blessures de la vessie dans le cours de l'ovariotomie et de l'hystérectomie. Eustache a pu en réunir 10 cas dans sa communication faite en 1879 au Congrès de Montpellier, et il serait facile d'en trouver au moins autant publiés depuis cette époque, mais la place dont nous disposons ne nous permet pas de donner ici à cette question tout le développement qu'elle comporterait. Cette blessure peut être simplement due à l'inattention de l'opérateur, quand elle survient, par exemple, au cours d'une hystérectomie vaginale pendant la dissection des adhérences antérieures de l'utérus, mais elle est le plus souvent expliquée par une disposition anormale.

Tantôt la vessie est restée en place, mais elle est fortement adhérente à la tumeur et se trouve blessée pendant la dissection des adhérences; tantôt, et plus fréquemment, la vessie plus ou moins attirée en haut occupe la face antérieure de la tumeur, presque toujours sur la ligne médiane. Dans ces conditions la vessie peut être adhérente soit à la paroi abdominale seule, ce qui est exceptionnel, soit au kyste et à la paroi abdominale, soit enfin au kyste seul. Cette dernière disposition permet plus facilement à un opérateur prévenu de reconnaître la vessie dans cette masse charnue anormale.

Ainsi maintenue en avant de la tumeur abdominale, la vessie peut être comme étalée et amincie (Terrillon), mais elle se présente le plus souvent sous la forme d'un diverticule en doigt de gant, d'une sorte de saucisse (Bergmann), donnant l'idée d'une persistance de l'ouraque dilatée (Homans). La pathogénie de cette déformation de la vessie est mal connue, on l'attribue généralement à une adhérence à la tumeur qui l'élongerait en se développant, mais on ne peut invoquer ce mécanisme dans le cas de Pozzi où il s'agissait d'une ascite symptomatique de tumeurs végétantes ovariennes et où le prolongement vésical, rencontré entre la paroi abdominale et le péritoine, est considéré par l'auteur comme l'ouraque persistant et dilaté.

On comprend que dans ces conditions les opérateurs aient pu inciser la vessie tantôt sans l'apercevoir, tantôt après avoir constaté la présence d'un tissu d'apparence singulière; dans le cas de Pozzi, les opérateurs s'interrogèrent pour savoir s'il ne s'agissait pas de la vessie avant de l'inciser, et J. Bœckel fut trompé par un cathétérisme dans lequel la sonde ne trouva pas l'orifice du diverticule, coudé au-dessus du pubis.

Passons aux plaies accidentelles proprement dites dont la cause prédisposante nécessaire est une distension plus ou moins forte de l'organe, habituelle chez les combattants que l'émotion rend polyuriques, et qui n'ont pas le temps de vider leur vessie. Il n'y a pas d'exemple de plaie accidentelle de la vessie par instrument tranchant, et, d'après Bartels, il serait même difficile expérimentalement d'intéresser d'un coup de tranchant de sabre la vessie d'un cadavre maintenu dans la position verticale. Les plaies de la vessie peuvent être produites par des instruments piquants (épée, couteau, lance, etc.) ou par des objets plus ou moins mousses, comme un pied de chaise, un manche de fourche ou une corne de bœuf ou de bison; ces derniers font des plaies contuses dont les bords n'ont pas de tendance immédiate à se rapprocher.

Protégée par la ceinture pelvienne, la vessie ne peut être atteinte par ce genre d'instruments vulnérants qu'à travers les orifices naturels du bassin : 1° par le rectum et le périnée; 2° par l'espace sous-symphysien à travers le trou obturateur, comme chez le malade de J.-D. Larrey (coup de lance), ou à travers le vagin ou l'utérus, comme dans le cas de Saucerotte, et 3° à travers la paroi abdominale antérieure. Ces dernières plaies peuvent être intra ou extrapéritonéales, suivant leur siége et l'état de distension plus ou moins grande de la vessie au moment de l'accident. Nous renvoyons à ce sujet à la partie anatomique de cet article où sont développés les rapports du péritoine avec la paroi antérieure de cet organe.

Il est étonnant de constater la rareté relative des plaies de guerre par armes blanches. Quelques auteurs pensent que ce n'est qu'une apparence, et que la gravité de ces blessures faisant mourir les soldats sur place empêche de les transporter à l'ambulance et de constater la nature de la lésion. Pour Bartels

cette explication n'est pas plausible, et la rareté réelle de ces plaies tiendrait à
la direction habituellement plus élevée des coups et à la protection de la partie
inférieure du tronc par les pièces de l'équipement militaire.

L'*anatomie pathologique* des plaies qui nous occupe comprendrait l'étude
des lésions immédiates et des lésions consécutives. Les premières seront décrites
avec les symptômes et nous renverrons l'étude des secondes au chapitre des
ruptures vésicales. Ces lésions consécutives sont en effet les mêmes, à peu de
choses près, dans tous les genres de traumatismes de la vessie, et il suffit de
les exposer une fois pour toutes. Nous préférons les rattacher aux ruptures parce
que c'est à propos de ces dernières qu'elles ont surtout été étudiées et décrites.

Nous signalerons seulement la division proposée par Houel en plaies uniques,
plaies avec double perforation de la vessie, et plaies compliquées de lésions
importantes des organes voisins.

Symptômes. Les symptômes généraux qui accompagnent au début un certain nombre de plaies de la vessie sont ceux que l'on observe dans la plupart
des cas de plaie pénétrante ou de contusion de l'abdomen, lipothymie, douleurs
abdominales irradiées dans les membres inférieurs et prostration plus ou
moins profonde. Ces symptômes ne sont par conséquent pas liés à l'existence
de la plaie vésicale et tiennent au degré de violence et de contusion viscérale
qui en a accompagné la production. Aussi peuvent-ils manquer complétement,
la blessure de la vessie peut même passer tout à fait inaperçue dans les premiers
moments pour se révéler bientôt par les symptômes locaux qui lui sont propres.

Ceux-ci sont immédiats ou secondaires; les premiers consistent en douleurs
plus ou moins vives avec envie pressante d'uriner, le malade ne rend par
l'urèthre qu'une quantité généralement faible d'urines sanglantes dont on peut
souvent aussi constater l'issue par la plaie. Nous allons examiner en détail ces
divers symptômes.

La douleur et le ténesme peuvent manquer dans les plaies peu étendues et se
rencontrer après les simples contusions de la vessie sans qu'aucun caractère
spécial permette de les différencier. L'hématurie et la petite quantité des urines
rendues par les voies naturelles ou extraites par le cathétérisme sont des signes
plus importants quand ils existent, mais ils ne sont pas constants. L'écoulement
de sang, quelquefois à peine suffisant pour colorer l'urine pendant quelques
heures, peut dans d'autres cas être assez abondant pour remplir la vessie de
caillots, quoi qu'en aient dit certains auteurs qui ne veulent pas que le sang
puisse se coaguler dans la vessie, et ces caillots favorisent l'infiltration d'urine
en obstruant l'urèthre. La quantité d'urine rendue naturellement ou retirée par
la sonde est également très-variable, elle peut être insignifiante ou presque
normale.

Enfin, l'issue de l'urine par la plaie extérieure, seul signe pathognomonique
des plaies de la vessie, peut se présenter elle-même avec des caractères bien
différents. Elle peut manquer quand la plaie est étroite et oblique, mais elle a
lieu dans le plus grand nombre des cas et alors est momentanée, intermittente
ou continue. Elle est momentanée quand la vessie est percée près de son sommet dans un état de grande distension; l'urine une fois évacuée, les bords de
la plaie vésicale se rapprochent par suite de la rétraction de l'organe et peuvent
se souder définitivement; J.-D. Larrey rapporte des exemples de cette heureuse
évolution. Mais, s'il survient quelque obstacle à l'évacuation de l'urine par les
voies naturelles, la cicatrice distendue cède et l'écoulement par la plaie se

reproduit : c'est ainsi que s'explique le type intermittent de cet écoulement. Enfin, il est continu en cas de plaie suffisamment large et située assez bas.

Ces symptômes primitifs peuvent donc se présenter avec la physionomie la plus variable, comme nous avons cherché à l'indiquer dans les lignes précédentes, et la cause de ces différences doit être cherchée dans la violence plus ou moins grande qui accompagne le traumatisme et dans l'étendue et la situation de la plaie de la vessie et des téguments. L'ouverture de la cavité péritonéale n'imprime aucun cachet spécial aux symptômes immédiats et ne peut être soupçonnée au moment de l'accident que par le siége de la plaie extérieure; tout au plus peut-on dire que les symptômes généraux sont plus fréquents et généralement plus prononcés dans les plaies intra-péritonéales, ce qui n'est pas d'une grande utilité en face d'un cas particulier. Il en est tout autrement des symptômes secondaires, dont l'évolution rapide et grave ne permet généralement pas de méconnaître l'existence de cette terrible complication.

L'épanchement de l'urine dans le péritoine s'annonce en effet au bout de peu d'heures par des symptômes d'irritation péritonéale, douleurs, nausées, petitesse du pouls, etc., auxquels s'ajoute l'empoisonnement dû à l'absorption de l'urine par la séreuse péritonéale, qui accélère la terminaison fatale et fait prédominer les symptômes de dépression.

La marche des accidents est rapidement progressive et le blessé est bientôt dans un état désespéré; toutefois la mort peut se faire attendre plusieurs jours chez des sujets qui paraissent agonisants. La mort surviendrait constamment dans les trois jours, d'après Bartels, qui n'a relevé qu'un seul cas de guérison dans la catégorie qui nous occupe; il s'agissait d'une double plaie avec orifice de sortie postéro-inférieur qui a permis l'écoulement permanent de l'urine et à la présence duquel Bartels attribue la guérison. Celle-ci est donc possible, mais exceptionnelle. Il se produit alors des adhérences qui limitent l'épanchement d'urine et protégent la plus grande partie de la séreuse péritonéale.

Les symptômes secondaires des plaies de la vessie n'intéressant pas le péritoine sont moins immédiatement menaçants pour la vie. Les douleurs ne tardent généralement pas à se calmer, si aucun corps étranger n'est resté dans la vessie, le ténesme disparaît en même temps et tout peut se borner à l'écoulement par la plaie d'une proportion variable d'urine. Mais souvent on voit apparaître avec leur cortége douloureux habituel des rétentions plus ou moins absolues, dont la cause la plus fréquente est l'engagement dans l'urèthre de petits caillots sanguins. Sous l'influence de ces rétentions, les plaies déjà cicatrisées peuvent se rouvrir, mais surtout, ce qui est bien plus grave, les meilleures conditions se trouvent réalisées pour l'infiltration urineuse.

L'infiltration d'urine est le phénomène capital des plaies extra-péritonéales de la vessie qui lui empruntent presque toute leur gravité. Elle peut manquer complétement ou prendre des proportions énormes suivant la région blessée et suivant le degré de perméabilité de l'urèthre et du trajet vésico-pariétal. Les cas doivent être distingués à ce point de vue d'après le siége et la nature de la plaie.

Nous avons vu que la vessie pouvait être blessée par la région ano-périnéale, par la région sous-pubienne (trou obturateur, vagin), et par la région abdominale. Deux ordres de plaies ne sont jamais suivis d'infiltration d'urine, celles du vagin et du rectum, sans lésion du cul-de-sac recto-vésical, bien entendu. Quant aux plaies périnéales et abdominales, leur évolution à ce point de vue dépend de la nature de la plaie; largement béantes, ces plaies laisseront peu de chances d'infiltration; étroites et sinueuses, elles la favoriseront, particulièrement dans les plaies haut situées de la région abdominale où la rétraction de la vessie éloigne l'orifice vésical de l'orifice cutané. On comprend donc que la nature de l'agent vulnérant joue un rôle considérable dans la marche et la terminaison des plaies de la vessie; le tableau suivant de Bartels est intéressant à cet égard :

		RÉGION ANO-PÉRINÉALE.	RÉGION OBTURATRICE.	ABDOMEN.	RÉGION INDÉTERMINÉE.
Plaies par armes blanches. 27	19 guéris. 8 morts.	5	1	19	2
Plaies par instruments plus ou moins mousses. 20	16 guéris. 3 morts. 1 ?	17	»	1	2
Plaies par cornes d'animaux.. 3	3 guéris.	»	»	»	3

Nous n'avons pas à décrire ici les symptômes de l'infiltration d'urine, dont l'étude générale a été faite à l'article URINAIRES (*Voies*), ils sont locaux et généraux. Ces derniers sont ceux de l'empoisonnement urineux par résorption des éléments de l'urine souvent altérée; parmi les premiers, nous devons signaler la possibilité d'une péritonite de voisinage par infiltration sous-péritonéale, moins grave en elle-même que la péritonite par épanchement et qui ne joue qu'un rôle effacé à côté de la gravité extrême de l'infiltration sous-péritonéale. L'infiltration d'urine d'origine vésicale peut rester circonscrite ou se diffuser très-loin; ces deux formes rappellent celles que l'on décrit dans l'infiltration d'origine uréthrale sous le nom d'abcès urineux et d'infiltration d'urine proprement dite, mais la distinction est beaucoup moins nette et l'abcès urineux, au sens strict du mot, n'existe pas dans les cas qui nous occupent.

La *marche* des plaies extra-péritonéales de la vessie qui ne s'accompagnent pas d'infiltration d'urine est très-simple; la quantité d'urine qui sort par la plaie diminue graduellement et la cicatrisation définitive se produit après un temps variant de quelques jours à quelques semaines, plus lentement après les plaies contuses qu'après les plaies nettes. Sur les 50 observations qu'il a réunies, Bartels n'a rencontré aucun exemple de formation d'une fistule définitive. Si l'infiltration d'urine se produit, c'est à elle que sont subordonnées la marche et la terminaison de l'affection; l'infiltration reste-t-elle circonscrite, la guérison peut encore être assez rapide; devient-elle diffuse, on a à craindre des accidents inflammatoires et gangréneux locaux et des phénomènes généraux d'empoisonnement aigu ou chronique.

Complications. De toutes les complications qui peuvent accompagner les plaies de la vessie, nous avons signalé à propos de la symptomatologie les plus graves et les plus importantes, l'ouverture de la cavité péritonéale et l'infiltration d'urine. Il nous reste à parler des hémorrhagies, des plaies doubles, des corps étrangers et de la blessure des organes voisins.

L'hémorrhagie est un symptôme habituel des plaies vésicales, mais elle peut acquérir assez d'importance pour constituer une véritable complication; sa source est alors en dehors des parois vésicales, dans la blessure d'un vaisseau du voisinage, comme l'artère épigastrique ou les vaisseaux iliaques; sa gravité peut tenir, en dehors de son abondance même, à l'accumulation dans la vessie de caillots dont l'évacuation est quelquefois fort laborieuse.

La double perforation de la vessie constitue plutôt une variété qu'une complication. L'opinion de Larrey l'ancien permet cependant de la ranger dans cette dernière catégorie, car cet auteur considère les plaies par arme blanche « de part en part » comme ordinairement mortelles. Il nous semble qu'il faut distinguer deux cas, celui où l'instrument vulnérant s'est arrêté après avoir traversé la paroi opposée de la vessie, et celui où son extrémité est ressortie au dehors. Dans le premier cas, le pronostic est très-grave, parce que l'urine épanchée par la seconde plaie n'a pas d'issue; dans le second, la multiplicité des plaies n'ajoute pas grand'chose à leur gravité, et peut même être une circonstance favorable en favorisant l'écoulement de l'urine; on se rappelle que Bartels attribue l'heureuse issue du seul cas de guérison de plaie intra-péritonéale qu'il ait relevé à l'existence d'une seconde plaie dans la région postérieure et inférieure de la vessie. Il est utile de faire remarquer à ce propos que la situation de la plaie dans un point déclive du réservoir urinaire n'implique pas nécessairement l'écoulement facile de l'urine par son trajet. Nous verrons en effet, à propos des plaies par armes à feu à double orifice cutané, qu'il n'est pas rare de voir le trajet le plus élevé rester fistuleux, tandis que l'inférieur se cicatrise.

Les corps étrangers sont une complication rare des plaies dont nous nous occupons. Nous en parlerons à propos des plaies par armes à feu, où on les rencontre au contraire assez souvent.

Enfin, la blessure concomitante d'organes voisins joue un rôle en rapport avec l'importance de ces derniers. Nous avons parlé à propos des hémorrhagies des blessures vasculaires. Les blessures de l'appareil séminal ne modifient en général que le pronostic éloigné au point de vue fonctionnel; toutefois, une lésion étendue du cordon peut déterminer la gangrène du testicule. La lésion du vagin constitue plutôt une voie de dérivation favorable pour l'urine, sans danger d'infiltration. Quant à la perforation de l'intestin, elle modifie la symptomatologie par le mélange à l'urine des matières fécales et des gaz, signe inconstant, parce que le trajet vésico-intestinal n'est pas toujours perméable dans les deux sens. Elle modifie très-différemment le pronostic suivant que l'instrument vulnérant a traversé ou non le péritoine en allant de l'intestin à la vessie. Dans le premier cas, la terminaison fatale habituelle aux plaies intra-péritonéales de la vessie est encore rendue plus rapide; dans le second, il s'agit toujours d'une blessure du rectum, dont la situation déclive peut avoir une influence favorable, comme nous l'avons vu.

Diagnostic. Quand le chirurgien blesse la vessie dans le cours d'une opération, il est presque toujours mis en garde par l'aspect charnu du tissu qu'il incise ou la cavité dans laquelle il tombe, et le cathétérisme aussitôt pratiqué lui permet de reconnaître et de réparer son erreur. Il ne faut pas se fier à ce mode d'exploration qui peut donner une sécurité trompeuse, la coudure du prolongement vésical empêchant quelquefois la sonde de s'y engager, comme dans le cas de J. Bœckel. Une injection intra-vésicale, faite de préférence avec l'acide borique à 5 pour 100, mettra sûrement en évidence au contraire la moindre perforation. Nous n'avons pas parlé de l'issue de l'urine, la vessie devant toujours être vidée avant toute opération intra-abdominale; ce signe ne viendra aider le diagnostic qu'en cas de blessure de la vessie herniée, par exemple. Si la blessure passe inaperçue, les accidents de péritonite qu'elle déterminera pourront être rapportés à leur véritable cause en tenant compte des modifications de la miction et des difficultés de l'opération.

Les blessures purement accidentelles se présentent dans des conditions très-différentes.

Dans les cas les plus bénins, le diagnostic de la blessure de la vessie peut ne s'appuyer que sur des présomptions : tel serait le cas d'une plaie étroite ne livrant pas passage à l'urine au moment où le chirurgien l'examine, avec coloration sanguinolente de l'urine et légère douleur, la guérison survenant sans incident en une huitaine de jours. Si l'on ne peut s'assurer qu'il y a eu issue d'urine par la plaie au moment de l'accident, la direction de la blessure et l'examen de l'instrument vulnérant ne permettront guère de se prononcer entre une contusion et une plaie de la vessie. Suivant la règle établie pour les plaies du voisinage des diverses cavités viscérales ou articulaires, on se comportera alors comme si la pénétration était certaine, sans chercher à s'en assurer avec le stylet.

Dans des circonstances tout opposées, on peut méconnaître la blessure de la vessie à cause de la gravité de l'état général et de l'importance des lésions concomitantes qui attirent seules l'attention. Le diagnostic n'a d'ailleurs pas grand intérêt dans ces cas au-dessus des ressources de l'art et tout à fait exceptionnels dans les plaies qui nous occupent.

Dans les cas moyens, bien plus fréquents, l'issue de l'urine par la plaie ne permet généralement pas d'erreur. Il faut se rappeler que ce symptôme peut être intermittent ou momentané; en son absence l'hématurie, les épreintes vésicales et les résultats du cathétérisme, donneront à la blessure de la vessie de grandes probabilités que viendront bientôt confirmer les symptômes de péritonite ou d'infiltration d'urine.

Un des points capitaux du diagnostic est la détermination des complications et en particulier de l'intégrité ou de la blessure du péritoine. Le siége et la direction de la plaie cutanée permettent quelquefois de trancher d'emblée avec certitude cette question importante, mais, à moins de large plaie, il y a bien des causes d'erreur dans cette interprétation, et c'est sur l'appareil symptomatique qu'on doit souvent s'appuyer. Malheureusement celui-ci ne donne pas ordinairement de renseignements immédiats bien précis : l'intensité des phénomènes généraux et la grande sensibilité du ventre doivent faire penser à la blessure du péritoine, mais peuvent exister sans elle, et d'autre part, quoique ce soit rare, les accidents peuvent être insignifiants pendant les premières heures d'une blessure intra-péritonéale. Les symptômes de réaction péritonéale viennent, à la vérité, bientôt éclairer le diagnostic, mais c'est avant leur apparition qu'il serait particulièrement utile de pouvoir l'établir.

Le mélange à l'urine de matières fécales ou de gaz, ainsi que l'issue de ce liquide par le rectum, ne laissent pas de doute sur l'existence d'une plaie vésico-intestinale, mais la perméabilité de ces dernières est sujette aux mêmes variétés que celle des trajets vésico-cutanés.

Le diagnostic d'une double perforation de la vessie s'impose quand il existe un orifice de sortie plus ou moins directement opposé à l'orifice d'entrée, il est beaucoup plus difficile quand l'orifice de sortie fait défaut. Quand les anamnestiques et l'examen de l'instrument vulnérant feront redouter cette complication, une palpation attentive du point opposé à la plaie d'entrée pourra la faire reconnaître, mais la sensibilité extrême de la région empêche souvent un tel examen et les accidents consécutifs permettent seuls d'établir ce diagnostic.

Nous n'avons qu'à indiquer ici le diagnostic de l'infiltration d'urine ; rappelons seulement l'importance d'un diagnostic précoce qui permet seul d'en arrêter les progrès par un traitement approprié.

Pronostic. On trouve tous les degrés de gravité dans les lésions qui nous occupent.

Les plaies chirurgicales guérissent presque constamment quand elles sont reconnues au cours de l'opération, sinon elles ont évidemment le même pronostic que les autres, d'après leur siége.

Les plaies accidentelles intra-péritonéales abandonnées à elles-mêmes sont presque certainement mortelles dans un bref délai, mais les guérisons obtenues dans les ruptures intra-péritonéales par un traitement actif permettent d'espérer le même résultat dans les plaies.

Pour les plaies extra-péritonéales, le pronostic est subordonné à l'issue facile de l'urine au dehors et aux obstacles qu'elle trouve à s'infiltrer dans le tissu cellulaire, c'est pourquoi les plaies par armes blanches proprement dites sont plus graves que les plaies contuses et celles des régions hypogastrique et périnéale plus graves que celles qui intéressent le rectum et le vagin. Enfin un traitement bien dirigé peut aussi avoir sur la marche de ces plaies une influence considérable.

Traitement. La question du traitement des plaies de la vessie est intimement liée à un diagnostic exact et complet : aussi se ressent-elle pour les plaies accidentelles des incertitudes dont celui-ci reste souvent entouré, tandis qu'elle est relativement simple pour les plaies d'origine chirurgicale.

Si ces dernières sont reconnues, comme c'est la règle, dans le cours des opérations où on les a produites, leur situation et leur étendue sont facilement appréciables. Il s'agit presque constamment de plaies intéressant le péritoine, et leur traitement est aujourd'hui établi par les observations de Atlee, J. Bœckel, Eustache, Homans, Terrier, Gaillard Thomas, Vincent, S. Pozzi, etc. : quand leurs dimensions ne sont pas excessives, on peut les suturer en totalité et réunir complétement l'incision de la paroi abdominale. Quand l'incision de la vessie a une très-grande étendue, comme dans le cas de Pozzi où elle ne mesurait pas moins de 20 centimètres et intéressait le sommet et presque toute la paroi antérieure de l'organe, il est plus prudent d'imiter la conduite de ce chirurgien, qui a suturé la portion de la plaie répondant au péritoine en laissant sur la partie extra-péritonéale de la face antérieure un orifice du calibre de deux doigts dans lequel il a introduit les tubes siphons employés après la taille hypogastrique, après avoir réuni par quatre points métalliques les lèvres de l'orifice vésical à celles de la plaie cutanée. Ce dernier temps nous paraît inutile ; peut-être a-t-il contribué à la persistance anormale de la fistule hypogastrique que l'auteur a dû traiter au bout de trois mois, avec plein succès du reste, par la suture entortillée. En cas de plaie étendue survenant dans les mêmes conditions et n'intéressant que la paroi postérieure de l'organe, le même auteur conseille, après avoir suturé cette dernière, d'inciser la paroi antérieure pour placer les tubes siphons.

Si la blessure de la vessie est méconnue, les accidents qui ne tardent pas à survenir permettent habituellement, comme nous l'avons vu, un diagnostic rétrospectif. On se trouve alors en face d'une plaie intra-péritonéale avec dia-

gnostic certain et issue nécessairement fatale, si on abandonne les choses à elles-
mêmes : il n'y a qu'à suivre le conseil de J. Bœckel et à rouvrir le ventre le
plus tôt possible, pour faire, suivant les cas, la suture ou le drainage de la vessie.

Nous avons dit que la question était loin d'être aussi nettement tranchée pour
les plaies accidentelles.

Théoriquement les indications thérapeutiques sont faciles à établir ; elles
diffèrent pour les plaies intra et extra-péritonéales. Pour les premières, tous les
chirurgiens sont aujourd'hui d'accord et conseillent la laparotomie avec toilette
du péritoine, pas trop minutieuse toutefois. Il faut ensuite empêcher tout nouvel
épanchement d'urine dans sa cavité en suturant la plaie vésicale en totalité ou
dans sa partie intra-péritonéale seulement, avec drainage, comme nous venons
de le voir. Le point capital est d'intervenir hâtivement, d'urgence, comme pour
une hernie étranglée.

Dans les plaies extra-péritonéales il y a trois indications à remplir : 1° combattre l'hémorrhagie ; 2° assurer l'écoulement de l'urine au dehors ; 3° s'opposer
à son infiltration. L'hémorrhagie sera combattue par la ligature, s'il s'agit d'un
vaisseau important qu'on rendra accessible en débridant la plaie, si c'est nécessaire. Si la ligature n'est pas praticable, on s'adressera au tamponnement avec
la canule à chemise, aux injections sous-cutanées d'ergotine, aux applications
glacées, etc. Une complication souvent embarrassante de l'hémorrhagie est la
rétention due à l'accumulation dans la vessie du sang qui s'y coagule, quand la
plaie n'est pas assez large pour permettre l'extraction directe des caillots. Les
sondes qu'on introduit par l'urèthre ont les yeux bientôt bouchés et la situation
est des plus critiques ; il faut y remédier rapidement, sous peine de favoriser
l'infiltration d'urine. On cherchera d'abord à dissocier les caillots et à déboucher
la sonde avec de petites injections répétées, en rapprochant le bec de l'instrument du sommet à la vessie où les caillots ont chance d'être moins nombreux,
mais cette manœuvre ne saurait être prolongée, si elle échoue, car elle augmente
encore la distension vésicale. On réussira quelquefois en adaptant à la sonde un
appareil aspirateur ou plus simplement une seringue fermée, qui fera pompe
aspirante et dont on éloignera le piston par courtes saccades, pour déplacer les
caillots. On pourra utiliser avec grand avantage, si on l'a sous la main, l'appareil
aspirateur qui sert à l'extraction des fragments après la lithotritie. Si tous ces
moyens échouent, la ponction aspiratrice, qu'on a préconisée, nous paraît fatalement vouée au même insuccès, et il faut pénétrer dans la vessie, soit en élargissant la plaie, soit par une véritable taille, pour permettre l'issue de l'urine
et des caillots.

L'indication capitale dans les plaies extra-péritonéales est d'assurer l'issue de
l'urine au dehors, soit par les voies naturelles, soit par la plaie, soit en lui
créant une voie artificielle. Assurer l'écoulement de l'urine par les voies naturelles, de telle sorte qu'elle ne passe plus par la plaie, est certainement l'idéal. Il
se réalise spontanément dans quelques cas rares de plaie étroite faite près du
sommet d'une vessie très-distendue, et on a cherché à le réaliser dans les autres
par les cathétérismes répétés ou par la sonde à demeure. Les premiers sont bons
à la fin du traitement pour ménager une cicatrice encore peu solide, mais ils
ne peuvent suffire au début que quand la plaie se trouve dans des conditions
particulièrement favorables qu'on ne peut que soupçonner. La sonde à demeure,
d'un volume forcément modéré pour être tolérable, se bouche et se déplace assez
facilement ; elle peut être suffisante, mais son fonctionnement doit être surveillé

de très-près et il faut l'abandonner pour un moyen d'évacuation plus efficace,
s'il survient des symptômes d'infiltration. Le siége et les dimensions de la plaie
peuvent permettre de l'utiliser pour l'évacuation de l'urine avec ou sans débridements de son orifice extérieur : l'urine passe alors librement en plus ou moins
grande proportion par le trajet accidentel jusqu'à ce que le bourgeonnement de
ses parois enlève toute crainte d'infiltration et permette de le comprimer au
besoin pour faire reprendre à l'urine le chemin de l'urèthre. Les plaies du vagin
et de la portion extra-péritonéale du rectum réalisent ces conditions, ainsi que
certaines larges plaies de la région hypogastrique assez rapprochées du pubis.
Si la sonde à demeure n'est pas tolérée ou fonctionne mal, si le débridement de
la plaie ne peut donner une issue suffisante à l'urine, et surtout si les accidents
d'infiltration se montrent ou seulement sont rendus inévitables par les conditions
de la blessure, il faut créer au contenu de la vessie une voie nouvelle et pratiquer soit la boutonnière périnéale, soit la taille hypogastrique ou périnéale, qui
répondent chacune à des indications différentes. La boutonnière est une opération
moins grave que les deux autres, elle remplace la sonde à demeure, mais dans
de meilleures conditions de tolérance et de fixité, et permet d'employer une sonde
beaucoup plus grosse. Elle peut réussir là où la sonde à demeure simple échoue :
aussi ne pouvons-nous nous ranger à l'avis de Bartels et de Le Dentu, qui la réser-
vent exclusivement pour les cas où l'imperméabilité de l'urèthre, antérieure ou
du fait de l'accident, ne permet pas d'y placer une sonde à demeure. Quant aux
tailles périnéale ou hypogastrique, leur choix est subordonné au siége de la plaie
vésicale et des accidents d'infiltration que l'on a à combattre. Il faut savoir que
la taille hypogastrique présente dans ces conditions des difficultés spéciales qui
tiennent à ce que la vessie perforée ne peut pas être distendue : mais ces difficultés ne sont pas insurmontables, comme nous le verrons dans le chapitre que
nous consacrerons à cette opération.

Quelle que soit la voie qu'on ait choisie, des lavages poussés avec précaution
seront souvent utiles pour assurer le libre écoulement de l'urine et faciliter
l'issue des caillots qui peuvent rester dans la cavité vésicale. Le meilleur liquide
à choisir pour ces lavages est une solution d'acide borique à 3 pour 100.

La troisième indication : s'opposer à la production de l'infiltration d'urine ou
en arrêter les progrès, est en grande partie remplie quand on a obéi à la seconde
et que l'urine trouve une issue facile au dehors. Si l'infiltration d'urine se produit, c'est que cette issue est insuffisante, ce qui peut tenir soit à l'étroitesse ou
à la situation de l'orifice extérieur, soit à la constitution du trajet vésico-cutané,
soit à toute autre cause qu'il importe avant tout de découvrir et de supprimer.
Cette indication causale remplie, des incisions larges et précoces s'attaqueront à
l'infiltration effectuée. Ici encore il y a un intérêt majeur à agir énergiquement
et de bonne heure pour prévenir des désordres irréparables, aussi les blessés
atteints de plaie vésicale doivent-ils être surveillés de très-près pour qu'on puisse
découvrir l'infiltration d'urine avant qu'elle s'annonce d'elle-même.

La question de la suture de la vessie se pose aussi pour les plaies extra-péritonéales, mais elle est beaucoup plus discutable et ne peut être tranchée que par
les faits, qui sont encore trop peu nombreux. Actuellement on ne peut conseiller
cette opération que dans les cas où de larges débridements sont nécessités par
une infiltration d'urine imminente ou effectuée et rendent la plaie vésicale assez
abordable pour qu'on puisse la suturer sans augmenter notablement le traumatisme. Ces conditions ne paraissent pas devoir se rencontrer souvent.

Tel est le traitement qu'il convient d'appliquer aux plaies de la vessie suivant leur siége, leur étendue et leurs complications, mais nous avons vu plus haut combien il était difficile de se rendre un compte exact de la situation, et cette incertitude du diagnostic rend le traitement souvent bien embarrassant. Il est facile de proclamer la nécessité de la laparotomie pour les plaies intra-périto-néales, mais il est souvent impossible de reconnaître la blessure du péritoine avant que les accidents généraux aient enlevé à l'intervention ses meilleures chances de succès. La question doit donc être posée autrement pour que les notions théoriques, indispensables à établir, trouvent une application pratique.

On peut diviser les cas, à ce point de vue, en graves, moyens et légers.

Dans les cas graves, avec symptômes généraux accusés et grande sensibilité du ventre, il faudra le plus tôt possible débrider largement la plaie jusqu'à la vessie et chercher à l'aide de cette incision exploratrice si le péritoine est intéressé ou non. Dans le premier cas, on fera la laparotomie avec suture partielle ou com-plète de la vessie, dans le second on se sera mis dans les meilleures conditions pour éviter l'infiltration d'urine et l'on établira un bon drainage de la vessie, si l'on ne peut fermer par la suture la solution de continuité de ses parois.

Dans les cas moyens, il sera prudent d'agir de même, si le siége de la blessure rend probable la blessure du péritoine, sinon on se contentera de placer une sonde à demeure et de débrider la plaie extérieure, si l'infiltration d'urine paraît à craindre. Il faudra surveiller avec soin l'issue de l'urine par ces deux voies et combattre rapidement la rétention ou l'infiltration, si elles se produisent, par les moyens que nous venons d'indiquer.

Dans les cas les plus simples enfin on fera de l'expectation armée en surveil-lant la région de la plaie et en évacuant l'urine par des cathétérismes répétés, toutes les deux heures, par exemple, pendant les premiers jours, pour diminuer autant que possible le travail de la vessie.

Quant au traitement général de ces malades, il doit être celui de tous les autres blessés et ne présente aucune indication spéciale. Nous ne parlerons que pour mémoire des saignées générales que les anciens auteurs recommandent avant tout, et que Larrey le père en particulier prescrit de faire dans des proportions qui nous paraissent à peine croyables aujourd'hui. Il est vrai que ce chirurgien avait surtout en vue les plaies par armes à feu, dont les symptômes réactionnels plus intenses justifiaient mieux cette pratique entièrement délaissée maintenant.

2° PLAIES PAR ARMES A FEU. *Étiologie.* Les plaies par armes à feu sont les plus fréquentes des lésions traumatiques de la vessie. Bartels en a réuni 285 obser-vations dont 183 sont empruntées à la guerre de Sécession. Elles sont dues dans le plus grand nombre des cas à l'action directe des projectiles de divers calibres, balles de pistolet, de fusil, biscayens, éclats d'obus, mais peuvent aussi à ce point de vue présenter quelques particularités qui tiennent soit à la nature inso-lite du projectile, soit à son mode d'action. Dans la première catégorie rentrent les plaies faites par des « projectiles de nécessité », tels que des pierres ou des morceaux de fer plus ou moins irréguliers, et celle du malade de Kéraudren, cité par Demarquay, chez lequel une baguette de fusil pénétra dans la vessie à tra-vers le trou ovale et s'implanta si solidement que tous les efforts ne parvinrent pas à la retirer. Dans la seconde il faut ranger les cas où la vessie est blessée non par le projectile même, mais par les esquilles de la fracture que celui-ci déter-mine, comme chez ce blessé de la guerre de Sécession auquel un éclat de bombe fit une fracture comminutive du fémur et envoya dans le bassin un morceau d'os qui traversa la vessie. Le plus souvent le mécanisme est complexe, le projectile et les fragments contribuant à la blessure de la vessie. On comprend par conséquent que les dimensions de la plaie ne soient pas toujours en rapport avec le volume du projectile.

Comme cause prédisposante, il faut noter ici encore la réplétion de la vessie, qui lui donne une plus large surface et est habituelle chez les combattants, comme nous l'avons déjà dit. Toutefois cette condition est moins nécessaire que dans les plaies par armes blanches, la ceinture pelvienne ne protégeant pas contre les projectiles la vessie rétractée. Demarquay signale aussi comme facilitant la blessure de la vessie la surface courbe que forment les parois abdominales et qui peut faire dévier les projectiles, mais cette déviation peut aussi bien protéger la vessie qu'en causer la blessure, comme l'a fait remarquer Larrey le fils.

Anatomie pathologique. La grande vitesse dont sont animés les projectiles de guerre leur permet de traverser facilement les parois osseuses du bassin et d'aborder la vessie dans toutes les directions imaginables en produisant sur les organes voisins des désordres variables que nous signalerons au chapitre des complications, et parmi lesquels la blessure du péritoine joue le principal rôle, comme dans les autres traumatismes de la vessie.

Le trajet qui s'étend de la vessie à l'extérieur est plus ou moins long et plus ou moins direct; il contient quelquefois des esquilles et des corps étrangers qui peuvent pénétrer ultérieurement dans la vessie. Ce trajet peut être détruit pour ainsi dire par la rétraction de la vessie quand celle-ci est blessée près de son sommet dans l'état de distension; l'orifice vésical et l'orifice cutané cessent alors de se correspondre.

Une balle qui atteint le réservoir urinaire peut le traverser de part en part et se loger ensuite dans les parties molles ou dans les os, ou au contraire ressortir par un autre point des téguments. L'existence d'un orifice de sortie à la peau a été noté deux fois plus souvent dans les plaies d'avant en arrière que dans les plaies d'arrière en avant. Dans d'autres circonstances le projectile ne traverse qu'une des parois de l'organe et tombe dans sa cavité sans léser notablement la paroi opposée; nous reviendrons sur ces cas un peu plus loin à propos des corps étrangers. Enfin, dans des cas plus curieux, le projectile s'implante dans la paroi vésicale, soit qu'il ne pénètre pas dans la vessie et reste logé dans la paroi musculaire en soulevant plus ou moins la muqueuse, soit qu'il traverse complétement une des parois de la vessie et qu'il s'enchâsse dans la paroi opposée, faisant une saillie variable dans la cavité de l'organe. Bartels a relevé cette disposition singulière dans trois cas que nous rapportons brièvement, ainsi qu'un quatrième, emprunté à J.-D. Larrey par Demarquay :

1° Projectile solidement implanté sur le col. Miction possible seulement dans la position horizontale. Donné comme guéri au bout d'un mois (?).

2° Mort 19 ans après la blessure. Balle légèrement incrustée trouvée à l'autopsie dans la paroi vésicale épaissie.

3° Premiers symptômes apparaissant 15 ans après la blessure et augmentant de plus en plus; 24 ans après la blessure le malade ne peut plus uriner qu'avec le siége plus élevé que le reste du tronc. Mort d'asthme. A l'autopsie on trouve une balle dans l'épaisseur du col vésical à demi saillante dans la vessie et recouverte d'incrustations. Elle formait valvule sur l'orifice uréthral.

4° Capitaine blessé à Waterloo. J.-D. Larrey incise longtemps après une tumeur saillante au-dessus du pubis et trouve une balle, entrée autrefois par le rectum, à moitié engagée dans la vessie, à moitié saillante en dehors de ses parois et recouverte de concrétions qui l'enkystaient.

Les lésions consécutives, infiltration d'urine, supppurations profuses et péritonite, ne présentent rien de spécial à signaler ici. Notons seulement que, la terminaison fatale des plaies intra-péritonéales par armes à feu étant moins rapide que celle des plaies analogues par arme blanche, on a pu noter à l'autopsie la formation d'adhérences et une certaine tendance à l'enkystement du liquide épanché (Houel), mais aucune autopsie ne prouve que cet enkystement puisse se produire réellement et permettre la guérison. L'enkystement d'un épanchement urineux dans le tissu cellulaire est déjà assez difficile à admettre, et le cas dû à Perrin que rapporte Klein dans sa thèse à l'appui de cette terminaison nous paraît justement contesté par Le Dentu, qui y voit plutôt un exemple de poche vésicale.

On peut se faire une idée suffisante du genre et de la fréquence des lésions concomitantes par les chiffres suivants. Sur les 285 observations qu'il a analysées Bartels a rencontré :

Lésions osseuses.	131
— de l'intestin et du rectum.	70
— du péritoine.	28
— vasculaires.	18
— des parties génitales.	12
— nerveuses.	9
— de la hanche.	3
— du rein.	1
— de l'uretère.	1

Sur les 18 cas de blessure vasculaire on n'a fait que trois fois le diagnostic du vaisseau lésé ; il s'agissait une fois des vaisseaux du cordon, une autre de l'artère épigastrique et la troisième de la veine fémorale. Il faut ajouter aux lésions que nous venons d'énumérer celles de l'urèthre, qui peut être intéressé par le projectile ou comprimé par une esquille.

Symptômes. Marche. Les plaies par armes à feu de la vessie s'accompagnent le plus souvent de symptômes généraux immédiats très-accusés : le blessé tombe et reste dans un état de prostration plus ou moins profonde, rarement il peut encore faire quelques pas et il est tout à fait exceptionnel de voir la blessure passer momentanément inaperçue, comme chez le sergent dont parle Larrey et qui ne fut averti que par l'humidité de ses vêtements de la grave blessure qu'il venait de recevoir.

Le malade se plaint aussi, dès les premiers moments, de douleurs abdominales irradiées dans les bourses ou dans les membres inférieurs ; il éprouve un impérieux besoin de vider sa vessie, mais ne rend habituellement par l'urèthre qu'un peu d'urine sanguinolente, la plus grande quantité de ce liquide s'étant écoulée par la plaie.

Si l'on examine le malade, on peut constater tout d'abord l'existence de la plaie d'entrée du projectile dans un point plus ou moins rapproché de la vessie. Si la balle n'est pas restée dans le corps, on trouve deux orifices, et il est généralement très-difficile de reconnaître l'orifice d'entrée de l'orifice de sortie. Les renseignements que l'on peut recueillir et l'examen des vêtements sont habituellement plus utiles que l'examen des plaies elles-mêmes pour éclairer cette question dont la solution rentre dans l'histoire générale des plaies par armes à feu.

Dans le plus grand nombre des cas l'urine passe par le trajet du projectile au moment de la blessure, plus ou moins mêlée de sang ; si la plaie est double, ses deux orifices donnent généralement issue à l'urine, et, si l'écoulement ne se fait que par l'un d'eux, c'est ordinairement par la plaie antérieure dont le trajet est plus court et moins sinueux, à moins que la plaie postérieure n'intéresse le rectum. Le cathétérisme, quand il est possible, montre que la vessie est à peu près vide.

J.-D. Larrey a divisé l'évolution de ces plaies en trois périodes : une première, qui comprend les vingt-quatre ou trente-six heures qui suivent leur production et pendant laquelle elles livrent passage à l'urine qui s'infiltre rarement à cette période dans le tissu cellulaire, protégé par l'attrition des parois du trajet et bientôt par leur gonflement inflammatoire; une seconde, du deuxième au sixième jour, pendant laquelle le gonflement et la formation des eschares empêchent l'issue de l'urine; une troisième enfin, qui commence avec la chute des eschares et permet de nouveau l'écoulement de l'urine : c'est par excellence la période de l'infiltration, mais on n'est pas tout à fait à l'abri de cette complication pendant les deux premières.

Ces transformations de la perméabilité du trajet amenant son occlusion passagère plus ou moins complète expliquent la survie plus longue, en cas de blessure du péritoine, dans les plaies par armes à feu que dans les autres. Dans celles qui nous occupent, en effet, la mort survient du troisième au quinzième jour, elle a même été retardée dans un cas jusqu'au trente-quatrième. Mais c'est plutôt une prolongation d'agonie qu'un véritable répit, car chez presque tous ces malades l'agitation, le délire et le collapsus, symptômes dans la production desquels l'empoisonnement urineux paraît jouer un plus grand rôle que la péritonite, ont fait considérer la situation comme désespérée dès le début. La terminaison est également fatale en cas de perforation secondaire du péritoine, elle survient alors de la quatrième à la neuvième semaine.

Chez les blessés dont le péritoine est intact les premiers jours sont souvent très-orageux, l'inflammation des trajets et la formation des eschares déterminant une fièvre intense. Celle-ci disparaît après leur élimination, à moins qu'elle ne soit entretenue par la production d'une infiltration d'urine.

Les plaies par armes à feu de la vessie peuvent déterminer la mort par trois mécanismes : 1° par péritonite aiguë ou chronique en cas de blessure de cette séreuse; 2° par infiltration d'urine et septicémie aiguë; 3° par suppuration profuse et septicémie chronique.

Quand les blessés échappent à ces accidents, les trajets se recouvrent de bourgeons charnus qui font obstacle à l'épanchement d'urine. Le rétrécissement des plaies est alors très-rapide et souvent l'une d'elles se ferme quand il y en a deux, l'autre restant plus ou moins longtemps fistuleuse. 22 fois sur 27 cas de double plaie, c'est la postérieure qui s'est fermée la première. Quand une infiltration d'urine a nécessité une incision, c'est généralement au niveau de celle-ci que la fistule s'établit.

Dans un espace de trois semaines à trois mois ces fistules peuvent se fermer spontanément, et ce n'est vraiment qu'au bout de ce temps qu'on peut les considérer comme définitives. Toutefois il faut se défier beaucoup des plaies qui redeviennent fistuleuses après avoir été fermées un certain temps.

Houel divise théoriquement ces fistules en cinq classes : 1° fistules vésicorectales; 2° fistules vésico-vaginales; 3° fistules vésico-tégumentaires; 4° fistules vésico-intestinales; 5° fistules vésico-péritonéales.

Bartels fait observer que la léthalité constante des plaies intéressant le péritoine ne permet pas à leur trajet de s'organiser en fistule, et que les deux dernières

variétés sont invraisemblables ; il a relevé dans les observations qu'il a analysées les huit variétés suivantes : 1° fistules vésico-rectales ; 2° fistules vésico-
vaginales ; 3° fistules vésico-hypogastriques ; 4° fistules vésico-inguinales ; 5° fistules
vésico-fessières ; 6° fistules vésico-scrotales ; 7° fistules vésico-périnéales ; 8° fistules
vésico-crurales.

Les trois dernières variétés sont généralement consécutives à l'infiltration
d'urine.

L'écoulement de l'urine, par la plaie ou par la fistule, peut se faire d'une
manière différente selon la disposition et le siége de l'orifice vésical, il peut être
continu, goutte à goutte, ou intermittent, l'écoulement par les voies naturelles
persistant plus ou moins dans le dernier cas. Rarement l'urine sort en jet par la
fistule.

On trouve peu de renseignements dans les auteurs sur le mode de réaction de
la vessie après ces traumatismes. Larrey fils toutefois dit expressément que la
cystite est rare et peu grave dans ces conditions, à moins qu'il ne soit resté des
corps étrangers dans la vessie. Nous verrons qu'on peut se convaincre que cette
complication même n'aboutit pas fatalement à la cystite. D'après Otis, l'inflammation de la vessie serait au contraire à redouter comme conséquence éloignée
de ses blessures, par suite des troubles fonctionnels que celles-ci déterminent le
plus souvent. Nous retrouvons ici une nouvelle confirmation du mode spécial de
sensibilité de la vessie.

Complications. Les complications les plus fréquentes des plaies par armes
à feu sont les lésions osseuses, qui sont signalées dans près de la moitié des cas.
Ces lésions peuvent intéresser plus ou moins gravement les os voisins, depuis
une simple éraflure de la crête iliaque jusqu'à la fracture comminutive du fémur
par un éclat d'obus. Par rapport aux plaies de la vessie, elles peuvent être une
simple coïncidence qui n'aggrave pas beaucoup le pronostic, d'après le relevé de
Bartels (38 morts sur 134), ou, au contraire, les fragments osseux détachés par le
projectile peuvent jouer un rôle plus ou moins considérable dans la perforation
de l'organe et pénétrer dans sa cavité immédiatement ou au bout d'un certain
temps.

Nous avons signalé, à propos de l'anatomie pathologique, les diverses lésions
des parties molles qu'on avait observées : celles du rectum, de l'urèthre ou de
vaisseaux d'un certain calibre, méritent seules de nous arrêter ici. La blessure
du rectum, considérée comme très-grave par Legouest, ne paraît pas aggraver
le pronostic immédiat, pourvu, bien entendu, qu'elle soit extra-péritonéale, mais
elle doit faire craindre pour l'avenir la persistance d'une fistule rebelle. Elle
s'annonce comme dans les autres genres de plaies par le mélange des matières
fécales à l'urine. L'urèthre peut être directement intéressé par le projectile ou
comprimé par une esquille ; le cathétérisme est alors le plus souvent impossible, ce qui crée des indications thérapeutiques spéciales. Les hémorrhagies
peuvent être primitives ou secondaires, au moment de la chute des eschares ;
leurs symptômes et leur traitement sont les mêmes que quand elles se produisent après les plaies par armes blanches.

La présence de corps étrangers dans la vessie est la complication qui a le
plus occupé les chirurgiens. Ces corps étrangers sont le plus souvent constitués
par les projectiles plus ou moins déformés ou des esquilles ; on a signalé aussi
des morceaux de drap ou de boutons d'uniforme, des pièces de monnaie, et,
dans un cas de Bartels, c'est une touffe de poils qui formait le noyau d'un

calcul. Leur pénétration dans la vessie peut être primitive ou secondaire; dans ce dernier cas il s'agit de corps durs arrêtés au voisinage de la vessie et qui y pénètrent ultérieurement par l'ouverture d'un abcès; ils peuvent aussi, comme nous l'avons vu, s'enchâsser pour un temps variable dans la paroi vésicale elle-même.

On comprend facilement que des morceaux de drap restent dans la vessie, ainsi que des esquilles ou des pièces de monnaie qui entrent placées de champ et se présentent de face sur la paroi opposée où elles sont arrêtées, mais le mécanisme est plus difficile à comprendre pour des projectiles animés d'une grande vitesse comme des balles. On a invoqué la résistance de la couche d'urine à traverser et la contraction instantanée de la vessie; il est plus simple d'admettre que la balle a épuisé sa force avant d'atteindre la vessie et s'arrête après avoir traversé l'une de ses parois comme elle s'arrêterait n'importe où, dans l'épaisseur même de la paroi, par exemple.

Quand c'est une lourde balle qui séjourne dans la vessie, dit D.-J. Larrey, elle en provoque le plus souvent l'inflammation immédiate et l'ulcération avec infiltration d'urine consécutive. Dans les circonstances tout opposées des corps peu volumineux et modérément pesants peuvent être si parfaitement tolérés par la vessie qu'ils passent inaperçus : ces faits ne sont pas rares, tous les auteurs les signalent et s'en étonnent parce qu'ils connaissent mal l'histoire des calculs et des corps étrangers, ainsi que la physiologie de la vessie. Nous avons longuement insisté sur l'insensibilité normale de la vessie au contact : la tolérance dont elle fait preuve dans ces conditions pouvait donc être prévue et prouve seulement que la cystite est loin d'être la règle après les plaies de la vessie par armes à feu. Que celle-ci éclate sous une influence quelconque, et le corps étranger jusque-là bien toléré sera une cause de douleurs extrêmes, comme nous en verrons des exemples chez les calculeux. C'est ainsi, croyons-nous, qu'il faut interpréter un certain nombre d'observations où le début plus ou moins brusque de symptômes douloureux après une longue période de tolérance a fait porter le diagnostic de corps étranger engagé dans la paroi vésicale et secondairement tombé dans sa cavité. Un des plus beaux exemples de tolérance est fourni par une observation de Forwood, cité par Otis, qui vit un Indien cavalier chasser le bison et faire la guerre pendant cinq ans sans sentir une pointe de flèche cassée dans sa vessie; la taille latérale lui fut faite la septième année et permit d'extraire un calcul de 16 onces (453 grammes) développé autour du corps étranger.

Entre la tolérance immédiate absolue et les douleurs avec cystite intense du sergent et de l'officier cités par Larrey père, qui n'eurent pas de repos que la balle ne fût extraite, on peut rencontrer tous les intermédiaires. On a vu un certain nombre de ces malades accuser la sensation d'un corps roulant dans la vessie quand ils se retournaient dans leur lit. On peut rencontrer les signes habituels de la présence des corps étrangers dans la vessie, troubles de la miction, hématurie, etc., en partie masqués par le séjour au lit et les accidents concomitants. Le cathétérisme ne donne pas de renseignements quand il s'agit de corps mous, comme des morceaux de drap; des projectiles même d'un certain volume peuvent passer inaperçus avec ce mode d'exploration, à cause des débris de vêtement ou des caillots sanguins dont ils peuvent être recouverts.

Si on les laisse dans la vessie, ces corps étrangers s'y incrustent plus ou moins suivant l'état de cet organe et suivant leur nature, le fer, par exemple, s'entourant plus facilement que le plomb de concrétions, et deviennent le noyau de calculs. Ils peuvent aussi, s'ils sont de petit volume, sortir par l'urèthre, quelquefois après des efforts longs et pénibles; Bartels a noté cette heureuse terminaison 28 fois sur 87; il s'agissait 7 fois de débris d'uniforme ou de peau, 15 fois d'esquilles et 7 fois de projectiles. Nous renvoyons pour le reste de leur histoire au chapitre consacré aux calculs et corps étrangers.

Diagnostic. Nous avons peu à ajouter à propos du diagnostic de la plaie vésicale elle-même à ce qui a été dit pour les plaies par armes blanches, et les mêmes difficultés se rencontrent dans les deux cas pour la détermination immédiate de l'intégrité ou de la blessure du péritoine. Ici encore l'exploration du trajet avec le stylet doit être rigoureusement interdite, ce qui est peut-être plus nécessaire à rappeler pour les plaies par armes à feu dans lesquelles la recherche immédiate du projectile était encore la règle jusqu'à ces dernières années. Cette interdiction ne s'étend qu'aux cas où la blessure de la vessie est douteuse, nous verrons qu'elle peut être utile dans d'autres circonstances pour la recherche des corps étrangers.

L'écoulement de l'urine par la plaie dans les premières heures manque plus rarement dans les plaies par armes à feu, mais, par contre, celles-ci présentent une cause d'erreur qui leur est spéciale et qui tient à la déviation que la courbure de l'enceinte abdomino-pelvienne peut faire subir aux projectiles. C'est dans ces conditions qu'on peut confondre avec les plaies qui nous occupent celles des reins, des uretères ou des portions prostatique ou membraneuse de l'urèthre.

La recherche des corps étrangers est un des points les plus délicats du diagnostic des plaies par armes à feu. Dans un certain nombre de cas l'intensité extrême des douleurs et du ténesme vésical doivent faire soupçonner leur présence, qui peut même s'annoncer par une sensation de déplacement appréciable pour le malade. Les troubles de la miction, qui peuvent être dus à la plaie vésicale même ou à la présence de petits caillots, ne permettent guère de faire la part de l'influence du corps étranger, et dans bon nombre de cas l'attention ne sera appelée de ce côté par aucun signe particulier. C'est alors l'existence de lésions osseuses concomitantes, quelquefois la constatation d'esquilles sur le trajet du projectile, qui devront engager le chirurgien à explorer la vessie à ce point de vue. Dans ces conditions faut-il considérer cette exploration comme nécessaire après toutes les plaies par armes à feu, même quand rien ne fait supposer qu'un corps étranger soit resté dans la vessie? Cette exploration doit-elle être faite par l'urèthre ou à travers la plaie? On ne peut, bien entendu, poser aucune règle absolue à ce sujet, mais il nous semble qu'à moins de contre-indication spéciale cette exploration devra être faite, et de préférence par l'urèthre.

Il ne faudrait pas croire du reste que l'introduction dans la vessie d'un explorateur métallique lève tous les doutes : les morceaux de drap ne peuvent pas être reconnus, les esquilles ne donnent qu'une sensation bien fugitive et les balles de plomb mêmes, au dire de D.-J. Larrey, sont souvent difficiles à reconnaître, surtout quand elles sont recouvertes de caillots ou de débris de vêtements. On peut aussi utiliser pour cette recherche le trajet de la blessure, s'il est assez direct et assez court, mais ce n'est habituellement qu'une voie bien étroite. Le toucher rectal avec soulèvement du bas-fond pourra donner quelquefois des renseignements utiles.

En résumé, quelques corps étrangers se révèlent par les symptômes qu'ils provoquent, quelques-uns peuvent être reconnus par l'exploration, mais beaucoup passent inaperçus et seule une taille permettant l'accès du doigt dans la vessie peut permettre d'en affirmer la vacuité. La présence éventuelle d'un corps étranger ne suffit pas à justifier une opération de ce genre, mais elle peut contribuer à la faire choisir.

Pronostic. Les plaies par armes à feu du réservoir urinaire sont très-graves. On considère celles qui intéressent le péritoine comme fatalement mortelles, mais les expériences de Vincent permettent d'espérer la guérison de quelques-uns de ces blessés. Celles qui sont extra-péritonéales sont moins graves que les plaies par arme blanche proprement dites, à cause de la disposition canaliculée de leur trajet, de la formation des eschares, des adhérences rapides et de l'absence de cicatrisation trop hâtive (D.-J. Larrey). D'après les résultats de la statistique de Bartels on pourrait, au point de vue de la gravité, ranger ces blessures dans l'ordre suivant :

		Mortalité.
Plaies par devant avec orifice de sortie.	. . . . . .	16 sur 81 cas.
— sans —	. . . .	9 sur 35 cas.
— derrière avec —	. . . . . .	un peu plus forte.
— sans —	. . . . . .	13 sur 34 cas.

La marche de l'affection et le développement de l'infiltration d'urine modifient aussi le pronostic, et il devient très-grave quand la fièvre ne tombe pas au moment de l'élimination des eschares, à cause de la probabilité d'une infiltration d'urine étendue.

Comme pronostic éloigné on doit toujours être très-réservé, à cause de la persistance habituelle de troubles dans le fonctionnement de l'organe, et de l'établissement possible d'une fistule, même après une cicatrisation passagère, fistule qui dure alors un grand nombre d'années et présente généralement une grande résistance au traitement.

Relativement aux complications, les unes sont presque constamment fatales, ce sont les blessures du péritoine, de l'intestin, de l'uretère, du rein et de l'articulation de la hanche; les autres sont beaucoup moins graves, notamment les lésions osseuses, qui n'assombriraient pas beaucoup le pronostic (38 morts sur 131 cas), et les corps étrangers, qui empruntent généralement leur gravité aux opérations que nécessite leur extraction.

Traitement. Le traitement des plaies par armes à feu comprend les mêmes indications et les mêmes moyens de les remplir que celui des plaies par arme blanche, il se ressent aussi des mêmes incertitudes au sujet de la blessure du péritoine. Nous ne reviendrons que sur ce qu'elles présentent de particulier.

Larrey le père est le premier qui ait démontré l'utilité de la sonde à demeure dans le traitement des plaies de la vessie, mais, comptant sur l'imperméabilité du trajet des projectiles pendant la période inflammatoire du deuxième au sixième jour, il a conseillé de retirer la sonde pendant les deux ou trois premiers jours de cette période chez les sujets qui la supporteraient mal ou qui seraient trop agités. Ce serait une conduite imprudente, car l'imperméabilité de la plaie cutanée n'implique pas nécessairement celle de la plaie vésicale et l'infiltration serait alors d'autant plus redoutable que les phénomènes généraux d'origine inflammatoire pourraient en masquer le début.

Les lavages par la sonde ou par la plaie ont ici une utilité toute spéciale pour favoriser l'évacuation des petits corps étrangers.

D.-J. Larrey recommande de pratiquer dans tous les cas de larges débridements de l'orifice d'entrée et de l'orifice de sortie du projectile. Mieux vaut certainement en faire trop que trop peu, mais on ne peut établir de règle générale à ce sujet et il faut s'en rapporter à la sagacité du chirurgien pour chaque cas particulier, tout en admettant qu'il faille recourir aux débridements plus volontiers, pour ainsi dire, dans les plaies par armes à feu, ceux-ci facilitant la recherche et l'extraction des corps étrangers dont on peut toujours redouter la présence dans la vessie ou dans le trajet. On a discuté le débridement dans le cas particulier de plaie de la fesse par une balle ayant intéressé la vessie et le rectum : Dupuytren recommande alors de fendre l'anus et la fesse, comme s'il s'agissait d'une fistule à l'anus, pour supprimer l'action du sphincter, dont la contraction favoriserait le passage des matières fécales dans la vessie. Nous pensons avec Demarquay et Larrey fils qu'un pareil dégât est inutile pour parer à un danger théorique.

Quant à la question de la suture vésicale, elle ne se pose pas autrement que pour les plaies par armes blanches. Vincent a démontré en effet par ses expériences que les perforations par armes à feu se comportent comme des perforations par instrument tranchant ; la suture en procure la réunion immédiate avec certitude, à condition que la déflagration de la poudre ou la chaleur du projectile n'aient pas déterminé une brûlure marginale telle que la vitalité des tissus soit absolument compromise et que la gangrène soit inévitable. En pareil cas il est indiqué, dit cet auteur, d'affranchir les lèvres brûlées de la perforation, d'inciser jusqu'à ce qu'on arrive sur des points qui saignent à la coupe, et de faire ensuite la suture comme dans une plaie par instrument tranchant.

Un dernier point plus spécial aux plaies par armes à feu va nous arrêter plus longtemps ; il a trait à la conduite à tenir vis-à-vis des corps étrangers.

Éliminons d'abord de la discussion les corps étrangers de petit volume, qui pourront être expulsés par la sonde à l'aide des lavages que nous avons recommandés, ou qui sortiront spontanément par l'urèthre. Leur présence est du reste généralement impossible à reconnaître dans les premières périodes.

Restent des corps étrangers qu'il faudra fatalement extraire. Faudra-t-il faire cette extraction immédiatement, ou plus tard, et dans le premier cas faut-il la tenter par la plaie ou faire une taille en règle? Ici encore il n'y a pas de règle absolue et tout dépend des circonstances, du blessé et de la blessure.

Tout d'abord, si la plaie est largement ouverte, soit du fait de l'accident, soit du fait de débridements nécessaires, et donne libre accès dans la vessie, il y a tout avantage à en profiter pour débarrasser le malade de ses corps étrangers, comme l'a fait Demarquay, qui a pu extraire 41 esquilles par une plaie qui intéressait le rectum. Mais ces conditions seront rarement réalisées, et quand la plaie est étroite il vaut beaucoup mieux, comme D.-J. Larrey l'avait déjà établi, ne pas faire de tentatives d'extraction par cette voie.

C'est donc par la taille qu'il faudra intervenir dans le plus grand nombre des cas, soit par une taille typique, soit en utilisant le trajet d'une plaie ou d'une fistule. Le siége de ces dernières, le volume du corps étranger et les complications qui peuvent exister, feront choisir la voie hypogastrique ou la voie périnéale. Cette dernière paraît plutôt indiquée, si la taille est faite dans les premiers jours, à cause du petit volume habituel des corps étrangers et de l'impossibilité de distendre la vessie, qui ajoute beaucoup aux difficultés de la taille hypogastrique.

L'époque à laquelle il convient de pratiquer la taille a été fort discutée, les uns, avec Larrey et Bartels, préférant la taille immédiate, les autres, avec Le Dentu, ne l'adoptant qu'en cas d'accidents pressants. Tout dépend, en effet, de la tolérance de la vessie. Si les douleurs sont violentes, si le ténesme et la cystite sont très-prononcés, il faut intervenir, soit avant le début de la réaction inflammatoire, soit dès que celle-ci commence à se calmer, suivant le conseil de D.-J. Larrey. Cette indication est d'autant plus nette que l'intensité des douleurs suffit à justifier la large ouverture de la vessie qui les calmera même, si l'on ne trouve pas de corps étrangers à enlever. Si, au contraire, les douleurs sont modérées et vont en s'atténuant, il vaudra mieux attendre que le blessé soit franchement convalescent ou même tout à fait guéri pour lui infliger ce nouveau traumatisme. La persistance d'une fistule devrait plutôt faire hâter l'intervention, qui en favorisera la guérison.

En résumé, si la plaie permet d'aborder facilement la cavité vésicale, il faut en profiter pour enlever les corps étrangers qui peuvent y être restés; dans le cas contraire la taille ne devra être faite immédiatement que si la vessie est trop intolérante. Par conséquent il n'y a pas lieu de soumettre les blessés à des manœuvres prolongées au début, dans la crainte de laisser passer inaperçue la présence de corps étrangers, l'absence de symptômes même contre-indiquant l'intervention. Mieux vaut réserver l'exploration attentive de la vessie pour le moment où le malade guéri sera sur le point de quitter son chirurgien.

Nous n'avons pas parlé de la lithotritie, qui ne peut être applicable que dans des cas très-exceptionnels à l'extraction immédiate des corps étrangers succédant aux plaies par armes à feu. Nous verrons dans le chapitre consacré aux calculs et corps étrangers de la vessie dans quelle mesure on peut l'utiliser pour le traitement des calculs développés autour d'un corps étranger.

Nous nous contenterons de signaler deux procédés qui n'ont qu'un intérêt historique : l'injection intra-vésicale de mercure par laquelle Ledran prétendait pouvoir dissoudre les balles de plomb, et la pratique de Grazioli qui, après avoir débridé l'orifice d'entrée d'une plaie hypogastrique, plaça son malade sur le ventre et le secoua jusqu'à ce qu'il eût obtenu la sortie du projectile.

c. *Traumatismes de la vessie sans plaie extérieure.* Ce groupe comprend la *contusion* et les *déchirures* et *ruptures* de la vessie.

Nous ne pouvons que signaler la *contusion* de la vessie, dont l'histoire clinique et surtout anatomo-pathologique est entièrement à faire. Chez les sujets qui ont succombé à de violents traumatismes, dit Le Dentu, on trouve quelquefois du sang infiltré entre les tuniques en quantité ordinairement peu considérable, et l'on peut observer dans les mêmes conditions des ruptures incomplètes. On comprend donc théoriquement que tous les degrés de la contusion soient possibles ici comme ailleurs, mais on manque de faits précis pour écrire l'histoire clinique de ces lésions. Tout ce qu'on peut dire, c'est que la contusion sans rupture peut donner lieu à de l'hématurie ou à une inflammation aiguë.

La rupture est le résultat d'une violence portant sur une assez large surface de l'organe qui cède en un point sans rapport nécessaire avec le lieu d'application de la force ; la déchirure résulte d'un traumatisme plus limité et se pro-

duit au point même où ce dernier agit sur la vessie, soit par perforation, c'est
le cas le plus fréquent, soit par arrachement, comme dans les luxations de la
symphyse pubienne avec tiraillement des ligaments antérieurs de la vessie.

Les solutions de continuité du réservoir urinaire n'ont pas toujours une origine traumatique et peuvent survenir par les seuls progrès d'une affection ulcéreuse : aussi a-t-on l'habitude de décrire séparément les ruptures traumatiques
et les ruptures dites spontanées de la vessie. Mais tous les intermédiaires
existent entre ces degrés extrêmes et dans bien des cas une altération antérieure
des parois vésicales facilite l'action du traumatisme. Distinctes par leur pathogénie, ces deux variétés se confondent en clinique par plus d'un côté, et il nous
a paru préférable de réunir leur étude. Les ruptures traumatiques sont moins
rares que les ruptures pathologiques.

Étiologie et pathogénie. En tête des *causes prédisposantes* il faut placer la
distension de la vessie qui agit en augmentant sa surface, en la privant de la
protection de la ceinture pelvienne et en diminuant sa résistance par l'écartement des faisceaux de la couche musculaire, écartement qui peut aller sur la
face postérieure, d'après Mercier, jusqu'à permettre l'adossement direct de
la tunique muqueuse à la tunique péritonéale sur une étendue plus ou moins
restreinte. La distension de la vessie est une condition indispensable à la production des ruptures traumatiques, elle n'est pas nécessaire pour celle des
déchirures et d'un certain nombre des ruptures pathologiques.

L'ivresse favorise la production des traumatismes qui nous occupent par la
distension vésicale qui en est la conséquence habituelle et par les chutes fréquentes qu'elle occasionne. L'absence de contraction musculaire au moment de
la chute, qui préserve les ivrognes de tant de fractures, les expose au contraire
aux ruptures de la vessie en relâchant les muscles de la paroi abdominale dont
la contraction protége cet organe dans une certaine mesure.

Les altérations de structure des parois de la vessie font défaut dans le plus
grand nombre des cas de rupture traumatique ou de déchirure, elles jouent le
principal rôle au contraire dans la production des ruptures pathologiques. Ce
n'est pas seulement l'amincissement de ces parois par distension ou par ulcération qui favorise la rupture, celle-ci peut aussi être la conséquence de l'épaississement et de l'hypertrophie de la tunique musculaire, quand cette lésion
s'allie à une intolérance extrême de la vessie. Peut-être même cette susceptibilité excessive de l'organe suffit-elle à provoquer la rupture d'une vessie
jeune à musculature normale, dans les conditions que nous déterminerons
plus loin.

Ziemacki a signalé comme cause prédisposante des ruptures traumatiques
chez la femme la pelvi-péritonite ancienne avec adhérences fibreuses oblitérant
les culs-de-sac, qui immobilise la vessie et lui fait subir plus fortement le contre-
coup des traumatismes portant sur les régions voisines. Dans ces conditions cet
auteur a vu la rupture de la vessie être causée par un coup de pied donné sur
le périnée.

C'est à tort que quelques auteurs attribuent une influence directe aux rétrécissements très-étroits de l'urèthre : la rupture traumatique est effectuée bien
avant que la résistance du sphincter ait eu le temps d'être vaincue, et l'urèthre
ne peut être considéré comme une soupape de sûreté pour la vessie. Jamais en
effet on ne trouve signalée dans les observations l'issue d'une quantité quelconque d'urine par l'urèthre au moment de l'accident. Comme cause prédispo-

sante indirecte les rétrécissements de l'urèthre jouent au contraire un certain rôle par les rétentions d'urine et les altérations vésicales qui peuvent en être la conséquence.

Quant aux conditions de sexe et d'âge, c'est, comme pour tous les traumatismes, chez l'homme et dans l'âge adulte que les ruptures et déchirures de la vessie ont été surtout observées. Les femmes n'entrent que pour 10 pour 100 dans la statistique de Bartels; on a invoqué chez elles comme cause d'immunité spéciale à ce traumatisme la largeur du bassin et l'interposition de l'utérus entre la vessie et la colonne vertébrale. La vessie peut se rompre à tout âge; on en cite quelques rares exemples chez le fœtus, mais le maximum de fréquence est entre dix-sept et quarante ans. Enfin les statistiques accusent une fréquence beaucoup plus grande de cet accident chez les Anglais et les Anglo-Américains, ce que les auteurs attribuent à l'intempérance habituelle de ces peuples, à la fréquence des rixes et à la pratique de la boxe.

Les *causes déterminantes* et la *pathogénie* doivent être étudiées successivement pour les déchirures et pour les ruptures. Les *déchirures* peuvent être produites par perforation ou par arrachement. Rarement la perforation a lieu de dedans en dehors par l'action d'un corps étranger plus ou moins aigu ou d'un instrument maladroitement manié, sans parler ici des perforations lentes par ulcération. Le plus souvent la perforation se fait de dehors en dedans et est alors produite par une esquille détachée d'un des os du bassin. Ce sont aussi les fractures du bassin, et surtout ses luxations, qui déterminent les déchirures par arrachement.

Les fractures du bassin compliquent dans la proportion de 38 pour 100 d'après Bartels les ruptures et déchirures de la vessie; elles peuvent ne constituer qu'une simple coïncidence, l'agent vulnérant ayant atteint isolément le bassin et la vessie, mais souvent la lésion osseuse est la cause directe de la déchirure vésicale. Chabourau admet deux mécanismes pour cette déchirure, perforation par des esquilles ou par l'extrémité d'un des fragments, ou arrachement par traction exercée sur les ligaments antérieurs de la vessie. La perforation directe a été surtout constatée dans les fractures du pubis esquilleuses ou avec fragment intermédiaire et dans la double fracture verticale du bassin par pression latérale ou d'avant en arrière; Chabourau la suppose possible, sans preuves anatomiques, dans la double fracture verticale par chute sur l'ischion. Quant à la déchirure par arrachement, le seul cas vraiment démonstratif est rapporté par Chabourau : c'est une observation recueillie par Vimont dans le service du professeur Gosselin et dont voici le résumé :

Homme tombé d'une fenêtre. Écartement énorme (5 centimètres) de la symphyse pubienne; le pubis droit est un peu porté en arrière. Grosse infiltration d'urine jusque dans la masse des adducteurs; mort. A l'autopsie on constate en outre une fracture de la branche horizontale et de la branche descendante du pubis, sans déplacement. L'aile gauche du sacrum est divisée en plusieurs fragments; les ligaments de l'articulation sacro-iliaque droite sont en partie rompus. Les ligaments antérieurs de la vessie conservant leurs insertions à la paroi postérieure des pubis séparés ont été brusquement divisés en deux moitiés et ont déterminé la déchirure de la vessie au point même de leur insertion, produisant là deux petites perforations symétriques de 2 millimètres de diamètre environ de chaque côté de la ligne médiane.

Le cas rapporté par Nivet à la Société anatomique (1857) et un cas de Dolbeau

cité par Chabourau semblent aussi reconnaître le même mécanisme. Du reste
l'autopsie seule permet en général de reconnaître si la rupture vésicale qui
accompagne une fracture du bassin doit être considérée comme une coïncidence
ou comme le résultat d'une déchirure par perforation ou par arrachement.

Enfin, d'après Schatz, la rétroflexion de l'utérus gravide pourrait déterminer
par *hyperextension* des déchirures limitées à la muqueuse du sommet de la
vessie et guérissant assez simplement.

Les *ruptures* de la vessie peuvent être purement traumatiques, purement
pathologiques ou mixtes. Nous verrons dans quelle catégorie il faut ranger les
ruptures par rétention et celles qui sont dues à la contraction de ses propres
parois, que nous désignerons abréviativement sous le nom d'auto-ruptures.

Les ruptures traumatiques résultent d'un traumatisme extérieur ou d'un
effort. Les premières sont divisées par Bartels en trois groupes qui ont l'avantage de rappeler les principales causes prédisposantes :

1° Ruptures par choc de l'individu contre un corps résistant (groupe des
ivrognes); 2° ruptures par choc d'un corps dur sur la région hypogastrique
(groupe des batailleurs); 3° ruptures par pression directe d'un corps très-lourd
(groupe des écrasés, des innocents). Ce sont surtout ces dernières qui s'accompagnent de fractures du bassin. Dans les ruptures du premier groupe, la chute
peut avoir lieu sur l'abdomen ou sur une autre région (pieds, ischions, dos), la
rupture est alors indirecte.

Les ruptures par effort sont plus rares, sans être exceptionnelles. Elles
peuvent se produire en cherchant à soulever un fardeau, comme dans les deux
cas d'Assmuth, pendant la période d'agitation de l'anesthésie, comme dans le cas
de Gouley, ou pendant l'accouchement, comme dans les cas de Velpeau, Trye
et Wilkinson, cités par Houel.

Signalons à ce propos, sans y insister, les déchirures limitées à la muqueuse,
qui peuvent aussi succéder à l'accouchement d'après certains auteurs. Ces *fissures du col* décrites par Spiegelberg, Simon et Emmet, et admises par Skene,
Heath, Voillemier, Guéneau de Mussy, Tillaux et Chauvel, sont encore considérées comme douteuses par un certain nombre de chirurgiens.

Les ruptures pathologiques représentent un mode de terminaison des ulcérations de la vessie, spontanées ou déterminées par des corps étrangers, et de la
gangrène de cet organe. Ces affections seront étudiées en leur lieu et nous
n'avons à considérer ici que la rupture accomplie. D'autres altérations des parois
vésicales ne font qu'en diminuer la résistance et préparer, pour ainsi dire,
l'action des traumatismes : ce sont les dilatations avec amincissement et surtout
les cellules et poches vésicales. Les ruptures survenues dans ces conditions
constituent la catégorie des ruptures mixtes.

Les ruptures par rétention sont très-rares. Thompson, dans son *Traité des
maladies des voies urinaires* (trad. franç., 1874), n'en cite que trois exemples
déposés l'un dans le Musée du *College of Surgeons*, un autre dans le Musée de
Guy's Hospital et le troisième dans le Musée de *Saint George's Hospital*.
E. Monod (*Annales de gynécologie*, 1880) cite deux cas de rupture par rétention
dans le cours de la grossesse, dus à Linn et à Moreau. Call a publié un cas
curieux de rupture de la cloison recto-vésicale au cours d'une rétention complète chez un vieux rétréci. Enfin Rivington en cite un exemple survenu après
une rétention d'origine hystérique.

Quant aux auto-ruptures, leur histoire est toute récente, et c'est le professeur

Guyon qui les a distinguées des ruptures par distension, à propos d'un cas personnel observé en 1883 et résumé dans ses cliniques. On ne possède encore que trois faits qu'on puisse en rapprocher et dont aucun ne s'est présenté avec le même degré de netteté; ils ont été communiqués à la Société de chirurgie en 1883 et 1884 et appartiennent à Ch. Monod, Verneuil et Delaunay (de Boulogne-sur-Mer).

Voyons par quel mécanisme se produisent ces diverses variétés de rupture. Pour les ruptures traumatiques directes, Laugier invoque la pression du promontoire sacro-vertébral au niveau duquel se ferait toujours la rupture dans ces conditions, mais la fréquence de ce siége de la rupture a été contestée et Ferraton, s'appuyant sur les expériences d'Anicet, admet que la vessie comprimée se rompt par suite de la pression de dedans en dehors exercée par le liquide qu'elle contient, pression partout égale d'après les lois de l'hydrostatique, et qui fait par conséquent éclater la vessie au point le plus faible. Quand la vessie reçoit un choc limité au contraire, il se produirait un flot qui déterminerait la rupture au point diamétralement opposé au point frappé. Toute rupture serait précédée d'une hernie tuniquaire extemporanée. La pression nécessaire pour faire éclater une vessie saine distendue est estimée par Anicet à 500 grammes au moins par centimètre carré. Houel, injectant de l'eau sous pression, a déterminé la rupture dans 4 cas sous une pression d'une atmosphère. Enfin Duchastelet, sur 5 cadavres morts depuis vingt-quatre heures, a vu survenir la rupture sous une pression de 125 à 150 centimètres d'eau pour 3 vessies paraissant saines; 2 vessies épaissies et sclérosées ont résisté jusqu'à 200 et 235 centimètres. La différence est considérable, comme on le voit, entre ces chiffres et la pression qui a déterminé la rupture dans les expériences de Houel (une pression d'une atmosphère correspond à une colonne d'eau de plus de 10 mètres de hauteur). La résistance exagérée rencontrée par Houel nous paraît tenir à ce qu'il faisait l'injection à travers un tube enfoncé dans l'urèthre « presque jusqu'à la portion bulbeuse », laissant ainsi tout l'urèthre postérieur entre l'extrémité de son appareil et la vessie.

Les ruptures indirectes sont attribuées par les uns au choc du promontoire, contre lequel le globe vésical distendu serait projeté, par les autres, et par Rivington en particulier, à la contraction violente des muscles de l'abdomen qui accompagne la chute. Nous sommes disposé aussi à faire rentrer ces ruptures indirectes dans les ruptures par effort. Ces dernières sont admises par la plupart des auteurs en dehors de toute altération antérieure de la résistance des parois de la vessie, elles surviennent par compression brusque de la vessie entre le promontoire et la sangle abdominale. Le mécanisme des ruptures qui surviennent pendant l'accouchement est plus complexe, et il faut tenir compte de la pression directe que peut exercer la tête fœtale sur la vessie.

La pathogénie des ruptures exclusivement pathologiques n'a pas besoin d'être développée; quant aux ruptures mixtes, dans lesquelles le traumatisme joue un rôle plus ou moins important, on peut les faire complétement rentrer au point de vue du mécanisme dans la catégorie des ruptures pathologiques, la rupture se produisant toujours alors dans un point anormalement affaibli.

Les ruptures par rétention ne surviennent presque jamais que dans les vessies préalablement altérées; l'existence de lésions antérieures est même une condition indispensable à leur production pour beaucoup d'auteurs, Cruveilhier, Houel, Thompson et le professeur Guyon entre autres. Très-exceptionnellement pour-

tant la rupture par rétention paraît pouvoir se produire dans une vessie saine :
Quinquaud a observé expérimentalement cet accident chez des chiens auxquels il
avait lié l'urèthre pendant trois jours, et Rivington rapporte un cas, déjà cité, de
rupture après une rétention d'urine d'origine hystérique. Mais ces ruptures se
produisent-elles par un mécanisme spécial qui permette d'en faire une catégorie
à part? Résultent-elles de la force expansive de l'urine accumulée dans la vessie
agissant par pression excentrique? Quelques auteurs l'ont admis sans preuve,
mais ce mécanisme paraît peu vraisemblable, si l'on tient compte de la lenteur
de l'arrivée de l'urine dans la vessie, de la faible contraction des uretères et du
peu de résistance de leurs parois comparées à celles de la vessie. Pour que cette
pathogénie fût démontrée, il faudrait des exemples de rupture par rétention chez
un sujet rendu tout récemment paraplégique par une lésion aiguë de la moelle
paralysant les muscles abdominaux et la vessie et chez lequel un obstacle
uréthral ou prostatique empêcherait la miction par regorgement. Il paraît en
effet plus vraisemblable de faire intervenir comme agent direct de ces ruptures
la contraction des muscles abdominaux ou peut-être du muscle vésical lui-
même. En résumé, il n'y a donc pas lieu de faire une catégorie à part des
ruptures par rétention, dont la plupart des ruptures sont pathologiques et dont
les autres rentrent soit dans les ruptures par effort, soit dans les auto-ruptures
dont nous allons parler.

Pour expliquer les ruptures de la vessie dues à la contraction de ses propres
parois, notre ami Pousson rappelle très-heureusement les expériences de Chaussier, exposées en 1783 devant l'Académie des sciences. Comprimant sur un
animal la crosse de l'aorte de façon à s'opposer au passage du sang, cet observateur voit celui-ci distendre le cœur qui, animé de violentes contractions pour
vaincre l'obstacle, ne tarde pas à se rompre, la rupture portant alors le plus souvent sur sa portion la plus épaisse et la plus puissamment contractile, sur le
ventricule gauche. On comprend qu'il puisse en être de même quand on injecte,
même avec les plus grandes précautions un liquide quelconque dans une de
ces vessies hypertrophiées et enflammées dont la moindre distension provoque
la révolte et la contraction brutale, pour ainsi dire, même pendant le sommeil
chloroformique, comme nous l'avons vu. Qu'une semblable contraction se produise avec une force suffisante, et la vessie pourra se rompre sur le liquide
retenu dans sa cavité, comme le ventricule gauche du cœur sur le sang accumulé dans son intérieur. L'hypertrophie musculaire fréquente dans ces conditions augmente les chances de rupture en rendant les contractions plus violentes,
mais peut-être n'est-elle pas indispensable et une vessie jeune, suffisamment
irritable, peut-elle se contracter assez puissamment pour faire éclater ses parois.
Les expériences citées plus haut sur la résistance et la force de contraction de
la vessie permettent de l'admettre. Pousson a émis l'hypothèse de la possibilité
d'une rupture spontanée produite par le mécanisme qui nous occupe en cas de
rétention complète par rétrécissement uréthral, ce qui est en effet très admissible
théoriquement.

Dans quelle catégorie rangerons-nous ces auto-ruptures? Ce sont certainement
des ruptures pathologiques au sens strict du mot, mais leur mécanisme et la
nature des altérations qui les préparent sont trop particuliers pour qu'on puisse
les mettre à côté des ruptures par ulcération, par exemple. On pourrait en faire
un sous-ordre sous le titre de ruptures pathologiques par altération de la sensibilité de la vessie, mais on n'y pourrait alors ranger les ruptures succédant à la

rétention que nous croyons avec Pousson pouvoir quelquefois y rattacher. Il nous paraît plus logique d'en faire une catégorie à part.

Nous résumerons dans le tableau suivant cette longue étude pathogénique :

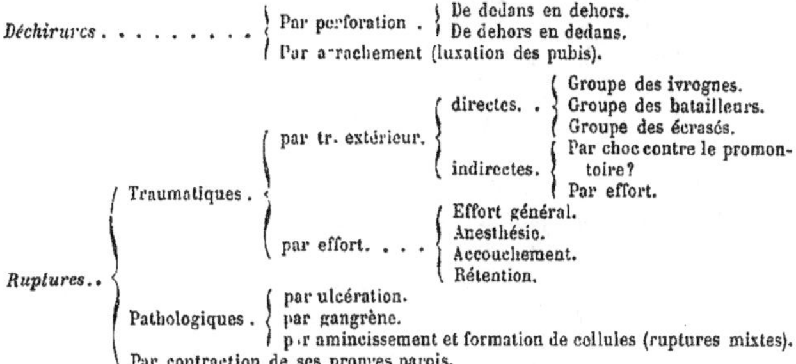

Anatomie pathologique. L'existence des ruptures traumatiques incomplètes, admises par Dupuytren, mais mises en doute par la plupart des auteurs, ne repose en effet sur aucune constatation anatomique. C'est en interprétant certains faits cliniques qu'on peut admettre avec Bartels des ruptures en deux temps, dans lesquelles un premier traumatisme déterminerait une rupture incomplète que viendrait achever une violence beaucoup moindre, faits dont l'interprétation est très-délicate en médecine légale, comme le fait remarquer cet auteur.

Les ruptures et déchirures sont distinguées d'après leur siége en intra, sous et extra-péritonéales. Ces dernières sont les plus rares, de l'aveu de tous les auteurs ; les deux premières se montreraient, d'après la statistique de Rivington, dans la proportion de 90 pour 100. Cet auteur, qui a réuni 322 cas de ruptures traumatiques et spontanées de la vessie, les a trouvées réparties au point de vue du siége de la façon suivante :

Ruptures en arrière et en bas.. . . . . 41 pour 100.
    — en arrière et en haut. . . . . 22 —
    — au sommet. . . . . 22 —
    — en avant et en haut. . . . . 5 —
    — en avant.. . . . . 9 —

Chaque variété étiologique de rupture paraît présenter un siége de prédilection qui est : pour les ruptures traumatiques vraies par cause directe, en haut et en arrière, point qui correspond à l'angle sacro-vertébral; pour les déchirures, en avant et en bas (les ruptures extra-péritonéales coïncident, d'après Bartels, 13 fois sur 18 avec les fractures du bassin) ; pour les ruptures spontanées enfin, en arrière et en bas. Ces dernières seraient toujours extra-péritonéales pour Houel, assertion trop absolue d'après Le Dentu et Thompson.

Comme étendue et comme aspect les ruptures traumatiques se présentent quand elles sont récentes comme une fente ordinairement unique, il n'y a perte de substance qu'en cas d'inflammation consécutive. Cette fente est généralement verticale ou oblique, rarement transversale. Son étendue moyenne est de 1 à 5 centimètres, exceptionnellement on en a vu présenter jusqu'à 12 centimètres : il s'agissait, bien entendu, alors de ruptures intéressant le péritoine. Dans quelques cas la solution de continuité peut se présenter sous forme de trou plus ou moins circulaire, comme dans l'observation de Chabouran, rapportée plus haut, où deux petits trous symétriques siégeaient sur la partie antéro-inférieure de la vessie. Dans un cas de Le Fort, rapporté par le même auteur, une fracture esquilleuse du pubis avait déterminé un grand nombre de petits orifices en pomme d'arrosoir. La séreuse est généralement rompue sur une plus grande étendue que les autres tuniques.

Les ruptures pathologiques ont à ce point de vue des caractères absolument distincts : ce sont de véritables pertes de substance, de forme et d'étendue variables suivant la lésion qui les a produites ou préparées, et présentant au niveau de leurs bords des altérations pathognomoniques, ulcération, amincissement, hernie tuniquaire, etc. On peut aussi trouver des lésions analogues sur d'autres points de la vessie.

Dans les deux variétés de ruptures on observe en outre des altérations consécutives du côté de la plaie vésicale elle-même, du péritoine ou du tissu cellulaire.

Du côté de la plaie on peut avoir des lésions inflammatoires ulcéreuses ou gangréneuses, transformant la fente primitive en une véritable perte de substance ; il est remarquable qu'on ne trouve que bien rarement signalée dans les observations l'existence d'une inflammation franche des bords de la solution de continuité avec tendance à la réparation. Ferraton insiste sur ce point dans sa thèse et rapporte deux observations dues à son père, dans lesquelles les lèvres de la plaie ne présentaient pas plus de traces de réaction que des plaies faites sur un cadavre ; il en était de même des petites plaies que ces sujets présentaient en même temps sur d'autres points du corps. Cet auteur édifie sur ces faits une théorie sur laquelle nous allons revenir à propos des lésions du péritoine.

Ces dernières doivent être décrites à part dans les ruptures sous-péritonéales ou extra-péritonéales, dans les ruptures pathologiques et dans les ruptures traumatiques intra-péritonéales.

Dans les ruptures sans déchirure du péritoine, il peut se déclarer une péritonite par contusion ou par épanchement sous-péritonéal d'urine, péritonite qui ne présente aucun caractère spécial. Dans les ruptures pathologiques intra-péritonéales, favorisées ou non par un léger traumatisme, tantôt l'urine peut s'épancher librement dans la cavité séreuse qui réagit alors comme dans les ruptures traumatiques ; tantôt au contraire la perforation est précédée d'une péritonite chronique localisée qui limite l'épanchement de l'urine et rend les accidents moins foudroyants. Le Dentu ne croit pas cependant que même dans ces conditions un enkystement vrai de l'urine épanchée puisse se produire : tout au plus, dit-il, peut-on admettre la possibilité d'un enkystement passager, momentané, jusqu'à l'établissement d'une fistule intestinale ou rectale, mais il ne faudrait pas qu'un long temps s'écoulât avant que l'urine trouvât de la sorte une issue vers l'extérieur.

On ne connaît en effet aucun cas où l'enkystement de l'urine ait permis la guérison après une rupture intra-péritonéale de la vessie, mais, si l'on ne peut compter, en clinique, sur ce processus, on peut rencontrer cependant à l'autopsie un enkystement plus ou moins complet de l'urine épanchée. L'exemple le plus net que nous en connaissions a été présenté à la Société anatomique en 1885 (20 mars) par Maubrac.

Il s'agissait d'un homme de vingt-trois ans, renversé par un omnibus dont une roue lui avait passé sur le corps, et mort sept jours après sans que le diagnostic ait pu être fait. A l'autopsie on trouve, outre des lésions de péritonite généralisée, mais peu intense (le malade avait succombé dans l'hypothermie), et plusieurs ruptures du foie en voie de cicatrisation, les anses de l'intestin grêle accolées et soudées entre elles et à l'S iliaque, formant une voûte complète au niveau du détroit supérieur et limitant, avec les parois du bassin, le rectum et la vessie, une cavité parfaitement close, pleine d'urine purulente qui s'échappe en jet. La vessie présente à sa partie antéro-supérieure, sur la portion péritonéale, une déchirure transversale de 6 centimètres, prolongée sur une étendue de 2 centimètres en arrière par une rupture incomplète, ne comprenant que la séreuse et quelques fibres musculaires superficielles. La vessie ne présente aucune trace d'une affection antérieure.

Quand l'urine s'écoule largement et sans obstacle dans la cavité péritonéale, l'inflammation suraiguë de cette séreuse est considérée comme constante par quelques auteurs et comme exceptionnelle par Ferraton; la vérité paraît entre ces deux opinions.

Bartels avait déjà relevé l'étonnante faculté d'absorption du péritoine, démontrée par les recherches de Wegner, absorption qui s'exerce tant que l'inflammation n'a pas modifié les propriétés de la séreuse et paralysé les anses intestinales dont les mouvements péristaltiques la favorisent. Dans un tableau que reproduit Ferraton on voit qu'il faut en général un certain temps pour qu'un épanchement un peu abondant se constitue ; on ne trouve généralement rien dans les premières vingt-quatre heures, souvent 100 à 125 grammes de liquide au bout de ce temps; cette quantité peut même ne pas être dépassée au bout de trois jours, puis elle augmente rapidement et peut aller jusqu'à 15 litres de sérosité urineuse plus ou moins mêlée de pus.

Rivington remarque que quelques malades ne présentent pas de lésion péritonéale, même au bout de plusieurs jours ; il explique l'apparition tardive de la péritonite dans ces cas par le défaut d'altération de l'urine, l'évacuation régulière de la vessie et le peu de violence de la contusion. Ferraton va plus loin et déclare la péritonite exceptionnelle d'emblée : le péritoine aurait son aspect normal, quelquefois seulement avec une légère injection, quand la mort a été rapide, et, au lieu d'attribuer alors la terminaison fatale à une péritonite dont les lésions n'ont pas eu le temps d'apparaître, il croit à un arrêt des échanges nutritifs par une de ces actions inhibitoires, étudiées par Brown-Séquard, qui serait consécutive ici à l'irritation des extrémités nerveuses du grand sympathique par la plaie de la vessie et le contact de l'urine avec le péritoine. Cet état détermine de l'anurie, ce qui explique bien l'absence d'épanchement observé. Cette explication des accidents est très-acceptable, mais les observations publiées ne permettent pas de la généraliser autant que le fait l'auteur que nous venons de citer. Gravitz conclut aussi de ses recherches sur la pathogénie de la péritonite qu'elle ne peut être déterminée par le contact de l'urine tant que ce liquide ne contient pas de microcoques. Jusque-là tout le danger consiste dans un empoisonnement urineux par excès d'absorption.

Quand la rupture est extra-péritonéale, la petitesse de la perforation au début ou une inflammation propagée peuvent permettre la formation d'un abcès urineux qui s'ouvre à la peau ou dans la cavité d'un organe voisin, mais le plus souvent une barrière suffisante n'a pas le temps de se constituer, et c'est une infiltration d'urine que l'on observe, ordinairement sous-péritonéale et rapidement progressive, si l'on abandonne les choses à elles-mêmes.

Comme complications des ruptures traumatiques, il faut signaler les lésions simultanées de l'intestin et les fractures du bassin dont nous avons déjà exposé le rôle et la fréquence.

Symptômes. Marche. Terminaisons. Immédiatement après le trauma tisme, le sujet tombe et reste plié en deux, incapable de se relever, dans un état de dépression profonde, demi-syncopal, le visage pâle et couvert de sueur, le pouls fréquent et filiforme. Il dit avoir eu le sentiment d'une rupture intérieure, avec angoisse extrême ; ses envies d'uriner sont fréquentes et impérieuses, mais ses efforts restent stériles ou n'amènent l'issue que de quelques gouttes d'urine sanguinolente. Bientôt surviennent des vomissements qui se répètent à intervalles plus ou moins rapprochés. La sonde introduite dans la vessie ramène tout au plus quelques grammes de sang et d'urine, bien que le sujet n'ait pas uriné depuis longtemps ; quelquefois, après une sorte de ressaut, le bec du cathéter pénètre dans une cavité où il est plus libre et donne issue à une quantité notable d'urine mêlée de sang, dont l'écoulement se fait sans force et d'une manière intermittente, synchrone aux mouvements respiratoires.

Tels sont les signes immédiats des ruptures de la vessie, mais hâtons-nous de dire que les symptômes ne se présentent presque jamais avec cette netteté. Dans les ruptures traumatiques, les symptômes généraux peuvent être mis sur le compte de la contusion abdominale ou des lésions concomitantes, en particulier des fractures du bassin ; du reste, ces symptômes peuvent faire défaut au moment de l'accident et, dans des cas exceptionnels, les blessés ont pu faire jusqu'à plusieurs milles (Harrison), avec de vives souffrances, malgré une large rupture de la vessie et des fractures multiples du bassin. Dans d'autres cas, ils sont apparus tardivement, quelquefois à propos d'un nouveau traumatisme relativement léger ; c'est pour ces faits que Bartels accepte l'hypothèse fort vraisemblable d'une rupture en deux temps. Le ténesme vésical peut s'expliquer par une simple contusion de la vessie et peut être masqué du reste par la gravité de l'état général. Seul la rétention d'urine absolue et les résultats négatifs du cathétérisme, quand on sait qu'il n'y a pas eu de miction depuis un certain temps, ont par eux-mêmes une grande valeur ; mais ce signe n'est pas constant. Dans un certain nombre de cas, la sonde ramène encore une petite quantité d'urine plus ou moins mêlée de sang, plus exceptionnellement le malade a conservé la possibilité d'uriner spontanément ; cela se rencontre surtout dans les ruptures extra-péritonéales d'après Rivington. Enfin la sonde, presque exclusivement dans les ruptures extra-péritonéales, peut pénétrer d'emblée dans la collection extra-vésicale sans fournir de sensation particulière et donner issue à une quantité d'urine qui éloigne l'idée de rupture.

Voilà pour les symptômes immédiats, qui ne diffèrent que par des nuances pour les ruptures intra ou extra-péritonéales ; dans certains cas cependant de rupture extra-péritonéale de la paroi antérieure, l'urine s'accumule dans l'espace pré-vésical, formant une collection liquide qui simule la vessie et dont le siége ne peut être reconnu que quand la vacuité du réservoir urinaire a été constatée par le cathétérisme. Malheureusement c'est surtout alors que le cathéter pénètre facilement dans la cavité accidentelle qui peut contenir des urines parfaitement claires, sans albumine, dès le second cathétérisme. Tel était le cas, par exemple, dans l'observation de Riedel.

La marche des accidents consécutifs permet assez rapidement la distinction entre les deux variétés de rupture. La mort rapide avec des phénomènes de collapsus et d'hypothermie se voit surtout dans les ruptures intra-péritonéales ; quand ces malades arrivent à la période de réaction la péritonite se déclare ordinairement, quoiqu'elle puisse manquer même pendant plusieurs jours, comme l'ont signalé Rivington et Ferraton. Du reste on peut aussi l'observer après les ruptures extra-péritonéales, mais elle est alors plus tardive et précédée d'une infiltration d'urine sous-péritonéale. Cette infiltration d'urine, ordinairement diffuse, caractérise la seconde période des ruptures extra-péritonéales, mais elle est souvent difficile à reconnaître, particulièrement quand elle se fait en arrière ; dans plusieurs cas on n'a constaté qu'à l'autopsie des infiltrations ayant décollé le péritoine jusqu'à la région lombaire. On trouve souvent signalée, vers le troisième jour, une rémission passagère et trompeuse qui ne doit pas égarer le pronostic.

Nous avons vu que les ruptures pathologiques se produisaient quelquefois tout à fait spontanément et même à l'état de vacuité de la vessie ; le plus souvent la vessie est plus ou moins remplie au moment de leur production, qui est due à un effort ou à un léger traumatisme. Elles s'annoncent alors par une douleur vive ordinairement rapportée à l'hypogastre et irradiée dans les aines et les cuisses avec état syncopal bientôt suivi de dépression profonde, vomissements, etc., pour peu que l'épanchement d'urine soit abondant. La marche des accidents est plus lente, d'abord parce que les ruptures spontanées sont rarement intra-péritonéales et ensuite parce que les dimensions restreintes au début de la solution de continuité permettent plus souvent à l'épanchement de se limiter. Enfin l'urine ne contient que très-peu ou pas de sang. Comme accidents consécutifs on observe l'abcès urineux, l'infiltration d'urine ou la péritonite, suivant le siége de la rupture et le degré de l'inflammation qui l'a précédée.

La mort est la terminaison fréquente des ruptures de la vessie ; elle est survenue 282 fois sur les 322 observations réunies par Rivington, ce qui donne une mortalité de 87,57 pour 100. De ces 282 morts, 223 sont dues à des ruptures traumatiques et 59 à des ruptures spontanées ; au point de vue du siége, 182 étaient intra-péritonéales, 90 extra-péritonéales et 10 sans diagnostic précis. La mort a été beaucoup plus rapide dans les ruptures intra-péritonéales que dans les extra-péritonéales : sur 107 ruptures intra-péritonéales, 82 malades ont vécu moins de cinq jours, et des 25 autres aucun n'a dépassé le seizième jour, tandis que sur 52 ruptures extra-péritonéales 24 ont vécu plus de cinq jours, la plupart jusqu'à deux et six semaines.

Quand la mort est très-rapide elle est due soit à un empoisonnement aigu par absorption de l'urine, soit à une variété de shock, à l'arrêt inhibitoire des phénomènes de la vie par irritation des terminaisons nerveuses du péritoine, que nous avons exposé d'après Ferraton. Quand la terminaison fatale est plus tardive elle est due aux progrès de la péritonite ou de l'infiltration d'urine, dont nous n'avons pas à décrire ici les caractères.

La guérison est possible dans les ruptures extra-péritonéales ; quant aux ruptures intra-péritonéales, elles sont presque fatalement mortelles, si on les abandonne à elles-mêmes ; le seul cas connu de guérison spontanée d'une rupture intra-péritonéale a été communiqué par Henry Morris, en février 1887, à la Société royale de médecine et de chirurgie de Londres : sept ans après la guérison la cicatrice vésicale se rompit et le malade succomba. L'examen de la pièce par un comité de quatre membres confirma l'interprétation de Morris (*Semaine médicale*, 1887, n° 9, p. 84). Parmi les 9 cas publiés comme guéris par une intervention chirurgicale jusqu'en 1884, Rivington n'en trouve qu'un qui résiste à une critique sévère, c'est le plus vieux en date, le célèbre cas de Walter de Pittsburg. Depuis cette époque, cinq nouveaux succès ont été obtenus, un par Hofmokl, deux par Mac Cormac, un par Blum et le cinquième par Holmes; nous en reparlerons à propos du traitement.

Les ruptures extra-péritonéales peuvent aboutir à l'établissement de fistules vésico-tégumentaires, vésico-vaginales, vésico-intestinales ou vésico-rectales. Nous ne parlons pas ici, bien entendu, des ulcérations de la vessie qui déterminent d'emblée, par suite d'adhérences, une communication entre la vessie et un organe voisin, ces sortes de perforations n'ayant rien de commun avec les ruptures et rentrant dans l'histoire des fistules.

Rappelons les *complications* dont nous avons déjà signalé l'existence à propos de l'anatomie pathologique, lésions viscérales concomitantes et surtout fractures du bassin, qui masquent les symptômes dus à la rupture vésicale et les font souvent méconnaître.

Diagnostic. Autant est facile en général le diagnostic des ruptures pathologiques déterminées par un traumatisme léger, dans lesquelles aucun symptôme étranger n'entre en jeu, autant est souvent obscur et difficile au début celui des ruptures consécutives à des traumatismes violents. Les symptômes vésicaux demandent à être cherchés dans ces conditions et il faut toujours y penser en cas de fracture du bassin. Le mélange de sang à l'urine et la faible quantité que fournira le cathétérisme sont encore les signes les plus positifs, quoiqu'ils ne soient pas constants. En cas de doute, Rivington conseille la boutonnière périnéale avec exploration digitale de la vessie. A côté de ces difficultés par excès de symptôme, on peut en rencontrer aussi par défaut; cette marche insidieuse se rencontre surtout dans les ruptures pathologiques peu étendues.

La rupture reconnue, peut-on savoir immédiatement si elle est intra ou extra-péritonéale? Les symptômes pourront le faire présumer dans quelques cas, si l'urine s'est collectée dans la cavité de Retzius, par exemple, ou si l'on constate la matité et la sensibilité du ventre que quelques auteurs donnent comme le meilleur signe des ruptures intra-péritonéales; d'après Ferraton l'hypothermie un peu prolongée indiquerait toujours une rupture intra-péritonéale. D'après Beck un écoulement de sang abondant et durable par la sonde vient du plexus veineux antérieur et annonce une rupture extra-péritonéale; si l'écoulement sanguin est faible et passager, il s'agit au contraire d'une rupture intra-péritonéale. On a conseillé certaines manœuvres pour permettre le diagnostic, injection d'eau tiède dans la vessie et exploration avec un cathéter métallique. L'injection d'eau tiède, préconisée théoriquement par Ferraton, déterminerait en cas de lésion du péritoine une ascite artificielle facile à reconnaître : en tous cas cette injection ne devrait être faite que le bistouri à la main, pour ainsi dire, car elle pourrait augmenter l'étendue de la déchirure ou faciliter l'infiltration et aggraver les lésions, si elle n'était suivie d'une laparotomie immédiate. Du reste, dans le cas de Varnier, cette manœuvre a laissé méconnaître une rupture intra-péritonéale. Quant à l'exploration avec le cathéter métallique, elle peut donner des renseignements utiles, comme dans un cas de Duplay, mais doit être conduite avec la plus grande prudence; c'est un moyen utile, mais dangereux. En réalité, il est souvent impossible au début de se prononcer sur l'intégrité ou la blessure du péritoine.

Enfin la nature traumatique ou pathologique de la rupture peut elle-même être très-délicate à trancher et quelquefois, comme dans le cas de Varnier, ce point ne peut être éclairé même par l'autopsie.

Certains cas enfin échappent tout à fait au diagnostic, ici comme pour d'autres lésions, et l'on peut être amené par la force des choses à croire à une rupture quand elle manque ou surtout à la méconnaître.

Pronostic. Le pronostic des ruptures de la vessie est très-grave, puisque la mortalité est de 87,57 pour 100, comme nous l'avons vu. On peut espérer que le traitement par la laparotomie et la suture, aujourd'hui admis en principe pour les ruptures intra-péritonéales, en améliorera le pronostic jusqu'à présent presque absolument fatal, mais il faut compter avec les difficultés du diagnostic et le siége de la rupture en arrière et en bas, qui peut rendre la suturé impraticable, comme dans le cas de Sonnenburg. Parmi les ruptures extra-péritonéales, les traumatiques paraissent un peu moins graves que les pathologiques, à moins que ces dernières n'aient été précédées d'une inflammation qui permette l'enkystement passager de l'urine épanchée. Thompson, parlant des ruptures par rétention, ne regarde pas la guérison comme possible, quel que soit le traitement employé.

La coexistence de fracture du bassin rend encore plus grave le pronostic des ruptures vésicales; ce fait et la gravité proportionnelle de chaque variété de fracture ressortent bien du tableau suivant, dressé par Bartels :

	Guérisons.	Morts.
Fracture du pubis..	4	27
Luxation de la symphyse pubienne.	0	22
Fracture de l'ischion.	1	12
— de l'iléon.	1	9
— du sacrum..	0	5
— de la cavité cotyloïde..	0	5
Luxation sacro-iliaque..	0	10
Fracture du bassin sans désignation précise..	3	11
Total..	9	100
Fractures multiples du bassin.	0	30

Traitement. Si le diagnostic de rupture intra-péritonéale de la vessie est posé, la conduite à tenir n'est plus discutée aujourd'hui, il faut faire la laparotomie; les progrès de l'antisepsie ont permis d'établir théoriquement l'indication absolue de ce traitement, dont Vincent a démontré expérimentalement l'efficacité (1881). Depuis tous les auteurs sont unanimes sur ce point : Le Dentu (1881), Duplay, Ferraton (1883), Rivington, Weir (1884), Güterbock, Sonnenburg, Socin (1885), en proclament la nécessité. Elle permet une toilette complète, sans être trop minutieuse, du péritoine, qu'il ne faut pas irriter avec des solutions antiseptiques fortes; on conseille l'eau bouillie ou l'acide borique à 5 pour 100. Pour avoir des chances sérieuses de succès, elle doit être précoce et précéder le développement de la péritonite. D'un autre côté, Ferraton recommande quand il y a hypothermie de chercher à réchauffer le malade par un traitement approprié (potion cordiale chaude, injections sous-cutanées d'éther) avant d'intervenir; si cet état se prolonge, l'opération n'a guère de chance de succès. Ce n'est du reste qu'une application du principe général de ne pas opérer dans le shock traumatique.

La laparotomie faite, on peut terminer l'opération par la suture vésicale, recommandée par Vincent, Le Dentu, Duplay, Know, Kunz et Weir, jugée inutile au contraire par d'autres chirurgiens, comme Maas, Englisch, Rivington et

Güterbock, qui préfèrent coudre les lèvres de la plaie vésicale à la plaie cutanée et placer les tubes siphons employés après la taille hypogastrique.

La suture complète a réussi à Mac Cormac, à Blum et à Holmes :

1° Homme robuste de 33 ans. Chute violente le 22 septembre 1885, sur un poteau, 1 heure 1/2 après avoir vidé sa vessie; 2 minutes après il peut se relever et faire à pied 250 mètres. Vomissements, envies d'uriner sans résultat. Le lendemain matin, il fait à pied 1 kilomètre 1/2 pour venir à l'hôpital, où il entre 15 heures 1/2 après l'accident. Aucune miction spontanée, on retire en deux fois avec la sonde environ 300 grammes d'urine sanglante. Mac Cormac diagnostique une rupture intra-péritonéale probable de la vessie et fait la laparotomie 19 heures après l'accident. Pas trace d'inflammation péritonéale. Déchirure de la paroi postérieure de la vessie réunie par 16 points de suture de Lembert à la soie, dépassant ses deux extrémités et ne comprenant pas la muqueuse, consolidés par 8 points superficiels au catgut. Lavage du péritoine. Sonde à demeure. Tube de verre allant jusque dans le cul-de-sac recto-vésical. La sonde est enlevée le 3ᵉ jour et le tube le 4ᵉ, après n'avoir donné issue qu'à une très-faible quantité de sérosité. Guérison sans incident.

2° Homme de 36 ans. Le 17 novembre 1886, chute d'environ 20 pieds sur de la terre molle. Il vient aussitôt à l'hôpital où on l'examine sans le sonder; on le renvoie chez lui avec un bandage de flanelle autour du ventre. Ne pouvant satisfaire son envie impérieuse d'uriner et souffrant du ventre, il est ramené en voiture le lendemain à l'hôpital. Pas de vomissement. Le cathétérisme donne 90 grammes d'urine, couleur de café. Ventre très-tendu et douloureux, opération 26 heures après l'accident. Péritoine sain. Épanchement abondant d'urine et de sérosité. Déchirure oblique de la paroi postérieure de la vessie fermée par 12 points de suture de Lembert à la soie. Lavage du péritoine, suture de la paroi sans drainage du péritoine. Pas de sonde à demeure : mictions involontaires d'abord, puis normales toutes les 2 à 3 heures, à partir du 2ᵒ jour. Guérison sans incident (Mac Cormac).

3° Le cas de Blum est particulièrement intéressant, à cause du temps écoulé entre l'accident et l'intervention, qui n'eut lieu qu'au bout de 40 heures.

X.... entre à Lariboisière le 15 mai à 6 heures du soir, en état d'ivresse; une voiture de boucher lui a passé sur le corps et a déterminé un assez vaste épanchement de sang à la cuisse. Ce n'est que le lendemain qu'il accuse une sensation de gêne et de pesanteur dans l'hypogastre et une envie d'uriner qu'il ne peut satisfaire; le cathétérisme fait avec une sonde molle donne le matin et le soir environ 50 grammes d'urine parfaitement claire. La région hypogastrique est sonore à la percussion. Le surlendemain symptômes de péritonite : la laparotomie est décidée par Blum, sans que le diagnostic de rupture de la vessie soit posé, le cathétérisme avec une sonde métallique ayant évacué immédiatement avant l'opération 1 litre 1/2 d'urine limpide.

Opération 40 heures après l'accident : tout l'abdomen présente les signes d'une péritonite à la période d'injection, sans adhérences ni pus; épanchement abondant constitué par de la sérosité et de l'urine; on trouve immédiatement une plaie de la face antérieure de la vessie, du diamètre d'une pièce de 1 franc environ; elle est fermée par 12 points de suture de Lembert, à la soie. Drainage de la plaie abdominale. Sonde à demeure, 10 jours. Suites très-simples, l'opéré se lève le 25ᵉ jour, et la convalescence n'est troublée que par quelques poussées de cystite (*obs. inédite due à la bienveillance de M. Blum*).

4° Rupture traumatique intra-péritonéale. Laparotomie six heures après l'accident. Suture complète de la vessie. Guérison (Holmes).

D'après les expériences de Vincent, on peut dire qu'il paraît préférable de fermer par une suture la portion intra-péritonéale de la plaie quand elle est accessible ; si la plaie est étendue, il est plus prudent de laisser persister une fistule à sa partie antérieure, extra-péritonéale, agrandie, si c'est nécessaire. La suture paraît rarement applicable aux ruptures pathologiques, à cause de l'altération plus ou moins étendue des parois vésicales. En somme, il faut fermer après l'avoir nettoyée la cavité péritonéale en laissant persister, si la déchirure est très-étendue, un méat contre nature qui assure le repos de la vessie jusqu'à la consolidation de la ligne de suture. Cette pratique a permis à Hofmokl d'obtenir la guérison d'une rupture intra et extra-péritonéale avec disjonction de la symphyse pubienne, dans un cas dont voici le résumé :

Homme de 27 ans, en état d'ivresse, chute d'une hauteur de deux étages : sensibilité considérable du ventre, matité hypogastrique, impossibilité absolue d'uriner, la sonde retire 100 grammes d'urine sanglante. Laparotomie 10 heures après l'accident : l'eau injectée dans la vessie passe dans l'espace pré-vésical, en même temps le péritoine paraît décollé et soulevé au sommet de la vessie. La séreuse est alors ouverte, il en sort une sérosité sanguinolente, et on constate au sommet de la vessie une déchirure longue de 15 millimètres qui est fermée après régularisation de ses bords par deux étages de sutures à la soie phéniquée. La déchirure extra-péritonéale n'étant pas possible à suturer, la plaie abdominale est simplement laissée ouverte à son niveau, sans drainage. Sonde à demeure, glace, opium. La guérison retardée par divers incidents n'est complète qu'au bout de 5 mois.

Mais il faut savoir que cette indication n'est pas toujours possible à remplir. comme dans le cas de Sonnenburg où la déchirure s'étendait, sur la paroi postérieure, du sommet au col de la vessie. Malgré une incision hypogastrique et une contre-ouverture périnéale, ce malade opéré le 2ᵉ jour succomba aux progrès de la péritonite et de l'infiltration d'urine. On ne saurait conseiller de refermer le ventre après avoir mis une sonde à demeure sans s'occuper de la plaie vésicale, quoique cette conduite ait été suivie avec succès par Walter de Pittsburg.

Tel est le traitement qui convient aux ruptures intra-péritonéales et qui, appliqué à temps, pourra peut-être diminuer l'effrayante mortalité de cette lésion ; mais, ici comme pour les plaies de la vessie, le traitement est subordonné au diagnostic et celui-ci rarement possible en temps utile. Aussi faudrat-il toujours rechercher les signes de la rupture de la vessie, en cas de fracture du bassin ou de traumatisme grave de l'abdomen.

Bartels, qui écrivait en 1878, ne tire de l'analyse des 169 cas de rupture qu'il a réunis que des conclusions thérapeutiques peu encourageantes : il recommande un traitement général favorisant la réaction, les cathétérismes répétés ou la sonde à demeure. En somme, ajoute-t-il, la guérison paraît due bien moins à la thérapeutique qu'à des circonstances favorables (résistance du sujet, cicatrisation rapide de la vessie, marche de l'infiltration vers la peau, etc.). L'intervention chirurgicale n'est cependant pas superflue et soulage les malades, mais il faudrait recourir à des opérations plus hardies pour évacuer l'urine épanchée, opérations déjà proposées, mais bien rarement mises en pratique, à cause de leurs dangers et à cause de la marche insidieuse de l'affection, dans laquelle des accidents foudroyants sont souvent précédés d'une amélioration trompeuse ; ajoutons aussi à cause de la difficulté du diagnostic. Il faut cependant se décider à pratiquer ces opérations à temps, si l'on veut améliorer un peu le sombre pronostic des ruptures de la vessie.

On peut distinguer deux ordres de cas, les cas légers et les cas graves.

Dans les premiers, les urines sont mêlées de sang, mais sont rendues spontanément ou par la sonde en quantité à peu près normale, fait d'une appréciation assez délicate, et il n'y a aucun signe annonçant l'épanchement de l'urine hors de la vessie; en somme, le diagnostic est douteux. On peut se contenter alors de la sonde à demeure strictement surveillée et de lavages. Si celle-ci ne fonctionne pas bien ou n'est pas tolérée, on fera une boutonnière périnéale, dont nous avons développé les avantages à propos du traitement des plaies et qu'on pourra en outre utiliser ici pour l'exploration digitale de la vessie. Mais, pour peu que l'état général ou local annonce une infiltration d'urine, il faut inciser, et inciser jusqu'à la vessie, comme nous allons le voir.

Dans les cas graves, et on doit considérer comme tels tous ceux où le diagnostic de rupture est certain ou très-probable, ces moyens sont insuffisants et il faut de toute nécessité faire une véritable taille, inciser jusqu'à la vessie. Pour choisir la voie périnéale ou hypogastrique, on se basera sur le siége probable de la lésion, si quelque signe l'indique; dans le cas contraire, on fera une incision exploratrice, soit la boutonnière périnéale avec exploration digitale de la vessie, soit plutôt, comme le conseille et l'a pratiqué Socin, une incision hypogastrique. Si on constate une lésion du péritoine, on fait la laparotomie comme nous l'avons vu plus haut; si on a le bonheur de tomber comme Socin sur une déchirure de la paroi antérieure, on établit une fistule avec drainage de la vessie, pratique qui est généralement considérée comme préférable à la suture pour les déchirures extra-péritonéales; si enfin l'incision hypogastrique ne permet pas de trouver le siége de la rupture, c'est que celle-ci est en bas et en arrière, et il ne faut pas hésiter alors, comme Weir l'a fait avec succès, à pratiquer une incision périnéale en établissant un large drainage.

En un mot, nous pensons que le diagnostic de rupture de la vessie comporte la taille au même titre que celui d'étranglement herniaire comporte la kélotomie ou la réduction.

C. Hernies de la vessie (cystocèles). La hernie de la vessie ou cystocèle est l'issue hors de l'abdomen par un orifice naturel ou accidentel d'une portion de la vessie plus ou moins étendue, mais comprenant toutes les tuniques. On a décrit des cystocèles vaginales, inguinales, crurales et périnéales. On pourrait y rattacher sous le nom de cystocèle hypogastrique congénitale un vice de conformation fort rare décrit par Lichtheim sous le nom d'ectopie de la vessie sans division de ses parois, mais il nous paraît préférable de rapprocher cette lésion de l'exstrophie vésicale, dont elle peut éclairer la pathogénie et dont elle représente sans doute une variété incomplète.

Les parois vésicales peuvent encore s'engager dans l'urèthre et venir faire saillie à l'extérieur, constituant ainsi la cystocèle uréthrale.

Il faut distraire du cadre des hernies de la vessie les hernies tuniquaires ou poches vésicales et la dilatation de la vessie faisant à l'hypogastre une saillie dont la pression facilite la miction, que Verdier y fait rentrer.

La première mention de la hernie de la vessie remonte, d'après Verdier, à J.-D. Sala (1520); cette affection est étudiée ensuite par Méry (1713), qui la

considère comme un vice de conformation congénital; par Petit (1717), qui
démontre que c'est une lésion acquise; par Malgaigne (1843), qui met en
lumière la fréquence de la cystocèle vaginale considérée avant lui comme une
lésion exceptionnelle, et par Verdier, dont le mémoire présenté à l'Académie de
chirurgie en 1753 est le premier travail d'ensemble sur ce sujet. Cet auteur
réunit un assez grand nombre d'observations et décrit fort exactement les différentes variétés de cystocèle, leur pathogénie, leurs symptômes et leur anatomie
pathologique. Il y a peu à changer aujourd'hui encore à ce travail remarquable
que se sont contentés de reproduire la plupart des auteurs qui ont traité depuis
cette question, et auquel nous ferons aussi de larges emprunts. Les seules
modifications importantes ont trait aux rapports de la cystocèle inguinale avec
le péritoine (Dieffenbach [1848], Krönlein [1876], Leroux [1880], etc.), et
au traitement de la cystocèle vaginale (Jobert [1840], Huguier [1844], Valette
[1872], etc.).

La pénurie des observations ne permet que de signaler les cystocèles périnéale
et crurale; les variétés inguinale et vaginale ont seules une histoire chirurgicale. Nous nous bornons à mentionner le cas rapporté par Förster dans lequel
une partie de la vessie était comprise dans une hernie obturatrice (*Handbuch
der pathol. Anat.*, II, p. 534). Nous terminerons ce chapitre par l'étude de la
cystocèle uréthrale.

Cystocèle périnéale. Si la vessie dans l'état de grossesse, dit Verdier, forme
une hernie, ce n'est pas toujours par les anneaux (inguinaux) ni même par les
arcades crurales. Elle se glisse quelquefois sur un des côtés du vagin et de
l'intestin rectum et, pressée par la matrice, elle force quelques-unes des fibres
des muscles releveurs de l'anus et vient former une tumeur au périnée, un peu
latéralement. Cet auteur cite deux observations : l'une de Méry, qui vit chez une
femme enceinte de six mois une cystocèle périnéale latérale formant entre la
vulve et l'anus une tumeur un peu plus grosse qu'un œuf de poule, et l'autre
de Curade père, qui observa la même lésion chez une femme de vingt-trois ans
enceinte de six mois : la tumeur disparut après l'accouchement et ne se montra
de nouveau qu'à la fin d'une deuxième grossesse. Une troisième observation a
échappé à Verdier, celle de Hartmann (*Miscellanea curiosa, sive,* etc. Decuriæ II,
anni V, 1686, obs. 71), qui rapporte la première autopsie de cystocèle périnéale : la poche vésicale faisait saillie à la base d'une des grandes lèvres et contenait un calcul du poids de trois onces.

Nous n'avons trouvé depuis cette époque que cinq faits semblables, trois chez
la femme et deux chez l'homme. J. Cooper, dans son *Dictionnaire de chirurgie,*
parle à l'article HERNIE d'une hernie cystique qui faisait saillie entre les attaches
du releveur de l'anus et de l'obturateur interne et qui formait une tumeur
dans la grande lèvre chez « une vieille femme » (*Journal de chirurgie d'É-
dimbourg*, t. IV). Burns a publié en 1824 à la Société médicale d'Édimbourg
une observation avec autopsie de cystocèle périnéale double pénétrant d'un
côté dans l'épaisseur de la grande lèvre (obs. rapportée par Rognetta, *Rev. méd.*,
1832, II, p. 394). Enfin Scarpa (cité par Ebner, p. 110) a observé une hernie
périnéo-labiale développée pendant une première grossesse chez une femme de
vingt-deux ans.

Chez l'homme la cystocèle périnéale a été observée par Pipelet jeune (*Bullet.
de l'Acad. de chir.*, t. IV) et par Jacobson (*Graefe u. Walther's Journal der
Chir.*, IX, p. 418), sans parler d'une hernie traumatique consécutive à un coup

de corne signalée par Larrey. Voici l'observation de Pipelet : Un homme de soixante ans le consulta pour une hernie inguinale récente. Il se plaignit en même temps d'une incommodité plus ancienne. Sept ans auparavant, par un faux pas sur un parquet, le pied, en glissant, lui avait fait faire un écart et avait déterminé une douleur au périnée qui se dissipa en peu de jours. Quelque temps après, se promenant à la campagne, il voulut sauter un fossé. L'effort qu'il fit renouvela sa douleur périnéale qui fut extrêmement vive. Elle dura plus longtemps que la première fois et depuis cette époque le malade s'est toujours aperçu d'un malaise, d'une pesanteur et d'une douleur sourde au périnée. Mais l'incommodité dont il se plaignait le plus, c'était d'uriner peu à la fois et d'être obligé pour se procurer du soulagement de porter la main sur le périnée, d'y faire de petits mouvements en rond et une compression légère. Il pouvait ainsi expulser une plus grande quantité d'urine, surtout quand il courbait le corps en avant.

Après ce récit, Pipelet fit mettre le malade sur un lit dans une position convenable à ces sortes d'examens et trouva une tumeur du volume d'un œuf, oblongue et mollasse, qui rentra facilement dans le bassin, à travers un orifice arrondi dans lequel on aurait pu loger une petite noix, sous le raphé, à deux travers de doigt de l'anus, le long de l'urèthre, du côté droit.

Pipelet soulagea complétement son malade, qui put même monter à cheval avec un bandage spécial à pelote convexe. Le malade fut montré à Louis, de l'Académie de chirurgie, qui confirma le diagnostic.

Chez le malade de Jacobson (1821) âgé de trente-cinq ans, la hernie était consécutive à une chute sur le périnée. La tumeur était située en avant de l'anus un peu à gauche. Après sa réduction on trouvait sur le périnée un orifice médian admettant le bout du doigt.

On peut rapprocher de ces faits un cas d'inversion de la vessie à travers la plaie d'une taille périnéale avec engagement de l'intestin dans ce sac vésical, cas observé par le baron Larrey et rapporté par Rognetta (*loc. cit.*, p. 403).

Cystocèle crurale.   Comme exemple de cystocèle crurale nous ne connaissons que les deux observations rapportées par Verdier, l'une de cystocèle crurale simple observée par Levret et Verdier chez une femme de quarante ans, et l'autre de cystocèle crurale double, due à Simon et Levret, et survenue après une grossesse chez une « jeune dame ».

Cystocèle vaginale.   Bien décrite par Drouet dans sa thèse, la cystocèle vaginale est une vraie hernie que fait la vessie à travers l'anneau vulvaire, en se coiffant de la paroi vaginale, qui représente ici le sac péritonéal des entérocèles.

Avant d'atteindre la vulve, la partie déprimée de la paroi vésicale occupe seulement le vagin et se continue insensiblement avec le reste de l'organe; il n'y a pas de collet. Cette période préparatoire ne mérite pas le nom de cystocèle qu'on lui donne souvent à tort; elle est très-commune et peut exister longtemps sans aboutir à la cystocèle vraie.

Exceptionnellement la vessie, au lieu de déprimer et d'entraîner la paroi antérieure du vagin (ou de se laisser entraîner par elle), s'engage à travers une éraillure de la couche musculaire assez épaisse, comme on sait, de cette paroi, en se coiffant seulement de la muqueuse; le collet de la hernie répond alors à la paroi vaginale et non à l'anneau vulvaire, comme dans la plupart des cas; pour être tout à fait précis, il faudrait réserver à cette variété rare le nom de cystocèle vaginale, la variété commune constituant plutôt une hernie vulvaire.

Vû le très-petit nombre de faits connus de cystocèle vaginale vraie, nous ne pouvons qu'indiquer cette distinction. Enfin, en cas de fistule vésico-vaginale, la vessie en inversion peut venir faire saillie à la vulve.

Étiologie et pathogénie. D'après les auteurs, les causes prédisposantes de la cystocèle vaginale sont une constitution lymphatique qui diminue la résistance des tissus, une ouverture vulvaire lâche et dilatable, les déchirures du périnée, un bassin large, un embonpoint considérable, les professions fatigantes exigeant la station verticale prolongée, celle de blanchisseuse en particulier, et surtout les accouchements répétés et difficiles qui amènent une grande laxité du vagin. Cette affection paraît pouvoir se produire à tous les âges, sauf dans l'extrême vieillesse et avant la puberté.

Les causes efficientes sont les efforts violents ou habituels, les chutes sur le siége, les genoux et les pieds, les coups sur le bas-ventre, les applications de forceps, le séjour prolongé de la tête fœtale au détroit supérieur, les marches forcées, la chute essentielle du vagin, le prolapsus et les déviations de l'utérus, qui peuvent être aussi consécutifs à la cystocèle. Presque toujours l'accouchement entre en jeu au moins comme cause prédisposante, et ce n'est que dans des cas rares qu'on a observé la cystocèle vaginale chez des vierges ou des nullipares.

Au point de vue pathogénique, chacun des deux éléments nécessaires à la production de cette affection, déformation vésicale et relâchement du vagin ou de ses moyens d'union avec les parties voisines, peut être primitif ou secondaire. Les déviations de l'utérus, surtout l'antéversion, et plus encore le prolapsus de cet organe, facilitent la cystocèle qui n'en est pas cependant la conséquence nécessaire. Pour plusieurs auteurs, la cystocèle pourrait être la lésion primitive et entraîner à sa suite par les tractions qu'elle exerce sur ses attaches vaginales la déviation et même la chute de l'utérus. En réalité, les divers prolapsus que l'on observe au niveau des organes génitaux de la femme constituent les termes d'une même série : ils peuvent apparaître isolément ou diversement associés, mais la production de l'un quelconque d'entre eux entraîne bientôt celle des autres, sans qu'on puisse reconnnaître le plus souvent quelle a été la lésion primitive. L'hypertrophie même que l'on peut constater sur le col utérin ou sur la paroi vaginale n'apprend rien à ce sujet, puisqu'elle peut être la conséquence des irritations mécaniques et des troubles circulatoires que détermine le prolapsus (Emmet).

Anatomie pathologique. La vessie est divisée en deux poches de volume variable séparées par un collet plus ou moins étroit toujours situé un peu au-dessus de l'ouverture vulvaire (au niveau des vestiges de l'hymen ?). Toutes les tuniques sont entraînées à la fois et l'orifice des uretères peut se trouver au niveau du pédicule et même plus bas. Dans un cas de Robert, rapporté par Verdier, la cystocèle était constituée par un véritable diverticule de la vessie. Dans les cas anciens la muqueuse présente des traces d'inflammation plus ou moins prononcées; d'après Drouet, dans tous les cas où l'on a rencontré des calculs il s'agissait, non pas de cystocèle simple, mais de cystocèle compliquée de chute de la matrice.

L'urèthre décrit dans son ensemble une courbe à concavité tournée en bas et en avant, ou plutôt présente une direction coudée; conservant dans les 5 premiers millimètres de son trajet environ sa direction antéro-postérieure normale, ce conduit s'infléchit brusquement en bas et en avant, si la cystocèle est très-volumineuse. Le méat est quelquefois en entonnoir, plus ou moins caché sous les petites lèvres. La paroi antérieure du vagin n'est ordinairement ni rompue ni éraillée; elle est souvent amincie, quelquefois au contraire épaissie. Nous avons vu que dans des cas exceptionnels sa couche musculaire pouvait présenter un orifice à travers lequel s'engageait la vessie, qui pousse alors au devant d'elle la muqueuse vaginale seule en la décollant du plan sous-jacent. La vulve enfin est plus ou moins agrandie et relâchée, entourée habituellement de veines variqueuses. Quelquefois il existe une déchirure de la commissure postérieure qui a facilité la production de la cystocèle.

L'inversion de la vessie à travers une large fistule vésico-vaginale, assez prononcée pour constituer une tumeur à l'orifice vulvaire, paraît exceptionnelle. Winckel signale cette complication dans son article de la *Deutsche Chirurgie* et en cite deux exemples, dus l'un à Simon, et l'autre à Freund; dans ce dernier cas, des productions polypiformes occupaient la surface de la muqueuse herniée. Polaillon a communiqué en avril 1886 à la Société obstétricale et gynécologique de Paris un fait de ce genre, dans lequel la vessie herniée s'était étranglée au niveau de l'anneau vulvaire et formait une tumeur violacée, saignante et douloureuse, du volume d'une mandarine. L'oblitération incomplète de la vulve que pratiqua ce chirurgien n'empêcha pas les accidents de se reproduire au bout d'un certain temps, la malade ayant voulu faire profiter son mari de cette virginité artificielle.

Nous ne nous étendrons pas davantage sur cette variété rare de cystocèle vaginale.

Symptômes. L'affection constituée se présente sous la forme d'une tumeur rougeâtre, plus ou moins dure, peu mobile, qui sort de la vulve; elle est ordinairement réductible, et la pression exercée sur elle amène une envie d'uriner ou même la sortie de l'urine par le méat, quelquefois masqué par une sorte de valvule. Au début, on se croirait en face d'une simple augmentation de volume du tubercule antérieur du vagin, plus manifeste après la marche ou les efforts répétés, puis une tumeur lisse, polie et globuleuse, se développe, sans dépasser ordinairement le volume d'un œuf de poule. Quelques observateurs ont vu des cystocèles du volume d'une tête d'enfant (Robert) ou d'un fond de chapeau (Chaussier). La toux et les efforts n'ont pas toujours grande influence immédiate sur la tumeur, contrairement à ce qui se passe pour les entérocèles, mais la marche et les efforts répétés en déterminent l'accroissement rapide. Au début elle peut disparaître complétement dans le décubitus dorsal. Une sonde introduite dans l'urèthre se place presque verticalement; pour l'introduire sans douleur il faut, suivant le conseil d'Huguier, la pousser horizontalement pendant un trajet de 5 millimètres environ, et élever brusquement le pavillon pour la conduire ensuite de haut en bas.

La malade accuse des troubles fonctionnels et des symptômes locaux. Les premiers sont une gêne de la marche, des tiraillements inguinaux ou lombaires. surtout dus aux déplacements utérins concomitants, mais principalement des troubles de la miction, qui devient difficile et fréquente; ces troubles sont très-variables d'intensité et sans rapport nécessaire avec le volume de la cystocèle, si bien que Malgaigne avoue ne rien comprendre à leur pathogénie. Dès que la cystocèle a un volume notable, il doit y avoir rétention incomplète avec ses conséquences, troubles de la sécrétion rénale, polyurie et prédisposition à la cystite, qui entraîne avec elle, lorsqu'elle éclate, les douleurs et l'augmentation de fréquence des mictions. Si la cystite devient chronique comme tout l'y invite, elle favorise la formation de calculs phosphatiques dont l'existence dans la portion vésicale herniée a été signalée nombre de fois.

La déviation de l'urèthre entraîne en outre, pour peu qu'elle soit prononcée, des modifications de la forme et de la direction du jet de l'urine ; celle-ci s'écoule en bavant le long de la tumeur ou, si le jet est conservé, il se fait en éventail ou vient se briser contre le clitoris et l'extrémité supérieure des petites lèvres, souillant le linge et le corps de la malade et déterminant facilement à la surface de la tumeur de l'irritation, des cuissons, et même des ulcérations qui peuvent prendre la forme gangréneuse. Le vagin, chroniquement irrité, est souvent le siége d'une leucorrhée abondante. Enfin nous avons déjà signalé la coïncidence fréquente, mais non constante, de déplacements utérins qui peuvent être la cause ou la conséquence de la hernie vésicale.

Diagnostic. Le diagnostic ne peut être difficile qu'au début, quand la tumeur disparaît complétement par le repos ; il faudra, quand les symptômes fonctionnels éveilleront l'idée de cystocèle, examiner la malade debout, les cuisses écartées, après l'avoir fait un peu marcher. L'examen local ne permettra pas de méconnaître la lésion établie, et il est inutile d'en discuter le diagnostic avec une chute de l'utérus et les kystes du vagin. En cas de prolapsus utérin avec entraînement de la paroi antérieure du vagin, une sonde métallique introduite dans la vessie permettra facilement de reconnaître si celle-ci a été entraînée avec le vagin.

L'erreur est peut-être plus facile à commettre, en même temps qu'elle peut avoir des conséquences plus graves, quand la cystocèle se présente pour la première fois au médecin au moment d'un accouchement, soit qu'elle vienne de se produire, soit que son existence soit ignorée. Il suffit cependant d'être prévenu pour ne pas confondre la vessie poussée au devant de l'utérus avec les membranes ou une tête hydrocéphalique.

Pronostic. Le pronostic *quoad vitam* est généralement bénin ; toutefois, quand cette affection est très-prononcée, les troubles fonctionnels et les douleurs dont elle est la cause rendent la vie insupportable aux femmes qui en sont atteintes. De plus, elle peut menacer l'existence à un moment donné en déterminant des complications rénales ; elle peut aussi mettre un obstacle très-sérieux à l'accouchement, comme dans un cas de Robert.

Traitement. Le traitement peut être palliatif ou curatif. Le premier doit toujours être essayé au début de l'affection. Il comprend l'éloignement des causes prédisposantes, changement de profession, d'habitudes, etc., des injections vaginales astringentes, une médication tonique générale et l'hydrothérapie. Il faut avouer qu'il réussit rarement, excepté peut-être dans les cas où la cystocèle est apparue rapidement après un accouchement qui n'a pas été suivi d'un repos suffisant.

Le plus souvent il faut recourir à des moyens de contention plus ou moins directs, comme le décubitus dorsal assez prolongé avec tamponnement du vagin et cathétérismes fréquents. Delthil a communiqué à l'Association française pour l'avancement des sciences (session de Blois, 1884) deux cas traités et guéris en un mois et demi par l'emploi simultané d'une sonde à double courant dans la vessie et d'un ballon à air dans le vagin. Une foule de pessaires ont été recommandés dans le même but, et nous ne pouvons entrer ici dans le détail de leur choix ; Drouet recommande le pessaire à air de Garriel ou l'hystérophore de

Roser quand il peut être supporté ; Valette préfère le pessaire de Bodge. Ces pessaires peuvent amener la guérison par l'inflammation vaginale qu'ils déterminent, si l'on y joint le repos horizontal et l'évacuation régulière de la vessie, mais ils ne sont le plus souvent que palliatifs, et Malgaigne leur préfère à ce point de vue la ceinture hypogastrique, qui a beaucoup moins d'inconvénients.

Ces moyens sont souvent insuffisants, et il faut recourir alors à une intervention chirurgicale, comme Jobert l'a fait le premier : ce chirurgien pratiquait un avivement elliptique à grand diamètre antéro-postérieur sur la paroi antérieure du vagin (avec le bistouri ou le nitrate d'argent), et réunissait par une suture entortillée les surfaces avivées après avoir refoulé la vessie en avant et en haut, rétrécissant ainsi la paroi vaginale prolabée sans la raccourcir. C'est au même but que tendent les innombrables procédés d'épisiorrhaphie antérieure recommandés depuis et que nous nous garderons bien de passer en revue. Citons seulement les principaux : Huguier fait un pli à la paroi antérieure du vagin, le traverse à sa base par un certain nombre de fortes épingles à quelques centimètres les unes des autres, et place derrière ces épingles un fil très-serré ou une chaîne d'écraseur : le doigt auriculaire introduit à travers l'urèthre dilaté s'assure que les épingles passent entre le vagin et la vessie, et que celle-ci n'est pas comprise dans l'anse du fil ou de l'écraseur. Valette arrive au même résultat avec des pinces chargées de pâte au chlorure de zinc, et Delore (de Lyon) avec des cautérisations au fer rouge. Tous ces procédés doivent être suivis d'un repos suffisant et de cathétérismes répétés. En cas d'échec, on pourrait recourir à l'opération plus compliquée, mais plus sûre, proposée par Le Fort pour le prolapsus utérin, au cloisonnement du vagin.

Si la cystocèle s'accompagne d'un prolapsus utérin prononcé, c'est à ce dernier qu'il faudra s'attaquer d'abord par une amputation conoïde du col, par une colporrhaphie ou par une opération d'Alexander, suivant les cas. S'il y a déchirure du périnée ou laxité extrême de la vulve, une périnéorrhaphie en règle ou simplement quelques cautérisations profondes de la commissure postérieure seront indiquées pour confirmer la guérison qu'elles peuvent même suffire quelquefois à amener.

Enfin, s'il y a dans la poche des calculs de quelque volume, il est indiqué de les extraire directement par l'incision de la paroi vésicale dont la procidence rend l'opération facile et sans danger. Si les calculs sont peu volumineux, on pourra les extraire à travers l'urèthre dilaté. La lithotritie paraît peu recommandable dans ces conditions, à cause des difficultés qu'apporterait à son exécution l'existence d'une poche où l'instrument manœuvrerait difficilement et où les fragments auraient toujours tendance à se réfugier.

Cystocèle inguinale. L'opinion de Méry, qui faisait de toutes les cystocèles inguinales des lésions congénitales, déjà battue en brèche par Petit, qui montra qu'elles pouvaient aussi succéder à des causes accidentelles, surtout la rétention d'urine et les grossesses répétées, fut définitivement ruinée par Verdier. Cet auteur prouva que l'apparition de la cystocèle tenait aux causes générales des hernies auxquelles il faut ajouter une augmentation de la capacité de la vessie avec affaiblissement de ses parois qui restent flasques quand l'urine est évacuée, toutes prêtes à être poussées ou entraînées dans le trajet inguinal. Il établit de plus que la vessie herniée pouvait être seule ou accompagnée par l'intestin ou l'épiploon, la cystocèle étant alors primitive ou secondaire.

Dans la cystocèle primitive, la paroi antérieure de l'organe une fois engagée dans le trajet, dit-il, la postérieure suivra nécessairement et conséquemment la portion de péritoine qui lui est attachée, laquelle entraînera celle qui couvre l'anneau, puisqu'elles sont contiguës. Or la portion du péritoine qui couvrait l'anneau intérieuremeut ne peut être entraînée dans cette ouverture sans former un sac, lequel suivra la partie de la vessie qui fait la hernie. Celle-ci sera toujours alors en dehors du sac, derrière celui-ci, entre lui et les éléments du cordon.

Dans la cystocèle secondaire, la vessie est attirée dans le trajet herniaire par le péritoine pariétal aux dépens duquel le sac se forme par glissement, et se trouve ainsi dépouillée de son péritoine. Jamais, d'après Verdier, la cystocèle inguinale ne présente de sac péritonéal, et cette opinion est acceptée par beaucoup d'auteurs, parmi lesquels nous citerons : Scarpa, Richter, A. Cooper, B. Bell, S. Cooper, Bardeleben, etc. Elle est cependant trop absolue. Dieffenbach avait déjà dit que la vessie herniée pouvait présenter un sac péritonéal ; des observations récentes l'ont démontré d'une façon positive, et le mécanisme auquel est due cette disposition a été développé particulièrement par Leroux, à propos d'une observation de Verneuil : il s'agit alors d'une cystocèle secondaire *par bascule*, le sommet de la vessie, c'est-à-dire sa portion recouverte de péritoine, s'engageant le premier dans le sac habité ou préparé par l'intestin. La vessie herniée présente donc alors un revêtement péritonéal propre et est comprise en outre dans l'intérieur du sac de l'entérocèle préexistante. Ce mouvement de bascule est produit par des adhérences que le sac, précédemment réduit, a contractées avec le péritoine voisin de la vessie, de sorte que, quand la hernie s'est reproduite, les deux organes ainsi pathologiquement associés sont sortis ensemble à l'extérieur. Ces adhérences avaient déjà été signalées dans une observation de Després présentée par Marchant à la Société anatomique en 1875. Elles n'ont pas toujours la même conséquence, et dans l'observation de Duplay recueillie par de Larabrie et rapportée par de la Barrière la vessie, en se déplaçant, avait été dépouillée de son péritoine.

Anatomie pathologique. La cystocèle inguinale est presque toujours unilatérale, et l'on ne connaît qu'une observation de cystocèle inguinale double due à de la Porte et rapportée par Verdier.

Au point de vue des rapports de la partie herniée avec le péritoine, il faut distinguer quatre cas, comme nous venons de le voir : la cystocèle primitive pure, complétement dépourvue de revêtement péritonéal ; la cystocèle primitive volumineuse avec sac séreux incomplet où peuvent descendre secondairement les anses intestinales ; la cystocèle secondaire *par glissement*, qui se présente avec des caractères anatomiques presque absolument semblables à ceux de la précédente : c'est la *tumeur herniaire avec adossement de la vessie* de Duret, et enfin la cystocèle secondaire *par bascule* avec sac séreux complet, qui constitue la *tumeur herniaire avec intussusception de la vessie* de Duret. La vessie et le péritoine qui la recouvre sont alors situés dans le même sac séreux que l'intestin.

La portion herniée, située en avant des éléments du cordon, descend dans les bourses plus ou moins profondément et réprésente une portion plus ou moins considérable du corps de la vessie, quelquefois sa presque totalité, le bas-fond seul restant en place comme dans le cas de Duplay. Cette portion herniée communique avec la portion intra-abdominale par un canal plus ou moins étroit qui peut même s'oblitérer complétement dans certains cas.

A la longue, quand elle ne présente pas de sac péritonéal, la partie herniée contracte dans sa nouvelle situation des adhérences qui la rendent irréductible.

Symptômes. Complications. La cystocèle inguinale simple se présente sous l'apparence d'une tumeur du trajet inguinal descendant plus ou moins vers le testicule, indolente, de volume et de consistance variables, influencée par la station, les efforts et la toux. Elle est partiellement ou complètement réductible dans le plus grand nombre de cas, et les pressions qu'on exerce sur elle déterminent des envies d'uriner impérieuses. Quand on a évacué le liquide qu'elle contenait, sa consistance devient mollasse, et il est facile de croire à tort à une réduction complète, pour peu que les parties qui l'entourent soient épaissies, ce qui a une grande importance, comme on le comprend, quand on veut appliquer un bandage. Enfin, après avoir vidé la partie herniée par la pression, on la voit se remplir quand on injecte du liquide dans la vessie, signe très-important pour le diagnostic.

Les malades accusent des troubles de la miction ; leurs besoins sont fréquents et leurs efforts pour les satisfaire n'aboutissent qu'à l'issue d'une petite quantité d'urine; ils s'aperçoivent bientôt que chaque retard dans la miction détermine une augmentation de volume de la tumeur inguinale dont la pression les soulage et facilite notablement la déplétion de la vessie qui se fait en deux temps.

En cas de cysto-entérocèle, les signes fonctionnels sont les mêmes, mais les signes physiques sont un peu différents. La tumeur inguino-scrotale est formée de deux parties, l'une interne et postérieure, mate et fluctuante, l'autre sonore et donnant la sensation de gargouillement quand on la réduit. Mais, en réalité, l'intestin et la vessie contractent souvent des adhérences qui les fixent dans le sac ; la présence d'une masse épiploïque peut rendre la distinction difficile, et surtout les épaississements des parois du sac rendent le diagnostic topographique obscur dans les hernies grosses et anciennes, comme le fait remarquer Duret. Le toucher rectal peut fournir dans les cas douteux des renseignements utiles en faisant reconnaître l'aplatissement du bas-fond de la vessie et l'ascension de la prostate.

Outre l'irréductibilité que nous avons déjà signalée et qui est due au développement d'adhérences entre la vessie et le tissu cellulaire du trajet inguino-scrotal, irréductilité moins fréquente que ne le pensait Verdier, un certain nombre de *complications* peuvent survenir : l'oblitération temporaire du canal de communication, le développement de calculs, des lésions rénales secondaires, l'étranglement de la portion herniée, et enfin l'étranglement de l'intestin en cas de cysto-entérocèle.

L'oblitération temporaire du canal de communication des deux poches par des matières muqueuses ou calcaires détermine une augmentation de tension douloureuse de la tumeur inguinale, dont la pression ne détermine plus de besoins d'uriner et que la réplétion de la vessie ne modifie plus, ce qui expose à une erreur de diagnostic quand on voit le malade pour la première fois à ce moment.

Le développement de calculs dans la poche extra-abdominale a été signalé un grand nombre de fois et a été l'occasion de surprises chirurgicales célèbres, comme celle de Pott, dont le malade guérit après l'excision d'une poche ainsi habitée dont la nature ne fut reconnue qu'après l'opération, faite avec le diagnostic de hernie inguinale étranglée.

Les lésions rénales, et en particulier la pyélo-néphrite, surviennent dans les cystocèles anciennes à la suite de l'inflammation chronique de la vessie et de son évacuation incomplète. Les recherches de Tuffier sur l'influence sur le rein des tiraillements de la vessie, qui déterminent une augmentation de tension dans les artères rénales, permettent même de conclure que la hernie vésicale peut avoir une influence directe sur cet organe sans cystite préalable.

Ces accidents sont surtout à redouter qnand la cystocèle présente des phénomènes d'étranglement, d'ailleurs exceptionnels, qui se traduisent par des douleurs, des vomissements et des phénomènes nerveux qui surviendraient, d'après J.-L. Petit, dans un ordre constant, les hoquets précédant toujours les vomissements.

L'étranglement de l'intestin, en cas de cysto-entérocèle, a été observé plusieurs fois ; le chirurgien ignora presque toujours la complication de cystocèle et ne la reconnut qu'au cours de l'opération, souvent trop tard, après l'avoir réséquée, comme dans les cas de Roux et de Pott. Dans le cas de Berger, rapporté par Duret, la vessie, qui apparut au fond du sac rempli d'épiploon, fut prise pour un second sac renfermant de l'intestin et incisée, puis suturée après avoir été prise pour le côlon ; une petite fistule urinaire qui s'établit par la plaie permit seule de faire le diagnostic de cystocèle. Krönlein, plus heureux, reconnut la vessie rencontrée au fond d'un sac herniaire après avoir incisé seulement ses couches superficielles. Souvent dans ces conditions, d'après Duret, l'étranglement aurait une marche insidieuse et aboutirait à la péritonite sans avoir présenté son aspect caractéristique.

Diagnostic. Les troubles de la miction, les envies d'uriner qu'on provoque en pressant la poche inguinale, et la possibilité de la distendre par une injection vésicale, rendent dans les cas simples le diagnostic facile et la confusion impossible avec une hydrocèle herniaire, une hydrocèle enkystée du cordon et surtout un abcès de l'aine, comme l'avait fait le médecin de campagne cité par Verdier. Toutefois, chez la femme, le diagnostic, avec une hydrocèle du ligament rond ou une hydrocèle herniaire, peut présenter quelques difficultés, mais l'examen de la vessie et les phénomènes dont la hernie est le siége pendant sa distension lèveront les doutes.

Il n'en est pas de même quand la tumeur est irréductible, quand son orifice de communication est oblitéré et quand elle est compliquée d'une entéro-épiplocèle ancienne et volumineuse. On se basera surtout alors sur les troubles urinaires et sur l'examen de la vessie vide et distendue, ainsi que sur le toucher rectal. Il faut toujours penser à la possibilité d'une cystocèle en présence d'une grosse hernie accompagnée de troubles de la miction.

Enfin il faut penser aussi à la possibilité de calculs développés dans une poche vésicale extra-abdominale pour éviter des erreurs semblables à celles que nous avons signalées.

Pronostic. La cystocèle inguinale est une affection grave à cause des complications que nous venons d'énumérer, qui en sont la conséquence plus ou moins immédiate, et en tête desquelles il faut ranger les complications rénales au point de vue qui nous occupe. Il faut dire toutefois que ce pronostic est notablement atténué quand le diagnostic est porté à temps et qu'on peut, par un traitement palliatif approprié, arrêter les progrès et supprimer la plupart des dangers de cette affection.

Traitement. Comme pour les hernies intestinales, le traitement de la hernie

vésicale sera le plus souvent palliatif, mais devra aussi être curatif dans un
certain nombre de circonstances. Les indications sont d'ailleurs les mêmes dans
les cystocèles pures et dans les cysto-entérocèles, mais dans ces dernières elles
sont plus délicates à apprécier et peuvent être modifiées par l'état de la hernie
intestinale concomitante.

Quand la cystocèle est réductible, la seule indication est de la maintenir
réduite avec un bandage herniaire approprié, mais, dans un certain nombre de
cas, la réduction ne peut être obtenue extemporanément et nécessite un traitement assez prolongé. On emploie alors, suivant le conseil donné par Verdier,
un suspensoir un peu élastique, dont l'usage sera combiné au décubitus sur
le côté sain et dont on diminuera progressivement la capacité jusqu'à ce qu'on
puisse lui substituer un véritable bandage herniaire à pelote d'abord concave,
puis convexe quand la réduction complète sera obtenue. Nous rappellerons ici
que cette réduction complète est quelquefois assez délicate à constater, et qu'il
importe de s'en bien assurer avant de prescrire un bandage. En même temps,
on s'efforcera de rendre à la vessie sa capacité normale et surtout sa contractilité. Pour cela, après avoir combattu la cystite par des moyens appropriés,
on assurera l'écoulement complet et régulier de l'urine. Nous avons peu de
confiance dans les injections plus ou moins astringentes que tous les auteurs
recommandent dans le même but; elles peuvent trouver leur indication dans
l'état inflammatoire de la muqueuse vésicale, mais, celui-ci une fois disparu,
il ne faut pas espérer les voir agir à travers la muqueuse imperméable sur la
contractilité de la tunique musculaire. A ce point de vue l'électricité pourrait
peut-être rendre des services dans le cas où la dilatation du réservoir urinaire
serait due à une cause accidentelle et ne serait pas la conséquence des altérations musculaires profondes que Launois a constatées chez les prostatiques. Les
injections froides pourront aussi être essayées, mais avec prudence, car elles
ne sont pas toujours sans inconvénients, comme nous le verrons en parlant de
l'atonie de la vessie.

Si la hernie vésicale est irréductible ou incoercible, la question se pose
comme pour les hernies intestinales entre la contention avec un suspensoir ou
la cure radicale, que rendent particulièrement indiquée ici l'évacuation difficile
de l'urine et les menaces de retentissement du côté du rein. Elle nous paraît
devoir être proposée toutes les fois que l'état général et surtout celui des reins
le permettront. Il s'agit alors d'une véritable kélotomie avec dissection et réduction de la portion herniée de la vessie, et elle mérite encore moins son nom de
cure radicale que dans les entérocèles, car elle ne remédie pas à la dilatation
de la vessie. On a bien proposé dans ces cas de réséquer la partie herniée, mais
la diminution de capacité de la vessie qui en résulterait pourrait n'être pas
sans influence sur les reins, et cette résection ne doit être faite que si le canal
de communication entre les poches intra et extra-abdominale est complétement
oblitéré ou assez rétréci et indilatable pour faire de la partie herniée après la
réduction un appendice inutile et même nuisible de la cavité vésicale.

Cette cure radicale, que l'on peut entreprendre dans les conditions que nous
venons d'indiquer, doit être tentée à plus forte raison quand l'étranglement
d'une cystocèle ou plus souvent d'une cysto-entérocèle aura conduit le chirurgien à l'incision du sac herniaire.

Si l'on se trouve en face d'une obstruction passagère du canal de communication, on remédiera par une ponction aux accidents douloureux, et l'on se

conduira ensuite comme nous venons de le dire, suivant que la réduction pourra oui ou non être obtenue.

Enfin l'accord n'est pas absolument fait sur la conduite à tenir en présence de calculs développés à l'intérieur d'une cystocèle : les uns conseillent, toutes les fois que cela est possible, de faire repasser les calculs dans la poche intra-abdominale et d'en pratiquer le broiement, ce qui serait peu prudent, s'ils formaient un volume un peu notable, à cause des difficultés que présenterait l'évacuation des fragments; les autres, avec Verdier, Valette et Duplay, préfèrent l'incision de la poche herniée et l'extraction directe des calculs, à laquelle on doit forcément avoir recours quand on ne peut leur faire franchir le détroit. Cette incision est d'ailleurs sans danger, et sa cicatrisation est facilement obtenue à l'aide de la sonde à demeure et du décubitus sur le côté opposé, comme le prouvent un certain nombre d'observations.

Cystocèle uréthrale. La hernie de la vessie à travers l'urèthre est assez rare; elle n'a encore été l'objet en France d'aucun travail d'ensemble, et c'est à Winckel que nous empruntons les éléments de sa description.

On l'a désignée sous des noms divers : *inversio vesicæ urinariæ cum prolapsu, exocystis, cystoptosis.*

Léveillé pensait que la portion herniée n'était vraisemblablement constituée que par la muqueuse détachée ou déchirée, mais on a constaté que non-seulement toute l'épaisseur des parois de la vessie, mais encore la vessie tout entière, pouvait s'engager à travers l'urèthre; cet engagement de toutes les tuniques serait, d'après Streubel, beaucoup plus fréquent que celui de la muqueuse seule. Il est à peine besoin de dire qu'on l'observe exclusivement chez la femme.

Cette affection est caractérisée par l'existence dans le canal de l'urèthre ou en avant de lui d'une tumeur d'un volume variant de celui d'un œuf de pigeon à celui d'un œuf de poule, rouge, ridée, arrondie ou plissée, quelquefois d'apparence granuleuse. En arrière d'elle sont quelquefois deux ouvertures livrant passage à l'urine et aux sondes. Cette tumeur se laisse généralement réduire sans difficulté. L'urèthre est plus ou moins dilaté, il permet quelquefois l'introduction du doigt jusque dans la vessie.

Trois causes contribuent à l'engagement dans l'urèthre de la paroi vésicale postérieure, une pression de haut en bas, une certaine laxité de la paroi vésicale, et un certain degré de dilatation de l'urèthre. La pression est le plus souvent produite soit par l'augmentation de la tension abdominale, soit par la réplétion de l'S iliaque ou du cæcum, soit par l'utérus.

Le développement de cette hernie est ordinairement graduel, mais il peut aussi se faire brusquement quand la paroi est attirée dans l'urèthre à la suite d'une tumeur pédiculée ou quand, sous l'influence d'une chute, la vessie est entraînée en même temps que le vagin et le rectum. On l'a observée à tout âge, depuis neuf mois (Weinlechner) jusqu'à cinquante-deux ans (Percy).

Les premiers symptômes de l'affection, qui peuvent précéder de plusieurs mois l'apparition de la tumeur, sont la dysurie, quelquefois la rétention d'urine, et surtout l'arrêt brusque du jet. Puis, ordinairement après des efforts d'expulsion plus violents que d'habitude, les malades s'aperçoivent de la sortie d'une tumeur qui s'oppose au passage de l'urine. Cette tumeur disparaît pendant quelque temps, puis apparaît de nouveau, souvent avec de vives douleurs, de la fièvre et une dysurie très-accentuée. Si l'urine s'accumule dans la vessie, et que la malade résiste au ténesme, la tumeur peut, comme chez celle de Percy, dispa-

raître peu à peu et livrer tout à coup passage à l'urine, parfois teintée de quelques gouttes de sang.

A mesure que la tumeur s'accroît, la douleur s'accentue, l'appétit disparaît,
les uretères et les reins se dilatent, et la malade peut finir par succomber à la
cachexie urinaire.

Les symptômes sont à peu près identiques, que la tumeur soit formée par
toutes les tuniques de la vessie ou par la seule muqueuse.

Le diagnostic est loin d'être toujours facile. On s'appuiera sur les caractères de
la surface de la tumeur, en s'aidant au besoin d'un examen histologique, sur sa
consistance, sur la disposition de son pédicule, sur la possibilité de la comprimer
et de la réduire, enfin sur la constatation de l'orifice des uretères qui lève tous
les doutes quand elle est possible. Dans le cas contraire, il faut chercher à
réduire avec le doigt ou avec une sonde et tâter ensuite par le vagin ou le
rectum, suivant l'âge, si les parois vésicales ont conservé une épaisseur uniforme.
En cas de doute, on introduira le doigt dans la vessie après avoir réduit la
tumeur de façon à reconnaître s'il existe un épaississement dû à un polype.

Comme traitement, on préviendra le développement de la cystocèle uréthrale
en calmant par les moyens appropriés la dysurie et le ténesme. Une fois qu'elle
est produite, il faut d'abord chercher à la réduire, soit avec le doigt, soit avec
l'extrémité mousse d'une sonde, sous le chloroforme, si la douleur détermine des
efforts qui entravent la réduction. Pour prévenir la récidive, on laissera une
sonde à demeure, si elle est bien supportée.

On a recommandé de réveiller les contractions du col vésical et de la partie
profonde de l'urèthre par des cautérisations ; mieux vaut s'opposer à l'engagement de la paroi vésicale en tamponnant le vagin avec un ballon, de la ouate ou
un pessaire. En cas de récidive, on aura recours aux lavages vésicaux astringents.
Weinlechner a mis à sa petite malade des bandelettes de diachylon pour s'opposer
à la réapparition de la hernie.

On ne devra faire l'ablation de la tumeur qu'après s'être assuré qu'il s'agit
d'une hypertrophie polypiforme de la muqueuse.

Malherbe (de Nantes) a enlevé avec succès d'un coup de ciseaux, après ligature
du pédicule, une tumeur de ce genre assez largement pédiculée et qui paraît
avoir été exclusivement constituée par de la muqueuse, autant qu'on peut en
juger par la description un peu rapide de cet auteur.

D. LÉSIONS INFLAMMATOIRES ; PROCESSUS DESTRUCTIFS ET ACCIDENTS QU'ILS ENTRAÎNENT.
Les affections dont l'étude rentre dans ce chapitre important sont presque toutes
décrites dans d'autres articles de ce Dictionnaire : nous n'aurons donc qu'à les
énumérer, sauf les ulcérations vésicales dont l'exposition nous est réservée.

La *cystite aiguë*, *chronique* et *tuberculeuse*, et les *suppurations vésicales*
et *péri-vésicales* qui peuvent en être la conséquence, sont étudiées dans l'article
CYSTITE.

Les *fistules urinaires vésicales* sont étudiées dans l'article URINAIRES (*Voies*).

La *gangrène de la vessie* peut être d'origine traumatique ou résulter d'une
inflammation ordinairement chronique : son histoire est donc faite à l'article
CYSTITE et avec celle des fistules urinaires auxquelles elle est intimement liée.

L'*infiltration d'urine* d'origine vésicale est étudiée à l'article URINAIRES (*Voies*).

Ulcérations. *Ulcère perforant chronique*. On a décrit dans la vessie
un certain nombre de variétés d'ulcérations que nous allons passer en revue.

On les divise en ulcérations simples (traumatiques ou inflammatoires), et en ulcérations spécifiques (tuberculeuses, cancéreuses, syphilitiques ou chancrelleuses). Disons tout de suite que l'existence de ces deux dernières variétés n'est pas admise par les auteurs classiques, qui contestent l'interprétation du seul fait connu, qui appartient à Vidal (de Cassis) et dans lequel cet auteur a porté le diagnostic de chancre simple de la vessie et non de chancre syphilitique, comme on le lui a souvent fait dire.

Il s'agissait dans ce cas d'un malade atteint de chancre du méat et de rétrécissement inflammatoire consécutif de cet orifice. Le méat fut débridé et la plaie devint chancreuse. Des cathétérismes durent être faits pour vider la vessie. Cinq jours après le premier cathétérisme le malade, dont l'état avait toujours été grave, mourut d'une perforation de la vessie. L'autopsie monta à la surface de la vessie et autour de la perforation, qui présentait bien les caractères d'une rupture pathologique, des végétations que Vidal croit pouvoir caractériser de vénériennes. La nature de cet ulcère perforant lui paraît très-discutable; l'hypothèse qu'il croit la plus probable est celle d'un chancre simple inoculé à la vessie par les sondes et ayant évolué avec une rapidité exceptionnelle, peut-être à cause du terrain vésical.

Les ulcérations traumatiques s'observent rarement dans les cas de calcul vésical; plus souvent elles sont la conséquence du séjour dans la vessie de corps étrangers rigides arc-boutant contre ses parois. Nous reviendrons sur ces deux variétés en étudiant les calculs et les corps étrangers. On a aussi accusé les sondes à demeure de déterminer l'ulcération de la vessie, qui succède en effet quelquefois à leur emploi et se présente alors sous l'apparence d'une gouttière à surface grisâtre ou noirâtre dont la forme rappelle celle de la sonde qui l'a déterminée. Ordinairement bornée à la muqueuse, cette ulcération peut atteindre la couche musculaire et peut même aboutir à la perforation de la vessie, surtout si le bout de la sonde, dit Le Dentu, est venu se loger dans une cellule. Hâtons-nous de déclarer, et c'est un point sur lequel nous avons souvent entendu insister notre maître le professeur Guyon, que ce n'est pas la sonde à demeure qu'il faut accuser de ces méfaits, mais les médecins qui la placent dans de mauvaises conditions; jamais Guyon n'a observé le moindre accident de ce genre ni en ville ni dans son service, parce qu'il a soin de placer la sonde de façon que les yeux affleurent le col et qu'elle n'exerce aucune pression. Nous ne pouvons reproduire ici les détails qu'il a donnés dans ses cliniques sur ce point.

Trois observations curieuses de Schatz semblent démontrer l'origine traumatique de certaines ulcérations du sommet de la vessie chez la femme, ulcérations qui seraient dues à une déchirure souvent étendue de la muqueuse vésicale par *hyperextension* consécutive à la rétroflexion de l'utérus gravide. L'évolution de cette lésion peut être remarquablement bénigne, comme dans les cas rapportés par cet auteur.

Rappelons enfin à propos des ulcérations traumatiques les fissures de la muqueuse du col qui peuvent survenir au moment de l'accouchement d'après Spiegelberg et Guéneau de Mussy, et dont nous avons déjà parlé à propos des déchirures de la vessie. Ces fissures, irritées par l'urine souvent altérée, deviendraient ulcéreuses et constitueraient autour de l'orifice uréthro-vésical de véritables rhagades analogues à celles que l'on observe à l'orifice anal. Le traitement de cette lésion consisterait dans la dilatation du col suivie de la cautérisation avec le nitrate d'argent de la surface ulcéreuse. Il faut pratiquer autant que possible ces cautérisations *de visu* en s'aidant d'un endoscope ou d'un simple spéculum uréthral.

Ces fissures, d'après le professeur Guyon, ne doivent être admises qu'avec la plus grande réserve comme entité morbide. Des surfaces granuleuses se rencontrent en effet souvent sur le col dans les cystites chroniques, et le trouble des urines peut être alors assez peu accentué pour n'être révélé que par la miction dans deux verres. Si cette recherche n'est pas faite, on peut croire à tort à des ulcérations sans cystite.

Les ulcérations inflammatoires peuvent survenir : par ulcération de dehors en dedans ; dans le cours des cystites aiguës ou chroniques, ou avec des caractères particuliers qui les ont fait décrire sous le nom d'ulcère perforant chronique. Nous ne ferons que signaler les premières qui ont surtout été observées dans le cours des kystes de l'ovaire, ces derniers pouvant se vider, comme on sait, par la cavité vésicale, comme Boinet, Terrillon, Pincus, de Lamallerie et d'autres, en ont rapporté des exemples.

Dans la cystite aiguë les ulcérations sont rares et coïncident habituellement avec la forme pseudo-membraneuse, ces deux lésions étant l'expression d'un haut degré de gravité. Elles sont multiples et superficielles dans la plupart des cas, mais exceptionnellement une cystite suraiguë peut amener la perforation de la vessie, comme le prouve l'observation de Gintrac dans laquelle une large ulcération de la face postérieure de la vessie détermina au septième jour d'une cystite blennorrhagique une péritonite par perforation qui emporta le malade.

Les ulcérations sont moins rares dans la cystite chronique : outre les lésions de la muqueuse propres à cette affection et que nous n'avons pas à décrire ici, on trouve alors, surtout au niveau du bas-fond, des pertes de substance ordinairement multiples, mesurant jusqu'à plusieurs centimètres de diamètre, qui ne comprennent souvent que la muqueuse, mais peuvent aussi atteindre et même dépasser la tunique musculeuse ; le fond est alors formé par une couche de tissu cellulaire.

C'est à cette catégorie qu'appartiennent les ulcérations que Schatz décrit chez la femme comme consécutives à une inoculation septique par le cathétérisme, surtout pendant les suites de couches, et celles qu'il attribue à la rétention incomplète et qu'il a rencontrées derrière le trigone, notamment chez les malades atteintes de cystocèle. Dans ces cas, l'ulcération n'est qu'une conséquence, une exagération, du processus inflammatoire qui occupe toute l'étendue de la vessie ; il n'en est pas de même dans la dernière variété d'ulcération inflammatoire qu'il nous reste à décrire.

L'*ulcère perforant chronique* en effet jouit d'une certaine autonomie, pour ainsi dire ; son développement insidieux peut ne pas être précédé d'une cystite chronique bien accusée ; en outre, il est ordinairement unique et a une tendance marquée à la perforation des parois vésicales.

Mercier a le premier, en 1836, attiré l'attention sur cette affection qui se développerait toujours d'après lui au fond d'une cellule, sous la seule influence de la stagnation d'une urine décomposée. L'ulcération une fois produite gagne en profondeur et traverse la paroi toujours très-amincie de la cellule, faisant ainsi communiquer la vessie soit avec le péritoine, d'où une péritonite mortelle, soit avec un des points de l'intestin, si des adhérences ont eu le temps de s'établir, soit avec le tissu cellulaire péri-vésical, d'où un abcès urineux ou une infiltration d'urine.

A l'autopsie ces perforations se distinguent par la forme spéciale de l'orifice, qui semble taillé à l'emporte-pièce, par la présence d'une muqueuse sur les bords de la solution de continuité et jusqu'à une certaine distance du côté du foyer, et par l'existence d'autres cellules dans la vessie.

L'existence de l'affection décrite par Mercier peut être considérée comme démontrée, toute la question est de savoir si ces ulcérations perforantes ont pour siége exclusif des cellules préexistantes, ou si elles peuvent prendre naissance en d'autres points de la muqueuse vésicale.

Des auteurs anglais, Lawson en 1870, Bartbet en 1876, et Oliver en 1885, sans parler de la théorie de Mercier qu'ils ne paraissent pas connaître, ont admis une forme un peu différente d'ulcération vésicale qu'ils comparent pour la marche et la pathogénie à l'ulcère simple de l'estomac.

Lawson rapporte quatre observations de cette lésion, dont trois sans autopsie, où le diagnostic ne s'appuie que sur une douleur hypogastrique et sur les souffrances occasionnées par la miction, et qu'on peut par conséquent considérer comme peu probantes. La quatrième est complétée par l'autopsie, qui a montré une ulcération reproduisant, dit l'auteur, les caractères ordinaires de l'ulcère simple de l'estomac. On peut supposer que cette ulcération ne siégeait pas au fond d'une cellule, puisqu'il n'en est fait aucune mention. Lawson croit cette affection propre au sexe féminin et en place le siége habituel au niveau du col.

Bartbet a publié une observation avec autopsie; c'est celle d'un ingénieur sans trouble vésical antérieur autre qu'une rétention d'urine passagère cinq ans auparavant chez lequel un effort pour soulever une barre de fer détermine une douleur vive dans le bas-ventre et une rétention complète; le quatrième jour la douleur s'accentue, le cinquième l'urine est mêlée d'un peu de pus et la mort survient huit jours après le début des accidents. A l'autopsie on trouve au milieu de la face postérieure de la vessie un orifice ovale, infundibuliforme, qui semble avoir été taillé à l'emporte-pièce et rappelle tout à fait un ulcère de l'estomac. Le reste de la muqueuse vésicale est tuméfié et parsemé de rougeurs superficielles, mais ne présente pas les traces d'une inflammation chronique ancienne. L'auteur conclut à l'existence d'une ulcération circonscrite et latente évoluant vers la perforation spontanée qui a été déterminée par un effort.

Enfin Oliver a décrit les caractères et la marche de l'ulcère perforant de la vessie, en s'appuyant sur des observations personnelles auxquelles il se contente de faire allusion, dans un article où l'hypothèse paraît jouer un grand rôle. « Toujours primitivement aigu », dit James Oliver, « l'ulcère perforant peut cependant revêtir un caractère chronique et présente une grande tendance à la récidive. Il est *plus que probable* que l'embolie et la thrombose sont la cause de cet ulcère, comme de celui de l'estomac et du duodénum avec lequel il présente de grandes analogies. La diathèse rhumatismale agit comme cause prédisposante en favorisant la formation des embolies. Les femmes sont plus souvent atteintes que les hommes, surtout à l'âge de la puberté. Les causes déterminantes sont encore inconnues. Un ou plusieurs ulcères peuvent se développer suivant le nombre des vaisseaux oblitérés; leur profondeur est variable. Cet ulcère se développe ordinairement d'une façon très-insidieuse, sans signe d'inflammation ou de suppuration, et peut aboutir à une péritonite mortelle par perforation avant qu'on ait pu le reconnaître. Le symptôme le plus fréquent est une douleur plus ou moins constante, rapportée à l'hypogastre, aggravée par la pression et la moindre distension de l'organe. Les mictions sont fréquentes, douloureuses à la fin; il y a du ténesme et le plus souvent du sang dans l'urine à partir du troisième ou du quatrième jour, mais en très-petite quantité et avec les dernières gouttes d'urine. »

Le Dentu donne dans son *Traité des maladies des voies urinaires* le dessin d'une pièce de la collection de Voillemier qui montre une large perforation ayant succédé à une ulcération de la paroi antérieure de la vessie, au voisinage du col, et faisant communiquer cet organe avec un abcès péri-vésical. Des végétations nombreuses sont disséminées autour de la perforation et sur toute l'étendue de la paroi antérieure de la vessie. Le manque de détails ne permet pas de se prononcer sur la nature de cette ulcération.

Rapprochons de ce cas une observation encore inédite prise dans le service de Guyon par notre collègue et ami Boursier, qui a eu l'obligeance de nous la communiquer. Il s'agit d'un homme de cinquante-trois ans, sans autre antécédent urinaire qu'une blennorrhagie de trois mois à l'âge de dix-huit ans, et sans antécédent diathésique personnel ou héréditaire, qui fut pris trois ans avant son entrée à l'hôpital d'une hématurie qui dura trois ou quatre jours, sans être influencée par la marche, et s'accompagna d'une légère augmentation de fréquence des mictions, avec cuisson dans la verge; cette hématurie ne se renouvela qu'au bout d'un an, avec les mêmes caractères, et reparut depuis cette époque tous les deux ou trois mois, sans cause appréciable, durant chaque fois trois ou quatre jours. A son entrée, quinze jours après la dernière hématurie, les urines sont claires, les mictions un peu fréquentes (sept le jour, cinq la nuit), indolentes; avec l'explorateur métallique on sent une légère saillie du côté gauche de la vessie, le toucher rectal révèle deux petites bosselures du même côté en arrière de la prostate, qui est un peu volumineuse; l'évacuation de la vessie avec la sonde ne détermine pas d'hémorrhagie. L'urine est seulement un peu teintée de sang dans la journée qui suit l'exploration. Mauvais état général, aspect cachectique, pas d'appétit. Diarrhée rebelle. Le malade meurt au bout de quinze jours, sans nouvelle hématurie. Le diagnostic avait été tumeur vésicale infiltrant la paroi à gauche. L'autopsie montre que la tumeur était simulée par une péricystite localisée et que la véritable lésion était une ulcération superficielle occupant la paroi postérieure de la vessie; néphrite suppurée à gauche avec destruction des pyramides et dilatation de 'l'uretère, rien à droite. Cirrhose du foie. Poumons congestionnés. Testicules sains.

Le professeur Guyon porta d'après l'examen des pièces le diagnostic de tuberculose, à cause de l'aspect caractéristique du rein gauche, et persista dans ce diagnostic, quoique l'examen histologique n'ait permis de trouver ni tubercules ni bacilles.

Que conclure des faits un peu dissemblables que nous venons d'exposer? La seule variété d'ulcère perforant simple dont l'existence et la pathogénie soient bien établies est celle qu'à décrite Mercier et qui siége au fond d'une cellule. Quant aux ulcérations qui se développent en d'autres points, leur existence n'est pas discutable, mais leur nature n'est pas démontrée et l'on peut se demander avec le professeur Guyon si ce ne sont pas toujours des ulcérations tuberculeuses. En tout cas la question doit être réservée en attendant un plus grand nombre de faits bien observés.

Cette opinion est confirmée par les recherches de Schatz, qui décrit chez la femme sous le nom d'*ulcérations probablement tuberculeuses* des ulcérations apparaissant sans cause et durant des années avec cystite douloureuse. Elles se présentent sous forme de larges ulcérations, d'une induration ligneuse à leur base, lisses et remarquablement visqueuses à leur surface, et ont été rencontrées presque exclusivement par cet auteur sur la paroi antérieure de la vessie. Dans un cas de ce genre il a réséqué avec succès par la taille hypogastrique une portion circulaire de 8 centimètres de diamètre de la paroi vésicale. L'examen de la pièce ne lui a pas fait rencontrer de bacilles, mais il a trouvé des tubercules bien caractérisés.

Les ulcérations tuberculeuses multiples sont de beaucoup les plus fréquentes. Leur siége habituel est au niveau du col, dans l'urèthre prostatique, puis sur le trigone, près de l'embouchure des uretères; elles peuvent aussi s'étendre à l'urèthre antérieur. De nombre variable, quelquefois très-multipliées, elles sont ordinairement petites et ressemblent aux ulcérations de l'herpès génital, à des pustules de variole, à des godets de favus. Le plus souvent superficielles, elles peuvent aussi déterminer des destructions profondes et étendues portant sur le col, sur l'urèthre prostatique, sur la portion pénienne ou sur un point quelconque de la vessie, comme le démontrent des pièces du musée de l'hôpital Necker.

Enfin dans les tumeurs bénignes ou malignes de la vessie l'ulcération est une complication rare, et Guyon, dans une clinique récente, disait n'en avoir observé qu'un exemple, sur une femme dont il a dilaté l'urèthre et chez laquelle l'introduction du doigt dans la vessie a permis de sentir une vaste ulcération. Cette intervention n'a d'ailleurs pas soulagé la malade, qui n'est pas revenue dans le service.

SYMPTÔMES ET DIAGNOSTIC. En dehors des symptômes propres aux affections si diverses que nous venons de passer en revue, et dans le cours desquelles peuvent apparaître des ulcérations de la vessie, on peut chercher à dégager les symptômes qui sont directement sous la dépendance de ces dernières.

La marche insidieuse de l'affection dans plusieurs des faits que nous avons réunis sous la rubrique d'ulcère perforant chronique, et dans lesquels l'ulcération se montre aussi isolée que possible d'autres lésions vésicales, suffit à démontrer la pénurie de sa séméiologie. Des signes invoqués comme propres à l'ulcération vésicale, présence d'une quantité notable de pus dans l'urine, douleurs provoquées par le frôlement de la sonde, vives souffrances occasionnées par la miction, surtout chez la femme, et hématurie, il n'en est aucun qui soit à peu près constant et leur réunion permet à peine de soupçonner la lésion, comme le fait très-justement remarquer Le Dentu, la cystite suffisant à produire le même tableau symptomatique. Le diagnostic sera donc toujours incertain, à moins de données nouvelles, et les présomptions s'appuieront bien plutôt sur la marche de l'affection et sa persistance sans cause appréciable que sur les symptômes présentés par les malades. L'examen direct par la vue ou le toucher permet seul jusqu'à présent d'affirmer l'existence d'une ulcération de la vessie.

Si nous ne trouvons pas de symptôme caractéristique, nous pouvons tout au moins en éliminer un, l'hématurie, souvent mis en avant par des auteurs qui substituent le raisonnement à l'observation, mais qui n'est presque jamais, en réalité, sous la dépendance d'une ulcération vésicale. Toutes les observations déposent en effet dans le même sens et démontrent que l'hématurie est sans relation avec la profondeur et l'étendue de l'ulcération, que des ulcérations peuvent exister sans donner lieu à des hématuries et que des hématuries persistantes peuvent se montrer avec des ulcérations superficielles ou sans la moindre trace d'ulcération. Dans les lésions à grandes hématuries, tuberculose et tumeurs, les pertes de sang ne sont pas contemporaines des ulcérations; dans la tuberculose vésicale, comme dans la tuberculose pulmonaire, les hématuries abondantes sont surtout un symptôme de début et même un symptôme prémonitoire et se rencontrent beaucoup plus rarement à la période terminale où surviennent les ulcérations; dans les tumeurs, bénignes ou malignes, les hématuries abondantes sont la règle, et on n'observe qu'exceptionnellement des ulcérations. Dans les deux cas, c'est la congestion et non l'ulcération qui tient sous sa dépendance le symptôme hémorrhagie. Il n'en est pas toujours ainsi cependant et dans des cas exceptionnels, comme dans celui que nous avons résumé plus haut, des hématuries abondantes et répétées peuvent être sous la dépendance d'une ulcération vésicale.

Le pronostic des ulcérations vésicales varie avec leur cause; on peut dire toutefois avec Le Dentu qu'il est assez grave d'une manière générale, à cause de leur résistance aux traitements habituels, des troubles fonctionnels qu'elles entretiennent ordinairement et de la perforation de la vessie qui peut en être la conséquence.

Le diagnostic d'ulcération vésicale, quand il peut être soupçonné, ne comporte pas avec lui d'indication thérapeutique spéciale quand l'ulcération est liée à une autre affection de la vessie, cystite simple ou tuberculeuse, ou tumeur vésicale. C'est au traitement de l'affection primitive qu'est alors subordonné celui de l'ulcération qui la complique, à moins que cette dernière ne détermine l'exacerbation d'un symptôme important comme la douleur ou l'hématurie, qui commande alors un traitement particulier, la taille hypogastrique ou vaginale ou la boutonnière périnéale avec dilatation du col. Mais on obéit dans ces conditions à une indication symptomatique, indépendamment du diagnostic, en quelque sorte, dont l'obscurité est dans le cas particulier sans préjudice pour le malade.

Dans les ulcérations traumatiques par calcul, corps étranger ou sonde à demeure, la suppression de l'agent vulnérant est le traitement qui s'impose et qui suffit presque seul, s'il n'est pas employé trop tard.

L'ulcère perforant simple de Mercier et des auteurs anglais nécessiterait théoriquement, si son existence et surtout l'imminence d'une perforation pouvaient être reconnues, la large incision et la fistulisation de la vessie pour favoriser sa guérison par le repos de l'organe et prévenir les dangers d'une rupture pathologique. C'est cette indication qu'ont eu l'intention de remplir chez la femme James Simpson, Lawson, Marion Sims et d'autres chirurgiens américains, en incisant sur un conducteur, par le vagin, le dernier quart de l'urèthre et la vessie dans l'étendue d'un pouce, et en maintenant béante cette fistule vésicovaginale jusqu'à la guérison complète, qui pourrait être obtenue en quelques semaines dans les cas favorables. Mais, en réalité, l'absence d'un diagnostic suffisamment rigoureux dans presque tous ces cas réduit cette intervention aux proportions plus modestes d'un traitement symptomatique dont les malades, du reste, paraissent s'être le plus souvent bien trouvées.

Enfin, si l'on pouvait reconnaître l'existence en un point abordable de la vessie d'une ulcération isolée rebelle au traitement, on serait parfaitement autorisé à suivre l'exemple de Schatz et à faire une résection partielle de la vessie que la nature presque constamment tuberculeuse de cette lésion rend encore plus indiquée.

E. Altérations de structure et tumeurs. Les modifications durables qui peuvent survenir dans la structure de la vessie et qui portent sur un point limité ou sur toute l'étendue de cet organe sont assez nombreuses. Nous décrirons successivement : la dégénérescence de la couche musculaire de la vessie, son hypertrophie, les cellules et poches vésicales et la hernie intra-vésicale, les soi-disant rétrécissements et les valvules du col, l'épaississement partiel de la vessie, les varices et enfin les tumeurs bénignes et malignes de cet organe.

a. *Dégénérescence de la couche musculaire de la vessie.* Lorsque la vessie se laisse distendre par l'urine et réalise les conditions de la rétention chronique, complète ou incomplète, avec distension, on peut invoquer soit une atonie primitive indépendante de toute altération matérielle des fibres musculaires, question que nous examinerons plus loin dans le chapitre consacré aux troubles de la sensibilité et de la contractilité, soit une dégénérescence de la couche musculaire de l'organe, mot préférable à celui d'atrophie, qui est classique, car la couche musculaire est souvent épaissie, comme nous le verrons, malgré la distension de la vessie.

Le Dentu en décrit deux variétés, l'atrophie phlegmasique, par dégénérescence inflammatoire de la fibre musculaire, et l'atrophie mécanique, par distension.

La dégénérescence phlegmasique est assez rare et la lésion anatomique qui la caractérise n'est pas exactement déterminée ; on l'observe à la suite des inflammations prolongées de la muqueuse de la vessie ou du péritoine qui entoure cet organe et on l'admet par analogie, sans qu'aucun examen ait encore établi si le muscle subit la transformation granulo-graisseuse ou s'il se produit une sclérose des éléments conjonctifs suivie d'atrophie simple de l'élément contractile. Le Dentu rapporte un cas fort intéressant dans lequel l'atrophie consécutive à une pelvi-péritonite fut très-favorablement influencée par les injections sous-cutanées d'ergotine, succès thérapeutique qui confirme le diagnostic.

La dégénérescence par distension est beaucoup plus fréquente ; elle s'observe presque exclusivement chez les prostatiques, mais les conditions de son développement ne sont pas purement mécaniques et l'on donnerait une idée plus exacte de sa pathogénie en l'appelant *dégénérescence sénile par distension.*

En effet, s'il n'est pas permis de négliger le rôle de l'obstacle prostatique qui sert de cause déterminante à la dilatation, il faut tenir un plus grand compte encore de l'état de la vessie qui se trouve avoir à lutter contre cet obstacle, car ce sont les altérations préalables subies par sa couche musculaire qui la font se distendre et céder, au lieu de s'hypertrophier comme elle le fait habituellement chez les rétrécis, qui sont des sujets jeunes.

Civiale avait reconnu cette influence, en l'exagérant, quand il soutenait contre Mercier la théorie de l'inertie primitive de la vessie ; mais la démonstration scientifique du fait est toute récente et l'honneur en revient à notre collègue et ami Launois.

Par des examens histologiques nombreux il a reconnu que la vessie subissait avec l'âge des modifications portant surtout sur la tunique musculaire, qui est épaissie, et sur la couche sous-muqueuse, modifications qui consistent en une sclérose de ces couches.

Il a établi en outre que l'hypertrophie de la prostate n'était pas une affection locale, mais une manifestation d'un état général, de l'athérome, dont il a pu constater l'existence cliniquement ou anatomiquement chez tous les sujets soumis à son examen. En même temps que la glande prostatique, tout l'arbre urinaire a subi des modifications correspondantes, endo-artérite et sclérose, dont la constatation anatomique éclaire et explique l'impressionnabilité extrême de ces organes à toutes les influences pathogènes, que le professeur Guyon avait déjà signalée dans ses cliniques.

La vessie surprise dans ces conditions par l'obstacle prostatique cherche à lutter et s'hypertrophie au niveau de ses parties les moins atteintes, d'où la formation de colonnes, mais bientôt les progrès de la sclérose étouffent les éléments contractiles, le muscle vésical perd son action et la vessie devient un réservoir inerte qui se laisse dilater.

La répartition des lésions peut se faire de telle sorte, dit le professeur Guyon, que la prostate ne soit pas l'organe le plus modifié ; c'est alors que s'observent ces cas de distension souvent extrême sans déformations prononcées du |col, l'inertie de la vessie domine alors la scène pathologique. Par contre, de volumineuses hypertrophies s'observent chez des malades qui échappent à la rétention et restent indemnes de complications : les premiers sont des prostatiques sans hypertrophie; les seconds, malgré le volume souvent considérable de leur prostate, ne sauraient être qualifiés de prostatiques.

Ces cas extrêmes nous paraissent bien mettre en lumière la subordination de la dilatation de la vessie à l'état anatomique de son appareil musculaire.

Nous n'avons pas à décrire ici les lésions anatomo-pathologiques qui caractérisent l'hypertrophie de la prostate, et il nous suffit de signaler la dilatation des uretères et des bassinets avec atrophie de la substance rénale qui complique souvent la distension de la vessie. Nous nous occuperons seulement de l'état des parois de la vessie.

Dans certains cas, bien décrits par Civiale, les parois vésicales sont minces, molles, décolorées, et présentent à peine quelques vestiges de la tunique musculeuse; il y a une véritable atrophie. Une vessie de ce genre examinée par Launois lui a fait reconnaître une sclérose de la paroi vésicale et une diminution de volume des faisceaux de fibres musculaires lisses.

Il est rare de rencontrer cet amincissement général des parois de la vessie qui, au contraire, sont le plus souvent épaissies. Cet épaississement porte surtout sur la couche musculaire, mais l'examen histologique y fait reconnaître une proportion notable de tissu scléreux, dense, tant sous forme de fines bandelettes entre les faisceaux primitifs que sous forme de bandes plus épaisses interposées entre les faisceaux secondaires. On comprend ainsi que cette hypertrophie apparente s'allie à une impuissance fonctionnelle presque complète.

Les signes cliniques de la dégénérescence des fibres musculaires de la vessie sont faciles à constater. L'urine s'écoule lentement, en bavant, malgré les efforts des muscles abdominaux qui ne peuvent vider que très-incomplétement la vessie, souvent même la rétention est absolue. La vessie forme dans la région hypogastrique une tumeur rarement résistante, et dont la paroi antérieure fuit ordinairement sous la main et se laisse déprimer. Cette distension n'est pas douloureuse et peut atteindre des proportions énormes sans que le malade s'en aperçoive. Elle s'accompagne de polyurie.

Quand on pratique le cathétérisme l'urine coule sans force de projection, à moins qu'on n'exerce une pression sur la paroi abdominale.

Ces symptômes ne renseignent pas sur le degré d'altération des parois vésicales; seule l'évacuation progressive et lentement conduite du réservoir urinaire montrera ce qu'il a conservé de son élasticité et de sa contractilité.

Le pronostic de la distension vésicale avec dégénérescence de la couche musculaire est très-grave à cause des lésions étendues à tout l'appareil urinaire dont elle n'est qu'une des manifestations.

Son traitement ne peut être que palliatif et les lésions que nous avons décrites montrent l'inutilité et le danger des moyens thérapeutiques qui cherchent à réveiller la contractilité des fibres musculaires. C'est en somme le traitement de la rétention chronique avec distension, traitement délicat et difficile que nous n'avons pas à discuter ici.

Il semble qu'il faille faire une exception pour les dégénérescences inflammatoires, et la malade de Le Dentu paraît avoir tiré un certain bénéfice des injections sous-cutanées d'ergotine que ce chirurgien lui a fait pratiquer.

b. *Hypertrophie de la couche musculaire de la vessie.* Comme le ventricule gauche du cœur en cas de rétrécissement aortique, selon l'heureuse comparaison de Le Dentu, la vessie s'hypertrophie quand un obstacle au cours de l'urine l'oblige à augmenter l'énergie de ses contractions, et cette hypertrophie porte sur sa couche musculaire. La condition de sa production, c'est que la résistance de l'obstacle puisse être surmontée par le muscle vésical.

Les altérations que nous avons décrites dans le paragraphe précédent et qui se rencontrent habituellement dans la vessie des vieillards rendent sa couche musculaire incapable de supporter la lutte, aussi cède-t-elle et se laisse-t-elle distendre, presque toujours après une tentative de résistance qui se traduit par une hypertrophie localisée à certains faisceaux, d'où la formation de piliers et de colonnes.

Les vessies de sujets jeunes au contraire s'hypertrophient régulièrement, sans perdre leur forme ; c'est surtout chez les rétrécis qu'on a l'occasion de les observer.

Dans ces conditions, la paroi de la vessie acquiert une épaisseur considérable pouvant aller jusqu'à plus de 2 centimètres. Cet épaississement porte sur la couche musculaire où il est également réparti et ne détermine pas la formation de piliers et de colonnes comme l'hypertrophie disséminée ; dans quelques cas cependant cette disposition peut s'y trouver associée à un certain degré.

Cette hypertrophie est une véritable hypertrophie concentrique et s'accompagne d'une certaine diminution de la capacité vésicale ; ce sont de petites vessies. Néanmoins quand cette diminution est extrême et va, par exemple, jusqu'à réduire les diamètres de la vessie de 4 à 5 centimètres pour l'antéro-postérieur et de 25 à 35 millimètres pour le tranversal, l'hypertrophie concentrique n'est pas seule en cause et il s'y est ajouté une sclérose des parois, une véritable cystite interstitielle. Les pièces du musée Civiale sur lesquelles on observe cette rétraction extrême de la vessie ont été recueillies sur des sujets porteurs de rétrécissements et de fistules.

L'hypertrophie de la tunique musculaire de la vessie chez les rétrécis rentrerait à bon droit dans la catégorie des hypertrophies dites *providentielles,* car non-seulement elle met les malades à l'abri des dangers de la dilatation vésicale du fait de leur rétrécissement, mais elle laisse à la vessie une contractilité si puissante qu'elle contre-balance souvent les effets de l'hypertrophie prostatique lorsque celle-ci se surajoute, par suite de l'âge, à la coarctation uréthrale ; de sorte qu'il serait permis, dit le professeur Guyon, de considérer un rétrécissement du canal survenu dans l'âge adulte comme la meilleure des sauvegardes pour ceux qui sont destinés plus tard à devenir des prostatiques.

Ces différences profondes entre le mode de réaction de la vessie contre l'obstacle uréthral et l'obstacle prostatique ont frappé depuis longtemps les observateurs qui cherchaient à les expliquer par le siége et les conditions mécaniques de l'obstacle. Ce que nous avons dit plus haut suffit à démontrer que c'est dans l'état du muscle vésical qu'il faut chercher la cause de ces différences. Aussi n'ont-elles rien d'absolu et voit-on la vessie se dilater d'emblée ou après une courte lutte quand un rétrécissement uréthral survient chez un vieillard, ou plutôt chez un décrépit. Cette dilatation est rare chez les jeunes sujets, mais elle peut cependant s'observer quand pour une cause quelconque le rétrécissement est plus fort que la vessie, surtout quand il se forme très-rapidement.

Le développement de l'hypertrophie du muscle vésical est généralement lent, il peut cependant se faire quelquefois avec une grande rapidité et, d'après J. Cruveilhier, un mois de rétention d'urine avec cystite pourrait suffire pour donner à la tunique musculaire un développement considérable chez des individus n'ayant présenté antérieurement aucun symptôme urinaire.

Le cathétérisme peut seul fournir quelques renseignements pour le diagnostic de cette lésion, en montrant l'épaississement des parois vésicales et la diminution de son diamètre antéro-postérieur, le plus facile à mesurer. On peut reconnaître aussi par ce moyen l'existence de colonnes à la surface interne de la vessie.

L'hypertrophie vésicale n'a par elle-même aucune gravité et doit être considérée au contraire comme une sauvegarde contre les accidents de la dilatation vésicale. Son seul inconvénient est d'aboutir quelquefois à une diminution qui peut être permanente de la capacité du réservoir urinaire.

Il n'y a par conséquent pas à parler de traitement pour l'hypertrophie ellemême. Quant à la rétraction vésicale qui lui succède, il faut bien se garder de la combattre mécaniquement : la dilatation vésicale par les injections ou les liquides sous pression, si doucement qu'on la conduise, ne donne que des résultats passagers et éveille souvent des accidents inflammatoires ; on n'obtiendra le succès, quand il est encore possible, qu'en cherchant à rendre la vessie plus tolérante par la suppression de tout obstacle à son évacuation et par des instillations argentiques, s'il existe quelque trace d'inflammation. C'est ici le cas de se souvenir de cet aphorisme, exagéré comme toutes les propositions de ce genre : la *vessie n'a pas de capacité anatomique, elle n'a qu'une capacité physiologique.*

c. *Cellules et poches vésicales. Hernie intra-vésicale.* Les cellules vésicales viennent d'être l'objet d'une très-consciencieuse étude dans la thèse de Robelin que nous mettrons largement à contribution pour la confection de ce chapitre.

Les vessies à cellules sont des vessies présentant une ou plusieurs tumeurs produites par la hernie de la tunique muqueuse à travers un écartement des fibres de la tunique musculaire. Voillemier et Le Dentu leur donnent le nom de poches quand elles atteignent de grandes dimensions ; Chopart les désignait sous le nom de cystocèles internes, Cruveilhier leur a donné le nom de hernies tuniquaires.

Chez certains sujets la face interne de la vessie prend un aspect réticulaire qui peut s'accentuer au point de former des colonnes et des piliers qui circonscrivent de véritables alvéoles qu'une dépression graduelle transforme en cellules. Tant que la muqueuse qui en forme le fond n'a pas dépassé les parois vésicales, ce sont des cellules au début ; quand elle constitue à la face externe de la vessie des boursouflures plus ou moins volumineuses, on a affaire à de grandes cellules, dont la capacité peut représenter jusqu'à 6 fois celle de la vessie, comme dans l'observation du savant Isaac Cazaubon, due à Bonet.

Le siége de ces cellules est très-variable, et on peut en rencontrer dans tous les points de la vessie, il est cependant très-rare d'en voir au voisinage du col et surtout au niveau du trigone. Leur nombre est généralement restreint, 1 à 4, mais on a pu en observer jusqu'à 40. Leur volume, ordinairement en raison inverse de leur nombre, peut dépasser de beaucoup, comme nous l'avons vu, celui de la vessie. Tantôt elles sont flottantes, comme pédiculées, tantôt elles adhèrent intimement aux tissus voisins.

La forme des cellules est variable, d'autant plus irrégulière qu'elles sont plus développées, mais elles communiquent presque toujours avec la vessie par un orifice relativement étroit, dont le diamètre peut ne pas dépasser 2 millimètres; les bords de cet orifice sont recouverts par la muqueuse vésicale, qui se continue dans l'intérieur de la cellule, fait important qui sert à distinguer les cellules volumineuses de foyers d'abcès ou d'infiltration d'urine.

La structure des cellules est caractéristique : leurs parois sont toujours moins épaisses que celles du reste de la vessie et les uretères ne s'y insèrent jamais. Elles sont constituées par la muqueuse vésicale qui se prolonge dans toute leur étendue ; très-rarement des faisceaux musculaires la doublent dans les grandes cellules, mais une couche plus ou moins importante de tissu musculaire peut s'observer à la surface des cellules au début, comme le prouve l'examen histologique de deux petites cellules fait par Baudoin et rapporté par Robelin. Launois, dont l'étude a porté sur de grandes cellules, a noté l'épaississement de la couche sous-muqueuse formée d'un tissu fibreux serré se confondant insensiblement avec la muqueuse.

Les petites cellules sont assez fréquentes, mais les grandes, qui dépassent le volume du poing, sont au contraire d'une grande rareté. Leur existence est exceptionnelle chez la femme et chez l'enfant, conséquence naturelle de leur mode de développement, qui est manifestement sous la dépendance d'obstacles à la miction. Cruveilhier, qui a étudié le mécanisme intime de leur formation, a établi qu'elles se produisaient non par simple distension, mais par contraction, la vessie hypertrophiée pressant sur son contenu inextensible qui ne peut s'échapper ou ne s'échappe que difficilement par l'urèthre, et entraîne la muqueuse au niveau des points où elle est le moins soutenue.

Le contenu de ces cavités est généralement formé par de l'urine semblable à celle de la vessie, mais, quand les cellules sont volumineuses et emflammées, l'urine qu'elles contiennent est souvent notablement plus purulente que celle du reste du réservoir. Dans un certain nombre de cas, les cellules vésicales sont habitées par des calculs qui les remplissent plus ou moins complétement et peuvent même quelquefois en sortir et y rentrer ; nous étudierons plus loin ces calculs sous le nom de calculs enchatonnés et migrateurs. Dans des cas beaucoup plus rares, mais dont la réalité paraît démontrée, l'orifice de communication d'une cellule qui contient un calcul peut disparaître : c'est ainsi que se trouve produite une des variétés de calculs enkystés. On admet alors que le calcul a pénétré ou s'est développé dans une cellule encore très-petite, et qu'il a distendu en s'accroissant les parois de cette cellule, sans que cette distension puisse porter sur son collet qui en représente la portion la plus résistante. Tantôt l'orifice garde les dimensions primitives, qui ne sont parfois que de quelques millimètres, et ne peut être retrouvé qu'à l'autopsie après une recherche attentive : le calcul est cliniquement enkysté ; tantôt l'orifice disparaît par soudure de ses bords enflammés et dépouillés de leur épithélium, et l'enkystement vrai se trouve réalisé.

Les cellules petites et moyennes ne se révèlent au lit du malade par aucun symptôme, tout au plus peut-on en soupçonner l'existence quand elles contiennent des calculs, par suite des particularités qu'elles impriment à la symptomatologie de ces derniers et surtout par les résultats de l'exploration intra-vésicale. Les probabilités qui en résulteront seront confirmées par l'histoire du malade qui aura un passé urinaire, ce sera le plus souvent un prostatique ou un rétréci.

Les très-grandes cellules peuvent se traduire par une bosselure appréciable à l'hypogastre, à la surface de la vessie distendue par l'urine, saillie qui s'efface par la pression en déterminant un impérieux besoin d'uriner et qui reparaît à la suite d'une injection vésicale. Ce symptôme est d'une rareté extrême.

En dehors de l'existence de calculs, le diagnostic de cellule vésicale est bien rarement fait. Il est cependant possible, pour les grandes cellules, bien entendu, en tenant compte du mode d'évacuation de la vessie après le cathétérisme, comme l'a indiqué Civiale, et en utilisant la percussion, la palpation abdominale et le toucher rectal : une tumeur douloureuse, mate, qui disparaît par la pression en donnant lieu à un écoulement d'urine purulente et fétide, ne peut guère être qu'une cellule ou un abcès de voisinage ouvert dans la vessie. Quant à l'exploration de la vessie avec une sonde, c'est un moyen absolument infidèle, à cause des sensations identiques que fournissent les contractions irrégulières, assez fréquentes dans les vessies anciennement malades.

La rareté extrême des vessies doubles ou cloisonnées ne permet pas de songer à la possibilité d'un diagnostic différentiel ; elles se distinguent anatomiquement des cellules par l'épaisseur normale de la couche musculaire dans leurs parois, et par le mode d'insertion des uretères qui s'ouvrent chacun dans une cavité différente.

Outre les calculs dont nous avons parlé, les cellules peuvent présenter un certain nombre de complications parmi lesquelles la principale est l'inflammation. Celle-ci transforme leur muqueuse en un tissu de granulations et provoque des ulcérations, décrites par Mercier, qui ont une grande tendance à la perforation et déterminent alors une péritonite ou la formation d'une fistule avec un des points de l'intestin ; Houel a signalé aussi le rôle des cellules dans la rupture spontanée de la vessie.

Le pronostic des cellules vésicales est grave par la cause même de la lésion, qui dénote un obstacle sérieux au cours de l'urine, et par les complications que nous venons de signaler et qui sont souvent mortelles.

Le traitement ne peut être que palliatif, d'autant plus que le diagnostic est bien rarement posé ; il consiste à faciliter le cours de l'urine et à s'opposer à son altération par des lavages appropriés. Nous verrons à propos des calculs les indications que fait naître leur enchatonnement.

La même condition anatomique qui favorise le développement des cellules vésicales, l'affaiblissement de la couche musculaire avec écartement de ces faisceaux, permet aussi l'apparition d'une lésion tout à fait exceptionnelle, la *hernie intra-vésicale*, sorte de cellule retournée en doigt de gant, saillante du côté de la cavité vésicale et dont le péritoine tapisse la face interne. L'intestin peut s'engager dans ce diverticule et même s'y étrangler, comme le prouve une pièce déposée par Cloquet au musée Dupuytren sous le numéro 251 (appareil de la digestion). Une disposition semblable peut se trouver réalisée après une déchirure traumatique de la vessie ; Willet en aurait rapporté un exemple, cité sans détails par Max Bartels dans son travail sur les traumatismes de la vessie.

Ces faits échappent forcément au diagnostic.

d. *Rétrécissement du col. Valvules du col.* Nous serons très-brefs sur cette question qui, après avoir soulevé des discussions passionnées auxquelles se rattachent surtout les noms de Mercier, de Caudmont et de Civiale, est tombée aujourd'hui dans un légitime oubli, ainsi que les opérations spéciales imaginées pour combattre c ette disposition successivement désignée sous les noms de barre, de valvule, de barrière uréthro-prostatique, et de rétrécissement du col, par Le Dentu. Cette dernière dénomination nous paraît peu heureuse, car il s'agit bien plus d'une perte de souplesse et d'une modification de forme que d'un véritable rétrécissement.

Sans parler des valvules prostatiques dues à l'hypertrophie du lobe moyen, dont l'histoire se rattache à celle de l'hypertrophie de la prostate, il est incontestable que la disposition anatomique décrite par Mercier sous le nom de valvule musculaire du col existe dans un petit nombre de cas. Elle se présente sous forme d'une barre transversale ou plutôt un peu concave en haut, occupant le bord antérieur du trigone et constituée par un repli de la muqueuse doublée de fibres musculaires hypertrophiées.

Pour Mercier et Caudmont, d'après son élève Delefosse, cette saillie serait due à l'arrachement des fibres transversales du trigone de leurs insertions aux aponévroses latérales de la prostate, arrachement déterminé par la contracture et la rétraction de ces fibres. La lèvre antérieure du col est moins déformée parce que les fibres longitudinales qui entrent dans sa structure luttent avec succès contre les fibres transversales.

Mais, si l'existence de cette déformation ne peut être niée, il n'en est pas de même des symptômes que lui attribuait Mercier, et qu'il déduisait d'une théorie reconnue fausse du mécanisme de la miction.

Ces symptômes sont les suivants : une douleur parfois très-obtuse au col de la vessie, une certaine sensibilité des lobes prostatiques accompagnée d'une légère tuméfaction, des engourdissements ou des élancements à l'extrémité de la verge, des écoulements muco-purulents accompagnés de pertes séminales; enfin, difficulté à commencer la miction, projection imparfaite du jet, et fin de la miction signalée par les coups de piston fréquents et peu efficaces. En outre, on pourrait relever dans les antécédents immédiats du sujet les signes du spasme et de la contracture du col.

D'après Le Dentu, le diagnostic par le cathétérisme serait parfois possible, bien que Mercier lui-même reconnaisse qu'il ne l'est presque jamais.

Comme traitement Leroy (d'Étiolles), qui ne croyait qu'aux valvules prostatiques, introduisait dans la vessie une sonde soutenue par un mandrin courbe, puis il substituait à ce dernier un mandrin droit dans le but de refouler la lèvre postérieure du col. Mercier fit construire un inciseur spécial, à deux branches, qui agit comme un emporte-pièce, mais cet instrument n'a pas donné de résultats concluants, même entre les mains de son inventeur, et a été rapidement abandonné par ceux qui, comme Le Dentu, ont essayé d'en faire usage.

En somme, la valvule musculaire est une trouvaille anatomique et son rôle dans la rétention d'urine n'est pas établi. Les signes cliniques et l'exploration de la vessie ne permettent pas d'en reconnaître l'existence avec certitude, et les opérations destinées à la combattre, déjà condamnées par cet obscurité du diagnostic, ont donné des résultats tels qu'elles ne peuvent être acceptées. Aussi voit-on des maîtres de l'expérience de Guyon et de Thompson déclarer qu'ils n'ont pas trouvé de cas où cette opération parût indiquée, et qu'ils ne sauraient la conseiller dans aucune circonstance.

e. *Épaississement partiel de la vessie.* Dans son *Traité des maladies des voies urinaires*, publié en 1860, Philips décrit sous le nom de « tumeurs dans l'épaisseur des parois vésicales » des scléroses localisées consécutives à l'inflammation chronique de la vessie et aboutissant à la formation de plaques dures, franchement fibreuses, tout à fait comparables à celles qui se développent dans la paroi de certains kystes ovariques.

Les coupes portant sur leur épaisseur montrent que les couches constituantes de la vessie ont disparu à leur niveau et que leur tissu a souvent un aspect lardacé ayant quelque analogie avec celui des squirrhes.

Les lésions portées à ce point sont exceptionnelles, mais il est beaucoup moins rare de rencontrer des épaississements localisés à limites diffuses qui ne se traduisent que par une augmentation de consistance des parois vésicales qui ont perdu à ce niveau leur élasticité. Ces épaississements qui surviennent à la suite d'une cystite interstitielle ou d'une péri-cystite n'ont d'intérêt qu'au point de vue du diagnostic. C'est surtout avec les tumeurs vésicales qu'on pourra les confondre, et il faut avouer que l'erreur est quelquefois impossible à éviter, comme nous le verrons plus loin en étudiant le diagnostic différentiel des néoplasies de la vessie.

f. *Varices de la vessie.* Les cas dans lesquels on a pu constater anatomiquement l'existence des varices du col vésical sont très-rares, mais assez nets pour ne pas laisser place au doute.

Bonnet rapporte qu'après la mort d'un homme qui avait eu pendant longtemps les symptômes ordinaires aux calculeux on trouva seulement les veines du col de la vessie variqueuses et très-distendues par le sang.

Morgagni a ouvert le corps d'un homme de soixante ans dont la vessie était fort épaisse. Des vaisseaux sanguins répandus sur la face interne de ce viscère se portaient vers l'orifice de son col; ils étaient tellement distendus par le sang qu'ils semblaient autant d'hémorrhoïdes qui recouvraient cet orifice.

Chopart a assisté à l'ouverture d'un calculeux sujet à l'hématurie et aux hémorrhoïdes anales. La vessie présentait des vaisseaux variqueux qui se portaient en serpentant au col de la vessie et s'y prolongeaient; le plexus veineux de la prostate était très-dilaté.

Guyon, en 1854, a présenté à la Société anatomique une pièce provenant du service de Laugier; à l'autopsie d'un malade entré pour une affection du genou et mort d'hématurie il avait trouvé des varices très-développées au col de la vessie. L'une d'elles, largement ulcérée, avait été le point de départ des hémorrhagies. Ce malade avait eu neuf ans auparavant une myélite suivie de paraplégie avec paralysie vésicale, accidents qui n'existaient plus qu'à un léger degré au moment où les hématuries avaient commencé.

Duplay père, en 1855, dans son travail sur les *Altérations séniles des vésicules séminales*, rapporte deux autopsies dans lesquelles des vaisseaux flexueux et de dimensions exagérées entouraient la prostate et le col de la vessie. Il y avait en même temps chez les deux sujets un varicocèle très-volumineux. Il n'est pas question de varices saillantes du côté de la muqueuse.

Baraduc, en 1877, rapporte dans sa thèse l'autopsie d'un homme de soixante-dix ans, mort à la suite d'hématuries répétées. Un plexus veineux abondant entourait le col de la vessie et la prostate. La muqueuse était soulevée dans toute la zone voisine du col par une multitude de saillies formées par des veines; cette disposition s'étendait à une bonne partie du corps. Plusieurs fissures indiquaient nettement les sources de l'hémorrhagie. Cet homme avait des hémorrhoïdes anales très-développées.

Enfin nous avons trouvé nous-même à l'École Pratique sur un cadavre de jeune femme sans trace d'hémorrhoïdes une dilatation veineuse pédiculée du volume d'un gros pois contenant un caillot récent et occupant dans la vessie la région même du col; son pédicule traversait le col pour s'insérer sur l'origine de l'urèthre. La décomposition avancée du cadavre et les dégâts antérieurement commis ne nous ont malheureusement permis ni de présenter cette pièce ni de l'étudier suffisamment.

Le développement des varices du col de la vessie est favorisé par toutes les causes de congestion des organes du petit bassin, et l'on peut sans doute le rattacher à l'arthritisme comme les ectasies veineuses plus communes, varicocèle, hémorrhoïdes et varices crurales, qui paraissent devoir exister le plus souvent chez les sujets porteurs de varices du col.

On pourrait quelquefois, d'après Le Dentu, invoquer une cause plus spéciale qui expliquerait le développement rapide des lésions, c'est la paralysie vaso-motrice qui succède aux affections de la moelle : on a vu que le malade de Laugier avait eu une myélite, et Le Dentu a observé d'autre part, sur un malade mort huit jours après une paraplégie traumatique avec paralysie vésicale complète, une suffusion sanguine étendue ou des ecchymoses dans beaucoup de points de la vessie; au milieu de la teinte rouge vif des ecchymoses se détachaient nettement des veines turgescentes, d'un bleu sombre, de 1 à 2 millimètres de diamètre; on les voyait principalement à droite et à gauche du bas-fond et dans la paroi antérieure, tout près du col.

Les varices de la vessie n'ont guère été constatées anatomiquement que sur des sujets âgés, ce qui ne veut pas dire qu'elles ne puissent se développer dans la jeunesse ou à l'âge adulte, mais plutôt qu'elles peuvent être longtemps supportées sans accidents graves.

Les symptômes par lesquels se manifestent les varices vésicales, pesanteurs douloureuses et envies fréquentes d'uriner, ne sont que des signes de la congestion du col, dont les causes sont nombreuses. Les hématuries abondantes et répétées auraient plus de valeur, en l'absence de toute lésion capable de les expliquer, mais elles peuvent aussi être produites par un petit papillome inappréciable par le toucher rectal et le cathétérisme, affection beaucoup plus fréquente que les varices.

Le signe le plus caractéristique nous paraît être la difficulté de la miction, quelquefois même la rétention complète accompagnant les crises de congestion et cessant avec l'écoulement sanguin sans jamais se produire isolément, à condition qu'il s'agisse d'un sujet jeune dont la prostate ne puisse être soupçonnée d'hypertrophie et n'ayant pas de rétrécissement uréthral. Ce signe a été signalé par Tillaux dans un cas qui manque malheureusement de consécration anatomique, et on pourrait aussi l'expliquer par la présence au voisinage du col d'une petite tumeur incapable de s'y engager, sauf au moment des poussées congestives dont ces productions sont souvent le siége, comme nous le verrons plus loin.

Les symptômes éprouvés par les malades n'ont donc rien de pathognomonique, et, comme l'exploration instrumentale de la vessie est négative, il faut en conclure que le diagnostic de varices vésicales, dans l'état actuel de nos connaissances, ne peut jamais être posé avec certitude.

Il y a cependant des cas où l'on serait bien tenté de l'affirmer, lorsque, comme dans celui dont parle Tillaux, des crises congestives avec hématurie et rétention passagère sont séparées par des intervalles de santé parfaite, et se présentent chez un sujet jeune, porteur d'un varicocèle et dont le père était atteint d'hémorrhoïdes. Ce sujet fut très-soulagé par le massage du col avec les bougies Béniqué, des injections froides dans la vessie et le rectum, et des bains de siége froids.

C'est en effet aux moyens palliatifs de ce genre qu'il faut recourir tant qu'il n'y a pas d'accidents pressants, d'hémorrhagies compromettant la santé ou la vie. Dans ce dernier cas, sans s'attarder à l'emploi de la sonde à demeure et de la cautérisation du col, nous croyons que la seule conduite à suivre est de faire la taille hypogastrique qui, grâce à ses perfectionnements actuels, permet d'examiner la vessie, de vérifier ou de rectifier le diagnostic, et qui en tous cas met le chirurgien dans les meilleures conditions pour arrêter l'hémorrhagie. D'ailleurs celle-ci devra céder le plus souvent à la simple ouverture de la vessie, qui est le meilleur hémostatique. On profitera de la large voie ainsi créée et de la tolérance qu'elle confère à la vessie pour traiter directement les hémorrhoïdes soit par des cautérisations, soit par la dilatation du col.

Il est à peine nécessaire de mentionner la proposition faite à un malade par Mercier, au dire de Le Dentu, de lui broyer le point d'où venait le sang avec l'emporte-pièce destiné aux valvules, traitement qui heureusement paraît n'avoir jamais été appliqué.

g. *Tumeurs. Résection et suture de la vessie.* Nous réunissons dans le même chapitre l'étude des tumeurs bénignes et malignes de la vessie. Ces deux ordres de tumeurs présentent en effet, dans les symptômes par lesquels elles se manifestent, la plus grande analogie, souvent même une similitude complète pendant la glus grande partie de leur évolution, ce qui en rend le diagnostic différentiel presque impossible. Leur traitement se confond sur plus d'un point. Enfin l'anatomie pathologique même ne les sépare pas d'une manière absolue, car la vessie présente des exemples relativement nombreux de la transformation, aujourd'hui reconnue, des tumeurs bénignes en tumeurs malignes.

Nous n'entreprendrons pas ici l'historique de cette question qu'on trouvera fort bien exposé au début de la thèse de notre collègue et ami Pousson, au travail duquel nous avons eu souvent recours pour la rédaction de ce chapitre. Contentons-nous de dire que l'existence des tumeurs de la vessie est connue depuis longtemps, mais que leur étude sérieuse date d'une époque relativement récente, depuis que les progrès de la chirurgie ont permis de songer à les attaquer directement. C'est seulement dans ces dernières années que leur physionomie clinique s'est dégagée des obscurités qui la voilaient encore, et la plus grande part dans ce progrès revient à notre maître le professeur Guyon, dont nous nous efforcerons de reproduire l'enseignement.

Anatomie et physiologie pathologique. Voyons d'abord quelles sont les différentes variétés histologiques de tumeurs que l'on peut rencontrer dans la vessie. Nous empruntons la plupart de ces renseignements au travail récent de Küster, le plus complet qui ait encore paru sur ce point.

Les tumeurs de la vessie peuvent prendre leur point de départ : 1° dans sa couche musculaire; 2° dans sa couche muqueuse ou sous-muqueuse, et 3° dans l'épithélium ou dans les glandes. Elles peuvent aussi être la conséquence d'une irrégularité du développement embryonnaire.

1° *Tumeurs de la couche musculaire.* Les *myomes* vésicaux ne sont pas connus depuis longtemps, et Virchow les considérait encore en 1863 comme développés seulement aux dépens de la prostate. Sans parler du cas contesté de Knox, considéré par les uns comme un myome kystique et par les autres comme un simple décollement de la muqueuse avec quelques fibres musculaires, il en existe quatre exemples bien nets, dont deux ont été observés et enlevés sur le vivant, l'un par Jackson et l'autre par Volkmann, et dont les deux derniers ont été étudiés anatomiquement par Belfield, qui les a trouvés à l'amphithéâtre. Ce sont des tumeurs dures qui se développent le plus souvent aux dépens de la couche interne des fibres musculaires de la vessie et font saillie dans la cavité de cet organe; dans un cas de Belfield la tumeur, développée dans un point plus excentrique, faisait saillie à la surface externe de la vessie, sans rapports par conséquent avec sa cavité. L'accroissement de ces tumeurs paraît généralement lent, mais peut devenir rapide à un moment donné. Elles sont ordinairement pédiculées et peuvent se fragmenter spontanément. La muqueuse les recouvre. Leur structure est celle des myomes utérins avec l'évolution desquels elles ne sont pas sans analogie. Les vaisseaux peuvent être assez abondants dans ces tumeurs.

Polaillon a enlevé en décembre 1887 un myome pédiculé de la face externe de la vessie, gros comme une tête de fœtus, qui fut pris jusqu'à la fin de l'opération pour un fibrome utérin (*obs. inédite*).

2° *Tumeurs de la couche muqueuse et sous-muqueuse.* Ces tumeurs comprennent les polypes villeux, les polypes fibreux, les myxomes, les sarcomes et les carcinomes.

Polypes villeux. Décrites sous le nom de fibromes papillaires par Wirchow, de papillomes par Krämer, ces tumeurs sont certainement les plus nombreuses de toutes celles que l'on observe dans la vessie. Il faut savoir toutefois que toutes les tumeurs de la vessie ont de la tendance à prendre la forme villeuse et que cette apparence commune a été la cause d'une grande confusion dans leur nomenclature : depuis Rokitansky, le nom de cancer villeux leur a été souvent indistinctement appliqué. Il faut réserver le nom de polype villeux, ou de papillome, aux tumeurs exclusivement composées de villosités. Ces tumeurs sont uniques ou multiples, elles se rencontrent surtout au niveau du bas-fond et du trigone. Quand elles sont multiples, elles forment des bouquets qui peuvent hérisser presque toute la surface interne de la vessie. Elles affectent les dispositions les plus variées. Thompson en décrit deux variétés, les papillomes frangés et les fibro-papillomes. Leur structure varie depuis l'anse vasculaire recouverte d'épithélium presque sans stroma conjonctif, véritable angiome, jusqu'au fibrome d'une certaine densité. Chaque polype est constitué à son centre par un capillaire à parois minces qui se termine en anse; à sa périphérie par une couche épaisse de l'épithélium polymorphe propre à la vessie, et entre ces deux éléments par une épaisseur variable de tissu lamineux plus ou moins dense au milieu duquel on rencontre des fibres musculaires lisses, surtout vers la base de la papille. Dans les polypes un peu denses les vaisseaux peuvent subir des dilatations qui donnent par places à la tumeur un aspect caverneux. Küster signale au milieu de ce tissu l'existence de fentes étroites et profondes remplies d'épithélium qui résultent de l'accolement de deux villosités, et peuvent être prises sur une coupe transversale ou oblique pour des alvéoles cancéreux. Un examen attentif portant sur des coupes longitudinales de toute la hauteur de la tumeur permet de reconnaître leur véritable disposition et leur disparition graduelle vers la base du polype, contrairement à ce qui aurait lieu, s'il s'agissait d'une infiltration cancéreuse.

Enfin Thompson décrit sous le nom de « tumeurs du type de transition » des papillomes présentant au milieu de leurs fibres fondamentales des cellules de formes variées et disposées en groupes distincts ; quelques-uns de ceux-ci renferment des cellules petites et arrondies, d'autres au contraire des cellules larges, irrégulières. Ces considérations, dit le professeur anglais, laissent planer un certain doute sur la marche et la terminaison de semblables tumeurs qui paraissent se rapprocher des sarcomes. Pour Küster, il s'agirait tout simplement dans ces cas d'une infiltration de la tumeur par des cellules migratrices à la suite d'un processus inflammatoire.

En comprimant les vaisseaux à la base de ces tumeurs, les contractions vésicales y augmentent la pression sanguine et peuvent en déterminer la rupture, d'où les hémorrhagies qu'elles occasionnent. Si la pression est un peu moindre, elle n'aboutit, d'après Ultzmann, qu'à faire filtrer le plasma du sang à travers les parois vasculaires, phénomène qui se traduit cliniquement par de la *fibrinurie*, c'est-à-dire par le mélange à l'urine d'une certaine quantité de fibrine qui se coagule spontanément après son émission.

Ces polypes villeux, sans base d'implantation profonde, peuvent guérir définitivement après un arrachement spontané ou accidentel. Ils peuvent aussi subir l'incrustation calcaire ou même devenir le centre d'un véritable calcul, libre ou adhérent.

Pour expliquer la pathogénie de ces productions papillomateuses, on a invoqué tantôt, avec Henle, l'existence possible de papilles à la surface de vessies normales, tantôt, avec Whitehead et Pollard, le développement de la vessie aux dépens de l'allantoïde, qui forme aussi, comme on sait, les villosités du chorion. Mais on observe aussi des tumeurs papillaires sur des surfaces muqueuses et séreuses qui n'ont jamais présenté de papilles, et les conditions physiques résultant de l'existence d'une cavité et d'un milieu liquide nous paraissent expliquer suffisamment la tendance des tumeurs vésicales à prendre la forme villeuse.

Les polypes villeux sont beaucoup plus fréquents chez l'homme. On les observe surtout entre trente et quarante ans, contrairement à l'opinion de Klebs, qui rapporte leur développement à la jeunesse et même à l'enfance. Il faudrait alors admettre qu'elles restent habituellement silencieuses jusqu'à l'âge où on les observe. D'après Küster on rencontrerait surtout chez les femmes des tumeurs uniques, tandis que les polypes grêles et multiples seraient l'apanage presque exclusif de l'homme.

Polypes fibreux et myxomes. Les polypes fibreux se montrent au voisinage du col et du bas-fond ; ils sont plutôt sessiles que pédiculés et composés de fibres ondulées de tissu lamineux pauvre en vaisseaux, d'où peut-être une moindre tendance aux hémorrhagies. Ils paraissent ne se développer que pendant l'enfance.

Plus fréquente est une forme de tumeur dont le tissu fondamental se rapproche de plus en plus du type embryonnaire jusqu'à être tout à fait muqueux. On peut trouver tous les intermédiaires entre le polype villeux et le myxome, avec production de tissu muqueux seulement en certains points. Cette variété a été décrite sous le nom de fibro-myxome. Ces productions peuvent se montrer sous la forme de masses polypeuses molles et nombreuses et affecter la plus grande analogie d'apparence et d'évolution avec les polypes muqueux des fosses nasales. Leur évolution est très-rapide; ils peuvent en quelques mois remplir toute la vessie et, chez la femme, sortir par l'urèthre et remplir le vagin. Cette forme s'observe surtout dans le jeune âge et dans le sexe féminin; il en existe de rares exemples chez des sujets âgés.

Sarcomes. Parmi les observations publiées sous ce titre, Küster n'en a trouvé que cinq qui présentent des garanties d'exactitude suffisantes, elles appartiennent à Senftleben, Marchand, Siewert (cité par Winckel), Heim-Vögtlin et Schlegtendal, et se rapportent toutes à des femmes. Deux avaient un large pédicule, deux autres étaient sessiles, un seul avait un pédicule étroit. Les uns étaient formés de cellules fusiformes, les autres de cellules rondes. Leur siége de prédilection paraît être le bas-fond. Dans le cas de Marchand, il y avait des métastases pulmonaires. On peut ajouter à ces faits celui de Sonnenburg, fibro-sarcome infiltré pour lequel ce chirurgien réséqua presque toute la vessie.

Carcinome. Cliniquement on comprend sous le nom de cancer de la vessie les diverses variétés de carcinome qui se développent à la surface de la prostate ou dans la vessie même, ainsi que l'*épithélioma*, variétés entre lesquelles il est presque toujours impossible d'établir une distinction pendant la vie et même sur la table d'autopsie, sans le secours du microscope. Nous allons donc les étudier simultanément, bien que le point de départ de l'épithélioma soit la couche épithéliale, et quelquefois peut-être les éléments glandulaires que l'on peut rencontrer dans la vessie.

Nous nous bornons à signaler l'envahissement par voisinage de la vessie qu'il n'est pas rare d'observer dans le cours du cancer du rectum et surtout du cancer de l'utérus, ainsi que le développement dans cet organe de noyaux secondaires consécutifs à un cancer éloigné, qui est au contraire exceptionnel.

L'existence du cancer primitif de la vessie a été longtemps contestée et Klebs, en 1870, prétendait encore que la prostate en était toujours le point de départ, ce qui le rendait impossible chez la femme.

Il faut tout d'abord reconnaître que tous les cancers développés chez l'homme au voisinage du col doivent être supposés par cela même d'origine prostatique. Il faut même se défier à ce point de vue de ceux qui occupent la région du trigone et peuvent se rattacher au lobe moyen par quelques tubes glandulaires qui passent facilement inaperçus. Ces cancers développés aux dépens de l'élément glandulaire de la prostate présentent deux caractères qui leur sont propres : d'une part, les petits noyaux encore superficiels contiennent des fibres musculaires (myo-carcinome); de l'autre, les caractères de l'épithélium rappellent ceux de l'épithélium des glandules prostatiques, épithélium cylindrique peu élevé devenant cubique au fond des culs-de-sac.

Mais à côté de ces faits il y en a d'autres qui démontrent que le cancer peut se développer primitivement aux dépens de la vessie, et l'existence du cancer primitif de la vessie chez la femme, aujourd'hui incontestable, suffit à ruiner la théorie de Klebs.

Avant d'énumérer les espèces histologiques de cancer que l'on peut rencontrer dans la vessie, faisons immédiatement justice du terme de cancer villeux, trop souvent employé, et qui ne rappelle qu'un aspect macroscopique que peuvent revêtir, comme nous l'avons vu, toutes les tumeurs bénignes ou malignes de la vessie : il faut donc y joindre la mention précise de la variété observée. Cette coexistence des villosités et du cancer peut tenir soit au développement de villosités à la surface ou autour d'une tumeur cancéreuse, soit à la dégénérescence cancéreuse d'un papillome primitivement bénin. Cette transformation des tumeurs bénignes en tumeurs malignes est aujourd'hui démontrée et la thèse récente de Ricard (*Contribution à l'étude de la diathèse néoplasique.* Paris, 1885) en contient de nombreux exemples. Elle est facile à comprendre dans la vessie, dont les tumeurs sont soumises à des irritations constantes du fait du passage de l'urine et des contractions de la vessie.

Les variétés de cancer que l'on rencontre le plus souvent dans la vessie sont le *squirrhe* et l'*épithélioma*, dont la fréquence relative, diversement appréciée par les auteurs, ne peut être encore définitivement jugée, à cause du nombre insuffisant de documents précis. Le *carcinome médullaire* (*encéphaloïde*) et surtout le *carcinome colloïde* (*carcinome alvéolaire*) paraissent plus rares. Ce dernier peut exister seul ou combiné aux autres formes de carcinome.

Ces diverses variétés ne présentent dans la vessie aucune particularité de structure qui mérite une description spéciale.

Leur point de départ habituel est dans les environs du trigone et du bas-fond et ils progressent en faisant plus ou moins saillie dans la cavité vésicale et en s'infiltrant plus ou moins loin dans l'épaisseur de ses parois. D'après des recherches encore inédites de Clado, il existerait constamment au-dessous des parties infiltrées, à leur extrême limite, une couche graisseuse isolante d'un aspect tout différent de celui du néoplasme et qui dépassait dans un cas 4 centimètres d'épaisseur.

Relativement à leur évolution ultérieure il faut savoir, contrairement à ce que décrivent beaucoup d'auteurs qui raisonnent certainement par analogie en supposant au cancer vésical une évolution semblable à celle qu'il affecte le plus souvent dans les autres organes, il faut savoir, disons-nous, que l'ulcération de ces tumeurs est exceptionnelle. Dans les opérations qu'il a pratiquées sur les pièces qu'il a examinées, Guyon n'a rencontré qu'une fois cette ulcération.

Nous en dirons autant de la cystite dont on a voulu faire à tort la conséquence fatale du cancer vésical et qui, comme les autres tumeurs, ne se développe pas sans causes occasionnelles. Il est vrai que celles-ci sont plus nombreuses pendant l'évolution des tumeurs malignes qui font plus souvent obstacle que les tumeurs bénignes au bon fonctionnement de la vessie.

La généralisation du cancer de la vessie est exceptionnelle, fait qui paraît confirmer l'absence de lymphatiques dans cet organe, affirmée par le professeur Sappey. Elle a cependant été observée quelquefois, toujours à une période très-tardive de l'affection. Les ganglions lymphatiques pelviens ou lombaires peuvent être envahis, Küster signale même la dégénérescence des ganglions inguinaux, mais le cancer avait certainement alors dépassé les limites de la vessie. La généralisation peut s'observer dans la vessie même, où l'on voit alors de petits noyaux secondaires; d'autres fois ceux-ci se rencontrent dans les organes voisins, la prostate, l'appareil génital de la femme, les parties adjacentes du péritoine. Parmi les organes éloignés ce sont les poumons et la plèvre qui sont surtout le siége des tumeurs secondaires, comme si la généralisation se faisait par les veines. La généralisation n'est généralement pas la cause directe de la mort, et il faut considérer comme très-exceptionnel le cas d'Ebermann dans lequel, quatre ans après l'ablation par grattage d'un cancer de la vesssie chez une femme, la mort survint sans récidive locale par généralisation dans les ganglions trachéo-bronchiques et les poumons.

Enfin, si le cancer oblitère l'orifice des uretères, la mort peut survenir par urémie.

3° *Tumeurs de la couche épithéliale et des glandes.* Ces tumeurs comprennent l'*épithélioma* que nous venons d'étudier avec le carcinome et l'adénome. Nous y joignons les kystes, dont la nature est encore fort incomplétement connue.

Adénome. On ne connaît qu'un seul exemple d'adénome de la vessie, dû à Kaltenbach. C'était une tumeur du volume d'une noix, recouverte de papilles et occupant la paroi antérieure de la vessie d'une femme de quarante-quatre ans. Comme structure, elle était presque exclusivement formée de conduits glandulaires tapissés d'épithélium cylindrique, remplis de mucus et entourés de tissu embryonnaire.

Il est possible que les kystes pédiculés décrits par Rokitansky se rapportent aussi à cette variété de tumeurs.

Kystes. Sans parler des tumeurs kystiques qui peuvent existe dans la vessie, mais dont on ne connaît pas d'autre exemple que le fait contesté de Knox, déjà signalé à propos des myomes, non plus que des kystes dermoïdes dont nous allons parler plus loin, on peut rencontrer dans la vessie deux variétés de kystes, des kystes glandulaires et des kystes hydatiques.

Les productions glandulaires kystiques de la vessie sont peu connues; nous avons déjà signalé les kystes pédiculés de Rokitansky, Cruveilhier a aussi décrit des vésicules occupant le bas-fond et dus, d'après lui, au développement kysteux des follicules de la vessie. En présence du cas d'adénome rapporté plus haut, on ne peut plus nier, comme le font la plupart des auteurs, la possibilité tout au moins du développement de pareilles tumeurs dans la vessie.

Le seul exemple de kyste hydatique que nous ayons rencontré a été présenté à la Société anatomique en 1853 par Pize; c'était un malade de Bricheteau, porteur de hystes hydatiques multiples du foie et de la vessie; ces derniers s'étaient développés dans l'épaisseur des parois de l'organe; plusieurs avaient un volume assez considérable. La mort était survenue à la suite d'une péritonite attribuée à une rupture de la vessie qui n'a pas été constatée avec précision.

4° *Tumeurs dermoïdes.* Nous ne connaissons pas d'exemple de *kyste dermoïde* de la vessie, c'est-à-dire d'une tumeur des parois vésicales contenant de la matière sébacée, des poils, etc., et dont les parois présentent la structure de la peau sur une plus ou moins grande partie de leur étendue. Les productions dermoïdes de la vessie ne se sont encore présentées que sous la forme de champignons cutanés plus ou moins pédiculés, ou sous celle d'une plaque de peau remplaçant une partie des parois vésicales; dans l'un et l'autre cas, les productions épidermiques et pileuses de ces tumeurs tombent directement dans la cavité vésicale. Nous n'en avons rencontré que trois exemples.

L'un, dû à Martini, est très-complexe, et s'accompagnait de malformations multiples. Il s'agissait d'un enfant mâle mort deux jours après sa naissance, qui présentait une imperforation de l'urèthre profond, une persistance du canal de l'ouraque, et une fistule recto-vésicale avec imperforation de l'anus; la paroi antérieure de la vessie, sur laquelle s'ouvrait un seul uretère, était constituée par une muqueuse d'aspect normal, sa moitié postérieure était formée par un morceau de peau couvert de poils.

Le second cas a été observé par Bryant et rapporté par Thompson. Il s'agit d'une tumeur enlevée chez une femme de trente ans, et qui ressemblait comme forme et comme volume à un champignon non épanoui. Elle était composée d'une épaisse couche de peau et d'une matière fibreuse abondante, entre-mêlée de glandes sébacées et de follicules pileux.

Le troisième enfin est rapporté par Le Dentu, qui dit que Delpech retira à travers l'urèthre dilaté d'une femme un corps gros comme un œuf de poule constitué par un lambeau de peau, des poils et un petit os, sur lequel était implanté une dent.

Boucher a présenté en 1840 à la Société anatomique une vessie portant vers son sommet un kyste sous-péritonéal, contenant un liquide gras et communiquant avec la cavité vésicale par un petit orifice. Ce cas pourrait passer à un examen superficiel pour un exemple de kyste dermoïde. Mais il s'agissait d'un tuberculeux pulmonaire et urinaire, avec une vessie à cellules, et le rapporteur, Gaubric, considéra cette poche comme consécutive à une perforation vésicale avec abcès sous-péritonéal enkysté. Le rein, atteint de lésions tuberculeuses avancées, présentait du reste une poche avec contenu séro-purulent, visqueux comme celui du diverticule vésical.

Ajoutons à ces différentes tumeurs le cas unique d'*enchondrome de la vessie*, de Ordonez, cité par Pousson. Quant aux *tumeurs érectiles*, le cas que Broca a décrit sous ce nom serait aujourd'hui considéré comme un papillome.

Telles sont les particularités que présentent les diverses tumeurs qui peuvent se développer dans la vessie; il nous reste à les considérer dans leur ensemble au point de vue de la fréquence relative des tumeurs bénignes et malignes, de leur siége et de leur mode d'implantation, de leur évolution et des lésions secondaires qu'elles déterminent, tous points soigneusement étudiés par Pousson.

Relativement à la proportion numérique des tumeurs bénignes et malignes, l'opinion actuellement classique est que les tumeurs bénignes sont environ deux fois plus fréquentes. Elle est basée sur l'ensemble des faits publiés, mais les faits sont très-dissemblablement classés et souvent décrits trop incomplétement pour que leur interprétation ne soit pas un peu hasardeuse. A notre avis, la question doit être réservée jusqu'à ce qu'on puisse la trancher avec un nombre suffisant de faits étudiés par des micrographes au courant des idées actuelles sur la nomenclature des tumeurs. En effet, en ne tenant compte que des faits récents, la proportion semblerait plutôt renversée en faveur des tumeurs malignes. Nous sommes heureux de voir l'exactitude de cette appréciation démontrée par les recherches encore inédites de Clado.

Le siége des tumeurs répond dans la très-grande majorité des cas à l'hémisphère inférieur de la vessie, intimement uni aux organes voisins dans la plus grande partie de son étendue et par conséquent difficilement attaquable. Le plus souvent ces tumeurs sont, sinon pédiculées, au moins plus ou moins saillantes dans la cavité vésicale, rarement elles sont infiltrées dans l'épaisseur des parois de l'organe. A ce point de vue on peut diviser, avec Pousson et Guyon, les tumeurs de la vessie en trois catégories : 1° tumeurs infiltrées ; 2° tumeurs sessiles ; 3° tumeurs pédiculées : solitaires, multiples.

Nous n'avons à considérer ici l'évolution des tumeurs de la vessie qu'au point de vue anatomo-pathologique. Leur marche est très-lente dans le plus grand nombre des cas et presque jamais, qu'il s'agisse d'une tumeur bénigne ou maligne, leur surface ne devient le siége d'ulcérations. Cette assertion est contraire à l'opinion de la plupart des auteurs, mais le professeur Guyon est formel sur ce point et n'a constaté qu'une seule fois l'ulcération d'une tumeur vésicale : il s'agissait d'un cancer. L'ulcération a été admise théoriquement pour expliquer les hémorrhagies qui en sont absolument indépendantes, au moins dans la grande majorité des cas, comme nous l'avons vu dans le chapitre consacré aux ulcérations de la vessie.

L'inflammation de la muqueuse vésicale, la cystite, est une complication moins exceptionnelle des tumeurs, mais elle est loin d'être constante ou même habituelle. Nous verrons plus loin que son apparition peut presque toujours être rapportée à une cause occasionnelle.

La cystite, développée dans ces conditions, peut se compliquer comme toutes les autres de lésions rénales par propagation ; ces dernières peuvent aussi être sous la dépendance plus immédiate de la tumeur vésicale, quand celle-ci obstrue plus ou moins complétement l'orifice de l'un ou des deux uretères. On observe alors la dilatation avec ou sans inflammation de l'uretère, du bassinet et des calices, avec lésions plus ou moins profondes du parenchyme rénal même. Dans quelques cas l'obstruction de l'orifice des deux uretères par des tumeurs cancéreuses a déterminé la mort par urémie.

Enfin il faut noter l'épaississement fréquent des parois vésicales, en dehors du point d'implantation du néoplasme. Cet épaississement, signalé par Pousson et Küster, est dû à l'hypertrophie des faisceaux musculaires et du tissu cellulaire interstitiel. Il est important à connaître au point de vue du diagnostic pour ne pas croire à tort à l'envahissement des parois par le néoplasme.

Étiologie et fréquence. L'étiologie des tumeurs de la vessie est aussi obscure que celle des autres tumeurs et l'exposition des hypothèses plus ou moins acceptables faites à ce sujet ne nous paraît présenter aucun intérêt.

Relativement à leur fréquence absolue, Küster, d'après un relevé portant sur 8139 malades chirurgicaux, les considère comme représentant 0,12 pour 100 l'ensemble des affections chirurgicales, 3,2 pour 100 des affections des voies urinaires et 0,25 pour 100 des diverses tumeurs, vues tant à l'hôpital qu'à la consultation externe. Gurlt exprime par le chiffre de 0,59 pour 100 leur fréquence relative à celle des autres tumeurs qui nécessitent l'entrée des malades à l'hôpital, ce qui revient en somme à peu près au même.

Symptômes. L'histoire clinique des tumeurs de la vessie est un des plus frappants exemples de l'importance prédominante de la manière d'être et de l'association des symptômes ; depuis longtemps on savait que les tumeurs de la vessie se traduisaient par de l'hématurie, des douleurs et des troubles de la miction, et pourtant on ne pouvait pas les reconnaître avant la période de cachexie. Sans trouver de nouveau signe, mais seulement par l'analyse attentive des symptômes déjà grossièrement connus, Thompson et surtout le professeur Guyon ont rendu possible et souvent facile le diagnostic de ces tumeurs. C'est en nous appuyant sur les leçons de notre maître que nous allons décrire ces symptômes.

Nous devons immédiatement attirer l'attention sur ce fait que les symptômes négatifs, tant rationnels que physiques, auront ici dans certains cas presque la même importance pour le diagnostic que les signes positifs.

L'hématurie est le premier et le principal symptôme des tumeurs de la vessie. Le plus souvent elle marque le début des accidents et reste isolée jusqu'à la période la plus avancée. Cette absence de tout phénomène concomitant a une grande importance : la miction n'est ni plus fréquente ni plus douloureuse, à moins d'obstruction passagère du canal par un caillot, et les urines redeviennent normales dès que le sang a cessé de les colorer. L'hématurie ainsi isolée, apparaissant sans cause, cessant de même, durant longtemps et se reproduisant souvent, suffit à affirmer la présence d'un néoplasme vésical.

Quelquefois son apparition est due à une cause nette, c'est ainsi qu'elle succède presque constamment au cathétérisme explorateur, si discret qu'il soit, mais alors encore elle se caractérise par son abondance hors de proportion avec sa cause occasionnelle. Le repos, les médications les plus rationnelles, sont sans influence sur sa durée, le décubitus semble même quelquefois la favoriser.

Rien dans la marche de cette hématurie ne permet de préjuger la nature bénigne ou maligne, le siége ou le volume de la tumeur. De grandes hématuries peuvent être dues à de petites lésions, et de ce symptôme on ne peut déduire aucune notion autre que celle de l'existence même d'une tumeur vésicale.

L'examen du sang mêlé à l'urine ne fournit aucun renseignement; la présence et la forme allongée des caillots, qui pourraient faire penser à une hémorrhagie d'origine rénale, ne sont ni constantes, ni caractéristiques dans ce dernier cas. Le seul signe qui pourrait faire affirmer l'origine vésicale de l'hémorrhagie serait l'apparition du sang seulement ou surtout à la fin de la miction, mais ce n'est pas là le mode habituel d'apparition des hématuries des tumeurs.

A côté de l'hématurie il faut ranger la fibrinurie signalée par Ultzmann et constatée aussi par Stein et Küster; ce symptôme consiste dans l'émission d'urines très-fluides, d'un rouge jaunâtre, se coagulant très-vite après leur émission et formant une masse adhérente au vase qui les contient. Nous avons donné à propos de l'anatomie pathologique des papillomes la pathogénie de ce symptôme qui serait, dans nos climats, absolument pathognomonique de leur existence. Il n'a été que très-rarement signalé, peut-être parce que l'attention n'était pas suffisamment attirée sur ce point.

La douleur n'est ni un symptôme précoce, ni un symptôme constant. Lorsqu'elle apparaît de bonne heure et isolément, elle ne prend d'importance que si elle se combine avec l'hématurie. Presque constamment elle est sous la dépendance de la cystite; elle peut tenir aussi au siége du néoplasme près du col, et ne tarde pas non plus alors à s'accompagner de cystite. Dans quelques cas exceptionnels, douleur et cystite peuvent marquer le début de l'affection, comme chez un malade sur lequel Guyon a fait une de ses cliniques (*Ann. gén. urin.*, 1884, p. 465), l'hématurie ne venant que plus ou moins tardivement compléter le tableau symptomatique. Dans ces conditions, le diagnostic ne peut guère être rectifié que par les signes physiques, et c'est à une cystite chronique que doivent faire penser les signes fonctionnels.

Si la douleur est au second plan comme époque d'apparition, elle peut se mettre au premier, une fois installée, par sa violence et sa ténacité. C'est surtout dans les cancers qu'on voit la douleur acquérir son intensité la plus extrême, mais, d'autre part, un bon nombre de tumeurs malignes évoluent sans faire souffrir, de sorte qu'il ne faudrait pas, comme le fait Thompson, établir une relation trop étroite entre les deux termes douleur et cancer, et considérer comme un signe de ce dernier l'apparition précoce de la première.

Les troubles de la miction ne sont pas habituels, et nous avons vu que leur absence contribuait à caractériser l'hématurie néoplasique. Ils peuvent exister cependant par suite du siége de la tumeur ou de la cystite, et n'ont par euxmêmes aucune valeur. Nous ne parlons pas des troubles passagers que peut causer la présence d'un caillot pendant les hématuries. Quelquefois ces caillots peuvent être assez abondants dans la vessie pour déterminer la rétention et réaliser une des situations les plus embarrassantes que présente la pathologie urinaire. Mais cette rétention par coagulation intra-vésicale ne présente rien de spécial à la cause qui nous occupe et ne doit pas nous arrêter plus longtemps.

Au lieu de caillots, de petits fragments de la tumeur peuvent s'engager dans l'urèthre et constituer alors un signe dont l'importance est facile à comprendre. Il ne faut cependant pas s'exagérer cette importance, car, si la constatation au microscope de ce fait permet d'affirmer l'existence d'une tumeur, elle ne permet pas toujours d'en déterminer la nature. En effet, la coexistence fréquente de franges papillaires avec les diverses variétés de tumeurs bénignes ou malignes ne laisse rien conclure de l'expulsion d'un débris qui a la structure d'un papillome, à moins que ces débris ne se présentent avec une certaine abondance et des caractères constants. Quant à la présence de cellules dans les sédiments urinaires, on n'en peut rien déduire, à cause de l'irrégularité de celles qui revêtent normalement les voies urinaires.

Quelques auteurs ont conseillé de chercher à provoquer cette expulsion de fragments de tumeur, soit par l'aspiration ou les grands lavages que recommande Thompson, soit à l'aide d'un instrument spécial, comme le cathéter à cuiller de Küster. Guyon déconseille en général ces manœuvres qui provoquent une hémorrhagie dont on ne peut prévoir la gravité. Si elles paraissent nécessaires dans un cas déterminé, le plus simple et le mieux est d'employer un petit lithotriteur qui ramène des fragments très-suffisants pour un examen histologique.

Les signes physiques des tumeurs de la vessie sont constatés à l'aide du toucher rectal et du cathétérisme.

Le toucher rectal doit toujours être employé pour compléter l'examen d'un malade qu'on suppose atteint de tumeur vésicale; il donne des renseignements précieux, car la grande généralité des tumeurs occupe, comme nous l'avons dit, l'hémisphère inférieur de la vessie. Il doit être combiné au palper hypogastrique et pratiqué sur le sujet placé dans le décubitus dorsal. Dans ces conditions, les renseignements qu'il fournit ont une importance de premier ordre, qu'ils soient négatifs ou positifs. L'absence de toute sensation anormale permet en effet de penser que la tumeur n'est pas infiltrée dans la paroi, et qu'elle n'a ni une trop large base d'implantation, ni un volume considérable, qu'elle est, en un mot, dans des conditions favorables pour l'intervention. Dans les conditions opposées, on trouvera la paroi vésicale épaissie, sans souplesse, bosselée, ou bien on pourra sentir à travers la paroi plus ou moins épaissie la résistance d'une tumeur qui remplit la vessie. Le pronostic sera donc d'autant plus favorable que le toucher rectal donnera moins de renseignements positifs.

Le cathétérisme donne des résultats moins précis et prête plus facilement à

l'erreur. Dans certains cas cependant, entre des mains exercées, il renseigne
sur le siége, sur le volume approximatif et quelquefois sur le mode d'implantation de la tumeur. Quand les tumeurs sont grosses et multiples, on ne peut
manœuvrer que péniblement et l'on n'arrive à aucun résultat précis, mais on
peut au moins en conclure que le cas est complexe. Quelquefois le cathétérisme
ne fait rencontrer aucune tumeur, mais on constate un certain épaississement de
la paroi vésicale; l'instrument semble, comme le dit Guyon, passer sur une
barbe soyeuse. D'autres fois on ne sent rien. Si les autres signes sont assez nets,
on pourra croire cependant à la présence de villosités.

Le cathétérisme est souvent suivi chez ces malades d'une hémorrhagie abondante et dont la production est si habituelle que son absence doit faire mettre
l'observateur en garde contre la possibilité d'une erreur de diagnostic. Aussi le
cathétérisme ne doit-il pas être employé d'une façon banale comme complément
nécessaire de l'examen, on n'y aura recours que quand il sera tout à fait nécessaire pour éclairer le diagnostic, ou pour le compléter quand on sera décidé à
intervenir et qu'il importera par conséquent d'être édifié autant que possible sur
l'étendue des lésions.

Si nous résumons les signes physiques fournis par les différentes variétés de
tumeurs vésicales, nous verrons que :

Les tumeurs infiltrées font perdre à la paroi vésicale sa souplesse normale et
la transforment en une coque rigide, modification facilement appréciable par le
toucher rectal seul ou combiné au palper hypogastrique.

Les tumeurs sessiles ne modifient que dans une étendue plus restreinte la
consistance des parois vésicales; cette modification pourra facilement échapper
à la palpation rectale et hypogastrique, mais le relief qu'elles forment dans la
cavité vésicale sera appréciable par le cathétérisme, qui permettra quelquefois
de déterminer assez exactement l'étendue du pédicule.

Enfin les tumeurs pédiculées solitaires, multiples ou disséminées, modifient à
peine la souplesse des parois vésicales et ne se révèlent que par des signes
physiques négatifs. On serait tenté, comme dit Pousson, d'innocenter alors le
réservoir urinaire de toute responsabilité dans la genèse des hématuries, si ces
dernières, par leurs caractères tout à fait particuliers, ne proclamaient pour
ainsi dire elles-mêmes leur origine.

Chez la femme, les tumeurs de la vessie peuvent dilater l'urèthre et devenir
appréciables à la vue.

Marche. Les hémorrhagies avec les caractères que nous venons de décrire
sont les premiers et pendant longtemps les seuls signes des tumeurs de la vessie.
C'est un phénomène de début, dont l'époque d'apparition même suffirait à faire
repousser les rapports qu'on lui suppose si généralement avec l'ulcération. Au
contraire, à la période de cachexie des cancers de la vessie, quand l'ulcération
est possible, quoique rare, on voit les hématuries diminuer et disparaître.
D'ailleurs la brusquerie de leur début et surtout de leur terminaison et les longs
intervalles qui les séparent d'abord cadrent mal avec une lésion matérielle et
doivent faire supposer qu'il s'agit d'un phénomène de congestion. Il faut avouer
cependant que leur pathogénie est entourée d'une certaine obscurité, car on ne
retrouve pas dans leur marche l'influence des causes habituelles de congestion
qui agissent si nettement, par exemple, sur les hématuries et les autres accidents
des prostatiques, ces types de congestifs.

Nous avons vu que les douleurs et la cystite s'y ajoutaient en général tardivement et sous une influence étrangère à la marche naturelle de l'affection. Ce n'est que très-rarement que ces accidents ouvrent la scène.

Théoriquement la marche de l'affection n'est pas la même dans les tumeurs malignes et bénignes. Fatalement progressive dans le premier cas, sa durée est beaucoup plus limitée; Féré l'estime à dix-huit mois ou deux ans en moyenne. Cette appréciation est rendue difficile par la transformation dont nous avons déjà parlé des tumeurs bénignes en tumeurs malignes, et, en fait, Guyon a opéré plusieurs épithéliomas dont les premiers symptômes remontaient à plus de dix ans.

A la cachexie cancéreuse s'ajoutent l'anémie due aux hémorrhagies, qui tendent à disparaître à la dernière période, et les lésions rénales, assez fréquentes et pouvant déterminer directement la mort par urémie. La généralisation du cancer de la vessie aux ganglions lymphatiques et aux autres organes, à distance, est tardive et exceptionnelle. Nous avons vu que l'ulcération de la tumeur était possible à une période avancée, mais qu'elle n'était pas habituelle.

L'évolution des tumeurs bénignes peut être encore plus lente, et sa durée peut aller jusqu'à vingt ans et davantage. En outre, elle n'est pas constamment fatale et les symptômes caractéristiques peuvent, soit disparaître après l'arrachement accidentel de la tumeur, soit moins rarement s'atténuer d'une façon très-notable. Guyon a vu chez plusieurs malades sujets à des hématuries très-abondantes celles-ci s'espacer et diminuer assez pour cesser d'être inquiétantes. Dans le plus grand nombre des cas cependant les tumeurs bénignes abandonnées à elles-mêmes déterminent la mort, soit par la répétition des hémorrhagies, soit par retentissement rénal, soit par leur transformation en tumeurs malignes.

En réalité, il faut reconnaître avec le professeur Guyon que la marche rapide ou lente des tumeurs vésicales est impuissante à nous renseigner sur leur nature bénigne ou maligne, d'autant plus que les premiers symptômes peuvent être eux-mêmes plus ou moins éloignés de l'apparition réelle de la néoplasie.

Diagnostic. C'est surtout sur les symptômes fonctionnels que doit se baser le diagnostic de l'existence d'une tumeur vésicale, les signes physiques ne doivent servir qu'à confirmer ce diagnostic et à le compléter en éclairant le chirurgien sur le siége et sur l'étendue des lésions, point capital au point de vue de l'intervention. De même, au sujet du traitement, nous verrons que les indications se tirent presque exclusivement des symptômes fonctionnels, tandis que les signes physiques font reconnaître si l'on peut tenter une cure radicale ou s'il faut se contenter d'une opération palliative. Dans certains cas l'éclairage de la vessie pourrait sans doute donner des renseignements utiles.

A ces sources de renseignements on peut en ajouter une autre en explorant avec le doigt l'intérieur de la vessie à travers l'urèthre dilaté chez la femme, à travers une boutonnière périnéale chez l'homme. La dilatation de l'urèthre chez la femme rentre dans les procédés d'exploration parfaitement permis dès qu'on les juge nécessaires, car, pratiquée avec les précautions convenables, elle n'est suivie d'aucun inconvénient. Il vaut mieux toutefois n'y avoir recours qu'au moment où on est en mesure d'en profiter immédiatement pour faire l'ablation du néoplasme, quelquefois possible par cette voie, comme nous le verrons.

Quant à la boutonnière périnéale, recommandée par Thompson pour l'exploration digitale de la vessie chez l'homme, nous nous permettrons, malgré la grande autorité de son promoteur, de la rejeter comme opération purement exploratrice, et nous renverrons au chapitre du traitement la discussion de ses indications. En effet, comme Guyon l'a démontré, on peut arriver sans elle à un diagnostic suffisamment précis pour établir les indications thérapeutiques. Pousson a eu l'idée ingénieuse de rendre cette proposition évidente en publiant dans sa thèse, sous forme de tableau, les renseignements cliniques en regard des lésions anatomiques observées chez 10 malades dont les pièces sont conservées au musée de l'hôpital Necker.

Nous ne reviendrons pas sur le diagnostic des différentes variétés de tumeurs de la vessie entre elles; ce que nous avons dit des symptômes suffit à montrer jusqu'où on peut aller à ce point de vue et comment on peut y arriver. L'origine prostatique d'une tumeur intra-vésicale ne peut être reconnue qu'en cas de tumeur dure à point d'implantation facilement appréciable.

Nous passerons rapidement sur le diagnostic des tumeurs de la vessie avec les calculs, la tuberculose vésicale et certaines formes d'hypertrophie prostatique. Ce n'est guère que par le symptôme hématurie que ces affections peuvent prêter à la confusion; on l'évitera en tenant compte du type des hémorrhagies et des causes qui les influencent, ainsi que des symptômes qui les accompagnent et leur survivent et dont l'absence est caractéristique des hémorrhagies néoplasiques.

L'erreur pourra être plus difficile à éviter en cas de tumeur rénale, de cystite chronique ou d'ulcération vésicale, surtout si ces dernières se compliquent de péricystite.

Les tumeurs rénales peuvent donner lieu à des symptômes tout à fait semblables à ceux des tumeurs vésicales et en particulier à des hématuries de même type. Leur moindre durée et les intervalles plus longs qui les séparent sont des caractères inconstants et d'une appréciation délicate. De plus, il est possible, quoique peu probable, que des fragments d'une tumeur rénale soient éliminés par l'urèthre. Mais le siége des douleurs spontanées ou à la pression, quand elles existent, ainsi que l'existence quelquefois notée de crises analogues à des coliques néphrétiques, peuvent mettre sur la voie du diagnostic qui sera surtout confirmé par la palpation des régions lombaires, dont la déformation ne peut tarder à être appréciable quand on recherche le *ballottement rénal*, dont Guyon a indiqué le premier la valeur, ainsi que celle d'un varicocèle symptomatique apparaissant du côté soupçonné.

La cystite chronique hémorrhagique peut en imposer pour une tumeur vésicale compliquée de cystite, quoique les hémorrhagies qu'elle détermine soient plutôt subcontinues que par crises violentes séparées par des rémissions complètes. L'erreur peut être difficile à éviter quand les renseignements ne permettent pas d'établir qu'une cystite de cause déterminée a précédé les hémorrhagies, surtout s'il existe de l'épaississement des parois et des noyaux de péricystite qui simulent pour le doigt rectal la consistance des tumeurs infiltrées ou sessiles.

La confusion peut être également presque impossible à éviter dans certaines ulcérations, quelle qu'en soit la cause, compliquées de péri-cystite, et donnant lieu à des hématuries abondantes, ce qui est exceptionnel, comme nous l'avons vu en étudiant les ulcérations. Nous avons cependant rapporté dans ce même chapitre un cas du genre de ceux auxquels nous faisons allusion et qui a été pris pour une tumeur. La recherche des bacilles tuberculeux dans l'urine pourra quelquefois empêcher cette erreur, presque toutes ou toutes ces ulcérations étant de nature tuberculeuse.

D'ailleurs, en portant le diagnostic de tumeur en face d'une cystite chronique grave ou d'une ulcération saignant abondamment, le chirurgien ne fera aucun tort à son malade, car le même traitement, l'ouverture de la vessie, convient à ces trois affections. Comme nous l'avons vu plus haut, les varices du col seront presque fatalement confondues avec les polypes villeux, surtout à cause de leur grande rareté.

Pronostic. Le pronostic des tumeurs de la vessie est grave.

Pour les tumeurs malignes, le pronostic est plutôt moins sombre que pour les cancers de la plupart des autres organes, à cause de la lenteur de leur évolution dans la vessie et de la rareté des généralisations. En présence d'une tumeur limitée permettant une ablation complète, on peut espérer une survie assez longue, mais la récidive est à peu près fatale, comme partout ailleurs, et l'infiltration du bas-fond, souvent avec obstruction des uretères, met bientôt le malade au-dessus des ressources de la chirurgie.

Les tumeurs bénignes abandonnées à elles-mêmes causeraient le plus souvent la mort par hémorrhagie ou lésion rénale secondaire, mais leur ablation permet d'obtenir une guérison définitive, à condition qu'elle soit complète, car beaucoup d'entre elles présentent une grande tendance aux récidives locales.

Dans un cas donné, le pronostic est d'autant moins grave que le toucher rectal, la palpation et le cathétérisme, ont été moins fertiles en renseignements.

Traitement. On a proposé contre les tumeurs de la vessie des opérations exploratrices, des opérations curatives et des opérations palliatives. Tout autre traitement est illusoire, en dehors de la précaution élémentaire de soustraire la vessie à toute cause d'irritation.

La question des opérations exploratrices est actuellement une des plus discutées de la chirurgie. En France, on s'accorde généralement à ne les admettre que comme des tentatives d'opérations radicales ou palliatives ; ce sont des opérations entreprises sous bénéfice d'inventaire, pour ainsi dire, et que l'on achève de telle ou telle façon suivant l'état des parties, qui peut même obliger à y renoncer, l'opération restant ainsi, par la force des choses, purement exploratrice. Ainsi comprises les opérations exploratrices ne sont donc acceptables que quand elles cherchent à remplir un but thérapeutique. Leurs indications et les méthodes qui leur conviennent se confondent par conséquent avec celles des opérations curatives et palliatives.

Les indications opératoires sont tirées soit de la gravité des symptômes, soit de l'existence seule d'une tumeur vésicale.

La douleur et l'hématurie peuvent prendre de telles proportions qu'elles commandent par elles-mêmes l'intervention, indépendamment des conditions anatomiques de la tumeur. L'intervention est ici obligatoire, autant qu'un acte chirurgical peut l'être, car ces accidents menacent directement l'existence et rien ne peut les arrêter que l'ouverture de la vessie, sa suppression comme réservoir. C'est un fait tout à fait démontré aujourd'hui par la clinique et qu'explique parfaitement la physiologie de la vessie telle que nous l'avons exposée plus haut. Des accidents de rétention peuvent aussi forcer la main du chirurgien.

Cette intervention commandée par les symptômes sera suivie d'une ablation complète de la tumeur quand cela sera possible, mais elle est pour ainsi dire indépendante du diagnostic et reste justifiée, quels que soient le degré et la nature de la lésion vésicale que l'on constate.

En dehors de la pression immédiate des symptômes le diagnostic de tumeur vésicale justifie-t-il une intervention? Cette question ne peut être tranchée d'une façon aussi absolue et sa solution variera nécessairement avec les progrès de la technique opératoire, les indications s'étendant avec l'efficacité et la bénignité de l'intervention.

Actuellement les résultats éloignés des opérations de tumeurs vésicales sont fort peu satisfaisants et les espérances de guérison radicale qu'avaient fait naître les progrès du manuel opératoire de la taille hypogastrique ne se sont pas encore réalisées. La conclusion de cet insuccès doit être qu'une tumeur vésicale ne justifie l'intervention opératoire que par les symptômes graves ou les complications qu'elle peut présenter : en dehors de ces conditions, il faut se contenter de soumettre le malade à une observation attentive, de façon à obéir dès qu'elles se présenteront aux indications opératoires que nous venons de signaler.

Les contre-indications à l'intervention chirurgicale sont au nombre de quatre :

1° Un état général désespéré; 2° la première enfance jusqu'à cinq ans; 3° la généralisation de la tumeur vésicale, qui peut encore permettre quelquefois une opération palliative, et 4° des lésions rénales aiguës et avancées.

A un degré moindre les lésions rénales permettent l'intervention, mais seulement si les symptômes sont menaçants. Il est évident que ces lésions, à moins d'un degré extrême, deviendraient au contraire une indication pressante, si l'on pouvait reconnaître qu'ils sont dus à l'oblitération de l'uretère par la tumeur, quoique dans bien des cas cette oblitération doive être au-dessus des ressources de la chirurgie. Cette question de l'importance à attribuer aux lésions rénales comme contre-indication opératoire est délicate et fort discutée, pour le cas qui nous occupe comme pour la plupart des points de la chirurgie urinaire.

Certaines conditions contre-indiquent toute tentative d'ablation totale, mais autorisent une opération palliative; ces contre-indications relatives sont tirées de l'état général, et surtout de l'état local, infiltration du bas-fond, adhérences de la vessie aux organes voisins, etc. Elles n'ont rien de spécial aux tumeurs de la vessie. Enfin il faut éviter autant que possible d'établir une fistule au niveau d'un point de la paroi envahie par le néoplasme, car les bourgeons cancéreux obstrueraient bientôt son trajet.

La cystite n'est pas une contre-indication à l'intervention, au contraire, elle y pousse souvent par les douleurs qu'elle fait naître; elle disparaît du reste plus ou moins complétement après l'opération dans la plupart des cas. Si l'on peut attendre, il vaut mieux opérer entre deux hématuries, mais, si les accidents sont pressants, il ne faut pas craindre d'ouvrir la vessie en pleine période hémorrhagique, car l'ouverture de la vessie est le meilleur hémostatique.

L'opération décidée, voyons à quelle méthode il faudra recourir, et examinons d'abord les opérations curatives.

L'extirpation des tumeurs de la vessie, excepté chez quelques femmes où elles se présentent spontanément à travers l'urèthre, comprend deux temps, une opération préliminaire destinée à rendre la cavité vésicale abordable pour les instruments et une opération définitive, l'ablation même du néoplasme.

Nous examinerons d'abord les divers modes d'exérèse utilisables contre les tumeurs de la vessie.

Il suffit de mentionner les guérisons obtenues par l'arrachement d'une tumeur avec un lithotriteur à travers l'urèthre normal, c'est un procédé de pur hasard qui ne peut réussir qu'en cas de tumeur unique, petite et bien pédiculée, et qui ajoute à son incertitude des dangers sérieux de perforation de la vessie.

Tous les modes d'exérèse ont été employés pour enlever les tumeurs de la vessie, grattage avec le doigt ou avec une curette, arrachement seul ou combiné à la torsion, torsion seule, ligature, ablation avec l'écraseur ou un serre-nœud, section avec des ciseaux, etc. Le procédé à employer de préférence dans chaque cas varie avec la consistance et le mode d'implantation de la tumeur. D'une façon générale la ligature, l'écraseur et le serre-nœud, ne sont indiqués que pour des tumeurs résistantes et bien pédiculées, et les ciseaux ne peuvent être employés que pour des tumeurs facilement accessibles, chez la femme. La grande majorité des tumeurs étant plus ou moins molles ou friables, leur ablation se fait par arrachement avec des pinces de divers modèles et surtout par grattage avec l'ongle, avec de grandes curettes ou avec des pinces-curettes droites ou courbes, à extrémité mousse pour éviter toute chance de perforation. Enfin l'ablation peut être avantageusement complétée dans nombre de cas par une cautérisation au thermocautère de la base d'implantation de la tumeur. Ce n'est guère que pour assurer la destruction de tout le tissu morbide que ces cautérisations sont utiles, car l'hémorrhagie est généralement peu abondante et s'arrête avec quelques irrigations froides, fait curieux, si on le rapproche des hémorrhagies considérables auxquelles les tumeurs donnent lieu spontanément. Ces cautérisations ne sont possibles que par la voie hypogastrique et grâce aux perfectionnements récents apportés à la taille de Franco par le professeur Guyou, qui rendent accessibles à la vue tous les points du réservoir urinaire.

Les opérations préliminaires se présentent dans des conditions différentes chez l'homme et chez la femme et doivent être étudiées à part dans chaque sexe.

Chez la femme l'ablation par les voies naturelles est l'opération de choix toutes les fois qu'elle est suffisante. Elle se fait à travers l'urèthre dilaté en une séance sous le chloroforme, graduellement et sans violence. Cette dilatation peut être poussée, sans compromettre d'une manière durable la tonicité du sphincter, jusqu'à un diamètre de 2 centimètres, d'après les nombreuses expériences de Simon (de Heidelberg). Ce diamètre correspond à une circonférence de 63 millimètres, à peu près celle de l'index au niveau de la base de la seconde phalange. D'après Spiegelberg la dilatation pourrait aller sans inconvénient jusqu'à un diamètre de 25 millimètres (78 millimètres de circonférence). Pozzi a pu dans un cas récent faire passer à travers l'urèthre un calcul de 38 millimètres de diamètre, sans incontinence ultérieure.

Nous avons vu que cette dilatation pouvait être utilisée pour compléter le diagnostic. Si la tumeur est constituée par des masses molles et friables, une curette de Volkmann d'un modèle approprié peut suffire à son ablation. Simon a pu enlever ainsi en deux séances une tumeur papillomateuse sessile qui occupait les 2/3 de la vessie; mais nous devons dire que les tumeurs de cette étendue doivent plutôt être attaquées par une opération qui donne un accès plus large dans la cavité vésicale. S'il s'agit d'un petit polype à pédicule grêle, on peut le tordre et l'arracher, en s'aidant au besoin pour le saisir d'un des spéculums uréthraux de Simon. Enfin, si la tumeur, plus volumineuse, est pédiculée et assez résistante pour ne pas céder au grattage, on peut, à l'exemple de Warner et de Thorne, passer un fil dans le corps de la tumeur, l'attirer au dehors à travers l'urèthre et diviser alors facilement son pédicule qu'on a sous les yeux.

En cas de tumeurs volumineuses, nombreuses ou trop largement implantées, la voie uréthrale est insuffisante et elle peut être dangereuse. Il faut alors se donner un assez large accès dans la vessie par une opération sanglante : on a à choisir entre la taille uréthro-vaginale, la taille vésico-vaginale et la taille hypogastrique.

La taille uréthro-vaginale, faite deux fois par Norton en incisant simplement la paroi inférieure de l'urèthre avec des ciseaux, paraît peu recommandable et doit faire craindre ultérieurement l'incontinence d'urine.

La taille vésico-vaginale, d'une exécution très-facile qu'on emploie l'incision en T de Simon ou une simple incision, plutôt médiane et antéro-postérieure que transversale, donne un jour suffisant pour l'ablation des tumeurs moyennes chez les femmes déflorées et surtout multipares dont le vagin est vaste. Alors, en exerçant quelques tractions avec des crochets fixés dans la muqueuse, ou plutôt, d'après Pousson, dans la tumeur, en s'aidant d'autre part de la pression hypogastrique, on peut déterminer une véritable inversion du réservoir urinaire, de telle sorte que sa face interne devient facilement accessible à l'œil et aux instruments. Au contraire, en cas de vagin étroit à parois fermes, chez les vierges, par exemple, ou chez les jeunes femmes nullipares, cette opération ne fournit qu'un accès étroit et difficile dans la cavité vésicale.

Il ne peut en être question chez les petites filles, non plus que de la dilatation uréthrale, qui ne pourrait être poussée assez loin pour être utile sans exposer à une incontinence durable.

Chez ces dernières donc, toutes les fois que l'intervention est indiquée; chez les femmes vierges et jeunes quand la voie uréthrale est insuffisante, et chez toutes celles qui n'ont pas un vagin large et à parois relâchées, quand les tumeurs sont un peu volumineuses, multiples ou largement implantées, c'est à l'incision hypogastrique qu'il faut avoir recours. Elle permet l'inspection de toute la cavité vésicale, elle facilite l'emploi de tous les moyens d'exérèse, et nous verrons en étudiant cette opération à propos du traitement des calculs qu'on peut la pratiquer chez la femme et la petite fille avec la même sécurité que chez l'homme.

Pour l'établissement d'une fistule plus ou moins durable la voie vaginale est préférable toutes les fois que la région correspondante de la vessie n'est pas envahie par un néoplasme infiltré.

Chez l'homme la disposition des parties rend une opération préliminaire nécessaire dans tous les cas. On a employé pour aborder la vessie la boutonnière périnéale, la taille périnéale et la taille hypogastrique.

La boutonnière périnéale consiste dans l'incision de l'urèthre membraneux suivie de la dilatation à l'aide du doigt de la portion prostatique de l'urèthre et du col de la vessie. C'est une opération très-simple et sans danger en elle-même, mais nous verrons qu'on ne peut en dire autant des manœuvres dont elle n'est que le préliminaire quand on l'applique au diagnostic et au traitement des tumeurs de la vessie. Employée depuis longtemps en France contre les rétrécissements infranchissables, la boutonnière a été appliquée par Thompson à l'exploration de la vessie et à l'ablation des tumeurs qu'on y rencontre. Nous l'examinerons successivement à ces deux points de vue, sans pouvoir entrer dans le détail des discussions nombreuses qu'elle a soulevées et qui sont parfaitement exposées dans l'ouvrage de Pousson.

Comme opération exploratrice, la boutonnière est passible de trois reproches capitaux : elle n'est pas indispensable, elle peut être suivie d'accidents mortels, et elle ne permet pas toujours une exploration complète.

Nous avons déjà dit plus haut qu'on pouvait se passer de l'exploration périnéale, et montré comment on pouvait arriver sans elle, sinon à faire un diagnostic toujours précis, au moins à poser avec certitude les indications thérapeutiques et opératoires. De plus la dilatation de l'urèthre prostatique et du col, quelles que soient la douceur et la prudence qu'on y apporte, peut occasionner des déchirures et des accidents même mortels, comme on en connaît deux exemples survenus entre les mains habiles de Thompson. Cependant chez ces deux sujets on n'avait pas rencontré de tumeur et l'exploration périnéale n'avait été suivie d'aucune autre manœuvre. De pareils malheurs sont certainement exceptionnels, mais il importe d'en tenir compte, surtout quand ils sont arrivés à un maître aussi éminent.

Ajoutons à cela que l'exploration de la vessie par la boutonnière peut être rendue difficile ou impossible par l'hypertrophie de la prostate qui élève le col, par l'embonpoint du malade qui augmente l'épaisseur du périnée et par l'étroitesse considérable de l'orifice du bassin qui empêche la main de déprimer les parties molles ; de plus certaines tumeurs molles et peu volumineuses passeront presque certainement inaperçues pour un doigt serré dans le long canal périnéo-uréthral et sur lequel on amène successivement par des pressions sur l'hypogastre les diverses régions de la vessie, conditions très-peu favorables à un toucher délicat.

Enfin cette opération, mauvaise pour l'exploration, est encore moins bonne, comme nous allons l'établir, pour l'extraction des tumeurs vésicales, ce qui suffirait à la condamner comme opération exploratrice, cette dernière ne devant être que le premier temps d'une opération curative éventuelle.

Comme opération curative la boutonnière périnéale ajoute aux inconvénients et aux dangers que nous venons de signaler ceux qui résultent de manœuvres intra-vésicales faites un peu au hasard, puisque l'étroitesse du trajet ne permet pas sans danger de lésions graves l'introduction simultanée du doigt et d'un instrument. Ces manœuvres sont encore assez compliquées, elles exigent l'emploi d'un appareil instrumental spécial et une grande habitude du maniement des instruments à travers ce long et étroit canal. On court grand risque de déchirer ou de perforer la vessie, et Thompson lui-même n'a pu éviter cet accident dans un cas. En somme, cette voie n'est suffisante et sans danger que dans des cas favorables tant au point de vue de la conformation du périnée et du volume de la prostate qu'à celui de la tumeur vésicale même qui doit être petite et pédiculée. Encore court-on la chance de faire une ablation incomplète et de voir les accidents se reproduire plus ou moins rapidement, si les tumeurs sont nombreuses et disséminées, ce qu'un examen direct à l'aide de la vue permet seul de reconnaitre dans la plupart des cas.

Nous conclurons de ce rapide exposé que la simplicité extrême de l'opération sanglante, qui prévient au premier abord en faveur de la boutonnière périnéale, est largement compensée par l'incertitude et le danger des manœuvres ultérieures que nécessite l'extirpation des tumeurs de la vessie par cette voie. Quand bien même on pourrait reconnaître avec certitude, ce qui n'est pas, les cas les plus favorables à son emploi, la crainte d'une ablation incomplète devrait encore lui faire préférer la voie hypogastrique. C'est donc une opération à rejeter, en dehors de certains cas inopérables dont nous parlerons plus loin et où elle peut être indiquée comme opération palliative. La supériorité de la taille hypogastrique, défendue par Guyon, Géza von Antal, Billroth, Dittel, Volkmann, etc., est reconnue maintenant par la plupart des chirurgiens.

La taille périnéale ne nous occupera pas longtemps, car nous ne croyons pas qu'un chirurgien puisse aujourd'hui la préférer à la taille hypogastrique pour l'ablation d'une tumeur, qui nécessite presque toujours des introductions assez nombreuses d'instruments et déterminerait des froissements des lèvres de la plaie, lésion dont on connaît le fâcheux effet sur les suites de la taille périnéale. En outre la difficulté plus grande des manœuvres intra-vésicales et l'impossibilité de s'aider de la vue devront faire préférer la taille hypogastrique à la taille périnéale, qui n'offre d'ailleurs aucun avantage au point de vue de la bénignité.

On trouvera plus loin à propos du traitement des calculs l'exposé détaillé du manuel opératoire de la taille hypogastrique et des modifications récentes apportées à cette opération qui permettent l'éclairage et l'examen minutieux de tous les points du réservoir urinaire, sans qu'il soit besoin d'avoir recours au procédé de Trendelenburg, employé par Willy Meyer, qui consiste à mettre le malade la tête en bas en face de la fenêtre, les jambes sur les épaules d'un infirmier debout. Après l'ablation de la tumeur rendue facile par le large accès des instruments et de la vue, on peut toucher avec le thermocautère, comme nous l'avons souvent vu faire, sa base d'implantation, et attaquer même avec cet instrument des tumeurs infiltrées qu'on peut espérer détruire en totalité quand elles n'ont pas dépassé la muqueuse. Il faut avoir soin dans ces cautérisations de ménager l'orifice des uretères que le tissu de cicatrice pourrait rétrécir ou même oblitérer.

Les soins consécutifs ne diffèrent en rien de ceux de la taille hypogastrique pour calculs. Il est bon toutefois, quand la tumeur, enlevée par grattage, a une base d'implantation un peu étendue, de saupoudrer légèrement la plaie intra-vésicale avec de l'iodoforme, sans en mettre une quantité notable qui formerait des grumeaux et pourrait obstruer les tubes. Ces derniers seront laissés six à dix jours en place, si le thermocautère a été employé un peu largement, jusqu'à ce que les eschares soient éliminées.

Ces précautions suffisent à prévenir toute espèce d'accidents septiques, en y joignant des lavages réguliers, si les altérations de l'urine les rendent nécessaires. Il est donc au moins inutile de prendre les précautions compliquées que recommande Küster. Cet auteur conseille d'introduire dans les uretères au début de l'opération des sondes élastiques, qui détourneront l'urine du champ opératoire et permettront d'éviter toute blessure de ces conduits. En laissant ces sondes à demeure pendant les premiers jours, on pourrait tamponner la vessie avec de la gaze antiseptique, éviter à la plaie le contact de l'urine et en rendre ainsi la guérison plus rapide et plus certaine. Comme preuve de l'innocuité de cette manœuvre, Küster cite une opération de Schede faite pour une fistule urétéro-vaginale et après laquelle ce chirurgien a pu laisser pendant sept jours une sonde à demeure dans l'uretère.

La cicatrisation de la plaie hypogastrique devra être cherchée aussi rapidement que possible dans les cas simples, mais dans les autres, si la tumeur n'a pu être complétement enlevée et s'il persiste des accidents inflammatoires, hémorrhagiques ou douloureux, il faudra s'opposer à sa cicatrisation pour pouvoir surveiller quelque temps les récidives et les détruire, et ne permettre à la vessie de reprendre ses fonctions qu'un certain temps après la disparition de tout phénomène morbide. Quelquefois même, quand on aura trouvé une tumeur infiltrée trop étendue pour être enlevée, la vessie ne devra jamais reprendre ses fonctions et la fistule devra être maintenue ouverte : il s'agit alors d'une opération palliative.

Nous n'avons pas parlé de la suture de la vessie, qui ne saurait être conseillée ici, car elle ferait précisément disparaître la condition qui rend inoffensives les manœuvres intra-vésicales que nous venons de décrire et qui empêche toute réaction inflammatoire, la suppression physiologique de la vessie. Les deux cas dans lesquels Marcacci et Küster ont suturé totalement la vessie après l'ablation d'une tumeur ne sont d'ailleurs pas encourageants, car le premier malade a succombé au bout de deux mois à une infiltration d'urine, et celui de Küster n'a guéri que grâce à l'établissement d'une fistule hypogastrique, après avoir présenté des accidents assez inquiétants. Nous reviendrons un peu plus bas sur cette question à propos de la résection de la vessie.

C'est sur les propriétés remarquables de l'ouverture de la vessie qu'est basée la pratique des opérations palliatives, dont nous allons maintenant nous occuper.

Les opérations palliatives peuvent être faites dans deux conditions un peu différentes : tantôt, en effet, elles sont entreprises en connaissance de cause avec un diagnostic complet ; tantôt c'est au cours d'une opération commencée dans l'espoir d'une ablation complète que le chirurgien s'aperçoit que son intervention ne peut être que palliative.

Dans le premier cas, on a à choisir entre la voie hypogastrique et la boutonnière périnéale. La simplicité de son exécution donne ici l'avantage à cette dernière, qui sera l'opération de choix toutes les fois que la paroi correspondante de la vessie ne sera pas envahie par l'infiltration cancéreuse. Elle offre en outre actuellement l'avantage d'une prothèse plus facile, un urinal assez simple suffisant à recueillir les urines dans la position verticale. Mais peut-être trouvera-t-on mieux encore pour l'occlusion de la fistule hypogastrique, quand l'ingéniosité des fabricants d'instruments de chirurgie se sera appliquée à ce sujet. Si le siége des lésions fait préférer la voie hypogastrique, on fera une taille avec petite incision cutanée, plutôt qu'une ponction qui présente au moins autant de danger et ne permet pas d'établir le drainage de la vessie dans de bonnes conditions.

Quand on se résoudra à une opération palliative au cours d'une intervention commencée dans le but d'être plus complète, ou aura fait, si l'on accepte les conclusions émises plus haut, une incision hypogastrique. On pourra alors établir une fistule à ce niveau ou, si une fistule périnéale paraît préférable, laisser la place hypogastrique se fermer et pratiquer séance tenante ou plus tard une boutonnière périnéale. C'est la même chose, à l'ordre près, que ce que recommande Thompson quand l'exploration par la boutonnière fait reconnaître une tumeur inattaquable par ce procédé ; plusieurs auteurs ont dans ces conditions pratiqué séance tenante la taille hypogastrique et guéri leur malades. Le choix entre les deux fistules sera surtout basé sur les progrès de la prothèse.

Chez la femme la situation est analogue, mais la taille vésico-vaginale paraît de beaucoup préférable quand on doit laisser une fistule persistante.

Il nous reste à parler de certains cas de tumeurs malignes infiltrées pour lesquelles, au lieu de se résigner à une opération purement palliative, on peut tenter une opération curative en pratiquant la *résection de la vessie*.

L'évolution lente et la généralisation tardive des cancers de la vessie mettent cet organe dans des conditions exceptionnellement favorables au succès des opérations radicales dirigées contre les tumeurs malignes, et le principe de la résection d'une certaine étendue de ses parois est accepté par tous les chirurgiens qui ont étudié cette question. Malheureusement nous avons vu que la grande majorité des tumeurs de la vessie se développaient dans son hémisphère inférieur, qui paraît inaccessible à une intervention de ce genre, au moins chez l'homme, malgré les assertions de Novaro qui, au sixième congrès de la Société italienne de chirurgie (Gênes, avril 1887), est venu recommander l'extirpation totale de la vessie cancéreuse chez l'homme après greffe préalable des deux uretères sur le rectum. Il a présenté à l'appui de son dire un chien complétement rétabli trois mois après avoir subi cette opération. Chez la femme c'est sur une moins grande étendue que la vessie échappe à la résection. Celle-ci n'est donc applicable que dans des cas exceptionnels, mais on est alors parfaitement autorisé à l'employer, car des faits cliniques et expérimentaux ont démontré qu'on pouvait y recourir sans témérité.

Glück et Zell, Fischer, Znamensky et Rasidmowsky, ont fait sur les animaux des résections vésicales plus ou moins étendues qui ont donné des résultats très-encourageants. Le dernier de ces expérimentateurs, en particulier, a obtenu des guérisons presque constantes après avoir fait sur des chiens des résections partielles de la vessie, des transplantations de lambeaux de muqueuse, et même la résection d'une portion d'uretère. Il a cherché aussi à sectionner les uretères et à les aboucher sur un autre point de la vessie : la plaie vésicale s'est cicatrisée, mais le chien a succombé rapidement à une hydronéphrose aiguë.

Les faits cliniques sont plus rares et nous n'en avons relevé que cinq. Le premier est dû à Norton qui, en 1879, pour enlever un papillome frangé implanté sur la base de la vessie, fit la taille uréthro-vaginale et réséqua avec des ciseaux le point d'implantation de la tumeur. La fistule qui en résulta fut opérée un mois après et la malade guérit parfaitement.

Sonnenburg, en 1884, trouvant plus étendu qu'il ne le supposait un fibrosarcome de la vessie qu'il avait attaqué par la taille hypogastrique chez une femme de soixante ans, réséqua la plus grande partie de cet organe, conservant seulement le trigone et l'abouchement des uretères. Le péritoine ouvert au cours de l'opération fut exactement suturé : la surface vésicale restante, impossible à suturer, fut drainée par l'hypogastre et par l'urèthre. Tout allait bien du côté de la vessie et la plaie hypogastrique était cicatrisée quand la malade succomba au bout d'un mois, épuisée par les hémorrhagies qui avaient précédé l'intervention. A l'autopsie on ne trouva pas trace de péritonite ; une nouvelle cavité vésicale s'était formée aux dépens des tissus voisins, elle était distensible et l'auteur pense qu'elle aurait pu fonctionner comme réservoir.

La troisième résection a été faite par Géza von Antal, en 1885, sur un homme de soixante et un ans porteur d'une tumeur maligne du sommet de la vessie. Ce chirurgien fit la taille hypogastrique et décolla le péritoine de la vessie au niveau du tiers supérieur et postérieur de l'organe qu'il réséqua sans ouvrir la séreuse, créant ainsi un nouveau procédé, la résection sous-péritonéale de la vessie, qui évite à la fois d'après lui le danger de la péritonite et celui de l'auto-inoculation par pénétration dans la cavité séreuse de quelques débris de la tumeur. Après cette résection G. von Antal réunit la plus grande partie de la perte de substance vésicale, laissant en avant un orifice par lequel il pratiqua pendant six jours le drainage et l'irrigation continue de la vessie. Son opéré guérit parfaitement. Ce procédé n'est cependant pas aussi inoffensif que ce premier succès pouvait le faire espérer, car dans un cas récent le professeur Guyon a perdu un malade chez lequel il avait cherché à rendre ainsi accessible à la résection la partie infiltrée de la vessie. Ce malade est le seul de ses opérés qui ait succombé à la péritonite.

Guyon a imaginé à la suite de cet échec et utilisé avec succès dans un cas un procédé de résection applicable aux tumeurs infiltrées occupant une région accessible de la vessie, c'est-à-dire l'hémisphère supérieur ou son voisinage, procédé dans lequel on ne touche pas au péritoine. Ce procédé consiste dans une *résection de dedans en dehors;* la partie vésicale est attaquée à sa face interne au delà de la zone infiltrée d'autant plus profondément qu'on se rapproche davantage de la tumeur et de façon à passer au-dessous d'elle, dans la couche graisseuse qui existerait constamment, d'après les recherches de Clado, à la face profonde des néoplasies vésicales. Les surfaces de section ont naturellement ainsi la disposition en entonnoir qui favorise leur adossement par les sutures.

On peut arriver ainsi à dépassser la zone d'infiltration appréciable, mais malheureusement rien ne peut renseigner l'opérateur sur la zone d'infiltration histologique qui existe constamment autour de ces tumeurs et rend leur récidive presque inévitable.

Nous avons condamné le principe même de la *suture vésicale* après l'ablation des tumeurs de la vessie sans perte de substance de cet organe, mais, après la résection, la suture est le plus souvent nécessaire. Elle n'a guère d'ailleurs été pratiquée que sur les animaux, sauf les cas de von Antal, Marcacci et Küster, sans parler des nombreux essais de suture tentés après l'ablation de calculs par la taille hypogastrique.

Grâce à ces recherches auxquelles se rattachent, outre les noms cités plus haut, ceux de Vincent (de Lyon), Zezas, Julliard, Kispert, von Bergmann, Tiling, etc., on connaît les conditions physiques que doit remplir une suture vésicale, mais on en a beaucoup moins étudié les conditions physiologiques.

Sans entrer dans le détail du manuel opératoire, qui nous entraînerait trop loin, nous dirons seulement que, pour donner à une suture vésicale une résistance suffisante, il faut adosser de larges surfaces, soit en faisant, comme le recommande Vincent, deux plans de sutures (points séro-musculaires et points séro-séreux), et en adossant des surfaces péritonéales, soit en faisant une simple suture de Lembert qui dépasse largement les extrémités de la plaie vésicale, comme le conseillent Zezas et Mac Cormac, soit encore, comme le font von Antal et Guyon, en avivant obliquement les bords de la plaie vésicale et en adossant ces surfaces avivées par un seul rang de suture. La suture doit être entre-coupée, à points très-rapprochés, et les fils ne doivent pas comprendre la muqueuse, ce qui exposerait à l'interposition de cette membrane entre les lèvres de la plaie et à l'incrustation calcaire des fils à suture. Tiling conseille l'emploi d'une suture profonde à points séparés et d'une suture superficielle à points continus dépassant de chaque côté la précédente pour assurer son repos.

Mais la question de la résistance de la ligne de suture, qui a presque exclusivement préoccupé les auteurs, n'entre pas seule en jeu, et il faut tenir grand compte de l'état de la vessie. C'est un fait qu'on ne saurait trop mettre en lumière, et ce serait à peine un paradoxe de soutenir que la solidité de la suture a moins d'importance que l'intégrité de la vessie pour la réussite de l'opération. On voit en effet réussir constamment les sutures les plus simples, même la suture en bourse, quand elles sont faites sur une vessie parfaitement saine, incisée par mégarde au cours d'une ovariotomie, et ces faits sont aujourd'hui assez nombreux, tandis que les sutures les plus compliquées échouent le plus souvent après la taille hypogastrique pour calculs, parce qu'il s'agit d'une vessie antérieurement enflammée ou soumise à des froissements prolongés du fait même de l'opération.

Pour poser les indications de la suture de la vessie, il faut donc considérer non-seulement l'étendue et le siége de la plaie ou de la perte de substance de l'organe, mais établir des catégories basées sur l'état de la vessie. Si elle est saine, si rien ne l'expose à une inflammation prochaine, la suture peut être faite, et il suffit de s'appliquer pendant quelques jours à éviter une trop grande distension du réservoir urinaire; on y arrive par des cathétérismes fréquents, bien préférables ici à la sonde à demeure, et qui ne sont même nécessaires que s'il y a quelque obstacle à la miction spontanée. Dans ses deux cas de suture complète après des ruptures intra-péritonéales de la vessie, Mac Cormac n'a employé ni sonde à demeure ni cathétérismes, et ses opérés ont guéri rapidement et sans incident.

Ces conditions d'intégrité ne se rencontrent guère que dans les expériences sur les animaux ou après les blessures accidentelles au cours d'opérations abdominales. Si au contraire la vessie est enflammée, comme après les ruptures spontanées, et dans certains cas de calculs et de tumeurs, si même elle vient d'être soumise à un traumatisme chirurgical (extraction de tumeur ou de calcul), son occlusion par la suture doit être considérée comme dangereuse, sa béance et son évacuation parfaite étant, comme nous l'avons vu, le plus puissant moyen curatif et préventif de son inflammation. On comprend d'après cela que la suture puisse réussir après certaines extractions très-faciles de calculs avec une vessie nullement enflammée, mais ses avantages sont si minimes qu'il est plus prudent de la proscrire même dans ces conditions.

La suture peut cependant s'imposer malgré ces conditions défavorables, et c'est le cas habituel, comme nous venons de le dire, après les résections partielles. Il suffit alors, pour concilier les deux indications, de ne fermer qu'incomplétement la vessie et de laisser une ouverture pour le drainage au niveau de l'hypogastre ou du périnée, suivant le siége de la plaie; telle a été la conduite de von Antal après sa résection, telle a été celle de Pozzi après une incision accidentelle très-étendue de la vessie au cours d'une ovariotomie. Si la plaie était au sommet de la vessie ou à sa partie postérieure, il ne faudrait pas hésiter, après l'avoir réunie entièrement, à faire une nouvelle incision pour établir le drainage hypogastrique ou périnéal, en choisissant le point qui permettrait le mieux de s'apercevoir de bonne heure d'une infiltration d'urine à travers la ligne de suture, accident d'ailleurs bien improbable dans ces conditions.

Il nous reste pour terminer cette étude à signaler les *résultats* obtenus par l'intervention chirurgicale dans les tumeurs de la vessie; nous pouvons nous appuyer pour cela sur 118 observations, dont 101 ont été analysées par Pousson dans sa thèse et dans le travail qu'il a publié en 1885 dans les *Annales génito-urinaires*, et dont les 17 autres nous ont été communiquées avec bienveillance par le professeur Guyon.

Ces 118 opérations ont donné, en chiffres bruts, 78 guérisons et 40 morts, inégalement réparties chez l'homme et chez la femme : 72 opérations pratiquées sur des hommes ont en effet donné 28 décès, tandis qu'il n'y en a eu que 12 sur 46 femmes opérées. Cette mortalité très-élevée s'explique par l'état grave dans lequel se trouvaient la plupart des opérés, dont beaucoup ont succombé aux progrès de leur affection, à des complications rénales ou à un collapsus rapide, déterminé, il est vrai, par l'intervention, mais préparé par des hémorrhagies qui mettaient directement la vie en danger.

En analysant les observations on reconnaît que l'opération n'a été la cause réelle de la mort que chez 7 hommes et 2 femmes, sans parler d'un cas masculin où la mort est signalée sans explication.

De ces 7 hommes, l'un, après avoir subi la boutonnière et la taille périnéales, a succombé à une péritonite avec cellulite pelvienne (Volkmann); le second est mort d'infiltration d'urine au bout de deux mois : Marcacci lui avait fait la suture de la vessie avec du catgut; le troisième est mort des suites d'une perforation vésicale faite pendant l'ablation d'une tumeur par la boutonnière périnéale; le quatrième, qui avait subi la même opération, a succombé le douzième jour après une hémorrhagie abondante et des accidents fébriles (ces deux derniers cas appartiennent à Thompson). Les trois autres ont été opérés par Guyon et ont succombé l'un après la boutonnière périnéale (hémorrhagie opératoire et infiltration d'urine), et les deux autres après la taille hypogastrique, le premier à une péritonite (tentative de résection sous-péritonéale) et le second à une cellulite pelvienne.

Les deux femmes furent opérées à travers l'urèthre dilaté; chez l'une, des tentatives d'arrachement déterminèrent une large perforation de la vessie (Senftleben), chez la seconde, une cellulite pelvienne se déclara après un grattage à la curette de Volkmann (Bazy).

En somme, la mortalité opératoire peut donc être estimée à moins de 14 pour 100 chez l'homme, et à 5,5 pour 100 chez la femme. Elle est très-notablement moindre, si l'on ne considère que les faits publiés depuis 1884, à cause des progrès du manuel opératoire et de la tendance des chirurgiens à préférer les larges incisions, qui donnent du jour aux voies étroites à travers lesquelles on opère à tâtons.

Quel est le résultat thérapeutique obtenu chez les malades qui survivent? A part de très-rares exceptions les diverses opérations, complètes ou incomplètes, ont eu toutes pour heureux résultat de faire cesser pour un temps plus ou moins long les hémorrhagies et les douleurs. Au point de vue de la durée de la survie et de la guérison définitive, les documents sont moins nombreux; ils suffisent à montrer cependant qu'à ce point de vue comme à celui de la mortalité les résultats sont meilleurs chez la femme que chez l'homme, et meilleurs aussi dans l'âge adulte qu'aux deux extrémités de la vie.

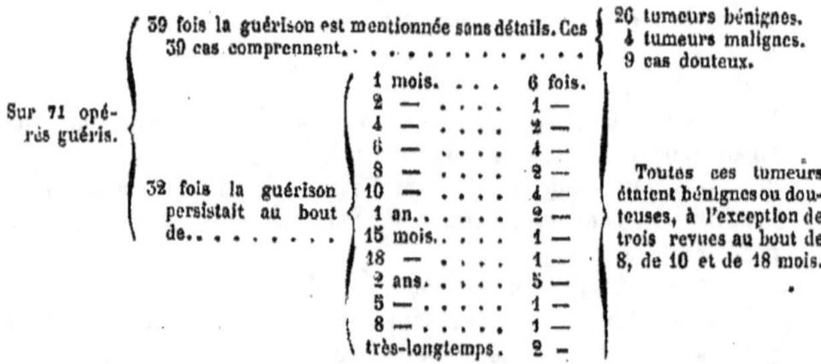

```
                    ⎧ 39 fois la guérison est mentionnée sans détails. Ces  ⎧ 26 tumeurs bénignes.
                    ⎪ 39 cas comprennent. . . . . . . . . . . . . . . . . . ⎨  4 tumeurs malignes.
                    ⎪                                                       ⎩  9 cas douteux.
                    ⎪                            ⎧ 1 mois. . . .   6 fois.
                    ⎪                            ⎪ 2  —  . . . .   1 —
  Sur 71 opé-       ⎪                            ⎪ 4  —  . . . .   2 —
  rés guéris.       ⎨                            ⎪ 6  —  . . . .   4 —
                    ⎪                            ⎪ 8  —  . . . .   2 —       Toutes ces tumeurs
                    ⎪ 32 fois la guérison        ⎪ 10 —  . . . .   4 —       étaient bénignes ou dou-
                    ⎪ persistait au bout         ⎨ 1 an. . . . . . 2 —       teuses, à l'exception de
                    ⎪ de. . . . . . . . .        ⎪ 15 mois. . . .  1 —       trois revues au bout de
                    ⎩                            ⎪ 18 —  . . . .   1 —       8, de 10 et de 18 mois.
                                                 ⎪ 2 ans. . . . .  5 —
                                                 ⎪ 5  —  . . . . . 1 —
                                                 ⎪ 8  —  . . . . . 1 —
                                                 ⎩ très-longtemps. 2 —
```

Sur l'ensemble des opérés l'époque de la récidive a été notée seulement
16 fois :

```
Au bout de 15 jours. .  2 fois.   Tumeurs malignes.
   —    2 à 4 mois. .   7 —      ⎧ 6 tumeurs malignes.
                                 ⎨ 1 tumeur douteuse.
   —      6  —  . .     2 —      ⎧ 1 tumeur bénigne.   ⎫ Réopérées et guéries.
                                 ⎨ 1 tumeur douteuse.  ⎭
   —      7  —  . .     1 —        Sarcome. . . . . .  Réopéré, resté guéri 6 mois après.
   —      8  —  . .     1 —        Épithélioma. . . .  Réopéré, mort.
   —      10 —  . .     2 —      ⎧ 1 tumeur maligne.
                                 ⎨ 1 épithélioma. Réopéré, resté guéri 6 mois après.
   —      1  —  . .     1 —        Tumeur bénigne. . ⎫ Réopérée, nouvelle récidive après
                                                     ⎭ 14 mois. 3ᵉ opération. Guérison.
```

On voit d'après ces chiffres que le temps pendant lequel la plupart des opérés
ont été tenus en observation est trop court pour qu'on puisse se prononcer sur
la réalité de la guérison, et les observations complètes sont trop peu nombreuses
pour qu'on puisse évaluer même approximativement la proportion des guérisons définitives qu'il est permis d'espérer. On peut dire seulement que la récidive est souvent à craindre, même pour les tumeurs bénignes, nouvel argument
en faveur des opérations à ciel ouvert que nous avons préconisées. Il est permis
d'espérer qu'en permettant des opérations plus complètes elles augmenteront
les chances de guérison radicale, mais ce n'est encore qu'une hypothèse que les
faits devront confirmer.

En tous cas les résultats consignés plus haut suffisent pleinement à justifier
l'intervention chirurgicale, si l'on se souvient qu'elle n'a presque jamais été
provoquée jusqu'à présent que par des accidents graves menaçant plus ou moins
immédiatement l'existence. Dans ces conditions, c'est une opération d'urgence
qu'une proportion même plus considérable d'insuccès ne saurait discréditer, car
tous les malades guéris sont des malades sauvés. Mais cela ne reste vrai que si
l'on ne se décide à opérer que *sous la pression des symptômes*, et, dans l'état
actuel des choses, on doit dire avec le professeur Guyon que rien ne justifie l'opération hâtive entreprise dans le but de devancer les progrès de la néoplasie : on
arrive en effet toujours trop tard, si la tumeur est maligne; toujours assez tôt,
si elle est bénigne, à condition d'observer son malade d'assez près pour ne pas
se laisser surprendre par les lésions secondaires de l'appareil urinaire.

CALCULS ET CORPS ÉTRANGERS. A. *Calculs. Étiologie et pathogénie.* Il faut
distinguer, au point de vue des causes et du développement, les calculs vésicaux
en deux catégories, dont la confusion est une source d'obscurités et d'erreurs
dans toute leur histoire, et qui mériteraient presque d'être traitées chacune dans

un chapitre distinct. Basées sur la composition chimique, ces deux catégories comprennent : la première, les calculs formés de phosphate de chaux, de phosphate ammoniaco-magnésien et de carbonate de chaux, mélangés en proportions variables, calculs que l'on désigne habituellement sous le nom de *calculs phosphatiques*, et dont le développement tient à des *causes locales;* la seconde, tous les autres calculs, d'acide urique, d'urates, d'oxalate de chaux, de cystine, etc., dont le développement est lié à une *cause générale*, à une modification plus ou moins permanente de l'organisme. Ces deux ordres de causes peuvent agir successivement, d'où l'existence de *calculs mixtes* qui ne méritent pas de former une catégorie à part.

Parmi les calculs phosphatiques observés dans la vessie, le plus grand nombre se sont développés sur place, quelques-uns sont descendus du rein. Leur production est liée ainsi que leur accroissement à une inflammation de la muqueuse urinaire avec production de muco-pus qui agit comme ferment sur divers principes de l'urine et en particulier sur l'urée, qu'il dédouble en eau et carbonate d'ammoniaque. En présence de l'ammoniaque le phosphate soluble de magnésie passe à l'état de phosphate ammoniaco-magnésien, qui se sépare à cause de son insolubilité dans les liqueurs alcalines. Le phosphate de chaux, qui ne reste dissous dans l'urine qu'en raison de son acidité, se précipite également aussitôt que l'urine devient alcaline par la formation d'ammoniaque.

Pour Bence Jones cependant il pourrait se produire des concrétions phosphatiques sous l'influence d'un état général se traduisant par une augmentation de la proportion de phosphates contenue dans l'urine, d'une diathèse phosphatique, en un mot. Cette hypothèse n'est pas démontrée, beaucoup d'auteurs la repoussent, et elle ne peut répondre en tous cas qu'à des faits exceptionnels.

Pour l'immense majorité des cas, sinon pour tous, la cause directe est donc une inflammation de l'arbre urinaire, une cystite, dans le cas qui nous occupe, primitive ou consécutive à une pyélo-néphrite. Les causes indirectes, que nous n'avons pas à rappeler ici, sont par conséquent les causes de la cystite; on observe surtout cette complication dans la cystite chronique avec rétention, en particulier dans celle qui accompagne la cystocèle.

C'est le plus souvent dans la vessie, nous l'avons dit, que débutent les concrétions phosphatiques; elles peuvent aussi descendre du rein sous forme de gravelle phosphatique et s'accroître dans la vessie, toujours enflammée en cas de suppuration chronique du bassinet.

Les calculs de la seconde catégorie se forment sous l'influence d'une modification de la crase sanguine. On admet, sans preuve absolue, qu'ils ont toujours pour origine un gravier descendu des reins.

Les rapports de la gravelle urique et de la diathèse goutteuse ne sont plus discutés aujourd'hui; les attaques de goutte articulaire et la production du gravier sont l'expression du même trouble de nutrition, de la même dystrophie, qui se traduit par la présence dans le sang d'acide urique à l'état d'urate de soude.

On voit parfois la gravelle de cystine succéder à la gravelle urique chez les mêmes malades. Pelouze et Frémy considèrent la cystine comme un dérivé de l'acide urique et la clinique paraît appuyer cette hypothèse, les mêmes conditions pathologiques favorisant la production des graviers de ces deux substances.

Contrairement aux autres acides organiques introduits dans le sang par l'alimentation, qui passent dans l'urine à l'état de carbonates alcalins, l'acide oxalique ne se réduit que partiellement dans certains cas et se retrouve alors dans l'urine à l'état d'oxalate de chaux. Telle serait l'origine des sels d'acide oxalique qui entrent dans la composition des concrétions urinaires d'après Magendie, Raoul Leroy et d'autres. Mais on admet d'autre part que l'acide oxalique peut se former dans l'organisme par les mutations que subissent diverses substances animales ou végétales ; cette variété de lithiase peut donc être tout à fait indépendante de l'alimentation et se former sous des influences imparfaitement connues. Elle a cependant aussi avec la goutte des rapports évidents ; pour Raoul Leroy ce serait la gravelle des goutteux dans des conditions de vie précaire et de régime trop végétal. On sait que l'acide oxalique n'existe pas seulement dans l'oseille, mais aussi dans les tomates, le cresson d'eau, les haricots verts, les groseilles rouges, les oranges, les pommes et les poires, les fruits verts, les petits pois, les céleris et les navets. On le rencontre encore dans les bières riches en acide carbonique, les cidres, certains vins mousseux, et dans le levain du pain (Desnos).

En dehors de ces influences générales on ne sait presque rien sur les phénomènes chimiques qui déterminent la production de ces graviers dans le rein et l'accroissement des calculs dans la vessie. Pousson, dans un travail récent, attribue à la présence dans l'urine de certaines matières colloïdes une influence prépondérante sur ces phénomènes de cristallisation.

Au point de vue de la constitution physique Civiale distingue trois catégories de calculs suivant qu'ils se développent par couches lamellées, par grains agglomérés ou par ces deux mécanismes successivement ou simultanément.

Dans le développement par lamelles, dit-il, la matière solidifiable de l'urine se dépose autour d'un grain primitif. Les couches qui se superposent ainsi les unes aux autres ont été comparées aux tuniques d'un oignon ; elles sont en général très-serrées. Dans la structure granulée, qui est en réalité la plus commune, les grains se forment et grossissent isolément; après avoir acquis un certain volume, ils s'unissent aux autres grains tantôt d'une manière régulière, tantôt sans ordre, ce qui donne à la pierre un configuration extraordinaire.

Les concrétions, à leur première période de développement, sont le plus souvent d'une structure simple et homogène, les unes granulées, les autres lamellées. Il n'en est pas de même des calculs, et un petit nombre seulement de graviers lamellés continuent à se développer par couches successives.

Le développement des calculs mixtes formés des couches successives de phosphates et d'acide urique, par exemple, se conçoit sans peine. Il suffit qu'une inflammation assez intense se développe sous une influence quelconque dans une vessie habitée par un calcul urique, pour que celui-ci puisse se recouvrir d'une couche plus ou moins épaisse et régulière de sels phosphatiques, à laquelle pourra succéder un nouveau dépôt d'acide urique, si l'inflammation vient à disparaître. Il importe de bien établir qu'il n'y a pas de rapport constant entre la durée et l'intensité de la cystite et l'abondance des dépôts phosphatiques; ceux-ci peuvent même manquer absolument dans la composition du calcul malgré une inflammation intense et prolongée de la vessie qui le contenait.

Telles sont les lois générales du développement des calculs vésicaux; il reste à indiquer, pour en compléter l'étude étiologique, les conditions diverses qui paraissent en favoriser l'apparition.

La distribution très-inégale des calculeux dans les différents pays a frappé depuis longtemps les auteurs, et de nombreux travaux ont paru sur la géogra-

phie des calculs. Ils n'ont cependant conduit à aucune donnée positive au point
de vue pathogénique, à cause du grand nombre des causes dont il faut tenir
compte, climat, genre de vie, état social, etc., et aussi parce qu'on a souvent
omis de séparer dans ces études les différentes catégories de calculs. Un
exemple des causes d'erreur de ce genre de recherches est fourni par la basse
Égypte, dans laquelle la fréquence de la pierre signalée depuis longtemps avait été
attribuée à la race, à la température ou au genre d'alimentation, tandis qu'elle
tiendrait, d'après les travaux récents communiqués en 1882 à la Société de
chirurgie par Zancarol, à la présence d'un parasite, le dystoma hématobion,
autour duquel se formeraient les concrétions calculeuses.

Tout le monde accorde une importance capitale à l'hygiène dans l'étiologie
des calculs ; ce que nous avons dit de leurs rapports avec la goutte nous dispense d'insister sur le rôle que peuvent jouer dans leur production une alimentation trop abondante et trop azotée et le défaut d'exercice. L'excès de fatigue
arrive au même résultat ; nous avons vu aussi l'influence d'une alimentation
trop végétale sur l'élimination des oxalates par le rein. Plowright, se basant
sur la distribution de l'affection calculeuse dans le Norfolk, a cherché dernièrement à établir l'importance du chlorure de sodium, dont la quantité insuffisante dans l'alimentation serait une cause puissante de la formation des calculs.

Relativement à l'âge, la plus grande fréquence de l'affection calculeuse se
rencontre aux deux périodes extrêmes de la vie, dans l'enfance et dans la vieillesse, où elle atteint son apogée, en tenant compte, bien entendu, non des chiffres
absolus, mais du rapport entre le nombre des calculeux observés et celui des
individus du même âge donné par les tables de mortalité. Cette statistique
aurait un bien plus grand intérêt, si on pouvait l'établir en séparant des autres
les calculs phosphatiques. Les calculs de l'enfance sont surtout l'apanage de la
classe pauvre, et ceux des vieillards de la classe aisée.

Quant à l'influence du sexe, on sait que la pierre est beaucoup plus rare
chez la femme que chez l'homme, non-seulement à cause de la largeur du canal
de l'urèthre et de la disposition de la vessie qui permet l'élimination plus
facile des concrétions descendues du rein et qui joue certainement un rôle important, mais aussi pour des causes d'ordre plus général, d'ailleurs peu connues,
qui font que la gravelle chez elle, comme la goutte, est à tous les âges de la
vie moins fréquente que chez l'homme.

Enfin l'hérédité a une influence incontestable, si l'on considère la gravelle
comme une manifestation diathésique. La goutte articulaire et la gravelle
peuvent se succéder à travers les générations comme elles peuvent le faire chez
le même sujet, ce qui a pu faire nier l'influence héréditaire à ceux qui considéraient la gravelle exclusivement, à un point de vue trop étroit.

Anatomie pathologique. La vessie des enfants ne contient généralement
qu'un seul calcul, mais chez les adultes on peut en rencontrer plusieurs, surtout
s'ils sont peu volumineux. On connaît un certain nombre d'exemples de multiplicité extraordinaire de calculs vésicaux parmi lesquels nous citerons celui de
Buffon, dont la vessie contenait 55 pierres, le malade de Roux, qui en avait 193,
celui de Desault, qui en avait 200, celui de Ribes, qui en avait 300, et celui de
Maisonneuve, qui en portait 307.

Le volume que peuvent atteindre les calculs vésicaux est extrêmement
variable ; on peut considérer comme de volume moyen ceux qui ont 2 à 3 centimètres de diamètre maximum ; ceux qui ont 4 à 5 centimètres de diamètre sont

de gros calculs. Exceptionnellement on peut en voir de bien plus volumineux, du volume d'une orange et davantage.

Le poids dépend non-seulement du volume et de la composition chimique des calculs, mais aussi du mode d'agrégation de leurs molécules constituantes. Un calcul moyen pèse de 20 à 40 grammes après dessiccation, le poids du calcul fraîchement extrait étant toujours plus considérable. Un calcul déposé au musée Dupuytren et provenant de la vessie d'un ecclésiastique du diocèse de Bourges pèse 1596 grammes. Il mesure 17 centimètres de long sur 32 de circonférence et est formé d'urate de magnésie et de phosphates terreux. Mort à quarante-sept ans, le malade avait présenté les premiers symptômes de pierre à l'âge de sept ans. On rencontre aussi, exceptionnellement, des calculs spongieux qui surnagent dans l'urine.

La forme des calculs est extrèmement variable; la forme sphérique ou ovoïde est la plus habituelle pour les petits calculs, les gros sont plus ou moins aplatis. Les formes irrégulières se dérobent à toute description d'ensemble, elles sont souvent dues à des prolongements irréguliers s'engageant dans des cellules ou dans l'urèthre prostatique. On a trouvé des calculs percés dans leur centre comme des pessaires en gimblette, forme que l'on a attribuée à la soudure d'un certain nombre de pierres primitivement isolées, et Simpson, cité par Le Dentu, a publié une observation de calcul vésico-prostatique présentant plusieurs perforations pour le passage de l'urine.

La surface des calculs est lisse, rugueuse, mamelonnée ou tuberculeuse; elle est généralement en rapport avec leur composition chimique : c'est ainsi que l'aspect mûriforme est habituel aux calculs d'oxalate de chaux. On peut y rencontrer des facettes, en cas de calculs multiples, ou des rigoles dues au passage de l'urine, sur les très-grosses pierres.

Relativement à leur structure, quand on divise les concrétions urinaires avec la scie ou le coin, on aperçoit d'ordinaire vers le centre ou dans un point plus ou moins rapproché de la périphérie une petite masse isolée, nettement circonscrite dans plusieurs cas et distincte par sa consistance, sa structure et sa couleur, des dépôts qui se sont amassés successivement tout autour et qui forment l'écorce de la pierre; cette masse centrale est le noyau, dont la distinction n'est pas toujours facile. Il peut y avoir plusieurs noyaux, plus ou moins adhérents aux couches qui les enveloppent et qui sont plus ou moins régulièrement et concentriquement stratifiées, avec ou sans mélange de couches granulées. Dans certains cas les lignes concentriques qui délimitent les couches sont coupées par d'autres lignes excentriques qui rayonnent du noyau vers la périphérie. Cette disposition rend les calculs fragiles, au point qu'il y en a qui se brisent spontanément dans la vessie, comme nous le verrons. On observe souvent entre les diverses couches des interstices, des vides, des cavités remplies de dépôts terreux ou de cristallisations. Au centre de certains calculs on trouve une cavité, comme dans quelques formations cristallines où cette cavité porte le nom de géode, cavité dont l'existence a été attribuée à la disparition d'un corps mou organique, tel qu'une concrétion fibrineuse qui aurait servi de noyau au calcul, mais qui peut être due simplement à un mode spécial de cristallisation.

Au point de vue de leur composition chimique, les calculs vésicaux ont été soumis à plusieurs classifications d'après leur nature organique ou inorganique (Bigelow), d'après leur fusibilité et leur combustibilité, ou d'après la nature de l'acide qu'ils contiennent. Nous adopterons, avec Nélaton et Le Dentu, la classification de Fourcroy, qui les divise en calculs simples, calculs composés et calculs ayant pour noyau un corps étranger ; cette dernière catégorie ne constituant pas une variété chimique distincte ne nous occupera pas ici.

Les corps qui entrent le plus ordinairement dans la composition des calculs sont l'acide urique, les urates, l'oxalate de chaux, les carbonates, les phosphates, la cystine et la xanthine. On y a signalé aussi la silice, le benzoate et le chlorhydrate d'ammoniaque, l'urée, le mica et des matières organiques telles que le sang, le mucus, diverses matières colorantes et les matières grasses.

Les calculs simples sont ceux qui ne comprennent qu'une substance unique ou du moins très-prédominante ; les calculs composés sont des combinaisons en proportions variables et ordinairement en couches et zones distinctes des substances que nous venons d'énumérer. Il faut citer parmi les calculs de composition exceptionnelle ceux qui sont connus sous le nom de calculs d'urostéalithe ; dans les trois cas rapportés par Le Dentu ils étaient formés : dans l'un par une combinaison de chaux et de matière grasse ; dans un autre par les phosphates terreux et une matière grasse ; ils étaient alors mous et élastiques à l'état frais, durs, friables et cireux à l'état sec ; dans le troisième par une véritable graisse et par du carbonate et du phosphate de chaux, mélangés d'une faible quantité de magnésie ; leur consistance était celle du savon un peu mou, ils formaient des disques de 1 à 2 centimètres de diamètre. Ces faits sont difficiles à interpréter ; il est fort douteux, d'après Méhu, qu'on puisse les expliquer par une injection de savon dans la vessie.

La coloration des calculs dépend de leur composition chimique. Les calculs d'acide urique sont fauves, ceux où dominent les urates gris cendré, jaunâtres ou verdâtres ; ceux d'oxalate de chaux sont généralement bruns, rougeâtres, quelquefois d'un brun noir ou presque noirs. Les calculs de phosphate de chaux ou tribasique sont d'un blanc grisâtre ou d'un brun piqueté de gris ; ceux de carbonate de chaux sont plus franchement blancs. La cystine est d'un gris ou d'un jaune assez franc, la xanthine a une teinte cannelle ou jaunâtre. On a trouvé des calculs d'un rouge plus ou moins vif ou d'un noir presque pur. On a attribué la première teinte à l'imbibition de la pierre par la matière colorante du sang, la seconde est due à la présence de traces de fer. Ces diverses colorations se mélangent dans les calculs composés.

L'aspect extérieur des calculs est un peu aussi sous la dépendance de leur composition. Les plus lisses sont formés d'acide urique ou d'urates ; la cystine, les phosphates et les carbonates, forment plutôt des pierres grenues. Les calculs d'oxalate de chaux présentent, comme nous l'avons dit, des mamelons plus ou moins saillants rappelant l'aspect d'une mûre, d'où le nom de calculs mûraux. Ces derniers sont ordinairement les plus durs, avec les calculs uriques. Leur consistance peut quelquefois défier tous les instruments. Au contraire les pierres de phosphates et de carbonates sont ordinairement friables, mais la consistance n'est pas toujours en rapport avec la composition chimique des calculs.

Il n'y a pas de rapport constant entre la nature de la pierre et l'état de la muqueuse vésicale et de l'urine. Les calculs phosphatiques ou de carbonate de chaux sont toujours liés, il est vrai, à une inflammation vésicale, mais celle-c peut aussi se développer sous l'influence d'un calcul urique qui souvent alors se recouvre d'une couche plus ou moins épaisse, d'une chemise phosphatique. Ce dépôt peut manquer absolument malgré une cystite ancienne et violente avec alcalinité des urines, comme nous en avons observé un cas frappant dans le ser-

vice de notre maître le professeur Guyon. L'absence de toute inflammation vésicale actuelle ne permet même pas d'éliminer les calculs de phosphate et de
carbonate de chaux, car un calcul phosphatique, fruit d'une cystite antérieure,
peut s'entourer après la guérison de celle-ci d'une croûte uratique. Il est vrai
que ces calculs uriques à noyau phosphatique, dont Civiale rapporte des
exemples, sont très-rares.

Les calculs, comme nous le verrons à propos de la symptomatologie, sont le
plus souvent bien tolérés par la vessie. Dans un certain nombre de cas cependant
ils déterminent de la cystite, quelquefois même des ulcérations, surtout quand
ils sont contenus dans une poche ou dans une cellule. On a constaté, dans des
cas de calculs volumineux, la transformation plus ou moins étendue de l'épithélium normal du trigone en un épithélium pavimenteux. Enfin Le Dentu pense
que des productions polypeuses ou fongueuses peuvent se développer sous cette
influence, surtout autour du col.

La position des calculs dans la vessie est sujette à une certaine variété. Les
plus petits se déplacent facilement et occupent ordinairement le bas-fond ; les
plus gros sont peu mobiles et occupent habituellement aussi les parties les plus
déclives de la vessie ; certaines pierres sont en rapport ordinaire avec le col et
s'y engagent même partiellement, d'autres siègent au-dessus du col, comme
suspendues, soit par suite de leur longueur qui leur permet d'arc-bouter sur les
parois vésicales, soit par suite des contractions partielles du viscère qui peuvent retenir des fragments dans la même situation pendant la lithotritie. Les
calculs peuvent aussi être maintenus dans une situation invariable par enchatonnement, enkystement ou adhérences.

On dit qu'un calcul est enchatonné quand il est compris dans une poche
spéciale communiquant avec la cavité de la vessie par un collet, un orifice plus
ou moins large dont les bords s'appliquent sur le calcul. Le calcul est dit
enkysté quand la cellule dans laquelle il est logé est tout à fait indépendante de
la cavité vésicale ou n'est plus en rapport avec elle que par un orifice tellement
étroit qu'il est presque imperceptible et devient pratiquement négligeable. Ce
cas est très-rare.

Que la pierre soit enkystée ou enchatonnée, elle peut encore être adhérente :
quand en effet la muqueuse vésicale entoure déjà la pierre sur une étendue
plus ou moins grande, et qu'irritée par le contact constant du corps étranger la
surface interne de la cavité accidentelle se couvre de bourgeons vasculaires, il
peut arriver, et il arrive, que ces fongosités pénètrent dans les anfractuosités
de la pierre et contribuent à la maintenir en place. L'adhérence des calculs
n'est donc qu'un cas particulier de l'encapsulement de la pierre. Küster signale
encore une variété très-exceptionnelle de calculs adhérents qui se développeraient autour d'une villosité incrustée, restée adhérente par sa base à la
muqueuse vésicale.

Par quel mécanisme se produit l'enkystement et l'enchatonnement des calculs ? On ne peut admettre que pour des cas exceptionnels la théorie de Littre, qui
pensait que les calculs descendus du rein s'arrêtaient dans la portion de l'uretère
qui rampe entre les tuniques de la vessie, en perforaient la paroi par ulcération,
passaient ainsi dans l'épaisseur des parois vésicales, s'y creusaient une loge et
grossissaient peu à peu sur place sans jamais pénétrer dans la cavité vésicale. La
loge qui les contient communique alors avec l'uretère par un petit trajet indiquant le chemin parcouru. Il convient de n'accepter aussi qu'avec réserve les

faits d'arrêt du calcul à l'orifice de l'uretère dans la vessie. La théorie qui s'applique à la majorité des cas est celle de Houstet, qui admet que ces complications ne s'observent guère que dans les vessies à cellules, la pierre pénétrant dans une de celles-ci et la distendant, sauf le collet, qui finit par l'enfermer dans sa loge qu'elle peut dépasser en faisant saillie dans la cavité vésicale proprement dite. On a admis que certains calculs, dits migrateurs, pouvaient alternativement entrer et sortir de leur loge ; ce fait doit être rare.

Dans l'hypothèse de Houstet les parois de la loge qui contient le calcul ne doivent être constituées que par la muqueuse, doublée ou non de péritoine : aussi n'est-elle pas applicable aux quelques cas, comme celui de Meckel, où toutes les tuniques de la vessie prenaient part à la constitution de la poche, qui occupait le sommet de la vessie. Lemaire (thèse de Paris, 1877), qui a trouvé deux cas semblables chez des enfants, se demande si la pierre ne siége pas alors dans une dépression formée aux dépens de l'ouraque incomplétement oblitéré. On peut admettre aussi, avec Monod, que la pierre peut se trouver prise entre la prostate en avant et le muscle des uretères hypertrophié en arrière.

Symptômes. C'est pour pouvoir donner un tableau symptomatique exact de l'affection calculeuse qu'est surtout utile la division des calculs en deux grandes classes que nous avons indiquée plus haut. Les calculs phosphatiques en effet succèdent toujours, comme nous l'avons vu, à une cystite ancienne et rebelle dont les symptômes s'ajoutent à ceux que détermine la présence du calcul ; en outre les réactions de cette vessie malade diffèrent notablement de celle d'une vessie saine. C'est à cette classe de calculs que s'appliquent surtout les descriptions classiques ; nous en indiquerons les symptômes après avoir exposé ceux que présentent les calculs, dont aucune complication inflammatoire n'obscurcit l'étude.

Nous nous bornerons à mentionner les calculs congénitaux, qui s'annoncent souvent dès les premiers temps de la vie par les crises douloureuses auxquelles succombent un certain nombre de petits malades.

Si le seul signe pathognomonique et indiscutable de la présence d'un calcul vésical est la sensation de choc perçue avec un instrument explorateur, il n'en est pas moins vrai que dans la grande majorité des cas l'association des trois principaux symptômes fonctionnels, douleur, fréquence des mictions et hématurie, donne au diagnostic une certitude presque absolue, quand ces symptômes se présentent avec les caractères que nous allons étudier, quand la marche et la fatigue les font apparaître et qu'ils disparaissent rapidement sous l'influence du repos. L'exploration intra-vésicale ne fait alors que confirmer et compléter le diagnostic tiré des signes rationnels.

La fréquence des mictions est ordinairement le premier symptôme de la pierre, mais elle inquiète généralement peu les malades, qui l'expliquent par une foule de raisons et ne songent guère à consulter que quand la douleur vient s'y joindre ; enfin l'hématurie, même peu abondante, a le privilége d'éveiller leurs craintes et d'amener précipitamment chez le médecin ceux qui supportaient philosophiquement les autres symptômes.

La *douleur* ne mérite véritablement pas ce nom au début. C'est d'abord, et pendant plus ou moins longtemps, un sentiment de gêne, de pesanteur au périnée, quelquefois une légère sensation de choc qui correspond au méat urinaire, puis elle s'accentue et le malade remarque alors les conditions qui la font naître : ce sont la marche, la station verticale prolongée, les courses en voiture,

l'omnibus et le chemin de fer étant bien supportés ; beaucoup de malades souffrent particulièrement au moment où ils font basculer le bassin pour se mettre
au lit ; enfin un calculeux récemment observé par Guyon a senti ses premières
douleurs sous l'influence du roulis du navire qui l'amenait en France. Comme
les mouvements du malade, les mouvements de la vessie réveillent aussi la douleur, notamment à la fin de la miction, et surtout de la miction debout. Cette
douleur est rapportée tantôt au méat, tantôt derrière le bassin, « aux reins »,
comme disent les malades, ce qui ne doit pas faire croire à une douleur lombaire. Un des caractères essentiels de cette douleur est d'être passagère et de
disparaître par le repos, surtout par le repos au lit. Elle est rarement violente
en dehors de toute complication inflammatoire.

La *fréquence des mictions* survient sous les mêmes influences que la douleur, avant elle, comme nous l'avons vu, et plus facilement qu'elle. Comme la
douleur aussi elle est supprimée par le repos et disparaît la nuit, caractère
capital pour le diagnostic.

L'*hématurie* des calculeux se produit dans plusieurs circonstances : elle peut
succéder aux mouvements du calcul quand il s'engage dans l'uretère ou dans
l'urèthre, elle est alors très-peu abondante et peu caractéristique. Elle peut se
produire, en se réduisant encore à quelques gouttes, à la fin de la miction,
quand le calcul vient à être pressé contre le col, et présente alors plus de
valeur, si les urines sont du reste parfaitement claires et surtout si cette petite
hémorrhagie ne succède qu'à la miction debout et disparaît quand le malade
urine couché. Mais l'hématurie calculeuse type est celle qui se produit, comme
la douleur, sous l'influence de la marche et de la fatigue ; le sang est alors mêlé
à l'urine qui est uniformément colorée ; souvent elle est absolument passagère et
l'urine de la miction suivante ne contient plus trace de sang ; en tous cas elle
n'atteint pas en abondance et en durée les hématuries des tuberculeux et des
porteurs de tumeurs vésicales. Même quand elle s'est prolongée par suite de
fatigues exagérées la suppression de la cause, le repos horizontal, la fait cesser
avec une rapidité caractéristique.

A côté de ces symptômes fondamentaux il en est d'autres plus inconstants,
les modifications du jet, le développement exagéré du pénis et la présence dans
l'urine de sable ou de petits graviers.

La *brusque interruption*, passagère ou plus ou moins durable, du jet de
l'urine, est un signe auquel médecins et malades attachent en général la plus
grande importance. On l'observe en effet chez un certain nombre de calculeux,
chez les enfants et les jeunes gens à parois vésicales souples et régulières, mais
il est exceptionnel chez l'adulte et surtout chez le vieillard, à cause du développement de la prostate. Dans la seconde moitié de la vie, cette interruption
brusque du jet ne peut se produire qu'avec des calculs de petit volume et
dans la miction debout ; le phénomène disparaît quand le malade urine couché.
Ce n'est qu'avec cette contre-épreuve que ce symptôme acquiert une grande
valeur, car l'arrêt du jet peut se produire avec des caractères presque identiques
sous l'influence de contractions spasmodiques de la portion membraneuse.
Disons tout de suite que ce symptôme, qui annonce chez l'adulte une pierre peu
volumineuse, doit conduire à une intervention immédiate, sous peine de voir se
produire, sous l'influence de l'engagement du calcul, des rétentions d'urine
difficiles à vaincre et des accidents urineux graves.

Le *développement exagéré du pénis* a surtout été remarqué chez les enfants ;

on a aussi noté un état d'érection presque continue, phénomènes dus à la congestion des plexus vésicaux et à l'habitude que prennent souvent les malades de tirailler leur verge, sans doute, dit Le Dentu, parce qu'ils trouvent dans cette sorte de manœuvre un soulagement à leurs souffrances.

La *présence de sable dans les urines* et l'expulsion de graviers n'accompagnent ni ne précèdent nécessairement le développement d'un calcul vésical, mais la suppression complète d'une évacuation habituelle de sable ou de gravier doit faire craindre le développement d'un calcul, phénomène auquel le professeur Guyon applique le proverbe populaire : « Qui ne charrie pas bâtit. »

Quant à la *cystite*, invoquée par beaucoup d'auteurs comme un symptôme de calcul vésical, nous nous sommes efforcé de démontrer dans notre thèse que ce n'est qu'une complication qui manque longtemps ordinairement, et qui peut manquer toujours. Quand elle se développe sur des malades bien observés, on peut presque toujours la rattacher à une cause occasionnelle bien nette, refroidissement, marche forcée, course prolongée en voiture, engagement d'un petit calcul ou d'un fragment dans l'urèthre, hypertrophie de la prostate, cathétérisme, etc. Bien plus la présence d'un calcul dans la vessie permet parfois la guérison plus ou moins spontanée d'une cystite survenue sous l'influence d'une cause accidentelle.

L'influence des calculs sur la production des inflammations vésicales n'est cependant pas niable, mais c'est presque exclusivement une influence prédisposante, due à la congestion que détermine leur présence. Comme une vessie atteinte de tumeur, comme la vessie des dysuriques, la vessie des calculeux est en état d'opportunité morbide, notion importante à retenir pour savoir éviter toutes les causes capables de faire éclater cette inflammation menaçante. Une fois établie dans ces conditions la cystite peut guérir, mais elle a beaucoup de tendance à passer à l'état chronique, et la sensibilité exaltée de la vessie enflammée modifie profondément l'état du calculeux. L'influence bienfaisante du repos s'atténue et finit par disparaître et les douleurs augmentent jusqu'à une intensité extrême, avec irradiations non-seulement dans la zone génito-urinaire, mais souvent aussi dans les membres inférieurs. C'est alors que l'affection calculeuse peut devenir une des maladies les plus douloureuses.

Sans atteindre heureusement ce degré extrême dans la plupart des cas, l'inflammation vésicale a pour effet constant de masquer l'influence du repos sur les divers symptômes observés : on peut donc dire sans exagération aucune que, loin d'être un signe de calcul, la cystite en rend le diagnostic plus difficile.

Que les signes fonctionnels que nous venons de passer en revue permettent d'affirmer le diagnostic ou laissent place au doute, l'exploration directe sera toujours nécessaire pour confirmer et compléter le diagnostic. Cette exploration comprend le toucher rectal et vaginal et surtout le cathétérisme.

Le *toucher rectal* ne permet pas en général de sentir la pierre chez l'adulte ni chez le vieillard, à moins qu'elle ne soit très-volumineuse ou ne présente un prolongement uréthral. Chez l'enfant et chez l'adolescent au contraire il rend de grands services, surtout si on le combine au palper hypogastrique, le sujet étant couché sur le dos.

Le *toucher vaginal* permet souvent de reconnaître la présence de calculs vésicaux; il doit être aussi combiné au palper hypogastrique.

Le *cathétérisme* est toujours nécessaire pour compléter le diagnostic, mais ce que nous avons dit de la susceptibilité des calculeux fera facilement comprendre qu'il ne faut pratiquer cette opération, car c'en est une, qu'en temps opportun et avec toutes les précautions nécessaires, sous peine de faire entrer malencontreusement le malade dans l'ère de la cystite ou de provoquer des accidents graves du côté de la vessie ou des reins. Les signes rationnels suffisant le plus souvent à asseoir un diagnostic au moins probable, il faut surseoir au cathétérisme, si l'état local et surtout l'état général sont inquiétants, et ne le faire qu'avec des instruments soigneusement désinfectés, le malade étant dans son lit et y restant une heure ou deux après l'exploration en buvant chaud et beaucoup. Le cathétérisme vésical doit toujours être précédé de l'examen de l'urèthre avec la bougie à boule, qui renseigne sur son calibre et sa sensibilité.

On peut employer, pour l'exploration de la vessie, des instruments en gomme et des cathéters métalliques. Nous empruntons les règles de leur emploi au professeur Guyon.

La boule de la bougie exploratrice employée pour l'urèthre peut donner dans beaucoup de cas le contact de la pierre en entrant dans la vessie, quelquefois même quand les recherches avec l'instrument métallique sont restées infructueuses : on perçoit alors, en poussant l'instrument avec ménagement, une sensation de choc, plus ou moins fugitive, si le calcul est peu volumineux, que l'on peut répéter au contraire, si le calcul est gros. D'autres fois on a la sensation d'un frôlement plus ou moins étendu, permettant quelquefois de reconnaître la présence de plusieurs calculs ou fragments. La sonde de gomme peut donner des sensations identiques. Son emploi sera indiqué en face des malades qui se sondent depuis longtemps, et qui se plaignent de souffrir vivement quand la vessie est vidée et plus particulièrement en retirant la sonde, symptômes qui indiquent un calcul. Il faut alors introduire la sonde de gomme en plaçant le malade debout; on ne sent généralement rien en entrant, l'urine s'écoule, et on laisse de parti-pris la douleur finale s'accentuer. Retirant alors l'instrument, souvent avec quelque peine, on sent le frottement caractéristique. Guyon a pu ainsi faire le diagnostic après avoir échoué avec des instruments métalliques.

Les instruments métalliques permettent de reconnaître non-seulement l'existence des pierres, mais leur position, leur consistance, leur volume et leur nombre, d'une façon approximative. On emploiera pour cette recherche les explorateurs pleins qu'a fait construire le professeur Guyon, et un petit lithotriteur à mors plats. La vessie doit contenir un peu de liquide, urine ou injection, 100 à 125 grammes au plus; il importe au plus haut point qu'elle ne soit pas distendue, et il faut s'arrêter dans l'injection dès que la vessie résiste.

L'explorateur doit être employé en faisant presque continuellement de petits mouvements de percussion; il doit être promené dans la vessie méthodiquement, en explorant successivement chacune des régions de l'organe. La rencontre du calcul se traduit par une sensation de contact et par un bruit généralement assez fort pour être entendu du malade et des assistants. Si le calcul n'est pas unique, on peut percevoir un double bruit en portant vivement le bec de l'instrument de droite à gauche; s'il y a plus de deux calculs, on entend un bruit de cliquetis. La clarté ou l'obscurité du son obtenu par la percussion du calcul permet quelquefois de se faire une idée de sa consistance, mais il y a là bien des causes d'erreur.

On arrive à de meilleurs résultats pour la mensuration : le calcul reconnu, on percute la surface d'avant en arrière jusqu'à en dépasser les limites postérieures, puis on ramène l'instrument vers lui et on met l'index de la main gauche sur la tige au ras du méat. On continue alors la percussion d'arrière en avant et on mesure la distance qui sépare le doigt du méat au moment où le contact cesse d'être perçu. Les résultats ainsi obtenus, en les vérifiant à plusieurs reprises, sont, sinon rigoureux, au moins assez précis pour pouvoir servir de base au choix de la méthode opératoire, lithotritie ou taille. C'est généralement le plus grand diamètre du calcul que l'on se trouve mesurer ainsi, et sa connaissance permet de présumer les dimensions des autres.

L'emploi du lithotriteur ne donne pas de renseignements plus précis sur les dimensions du calcul, parce qu'on ne peut savoir par quel diamètre on l'a saisi et si les mors de l'instrument l'ont pris par son milieu ou par ses bords. Il permet, il est vrai, de se renseigner sur la consistance, sur la dureté du calcul, qu'il y a grand intérêt à connaître dans certains cas, mais pour avoir ce renseignement il faut sortir du domaine de l'exploration et entrer dans le traitement. En effet, de deux choses l'une : ou bien on se contentera d'apprécier la façon dont les couches les plus superficielles résisteront à l'étreinte de l'instrument, ce qui n'apprendra rien le plus souvent sur la consistance du corps du calcul, ou bien on ira ou on risquera d'aller jusqu'à l'éclatement, et il faudra alors de toute nécessité achever le broiement sur l'heure. Ce n'est donc qu'au début de la lithotritie qu'on pourra employer le lithotriteur à la recherche de la consistance des calculs.

Mais il est certaines pierres molles, et des fragments peu consistants, phosphatiques, dont le contact ne peut être perçu par la sonde et qu'on ne pourra reconnaître qu'en les saisissant entre les branches du lithotriteur. Cet instrument peut encore être utilisé pour la recherche des pierres multiples en explorant la vessie après en avoir saisi une.

En résumé, dit Guyon, si la sonde suffit pour découvrir une pierre, pour en apprécier le volume, pour examiner complétement et efficacement la vessie, il faut déclarer que, pour les cas difficiles et, dans toutes circonstances, pour les fragments, l'exploration par le lithotriteur est la seule à laquelle on puisse complétement se fier.

Ces recherches peuvent être rendues très-difficiles par la déformation de la vessie, surtout due à la saillie exagérée de la prostate, qui exige l'emploi d'un explorateur à long bec, par ses contractions irrégulières, par la dépressibilité de ses parois et sa trop grande capacité, ainsi que par le petit volume de la pierre et sa nature, si elle est phosphatique et molle, et surtout si elle est porcuse et légère de façon à ne donner aucune sensation de contact même quand on l'a dans la main. Quand on soupçonne la présence de semblables calculs, quand le malade en a rendus d'analogues, par exemple, c'est à l'aspirateur qu'il faut avoir recours pour l'exploration de la vessie.

Marche et terminaisons. Dépouillée des complications inflammatoires qui n'en font pas, comme nous l'avons vu, partie intégrante, l'affection calculeuse a dans la grande majorité des cas une marche régulière et lentement progressive. A la période des mictions fréquentes et des sensations anormales succède celle des douleurs passagères et des hématuries, ordre qui peut très-certainement être interverti par des influences que chacun peut prévoir, mais qui l'est en réalité moins souvent qu'on ne pourrait le croire en s'en rapportant à des observations superficielles, le premier symptôme observé étant rarement le premier produit, ici comme dans bien d'autres maladies chirurgicales. C'est ainsi que chez un malade surpris par une hématurie en pleine quiétude d'esprit on pourra souvent découvrir par l'interrogatoire une augmentation de fréquence des mictions qu'il n'avait pas remarquée.

Cette évolution régulière, pour peu que l'histoire du calculeux soit longue, est souvent coupée par des poussées congestives ou franchement inflammatoires qui accentuent les phénomènes douloureux en les modifiant plus ou moins dans leur modalité clinique. Ces poussées font date dans l'esprit du malade et souvent il rapporte à l'une d'elles le début de son affection, qui est en réalité plus ancienne. Enfin la cystite peut s'établir à demeure avec le cortége particulièrement douloureux qui lui est habituel dans ces conditions et l'intensité des symptômes actuels fait négliger au malade, et quelquefois au médecin, les signes très-nets qui les avaient précédés.

C'est ainsi, à notre avis, qu'on doit expliquer l'incertitude dont font preuve un bon nombre des auteurs les plus récents au sujet de la durée de l'évolution des calculs. Pour eux rien n'est plus irrégulier que leur développement, et pendant le même nombre d'années tel calcul peut devenir énorme, tandis que tel autre ne dépassera pas des dimensions moyennes. Telle n'est pas l'opinion du professeur Guyon, et il a constaté que l'évolution des calculs de même composition chimique ne variait que dans des limites peu étendues. Il faut plusieurs années pour qu'un calcul atteigne un volume moyen de 4 à 5 centimètres. Cette règle comporte, bien entendu, des exceptions, mais elles paraissent rares. Hâtons-nous de dire que nous mettons, comme tous les auteurs, dans une catégorie spéciale les calculs phosphatiques, dont le développement est lié à l'état de la vessie et qui peuvent quelquefois acquérir en quelques semaines des dimensions considérables.

Les symptômes fonctionnels ne permettent pas toujours du reste, même à un esprit prévenu, de remonter au véritable début de l'affection, et la date de celui-ci doit être quelquefois tirée d'un commémoratif étranger à la vessie, d'une colique néphrétique non suivie d'expulsion de graviers, par exemple. L'affection peut d'ailleurs évoluer constamment avec des symptômes très-atténués : ce sont ces cas qu'on a décrits sous le nom de *calculs latents* et dans lesquels la découverte de la pierre est une surprise pour le malade et pour le chirurgien.

On a attribué à plusieurs causes cette évolution insidieuse — à l'anesthésie de la vessie, hypothèse qui ne peut être soutenue que pour des cas exceptionnels; — aux connexions anatomiques spéciales de la pierre que nous avons décrites sous le nom d'enkystement et d'enchatonnement, avec ou sans adhérences, disposition dont la fréquence n'est pas en rapport avec le nombre de cas où on l'a invoquée, enfin au séjour constant de la pierre dans le bas-fond vésical, loin du col, qu'elle y soit retenue par l'hypertrophie de la prostate ou par la saillie exagérée du muscle des uretères signalée par quelques auteurs chez les rétrécis; cette dernière explication est la plus plausible dans la majorité des cas.

Il importe de dire, du reste, que, sauf exception rare, ces calculs ne sont latents que pour le malade et qu'en cherchant les symptômes que nous avons indiqués, en comparant surtout l'état du patient pendant le jour et pendant la nuit, on peut même dans ces cas faire le diagnostic. Mais il faut pour cela, bien entendu, que le malade vienne consulter le chirurgien, et le peu d'intensité des symptômes fonctionnels qu'il éprouve ne l'y pousse pas. Cette absence de tout phénomène bruyant explique comment on se trouve si souvent en présence de calculs volumineux, et cette temporisation des malades est la meilleure preuve de la tolérance de la vessie pour les calculs, si longtemps méconnue par les pathologistes.

A côté des calculs latents il faut ranger les calculs à symptômes *intermittents*, soit que ceux-ci apparaissent ou disparaissent brusquement à une seule ou à plusieurs reprises; soit qu'il y ait une intermittence vraie dans les accidents qui reparaissent pour un temps donné à des époques à peu près régulières. Nous avons observé ce fait chez un homme jeune dont les symptômes très-atténués du reste (douleurs légères et fréquence des mictions sans hématurie) apparaissaient tous les mois pour quelques jours et ne laissaient ensuite aucune trace, le nombre des mictions redevenant même parfaitement normal. Nous avons trouvé dans les observations de la salle Civiale à Necker un cas analogue chez un homme de quarante et un ans dont les accès, séparés par une guérison apparente complète, revenaient depuis deux ans en se rapprochant de plus en plus; il y avait eu un intervalle de sept à huit mois entre les deux premiers accès. Par une coïncidence curieuse ces deux malades avaient une pierre noirâtre et peu volumineuse d'oxalate de chaux. C'est pour les cas de ce genre qu'on a admis l'existence de calculs *migrateurs* qui trouveraient dans les cellules de la vessie un abri momentané. Si quelques rares observations de calculs migrateurs ne laissent pas placé au doute, cette disposition ne peut être qu'exceptionnelle et les faits dont nous parlons doivent le plus souvent être attribués à un développement exagéré du bas-fond. Quant aux calculs à symptômes franchement intermittents, ce sont des bizarreries pathologiques pour lesquelles nous n'avons à fournir aucune explication plausible.

La terminaison de l'affection calculeuse, en dehors de toute intervention chirurgicale, est loin d'être constamment fatale. Si le malade a le bonheur d'échapper à l'établissement définitif de la cystite, tout peut se borner à des douleurs tolérables et à des hématuries légères à propos des grands mouvements, le développement de la prostate mettant une barrière entre le col et le calcul. La vie sédentaire habituelle aux vieillards leur permet quelquefois de tolérer une pierre volumineuse sans grand inconvénient et de mourir d'une cause tout à fait indépendante de cette affection.

Mais il en est tout autrement quand la cystite est établie à demeure, et un adulte porteur d'un calcul volumineux échapperait bien difficilement à cette complication sans s'astreindre à un repos presque absolu. La présence du calcul et ses mouvements étant une cause d'excitation constante pour l'inflammation vésicale, celle-ci ne tarde pas, en l'absence d'un traitement convenable et rapide, à gagner les uretères et les reins, dont l'envahissement constitue dans ces conditions une menace immédiate pour la vie. C'est cette néphrite ascendante qui est la complication la plus redoutable des calculs vésicaux : c'est elle qui tient presque exclusivement sous sa dépendance les phénomènes généraux que l'on peut observer.

L'état stationnaire et la mort par cysto-néphrite ne sont pas les seules terminaisons possibles de l'affection calculeuse abandonnée à elle-même; les pierres vésicales peuvent aussi être expulsées au dehors tout entières ou se fragmenter spontanément dans la vessie.

L'expulsion spontanée par le canal de petites concrétions rentre plus dans l'histoire de la gravelle que dans celle des calculs, et nous n'en parlerions pas ici, si le fait ne s'observait quelquefois pour des pierres qui cessent d'être des graviers. C'est surtout chez les femmes qu'ont été recueillies les observations de ce genre, dont une des plus curieuses reste celle de Ségalas rapportée par Hybord, qui a trait à un calcul de plus de 100 grammes sorti par l'urèthre d'une femme de soixante ans. Chez la femme même, c'est souvent à travers la cloison vésico-vaginale, par ulcération, que se fait l'expulsion du calcul, comme dans le cas présenté par Mouchet (de Sens) à la Société de chirurgie en février 1883. Il en résulte une fistule particulièrement rebelle aux tentatives de réparation. Civiale a réuni dans un travail communiqué à l'Académie des sciences en 1836 les faits de ce genre les plus remarquables.

La fragmentation spontanée des calculs dans la vessie est un fait très-exceptionnel. Son existence cependant paraît établie par les faits de Guéniot et Cloquet, cités par Le Dentu, de Civiale et de Sidney Jones. Ce phénomène ne paraît avoir été observé que sur des pierres phosphatiques; il serait dù tantôt à un développement de gaz au centre du calcul, amenant un véritable éclatement, tantôt à une désagrégation survenant sous l'influence d'une variation dans la proportion des matières colloïdes de l'urine. Ce dernier mécanisme, s'il était démontré, pourrait encourager les inventeurs de lithontriptiques. On a encore invoqué, comme cause de la fragmentation spontanée, le choc des calculs les uns contre les autres ou leur écrasement par les contractions de la vessie. L'explication la plus simple est celle qui invoque le desséchement du centre de la pierre, qui n'est plus imbibé par l'urine : la matière subirait alors un mouvement de retrait et se fendrait en différents endroits en divergeant du centre à la circonférence, de même que l'on peut voir certaines pierres terrestres présenter cette disposition aux fissures spontanées par suite de la trop grande sécheresse de leur masse.

En tous cas cette fragmentation spontanée ne peut guère qu'aggraver l'état du malade, surtout s'il y a éclatement et production de fragments anguleux. Il est peu vraisemblable que la division puisse aller jusqu'à produire des fragments capables de sortir par l'urèthre en proportion notable.

Enfin, quand le malade a été opéré, son affection peut reparaître, soit par suite d'une évacuation incomplète du contenu de la vessie, soit par suite d'une nouvelle « ponte rénale », soit souvent comme conséquence d'une cystite avec rétention incomplète.

Complications. Nous avons parlé des complications les plus fréquentes, la cystite et la néphrite, il nous reste à dire un mot de l'engagement des calculs, de la rétention ou de l'incontinence d'urine, des ulcérations et perforations de la vessie, des phlegmons péri-vésicaux et de la péritonite.

L'engagement des calculs dans le col ne peut avoir lieu que si le calcul est petit et le col facilement abordable, sans saillie prostatique. L'exploration du canal avec une bougie, la palpation et le toucher rectal, permettent de reconnaître cet accident qui se traduit rarement par une rétention complète, mais souvent par des troubles de la miction, qui peut n'être possible que goutte à goutte, et par de l'hématurie, surtout si la surface du calcul est irrégulière. Ces symptômes peuvent être rebelles et conduire à des accidents urineux graves, si on ne leur oppose un traitement approprié, dont le but doit être de refouler dans la vessie le calcul engagé : ce refoulement est le plus facilement obtenu avec une bougie à boule ou une bougie de cire; si l'on n'y arrive pas, il faut placer à demeure une bougie fine ou une plus grosse sonde, si l'on peut, entre la pierre et le canal, pour mobiliser celle-ci, résultat obtenu en trois ou quatre jours après lesquels on peut refouler le calcul ou le broyer sur place avec un lithotriteur uréthral, si son refoulement est impossible. La miction dans la position horizontale prévient généralement cet accident.

Il ne faut pas confondre avec l'engagement le prolongement uréthral qui se surajoute à certains calculs vésicaux, et dont le développement graduel peut rendre les symptômes très-insidieux. On peut observer dans ces cas, d'ailleurs exceptionnels, une véritable incontinence de cause mécanique. Ce n'est guère que dans ces conditions qu'un calcul vésical peut être une cause d'incontinence d'urine vraie.

La rétention d'urine est rarement sous la dépendance d'un calcul vésical tant que l'urèthre est parfaitement sain : nous avons vu qu'elle n'était pas la conséquence habituelle de l'engagement de la pierre. On l'a attribuée dans certains cas à un spasme de la portion membraneuse de l'urèthre consécutif à l'irritation du col par le calcul. Dans le plus grand nombre des cas de rétention chez des calculeux il s'agit de malades atteints d'un certain degré d'hypertrophie prostatique ; on est alors en face d'une rétention d'origine prostatique par poussée congestive dont le calcul n'est que la cause occasionnelle.

Les ulcérations et surtout les perforations de la vessie par des calculs sont très-rares ; on les signale pour les calculs enchatonnés, mais Monod déclarait récemment devant la Société de chirurgie qu'il n'en avait pas rencontré une seule observation indiscutable.

Enfin les phlegmons péri-vésicaux et la péritonite sont des complications tout à fait exceptionnelles qui peuvent succéder aux lésions dont nous venons de parler ou à une inflammation très-intense du parenchyme vésical.

Diagnostic. Nous avons suffisamment exposé à propos des symptômes les divers modes d'exploration de la vessie et les résultats qu'on pouvait en attendre, pour n'avoir pas à y revenir ici et pour pouvoir nous occuper du diagnostic différentiel, après avoir cherché jusqu'à quel point on peut reconnaître avant l'opération à quelle variété chimique de calcul on a affaire. Pour les gros calculs, dont le volume contre-indiquerait la lithotritie, s'ils étaient formés d'acide urique, de cystine ou d'oxalate de chaux, on comprend l'importance pratique qu'aurait le diagnostic de la nature phosphatique de la pierre qui permettrait de compter sur le broiement et d'éviter des préparatifs de taille. Nous avons vu que le lithotriteur ne pouvait servir avant l'opération à apprécier la résistance du calcul.

Il faut distinguer trois catégories de faits. Dans la première nous rangerons ceux où l'on peut affirmer absolument qu'il s'agit d'un calcul d'acide urique, d'urate ou d'oxalate de chaux : le malade est alors porteur d'un gros calcul sans cystite ou avec des modifications très-légères de l'urine qui est un peu chargée de mucus, mais qui a conservé son acidité normale. Ces cas ne sont pas fréquents parce que les occasions de cystite augmentent beaucoup avec l'ancienneté et le volume du calcul, mais ils sont loin d'être imaginaires, et nous pouvons citer comme exemple l'observation d'un des malades opérés de taille hypogastrique par Guyon, que nous avons publiée dans le numéro de décembre 1885 des *Annales des maladies des organes génito-urinaires.* Ce malade avait un calcul urique de 6 centimètres 1/2 sur 4 1/2 qui pesait 90 grammes à l'état sec, et ne présentait qu'un trouble insignifiant de l'urine.

Dans un second ordre de faits la nature phosphatique du calcul est indiscutable : la cystite est intense, les urines chargées de pus sont alcalines et souvent ammoniacales, la vessie se vide mal. L'interrogation apprend que cet état dure depuis assez longtemps pour expliquer le volume de la pierre (on sait que les concrétions phosphatiques peuvent acquérir rapidement des dimensions considérables) et l'on trouve à l'origine une cause bien nette de cystite et de stagnation ; enfin l'hématurie calculeuse n'est venue compliquer la scène qu'au bout d'un certain temps. Ces faits sont assez rares, parce que les antécédents ne présentent pas souvent la netteté nécessaire et que les symptômes propres au calcul sont souvent masqués par ceux de la cystite.

Dans un grand nombre de cas de calculs volumineux, en effet, le diagnostic de la nature de la pierre est assez délicat à poser. Le malade se présente avec une cystite assez intense, assez ancienne pour expliquer la formation d'une pierre phosphatique du volume de celle que l'on constate dans la vessie, mais il n'accuse qu'une aggravation graduelle des symptômes, sans que ceux qui caractérisent la présence de la pierre se dégagent nettement des autres. Quelquefois même les signes du calcul disparaîtront tout à fait derrière ceux de la cystite, et l'exploration de la vessie permettra seule le diagnostic, ce qui aura surtout lieu en cas de calcul phosphatique. Dans les conditions que nous venons d'énoncer le diagnostic se basera surtout sur l'étude attentive du mode de début des accidents, autant du moins que les antécédents recueillis le permettront. Si l'on arrive à reconnaître l'existence d'une période de tolérance pendant laquelle les signes du calcul existaient seuls, on pourra en conclure qu'il ne s'agit pas d'une pierre phosphatique; quelquefois on pourra apprendre en outre que le trouble des urines et les douleurs se sont développés rapidement après une cause insignifiante. L'absence de ces renseignements ne permettra de conclure à un calcul phosphatique que si le développement de la cystite a été graduel et lent et surtout si l'examen du malade fait reconnaître une lésion qui l'explique, une hypertrophie de la prostate, par exemple. Encore ne pourra-t-on savoir s'il s'agit d'une pierre exclusivement phosphatique ou à petit noyau urique, ce qui est du reste sans importance pour l'intervention. Le petit calcul urique devenu le centre d'un calcul phosphatique équivalant à un calcul purement phosphatique au point de vue qui nous occupe, on comprend que l'existence antérieure de coliques néphrétiques ou l'expulsion de graviers ou de sable n'ait qu'une valeur relative. Il faut bien dire que dans un certain nombre de cas la nature des gros calculs ne poura pas être reconnue; ce diagnostic est beaucoup plus facile pour les calculs petits et moyens.

Passons au diagnostic différentiel.

On peut méconnaître la présence d'un calcul ou croire à tort à son existence.

Les causes qui font méconnaître les calculs sont l'absence plus ou moins complète de symptômes fonctionnels (calculs latents) et plus souvent l'exagération des symptômes inflammatoires qui masquent ceux de l'affection calculeuse. La question sera tranchée par l'exploration dont nous avons indiqué les règles et les causes d'erreur et qui devra être pratiquée dans tous les cas douteux, sauf contre-indication spéciale.

On peut croire à tort à l'existence d un calcul vésical par suite de l'interprétation fausse donnée soit aux signes physiques, soit aux signes fonctionnels.

On peut en effet recueillir dans la vessie pendant le cathétérisme métallique des sensations dures qui ne se rapportent pas aux calculs, et qui sont produites par la rencontre soit de colonnes de la vessie, soit, plus rarement, d'indurations pathologiques de la paroi. L'erreur sera évitée le plus souvent en pratiquant les petits mouvements de percussion dont nous avons parlé, et qui ne fourniront pas de sensation de choc comparable à celle que donnerait un calcul. Quant aux calculs enchatonnés et aux incrustations calcaires de la paroi, dont Guyon déclare dans ses cliniques n'avoir jamais rencontré d'exemple, on peut penser à leur existence quand, dans plusieurs explorations successives, le choc caractéristique est toujours perçu dans le même point, sous l'influence de la même manœuvre, quelle que soit la position donnée au bassin.

Quand un calcul occupe la portion prostatique de l'urèthre et empêche d'intro-

duire dans la vessie un cathéter métallique, il peut être quelquefois très-difficile
de savoir s'il représente ou non le prolongement d'un calcul vésical et quel est
le volume relatif du contenu de la prostate et de la vessie. C'est surtout l'analyse
attentive des symptômes fonctionnels passés et présents qui permettra de résoudre
ce problème, le toucher rectal ne pouvant guère donner de renseignements sur
ce point que chez les enfants ou les adolescents.

Il suffit de signaler l'erreur qui consiste à attribuer au contact d'un calcul le
bruit produit par le jeu des différentes pièces de l'instrument explorateur, comme
cela peut avoir lieu pour la sonde de trousse ou le lithotriteur. On évitera sûrement cette cause d'erreur en faisant l'exploration avec des instruments d'une
seule pièce.

Le plus souvent ce ne sont que les symptômes fonctionnels qui peuvent prêter
à l'erreur et l'exploration de la vessie permet de rectifier le diagnostic. Il y a cependant un intérêt réel à pouvoir se passer de ce moyen précieux qui présente des
inconvénients et quelquefois des dangers, surtout si on en prolonge l'emploi
pour vérifier un diagnostic imaginaire.

Les *cystites du col* et en particulier les *cystites tuberculeuses* font souvent
croire à l'existence d'un calcul : l'hématurie, les douleurs et les mictions fréquentes
sont communes aux deux affections. Dans les deux cas elles subissent l'influence
de la voiture, de la fatigue, de la marche et de la station verticale, mais, tandis
que chez les calculeux cette influence est à peu près constante et immédiate, elle
se fait sentir d'une manière irrégulière et tardive chez les tuberculeux ; la différence est surtout bien accentuée par l'influence du repos qui calme et fait bientôt
disparaître dans le premier cas les accidents, sur lesquels il n'a dans le second
qu'une influence bien moindre. L'action du repos s'atténue beaucoup quand les
calculs sont compliqués de cystite, et le diagnostic peut alors devenir impossible
sans l'exploration de la vessie ; la disparition de tous les symptômes pendant la
nuit peut même s'observer exceptionnellement dans certains cas de cystite sans
calculs. Le plus souvent cependant on pourra encore distinguer les faux calculeux
à la subordination moins immédiate et moins constante des douleurs et des
hématuries aux influences extérieures.

Les *tumeurs de la vessie* ne prêtent à la confusion que par les hématuries
qu'elles provoquent ; ces dernières se distinguent des hématuries calculeuses
par leur abondance et leur durée qui est souvent de plusieurs jours, et particulièrement par l'absence de toute action sur leur début ou leur terminaison des
causes qui influencent si nettement les premières.

Les *calculs rénaux* peuvent donner lieu à des douleurs et à des hématuries
très-analogues à celles des calculs vésicaux et subordonnées aux mêmes causes.
On peut les reconnaître au siége de la douleur spontanée ou à la palpation, qui
est franchement lombaire, et au nombre des mictions qui reste normal ou du
moins ne présente pas avec les douleurs une corrélation aussi étroite.

Quant au *spasme du col*, qui n'est qu'un symptôme commun à plusieurs affections vésicales et même non vésicales, il ne pourrait induire en erreur que si
on accordait une valeur exagérée à l'arrêt brusque du jet, qui en a en réalité
fort peu en dehors des conditions que nous avons précisées.

Signalons encore comme pouvant faire croire à tort à l'existence d'un calcul
les troubles vésicaux dus aux *affections utérines* chez la femme, et chez les enfants
l'*incontinence essentielle d'urine* et la *vessie irritable par phymosis*.

Pronostic. Le pronostic immédiat de l'affection calculeuse de la vessie dépend surtout de l'existence et du degré des complications inflammatoires du côté de la vessie et des reins, complications dont nous avons dit la gravité, et qui peuvent surprendre le malade et le médecin par la rapidité de leur évolution.

L'existence d'un calcul dans la vessie est donc toujours une affection très-sérieuse, d'autant plus qu'il est plus volumineux et plus dur. Il ne faut pas que les faits de calculs anciens et volumineux découverts chez des vieillards qui les supportaient assez bien soient considérés comme des arguments en faveur de la non-intervention, ces cas de calculs latents tenant le plus souvent, comme nous l'avons dit, à quelque disposition anatomique spéciale.

Si le pronostic de l'affection calculeuse abandonnée à elle-même est grave, il devient assez favorable, dans la plupart des cas, quand on a recours à temps à un traitement convenable, c'est-à-dire à la lithotritie ou à la taille, opérations auxquelles les progrès récents de la chirurgie urinaire ont enlevé la plupart de leurs inconvénients et de leurs dangers.

Traitement. Le traitement des calculs vésicaux doit répondre à deux indications : 1° faire disparaître le calcul actuel, et 2° s'attaquer à la cause qui a amené son développement, pour prévenir les récidives. Nous avons indiqué chemin faisant ce qu'il y a de spécial dans le traitement des complications qui peuvent survenir.

Nous ne pouvons qu'indiquer ici les moyens propres à remplir la seconde de ces indications, déjà développés dans d'autres articles de ce Dictionnaire.

En face d'un calcul phosphatique dont le développement est lié à l'inflammation chronique de la vessie, c'est cette dernière qu'il faudra s'efforcer de modifier en choisissant, suivant le cas particulier, parmi les nombreux moyens de traitement qu'on lui a opposés et en tête desquels il faut placer le débarras de la vessie.

Le plus souvent, c'est l'état général qui tient sous sa dépendance, comme nous l'avons, vu l'affection calculeuse, et c'est à lui que doit s'adresser le traitement. Pour établir ce traitement post-opératoire, on tirera des indications précieuses de l'analyse chimique du calcul enlevé. Ce n'est en somme que le traitement de la gravelle, qui a été exposé à l'article REINS.

Nous arrivons à l'indication capitale, la suppression du calcul.

On a cherché de tout temps à la remplir sans pratiquer d'opération en déterminant la dissolution de la pierre au moyen de certaines substances chimiques introduites dans le torrent circulatoire ou injectées directement dans la vessie. Les nombreux procédés de traitement préconisés dans ce but constituent la méthode lithontriptique.

Nous n'essaierons pas de les passer en revue, car il n'y a plus guère que leurs inventeurs qui croient à leur efficacité. Jamais en effet une pierre bien constatée dans la vessie n'a disparu à la suite d'un pareil traitement, et les seules preuves qu'on ait pu fournir en sa faveur sont des altérations de la surface des calculs sans aucune utilité pratique. Nous n'avons pas à juger ici la question de la diminution de volume des calculs du rein sous l'influence d'un traitement interne, diminution qu'un certain nombre de médecins croient pouvoir obtenir.

Deux méthodes opératoires se partagent les indications du traitement des calculeux, la lithotritie et la taille ou cystotomie.

Elles ont déjà été étudiées dans ce Dictionnaire, mais depuis la publication de l'article LITHOTRITIE, écrit par Voillemier en 1869, le manuel opératoire du broiement des pierres dans la vessie a subi des modifications capitales. De même, quoique l'article CYSTOTOMIE de Chauvel ne remonte qu'à 1880, la taille hypogastrique, alors exceptionnellement pratiquée, est devenue aujourd'hui de l'aveu presque unanime l'opération de choix quand la lithotritie n'est pas possible et a été également l'objet de perfectionnements importants.

Sans reprendre complétement la question si bien traitée par les auteurs que nous venons de citer, nous avons donc à exposer les perfectionnements récents apportés à la lithotritie et à la taille hypogastrique.

b. *Lithotritie moderne.* C'est à Bigelow que revient l'honneur de la transformation de la lithotritie. La prolongation des séances, le broiement de tout le calcul et le débarras immédiat de la vessie par l'aspiration, sont les principes fondamentaux de la nouvelle méthode. Pour les réaliser, le chirurgien de Boston a recours à l'anesthésie chloroformique et à l'emploi d'instruments plus volumineux tant pour le broiement que pour l'aspiration. C'est surtout l'évacuation des fragments qui le préoccupe, d'où le nom de litholapaxie ($\lambda i\theta o\varsigma$, pierre, et $\lambda \acute{a}\pi a\xi\iota\varsigma$, évacuation) qu'il donne à l'opération ainsi modifiée.

Tout n'est pas nouveau dans l'opération de Bigelow et de nombreuses tentatives avaient été faites pour arriver aussi rapidement que possible à l'évacuation totale de la vessie. C'est dans ce but qu'avaient été imaginés le videur d'Heurteloup et les sondes évacuatrices de Leroy (d'Étiolles), de Mercier et de Voillemier, ainsi que les aspirateurs de Cornay (de Rochefort, 1843), de Crampton, de Clover (1866) et de Coraddi. Le meilleur de ces instruments était celui de Clover, employé un grand nombre de fois par Thompson. Ce dernier chirurgien avait repris pour certains cas l'usage de l'anesthésie, abandonnée après les essais de Leroy (d'Étiolles) et d'Amussat, et était arrivé à allonger un peu la durée des séances, tout en comptant encore par minutes le temps qu'il passait dans la vessie.

Tel était l'état des choses, et l'on en était à peu près exclusivement revenu, après ces divers essais, à la lithotritie de Civiale à séances courtes et répétées, quand le chirurgien de Boston publia en 1878 son premier mémoire qui montrait qu'on pouvait presque indéfiniment prolonger la durée des séances, jusqu'à l'évacuation complète de la vessie, que rendait possible l'emploi d'un puissant aspirateur et d'instruments volumineux. L'idée de leur emploi lui avait été suggérée par les recherches d'Otis sur le calibre normal de l'urèthre, qui correspondrait au numéro 33 de la filière Charrière, soit 11 millimètres de diamètre, sauf au niveau du méat, résultats très-contestés en France et qui n'ont été admis en Amérique même qu'avec quelques restrictions. On voit, en somme, que, malgré les tentatives antérieures faites dans le même sens, il s'agit bien là d'une méthode nouvelle qui mérite le nom de méthode de Bigelow.

Rapidement acceptée en Amérique, la litholapaxie fut pratiquée par Curtis, Porter, Keyes et Warren, et bientôt adoptée par Thompson en Angleterre et le professeur Guyon à Paris, qui lui firent subir d'importantes modifications. Son emploi s'est aujourd'hui généralisé.

Obligés de nous borner, nous exposerons rapidement la pratique de Bigelow, en insistant surtout sur celle de notre maître le professeur Guyon. Nous ferons de fréquents emprunts pour l'exposé de cette question aux thèses récentes de Desnos et de Kirmisson.

La lithotritie comprend deux temps, le broiement et l'évacuation, dont l'importance relative est diversement appréciée par le chirurgien de Boston et par celui de Necker.

Le broiement, pour Bigelow, n'a pas besoin d'être complet; il lui suffit de réduire la pierre en fragments capables de traverser la sonde évacuatrice. Aussi les lithotriteurs imaginés par ce chirurgien sont-ils bien disposés pour la puissance, mais peu favorables pour percevoir des impressions délicates et saisir des débris peu volumineux. Leur volume total est très-considérable et leur introduction met en jeu la dilatabilité de l'urèthre; leurs mors sont très-longs et très-puissants, et présentent une disposition spéciale destinée à prévenir leur engorgement. La longueur de ces mors rend leur maniement un peu difficile dans la vessie, mais facilite dans certains cas leur introduction. Enfin le mode de fermeture de ces lithotriteurs, adopté par Thompson, est plus commode que celui des lithotriteurs français; cette fermeture s'obtient par un mouvement de supination qui fait faire un quart de tour à l'extrémité supérieure de l'instrument, de sorte qu'aucun des doigts de l'une ou de l'autre main ne se relâche avant que la pierre soit solidement fixée par la vis entre les mors de l'instrument.

L'évacuation est pour Bigelow le point capital de la nouvelle méthode, comme l'indique le nom de litholapaxie sous lequel il la désigne, et il la réalise exclusivement au moyen de l'aspiration. Pour lui, le succès de l'aspiration dépend du volume de la sonde; il préfère les sondes droites aux sondes courbes. Il décrit dans l'article traduit dans la *Revue de chirurgie de* 1882 des grands et petits cathéters évacuants, droits et recourbés, allant du 25 au 31 (filière française). A ces sondes il adapte un puissant aspirateur auquel il a fait subir plusieurs modifications successives; les conditions principales que doit remplir cet appareil sont d'empêcher le retour dans la vessie des fragments déjà aspirés, et d'être situé sur un plan moins élevé que la vessie, pour ne pas faire peser sur les parois de cet organe la colonne d'eau qu'il contient.

Nous avons vu que Bigelow ne pratiquait qu'un broiement grossier et ne cherchait pas à réduire les fragments en poussière; il s'assure au cours de la séance du degré qu'a atteint la fragmentation en employant l'aspirateur pour revenir ensuite à la fragmentation. Une séance comporte ainsi des introductions successives d'instruments, jusqu'à 12 ou 15, ce qui n'est pas sans inconvénient pour l'urèthre, surtout à cause du volume des sondes et des lithotriteurs de Bigelow. D'ailleurs ce chirurgien cite quatre cas de mort par lésion de l'urèthre postérieur au cours de l'opération. En outre, ces aspirations répétées rendent facilement la vessie intolérante. Quant à la durée des séances, elle n'a comme limite que le débarras de la vessie; elle a dépassé trois heures dans plusieurs observations du chirurgien de Boston. Il admet cependant que dans certaines conditions il ne faut pas chercher quand même à évacuer la vessie en une seule séance.

Telle que nous venons de l'esquisser, la lithotritie de Bigelow comparée à celle de Civiale constitue bien réellement une méthode nouvelle, incomparablement supérieure à l'ancienne. La différence entre ces deux opérations n'est cependant pas aussi absolue qu'elle pourrait le paraître et, en dehors de la durée des séances, les principes fondamentaux de la lithotritie ancienne doivent régir encore la lithotritie nouvelle. C'est dans ce sens que Thompson et Guyon ont modifié la méthode de Bigelow dont ils ont accepté le fond. Ces modifications ont abouti dans la pratique du professeur Guyon à une méthode mixte, la *lithotritie à séances prolongées*, qui a tous les avantages de la litholapaxie, sans présenter les dangers que pourrait avoir cette dernière entre des mains moins habiles que celles de son inventeur.

Nous étudierons successivement pour décrire la lithotritie à séances prolongées le broiement, l'évacuation et les principes qui en régissent l'application.

Le broiement est ici la partie essentielle de l'opération ; il ne faut pas seulement faire éclater un calcul, mais en reprendre les fragments jusqu'à ce qu'ils soient tous réduits en poussière. Aussi les prises doivent-elles être aussi nombreuses que possible, les chiffres de 175, 184 prises faites en une seule séance par Guyon, montrent quelle importance il attache à cette pulvérisation parfaite. Pour arriver à ce résultat, les instruments de Bigelow sont défectueux ; ils sont utiles, très-exceptionnellement, pour faire éclater un calcul trop gros, mais la longueur de leurs mors rend les prises plus difficiles et leur disposition empêche un broiement parfait. Guyon a peu modifié les instruments dont il se servait autrefois : il emploie le plus souvent un lithotriteur à 1 ou 2 mors fenêtrés, longs ou courts, rarement un lithotriteur numéro 3, pour les calculs très-volumineux. Le choix des uns ou des autres est commandé par le volume du calcul, la situation et la disposition de la vessie. Toutes choses égales d'ailleurs, on opérera d'autant plus vite et mieux qu'on se servira d'un plus petit instrument. Il faut injecter une certaine quantité d'eau dans la vessie pour rendre les manœuvres faciles et inoffensives, mais se garder de la distendre ; une trop grande vessie est une condition défavorable, sans parler de l'obstacle bien plus grand apporté par les contractions d'une vessie distendue.

Pour l'évacuation de la vessie, Guyon emploie des sondes à petite courbure et à deux yeux latéraux, qu'un mandrin métallique souple remplit exactement. Leur calibre répond au numéro 25 de la filière française. Il a recours à deux ordres de moyens, l'aspiration et les lavages, dont les conditions d'efficacité sont différentes ainsi que les résultats. Dans l'évacuation par les lavages c'est la vessie qui agit, et ses contractions sont nécessaires : dans l'évacuation par l'aspiration, au contraire, les contractions vésicales sont inutiles et dangereuses. C'est donc aux lavages qu'il faudra avoir recours pour vider une vessie contractile et irritable ; l'aspiration réussira seule quand les parois vésicales seront flasques et inertes. Chacun de ces moyens remplit un but un peu différent : les lavages déblaient toute la poussière et la boue calculeuse, l'aspiration recueille plus volontiers les gros débris. Une évacuation complète est donc assurée quand on a à son service l'un et l'autre de ces moyens. Ils ne s'excluent que dans les cas extrêmes, et ordinairement il faut les employer tour à tour. En outre, l'aspirateur est un excellent moyen de diagnostic dans la recherche des derniers fragments qui, s'ils sont trop volumineux pour s'engager dans la sonde, viennent la frapper en produisant un cliquetis caractéristique.

Le professeur Guyon pour faire les lavages pousse tout simplement une solution boriquée tiède à 4 pour 100 dans la sonde évacuatrice avec une seringue à bout largement ouvert ; la seringue doit être injectée en plusieurs reprises, brusquement, pour exciter la contraction vésicale et soulever les fragments ; il faut la retirer rapidement pour permettre la sortie du jet liquide. Si la vessie répond bien, cette manœuvre est répétée jusqu'à ce que le liquide revienne clair et n'entraîne plus de fragments. Le chloroforme est suspendu pendant les lavages, il est repris au moment où l'on commence l'aspiration.

Guyon a fait construire par Collin un aspirateur qui est une modification de celui de Thompson. Il se compose d'une poire de caoutchouc d'une forme ovoïde allongée et se termine à sa partie supérieure par un petit entonnoir muni d'un robinet qui sert à remplir l'appareil. L'ouverture inférieure de cette pièce de caoutchouc épaisse et souple, garnie d'une toile métallique tendue de champ qui la protège contre l'entrée des fragments, se continue avec un cylindre de cuivre sur lequel se fixe le récipient de verre par un anneau à douille de baïonnette. Tel est l'appareil d'appel et de réception des fragments ; l'appareil de conduite est la partie la plus nouvelle de l'instrument. Il se compose d'un tuyau ascendant soudé à angle très-aigu au-dessus du récipient et formé de deux extrémités métalliques réunies par un tube de verre enchâssé dans deux anneaux de caoutchouc qui permettent des mouvements d'inclinaison assez étendus. Sa partie terminale supporte un robinet au-dessus duquel est une embouchure où vient se fixer la sonde. Cette embouchure ne se continue pas en ligne droite avec le reste du tube, mais fait avec lui un angle droit dont le sommet est occupé par le robinet. Cette dernière partie n'a que l'étendue rigoureusement nécessaire pour que la sonde puisse s'y fixer à frottement doux, sur une garniture de liége. Grâce à ces dispositions, aucun corps étranger, même léger, qui a dépassé la sonde ne peut plus être renvoyé dans la vessie. Le tube de verre permet de constater le passage des fragments. Enfin le système d'attache laisse les mouvements de la sonde parfaitement libres.

Nous avons vu que pour le chirurgien de Necker le rôle principal appartenait au broiement, qui devait être aussi parfait que possible, et rendait ainsi l'évacuation facile, ce qu'il exprime d'une manière aphoristique en disant : « L'évacuation, c'est le broiement ». En outre, il achève autant que possible le broiement d'une seule traite, avec l'instrument primitivement introduit dans la vessie, et ne recourt à l'évacuation que quand il croit n'avoir plus rien à broyer. Quelquefois il peut être nécessaire de substituer pour parfaire la pulvérisation un lithotriteur plus petit à celui qui a commencé la fragmentation, de même qu'un volume exagéré de poussières et de fragments peut indiquer au milieu du broiement une séance d'évacuation. Enfin souvent l'aspiration terminale révèle l'existence d'un fragment oublié qui nécessite une réintroduction du lithotriteur. En tous cas, on ne fait pas plus de trois ou quatre voyages à travers l'urèthre. On évite ainsi une série de manœuvres fatigantes pour l'urèthre et pour la vessie en même temps qu'on gagne du temps, contrairement à ce que l'on pourrait croire au premier abord. Malgré la tolérance de la vessie que Bigelow a le grand mérite d'avoir démontrée, il ne faut pas en abuser, et on comprend qu'il y ait avantage à terminer l'opération en trois quarts d'heure au lieu d'y passer trois heures. Le broiement terminé, l'évacuation est faite d'abord au moyen des lavages, puis avec l'aspirateur.

La durée la plus habituelle des séances que fait Guyon est de vingt à quarante minutes, les chiffres extrêmes sont dix minutes pour les plus courtes et 1 heure 1/2 pour les plus longues. Cette durée ne doit guère être dépassée à cause de l'inconvénient d'une chloroformisation prolongée et de la fatigue de l'opérateur dont les mouvements n'ont plus la précision nécessaire. Enfin la vessie se trouve souvent mal de séances trop prolongées. Du reste, ce n'est qu'à cette limite extrême que l'on doit tenir compte du temps écoulé ; dans les autres cas, qui forment la grande majorité, la limite de la durée des séances n'est pas mathématique, mais physiologique, et doit être subordonnée à la tolérance de la vessie à laquelle il faut savoir obéir. Hâtons-nous de dire que, s'il faut savoir faire des séances multiples quand la vessie le demande, il est presque toujours possible de la débarrasser en une seule séance. Les chiffres suivants appartenant à Guyon et cités par Desnos et Kirmisson sont assez significatifs. Sur 291 malades : 176 n'ont subi qu'une seule séance, 94 en ont subi deux, 17 en ont subi trois, 4 en ont subi cinq ou davantage. Encore serait-il juste de considérer comme opérés en une seule séance la plupart de ceux qui en ont subi deux, la seconde n'ayant presque constamment été qu'une courte séance de vérification n'ayant pas nécessité l'anesthésie chloroformique.

Chez la femme, il y a souvent avantage, d'après le professeur Guyon, à ne fragmenter que grossièrement le calcul et à retirer directement les débris avec une pince à travers l'urèthre dilaté. Les manœuvres d'aspiration sont en effet assez difficiles chez elle ; on peut les faciliter en faisant appliquer par les doigts d'un aide la partie antérieure de l'urèthre contre la sonde.

Il nous reste à dire un mot des tentatives faites dans le but d'utiliser pour la pratique de la lithotritie l'action anesthésiante locale du chlorhydrate de cocaïne.

Ces tentatives sont récentes et les premières opérations de lithotritie avec la cocaïne ont été publiées en 1885. Les premières publications sur ce sujet sont dues à Weir, Bruns, Fürstenheim, Robert, Whright, Watson, Dubuc, Eugène Bœckel, Delefosse et Szenasi. Carrié, dans sa thèse soutenue à Montpellier en juillet 1885, fait allusion à des faits dans lesquels des chirurgiens de cette Faculté, Dubreuil, Grynfeltt et Chalot, ont employé la cocaïne pour supprimer la sensibilité et l'irritabilité pathologiques de la vessie, mais il ne rapporte pas les observations qui doivent paraître, dit-il, dans une thèse préparée par un de ses collègues, Pradol. Depuis les derniers mois de 1886 les faits de ce genre se sont beaucoup multipliés.

Disons immédiatement que le résultat obtenu a été très-satisfaisant dans presque tous les cas et que dans celui de Bruns, par exemple, une injection de 40 grammes de solution à 2 pour 100 a permis une séance de vingt-deux minutes comprenant 33 prises et ayant fourni 4 grammes de débris d'oxalates ; le marteau a dû être employé à plusieurs reprises. L'aspiration a seule été un peu douloureuse ; on l'a commencée trente minutes après l'injection de cocaïne. Dans l'observation de Weir où l'opération n'a duré que huit ou dix minutes l'aspiration a pu être faite sans douleur. Le bénéfice de l'emploi de la cocaïne peut être très-exactement apprécié dans l'intéressante observation de Delefosse, qui a trait à un sujet déjà plusieurs fois opéré sous le chloroforme et à l'état de veille pour des calculs phosphatiques.

Les faits connus permettent déjà de remarquer des différences considérables dans les doses qui ont été nécessaires pour obtenir l'anesthésie. Tandis que Weir, Bruns et Fürstenheim, l'ont obtenue avec 40, 60, 80 centigrammes ou 1 gramme de chlorhydrate de cocaïne en solution à 2 ou 4 pour 100, Delefosse a dû aller jusqu'à 1gr50 (50 grammes à 3 pour 100) et Eugène Bœckel jusqu'à 7 grammes (50 grammes à 15 pour 100).

De pareils écarts ne peuvent guère être mis sur le compte de la susceptibilité individuelle, et nous pensons qu'on ne peut les expliquer que par l'état variable de la muqueuse vésicale, qui n'absorbe, comme nous l'avons vu, que quand son épithélium est altéré ou détruit. Malheureusement, les observations que nous avons parcourues sont presque toutes muettes sur ce point.

Cette inégalité dans son action, liée à l'état de la muqueuse qu'il est souvent difficile d'apprécier exactement, sera certainement un des plus sérieux écueils de cette méthode. C'est elle qui a fait abandonner les injections narcotiques intra-vésicales qui avaient pourtant donné entre les mains de Guyon et Alling des résultats encourageants.

Il n'est pas sans inconvénient, en effet, et peut-être pas sans danger sérieux, de mettre dans une vessie reconnue peu absorbante 6 ou 7 grammes d'un sel dont quelques centigrammes en injection sous-cutanée ont pu déterminer des symptômes d'intoxication. Ce danger est surtout réel pour une lithotritie, au cours de laquelle l'opérateur peut produire une lésion de la muqueuse qui rendra très-rapide l'absorption jusque-là très-lente.

Nous ne pouvons songer à exposer ici l'action sur l'organisme du chlorhydrate de cocaïne. Rappelons seulement à titre de renseignement que Schilling, Heymann, Bock et Bresgen, ont observé des phénomènes toxiques consistant essentiellement en vertiges, prostration et obnubilation des sens et de l'intelligence, après l'administration en injections sous-gingivales ou en badigeonnages sur la muqueuse du nez ou du larynx, de 4 (Bresgen), 6 (Schilling), 10 (Bock) centigrammes et de 1 gramme (Heymann) de ce sel. Les symptômes ont duré dix à vingt-quatre heures sans suite fâcheuse. Schilling a proposé et utilisé pour les faire disparaître les inhalations de quelques gouttes de nitrite d'amyle. Bock, après lui, a employé ce moyen avec succès. Delefosse, dans l'observation dont nous avons parlé, a signalé après chaque séance des nausées ou des vomissements.

Tout ce qu'on peut dire actuellement, c'est que la cocaïne en injections intra-vésicales paraît appelée à remplacer avantageusement le chloroforme pour un certain nombre de lithotrities dont la durée, l'aspiration comprise, ne doit pas dépasser une demi-heure. Les cas les plus favorables à son emploi doivent être ceux dans lesquels la muqueuse vésicale a été quelque temps enflammée, mais ne l'est pas d'une manière aiguë au moment où l'on opère. Il est imprudent d'injecter à la fois dans la vessie plus de 2 grammes de chlorhydrate de cocaïne.

Nous ne saurions donc accepter la proposition de Bœckel qui conseille l'emploi d'une solution à 15 pour 100 pour la première séance et à 10 pour 100 pour les autres, à la dose de 40 à 50 grammes.

D'ailleurs, en parcourant les cas déjà nombreux dans lesquels on a employé la cocaïne dans un but quelconque, on est immédiatement frappé du peu de concordance qui existe entre les doses administrées chez les sujets qui ont présenté des phénomènes d'intoxication. Cette indétermination de la dose toxique est telle qu'elle éveille forcément l'idée que la puissance d'action de la cocaïne doit varier avec sa provenance ou son mode de préparation. Ce que cette hypothèse, quoique non démontrée, implique de réserves dans l'emploi du médicament, est bien mis en lumière par le fait tristement célèbre qui vient de pousser au suicide le professeur Kolomnine (de Saint-Pétersbourg) : il avait perdu une malade après l'injection intra-rectale d'une solution contenant 1^{gr},30 de chlorhydrate de cocaïne.

c. *Taille hypogastrique.* La crainte de la blessure du péritoine pendant l'opération et de l'infiltration d'urine après l'extraction de la pierre empêchaient encore en 1880 la plupart des chirurgiens de recourir à la *taille hypogastrique*, malgré la simplicité de son exécution et la sécurité qu'elle donne contre les hémorrhagies secondaires si redoutables après les tailles périnéales. Ses avantages étaient cependant appréciés et un mouvement scientifique se produisait en sa faveur, comme le prouvent les travaux de Dulles, Rossander, Ultzmann, Podratzki, Bardeleben, von Gondœver, Dittel, etc., parus en 1878 et 1879, et qui cherchent à la réhabiliter. Mais sa supériorité ne fut définitivement établie que grâce à l'emploi du ballonnement rectal, imaginé par Petersen, qui fit entrer la taille hypogastrique dans une nouvelle ère en en palliant ses principaux dangers, grâce au relèvement du cul-de-sac antérieur du péritoine et à l'intégrité qu'assurait son procédé au tissu cellulaire rétro-pubien, par où débutait le plus souvent l'infiltration d'urine.

L'idée d'utiliser le ballonnement du rectum pour obtenir le relèvement du cul-de-sac antérieur du péritoine paraît avoir été suggérée au chirurgien de Kiel par un travail de Garson communiqué par Braune en 1878 au Congrès des chirurgiens allemands. A l'appui de ce travail, destiné à montrer le déplacement subi par la vessie pendant la palpation rectale par le procédé de Simon, Braune montra une coupe médiane faite sur un cadavre congelé pendant la distension du rectum : la vessie était fortement repoussée en haut et en avant, grâce à] l'allongement subi par la portion membraneuse de l'urèthre, qui avait près du double de sa longueur normale. Petersen n'en garde pas moins l'honneur d'avoir appliqué cette donnée à la pratique de la taille hypogastrique, d'en avoir démontré les avantages et généralisé l'emploi.

Le manuel opératoire proposé par Petersen a été adopté dans ses points capitaux, mais il a subi des modifications importantes relatives à l'opération elle-même et aux soins consécutifs qu'elle comporte. Nous n'entreprendrons pas l'historique sans intérêt de ces modifications successives; nous nous contenterons d'exposer en détail le procédé actuellement adopté par notre maître le professeur Guyon, d'indiquer celui qu'enseigne Thompson et de discuter rapidement les points encore contestés.

La taille hypogastrique elle-même ne nécessite pas d'autre instrumentation spéciale que le ballon de caoutchouc destiné au ballonnement du rectum. Ce *colpeurynter*, comme l'a appelé Petersen, doit avoir des parois dures et résistantes qui l'empêchent de se déformer quand il est rempli d'eau, il peut ainsi soulever efficacement la vessie sans avoir un volume trop considérable. Guyon y injecte généralement 350 à 400 grammes de liquide, 450 à 500, si la vessie intolérante menace de résister à la distension. D'après nos recherches personnelles, nous pensons qu'un ballon d'une capacité de 300 à 350 grammes est suffisant dans la grande généralité des cas; on n'obtiendrait pas le même résultat avec une injection de 300 grammes dans un ballon de 500, qui n'aurait pas une résistance assez considérable. Cadge a cité à la Société royale médico-chirurgicale de Londres, en 1886, un cas dans lequel la distension du ballon rectal par 450 grammes d'eau a produit une déchirure des fibres circulaires et de la muqueuse du rectum sur sa paroi antérieure. A part ce ballon un bistouri, une sonde cannelée, des pinces hémostatiques, des écarteurs et le matériel habituel de suture et de ligature, suffisent pour arriver à l'ouverture de la vessie. C'est seulement si la surface interne de la vessie a besoin d'être examinée avec précision, en cas de calcul enchatonné, par exemple, mais surtout pour les extirpations de tumeurs vésicales, qu'il faut avoir recours à des instruments particuliers, écarteurs, valves-spéculum analogues à celles qu'on emploie pour l'opération de la fistule vésico-vaginale, et dépresseurs montés sur de longs manches diversement inclinés, instruments dont divers modèles ont été construits par Aubry sur les indications du professeur Guyon et de Bazy. On pourra utiliser comme éclairage la petite lampe électrique spéciale d'Aubry. Toutes ces manœuvres ont pour condition indispensable la fixation par une anse de fil de

soic confiée à un aide de chacune des deux lèvres de la plaie vésicale, la suspension de la vessie, comme l'appelle Guyon.

La taille hypogastrique n'exige pas de traitement préalable. Il faut bien se
garder de chercher, comme quelques auteurs l'ont recommandé théoriquement,
à préparer la vessie à la distension par des injections graduelles : on ne prépare
ainsi que des accidents et on n'arrive qu'à rendre la vessie plus intolérante. Tout
au plus peut-on chercher avant l'opération à atténuer la cystite par un traitement approprié, cela n'est utile que si l'intolérance est extrême au point de
rendre la distension même sous le chloroforme dangereuse ou impossible, et il
y a alors bien peu de chances pour qu'on y réussisse. Les lavages boriqués
abondants qu'on pratique au moment même de l'opération en profitant de l'anesthésie chloroformique permettent d'obtenir une ascpsie suffisante du contenu
vésical. Enfin, il y aura grand intérêt à modifier d'une façon permanente la
composition de l'urine par l'administration du borate de soude avant l'opération
et jusqu'à ce que l'urine ait repris son cours naturel, suivant le conseil donné
par Terrier pour toutes les opérations portant sur des tissus en contact avec
l'urine.

La veille de l'opération, il faut faire prendre au malade un bain savonneux, si
c'est possible, raser la région hypogastrique et obtenir l'évacuation du rectum
par un léger purgatif ou au moins par un lavement qu'on renouvellera le matin
même.

Ces précautions prises, le malade est endormi, la région lavée à l'eau phéniquée forte, la vessie nettoyée autant que possible à grand courant de solution
d'acide borique à 4 pour 100, et l'on procède à la distension du rectum et de
la vessie.

Une sonde d'argent à robinet est introduite dans la vessie et la verge liée sur
elle avec un tube de caoutchouc maintenu par une pince à pression. On injecte
dans la vessie la solution boriquée tiède destinée à la distendre. La quantité à
injecter ne peut être fixée en chiffres, elle dépend absolument de la tolérance
de la vessie que doit apprécier le chirurgien en poussant lui-même doucement
et par intervalles avec une seringue très-douce à extrémité assez large le liquide
de l'injection. On peut dire, à titre de renseignement, que la quantité couvenable
varie en général de 200 à 300 grammes. Plusieurs exemples de rupture de la
vessic survenue à ce moment montrent que la plus grande prudence est nécessaire pour ce temps, qui est quelquefois le plus délicat de toute l'opération.

La distension de la vessie une fois obtenue, on procède à celle du ballon qui
a été introduit dans le rectum avant l'injection vésicale. Le ballon doit avoir
dépassé les sphincters, on s'assure avec le doigt que son extrémité n'est pas
repliée. On remplit alors le ballon, de la capacité duquel nous avons parlé plus
haut, et l'on voit s'accentuer en même temps la saillie vésicale à l'hypogastre.
Elle se voit très-nettement dans les cas favorables et doit au moins, si le sujet est
gras, se sentir avec facilité. Au besoin on cherche, toujours avec les mêmes précautions, à augmenter un peu l'injection vésicale après la réplétion du ballon
rectal.

Le chirurgien s'est placé à la droite du malade pour faire l'injection, qu'il ne
doit jamais confier à un aide ; il garde cette position et incise la peau sur la
ligne médiane dans une étendue de 8 à 10 centimètres, suivant l'épaisseur des
parois abdominales, en empiétant un peu en bas sur la face antérieure du pubis.
Pendant l'incision du tissu cellulaire sous-cutané on sectionne de petits vais-

seaux veineux et souvent en bas une petite artériole qu'il est bon de lier. Après l'incision de l'aponévrose bien mise à nu, on tombe sur les muscles : l'idéal serait de traverser le plan musculaire en restant sur la ligne blanche, mais il ne faut pas trop chercher cet interstice, mieux vaut traverser franchement un des muscles droits au voisinage de la ligne médiane que de préparer par des décollements étendus des voies à l'infiltration d'urine; l'incision du muscle n'a d'ailleurs d'autre inconvénient que de nécessiter quelques ligatures.

On est alors sur le *fascia transversalis* qui forme en arrière à ce niveau la gaîne des muscles droits et à travers lequel on aperçoit la graisse jaune prévésicale. Après l'avoir incisé en dédolant, soulevé par une pince dans l'angle inférieur de la plaie, on abandonne le bistouri : introduisant l'extrémité de l'index dans la boutonnière ainsi créée, le chirurgien le recourbe en crochet et relève d'un seul coup sa lèvre supérieure et le tissu adipeux qui la double. Du même coup de doigt le cul-de-sac péritonéal, qu'on ne voit pas, est sûrement mis à l'abri. La vessie est ainsi largement à découvert, blanchâtre et sillonnée de veines volumineuses qui lui donnent l'aspect de la tête fœtale arrivant à la vulve. A ce moment, Guyon recommande de remplir la plaie en entonnoir de solution phéniquée forte et de la laisser baigner quelques minutes jusqu'à ce que les tissus aient bien pris l'aspect jambonné que leur donne la solution au 20ᵉ, dont l'action astringente et coagulante forme une sorte de barrière provisoire qui ferme les mailles du tissu cellulaire jusqu'à ce que soit constituée la barrière plus solide qui résulte des exsudats plastiques inflammatoires.

La vessie remise à nu d'un coup d'éponge, le chirurgien y plonge le bistouri et le conduit de haut en bas dans l'étendue qui lui paraît suffisante. Le contenu de la vessie s'échappe alors avec une certaine force en même temps que se produit une petite hémorrhagie dont il ne faut pas s'inquiéter. Le cathéter est enlevé par un aide dès que la vessie est ouverte. Pendant ce temps, l'opérateur s'occupe de placer les fils suspenseurs de la vessie : se guidant sur son index gauche sans chercher à voir, il passe de dehors en dedans dans chaque lèvre de l'incision vésicale, avec une grande aiguille courbe, une anse de fil de soie solide dont les chefs sont liés et confiés à un aide : ces fils bien tendus permettent toujours au doigt et à l'œil l'accès facile et sûr de la vessie. Le ballon rectal peut être alors dégonflé et retiré. Marc Sée conseille de passer un fil supérieur et deux fils latéraux à travers les parois vésicales avant de les inciser; on retire alors le ballon rectal, de façon que la vessie soit incisée dans la position qu'elle gardera et que la plaie vésicale corresponde bien à la plaie pariétale.

L'évacuation du contenu de la vessie et l'enlèvement du ballon rectal suffisent à arrêter l'hémorrhagie provenant des veines pré-vésicales : c'est pourquoi il vaut mieux inciser franchement la paroi d'un seul coup que d'aller couche par couche et de chercher à saisir à mesure les vaisseaux divisés; comme dans la trachéotomie, l'ouverture de la vessie est le meilleur hémostatique. S'il persiste un suintement notable, il provient d'un vaisseau, artériole ou veinule, appartenant à la paroi vésicale même : les fils suspenseurs sont alors précieux pour en permettre la ligature, en s'aidant au besoin de l'éclairage.

On procède à ce moment à l'extraction du calcul, qui n'est pas toujours facile et peut être rendue très-laborieuse par le volume du calcul et surtout par quelque disposition spéciale comme l'enchatonnement. C'est dans ces conditions que ressort bien la supériorité de la taille hypogastrique qui permet un large accès dans la vessie aux instruments, aux doigts et même à la vue, grâce aux modifications que nous sommes en train d'exposer et qui sont encore plus précieuses, comme il est facile de le comprendre, pour le traitement des tumeurs.

Pour inspecter les parois de la vessie, il faut avoir enlevé le ballon rectal qui ne montre que le bas-fond et masque le reste. Une traction légère sur les fils suspenseurs fait bâiller la plaie vésicale et permet d'introduire facilement dans l'angle supérieur de la plaie le spéculum de Bazy : si le temps est clair, que la lumière vienne d'en face ou qu'elle soit réfléchie avec un petit miroir, cette simple manœuvre peut permettre de voir les parties latérales, le bas-fond et le col de la vessie qu'on absterge avec des éponges montées. Mais les manœuvres d'exposition et d'éclairage de la vessie ne sont pas toujours aussi simples et l'on peut être gêné notamment par les contractions partielles de l'organe. C'est dans ces conditions qu'il faut recourir aux divers instruments auxquels nous avons fait allusion plus haut pour soulever, écarter, déprimer et éclairer. On soulève et l'on écarte avec les fils suspenseurs, des spéculums et des écarteurs, on déprime avec des éponges montées ou des instruments coudés, on éclaire avec la lumière directe, réfléchie ou artificielle.

Grâce à ces manœuvres, on arrive à voir parfaitement toute la surface interne de la vessie, comme nous avons pu nous en assurer à plusieurs reprises pendant les opérations pratiquées par notre maître ; l'accès aux yeux et aux instruments est assez facile pour permettre, comme nous l'avons vu faire, de toucher avec le thermocautère le point d'implantation des tumeurs après les avoir enlevées ; c'est dire combien seront ainsi rendues plus faciles et plus innocents les divers temps de l'extraction d'un calcul enchatonné ou enkysté.

L'opération intra-vésicale terminée, la vessie est largement lavée à l'eau boriquée et l'on procède au placement des tubes siphons en rétrécissant par quelques points de suture la partie supérieure de l'incision vésicale. Guyon repousse absolument la suture complète de la vessie qu'il juge difficile, dangereuse et peu utile. Nous y reviendrons plus loin. Les fils suspenseurs sont retirés dans les cas simples ; quand l'état de la vessie nécessite au contraire la suppression plus ou moins prolongée de ses fonctions de réservoir, ces fils sont fixés lâchement à la peau dont ils rapprochent, sans les y affronter, les lèvres de la plaie vésicale.

Le placement des tubes siphons, imaginés par Périer, doit être fait avec le plus grand soin, car leur bon fonctionnement évite bien des ennuis au malade et au chirurgien. Ce sont des tubes de caoutchouc rouge non fenêtrés à parois suffisamment résistantes, d'un diamètre correspondant aux numéros 20 (Périer) ou 27 (Guyon) de la filière Charrière, d'une longueur de 40 centimètres environ ; ils présentent à leur extrémité vésicale un œil latéral à côté de leur orifice terminal. Ces tubes sont conduits, adossés l'un à l'autre, jusque vers la partie la plus déclive de la cavité vésicale, à une certaine distance de laquelle ils peuvent rester (M. Aubry fabrique maintenant des tubes soudés en canon de fusil sur une étendue convenable et présentant une courbure fixe). Pour les maintenir, Guyon les fixe à la peau par un fil d'argent fin qui traverse leur paroi sans pénétrer dans leur cavité. Avant de les fixer définitivement, il faut s'assurer de leur bon fonctionnement : rapprochant les bords de la plaie et exerçant autour des tubes une compression légère avec des éponges, on pousse successivement par chacun d'eux une injection qui doit revenir presque intégralement par l'autre.

En 1886, Demons (de Bordeaux) a préconisé un mode de drainage plus simple :

c'est une anse de caoutchouc traversant l'urèthre et ressortant par la plaie hypogastrique suturée autour de lui. Ce tube de caoutchouc présente, bien entendu, quelques orifices au niveau de sa partie moyenne ou vésicale. Ce procédé expose aux accidents uréthraux, et Després, qui avait tenté ce mode de drainage en 1883 (*Bull. de la Soc. de chir.*), a vu se produire un abcès du corps spongieux de l'urèthre.

Après un lavage soigneux de la plaie à l'eau phéniquée, on la saupoudre d'iodoforme, en évitant d'en faire tomber dans la vessie une quantité notable, qui formerait des grumeaux pouvant obstruer les tubes, et on diminue son étendue par quelques points de suture profonds et superficiels qui ne laissent libre que l'angle inférieur par lequel sortent les tubes qui plongent dans un urinoir placé entre les jambes du malade. Il importe que les lèvres de la plaie vésicale et pariétale soient exactement appliquées contre les tubes placés l'un au-dessus de l'autre, sans forte constriction, bien entendu. De cette façon on arrivera presque toujours à obtenir un fonctionnement assez parfait pour que l'urine ne mouille pas le pansement. On fait un dernier lavage vésical à travers les tubes et on applique le pansement qui consiste en une bandelette de gaze iodoformée recouvrant la plaie, entourant soigneusement les tubes en collerette, et recouverte elle-même d'un pansement de Lister perforé pour le passage des tubes. De la ouate, un large bandage de corps à sous-cuisses et une bande en double spica, assurent l'occlusion du pansement et exercent une compression douce sur la plaie. Pour éviter l'érythème, le scrotum et le périnée ont été largement enduits de vaseline boriquée.

Les soins consécutifs sont des plus simples, le malade reste couché sur le dos et tout réside dans le bon fonctionnement des tubes siphons qu'il faut surveiller avec soin. On ne pratiquera d'injections que si l'écoulement de l'urine s'arrête ou se ralentit ou si son altération les rend nécessaires, ce qui est exceptionnel. Dans les cas de taille simple, sans cautérisation ni pansement intra-vésical, tout lavage peut être inutile ; dans les autres, ils sont souvent nécessaires vers la fin de la première semaine pour évacuer les fragments mortifiés, les mucosités et les grains agglomérés d'iodoforme. Il faut alors les faire au moment du changement de pansement. Ce dernier n'est nécessaire que le second jour pour enlever les fils suspenseurs quand on les a laissés et vers le quatrième jours retirer les points de suture. En dehors de cela, le pansement n'a besoin d'être changé que s'il est mouillé d'urine. En surveillant avec une très-grande attention l'application et le fonctionnement des tubes, on peut arriver dans le plus grand nombre des cas à éviter absolument ce petit accident ; il est surtout à craindre pendant les premiers jours.

Les tubes peuvent être enlevés à partir du sixième jour, à moins que l'état de a vessie ne réclame la prolongation du drainage hypogastrique. Guyon les remplace par une sonde à demeure qui reste jusqu'à ce que la cicatrisation de la vessie soit complète, ce qui est obtenu en moyenne deux à six jours après l'ablation des tubes. On hâte la cicatrisation en rapprochant les bords de la plaie à l'aide d'une cuirasse de diachylon. Dans un cas, chez un homme de quatre-vingt-un ans, la cicatrice vésicale a été difficile à obtenir et nous n'y sommes arrivés au bout de deux mois qu'à l'aide d'une compression énergique, difficile à rendre efficace et tolérable dans cette région. Quand la sonde à demeure est enlevée, Guyon recommande encore de vider la vessie pendant une quinzaine de jours par des cathétérismes réguliers pour prévenir la distension de la cicatrice, son tiraillement par les contractions vésicales et sa réouverture observée dans un certain nombre de cas.

Le reste de la plaie, souvent d'aspect blafard au moment de l'ablation des tubes, est avantageusement modifié par quelques attouchements avec la solution de chlorure de zinc au 10ᵉ et se ferme rapidement.

Telle est la pratique actuelle du professeur Guyon. Guiard conseille pour hâter la cicatrisation de fermer la plaie vésicale en entre-croisant les fils suspenseurs après l'ablation des tubes, et de réunir la plaie des téguments par une suture secondaire dès que la vessie est cicatrisée.

Thompson, tout en adoptant aussi la méthode de Petersen, procède d'une manière assez différente. Après avoir incisé au bistouri la peau, le tissu cellulaire sous-cutané et la ligne blanche, sur la sonde cannelée, il dépose le bistouri et cherche avec l'ongle l'interstice des muscles droits à travers lequel il pénètre par déchirement jusqu'au *fascia transversalis* qu'il divise sur la sonde comme l'aponévrose du grand oblique, en détachant partiellement l'insertion inférieure du muscle droit de l'abdomen quand le calcul est très-volumineux. C'est aussi avec l'ongle que cet opérateur relève de bas en haut la couche de graisse jaune sous péritonéale; la vessie mise à nu, il traverse les parois avec un crochet pointu pour la fixer et fait avec le bistouri une incision juste assez grande pour permettre le passage de l'index droit : le doigt introduit dans la vessie empêche l'écoulement abondant du liquide qu'elle contient et donne toutes les indications nécessaires au sujet des dimensions et de la disposition de la pierre. Pour agrandir l'ouverture, Thompson introduit l'index gauche à côté du doigt et écarte les deux doigts l'un de l'autre jusqu'à ce que l'ouverture paraisse suffisante. Quand il s'agit d'une tumeur, il attache aussi un fil de soie à chaque lèvre de la plaie vésicale. Le traitement consécutif qu'il recommande est bien simple : après avoir un peu rétréci l'incision abdominale par un point de suture, qu'il ne considère pas comme indispensable, ce chirurgien laisse dans la vessie un tube élastique de 12 à quinze centimètres et quelquefois place une sonde à demeure. Il enlève en général le tube et la sonde au bout de deux ou trois jours. Le malade doit rester sur son dos pendant les premières vingt-quatre heures, puis on le fait coucher alternativement sur le côté droit et sur le côté gauche de façon qu'il reste six heures dans chacune de ces positions ; l'urine s'écoule facilement par la plaie et ne mouille qu'un des côtés du corps à la fois, de sorte que la peau ne s'écorche pas. En fait de pansement le professeur d'University College emploie simplement une compresse de lint trempée dans une solution faible d'acide phénique ou borique. Sur 10 cas il n'a perdu qu'un seul opéré, un vieillard de soixante-treize ans mort d'épuisement le neuvième jour.

Trendelenburg maintient ses opérés dans le décubitus abdominal rigoureux pendant une huitaine de jours ; il en a obtenu de bons résultats, et cette pratique a été adoptée par plusieurs chirurgiens allemands, notamment chez les enfants. Elle paraît être bien pénible pour les opérés.

Chez la femme et dans les cas où la vessie de l'homme, déjà explorée par le périnée, ne peut plus être distendue, Thompson recommande pour faciliter l'ouverture de la vessie l'emploi d'une sonde courbe largement cannelée à son extrémité qu'on introduit dans la vessie et sur laquelle on incise la paroi abdominale. Cette pratique, quoique moins aveugle que l'antique sonde à dard, expose aussi beaucoup à la blessure du péritoine.

Il vaudrait peut-être mieux, quand on a à pratiquer la taille hypogastrique en pareille circonstance, comme après les ruptures et les plaies de la vessie, revenir au ballonnement interne de la vessie proposé par Milliot. Ce procédé a d'ailleurs été recommandé dernièrement par Kraske, qui conseille de distendre la vessie avec un ballon de caoutchouc introduit par la plaie périnéale; il a été utilisé avec avantage par le professeur Guyon dans un cas.

Le thermocautère a été proposé pour inciser les tissus jusqu'à la vessie, et Théophile Anger en préconise l'emploi pour rendre la plaie imperméable à l'urine : mais c'est surtout dans le tissu prévésical que l'infiltration est à craindre, et ce tissu échappe par sa nature presque exclusivement graisseuse à une modification efficace dans ce sens. De plus le relèvement avec l'ongle protége plus sûrement le cul-de-sac péritonéal, et sa blessure, possible, quoique rare, serait plus grave avec le thermocautère qu'avec le bistouri.

Une question plus discutée et plus importante est celle de la suture vésicale. Ayant déjà parlé de cette opération à propos des tumeurs de la vessie, nous ne l'envisagerons ici que dans ses rapports immédiats avec la taille hypogastrique. La méthode numérique ne lui est pas favorable, quoique les faits récents aient notablement amélioré la statistique qui donnait à Tuffier en 1883 20 insuccès plus ou moins complets sur 22 cas; mais nous ne voulons pas nous appuyer sur cet ordre d'arguments, particulièrement trompeur quand il s'agit d'une opération dont le manuel opératoire est encore en voie d'évolution et de progrès comme celle qui nous occupe. Sans entrer ici en aucune façon dans la discussion du manuel opératoire, supposons, ce qui n'est pas encore vrai, qu'on soit arrivé à le perfectionner assez pour pouvoir compter sur la réussite de la suture dans la majorité des cas. Que gagne-t-on avec la suture? On abrège la durée du traitement d'une dizaine de jours peut-être et l'on met l'opéré dans une situation moins pénible, c'est vrai, mais cet avantage secondaire en somme au point de vue du résultat définitif est acheté au prix d'une prolongation notable de l'anesthésie, qui n'est pas sans inconvénients, et surtout du danger bien plus grand de l'infiltration d'urine, si la suture vient à manquer. Enfin, ces dangers fussent-ils écartés par une technique rapide et sûre, la fermeture de la vessie resterait encore contre-indiquée dans tous les cas où la vessie est malade et où les manœuvres intra-vésicales ont été laborieuses. Nous avons eu plusieurs fois, en effet, à signaler dans le cours de cet article l'influence antiphlogistique et sédative de la suppression de la vessie comme réservoir et en particulier de la fistule hypogastrique, du « méat contre nature », mot heureusement trouvé par Bazy pour rappeler l'influence analogue sur l'intestin de l'anus contre nature. C'est au repos complet de la vessie, c'est à l'évacuation incessante et parfaite de l'urine, que ne peut jamais réaliser la sonde à demeure, que nous attribuons avec Guyon la simplicité des suites et l'absence de réaction locale et générale après des extractions laborieuses de calcul ou des extirpations de tumeurs ayant nécessité des délabrements étendus de la muqueuse vésicale. On sait quels accidents viendraient punir l'opérateur maladroit qui aurait produit des lésions de ce genre au cours d'une lithotritie. En somme, sans pouvoir se prononcer encore d'une manière absolue à ce sujet, on peut dire que la suture de la vessie est tout à fait contre-indiquée après certaines tailles hypogastriques, et que pour les autres les dangers qu'elle fait courir au malade ne sont pas compensés, dans l'état actuel des choses, par les avantages qu'on peut en attendre.

Voyons maintenant si la taille hypogastrique, telle que nous venons de la décrire, doit remplacer la taille périnéale dans tous les cas où la lithotritie n'est pas applicable. Pour les hommes, adultes ou vieillards, la question paraît tranchée et la grande majorité des opérateurs reconnaissent la supériorité de la taille par le haut appareil. Pour les enfants mâles l'innocuité habituelle de la taille périnéale fait encore hésiter quelques chirurgiens, malgré la section fréquente des canaux éjaculateurs, mais le triomphe définitif de la taille hypogastrique nous paraît devoir être prochaine de ce côté aussi, car elle est facilitée chez l'enfant par la situation abdominale de la vessie et la position élevée du cul-de-sac péritonéal antérieur. En outre, la tendance actuelle de faire bénéficier ces petits sujets de la lithotritie à séances prolongées restreindra les indications de la voie périnéale en n'abandonnant à la taille que le traitement des gros calculs.

Gross (de Nancy) a réuni, dans le travail qu'il a présenté au Congrès des chirurgiens français de 1886, 307 observations concernant de jeunes sujets, qui donnent une mortalité de 22,88 pour 100 pour les garçons et 26,46 pour 100 pour les filles. Irschick (de Moscou) n'a eu que 5 morts sur 56 cas, soit 9 pour 100 environ; toutes ces morts ont porté sur des enfants de moins de cinq ans; des 25 sujets plus âgés, aucun n'a succombé à l'opération. Ce chirurgien préfère la taille hypogastrique à la taille latérale qu'il a faite 147 fois chez l'enfant avec une mortalité de 6,2 pour 100.

La position élevée du cul-de-sac péritonéal chez les jeunes sujets permet de se passer au besoin chez eux du ballon rectal. Un point important à signaler, c'est la nécessité de se tenir exactement sur la ligne médiane, à cause des faibles dimensions transversales de l'organe. Quand on emploie le ballon rectal il faut le retenir solidement à l'anus pour l'empêcher de franchir le promontoire et de venir saillir dans l'abdomen où on peut le confondre avec la vessie, comme nous en connaissons un exemple.

Il est plus difficile chez les enfants d'obtenir le décubitus dorsal prolongé nécessaire au bon fonctionnement des tubes siphons : aussi a-t-on surtout proposé pour eux la suture vésicale, qui aurait plus de chances de succès, d'après Gross, à cause des qualités moins irritantes de l'urine à cet âge. Cependant sur les 56 cas de Irschick la suture de la vessie employée 20 fois a donné 3 morts (15 pour 100) et n'a réalisé que 7 fois la guérison sans fistule.

Chez la femme adulte et déflorée la dilatation uréthrale pour les petits calculs, la lithotritie pour les moyens et la taille vaginale pour les gros, répondent à presque toutes les indications. Pozzi a pu extraire par la dilatation immédiate progressive de l'urèthre avec les bougies de Hégar un calcul mesurant 5 centimètres sur 38 millimètres, et sa malade a guéri sans incontinence d'urine; une observation semblable de Cauchois lui fait poser en principe que des calculs de 4 centimètres de diamètre peuvent être ainsi extraits sans danger d'incontinence (*Bull. de la Soc. de chir.*, 1887, p. 497).

Des observations nombreuses ont montré que l'incision sans perte de substance de la cloison vésico-vaginale se cicatrisait spontanément dans un certain nombre de cas et que son occlusion pouvait être obtenue dans les autres par une intervention très-simple. L'incision hypogastrique ne convient donc dans ces conditions qu'à des cas exceptionnels, présentant des difficultés spéciales.

Chez la femme vierge et jeune la présence de l'hymen et surtout l'étroitesse et le peu de dilatabilité du vagin devront ordinairement faire repousser la taille vaginale et faire pratiquer l'incision hypogastrique dans les cas où la dilatation uréthrale et la lithrothitie seraient insuffisantes. Villeneuve conseille alors d'y ajouter la dilatation de l'urèthre

Enfin chez la petite fille la taille vaginale est impossible, et la dilatation uréthrale, ne pouvant être poussée assez loin, ne donne qu'une voie le plus souvent insuffisante quand la lithotritie n'est pas applicable : aussi est-ce à la taille hypogastrique qu'il faut alors avoir recours.

Il nous reste à parler des contre-indications, qui sont au nombre de deux : abaissement anormal du cul-de-sac péritonéal et irritabilité trop grande de la vessie, et des accidents tardifs auxquels peut donner lieu la cicatrice. Il est très-rare de voir le cul-de-sac péritonéal rester au niveau ou tout près de la symphyse pubienne, malgré la distension de la vessie, et cela peut tenir à une conformation particulière du sujet, à des adhérences pathologiques ou à un état de distension habituelle et ancienne du réservoir urinaire qui a permis au cul-de-sac péritonéal de descendre, sous la pression intestinale, entre la vessie et la paroi abdominale. Une exploration attentive permettrait peut-être de reconnaître cette fâcheuse disposition par l'étendue de la sonorité intestinale malgré le développement de la vessie, toujours est-il que dans les cas connus la chose n'a été constatée qu'au cours de l'opération. Plusieurs fois celle-ci n'a pu être terminée à cause de cette disposition, qui ne constitue un obstacle absolu que quand le cul-de-sac anormalement abaissé présente les adhérences trop étendues. Dans un cas, Güssenbauer a dû disséquer au bistouri les adhérences du péritoine à la symphyse.

Ne pourrait-on risquer alors une taille intra-péritonéale? Nous ne pouvons que poser la question. Langenbuch a proposé, dans ces conditions, d'inciser transversalement le cul-de-sac pré-vésical et d'en suturer le feuillet pariétal en arrière du sommet de la vessie; les adhérences seraient assez solides au bout de cinq à six jours pour qu'on puisse inciser la vessie.

Nous avons vu, en étudiant les ruptures de la vessie, que cet organe pouvait se rompre par contraction de ses propres parois sous l'influence de la distension, dans certaines conditions de musculature et d'intolérance. Toutes les fois donc que la couche musculaire de la vessie aura conservé son intégrité et sa puissance et que ses facultés contractiles seront exaspérées par un état douloureux assez intense pour résister au sommeil chloroformique, il faudra renoncer à la distendre et par conséquent à pratiquer la taille hypogastrique. Si ces deux conditions ne sont pas réunies, le danger sera bien moindre et l'on pourra braver jusqu'à un certain point l'intolérance d'une vessie affaiblie par l'âge. La limite de ces cas ne peut être qu'indiquée, sa détermination est une question de tact chirurgical. On sait qu'à un degré moins excessif l'irritabilité et l'intolérance de la vessie pour les moindres manœuvres de distension ou de contact deviennent au contraire une indication de la taille hypogastrique et doivent la faire préférer à la lithotritie, quoique le calcul soit en lui-même parfaitement justiciable de cette opération.

Le danger de rupture de la vessie est aussi à craindre en cas d'affaiblissement de ses parois ou d'existence de diverticules à parois minces, et Dittel a réuni trois cas de mort dus à cette cause après l'injection de petites quantités de liquide, 200 grammes par exemple, chez un malade de Weinlechner. Ce défaut de résistance pouvant souvent être méconnu avant l'opération, Dittel en conclut que l'on doit abandonner la distension de la vessie et faire la taille hypogastrique en se guidant sur un cathéter introduit dans la vessie vide. C'est là, à notre avis, une exagération manifeste.

Après la guérison, la cicatrice hypogastrique peut encore donner lieu à certains accidents, à l'apparition d'une hernie ou à l'établissement d'une fistule, soit que la plaie ne se soit jamais tout à fait fermée, soit qu'elle se rouvre au bout de quelques jours ou de quelques semaines.

Les hernies sont fréquentes; peut-être l'emploi de la suture à étages rendra-t-elle la cicatrice plus résistante.

Les fistules hypogastriques persistantes sont rares après la taille. Quelques exemples en ont cependant été cités au quinzième Congrès de la Société allemande de chirurgie par Sonnenburg (2 cas), Israel, qui a guéri son malade par la résection de la cicatrice et une nouvelle suture vésicale, et Petersen. Nous en avons relevé 5 autres cas publiés par Makawejew, Orlowski, Hofmokl, Tiling et Riedel. Ce dernier chirurgien n'a pu arriver malgré plusieurs tentatives opératoires à obtenir l'occlusion de la fistule. Notons en passant que dans la majorité de ces cas la suture de la vessie avait été faite après la taille en vue d'une réunion immédiate.

Enfin Ferret (de Meaux) a communiqué à la Société de chirurgie en 1886 un cas particulièrement curieux : la taille hypogastrique avait été faite sur un prostatique obligé de se sonder, pour extraire un fragment de sonde de la vessie. Cinq jours après la cicatrisation de la plaie, une fistule se forma à la suite d'une rétention d'urine : le trajet présentait une disposition telle que l'urine ne sortait qu'en proportion insignifiante en dehors des mictions qui étaient volontaires, pourvu que le sujet ne résistât pas au besoin d'uriner; la miction, qui avait lieu exclusivement par la fistule, se faisait par un jet projeté à 1 mètre de distance, que le malade dirigeait avec un tube métallique conique appliqué sur la fistule. Il était enchanté de cette infirmité qui le débarrassait des cathétérismes.

Il nous reste encore à parler des indications respectives de la lithotritie et de la taille, question déjà traitée d'une façon très-détaillée dans l'article Cystotomie déjà cité (pages 224 à 242).

Les perfectionnements de la lithotritie en ont notablement reculé les bornes, et en dehors des cas extrêmes où la vessie est distendue par le calcul, et où sa dureté rend le broiement presque impossible, on peut presque dire qu'elle n'a aujourd'hui d'autres limites que l'habileté de l'opérateur. Bazy a pu broyer en une séance un calcul de 100 grammes, Guyon et Bigelow en ont broyé de plus gros encore. Guyon donne comme limite du possible pour les calculs non phosphatiques 5 centimètres 1/2 et rarement 6.

Mais il faut bien dire que la lithotritie ne peut être faite sans danger dans ces conditions que par un opérateur exercé et, sans aller jusqu'à dire avec König que cette opération doit être réservée à un certain nombre « d'artistes », tandis que la majorité des praticiens ne doivent recourir qu'à la taille, on doit reconnaître que la lithotritie rapide pour les gros calculs est plus dangereuse et plus incertaine que la taille entre des mains peu expérimentées. Le traitement peut être considéré comme difficile quand un des diamètres d'un calcul dur atteint 4 centimètres.

Il faut tenir grand compte aussi de la tolérance de la vessie et de l'état des reins, mais ce côté de la question s'est à peine modifié et a été longuement exposé dans l'article auquel nous renvoyons. L'état actuel de cette importante question a été magistralement développé dans la communication faite par le professeur Guyon au premier congrès français de chirurgie.

A ce point de vue la comparaison du chiffre de mortalité de l'ensemble des opérations de lithotritie et de taille hypogastrique est sans grand intérêt; au contraire la statistique personnelle détaillée fournie par Guyon donne des résultats frappants.

L'ensemble de ses 647 cas lui a donné 34 morts (5,2 pour 100). En ne tenant compte que des 338 cas de calculs uniques de 4 centimètres au plus, sans difficulté spéciale tenant à l'état de la vessie ou de la prostate, la mortalité tombe à 2 pour 100. Enfin elle n'est que de 0,69 pour 100 dans les 143 cas de calculs ne dépassant pas 3 centimètres.

La mortalité de la taille hypogastrique est de 27 pour 100 sur les 120 cas réunis par Tuffier; il trouve encore 16,35 pour 100 en ne tenant compte que des calculs de moins de 30 grammes (moins de 4 centimètres). Cette statistique date de 1883 et les faits publiés depuis l'amélioreraient d'une façon notable. Il n'en reste pas moins vrai que pour les calculs petits et moyens, dans de bonnes conditions, la lithotritie est beaucoup moins grave que la taille. Pour les cas *limites*, quoique le pronostic de la lithotritie soit plus sérieux, Guyon pense qu'il y a encore avantage pour le malade à trouver un opérateur capable de mener à bien le broiement.

Corps étrangers de la vessie. Trichiasis et pilimiction. D'après leur *origine* et leur *mode d'introduction* les corps étrangers de la vessie peuvent être divisés en trois catégories suivant qu'ils ont pénétré dans sa cavité par effraction, à la suite d'un traumatisme; qu'ils en ont traversé les parois, venant des tissus ou des organes voisins, après un processus inflammatoire ou destructif, ou qu'ils ont été introduits par les voies naturelles.

Les corps étrangers d'origine traumatique ont déjà été étudiés à propos des plaies de la vessie auxquelles se rattache une grande partie de leur histoire et en particulier à propos des plaies par armes à feu. Nous renvoyons à ce chapitre où nous avons exposé ce qu'ils présentent de particulier.

Nous avons vu que les projectiles de guerre ou les esquilles détachées par leur passage pouvaient aussi pénétrer secondairement dans la vessie après un séjour plus ou moins long dans les tissus voisins ou dans les parois mêmes de l'organe. Cette seconde catégorie de corps étrangers comprend encore ceux qui ont pénétré dans la vessie par suite de sa communication anormale avec un organe voisin ou une cavité pathologique développée dans son voisinage, kyste ou abcès.

La vessie peut communiquer avec le rectum ou l'intestin grêle, sans qu'on sache le plus souvent si cette communication est due à un processus ulcératif parti de la vessie ou de l'intestin, ou à l'évolution d'un abcès développé entre les deux organes. C'est alors que les malades rendent avec l'urine des pépins de raisins, des petits noyaux de fruits, des vers, etc., et même des gaz stercoraux et des matières fécales. Il est utile de rappeler à ce propos que l'issue de gaz par l'urèthre peut avoir lieu indépendamment de toute communication des voies urinaires avec l'intestin, particulièrement chez les diabétiques, comme l'a démontré Guiard dans un travail paru en 1883 dans les *Annales des maladies des organes génito-urinaires*. Pour en finir immédiatement avec ce point spécial, notons que le trajet de communication habituellement long et sinueux ne permet pas le plus souvent le passage de l'urine dans l'intestin, et faisons remarquer la tolérance de la muqueuse vésicale pour ces corps irritants et septiques : dans bon nombre d'observations, en particulier dans celles de Le Dentu, le mélange en proportion notable de matières fécales à l'urine a pu durer plusieurs années sans déterminer de cystite. Quand ces matières étaient abondantes les sujets éprouvaient seulement des envies fréquentes d'uriner et des douleurs à la fin de la miction.

L'ouverture d'abcès dans la vessie n'est pas chose rare, surtout après les phlegmons péri-utérins, mais les cystites souvent rebelles qui leur succèdent ne sauraient être attribuées à la présence du pus dans la vessie, car elles peuvent se produire avec les mêmes caractères alors que l'ouverture de la collection se fait partout ailleurs ; ces symptômes sont sous la dépendance de l'inflammation de voisinage et ne doivent pas nous occuper ici. Exceptionnellement ces abcès peuvent être dus à la présence d'un corps étranger sans relation avec un traumatisme, qui peut alors pénétrer dans la vessie par cette voie. Tel est le cas jusqu'ici unique et partout cité de Collot dans lequel une tente de linge oubliée au fond d'une fistule hypogastrique stercoro-purulente avait pénétré dans la vessie où elle s'était recouverte d'une croûte phosphatique.

Sans parler de l'ouverture dans la vessie de kystes de l'ovaire à contenu liquide, observée un certain nombre de fois, sa communication avec un foyer de grossesse extra-utérine ou moins rarement avec un kyste dermoïde peut y introduire de véritables corps étrangers, touffes de poils, matière sébacée, débris osseux, etc., qui peuvent être expulsés par l'urèthre ou devenir le noyau d'un calcul.

C'est là la seule cause bien démontrée, avec les faits très-exceptionnels de productions dermoïdes développées dans la vessie même, que nous avons signalés plus haut, de l'expulsion de poils par l'urèthre, de la *pilimiction*. Ce symptôme, étudié en dernier lieu par Broca et Rayer, devrait être expliqué dans certains cas, d'après ce dernier auteur, par le développement anormal de poils sur la muqueuse des voies urinaires, par le *trichiasis urinaire*. Mais, comme l'a fait remarquer Broca, sans pouvoir nier le trichiasis essentiel de la muqueuse urinaire, par analogie avec ce qu'on a plusieurs fois observé pour la muqueuse digestive, il faut reconnaître qu'on n'en possède aucune observation probante et que toutes les fois que la lésion a pu être constatée, chez l'homme ou chez la femme, il s'agissait d'un kyste dermoïde en communication avec l'appareil urinaire.

Il faut exclure de la discussion les cas où des filaments de mucus incrustés de sels calcaires ont pu être pris pour des poils, ceux où les poils rendus par l'urèthre ont été accidentellement introduits par le cathétérisme, et enfin ceux qui rentrent dans la catégorie qui nous reste à étudier et dans lesquels les poils ont été introduits par les voies naturelles par lubricité. Tel est le cas de la touffe de poils rendue par une dame d'âge respectable et reconnue par Leeuwenhoeck pour une touffe de laine contenant de la paille. Telle est encore l'histoire de cette mèche de cheveux qui, au rapport de Cruveilhier, fut présentée par un chirurgien anglais à la clinique de Dupuytren. Cette mèche avait été retirée, à Londres, de la vessie d'une « dame de qualité, de mœurs pures », et le chirurgien ne doutait pas qu'elle eût pris naissance dans la cavité des voies urinaires. Un examen attentif démontra que les cheveux étaient liés avec un fil.

Les corps étrangers introduits par les voies naturelles forment la catégorie de beaucoup la plus nombreuse. Quelques-uns d'entre eux sont le résultat d'une manœuvre opératoire malheureuse qui laisse dans la vessie un mors de lithotriteur, la curette d'un porte-caustique, un morceau de sonde, une bougie conductrice, etc. ; d'autres sont introduits dans l'urèthre par des enfants, par amusement, comme ils le font souvent pour le nez ou l'oreille; le plus grand nombre ont échappé aux doigts de sujets qui se les promenaient dans le canal sous une impulsion lascive. La variété de ces derniers est presque indéfinie; ceux qu'on rencontre le plus fréquemment chez l'homme sont des objets rigides allongés et arrondis, tels que crayon, manche de porte-plume, tuyau de pipe, morceaux de paille, de bois, de verre, de fer, etc.; les femmes ont une préférence marquée pour les épingles à cheveux doubles ordinaires, elles s'introduisent souvent aussi dans l'urèthre des épingles à tête, des crochets à broder, des passe-lacets, etc. Citons enfin comme exemple de la diversité des corps que l'on peut rencontrer dans la vessie la tige de thermomètre médical que Vincent, de Lyon, a extraite par la taille périnéale, et la boucle d'oreille en or ayant un centimètre de diamètre dans la partie la plus renflée et environ 3 centimètres de long que Le Dentu réussit à amener au dehors avec un lithotriteur.

La pénétration dans la vessie des corps qui échappent aux doigts des sujets est aisée à comprendre chez la femme; il n'en est pas de même chez l'homme, à moins qu'il ne s'agisse d'un crochet dont la pointe est tournée du côté du méat ou d'épis de graminées dont les barbes regardent dans le même sens et qui progressent dans l'urèthre comme dans la manche des enfants. Pour expliquer la progression dans le même sens des corps lisses abandonnés dans l'urèthre Chopart et Denucé ont supposé à l'urèthre des mouvements antipéristaltiques, Mercier a invoqué l'action des fibres musculaires de la vessie, Foucher et Granjux ont accusé l'érection, antérieure ou consécutive à l'introduction du corps étranger, la rétraction de la verge qui la suit, entraînant ce corps en arrière à peu près comme le pharynx escamote le bol alimentaire pendant le second temps de la déglutition; enfin Le Dentu fait jouer le rôle principal aux tiraillements que les malades effrayés exercent sur leur verge et qui refoulent le corps étranger en arrière par suite de l'allongement et du raccourcissement alternatifs qu'ils produisent.

L'influence de l'érection et des tiraillements explique d'une manière à peu près satisfaisante la progression des corps étrangers dans l'urèthre antérieur; une fois parvenus dans l'urèthre postérieur, ils sont poussés dans la vessie par le jeu de l'appareil musculaire qui fait rentrer l'urine dans la vessie quand on résiste à un besoin violent et qui y pousse les liquides qu'on dépose avec l'instillateur derrière le sphincter membraneux.

Signalons enfin pour mémoire les faits de vers vivants rendus avec l'urine dont il existe un certain nombre d'observations anciennes. Chaque fois il s'agissait d'une espèce différente et toujours leur destruction fut facilement obtenue à l'aide d'injections et de boissons térébenthinées.

Anatomie et physiologie pathologiques. Nous passerons successivement en revue dans ce paragraphe les principaux caractères physiques des corps étrangers, les modifications qu'ils subissent dans la vessie, la position qu'ils y occupent, les lésions qu'ils y déterminent et celles qui peuvent exister dans l'urèthre.

Au triple point de vue des symptômes, du diagnostic et du traitement, il faut diviser les corps étrangers que l'on peut rencontrer dans la vessie en deux catégories suivant qu'ils sont souples ou rigides. Les premiers (petites bougies, sondes de caoutchouc, lanières de cuir, ficelles, morceaux de vêtements, etc.) peuvent se replier plus ou moins parfaitement sur eux-mêmes et se doubler quand on exerce une traction sur un point quelconque de leur étendue; leur longueur importe peu, le diamètre qu'ils ont une fois doublés a au contraire une importance considérable.

Parmi les corps rigides quelques-uns sont susceptibles d'être broyés dans la
vessie (tuyau de pipe en terre, haricots, esquilles, etc.), la plupart ne le
sont pas. Ces derniers sont arrondis (grains de plomb, balles) ou bien allongés
et susceptibles d'être pliés avec une certaine force (sondes de gomme, fil de fer,
épingles, etc.); d'autres contre-indiquent toute tentative de ce genre (morceau
de bois, de fer, de verre, aiguilles d'acier, etc.).

Il faut encore signaler les corps auxquels leur poids spécifique permet de
flotter dans l'urine et qui présentent certaines particularités.

Les corps qui séjournent dans la vessie y subissent des modifications en
rapport avec leur nature, et dont la plus remarquable et la plus constante est
leur incrustation par des sels calcaires. En outre, les corps souples d'une certaine
longueur, comme les bougies conductrices, peuvent former sous l'influence des
contractions vésicales et de l'évacuation rapide de l'urine des nœuds plus ou
moins compliqués qui mettent obstacle à leur extraction par les voies naturelles.
Le musée Civiale, à l'hôpital Necker, en contient un bel exemple; c'est une bougie
conductrice introduite chirurgicalement dans la vessie et extraite par la taille,
dont la partie moyenne s'est solidement nouée en boucle dans la vessie.

L'incrustation commence en général peu de jours après l'introduction des
corps étrangers dans la vessie. Elle consiste en un dépôt de phosphate ou
d'urate de chaux, plus souvent de phosphate ammoniaco-magnésien, qui se fait
plus ou moins irrégulièrement à leur surface. La nature, l'abondance et le
mode de disposition de ces incrustations dépendent de la tolérance de la vessie,
de la forme des corps étrangers et de la substance qui les compose. C'est ainsi
que la gutta-percha, d'après Civiale, peut rester inaltérée dans la vessie pendant plusieurs années, et que les projectiles de fer ou de fonte s'incrustent plus
facilement que ceux de plomb. Relativement à la forme, les corps allongés
subissent surtout l'incrustation sur leur partie moyenne et prennent plus ou
moins la forme de fuseaux; quand leurs extrémités sont très-effilées, comme
pour les aiguilles et les épingles, elles restent libres le plus souvent et font
saillie hors du calcul qui a englobé le reste de leur étendue. Enfin, s'il se
développe une inflammation vésicale intense, les dépôts pourront se faire
beaucoup plus rapidement. Il faut reconnaître que les phénomènes d'incrustation
sont aussi sous la dépendance d'autres influences peu connues et qu'on ne peut
pas toujours trouver une explication satisfaisante de leur nature, de leur abondance ou de leur défaut.

La position qu'occupent les corps étrangers n'est pas la même dans les deux
catégories que nous avons établies, sans parler des projectiles qui peuvent rester
implantés dans les parois vésicales, comme nous l'avons vu à propos des plaies
par armes à feu, ni des corps à extrémité acérée, comme les aiguilles, qui se
fixent dans une position quelconque, le plus souvent au voisinage du col. Les
corps souples et les corps rigides dont la longueur ne dépasse pas 4 à 5 centimètres occupent comme les calculs le bas-fond et le voisinage du col, mais sans
présenter de direction fixe. Au contraire, les recherches expérimentales d'Henriet, confirmées cliniquement par le professeur Guyon, ont démontré que les
corps étrangers rigides et mousses, d'une longueur de 6 à 9 centimètres, tendaient d'une façon générale à y prendre une position transversale, le diamètre
transversal de la vessie étant le seul constamment habitable pour des corps de

cette longueur, comme nous l'avons vu en étudiant la physiologie de la vessie. Cependant, quand la vessie est très-distendue, le corps étranger peut y prendre toutes les positions, de telle sorte que sa direction, indéterminée et variable avec les mouvements du viscère, ne peut plus être prévue. Quand un corps étranger rigide mesure plus de 9 centimètres de longueur, il ne peut entrer que dans une vessie plus ou moins remplie et y prend une position verticale ou oblique. Les corps auxquels leur densité le permet peuvent flotter dans la vessie pleine de liquide, mais, quand la vessie est vide, ils sont ramenés au voisinage du col où l'on peut les rencontrer. Les corps creux, tels que les bouts de sonde, se remplissent de liquide et occupent toujours le fond de l'organe. Dans un cas de Trélat, rapporté par Galland, un tuyau de pipe s'était partiellement engagé dans l'uretère droit dont la perforation détermina la mort.

Les lésions qui se produisent dans la vessie par suite du séjour des corps étrangers sont de deux ordres : inflammation de la muqueuse et ulcération. La cystite n'est pas constante, son existence et son intensité dépendent de la configuration du corps étranger; s'il est assez peu volumineux, léger, lisse, sans aspérités, s'il ne met pas obstacle à l'émission de l'urine, il pourra être supporté par la vessie sans réaction inflammatoire, comme nous l'avons vu pour les calculs. Dans les conditions contraires on peut trouver, quelquefois extrêmement prononcées, les altérations propres à la cystite. Quant aux ulcérations, elles sont dues à la pression exercée par le corps étranger sur les parois de la vessie et ne se montrent guère que quand la longueur de celui-ci est assez grande pour qu'il arc-boute constamment contre les parois de l'organe. Le plus souvent superficielles, ces ulcérations peuvent aboutir à la perforation de la vessie, et dans des cas exceptionnels à l'expulsion du corps étranger à travers ses parois. On peut rapprocher de ces ulcérations celles qui peuvent succéder au séjour prolongé d'une sonde à demeure mal placée, trop saillante dans la cavité vésicale, et celles qu'il n'est pas rare de rencontrer quand les tubes siphons sont restés une dizaine de jours en place après la taille hypogastrique, et qui d'ailleurs sont toujours superficielles. Il faut rapprocher des lésions vésicales les lésions rénales, la pyélo-néphrite ascendante, qui ne présente ici rien de spécial dans son mécanisme, ni dans son évolution.

Signalons enfin les lésions d'inflammation chronique qui peuvent se développer dans l'urèthre de l'homme sous l'influence de manœuvres habituelles, et qui siégent presque exclusivement dans la portion pénienne. Il en résulte une sorte de rétrécissement par gonflement inflammatoire et surtout une perte d'élasticité qui peut entraver, comme dans un cas de Bazy, l'extraction par les voies naturelles, et dont on doit tenir compte pour poser les indications de l'intervention.

Symptômes et diagnostic.   Les symptômes déterminés par les corps étrangers, si l'on suppose la vessie saine au moment de leur introduction, sont absolument sous la dépendance de leur longueur, de leur forme mousse ou aiguë, de leur poids et de l'état lisse ou rugueux de leur surface. Dans les conditions les plus favorables, la tolérance peut être parfaite et les corps étrangers peuvent ne déterminer aucun symptôme immédiat, si bien que les sujets négligents oublient parfois l'époque de leur introduction. Ils ne manifestent alors leur présence que quand l'incrustation plus ou moins lente dont ils sont l'objet les a transformés en véritables calculs dont ils présentent les signes habituels, quelquefois au bout de plusieurs années seulement.

Il faut tenir compte, comme cause possible d'intolérance des corps étrangers, de l'obstacle qu'ils peuvent apporter à la miction en s'engageant dans l'orifice du col. Mais cet engagement, dont nous avons vu la gravité possible quand il s'agit de calculs, est presque toujours au contraire un heureux événement pour les corps étrangers récents, que rien n'empêche de traverser pour sortir l'urèthre qu'ils viennent de traverser pour entrer dans la vessie. Nous allons revenir un peu plus bas sur cette issue spontanée des corps étrangers.

Dans une autre catégorie de cas, les symptômes immédiats sont encore peu accusés, mais la vessie s'enflamme bientôt et cette cystite peut évoluer de façons différentes : tantôt elle cède d'elle-même ou avec un peu de repos et tout symptôme disparaît pour un temps variable ; tantôt elle passe à l'état chronique en s'atténuant ; tantôt enfin elle augmente d'intensité et peut s'accompagner de l'ulcération et même de la perforation de la vessie, pour peu que les extrémités du corps étranger, même mousses, exercent une pression constante sur un point de ses parois.

Dans une troisième catégorie de faits, l'intolérance de la vessie se manifeste rapidement par des phénomènes douloureux et inflammatoires d'une intensité parfois extrême et qui peuvent aboutir rapidement à la perforation de l'organe. Ce sont surtout les corps très-longs ou à extrémité acérée et piquante qui provoquent cette réaction intense. Elle peut manquer cependant même dans ces conditions, car nombre d'épingles et d'aiguilles ont pu être assez longtemps tolérées dans la vessie pour devenir le noyau d'un calcul.

Nous n'avons pas à revenir ici sur les symptômes immédiats provoqués par les corps étrangers introduits dans la vessie à la suite d'un traumatisme, que nous avons suffisamment exposés en étudiant les plaies par armes à feu de la vessie.

Nous avons vu qu'au bout d'un certain temps de séjour dans la vessie les corps étrangers subissaient une incrustation dont les lois sont encore un peu obscures, mais qui paraît influencée en première ligne par le degré de l'inflammation vésicale.

A cette époque ils s'annoncent par les signes habituels des calculs, sans que rien, en dehors des antécédents, permette de les distinguer de ces derniers. Quelquefois cependant on peut être mis sur la voie par les douleurs particulièrement vives et rebelles que peuvent déterminer les corps pointus dont l'extrémité reste souvent libre, comme nous l'avons dit plus haut.

Les corps étrangers qui ne sont pas expulsés à travers les parois ulcérées de la vessie, terminaison relativement favorable chez la femme quand l'ulcération se fait au niveau de la cloison vésico-vaginale, quoiqu'elle laisse une fistule particulièrement rebelle au traitement, les corps étrangers, disons-nous, ne séjournent pas fatalement dans la vessie jusqu'à ce qu'ils en soient extraits chirurgicalement après ou avant leur incrustation : dans des cas favorables auxquels nous avons déjà fait allusion ils peuvent être expulsés par les voies naturelles.

L'issue des corps étrangers par l'urèthre pendant les efforts de miction n'est pas rare, et Bartels l'a notée 28 fois sur 87 cas de corps étrangers d'origine traumatique : 7 fois il s'agissait de débris d'uniforme ou de morceaux de peau, 15 fois d'esquilles et 7 fois de projectiles. Dans une observation présentée à la Société de chirurgie en 1872, Thouvenin rapporte l'histoire d'un homme qui accoucha par l'urèthre d'un morceau de drap de 6 à 7 centimètres carrés, provenant de son pantalon et ayant été poussé dans la vessie par un pied de chaise sur lequel il s'était empalé dans une chute. Les auteurs rapportent maints exemples d'aiguilles, d'épingles, de morceaux de sonde, de bougies conductrices, etc., rendus par la même voie. C'est surtout pendant les premiers jours qui suivent l'introduction que l'on peut espérer cette heureuse issue; elle est encore possible cependant quand il y a eu un certain degré d'incrutation : témoin le cas de Claudinus, cité par Le Dentu, dans lequel un jeune enfant rendit un calcul du volume d'une grosse olive développé autour d'une épingle à tête.

Dans ces conditions l'expulsion peut être complète, quelquefois au prix de douleurs vives et prolongées, ou bien le corps chassé de la vessie s'arrête dans la traversée uréthrale, en deçà ou au delà du sphincter membraneux; dans le premier cas, il faut le refouler dans la vessie ou l'extraire par une incision périnéale; dans le second seulement on doit chercher à l'extraire avec des instruments appropriés. Chez la femme, la brièveté et la dilatabilité de l'urèthre et l'absence de bas-fond vésical rendent l'expulsion spontanée plus fréquente et plus facile.

Quand cette évolution favorable ne se produit pas et quand le corps étranger a provoqué des symptômes réactionnels intenses, on voit, en l'absence d'un traitement approprié, la cystite s'établir à demeure avec des douleurs extrêmes et une suppuration abondante, et les malades finissent par succomber soit à des accidents locaux comme la perforation de la vessie, soit, et plus souvent, à la cachexie urinaire, presque toujours sous la dépendance de la pyélo-néphrite ascendante.

Diagnostic. Le diagnostic des corps étrangers repose en grande partie sur les renseignements que l'on peut tirer du malade et qui manquent presque toujours ou sont fort difficiles à avoir quand il ne s'agit pas de corps introduits dans un but chirurgical. Pour obtenir ceux qui lui sont nécessaires le chirurgien doit paraître accepter les faits invraisemblables qu'on lui raconte au sujet du mode d'introduction. Ce qu'il est important de savoir, c'est l'époque de l'introduction, pour savoir si l'on doit craindre l'existence d'incrustations, puis la nature du corps étranger, souple ou rigide, broyable ou non. Enfin ses dimensions sont bonnes à connaître, comme nous allons le voir, pour choisir la méthode de traitement convenable.

Malheureusement ces renseignements font le plus souvent défaut et on ne peut s'appuyer que sur l'exploration, toujours nécessaire du reste pour confirmer les assertions du malade. Les règles générales que nous avons indiquées à propos de l'exploration de la vessie des calculeux sont également applicables aux cas qui nous occupent, mais il faut savoir que les difficultés sont souvent beaucoup plus considérables, à cause de la consistance du corps étranger, qui peut ne pas donner de sensation de contact appréciable, et de sa situation dans la vessie, qui varie avec une foule de circonstances dont nous avons indiqué les principales à propos de l'anatomie pathologique. L'exploration de l'urèthre a ici un intérêt tout spécial pour s'assurer que le corps étranger ne s'y est pas arrêté.

En raison de ces difficultés, surtout si l'on croit avoir affaire à un corps léger, l'exploration doit être faite à vessie presque vide, ce qui n'est pas une « hérésie chirurgicale », quoi qu'on en ait dit, et nécessite seulement certaines précautions. L'instrument de recherche préféré ne sera pas l'explorateur métallique ordinaire, mais un petit lithotriteur à mors courts, à moins d'une saillie prostatique considérable qui devrait faire choisir un instrument à mors longs; on pourra utiliser pour cette recherche le petit explorateur en forme de lithotriteur construit par Collin et qui porte un tambour muni d'un trembleur mis en jeu par la pression d'un ressort fixé sur la branche mâle, dès qu'un corps, si mince qu'il soit, est saisi entre ses deux mors.

Chez la femme, la dilatation de l'urèthre peut être utilisée pour le diagnostic en même temps que pour le traitement.

Après incrustation et en l'absence de renseignements étiologiques, le diagnostic n'est généralement possible qu'au cours du traitement par suite de quelque difficulté anormale, d'expulsion de débris, etc.

Traitement. Le traitement doit être étudié successivement pour les corps étrangers récents et anciens, chez l'homme et chez la femme. Nous ne reviendrons pas sur ce que nous avons dit à propos des plaies de la vessie de la conduite à tenir quand elles sont ou peuvent être compliquées de la présence de corps étrangers.

Nous avons vu que les corps étrangers contenus dans la vessie pouvaient quelquefois s'engager dans l'urèthre et être expulsés spontanément. Cette heureuse éventualité doit entrer en ligne de compte et peut dans certaines circonstances retenir quelque temps la main du chirurgien. Nous ne voulons pas dire que l'extraction immédiate des corps étrangers soit contre-indiquée, surtout quand il s'agit de corps étrangers souples que des manœuvres simples permettent en général d'amener à l'extérieur, d'autant plus que les faibles chances d'expulsion spontanée sont en partie compensées par la formation possible de nœuds qui rendront l'extraction par les voies naturelles difficile ou impossible. Mais, quand le corps étranger n'est justiciable que de la taille, on peut patienter quelques jours dans l'espoir d'une expulsion spontanée que paraissent favoriser les manœuvres d'exploration et de broiement quand le corps étranger est incrusté. Nous reviendrons plus loin sur ces derniers faits. On pourrait sans doute favoriser cette expulsion en passant dans le canal quelques grosses bougies Béniqué.

En tous cas, en dehors de certaines conditions spéciales tenant à la configuration des corps étrangers (aiguilles) ou à la situation qu'ils ont prise dans la vessie, leur extraction n'est pas d'une urgence absolue, et si, toutes choses égales d'ailleurs, le plus tôt est le mieux, il faut savoir qu'un retard de quelques jours a moins d'inconvénients que des tentatives d'extraction précipitées faites sans instruments appropriés, comme on en rencontre trop d'exemples dans les observations publiées.

L'extraction par les voies naturelles doit toujours être tentée quand elle est possible, à cause de la plus grande simplicité de ses suites, à condition qu'elle n'expose pas aux lésions de l'urèthre postérieur dont on connaît la gravité. Ces dernières peuvent se produire soit par une déchirure due à la forme du corps étranger ou à la saillie qu'il fait en dehors des branches de l'instrument extracteur, soit par un véritable éclatement dû au diamètre trop considérable du corps étranger chargé sur l'instrument. Aussi toute espèce de manœuvre violente doit-elle être absolument proscrite ici, comme dans toutes les opérations intravésicales. Relativement au volume, on ne devra pas tenter chez l'homme d'extraire par l'urèthre les corps dont le diamètre, ajouté à celui des branches de l'instrument extracteur, dépassera 9 à 10 millimètres, diamètre maximum qu'une dilatation prudente permette de donner à l'urèthre. Malheureusement, les renseignements obtenus sont rarement assez précis pour que cette détermination soit possible.

Il suffit de mentionner certaines circonstances spéciales qui peuvent indiquer de préférence une autre voie d'extraction : telle a été, dans un cas, l'existence d'une fistule hypogastrique par où avait pénétré du reste la canule perdue dans la vessie ; telle est moins rarement la saillie d'un corps pointu à travers les parois vésicales, la paroi vésico-vaginale, par exemple.

En présence d'un corps étranger récent chez l'homme, les moyens d'extraction varient suivant la nature de ce corps. Les manœuvres de recherche et de préhension, toujours plus difficiles que quand il s'agit d'un calcul, sont plus incertaines encore, si la vessie dépasse une distension moyenne. Dans certains cas, en particulier pour les corps flottants, il peut être nécessaire d'opérer dans une vessie vide ou presque vide, comme nous l'avons déjà dit à propos du diagnostic.

S'il s'agit d'un corps souple, l'instrument le plus convenable pour l'extraction est un petit lithotriteur d'enfant ou l'explorateur à tambour de Collin, plus avantageux parce que le diamètre au niveau du talon de cet instrument est encore plus faible. Nous répétons que la recherche de ces corps dans la vessie est souvent très-difficile même pour un opérateur exercé.

Les corps arrondis, tels que grains de plomb, petites balles, perles de verre, petits pois, peuvent être extraits par aspiration avec l'appareil usité pour l'extraction des fragments après la lithotritie.

Les corps rigides plus ou moins complétement broyables, tuyaux de pipe, fragments de sondes altérées, etc., sont justiciables de la lithotritie suivie de l'aspiration, comme des calculs, à condition que leurs débris ne puissent pas être offensants et dangereux pour la vessie. Ce point est essentiel et contre-indique ce mode de traitement pour les morceaux de bois et de verre. Les esquilles osseuses, qui peuvent pénétrer dans la vessie dans plusieurs circonstances, exposent au même danger, et il n'est peut-être pas très-prudent de les soumettre au broiement, malgré les succès obtenus dans ces conditions par Le Dentu et Larrey.

Les corps étrangers rigides allongés non broyables, mais susceptibles de se replier sur eux-mêmes sans se briser sous l'influence d'une pression plus ou moins forte, tels que les sondes en gomme, les morceaux de fil de fer, les épingles, indiquent l'emploi d'instruments spéciaux qui peuvent aussi servir à l'extraction des corps souples, et qui portent le nom de plicateurs. Les plus usités sont ceux de Mercier, de Courty et de Leroy (d'Étiolles). Ce dernier, qui paraît le meilleur, a la forme d'un lithotriteur à pignon. Le mors de la branche femelle est fenêtré de façon à donner passage à celui de la branche mâle, qui peut dépasser le premier de 2 à 3 centimètres. Avec cet instrument, on saisit le corps étranger en le pressant d'arrière en avant, après avoir préalablement fait dépasser à la branche mâle la fenêtre de la branche femelle, et en la ramenant en arrière par le jeu du pignon. Le corps étranger est ainsi plié en deux, de façon que ses deux bouts soient portés en arrière et fassent pour ainsi dire suite à l'instrument, au lieu de s'appliquer latéralement contre ses branches comme quand on se sert d'un simple lithotriteur. L'inconvénient de cet instrument est de briser le corps étranger, si celui-ci est cassant naturellement, ou par suite de son séjour dans la vessie, et l'on ne peut compter sur le bonheur qu'a eu Le Dentu de ramener, fortement serrées entre les parois du mors fenêtré et du mors plein, les deux moitiés d'une longue aiguille d'acier. Le sujet lui avait affirmé que c'était une épingle, c'est-à-dire une tige flexible.

Les corps rigides allongés qui ne sont ni broyables ni pliables sont les plus difficiles à extraire. On ne peut compter sur leur engagement spontané dans les yeux d'une sonde qu'ont provoqué avec succès Lamotte et Leroy (d'Étiolles), et ce procédé expose au grave danger d'un engagement tel que l'on ne puisse plus retirer la sonde de la vessie. Tout au plus pourrait-on l'essayer avec l'aspiration quand on est sur le point de faire la taille et que tout est prêt pour l'opération. Le sécateur de Caudmont, sorte de lithotriteur à branche mâle tranchante, n'est utile que pour les corps étrangers de consistance convenable et dont la longueur exagérée paraît seule faire obstacle à la manœuvre des instruments extracteurs. Les indications de cet instrument sont donc rares. C'est pour la catégorie de corps étrangers qui nous occupe qu'ont été imaginés les divers instruments redresseurs dont le premier est dû à Leroy (d'Étiolles), et dont le plus usité est celui de Collin. Grâce à une inclinaison spéciale de ses mors, cet *extracteur à bascule* ramène dans l'axe de l'instrument tout corps allongé saisi transversalement ou sous n'importe quel angle; en outre une tige intérieure terminée par une fourche permet de faire cheminer le corps une fois saisi du talon vers le bec des mors de l'instrument, de façon que son extrémité postérieure ne dépasse plus le talon et ne gêne pas l'extraction. Malheureusement, cet instrument ingénieux ne fonctionne bien que dans des conditions assez limitées de consistance et de poli du corps étranger, quo d'autre part il ne maintient pas toujours assez solidement. C'est lui cependant qui donne, avec le lithotriteur à mors plats, les plus grandes chances d'extraction; on s'aide au besoin pour faire disparaître la saillie du côté du talon de l'artifice que nous allons décrire à propos de la manœuvre du lithotriteur.

Le lithotriteur le meilleur pour cet usage est un petit lithotriteur d'enfant à mors plats. Nous avons vu que les corps étrangers allongés se plaçaient dans la vessie transversalement ou un peu obliquement, suivant leur longueur : il est donc facile de les saisir. La prise est transversale ou oblique, il s'agit de la redresser et de saisir le corps par une de ses extrémités. Caudmont (*Gaz. des hôp.*, 1849, p. 271) a fait à ce sujet des expériences qui l'ont conduit aux conclusions suivantes : le corps étant saisi plus ou moins obliquement dans le lithotriteur, celui-ci bute contre le col; si on le laisse alors tourner en le maintenant simplement appliqué au col, on voit sa face supérieure s'incliner du côté opposé à celui où le corps proémine le plus; ce mouvement est d'autant plus atténué que l'inégalité des deux parties qui dépassent les mors de l'instrument est elle-même moins prononcée; quand le corps est pris vers le milieu de sa longueur, l'instrument reste dans la même position, il n'y a alors qu'à laisser retomber le corps étranger et à chercher à le saisir près de son extrémité en inclinant sur les parties latérales les mors de l'instrument. Cela sera surtout difficile, si le corps mesurant 8 à 9 centimètres s'accommode exactement au diamètre transversal de la vessie, et il pourra être utile de le diviser avec le sécateur de Caudmont, si sa consistance le permet. Si au contraire le corps dépasse 10 centimètres, il a plus de tendance à prendre une position inclinée se rapprochant de la verticale, et on rencontre près du col une de ses extrémités qu'il est facile de saisir.

Voilà donc le corps étranger saisi par une de ses extrémités, il reste à le mettre dans l'axe des mors ou à peu près, et à supprimer la saillie qu'il fait encore du côté du talon. On peut y parvenir, suivant le conseil de Civiale, en desserrant les mors de l'instrument et en tirant légèrement contre le col; si l'engagement paraît possible, on serre de nouveau les mors et on fait l'extraction. Mais cette manœuvre est délicate et difficile. Le professeur Guyon préconise un procédé plus pratique, c'est le toucher rectal ou vaginal, qui permet d'apprécier la situation du corps étranger dans les mors de l'instrument et de la modifier convenablement par des pressions méthodiques et modérées. Il faut nécessairement pendant ce temps desserrer les mors de l'instrument dont on peut confier momentanément le manche à un aide.

Dans un certain nombre de cas, toutes les manœuvres que nous venons de décrire échouent et l'extraction par les voies naturelles doit être abandonnée. Il faut alors créer une voie artificielle au corps étranger par la région hypogastrique ou par le périnée. Ces deux chemins se partagent encore les préférences des chirurgiens, et la prééminence de la taille hypogastrique est plus discutée pour l'extraction des corps étrangers que pour celle des calculs. Ici, en effet, le volume nécessairement limité du corps à extraire, puisqu'il vient de passer par l'urèthre, enlève à la taille périnéale une partie de ses dangers, tant en ne réclamant qu'une incision prostatique peu étendue qu'en évitant la contusion et la déchirure de ses lèvres. Mais ce dernier avantage disparaît en partie, si la petitesse du corps étranger, son engagement dans une cellule ou sa fixation dans un point éloigné du col, s'il est piquant, nécessitent des recherches prolongées à travers une plaie toujours étroite et profonde. Les difficultés peuvent même être telles, du fait de l'épaisseur du périnée ou de la saillie exagérée de la prostate, que le corps étranger soit impossible à atteindre : témoin le fait de Maréchal exposé par Monod à la Société de chirurgie le 15 juillet 1885. Ces difficultés seront encore bien plus grandes, si l'on tente l'extraction par une simple boutonnière périnéale, c'est-à-dire à travers la portion prostatique dilatée, après incision de la portion membraneuse de l'urèthre. Cette opération, bien plus inoffensive, est parfaitement suffisante dans les cas simples, et c'est à elle, disons-le immédiatement, qu'il faudra recourir de préférence quand la nature du corps étranger, l'épaisseur du périnée et les dimensions de la prostate, ne feront prévoir aucune difficulté.

Dans le cas contraire, et même en cas de doute, la voie hypogastrique paraît préférable; elle n'est pas aujourd'hui plus dangereuse que la taille périnéale proprement dite et elle permet au chirurgien, grâce au large accès donné au doigt et à l'œil, de se rendre compte des difficultés qui peuvent exister et d'en triompher presque à coup sûr. C'est cette certitude de pouvoir mener l'opération à bonne fin, à moins de circonstances extraordinaires, qui a conduit le professeur Guyon à préférer pour l'extraction des corps étrangers comme pour celle des calculs la voie hypogastrique à la voie périnéale.

En résumé, nous pensons avec Berger qu'en dehors des indications spéciales qui peuvent être fournies par un cas particulier, la taille périnéale doit disparaître du traitement des corps étrangers, et que la question ne se pose qu'entre la boutonnière périnéale réservée aux cas simples et la taille hypogastrique.

Chez la femme, l'extraction par les voies naturelles des corps étrangers récents est une règle presque absolue; elle est facilitée par la souplesse de son urèthre, qu'il ne faut pas craindre de dilater au besoin sous le chloroforme, de façon à pouvoir introduire le doigt dans la vessie en même temps qu'un instrument à manche peu volumineux. D'après les recherches de Simon, Hybord et Spiegel-

berg, la dilatation graduelle en une seule séance peut atteindre un diamètre de
2 centimètres à 2 centimètres 1/2 au plus, soit une circonférence de 6 à 8 centimètres, sans exposer à une incontinence durable. Nous avons vu que,
d'après Pozzi, cette dilatation pouvait être portée jusqu'à un diamètre de
4 centimètres. La brièveté de ce canal permet l'emploi d'instruments plus
faciles à manœuvrer, dont le plus fréquemment usité est la pince à polypes
ordinaire ou, à son défaut, une longue pince à pansements. En cas de corps
souples, les divers serre-nœuds et les instruments à crochets, un peu dangereux
cependant, peuvent être mis en usage. Enfin tous les instruments employés chez
l'homme peuvent l'être également chez la femme.

On comprend que dans ces conditions l'extraction par l'urèthre soit bien
rarement impossible, grâce encore au toucher vaginal, qui permet de modifier
dans une certaine mesure la position du corps étranger dans les mors de
l'instrument. On s'inspirera des circonstances particulières à chaque cas pour
modifier le plan opératoire : c'est ainsi que Le Dentu, trouvant saillante dans
le vagin la pointe d'une longue aiguille à tête de verre, enleva à travers la
cloison qu'elle avait perforée la tige de l'aiguille, la brisa au ras de la tête et
put facilement ensuite avec des pinces à polypes enlever par l'urèthre cette dernière, devenue libre dans la vessie.

Ce n'est que dans des cas tout à fait exceptionnels qu'on devra recourir à la
taille, soit hypogastrique, soit plutôt vaginale. On sait aujourd'hui que l'incision
nette de cette cloison sans contusion de ses bords se ferme assez souvent seule,
et que la fistule qui peut en résulter ne réclame en général qu'une opération
très-simple.

Quand il s'agit de corps étrangers devenus le centre d'un calcul phosphatique plus ou moins volumineux, le traitement comprend deux temps : 1° débarrasser par la lithotritie le corps étranger des concrétions qui l'entourent, et
2° procéder à son extraction par les voies naturelles suivant les principes que
nous venons d'exposer pour les corps étrangers récents. Cette méthode a surtout
été préconisée et mise en pratique par le professeur Guyon. Il est à peine
besoin de dire qu'elle n'est applicable que quand le calcul et la vessie sont dans
des conditions favorables au broiement; conditions sur la détermination desquelles nous n'avons pas à revenir ici. En cas de doute, la présence d'un corps
étranger au milieu d'un calcul doit plutôt faire pencher vers la taille.

Quand le calcul aura été broyé aussi complétement que possible, on cherchera à extraire le corps étranger par les voies naturelles. En cas d'échec, il ne
faut pas se décider trop vite à la taille ou à la boutonnière; en patientant
quelques jours, si les symptômes le permettent, on a chance de voir se produire
l'expulsion spontanée par l'urèthre. Celle-ci paraît manifestement favorisée par
les introductions répétées d'instruments que nécessitent la lithotritie et l'aspiration. C'est ainsi que, dans un des cas publiés par Henriet, nous avons vu le
malade rendre par l'urèthre, six jours après le broiement du calcul qui l'entourait, une barrette d'acier longue de 4 centimètres et d'un diamètre de
4 millimètres environ. Elle s'était arrêtée dans la fosse naviculaire d'où nous
pûmes très-facilement l'extraire avec la pince à corps étrangers de l'urèthre
de Collin.

G. Altérations de la sensibilité et de la contractilité de la vessie. Nous
étudierons sous ce titre la vessie irritable, la cystalgie, le spasme et la contrac-

ture du col ou du corps, la paralysie et l'atonie de la vessie, et l'incontinence essentielle d'urine.

Ces états, sauf les deux derniers, sont assez imparfaitement définis et limités; les mêmes causes déterminantes se rencontrent dans leur étiologie, et un certain nombre de faits peuvent servir de transition de l'un à l'autre : aussi ont-ils été confondus par quelques auteurs dans une même description sous l'étiquette de vessie irritable ou sous celle de contracture et de spasme.

Ces divisions doivent cependant être conservées, car elles répondent, comme nous chercherons à le faire voir, à des catégories de faits distinctes dont elles facilitent l'étude. C'est au clinicien à reconnaître en face de chaque malade dans quelle mesure sont associés ces divers éléments pathologiques.

a. *Vessie irritable.* Sous le nom de « vessie irritable », les auteurs anglais ont rangé certains états mal définis de la vessie dans lesquels le fait dominant est la fréquence des mictions et le caractère impérieux des besoins, avec ou sans douleurs, et sans cystite. Ils y font rentrer aussi certaines cystites légères dans lesquelles l'intolérance de la vessie est hors de proportion avec les phénomènes inflammatoires observés.

A condition qu'on ne la considère pas comme une affection distincte, cette dénomination peut être utilement conservée pour désigner momentanément l'état de certains malades jusqu'à ce qu'un examen plus complet, les progrès du mal ou quelque circonstance nouvelle, permettent de reconnaître quelle est l'affection qui a déterminé, dans le cas particulier, l'irritabilité de la vessie. Le diagnostic de « vessie irritable » n'est donc qu'un diagnostic d'attente.

Bien nombreuses sont en effet les causes qui ont été invoquées pour expliquer la production de ce symptôme : causes mécaniques (déviations utérines, tumeurs) ; causes réflexes (lésions de l'anus ou du rectum, des reins, de l'urèthre, etc.); inflammation des organes voisins, congestion rhumatismale ou goutteuse, et causes nerveuses (hystérie, états névropathiques, etc.), car on peut dire ici, comme Broca à propos du tubercule sous-cutané douloureux, que c'est souvent le sujet qui est irritable plutôt que la vessie.

En un mot, la « vessie irritable » peut succéder, chez un sujet prédisposé, à toutes les causes capables d'influencer cet organe directement ou par voie réflexe. Certaines d'entre elles cependant paraissent se rencontrer avec une fréquence particulière et le plus souvent, d'après le professeur Guyon, la « vessie irritable » cache des lésions spinales, ordinairement l'ataxie, ou des lésions tuberculeuses atteignant d'emblée la muqueuse du réservoir urinaire.

C'est dire combien la « vessie irritable » comporte un pronostic réservé, non pas tant à cause du symptôme lui-même, quoi qu'il soit parfois très-rebelle, qu'à cause de la gravité des lésions dont il peut être la première manifestation.

La principale indication du traitement est la recherche de la cause et sa suppression, qui suffit ordinairement à faire disparaître les accidents.

Quand cette cause échappe à nos moyens d'action, il faut recourir à un traitement purement symptomatique. Les opiacés n'ont généralement pas d'effet durable, et la teinture de chanvre indien doit leur être préférée. Si les accidents persistent, ils résisteront rarement chez la femme à la ditatation de l'urèthre et du col vésical, à laquelle on pourra essayer de substituer chez l'homme le massage à l'aide des béniqués.

b. *Cystalgie.* De même que la prépondérance de la fréquence des mictions caractérise la « vessie irritable », de même la prépondérance de l'élément douleur caractérise la cystalgie. On peut distinguer les *états cystalgiques*, dans lesquels une lésion connue, inflammatoire ou autre, s'accompagne d'une réaction douloureuse exagérée, et la *cystalgie vraie*, dans laquelle la douleur existe seule sans lésion primitive de la vessie.

Nous nous dispenserons de répéter les banalités étiologiques auxquelles on est réduit pour éclairer la pathogénie de la cystalgie ; mieux vaut avouer tout de suite que l'on ne sait rien de précis à ce sujet. Nous nous contenterons de signaler le nombre relativement considérable des cas dans lesquels l'état cystalgique est sous la dépendance d'une tuberculose vésicale. A côté des cystalgies symptomatiques il faut admettre pour la vessie comme pour les autres organes des névralgies idiopathiques, sans lésion appréciable, car il n'y a aucune raison à donner contre leur existence.

La cystalgie pure est exceptionnelle, et l'on a plus souvent affaire à des états cystalgiques dans lesquels la douleur est réveillée presque exclusivement par la distension ou les contractions de la vessie, en un mot, à des cystites douloureuses, dont le professeur Guyon a tracé magistralement l'histoire et auxquelles notre collègue Hartmann vient de consacrer sa thèse (1887).

La vraie cystalgie peut exister sans aucun symptôme inflammatoire, sans que la limpidité des urines soit altérée, mais elle peut aussi déterminer à la longue un certain degré de cystite (*ubi dolor, ibi fluxus*). Elle est caractérisée par des accès douloureux plus ou moins rapprochés, d'une intensité parfois telle que la vie est rendue insupportable aux malheureux qui en sont atteints. Ces accès, plus ou moins rapprochés, surviennent généralement sous l'influence de certaines causes déterminantes, comme un changement de temps, le froid, l'humidité, une fatigue ou une vive impression morale.

La douleur a des formes très-variables suivant les sujets : tantôt c'est une douleur fixe rétro-pubienne, un peu sourde à certains moments, s'exaspérant à d'autres ; tantôt ce sont des élancements aigus qui se transmettent jusqu'au bout du gland ou vers les parties de la vulve voisines du méat et envoient des irradiations vers l'aine, les membres inférieurs, le coccyx, le sacrum.

Dans nombre de cas, ce qui suffit à renverser la théorie des partisans du spasme vésical comme cause unique de cystalgie, les mictions s'exécutent facilement et à des intervalles normaux ; elles peuvent être tout à fait indolentes dans la cystalgie vraie.

L'exploration de la vessie peut être négative ; au contraire, dans un cas que nous avons observé dans le service de Necker, le simple contact de la boule d'un explorateur avec la muqueuse vésicale réveillait des douleurs terribles.

Il est souvent difficile de décider si la cystalgie est simple ou symptomatique de quelque autre affection, diagnostic qui n'est possible que par élimination. Il faut se défier en particulier de la tuberculose vésicale, qui en est peut-être la cause la plus fréquente.

Le pronostic de la cystalgie symptomatique est lié à la nature de l'affection principale, mais son développement accuse toujours chez le sujet qui en est porteur une susceptibilité nerveuse exagérée et fâcheuse. Quant à la cystalgie vraie, son pronostic est des plus sombres : elle est d'une ténacité extrême, résiste quelquefois à tous les traitements curatifs et palliatifs, et peut arriver, en privant le malade de sommeil et de repos, à altérer profondément sa santé.

En dehors ou à défaut du traitement dirigé contre la cause présumée des accidents douloureux, on cherchera à les calmer au moyen d'un traitement général et d'une hygiène appropriés, par le sulfate de quinine et les agents de la médication narcotique et révulsive locale, parmi lesquels Le Dentu recommande tout particulièrement l'injection sous-cutanée de 5 gouttes d'une solution de nitrate d'argent au 1/4 dans la région hypogastrique. On pourra essayer aussi les courants continus.

Certaines formes de névralgie du col peuvent être guéries, comme le professeur Duplay en rapporte un exemple, par l'emploi persistant du froid sous forme de lavements, de bains de siége, de grands bains frais et de douches, qu'il faut souvent appliquer avec persévérance pendant plusieurs mois pour obtenir un succès durable.

D'autres cas, au contraire, trop nombreux, résistent à tous ces moyens : il faut alors recourir au traitement chirurgical, qui comprend la cautérisation, la dilatation du col et la taille avec fistule persistante.

La cautérisation doit être faite avec une solution de nitrate d'argent au 1/4 dont on verse 2 à 4 gouttes au niveau du col avec un instillateur, à vessie vide. La douleur est très-vive, et on pourrait l'atténuer par l'emploi de la cocaïne ou d'une injection de morphine préalable. Il n'y a pas d'accident à craindre, à condition que le malade n'ait ni lésion rénale, qui pourrait en recevoir un coup de fouet, ni tuberculose vésicale. Dans ce dernier cas, on s'exposerait à provoquer, au lieu du suintement sanguin insignifiant qui suit ordinairement la cautérisation, une abondante hémorrhagie intra-vésicale, la plus embarrassante complication peut-être des maladies de la vessie.

Si ce moyen échoue ou si l'emploi en est contre-indiqué, il faudra recourir à la dilatation du col par la boutonnière périnéale chez l'homme, et enfin à la taille suivie de l'établissement d'une fistule pendant un temps assez long pour calmer l'irritabilité de la vessie.

Jusqu'à présent la taille faite pour cette indication a toujours été pratiquée par un des procédés qui intéressent le col de la vessie, et c'est à la section du sphincter que les chirurgiens qui la recommandent attachent le plus d'importance. Nous croyons que l'ouverture permanente de la vessie et le repos qui en résulte pour cet organe jouent aussi un rôle important, sinon le principal, et, dans ce cas, l'indication serait aussi bien remplie par la taille hypogastrique, qui permettrait en outre de reconnaître les lésions qui peuvent exister au niveau du col et d'y porter remède dans quelques cas. Nous n'avons malheureusement aucun fait à produire à l'appui de cette manière de voir.

Cette intervention radicale peut elle-même échouer ou n'amener qu'une amélioration passagère, et il faut bien reconnaître que dans certains cas la névralgie de la vessie, comme quelques autres, est absolument au-dessus de nos ressources thérapeutiques. D'après le petit nombre de faits que nous avons pu observer, une grande proportion de ces cas incurables relèverait de la tuberculose dont nous avons déjà à plusieurs reprises signalé l'importance dans l'étiologie de la névralgie vésicale.

c. *Spasme et contracture du col et du corps.* Le spasme ou la contracture de l'appareil musculaire de la vessie est un symptôme extrêmement commun, qui peut se rencontrer dans presque toutes les affections de cet organe, et être provoqué en outre par action réflexe ou par suite d'une lésion du système nerveux. A ce point de vue, son étude constitue un chapitre important de séméiologie, mais sort du cadre de cet article. Nous chercherons seulement s'il y a lieu d'admettre le spasme ou la contracture comme entité morbide.

Les mots de spasme et de contracture ne sont pas synonymes : le premier est une affection accidentelle, qui arrive subitement et s'en va de même ; la seconde est une maladie, qui arrive lentement, qui est de longue durée, qui n'est que la complication de l'autre et qui débute presque toujours par lui. A ces caractères distinctifs empruntés à Delefosse ajoutons que le spasme est un simple trouble fonctionnel, tandis que la contracture suppose une altération quelconque portant sur la fibre musculaire et modifiant d'une manière durable ses propriétés.

Nous nous occuperons surtout de la contracture du col, sur laquelle ont presque exclusivement porté les discussions, en laissant un peu de côté le spasme du corps, qui accompagne ordinairement le précédent, et auquel sont du reste applicables les mêmes théories pathogéniques.

Par spasme du col il faut entendre spasme des muscles qui ferment normalement le col, c'est-à-dire du sphincter uréthral ; cependant, d'après Caudmont et son élève Delefosse, le spasme et la contracture pourraient aussi porter sur les fibres lisses de l'orifice uréthro-vésical, créant ainsi deux obstacles successifs que l'on pourrait apprécier par l'exploration du canal. Quoi qu'il en soit, la portion membraneuse est constamment intéressée, et c'est sa contraction qui joue le rôle capital, sinon exclusif. Toutes les contractures de cause locale, réflexe ou nerveuse, étant écartées, la seule variété de contracture qui puisse être considérée comme une affection distincte est la contracture rhumatismale ou goutteuse, isolée de toute affection intermédiaire. Or cette contracture isolée est au moins extrêmement rare, puisque Caudmont lui-même, qui a fait le premier de cet état du sphincter une maladie spéciale, dit qu'elle reconnaît toujours pour cause une altération de la prostate, dont les enveloppes aponévrotiques seraient d'abord frappées en vertu de l'affinité du rhumatisme pour les tissus blancs.

Rien n'empêche évidemment de concevoir une localisation du rhumatisme sur l'appareil musculaire du col vésical aussi bien que sur tout autre muscle, localisation qui peut être déterminée par tout ce qui sera un sujet d'irritation pour le col ; mais ce qu'il faudrait démontrer, c'est que l'influence rhumatismale peut n'atteindre que le muscle en respectant la muqueuse qui a avec lui des rapports si intimes. Si, en effet, la muqueuse est atteinte, il ne s'agit plus que d'une cystite rhumatismale du col, variété dont l'existence est aujourd'hui établie, et la fameuse contracture retombe au rang d'un symptôme.

Les seuls cas dans lesquels on rencontre la contracture du col certainement isolée de toute autre altération des organes génito-urinaires sont ceux où elle survient chez des hystériques ou des ataxiques au début.

Nous empruntons la description des symptômes attribués à la contraction du col vésical aux leçons cliniques publiées sur ce sujet par un élève distingué de Caudmont, le docteur Delefosse.

Ces symptômes sont de deux ordres : troubles de la miction et sensations éprouvées par le malade.

Les troubles de la miction sont les suivants : envies fréquentes d'uriner ; quelquefois, et surtout chez les vieillards, rétention d'urine ; début lent chez les personnes dont la vessie devient atone, miction lente ; rétention incomplète chez ces sujets ; souvent besoins impérieux et irrésistibles, surtout chez les adultes ; intermittence du jet ; déformation du jet, non constante, et efforts avant d'uriner.

Comme sensations éprouvées par le malade, on note une douleur au commencement de la miction, constante et presque pathognomonique ; une douleur pendant la miction, moins forte et inconstante ; enfin une douleur après la miction, qui manque en cas de rétention incomplète. Ces douleurs sont d'une intensité variable et sont modifiées par les changements de temps et les fatigues de toute sorte.

Le froid fait quelquefois cesser la contracture, et alors les malades ne peuvent uriner que les pieds sur une dalle ou les organes sexuels plongés dans l'eau froide. D'autres fois le froid produit l'effet contraire.

Comme complications principales de la contracture du col, Delefosse signale : la formation de la valvule musculaire de Mercier, la cystite, la transformation ammoniacale de l'urine, un priapisme opiniâtre amenant l'induration du gland et des corps caverneux, et du côté des organes voisins la contracture des muscles du périnée et du sphincter anal, réalisant ce que Velpeau appelait névralgie ano-vésicale, et Roux névralgie ano-vésico-urinaire.

De ces prétendues complications, les unes nous paraissent des effets d'une cause plus générale, tenant aussi la contracture sous sa dépendance, les autres devraient plutôt être considérées comme la cause de l'état du sphincter que comme sa conséquence.

L'exploration du canal avec la bougie à boule donne les résultats suivants : arrêt de la boule à l'entrée de la portion membraneuse et difficulté pour l'y faire pénétrer ; douleur pendant la traversée de cette portion ; cessation de la douleur pendant la traversée prostatique, et enfin nouvel obstacle et nouvelle douleur quand la boule franchit le méat interne. Notons que cette dernière sensation est beaucoup moins nette que la première, si bien que le professeur Guyon, dont l'expérience et l'habileté n'ont pas besoin d'être rappelées, dit dans ses cliniques « qu'il lui serait difficile d'affirmer qu'il ait pu constater le spasme de la portion prostatique ou du col vésical, tandis que les occasions d'en démontrer l'existence dans la région membraneuse sont très-nombreuses ».

En somme, les résultats de l'exploration permettent seuls le diagnostic. La contracture se distingue des rétrécissements, qui prêtent seuls à la confusion, par le siége de l'obstacle, l'intégrité de l'urèthre antérieur, et surtout l'absence de ressaut brusque à l'aller et de toute sensation au retour. Enfin on peut souvent passer une sonde volumineuse d'emblée.

Chez la femme, la contracture du col vésical, qui occupe tout l'urèthre, est assez commune d'après Delefosse, qui l'attribue principalement aux causes suivantes : masturbation, introduction de corps étrangers dans l'urèthre, affections nerveuses et chloro-anémie.

Les symptômes sont les mêmes que chez l'homme, et son traitement consiste en instillations argentiques, massage par le passage d'instruments et dilatation rapide de l'urèthre, qui doit être réservée aux cas rebelles aux deux moyens précédents.

Dans les deux sexes il faut instituer un traitement général approprié à l'état du sujet et combattre la cause de la contracture, si elle est accessible à nos moyens d'action. Mais il faut souvent en outre s'attaquer directement à la contracture par des moyens chirurgicaux. Ces moyens sont, chez l'homme, le massage de l'urèthre avec des instruments de volume graduellement croissant, joint à un traitement antiphlogistique, les instillations de nitrate d'argent, et la taille dans les cas rebelles. La dilatation de l'urèthre profond sans incision n'a pas donné de résultats concluants, et l'électricité, sous forme de courants continus, est assez efficace dans certains cas de spasme, mais réussit peu dans la contracture.

Le Dentu recommande le traitement par les sondes à demeure pendant une quinzaine de jours avant de passer les bougies Béniqué. Il recommande, en outre, l'emploi du sulfate de quinine quand on se trouve en face d'accidents névralgiques. Les opiacés, donnés par la bouche et surtout en lavement, procurent aussi d'heureux résultats.

d. *Atonie et paralysie de la vessie.* La diminution ou l'abolition de la contractilité de la tunique musculaire considérée en elle-même ou dans ses rapports avec le système nerveux (motricité) peut porter à la fois sur le corps et sur le col de la vessie, ou seulement sur un de ces systèmes musculaires. Ces troubles fonctionnels peuvent être sous la dépendance d'une lésion nerveuse ou d'une altération de l'élément musculaire.

Nous étudierons dans ce paragraphe l'atonie et la paralysie étendues au corps et au col de la vessie ou limitées au corps. Nous y joindrons aussi les paralysies par lésion nerveuse limitées au col, qui ne présentent rien de particulier, mais nous réserverons pour le paragraphe suivant consacré à l'incontinence d'urine dite essentielle les troubles de contractilité du sphincter qui ne sont pas sous la dépendance d'une lésion nerveuse appréciable.

La paralysie vésicale par lésion nerveuse ne nous arrêtera pas longtemps ; elle succède à diverses lésions, traumatiques, inflammatoires ou autres, de la moelle, du cerveau ou des nerfs sacrés entre la moelle et la vessie. Suivant la hauteur à laquelle siége la lésion, on observera une paralysie isolée du col ou une paralysie du col et du corps ; il y aura incontinence d'urine dans le premier cas, rétention dans le second. D'après Vulpian, ce sont les lésions médullaires siégeant au-dessus de la douzième dorsale qui donnent lieu à la paralysie du corps de la vessie, tandis que celle du sphincter seul est produite ordinairement par des lésions portant sur des points inférieurs de la moelle ou sur la queue de cheval. Nous ne pouvons que signaler ici, sans en discuter la pathogénie, l'apparition rapide et la gravité des cystites qui succèdent aux paralysies vésicales de cause médullaire et dont on ne peut guère expliquer la marche que par une influence trophique en prenant ce mot dans le sens le plus large.

L'origine de ces paralysies, quelquefois incomplètes, est généralement rendue évidente par les troubles sensitifs et moteurs de même ordre que présentent les membres inférieurs, mais dans certains cas, dont Le Dentu rapporte un exemple, la vessie peut être le premier organe atteint par une affection paralytique d'origine cérébrale ou spinale ; le diagnostic ne sera guère possible alors qu'au moment où les membres inférieurs présenteront à leur tour quelques troubles de la sensibilité ou de la motilité, qu'il faudra par conséquent chercher avec soin à plusieurs reprises dans les cas douteux.

La guérison de ces paralysies est, on le conçoit, absolument subordonnée à leur cause, et ne peut être espérée que quand celle-ci est passagère ou peut être supprimée. Dans ces conditions seulement l'électrisation de la vessie, dont nous indiquerons le manuel opératoire à propos de l'atonie, est utile pour empêcher la dégénérescence en attendant le retour de l'influx nerveux, sinon, et le plus souvent, il faut s'en tenir au traitement palliatif, aux cathétérismes évacuateurs réguliers et aux lavages boriqués.

Signalons, à côté de ces paralysies par lésion nerveuse, les paralysies psychiques de la vessie.

Elles consistent dans une impuissance momentanée dans laquelle se trouvent les sujets d'obéir au besoin d'uriner ou de contracter volontairement leur vessie pour uriner sans besoin. On l'observe chez nombre de personnes nerveuses qui ne peuvent uriner quand elles se sentent observées.

On peut en rapprocher les paralysies dites réflexes qui succèdent aux opérations faites dans la zone génito-anale.

Born et Duchastelet ont pu constater dans plusieurs cas que ces rétentions psychiques et réflexes étaient d'origine paralytique, la tension intra-vésicale étant très-peu élevée. Les rétentions réflexes peuvent aussi être d'origine spasmodique, comme Duchastelet l'a constaté dans un cas.

Peut-être un certain nombre de rétentions d'urine d'origine hystérique peuvent-elles être expliquées par une sorte de paralysie psychique.

Quand la paralysie vésicale a sa cause dans la tunique musculaire même, son apparition est le plus souvent graduelle, et la paralysie complète est précédée d'une période plus ou moins longue d'atonie.

Les parois musculaires des viscères creux peuvent perdre leur contractilité dans plusieurs circonstances :

1° Par épuisement, en face d'un obstacle aigu : tel est le cas de l'inertie utérine pendant l'accouchement ;

2° Par épuisement, en face d'un obstacle chronique, après hypertrophie, comme dans beaucoup de cas de dilatation cardiaque et gastrique ;

3° Par suite de l'inflammation des muqueuses qui les recouvrent (loi de Stokes) ;

4° Par une dégénérescence indépendante de tout obstacle, comme la stéatose de la fibre musculaire dans l'empoisonnement par le phosphore.

Toutes ces variétés peuvent être observées pour la vessie :

1° Après une rétention aiguë, il n'est pas rare d'observer un certain degré de paresse de la vessie qui se vide difficilement ou incomplétement, et même une paralysie complète qui nécessite le cathétérisme. On l'observe dans certains cas où l'on ne peut invoquer la persistance de la cause de la rétention primitive, comme dans une observation de notre thèse où la rétention était consécutive à la résistance volontaire aux besoins d'uriner chez un sujet de cinquante-deux ans, sans rétrécissement uréthral ni hypertrophie prostatique.

2° L'épuisement en face d'un obstacle chronique, après hypertrophie, est généralement pour la vessie la conséquence des altérations séniles dont la couche musculaire est le siége, et auxquelles nous avons consacré un paragraphe spécial, altérations qui ne permettent qu'une hypertrophie disséminée et insuffisante. Cependant la résistance exagérée de l'obstacle peut suffire seule à rompre l'équilibre, et l'on observe en effet la dilatation vésicale dans ces conditions chez quelques rétrécis jeunes.

3° La paralysie par inflammation de voisinage est exceptionnelle ; nous en avons cité dans le paragraphe déjà signalé un exemple dû à Le Dentu et consécutif à une pelvi-péritonite ; nous ne connaissons pas d'observation qui signale cet accident à la suite des cystites aiguës.

4° La dégénérescence des fibres musculaires est de beaucoup la cause la plus fréquente de la paralysie et de la dilatation vésicales, et nous en avons exposé plus haut la nature d'après les recherches de Launois. Mais le plus souvent cette dégénérescence n'agit pas seule et ne fait que s'associer à l'action d'un obstacle à l'émission de l'urine, presque toujours à un obstacle prostatique, le développement de ces deux lésions se produisant, comme nous l'avons vu, sous la même influence.

Nous avons vu aussi que dans des cas très-rares la marche de l'affection pouvait être telle que la vessie devînt incapable d'accomplir ses fonctions et se laissât distendre avant que le développement de la prostate ait sensiblement augmenté la résistance physiologique à l'expulsion de l'urine.

On trouve ainsi réalisé le tableau clinique de l'atonie primitive de la vessie telle que la défendait Civiale, mais l'interprétation est bien différente et, au lieu d'une *paralysie essentielle* sans lésions, nous nous trouvons en face d'une lésion bien déterminée, d'une sclérose, qui explique les symptômes observés et relie parfaitement ces faits à ceux que l'on observe tous les jours.

L'hypothèse d'une paralysie essentielle devient donc inutile et ses derniers partisans, s'il lui en reste, n'ont plus qu'à l'abandonner pour accepter ce qui est anatomiquement démontré, l'action concordante de l'obstacle et des altérations de la tunique musculaire appelée à lui résister, facteurs dont l'importance relative est variable.

Signalons, pour en finir avec l'étiologie, une cause rare de paralysie vésicale sur laquelle Cartaz a appelé l'attention en 1884 : c'est l'empoisonnement phéniqué. Chez deux malades soumises l'une à des lavages intra-utérins, l'autre à un pansement phéniqué sur des plaies de décubitus, cet auteur a observé des urines noires et une rétention complète qui a rapidement disparu après la substitution du sublimé à l'acide phénique. Il n'a trouvé dans la littérature médicale que deux faits semblables appartenant l'un à Nieden et l'autre à Napier et consécutifs à l'absorption par la bouche de solutions phéniquées. Depuis, Segond (*communication orale*) a observé aussi une paralysie vésicale passagère après l'emploi de l'acide phénique en pansement chez un malade dont l'observation n'est pas encore publiée.

Les symptômes de la paralysie et de l'atonie vésicales sont l'incontinence d'urine ou la rétention complète ou incomplète, suivant que le sphincter a perdu ou conservé ses fonctions. Nous n'avons pas à revenir ici sur les symptômes de la rétention, qui s'accompagne bientôt de distension avec le cortége de troubles digestifs qui en est la conséquence.

Le pronostic varie suivant la cause de la paralysie. Celle qui succède à une rétention aiguë guérit presque toujours rapidement sans traitement spécial. La paralysie après hypertrophie par simple épuisement et la paralysie d'origine inflammatoire sont déjà d'un pronostic plus sérieux et sont plus durables parce qu'elles s'accompagnent d'une modification anatomique dans l'état de la fibre musculaire. Quant à la paralysie par dégénérescence sénile, elle est absolument définitive et son pronostic est grave, tant à cause de l'infirmité qu'elle crée et des dangers de cystite qui résultent des cathétérismes fréquents, qu'à cause des altérations dont elle est la conséquence et qui portent sur les reins en même temps que sur la vessie. Cependant, grâce aux précautions que nous indiquerons, certains malades peuvent vivre longtemps malgré une rétention complète qui réclame l'emploi de la sonde plusieurs fois par jour.

Il ne faut pas confondre au point de vue du pronostic la paralysie définitive avec les rétentions curables qui surviennent souvent chez les prostatiques à la suite de l'augmentation par congestion de l'obstacle, et qui peuvent lui survivre, entretenues par l'épuisement qui succède à cette distension aiguë, d'autant plus facilement que les fibres musculaires sont plus altérées.

Le traitement peut être palliatif ou curatif.

Le premier convient à tous les cas et consiste dans l'évacuation régulière de la vessie par le cathétérisme, qui doit être fait avec des précautions antiseptiques sévères. On sait aussi quelles précautions sont nécessaires pour ne pas mettre trop vite à sec une vessie habituellement distendue, sous peine d'accidents congestifs et hémorrhagiques.

Le traitement curatif ne convient qu'aux cas dans lesquels la fibre musculaire est encore matériellement capable de reprendre ses fonctions : aussi le professeur Guyon le déclare-t-il contre-indiqué dans la dégénérescence sénile où il ne peut qu'éveiller des accidents inflammatoires toujours redoutables.

On a recommandé contre l'atonie ou la paralysie vésicale les injections fraîches, les préparations de strychnine à l'intérieur, les injections sous-cutanées d'ergotine, les douches froides ou sulfureuses sur le périnée et la face interne des cuisses, l'hydrothérapie générale et enfin l'électrisation.

Les injections amenées peu à peu à la température de 12 à 15 degrés et poussées un peu vivement sont un des moyens les meilleurs et les plus simples de réveiller la contractilité vésicale, mais leur emploi est subordonné à l'absence de tout symptôme inflammatoire. Il faut les faire avec de l'eau bouillie ou une solution d'acide borique à 4 pour 100.

Le Dentu recommande peu les préparations de strychnine et leur préfère les injections sous-cutanées d'une solution d'ergotine au 30ᵉ dans parties égales d'eau et de glycérine, à la dose de deux seringues de Pravaz par jour.

L'hydrothérapie est un précieux auxiliaire des autres médications quand il n'y a pas de contre-indication à son emploi.

Enfin l'électricité est quelquefois très-utile. On a d'abord employé les courants induits en appliquant le pôle positif sur la colonne vertébrale au-dessus de la région lombaire, et le pôle négatif dans la vessie remplie d'eau, au moyen de la bougie de Guyon, sorte de bougie à boule en métal dont la portion uréthrale est isolée par une enveloppe de gomme. Les séances doivent être courtes et espacées.

D'après Le Dentu, on retire de meilleurs résultats de l'emploi des courants continus. On se sert d'une pile de 20 à 40 éléments et l'on applique le pôle positif soit sur la colonne vertébrale, soit sur le périnée, et le pôle négatif sur la région hypogastrique. Les séances ne doivent pas dépasser dix minutes.

En cas d'échec, Le Dentu propose de porter le courant dans la vessie au moyen du conducteur décrit plus haut ; seulement il serait bon de renverser le courant et d'introduire dans la vessie le pôle positif, en faisant communiquer la plaque sus-pubienne avec le pôle négatif. De cette façon le courant serait moins irritant. Dans ces conditions, il ne faudrait pas employer plus de 15 à 20 éléments, ni faire durer les séances plus de trois à quatre minutes.

e. *Incontinence d'urine essentielle.* L'incontinence vraie est l'écoulement involontaire et inconscient de l'urine, *la vessie se vidant complétement.* On la rencontre assez rarement dans les affections des voies urinaires. L'incontinence à vessie pleine, avec rétention d'urine, doit être désignée sous le nom de *miction par regorgement* et soigneusement distinguée de la précédente dont tout la sépare. Il importe aussi d'en distinguer la *fausse incontinence* dans laquelle l'écoulement de l'urine est également involontaire et peut se faire à de courts intervalles, mais est précédé d'une sensation de besoin très-nette et souvent douloureuse : ces malades urinent malgré eux, mais sont avertis qu'ils vont uriner, tandis que dans l'incontinence vraie le malade ne saurait pas qu'il urine, s'il ne se sentait mouillé.

Nous n'étudierons pas ici l'incontinence par lésion nerveuse, non plus que celle qui est symptomatique de lésions uréthro-vésicales, mais seulement l'incontinence essentielle ou incontinence nocturne des enfants, qui peut être considérée comme une affection distincte. Nous dirons un mot de certains états qui s'en rapprochent chez l'adulte.

Étiologie et pathogénie. On a invoqué pour expliquer le développement de cette affection singulière les causes les plus diverses, sans qu'aucune soit établie sur un nombre de faits suffisants. Le seule notion étiologique qui mérite d'être conservée est celle de l'hérédité, signalée par Trousseau; il ne s'agit pas là d'hérédité directe, mais d'une de ces alternances pathologiques souvent constatées dans la transmission des névroses. Il est fréquent, en effet, de rencontrer l'incontinence chez tous les enfants d'une même famille, et l'hérédité nerveuse explique bien la relation souvent constatée par le professeur Guyon entre l'incontinence infantile et des accidents ultérieurs de même ordre, en particulier les pertes séminales.

L'affection que nous étudions est essentiellement une maladie de l'enfance, au moins par son début, mais elle peut se prolonger jusqu'au delà de la puberté. Elle atteint indifféremment les deux sexes. Elle ne date pas nécessairement du premier âge et peut ne se manifester qu'à l'âge de quatre ou cinq ans. Les incontinences *sine materiâ* que l'on observe exceptionnellement chez l'adulte ont des caractères différents; elles se rapprochent des précédentes par leur cause immédiate, l'atonie du sphincter, mais celle-ci est de cause locale et peut être considérée comme la conséquence d'une cystite.

La pathogénie de l'incontinence nocturne des enfants a soulevé bien des discussions entre les partisans de l'irritabilité vésicale et ceux de l'atonie du sphincter. La question nous paraît définitivement résolue dans ce dernier sens pour la grande majorité des cas par les recherches du professeur Guyon, et nous nous bornerons à rappeler les principales opinions émises à ce sujet.

Desault était partisan de l'exagération des contractions vésicales, mais il a signalé le premier un facteur important, la diminution ou la perte de la sensibilité de la région prostatique, reconnue aussi par Civiale. J.-L. Petit, Gaujot et Le Dentu, mettent cette insensibilité sur le compte du profond sommeil des enfants. Parmi les partisans de la contractilité exagérée le plus célèbre est Trousseau, qui se basait sur l'efficacité du traitement par la belladone, que Bercioux considère au contraire comme un stimulant pour les fibres sphinctériennes, au même titre qu'elle active les contractions intestinales. Trousseau n'admettait l'atonie que dans les cas rares où l'incontinence est diurne et nocturne. Cette théorie de Trousseau, acceptée par Thompson, est restée longtemps classique, quoique un certain nombre d'auteurs aient défendu celle de l'atonie, soit générale, comme Dupuytren, Guersant et Mauricet, soit localisée au sphincter, comme Mondière et Le Dentu. Le doute persistait parce que toutes ces théories étaient basées sur des raisonnements sans démonstration.

Pour choisir en connaissance de cause entre la théorie de l'irritabilité vésicale et celle de la parésie du sphincter, le professeur Guyon a mis à profit les résultats de l'exploration de l'urèthre avec la bougie à boule : chez un sujet sain l'entrée de la boule dans l'urèthre postérieur s'accompagne d'une certaine résistance et détermine une légère douleur, phénomènes dus à la résistance du sphincter; chez les enfants atteints d'incontinence on n'observe rien de semblable et la bougie pénètre jusque dans la vessie, sans éveiller de douleur et sans rencontrer d'obstacle. D'autre part la vessie tolère sans révolte une injection plus abondante que la quantité d'urine qu'elle expulse spontanément. Cette épreuve et cette contre-épreuve sont concluantes. Elles sont encore confirmées par les résultats du traitement imaginé par le même chirurgien, l'électrisation localisée du col, sur laquelle nous reviendrons plus loin.

En somme, l'incontinence nocturne des enfants est sous la dépendance d'une diminution de la contractilité et de la sensibilité du col vésical, mais on ne connaît pas bien la cause première de cette atonie sensitivo-motrice survenant chez des enfants d'ailleurs bien portants. L'hypothèse de Trousseau, qui en faisait une névrose, paraît justifiée dans un certain nombre de cas.

Symptômes. Les symptômes de cette affection sont très-simples. Il ne s'agit pas ordinairement d'une incontinence complète et l'écoulement de l'urine ne se fait pas d'une façon continue; l'enfant a chaque nuit une ou deux mictions assez abondantes et inconscientes; il ne se réveille que parce qu'il se sent mouillé. Cette incontinence est le plus souvent exclusivement nocturne, mais Guyon fait remarquer que pendant le jour l'enfant présente déjà des phénomènes anormaux : dès que le besoin d'uriner est perçu il doit être satisfait, et ce besoin peut être assez impérieux et assez brusque pour que l'enfant n'ait pas le temps d'y obéir et souille ses vêtements, mais il n'est ni douloureux ni pénible.

Les accidents nocturnes reviennent avec une certaine régularité, les urines ne contiennent pas de pus et l'exploration de l'urèthre donne les résultats consignés plus haut.

Dans un petit nombre de cas, l'incontinence persiste pendant le jour ou est exclusivement diurne (Le Dentu); ces cas doivent être très-suspects, et l'incontinence essentielle ne doit être admise dans ces conditions qu'après un examen approfondi. Toutefois, si l'enfant sommeille dans la journée, même sans être au lit, l'incontinence peut se montrer comme la nuit, de sorte qu'il serait plus précis de désigner cette affection, comme le propose Gaujot, sous le nom d'incontinence *soporale*.

Dans des cas moins accentués, les enfants ne mouillent leur lit que de temps à autre, souvent après un changement de lieu ou une grande fatigue.

Cette incontinence guérit ordinairement d'elle-même, avec ou sans traitement médical, mais cette guérison spontanée n'arrive le plus souvent, d'après Guyon, que vers vingt ans, et non à la puberté, comme on le dit.

Elle peut présenter des rémissions temporaires, occasionnées par la dentition ou diverses maladies intercurrentes.

Souvent il reste chez ces malades certains troubles de la miction ou des fonctions génitales, et Guyon a fréquemment noté l'incontinence infantile dans les antécédents des sujets qui venaient le consulter pour des pertes séminales ou pour des mictions à caractère impérieux et pressant, sans lésion du réservoir urinaire.

Chez l'adulte l'incontinence acquise à forme infantile est au moins extrêmement rare; le professeur Guyon n'en a rencontré qu'un exemple, qu'il rapporte dans ses cliniques en exprimant ses réserves sur le diagnostic et sa crainte d'avoir eu affaire à un simulateur. L'incontinence essentielle ne se rencontre chez l'adulte que comme incontinence infantile prolongée, soit que l'infirmité ait constamment persisté, soit, plus rarement, qu'elle ait cessé vers la puberté pour se reproduire à propos d'une modification profonde du genre de vie habituel, chez les jeunes soldats, par exemple.

Il est intéressant de connaître la proportion des sujets de vingt à vingt et un ans atteints d'incontinence infantile prolongée, elle est d'environ 30 pour 120 000, soit 0,025 pour 100. Cette proportion a été établie, d'après le nombre des réformes prononcées de ce chef pendant trois ans, par le professeur Gaujot, qui nous a communiqué avec une grande bienveillance les résultats de son expérience et de ses recherches sur ce sujet.

On observe avec une fréquence relative, après les cystites qui ont duré longtemps, une sorte de parésie du col, une abdication de sa contractilité après la lutte trop fatigante soutenue contre le corps, à la production de laquelle l'inflammation de la muqueuse voisine n'est sans doute pas étrangère. Cette parésie ne se traduit le plus souvent que par des besoins fréquents et impérieux, mais elle peut aussi aboutir à une véritable incontinence, diurne ou nocturne, curable par l'électrisation du col. Nous avions signalé dans notre thèse cette conséquence possible de cystites, sans avoir pu l'appuyer sur des faits, mais depuis cette époque une intéressante observation de Guiard en a démontré la réalité. Il s'agit d'une jeune femme atteinte depuis neuf ans d'incontinence avec cystite, assez absolue dans la position verticale pour faire croire à une fistule vésico-vaginale, et guérie après quelques rechutes par l'électrisation localisée.

Diagnostic. Le diagnostic est généralement facile et les seuls renseignements fournis par les parents y conduisent. Il faut cependant se défier de plusieurs causes d'erreur.

La palpation de la région vésicale et l'examen des urines, toujours normales dans la vraie incontinence infantile, permettront de reconnaître la miction par regorgement et la fausse incontinence due à la cystite, particulièrement à la cystite tuberculeuse, fréquente chez les enfants.

La fausse incontinence sans cystite, telle qu'on peut l'observer chez les enfants atteints de phimosis avec balano-posthite et dans la tuberculose vésicale au début, est souvent difficile à reconnaître, à cause de la difficulté d'obtenir des renseignements précis. On doit y penser surtout quand l'incontinence persiste pendant le jour.

Mais il importe surtout de savoir reconnaître l'incontinence épileptique. Cette incontinence est irrégulière et intermittente dans son apparition et toujours accompagnée d'un réveil pénible et hébété; souvent la langue porte l'empreinte de morsures récentes. Cette incontinence nocturne épileptique se rencontre aussi chez l'adulte, et la rareté de l'incontinence essentielle à cet âge donne presque toujours raison à l'aphorisme de Trousseau : « Tout adulte, non porteur de lésion vésico-uréthrale, qui pisse au lit la nuit sans le sentir, est un épileptique. »

Enfin il faudra s'informer si le petit malade n'a subi ni traumatisme ni opération portant sur l'appareil urinaire, ce qui rendrait nécessaire une exploration méthodique.

Un point de diagnostic spécial aux adultes et qu'ont surtout à trancher les médecins militaires a trait à la simulation. L'incontinence d'urine, en effet, est avec la surdité l'affection que choisissent le plus souvent les simulateurs militaires; sur 34 soldats envoyés dans le service de Gaujot comme « pisseurs », en quatre ans, la réalité d'une incontinence essentielle ou symptomatique n'a été constaté que 6 fois; les 28 autres étaient des simulateurs.

Cette simulation est très-difficile à déjouer quand le sujet connaît bien son rôle et se prétend atteint depuis l'enfance de cette infirmité. Peut-être la constatation avec la bougie à boule de la contractilité normale du sphincter membraneux permettrait-elle à elle seule de faire repousser l'existence d'une incontinence essentielle, mais cette recherche n'a pas encore été rigoureusement faite sur un assez grand nombre de malades pour qu'on puisse la considérer comme un critérium absolu.

Le cathétérisme pratiqué sur les sujets réveillés à l'improviste, considéré par quelques médecins militaires comme une preuve de simulation, si la vessie contient de l'urine, ne démontre absolument rien, puisqu'il s'agit d'une incontinence intermittente.

En somme, on ne peut souvent avoir sur la simulation que des présomptions tirées du caractère général du sujet, de l'invraisemblance de quelques-unes de ses assertions et souvent des précautions qu'il prend en urinant au lit pour ne pas mouiller sa chemise ni son ventre. L'injection intra-vésicale d'une solution boriquée tiédie de façon à ne produire aucune sensation thermique sur la vessie peut aussi fournir des présomptions de simulation sérieuses, si la réaction de la vessie ne concorde pas avec les sensations que prétend éprouver le sujet.

En l'absence de preuves matérielles, il a été longtemps classique dans les hôpitaux militaires de chercher à déjouer la simulation par des procédés d'intimidation indistinctement appliqués à tous les « pisseurs » : les applications répétées de pointes de feu au périnée, recommandées par Bégin, les fustigations lombaires de Percy, le couchage sur des planches, tout habillé, la séquestration, l'électrisation du canal par un courant assez fort pour qu'elle soit douloureuse.

Gaujot s'est toujours élevé dans son enseignement au Val-de-Grâce contre ces pratiques barbares, qui ont plusieurs fois été suivies d'accidents graves, professant que le médecin ne devait employer pour déjouer la simulation que des moyens scientifiques. Pour son compte le réveil régulier qu'il considère comme le meilleur traitement lui a toujours suffi pour lasser la patience des simulateurs.

Lorsque le sujet se prétend atteint d'incontinence seulement depuis son incorporation, on peut éliminer l'incontinence essentielle ; il ne peut s'agir que d'une simulation ou d'une incontinence symptomatique d'une affection qu'une observation assez prolongée fera toujours reconnaître.

Du reste, en dehors de l'incontinence des épileptiques dont nous avons indiqué plus haut les caractères, il est tout à fait exceptionnel que l'incontinence symptomatique soit exclusivement nocturne. Cependant Gaujot a observé 3 fois une incontinence nocturne symptomatique prémonitoire. L'un de ces malades était atteint d'abcès tuberculeux de la prostate, le second de tuberculose généralisée avec foyer méningitique et le dernier de néphrite interstitielle suppurée.

Traitement. On peut deviner d'après l'incertitude qui a longtemps régné sur la pathogénie de cette affection combien sont nombreux et variés les moyens de traitement qu'on a proposés contre elle, et d'après leur nombre on peut en prévoir le peu d'efficacité.

Parmi les traitements purement médicaux c'est celui de Trousseau qui a eu et qui a encore le plus de faveur. Ce traitement consiste dans l'emploi de la belladone prise à dose progressive ; on commence par 1 centigramme d'extrait et on va jusqu'à 15 et même 20 centigrammes, si c'est nécessaire. Nous avons vu les déductions qu'il tirait du succès de cette médication et les objections qui ont été faites à son interprétation. Quoi qu'il en soit, ce traitement a donné de bons résultats, mais il n'agit que lentement et doit être continué pendant plusieurs mois le plus souvent ; dans deux cas cependant nous l'avons vu amener la guérison en huit à quinze jours.

C'est seulement pour les incontinences diurnes et nocturnes que Trousseau admettait l'atonie du sphincter et qu'il prescrivait le sulfate de strychnine à la dose de 1 milligramme par jour pour commencer.

Les partisans de l'atonie ont cherché à réveiller la contractilité du sphincter par les toniques de toutes sortes, les astringents, les irritants (teinture de cantharides, créosote, nitrate de potasse, etc.) et l'ergotine, qui peut remplacer la strychnine comme stimulant de la fibre musculaire.

La médication balnéaire et l'hydrothérapie sous toutes ses formes doivent être signalées comme ayant donné de bons résultats et pouvant être utilement associées au traitement local.

Enfin le réveil à heure fixe, une ou plusieurs fois par nuit, peut suffire à amener la guérison dans certains cas, et Gaujot le recommande exclusivement, à condition qu'il soit complet et que le sujet n'urine pas à moitié endormi. Au Val-de-Grâce il faisait descendre ses malades dans la cour.

La nécessité d'un traitement local a été défendue par Civiale et acceptée par beaucoup de médecins pour les cas qui résistaient au traitement interne. Civiale recommandait les cathétérismes répétés ; on a employé aussi les injections stimulantes dans la vessie, les cautérisations et les instillations de l'urèthre postérieur, etc., moyens qui ne réveillent la contractilité musculaire qu'en déterminant une inflammation au moins inutile à provoquer.

L'électricité devait paraître tout indiquée aux partisans de l'atonie, et a en effet été employée de diverses façons. Legros et Onimus ont recommandé les courants continus descendants, appliqués sur la partie inférieure de la moelle. Les courants induits ont été essayés aussi depuis longtemps, mais, appliqués sur la peau, ils n'agissaient que d'une façon vague et incertaine sur la vessie.

Il en est tout autrement quand un des rhéophores est conduit à travers l'urèthre jusqu'au niveau du sphincter, sur lequel il peut alors agir directement. C'est le professeur Guyon qui a réalisé ce perfectionnement en imaginant la bougie dont nous avons déjà parlé. L'importance et la rapidité des résultats obtenus par cette méthode nous obligent à la décrire en détails.

La bougie est formée d'une petite tige flexible, épaisse de 2 millimètres environ et constituée par un faisceau de fils métalliques très-fins recouverts d'une enveloppe isolante. Les fils métalliques aboutissent d'une part à une petite armature terminée par un crochet métallique destiné à recevoir un des fils conducteurs de la pile, d'autre part à une autre armature portant un pas de vis. Sur ce pas de vis se fixent des boules métalliques de différents calibres, semblables par leur forme olivaire à la tête des explorateurs ordinaires.

La boule métallique doit être conduite sur le sphincter vésical, c'est-à-dire au niveau de la portion membraneuse de l'urèthre chez l'homme ; chez la femme on doit appliquer étroitement le talon de la boule contre l'orifice uréthro-vésical. On n'a plus alors qu'à accrocher le fil conducteur d'une petite pile à induction au crochet qui termine la bougie, et à appliquer l'autre pôle, terminé en forme de bouton ou de plaque, immédiatement au-dessus du pubis. Le courant doit être assez faible et les intermittences peu rapprochées. Les séances ne doivent pas durer plus de deux à cinq minutes; on les fera une fois par jour au début, plus espacées à la fin. Chez l'homme on sent très-nettement la bougie saisie par le canal pendant que le courant passe, tandis qu'elle peut être facilement mobilisée quand il est interrompu.

Le plus souvent dès la première séance l'incontinence diminue ou cesse même complétement, et douze à quinze jours de traitement ont suffi dans la plupart des cas observés par Guyon pour amener la guérison. Il faut dire que les résultats sont beaucoup plus incertains chez les filles que chez les garçons.

Il est bon d'y ajouter quelques séances à grands intervalles pour prévenir la récidive.

Ce traitement peut donner également des succès dans l'incontinence absolue ou relative qui peut succéder aux cystites chez les adultes. Il ne faut y recourir qu'après la disparition de tout phénomène inflammatoire.

L'électricité méthodiquement employée et agissant directement sur le sphincter est donc le véritable traitement de l'incontinence essentielle; on peut lui associer utilement quelques pratiques d'hydrothérapie et un traitement général tonique et stimulant.

Les résultats de ce traitement sont ordinairement tellement nets que son insuccès doit imposer de grandes réserves sur le diagnostic. Quoi qu'il en soit, on cherchera à pallier l'infirmité des sujets incurables par l'application d'un urinal. Nous ne citons que pour les condamner absolument les compresseurs mécaniques de la verge et l'occlusion du prépuce avec du collodion, recommandés par quelques auteurs.

H. Vices de conformation.   a. *Généralités*. En dehors de l'exstrophie de la vessie qui va nous occuper, et des fistules congénitales de l'ombilic que l'on trouvera décrites à l'article Fistules urinaires, l'histoire des vices de conformation de la vessie se réduit à quelques faits dont plusieurs sont d'une interprétation contestable et qui ne présentent d'ailleurs qu'un intérêt de curiosité, à cause de leur extrême rareté. Ils ont trait à l'absence ou à la multiplicité de cet organe et à son cloisonnement.

Citons pour mémoire une observation consignée par Burggraeve dans les *Annales de la Société de médecine de Gand* et citée par Nunez dans sa thèse (Paris 1882), observation que nous croyons unique en son genre : la vessie n'avait aucune communication avec les uretères, qui s'ouvraient à la vulve par deux orifices isolés ayant chacun un sphincter propre; à partir de ce point, ces canaux formaient par leur dilatation des espèces de sinus faisant office de réservoirs. La jeune fille atteinte de cette difformité n'avait pas trace de vagin et la vessie qui s'ouvrait directement à la vulve avait pu par compensation, dit l'auteur, servir au coït sans exposer la patiente à l'incontinence d'urine.

L'absence de la vessie a été constatée un certain nombre de fois. Montfalcon, dans l'article Vessie du *Dictionnaire des sciences médicales*, publié en 1821, en cite plusieurs exemples dus à Richardson (*Trans. philosophiques*, vol. VII), Blasius (*Obs. méd. rar.*), Portal, Chopart et Binninger. De nouveaux cas ont été publiés depuis par Titon (Soc. anat., 1875), Fleury (1874) et Vost (1875). Dans ces différents cas, les uretères s'ouvraient isolément, dans le rectum, aux environs du pubis ou dans l'urèthre. Blasius toutefois dit que, chez le sujet, mort à trente-cinq ans, qu'il a observé, les uretères très-dilatés semblaient se terminer aux environs des os pubis, puis se rapprochaient et se réfléchissaient pour aller s'ouvrir vers l'ombilic par une très-petite ouverture. Il est possible qu'il s'agisse dans ce cas d'une exstrophie, comme le pense Vigneau, mais rien dans la très-courte observation de Blasius ne permet de l'affirmer.

Le cloisonnement de la vessie dans le sens longitudinal ou transversal a été réellement rencontré par quelques auteurs, quoique parmi les faits rapportés sous cette rubrique un certain nombre ne soient pas autre chose que des poches vésicales très-développées. Un exemple très-net de cloisonnement longitudinal est conservé au musée Civiale de l'hôpital Necker sous le numéro 62. L'orifice qui fait communiquer les deux moitiés de la vessie a le volume d'une pièce de 1 franc. Charvet (th. doct. ès sciences, 1827) admet la réalité de cette disposition, et Demandre a publié en 1879 un exemple de cloisonnement transversal.

C'est à cette variété de malformation qu'il faudrait rapporter les cas de prétendue multiplicité de la vessie d'après le professeur Sappey. Si cette interprétation peut être soutenue pour le cas de Blasius, qui dit avoir trouvé une vessie double sur le cadavre d'une phthisique, il n'en est pas de même de celui de Molinetti, cité par Montfalcon dans l'article déjà indiqué : cet auteur aurait trouvé sur un cadavre de femme cinq vessies, cinq reins et six uretères. Rose pense qu'il s'agissait peut-être simplement de dilatations sacciformes multiples des uretères.

D'ailleurs des observations récentes établissent la réalité de ce vice de conformation. Schatz a décrit en 1872 (*Archiv für Gynäkologie*, III, p. 304-309) un cas de division portant sur tout le système uro-génital : double utérus, double vagin, et double vessie s'ouvrant de chaque côté dans le vagin correspondant. Rose (*Monatsschrift für Geburtskunde*, 1865, p. 244-272) en a rencontré un très-semblable ; Friedländer et Winckel ont aussi observé une véritable duplicité de la vessie dans des cas d'exstrophie de cet organe.

Enfin Pigné a présenté en 1846 à la Société anatomique comme exemple de duplicature des germes un fœtus de tigre de quarante à quarante-cinq jours présentant deux vessies se rendant dans un ouraque unique en même temps que plusieurs autres organes surnuméraires.

Il paraît y avoir là deux catégories de faits : 1° cloisonnement de la vessie ou duplicité de sa cavité par segmentation verticale, et 2° duplicité réelle de l'organe (par duplicature des germes ?) comme chez le tigre de Pigné.

Les cloisonnements transversaux sont probablement dus à une dilatation de l'ouraque.

b. *Exstrophie de la vessie*. L'exstrophie ou extroversion de la vessie est un vice de conformation congénital de cet organe caractérisé par l'absence de sa paroi antérieure et la saillie plus ou moins prononcée à l'hypogastre de la muqueuse qui revêt sa paroi postérieure. La thèse de Vigneau, qui contient 87 observations, est un des travaux les plus importants consacrés à son étude.

Anatomie pathologique. Ce vice de conformation présente plusieurs degrés :

1° Tout peut se borner à l'existence d'une fente occupant la partie inférieure de la paroi antérieure de la vessie, qui présente alors *au-dessous* de la symphyse pubienne une ouverture modérément large avec division du clitoris. C'est la *fissure vésicale inférieure*, qu'ont observée Penchienati, Gosselin, Kleinwächter et Möricke.

2° Dans d'autres cas la partie inférieure de la paroi abdominale et la sym-

physe pubienne sont bien développées, et la fissure n'existe qu'à la partie supérieure, au voisinage de l'ombilic. C'est la *fissure vésicale supérieure*, qui se
rapproche de la fistule vésico-ombilicale par persistance de l'ouraque. Elle a été
observée par Rigaud et par Coates, cités par Herrgott dans sa thèse.

3° Toute la paroi antérieure de la vessie peut manquer : c'est l'*exstrophie
complète*, variété la moins rare, qui doit surtout nous occuper.

4° Enfin, dans des cas très-exceptionnels, la solution de continuité peut être
limitée à la paroi abdominale, et l'on observe l'*ectopie de la vessie sans division
de ses parois* dont nous parlerons à propos de la pathogénie de l'exstrophie
vésicale qu'elle contribue à éclairer.

Nous exposerons d'abord les caractères distinctifs des exstrophies partielles
pour nous arrêter plus longuement sur la description de l'exstrophie totale.

Dans la fissure vésicale inférieure, qui paraît être la plus fréquente après
l'exstrophie totale, c'est exclusivement au-dessous de la symphyse pubienne,
tantôt normale et tantôt très-lâche, que se rencontre la saillie vésicale. Une
des malades, celle de Gosselin, pouvait retenir ses urines pendant deux heures;
l'orifice de la vessie ne mesurait dans ce cas que 1 centimètre 1/2. Malheureusement on ne possède sur cette malade que des notes très-incomplètes prises à
une clinique. Kleinwächter note aussi que sa malade avait une incontinence
moins complète debout que couchée; celle de Möricke ne pouvait garder un peu
ses urines qu'assise avec les cuisses serrées; chez celle de Penchienati l'incontinence était absolue. Tous les cas de fissure vésicale inférieure que nous avons
pu trouver se rapportaient à des femmes : le clitoris était plus ou moins bifide,
mais le vagin et l'utérus uniques.

Une de ces malades fut opérée par Schröder, qui parvint après quatre opérations de réunion et d'autoplastie à lui permettre de conserver ses urines
pendant quatre heures pendant le jour et plus longtemps au lit; c'est cette
malade dont Möricke a publié l'observation.

Il y a des intermédiaires entre cette fissure vésicale inférieure et l'exstrophie
vraie. Il existe alors au-dessus de la vessie en grande partie ectopiée une sorte
de cul-de-sac muqueux qui représente le sommet de la vessie dont une partie
de la paroi antérieure a résisté. Cette catégorie est représentée par une observation publiée par de Quatrefages dans sa thèse et ayant pour titre : *Tumeur
formée par la vessie plus ou moins ouverte en bas chez un mâle.*

Il est intéressant de rapprocher de ces faits de fissure vésicale inférieure les
cas très-rares d'épispadias chez la femme dont Nunez dans sa thèse a rapporté
le premier exemple observé dans le service du professeur Guyon, et sur lesquels
Richelot vient d'appeler de nouveau l'attention en en rapportant un nouvel
exemple particulièrement intéressant au point de vue thérapeutique, car chez
cette malade l'intervention chirurgicale a pu rendre à la vessie la presque intégrité de ses fonctions de réservoir.

Quoique ne portant que sur la partie antérieure de l'urèthre, ce vice de conformation s'accompagne de bifidité du clitoris et d'écartement des grandes et
petites lèvres. Dans le cas de Guyon, la peau pré et sus-pubienne était en outre
atrophiée et glabre, sans écartement des pubis.

Il y a donc des intermédiaires entre l'épispadias et l'exstrophie, et certains
cas observés chez des femmes ont été successivement rangés dans l'une et dans
l'autre de ces deux catégories par différents auteurs qui les ont rapportés.

Chez l'homme il est plus facile de faire la part de ce qui revient à chacune de ces malformations, mais il existe aussi des cas établissant une transition entre elles, comme nous le verrons plus loin.

Dans la fissure vésicale supérieure dont la thèse d'Hergott contient deux exemples, l'un de Coates (obs. X) et l'autre de Rigaud (obs. III), c'est au-dessus de la symphyse pubienne, normale dans ces deux cas, que la paroi antérieure de la vessie fait défaut. La ligne blanche présentait un orifice circonscrit par des bords résistants. Dans le cas de Rigaud, la paroi vésicale postérieure bombait à peine et n'atteignait pas le niveau de la paroi abdominale. Elle était saillante chez la malade de Coates. Chez cette malade, l'urèthre se terminait en cul-de-sac du côté de la vessie; le vagin était imperforé. La vessie ne communiquait pas non plus avec l'urèthre dans l'autre cas, mais les organes génitaux étaient normaux.

L'exstrophie complète est caractérisée par l'absence de la paroi antérieure de la vessie dans toute sa hauteur et de celle de l'urèthre. De plus celui-ci, au lieu de passer en arrière et au-dessous de la symphyse pubienne, passe au-dessus et en avant de celle-ci ou du ligament qui en tient lieu.

La paroi postérieure de la vessie est bombée et plus ou moins saillante au devant du plan antérieur de l'abdomen. Le volume de la tumeur qu'elle forme varie suivant les cas et suivant l'âge du sujet de celui d'une noix à celui d'un poing d'adulte. Elle est ordinairement aplatie, quelquefois un peu rétrécie à sa base. Son accroissement progressif a été noté dans quelques cas.

Sous l'influence des efforts la tumeur se tend et augmente de volume. Elle contient en effet presque constamment une anse d'intestin qui la rend sonore à la percussion; on peut la réduire quand ses parois ne sont pas trop épaisses.

L'aspect de la surface de la tumeur est celui d'une muqueuse rosée et lisse quand elle n'est pas enflammée, mais souvent les causes d'irritation auxquelles elle est exposée la transforment en une masse rougeâtre, saignante, fongueuse et croûteuse, sur laquelle on reconnaît plus ou moins facilement l'orifice des uretères au fond d'une fente ou au sommet d'un petit tubercule; on en voit sortir l'urine goutte à goutte ou en petit jet, sous l'influence de la toux ou de la titillation de leur orifice. Dans d'autres conditions, la muqueuse peut subir une sorte de cutisation.

A son pourtour la muqueuse se continue avec la peau de la paroi abdominale, souvent par l'intermédiaire d'une sorte de tissu de cicatrice.

Au-dessus de la vessie, et plus ou moins près d'elle, on trouve la cicatrice ou l'insertion du cordon ombilical, toujours placée plus bas qu'à l'état normal, et qui peut être masquée par le renversement de la muqueuse et très-difficilement appréciable, ce qui avait fait croire aux premiers observateurs que ces enfants naissaient sans cordon ombilical et tiraient leur nourriture des eaux de l'amnios.

Au-dessous de la vessie on trouve les organes génitaux externes toujours plus ou moins atteints de malformation, l'épispadias compliquant constamment l'exstrophie complète de la vessie.

Chez l'homme, le pénis, plus ou moins rudimentaire, est aplati de haut en bas, constamment relevé contre la paroi abdominale et constitué par les corps caverneux, susceptibles d'érection et indépendants l'un de l'autre ou réunis par une membrane assez mince qui représente le tissu spongieux de l'urèthre. Au-dessous du gland, qui est bifide, pend le prépuce toujours plus ou moins hypertrophié, particularité utilisée pour le traitement. Le scrotum est normal ou divisé, et les testicules sont souvent en ectopie inguinale ou abdominale.

Les vésicules séminales manquent ou sont atrophiées le plus souvent, mais on les a trouvées normales dans quelques cas. Ces canaux éjaculateurs, quand ils existent, s'ouvrent à la base de la gouttière que présente la verge.

Chez la femme, les grandes et les petites lèvres et les deux racines du clitoris sont écartées, quelquefois la vulve est entièrement déformée et l'ouverture du vagin se montre sous forme d'une fente. L'utérus et le vagin sont quelquefois bifides. Très-rarement, comme dans le cas de Rizet, le clitoris est unique et les organes génitaux sont presque normaux. Il faut dire que cette observation, malheureusement fort écourtée, nous semble pouvoir être considérée comme un exemple de fissure vésicale supérieure. Dans les deux sexes l'anus est plus antérieur qu'à l'état normal.

Relativement au sphincter vésical et à la prostate les avis sont partagés. L'opinion classique est que le sphincter fait constamment défaut, et que la prostate est le plus souvent absente ou très-atrophiée, mais des recherches récentes paraissent avoir démontré que les éléments musculaires existent, au moins dans un certain nombre de cas. Telle est l'opinion de Hirschberg et de Trendelenburg, qui s'appuie sur ce qui a lieu dans l'épispadias complet avec infundibulum et incontinence d'urine, où les éléments du sphincter existent et peuvent fonctionner quand une opération a remis au contact les extrémités disjointes des fibres musculaires, comme le prouvent deux succès obtenus par ce chirurgien dans ces conditions. Il s'appuie encore sur une autopsie de Thierfelder (de Rostock), qui a trouvé dans un cas d'exstrophie une prostate divisée en avant, mais suffisamment bien conformée et largement pourvue de fibres musculaires lisses.

Cette question ne pourra être définitivement tranchée que par un certain nombre de faits, particulièrement nécessaires ici à cause des degrés différents que peut présenter la malformation; elle offre un très-grand intérêt pratique, car de sa solution dépend la condamnation ou la justification des opérations proposées pour reconstituer une vessie capable de remplir sans l'aide d'aucun appareil ses fonctions de réservoir.

Du côté du squelette du bassin on observe dans presque tous les cas un écartement de 3 à 12 centimètres des deux pubis, qui sont réunis par un ligament fibreux plus ou moins résistant. Le sacrum éprouve souvent un mouvement de bascule tel qu'il s'enfonce davantage entre les os iliaques en même temps que sa base est portée en avant. Les muscles droits sont écartés en bas comme les pubis sur lesquels ils s'insèrent.

Les uretères, au lieu de se rendre directement dans la vessie, forment souvent une anse qui plonge plus ou moins dans le petit bassin; l'un d'eux est souvent dilaté; dans un cas de Dolivera, l'uretère gauche formait une poche saillante au niveau de la fesse et pouvant contenir 500 grammes d'urine. Cette dilatation s'accompagne d'inflammation et d'épaississement.

L'exstrophie de la vessie peut s'accompagner d'autres vices de conformation portant en particulier sur le rectum, qui peut communiquer avec la vessie, avec ou sans imperforation de l'anus. Cette portion de l'intestin peut aussi manquer en totalité et la terminaison de l'intestin, représentée par le côlon descendant ou par l'iléon, s'ouvre à la surface de la tumeur. Cette disposition a été observée par Goupil d'Argentan, Révolat, Dolivera, G. Vrolik, Otto et Depaul (2 cas). Dans le cas de Révolat la difformité est très-complexe et pourrait peut-être être considérée comme une persistance incomplète du cloaque, dont ce serait l'unique exemple chez l'homme.

Nous ne signalons que pour mémoire les vices de conformation éloignés que l'on a rencontrés en même temps, spina bifida, fissure du sacrum, pied bot, bec-de-lièvre, etc. Enfin cette affection se complique souvent de hernies, et surtout de chute de l'utérus. Cette dernière est notée chez toutes les femmes atteintes d'exstrophie qui ont accouché.

Symptômes. Les symptômes fonctionnels qui résultent de l'exstrophie de la vessie sont faciles à concevoir : l'écoulement permanent de l'urine souille et irrite les parties voisines, et les sujets sont obligés de porter des habits de femme tant qu'ils n'ont pas d'appareil.

Les désirs vénériens sont abolis ou très-peu vifs chez les hommes, d'ailleurs mécaniquement inaptes à la fécondation, quoique leur sperme ait quelquefois la constitution normale. Il n'en est pas toujours de même chez les femmes, et on cite plusieurs faits d'accouchement dans ces conditions dont plusieurs ont présenté des difficultés.

Cette infirmité n'empêche pas toujours les sujets qui en sont porteurs d'atteindre un âge avancé, mais on conçoit qu'ils doivent être très-exposés aux altérations rénales.

Étiologie et pathogénie. L'exstrophie de la vessie est une affection très-rare qui s'observe plus souvent chez les garçons que chez les filles. D'après les recherches de Neudörfer, on l'observerait au plus 2 fois sur 100 000 naissances, et les 9/10 environ des enfants atteints de cette difformité succomberaient dès les premiers jours.

La pathogénie en est encore obscure et Le Dentu montre, après avoir discuté les diverses théories émises à ce sujet, que la plus plausible est celle de l'arrêt de développement des lames ventrales qui, pour une raison quelconque inconnue, ne viendraient pas se rejoindre sur la ligne médiane. La paroi antérieure de l'allantoïde se trouvant alors à nu peut résister, mais le plus souvent cette paroi se déchire et l'exstrophie est constituée. Ainsi comprise l'exstrophie n'est qu'un degré de la malformation qui cause l'épispadias et qui peut aboutir, en s'exagérant encore, à de véritables éventrations qui surmontent la lésion de la vessie dans certains cas.

Cette théorie paraît bien confirmée par les faits rares auxquels nous avons fait allusion plus haut et dans lesquels l'arrêt de développement de la paroi abdominale existe seul, la cavité vésicale restant complétement fermée.

Ces cas décrits par Lichtheim, à propos d'une observation personnelle, sous le nom d'ectopie de la vessie sans division de ses parois, sont extrêmement curieux. Cet auteur n'a trouvé dans la littérature médicale que deux faits semblables au sien, appartenant à G. Wrolik (*Mémoires sur quelques sujets intéressants d'anatomie et de physiologie.* Amsterdam, 1822, p. 95) et à Stoll. Ce dernier, très-brièvement indiqué, est d'une interprétation un peu difficile. Dans ces cas, il existait en avant de la partie inférieure de la paroi abdominale une tumeur rouge et arrondie, réductible dans le fait de Lichtheim, et après sa réduction cet auteur constata dans la paroi abdominale une perte de substance à bords abrupts, de dimensions un peu plus faibles que celles de la tumeur. Les pubis étaient séparés l'un de l'autre par un espace de 5 centimètres. En mettant le doigt dans le rectum, on pouvait l'amener dans la tumeur en le coiffant de la paroi vésicale postérieure.

Le pénis, court et large, était fendu sur sa face supérieure, occupée par une étroite bandelette muqueuse séparée en arrière par un pont de peau normale de la muqueuse revêtant la saillie vésicale. Le gland présentait une encoche supérieure et, au-dessous de cette encoche, un méat étroit, conduisant à un urèthre également étroit et dont la paroi supérieure n'était formée dans toute l'étendue de la verge, que par la muqueuse uréthrale. L'urèthre passait au-dessous du ligament qui réunissait les pubis, écartés de 5 centimètres.

Au-dessous de chaque extrémité pubienne on trouvait un repli contenant les testicules; le scrotum, d'aspect normal, était vide.

En somme, au premier abord, l'aspect de ce garçon donnait absolument l'impression d'une exstrophie totale ordinaire avec épispadias, et il fallait un examen attentif pour constater l'existence des cavités vésicale et uréthrale.

La contention de l'urine était parfaite et celle-ci était évacuée par un jet fin. Ce qui est étonnant et curieux, c'est que la face externe de cette vessie était recouverte d'une muqueuse absolument semblable à la muqueuse vésicale, et où le microscope fit reconnaître des glandes utriculaires à épithélium cylindriques. La même disposition est notée, avec moins de précision, dans le cas de Wrolik; Winckel pense cependant qu'il ne s'agissait pas là d'une ectopie vésicale, mais d'une fente des parois abdominales avec dilatation de l'ouraque qui communiquait par une petite ouverture avec la vessie. Quoique le réservoir urinaire eût la forme d'un sablier, comme l'autopsie a permis de le constater, cette interprétation ne nous paraît pas acceptable, car Wrolik note très-expressément qu'au moment de la miction « les fibres se racourcissaient et la tumeur diminuait uniformément de volume, tout comme on peut l'observer sur la vessie d'animaux récemment tués. »

Le malade de Lichtheim ne se plaignait que de la faible sécrétion de la surface de la tumeur et ne subit aucune opération.

Küster a brièvement communiqué en 1876 à la Société médicale de Berlin une observation qui peut servir d'intermédiaire entre l'exstrophie vésicale et l'ectopie qui vient de nous occuper. Il s'agissait d'un enfant mâle porteur d'une division des corps caverneux avec large hiatus de la paroi abdominale et écartement de la symphyse. La cavité vésicale existait, mais sa paroi antérieure était formée par une cicatrice, de même que la paroi supérieure du canal de l'urèthre très-étroit; l'incontinence d'urine était absolue. Ce chirurgien donnait ce fait comme un exemple de guérison intra-utérine d'une exstrophie de la vessie.

Enfin le cas de Willaume, publié dans le *Journal de Corvisart*, en 1814, nous paraît encadrer parfaitement avec celui de Küster les cas de Lichtheim et de Wrolik. Il s'agissait d'un conscrit :

A la région pubienne existait une tumeur hémisphérique du volume de la moitié d'une pomme reinette, molle, livide, comme sugillée et recouverte de téguments fort minces, disparaissant par la pression, puis revenant sur elle-même. Elle était évidemment produite par la partie antérieure de la vessie faisant saillie entre les pubis, dont la symphyse manquait en tout ou en partie, ce dont on n'a pu s'assurer. Au-dessous de la tumeur se dressait la moitié inférieure d'un gland sans prépuce sur la surface supérieure duquel se voyait une rigole faisant partie du canal de l'urèthre et laissant distiller l'urine goutte à goutte sans la volonté du sujet... Willaume note qu'il ne s'agit pas d'un renversement de la vessie avec absence des téguments et suintement continuel d'urine par les uretères, mais d'une difformité dont il ne connaît pas d'autre exemple.

Ces observations présentent une gradation facile à saisir et paraissent bien constituer les degrés successifs d'une même difformité dont la cause première est une fissure tégumentaire, l'arrêt de développement des lames ventrales :

1° Fissure limitée à la paroi supérieure de l'urèthre;

2° Épispadias chez la femme avec aspect cicatriciel de la peau pré-pubienne (cas de Guyon);

3° Fissure uréthrale complète et f. hypogastrique incomplète, la paroi abdominale étant remplacée à ce niveau par une membrane mince et d'aspect cicatriciel (cas de Willaume);

4° Fissure uréthrale incomplète et f. hypogastrique complète, hernie de la vessie dont la paroi antérieure est intacte; ectopie de la vessie sans division de ses parois (cas de Lichtheim et de Wrolik);

5° Fissure uréthrale incomplète et f. hypogastrique complète; hernie de la vessie dont la paroi antérieure est amincie et d'aspect cicatriciel (cas de Küster);

6° Fissure uréthrale complète et f. hypogastrique limitée. Absence partielle de la paroi antérieure de la vessie; fissure vésicale inférieure. Cas intermédiaire de de Quatrefages;

7° Exstrophie complète avec épispadias.

Seule la fissure vésicale supérieure sans épispadias ni division symphysaire ne rentre pas dans cette classification. Ce serait une anomalie de l'anomalie, ce qui cadre bien avec sa grande rareté. C'est à ces cas que conviendrait la théorie de Förster, qui croit à une hydropisie de l'allantoïde empêchant la soudure des lames ventrales. La grande variété des faits d'exstrophie, entrevue par Vigneau, l'amène à conclure que ces effets divers ont des causes multiples, il nous semble au contraire qu'on doit les considérer comme les degrés divers d'une même cause, en mettant à part les faits de fissure supérieure qui auraient seuls une cause profonde.

Traitement. Le premier moyen que l'on ait imaginé pour pallier cette difformité est la simple application d'un appareil, Jurine (de Genève) et Bonn (d'Amsterdam) paraissent avoir trouvé chacun de leur côté, au siècle dernier, un appareil constitué par une cuvette recourbée d'argent doré allant de l'hypogastre à l'anus, qui protégeait la muqueuse inversée contre tout frottement, en même temps qu'elle permettait de recueillir l'urine et de la conduire dans un réservoir appliqué contre la cuisse du malade. Cet appareil est encore aujourd'hui le meilleur, pour ne pas dire le seul, que l'on puisse appliquer sans opération préalable; on ne lui a fait subir que quelques modifications de détail, portant en particulier sur la nature de la substance employée qui est le caoutchouc durci ou la gutta-percha. Il faut signaler à côté de cet appareil purement prothétique celui qu'a construit Wolfermann pour les simples fissures vésicales. Cet appareil assez complexe ne se borne pas à recueillir les urines, mais exerce sur les parties latérales du bassin une pression destinée à amener le rapprochement des bords de la fente vésicale. Il aurait pu dans deux cas, d'après Winckel, donner un assez bon résultat pour rendre inutile l'intervention chirurgicale.

On a renoncé au cathérérisme permanent des uretères, tenté par Pipelet, et surtout à la compression de leurs orifices que Bouisson n'a pu faire supporter à son malade, procédés dont le principal inconvénient serait de hâter le développemènt des lésions rénales auxquelles ces sujets ne sont déjà que trop exposés.

L'appareil de Jurine et Bonn est lourd et volumineux, et surtout ne recueille qu'imparfaitement les urines : aussi de nombreux procédés ont ils été imaginés par les chirurgiens pour améliorer l'état de ces sujets. Presque toutes les opérations proposées n'ont d'autre but que de permettre l'application d'un appareil simple et efficace, et ne peuvent jamais être par conséquent que palliatives. De nos jours, de nouvelles tentatives ont été faites en Allemagne pour obtenir une véritable guérison et permettre aux opérés de se dispenser de tout appareil.

Nous allons passer en revue les procédés opératoires proposés contre cette affection.

Quelques chirurgiens ont eu pour but de faire passer l'urine dans le rectum.

Simon (de Londres [1852]) y est parvenu non sans difficultés, en provoquant la formation de fistules urétéro-rectales ; son malade a succombé au bout de neuf mois, très-probablement, d'après Le Dentu, à une pyélo-néphrite chronique. Lloyd (1851) a cherché à obtenir le même résultat en perforant la cloison recto-vésicale; son malade est mort de péritonite aiguë; un opéré de Johnson aurait eu le même sort. Cette tentative a été renouvelée par Holmes, qui détruisit la cloison recto-vaginale avec une longue pince à demeure analogue à l'entérotome de Dupuytren, et fit ensuite une nouvelle cavité vésicale par autoplastie. Sa tentative réussit, mais l'accumulation de concrétions uratiques et des douleurs très-vives quand la vessie était distendue l'obligèrent à refaire un orifice pubien. Il croit qu'il faudrait comprendre les uretères dans la portion mortifiée. La seule opération de ce genre qui ait été heureuse paraît être celle dont Thiersch a parlé, en 1882, au 11e congrès de la Société allemande de chirurgie; après avoir fait à une petite fille une nouvelle cavité vésicale par son procédé d'autoplastie que nous décrirons plus loin, ce chirurgien détermina l'établissement d'une fistule recto-vésicale. Au moment de sa communication l'enfant n'éprouvait aucun inconvénient du passage de l'urine dans le rectum et pouvait la conserver assez longtemps. La plupart des chirurgiens n'ont cherché qu'à refaire une cavité vésicale. Gerdy a tenté d'aviver et de réunir directement les parties latérales de la vessie en ectopie; son malade est mort rapidement de pyélo-néphrite aiguë à la suite de l'excision de l'embouchure d'un uretère dont la saillie empêchait la réunion. Cette réunion n'est presque jamais possible, à moins d'opérations préliminaires très-importantes, comme nous le verrons plus loin; dans un cas, Billroth a cherché à l'obtenir et n'est arrivé qu'à grand'peine à transformer la vessie en un étroit canal; l'opéré a succombé. C'est à l'autoplastie que presque tous les auteurs ont eu recours pour reconstituer la paroi vésicale antérieure.

Jules Roux (de Toulon) employa le premier cette méthode, en 1852. Il tenta de recouvrir la vessie avec un grand lambeau scroto-périnéal renversé dont la face épidermique répondait à la vessie et qui se gangréna. En utilisant le prépuce par une opération complémentaire, il arriva à améliorer beaucoup l'état de son sujet. Ce procédé a été employé plus tard avec succès dans deux cas, par Maury (de Philadelphie).

Richard, s'inspirant de ce procédé et de celui de Nélaton pour l'épispadias, fit un lambeau abdominal carré rabattu sur la vessie à laquelle répondait sa face épidermique et un second lambeau scrotal remonté de façon que sa face cruentée s'appliquât à celle du précédent, en même temps qu'il recouvrait le pénis. Le résultat paraissait bon quand le malade succomba le sixième jour à un érysipèle. Sédillot a proposé un procédé presque identique.

Il suffit de signaler le procédé des deux lambeaux latéraux de Pancoast, du grand lambeau supérieur triangulaire de Ayres, et des deux lambeaux abdomino-latéral et scrotal oblique de Holmes.

Le procédé de Wood doit nous arrêter davantage, car c'est celui qui a été le plus employé. Cet auteur dessine sur la peau de l'abdomen trois lambeaux arrondis, un médian plus grand et deux latéraux plus petits, dont l'ensemble figure une feuille de trèfle. Le lambeau médian est renversé, sa face épidermique répondant à la vessie qu'il recouvre entièrement, et les lambeaux latéraux, dont la base répond au pli de l'aine, sont amenés, sans être renversés, à s'unir sur la ligne médiane, et recouvrent toute la face cruentée du premier. John Ashurst, en 1874, a perfectionné ce procédé en bouchant l'orifice inférieur, qui a une grande tendance à s'agrandir, avec un lambeau scrotal suturé aux lambeaux abdominaux. Sur 18 cas, Wood a eu 15 succès, 2 insuccès et une seule mort.

Hirschberg, en 1875, recouvrit la vessie avec un lambeau unique pris au-dessus et à gauche de la vessie. Il tenta sans succès de réunir après avivement les deux bords de la muqueuse vésicale au niveau de l'angle inférieur pour reconstituer le sphincter, et dut obturer cet angle avec un lambeau préputial. L'opéré pouvait garder ses urines pendant le décubitus, le repos et le sommeil. Le dépôt rapide de concrétions phosphatiques et la grande sensibilité de la vessie ne permirent pas l'application de la pelote de Thiersch.

Thiersch recouvre la vessie avec deux lambeaux latéraux qui s'appliquent sur elle par leur face cruentée; l'occlusion est complétée en bas par un lambeau préputial ou scrotal.

Le premier lambeau latéral est taillé comme il suit : on fait de haut en bas une incision interne longeant le bord interne du muscle droit et le bord correspondant de la surface vésicale jusqu'à la racine du pénis ; une incision externe descend parallèlement à la première, à une distance variable suivant le volume de l'exstrophie. Ce lambeau, adhérent à ses deux extrémités, est soulevé sur une lame d'ivoire ou de verre et, quand sa face profonde a granulé, son bord supérieur est taillé en biseau et le lambeau est rabattu comme un pont transversal recouvrant par sa face granuleuse la moitié inférieure de la vessie. Le second lambeau est taillé de même du côté opposé, mais les incisions verticales ne dépassent pas en bas le bord supérieur du lambeau inférieur.

Cette opération se fait en plusieurs temps séparés par un certain intervalle dans l'ordre suivant :

1º Transformation de la fente pénienne en canal, par le procédé de l'auteur pour l'épispadias;

2º Taille, puis détachement et suture du premier lambeau latéral ;

3º Oblitération de l'orifice qui existe entre ce lambeau et le canal pénien, au moyen d'un lambeau scrotal ou préputial;

4º Enfin oblitération complète de la vessie avec le second lambeau latéral.

Le traitement entier dure environ un an. Quand la réunion est solide, Thiersch place sur l'orifice vésical un tampon qu'on enlève de temps en temps pour laisser l'urine s'écouler. Chez les filles, où ce tampon ne peut être appliqué, nous avons vu que l'auteur s'était bien trouvé une fois de faire communiquer avec le rectum la vessie de nouvelle formation.

Sur 20 sujets que Thiersch avait opérés par ce procédé, en 1882, il a obtenu 16 guérisons; la mort est survenue 2 fois par blessure du péritoine, 1 fois par érysipèle et 1 fois par les progrès d'une pyélo-néphrite qui existait déjà avant l'opération. Il a présenté à cette époque au Congrès des chirurgiens allemands un sujet opéré depuis six ans, capable de travailler et n'ayant éprouvé aucune suite fâcheuse de l'opération. Deux fois seulement il a vu des concrétions se former dans la nouvelle vessie.

Le Fort a imaginé un procédé dans lequel le principal lambeau, abdominal et médian, est celui de Wood et de Richard, mais la tendance à la rétraction de ce lambeau, qu'on renverse en tablier, est combattue par l'union de son bord inférieur à un lambeau préputial. Les ouvertures latérales que laisse ce pont cutané sont obturées au moyen de deux lambeaux circonscrits de chaque côté par 3 incisions, interne, supérieure et inférieure, et amenés par glissement au-dessus du lambeau abdominal qu'ils recouvrent légèrement.

Th. Anger et Richelot ont publié chacun un succès obtenu par des procédés très-semblables au précédent; Richelot a opéré en un seul temps et obtenu la réunion par première intention.

Sonnenburg, en 1881, a proposé et pratiqué deux fois avec succès l'extirpation totale de la vessie avec suture des uretères à la base de la verge ou en dedans des petites lèvres. Cette suture n'est faite immédiatement que si le sujet est assez âgé; s'il est très-jeune, elle constitue un temps supplémentaire qu'on exécute quand les parties ont acquis un développement suffisant. Van Iterson a fait cette opération avec succès chez une petite fille de deux ans, avec suture immédiate des uretères. Les deux opérés de Sonnenburg avaient l'un neuf ans et la seconde trois à quatre semaines; le premier, présenté quatre ans plus tard, était dans un état très-supportable.

Nous arrivons aux tentatives de traitement véritablement curatif faites par Trendelenburg. Croyant, pour les raisons que nous avons exposées plus haut, à l'existence des éléments du sphincter vésical, ce chirurgien cherche à réunir directement, sans interposition d'aucun lambeau autoplastique, les deux moitiés de la vessie et de l'urèthre, espérant ainsi reconstituer un réservoir muni de son sphincter.

Pour rendre cet affrontement possible, il commence par détruire de chaque côté les ligaments de l'articulation sacro-iliaque et par rapprocher les deux os des iles par une traction continue exercée par une ceinture spéciale et des poids. Cette opération, dit-il, est facile et sans danger chez les jeunes enfants, mais, à partir de la puberté et même quelques années avant, elle devient difficile et dangereuse. Peut-être est-elle inutile chez les nouveau-nés et la pression de la ceinture suffirait-elle chez eux à rapprocher les pubis. Notons que Dubois et Dupuytren avaient déjà eu l'idée de rapprocher les os à l'aide d'un bandage.

La seconde opération, qui consiste dans l'affrontement des bords de la vessie et de l'urèthre, au moins jusqu'au commencement de la partie bulbeuse, doit être faite six à huit semaines après la première. Jusqu'à présent Trendelenburg a toujours fait d'un seul coup la réunion de la vessie et de l'urèthre; il pense qu'il y aurait peut-être avantage à réserver pour un troisième temps la réunion de l'urèthre, qui est la plus difficile à obtenir.

Jusqu'ici la réunion a toujours manqué à ce niveau chez ses opérés. Sur un enfant de trois ans, présenté au 15e Congrès allemand de chirurgie, il est arrivé par des opérations complémentaires à obtenir la réunion jusqu'au milieu de la verge, mais il restait encore deux petites fistules laissant échapper l'urine et ne permettant pas de se rendre compte de l'état fonctionnel du sphincter.

Neudörfer reproche à l'opération ainsi conduite de rétrécir la cavité du bassin, de modifier défavorablement la position des membres inférieurs et d'exposer les sujets à ne marcher qu'avec une grande difficulté par suite d'interruption en deux points de la continuité de la ceinture pelvienne.

Conservant le principe de la reconstitution du sphincter par réunion des deux moitiés de la vessie sans adjonction d'aucun lambeau, ce chirurgien propose le plan opératoire suivant :

Il circonscrit la vessie par deux incisions en fer à cheval, dont la convexité répond au bord antérieur de l'os des iles et dont les extrémités aboutissent au sommet et au col de la vessie ; ces incisions doivent aller en profondeur jusqu'au *fascia transversalis*. Il libère ensuite la paroi vésicale sur une étendue de 7 à 8 millimètres, avive la partie correspondante de la peau du ventre et fait glisser les parties circonscrites par l'incision jusqu'à ce qu'elles s'adossent sur la ligne médiane. Il ne reste plus alors qu'à suturer les parois vésicales ainsi que la paroi abdominale avivée, substituant ainsi deux pertes de substances latérales à la perte de substance médiane primitive. La capacité de la nouvelle vessie est très-faible, mais elle doit augmenter peu à peu.

Pour compléter cette opération, il faut faire disparaître la différence de niveau qui se trouve exister entre la vessie enfoncée dans l'abdomen et l'urèthre qui passe au-dessus du ligament interpubien.

Pour y arriver, Neudörfer conseille de scier de chaque côté la branche horizontale du pubis, à 2 centimètres de son extrémité libre, et de suturer sur la ligne médiane les deux fragments osseux détachés, en refoulant en bas le ligament interpubien qui se coude et amène ainsi l'origine de l'urèthre près du sphincter vésical. Cette opération ne doit modifier en rien, d'après l'auteur, les conditions de la marche, elle la rendrait même plus facile, si les pertes de substances pubiennes se comblaient par prolifération osseuse. Cette opération nécessite des dégâts moins considérables que celle de Trendelenburg et paraît pouvoir permettre le rapprochement des deux parties latérales de la vessie dans un certain nombre de cas. Il est impossible de se prononcer sur sa valeur, car elle n'a jamais été pratiquée, et Neudörfer en a décrit théoriquement les différents temps à la suite de la publication des faits de Trendelenburg.

Telles sont, dans leurs grandes lignes, les différentes méthodes de traitement de l'exstrophie de la vessie. Il nous reste à indiquer quelques règles générales applicables à la plupart de ces opérations et en tête desquelles est l'antisepsie dont l'influence est surtout remarquable sur les opérations d'autoplastie ; on doit donner aux lambeaux la plus grande épaisseur possible et faire porter leur dissection jusqu'au plan aponévrotique. Un des principaux éléments de succès dans ces opérations est de procéder à la réparation par temps successifs sans chercher à parfaire celle-ci du premier coup ; c'est l'application de ce principe qui a permis au professeur Duplay d'obtenir les brillants résultats que l'on connaît dans le traitement de l'hypospadias et de l'épispadias.

Dans beaucoup des procédés autoplastiques que nous avons décrits, les lambeaux répondant par leur face épidermique à la nouvelle cavité vésicale appartiennent à des régions couvertes de poils dont l'existence dans le réservoir urinaire peut déterminer la formation de calculs. Cet inconvénient, noté dans un certain nombre d'observations, n'est peut-être pas trop à redouter quand on opère des enfants, le contact prolongé de l'urine devant atrophier les bulbes pileux, comme cela est noté chez un opéré de Pancoast. Pour l'éviter, Scharlam propose de détruire par une opération préliminaire la peau du futur lambeau jusqu'au tissu cellulaire sous-cutané et de la remplacer par une greffe prise dans une région sans poils. Mieux vaudrait, si l'on opère un adulte, employer l'épilation par l'électrolyse, procédé qui demande une grande patience, mais qui a donné récemment de bons résultats entre les mains de Brocq (*Bull. de la Soc. méd. des hôpitaux*, 1886). Cet inconvénient n'existe pas, bien entendu, dans les procédés qui appliquent les lambeaux sur la vessie par leur face granuleuse, comme celui de Thiersch. Aussi paraissent-ils exposer moins à la formation de calculs; le chirurgien dont nous parlons ne l'a constatée que 2 fois sur 16 cas.

La gravité de ces opérations ne paraît pas considérable, néanmoins le chiffre de 4 morts sur 40 opérations qui résulte de la statistique de Valdiviesco en donne peut être une idée trop favorable parce qu'elle n'est basée que sur des observations publiées par divers chirurgiens et qu'on a sans doute, comme toujours, fait connaître les cas favorables de préférence aux autres. Nous avons plus de confiance dans la statistique déjà citée de Thiersch, qui ne porte que sur ses propres observations et donne une mortalité double, de 4 sur 20.

Les auteurs ne sont pas d'accord sur l'âge auquel il convient d'opérer. Le Dentu et Duplay conseillent d'attendre jusqu'à huit à dix ans et Neudörfer jusqu'à dix à quatorze ans, pour que l'enfant soit assez raisonnable et qu'on puisse avoir quelque autorité sur lui; Richelot a opéré avec succès un enfant de deux ans et pense qu'il y a avantage à opérer de bonne heure; enfin Sonnenburg et Trendelenburg conseillent d'intervenir dès les premières semaines de la vie. Il est vrai qu'on a ainsi plus de chances de voir la difformité s'atténuer par suite du développement, mais cet avantage est largement compensé par les dangers considérables que les opérations sanglantes font courir aux tous jeunes enfants à plus ou moins longue échéance, comme cela a surtout été démontré récemment à propos des opérations de bec-de-lièvre.

Il nous reste à apprécier la valeur des différents modes de traitement que nous avons passés en revue.

Quoique l'intervention chirurgicale n'ait encore abouti qu'à des résultats incomplets et ne dispense pas les sujets du port d'un appareil, elle améliore assez notablement leur état pour que tous les auteurs s'accordent à la préférer au traitement purement prothétique, à moins de conditions locales ou générales particulièrement défavorables.

Les opérations ayant pour but d'amener les urines dans le rectum sont généralement condamnées; d'après Le Dentu le sphincter anal ne pourrait retenir qu'incomplétement l'urine dont le contact prolongé enflammerait la muqueuse rectale. L'exemple de Thiersch, cité plus haut, montre que cette condamnation ne doit pas être aussi absolue. Ces opérations doivent d'ailleurs être combinées soit à l'autoplastie, soit à l'extirpation de la vessie.

L'opération de Sonnenburg (extirpation de la vessie) donne un résultat fonctionnel analogue à celui des autoplasties, dont elle ne présente ni les lenteurs ni les complications ultérieures de calculs. Peut-être des faits plus nombreux décideront-ils les chirurgiens à l'employer dans certains cas.

Les opérations d'autoplastie ont été presque exclusivement employées jusqu'à ces derniers temps et leur supériorité paraissait incontestable. Celles qui ont donné les meilleurs résultats sont celles de Wood, de Le Fort et de Thiersch, parmi lesquelles on aura à choisir suivant les conditions particulières à chaque cas. Il paraît à peu près indifférent que les lambeaux répondent à la future cavité vésicale par leur face épidermique ou par leur face profonde.

L'opération de Trendelenburg aurait sur les autres le grand avantage, si les résultats qu'en attend ce chirurgien sont confirmés par l'expérience, de mettre les sujets dans des conditions à peu près physiologiques sans l'intervention d'aucun appareil, mais elle rachète cet avantage par les délabrements étendus qu'elle nécessite.

Elle mérite cependant d'attirer l'attention des chirurgiens et marquera peut-être l'avénement d'une ère nouvelle dans le traitement de l'exstrophie de la vessie. Déjà les importantes modifications qu'y a apportées Neudörfer restreignent très-notablement le traumatisme opératoire, et elle pourra entrer dans la pratique quand ses résultats fonctionnels seront démontrés par quelques observations, qui peuvent plus pour le succès d'un procédé opératoire que les raisonnements les mieux conduits.

D'ailleurs les différents degrés que peut présenter cette malformation font que, comme dans la plupart des affections chirurgicales, il n'y a pas lieu de préconiser le même traitement pour tous les cas.

Malgré la rareté des faits qui nous occupent on arrivera sans doute, par une description plus précise de leurs caractères anatomiques, à déterminer ceux pour lesquels le port d'un appareil prothétique est la seule ressource, ceux qui relèvent de l'autoplastie ou de l'extirpation de la vessie, et ceux qui peuvent bénéficier des tentatives de cure radicale.   MAURICE HACHE.

BIBLIOGRAPHIE. — **Généralités.** HACHE. *Des cystites.* Thèse de Paris, 1884. — TUFFIER. *Du rôle de la congestion dans les maladies des voies urinaires.* Th. de Paris, 1885. — WINCKEL. *Les maladies de l'urèthre et de la vessie de la femme.* In *Deutsche Chirurgie,* 62e livr., 1885. — GUYON. In *Annales génito-urinaires,* passim.

Contusions et plaies. — SAUCEROTTE. *Blessure de la vessie à travers l'utérus.* In *Journ. de méd., de chir. et de pharm.,* 1789, p. 64. — LARREY. *Mémoire sur les plaies de la vessie et sur certains corps étrangers restés dans ce viscère.* In *Mémoires de chir. militaire et campagnes,* 1817, t. IV, p. 284. — ROUX (de St-Bonnet). *Des dangers des blessures de la vessie au point de vue médico-légal.* Thèse de Paris, 1840. — DEMARQUAY. *Mémoires sur les plaies de la vessie par armes à feu.* In *Mémoires de la Soc. de chir.,* 1851, t. II, p. 289. — HOUEL. *Des plaies et ruptures de la vessie.* Thèse d'agrég. Paris, 1857. — KLEIN. *Plaies de la vessie par armes à feu.* Th. de Paris, 1872. — OTIS. *Histoire méd.-chir. de la guerre de Sécession,* partie chirurgicale. Washington, 1876, t. II, p. 263. — BARTELS. *Les traumatismes de la vessie.* In *Arch. f. klin. Chirurgie,* 1878, t. XXII, p. 519 et 715. — EUSTACHE. *De la lésion des organes urinaires pendant l'opération de l'ovariotomie.* In *Association française pour l'avancement des sciences.* Session de Montpellier, 1879. — MALTRAIT. *Contribution à l'étude des traumatismes de la vessie.* Thèse de Lyon, 1881. — VINCENT. *Plaies pénétrantes intra-péritonéales de la vessie.* In *Revue de chirurgie,* juin et juillet 1881. — Du MÊME. *Laparotomie et cystorrhaphie dans les plaies pénétrantes intra-péritonéales de la vessie.* In *Lyon médical,* 1881. — HOMANS. *Ovariotomie avec ouverture de la vessie. Suture, sonde à demeure, guérison.* In *Boston Med. and Surg. Journ.,* 1882, n° 7, p. 153. — JULLIARD. *Déchirure de la vessie. Suture, guérison.* In *Arch. f. klin. Chir.,* 1882. — POZZI. *Suture de la vessie pour une très-grande plaie intra et extra-péritonéale,* etc. In *Annales génito-urinaires,* mai 1883, p. 345. — BŒCKEL (J.). *Traumatismes de la vessie dans l'ovariotomie et l'hystérectomie.* In *Gaz. méd. de Strasbourg,* 1er novembre 1885. — GILLETTE. *Perforation de la vessie pendant une hystérectomie vaginale. Suture en bourse, guérison.* In *Bull. de la Société de chirurgie,* 4 novembre 1885. — REVERDIN (J.). *Incision de la vessie au cours d'une ovariotomie. Suture complète immédiate, guérison.* In *Annales génito-urinaires,* janvier 1886.

Ruptures. — SMITH. *Contribution à la statistique de la rupture de la vessie.* In *New-York Journ. of Med.,* 1851, p. 336. — GINTRAC. *Rupture de la vessie.* In *Bordeaux médical* 1873. — CHABOURAU. *Des ruptures de la vessie dans leurs rapports avec les fractures du* *bassin.* Thèse de Paris, 1878. — Assmuth. *Deux cas de rupture de la vessie par effort.* In *St-Petersb. med. Wochenschrift*, 1881, n° 22. — Rivington. *Sur la rupture de la vessie.* In *Lancet*, 1882 et 1883, II, p. 163. — Du même. *Relevé de 300 cas.* Londres, 1884. — Beck. *Sur la déchirure traumatique de la vessie.* In *Centralblatt für Chir.*, 1883, n° 44, p. 608. — Ferraton. *Des ruptures intra-péritonéales de la vessie.* Th. de Paris, 1883. — Morris, *Sur la rupture de la vessie, avec deux cas.* In *Lancet*, 1883, II, p. 8 et 51. — Mac Dougall. *Sur la rupture de la vessie urinaire.* In *Edinb. Med. Journal*, décembre 1877, et *Lancet*, 1883, p. 269. — Hamilton. *Rupture de la vessie.* In *Brit. Med. Journ.*, 1883, p. 1166. — Weir. *Remarques sur la rupture de la vessie avec un cas de guérison par l'uréthrotomie et le drainage.* In *New-York Med. Record*, 1884, p. 537. — Pousson. *Considérations sur la pathogénie de deux variétés peu connues, de rupture de la vessie et sur les moyens de les prévenir.* In *Revue de chirurgie*, novembre 1885. — Socin. *Rupture vésicale. Incision hypogastrique ; guérison.* In *Congrès français de chirurgie*, 1885. — Ziemacki. *Rupture traumatique intra-péritonéale de la vessie, favorisée par une ancienne périmétrite.* In *St.-Petersb. med. Wochenschr.*, 1885, n° 25, p. 211. — Mac-Cormac. *Deux observations de rupture intra-péritonéale de la vessie.* In *Lancet*, 1886, II, p. 1118. — Hofmokl. *Rupture intra- et extra-péritonéale de la vessie ; laparotomie. Guérison.* In *Soc. impér. royale de méd. de Vienne*, 29 octobre 1886. — Gravitz. *Recherches sur la pathogénie de la péritonite.* In *Charité Annalen*, 1886, XI, p. 770. — Riedel. *Un cas de rupture de la vessie presque impossible à diagnostiquer.* In *Centralblatt f. Chirurgie*, 1886, n° 37, p. 638. — Morris (H.). *Rupture intra-péritonéale de la vessie guérie spontanément et rouverte au bout de sept ans* In *Société royale de Londres*, février 1887. — Holmes. *Suture de la vessie après laparotomie pour une rupture traumatique. Guérison.* In *Lancet*, 1887, II, p. 153.

Cystocèles. — Méry. *Mémoires de l'Acad. roy. des sciences*, 1713. — Petit. *Ibidem*, 1717. — Divoux. *De vesicæ urinariæ herniâ. Dissert. med. chir., præside Salzmann.* Strasbourg, 1752. — Verdier. *Sur la hernie de la vessie.* In *Mém. de l'Acad. roy. de chirurgie*, 1753, t. II, p. 1. — Pipelet le Jeune. *Idem. Ibidem*, t. IV, 1768, p. 181. — Rognetta. *Considérations sur la cystocèle vaginale.* In *Rev. médic.*, II, 1832. — Rondet (M°). *Mémoire sur la cystocèle vaginale.* Paris, 1835. — Jobert de Lamballe. *De la cystocèle vaginale opérée par un procédé nouveau.* In *Mémoires de l'Acad. de méd.*, 1840, t. VIII, p. 697. Rapport de Gimelle. *Bulletin de l'Académie de médecine*, t. V, p. 172. — Malgaigne. *Journal de chirurgie*, 1843. — Huguier. *Leçon clinique. Gaz. des hôpit.*, septembre 1844. — Drouet. *De la cystocèle vaginale simple.* Thèse de Paris, 1861. — Leroy d'Étiolles. *Sur le développement des pierres dans les cystocèles.* In *Bull. de la Soc. de chir.*, 1864, p. 262. — Weinlechner. *Jahrbücher für Kinderheilkunde*, 1874, t. VIII, p. 52. — Streubel. *Cystocèle uréthrale.* In *Schmidt's Jahrbücher*, t. C, p. 224. — Krönlein. *Hernie intestino-vésicale scrotale étranglée.* In *Arch. f. klin. Chir.*, 1876, t. XIX, p. 420. — Leroux (Ch.). *Hernie de la vessie.* In *Revue mens. de méd. et de chir.*, 1880, p. 567. — De la Barrière. *De la cystocèle inguinale.* Thèse de Paris, 1881. — Malherbe. *Hernie polypiforme de la vessie à travers l'urèthre chez une femme. Excision, guérison.* In *Annales génito-urinaires*, 1884, p. 734. — Varnier. *Des cystocèles vaginales avec ou sans chute de l'utérus compliquées de calculs.* In *Annales de gynéc.*, 1885, p. 201, 289 et 366. — Polaillon. *Hernie de la vessie et étranglement de cet organe à travers la vulve.* In *Journ. de méd. de Paris*, 1886, p. 649. — Ebner. *Sur les hernies périnéales.* In *Deutsche Zeitschr. f. Chir.*, 1887, t. XXVI, p. 48-112.

Ulcérations. — Mercier. *Mémoire sur certaines ulcérations spontanées de la vessie.* In *Gaz. méd. de Paris*, 1856, p. 257 et 273. — Vidal de Cassis. *Chancre vésical, perforation ae la vessie.* In *Traité des maladies vénériennes*, p. 169. — Lawson. *Sur l'ulcère perforant de la vessie.* In *Lancet*, 1870, II, p. 738. — Bartbet. *Idem. Ibidem*, 1876, p. 210. — Oliver. *Idem.* In *Med. Times*, 18 juillet 1885. — Schatz. *Sur les ulcères de la vessie.* In *Arch. für Gynäk.*, 1886, t. XXIX, p. 53.

Altérations de structure. — Atrophie de la couche musculaire. — Guyon. *Leçons sur les prostatiques.* In *Annales génito-urin.*, 1885. — Du même. *Cystite des prostatiques. Ibid.*, août 1886. — Launois. *De l'appareil urinaire des vieillards.* Thèse de Paris, 1885.

Varices. — Guyon. *Soc. anat.*, 1854, t. XXIX, p. 286. — Duplay (père). *Altérations séniles des vésicules séminales.* In *Arch. gén. de méd.*, 1855, p. 431. — Baraduc. *Des varices vésicales en rapport avec les hémorrhoïdes chez l'homme.* Thèse de Paris, 1877.

Cellules. — Tenon. *Observation anatomique sur une vessie double percée dans le milieu de sa cloison.* In *Acad. des sciences*, 1768, histoire, p. 48. — Chopart. *De la hernie de la membrane interne de la vessie.* In *Mal. des voies urin.*, 1791, t. II, p. 50. — Civiale. *Mém sur les vessies à cellules.* In *Acad. des sciences*, 1836. — Chandelux. *Des lésions vésicales déterminées par les obstacles au cours de l'urine.* Thèse de Paris, 1876. — Robelin. *Étude sur les vessies à cellules.* Thèse de Paris, 1886.

Tumeurs. — Weiss. *Polypes multiples de la vessie.* In *Soc. anat.*, 1850, p. 335. — Pize. *Kyste hydatique de la vessie. Ibidem*, 1855, p. 76. — Liston et Knox. *Remarques sur le développement des kystes membraneux dans la vessie.* In *Medical Times and Gaz.*, 1862. — Heilborn. *Étude anatomo-pathologique sur trente-sept cas de cancer de la vessie. Inaug Dissert.* Berlin. 1868. — Volkmann. *Extirpation d'un myome pédiculé de la vessie du volume d'une orange.* In *Arch. für klin. Chir.*, 1876, t. XIX. — Hasenclever. *Étude statistique du cancer de la vessie. Inaug. Dissert.* Berlin, 1880. — Belfield. *Pour l'étude du myome de la vessie.* In *Wiener med. Wochenschr.*, 1881, n° 12. — Féré. *Cancer de la vessie. Public. du Prog. médical*, 1881. — Marcacci. *Taille hypogastrique pour l'extirpation d'une tumeur villeuse.* In *lo Sperimentale*, 1881, XLVI, p. 350. — Bazy. *De l'intervention chirurgicale dans les tumeurs de la vessie.* In *Ann. génito-urin.*, 1883, p. 621 et 661. — Du même. *Rapport de Monod.* In *Soc. de chir.*, 25 juillet 1883. — De St-Germain et Launois. *Cancer de la vessie chez l'enfant.* In *Revue mens. des mal. de l'enfance*, 1883, p. 16. — Musser. *Sarcome de la vessie.* In *Méd. News*, 1883, II, p. 155. — Posner. *Un cas de cancer primitif de la vessie.* In *Berl. klin. Wochenschrift*, 1883, n° 26. — Witehead et Pollard. *Traitement chirurgical des tumeurs et autres affections obscures de la vessie.* In *Lancet*, 1883, t. II, p. 582, 629 et 673. — Wittelshöfer. *Diagnostic et traitement des tumeurs de la vessie.* In *Wiener med. Wochenschrift*, 1883, n° 52, et 1885, pp. 1033, 1060 et 1091. — Kaltenbach. *Extirpation d'un adénome papillaire de la vessie par le vagin.* In *Arch. f. klin. Chir.*, 1884, XXX. — Watson. *Tumeurs de la vessie chez l'homme, avec un cas.* In *Boston Med. and Surg. Journal*, 1884, II, p. 409. — Pousson. *De l'intervention chirurgicale dans le traitement et le diagnostic des tumeurs de la vessie dans les deux sexes.* Thèse de Paris, 1884. — Du même. *Nouvelles considérations sur l'extirpation des tumeurs de la vessie.* In *Ann. génito-urin.*, 1885, p. 528. — Geza von Antal. *Extirpation des tumeurs de la vessie.* In *Wiener med. Woch.*, 1885, p. 1117 et 1212. — Du même. *Résection partielle extra-péritonéale de la vessie pour cancer.* In *Centralblatt f. Chirurgie*, 1885, p. 617. — Ebermann. *Cancer de la vessie. Grattage, mort au bout de quatre ans de généralisation. Congrès de St-Pétersbourg*, décembre 1885. — Grünfeld. *Polypes vésicaux diagnostiqués et enlevés à l'aide de l'endoscope.* In *Wien. med. Presse*, 1885, p. 38 et 1189. — Guyon. *Acad. de médecine*, 8 septembre 1885, et *Annales génito-urinaires*, 1884, passim. — Harrison. *Du traitement des tumeurs de la vessie. Assoc. Med. Brit.*, 1885, in *Med. Times and Gaz.*, aug. 1885. — Riebel. *Contribution au traitement des papillomes de la vessie.* In *St-Petersb. med. Wochenschr.*, 1885, p. 169. — Rollin. *Contribution à l'étude de l'hématurie dans les néoplasmes de la vessie.* Thèse de Paris, 1885. — Sabatier. *Sur quarante-sept cas de tumeurs de la vessie chez l'homme, enlevées délibérément par l'hypogastre ou par le périnée.* In *Revue de chirurgie*, juillet-août 1885. — Schlegtendal. *Sarcome de la vessie.* In *Wiener med. Blätter*, 3 septembre 1885. — Stein. *Résultat des opérations d'ablation des tumeurs vésicales.* In *New-York Med. Record*, mars 1885. — Thompson. *Leçons sur les tumeurs de la vessie*, trad. Jamin. Paris, 1885. — Du même. *Observation d'un cas heureux d'ablation de tumeur vésicale.* In *Lancet*, 15 févr. 1886. — Baker (M.). *Sarcome de la vessie, cystotomie.* In *Lancet*, 17 avril 1886. — Bruhl. *Expulsion spontanée d'une tumeur de la vessie par une boutonnière périnéale.* In *Progrès médical*, 18 septembre 1886. — Chiari. *Anatomie pathologique du sarcome primitif de la vessie.* In *Prager med. Wochenschrift*, 1886, n° 50. — Desnos. *Papillome vésical enlevé par la taille hypogastrique. Congrès français de chirurgie*, 1886. — Küster. *Sur les tumeurs de la vessie et leur traitement.* In *Sammlung klinischer Vorträge*, n°s 267 268, 1886. — Koch. *Sur l'opération des papillomes bénins de la vessie chez l'homme.* In *Brun's Beiträge zur klin. Chir.*, t. II, 1887.

Résection et suture. — Glück. *Expériences sur l'extirpation de la vessie et de la prostate chez les chiens.* In *Stricker's med. Jahrbücher*, 6 juin 1881. — Glück u. Zell. *Du traitement secondaire des uretères après l'extirpation de la vessie. Ibidem*, 30 octobre 1881. — Vincent. *Suture de la vessie.* In *Rev. de chir.*, juin-juillet 1881. — Fischer. *Résection partielle de la vessie.* In *Arch. f. klin. Chirurgie*, 1882, p. 756. — Rivington. *Suture de la vessie.* In *Lancet*, 1882, p. 903, 944, 982 et 1024. — Duchastelet. *Cystorrhaphie hypogastrique.* In *Revue de chir.*, 1883, p. 104. — Schüster. *Cancer des deux ovaires, ovariotomie double, résection intestinale et vésicale. Guérison.* In *Wiener med. Wochenschrift*, 1883, n° 253. — Zsamensky. *Sur la résection partielle de la paroi vésicale.* In *Arch. f. kl. Chir.*, 1885. — Corona et Falchi Armondi. *Expériences sur la suture de la vessie.* In *Ann. univ. di med. e chir.*, 1886, p. 3. — Tiling. *Sur une petite modification de la suture vésicale.* In *St-Petersb. med. Wochenschr.*, 16 janvier 1886.

Calculs. — Civiale. *Expulsion spontanée de calculs urinaires. Tableau des cas les plus remarquables, etc.* In *Acad. des sciences*, 1836. — Du même. *Traité de la pierre.* Paris, 1840. — Bigelow. *Recherches sur les calculs de la vessie.* Thèse de Paris, 1852. — Guényot. *Fragmentation spontanée des calculs dans la vessie.* In *Gaz. des hôpit.*, 1867, p. 348. — Hybord.

Des calculs de la vessie chez la femme et la petite fille. Thèse de Paris, 1872. — Volkmann. *Du toucher rectal pour le diagnostic des calculs vésicaux.* In *Centralblatt f. Chir.*, 1882, p. 172. — Mouchet. *Expulsion spontanée d'un volumineux calcul à travers la paroi uréthro-vaginale.* In *Bull. de la Société de chir.*, 7 février 1883. — Patterson. *Exemple extraordinaire et probablement unique de pierre dans la vessie.* In *Glasgow Med. Journal*, 1884, p. 409. — Esbach. *Les calculs urinaires et biliaires.* Paris, 1885. — Elstein. *La nature et le traitement des calculs vésicaux.* Wiesbaden, 1885. — Maas. *Sur les méthodes d'extraction des corps étrangers de la vessie.* In *Sitzungsber. der phys. med. Gesellschaft zu Würzburg*, 1885, p. 41. — Monod. *Calculs enchatonnés.* In *Bull. de la Soc. de chir.*, 1885, p. 504. — Murphy. *Quarante-trois calculs retirés par un malade de sa propre vessie.* In *Brit. Med. Journal*, 1885. — Plowright. *Sur la distribution de l'affection calculeuse dans le Norfolk.* In *British Med. Journal*, 7 novembre 1885. — Pousson. *Causes prochaines des calculs urinaires, lithogénie.* In *Province médicale*, 1887, n° 7. — Du même. *De la conduite à tenir dans le traitement des calculs enchatonnés.* In *Ann. génito-urinaires*, 1885, p. 713. — Galippe. *Considérations sur la production des calculs en général. Présence des microbes ou de leur germes dans ces concrétions.* In *Mém. de la Soc. de biologie*, 1886, 6 mars et 17 juillet. — König et Kramer. *Modifications modernes de l'opération de la pierre. Du choix de l'opération préliminaire.* In *Arch. f. klin. Chirurgie*, 1886, XXXIV, p. 57. — Schmitz. *Considérations sur l'opération de la pierre chez les enfants.* In *Arch. f. klin. Chir.*, 1886, XXXIII, p. 427. — Sidney Jones. *Fracture spontanée des calculs vésicaux.* Soc. path. de Londres, 1886, in *Semaine médicale*, p. 35. — Vincent. *Calculs enchatonnés à chaque orifice vésical des uretères, trouvés à l'autopsie d'un calculeux.* In *Journ. de méd. de Bordeaux*, 1886, 14 février. — Pfender. *Calcul vésical de 5 centimètres sur 38 millimètres chez la femme. Dilatation immédiate progressive de l'urèthre. Extraction sans incontinence consécutive.* In *Gaz. méd. de Paris*, 1887, n° 5.

Lithotritie. — Desnos. *Étude sur la lithotritie à séances prolongées.* Thèse de Paris, 1882. — Guyon et Desnos. *De l'aspiration des fragments après la lithotritie.* In *Ann. génito-urin.*, 1883, février et mars. — Kirmisson. *Des modifications modernes de la lithotritie.* Thèse d'agrégation, 1883. — Carrié. *De la litholapaxie, de ses contre-indications et de l'emploi du chlorhydrate de cocaïne comme anesthésique.* Thèse de Montpellier, 1885. — Pradal. *Idem.* Th. de Montpellier, 1885-1886. — Bruns. *Litholapaxie avec anesthésie par la cocaïne de la vessie et de l'urèthre.* In *Berl. klin. Wochenschrift*, 1885, p. 329. — Robert. *Lithotritie avec anesthésie par la cocaïne.* In *Lancet*, janvier 1885. — Watson. *Idem.* In *Boston Med. Soc. Journ.*, novembre 1885. — Weir. *Idem.* In *New-York Med. Journ.*, 14 mars 1885. — Bœckel (E.). *Idem.* In *Gaz. méd. de Strasbourg*, avril 1886. — Callioxzis (d'Athènes). *Idem.* In *Annales génito-urin.*, 1886, p. 699. — Delefosse. *Idem.* In *Annales génito-urin.*, juillet 1886. — Dubuc. *Idem.* In *Union médicale*, 17 janvier 1886. — Szénasi. *Idem.* In *Allg. Wiener med. Zeitung*, 1886, p. 42 et 501. — Jamin. *Considérations sur la lithotritie des calculs volumineux.* In *Ann. génito-urin.*, 1886. — Guyon. *Des limites de la lithotritie.* Congrès français de chirurgie, 1886.

Taille hypogastrique. — Petersen. *Sur la taille haute.* In *Arch. f. klin. Chir.*, 1880. — Trendelenburg. *Sur le drainage de la vessie après la taille.* In *Berl. klin. Wochenschr.*, 1881, n° 1. — Le Dentu. *Taille hypogastrique sur un homme de soixante et onze ans. Guérison, considérations générales*, etc. In *Gaz. méd. de Paris*, 1882, nos 24, 25 et 26. — Broussin. Th. 1882. — Guyon. *Leç. clin.* In *Ann. génito-urinaires*, déc. 1882 et 1883, passim. — Hache. *Note sur trois cas de taille hypogastrique.* In *Annales génito-urin.*, décembre 1883. — Bouilly. *De la taille hypogastrique ou sus-pubienne.* In *Gaz. méd. de Paris*, 1883, p. 304, 314, 326, 337 et 361. — Bouley. *Étude historique expérimentale et critique de la taille hypogastrique.* Th. Paris, 1883. — Villeneuve. *Observation de taille hypogastrique chez une jeune fille vierge pour l'extraction d'un calcul formé autour d'une épingle à cheveux. Guérison.* In *Ann. génito-urin.*, mars 1883. — Du même. *De la substitution de la taille hypogastrique aux différentes méthodes de taille périnéale.* In *Rev. de chir.*, 1883, p. 665. — Mannheim. *De la taille hypogastrique chez les enfants.* Inaug. Dissert. Berlin, 1884. — Bergmann. *La suture vésicale après la taille hypogastrique.* Congrès de Magdebourg. In *Centralbl. f. Chir.*, 1884, n° 45. — Du même. *Idem.* 15° Congrès des chir. allemands, 1886. — Garcin. *Contribution clinique à l'étude de la cystotomie sus-pubienne avec statistique.* Thèse de Strasbourg, 1884. — Makawejew. *Résultats de la taille hypogastrique avec suture.* In *Wratsch*, 1884, nos 12 et 13. — Tuffier. *Étude sur la taille hypogastrique.* In *Ann. gén.-urin.*, juin 1884. — Geza von Antal. *Une modification de la taille haute, appliquée deux fois.* In *Arch. f. klin. Chir.*, 1885, p. 491. — Halle. *La taille hypogastrique à l'hôpital Necker. Manuel opératoire.* In *Ann. génito-urin.*, 1885, p. 649. — Preneux. *Étude sur la taille hypogastrique.* Th. de Lyon, 1885. — Dieu. *Calcul d'enfance, taille hypogastrique, guérison.* In *Bull. de la Soc. de chir.*, 1885, p. 235. — Terrillon. *Taille hypogastrique.*

succédant à une lithotritie pour enlever cinq calculs contenus dans une loge supérieure de la vessie, guérison. Ibidem, p. 404. — Thiso. *Sur la taille haute avec suture de la vessie. In St-Petersb. med. Woch.,* 1885, p. 29. — Zancarol. *De la suture de la vessie dans la taille hypogastrique. In Bull. de la Soc. de chir.,* 1885, p. 94. — Demons. *Drainage de la vessie par une anse de caoutchouc passant par l'urèthre et l'hypogastre. In Acad. de méd.,* 25 mai 1886. — Dittel. *Contre la réplétion de la vessie pour la taille haute. In Wiener med. Woch.,* 1886, p. 1397, 1473, 1505 et 1539. — Ferret. *Taille hypogastrique chez un prostatique. Fistule persistante, miction volontaire par la fistule. In Bull. de la Soc. de chir.,* 1886, p. 703. — Thompson. *Un cas de taille hypogastrique pour calcul volumineux. In Lancet,* 1884, II, p. 629. — Du même. *Taille sus-pubienne. In Semaine méd.,* 1885, n° 48. — Du même. *Idem. In Lancet,* 1886, 2 janvier. — Du même. *Idem. In British Med. Journ.,* 1886, p. 615. — Du même. *La taille sus-pubienne pour calculs et pour tumeurs.* Londres, 1886. — Gross. *Cystotomie hypogastrique chez les jeunes sujets. Congrès franç. de chir.,* 1886. — Kadjan. *Sur la taille haute chez les enfants au-dessous de cinq ans. 1ᵉʳ Congrès méd. de St-Pétersbourg, in Tagebl. des Kongresses.* St-Pétersbourg, 1886.— Schmitz. *Sur la taille haute chez les enfants. Ibidem.* — Bereskin. *Cinquante-neuf cas de taille haute chez les enfants. 2ᵉ Congrès de méd. russes.* Moscou, janvier 1887. — Sklifosowsky. *De la suture de la vessie après la taille haute. Ibidem.* — Marc Sée. *Étude sur la taille hypogastrique. In Rev. de chir.,* janvier et février 1887. — Clado et Nouraic. *Du pansement de la taille hypogastrique. In Ann. génito-urin.,* février et avril 1887. — Guiard. *Contribution à l'étude de la taille hypogastrique. Ibidem,* mars 1887.

Corps étrangers. — Rayer. *Recherches sur le trichiasis des voies urinaires et la pilimiction. In Mém. de la Soc. de biologie,* 1850. — Broca. *Sur la pilimiction et le trichiasis des voies urinaires. In Gaz. des hôpit.,* 1868, p. 321. — Martini. *Sur le triachisis de la vessie. In Arch. f. klin. Chir.,* 1874. — Bazy. *Corps étranger (étui de cure-dent) extrait avec le redresseur Collin. In Ann. génito-urin.,* avril 1884. — Guyon. *Extraction des corps étrangers de la vessie chez l'homme. In Ann. génito-urin.,* avril 1884. — Henriet. *Des applications de la lithotritie au traitement des corps étrangers de la vessie chez l'homme. Ibidem.* — Du même. *Étude expérimentale sur la position des corps étrangers de forme allongée dans la vessie. In Ann. génito-urin.,* juillet 1885. — Berger. *Corps étrangers de l'urèthre et de la vessie. In Bull. de la Soc. de chir.,* 1885, p. 345. — Després. *Corps étrangers de la vessie. Taille périnéale. In Bull. de la Soc. de chir.,* 7 octobre 1885. — Schwartz. *Corps étranger de la vessie chez une femme, extraction sans anesthésie. In Ann. génito-urin.,* 1886, p. 128. — Ménière. *Extraction d'une épingle à cheveux de la vessie d'une jeune fille. In Gaz. de gynéc.,* octobre 1885 et mars 1886.

Altérations de la sensibilité et de la contractilité. — Cystalgie. Vessie irritable. — James Gant. *Vessie irritable.* Londres, 1872. — Mathews Duncan. *Irritabilité de la vessie produite chez une femme par un rétrécissement du méat. Incision, guérison. In Med. Times and Gaz.,* 16 novembre 1878. — Gengaud. *Des cystalgies et de leur traitement chirurgical.* Thèse de Paris, 1882. — Stein. *Sur la vessie irritable. In Med. Record,* 1885, p. 533. — Monod et Gautier. *Du traitement des cystalgies chez la femme par la dilatation forcée et rapide de l'urèthre. In Ann. génito-urin.,* mai-juin 1885. — Oberländer. *Sur les affections nerveuses de l'appareil urinaire de l'homme. In Sammlung klin. Vortr.,* n° 275, 1886. — Guyon. *Des cystites douloureuses. In Ann. génito-urin.,* janvier-février 1887. — Hartmann. *Des cystites douloureuses.* Thèse de Paris, 1887.

Spasme et contracture. — Pomié. *Contracture du col vésical.* Thèse de Paris, 1851. — Marin y Granados. *Idem.* Th. de Paris, 1856. — Delefosse. *Leçons cliniques sur la contracture du col vésical.* Paris, 1879. — Guibal. *Du spasme uréthral.* Thèse d'agrég. Paris, 1880.

Paralysie et Atonie. — Michon. *Mémoires et observations sur l'électricité appliquée au traitement de la paralysie de la vessie. In Mém. de la Soc. de chir.,* t. II, p. 101. — Nieden. *Paralysie de la vessie chez un malade qui avait bu une solution phéniquée. In Berl. kl. Wochenschr.,* 1881. — Napier. *Idem. In Edinb. med. Journ.,* 1885. — Cartaz. *De la paralysie vésicale consécutive à l'usage de l'acide phénique en pansements. In Gaz. méd. de Paris,* 1884, p. 406.

Incontinence d'urine. — Gagey. *Sur l'incontinence d'urine.* Th. de Paris, 1860. — Faure. *Sur les maladies simulées dans l'armée et sur la simulation de l'incontinence d'urine.* Thèse de Paris, 1874. — Recullard. *Essai sur l'incontinence nocturne de l'urine chez les enfants.* Thèse de Paris, 1876. — Du Souich. *De l'incontinence d'urine essentielle.* Th. de Paris, 1877. — Murray. *Incontinence d'urine post.-puerpérale soignée par la faradisation. In Edinburgh Med. Journ.,* 1881, XXVI, 907. — Guiard. *Incontinence d'urine complète datant de neuf ans chez une femme. Guérison par l'électrisation localisée. In Ann. génito-*

urin., 1883, p. 770. — Picard. *De l'incontinence nocturne d'urine essentielle.* In *Progrès medical*, 15 mai 1886.

Vices de conformation. — Vessie double ou bilobée. — Charvet. *Recherches pour servir à l'histoire générale de la monstruosité dans les animaux et par suite à l'histoire de la génération.* Thèse de doct. ès sc. Paris, 1827. — Pigné. *Nouvel exemple de duplicature des germes.* In *Bull. de la Soc. anat.*, 1846, p. 144. — Rose. *Sur l'inocclusion de la vessie (exemple de vessie double).* In *Monatsschrift für Geburtskunde*, 1865, t. XXVI, p. 244. — Demandre. *Vessie surnuméraire.* In *Rec. de méd. et de chir. mil.*, 1879.

Exstrophie. — *Nota.* Les observations citées au cours de l'article et dont l'indication bibliographique n'est pas donnée sont rapportées *in extenso* dans la thèse de Vigneau. — Stoll. *Penis scissus. Hernia vesicæ.* In *Ratio medendi in nosocomio practico Vindobonensi.* Paris, 1787, p. 228. — De Quatrefages. *De l'exstrophie de la vessie.* Thèse de Strasbourg, 1832. — Jamain. *Idem.* Th. de Paris, 1845. — Lloyd. *Idem.* In *Lancet*, 1851, II, p. 370. — Simon. *Idem. Ibidem*, 1852, II, p. 508. — Rose. *Sur la rétention d'urine chez les nouveau-nés.* In *Vortr. in Ges. der Geburtshül.* Berlin, 1865. — Vigneau. *De l'exstrophie de la vessie.* Thèse de Montpellier, 1866, t. III, n° 74. — Lichtheim. *Cas d'ectopie de la vessie fermée.* In *Arch. f. kl. Chir.*, 1873, t. XV, p. 471. — Steiner. *Sur l'opération de l'épispadias et de la fente vésicale congénitale. Ibidem.* — Herrgott. *De l'exstrophie de la vessie dans le sexe féminin.* Thèse de Nancy, 1874. — Thiersch. *Traitement de l'exstrophie.* 4e Congrès des chir. allemands, 1875. — Le Fort. *Idem.* In *Bull. de l'Acad. de méd.*, 1875, et *Bull. de la Soc. de chir.*, 20 décembre 1876. — Küster. *Guérison intra-utérine d'un épispadias avec exstrophie de la vessie.* In *Berl. klin. Wochenschr.*, 1876, p. 666. — Valdiviesco. *Traitement de l'exstrophie.* Th. de Paris, 1876. — Anger (Th.). *Idem.* In *Bull. de la Soc. de chir.*, 1880, p. 175. — Nunez. *Étude sur les vices de conformation de l'urèthre chez la femme.* Thèse de Paris, 1882. — Sonnenburg. *Des opérations sur la vessie, particulièrement au point de vue de l'extirpation de la vessie en inversion.* In *Arch. f. klin. Chir.*, 1882. — Berger. *De l'exstrophie de la vessie.* In *Semaine méd.*, 1883, n° 2. — Van Iterson. *Exstrophie de la vessie, extirpation de la vessie, suture des uretères à la vulve. Guérison.* In *Nederl. Tijdschr. v. Geneeskunde*, 1885 et 1886. — Trendelenburg. *Opération de l'exstrophie.* In *Centralbl. f. Chir.*, 1885, p. 857, et *Arch. f. klin. Chir.*, 1887, XXXIV, p. 621. — Gay. *Exstrophie de la vessie. Autoplastie. Succès.* In *Boston Med. and Surg. Journ.*, 7 janv. 1886. — Neudörfer. *L'opération de l'exstrophie.* In *Fortschritte der Med.*, 1886, IV, p. 255. — Scharlau. *Modification de l'opération de Thiersch.* In *Centralbl. f. Chir.*, 1886, p. 499. — Richelot. *Sur un cas d'exstrophie de la vessie.* In *Journ. de méd. de Paris*, 18 avril 1886 et *Un. méd.*, 10 octobre 1886. — Passavant. *La suture de l'urèthre et de la vessie avec réunion de la division des pubis dans l'exstrophie avec épispadias.* In *Arch. f. klin. Chir.*, 1887, XXXIV, p. 463. — Zezas. *Sur le traitement chirurgical de l'exstrophie.* In *Centralbl. f. Chir.*, 1887, p. 137. — Hache. *Pathogénie et variétés de l'exstrophie de la vessie.* In *Revue de chirurgie*, 1888.

Fissure vésicale supérieure. — Coates. *Exemple d'une conformation remarquable des organes génito-urin. chez une petite fille.* In *Edinburgh Med. and Surg. Journ.*, 1805, p. 39.

Fissure vésicale inférieure. — Penchienati. *Observations anatomiques sur une fille qui avait passé pour être née sans nombril.* In *Mém. de l'Acad. roy. des sc.*, 1784-1785. Turin, 1786. — Gosselin. *Gaz. des hôp.*, 1851, n° 37. — Kleinwächter. *Monatschrift f. Geburtsk.*, 1869, XXXIV, p. 81. — Möricke. *Zeitschrift für Geburtsk. und Gynäk.*, 1880, V, p. 324.

M. H.

TABLE DES CHAPITRES

VESTIBULE DE L'OREILLE. *Voy.* Oreille.

VESUVIANE NUNZIANTE (Eau minérale de).　*Voy.* Nunziante.

VETCH (John).　Médecin anglais, né dans l'East Lothian, mort le 28 avril 1855, à l'âge de cinquante-deux ans. Il fut reçu docteur en 1804, servit dans l'armée, puis fut médecin de l'Infirmerie des maladies de peau et de l'asile de convalescence à Londres. Il s'occupa spécialement d'ophthalmologie et publia entre autres : *An account of the Ophthalmia which has appeared in England since the Return of the British Army from Egypt.* London, 1807. — *A Practical Treatise on Diseases of the Eye.* London, 1820, in-8°.　　　　L. Hn.

VÉTIVER.　I. **Botanique.**　Nom donné dans le commerce à une racine fibreuse très-odorante, dont on attribue la production à l'*Andropogon muricatus* Rot., plante de la famille des Graminées, originaire des Indes Orientales. On l'appelle également *Chiendent des Indes*. On l'emploie surtout en parfumerie et pour préserver les étoffes des attaques des insectes.　　　　Ed. Lef.

§ II. **Emploi médical et domestique.**　Sous le nom de *Indischer Spikanard* ou *Mottengras* en Allemand, de *l'etiver* en anglais, de *Barbone* en italien, de *l'etivaria odorata* dans les formulaires latins, la racine de l'*Andropogon muricatus* possède la réputation fort populaire d'un parfum aromatique et parasiticide.

Aux Indes on la désigne sous le nom de *Khus-khus*, mot dérivé du persan *Khos*, et de *Fitti-vayer*, en se conformant à l'étymologie malaise. D'après les traditions et les inscriptions qui ont été rapportées dans les procès-verbaux de la Société asiatique du Bengale du mois d'août 1873, le khus-khus était connu et faisait l'objet d'un commerce dès la plus haute antiquité. C'est ainsi que Flückiger et Hanbury rappellent que les rois du Kanaug percevaient des impôts sur la vente de ce végétal dans les districts méridionaux de l'Inde et du Bengale.

Matière médicale.　Le vétiver des officines est une racine fibreuse, de couleur blanchâtre ou jaunâtre. Ses radicelles sont tortueuses et ont l'aspect d'un chevelu dont les brins mesurent de 10 à 30 centimètres et ressemblent à ceux du chiendent : d'où sa désignation sous le nom vulgaire de Chiendent des Indes.

Sa saveur est amère et son odeur aromatique persiste pendant longtemps. Cette dernière rappelle celle de la coumarine.

Le vétiver est l'objet de falsifications par son mélange avec les racines des andropogons indigènes et en particulier, d'après MM. Baudrimont et Chevalier, avec l'*Andropogon Iwa-rancusa*.

La racine de ce faux vétiver est tortueuse et ne possède qu'une odeur fugace.

Une fraude plus vulgaire consiste à mélanger les racines du vétiver des Indes avec celles du chiendent : elle se reconnaît aisément, selon la remarque de Stanislas Martin, à la forme rectiligne, à l'absence d'odeur et à la saveur douceâtre des racines de ce dernier végétal.

Le vétiver emprunte son odeur aromatique à la coumarine. De plus, par l'analyse, on y a trouvé une résine, une huile essentielle employée par les parfumeurs et une matière extractive de saveur amère.

Usages.　Son principal emploi est de servir à parfumer le linge et les appartements, et son odeur, comme celle de la coumarine, a parfois pour inconvénient de provoquer des troubles nerveux analogues à ceux de l'*hay-fever*. Aux Indes, il sert à tresser des paniers et des stores qui ont l'avantage d'être odorants.

Ses propriétés médicinales sont celles des plantes aromatiques et stimulantes. On a proposé la poudre de vétiver pour la destruction des parasites et en particulier des pediculi. Au reste, le vétiver n'est guère recommandé par les pharmacopées européennes qu'à titre de parfum.   Cн. Éloy.

VETTER (Les deux).

Vetter (Aloïs-Rudolf). Médecin allemand, né à Karlsberg (Carinthie), le 28 août 1765, mort à Vienne le 10 octobre 1806. Il remplit à Vienne les fonctions de prosecteur, puis en 1803 fut nommé professeur d'anatomie et de physiologie à Cracovie. Son meilleur ouvrage, c'est les *Aphorismen aus der pathologischen Anatomie,* Wien, 1803, in-8°; Rokitansky et Virchow en ont fait le plus grand cas. Il publia en outre des ouvrages sur l'anatomie (1788-1792; 1803; 1812 [posthume]), sur la physiologie (1794; 2° édit., 1805), sur les maladies vénériennes (1793; nouv. édit., 1804).   L. Hɴ.

Vetter (Friedrich-Wilhelm-August). Né à Glogau (Silésie), le 23 décembre 1799, fut reçu docteur à Berlin en 1828, puis exerça dans cette ville. Il s'est spécialement occupé d'eaux minérales et entre autres ouvrages a publié le suivant qui est remarquable : *Theoretisch-praktisches Handbuch der Heilquellenlehre,* Berlin, 1838, 2 vol. in-8°; 2° édit., *ibid.,* 1845. Il passa en Amérique où il mourut peu après.   L. Hɴ.

VETTORI (Les deux).

Vettori (Leonello), encore connu sous les noms de *Vittorio, Victorius, de Victoriis, Leonellus Faventinus,* naquit à Faenza (Romagne), et depuis 1473 professa à Bologne la logique, la philosophie et la médecine. Il mourut à Bologne en 1520. Vettori était partisan des Arabes. Il a laissé : *Practica medicinalis,* etc. Ingolst., 1545, in-4°. — *De ægritudinum infantum tractatus,* Ingolst., 1544, in-8°; Lyon, 1546, 1554, 1574; Venise, 1557.   L. Hɴ.

Vettori (Benedetto), encore connu sous le nom de *Victorius Faventinus,* neveu du précédent, né à Faenza, en 1481, professa la médecine à Padoue depuis 1534, puis en 1540 passa à Bologne où il mourut en 1561. Il a publié, entre autres :

I. *Liber theoricae latitudinum medicinae.* Venetiis, 1516, in-fol.; Florent., 1551, in-fol. — II. *De morbo gallico liber.* Basileae, 1536, in-4°; Flor., 1551, in-4°. — III. *Compendium de dosibus medicinarum.* Patav., 1550, in-8°. — IV. *Medicinalia consilia,* etc. Venetiis, 1551, in-4° ; 1557, in-8°. — V. *Empirica medicina de curandis morbis,* etc. Venetiis, 1555, in-8°; Lugd., 1558, 1572, in-12; Francof., 1598, 1626, in-8°. — VI. *Practicae magnae... tomi II.* Venetiis, 1562, in-fol.; Francof., 1628, in-8°. — VII. Des *Commentaires* sur Hippocrate.   L. Hɴ.

VETTORI. *Voy.* Victorius.

VEULES (Station marine). Dans le département de la Seine-Inférieure, dans l'arrondissement d'Yvetot, dans le canton et à 7 kilomètres de Saint-

Valery en Caux, est un bourg bâti dans une vallée arrosée par un cours d'eau qui produit une quantité de cresson assez considérable pour être une des richesses du pays. Le petit port de Veules abrite des barques de pêcheurs et a une plage marine sablonneuse, des chalets et des villas très-fréquentés par un assez grand nombre de baigneurs de Rouen et des villes voisines, qui trouvent dans ce poste marin une vie simple et à bon marché. Les effets physiologiques et thérapeutiques de ces bains de mer n'ont rien de remarquable et conviennent, ainsi que tous ceux de la côte de Normandie, quand on veut obtenir un effet tonique et reconstituant, favorisé par une eau de mer relativement fraîche et où la lame est en général très-marquée. A. R.

VEULETTES (Station marine). Dans le département de la Seine-Inférieure dans le canton de Cany et à 11 kilomètres de Saint-Valery-en-Caux, est un petit port sur la Manche, au pied d'une falaise et dans une vallée étroite, fermée par deux collines arides. Veulettes a un casino qui lui donne de l'animation, une plage dont le sable est très-fin et qui, étant bien découverte, a un horizon étendu. A. R.

VEYRAS (Jacques). Médecin français du seizième siècle, docteur de Montpellier, est l'auteur de l'ouvrage intitulé : *Traité de chirurgie, contenant la vraye méthode de guérir playes d'arquebusade*. Lyon, 1581, in-12. L. Hn.

VEYRASSE (LA) (Eau minérale de). *Voy*. La Veyrasse.

VIABILITÉ. Médecine légale. La viabilité est l'aptitude à vivre hors du sein de la mère. L'étymologie indique ce sens, *via, habilis*, apte à suivre la carrière. On admet aussi *vitæ habilis, vitalis*, Ζώσιμος, βιώσιμος, apte à vivre, qui paraît devoir vivre longtemps. Littré accepte cette dernière étymologie, fondée sur des passages de Plaute, d'Horace et de Pline. La synonymie varie peu, *viabilitas, viability, viabilità, viabilidad, Lebensfaehigkeit*. La définition présente des nuances : simple, elle n'exprime que l'aptitude à vivre ; plus détaillée, elle comprend les conditions de cette aptitude ; elle se complète enfin par l'idée de la durée de la vie qui est celle du commun des hommes. Ollivier (d'Angers) définit la viabilité l'aptitude à la vie extra-utérine ; Fodéré, un état du nouveau-né qui le fait déclarer assez fort, assez parfait pour espérer qu'il vivra ; Orfila, la possibilité de parcourir, aussi longtemps que le commun des hommes, la carrière de la vie extra-utérine ; Velpeau, la possibilité qu'a le fœtus de parcourir les différentes phases de la vie humaine ; Devergie, l'aptitude à la vie extra-utérine, caractérisée par la maturité de l'enfant, la bonne conformation et l'état sain des principaux organes à l'époque de la naissance. La définition de Littré est : L'état du fœtus « qui présente au moment de sa naissance une conformation assez régulière et assez de développement pour que les fonctions nécessaires à l'entretien de la vie puissent s'exécuter d'une manière plus ou moins durable. » L'aptitude à la vie extra-utérine est ici le fait principal, sans qu'il soit nécessaire de comprendre dans la définition les conditions et la durée de la vie, que tant de causes peuvent abréger.

Au point de vue légal, il faut que l'enfant ait vécu pour que la question de viabilité se pose. Cette condition préalable est indiquée dans la définition de Tardieu : « Être né viable, c'est être né vivant et avoir vécu d'une vie autre que la vie intra-utérine, et présenter en outre un développement général, une conformation et un état de santé non incompatibles avec la continuation définitive de la vie. » Ainsi la question de la viabilité ne se pose pas, même pour le fœtus vigoureux et bien conformé, qu'un accident fatal a fait périr pendant l'accouchement.

L'importance de cette question est considérable au point de vue légal, et aux époques les plus reculées elle a appelé l'attention. Notre législation est à cet égard sous ce principe du droit romain : *Idem est non nasci et non posse vivere* (*Cod. de posth. hœred. institut.*); cette question, pendant le moyen âge, est celle du fœtus *animatus et non animatus*. La jurisprudence ancienne s'occupe des signes qui indiquent la possibilité de vivre. Dans les discussions qui ont précédé la rédaction du Code civil, l'importance de cette question est reconnue, au point de vue des héritages, des donations, du désaveu de paternité. Des législations étrangères, telles que la loi anglaise, ont à cet égard des doctrines différentes qui restreignent ou modifient les applications médico-légales.

L'historique médical de la question remonte à Hippocrate (*de Septimestri partu. De Carnibus*), qui fixe à cent quatre-vingt-deux jours et une fraction la viabilité des enfants nés avant terme. Galien adopte cette opinion : *Ante centesimum octogesimum diem et quindecim horas*, aucun n'a vécu; ce chiffre a son intérêt, parce qu'il a été reproduit dans plusieurs législations, entre autres dans le Code civil; cent quatre-vingts jours pour le désaveu de paternité. Zacchias retrace l'historique des opinions médicales relatives à la viabilité ; Fodéré les expose avec détails; Chaussier, en 1826, propose d'introduire dans la législation des articles spéciaux qui préciseraient les conditions de la non-viabilité. Les traités généraux de médecine légale, Fodéré, Orfila, Devergie, Legrand du Saulle, Vibert, Casper, Buchner, Wendt, Hoffmann, Taylor, présentent une étude approfondie sur divers points de cette question. Elle suit les progrès de la science ; les traités d'obstétrique, d'embryologie, fournissent à la médecine légale d'utiles matériaux. Des mémoires sont publiés sur divers points spéciaux. Nous mentionnerons à cet égard les recherches de Chaussier, de Billard, de Tardieu, d'Ollivier (d'Angers), les articles de Marc et de Laugier, les indications données par Capuron, Sédillot, Lutaud, Lacassagne, dans leurs *Précis de médecine légale*. L'étude des monstruosités à ce point de vue reçoit une impulsion nouvelle par les travaux de Geoffroy Saint-Hilaire, qui dans son *Traité des anomalies de l'organisation* (t. III, 678) retrace le tableau de la viabilité des êtres monstrueux. Les *Annales d'hygiène et de médecine légale* renferment sur ces sujets d'intéressants mémoires dont la bibliographie donnera un aperçu.

La question de la viabilité est une des plus délicates, et dans certains cas des plus difficiles à résoudre. La loi n'établit pas à cet égard de condition matérielle, les faits appartiennent à l'appréciation de l'expert. Une mort rapide, une vie qui se prolonge, ne sont pas toujours des signes décisifs. A côté de l'évidence le doute a sa place dans l'appréciation des états organiques qui s'opposent à la continuation de la vie. Le problème est complexe, et le médecin cherche ses éléments de conviction dans les applications de la pathologie externe et interne aussi bien que dans celles de l'obstétricie, de l'embryogénie, de la tératologie, et dans l'examen des cas spéciaux que présente la pratique médico-légale.

L'étude de la viabilité sera comprise dans les divisions suivantes : I. Législation, applications au droit civil et au droit criminel; II. Conditions de la viabilité, maturité, santé, conformation, caractères constatés pendant la vie et après la mort; III. Expertise médico-légale et conclusions.

I. Législation. A. *Droit civil.* La question de viabilité se pose à l'occasion du désaveu de paternité, des successions, des donations et des testaments.

1° *Désaveu de paternité*, Code civil, 312. « L'enfant conçu pendant le mariage a pour père le mari. Néanmoins celui-ci pourra désavouer l'enfant, s'il prouve que pendant le temps qui a couru depuis le trois centième jusqu'au *cent quatre-vingtième jour* avant la naissance de cet enfant, il était, soit par cause d'éloignement, soit par l'effet de quelque accident, dans l'impossibilité physique de cohabiter avec sa femme. » 314. « L'enfant né avant le cent quatre-vingtième jour du mariage ne pourra être désavoué par le mari dans les cas suivants : 1° s'il a eu connaissance de la grossesse avant le mariage; 2° s'il a assisté à l'acte de naissance, et si cet acte est signé de lui ou contient la déclaration qu'il ne sait pas signer; 3° si l'enfant n'*est pas déclaré viable.* »

Ces deux articles fixent à cent quatre-vingts jours la viabilité de l'enfant, au point de vue du désaveu de paternité; ils établissent que l'enfant né viable avant cette limite de cent quatre-vingts jours, à cent soixante-dix-neuf jours, par exemple, ne peut avoir été conçu pendant le mariage. Si il est né dans le cent quatre-vingtième jour, la légitimité lui est acquise. Pour calculer ce jour « il faut compter le nombre de jours qui se sont écoulés depuis la célébration jusqu'à l'accouchement, en excluant le jour du terme *à quo*, et en comprenant le jour du terme *ad quem* » (Aubry et Rau, t. IV, p. 464). La question de maturité est ici résolue, mais l'article 314 n'exclut pas les autres causes de non-viabilité. La loi déclare que le désaveu n'est pas admis, si l'enfant n'est pas déclaré viable. On peut l'interpréter en ce sens que toute autre cause de non-viabilité empêcherait le désaveu. Le mari ne pourrait désavouer l'enfant venu à terme, mais rendu non viable par un vice de conformation. On a voulu éviter un scandale inutile, l'enfant n'ayant aucun droit par suite de sa non-viabilité. La maturité complète de l'enfant non viable pourrait d'ailleurs être alléguée comme une preuve d'adultère.

3° *Successions. Donations et testaments*, article 725. « Pour succéder, il faut nécessairement exister à l'instant de l'ouverture de la succession. Ainsi sont incapables de succéder : 1° celui qui n'est pas encore conçu; 2° l'enfant *qui n'est pas né viable;* 3° celui qui est mort civilement. » Article 906. « Pour être capable de recevoir entre vifs, il suffit d'être conçu au moment de la donation. Pour être capable de recevoir par testament, il suffit d'être conçu à l'époque du décès du testateur. Néanmoins les donations n'auront leur effet qu'autant que *l'enfant sera né viable.* »

Ici la question de la viabilité n'est plus limitée au point de vue de l'âge; elle est posée d'une manière générale, sans être définie. Toute cause empêchant l'enfant de vivre pourra être prise en considération. La loi n'indique pas la nature de ces causes; elle en laisse l'appréciation au juge, qui décide suivant les conditions du fait. La preuve de la vie étant donnée, la présomption de droit est en faveur de la viabilité. « La non-viabilité est l'exception, c'est à ceux qui s'opposent à la prouver » (Briand et Chardi). La question se résout par les témoignages et par l'expertise médicale. La jurisprudence montre les difficultés que présente la solution de ce problème.

5° *La viabilité légale.* Du terme de cent quatre-vingts jours fixé par la loi au sujet du désaveu de paternité on avait conclu que le code avait établi une viabilité légale et déclaré viable tout enfant né au cent quatre-vingtième jour ou au sixième mois de la grossesse. Mais la jurisprudence n'a pas admis cette extension; la limite de cent quatre-vingts jours ne s'applique qu'au désaveu de paternité, et dans toute autre circonstance la question reste entière et elle se résout par les preuves d'une maturité suffisante, en dehors de cette date précise.

4° *Législation étrangère.* La jurisprudence anglaise n'admet pas cette condition de viabilité; il suffit que l'enfant ait donné après sa naissance quelques signes de vie pour que ses droits civils soient reconnus. Taylor blâme la loi française en faisant ressortir les difficultés et les chances d'erreurs que présente dans certains cas la question de la viabilité; il supprime la question elle-même pour éviter ces difficultés, mais, suivant la remarque de M. Laugier, il est permis de se demander « si une jurisprudence qui attribue à un avorton de quatre mois et demi, ou à un monstre condamné à succomber quelques heures après sa naissance, les mêmes droits qu'à un nouveau-né à terme et bien conformé, repose sur des principes bien équitables et bien corrects. » La preuve de la vie remplace celle de la viabilité, mais elle a aussi ses cas douteux, ses difficultés et ses incertitudes.

La loi allemande n'indique pas cette condition de viabilité pour la transmission des héritages; la preuve de la vie est ici le fait essentiel; un article spécial (*Allgem. Landrecht*, th. I, tit. XII, § 13) précise même une de ces preuves; on admettra que l'enfant a vécu, si des témoins attestent d'une manière certaine qu'ils ont entendu sa voix. Un article du même code (th. II, 1 et 2, § 2) fixe à deux cent dix jours l'époque de la viabilité, au point de vue du désaveu de paternité. Une loi de 1854 établit la même limite de deux cent dix jours pour la recherche de la paternité dans les naissances illégitimes. Une disposition spéciale s'applique aux êtres monstrueux (*Allgem. Landrecht*, th. I, tit. I, § 17). Les produits sans forme humaine n'ont aucun droit de famille; s'ils vivent, ils doivent être nourris et entretenus autant que possible (§ 18). Nous rapprocherons de ces dispositions celles du Code pénal allemand, qui admet une atténuation pour le meurtre d'individus monstrueux, qui n'ont pas la forme humaine et qui sont incapables de vivre. Le Code civil italien a la même doctrine que la loi française (art. 724); sont incapables de succéder ceux qui n'étaient pas conçus, ceux qui n'étaient pas viables, mais dans le doute sont présumés viables ceux qui sont nés vivants : *Nel dubio si presumono vitali quelli di cui consta que sono nati vivi.* Cette disposition a son importance au point de vue de l'expertise médico-légale.

B. *Droit criminel.* La question de la viabilité ne se pose pas dans les affaires d'infanticide; les éléments constitutifs du crime sont la qualité d'enfant nouveau, la vie de l'enfant et la cause de la mort. Que l'enfant soit viable ou non, le crime n'en existe pas moins et est punissable, comme le meurtre d'un agonisant. Les dispositions relatives aux autres crimes et délits commis contre l'enfant nouveau-né ne font pas mention de la viabilité, mais elles prononcent des pénalités différentes, s'il est établi ou non que l'enfant a vécu. L'article 345 du Code pénal relatif à l'enlèvement, au recel, à la suppression, à la substitution d'enfant, fondent sur cette circonstance, la vie de l'enfant prouvée ou non, les différences de pénalités. Un préjugé ancien, on le fait remonter même à Aristote, permettait d'étouffer les monstres; on conseillait même de faire disparaître ces présages de malheur. Quelques personnes encore ont pu de nos jours croire qu'il était permis de détruire un être qui n'a pas la forme humaine; nous avons vu l'atténuation admise à cet égard par la législation allemande. M. Taylor rapporte deux cas de ce genre, jugés en Angleterre. La jurisprudence est d'ailleurs positive à cet égard, et il est de toute évidence, comme l'a exprimé Tardieu, « qu'il faut considérer l'infanticide comme absolument indépendant de la viabilité. »

Mais, si la viabilité ne constitue pas un des éléments du crime, elle peut cependant être prise en considération dans les cas de ce genre; l'expert doit mettre en évidence tous les faits matériels de la cause. L'absence de viabilité peut expliquer la mort de l'enfant et exclure ainsi toute idée de crime. L'enfant non viable a succombé plus facilement; il a moins résisté aux violences exercées sur lui et, suivant la remarque de M. Laugier, on peut trouver dans les conditions de viabilité une indication de plus ou moins grande énergie déployée par le meurtrier dans ses manœuvres homicides. La défense peut trouver dans ce fait de la non-viabilité de l'enfant l'occasion de circonstances atténuantes.

H. Conditions de la viabilité. Pour que la question de viabilité se pose, la première condition est que l'enfant ait vécu. Le mort-né est réputé n'avoir jamais existé : *Qui mortui nascuntur neque nati, neque procreati videntur.* Mais, si l'enfant a vécu hors du sein de la mère, il est en possession de ses droits, quelque courte qu'ait été la durée de la vie : *Licet illico postquam in terra cecidit, vel in manibus obstetricis, decesserit.*

La preuve de la vie résulte de l'acte de naissance constatant que l'enfant a été présenté à l'officier de l'état civil; l'acte de décès présenté seul, quand bien même il déclarerait que l'enfant avait vécu quelques instants, ne serait pas une preuve légale (Décret du 3 juillet 1806). La vie se prouve par des témoignages contrôlés par l'expertise médico-légale. Une respiration évidente, les mouvements les cris, ne laissent aucun doute sur la vie de l'enfant, mais ces signes peuvent être faibles, douteux, les témoins hésitent et se contredisent. Peut-on considérer comme preuves de la vie quelques mouvements, de faibles battements du cœur bientôt éteints? Doit-on admettre cette formule : Vivre, c'est respirer; n'avoir pas respiré, c'est n'avoir pas vécu? Dans un infanticide, la violence peut faire périr l'enfant avant qu'il ait eu le temps de respirer, et les caractères des lésions deviennent une preuve de la vie. L'enfant naît en état de mort apparente, le cœur bat, mais tous les moyens de traitement restent inutiles, la respiration ne s'établit pas et il meurt; cette vie éphémère et incomplète suffit-elle pour l'avoir mis en possession de ses droits civils? Suivant la remarque de M. Laugier, le succès ou l'insuccès des tentatives faites pour établir la respiration doit être pris en considération; s'ils échouent, « on est suffisamment autorisé à admettre que l'enfant n'a pas véritablement vécu et doit être considéré comme mort-né. » La contractilité musculaire qui persiste après la mort est encore une chance d'erreur. L'autopsie vient contrôler la valeur des symptômes, et ici l'examen des poumons fournit encore le signe principal, décisif le plus souvent, par la preuve anatomique et histologique de la respiration, mais douteux encore dans les cas d'atélectasie pulmonaire. Quelques traces de la dilatation du lobe supérieur du poumon droit suffisent-elles pour autoriser à dire que l'enfant a respiré et vécu? La question de la vie offre ses difficultés et ses incertitudes, comme celle de la viabilité, mais dans le plus grand nombre des cas les faits constatés, négatifs ou positifs, autoriseront à conclure.

La loi n'indique aucune condition de viabilité autre que celle de la maturité suffisante à 180 jours. C'est au juge à apprécier les faits après la déposition des témoins et l'avis des experts. Des ordonnances anciennes avaient établi que certains signes suffisaient pour caractériser la vie. D'après les *Capitulaires* de Dagobert, il suffisait que l'enfant eût regardé ; d'après une ordonnance de saint Louis, le cri était le signe caractéristique ; nous avons vu ce même signe admis par le droit allemand. Le droit romain ne considérait pas le cri comme un signe nécessaire. La jurisprudence a varié dans l'interprétation de ces divers caractères. Déjà Pothier avait dit : « Un avorton, quand même il aurait eu quelques moments de vie, n'est pas censé né » (Trébuchet, p. 105). La jurisprudence a souvent interprété de faibles manifestations de la vie comme suffisantes pour l'attester et pour établir la viabilité de l'enfant, lorsqu'il avait d'ailleurs une conformation régulière. La cour de Bordeaux a décidé, le 8 février 1850, qu'un enfant né vivant et à terme, lors même qu'il serait décédé peu d'instants après sa naissance, dans un état apoplectique, devait être considéré comme viable, si rien ne constatait que cet état était le résultat d'un vice de conformation qui avait nécessairement causé la mort (Briand et Chaudé). La cour d'Angers déclare, le 20 août 1821, qu'un enfant était vivant et devait être réputé viable, parce qu'on avait senti son cœur palpiter, qu'on l'avait vu ouvrir la bouche et qu'on avait distingué le moment de sa mort, quelques minutes après sa naissance. D'autres arrêts des cours de Bastia, de Lyon, s'appuient sur des témoignages analogues. Un arrêt de la cour de Montpellier du 25 juillet 1872 déclare, au contraire, qu'un enfant n'est présumé avoir vécu, au sens de l'article 725, que lorsque, après être sorti du sein de la mère, il a respiré d'une manière complète, que c'est alors seulement qu'il vit de la vie commune, différente de celle de sa mère.

Chaussier avait pensé qu'il était utile d'inscrire dans la loi même les conditions attestant la viabilité de l'enfant, et il avait proposé en 1826 d'établir en ces termes des conditions légales : *Article 1er*. Est réputé non viable l'enfant qui naît *avant les trois derniers mois* de la grossesse et qui meurt aussitôt et peu de moments après la naissance. — *Article 2*. Est également réputé non viable l'enfant qui, parvenu au terme de la grossesse, mais anencéphale, c'est-à-dire avec la privation totale ou partielle du cerveau et du crâne, quand il serait constaté qu'il a crié, et celui qui a quelque autre *vice de conformation*, tel qu'il ne puisse conserver la vie, en exercer les fonctions, et qu'on ne puisse y remédier. — *Article 3*. Est également réputé non viable tout individu qui, attaqué d'*une maladie* dans le sein de sa mère, meurt dans les vingt-quatre heures qui suivent sa naissance, quelle qu'en soit la cause. — *Article 4*. Est également réputé non viable l'enfant qui, par *la nature et la longueur de l'accouchement*, éprouve dans sa circulation une gêne telle qu'il naisse en mourant et attaqué d'un épanchement de sang dans le cerveau et d'un véritable état de paralysie dans tous les membres, que les secours de l'art ne peuvent rétablir, et qu'il meure quelques heures après sa naissance. — *Article 5*. Est reconnu et déclaré viable, apte à jouir des priviléges de la société, l'enfant dont la tête est bien conformée, qui, au plus tôt trente-six heures après la naissance, est présenté vivant et vigoureux à l'officier de l'état civil. Ces articles sont utiles à consulter au point de vue de l'expertise et de la jurisprudence ; ils expriment avec netteté les principales conditions de la viabilité et les états qui s'y opposent.

Aussi longtemps que l'enfant est vivant, la présomption de droit et de fait est en faveur de la viabilité, c'est après la mort que la question se pose, les preuves de la viabilité se déduisent de la manière dont la vie s'est exercée et de l'état anatomique des organes. Les conditions de la viabilité se rapportent aux trois faits suivants : 1° à la maturité de l'enfant, elle doit être suffisante pour qu'il puisse continuer à vivre ; 2° à son état de santé, il ne doit point être atteint d'une maladie antérieure à sa naissance et nécessairement mortelle ; 3° à sa conformation, il ne doit pas être atteint de vices de conformation rendant la vie impossible.

III. CONDITION DE MATURITÉ. L'examen de cette question se présente sous les trois points de vue suivants : Age minimum des fœtus reconnus viables, indice d'une maturité suffisante pendant la vie, preuves après la mort.

1° *Age minimum de la viabilité.* A quel moment de la vie intra-utérine l'enfant est-il apte à vivre hors du sein de la mère? Sans doute cette époque varie suivant des conditions multiples, mais en médecine légale nous avons intérêt à connaître les minima observés. Ici se placent les faits incertains et fabuleux qui sont consignés dans les annales de la science. Hippocrate avait fixé la limite de 182 jours ; Galien, en l'adoptant, déclare avoir vu vivre un nouveau-né de 184 jours. Avicenne, Cardan, Valésius, Spiegel, Schenckius, admettent des viabilités à 6 mois et même au-dessous. Fortunatus Liætus, au moment de sa naissance, n'était pas plus grand que la main ; son père l'éleva dans un four, comme les poulets d'Égypte, et il vécut jusqu'à l'âge de quatre-vingts ans. La fille de Soranus, dit Cardan, vint au monde à 6 mois ; pour la nourrir, on fut obligé de lui verser du lait dans la bouche avec un entonnoir. Brouzet rapporte qu'en 1748 un avorton naquit à 5 mois et vécut jusqu'à 4 mois, sans pouvoir prendre le sein de sa mère ; il admet le fait d'un avorton viable à 5 mois (Mahon, *Méd. lég.*, t. I, p. 452). La viabilité d'une petite fille dont la taille était de 12 pouces a été constatée par Belloc. Spigel cite un enfant né au commencement du 6ᵉ mois, qu'il fallut tenir dans du coton pendant deux semaines et qui vécut. Valentini rapporte une décision de la Faculté de Leipzig en faveur de la viabilité d'un enfant de 5 mois et 18 jours. On dit que le cardinal de Richelieu fut reconnu viable par le parlement de Paris, quoiqu'il fût né seulement à 5 mois. Mauriceau, de la Motte, constatent des signes de vie donnés par des embryons de petites dimensions. Velpeau relate l'histoire de l'enfant de Nancy qui ne pesait que 1 livre à sa naissance et dont le premier berceau fut un sabot (*Bull. de l'Acad. des sc.*, 1746). Millot parle d'un enfant né à 5 mois 1/2 en l'an V et qui vécut. La plupart de ces faits manquent d'authenticité, et l'absence de caractères anatomiques précis leur enlève toute valeur au point de vue de la détermination de l'âge. L'opinion qui prédomine, à mesure qu'on se rapproche de notre époque, celle qu'expriment Mauriceau, de la Motte, Baudelocque, Mahon, de la Fosse, Fodéré, c'est que la viabilité ne commence pas avant le 7ᵉ mois accompli. Pour cette époque, les exemples de viabilité sont nombreux. Künhollz cite ceux du professeur Chaussier, celui du professeur Berot (de Strasbourg). Les faits modernes ne laissent à cet égard aucun doute.

On distingue les *partus vivi et non vitales*, et ceux qui sont *immaturi, sed vitales*. Aux premiers appartiennent les fœtus nés dans le 5ᵉ et le 6ᵉ mois, dont la non-viabilité se prouve par la rapide extinction de la vie et par l'immaturité des organes. Portal cite un fœtus de 4 mois qui donna des signes de vie. Nous avons fait l'autopsie d'un fœtus de 5 mois 1/2, 165 jours, qui avait vécu pendant quelques minutes avec des mouvements évidents ; il pesait 572 grammes, sa taille était de 30 centimètres, le diamètre bi-pariétal était de 5ᶜᵐ,8 ; les poumons, qui pesaient 14 grammes, ne présentaient aucune trace de respiration. Velpeau parle d'une petite fille qui pesait moins de 2 livres, offrant les caractères du 5ᵉ mois, et qui vécut 4 jours. Il cite le cas d'un enfant long de 24 centimètres, pesant 615 grammes, et qui s'éteignit au bout de 28 heures. On se rapproche ensuite des faits où la viabilité est possible. Dans un cas où des circonstances particulières permettaient de rapporter la conception à un jour déterminé, chez une femme menacée de phthisie pulmonaire, la naissance eut lieu à 6 mois 1/2, soit 196 jours ; nous avons constaté les dimensions suivantes : poids, 835 grammes ; taille, 35 centimètres ; diamètre bi-pariétal, 6ᶜᵐ,5. L'enfant respira complétement et vécut pendant 26 heures. Dans un autre cas où l'enfant avait vécu et respiré pendant 1 jour, les dimensions étaient les suivantes : poids, 756 grammes ; taille, 35 centimètres ; diamètre bi-pariétal, 5ᶜᵐ,8. Les poumons pesaient 25 grammes et étaient pénétrés par l'air ; nous avons évalué l'âge à 6 mois plus quelques jours. Capuron, Taylor, indiquent une viabilité à six mois 1/2, Bæcker à 158 jours, l'enfant pesait 1 livre, la taille était de 11 pouces 30 centimètres, ce qui le rapprochait du 6ᵉ mois. L'observation de d'Outrepont se rapporte à un enfant dont l'âge avait été évalué à 26 semaines et 3 jours, soit 185 jours ; il pesait 615 grammes, mais la taille était de 36 centimètres, et l'enfant fut reconnu viable et continua à vivre. Le fait de M. Maison (*Annales d'hygiène*, 3ᵉ sér., 1882) indique, pour une naissance à 179 jours, un poids de 1400 grammes et une taille de 35 centimètres. On remarquera que dans la plupart de ces faits la taille correspond plutôt au 7ᵉ mois, tandis que le poids se rapporte à une époque inférieure, au 6ᵉ mois environ. L'opinion des médecins légistes est qu'en général la viabilité ne commence pas avant le 7ᵉ mois, et cependant il y a à tenir compte de quelques cas exceptionnels.

2° L'application d'une méthode nouvelle à l'élevage des enfants nés avant terme, la *couveuse* et le *gavage* au moyen de la sonde, peuvent être considérés comme ayant pour résultat d'abaisser encore l'âge minimum de la viabilité et de le rapprocher du terme légal. Dès 1857, Denucé (de Bordeaux) avait fait construire une baignoire à double paroi dans laquelle circulait de l'eau chaude ; il avait pu ainsi faire vivre pendant 17 jours un enfant né à 6 mois. La couveuse de Tarnier fonctionne à la Maternité de Paris depuis le 21 novembre 1881 ; Tarnier y a joint depuis le 22 mars 1884 le gavage buccal, auquel il a ajouté le gavage nasal. L'enfant est maintenu à une température constante et dans un air qui se renouvelle ; la sonde fait pénétrer dans l'estomac une nourriture que le nouveau-né ne peut prendre au sein de sa mère, qu'il ne peut même avaler lorsqu'elle est déposée dans la cavité buccale. Ce système a été aussi introduit à la Maternité de Nancy par M. le professeur Herrgott. Sur 12 enfants voisins de la limite de 6 mois ou l'atteignant à peine, et qui ont été soumis, à la Maternité de Paris, à la méthode de la couveuse et du gavage, 3 ont continué à vivre et 9 sont décédés. L'un des enfants pesait 1020 grammes au moment de la naissance ; son poids était descendu à 950 grammes ; au bout de 20 jours, il a pu prendre le sein. M. Tarnier a constaté ces résultats dans une communication faite à l'Académie de médecine, le 21 juillet 1885. La thèse de M. Berthod (*La couveuse et le gavage à la Maternité de Paris*. Paris, 1887) contient à cet égard des indications qui autorisent à admettre l'abaissement de l'époque de la viabilité sous l'influence de ces deux méthodes. En février 1888, à la Clinique d'accouchement, rue d'Assas, la méthode a été appliquée avec succès à un cas de naissance triple.

4° *Indices pendant la vie*. La manière dont la vie a fonctionné fournit d'utiles indices sur la viabilité de l'enfant. Les témoignages sont interprétés à cet égard par le médecin ; il a pu aussi par lui-même observer les faits. L'attention se porte sur les mouvements, les cris, sur l'état de la respiration et de la circulation, sur les fonctions digestives. La manière dont la respiration s'établit et fonctionne est ici un signe caractéristique ; des mouvements rapides, répétés, des cris sonores, prolongés, ayant lieu pendant l'expiration, sont à distinguer du bruit étouffé qui se produit parfois dans une aspiration insuffisante pour faire pénétrer l'air dans le poumon (Billard). Une respiration profonde, costale et diaphragmatique, reconnue complète par l'auscultation, des mouvements du cœur rapides réguliers sans intermittence, témoignent de la vitalité de l'enfant, mais, quand l'enfant est loin du terme, ces signes affaiblis ont une signification moins précise. Le cri et la respiration ont encore ici l'importance principale, comme signes de vie et de viabilité. La circulation vient ensuite. Le cœur continue à battre dans un état de mort apparente qui précède de peu la mort réelle. Si tous les secours ont été inutiles pour ranimer la vie, pour provoquer la respiration, les présomptions sont contraires à la viabilité. Les mouvements seuls, quelques grimaces rapides, ont moins de valeur ; ils peuvent n'être qu'un phénomène d'agonie. En ce qui concerne les fonctions digestives, l'action de prendre le sein, d'opérer la succion, est caractéristique ; une simple déglutition de l'aliment introduit dans le bouche est aussi une preuve de vie, et dans une certaine mesure un indice de viabilité. Mais l'impossibilité d'avaler n'est pas par elle-même une preuve négative absolue, la vie pouvant être entretenue par le gavage, au moyen de la sonde. On attache aussi de l'importance à l'expulsion du méconium, à la condition qu'une action mécanique ne l'ait pas provoquée.

On tiendra compte du regard, de l'ouverture des paupières, des mouvements réflexes, de tous les signes qui annoncent l'action du système nerveux. Si l'enfant est chétif, ces signes peuvent n'avoir qu'une faible évidence. La durée de la vie est à prendre en considération : si elle n'a duré que quelques instants, si aucune cause extérieure ne l'a abrégée, c'est une présomption de non-viabilité. Les soins dont l'enfant a été entouré fournissent aussi un renseignement utile ; on a tout fait pour maintenir la chaleur, pour ranimer la vie, l'alimentation artificielle a été employée avec les méthodes nouvelles, et cependant la vie n'a pas tardé à s'éteindre, c'est encore un indice de la faible vitalité de l'enfant. On notera le refroidissement rapide, la prompte apparition d'une faible rigidité cadavérique, succédant à un état souple des membres, indice d'une mort récente et qui a précédé ou suivi de près la naissance. On prend la taille de l'enfant, les dimensions de la tête, le poids initial ; une diminution notable de ce poids indique que l'enfant a vécu trois ou quatre jours.

4° *Preuves après la mort.* C'est après la mort que la question de la viabilité se pose, et l'autopsie fournit un complément de preuves nécessaires. On cite des cas où la question a été résolue sans l'examen anatomique ; il est certain que des dimensions absolument exiguës correspondant au quatrième ou au cinquième mois ne laissent aucun doute sur l'absence de viabilité. D'un autre côté, si la vie s'est prolongée pendant quelque temps chez un enfant bien conformé et dont la maturité est évidente, les présomptions sont en faveur de la viabilité. Si, par une cause quelconque, dans des cas de ce genre, l'autopsie n'avait pu avoir lieu, il est bien probable que la viabilité serait admise, mais l'autopsie n'en est pas moins utile pour déterminer le genre de mort. A défaut de témoignage et de l'examen de l'enfant vivant, elle suffit pour donner à la fois la preuve de la vie et celle de la viabilité.

Les indices fournis par l'autopsie sont les suivants : l'âge de l'enfant, le degré de maturité des organes, leur intégrité, les preuves de la vie, les causes de la mort.

L'attention doit surtout se porter sur les signes qui caractérisent le septième mois, époque à laquelle la possibilité de la viabilité n'est plus contestée. Une taille de 34 centimètres, le diamètre bi-pariétal de 7 centimètres, un poids de 1500 grammes, caractérisent cette époque, à laquelle correspond l'ouverture des paupières avec la déchirure de la membrane pupillaire. On met en rapport avec ces caractères ceux qui appartiennent au 5e et au 6e mois, taille, 22 et 28 centimètres; diamètre bi-pariétal, 5 et 6; poids, 300 à 600 grammes. On remarquera que, parmi les cas les plus exceptionnels, on n'en cite guère, sauf peut-être celui de Velpeau, où la taille ait été inférieure à 32 centimètres. Pour le poids, les différences sont plus notables, et nous avons constaté le poids de 755 et de 835 grammes coïncidant avec une longueur de 35 centimètres; les poids sont plus variables aux différentes époques de la vie fœtale et la taille fournit un signe plus sûr.

La séparation des paupières coïncide habituellement avec l'époque de la viabilité. L'examen histologique de leur bord libre permet de reconnaître si elle est encore récente et si elle n'a pas été effectuée par déchirure pour faire croire à un âge plus avancé. Sur la ligne de séparation les cellules muqueuses à noyau passent d'une paupière à l'autre; quand la division se prépare, elles s'attirent, se détachent et deviennent cellules épidermiques; on a aussi la preuve du travail physiologique qui a précédé la séparation (*voy.* art. AGE, *Médecine légale*).

Le poids des poumons au-dessous de 30 grammes rend la viabilité bien peu probable; nous avons vu un jour de vie avec un poumon de 25 grammes. On recherche ici les preuves de la respiration, les changements dans la densité et dans les caractères physiques de l'organe, les signes microscopiques qui ne laissent aucun doute sur la pénétration de l'air, les modifications de l'épithélium, la dilatation plus ou moins complète du tissu. Un poids inférieur à 30 grammes, une atélectasie s'étendant à la moitié ou aux deux tiers de l'organe, et ayant résisté à quelques heures de vie et à l'insufflation pulmonaire, sont de graves indices de non-viabilité.

On comparera les dimensions relatives des deux moitiés du cœur : à six mois le canal artériel est égal aux deux branches de l'artère pulmonaire. On recherchera s'il existe encore dans le sang des cellules embryonnaires, à noyau, qui peuvent persister jusqu'à mi-terme. Un caillot peut s'être formé dans ce canal et dans les artères ombilicales, et indiquer la fin de la circulation fœtale. Le poids du cerveau peut être évalué à 1/8 du poids du corps vers 5 ou 6 mois, à 1/10 à la maturité; l'injection de l'organe, une faible trace de circonvolutions, sont à prendre en considération; la tumeur œdémato-sanguine qui recouvre la partie postérieure et supérieure du crâne est un indice de vie pendant l'accouchement.

Le tube digestif fournit des signes plus évidents : l'apparition des bosselures du côlon, puis celle des valvules conniventes du duodénum, au 7e mois ou à la fin du 6e, le méconium dans le gros intestin, remontant encore plus ou moins haut dans l'iléon, le foie rougeâtre plus éloigné de l'ombilic, la bile formée avec son principe amer. On recherchera dans l'estomac la présence de l'air et celle du lait ou des matières que la déglutition aurait pu y introduire.

L'organisation de la peau, le duvet et l'enduit sébacé, les cheveux et les ongles, la situation des testicules sous les reins à 5 mois, dans la fosse iliaque à 6 mois, à l'anneau au 7e et au 8e, servent encore de mesure pour le degré de maturité.

À ces signes s'ajoutent ceux que fournit l'ossification. Les plus importants sont ici le point osseux de l'astragale, qui paraît vers le 7e mois; le point osseux du calcanéum a marqué le 5e mois. L'apophyse odontoïde avec ses deux points d'ossification, qui apparaissent vers le 6e mois et se réunissent au 8e, le sternum avec ses cinq points d'ossification, les deux derniers, à la partie inférieure du corps, du 7e au 8e mois, l'absence du point osseux ou d'altération des corpuscules cartilagineux, dans l'épiphyse inférieure du fémur; cet os, sans ses cartilages, long de 5cm,6 à 6cm,3, du 6e au 8e mois, l'humérus de 5e à 5cm,7, comptent encore parmi les indices qui contribuent à fixer cette époque caractéristique du 6e au 7e mois. Ces signes sont d'ailleurs sujets à des variations suivant les conditions des parents, les circonstances de la grossesse, le degré de force et de vitalité du fœtus, mais l'ensemble de ces caractères permet des conclusions certaines sur le degré de la maturité.

5° *La viabilité et l'opération césarienne.* À quel moment la viabilité est-elle assez probable pour que l'opération puisse être entreprise avec chance de succès? Cette question a été examinée à l'article GROSSESSE (*Méd. lég.*, p. 316). Elle reçoit la même solution que dans les cas ordinaires, avec cette différence qu'au point de vue du baptême on a abaissé la limite ordinaire, en admettant une viabilité spirituelle au 4e et au 5e mois. La question légale de la viabilité s'est plusieurs fois posée, à la suite d'opérations césariennes. L'opération est tardive; la vie n'a le plus souvent qu'une manifestation éphémère et douteuse et, malgré les témoins qui guettent les moindres signes de vie, la solution est incertaine. Zacchias se prononce pour la viabilité d'un enfant obtenu à sept mois par l'opération césarienne et qui avait vécu quelques semaines; son avis fut adopté. Dans un autre cas où l'opération fut aussi faite à sept mois, et un quart d'heure après le décès de la mère, il jugea que de légers mouvements et l'ouverture des yeux après la naissance ne suffisaient pas pour caractériser la vie. Fodéré rapporte que pour un héritage la question ne fut soulevée que neuf ans après la naissance de l'enfant. Des témoins affirmèrent alors qu'il avait donné des signes de vie, caractérisée par des mouvements. Une consultation du docteur Worbe se prononça pour la négative, et le tribunal de Roanne, en admettant que l'enfant avait vécu, a rejeté la question de viabilité. Les parties ont transigé sur l'appel. La Cour de Limoges, le 12 janvier 1813, considérant que, la vie de l'enfant devant être réputée comme un fait constant, la présomption de viabilité en dérive nécessairement, bien que l'enfant n'eût que 7 pouces de longueur, s'appuyant sur l'autorité de Mahon, qui établit que même pour un fœtus de six mois on peut espérer une heureuse issue de l'opération césarienne, l'arrêt repousse l'allégation de non-viabilité. En 1820, une question analogue a été posée à la Faculté de médecine de Strasbourg. Une dame âgée de vingt ans, au terme de sa grossesse, meurt subitement à Turin. L'opération césarienne est pratiquée par un chirurgien, en présence du mari, qui en est le seul témoin; ils déclarent tous deux que l'enfant extrait a vécu treize à quatorze minutes, que la vie a été prouvée par un mouvement des lèvres et une inspiration, au moment où l'enfant était touché par l'eau du baptême, qu'il y a eu des mouvements des jambes et des battements de cœur. Le mari réclame la succession de l'enfant. Une commission composée des professeurs Lauth, Lobstein, Flamand, Tourdes, Fodéré, est consultée par la Faculté de Turin sur les deux questions suivantes : 1° S'il est suffisamment prouvé par les mouvements indiqués que l'enfant a vécu d'une vie qui le rendrait habile à succéder, qu'il soit né viable par suite de l'opération faite à sa mère, qu'il ait respiré ; 2° si l'autopsie n'était pas nécessaire pour s'éclairer sur la véritable vie dont l'enfant à vécu, et sur la cause de sa mort. La commission résolut la première question par la négative, la seconde par la positive (Fodéré, *voy.* art. Viabilité du *Dict. en 60 vol.*). L'étude approfondie de cette question a été faite par Marc à l'occasion de l'opération césarienne pratiquée le 28 avril 1834 par le docteur Cabaret sur une femme décédée au 8° mois de la grossesse. Les doutes portaient à la fois sur la vie et la viabilité. La vie était attestée, disait-on, par quelques mouvements, par une respiration qui avait duré cinq minutes. L'exhumation fut pratiquée, l'enfant avait une longueur de 16 pouces et 110 lignes (45°). La putréfaction est avancée; le poumon *droit* va au fond de l'eau, le gauche est emphysémateux et surnage, les experts sont divisés sur le point de savoir si l'enfant a réellement respiré. Des consultations sont données par Marjolin, Roux, Marc, Velpeau; l'opinion de ce dernier est que l'enfant n'était pas mort en naissant, mais qu'il est presque aussi difficile de nier que d'affirmer que cet enfant ait respiré. La conclusion de Dubois est que l'enfant n'a pas vécu selon le vœu de la loi, car il n'a pas respiré. Pelletan admet la même opinion. Marc, après une consultation détaillée, déclare que l'enfant n'a pas vécu, mais qu'il devait être considéré comme étant né viable, s'il avait vécu. Sur ce rapport les parties sont entrées en transaction, terminaison fréquente des affaires de ce genre, lorsque l'évidence médicale n'est pas acquise. Le temps qui s'écoule entre le décès de la mère et le moment de l'opération est ici la cause de la mort, comme celle de non-viabilité. L'enfant, bien conformé d'ailleurs et à terme, par suite de la longue interruption de la circulation maternelle, naît pendant la période ultime de l'asphyxie; la vie alors, qu'il est impossible de ranimer, ne se manifeste plus que par les dernières traces de la contractilité musculaire. Les mêmes règles s'appliquent à la viabilité de l'enfant extrait dans le cas de grossesse extra-utérine.

6° *La viabilité des fœtus multiples.* La grossesse composée diminue la force des fœtus multiples et retarde l'époque de leur maturité. Les jumeaux, sauf exception, ont des dimensions moindres que l'enfant unique. Déjà pour la naissance triple la viabilité des trois enfants est une exception. Dans les grossesses quadruples on ne voit guère survivre qu'un seul enfant, le plus souvent les quatre succombent. Dans les grossesses quintuples, la non-viabilité est la règle, aucun des cinq produits n'est conservé; les naissances de six et sept enfants sont plus que douteuses. Mende, résumant les cas rares recueillis sur ce sujet, affirme qu'on ne voit jamais plus d'un individu survivre dans les grossesses quadruples, viabilité qui a même été contestée, et que tous les produits des grossesses quintuples périssent peu après la naissance. La solution dépend ici du degré de développement de l'enfant. Les méthodes nouvelles d'alimentation et de chauffage changeront-elles ces résultats ? Quelques moments de vie dans ces naissances multiples ne font nullement présumer la viabilité; on constate d'ailleurs en même temps les caractères de l'immaturité.

IV. Condition de santé. Il ne suffit pas que l'enfant soit bien conformé et qu'il ait le degré de maturité nécessaire, pour être déclaré viable, il faut qu'aucune cause pathologique, préexistant à la naissance, ne s'oppose d'une manière absolue au fonctionnement des organes. Si l'enfant apporte en naissant une maladie nécessairement mortelle, il ne peut être considéré comme viable. Cette question a été contestée par des jurisconsultes : l'absence de maladie, suivant M. Collard de Martigny, n'est pas une condition exigée pour que l'enfant soit déclaré civilement viable : « si le fœtus est né vivant, la déclaration que le fœtus apporte en naissant une maladie à laquelle il doit succomber serait insuffisante pour exclure la présomption de viabilité, parce que, d'une part, la cause, la marche, la terminaison des maladies, sont toujours plus ou moins incertaines ; que, d'une autre part, le diagnostic et le pronostic sont souvent obscurs et toujours soumis à trop d'erreurs ; que conséquemment la déclaration du médecin n'est point alors une preuve, mais une présomption contre la *présomption légale* de viabilité. Or la présomption légale ne doit céder qu'à une preuve contraire complète et non à une simple présomption. » C'est cette preuve complète que le médecin peut apporter. Comme la question n'est soulevée qu'après la mort de l'enfant, l'expert ajoute aux preuves fournies par les symptômes celles qui résultent de l'autopsie.

Deux conditions sont nécessaires pour qu'une maladie entraîne la non-viabilité : il faut que cet état morbide soit antérieur à la naissance et qu'il soit nécessairement mortel. C'est pendant la grossesse ou pendant l'accouchement que l'état morbide a dû se produire ; s'il ne s'est développé qu'après la naissance, l'enfant rentre dans les conditions ordinaires de la vie, exposé à toutes les chances d'une mort plus ou moins prochaine. Un caractère d'ancienneté doit donc appartenir à ces maladies, et à ce point de vue on les divise en celles qui se sont développées pendant la grossesse et celles qui résultent de l'accouchement. La nécessité que la maladie soit nécessairement mortelle est la seconde condition ; la preuve se déduit de la nature, du siège, de l'étendue du mal, de l'incurabilité absolue, de l'inefficacité du traitement ; la rapidité de l'issue funeste est aussi à prendre en considération. Chaque cas se présente avec ses éléments d'appréciation, dont l'évidence varie. Un problème de viabilité fondé sur une affection de ce genre est toujours un des plus délicats que le médecin légiste ait à résoudre.

On a à apprécier les conséquences d'une maladie aiguë ou chronique, d'une lésion traumatique, de l'altération pathologique des tissus.

L'accouchement laborieux peut avoir des effets qui éteignent la vie, presque immédiatement après la naissance : fracture, enfoncement des os du crâne, déchirure du rachis, lésions traumatiques soit spontanées, soit produites par des manœuvres obstétricales et dont la gravité est incompatible avec le maintien de la vie. La durée du travail a amené une apoplexie, caractérisée par un épanchement considérable à la surface du cerveau et qui explique la prompte extinction de la vie, après quelques efforts respiratoires. D'autres fois c'est l'asphyxie, résultat d'une longue interruption de la circulation fœtale, qui devra être interprétée, si quelques signes de vie se sont encore produits après la naissance.

Dans certains cas c'est la syphilis qui voue l'enfant à une mort certaine, mais ici il faut tenir compte de l'étendue des lésions viscérales et de la rapidité du décès. La variole congénitale, si souvent mortelle, est cependant parfois susceptible de guérison. Il en est de même de diverses affections aiguës : d'où cette conclusion, dit M. Laugier, que les affections de ce genre, « quelle que soit leur gravité, ne sauraient être considérées comme entraînant fatalement la non-viabilité. » Le cas se juge individuellement d'après les circonstances du fait.

On ne peut qu'indiquer sommairement les principaux états pathologiques à l'occasion desquels la question de viabilité se pose : l'hydrocéphale, l'hémorrhagie cérébrale, le ramollissement de cet organe, l'encéphalite interstitielle, les kystes du cou, le développement anormal de la glande thyroïde ou du thymus, l'atélectasie occupant une grande partie du tissu pulmonaire et ayant résisté aux moyens de traitement, l'hépatisation du poumon, un amas de tubercules ne laissant perméable qu'une partie de cet organe, l'apoplexie pulmonaire, l'œdème, la péricardite et l'endocardite, le ramollissement et l'ulcération de la muqueuse digestive, les tubercules du mésentère et du foie, une grave altération des reins, le sclérème et l'œdème général. A ces états s'ajoutent les diathèses et les fièvres paludéennes, typhoïdes, exanthématiques, qui, s'étant développées avant la naissance, peuvent aussi avoir causé la mort. Mais la préexistence du mal n'est pas un signe suffisant, il faut une mort rapide et la preuve de l'incurabilité pour établir que l'enfant n'était pas viable.

V. CONDITION DE CONFORMATION. La troisième condition de la viabilité est une conformation compatible avec l'exercice des principales fonctions de la vie. Nous avons à examiner les anomalies de l'organisation au point de vue de leur nature, de leur siége et de leur degré, de leur influence sur les fonctions de la vie et de leur curabilité. Geoffroy-Saint-Hilaire les divise en vices de conformation et en monstruosités, avec des subdivisions relatives au siége et à la nature des lésions. Au point de vue de la viabilité il partage les monstres, soit unitaires, soit doubles, en quatre sections représentées dans un tableau. La première section comprend tous les individus monstrueux qui peuvent arriver jusqu'à l'âge adulte, elle comprend une classe de monstres unitaires, les Ectroméliens, et sept de monstres doubles. La seconde section comprend quatre classes, dont l'une d'unitaires, les Exencéphaliens, genre Proencéphale, et Notencéphale, dans lesquels la vie s'est prolongée de quelques jours à quelques semaines, ou même des mois. Dans la troisième section, les êtres n'ont pu survivre que quelques heures ; ici les monstres unitaires sont représentés en plus grand nombre, par six familles, les Exencéphaliens, les Pseudencéphaliens, les Anencéphaliens, les Célosomiens, les Cyclocéphaliens, les Etocéphaliens. La quatrième section est composée tout entière par le second et le troisième ordre des monstres unitaires, les Paracéphaliens, les Acéphaliens, les Anidiens, les Zoomyliens, pour lesquels la vie extra-utérine non-seulement ne se prolonge pas, mais n'a pas même de commencement. Chaque groupe, dit Geoffroy-Saint-Hilaire, a son époque déterminée de naissance, son degré de viabilité et son mode particulier de vie, en rapport avec son organisation. M. Legrand du Saulle a divisé les monstruosités en trois classes : 1° celles qui sont nécessairement incompatibles avec la vie et pour lesquelles, en conséquence, la question de viabilité ne se pose pas ; 2° celles qui suivant leur degré sont tantôt compatibles et tantôt incompatibles avec la vie ; 3° celles qui sont toujours compatibles avec la vie.

Nous examinerons le degré d'influence des vices de conformation et des monstruosités, en suivant l'ordre des appareils organiques.

Les *vices de conformation* subdivisés en variétés anatomiques, hémitéries, hétérotaxies, hermaphrodismes, ne présentent d'application à la viabilité que pour le groupe des hémitériés. Les hétérotaxies ou transpositions d'organes de droite à gauche n'ont pas d'influence à cet égard. Le plus souvent ce sont des autopsies d'adultes qui les ont fait découvrir. Ce sont les anomalies de structure, celles par cloisonnement, par disjonction, par changement de connexion, de continuité, par imperforation, qui donnent lieu aux questions les plus litigieuses.

Pour les *monstres unitaires*, la viabilité n'est qu'une bien rare exception; tous, dit Geoffroy-Saint-Hilaire, à l'exception d'une seule famille, celle des Ectroméliens, naissent sans vie, ou ne survivent à leur naissance que de quelques instants, ou au plus de quelques jours. Pous les *monstres doubles*, l'écueil est le plus souvent l'époque prématurée de leur naissance, ou le danger qu'ils courent pendant le travail de l'accouchement.

1° *Appareil cérébro-spinal.* Aucun doute n'est possible pour les monstruosités qui ont pour siége cet appareil. L'Acéphale ne vit pas hors du sein de la mère; les Anencéphaliens, les pseudo et les Exencéphaliens, ont donné quelques signes de vie; l'histologie constate ici la nature de la masse rougeâtre remplaçant le cerveau et qui présente à peine quelques traces de la fibre nerveuse. Dans la monopsie ou la cyclopie, avec ou sans trompe, la vie ne dépasse pas quelques minutes. L'atélo-prosopie, absence de face, a les mêmes conséquences.

En ce qui concerne l'*encéphalocèle*, une distinction doit être faite entre ses variétés. L'hydrencéphalocèle serait seul une cause absolue de non-viabilité; la forme dite exencéphalocèle et la méningocèle pourraient être compatibles avec une certaine durée de la vie; d'autres difformités s'y joignent, nous avons vu dans un cas le cordon ombilical n'avoir que deux vaisseaux : la veine et une artère.

L'*hydrocéphalie* congénitale doit être interprétée suivant son siége, ventriculaire ou méningé, elle est dans les deux cas compatible avec la vie, mais l'absence de viabilité peut résulter de l'atrophie et de l'imperfection du cerveau et de la compression produite par l'abondance de la sérosité; la rapidité de la mort est un signe à prendre en considération. Jamain et Terrier ont signalé les hydrocéphales à petite tête comme ceux qui succomberaient le plus rapidement.

Le siége et l'étendue du *spina-bifida* déterminent la question de viabilité. Les chances de vie sont d'autant moindres qu'il occupe une partie plus élevée du rachis; le spina-bifida complet de la colonne cervicale est une cause de mort, tandis que la séparation des vertèbres dorso-lombaire, et l'hydrorachis qui l'accompagne, peuvent être guéris par un traitement chirurgical.

2° *Appareil circulatoire.* L'absence du cœur, sa réduction à une seule cavité, sont des causes absolues de non-viabilité; la même conclusion s'appliquerait au cas où l'organe ne se composerait que de deux cavités, l'une pour les oreillettes, l'autre pour les ventricules, mais la viabilité est compatible avec les vices de conformation qui permettent dans une proportion variable le mélange des deux sangs; la cyanose et une vie fragile sont la conséquence de ces communications anormales, qui laissent l'existence se continuer pendant un temps plus ou moins long. La persistance du trou de Botal élargi, la communication des deux ventricules, n'autorisent pas à admettre la non-viabilité, mais dans le cas d'une mort rapide après la naissance ces vices de conformation, joints à l'immaturité et à la débilité générale, sont à prendre en considération. La transposition des vaisseaux, l'aorte naissant du ventricule droit, l'artère pulmonaire du gauche, l'origine de ces deux vaisseaux dans le même ventricule, ne permettent pas la vie extra-utérine. Les anomalies qui n'entraînent pas le mélange des deux sangs et qui laissent la circulation libre, telle que la bifurcation du cœur à sa pointe, sa transposition à droite, n'ont pas d'influence sur la viabilité.

En ce qui concerne les *ectopies cardiaques*, une distinction doit être faite suivant leur siége. L'ectopie *céphalique*, décrite par Breschet, par Meckel, le cœur étant placé entre les deux machoires ou très-rapproché de la partie antérieure de la tête, n'est pas compatible avec la vie. Dans l'ectopie *thoracique*, le cœur engagé dans la fissure sternale ou sortant par une hernie de la poitrine et recouvert par le péricarde et la peau, on a vu par rare exception la vie se prolonger. L'absence de péricarde rend la viabilité bien peu probable. Dans l'ectopie *abdominale*, on distinguera le cas où la paroi abdominale est bien conformée, contenant et recouvrant l'organe, et celui où elle est ouverte, le cœur battant à nu. La viabilité a été constatée dans le premier de ces cas.

3ª *Appareil respiratoire.* L'absence des poumons coïncide avec les altérations les plus graves du système nerveux. L'oblitération de la trachée a été observée. L'oblitération congénitale des narines, les déformations du thorax, avec sclérose, la compression et la déviation de la trachée par des tumeurs, par l'hypertrophie du thymus et de la glande thyroïde, constituent des obstacles à la respiration qui ne sont pas absolus, mais dont l'influence, suivant les cas, peut être décisive.

4º *Appareil digestif.* Ici se placent les monstres célosomiens caractérisés par une éventration plus ou moins étendue, qui peut comprendre la cavité thoracique. Le foie et le tube digestif sont en dehors de la cavité abdominale ; ces êtres ne sont pas viables, bien que la vie, dans quelques cas rares, se soit prolongée pendant quelques heures. L'aprosopie et l'astomie, absence de face et de cavité buccale, l'oblitération de l'œsophage, sa communication avec la trachée, l'absence ou l'imperméabilité de l'estomac ou d'une partie du tube intestinal, ne permettent pas la continuation de la vie.

Une question spéciale se pose à l'occasion des vices de conformation auxquels l'art peut remédier : Peut-on déclarer la non-viabilité lorsque aucune tentative n'a été faite pour y remédier; l'insuccès de l'opération a-t-il pour conséquence de faire admettre l'impossibilité de vivre ?

Le *bec-de-lièvre*, lorsqu'il est accompagné de l'absence de l'os intermaxillaire, d'un écartement notable des deux maxillaires supérieurs, constituant la difformité qu'on appelle gueule-de-loup, peut entraîner la mort d'un enfant qui n'est pas dans les conditions de maturité et de résistance nécessaires pour supporter l'opération que ce vice de conformation exige. Dans ces conditions l'enfant qu'on ne peut opérer doit être considéré comme non viable. La méthode du gavage pourrait avoir pour résultat de prolonger la vie et de faire arriver l'enfant à une maturité suffisante pour qu'il puisse supporter l'opération. Dans l'appréciation des cas de ce genre, l'immaturité de l'enfant, la rapidité de la mort, sont à prendre en considération. La même remarque s'applique à l'atrophie de la langue, à l'aglossie, qui, tout en portant un grave obstacle à la succion, ne s'opposent pas à l'alimentation par la sonde et ne peuvent être ainsi considérées comme une cause absolue de non-viabilité.

La *hernie ombilicale* ne devient une cause de non-viabilité que si elle est absolument irréductible et si elle comprend une notable partie des viscères abdominaux. Suivant la remarque de M. Laugier, on doit conclure à la viabilité de l'enfant atteint de cette malformation, mais à une double condition, c'est qu'il ait atteint le huitième mois de la vie intra-utérine et que la hernie soit réductible. Dans les conditions ordinaires, les hernies ombilicale, inguinale, crurale, ne portent aucune atteinte à la viabilité.

L'*imperforation de l'anus et du rectum* est une cause certaine de mort, si l'art n'intervient pas. Lorsque l'ouverture anale est formée par la peau, par une membrane cellulo-fibreuse, une simple incision fait disparaître la difformité, mais, si le rectum manque en même temps que l'anus, si les voies naturelles ne peuvent être rouvertes, l'anus artificiel devient alors une ressource, parfois suivie de succès. Déjà Petit avait pratiqué cette opération (*Bullet. de l'Acad. de chir.*, t. I, p. 28). L'opérateur se décide pour l'anus périnéal, inguinal ou lombaire, qui dans quelques cas a réussi. On n'affirmera pas la non-viabilité, lorsqu'une opération même des plus chanceuses peut amener la guérison; si le sujet était opérable et si l'opération n'a pas été faite, on n'est pas en droit de conclure qu'il n'était pas viable, mais, si l'opération bien conduite est cependant restée impuissante, sans l'influence d'aucune cause étrangère, peut-on encore déclarer que l'enfant était viable? Cette question est délicate, nous la résoudrons par la négative.

Les communications anormales de l'utérus et du vagin n'ont pas d'influence sur la viabilité, pourtant dans les cas bien rares de cloaque complet, ouverture unique pour les voies digestives, urinaires et génitales, la mort a été rapide; ces cas se rapportent à une période peu avancée de la vie fœtale. L'absence d'un rein, l'atrophie de la vessie, ne peuvent être considérées comme causes de la non-viabilité.

5° *Appareil locomoteur*. La non-viabilité n'existe dans ce groupe que pour une des classes des *Syméliens*, celle des *Sirènes*, caractérisée par la fusion des membres inférieurs terminés en moignon, sans pied distinct. Ici la non-viabilité provient de l'état des organes renfermés dans le bassin; les orifices de l'intestin et des voies urinaires, aussi bien que les organes sexuels externes, manquent d'une manière complète ou ne sont représentés que par quelques rides. L'ectromélie n'a pas d'influence sur la viabilité.

6° Les *monstres doubles*. La viabilité est plus générale chez les monstres doubles que chez les unitaires, mais cette chance de vie se trouve compensée par l'époque prématurée de leur naissance et par le danger qu'ils courent pendant l'accouchement. Dans le premier groupe, qui comprend la fusion médiane, les Eusomphales et les Monomphales, les deux êtres sont plutôt accolés que confondus; ils restent distincts, avec toutes les chances de viabilité, si la naissance n'a pas été prématurée. Cette loi s'applique aux Hygopages comme au Sterno et aux Xiphopages, ainsi que l'attestent pour les premiers le fait d'Uebne et de Judalh, rapporté par Buffon, et l'observation des jumeaux Siamois, nés en 1811, décédés en 1874.

Dans la fusion inférieure, il y a déjà une réunion d'organes plus importants et la viabilité est moindre. Cette famille se divise en Monosomiens et en Sysomiens, et la viabilité est d'autant moindre que la réunion remonte plus haut. Les Choradelphes, les Désodymes, deux têtes et un corps, se trouvent aux deux extrémités; c'est à ce groupe qu'appartenaient Ritta et Christina, décédés en 1829. Ici le critérium de la viabilité se trouve principalement dans l'état du cœur; l'indépendance complète des deux cœurs est la condition la plus certaine de la viabilité; quelques rapports entre eux ne l'éteignent pas, si la communication est restreinte, si le vice de conformation n'est pas considérable. Lorsque les deux cœurs sont confondus en un seul de conformation normale, on conçoit

encore la prolongation de la vie, ce qui d'ailleurs est très-rare chez les Sysomiens. Mais, si les deux cœurs se sont réunis en un organe mal conformé et
complexe, de sorte, dit Geoffroy Saint-Hilaire, qu'il n'y ait plus un seul ni deux
centres d'impulsion, la vie ne peut se prolonger longtemps après la naissance.

Le minimum de la viabilité se trouve dans la fusion céphalique, une tête et
deux corps. La mort est ordinairement très-prompte dans les monstres Sycéphaliens, les Janiceps et les Monocéphaliens. L'altération du cerveau comme celle
du cœur empêche la vie extra-utérine de s'établir. Geoffroy Saint-Hilaire n'attribue qu'une vie possible de quelques heures à tous les genres connus des
Sycéphaliens et des Monocéphaliens. Une exception doit être faite pour les
Céphalopages, individus réunis seulement par les deux sommets de la tête, le
reste du corps étant complétement indépendant. Ces deux corps ne sont point
toujours disposés symétriquement, bien que placés sur une même ligne; la face
ventrale de l'un peut correspondre à la face dorsale de l'autre. Les deux crânes
forment une cavité unique, mais les deux cerveaux sont distincts. L'histoire de
l'Académie des sciences en 1703 signale la naissance d'un céphalopage plein
de vie qui reçut un double baptème. Albrecht signale un céphalopage bifemelle
qui, né en décembre 1733, était encore vivant en mars 1734. Dans le fait de
Villeneuve, en 1829, on soupçonna quelques signes de vie. Un cas analogue a
été observé à Versailles en 1861; les deux têtes réunies par le sommet étaient
placées bout à bout, la vie dura quelques semaines. Ici la condition de la vie
est l'indépendance des deux cerveaux. Les Céphalopages peuvent donc survivre
à leur naissance et parfois leur vie se prolonge pendant quelques mois.

En ce qui concerne les *parasitaires*, la viabilité de l'être principal, la seule
dont il puisse être question, est la règle; elle ne serait compromise que par le
lieu et le mode d'insertion du parasite: chez les Polygnatiens, où le parasite est
inséré dans la bouche, au palais de l'être principal, cette condition peut empêcher
la respiration de s'établir. Geoffroy Saint-Hilaire cite un cas de ce genre observé
par Hoffmann, en 1681, où le fœtus femelle, non encore à terme, ne vécut que
peu d'instants. La viabilité d'ailleurs se démontre, comme dans les cas ordinaires, pour le nouveau-né porteur du parasite.

VI. Expertise médico-légale. Les considérations qui précèdent font connaître toute l'importance et la difficulté de la question; elle touche aux intérêts
les plus graves, et elle ne se soulève que dans les cas douteux. L'expert doit
réunir tous les faits de la cause et les peser avec le plus grand soin. L'avis
médical fournit au juge le principal élément de sa conviction. On comprend
toute la gravité des devoirs et des responsabilités qui incombent à l'expertise
médico-légale dans la solution de questions touchant d'aussi près aux intérêts
des familles, et par suite la nécessité qui s'impose au médecin de n'agir qu'avec
la plus grande circonspection et après s'être entouré de tous les documents
possibles.

Le médecin qui a assisté à l'accouchement, qui a donné des soins à l'enfant,
peut être appelé comme témoin ou désigné comme expert, le secret médical
n'est pas engagé ici; les deux familles de l'enfant sont en présence et le silence
pourrait compromettre des intérêts légitimes. Un arrêt de la Cour de Lyon a
décidé qu'on ne pouvait récuser comme expert le médecin qui a délivré un
certificat avant toute contestation, alors qu'il est constant que ce certificat n'a
point été donné en vue d'un procès dont il n'était pas encore question (Briand
et Chaudé). L'expert est autorisé à s'entourer de tous les renseignements utiles

et même à entendre des témoins, à faire exhumer le corps, en se conformant aux
règlements sur la matière. Le plus souvent deux experts sont nommés et des
consultations médico-légales s'ajoutent parfois au premier rapport.

L'enfant a-t-il vécu? Était-il viable? Telles sont les deux questions posées.
Elles sont corrélatives l'une de l'autre : si la première est résolue par la négative, l'expert n'a pas à s'occuper de la seconde.

Le commémoratif est d'abord établi; il comprend tous les antécédents qui
peuvent éclairer la question, l'état du père et de la mère, les circonstances de
la grossesse et de l'accouchement.

Les signes de vie qui résultent des témoignages sont ensuite appréciés : les
mouvements, le cri, les efforts de respiration, la succion, la déglutition, la
sortie de l'urine ou du méconium, la durée de l'existence, les symptômes d'un
état morbide, les signes de la mort, la persistance de la contractilité musculaire,
le moment où paraît la rigidité.

L'autopsie fournit les signes décisifs. Les preuves de la vie sont surtout fournies par les organes de la respiration. L'examen microscopique complète l'étude
anatomique du poumon; si l'insufflation pulmonaire a été pratiquée, on recherchera les caractères qui la distinguent de la respiration. Le degré, la quantité
de vie, pour ainsi dire, seront appréciés.

Les signes de l'âge seront établis, conformément aux tables connues. La taille
et les dimensions de la tête seront surtout prises en considération. La détermination de l'âge, tout approximative qu'elle soit, a une grande importance. On
insiste sur les signes qui indiquent le degré de maturité des organes. Le poids
des poumons est surtout pris en considération, ainsi que leur perméabilité.

La vie étant démontrée, on recherche les causes qui l'ont éteinte. Y a-t-il eu
impossibilité de vivre par suite de l'immaturité des organes? Un état morbide
antérieur à la naissance a-t-il été la cause de la mort? La gravité, l'incurabilité
de la maladie, sont appréciées, ainsi que le diagnostic et le pronostic des vices
de conformation et l'emploi des moyens qui auraient pu y remédier.

Après le commémoratif et la relation des faits observés, le rapport sur un
cas de viabilité contient utilement une troisième partie, consacrée à la discussion
de tous les éléments de la cause, et qui précède et justifie les conclusions; cette
appréciation contribue aussi à former la conviction du juge.

Tant que la vie n'est pas éteinte, à moins d'un vice de conformation incompatible avec sa continuation, il y a présomption en faveur de la viabilité; malgré
l'immaturité de l'enfant, ou l'existence d'une maladie qui menace ses jours, le
médecin réserve ses conclusions. Après la mort la question se pose, et les conclusions peuvent être certaines ou douteuses. Les conclusions certaines sont
négatives ou positives. L'enfant n'a pas vécu, la question de viabilité tombe. Il
a vécu, mais d'une manière incomplète, l'immaturité est évidente, la maladie
antérieure à la naissance, les lésions produites par l'accouchement, n'ont pas
permis à la vie de continuer, le vice de conformation est irrémédiable et
incompatible avec la vie extra-utérine : la non-viabilité est affirmée. D'autres
fois l'enfant a vécu d'une manière complète, il est né à l'âge où une maturité
suffisante est possible, il est bien conformé, on ne constate pas d'état morbide
antérieur à la naissance : la conclusion est ici en faveur de la viabilité, sans
qu'il soit nécessaire de pouvoir préciser la cause de la mort.

Mais le doute peut exister à la fois sur la question de la vie et sur celle de
la viabilité. La vie n'est attestée que par une respiration incomplète, par quel-

ques mouvements, par les battements du cœur; la mort a été rapide, l'enfant est né dans le sixième mois de la grossesse, la maturité suffisante est douteuse; il n'est pas certain que la maladie ou la lésion antérieure à la naissance aient été nécessairement mortelles ; le vice de conformation était peut-être curable. Sans doute, quand il y a eu vie, la viabilité se présume, elle est possible, mais non démontrée. M. Laugier pense que, si l'expert, après avoir pesé toutes les raisons qui militent pour ou contre la viabilité, conservait encore quelques doutes, il devrait se prononcer dans le sens le plus favorable au repos des familles, sans perdre de vue d'ailleurs que la présomption, dès qu'il y a eu vie, est toujours en faveur de la viabilité. Cette considération nous semble de nature à être plutôt appréciée par le juge. Si l'expert a un doute, qu'il le fasse connaître avec tous ses motifs : ce doute exprimé franchement pourra devenir le point de départ d'une transaction qui a souvent terminé les affaires de ce genre.　　　　　　　　　　　　　　　　　　　　　　　　G. TOURDES.

BIBLIOGRAPHIE. — I. Traités généraux de médecine légale, à consulter : FORTUNATUS FIDELIS. *De animatione et formatione fœtus*, lib. III, sect. VI. — ZACCHIAS. *Quæst. med. leg.*, lib. I, t. II, quæst. 9; lib. IV, cons. 17; lib. IX. — FODÉRÉ, ORFILA, DEVERGIE, MENDE, FRIEDREICH, WALD, CASPER-LIMAN, TAYLOR, trad. Coutagne. — HOFFMANN, trad. É. Lévy, comment. Brouardel. — LEGRAND DU SAULLE, VIBERT. *Les précis de méd. lég. de Sédillot, Lutaud, Lacassagne*. — CAPURON. *Méd. lég. relat. à l'art des accouchements*. Paris, 1821. — TRÉBUCHET. *Jurisprud. relat. à la méd. et à la chirurgie*. Paris, 1834. — DE SAVIGNY. *Die Vitalität eines Kindes als Bedingung seiner Rechtsfähigkeit. La viabilité d'après le droit romain*. Beilage 3. *System des heutigen römischen Rechts*, t. II. Berlin, 1840.

II. Traités d'obstétricie. — VELPEAU, HOHL, NAEGELE et GRENSLER, trad. Aubenas; TARNIER et CHANTREUIL, CHARPENTIER, SPENCER-WELL, trad. Rodet; THOMSON-LUSK, trad. Doléris.

III. Monographies. Articles des dictionnaires. — FODÉRÉ. Art. VIABILITÉ. In *Dict. des sc. méd.*, t. LVII. Paris, 1821. — MARC. Art. VIABILITÉ. In *Dict. des sc. méd. en 30 volumes*, 2e édit. — DEVERGIE. Art. VIABILITÉ. In *Dict. de méd. prat.*, t. XV. Paris, 1836. — LAUGIER. Art. VIABILITÉ. In *Dict. de méd. et de chir. prat.*, t. XXXIX. Paris, 1886.

IV. HUDELET. *Viabilité du fœtus dans ses rapports avec la méd. légale*. Thèse de Paris 1808. — PLATNER. *De vita fœtus non animata*. Lips., 1809. — CHAUSSIER. *Mémoire médico-légal sur la viabilité de l'enfant naissant*. Paris, 1826. — BILLARD. *Dissert. médico-légale sur la viabilité dans ses rapports avec la pathologie des nouveau-nés*. Paris, 1826, et *Traité des maladies des enfants nouveau-nés*. Paris, 2e édit., 1833. — COLLARD DE MARTIGNY. *Question de jurisprud. med.-lég. sur la viabilité en mat. civile et criminelle*. Paris, 1828. — MALLE. *Jurisprud. méd. relative à la viabilité des enfants nés avant le septième mois*. Havennes, 1832, et analysé in *Annales d'hyg. et de méd. légale*, t. VIII, p. 466. — MARC. *Question de vie et de viabilité au sujet d'un enfant extrait par l'opération césarienne*. In *Annales*, t. XIX, p. 98. Paris, 1838. — KERGARADEC. *Question d'embryologie méd. et théol. Époque de la viabilité*. In *Annales*, t. XXXV, p. 445. Paris, 1846.

TARDIEU. *Mémoire pour servir à l'histoire de la viabilité*. In *Annales*, t. L, p. 193. Paris, 1853. — DU MÊME. *Question méd. de la viabilité*. In *Annales*, 2e série, t. XXXVII, p. 00. Paris, 1872. — GÉRY. *De la viabilité, caractères*. Paris, 1869, et *Annales*, 2e série, t. XXXV, p. 239. Paris, 1871. — POLAILLON. *Rapport sur un cas de viabilité*. In *Annales*, 2e série, t. XLVII, p. 535. Paris, 1877. — FOCHIER. *Appréciation de la viabilité en méd. lég.* In *Lyon médic.*, 1878. — GENDRIN. *Diss. méd. lég. sur la viabilité*. Paris, 1881. — MAISON. *Appréc. de la viabilité chez les nouveau-nés*. In *Annales*, 3e série, t. VII, p. 357. Paris, 1882.

MECKEL. *De Duplicitate monstrosa Hal.*, 1815. — CHAUSSIER et ADELON. Art. MONSTRUOSITÉ. In *Dict. des sc. méd.*, t. XXXIV. Paris, 1819. — OLLIVIER D'ANGERS. Art. MONSTRES et MONSTRUOSITÉS. In *Dict. des sc. méd. en 30 vol.*, 2e édit. Paris, 1859. — GEOFFROY SAINT-HILAIRE. *Question de la viabilité des êtres anormaux*. In *Traité des anom. de l'organ.*, t. III, p. 578. Paris, 1836, et *Annales*, t. XVII, p. 436. — TARDIEU et LAUGIER. *Contrib. à l'hist. des monstruosités au point de vue de la méd. légale*. In *Annales*, 2e série, t. XXXXI, p. 340. Paris, 1874.

TARNIER. *La couveuse et le gavage buccal avec sonde, abaissement de la limite de la viabilité*. Communic. à l'Acad. de méd., 24 juillet 1885. — BERTHOD. *La couveuse et le gavage à la Maternité de Paris*. Thèse de Paris, 1887.　　　　　　　　　　　　　　　　　　G. T.

VIARDEL (Cosme). Accoucheur qui jouit d'une grande réputation à Paris dans la seconde moitié du dix-septième siècle. Son ouvrage : *Observations sur la pratique des accouchements*, etc., Paris, 1671, 1674, in-8°, renferme un grand nombre d'erreurs de doctrine, mais la pratique y est judicieuse. L'auteur réagit contre l'abus des instruments meurtriers dont on abusait tant alors.   L. Hn.

VIBICES (Vergetures). *Voy.* Grossesse, p. 41.

VIBRATIONS. *Voy.* Radiations, Son, Optique, Chaleur, etc.

VIBRIONIENS et **VIBRIONS.** *Voy.* Bactéries et Schizomycètes (*Addenda* à S).

VIBRISSEA (*Vibrissea* Fr.). Genre de Champignons-Ascomycètes, du groupe des Helvellacées, dont les représentants sont remarquables par leur réceptacle fructifère charnu-cireux, très-petit, en forme de chapeau, recouvert par l'hyménium et fixé par son centre à un stipe creux, plus ou moins allongé. Les spores, allongées, prennent naissance dans des asques cylindriques, qui sortent de l'hyménium et vibrent.

L'espèce type, *V. truncorum* Fr., se rencontre assez communément, en été, sur le bois pourri, dans les lieux humides. Son chapeau voûté, lisse, de couleur jaune-orangé vif, a à peine 0,005 de largeur; son stipe d'environ 0,04 de hauteur est d'abord blanchâtre, puis devient gris, et enfin d'un noir bleuâtre.   Ed. Lef.

VIBRISSES. *Voy.* Nerveux, p. 477.

VIBURNUM. *Voy.* Viorne.

VIC-LE-COMTE (Eaux minérales de). *Voy.* Maurice (Saint-).

VIC-SUR-CÈRE ou **VIC-EN-CARLADÈS** (Eaux minérales de). *Ather-males, bicarbonatées sodiques moyennes, chlorurées sodiques moyennes, ferrugineuses faibles, carboniques fortes.* Dans le département du Cantal, dans l'arrondissement et à 20 kilomètres d'Aurillac, à 700 mètres au-dessus du niveau de la mer, est un chef-lieu de canton peuplé de 1870 habitants, sur l'Iraliot, qui forme des cascades et qui est un des affluents de la Cère. Le climat de Vic ne diffère pas sensiblement de celui des autres stations situées dans la montagne. Quatre sources réunies deux à deux par un même captage, et qui sont désignées sous les noms de *première* et de *deuxième source de droite*, de *première* et de *seconde source de gauche*, émergent d'un terrrain volcanique. Une promenade ombragée conduit aux sources qui jaillissent à 1 kilomètre du village, sur la rive gauche de la Cère, au bas d'un coteau nommé le Griffoul. L'eau de ces sources a les mêmes propriétés physiques et chimiques et les mêmes vertus sur l'homme sain et sur l'homme malade. Elle est claire et limpide, tra-versée par des bulles gazeuses abondantes et grosses. Elle n'a aucune odeur, sa saveur est piquante, saline, et son arrière-goût est ferrugineux. Elle se trouble au contact de l'air et rougit promptement les préparations de tournesol; sa température est de 12°,2 centigrade. Soubeyran en a fait l'analyse en 1857 et a trouvé dans 1000 grammes d'eau les principes suivants :

Bicarbonate de soude	1,860
— chaux	0,668
— magnésie	0,601
— fer	0,050
— potasse	0,004
Chlorure de sodium	1,237
Sulfate de soude	0,865
Silicate de soude	0,160
Silice et alumine	0,054
Phosphate de soude	0,060
Arséniate de soude, iode et brome	traces.
Total des matières fixes	5,559
Gaz { acide carbonique libre	766cc
Gaz { air atmosphérique	18cc,4
Total des gaz	784cc,4

L'eau des sources de Vic-sur-Cère est administrée exclusivement en boisson, à la dose habituelle de 3 à 6 verres, tous les matins à jeun. Elle convient dans la dyspepsie de l'estomac et de l'intestin, quand ces appareils doivent être stimulés. Le bicarbonate de soude, le chlorure de sodium qu'elle renferme en proportion notable, ainsi que des sels de magnésie et de fer et surtout du gaz acide carbonique en excès, expliquent aisément son action avantageuse dans les maladies atoniques de l'estomac et de l'intestin, dans les affections scorbutiques, dans la chlorose, dans les accidents qui surviennent à la suite de fièvres intermittentes prolongées, dans la goutte, le diabète et les gravelles du foie et des reins. On fait aussi des cures de petit-lait à Vic-sur-Cère, où les pâturages sont abondants et où il y a beaucoup de vaches.

La *durée de la cure* est en général de vingt-cinq jours. Les sources de Vic-sur-Cère ne sont presque pas *exportées* au loin, mais les habitants des environs viennent emplir à la source des bouteilles ou des barils avec de l'eau minérale qu'ils boivent, soit le matin à jeun, soit coupée de vin aux repas.

A. Rotureau.

VICAT (Pierre-Rodolphe). Né à Pagerne (Vaud), en 1720, reçu docteur à Gottingue sous Haller, voyagea en Pologne et en France, puis rentra en France et fut pendant sept ans le collaborateur de Haller, enfin en 1778 devint médecin pensionné à Pagerne. Il mourut à Lausanne en 1783. Citons de lui :

I. *Mém. sur la plique polonaise.* Lausane, 1775, in-8°. — II. *Mat. médicale tirée de Halleri Hist. stirp. Helvetiae,* etc. Berne, 1776, 2 vol. in-8°; trad. allem., Leipzig, 1781-1782, 2 vol. in-8°. — III. *Hist. des plantes vénéneuses de la Suisse,* etc. Yverdun, 1776, in-8°. — IV. *Delectus observationum practicarum in diario clinico depromptarum.* Yverdun, 1780, in-8°.

L. Hn.

VICHY (Eaux minérales et hydrothérapie de). *Hyperthermales, protothermales* ou *athermales, bicarbonatées sodiques fortes, ferrugineuses faibles, carboniques fortes.* Dans le département de l'Allier, dans le canton de Cusset, à 247 mètres au-dessus du niveau de la mer (chemin de fer de Lyon par Nevers jusqu'à Saint-Germain-des-Fossés, d'où un embranchement se rend en quinze minutes à Vichy). Cette ville est située sur la rive droite de l'Allier et en amont du confluent du Sichon. Ces deux cours d'eau, dont les lits sont peu profonds, inondent souvent les plaines situées sur leurs bords, ce qui détermine, à l'automne surtout, quelques fièvres intermittentes. Les montagnes et les bois qui entourent Vichy y occasionnent des orages et des brouillards fréquents.

Les guides indiquent aux environs de Vichy nombre d'excursions intéressantes. La climatologie est celle du centre de la France. La saison commence le 15 mai et finit le 15 septembre. Les sources de Vichy n'ont pas toutes leur point d'émergence au niveau du sol ou à une petite profondeur : un forage artésien a été nécessaire pour en faire jaillir quelques-unes. Les griffons de plusieurs sont à une distance considérable de la station ; l'un d'eux même, celui de Mesdames, est sur le territoire de Cusset, quoique ses eaux alimentent une des buvettes de Vichy. L'analyse chimique a démontré que, sauf de légères différences, toutes les eaux des sources du régime de Vichy ont une composition à peu près identique. 11 sources sont dites de la ville et appartiennent à l'État, qui les afferme à une Compagnie. La source Lardy seule est une propriété privée. Les sources extérieures, au contraire, sont à des particuliers, sauf la source Intermittente et celles de Mesdames et d'Hauterive. Les sources intérieures se nomment : la *source Lardy* ou autrefois *source de l'Enclos des Célestins*, les *trois sources des Célestins*, qui s'appellent la *Vieille source*, la *source de la Grotte* et la *Nouvelle source*, la *source de l'Hôpital*, autrefois *source du Gros-Boulet* ou *source Rosalie*, la *source du Parc*, autrefois *source Brosson*, la *source du puits Chomel* ou *Petit-Puits*, la *source du Grand-Puits* ou *puits Carré*, la *source de la Grande-Grille*, les *sources Lucas* et *des Acacias réunies*, autrefois *source du Petit-Boulet*, et la *source Prunelle*.

Les sources extérieures sont : la *source Intermittente* ou *de Vesse*, la *source Abrest*, la *source d'Hauterive*, la *source Larbaud aîné*, les *trois sources Saint-Yorre*, la source *Reignier*, la source *Guerrier*, la *source des Andraux*, la source *Mallat*, la *source de Mesdames*, la *source La Fayette*.

Sources intérieures. 1° *Source Lardy*. Son griffon jaillit au milieu d'un parc auquel on arrive par le quai de l'Allier, entre la rue de Nîmes et le boulevard des Célestins. Un pavillon à colonnes communiquant avec deux rotondes abrite cette buvette dont le forage artésien occupe le centre, et est surmonté d'une urne de pierre supportée par quatre dauphins et entourée d'un grillage. L'eau, qui s'écoule par deux robinets, ne paraît pas limpide lorsqu'on la regarde dans l'urne, mais sa transparence et sa clarté sont complètes lorsqu'elle est dans un verre. Elle est traversée par de nombreuses bulles gazeuses auxquelles est due l'intermittence de son jet, s'élevant rarement d'ailleurs à plus de 5 centimètres. Incolore et inodore, elle a une saveur piquante, alcaline et ferrugineuse. Elle rougit au premier moment les préparations de tournesol, qui redeviennent promptement bleues. La température de l'air étant de 20°,5 centigrade, celle de l'eau de la source est de 24°,2. Son débit en vingt-quatre heures est de 10 000 litres environ. Il a du reste sensiblement varié depuis le forage du puits qui est très-profond. On trouvera l'analyse chimique de la source Lardy au tableau qui va suivre.

2° *Sources des Célestins*. La source des Célestins a trois griffons donnant beaucoup plus d'eau qu'au temps où il n'y en avait qu'un seul, qui menaçait de tarir avant les travaux de MM. Pigeon et Jourdan en 1869. Le griffon ancien donne 500 litres d'eau en vingt-quatre heures, et le nouveau, 8040 litres. L'eau de la source Vieille est transparente, limpide, inodore et sans couleur ; sa saveur est fraîche, son goût piquant, sensiblement alcalin et légèrement ferrugineux.

Des bulles de gaz montent à sa surface ou viennent se fixer sur les parois des vases qui la contiennent et qu'elle ternit promptement. Elle rougit au premier moment les préparations de tournesol, qui reprennent leur couleur primitive aussitôt que l'acide carbonique est dégagé. La température de l'air étant de 16°,5 centigrade, celle de l'eau de l'Ancienne source est de 12 degrés centigrade à son point d'émergence. L'eau de la source Nouvelle a les mêmes propriétés physiques et chimiques et la même température que celle de la Vieille source. La source de la Grotte, ainsi appelée parce que son griffon est abrité d'une grotte artificielle, a une température de 14 degrés centigrade. Nous reportons au tableau général l'analyse des sources Vieille et Nouvelle des Célestins.

3° *Source de l'Hôpital* ou *source Rosalie.*   Elle est abritée sous un pavillon entouré d'un square, et reçue dans un bassin qui occupe le centre d'une plate-forme circulaire à laquelle on arrive par quatre marches. Son eau est constamment agitée par des bouillonnements, et elle est recouverte par une couche de conferves d'un gris sale ou verdâtre. Vue en masse, elle ne paraît pas avoir une grande limpidité, mais, lorsqu'on la regarde au travers d'un verre, elle a une transparence complète ; cependant elle le ternit promptement. Elle est inodore, d'une saveur alcaline, et pourtant rougit au premier moment les préparations de tournesol, qui ne tardent pas à redevenir bleues. L'air étant à 18°,8 centigrade, la température de l'eau est de 31°,5 centigrade. Son débit est de 6000 litres en vingt-quatre heures ; son analyse est au tableau général.

4° *Source du Parc*, autrefois *source Brosson.*   Le pavillon de cette buvette se trouve au milieu de la promenade dont elle porte le nom. L'eau de cette source est aspirée par une pompe qui la fait arriver en jets saccadés dans une vasque de fonte en forme de coquille. Elle est transparente ; cependant elle ternit les verres et tache les tissus avec lesquels on la met en contact. Son odeur est spéciale et semble être plutôt bitumeuse que sulfhydriquée, ainsi qu'on l'a dit. Son goût est alcalin, mais nullement ferrugineux ; elle ramène au bleu les préparations de tournesol préalablement rougies. Des bulles de gaz la traversent et s'attachent promptement à l'intérieur des vases. Sa température est de 21°,9, l'air extérieur étant à 20 degrés centigrade, et son débit de 14 800 litres en vingt-quatre heures. Nous en donnons l'analyse avec celle des autres sources.

5° *Source du puits Chomel.*   Son captage se trouve à peu près au milieu de la galerie septentrionale qui partage l'établissement de 1re classe en deux parties égales. On trouve son griffon dans les souterrains de l'établissement, près de la source suivante dont elle partage l'origine. Son eau est transparente, limpide, claire, incolore, inodore et d'une saveur alcaline légèrement ferrugineuse. Elle ramène au bleu les préparations de tournesol préalablement rougies par un acide. Elle tache aussi promptement les verres et les tissus qu'elle mouille. Sa température est de 43°,6 centigrade, celle de l'air étant de 21°,3. Son débit est de 2600 litres en vingt-quatre heures. Son analyse est au tableau général.

6° *Source du puits Carré.*   La source précédente n'est qu'une dépendance du puits Carré. Une galerie obscure conduit à la fontaine de ce puits dont le bouillonnement s'entend à plus de 10 mètres de distance. Son eau a les mêmes propriétés physiques et chimiques que celle du puits Chomel. Sa température est de 44°,5 centigrade, et son débit, le plus abondant des sources de Vichy, est de 250 000 litres en vingt-quatre heures. On en trouvera l'analyse au tableau ci-après.

7° *Source de la Grande-Grille.* Un pavillon carré, faisant suite à la galerie nord de l'établissement, abritait autrefois la source de la Grande-Grille. Elle est renfermée maintenant dans l'établissement de 1re classe, et son bassin de pierre est à l'extrémité orientale de la galerie des sources. L'eau arrive par bruyantes saccades à son centre; elle bouillonne aussi à sa circonférence et laisse déposer un enduit jaunâtre assez abondant. Cette source est claire, transparente, incolore, et a une odeur plutôt lixivielle que sulfureuse. Sa saveur est alcaline et son arrière-goût ferrugineux. Des bulles de gaz peu abondantes la traversent et s'attachent en petit nombre aux parois intérieures des vases qui la contiennent. Elle ramène au bleu les préparations de tournesol préalablement rougies. Sa température est de 43°,2, celle de l'air étant de 23°,2 centigrade, et son débit est de 100 000 litres en vingt-quatre heures. Le tableau qui suit en donne l'analyse chimique.

8° *Source Lucas.* On a découvert à 12m,38, sous la rue de ce nom et près de l'hôpital militaire, le griffon de la source du puits Lucas. Ses principaux caractères physiques et chimiques sont ceux des autres sources intérieures. Son goût cependant, moins alcalin, est accepté plus volontiers par les malades les plus impressionnables; il n'est d'ailleurs nullement ferrugineux. Sa réaction est à peu près neutre sur les préparations de tournesol. Sa température est de 28°,3 centigrade, celle de l'air étant de 10 degrés centigrade. Son débit en vingt-quatre heures est de 200 000 litres, et nous en reportons l'analyse chimique avec celle des sources précédentes.

9° *Source Prunelle.* La source Prunelle avait été signalée dès 1847; elle n'a été définitivement captée qu'à la fin de 1873. Elle émerge place Lucas, en face de l'hôpital militaire, dans le voisinage du pavillon qui porte le même nom qu'elle. Elle n'est distante de la source Lucas que de 2 ou 3 mètres; son eau, dont le griffon a été trouvé à 10m,48, est claire et limpide, traversée par de nombreuses bulles de gaz; elle a une odeur très-sensible de bitume et même d'hydrogène sulfuré selon certains; cependant son goût n'est pas désagréable, quoiqu'il soit aussi franchement bicarbonaté. Sa réaction est alcaline, elle ramène promptement au bleu les préparations de tournesol rougies par un acide. Sa température est de 23 degrés centigrade. Son débit en vingt-quatre heures est d'environ 108 000 litres.

Sources extérieures. 1° *Source Intermittente* ou *source de Vesse.* Cette source émerge sur le territoire de la commune de Vesse, à 800 mètres du pont suspendu. Son eau est reçue dans une vasque circulaire de pierre de Volvic, située au centre d'un pavillon en fer. Au milieu de ce bassin aboutit, depuis 1871, époque à laquelle le tuyau primitif se rompit, un tube de 10 centimètres de diamètre qui descend à une profondeur de 96 mètres. C'est de ce tube que jaillit une gerbe lumineuse et resplendissante de blancheur. Ses intermittences avaient, lors de la première tubulure, une périodicité régulière, et étaient espacées de soixante minutes. L'écoulement de l'eau était de cinq et quelquefois de dix minutes. Actuellement son intermittence est de six à sept heures, et la gerbe jaillit pendant une heure. Lors des intermittences, l'eau descend jusqu'au bas du tube qui aboutit à la nappe liquide. Le bassin est alors complétement à sec; le grondement lointain, qui autrefois avait lieu quatre ou cinq minutes avant le jaillissement ne se perçoit plus que faiblement. L'eau s'élance à une hauteur de 6 mètres environ en une gerbe dont la circonférence a près de 2 mètres, s'abaissant et se relevant tour à tour pour retomber à 16 mètres de profondeur dans la tubulure. Des bulles de gaz s'épanouissent sur ses côtés et jusqu'à sa plus grande hauteur. Lorsqu'elle retombe, son aspect est un peu louche et sa transparence imparfaite. Son odeur est spéciale et sensiblement bitumineuse. Son goût se rapproche beaucoup de celui de la source de l'Hôpital, et sa réaction est franchement alcaline, malgré la grande quantité de gaz qu'elle renferme. Sa température est de 30 degrés centigrade. Son débit est de 6 à 7000 litres à chaque éruption. Nous joignons les détails de son analyse chimique au tableau des autres sources.

2° *Source Larbaud aîné.* Son point d'émergence est à droite de la route de Nîmes, à 2 kilomètres de Vichy, sur la rive droite de l'Allier, dont elle n'est qu'à 200 mètres, et au pied de la côte Saint-Amand. Son eau est amenée par des tuyaux à un établissement de Vichy qui a été construit sur le boulevard des Célestins. Ses propriétés physiques et chimiques sont celles des sources froides de la station; elle n'en diffère que par une odeur et une saveur plus sensiblement bitumineuses, qu'elle ne conserve pas après être restée exposée à l'air pendant un certain temps, ou avoir subi le transport. Elle ramène promptement au bleu les préparations de tournesol préalablement rougies. Sa température est de 15 degrés centigrade, et son débit en vingt-quatre heures est de 20 000 litres.

3° *Source Abrest.* Un forage de 110 mètres environ de profondeur, pratiqué près de la limite de la commune de Vichy, au bas de la route de Saint-Yorre, à 1500 mètres de l'établissement thermal, a fait apparaître cette source. Son eau a les mêmes propriétés physiques et chimiques que celles des autres sources de Vichy. Elle n'en diffère que par son goût, qui est plus ferrugineux que celui de beaucoup d'autres de la même station, et par sa température, qui est de 15 degrés centigrade. Son débit en vingt-quatre heures est de 30 000 litres.

4° *Source d'Hauterive.* Le puits qui forme le captage de cette source est dans un parc sur la rive gauche de l'Allier, à 6 kilomètres de Vichy, sur le bord du chemin qui conduit au bourg dont elle a pris le nom. Une galerie qui y fait face abrite le bassin circulaire établi au-dessus d'un forage de 50 mètres de profondeur. L'eau se maintient toujours à 6 centimètres au-dessus de la margelle du puits où elle bouillonne avec bruit et par intermittences. Elle est claire, transparente et limpide; son odeur est sensiblement bitumineuse, et sa saveur est en même temps ferrugineuse; sa réaction est franchement alcaline, malgré le gaz qu'elle contient et qu'elle laisse constamment dégager. Sa température est de 15°,3, celle de l'air de la galerie étant de 17°,3 centigrade. Son débit est de 30 000 litres en vingt-quatre heures.

5° *Sources Saint-Yorre.* Ces trois sources, très-voisines les unes des autres, émergent sur le territoire de la commune de ce nom, au bas d'un jardin, à 7 kilomètres de Vichy, à 200 mètres de la route de Nîmes et sur la rive droite de l'Allier. Un forage artésien a rencontré : à 28^m,90 la source Numéro 1, à 24^m,70 la source Numéro 2, et la source Numéro 3 à 23^m,40. Leur eau, d'une limpidité parfaite, a une odeur moins bitumineuse et une saveur moins bicarbonatée que celle de la plupart des sources de Vichy et des environs. Des bulles de gaz nombreuses les traversent et viennent s'attacher aux vases qui les contiennent. Elles ramènent promptement au bleu les préparations de tournesol préalablement rougies, même lorsque leur gaz est incomplétement dégagé. La température de l'air étant de 26°,5 centigrade, la première et la troisième sources ont 11 degrés centigrade, la seconde 14°,1 centigrade.

6° *Source Reignier.* Elle fait partie d'un groupe récemment découvert

dans le bassin de Saint-Yorre. Son débit est de 16 000 litres; sa température,
seulement de 9 degrés. Elle est très-riche en acide carbonique : 1,775, et contient par litre 0,018 de chlorure de lithium.

7° *Source Guerrier.* Le forage artésien de cette source est à 200 mètres de
la gare de Saint-Yorre. Le chemin, bordé d'arbres et de vergers qui dominent
l'Allier, non loin des châteaux de la Poivrière, de Bourbon-Busset, du Chaussin
et de Quinsat, près de la source d'Hauterive, conduit à la vasque rocailleuse
recevant la source Guerrier, dont le jet intermittent rappelle celui de la source
Lardy. Cette eau a une limpidité parfaite, elle est traversée par de nombreuses
bulles de gaz qui se déposent en petites perles sur la paroi intérieure des verres.
Sa température est de 13 degrés centigrade. Son débit est d'environ 30 000 litres en vingt-quatre heures. Elle a été captée en 1882, à 19 mètres environ de
son point d'émergence.

8° *Source des Andraux.* La source des Andraux émerge d'un calcaire marneux dans un ravin profond qui sépare Saint-Yorre d'Abrest, sur la commune
de Saint-Yorre, à 1400 mètres de la source d'Hauterive et à 6 kilomètres de
l'établissement de Vichy. Elle a les mêmes caractères physiques et chimiques
que les sources Saint-Yorre; sa température n'est que de 11 degrés centigrade.
Son débit en vingt-quatre heures est de 4000 litres.

9° *Source Mallat.* Son point d'émergence est au champ des Boulets, sur la
commune de Saint-Yorre, entre le chemin de fer et l'Allier. Le sondage qui l'a
découverte a une profondeur de 18 mètres. Cette eau est claire, transparente et
limpide; son odeur est très-légèrement bitumineuse et son goût est à peine
ferrugineux. Des bulles gazeuses la traversent constamment et viennent s'attacher aux parois internes des vases qui la contiennent. Sa réaction est alcaline,
sa température est de 12 degrés centigrade, et son débit en vingt-quatre heures
de 43 200 litres.

10° *Source Mesdames.* Son eau vient d'une fontaine abritée par un bâtiment
qui est à 1500 mètres de l'établissement thermal, à droite et en contre-bas de la
route de Cusset, au bord du Sichon, à 500 mètres de l'établissement de Cusset
et sur le territoire de cette commune. Des tuyaux de fonte, placés à 50 centimètres sous un des bas-côtés de la route, amènent cette eau dans une vasque, à
l'extrémité occidentale de la galerie des sources, et faisant pendant à la Grande-
Grille. Elle a les mêmes propriétés physiques et chimiques que les sources de
Vichy; son goût seulement est plus franchement alcalin et ferrugineux. Aussi les
préparations de tournesol reprennent-elles leur teinte bleue aussitôt après que
son gaz est dégagé. Son débit est de 20 000 litres en vingt-quatre heures. L'air
extérieur de son pavillon marquant 25 degrés centigrade, la température de
l'eau du griffon de la source Mesdames est de 17°,5 centigrade.

Établissements. Trois établissements et leurs annexes appartiennent à l'É-
tat et sont exploités par la Compagnie. Ils se nomment : l'établissement de
1re classe, l'établissement des bains de 2e et 3e classes, et l'établissement de
l'Hôpital. Les établissements qui appartiennent à des propriétaires sont au
nombre de 5 et se nomment : l'établissement Lardy, l'établissement Larbaud aîné,
l'établissement Lejeune, l'établissement Versepuy et l'établissement Lugagne.
Nous indiquons seulement l'établissement thermo-résineux du docteur C. de la
Salzède et le Hammam, qui ne sont fréquentés qu'exceptionnellement par les
malades envoyés à Vichy. Nous dirons un mot de l'Hôpital militaire.

Établissements de la Société. 1° *Établissement thermal de 1re classe.* C'est un vaste parallélogramme qui a 76 mètres de longueur et 57 mètres de largeur. Sa façade donnant sur le vieux parc a dix-sept arcades surmontées au premier étage d'autant de fenêtres, au-dessus desquelles est un entablement dont le centre est surmonté d'une horloge. Les arcades médianes du rez-de-chaussée donnent accès à un vestibule au fond duquel s'ouvre une galerie qui traverse l'édifice dans toute sa longueur. Le côté droit de cette galerie est occupé par les cabinets de bains des hommes, le côté gauche par ceux des femmes. Tous ces cabinets sont bien installés. Ils sont garnis de plus de 100 baignoires, de deux appareils de douche et d'une installation complète d'hydrothérapie. Une salle est affectée à la pulvérisation de l'eau de toutes les sources, et spécialement à celle du puits Chomel. Une section, dite des bains de luxe, a été établie à Vichy et comprend une antichambre, un salon de bains avec lit de repos, et deux salles de douche avec cabinet de toilette.

2° *Établissement des bains de 2e et de 3° classe.* Il n'est séparé de celui de 1re classe que par une avenue. Il a été bâti, en 1858, sur le même plan, mais ne se compose que d'un rez-de-chaussée seulement. Sa façade donne sur la partie orientale de l'établissement de 1re classe ; les fenêtres de ses cabinets ouvrent sur un jardin. Une galerie conduit aux salles de bains, qui renferment 214 baignoires, et à la section des douches, installée avec des appareils semblables à ceux de l'établissement de 1re classe.

3° *Établissement des bains de l'Hôpital.* Il renferme 39 cabinets de bain, 6 cabinets de douche et une piscine exclusivement réservée aux femmes, et qui est alimentée comme tous les moyens balnéaires de cet établissement par la source de l'Hôpital.

Ces trois établissements de bains ont deux grandes annexes dites : bâtiments d'exploitation et hall d'exportation des eaux minérales. Les bâtiments d'exploitation sont curieux surtout à cause de leurs ateliers pour la cristallisation des sels, qui sont exportés pour être consommés en boisson et en bains, et servent aussi à Vichy pour la fabrication des pastilles. Les hangars sous lesquels sont préparées les bouteilles sont reliés à la gare de Vichy par un embranchement spécial.

ÉTABLISSEMENTS PARTICULIERS. 1° *Établissement de la source Lardy.* Il contient 32 cabinets dont 16 ont des baignoires alimentées par l'eau de cette source préalablement chauffée. Cet établissement a aussi une installation complète d'appareils d'hydrothérapie.

2° *Établissement Larbaud aîné.* Il se compose de trois corps de bâtiment, dont l'entrée fait face au nouveau parc. Cet établissement renferme 18 vestiaires, 34 cabinets de bains, 16 pour les hommes et 18 pour les dames, 2 salles garnies de plaques de marbre où s'administrent les douches.

Les établissements Lejeune, Versepuy et Lugagne, renferment les appareils de l'hydrothérapie moderne. Nous les signalons seulement, ainsi que l'établissement thermo-résineux et le Hammam, qui ne diffèrent en rien des installations de ce genre.

Hôpital militaire. L'hôpital militaire de Vichy est le plus grand de France. Il se trouve à la jonction des rues Lucas et Ballore, en face de la source Lucas, et à 200 mètres de l'établissement de 1re classe. Il se compose de 120 chambres d'officiers et d'un dortoir pour 60 sous-officiers et soldats. Il est dirigé par un médecin en chef, et administré par un officier supérieur. Cet établissement renferme une section composée de cabinets de bains et de salles d'hydrothérapie.

	SOURCES INTÉRIEURES										SOURCES EXTÉRIEURES									
	SOURCE DU PARC ou du Brosson, Bouquet (1855).	GRANDE-GRILLE, Bouquet (1855).	PUITS CARRÉ, Bouquet (1855).	LARDY, Bouquet (1855).	LUCAS, Bouquet (1855).	HÔPITAL, Bouquet (1855).	PUITS CHOMEL, Bouquet (1855).	SOURCE ANCIENNE des Célestins.	SOURCE NOUVELLE des Célestins.	SOURCE PRUNELLE, Bouis (1874).	SOURCE DES ANDRAUX, Truchot (1855).	SOURCE INTERMITTENTE ou de Vesse.	MESDAMES, Bouquet (1855).	MALLAT, Hardy.	HAUTERIVE, Bouquet (1855).	ABREST, Henry (Ossian) (1859).	GUERRIER, Truchot.	SOURCES SAINT-YORRE, Carnat (1884). NUMÉRO 1.	NUMÉRO 2.	NUMÉRO 3.
Bicarbonate de soude...	4,887	4,885	4,893	4,910	5,004	5,029	5,091	5,105	4,101	5,295	3,760	3,557	4,016	4,880	4,687	4,880	4,910	5,0152	5,0096	5,0508
— chaux...	0,614	0,454	0,481	0,710	0,545	0,570	0,427	0,482	0,699	0,552	0,925	0,601	0,604	0,640	0,458	0,258	0,740	0,3581	0,3500	0,3438
— potasse...	0,202	0,382	0,576	0,527	0,382	0,440	0,371	0,315	0,231	0,121	»	0,221	0,189	0,380	0,180	0,220	0,415	0,1491	0,1528	0,1508
— magnésie...	0,215	0,305	0,535	0,258	0,275	0,200	0,358	0,328	0,554	0,079	0,080	0,582	0,425	0,060	0,501	0,150	0,215	0,0509	0,0552	0,0520
— protoxyde de fer...	0,004	0,004	0,004	0,028	0,004	0,004	0,004	0,004	0,014	traces.	0,045	0,004	0,056	0,012	0,017	0,023	0,035	0,0092	0,0106	0,0115
Bicarbonate de strontiane...	0,005	0,005	0,005	0,005	0,005	0,005	0,005	0,006	0,005	»	»	0,005	0,005	»	0,003	»	traces.	»	»	»
— manganèse...	traces.	traces.	traces.	traces.	traces.	traces.	traces.	traces.	traces.	»	»	traces.	traces.	»	traces.	tr. Mg	traces.	»	»	»
— lithine...	»	»	»	»	»	»	»	»	»	»	»	»	»	»	0,005	tr. sens.	»	0,0097	0,0097	0,0097
Chlorure de sodium...	0,550	0,534	0,534	0,531	0,518	0,518	0,534	0,534	0,530	0,561	0,325	0,508	0,535	0,510	0,534	0,300	0,414	0,5581	0,5516	0,5604
— lithium...	»	»	»	»	»	»	»	»	»	»	»	»	»	»	»	0,012	»	»	»	»
Sulfate de soude...	0,314	0,291	0,291	0,344	0,291	0,291	0,291	0,291	0,514	0,278	»	»	0,245	0,250	0,024	0,291	0,210	0,2880	0,2705	0,2729
— chaux...	»	»	»	»	»	»	»	»	»	»	0,085	»	»	»	»	0,100	»	»	»	»
Phosphate de soude...	0,140	0,130	0,028	0,081	0,070	0,046	0,070	0,091	traces.	»	»	0,162	traces.	»	0,046	tr. sens.	»	»	»	»
Arséniate de soude...	0,002	0,002	0,002	0,003	0,002	0,002	0,002	0,002	0,005	»	»	0,002	0,003	0,010	0,002	tr. sens.	0,002	»	»	»
Borate de soude...	traces.	traces.	traces.	traces.	traces.	traces.	traces.	traces.	traces.	traces.	»	traces.	traces.	»	traces.	»	traces.	»	»	»
Silice...	0,055	0,070	0,068	0,068	0,050	0,050	0,070	0,060	0,085	»	0,043	0,041	0,052	0,010	0,071	0,080	0,010	0,0500	0,0280	0,0500
Matière organique bitumineuse...	traces.	traces.	traces.	traces.	traces.	traces.	traces.	traces.	traces.	traces.	»	traces.	traces.	»	traces.	»	traces.	0,0015	0,0016	0,0018
TOTAL DES MATIÈRES FIXES.	7,046	7,009	6,957	7,415	7,016	7,135	7,201	7,195	8,586	6,888	4,383	3,707	5,903	6,511	6,775	5,951	7,025	6,4104	6,4286	6,4455
Gaz acide carbonique libre.	1,358	0,908	0,875	1,750	1,751	1,057	0,788	1,049	1,299	1,771	2, quat.	1,968	1,908	2,008	2,185	1,520	1,480	1,5114	1,5120	1,4700

24 000 litres d'eau minérale que la Compagnie est tenue de fournir journellement à l'hôpital viennent des sources du puits Lucas et du puits Carré.

La station de Vichy a enfin deux divisions où se font les *applications de gaz
acide carbonique* et les *inhalations d'oxygène*. Un gazomètre est établi sur la
source du puits Chomel et recueille le gaz acide carbonique, employé en bains
généraux ou locaux, en inhalations et en douches, dont le jet est appliqué sur
le siége du mal, qu'il soit à la peau, aux yeux ou dans les oreilles, etc. Ces
douches sont souvent appliquées dans les maladies douloureuses du col de
l'utérus. La déglutition du gaz acide carbonique est conseillée dans les dyspepsies
accompagnées de violentes douleurs.

Les *inhalations d'oxygène* artificiellement préparé s'emploient à Vichy comme
partout ailleurs dans certaines maladies où il est nécessaire d'agir sur le sang et
d'en rendre plus rouges les globules.

Mode d'administration et doses. Les eaux de Vichy s'administrent en boisson,
en bains et en douches d'eau thermale, en hydrothérapie et en applications du
gaz qui s'élève des sources. Elles ont toutes à peu près la même constitution
chimique, ainsi qu'on peut s'en convaincre en jetant un coup d'œil sur le
tableau général. Toutes contiennent de l'acide carbonique en excès, dissous
ou combiné avec une base principale, la soude, et plusieurs des sources ont à
peu près la même thermalité. Nous allons voir pourtant que ces eaux, appliquées sur l'homme sain et sur l'homme malade, sont loin de produire des effets
identiques. Leur emploi en boisson varie suivant l'idiosyncrasie des malades,
suivant leurs affections et suivant la source, mais, pour s'en tenir aux généralités, il faut dire que la cure interne commence ordinairement par 1/4 de verre,
1/2 verre, 1 verre le matin à jeun, et que cette dose augmente jusqu'à la limite
de 5 à 6 verres dans la même journée. Il faut s'abstenir des doses exagérées en
honneur à la fin du siècle dernier et au commencement de celui-ci, mais il faut
se garder aussi des doses trop minimes que quelques médecins ont préconisées.
La durée des bains est, suivant les uns, de dix à quinze minutes, et, suivant certains autres, d'un temps qui varie d'une à plusieurs heures. Les douches thermales sont générales ou locales, leur durée varie suivant les indications, mais
elle est ordinairement de quinze à vingt minutes. Les bains, et surtout les
douches avec l'eau des sources athermales de Vichy, sont également administrés
pendant le temps et avec les ajutages qui correspondent aux résultats à obtenir.
Nous renvoyons pour ce qui concerne l'inhalation, l'ingestion, les bains généraux
et locaux, les douches générales et partielles de gaz acide carbonique, à l'article Gazogène, où l'on trouvera aussi les détails qui concernent l'oxygène employé encore assez fréquemment à Vichy.

Effets physiologiques et thérapeutiques. Les sources de l'Hôpital, de la
Grande-Grille, des Célestins et de Mesdames, sont des types auxquels se rapportent
toutes les autres. Nous nous bornons donc à décrire l'action physiologique de
ces quatre sources. Avant d'aborder cette étude, nous croyons devoir indiquer
rapidement les phénomènes le plus souvent observés sur l'homme sain après
l'ingestion de l'eau de toutes les sources de Vichy sans distinction de provenance.

« Il résulte d'un grand nombre d'observations, dit le docteur F. Barthez,
que, dans l'état de santé, les eaux alcalines de Vichy, prises à haute dose, en
boisson seulement, pendant une période de vingt à trente jours, n'exercent pas
de modification très-remarquable sur la circulation du sang ; cependant, si un

changement a lieu, c'est plutôt dans le sens de la diminution que dans celui de l'augmentation des battements du pouls ; elles rendent la respiration pulmonaire plus facile et les mouvements musculaires plus libres. Il en résulte encore que les phénomènes qui parfois se manifestent du côté du cerveau se traduisent généralement par de la lourdeur de tête avec propension au sommeil, et quelquefois aussi avec un léger sentiment de tristesse ; que ces eaux déterminent dans l'estomac de la pesanteur, du ballonnement, et souvent un sentiment de brûlure sans soif, phénomène qui se dissipe au fur et à mesure que l'eau est absorbée ; qu'elles font naître rapidement le besoin de manger et favorisent d'une manière tout aussi sensible les forces digestives de l'estomac ; que leur action sur les dernières portions du tube digestif se caractérise plutôt par la constipation que par la diarrhée. Néanmoins, il arrive quelquefois que, dans le cours du traitement, les selles augmentent, mais ce trouble ne tarde pas à cesser, si on diminue momentanément la quantité d'eau ; pendant ce temps, la tolérance s'établit, et il n'est pas rare de voir ensuite ces mêmes malades supporter sans aucun accident des doses d'eau plus considérables qu'auparavant. Les reins sont ordinairement le siége d'une chaleur avec pesanteur, phénomènes qui ont pour résultat l'accélération de la sécrétion urinaire, et du côté de la vessie un besoin plus fréquent d'uriner ; les urines, dont l'alcalinité se manifeste généralement une demi-heure après avoir bu les eaux, de même qu'en les prenant en bains, sont ensuite rendues claires, limpides et sans sédiment briqueté, avec 1/2 litre et souvent 1 litre en moins que dans l'état normal, en tenant compte toutefois de l'eau minérale bue et de la quantité d'urine rendue journellement par la personne. Il se manifeste dès les premiers jours une excitation sur les organes de la génération qui diminue plus tard ; la transpiration n'est pas notablement augmentée, mais les forces physiques sont, vers le trentième jour, souvent diminuées. Si les organes à l'état de santé, renfermés dans l'abdomen, ne paraissent pas très-affectés pendant cette période de trente jours, période qui constitue la durée ordinaire d'une saison à Vichy, il n'en est pas de même lorsqu'ils se trouvent au moment du traitement sous l'influence d'un état phlegmasique plus ou moins aigu, car on voit dans ces cas les organes maladifs manifester bientôt des signes certains d'un retour vers l'état aigu, et cette exaspération du mal être suivie d'un trouble dans les fonctions, principalement dans les sécrétions de l'appareil digestif. Il résulte en dernière analyse, des faits qui précèdent, que ce n'est qu'avec modération qu'on doit faire usage des eaux minérales de Vichy, toutes les fois qu'au moment de commencer le traitement on se trouve sous l'influence d'une irritation plus ou moins aiguë d'un des organes de la digestion ».

Nous empruntons à M. le docteur Durand-Fardel ce que l'on sait sur l'action spéciale des sources principales de Vichy : « L'eau de la source de l'Hôpital, dit-il, est la moins excitante de toutes celles de Vichy. D'une température moyenne, d'une saveur douce, un peu fade, légèrement nauséeuse pour quelques personnes, elle ne détermine ordinairement pas de chaleur à l'estomac, elle ne porte pas à la tête, mais elle se digère quelquefois avec un peu de difficulté, et on se lasse assez facilement de son usage ; il arrive même souvent qu'elle ne semble pas stimuler l'estomac d'une manière suffisante : alors elle paraît lourde, provoque des renvois, des nausées même. C'est à la proportion un peu considérable de matière organique qu'elle renferme que Prunelle attribue la difficulté que l'on éprouve à la digérer. On la remplace alors avantageusement par les sources ferrugineuses du groupe de Vichy. La Grande-Grille est plus chaude, plus sapide, plus stimulante, plus facilement et plus rapidement digérée que l'Hôpital. Elle a la réputation de convenir surtout dans les affections du foie. Ce qu'il y a de certain, c'est que, sans raison connue et chimiquement appréciable, elle paraît plus active et plus énergique que l'eau de l'Hôpital. Celle de la Grande-Grille convient aux individus mous, lymphatiques et très-débilités, souvent alors associée à quelque source ferrugineuse de Vichy. Indépendamment des agréments du parc et de l'excellence de l'eau des Célestins, il nous a paru qu'elle agissait un peu plus directement que les autres sur l'appareil urinaire, et le docteur Petit ne paraissait pas douter qu'elle ne soit réellement plus active que les autres dans le traitement de la goutte : mais l'eau est éminemment stimulante et porte surtout son action excitante sur deux points, les organes urinaires et le cerveau. Elle n'offre donc aucun inconvénient dans les gravelles sans douleur ou sans irritation rénale ou vésicale, mais, pour peu qu'il existe des douleurs un peu vives vers la région lombaire et quelque disposition à la néphrite ou à la sensibilité vers le col de la vessie, on est exposé à voir son usage exaspérer ces symptômes, déterminer des accidents de néphrite, de cystite, des hématuries, et forcer de suspendre et de cesser les eaux. L'eau des Célestins, écrivait Prunelle, fait souvent disparaître les coliques néphrétiques, mais plus souvent elle les ramène. C'est surtout dans les cas de cystite chronique, de catarrhe de la vessie, de névrose vésicale, que nous n'avons presque jamais commencé le traitement par l'eau des Célestins sans avoir eu à le regretter. Mais lorsque, suivant les circonstances, on a mis en usage les eaux de l'Hôpital, de la Grande-Grille ou du puits Lardy, toujours à faible dose dans ces dernières affections, on peut alors, avec plus d'avantage et de sécurité, recourir à l'eau des Célestins. Ce qui est plus important encore, c'est la facilité avec laquelle l'usage de cette source peut développer et favoriser la disposition aux congestions cérébrales ».

On voit que l'action physiologique principale de l'eau des sources de Vichy est, au début, de ranimer l'appétit, de favoriser l'assimilation et d'augmenter les forces de la majeure partie des buveurs. Cet effet, qui s'explique naturellement chez les dyspeptiques, prouve l'action thérapeutique de l'eau de ces sources contre certaines difficultés de la digestion ; elles agissent alors comme presque toutes les eaux minérales, quel que soit le groupe auquel elles appartiennent, et nous dirons les circonstances dans lesquelles elles sont plus efficaces que les autres. Mais à la fin d'une saison un peu longue les malades qui avaient d'abord pris de l'embonpoint maigrissent sensiblement et les personnes fortes constatent toutes qu'elles ont perdu de leur vigueur. Il est incontestable que la médication minérale bicarbonatée des sources non ferrugineuses de Vichy est débilitante et doit être employée avec prudence chez les sujets lymphatiques ou affaiblis par de longues souffrances. Nous ne voulons pas revenir sur les remarques que nous avons faites en parlant des eaux d'Ems et surtout de Karlsbad, nous rappelons seulement que les eaux de Vichy, en raison de l'hyposténisation marquée qu'elles produisent à la longue, doivent être conseillées de préférence chez les personnes sanguines, pléthoriques. Elles conviennent avant tout aux malades ayant des affections qui leur ont à peu près laissé l'intégrité de leurs forces, ou au moins à ceux qui ne sont pas anémiques. S'ensuit-il qu'un traitement ne puisse jamais être entrepris à Vichy par les personnes qui, affaiblies à un certain degré, souffrent pourtant d'un état maladif contre lequel il convient d'em-

ployer des eaux minérales fortement bicarbonatées? Le médecin qui dirige la cure
doit envoyer alors, non plus aux sources bicarbonatées sodiques pures, mais aux
fontaines qui sont en même temps assez sensiblement ferrugineuses. Lorsque
l'on boit ces eaux, dont la source Lardy et la source de Mesdames sont les meilleurs types, on s'aperçoit que leur action physiologique n'est pourtant pas sensiblement différente de celle des sources de l'Hôpital, de la Grande-Grille ou des
Célestins; mais après quelques jours de leur usage intérieur les malades ressentent l'action fortifiante et analeptique de leur composition ferrugineuse. Au
lieu de perdre leur aptitude musculaire, ils constatent de jour en jour une
augmentation de vigueur et une amélioration de santé. En résumé, les médecins
éloignés ne doivent jamais perdre de vue que, si la station de Vichy possède
des eaux bicarbonatées pures, et par conséquent fondantes et apéritives, mais
débilitantes à un degré sensible, elle en a aussi de bicarbonatées ferrugineuses
qui sont reconstituantes et agissent cependant comme bicarbonatées. Certains
malades ne peuvent être traités exclusivement par les eaux de Vichy en boisson,
soit à cause de la nature de leur affection, soit parce que leur idiosyncrasie ne
leur permet pas de bien digérer ces eaux. Un traitement externe est très-néces-
saire alors. L'absorption par la peau de l'eau d'un bain existe partout, mais
elle est surtout apparente à la station de Vichy, et l'on en a une preuve saisissante en faisant l'examen des urines qui, de franchement acides, deviennent
alcalines à la sortie du bain. Du dixième au vingtième jour de la cure les
malades se plaignent en général de malaise, de courbature, d'inappétence, d'insomnie, etc., de tous les accidents qui caractérisent la saturation minérale. Il
arrive rarement que la médication externe, interne ou combinée, détermine des
symptômes de congestion cérébrale, mais ces accidents peuvent se manifester,
surtout chez les baigneurs qui y sont prédisposés; c'est la crainte de phénomènes
de cette nature qui explique la règle de ne jamais permettre à Vichy de bains
d'eau minérale pure. Il est certain que ces eaux administrées soit à l'intérieur,
soit à l'extérieur, augmentent la circulation intra-crânienne. C'est donc une
erreur de croire que les bains de Vichy sont d'autant meilleurs que leur eau est
concentrée. Leur composition mitigée est nécessaire pour qu'ils ne déterminent
pas des phénomènes qui pourraient devenir graves, car à Vichy la circulation
encéphalo-rachidienne est plus vivement excitée par la cure externe que par la
cure interne. C'est en bains aussi que l'eau de Vichy produit le plus promptement la saturation minérale. Ces bains ont une action marquée sur la peau
dont ils déterminent la rougeur, moins à cause de leur haute température que
par leur effet dynamique. Cette augmentation de la circulation capillaire indiquerait comme fréquente l'apparition de la *poussée*. Elle ne s'observe cependant
que très-rarement à Vichy; les éruptions de furoncles ne sont pas rares, au
contraire, ce qui est dû à l'action irritante des eaux, mais surtout à l'état de
saturation qui a modifié la crase du sang. Ces furoncles sont le résultat de
l'abus du régime hydro-minéral, et nous avons observé personnellement deux
malades qui sont morts parce qu'ils avaient bu à Vichy de l'eau minérale à une
dose trop considérable. Les affections furonculeuses semblent être assez souvent
une complication des maladies que l'on soigne à Vichy, mais il nous paraît que
l'abus des eaux de ce poste thermal, comme de beaucoup d'autres d'ailleurs,
peut déterminer seul des furoncles ou même des anthrax, et nous ne pouvons
trop insister sur les dangers ultérieurs d'une saturation minérale excessive.
Nous ne saurions indiquer avec une grande précision l'action physiologique des

bains administrés avec les eaux de la Grande-Grille, des puits Carré et Lucas,
puisqu'elles n'arrivent aux baignoires qu'après avoir été confondues dans les
mêmes réservoirs, mais nous pouvons noter que ces bains sont assez excitants,
tandis que ceux de l'Hôpital sont plus émollients, plus sédatifs, et conviennent
mieux aux femmes, qui peuvent se baigner dans la piscine de cet établissement.
Il est probable que l'action antispasmodique de ces bains a pour cause la présence de leur matière organique, mais on doit remarquer aussi que les bains
de l'Hôpital sont donnés à une température moins élevée qu'aux autres sources.
Il faut noter encore l'influence des bains de Vichy sur la circulation générale
qu'ils modifient peu souvent, mais que cependant ils ralentissent, puisque les
pulsations de l'artère radiale tombent au bout d'un certain temps de 5 à 10 par
minute. Leur action est diamétralement opposée sur la circulation de la veine
porte, qui est augmentée au contraire, non-seulement par l'usage interne des eaux,
mais encore par leur usage externe seul. Aussi sait-on que les flux hémorrhoïdal
et menstruel sont plus abondants et plus précoces pendant l'administration des
eaux de Vichy, même prises en bains seulement. Employées en boisson ou en
bains, elles ont pour effet constant de rendre le sang et la bile plus fluides, ce
que Claude Fouet avait déjà remarqué il y a deux cents ans. La fluidité du
sang est d'autant plus marquée que le traitement dure depuis plus longtemps.
Il n'en est pas de même pour la bile qui, dès les premiers jours, est plus abondante et circule plus aisément dans les canaux qui la contiennent. C'est ce qui
explique pourquoi les eaux, souvent purgatives au début, finissent par déterminer
la constipation. A l'intérieur et à l'extérieur, elles augmentent la transpiration.
La sueur qui est ordinairement acide devient alcaline. Il en est de même de
l'urine et de tous les autres liquides de l'économie. Ce phénomène ne dure pas
longtemps d'ailleurs, car toutes les sécrétions reviennent à leur état normal
trois ou quatre heures après le bain ou l'ingestion de l'eau de Vichy. Si cette eau,
prise en bains, est diaphorétique, elle n'a aucun effet diurétique, qu'elle soit prise
à l'intérieur ou à l'extérieur. L'action physiologique des douches générales ou
partielles à Vichy n'a rien de particulièrement remarquable. Elles sont plus
actives seulement que les bains généraux et locaux, et on doit n'en prescrire
l'administration qu'avec prudence, lorsque l'on peut craindre surtout d'activer
trop énergiquement la circulation cérébrale. Leur administration ne fait d'ailleurs pas partie du traitement externe par les eaux de Vichy.

Il faut remarquer, en commençant l'étude thérapeutique des eaux de Vichy,
qu'elles agissent principalement sur les troubles des organes contenus dans
l'abdomen. Les maladies du tube digestif et de ses annexes, celles de l'appareil génito-urinaire, sont modifiées heureusement par l'usage intérieur ou
extérieur de ces eaux. Quelles sont les altérations stomacales qui cèdent le
plus promptement, et quelles sont les sources qu'il faut préférer? La dyspepsie
doit occuper la première place, qu'elle soit flatulente, gastralgique, entéralgique,
boulimique ou acide. Il faut cependant en excepter celle qui provient d'une
maladie déterminée, car, bien entendu, un traitement par les eaux de Vichy ne
peut alors donner de bons résultats qu'autant qu'il n'est pas nuisible surtout
à l'état pathologique qui en est la cause. La dyspepsie flatulente est caractérisée par une accumulation de gaz pendant les premiers moments qui suivent
les repas. Lorsque les gaz se forment dans l'estomac, il survient une distension
épigastrique très-incommode, une émission bruyante de gaz par la bouche, plus
rarement une rétention et une accumulation croissante de ces gaz dans l'es-

tomac. Cette accumulation se reconnaît facilement et siége presque toujours à gauche, dans la région splénique, ce qui occasionne des palpitations de cœur et des irrégularités du pouls. Quand les gaz se produisent dans l'intestin, des douleurs sourdes, mobiles, passagères, et une distension notable à la vue et encore plus à la percussion, font reconnaître le point du tube digestif où elle a lieu. Le volume du ventre redevient normal à la suite de l'expulsion des gaz, ou par leur résorption, qui est aussi rapide quelquefois qu'avait été leur formation. Les eaux de Vichy ont en boisson moins de prise sur la dyspepsie intestinale que sur la dyspepsie stomacale, et les malades trop excitables, ou qui ont encore un état subinflammatoire de la membrane muqueuse de l'intestin, doivent en faire usage avec de grandes précautions. C'est l'eau de la source de l'Hôpital en boisson qui est préférée dans ces circonstances, et cependant il arrive quelquefois qu'à l'intérieur et à l'extérieur elle ne donne aucun des résultats heureux que l'on en attendait. La dyspepsie gastralgique ou entéralgique est celle qui occasionne les douleurs les plus vives, avec des exacerbations et des rémissions. Des crampes aiguës peuvent alors altérer les traits du visage, forcer les malades à se pencher en avant, à se comprimer fortement, à se rouler même et à proférer des plaintes ou à pousser des cris involontaires. Un vomissement termine quelquefois ces souffrances. Les eaux de Vichy sont alors parfaitement indiquées, surtout quand les intermittences sont bien dessinées, car souvent, lorsque la gastralgie ou l'entéralgie sont continuelles avec exacerbation seulement, le traitement minéral donne des résultats douteux et même défavorables. L'eau de Vichy ne doit pas être conseillée pendant les accès; elle n'est prescrite qu'un certain temps après les crises. Lorsque la gastralgie ou l'entéralgie tiennent à un état diathésique ou à un mal ancien rentrant dans la sphère d'activité de l'eau de Vichy, il arrive que l'effet thérapeutique hydro-minéral dédouble l'élément dyspeptique et l'élément gastro-entéralgique. La difficulté de digestion cède d'abord, l'état général s'améliore, et pourtant l'élément douleur persiste encore après la cure. C'est heureusement l'exception, et pourtant l'action bienfaisante des eaux ne se fait quelquefois sentir qu'assez longtemps après la fin du traitement; des gastralgies et des entéralgies ne disparaissent même qu'après l'action tardive des eaux. Si l'usage de l'eau de la source de l'Hôpital doit être préféré dans la dyspepsie flatulente, le choix est plus difficile dans les gastralgies et les entéralgies, et l'eau de plusieurs sources doit être essayée avant de trouver la plus délicate. C'est cependant encore l'eau de l'Hôpital à très-faible dose qui doit être prescrite d'abord; elle convient à des buveurs d'un tempérament nerveux. S'ils sont en même temps chlorotiques ou anémiques, les sources ferrugineuses de Vichy doivent lui être associées et quelquefois substituées. Les bains avec l'eau de l'Hôpital à sa température native, et même l'hydrothérapie avec les eaux froides de Vichy, ont une indication marquée. La dyspepsie boulimique occasionne un besoin fréquent de manger, des nausées, des vomissements de matières alimentaires, bilieuses ou glaireuses, avec conservation de l'embonpoint et coloration ordinaire de la peau, mais ceux qui en sont affectés se plaignent avec raison d'une grande inaptitude physique et morale. C'est peut-être la forme la plus rare de dyspepsie, et cependant on l'a observée assez souvent à Vichy pour qu'on soit fixé sur les sources qui lui conviennent le mieux; ce sont les eaux athermales, telles que celles d'Hauterive, Larbaud, Saint-Yorre, Reignier, Guerrier, Malat, qui doivent être choisies de préférence en boisson. Il faut ajouter à ce traitement intérieur les bains de la source de l'Hôpital et les moyens divers des établissements hydrothérapiques de Vichy. L'odorat seul fait reconnaître l'existence d'une dyspepsie acide ; cette affection est en effet presque toujours accompagnée de l'acidité de l'haleine et de la salive. Elle occasionne des régurgitations ou des vomissements acides, coïncidant avec un dégoût prononcé pour les condiments et les aliments aigres, ou qui le deviennent dans l'estomac. L'eau de toutes les sources de Vichy est très-chargée en principes alcalins : elle convient donc dans la dyspepsie acide. Parmi ces sources, l'eau de l'Hôpital est pourtant préférable, parce qu'elle est à la fois plus digestive et moins gazeuse que la plupart des autres. Si, à faible dose, elle est difficilement assimilée et occasionne de la lourdeur d'estomac, on doit successivement essayer les autres sources et élever artificiellement au besoin la température de leur eau, afin d'en chasser l'acide carbonique qui est alors une cause d'insuccès. Il faut aussi recommander les bains, et même quelquefois les douches, à ceux qui sont affectés de dyspepsies acides, car on se souvient que l'absorption cutanée de l'eau de Vichy suffit pour alcaliniser les liquides de l'économie. Les eaux de Vichy conviennent dans la dyspepsie des liquides, dont le symptôme principal est une sorte de clapotement dû à la présence simultanée de liquides et de gaz dans la cavité stomacale. La diète sèche est le traitement le plus rationnel de cette forme. Il ne semblerait donc pas que l'administration intérieure d'aucun liquide pût convenir à une telle affection, et cependant l'expérience a plusieurs fois démontré que l'eau de Vichy, en boisson à très-faible dose, et plus souvent en bains seulement, produit un bon résultat, surtout quand ce genre de dyspepsie est accompagné de sécheresse de la bouche et d'une soif assez vive. L'eau des bains doit avoir une température peu élevée, comme à l'Hôpital, et leur durée doit être assez longue. Nous ne voulons dire qu'un mot de la dyspepsie intestinale, car la plus grande partie des remarques qui viennent d'être faites à propos de l'estomac peuvent s'appliquer à l'intestin. Les eaux de Vichy à doses fractionnées réussissent dans les dyspepsies intestinales, mais la cure doit être surveillée par le médecin avec une grande attention. Lorsque la dyspepsie intestinale est accompagnée de diarrhées anciennes continues et séreuses, la cure hydro-minérale de Vichy donne des résultats moins assurés et peut même n'être d'aucune utilité. Si les diarrhées sont glaireuses ou pseudo-membraneuses, on a plus de chance de réussir. Quand les cours de ventre ont pour cause l'existence de dysenteries d'Afrique ou de Cochinchine, les eaux de Vichy en boisson et en bains rendent à chaque saison des services signalés. Leur composition chimique, leur action fluidifiante sur la bile, expliquent leurs effets thérapeutiques puissants sur les maladies du foie, mais sont-elles aptes à modifier favorablement toutes les maladies de la glande hépatique, même celles qui sont organiques : ont-elles une action heureuse, par exemple, contre le cancer, le tubercule, les tissus fibreux, les hydatides, la cirrhose confirmée? « Non, dit M. Durand-Fardel, le traitement hydro-minéral de Vichy ne peut rien alors, son moindre inconvénient est de demeurer impuissant contre de telles altérations ». Dans les hyperémies du foie, causées par des obstacles à la circulation du sang dans la veine porte, des résultats favorables ne tardent pas à suivre l'administration intérieure des eaux de la Grande-Grille, et l'application externe des Puits Carré, de la Grande-Grille et Lucas, employés en bains et en douches sur la région hépatique. Mais il faut être bien pénétré de ce principe que l'usage en boisson et en douches donne de mauvais résultats quand la maladie ayant déterminé la congestion ou l'hypertrophie du foie, avec ou sans troubles dyspeptiques marqués, avec ou sans ictère,

est encore aiguë ou n'a pas pas revêtu depuis longtemps une forme chronique.
Les abcès dans le parenchyme de la glande hépatique ne semblent pas contre-
indiquer l'usage, soit interne, soit externe, de l'eau des sources de Vichy. L'eau
de la Grande-Grille en boisson, à la dose de 4 à 6 verres par jour, les bains et
les douches, agissent heureusement en général sur les digestions, et par suite
sur la santé; mais rien n'indique quelquefois l'efficacité du traitement thermo-
minéral pendant son application, et l'on n'en constate les effets heureux que consécutivement à la cure. L'eau des sources de l'intérieur de la ville de Vichy a
contre les coliques hépatiques une réputation incontestée. Que ces coliques
soient produites par la présence de calculs ou de graviers dans les voies biliaires,
ou que les douleurs aient pour cause une névralgie du foie, l'usage des eaux de
Vichy donne des résultats aussi heureux dans l'un que dans l'autre cas. Comment s'expliquer cette action favorable? L'expérience a démontré que ce n'est
ni en dissolvant, ni en désagrégeant les calculs et les graviers hépatiques, que les
eaux de Vichy ont une sérieuse efficacité, mais bien en tonifiant les canaux et
en accélérant le cours d'une bile rendue plus liquide. On s'explique surtout
leur activité, si l'on admet que leur emploi chez les graveleux stimule les
mouvements fibrillaires du canal hépatique, de la vésicule du fiel ou du canal
cholédoque, et favorise ainsi l'arrivée des calculs dans le duodénum. Il est facile
de comprendre, si cette hypothèse est vraie, que ceux qui ont des graviers ou des
calculs du foie ne peuvent fréquenter les sources de Vichy sans en éprouver
l'action tonifiante sur les voies biliaires, et sans ressentir une attaque de colique
dont les douleurs nécessaires ont souvent besoin d'être modérées. L'eau de la
Grande-Grille, et quelquefois celle de la source de l'Hôpital à la dose de 4 à 6
verres par jour, concurremment avec les bains de l'Hôpital ou du Grand Établissement, sont la plupart du temps conseillées dans les coliques hépatiques.
Mais il faut être très-réservé en ce qui concerne l'emploi des douches sur l'hy-
pochondre droit, car elles peuvent déterminer les crises qu'il importe avant tout
d'éviter. Les douches ascendantes doivent faire partie de la cure. Elles complètent en effet tous les résultats heureux que peuvent en attendre les malades
chez lesquels le cours de la bile est entravé et qui, par suite, ont une constipation opiniâtre. La durée moyenne du traitement est de trente à quarante jours
alors. L'eau des sources de Vichy a des effets heureux, nous l'avons dit, dans les
diverses affections morbides contractées par les Européens sous des climats très-
chauds, comme en Afrique et dans nos autres colonies. Le foie et la rate sont
des organes presque toujours conjointement affectés, et leurs maladies exigent
en général une thérapeutique commune. Cependant il est des cas assez nombreux
où le foie souffre seul, et d'autres où c'est seulement la rate. Dans la coexistence de l'altération de ces deux annexes des organes digestifs, les eaux thermales
de Vichy agissent sur l'une et l'autre de ces glandes avec une activité d'autant
plus marquée que le foie est plus malade. Si le retentissement pathologique existe
vers la rate seule, les sources bicarbonatées sodiques de Vichy ont peu d'efficacité,
tandis que les bicarbonatées ferrugineuses rendent de très-utiles services, même
quand elles sont athermales. On doit, par exemple, être très-circonspect dans leur
emploi, et ne les prescrire qu'exceptionnellement en boisson et en douches, si
l'on ne veut pas s'exposer à faire revenir des malaises ou même des accès de
fièvres intermittentes disparues depuis longtemps.

Les affections des voies urinaires, la gravelle et les coliques néphrétiques, sont
l'indication d'un séjour à Vichy. La chimie a semblé triompher par l'explication

qu'elle a donnée de l'action des eaux fortement bicarbonatées dans la gravelle urique; mais elle en a défendu l'usage lors de l'existence de graviers ou de calculs de composition alcaline, tels que les ammoniacaux magnésiens et les phosphatiques, parce que ces derniers sont eux-mêmes la suite de catarrhes vésicaux anciens, dont le mucus est toujours alcalin. L'expérience n'a pas confirmé ces données théoriques, et les eaux de Vichy sont appliquées avec avantage toutes les fois que la gravelle et les calculs sont composés indifféremment d'acide urique ou de phosphate. Si l'acide urique en est la base, rien n'est plus facile à comprendre, et l'action du bicarbonate de soude sur l'urine qu'elle alcalinise explique le succès de cette médication sur la gravelle rouge; mais, s'il s'agit de gravelle blanche ou de gravelle grise, on s'expliquerait l'aggravation de ces états pathologiques à la suite de l'administration de l'eau de Vichy, puisqu'il se forme déjà des composés alcalins dans les voies uropoétiques. Il est pourtant fréquent que l'eau de Vichy agisse favorablement, surtout lorsque les gravelles sont soumises à l'action des sources les plus chargées de gaz acide carbonique, les Célestins, par exemple. Loizon, cité par Fourcroy et d'Arcet, a expliqué ces effets favorables en disant que l'acide carbonique libre et dissous dans l'eau de Vichy passe dans l'urine, et que ce gaz se combine chimiquement au phosphate. Nous ne croyons pas fondée l'opinion des chimistes que nous venons de citer, car, si elle était exacte, il faudrait arriver à la conséquence, très-fausse cependant, que toutes les sources contenant plus de gaz acide carbonique que celles de Vichy ont une vertu plus marquée dans la gravelle phosphatique, ce qui n'est pas. De ce que les graviers et les calculs des reins sont entraînés par l'action des eaux de Vichy qui en arrêtent la formation, si toutefois les malades consentent à changer le régime défectueux qui en favorise le développement, s'ensuit-il que l'eau de ces sources ait la prétention, annoncée et soutenue par Petit, d'agir sur des calculs trop volumineux pour être spontanément évacués par les voies naturelles? Non, assurément, et personne ne croit plus à l'effet dissolvant d'aucune eau minérale. Quoi qu'il en soit, le traitement de la gravelle des voies urinaires doit consister dans la prescription de l'eau de la Grande-Grille, des Célestins et quelquefois de l'Hôpital, à dose aussi élevée et aussi fréquente que possible, afin que les malades soient toute la journée sous l'influence de l'eau de ces sources. Les bains généraux et les douches sur les lombes doivent être administrés tous les matins, à moins d'indication contraire. Ce traitement convient aux graveleux qui n'ont jamais éprouvé de douleurs excessives dans la région des reins, qui n'ont pas ou qui ont rarement ressenti des crises violentes, des coliques néphrétiques. S'il en est autrement, la cure doit être conduite avec une réserve extrême, les douches sur les lombes, par exemple, ne doivent pas être employées. L'eau des Célestins et surtout celle de la source Nouvelle, qui est la plus froide et la plus chargée en acide carbonique, est ordinairement préférée, parce qu'elle est plus diurétique. Si elle est trop active, on la remplace par les eaux de la Grande-Grille, et surtout par celles de l'Hôpital, qui sont moins excitantes. Les graveleux doivent continuer le traitement aussi longtemps que le leur permet leur état constitutionnel ou local, car ce sont eux qui ont le plus à gagner d'un séjour prolongé aux sources de Vichy; ils doivent même, quand ils sont de retour chez eux, continuer l'eau de Vichy en boisson et les bains avec les sels de Vichy. Ces eaux n'ont qu'une efficacité très-restreinte contre les affections vaginales et utérines; leur action dans ces cas est plus appréciable sur l'état général que sur le mal local lui-même. Mais, dans quelques affections de la matrice et de ses annexes, les eaux de Vichy en boisson, en bains de baignoire et surtout de piscine, en douches lombaires, vaginales et rectales, procurent quelques guérisons et surtout des améliorations, quand les moyens thérapeutiques les plus habilement prescrits et les plus énergiques avaient complétement échoué. Comment peut-on s'expliquer l'action des eaux de Vichy dans la chlorose, puisque les sources de Vichy qui contiennent le moins de fer sont celles qui réussissent le mieux contre cette affection? Cela entraîne-t-il comme conséquence que l'on doive préférer Vichy chez tous les chlorotiques? Non, assurément, et les eaux ferrugineuses comme Szliacs, Schwalbach et Spa, doivent toujours conserver le premier rang parmi celles qui conviennent à la chloroanémie. Vichy n'a donc dans ce cas qu'une indication secondaire, et ce sont les eaux plus chargées en principes ferrugineux qui doivent être préférées. Arrivons à la question autrefois si controversée de l'action des eaux de Vichy sur la goutte. Petit en proscrivait l'administration chez les goutteux arrivés à une période avancée. Prunelle soutenait au contraire que la diathèse goutteuse, à son début même, est utilement modifiée par un séjour près de ces sources. La vérité nous semble entre ces opinions trop absolues, et il nous paraît hors de doute que les eaux de Vichy donnent d'heureux résultats au commencement des manifestations de la goutte, mais dans quelles limites le traitement thermal de Vichy peut-il agir sur cette diathèse? Est-ce par son alcalinité, neutralisant l'effet des humeurs? Non, car ce ne sont point des acides, mais des produits azotés qui forment les dépôts articulaires et urinaires. Si les eaux de Vichy n'avaient d'effet qu'en détruisant, à mesure qu'ils s'accumulent, les produits de la goutte, on devrait certainement les prescrire, mais elles ne pourraient jouer qu'un rôle accessoire, puisque, ne touchant en rien à la diathèse, elles laisseraient le malade exposé aux mêmes accidents. Une cure à Vichy fait heureusement mieux que cela : elle s'attaque à la constitution elle-même, non pas à la manière d'un spécifique dont les effets sont prévus, mais comme un modificateur salutaire, malgré son imperfection. Nous avons dit que les eaux de Vichy sont digestives, diaphorétiques et diurétiques. Elles s'attaquent donc aux trois fonctions toujours lésées dans la goutte. Cette affection, dont il faut se garder de troubler la marche régulière, ne doit pas être traitée indifféremment à Vichy, car on pourrait produire avec ces eaux des accidents graves ou mortels. C'est surtout l'eau des Célestins qui est le plus fréquemment employée; les médecins de Vichy conseillent rarement aux goutteux plus de 4 à 6 verres par jour; ils veillent à ce qu'il ne se produise pas d'accès douloureux, et que les goutteux pléthoriques, qui sont ceux auxquels les eaux de Vichy conviennent le mieux, n'éprouvent aucune menace de congestion vers le cerveau. Les eaux de la Grande-Grille ou de l'Hôpital sont prescrites lorsque celles des Célestins accélèrent d'une manière trop marquée la circulation sanguine. Celles du puits Lardy, de Mesdames ou de toute autre source ferrugineuse de Vichy, doivent être conseillées de préférence aux goutteux, dont le tempérament exige une médication reconstituante et analeptique. Les bains et les douches réussissent mal aux goutteux : aussi doivent-ils leur être interdits, et la cure interne leur est presque toujours seule conseillée.

Il faut distinguer dans l'évolution du diabète deux périodes : le diabète aigu et le diabète chronique. Les eaux de Vichy réussissent dans la glycosurie à son début et toutes les fois qu'il y a de grandes variations dans la quantité de sucre contenue dans les urines, mais elles n'ont pas de prétention autre que d'entraver une marche funeste dans le diabète chronique, qui a profondément débilité et amaigri les malades. L'administration de l'eau de Vichy, particulièrement aux sources, diminue presque toujours la glycose très-promptement, dès le second jour quelquefois, et certainement du cinquième au sixième. « Cette action du traitement thermal, dit M. Durand-Fardel, n'est pas persistante, et dans les cas où la méliturie avait complétement disparu elle s'est toujours reproduite, mais alors le sucre ne reparaît plus dans les mêmes proportions. La réapparition de la glycose, qui n'a guère lieu pendant le séjour des malades à Vichy, se montre quelquefois plusieurs mois après leur départ. » Il ne faut donc pas se hâter de reconnaître aux eaux de Vichy une action chimique et spécifique contre le diabète, puisque par d'autres médications, par le régime alimentaire seul même, on peut obtenir des effets thérapeutiques analogues, bien qu'aucun moyen ne donne des résultats aussi tranchés et aussi sûrs que l'ingestion ou l'absorption des eaux de Vichy. L'eau de Vichy doit être administrée chez les diabétiques à la fois en boisson, en bains et en douches, mais nous ne pouvons indiquer les sources qui doivent être préférées. L'expérience ne s'est pas encore suffisamment prononcée : on peut cependant assurer que les sources à la fois bicarbonatées sodiques et ferrugineuses sont les plus efficaces.

Nous avons dit ce qui s'observe dans les suites de fièvres intermittentes, en parlant du traitement hydrominéral de Vichy contre les affections du foie et de la rate. Il ne nous reste plus à présenter que de courtes réflexions à propos des fièvres intermittentes périodiques et de l'empoisonnement paludéen, considéré en dehors de son retentissement à peu près constant vers les organes hépatiques et spléniques. L'hôpital militaire de Vichy réunit surtout les malades qu'on envoie s'y traiter d'accidents survenus à la suite d'empoisonnements paludéens prolongés, ou de fièvres intermittentes contractées dans nos colonies. Il faut avertir que les eaux de Vichy occasionnent chez ces malades des accès de fièvres disparus quelquefois depuis longtemps, et qu'il faut abandonner la cure minérale pour avoir recours aux préparations de quinquina. Lorsque les malades, atteints d'une fièvre intermittente ou plutôt d'une cachexie paludéenne prolongée, éprouvent une anémie profonde, comme cela arrive presque toujours d'ailleurs, on doit leur conseiller les sources chargées de principes ferrugineux, comme le sont les eaux du puits Lardy ou de Mesdames. M. le docteur Nicolas affirme que les eaux hyperthermales de Vichy sont favorablement opposées aux maladies organiques du cœur, pourvu que, n'étant pas trop anciennes et trop accentuées, elles soient la conséquence d'un vice rhumatismal ou goutteux. Notre confrère émet l'opinion qu'elles dissolvent par leur bicarbonate de soude les caillots spontanés qui se forment dans le cœur et peuvent devenir une cause de mort subite. Nous voudrions partager une opinion si consolante qui, si elle était fondée, détruirait une proposition que malheureusement nous croyons toujours vraie, et que nous avons plusieurs fois énoncée : c'est que les maladies organiques du cœur, parfaitement constatées, n'ont rien à gagner et ont souvent à perdre à la suite d'un traitement par les eaux minérales, quelles qu'elles soient.

Les eaux de Vichy sont *contre-indiquées* dans toutes les maladies où il existe une altération du sang avec prédominance d'un élément séreux et diminution de la fibrine. La médication fluidifiante de Vichy est contraire alors, car les sources martiales de cette station ne contiennent pas assez de fer pour reconstituer l'économie.

La *durée de la cure* est de trois à six semaines ; un mois en général.

Les eaux de Vichy sont les plus *exportées* de toute l'Europe. Celles naturellement chaudes de la Grande-Grille et de l'Hôpital sont les plus employées à distance, et pourtant leur thermalité les rend les plus susceptibles de s'altérer quand elles sont consommées loin des sources. Les eaux froides des Célestins, du puits Lardy, de Saint-Yorre, de la source Reignier, du puits Guerrier, d'Haute-rive, du puits Larbaud, du puits Mallat, etc., doivent être préférées, car elles renferment tous les principes que l'on recherche, et elles n'ont point à perdre leur thermalité originelle.   A. ROTUREAU.

VICIA. *Voy.* VESCE.

VICINE. $C^{16}H^{16}Az^3O^6$ (formule probable ou un de ses multiples).   Ritthausen l'a retirée de la vesce commune (*Vicia sativa*). On épuise 1 partie de vesces pulvérisées par 8 parties d'alcool bouillant, d'une densité de 0,83. On distille et l'on ajoute de l'éther au résidu que l'on filtre et que l'on distille. Le nouveau résidu est repris par l'éther qui, évaporé, donne des cristaux de vicine qu'on purifie par redissolution, action du noir animal et critallisations.

Elle forme de petits prismes solubles dans l'éther, insolubles dans l'alcool, peu solubles dans l'eau, surtout à froid. Sa réaction est à peine alcaline. Les acides minéraux l'attaquent et donnent des sels cristallisés se décomposant déjà par l'ébullition.

Les alcalis et les oxydes alcalino-terreux n'attaquent pas la vicine.   RICHE.

VICOIGNE (EAU MINÉRALE DE).   *Athermale, sulfatée et chlorurée sodique moyenne, non gazeuse.*   Dans le département du Nord, dans l'arrondissement de Valenciennes, à 1 kilomètre du bourg industriel de Raismes, existent les mines de houille de Vicoigne reliées par un embranchement au chemin de fer de Valenciennes. La source qui émerge près de ces mines a une eau claire et limpide, qui n'est traversée par aucune bulle de gaz, qui n'a pas d'odeur, dont la saveur est à la fois fade et salée. Elle est sans action sur les préparations de tournesol, et sa température est de 11°,8 centigrade. Berthier en a fait l'analyse chimique et a trouvé dans 1000 grammes les principes suivants :

Sulfate de soude anhydre.	1,800
— chaux.	0,200
— magnésie.	0,117
Chlorure de sodium.	1,783
TOTAL DES MATIÈRES FIXES.	3,800

L'eau de Vicoigne est employée en boisson seulement par quelques habitants du voisinage, qui viennent l'ingérer le plus souvent dans le cas de gravelle provenant des reins.   A. R.

VICQ-D'AZYR (FÉLIX).   Anatomiste et littérateur distingué ; né à Valogne le 23 avril 1748, fit ses études à Paris et, après avoir pris en 1773 sa licence, ouvrit des cours particuliers d'anatomie. Mais l'envie des professeurs de la Faculté lui fit refuser l'usage de l'amphithéâtre de l'École. Ant. Petit, professeur d'anatomie au Jardin-du-Roy, le choisit comme suppléant ; il se distingua dans ces fonctions, mais ne put obtenir la survivance de la chaire que Buffon fit accorder à Portal. Daubenton facilita ses recherches d'anatomie comparée qui lui procurèrent son entrée à l'Académie des sciences en 1774. Lorsque fut fondée, en 1776, la Société royale de médecine, Vicq-d'Azyr en fut nommé secrétaire perpétuel. Il se maintint contre les attaques des docteurs de la Faculté et par ses éloges des hommes célèbres prit un rang si distingué parmi les meilleurs écrivains que l'Académie française, en 1788, le choisit pour succéder à Buffon. Son discours de réception fut remarquable. Il succéda, en 1789, à Lassonne dans la place de premier médecin de la reine. En 1794, Robespierre le força à assister à la fête de l'Être Suprême; il mourut peu après d'une fluxion de poitrine, le 20 juin 1794.

Les travaux scientifiques de Vicq-d'Azyr sont nombreux et importants; ils sont relatifs à la médecine, à l'art vétérinaire et surtout à l'anatomie humaine et comparée. Bornons-nous à citer son *Traité d'anatomie et de physiologie avec des planches coloriées*, etc., Paris, 1786, grand in-fol., ses articles dans l'*Encyclopédie méthodique* et le *Dictionnaire de médecine*, ses nombreux mémoires lus à l'Académie des sciences, à la Société de médecine, etc. Après sa mort, Moreau de la Sarthe publia : *OEuvres de Vicq-d'Azyr*, Paris, 1805, 6 vol. in-8° et atlas in-4°.   L. Hn.

VICUIBA ou **BICUIBA**. Nom brésilien du *Myristica officinalis* Mart. (*M. Bicuiba* Schott), arbre de la famille des Myristicacées (*voy.* Muscadier).   Ed. Lef.

VIDAL (Les deux).

Vidal (Barthélemy). Né à Martigues (Provence), le 3 septembre 1741, mort à Marseille, le 30 décembre 1805; il se fixa à Marseille en 1785. C'était un praticien et un observateur distingué. On lui doit entre autres : *Dissertation sur la lèpre de Martigues* (Mém. Soc. roy. méd. de Marseille) et *Essai sur le gaz animal considéré dans les maladies*. Marseille, 1809.   L. Hn.

Vidal (Auguste-Théodore), dit Vidal de Cassis. Né à Cassis, près de Marseille, le 3 janvier 1803, termina ses études à Paris sous Dupuytren et fut reçu docteur en 1828 (*Nouveau procédé pour extraire les calculs de la vessie*, etc. Thèse de Paris, in-4°); dans sa thèse, il proposa la taille quadrilatérale pour l'extraction des calculs. Nommé agrégé en 1832, reçu chirurgien du bureau central en 1833, il prit un service à l'hôpital de Lourcine en 1839 et plus tard passa à l'hôpital du Midi. Il combattit les doctrines de Ricord, mais ne réussit pas à entamer son puissant rival. Ses travaux sur les maladies vénériennes n'en sont pas moins remarquables : témoin son *Traité des maladies vénériennes*. Paris, 1853, in-8°. L'ouvrage qui a fondé sa réputation, c'est son *Traité de pathologie externe*, etc. Paris, 1838-1841, 5 volumes in-8°, dont la 4e édition parut en 1861; cet ouvrage, malgré ses lacunes, est resté classique pendant plus de vingt ans.

Vidal concourut plusieurs fois pour des chaires de chirurgie avec les thèses suivantes : *Des indications et contre-indications en médecine opératoire* (1841); *Du cancer du rectum et des opérations qu'il peut réclamer*, etc. (1842); *Des hernies ombilicales et épigastriques* (1848). « Quelques idées justes, dit Rochard, dont Vidal a eu souvent le tort de s'exagérer la portée, celle des opérations en plusieurs temps (*Union méd.*, 1848) et des débridements multiples, par exemple, l'invention des serres-fines et celle de sa fameuse spatule, un procédé pour la cure radicale du varicocèle (Paris, 1844; 2e édit, 1850), la taille quadrilatérale et les injections intra-utérines (Paris, 1840), constituent, à peu de chose près, sa part contributive aux progrès de la chirurgie. »   L. Hn.

VIDANGES.   *Voy*. Fosses d'aisances et Égouts.

VIDIEN (Nerf).   *Voy*. Maxillaire supérieur (*Nerf*).

VIDIENNES (Artère et Veines).   *Voy*. Maxillaire inférieur.

VIE ('Ο βίος, *vita*).   Qu'est-ce que la vie? question posée dès les origines de la science, étudiée, débattue de tout temps, en tous lieux, arrivée sans solution jusqu'à nos jours, où, d'un commun accord, physiologistes, naturalistes et métaphysiciens, déclinant toute prétention à cet égard, semblent unanimes aujourd'hui pour déclarer cette définition impossible. Comme l'a justement dit Buisson, la vie ne peut pas plus se définir que l'être, l'un et l'autre se rattachant à des idées simples et par cela même se refusant à l'analyse : aussi la plupart des définitions que l'on en a données jusqu'à présent ne sont-elles que des idées abstraites, des croyances, des postulats, de pures hypothèses ou l'énoncé, sous des formes diverses, du fait à définir : aussi, à la question : Qu'est-ce que la vie ? conviendrait-il de substituer celle-ci : Comment la vie s'offre-t-elle à notre observation, à notre pensée et à notre conscience? Quelle est, parmi les conceptions que nous pouvons en avoir celle qui s'accorde le mieux avec notre sentiment et avec l'expérience générale acquise?

En remontant aux temps les plus reculés de l'histoire, nous voyons comme première idée de la vie celle d'un principe immatériel chez l'homme, tirée de l'analogie d'un principe de mouvement et de vie, caché et invisible, avec les mouvements sensibles de l'air invisible, d'où la dénomination commune de *souffle* (halitus) donnée par les Hébreux au vent et à l'esprit des hommes.

Plus tard, les premières notions scientifiques que l'observation et l'analyse philosophique nous aient livrées sur la nature de l'homme et des êtres vivants en général sont celles d'un composé de deux éléments constitutifs : un agrégat matériel tombant sous les sens et une force impulsive, directrice, invisible, s'imposant à l'esprit à titre de postulat. Cette idée de la dualité se retrouve à peu près unanimement dans toute l'antiquité. Mais les philosophes ainsi que les médecins qui ont admis des principes d'action et de mouvement autres que ceux de l'ordre physique ont varié sur le nombre de ces principes et sur leurs attributs. On peut les distinguer en deux groupes : l'un qui ne reconnaissait qu'un principe de la vie, la ψυχὴ des Grecs, l'*anima* des Latins, une, indépendante du corps pour les uns, ou inhérente à sa substance pour les autres, et à laquelle ils rapportaient tous les phénomènes de la vie ; un deuxième groupe, admettant un troisième élément, unique ou multiple, comme cause des mouvements vitaux, inconscient, par opposition aux fonctions spéciales de l'âme rationnelle, pensante et intelligente (νοῦς, *animus*).

Quelques-uns employaient indistinctement les mots ἄνεμος, πνεῦμα, *anima*, *spiritus*, pour désigner le principe de vie.

Le premier groupe comprend les philosophes qui n'ont distingué dans l'homme que l'âme et le corps, attribuant à l'âme seule toutes les fonctions. Ce sont les animistes proprement dits. On compte parmi eux : Parménide, Alexandre d'Aphro-

disie, pour qui ψυχή et νοῦς signifient une seule et même chose ; Télésius
(*Quod animal universum ab unica animæ substantia gubernatur*).

Le deuxième groupe embrasse ceux qui ont admis la dualité de principes
dynamiques, à côté et indépendamment de l'âme pensante, raisonnable, une
âme végétative, irrationnelle, principe incitateur ou régulateur de la vie : les
deux âmes de Platon, de Sénèque et de Marc-Aurèle, le φύσις et les ἐνορμῶντα
d'Hippocrate, répondant à l'idée de puissance directrice des mouvements organiques, soit pour le maintien, soit pour le rétablissement des fonctions normales, placés sous la dépendance de l'âme pensante ; la forme ou principe actif,
entité substantielle et périssable (*Forma corporis viventis in potentia*), principe
actif, organisateur et moteur, d'Aristote, allié ou associé au principe de l'entendement ou de l'intellect, à l'âme proprement dite, qui donne au corps son essence
et son unité.

A côté et en antagonisme avec ces doctrines exprimant toutes la dualité
constitutive de l'homme, composé d'une part d'un agrégat matériel, de l'autre
d'une cause ou puissance active intérieure, dynamisme simple ou multiple,
s'était élevée en Grèce une autre école, celle de l'atomisme de Pythagore et
de Lucrèce, d'après laquelle la vie n'était qu'un résultat de l'agencement matériel des atomes élémentaires.

C'est à ces deux principaux systèmes qui ont défrayé la philosophie grecque,
et qui sont entrés simultanément dans la tradition, qu'il faut faire remonter la
plupart des doctrines sur la vie qui se sont propagées à travers le moyen âge
jusqu'à la révolution philosophique du dix-septième siècle. Les doctrines animistes pures, depuis Télésius, en passant par César Scaliger, Sennert, Perrault,
jusqu'à Stahl, procèdent, en effet, de l'animisme des premiers âges ; comme la
doctrine du double dynamisme de Marc-Aurèle, de Campanella, comme celle de
l'âme et de l'esprit de vie de saint Paul, de saint Augustin et de saint Thomas,
les monades de Leibniz, les substances simples de Jordanus Brunus, de Gassendi, le principe général d'action indépendant de l'âme, principes secondaires
de Cudworth (natures plastiques et vitales), l'archée-type et les archées subalternes de Van Helmont, de Rivinus, de Wepfer (*Præses systemati nervosi*),
l'*anima brutorum* de Willis, l'âme médicale, l'esprit d'animation de Darwin,
de Gaspard Hoffmann, le principe de vie de nature moyenne entre l'âme et le
corps de François Hoffmann, d'Alpinus, de Gaubius, etc., procèdent plus ou
moins directement des doctrines de Platon, d'Hippocrate et d'Aristote.

Enfin les doctrines matérialistes, qui ont eu de tout temps et qui comptent
encore de nos jours de nombreux partisans, ont eu également leurs antécédents dans l'antiquité grecque.

La révolution philosophique du dix-septième siècle devait avoir une influence
considérable sur cet ordre d'idées. Descartes, en scindant l'unité humaine, faisait
deux parts distinctes et presque entièrement indépendantes de la science de
l'homme, l'une n'envisageant que les faits de conscience, de volonté et d'entendement, qui a donné naissance à une nouvelle doctrine animiste, l'animisme
pur relevant exclusivement de la psychologie, tandis que la physiologie était
abandonnée aux théories atomistiques, iatro-chimiques ou iatro-mécaniciennes,
qui avaient déjà plusieurs fois tenté de réglementer la médecine. A dater de
cette époque l'antagonisme s'accuse plus que jamais entre le spiritualisme et
le matérialisme. Pendant que Stahl et son école, s'emparant du premier terme
de la dichotomie cartésienne pour l'adapter à la médecine et subordonner tous

les actes et tous les mouvements vitaux tant physiologiques que pathologiques à l'unique direction de l'âme pensante, l'iatro-mécanisme des Boerhaave, des Borelli, des Pitcairn, des Baglivi, etc., en représente le deuxième terme. C'est, en effet, à dater surtout de cette époque que le matérialisme, introduit dans la philosophie par Locke et Condillac, a envahi la physiologie avec Delamethrie, Darwin, Cabanis, Haller, etc.

C'est ainsi que jusqu'au commencement du dix-neuvième siècle nous voyons les physiologistes et les médecins se partager en deux sectes : l'une, avec Heister, Brodie, Barthez, Bichat, Muller, Richerand, considérant la vie comme une force ou propriété spéciale, indéterminée ou représentée par une force ou propriété indépendante des lois du monde extérieur, souvent même en opposition avec elles et se dirigeant selon des lois spéciales; l'autre ne voyant dans la vie qu'un résultat, un effet du jeu et du fonctionnement des organes, soit sous l'impulsion des lois physico-chimiques ou mécaniques générales, soit sous l'action directrice du système nerveux (toute la secte mécanicienne et celle des nervosistes : Cullen, Laplace, Lamarck, Legallois, Magendie, Dutrochet, de Blainville, Dugès, etc.).

Au sens de l'organicisme contemporain ou de ce que l'on a appelé jusqu'à ces derniers temps l'École de Paris, par opposition à l'École de Montpellier, gardienne fidèle des traditions hippocratiques et foyer principal du vitalisme, la vie n'est ni une cause, ni un principe, ni une force : elle est le résultat de l'arrangement moléculaire, de la disposition organique nécessaire au mouvement. Il n'y a dans l'organisme que des organes et des fonctions ; toute fonction suppose un organe et il n'y a pas d'organe sans fonction; la fonction résulte de l'organe. Dans l'ordre pathologique il n'y a pas d'affections générales à proprement parler, il n'y a que des lésions d'organes et des troubles fonctionnels. La formule la plus générale de cette doctrine, dégagée de ses expressions variées, peut se résumer en ces termes : la vie est la manière d'être des corps organisés.

Cette conception est fondée sur ce fait que la vie, suivant les organiciens, ne peut être séparée de l'organisation, pas plus que les forces ne peuvent être isolées de la matière et les fonctions ne peuvent être observées en dehors des organes.

Mais de ce que l'on ne peut voir, ni toucher, ni isoler la vie et les forces de leur substratum, était-on suffisamment fondé à en nier la réalité ?

Le chimisme moderne aurait-il apporté plus de certitude à la théorie de la vie résultat? Pendant qu'en Allemagne, par une sorte de réaction contre les exagérations du panthéisme idéaliste des Fichte, des Schelling et des Hegel, on en est arrivé avec les Moleschott, les Vogt, les Hermann, les Buchner et les Lehmann, aux plus extrêmes limites du matérialisme atomistique, quelques savants français, Mialhe et Poggiale, entre autres, ont cherché à rajeunir l'ancienne chimiâtrie ou la physiologie chimique.

« Les corps organisés, écrivait Mialhe dans sa *Chimie appliquée à la physiologie et à la thérapeutique*, présentent comme les corps inorganiques des phénomènes physiques et des phénomènes chimiques; mais, tandis que les corps inorganiques subissent fatalement les lois générales de la nature, les corps organisés réagissent constamment contre l'action destructive de ces mêmes lois en vertu d'une constitution qui leur est propre et qui, pourvue de solides, de liquides, de tissus, d'organes, de systèmes, donne lieu à des fonctions dont l'ensemble détermine ce phénomène incompréhensible que l'on nomme la vie.

La vie serait donc, d'après cette théorie, une lutte continuelle entre les lois de la nature individuelle et celles de la nature universelle. La vie, en un mot, serait une suite non interrompue de réactions chimiques. » Mais en vertu de quelle puissance, de quelle force de réaction, s'établit et se maintient cette lutte? C'est ce que l'auteur français de la théorie chimique de la vie ne dit pas.

Voici en quels termes s'exprimait sur ce sujet, il y a une quarantaine d'années, l'un de nos plus éminents chimistes, l'illustre centenaire Chevreul :

« Les forces chimiques n'expliquent pas et n'expliqueront jamais tous les phénomènes de la vie... Il y a, dans les êtres vivants, un dessin, un ensemble, un mouvement, un équilibre harmonique des forces, qu'il est impossible d'expliquer par la chimie seule...

« Il est évident pour nous que ce qui distingue essentiellement le corps organisé du corps brut, ce n'est point la nature des forces auxquelles nous rapportons immédiatement les phénomènes de la vie, mais bien la cause première du balancement essentiel de ces forces et de leur coordination, pour maintenir la vie dans un assemblage de molécules assujetties à une forme déterminée susceptible d'accroissement régulier aux dépens du monde extérieur et capable de continuer dans l'espace et le temps... Alors même qu'on aurait expliqué tous les phénomènes de la respiration, de la circulation, des sécrétions, de l'assimilation, par les sciences mécaniques, physiques et chimiques, vraisemblablement nous n'en serions guère plus avancés que nous ne le sommes sur la cause première de la vie : car, si ces phénomènes sont réellement des effets dont les causes prochaines rentrent dans le domaine des sciences que nous venons de nommer, il est évident qu'il y a au delà une cause plus générale dont l'effet, réduit à l'expression la plus simple, se révèle dans le développement progressif du germe et de l'être qui en provient... C'est bien effectivement la puissance qu'a le germe de se développer peu à peu aux dépens du monde extérieur, de manière à représenter l'être d'où il émane, et à reproduire des individus semblables à lui-même, c'est cette puissance dont l'action nous échappe à son origine et ne se révèle à nos sens que quand le germe est déjà un corps organisé, qui est le fait capital de l'organisation, le mystère de la vie : car l'être vivant ne peut se développer avec la constance que nous observons dans la forme et les fonctions de ses organes, sans qu'il y ait une harmonie préétablie entre toutes les parties et toutes les conditions extérieures où son existence est possible... »

Une nouvelle conception des phénomènes essentiels de la vie plus scientifique et par conséquent plus près de la vérité, mais encore incomplète, est surgie des travaux de Lavoisier et de la démonstration des mutations de la matière et de la loi d'équivalence et de corrélation de toutes les forces et de toutes les énergies physiques. Aussi allons-nous voir désormais dans toutes les définitions qui vont se produire dominer cette idée de la mutation, du renouvellement incessant des éléments constitutifs de l'être vivant, par les échanges qui s'effectuent entre lui et son milieu ambiant. C'est ainsi que Cuvier définira la vie un tourbillon dans lequel l'être vivant attire sans cesse dans sa composition une partie des substances environnantes, tandis qu'il rend aux éléments des proportions de sa propre substance; que de Blainville caractérisera ce grand phénomène par le double mouvement intestin, à la fois général et continu de composition et de décomposition; que J. Béclard nous montrera l'être organisé et vivant comme étroitement lié dans tous les moments de son existence avec les corps organiques, considérant l'idée de vie comme supposant implicitement un réservoir où ces êtres puisent les matériaux nécessaires à toute existence matérielle ; que Ch. Richet nous dira que la consommation que font tous les êtres vivants de l'oxygène, en échange de l'acide carbonique qu'ils exhalent, est, en somme, le dernier fait auquel peut se réduire la vie et l'ultime phénomène auquel aboutit la nutrition. Toutes les idées émises par ces physiologistes depuis Buffon jusqu'à nos jours sur cette importante question peuvent être résumées dans cette heureuse expression d'Hippolyte Royer-Collard : « Vivre, c'est en même temps changer et demeurer sans cesse. »

C'était là déjà un progrès considérable qui nous révélait le secret de quelques-unes des conditions principales de l'entretien de la vie, mais, comme Aug. Comte en a fait lui-même la juste remarque à propos de la définition de son ami de Blainville, elle pourrait être considérée, eu égard à l'homme, comme contraire à la théorie générale des définitions, qui prescrit de chercher la caractéristique d'un phénomène quelconque dans les cas où il est le plus développé et non dans ceux où il l'est le moins. Ainsi, dit-il, il n'y a point été tenu compte de la distinction capitale établie par Bichat entre la vie organique et la vie animale. On remarquera, en effet, que toutes ces définitions comme celle de de Blainville, ne se rapportent qu'à la seule vie végétative. On n'y voit rien qui rappelle ni l'origine, ni le développement, ni les conditions de l'accroissement ou de la limitation, ni les manifestations spontanées et libres de la volonté, ni le lien qui rattache entre elles les diverses combinaisons et opérations physico-chimiques de la rénovation organique, ni la cause et les raisons des troubles qui peuvent survenir dans l'équilibre fonctionnel, ni celles de la durée et de la fin. Ainsi que l'a très-bien dit quelque part Maurice Raynaud, la notion de la vie qui serait bornée aux seules données de la physiologie resterait nécessairement une notion incomplète et tronquée. La pathologie, bien qu'elle ne soit en réalité qu'une branche de la physiologie générale, comme la maladie n'est qu'un cas particulier de la vie, introduit dans l'étude des faits et des problèmes spéciaux que ni la physiologie d'observation ni la physiologie expérimentale ne seraient capables de nous faire connaître et moins encore de nous expliquer. Pour donner une notion plus complète possible de la vie, ce n'est donc pas en biologistes seulement, mais en médecins, que nous devons l'envisager. Dans l'énumération des caractères et des attributs de la vie, il faudra donc faire entrer la considération de certains actes pathologiques.

La citation que nous venons d'emprunter à Aug. Comte nous amène naturellement à dire ici un mot de la doctrine positiviste, au point de vue qui nous occupe.

On sait que la philosophie moderne, dite naturelle ou positiviste, renonçant à la recherche de l'absolu, c'est-à-dire des causes premières et des causes finales, qu'elle déclare inaccessibles, a pour unique prétention la recherche des lois et des conditions des phénomènes. D'une autre part, tandis que l'esprit général de toute philosophie métaphysique consistait à prendre pour principe, dans l'explication des phénomènes du monde extérieur, notre sentiment immédiat des phénomènes humains, c'est-à-dire à procéder de la considération de l'homme à celle du monde, la philosophie naturelle positive procède de la connaissance du monde à celle de l'homme. C'est son caractère le plus tranché que cette tendance à baser l'étude de l'homme sur la connaissance préalable du monde extérieur. Pour la physiologie cette subordination générale à la science du monde extérieur constitue, aux yeux du maître, le premier fondement nécessaire de sa positivité rationnelle.

C'est à ce programme que se sont conformés les auteurs de quelques-unes des définitions que nous venons de citer. C'est aussi d'après ce programme que Ch. Robin et Cl. Bernard ont cherché l'un et l'autre à caractériser la vie, non dans son principe et en elle-même, mais dans les rapports avec les corps bruts. Mais, comme on le verra, ils ont dû s'en écarter bientôt l'un et l'autre.

La vie, pour Ch. Robin, est le mode d'activité générale des corps organisés. L'idée de vie suppose constamment la relation nécessaire de la matière organisée, et d'un milieu ayant une constitution en rapport avec celle de chaque organisme déterminé. Mais, quand il arrive au point de vue dynamique, Ch. Robin est bien obligé de reconnaître que la biologie est caractérisée par les modes d'activité qui ne se retrouvent pas au nombre de ceux qu'étudient les sciences physiques et mécaniques.... Parmi les caractères fondamentaux et les propriétés que l'homme peut soumettre à son examen, dit-il, il en est que la substance organisée possède seule et qu'on n'observe pas dans la matière brute. Outre les propriétés qui lui sont communes avec les minéraux, la matière organisée, amorphe ou figurée, en offre un certain nombre que celle-ci n'a pas, et la manifestation de ces propriétés est toujours subordonnée à une question de relation moléculaire ou corporelle de l'agent organisé avec le milieu ambiant, soit extérieur ou général, soit intérieur ou spécial à chaque être.

C'est dans cette étude, ajoute M. Ch. Robin, que le médecin doit chercher l'explication des causes qu'il appelle (faute de les connaître autrement que par leurs effets) *forces vitales, forces de la vie* ou *de la nature, puissances médicatrices, perturbatrices* ou *morbifiques intérieures*.

Pour Cl. Bernard la vie est indéfinissable. Elle ne saurait être considérée comme la manifestation de l'activité d'un principe intérieur, libre et indépendant, d'un *quid intus* insaisissable, et sur lequel aucune prise, aucune action n'est possible ; ni comme le seul effet des conditions physico-extérieures, nécessaires d'ailleurs à la manifestation d'un grand nombre de ses phénomènes. Elle ne serait donc explicable, pour lui, ni par une conception vitaliste, ni par les théories matérialistes. Mais laissons parler Cl. Bernard lui-même.

L'éminent physiologiste reconnaît aux êtres vivants cinq caractères généraux :

L'organisation, la génération, la nutrition, l'évolution, la caducité, la maladie et la mort. L'organisation résultant d'un mélange de substances complexes qui réagissent les unes sur les autres, ou arrangement qui donne naissance aux propriétés émanentes de la matière vivante et qui, tout spécial et complexe qu'il est, n'en obéit pas moins aux lois chimiques générales du groupement de la matière. La génération caractérisant d'une manière absolue les êtres vivants. La nutrition, trait distinctif, essentiel, de l'être vivant, la plus constante, la plus universelle de ses manifestations. L'évolution, par laquelle l'être vivant sorti d'un germe, d'un œuf ou d'une graine, en voie de changement continu, apparaît, s'accroît, se développe, décline et meurt, appartient en propre et exclusivement à ces êtres.

Cl. Bernard ne s'en est pas tenu à l'énoncé de ces caractères généraux de la vie, il a cherché à déterminer les grands phénomènes essentiels qui la constituent et qui n'appartiennent qu'à elle. « Il y a, a-t-il dit, dans l'être vivant deux ordres de phénomènes qui constituent les deux phases nécessaires et inséparables du grand acte vital : 1° les phénomènes de création ou de synthèse organisatrice ; ceux qui s'accomplissent, en vertu de lois morphologiques préétablies, dans l'œuf en développement, lorsque les muscles, les os, les nerfs, apparaissent et prennent leur place en répétant la forme antérieure d'où l'œuf est sorti, lorsque, la matière ambiante, s'assimilant aux tissus déjà existants, l'organe se crée au point de vue de sa structure, de sa forme et de ses propriétés : d'où cette proposition : « la vie, c'est la création » ; 2° les phénomènes de destruction organique, de désorganisation, phase toute d'ordre physico-chimique, résultat d'une combustion ou d'une fermentation, en un mot, d'une action comparable à un grand nombre de faits chimiques de décomposition ou de dédoublement, la mort.

Les êtres vivants ne se distinguent pas seulement des corps bruts parce qu'ils naissent, vivent et meurent, mais ils s'en distinguent aussi parce que étant, dans leur plus grande complexité, composés d'éléments organisés éminemment altérables et destructibles, ils peuvent, durant leur vie, devenir malades et revenir à la santé, ou, en d'autres termes, s'entretenir et se réparer euxmêmes.

Les phénomènes des êtres vivants sont aussi bien, d'ailleurs, que ceux des corps bruts, soumis aux lois du déterminisme. Bien que dérivant d'une source première d'un autre ordre, ils n'en rentrent pas moins, par le côté de leur manifestation et pour ces conditions d'existence, dans les lois générales de la physico-chimie. D'où deux facteurs à considérer dans les manifestations de la vie : 1° les lois préétablies, qui, en vue de l'*idée* ou *plan* primitif, règlent les phénomènes dans leur succession, leur concert, leur harmonie ; 2° les conditions physico-chimiques nécessaires à l'apparition des phénomènes. La vie consisterait, en un mot, pour Cl. Bernard, en un conflit et une relation étroite et harmonique entre les conditions extérieures et la constitution préétablie de l'organisme.

En se plaçant au point de vue du mode des relations entre l'être vivant et les conditions cosmiques ambiantes, Cl. Bernard distingue trois formes de la vie, suivant qu'elle est dans une dépendance tout à fait étroite des conditions extérieures, dans une dépendance moindre ou dans une indépendance relative. Ces trois formes de la vie sont la vie latente ou virtuelle non manifestée dans laquelle l'être est dominé par les conditions physico-chimiques extérieures, au point que toute manifestation vitale peut être arrêtée ; genre de vie dont les graines présentent fréquemment des exemples, ainsi que certains animaux infusoires et ferments figurés, vie oscillante à manifestations variables et dépendantes du milieu extérieur, état d'hibernation et de reviviscence après suspension apparente de la vie ; la vie *constante*, à manifestations libres et en apparence indépendantes des conditions physico-chimiques extérieures, bien qu'en réalité le mécanisme de la vie constante ou libre ait des relations étroites et nécessaires avec le milieu cosmique.

La plus hardie tentative qui ait été faite contre l'idée vitaliste est celle que l'on a faite au nom de la doctrine de l'unité des forces, dans laquelle on a cherché à comprendre en une grande unité les forces physiques, les forces vitales et les forces intellectuelles, doctrine née de la grande idée théorique de la corrélation des forces physiques. Celle-ci consiste, comme on le sait, à ne voir dans les phénomènes chaleur, lumière, électricité, que l'ancienne physique considérait comme autant de forces distinctes, que des modalités différentes d'une seule et même force, le mouvement. Appliquant à la transformation réciproque de ces diverses modalités du mouvement les unes dans les autres la loi énoncée par Lavoisier pour la matière : rien ne se perd, rien ne se crée, on en est arrivé à cette conséquence qu'il y a dans la nature une somme de mouvement constante, comme il y a une somme de matière constante, tous les phénomènes produits étant des modifications dans la quantité de ces mouvements ou de cette matière, sans que la quantité totale en soit jamais altérée.

Séduits par cette synthèse, quelques physiologistes ont conçu l'idée d'y ramener les faits physiologiques et les faits psychologiques eux-mêmes, de manière à constituer l'unité et l'universalité de toutes les forces de la nature. Les phénomènes vitaux deviendraient ainsi une nouvelle modalité de ce mouvement universel; toute vie serait identifiée aux réactions physico-chimiques. Les phénomènes intellectuels et moraux, la pensée, la liberté, rentreraient sous cette loi unique et ne seraient plus que des transformations de la force physique, des modalités du mouvement. C'est dans cet ordre d'idées que M. Ch. Richet, dans son *Essai de psychologie générale*, cherchant à se rendre compte de cette force que créent et dégagent les êtres vivants, que ce soit dans les cellules nerveuses ou dans les cellules musculaires, en fait remonter l'origine à une action chimique. « Si la cellule peut à un moment donné, dit-il, dégager une grande quantité d'énergie, c'est qu'il se fait dans son intimité des dédoublements chimiques rapides qui entraînent un phénomène de mouvement ou d'innervation ». Ainsi la vie serait une fonction chimique. Est-il possible de faire rentrer ainsi les faits psychiques et les faits vitaux dans la théorie de la corrélation des forces ? Peut-on admettre que la pensée et la vie ne soient que des modalités de mouvement au même titre que la chaleur et la lumière? Que deviennent, dans cette fusion, la personnalité, l'individualité, la spontanéité et la liberté de l'homme? Écoutons en quels termes s'exprime sur ce sujet le R. P. Secchi, l'un des partisans les plus convaincus et des propagateurs les plus ardents de la théorie de l'unité des forces physiques, dans son *Essai de philosophie naturelle* (*De l'unité des forces physiques, Essai de philosophie naturelle*, par le R. P. Secchi, édition française, publiée par M. le docteur Deleschamps. Paris, 1869) :

« Les êtres organisés n'échappent pas à l'influence des agents physiques ordinaires. Envisagés sous le rapport de leurs fonctions matérielles, réactions chimiques et mouvements, ils sont soumis à leur empire et comme tels satisfont au principe fondamental de la dynamique, que le mouvement ne naît jamais de rien et qu'il résulte toujours d'un autre mouvement. Les radiations solaires sont la cause presque exclusive du travail végétal au sein des plantes. Dans les animaux ce sont les aliments qui, en brûlant au sein de l'organisme vivant, engendrent la puissance motrice nécessaire à la circulation des fluides au sein des tissus vivants et celle qui est dépensée en mouvements extérieurs.

« Mais cet élément de l'activité des êtres vivants, pour être des plus importants, n'est cependant pas le seul : il faut aussi tenir compte d'une action spéciale, liée visiblement à une certaine disposition moléculaire, laquelle une fois établie permet à cette action de se continuer tant que les matériaux aptes à l'élaboration ne font pas défaut et que cette disposition, c'est-à-dire l'*organisme*, est conservée intacte.

« L'organisme suppose comme condition première une disposition convenable qui en rende les parties constituantes capables de produire un double effet : 1° une action extérieure; 2° une action intérieure qui assure la conservation du mécanisme lui-même. Cette disposition ne peut spontanément prendre naissance au milieu de la matière brute, elle y réside à l'état de *germe*; et un germe suppose des conditions qui ne peuvent être réalisées par une simple combinaison effectuée d'après les lois qui régissent les molécules de la matière inorganique.

« De l'union de l'oxygène, de l'hydrogène et du carbone, de quelque façon qu'on les assemble, alors même que la loi des proportions est scrupuleusement observée, ne sortira jamais une molécule végétale vivante. On a obtenu certains des produits qui s'élaborent dans les tissus végétaux ou animaux, mais non les tissus eux-mêmes organisés. On a obtenu des substances *organiques* une substance *organisée* jamais et encore moins un *organisme*. La génération spontanément opérée par les seules forces de la matière brute est une impossibilité; elle n'est prouvée jusqu'ici par aucune expérience exempte d'objections.

« Si, en examinant les choses de près, on reconnaît que les forces de la matière se réduisent an mouvement, plusieurs des phénomènes que l'on voit se produire dans les animaux sont tels qu'ils ne peuvent être rapportés au jeu seul des forces régissant la matière brute : donc, partout où ces phénomènes se traduisent à nous, il est nécessaire d'admettre une autre espèce de forces. Cela devient surtout indispensable lorsqu'on examine l'ensemble des manifestations rationnelles de l'homme. Quand même nous arriverions à connaître les mouvements qui, dans les fibres cérébrales, accompagnent nos sensations, il resterait toujours à expliquer comment nous avons la *conscience* de ces impressions. Entre cette conscience et la modification de l'organe s'étendra toujours un abîme, que le matérialisme ne pourra franchir, parce qu'il se trouve là en présence de quelque chose qui diffère en tout de la transformation d'un mouvement en un autre. Cette conscience n'est, en somme, que la modification de l'être pensant, c'est un phénomène qui n'a rien de commun avec le mouvement, et qui, d'après le témoignage du sens intime, n'a rien de matériel.

« Existence, mouvement, vie végétale, sensation, intelligence, tels sont les cinq termes de la création ».

On a vu plus haut ce qu'est la vie dans ses manifestations et dans les conditions physico-chimiques ou le déterminisme de ces manifestations, aux yeux de la physiologie et de la science positiviste. On a vu qu'en partant de la méthode expérimentale et du déterminisme, Cl. Bernard avait été conduit à reconnaître et à formuler dans l'être vivant deux ordres de phénomènes constituant les deux phases nécessaires du grand acte vital : les phénomènes de création ou de synthèse organisatrice et les phénomènes de destruction organique, les uns s'accomplissant en vertu de lois morphologiques préétablies, qu'il a résumés dans cette proposition : « La vie, c'est la création », les seconds constituant une phase toute d'ordre physico-chimique.

On vient de voir, d'autre part, les impossibilités opposées à la tentative de ramener les phénomènes vitaux et les phénomènes psychiques à la grande conception de l'unité des forces physiques. En présence de ces objections et à côté de cette nécessité où s'est trouvé Cl. Bernard d'admettre un ordre de phénomènes dérivant d'une source autre que les lois physico-chimiques et de reconnaître une constitution préétablie de l'organisme, qui l'a obligé à un aveu implicite de vitalisme, il ne sera pas sans intérêt de faire remarquer le mouvement en quelque sorte parallèle de restauration animiste qui s'est opéré récemment en philosophie. Pour les auteurs des deux plus importants ouvrages écrits de nos jours sur ce sujet (*La vie dans l'homme*, par J. Beffort, *du Principe vital et de l'âme pensante*, par Francisque Bouillier), et qui se sont, l'un et l'autre, proposé de chercher dans les faits les principes qui les régissent et dans les êtres la force qui les constitue, l'âme ne serait plus uniquement, comme pour Descartes, le principe de la pensée, elle serait à la fois, conformément à la doctrine italienne, le principe de la pensée, de la volonté, de la liberté et de l'activité vitale, en un mot, l'universelle cause humaine, le principe de toutes les activités humaines.

Ce mouvement n'est pas resté uniquement confiné dans le domaine de la psychologie. Il a aussi gagné du terrain en physiologie et en médecine. Des deux côtés on s'est mis en quête de retrouver l'homme tout entier, de rétablir l'unité vivante et pensante, de chercher la vie dans l'âme et l'âme dans l'organisme vivant. C'est ce que s'est proposé, dans notre domaine, E. Chauffard.

Reconstituer dans la science l'unité de l'homme, violemment brisée par Descartes, tel est, suivant Chauffard, l'objet auquel doit tendre la science aujourd'hui. C'est à cette œuvre qu'il a consacré lui-même une grande partie de ses efforts. Il s'agirait pour lui de combler les abîmes qu'on semble s'être plu depuis deux siècles à creuser entre les facultés diverses de l'être humain, entre l'entendement, la conscience et la liberté d'un côté, et, de l'autre, les affections instinctives, la sensibilité et la spontanéité organiques.

« C'est, dit-il, le même être qui pense et qui vit. La science de l'homme comprend les rapports et les modalités communes de l'âme et de la vie, marquées toutes deux d'un caractère ineffaçable de spontanéité, évoluant et grandissant l'un et l'autre suivant des types primitifs et idéaux, attachés l'un à l'autre par les liens intimes qui font de l'âme comme la vie considérée dans son pouvoir de penser et de vouloir et de la vie comme l'âme considérée dans ses créations organiques, dans sa réalisation perceptible. »

Chauffard prend son appui dans cette tentative de restauration animiste sur les deux plus éminents physiologistes de l'époque, Virchow et Cl. Bernard : Virchow enseignant que tout corps vivant naît d'un germe ; que le corps vivant est un assemblage de cellules ou d'organites primitifs associés dans un but commun, reliés en un fonctionnement harmonique ; que ces cellules, quoique exprimant la vie générale de l'être et tirant de cette vie particulière leur propre existence, n'en possèdent pas moins une vie particulière et jusqu'à un certain point distincte, et montrant que durant le cours entier de la vie tout se crée et se façonne, sent et réagit par la seule activité cellulaire : cellule primitive se multipliant, d'un côté, en conservant les caractères originels propres, et, d'un autre côté, se multipliant sous des formes secondes, disposées pour des aptitudes fonctionnelles spéciales, transformées, mais toujours soumises au type spécifique de l'être : telle est pour Virchow la loi générale du développement cellulaire, devenant la loi de l'évolution vitale entière, toute la vie demeurant une fécondation et une génération continues, conception inaccessible à la causalité physico-chimique.

Cl. Bernard, pour qui, dans la première phase de sa vie scientifique, le déterminisme des phénomènes était le seul but et la seule œuvre de la science, n'en est-il pas venu, vers la fin de sa carrière, à évoquer peu à peu les problèmes fondamentaux, à passer des faits particuliers aux vérités générales, à envisager la vie dans la réalité causale, l'être vivant dans son unité substantielle, dans sa finalité suprême. N'a-t-il pas dit : « La vie, c'est la création » ? N'a-t-il pas dit encore : « Ce qui caractérise la machine vivante, ce n'est pas la nature de ses propriétés physico-chimiques, mais bien la création de cette machine.... » et « ce qui est essentiellement du domaine de la vie et n'appartient ni à la physique, ni à la chimie, c'est l'*idée* directrice de l'évolution vitale » ?

Chauffard fait-il autre chose que de commenter et compléter les idées formulées par Cl. Bernard, lorsqu'il en déduit le principe de l'unité de l'autonomie, de la spontanéité et de la finalité de l'être vivant, celui de la causalité vitale de la loi d'ordre et de succession qui donne leur sens aux phénomènes, causalité vitale antérieure et supérieure aux conditions mécaniques et physico-chimiques de leur manifestation ? Ces grandes vérités premières qu'il appelle les vérités nécessaires de la tradition médicale.

Nous ne poursuivrons pas plus loin cet exposé des principales opinions émises sur cette grande question de la vie, et, sans nous engager plus avant dans une discussion sans terme et toujours pendante, passant de la science pure dans le domaine de la médecine et de la physiologie appliquées, nous trouverons dans les œuvres et dans la pratique des cliniciens les plus expérimentés maints témoignages en faveur des grands principes que le génie grec et les grands esprits de tous les temps ont mis en lumière et que la tradition nous a transmis intacts à travers les discussions les plus vives et les plus ardentes contradictions, et que nous croyons pouvoir résumer ainsi :

Nous considérons comme autant d'attributs et de caractères propres de la vie les phénomènes suivants :

1° Comme premiers caractères essentiellement distinctifs de l'être vivant d'avec tout autre corps brut de la nature : la création ou fécondation d'un germe par voie de génération, impliquant la notion d'un dessin ou d'une idée créatrice, cause première impulsive, inconnue, qu'impose et que fait constater l'analyse philosophique ; évolution de l'être créé, condition que présente l'activité organique d'avoir des âges, c'est-à-dire de se développer, de s'accroître sous une forme déterminée, jusqu'à une limite donnée, de se renouveler sans cesse, de se réparer, puis de décroître et de mourir ;

2° Unité, individualité, activité et spontanéité de l'être vivant, au milieu de la complexité des éléments et des combinaisons chimiques qui en constituent l'agrégat et des changements morphologiques qui s'y accomplissent, depuis l'origine jusqu'à la fin de la vie ;

3° Enfin les deux ordres suivants de phénomènes qui peuvent s'offrir sous deux aspects différents, selon que l'on considère l'être vivant (l'homme en particulier) isolément et à l'état de repos, ou bien dans ses rapports avec le monde extérieur. Les uns ont pour but la rénovation de la matière organique par un échange ou double mouvement de décomposition et de recomposition, au moyen de matériaux venus du dehors et d'appareils spéciaux appropriés à l'élaboration de ces matériaux, qui assure la conservation de l'individu par le développement et le renouvellement incessant de ses tissus (phénomènes de la vie de nutrition ou végétative).

Les autres ont pour but d'assurer les rapports entre l'individu et ses congénères, ainsi que tous les êtres et les objets qui l'entourent, et impliquent avec la conscience, la liberté et la volonté, un appareil de sensibilité générale, des appareils de sensibilité spéciale et de mouvements spontanés ou réflexes (phénomènes de la vie de relation ou vie animale). BROCHIN.

VIEILLE DE MER. On désigne vulgairement sous ce nom les Poissons du genre Labre (*voy.* ce mot) ; ce sont des espèces au corps oblong et comprimé, aux joues écailleuses, au préopercule lisse, aux dents disposées suivant une seule rangée, à la dorsale antérieure composée de nombreuses épines; le corps est paré des teintes les plus brillantes, ce qui leur a fait donner le nom de *Merles, Tourdes, Perroquets.* Leur chair est molle et peu recherchée dans l'alimentation. H.-E. SAUVAGE.

BIBLIOGRAPHIE. — CUVIER et VALENCIENNES. *Histoire natur. des Poissons*, t. XIII, 1839. — MOREAU (E.). *Hist. nat. des poissons de la France*, t. III, 1881. E. S.

VIERORDT (KARL von). Physiologiste distingué, né à Lahr (Bade) le 1er juillet 1818, mort à Tubingue le 22 novembre 1884. Il étudia à Heidelberg et à Gottingue, subit le Staats-Examen à Berlin en 1840 et prit le degré de docteur à Heidelberg en 1841. Il se fixa tout d'abord à Carlsruhe pour y exercer la médecine, mais d'importants travaux sur la physiologie et la pathologie attirèrent l'attention sur lui et il fut appelé en 1849 à Tubingue avec le titre de professeur extraordinaire de médecine théorique, puis en 1855 nommé professeur de physiologie et directeur de l'Institut physiologique. Il rédigea, de 1850 à 1856, l'*Arch. f. physiol. Heilkunde.* Parmi ses nombreux et importants ouvrages mentionnons seulement : *Physiologie des Athmens*, etc. (Karlsruhe, 1845, in-8°). — *Die Lehre vom Arterienpuls in gesunden und kranken Zuständen* (Braunschweig, 1855, in-8°). — *Die Anwendung des Spectralapparates zur Photometrie der Absorptionsspectern*, etc. (Tübingen, 1873, in-8°); — *Die quantitative Spectralanalyse in ihrer Anwendung auf Physiologie*, etc. (Tübingen, 1876, in-8°). — *Grundriss der Physiologie* (Frankfort, 1860-1861, in-8°; 5e édit., Tübingen, 1877, in-8°; trad. en italien, hollandais et polonais). — *Physiologie des Kindesalters*, dans *Gerhardt's Handb. der Kinderkrankh.*, 1877. — *Die Schall- und Tonstärke und das Schallleitungsvermögen der Körper* (Tübingen, 1885, in-8°). Rappelons encore ses travaux sur l'analyse du sang, la numération des globules, etc., publiés dans l'*Archiv f. physiol. Heilkunde.* L. HN.

VIEUSSENS (RAYMOND). Célèbre anatomiste, né en 1641, dans un village de Rouergue, étudia à Montpellier et fut nommé en 1671 médecin de l'hôpital Saint-Éloy. Il se livra alors avec passion aux travaux d'anatomie et, après dix ans de recherches, publia l'ouvrage auquel il doit sa gloire : *Nevrologia universalis, hoc est, omnium humani corporis nervorum simul ac cerebri medullaeque spinalis descriptio anatomica* (Lugduni, 1685, in-fol., et plusieurs éditions). Il fut le médecin de Mlle de Montpensier, mais à la mort de cette princesse il revint à Montpellier prendre sa place de médecin de l'hôpital Saint-Éloy. Moins heureux en physiologie qu'en anatomie, partisan du cartésianisme, il rechercha et crut trouver dans le sang un acide, dont il annonça la découverte avec pompe dans son amphithéâtre; Chirac vint lui disputer publiquement la priorité de cette découverte; il s'ensuivit une polémique ardente qui fit beaucoup de bruit en Europe, et pour rien! Nous ne citerons de

Vieussens que : *Novum vasorum corporis humani systema* (Amstelod., 1705, in-8°). — *Nouvelles découvertes sur le cœur* (Toulouse, 1706, in-12). — *Traité sur la structure de l'oreille* (Toulouse, 1714, in-4°). — *Traité sur les liqueurs du corps humain* (Toulouse, 1715, in-4°). — *Traité nouveau de la structure et des causes du mouvement naturel du cœur* (Toulouse, 1715, in-4°). — *Exp. et réfl. sur la structure et l'usage des viscères* (Paris, 1755, in-12). Le petit-fils de Vieussens a publié la plupart de ses œuvres dans : *Hist. des maladies internes... auquel on ajoute la névrographie et le Traité des vaisseaux*, etc. (Toulouse, 1774-1775, 4 vol. in-4°).   L. Hn.

VIGAN (LE) (EAU MINÉRALE DE).   *Voy.* CAUVALAT-LÈS-LE-VIGAN.

VIGAROUS (BARTHÉLEMY). Chirurgien français, né à Montpellier le 21 janvier 1725, y fit ses études et fut nommé à l'âge de vingt ans premier chirurgien interne de l'hôpital Saint-Éloy, ce qui lui permit d'acquérir au bout de six ans la maîtrise sans frais. Il devint bientôt démonstrateur adjoint aux écoles royales de chirurgie, et en 1755 chirurgien-major en survivance de l'hôpital Saint-Éloy, en 1768 chirurgien-major de l'hôpital militaire; il fut en outre professeur royal titulaire en chirurgie. Vigarous mourut le 19 juillet 1790, laissant : *Œuvres de chirurgie pratique, civile et militaire, de B. Vigarous...*, publiées par son fils J.-M.-J. Vigarous (Montpellier, 1812, in-8°). Il était membre associé régulicole de l'Académie royale de chirurgie.   L. Hn.

VIGLA (EUGÈNE-NAPOLÉON). Médecin français, né à Paris le 16 octobre 1813, fut interne des hôpitaux, chef de clinique de Rostan, et soutint pour son doctorat une thèse remarquable : *De la morve aiguë chez l'homme* (Paris, 1839, in-4°). Il fut nommé en 1844 médecin des hôpitaux, en 1847 agrégé à la Faculté de médecine. Il fut médecin de l'Hôtel-Dieu, du Lycée Louis-le-Grand, et membre de l'Académie de médecine (1865). Vigla mourut à Paris le 18 août 1872, laissant une série de mémoires (la plupart extraits de journaux).

I. *Étude microscopique de l'urine.* Paris, 1857, in-8°. — II. *Obs. sur l'épidémie de grippe de 1837.* Paris, 1837, in-8°. — III. *Rech. sur la rupture spontanée de la rate.* Paris, 1843, in-8°. — IV. *Rech. sur les communications accidentelles de l'œsophage avec les bronches.* Paris, 1840, in-8°. — V. *De l'absence congénitale de la face.* Paris, 1840, in-8°. — VI. *Étud. sur les complications vertébrales dans le rhumatisme articulaire aigu.* Paris, 1853, in-8°. — VII. *Hydatides de la cavité thoracique.* Paris, 1855, in-8°.   L. Hn.

VIGNE (*Vitis*). Genre de plantes, type de la famille des Ampélidées ou Vitacées, dont la place dans la classification a été généralement considérée comme voisine des Rhamnacées, à cause de la superposition des étamines aux pétales et de la direction dite dressée des ovules. Il est facile d'étudier la Vigne commune ou cultivée, plante à fleurs régulières, hermaphrodites ou parfois polygames. Leur réceptacle convexe porte un petit calice pentamère et une corolle de 5 pétales, alternes aux divisions du calice, valvaires dans le bouton et demeurant collés dans leur portion supérieure, de façon que, quand la corolle est soulevée par les étamines, elle se détache par la base, et les portions inférieures des pétales s'abandonnent, mais elle demeure sous forme de coiffe, d'une seule pièce. Les 5 étamines hypogynes sont superposées aux pétales; elles sont formées chacune d'une anthère biloculaire, introrse, et d'un filet qui est d'abord replié sur lui-même et qui se déplie en soulevant la corolle. Avec elles alternent autant de glandes hypogynes. L'ovaire libre est surmonté d'une petite tête obscurément 2-lobée, toute chargée de papilles stigmatiques. Il renferme un placenta basilaire, grêle, proéminent, qui donne insertion à 4 ovules dressés et anatropes. En dehors d'eux, deux cloisons centripètes se dirigent vers l'axe, de l'ovaire qu'elles n'atteignent que tardivement. Le fruit, ou grain de raisin, est une baie, à enveloppe membraneuse et à pulpe abondante, sucrée, qui entoure les graines au nombre de 1, 4. Elles sont dressées et parcourues en dedans par un profond sillon longitudinal. Leur albumen entoure un embryon dressé, à radicule infère. Le *Vitis vinifera* L. passe pour une plante orientale, de l'Arabie heureuse, a-t-on dit. Elle n'est cependant probablement pas différente comme espèce de notre Vigne sauvage, qu'on a supposée échappée des cultures et qu'on désigne sous le nom d'*Embrunes*. Cette plante paraît avoir existé dans les périodes géologiques. La culture l'a beaucoup modifiée et a produit un grand nombre de variétés et de formes.

Il y a des Vignes dont la fleur est tétramère; d'autres où le disque est continu. La polygamie peut être monoïque, au lieu d'être dioïque. C'est sur ces différences et quelques autres qu'on a morcelé le genre *Vitis* en une dizaine de types, nommés *Ampelocissus, Pterisanthes, Clematicissus. Tetrastigma, Landukia, Parthenocissus, Ampelopsis, Rhoicissus* et *Cissus*. Nous ne savons si ces genres seront ou non adoptés, ce qui n'est pas probable, car ils ont été établis par Planchon sur des données analytiques insuffisantes. Ils sont la plupart aussi distingués les uns des autres par les caractères de la végétation. Notre Vigne commune est sarmenteuse; elle a des feuilles variables de forme, alternes, accompagnées de deux stipules latérales; et ses fleurs, petites et verdâtres, sont disposées en une grappe composée, oppositifoliée, dont les divisions portent des cymes. En face d'un très-grand nombre de feuilles, les axes de ces inflorescences sont remplacés par des vrilles qui servent à la plante à s'accrocher. Il y a beaucoup de Vignes dépourvues de stipules.

Il y a environ 420 espèces de *Vitis* distinctes, connues à l'heure qu'il est. Elles appartiennent aux cinq parties du monde. Les *Vitis* proprement dits sont de l'hémisphère boréal. Les *Ampelocissus* sont intertropicaux. Les *Pterisanthes* et *Calocissus* appartiennent à l'Archipel indien; les *Clematocissus* à l'Australie; les *Parthenocissus* à l'hémisphère boréal des Deux-Mondes; les *Ampelopsis* à l'Asie et à l'Amérique du Nord; les *Rhoicissus* à l'Afrique, surtout méridionale; les *Cyphostemma* à l'Asie et surtout à l'Afrique tropicale; les *Cayratia* à l'Asie, l'Afrique et l'Australie; les vrais *Cissus* aux deux mondes.

Trois questions du plus haut intérêt doivent être ici indiquées: celle des produits de la Vigne; celle des Vignes américaines et celle des maladies des Vignes; elles doivent être étudiées dans les ouvrages spéciaux, l'espace nous étant absolument refusé dans ce Dictionnaire. H. Bn.

Bibliographie. — T., *Inst.*, 613, t. 384. — L., *Gen.*, n. 284. — DC., *Prodr.*, I, 627, 633. — B. H., *Gen.*, I, 587. — H. Bn, *Tr. Bot. méd. phanér.*, 1326, fig. 3315-3322. — Porte et Ruyschen, *La Vigne*. — J.-E. Planch., in *DC. Mon. Phanér.*, V, p. II (1887). H. Bn.

VIGNOLLES (Eau minérale de). *Athermale, chlorurée sodique forte et moyenne, sulfatée calcique moyenne, non gazeuse.* Dans le département de la Vienne, dans l'arrondissement et à 18 kilomètres de Loudun, émerge une source dont l'eau traverse une couche de sel gemme. Cette eau transparente et limpide n'a pas d'odeur et ne laisse dégager aucune bulle gazeuse. Son goût est salé et sa réaction est alcaline, car elle fait revenir instantanément au bleu les préparations de tournesol préalablement rougies. Sa température est de 18°,5 centigrade. Poirier en a fait, en 1855, l'analyse, et a trouvé dans 1000 grammes d'eau les principes suivants :

Chlorure de sodium	5,1284
— calcium	1,5175
— aluminium	0,7778
— magnésium	0,1999
Sulfate de chaux	1,0000
— magnésie	0,1891
Azotate de potasse	0,2128
— ammoniaque	0,0206
Carbonate de chaux	0,2240
— magnésie	0,1240
— potasse	0,0217
Silice	0,5510
Matière organique	0,0600
Perte	0,0223
TOTAL DES MATIÈRES FIXES	10,0591

L'eau de Vignolles est exclusivement employée en boisson par les habitants de la contrée, qui lui reconnaissent une efficacité incontestable dans les maladies ou les diathèses, particulièrement les dyspepsies, le lymphatisme et la scrofule, auxquelles conviennent avant toutes les eaux chlorurées fortes.   A. R.

VIGO (JEAN de). Célèbre chirurgien, né à Rapallo (duché de Gênes), vers 1460, est connu pour les services qu'il rendit à la ville de Saluces lors du siége qu'elle soutint en 1485 et 1486. Il était encore à Saluces en 1495, mais passa ensuite à Savone et y gagna les bonnes grâces du cardinal Julien de la Rovera, plus tard pape sous le nom de Jules II, et dont il devint le premier médecin. Jean de Vigo vivait encore en 1517. Il a publié un grand ouvrage de chirurgie : *Practica in arte chirurgica copiosa continens novem libros* (Rome, 1514, in-fol., et très-grand nombre d'éditions et de traductions). Il a paru un abrégé de cet ouvrage : *Practica compendiosa* (Venise, 1570, in-fol.).   L. HN.

VIGO (EMPLATRES DE). Deux préparations, fort en usage autrefois, étaient désignées sous le nom d'emplâtres de Vigo :

1° L'emplâtre de grenouilles ou de *Vigo simple.*

2° L'emplâtre de grenouilles ou de *Vigo cum mercurio.*

1° L'emplâtre simple, sans mercure, se préparait avec les substances suivantes : *grenouilles et vers de terre;* racines recentes d'*hièble et d'aunée;* Fleurs de *camomille,* de *lavande,* de *matricaire* et de *mélilot; eau, vinaigre* et *vin blanc.*

Après avoir lavé les vers de terre dans du vin blanc, on les mettait dans une bassine avec les grenouilles vivantes, on ajoutait les racines coupées, les fleurs, le vin, le vinaigre et q. s. d'eau, puis on faisait bouillir le tout pendant un quart d'heure; on passait avec expression et une partie du décocté était additionnée : de *litharge,* de *graisse de porc et de veau;* d'*huile,* de *grenouilles,* de *vers,* d'*aneth,* de *camomille,* de *lavande,* d'*Enula campana* et de *lys.*

On chauffait le mélange, en le remuant continuellement et en ajoutant de temps en temps le reste du décocté, jusqu'à consistance emplastique. On ajoutait alors : *huile de laurier, cire jaune, styrax liquide* et *térébenthine.*

Après avoir fait liquéfier toutes ces substances, la masse étant en partie refroidie, on incorporait les drogues suivantes, réduites en poudre et à parties égales : *oliban, euphorbe, myrrhe, safran, vipère*. Enfin, on aromatisait l'emplâtre avec de l'essence de lavande.

2° L'emplâtre *cum mercurio* s'obtenait en incorporant dans l'emplâtre simple : du *mercure*, du *styrax* et de la *térébenthine*, le métal étant éteint avec les deux matières résineuses dans un mortier de fer.

L'emplâtre mercuriel de Vigo a été modifié graduellement, surtout d'après les observations de Baumé, ce célèbre pharmacologiste ayant fait remarquer avec raison :

1° Que la grenouille et les vers de terre ne fournissent presque rien à l'emplâtre simple ; qu'il en est de même des fleurs aromatiques, qui perdent toutes leurs essences par la décoction ;

2° Que les grenouilles, les vers de terre et les lys, ne cèdent aucun principe appréciable à l'huile ;

3° Que les huiles d'aneth, de camomille, de lavande et d'*Enula campana*, n'ont aucune propriété thérapeutique ;

4° Que le mercure s'éteint difficilement dans un mélange de styrax et de térébenthine.

Baumé a donc proposé de simplifier l'emplâtre de Vigo simple, et, par suite, l'emplâtre mercuriel, mais sans oser supprimer les grenouilles, par la raison qu'elles donnent leur nom à ces préparations. Virey a fait cette suppression, et la formule actuelle du *Codex* est la suivante :

EMPLATRE MERCURIEL

(Emplâtre de Vigo cum mercurio.)

Emplâtre simple..	2000	grammes.
Cire jaune et colophane.	ââ 100	—
Bdellium, gomme ammoniaque, oliban, myrrhe. .	ââ 30	—
Safran.	20	—
Mercure..	600	—
Styrax liquide purifié.	300	—
Térébenthine du mélèze.	100	—
Essence de lavande.	10	—

On réduit en poudre le bdellium, l'oliban, la myrrhe et le safran ; on triture dans un mortier de fer, légèrement chauffé, la térébenthine, le styrax et l'essence, et on ajoute peu à peu le mercure, jusqu'à extinction complète des globules métalliques.

D'autre part, on fait liquéfier l'emplâtre simple avec la cire, la colophane et la gomme ammoniaque ; on incorpore dans le mélange les autres substances pulvérisées. Lorsque l'emplâtre est suffisamment refroidi et a pris une consistance molle, on y incorpore le mélange mercuriel, jusqu'à ce que la masse soit parfaitement homogène.

On laisse refroidir et on divise en magdaléons.   EDME BOURGOIN.

VIGOGNE. La Vigogne, *Vicuña* des Hispano-Américains, *Lama vicugna* ou *Auchenia vicunna* des naturalistes, constitue, avec le Lama proprement dit (*Auchenia lama*), l'Alpaca (*A. paco*) et le Guanaco (*A. huanaco*), un petit genre qui représente l'ordre des Caméliens dans les régions montagneuses de l'Amérique du Sud. Tous ces animaux, tous ces Lamas, diffèrent des Chameaux (*voy.* ce mot) et des Dromadaires par une taille plus faible, par l'absence de loupes graisseuses sur le dos, par la brièveté de la queue, par la finesse et l'abondance du pelage et par la disposition des pieds, dont les doigts nettement séparés n'appuient sur le sol que par leurs extrémités, garnies de sabots incomplets et légèrement recourbés. Leur aire d'habitat ne comprend aujourd'hui que la chaîne des Andes, quelques vallées adjacentes et les plaines de la Patagonie, et celle de leurs ancêtres ne paraît pas avoir été beaucoup plus étendue, puisque c'est précisément dans les mêmes contrées qu'on a découvert les restes des *Macrauchenia*, des *Palæolama* et des *Camelotherium* de la faune tertiaire et de la faune quaternaire.

Le Guanaco mesure parfois plus de 1 mètre de hauteur au garrot sur 2 mètres à 2 mètres 1/2 de longueur. Son corps, très-large en avant et fortement rétréci en arrière, repose sur des membres grêles; sa tête, longue et étroite, est éclairée par des yeux vifs, à pupille transversale et surmontée de grandes oreilles mobiles et velues sur leurs deux faces; elle se termine antérieurement par un museau obtus, dont la lèvre supérieure est fortement incisée et protractile; la queue est rudimentaire, dégarnie au-dessous et touffue en dessus, et le pelage, qui est toujours beaucoup plus souple, plus soyeux et plus abondant sur le corps que sur les membres, est généralement d'un brun fauve ou d'un brun rougeâtre clair, passant au blanc sur la poitrine, le ventre et la face interne des cuisses, au gris sur les tempes, les joues et les oreilles, au noir sur le front, le tour des yeux et l'échine.

La Vigogne est de taille plus faible et de formes plus gracieuses que le Guanaco dont elle se distingue aussi par la nature et la coloration de sa toison, qui est courte et crépue et qui offre sur les parties supérieures du corps et sur la face externe des membres une teinte jaune roussâtre particulière.

Le Lama, qui est au contraire un peu plus grand que le Guanaco, a la tête plus fine, les oreilles plus courtes, la lèvre supérieure velue, les pieds allongés et légèrement aplatis, et le corps revêtu d'un pelage assez grossier, dont les teintes sont éminemment variables. On observe en effet dans cette espèce des individus entièrement bruns (ce sont les plus communs), des individus fauves, d'autres complétement noirs, d'autres tachetés de brun sur fond blanc, ou même des albinos.

Enfin l'Alpaca ou *Paco* est plus petit que le Lama; il a la tête plus forte, le corps plus épais, moins allongé, porté sur des pattes moins hautes et couvert d'une magnifique toison d'un blanc pur, d'un noir uniforme ou plus rarement de deux couleurs.

Ces deux dernières formes, l'Alpaca et le Lama, ne sont connues qu'à l'état domestique, ce qui explique la diversité de leurs couleurs, tandis que la Vigogne et le Guanaco se rencontrent encore à l'état sauvage, et en nombre considérable, sur les hauts sommets des Andes ou dans les plaines de Patagonie. Aussi a-t-on été conduit à se demander si les quatre espèces, précédemment citées, du genre Lama ou *Auchenia*, étaient réellement distinctes ou si elles n'étaient pas plutôt rattachées, deux à deux, par des liens de parenté très-étroits, l'Alpaca n'étant que la forme domestique de la Vigogne, le Lama la forme domestique du Guanaco. Cette dernière hypothèse, qui a été soutenue par des naturalistes éminents, tels qu'Isidore Geoffroy Saint-Hilaire et Darwin, paraît de beaucoup la plus plausible, d'autant plus que le Guanaco passe pour se croiser facilement avec le Lama et que la Vigogne donne en captivité, par son croisement avec l'Alpaca, un produit fécond, qu'on a nommé Alpavigogne.

Grâce à la guerre implacable qui leur est faite depuis la conquête espagnole, les Guanacos et les Vigognes deviennent de moins en moins nombreux, ce qui est d'autant plus à regretter que la laine de ces animaux, et surtout celle des Vigognes, est remarquable par sa finesse et sa solidité et peut être employée pour la confection de tapis, de manteaux, de chapeaux, etc. : aussi l'idée est-elle venue à différentes personnes d'essayer l'acclimatement de ces précieux Mammifères dans les montagnes de l'Europe. Malheureusement les tentatives qui ont été faites, depuis le commencement de ce siècle, en Espagne et en France, n'ont pas donné de résultats bien satisfaisants.   E. Oustalet.

VIHNYE (Eau minérale de). *Hyperthermale, amétallite, carbonique forte.* En Hongrie, dans le comté de Barsch (chemin de fer de Vienne à Pesth, s'arrêter à la station de Gran-Nana où passe la diligence de Schemnitz). Le bourg de Vihnye, à 325 mètres au-dessus du niveau de la mer, est dans une belle vallée, abritée de hautes montagnes, excepté au nord-est et au sud-ouest. Il fait très-chaud pendant les journées d'été, mais les matinées, les soirées et surtout les nuits, sont très-fraîches, et il faut faire une grande attention à ces variations de température. La saison commence le 15 mai et finit le 15 septembre. La source et l'établissement sont à 2 kilomètres à l'ouest du bourg. Une seule source, connue sous le nom de *Thermalquelle* (source chaude), émerge à Vihnye. Son eau est d'une transparence et d'une limpidité remarquables ; elle est incolore et inodore ; elle n'a aucune saveur marquée. Des bulles gazeuses d'un gros volume, se succédant à intervalles très-rapprochés, viennent s'épanouir à sa surface. Elle a une influence peu marquée sur les préparations de tournesol et sa température est de 40 degrés centigrade. Sa densité est de 1,0025. Son analyse chimique, faite en 1854 par Hauch, a donné pour 1000 grammes d'eau les principes suivants :

Bicarbonate de chaux.	0,4573
— magnésie.	0,0152
— oxyde de fer.	0,0015
Sulfate de chaux.	0,2543
— magnésie.	0,1740
— soude.	0,0302
Silice.	0,0091
Chlorure de magnésium.	0,0005
Matières organiques et perte.	0,0088
Total des matières fixes.	0,9803
Gaz acide carbonique libre.	460cc,08

Les eaux de Vihnye sont peu employées en boisson ; elles alimentent l'établissement. Leur action physiologique ne semble guère différer de celle de l'eau ordinaire à la même température. Leur effet thérapeutique le plus marqué est l'accusation des désordres de l'utérus ou de ses annexes : aussi cette station est particulièrement fréquentée par des femmes qui viennent s'y traiter de leucorrhées produites par des ulcérations ou des granulations du col de la matrice, accompagnées d'une perte notable des forces, d'une grande difficulté de locomotion, de violents tiraillements d'estomac et de névralgies douloureuses, le plus souvent intercostales. L'emploi des bains est indiqué, à cause de la température primitive de l'eau de la source, dans le rhumatisme musculaire et articulaire chronique. Mais nous ne pouvons répondre que de l'eau ordinaire, chauffée jusqu'à ce qu'elle soit hyperthermale, elle n'aurait pas des avantages aussi marqués. Cette eau est vantée encore à l'intérieur contre la chlorose, le catarrhe bronchique et vésical, la faiblesse qui suit une longue maladie ou un âge avancé. Le petit nombre d'indications que nous venons de donner des eaux de Vihnye à l'intérieur et à l'extérieur suffit pour montrer le peu d'importance que doivent attacher à leur activité les médecins et les malades éloignés de cette station, pourtant assez fréquentée par les habitants du voisinage.

La *durée de la cure* est habituellement de trente jours.

On *n'exporte pas* l'eau de la Thermalquelle de Vihnye.   A. R.

VILLAGES. *Voy.* RURALE (*Hygiène*).

VILLALOBOS (FRANCESCO-LOPEZ de). Médecin espagnol, né à Tolède vers 1480, mort vers 1560. Il étudia à Salamanque et cultiva la poésie; encore élève, il mit, sur la demande du marquis d'Astorga, en vers le précis de la doctrine médicale d'Avicenne. Il fut médecin ordinaire de Charles-Quint, puis de Philippe II. On lui doit :

I. *El sumario de la medicina, con un tratado sobre los pestiferos bubas.* Salamanque, 1498, in-fol.; le premier ouvrage espagnol sur les maladies vénériennes. — II. *Glossa in Plinii historiae naturalis primum et secundum libros.* Alcala, 1554, in-fol. — III. *Problemas con otros dialogos de medicina y familiares.* Zamora, 1543, in-fol.   L. Hn.

VILLARS (DOMINIQUE). Botaniste distingué, né, le 14 novembre 1745, dans le hameau de Villars, non loin de Gap. Dès sa première jeunesse, il s'occupa de botanique; en 1771, il alla étudier la chirurgie à Grenoble et y devint interne de la Charité; il vint à Paris en 1777, et l'année suivante fut reçu docteur à Valence. Nommé médecin en chef de l'hôpital militaire de Grenoble, il perdit cette place en 1803, lors de la suppression de l'hôpital. En 1805, il fut nommé professeur de botanique et de médecine à la Faculté de Strasbourg, et devint doyen de cette Faculté en 1807. Villars mourut à Strasbourg le 27 juin 1814, laissant entre autres :

I. *Observ. de méd. sur une fièvre épidémique,* etc. Grenoble, 1781, in-4. — II. *Mém. sur les maladies les plus fréquentes à Grenoble,* etc. Grenoble, 1787, in-4. — III. *Histoire des plantes du Dauphiné.* Grenoble, Lyon et Paris, 1786-1789, 3 vol. in-8°, pl. — IV. *Mémoire concernant l'Ecole de chirurgie, le Jardin de bot. et les pépinières à Grenoble.* Grenoble, 1790, in-8°, pl. — V. *Principes de médecine et de chirurgie,* etc. Lyon, 1797, in-8°. — VI. *Mém. sur la topographie et l'histoire naturelle,* etc. Lyon, 1804, in-4°. — VII. *Mémoire sur la construction et l'usage du microscope.* Strasbourg, 1806, in-8°. — VIII. *Essai sur la littérature médicale.* Strasbourg, 1811, in-8°.   L. Hn.

VILLARS (COL DE). *Voy.* COL.

VILLARSIE (*Villarsia* Vent.). Genre de plantes Dicotylédones, de la famille des Gentianacées et du groupe des Ményanthées.

L'espèce type, *V. nymphoides* Vent. (*Menyanthes nymphoides* L.), est connue sous le nom vulgaire de *Faux nénuphar.* C'est une herbe vivace, aquatique, dont les tiges très-longues, rameuses, submergées, radicantes inférieurement, donnent naissance, dans leur partie supérieure, à des feuilles alternes, nageantes, plus ou moins longuement pétiolées, coriaces, lisses, d'un vert foncé en dessus,

tuberculeuses et d'un vert pâle en dessous ; leur pétiole est dilaté à la base en
une gaîne membraneuse marquée de taches brunes, leur limbe presque orbi-
culaire et profondément échancré à la base en deux lobes contigus Les fleurs,
grandes, d'un beau jaune, sont penta-mères, longuement pédonculées et fasci-
culées à l'aisselle des feuilles supérieures. Le fruit est une capsule ovoïde, renfermant des graines jaunes, ovales, très-comprimées, largement rebordées et
hérissées sur les bords de cils blancs et raides.

Le *V. nymphoïdes* Vent. se rencontre dans les étangs, les rivières à courant
peu rapide. Ses feuilles et ses fleurs flottent au moment de l'anthèse, puis s'enfoncent sous l'eau après la floraison. On leur attribue les propriétés amères et
toniques du *Trèfle d'eau* (*voy.* MÉNYANTHE).   Ed. Lef.

VILLATE (LIQUEUR DE). Liquide corrosif, d'un fréquent usage surtout en
médecine vétérinaire, utilisé quelquefois dans la médecine humaine en injections dans les fistules dépendant des caries osseuses. Il s'obtient avec :

Sous-acétate de plomb liquide....................	30
Sulfate de zinc........................	15
Sulfate de cuivre.......................	15
Vinaigre blanc........................	200
Mêlez.	

L. Hn.

VILLEFRANCHE (STATION HIVERNALE). *Villafranca, Portus Herculis.*
Dans le département des Alpes-Maritimes, est un chef-lieu de canton peuplé de
3500 habitants et un petit port au fond d'une superbe rade enserrée à l'ouest
par le promontoire du Mont-Boron, et à l'est par le Cauferrat ou Cap de Fer,
près de la charmante péninsule de Saint-Jean. Les remarques que nous avons
faites en parlant de Nice et de Monaco (*voy.* ces mots) nous dispensent d'entrer
dans plus de détails sur les avantages de la station d'hiver de Villefranche. Nous
nous contentons de signaler son exposition à l'abri de toutes les transitions
brusques de la température, car la ville, bâtie toute en hauteur, s'accroche aux
aspérités du Mont Soleiat, qui lui sert d'écran. Située dans un pays où des habitations commodes, confortables même, sont mises à la disposition des hiver-
nants, et garantie contre les vents du nord et de l'ouest, elle jouit d'un calme
complet, inconnu à Nice ou à Monaco.   A. R.

VILLEFRANCHE DE ROUERGUE (EAU MINÉRALE DE). *Athermale, amétallite ferrugineuse faible, carbonique et sulfureuse faible.* Dans le département de l'Aveyron, à 57 kilomètres de Rodez, sur la rive droite de l'Aveyron,
au confluent de l'Alzou, est un chef-lieu d'arrondissement peuplé d'environ
10 000 habitants. Le griffon de la source de Villefranche, connu depuis 1340,
émerge d'un terrain d'alluvion au fond d'un puits à fleur de terre situé dans
un jardin particulier. Son eau est claire et limpide, d'une odeur sulfureuse très-
peu prononcée. Elle n'est traversée que par de rares bulles de gaz, dont les
unes ont un assez gros volume, et les autres sont comme des perles très-fines.
Son goût est fade, un peu salé, et très-légèrement hépatique. Sa température
est de 11°,8 centigrade. Henry (Ossian) en a fait, en 1854, l'analyse sommaire,
et a trouvé dans 1000 grammes d'eau les principes suivants :

Bicarbonate de chaux	⎫ 0,880
— magnésie	⎭
Sulfate de chaux	0,250
— magnésie	⎫ 0,300
— soude	⎭
Sulfure de calcium	⎫ 0,082
— magnésium	⎭
Silice, alumine, phosphate terreux, sulfure de fer, sel ammoniacal, matière organique et perte	0,050
Chlorure de sodium	⎫
— potassium	⎬ 0,020
— magnésium	⎭
TOTAL DES MATIÈRES FIXES	1,582
Gaz. { Acide sulfhydrique libre	0,004
— carbonique	peu et indét.

L'eau de Villefranche sert en boisson seulement à quelques personnes du voisinage qui l'emploient dans les formes de l'herpétisme, accompagné d'un certain degré de catarrhe bronchique. Ses applications sont d'ailleurs encore assez mal définies.   A. R.

VILLERMAY (JEAN-BAPTISTE LOUYER). Né à Rennes, en 1776, fut chirurgien de l'hôpital militaire de sa ville natale. Il fut mis en détention pour avoir facilité la fuite de blessés vendéens, après les avoir guéris. Cette conduite lui était dictée par l'humanité et non par les opinions politiques. Le gouvernement le reconnut et le mit en liberté au bout d'un temps assez long. Il vint à Paris en 1803 prendre le degré de docteur, se fixa dans la capitale et mourut en 1838. Villermay était membre de l'Académie royale de médecine et de la Société de médecine pratique. Outre de nombreux articles dans les périodiques et dans le *Dictionnaire des sciences médicales*, il a publié :

I. *Recherches historiques et médicales sur l'hypochondrie isolée, par l'observ. et l'analyse, de l'hystérie et de la mélancolie. Diss. inaug.* Paris, an X (1802), in-8°. — II. *Traité des maladies nerveuses ou vapeurs et particulièrement de l'hystérie et de l'hypocondrie.* Paris, 1800, 2 vol. in-8°; ibid., 1816, in-8°.   L. Hn.

VILLERMÉ (LOUIS-RENÉ). Hygiéniste et statisticien distingué, né à Paris le 10 mai 1782, servit dans l'armée et fut reçu docteur en 1814 (*Essai sur les fausses membranes*, Paris, in-4°). Il s'occupa spécialement de statistique, de démographie, d'hygiène des ouvriers, du travail des enfants dans les manufactures, et publia un grand nombre d'articles et d'ouvrages à cet égard de 1820 à 1840, ainsi entre autres : *Des prisons*, etc. (Paris, 1820, in-8°), *Consid. sur les naissances et la mortalité dans la ville de Paris* (Paris, 1824, in-8°), *Tableau de l'état physiq. et moral*, etc. (Paris, 1840, 2 vol. in-8°). Lors de la révolution de 1848, il se lança dans les questions sociales, et devint membre du Comité supérieur d'hygiène au ministère de l'agriculture et du commerce. Villermé était membre de l'Académie de médecine. Il mourut à un âge avancé, le 16 novembre 1863.   L. Hn.

VILLERS (SERVAIS-AUGUSTIN de). Médecin belge, né à Hui (État de Liége), le 28 août 1701, mort à Louvain le 5 décembre 1759. Il exerça d'abord à Liége, mais au bout de deux ans fut appelé à Louvain pour y occuper la chaire d'institutes de la médecine (1727); il ne prit le titre de docteur qu'en 1733. Après avoir occupé successivement la chaire de français (1740) et celle créée pour l'étude des eaux minérales, il obtint en 1744 la première chaire de médecine. On lui doit :

I. *Institutionum medicarum libri II*, etc. Louvain, 1736, in-4. — II. *Analyse des eaux minér. de Marimont en Hainaut.* Louvain, 1741-1742, in-12. — III. *Diss. med. de haemorrhoidibus.* Louvain, 1748, in 12.   L. Hn.

VILLERS-LAC (Eau minérale de). *Voy.* Lac-Villers.

VILLERS-SUR-MER (Station marine). Dans le département du Calvados, dans l'arrondissement de Pont-Lévêque, et à 8 kilomètres au sud-ouest de Trouville, est un bourg peuplé d'environ 1000 habitants, bâti dans une large vallée couverte de beaux pâturages, et adossé à de hautes collines au sommet desquelles apparaissent les couches d'un terrain crétacé. Ses principales curiosités sont la nef et le chœur d'une église datant des onzième et treizième siècles, avec une tour carrée du seizième siècle; un château bâti sur une hauteur, entouré d'un grand parc et précédé d'une belle avenue. Villers-sur-Mer, embelli de nombreuses villas habitées pendant la saison des bains, a un casino suivi et un établissement où se prennent des bains chauds d'eau de mer ou d'eau douce; une salle d'hydrothérapie complète cette installation. Ce point est aujourd'hui fréquenté par de nombreux baigneurs de Paris, avec lequel Villers-sur-Mer a des communications faciles et promptes. La plage est découverte et exposée au nord-ouest ; elle n'est accessible qu'aux vents d'ouest, du nord-ouest et du nord, aussi son séjour est-il agréable en été. Elle est composée d'un sable fin, avantage que n'offrent pas toutes les plages des bords de la Manche, et cependant, à la suite de tempêtes, la mer en se retirant y laisse quelques galets, assez peu nombreux d'ailleurs et qui sont bientôt recouverts de sable par les marées suivantes. Une digue de 1 kilomètre de long et de 4 mètres de large domine la plage sur laquelle on descend par des escaliers de pierre et qui est déprimée parallèlement à la terre par une *nau*, comme on dit dans le pays, entretenue par le flux et le reflux de la mer. La grève est du reste rongée par le flot qui l'envahit assez rapidement.   A. R.

VILLERVILLE (Station marine). Dans le département du Calvados, dans l'arrondissement de Pont-Lévêque, à 6 kilomètres au nord-est de Trouville, à l'embouchure de la Seine, sur une falaise taillée à pic et d'où la vue embrasse un horizon très-étendu. Villerville est un petit village au milieu d'une campagne charmante, dont la plage découverte et unie est fréquentée par quelques baigneurs parisiens.   A. R.

VILLES. Les villes sont la plus haute expression de la sociabilité humaine. L'aptitude à vivre en société n'est point exclusive à notre espèce : la plupart des familles animales la partagent avec nous ; nos ancêtres préhistoriques l'avaient et les sauvages d'aujourd'hui la manifestent. Mais l'homme réfléchit sa sociabilité : c'est pourquoi il fixe le groupe, l'étend indéfiniment et élève de plus en plus la solidarité des droits et des devoirs que l'existence urbaine rend communs à tous les individus du groupe.

L'agglomération dite *village* procède à coup sûr de la même origine, mais on commence à dire *ville* lorsque la réunion sur un même point dépasse 2000 individus (Bertillon) ou 5000 (Fonssagrives). Au fond, la distinction est tout à fait conventionnelle et peu solide. On a pu même introduire le terme de *villes rurales*, qui marque la transition. Il y a des localités en possession d'une sous-préfecture, d'un tribunal, d'une subdivision militaire, d'un évêché peut-être, et qui n'ont pas 5000 habitants. Elles seraient fort humiliées, si on les traitait de villages.

Quoi qu'il en soit, l'existence des villes est un fait naturel, légitime et même fatal. Ce qui peut varier, c'est l'énormité de la fourmilière humaine.

Pour ce qui est du côté médical, celui qui est de notre ressort, la réunion des familles humaines en groupes considérables et denses, parallèlement à la communauté des avantages et des devoirs, fait naître une situation caractérisée, qui n'est pas ordinairement la première à préoccuper les membres du groupe, mais n'en est pas moins délicate et menaçante, capable d'entraîner des malheurs qui compenseraient largement les douceurs de l'association. La ville atténue, pour les habitants, les influences normales des milieux extérieurs, du sol et de l'atmosphère surtout ; en revanche, elle imprégne l'air et le sol des déchets de la vie, de matière organique, morte et putrescible ou même putride. Ses amas de solides bâtisses éludent les caprices de la météorologie, bravent la fureur des grands courants aériens, sont impénétrables aux rayons du soleil : mais la ville y perd l'oxydation des molécules organiques flottantes par les mouvements de l'air, l'action tonique et vitale des rayons lumineux ; les atmosphères partielles et limitées de ses habitations sont le type du confinement. Les aliments et les boissons, que cet être collectif aux mille bouches consomme par masses, ne lui arrivent que de seconde main, exposés sur un long parcours à toutes les altérations spontanées ou coupables. Les citadins, d'ailleurs, s'ils n'arrosent pas de leurs sueurs, par la bise ou le hâle, une terre dont la fréquentation n'est pas toujours sans charmes, ne laissent pas que de peiner longuement, à la dure besogne de l'industrie et du commerce, au labeur à la fois intellectuel et physique, celui-ci moins dangereux que l'autre, qu'exigent les arts, les lettres, l'administration, la politique et quelques passions moins avouables, auxquelles la durée du jour ne suffit pas. Y a-t-il une réalisation plus saisissante que la grande ville du travail sans relâche, du mouvement sans trève ?

Il vient tout de suite à l'esprit que cette activité d'un grand nombre d'individus sur un espace restreint entraîne la nécessité de voies établies et entretenues en conséquence, non-seulement contre l'usure, mais encore et surtout contre les souillures qui menacent de s'y amonceler. Le revètement et le lavage des rues sont un des plus graves objets de l'hygiène des villes.

De même certains autres caractères de l'activité urbaine nécessitent des installations spéciales pour les affaires, le commerce, la défense, l'assistance charitable, la répression des délits, la satisfaction des besoins intellectuels, les amusements qu'il faut concéder à la population sous une forme ou sous une autre. Que de circonstances dans lesquelles une réalisation utile et même nécessaire devient un danger par quelque côté, si elle est mal placée ou mal exécutée ! Il va sans dire que c'est encore plus fâcheux, si elle manque.

On ne saurait alimenter d'eau les villes d'un façon suffisante, ni les débarrasser des eaux pluviales et de celles que les divers usages ont mises hors de service, sans des travaux relevant de l'art des ingénieurs et que l'importance des masses urbaines oblige parfois de faire gigantesques. Et puis il faut conduire quelque part ces eaux sales et les immondices qu'elles charrient, sans gêner les localités environnantes.

Il est à peine utile de faire remarquer que les morts des villes, d'autant plus nombreux qu'il y a moins de place pour y déposer leurs restes, sont gênants et peuvent devenir dangereux ; c'est une question d'hygiène sans cesse grandissante.

Les villes, on a bien raison de le dire, sont des *centres*. Les produits du pays environnant convergent vers elles, et c'est là qu'on vient chercher les œuvres de l'art et de l'industrie, les idées littéraires, les mots d'ordre politiques. Beaucoup se sont élevées au bord de la mer, cette grande route des nations, ou sur les fleuves, ces « chemins qui marchent » ; il n'en est plus guères aujourd'hui qui n'aient un chemin de fer. A la faveur des relations incessantes et multipliées avec le dehors, les contages convergent vers les villes en même temps que les voyageurs et les objets de commerce ; les fléaux exotiques y débarquent avec la cargaison des navires. Le sol urbain est, d'habitude, suffisamment pénétré d'étoffe putride pour être un excellent milieu de conservation et de développement des germes. Une fois acclimatés, et dussent-ils monter dans les voitures de place, les contages sont l'objet d'un échange actif et multiplié entre les habitants ; les endémies s'éternisent et les épidémies se répètent à intervalles plus ou moins courts. Il est trop évident que les épidémies urbaines créent des dangers et des besoins en rapport avec le nombre toujours élevé des victimes et avec celui des individus qu'il faut protéger.

Il est certain aussi que les qualités banales des milieux, telles que les villes tendent à les faire ; que les habitudes quotidiennes des habitants et leur genre particulier d'activité, arrivent également à donner à leur pathologie une physionomie un peu spéciale. Les troubles de nutrition et surtout les troubles nerveux ou l'imminence de ces derniers sont plus particulièrement l'apanage des populations urbaines ; l'anémie est classique chez elles ; les maladies professionnelles s'y présentent dans leur infinie variété ; l'alcoolisme y fournit ses types les plus accentués. Ajoutons, quoiqu'il ne s'agisse plus de maladies banales, que toutes les périodes de la syphilis et les divers accidents d'origine vénérienne se rencontrent là plus qu'ailleurs, sans être inconnus dans les parages où les poètes se plaisent à placer les mœurs innocentes.

Au fond, il importe de ne pas oublier que ces causes banales de ralentissement de la nutrition, d'infériorité vitale chez les individus et les familles, qui créent dans la population des villes ce que l'on pourrait appeler le *masque urbain*, sont aussi pour beaucoup dans la manière dont ces populations se comportent vis-à-vis des maladies infectieuses. Ces causes, dans le sens moderne, préparent le milieu nourricier des organismes pathogènes, *adaptent* nos humeurs et nos tissus. C'est de cette façon que la vie des villes multiplie indirectement la tuberculose, la fièvre typhoïde, la pneumonie, la diphthérie et d'autres.

Et puis, de pareilles conditions de vitalité, dominées par le nervosisme et par le raffinement des mœurs, qui conduit au nervosisme, influencent le mouvement démographique des villes. On n'y meurt pas comme ailleurs ; surtout on ne s'y marie pas, on n'y naît pas dans les mêmes proportions qu'à la campagne ; le rendement démographique y est différent, généralement inférieur, particulièrement quand il s'agit des capitales.

De telles conditions, dont le rapide aperçu placé ici à dessein peut faire soupçonner la multiplicité et l'importance, légitiment absolument une étude spéciale de l'*hygiène*, de la *pathologie* et de la *démographie* des villes. Nous chercherons à en indiquer les éléments dans cet article. Aussi bien, outre que les villes sont un fait parfaitement conforme aux tendances originelles de l'humanité, elles représentent aussi le caractère perfectible de notre espèce, la marche continue dans la voie du progrès qu'elles ouvrent et où elles dirigent les générations qui se succèdent. Les populations rurales ont des vertus, ce n'est pas douteux ; elles s'éclairent, de notre temps, et acquièrent une valeur morale incontestable, même en lisant le journal (ce que leur reprochait Fonssagrives, n'ayant pas en vue, sans doute, la *Semaine religieuse*). Néanmoins, tout ce que l'on peut en espérer, c'est qu'elles échappent à la stagnation et se laissent remorquer par le progrès qui les entoure. Elles n'ont pas et ne peuvent avoir d'initiative, parce que là les idées ne se heurtent ni ne s'échangent et que les volontés individuelles s'annihilent par leur isolement. C'est dans les villes que la pensée fermente, que les études se poursuivent et que les formules se discutent, ralliant les partis ardents et s'essayant à la pratique jusqu'à ce que la meilleure ait le dernier mot. Pour l'observateur superficiel, les citadins font des écoles et parfois commettent des folies. Il ne faut pas s'abuser sur le sens de ces allures nouvelles, dépassant souvent la mesure ; ce n'est que la conclusion un peu précipitée de principes récemment conquis, étranges pour les générations d'hier, mais qui seront la vérité pour les hommes de demain. Pour parler plus simplement et plus brièvement, les villes conduisent les nations et sont faites pour cela. Elles ont donc tous les droits possibles à la sollicitude de l'hygiène, et celle-ci n'a rien de mieux à faire qu'à chercher les moyens, en leur laissant leur rôle immense dans le développement de l'être humain moral, de les obliger à « devenir aussi salubres que le sont aujourd'hui les campagnes », comme l'a dit excellemment Fonssagrives ; et même davantage, pouvons-nous ajouter, en songeant combien peu les campagnards usent de l'air et de l'eau, qu'ils auraient si aisément abondants et purs.

§ I. **Hygiène.** Nous n'avons pas encore défini la VILLE. C'est, pour l'hygiène, un assemblage considérable d'habitations, réunies sur un espace restreint. A quel chiffre d'habitations cet assemblage commence-t-il à mériter le nom de ville ? C'est difficile à préciser. Heureusement, à notre point de vue, la précision n'a pas une importance extrême. On a vu de quelle nature sont les circonstances qui rendent périlleuse la situation sanitaire des villes ; il s'agit surtout des obstacles à la circulation de l'air et à la pénétration de la lumière, des souillures des milieux, sol, air, eau. La ville n'existe pour nous que quand des problèmes sanitaires sont posés du fait de l'agglomération même. On peut donc pressentir que l'étude qui va suivre s'appliquera essentiellement aux *grandes villes*. Toutefois il peut se rencontrer des *villes moyennes* et même des *petites villes* qui, pour des raisons d'origine, de mœurs locales, d'administration intérieure, sont dans un équilibre sanitaire aussi chancelant que les grandes ; rien ne nous oblige à les exclure de nos considérations. D'ailleurs, le terme lui-même de *grandes villes* n'a pas une signification invariable ; on l'affecte aux villes entre 50 000 et 200 000 habitants, ce qui donne déjà de la marge ; mais la population absolue, même pour des villes au-dessus de 200 000 habitants, est moins décisive que le mode et la répartition des constructions. Une très-grande ville peut n'être que le rapprochement de plusieurs petites et, de ce fait, rester salubre.

I. TOPOGRAPHIE DES VILLES. Les considérations empruntées à cette circonstance sont trop complexes et trop peu capables de fournir une conclusion pour être d'un grand intérêt. Cela ressortira des développements ultérieurs. Mais nous nous conformons à une tradition dont il n'est peut être pas inutile de faire ressortir la stérilité.

Situation géographique. Il y a des villes partout où il existe des hommes civilisés ou même demi-civilisés. On en trouve, par conséquent, au bord de la mer comme en plein continent, à l'embouchure des fleuves ou le long de leur parcours, sur les lacs, dans des îles, en plaine, au fond des vallées étroites ou larges, sur des collines, à mi-flanc des montagnes ou même rapprochées du sommet, ou enfin sur les hauts plateaux. Tout peuple a été obligé de bâtir sur sa terre telle qu'elle était faite; les Flamands et les Hollandais ne pourront jamais avoir de villes de hauteurs. Partant de cette condition générale, d'autres circonstances ont déterminé le choix des emplacements particuliers. Ici, ç'a été le besoin de sécurité et la pensée de la défense; Constantine s'est réfugiée sur un rocher ardu, entouré d'un précipice circulaire; les Vénitiens ont fui l'invasion des Huns jusqu'aux lagunes de l'Adriatique; Amsterdam a peut-être songé qu'elle pourrait se défendre par la rupture des digues et l'inondation. Ailleurs, on n'a cherché que la facilité des relations extérieures, celles dont s'alimente le commerce; une colonie de Phocéens devait choisir le fond de la baie qui est aujourd'hui le port de Marseille; Bordeaux ne pouvait dépasser le point où la Garonne cesse d'être navigable; New-York avait des chances infinies de développement en installant le noyau de sa future population (hollandais, d'ailleurs) à l'embouchure de l'Hudson, en face de la vieille Europe. D'autres villes se sont élevées sur les routes naturelles des peuples, dans leurs migrations ou leurs guerres, Aix-la-Chapelle, Strasbourg, Lyon, Orléans, Tours, ou bien ont choisi un site agréable, comme les villes suisses au bord de leurs lacs; ou un sol à la fois séduisant par son relief et fertile, comme Paris. On dit que les carrières de Montmartre, le voisinage de Creil et de Fontainebleau, ne sont pas étrangers au développement de la brillante capitale, de même que les carrières de travertin ont puissamment contribué aux splendeurs de l'ancienne Rome. L'industrie moderne a doublé la population de beaucoup de villes et en a fait d'autres avec quelques maisons ouvrières qui s'élevaient autour d'une usine; le Creusot, village de 1000 habitants il y a une trentaine d'années, est aujourd'hui une ville de 25 000 âmes; les ateliers Krupp ont fait du bourg d'Essen une ville de 60 000 habitants; Barmen et Elberfeld, qui occupent 8 kilomètres de la vallée de la Wupper, se sont formées de bourgades éparses, en multipliant les fabriques et les maisons que la population ouvrière réclame, jusqu'à se fondre elles-mêmes en une seule cité de 170 000 habitants. Dans le département du Nord, les deux immenses villages, assez laids, de Roubaix et Tourcoing, sont en train de faire de même et comptent plus de 150 000 individus. Les routes de mer actuellement suivies par la navigation à vapeur se jalonnent de villes, Alexandrie, Port-Saïd, Ismaïlia, Suez, Bombay, Singapoure, Hong-Kong, Yokohama, dont quelques-unes ont passé de l'état embryonnaire à celui d'entrepôts importants. Enfin il est des villes dont rien ou presque rien n'explique la naissance ni la fortune; la forêt voisine a fait La Haye, qui est une résidence royale; Versailles est née d'une fantaisie de Louis XIV; des eaux minérales célèbres, ou tout au moins à la mode, parsèment l'Europe de villes pour le moment florissantes.

La prospérité matérielle et l'accroissement de la population ne prouvent pas toujours que l'emplacement choisi soit le meilleur sous le rapport de la salubrité. La puissante Amsterdam, bâtie sur pilotis, dans la vase, entourée de polders, est ravagée par la fièvre; elle ne reste pas moins la première ville du royaume. Le terrain sur lequel s'est élevée Rome était fiévreux; il l'est encore aujourd'hui; néanmoins Rome a été la reine du monde et, si elle ne l'est plus, c'est pour d'autres raisons que la fièvre. En réalité, les familles humaines s'installent sur un point, guidées régulièrement par n'importe quel motif, excepté celui de la salubrité; ce n'est qu'après que l'on s'aperçoit des dangers auxquels on s'est soumis volontairement. On institue alors la lutte contre les agents destructeurs; la résistance est d'habitude tenace et ingénieuse; souvent la défense l'emporte. Nous pensons qu'elle peut triompher toujours. Cependant, si nous avions à choisir l'emplacement d'une ville, nous ferions un examen du lieu, nous prendrions des informations, et il est des points où nous nous arrêterions de préférence à d'autres. Nous les indiquerons plus loin sommairement.

Sous le rapport de la *latitude*, la zone terrestre dans laquelle il y a des villes est extrêmement large. Reykiavick (Islande), par 64°,08 de latitude nord, n'est qu'une bicoque d'à peine 4000 habitants, mais Arkhangelsk, à peu près au même degré (64°,32), compte environ 20 000 individus et en a renfermé plus de 30 000; Tromsö, Vardö, Hammerfest, sur la côte norvégienne, par 69°,6, 70°,4, 70°,7, « les postes avancés de l'Europe dans la direction du pôle » (Élisée Reclus), sont encore des villes petites, mais fort joyeuses, paraît-il, et entourées de maisons de campagne sur les terrasses et les collines d'alentour, comme Gènes et Marseille. On y dîne beaucoup, on danse et l'on va au théâtre; les nuits y sont si longues! Il y a moins de gaité aux latitudes extrêmes de sens opposé. Le Cap, par 33°,56' de latitude sud, Sydney, à 33°,51, Aucland (Nouvelle-Zélande), à 36°,50, Melbourne, par 37°,50, Valdivia (Chili), à 39°,53, Hobart-Town (Tasmanie), à 42°,53, sont les dernières villes de l'hémisphère austral, à moins que l'on ne range encore dans cette catégorie quelques autres stations de la Nouvelle-Zélande, entre 35 et 48 degrés de latitude sud, dont nous ne connaissons pas la population. La terre ne manque pas encore, à cette latitude, dans l'hémisphère austral, bien qu'il soit beaucoup plus restreint que l'hémisphère nord. Le cap Horn est à 56 degrés de latitude sud. Mais le climat devient très-dur et le sol infertile dans ces parages; la possession n'en tente personne et les peuples civilisés y laissent végéter les Patagons et les Fuégiens.

Dans tous les cas, il existe des villes depuis le 70e degré de latitude nord jusqu'au 42e degré de latitude sud, c'est-à-dire sur une largeur de 112 degrés. La partie intertropicale de cette zone n'est pas la plus peuplée ni la plus riche en grandes villes; elle traverse surtout les océans et les déserts. Citons Saint-Louis du Sénégal, Bombay, Madras, Pondichéry, Calcutta, Rangoon, Saïgon, Batavia, Vera-Cruz, Cayenne, Quito (sous l'équateur). C'est encore dans la moitié septentrionale de la zone torride que l'on trouve le plus de villes importantes.

L'*altitude* des villes ne varie guère dans de moindres limites que les conditions précédentes. Depuis Venise, dans les lagunes de l'Adriatique, Amsterdam, la « Venise du Nord » moins le soleil, Charleston dans les marais de l'Atlantique, qui sont au niveau de la mer ou un peu au-dessous, jusqu'à Quito (60 000 habitants), à 2910 mètres d'altitude, La Paz à 3720 mètres, Potosi, qui eut autrefois plus de 100 000 habitants, à 4165 mètres; Leh,

capitale du Tibet, à 5,505 mètres, etc., on trouve tous les intermédiaires imaginables. On remarquera aisément que les villes de grandes hauteurs sont dans
la zone intertropicale ou approchant. C'est là seulement que la vie humaine est
possible à des altitudes formidables et que, tout d'abord, les conséquences de la
situation sont avantageuses par un côté; au point de vue thermique, l'élévation
verticale produit le même résultat que l'ascension en latitude. De sorte que, si
en Europe les sommets des Alpes ont le climat de la Laponie, les villes des
Andes, à 3000 ou 4,000 mètres, jouissent d'un climat tempéré, quoique sous
l'équateur. Mais, à d'autres égards, l'implantation humaine aux grandes altitudes soulève des questions de physiologie et d'hygiène qui ont attiré, dans ces
derniers temps, l'attention de médecins et de savants éprouvés. Je n'ai pas
besoin de rappeler que certaine expédition malencontreuse de notre part et des
ascensions aérostatiques plus audacieuses que justifiées ont maintenu, à une
époque, l'intérêt qui s'attache naturellement à ces questions. Il s'agissait de
préciser l'essence de l'état dans lequel la *dépression atmosphérique* fait vivre
les habitants des villes d'altitudes, et les conséquences physiologiques et anthropologiques qui en découlent. Nous avons exposé assez longuement, dans un
travail de caractère général (*Nouveaux éléments d'hygiène*. Paris, 1881), les
travaux et les doctrines de Jourdanet et de Paul Bert sur ces points considérables,
pour n'avoir pas à y revenir dans cet article, qui doit rester spécial. Il suffira
de redire que la dépression atmosphérique est grave par la diminution de la
tension de l'oxygène de l'air; que cette diminution de tension trouble remarquablement les nouveaux arrivants des hauts plateaux et surtout des sommets;
que les habitués eux-mêmes contractent dans ce milieu une sorte de modalité
inférieure et atone de la vie physique ou morale, mais que, finalement, ils
s'adaptent à la raréfaction de l'oxygène, vivent comme des hommes et font
souche. Si bien que l'on a pu, récemment, s'autoriser de ces observations
curieuses pour en conclure que l'espèce peut envisager sans crainte les siècles
futurs, et assurément assez éloignés, où la pression atmosphérique diminuera de
façon à n'être plus que de 60, 50, 40 centimètres, la tension de l'oxygène
baissant proportionnellement, et où, néanmoins, il y aura encore des hommes
qui se seront pliés à nourrir leur sang de cet air raréfié, qui penseront et
agiront, continuant à peu près nos œuvres, avec nos vices et nos vertus.

Somme toute, les villes des latitudes extrêmes, qu'elles se rapprochent des
pôles ou de l'équateur, celles des altitudes nulles et celles des régions fréquentées par le condor, prouvent une même chose : la merveilleuse souplesse
et l'aptitude au cosmopolitisme de notre espèce (sinon des familles humaines);
dans tous les cas, son audace et parfois le dur empire des nécessités qui s'imposent à quelques-uns de ses représentants. Il paraît, en effet, que ce n'est pas
absolument par choix que les Samoïèdes habitent les côtes de l'océan glacial, et
chacun sait qu'il y a en Sibérie des hommes qui n'avaient point désiré colo-
niser cet âpre pays. Ces villes, dans des conditions aventurées, ne réussissent
pas toujours ou ne réussissent que pour un temps, souvent par des moyens
artificiels et spécialement par l'immigration. Mais ce n'est point parce qu'elles
sont des villes; ce serait plutôt le contraire. Elles subissent la loi commune,
qui veut que les familles humaines succombent dans la lutte contre certains
éléments, la chaleur ou le froid excessifs, l'insalubrité ou l'infertilité du sol, la
maladie et la faim. Si l'on pouvait résister quelque part, ce serait encore dans
les villes, où l'on est plus intelligent et où l'on s'entre-aide. Mais il y a un moment

où les infortunes partagées ne sont qu'une accumulation et point un soulagement.

Au fond, les conséquences de climatologie qui résultent de la position des villes, les propriétés thérapeutiques que cette position confère au séjour des malades dans leurs murs, ne constituent rien de particulier aux cités. Il en serait exactement de même d'un village ou d'une maison isolée qui se trouveraient dans les mêmes conditions topographiques, sauf que la puissance de l'agglomération urbaine atténue toujours et souvent gâte les qualités normales du climat sur le point considéré. Fonssagrives nous paraît avoir trop volontiers attribué au climat des villes *alpestres, de montagne, de hauts plateaux*, etc., des caractères qui n'appartiennent pas à la ville, mais à la région. De même, son chapitre sur les villes *palustres* se rattacherait avantageusement à une étude sur les *marais* ou sur les fièvres malariales. Il semble aussi qu'il y ait comme une rancune de vieux marin dans les lignes où cet auteur combat les croyances communes à l'influence bienfaisante du voisinage de la mer; le caprice et l'intensité des vents lui ont trop fait perdre de vue la pureté de l'air marin; il a trop vu que la mer ne guérit pas les phthisiques et pas assez qu'elle est défavorable à la propagation de la tuberculose; enfin ce n'est pas la faute de la mer, si les villes y déversent leurs égouts; il y a beaucoup de fleuves qu'il faudrait maudire pour la même raison.

Il semble assez que l'hygiène n'ait pas de conseils à donner sur la latitude à choisir pour l'emplacement des villes. Tout au plus peut-elle apprécier les chances de vitalité et de bien-être que cet élément crée ou enlève aux habitants. Il va sans dire que ces chances sont d'autant plus accentuées que la latitude envisagée est plus extrême, plus rapprochée des cercles polaires ou de la ligne équatoriale, mieux encore, de l'*équateur thermique* (isotherme de 28 degrés) ou des isothermes au-dessous de zéro. Mais cette appréciation est absolument du domaine de l'hygiène générale. Il y a, il est vrai, une *météorologie urbaine*, que nous exposerons au paragraphe consacré à l'*air des villes :* mais cette météorologie ne consiste qu'en des modifications apportées par l'existence même des villes à celle qui résulterait normalement des éléments habituels du climat, en tête desquels se trouve la latitude.

Il en est à peu près de même de l'altitude, puisqu'on n'est pas libre, en Hollande, de ne point bâtir au niveau de la mer ou même plus bas; sur l'Anahuac ou dans les Andes, de ne pas s'installer au-dessus de 2000 mètres. Quant à l'appréciation des faits, laissant encore de côté l'influence générale de l'altitude sur le climat, nous pouvons constater que la situation en terrain déprimé et l'emplacement sur la montagne sont défavorables; que les villes de colline ont plus de facilité à se maintenir salubres; que les villes de plaine, généralement prospères à cause de la fertilité de la région environnante et de la commodité des relations, peuvent encore être salubres, moyennant quelque ampleur donnée à leurs travaux d'assainissement. Berlin, une des villes les plus plates du monde, est en voie de faire la preuve de cette vérité. Lille commence. Quant à la situation en montagnes, bien qu'elle assure plutôt la pureté des milieux, elle rend la vie difficile, les relations avec l'extérieur rares et limitées. Ce n'est qu'exceptionnellement qu'elle se prête à l'extension des villes. Les hauts plateaux sont moins désavantageux.

Ne voulant pas formuler l'hypothèse peu réalisable que nous soyons appelé à indiquer l'emplacement d'une ville à fonder, nous dirons ce qui nous paraît préférable parmi les sites actuellement occupés par des cités plus ou moins florissantes.

Une ville assise sur la rive d'un cours d'eau, ne fût-il pas très-puissant, ou enjambant d'une rive à l'autre, dans une vallée très-ouverte, couvrant de ses maisons et de ses monuments la pente douce d'une colline ou de plusieurs collines, surtout si la vallée n'est pas dans le sens des vents froids, une telle ville est agréable, naturellement disposée à l'assainissement, et a des chances de prospérité. Le fleuve lui sert un peu de ventilateur, comme on l'a dit, surtout parce qu'il n'y a pas de maisons sur l'espace occupé par son lit ; c'est un chemin par lequel arrivent beaucoup des choses nécessaires à la vie des habitants ; un réservoir naturel pour l'approvisionnement d'eau, même de l'eau de boisson, si elle est prise en amont et filtrée ; c'est enfin un spectacle mouvementé et attrayant, une occasion de promenade, de pêche, de bain froid, de natation, etc. Paris et Londres possèdent ces heureux éléments de la topographie, et Rome en avait quelque chose.

Je suppose ici que les pentes de la ville sont assez prononcées et le fleuve assez encaissé pour que le groupe urbain n'ait pas à craindre les inondations. Cependant il est des fleuves d'allures capricieuses et redoutables, la Loire, le Danube, voire la Seine et le Rhône, qu'il faut savoir endiguer et maintenir par des quais robustes, pour que les villes bâties sur leurs bords réunissent la sécurité aux charmes naturels de la situation. New-Orléans n'existerait pas sans la digue du Mississipi.

On est encore très-bien au bord de la mer ou des lacs, pourvu que la côte se relève sensiblement, regarde du côté par où viennent les souffles tempérés et ne soit pas, d'ailleurs, exposée à être assaillie par les vagues au jour de la tempête. Marseille réalise la plupart de ces conditions, sauf qu'ouverte à l'ouest elle reçoit trop aisément les visites du *mistral*. Alger, dont l'amphithéâtre est un peu raide, y gagne de ne point trop souffrir du *sirocco*. Ce sont des villes, en somme, bien placées pour être salubres. Les villes de Suisse m'ont paru emprunter autant de charmes que de moyens de propreté aux lacs qui en baignent les pieds : Genève, Berne, Lucerne, Zurich, sont au point de leur lac où un fleuve en sort, précipitant les flots limpides d'une eau qui s'est épurée sur la vaste surface du fond lacustre ; il n'y a qu'à y puiser, pourvu que l'on sache faire déboucher les égouts en aval.

Le voisinage des grands fleuves a pourtant un côté regrettable, les brouillards. Lyon, sur deux cours d'eau puissants et avec des collines qui se relèvent d'une façon assez brusque, est fâcheusement connu sous ce rapport. Londres, grâce au climat et à la situation insulaire de l'Angleterre, ne lui cède en rien. Paris même connaît des jours de brouillard intense. Ce sont néanmoins de grandes villes et dont le niveau sanitaire est assez élevé. Le brouillard serait donc plus disgracieux que malfaisant. Au fond, c'est une des formes de l'humidité, et nous verrons plus loin que celle-ci n'augmente pas généralement la morbidité ni la mortalité.

Les villes antiques qui ont donné le signal du progrès humain étaient au bord de la mer ou des fleuves : Troie, Athènes, Sparte, Tyr, Sidon, Carthage, Ninive sur le Tigre, Babylone sur l'Euphrate, Thèbes (d'Égypte) et Memphis sur le Nil. Rome, qui n'avait pas été très-bien inspirée en se plaçant sur les eaux jaunes et irrégulières du Tibre, sut échelonner des colonies sur le Rhône, la Loire, le Rhin, la Garonne.

Pourtant, une ville qui n'aurait ni la mer, ni un lac, ni un cours d'eau important dans ses murs ou à sa portée, ne serait pas pour cela une ville malsaine ou inhabitable. Des saillies de terrain, le voisinage de forêts du côté des vents froids ou brûlants, peuvent la protéger tout comme le relief des côtes marines ou le versant des vallées, et elle peut atteindre aisément à la salubrité, si d'ailleurs elle repose sur un sol peu relevé, avec des pentes favorables, une bonne orientation et un libre accès des courants aériens qui ne sont ni brûlants ni glacés. La ville de plaine elle-même n'est point désarmée contre ses propres souillures ; il faut si peu de pente aux égouts et si peu aux rues pour que l'on puisse les laver à grande eau que, quand ces pentes n'existent pas, on les crée artificiellement. Bien plus, la ville serait-elle au-dessous du niveau de la mer, au-dessous de tout le terrain environnant et au fond d'un entonnoir, situation que nous déconseillerions à coup sûr, l'hygiène ne l'abandonne pas encore ; elle met à son service de puissantes machines élévatoires qui la débarrassent des eaux usées et des immondices ; la question est que l'on en fasse les frais.

II. Construction des villes. Il n'est pas absolument impossible que l'hygiène ait à formuler son avis à l'égard de la construction de toutes pièces d'une ville entièrement nouvelle. Le cas peut se présenter dans une colonie, sur une terre lointaine. A la vérité, cet avis, qui serait utile, est rarement demandé en pareil cas, parce que les colons songent à autre chose qu'à la salubrité de leur installation. En Europe, on ne construit plus aujourd'hui de villes de toutes pièces, mais on en agrandit beaucoup des anciennes ; on en reconstruit qui ont été renversées par une catastrophe, comme Szegedin, emportée par l'inondation de 1879, et dont la restauration a fourni la matière d'un beau travail au professeur A. von Röszhægyi. Toutes sont l'objet de modifications incessantes. Les préoccupations sanitaires, celles du confort, de l'élégance, poussent à des remaniements. D'autre part, le développement du commerce et de l'industrie doublent sur bien des points, d'une façon rapide, la population des cités ; quelques-unes, qui sont des forteresses, étouffent dans leur corset de murailles ; il faut reporter plus loin la fortification et élargir l'enceinte, ce qui va bien d'ailleurs avec les canons à longue portée. Lille a obtenu il y a quelque vingt ans l'autorisation de s'agrandir ainsi. Elle a d'abord englobé quelques communes rurales, qui étaient ses faubourgs, puis elle a acquis des terrains pour y faire passer les rues nouvelles, y ménager des places. En général, ces acquisitions sont des expropriations, mais l'indemnité payée par la ville aux propriétaires est minime, parce que la plus-value subite des terrains qu'elle leur laisse compense et au delà la valeur de celui qu'elle leur prend. En effet, un champ quelconque devient ainsi terrain à bâtir et vaut tout à coup 40 à 50 francs le mètre carré.

Dans de pareilles conditions, l'agrandissement d'une ville équivaut, pour l'hygiène, à la construction d'emblée. Le problème à résoudre est même un peu plus difficile, à cause du raccord des parties neuves avec le centre primitif.

N'aurions-nous pas cette perspective en vue, il convient toujours de poser des principes à la mesure desquels on puisse évaluer les chances de salubrité des villes dont la construction remonte au passé et répond plus ou moins mal aux besoins que les études contemporaines ont établis comme inéluctables. C'est ce qui légitime le chapitre actuel.

Choix et préparation du sol. Il y a des villes sur toute espèce de sols et même dans l'eau. Il n'est pas impossible que des villes nouvelles s'élèvent sur des emplacements dans le choix desquels les considérations sanitaires auront pesé aussi peu qu'autrefois. Aujourd'hui deux principes tendent à prévaloir; on peut les formuler en ces termes : 1° il faut rigoureusement séparer du sol les habitations et même la rue, c'est-à-dire rendre le sol indifférent pour l'atmosphère urbaine ; 2° il est nécessaire de maintenir le niveau de l'eau souterraine de 2 à 3 mètres au-dessous de la surface du sol des villes. Si d'ailleurs on ne cherche pas à appliquer ces règles, le sol des villes devient, peu à peu et fatalement, tout différent du sol primitif et, dans tous les cas, insalubre par l'absorption des matériaux de déchet.

Les préoccupations des hygiénistes portent sur la *perméabilité* et la *porosité* du sol, deux propriétés qu'il ne faut pas confondre, puisque l'argile, par exemple, est poreuse et néanmoins imperméable une fois que l'eau en a rempli les pores. Le sol favorable à l'emplacement d'une ville, théoriquement, devrait être tout à fait imperméable, comme le granite, ou perméable à toute profondeur, comme seraient des couches de sable extraordinairement épaisses. Or les villes bâties sur le roc sont extrêmement rares, ce qui se conçoit du reste, et ne sont jamais destinées à un grand développement. Encore ne sont-elles pas à l'abri de l'infection du sol, parce que les déchets de la vie finissent par faire une couche d'humus sur le roc, et que d'ailleurs le granite lui-même est attaqué par les éléments, par les roues des voitures, le pied des animaux et des hommes, et se désagrége. Quant au sol de sable, il n'est jamais très-recherché; de plus, il est rare qu'on le trouve en couches de suffisante épaisseur vis-à-vis de la théorie.

La vérité est que la plupart des villes reposent sur des alluvions, sur le calcaire léger, l'argile sableuse, et que souvent, quand on envisage dans l'époque actuelle une ville d'origine ancienne, on reconnaît que les bâtisses modernes s'élèvent sur des terrains rapportés, sur l'humus des générations antérieures et les ruines de leurs demeures. Le terrain des villes s'exhausse incessamment. A Constantine, nous avons constaté maintes fois, comme beaucoup d'autres, qu'une ville européenne est en train de se superposer à une ville arabe, laquelle était superposée à une ville romaine, par-dessus peut-être une ville numide.

A part les roches cristallines et le calcaire compacte, tous les sols de conglomérats sont poreux, et le rapport de l'espace libre avec le volume total est moins variable qu'on ne pourrait se le figurer; surtout la perméabilité dépend moins de l'élévation de ce rapport que des dimensions absolues de chacun des pores en particulier. Dans le sable, fin ou grossier, l'espace libre est toujours aux environs de 40 pour 100 du volume total (Hoadley); Lang et Flügge sont arrivés par le calcul à assigner 26 pour 100 du volume total aux pores du sol compacte et 47,64 pour 100 à ceux du sol léger; Renk, en procédant par expérience, trouvait 35,6 à 40,8 pour le sable, et 36,2 à 42,3 pour l'argile ; Wolff, 46,4 dans un sol très-argileux; von Schwarz, 39,4 dans un sable d'alluvion, quartzeux, d'une blancheur de neige, et 52,7 dans une alluvion argileuse. Mais la quantité totale d'eau ou d'air que peut renfermer un volume donné de sol est d'autant plus élevée que les grains constituants sont plus petits et, par suite, que les pores sont également plus petits et plus nombreux; en revanche, les mouvements de l'air dans le sol sont retardés par cette circonstance; quant à ceux de l'eau, ils sont soumis aux lois de la pesanteur, de la capillarité (Soyka) et du frottement (Hoadley).

Il en résulte que la plupart des sols de ville sont aptes à renfermer de l'air et de l'eau. La couche d'air varie d'épaisseur selon que le niveau de la nappe

souterraine est plus ou moins rapproché de la surface, mais, comme la couche
du sol, occupée exclusivement par l'air à un moment donné, sera traversée par
l'eau de la pluie à un autre moment, il y a le plus souvent assez d'oxygène et
assez d'humidité pour que les phénomènes de fermentation putride s'accomplissent dans la couche superficielle du sol, si des matières putrescibles y
arrivent. Il s'agit donc, quelle que soit la nature du sol, de lui épargner cette
imprégnation putride, d'en détourner rapidement l'eau météorique et de maintenir suffisamment bas le niveau de l'eau souterraine. Nous dirons quels en
sont les moyens. Mais on voit dès maintenant que la nature du sol des villes
n'a d'importance sérieuse que par la façon dont elle se prête aux procédés qui
ont pour but de réaliser cette défense.

En ce qui concerne la raison d'être de la protection du sol, rappelons que
les matières organiques, excrémentitielles surtout, qui atteignent le sol des
villes, le pénètrent plus ou moins et s'y décomposent ; que, d'autre part, les
organismes inférieurs, parmi lesquels un certain nombre sont pathogènes, arrivent de même au sol, souvent avec les matières d'excrétion, et s'y trouvent d'autant mieux que celles-ci constituent pour eux un terrain nourricier azoté. A
vrai dire, même dans ce milieu si favorable, il n'est pas certain que tous les
germes morbides se conservent et prospèrent ; le contraire est même probable.
Mais il suffit que cette conservation soit possible et qu'elle se réalise en effet
pendant un temps même court, pour que la perspective d'une telle souillure du
sol soit redoutable et doive être absolument prévenue. On sait combien l'École
de Munich attache d'importance à l'imprégnation putride du sol perméable,
comme moyen de rendre ce sol infectieux (*siechhaft*), c'est-à-dire apte à recevoir
et à nourrir des germes de maladies infectieuses. Or il est des faits considérables, dans l'histoire de la fièvre typhoïde et du choléra, qui semblent lui
donner raison. Les épidémies de ces maladies coïncident d'ordinaire avec le
moment où un certain degré de retrait de la nappe souterraine livre les couches
superficielles du sol aux échanges entre l'air de celui-ci et l'atmosphère extérieure, tout en ayant laissé dans les pores du terrain assez d'humidité pour
entretenir la vie des organismes inférieurs.

Cette théorie suppose que les schizomycètes pathogènes multipliés dans le
sol s'en échappent, à un moment donné, pour se mêler à l'air que nous respirons. On a pensé d'abord que l'ascension de l'air du sol, dans les échanges
gazeux du dedans avec le dehors, suffit à véhiculer ces germes. Mais l'observation directe a démontré que le sol filtre l'air aussi bien que l'eau et que l'air
extrait du sol, même avec une assez forte aspiration (Nägeli, Renk, Soyka), est
absolument pur de germes. Nägeli et Buchner ont cru pouvoir expliquer la
dissémination des germes du sol dans l'air extérieur par l'éclatement des vésicules aqueuses dans les pores, au moment où le retrait du niveau de la nappe
souterraine les abandonne à l'évaporation ; cet éclatement produirait une véritable pulvérisation d'eau et, par conséquent, sèmerait les germes à distance.
Cette théorie a paru trop ingénieuse à Soyka qui, dans des expériences à la
vérité attaquées (*Experimentelles zur Theorie der Grundwasserschwankungen*,
in *Prager medic. Wochenschrift*, 1885, n° 28), a montré que les champignons sont entraînés, de l'épaisseur à la surface de la couche abandonnée par
la nappe souterraine, à l'aide des courants capillaires ascendants que provoque
l'évaporation à la surface. Les micro-organismes contenus dans l'eau souterraine, aussi bien que ceux que rencontre sur son trajet la colonne capillaire

ascendante, prendraient part à ce mouvement. Arrivées à la surface, les colonnes capillaires évaporent leur eau et précipitent les molécules solides. Les germes s'accumulent donc dans la couche tout à fait superficielle du sol. C'est de là qu'ils sont soulevés avec la poussière, à la faveur de la sécheresse, de la circulation urbaine, de la trépidation de la rue, et que les mouvements atmosphériques les tiennent suspendus dans les couches d'air où nous respirons. J'ai signalé, pour ma part, au sujet de la propagation de la fièvre typhoïde, la surface du sol comme le véritable réceptacle des germes typhogènes et les poussières comme leur véhicule.

Les matières de déchet et les germes peuvent gagner aussi l'eau souterraine elle-même, nous venons de le faire pressentir, et devenir inquiétants par ce côté. Beaucoup de villes, en effet, ont encore des puits et s'abreuvent à la première nappe de l'eau tellurique. C'est là une boisson détestable, sinon par le fait des organismes pathogènes qu'elle pourrait renfermer, à coup sûr à titre d'eau banalement sale, irritant les organes digestifs, empoisonnant quelque peu l'économie et préparant d'une façon certaine, quoique banale, les consommateurs à recevoir et à laisser prospérer les organismes infectieux. Nous ne voyons pas d'autre règle à formuler que celle de renoncer entièrement à l'usage des puits comme source d'approvisionnement d'eau pour la boisson. Nous les sacrifierions même sans peine en ce qui concerne l'eau de lavage de la maison et de la rue, pour les raisons qui ont été exposées à l'article Eau. Quant au rôle de drains, que Fonssagrives leur attribue et pour lequel il les recommande, nous pensons qu'il peut avantageusement être réservé à des tuyaux établis dans ce but et qui atteignent plus sûrement que les puits à l'asséchement du sol des villes.

Du reste, si c'est principalement à titre d'eau banalement souillée que nous condamnons l'eau des puits urbains, nous avouons redouter de même la malpropreté banale du sol, autant que la pullulation des schizomycètes dans son épaisseur. Celle-ci n'est pas absolument certaine; l'influence funeste d'un sol putride l'est davantage. Il se dégage de là des gaz, des vapeurs, des puanteurs, et aussi des poussières, tout d'abord incommodes, et dont le mélange à l'air atmosphérique est tout ce qu'il y a de plus anormal. L'homme ne saurait être le seul animal qui séjourne indéfiniment sur son fumier sans en souffrir. Cela ne crée pas les germes du choléra ni de la fièvre typhoïde, il est possible que ce soit la façon de préparer à ces germes un milieu nourricier dans le sol même; mais c'est aussi apparemment une manière de disposer l'homme à être un autre milieu de multiplication des organismes pathogènes. N'est-ce point la raison pour laquelle, dans un même pays, les germes transplantés du choléra prospèrent au mieux dans les villes les plus malpropres et, dans une même ville, maltraitent avec une préférence marquée les quartiers les plus misérables et les plus mal tenus?

Après les recherches sur les gaz du sol de Pettenkofer et de Fodor, E. Wollny et Fr. Hofmann ont fait connaître des faits nouveaux dont il importe de tenir grand compte vis-à-vis du choix du sol des villes et des mesures de protection à instituer à son égard.

Partant des données de Schlœsing et Müntz, Dehérain et Maquenne, Miquel, Fodor, sur le rôle des micro-organismes du sol dans l'oxydation ou la réduction des matières organiques, Wollny constate que les microbes *réducteurs* se rencontrent dans tout sol qui manque d'oxygène et agissent au mieux sous une température de 30 à 40 degrés, en produisant de l'eau, de l'ammoniaque, de l'azote libre et de l'humus, avec dégagement d'acide carbonique et d'hydrogène carboné. La perméabilité du sol leur est naturellement un obstacle : aussi leur rôle prédomine-t-il dans les couches profondes. Plus le sol retient énergiquement l'eau et plus lentement cheminent les courants capillaires, mieux prospèrent les micro-organismes. Un fait curieux et à retenir, c'est que la décomposition des substances pauvres en azote est hautement favorisée par l'addition de substances très-azotées.

L'eau qui s'infiltre dans le sol étant essentiellement le véhicule des germes vivants, y compris les germes pathogènes, le professeur Hofmann s'est d'abord attaché à étudier l'humidité du sol, qui dépend de deux facteurs, savoir : la façon dont il se prête à l'ascension, par capillarité, de l'eau souterraine, et la force avec laquelle il retient dans ses pores une portion des précipitations atmosphériques. Il a trouvé pour 1000 grammes de terre :

Dans un sol de remblai.	19	à 21,5 grammes d'eau.
— d'argile d'alluvion et sable.	9,01	—
— d'argile avec galets.	10,8	à 14,1	—
— d'argile plastique.	16,0	à 25,1	—
— de sable alluvial.	5,3	à 9,1	—

À égal volume, les couches profondes se montrèrent moins riches en eau que les couches superficielles ; les masses à pores larges moins que celles à pores fins ; les couches souillées de matières organiques plus riches que les couches non souillées. Par ailleurs, en ce qui regarde l'humidité, on peut toujours admettre dans le sol trois zones : 1° la *zone d'évaporation*, couche superficielle, la plus influencée par les oscillations saisonnières et, par suite, la plus importante pour l'hygiène ; 2° la *zone intermédiaire*, que l'évaporation n'influence plus, où le degré d'humidité est constant et qui verse à la couche sous-jacente son excès d'eau ; 3° la zone dans laquelle la nappe souterraine est à l'*état capillaire*, haute de quelques décimètres à 2 mètres. Quand la nappe souterraine s'abaisse, il ne lui vient plus d'eau des couches supérieures ; dans celles-ci l'évaporation prédomine, mais les impuretés restent.

Les impuretés du sol lui viennent pour le moins autant de la surface que des canaux ou des fosses non étanches. Les produits de décomposition solubles traversent peu à peu les couches du terrain et gagnent la nappe souterraine ; mais les agents organisés trouvent dans les couches superficielles les conditions les plus favorables à leur multiplication, et ultérieurement à leur dispersion. Ils pénètrent cependant dans la profondeur, si rien ne les fait périr dans le trajet ; s'il y a de l'eau qui les entraîne de haut en bas et que le sol ne les retienne pas à la façon d'un filtre. Ils restent dans la zone supérieure tant qu'elle n'est pas saturée d'eau : cette zone agit donc comme une éponge, qui n'abandonne pas l'eau tant qu'elle n'est point remplie. Les impuretés de toute nature passent vite dans la profondeur à travers un sol à larges pores ; dans un sol à pores fins, elles progressent couche par couche, à mesure qu'elles sont poussées par l'eau venant d'en haut ; ce cheminement peut être très-long. Étant donné ce rôle de l'eau, la garantie contre l'infiltration des impuretés dans le sol consiste *naturellement* dans la siccité des couches superficielles ; *artificiellement*, dans un nivellement rationnel, empêchant toute stagnation d'eau, et dans un revêtement imperméable du sol, spécialement avec l'asphalte ou le bois posé sur asphalte (Hofmann, in *Archiv für Hygiene*, II, 1884).

La protection du sol des villes s'obtient par le drainage simple et par celui qui constitue la canalisation des immondices, par l'étanchéité des assises des maisons et celle des sous-sols, l'interdiction des fosses fixes et puits perdus, le lavage des rues et la propreté des immeubles, l'évacuation exacte des eaux domestiques ou industrielles, l'éloignement immédiat et continu de toutes les matières de déchet, l'exclusion des cimetières dans l'enceinte. Quelques-unes de ces mesures regardent les particuliers et non la communauté ; elles se rattachent à l'hygiène de l'*habitation* avant de rentrer dans celle de la ville ; nous ne faisons que les indiquer. Les autres seront étudiées en leur lieu.

Le sol le plus favorable à l'emplacement des villes présentes ou futures et à l'agrandissement de celles qui existent est celui qui se prête le mieux aux mesures de protection, qui exige le moins de travaux d'assèchement et complique le moins possible ceux que nécessitent l'arrivée et le départ des eaux urbaines, de même que l'évacuation des impuretés de toute nature. Aussi faudrait-il commencer par éviter le sol marécageux et celui qui est fait d'humus ou de débris, comme le sol des villes anciennes. C'est pour cela que nous recommandions précédemment la situation sur une pente douce, à mi-flanc d'une colline.

On arrive pourtant à pouvoir utiliser un marais, soit en comblant les dépressions avec des matériaux rapportés, soit en élevant une portion de terrain à l'aide de la terre extraite de fossés ou canaux de dessèchement, dont les points mis à sec sont dès lors entourés. Mais encore faut-il disposer d'un peu de pente et d'un cours d'eau naturel qui reçoive les eaux des fossés de dessèchement, sans quoi l'on serait obligé de recourir à des machines élévatoires et à des travaux ruineux. Les mêmes conditions sont requises pour le drainage souterrain simple. Nous répétons à ce propos que le niveau de l'eau souterraine ne saurait jamais être à moins de 2 mètres au-dessous de la surface du sol urbain ; par conséquent il est indispensable de bien connaître la profondeur, la puissance, les oscillations de niveau de cette nappe, la distance verticale à laquelle se trouve la première couche imperméable, avant de se décider à utiliser un terrain pour l'édification d'un quartier neuf.

Les plantations, et particulièrement celles de certains végétaux (*Helianthus annuus, Eucalyptus globulus, Paulownia imperialis*), peuvent, comme le rappelle Flügge, aider à l'assèchement du sol. Cependant Tommasi Crudeli rapporte que les trappistes et la colonie pénitentiaire, en 1882, eurent la fièvre à *Badia tre Fontane*, malgré l'Eucalyptus.

Il est à peine besoin d'ajouter que le sol à bâtir doit être l'objet de travaux de nivellement qui fassent disparaître les accidents de terrain les plus brusques, de manière à permettre l'établissement des chaussées et surtout l'installation des nombreux canaux ou tuyaux qui traversent le sol urbain.

En général, la couche d'humus qui peut se trouver à la surface du terrain à bâtir disparaît par le fait même de la bâtisse, puisque l'on creuse en profondeur pour asseoir les fondations et ménager les caves et les sous-sols. A Lille, les terrains destinés aux nouveaux quartiers sont utilisés par le jardinage en attendant qu'on y élève des maisons ; quand ce moment est venu, on commence par enlever la couche de terre meuble qui a été l'objet de fumures et de culture, pour la reporter ailleurs. Le côté ouest de ces quartiers était sillonné de petits canaux et constituait un véritable marécage ; en raison de cette circonstance, les fondations des maisons qu'on y élève engloutissent toujours extraordinairement de briques et d'argent. Cependant on y a des caves comme ailleurs, ce qui prouve que les canaux à ciel ouvert et la canalisation souterraine ont suffi à assécher le sol à une bonne profondeur. On n'y a pas la fièvre. Il est vrai qu'elle est rare aussi dans certains villages autour de Lille, qui sont restés entourés de fossés stagnants et de mares.

Plan des villes.   Une ville est un assemblage de maisons disposées suivant des lignes droites, courbes ou brisées, formant, par la répétition et le croisement, des rangées, des *massifs* ou *îlots* plus ou moins énormes et compactes, le tout traversé et interrompu par des espaces libres, qui sont les rues, les places, les jardins.

La pensée d'un plan ne se retrouve pas nettement à l'origine des villes; on s'est décidé sur quelque circonstance topographique favorable à la défense contre l'ennemi ou contre les éléments. Ainsi, le noyau de l'agglomération s'est posé au fond d'un golfe, dans la boucle d'une rivière, quelquefois à l'ombre d'un château-fort. D'autres habitations sont venues se grouper autour des premières, soit en en prolongeant les rangées, soit en se disposant par rayons divergents, ou encore comme les lames d'un éventail. Carlsruhe, ville moderne, présente la disposition rayonnante à un haut degré de régularité. Mannheim est découpée en carrés, si régulièrement qu'elle en est fatigante; Turin est en rectangles, avec des rues qui se coupent à angles droits. Les villes jeunes du Nouveau Monde, qui se sont faites grandes villes du jour au lendemain, Philadelphie, New-York, Buenos-Ayres, affectionnent cette disposition. Les quartiers neufs de Berlin sont dans le même cas. Vienne est comme formée de polygones concentriques, reliés par des rayons. Bologne est en hexagone. Paris et Lille, dont l'enceinte rappelle vaguement la forme d'un cœur, ont de longues artères qui représentent assez bien des diamètres entre-croisés, desquels partent en divers sens les rues secondaires. « Paris est une ville géométrique, que l'étranger apprend à connaître en vingt-quatre heures » (Mille). Bruxelles est entourée d'un boulevard circulaire, hors duquel les quartiers neufs sont découpés en carré.

On ne doit pas se figurer que cela n'a guère d'importance et qu'il suffit, en somme, de rendre les communications faciles de la périphérie au centre et d'un point quelconque à un autre. L'orientation, comme on verra, est un sérieux élément de salubrité. Or, quand une ville a ses rues principales dirigées dans tous les sens, comme avec la disposition rayonnante, il est fatal qu'un certain nombre de ces rues aient une mauvaise orientation. On a eu raison de faire un plan, mais on l'a mal conçu.

Les quartiers des affaires, généralement aussi ceux des arts et du plaisir, se placent presque naturellement au centre de l'agglomération. La bourse, le théâtre, les restaurants et les cafés à la mode, quelques maisons du commerce de luxe, forment ce noyau bruyant et peu habitable pour quiconque n'a pas de sérieuses raisons d'être entraîné dans ce mouvement un peu maladif. Puis, en rayonnant autour de ce point, on trouve le commerce de détail, les fabriques d'objets qui tiennent peu de place et dont la manipulation n'entraîne pas notablement de bruit ni de fumée, le logement des avocats, des notaires, des médecins et, en somme, celui de tout ce qui fait partie intégrante de la ville, telle qu'on la conçoit le plus communément.

A la périphérie, recherchant l'espace, les débarcadères des canaux et les gares de chemin de fer, s'élèvent les grandes usines. Elles tendent d'elles-mêmes à quitter les quartiers centraux de la ville, où elles sont comprimées par le voisinage et ne peuvent se développer sans de grosses dépenses; les municipalités et les conseils d'hygiène favorisent cette tendance et l'imposent au besoin. Nous sommes très-disposé à trouver que l'on y met encore beaucoup de discrétion; l'industrie, qui fait déjà si sordides les eaux de nos campagnes, est une obsession pour les habitants des villes, qu'elle condamne à vivre dans des bruits assourdissants, dans la fumée, les odeurs, les émanations de tout genre. Quand une usine s'installe en quelque point des terrains à bâtir, réservés pour l'agrandissement d'une ville, elle empêche longtemps que ce quartier se bâtisse. Si, par la force des choses, des habitations finissent par s'y élever, l'usine devient le fléau des voisins et l'objet de plaintes incessantes. L'industriel ayant été le premier occupant, il ne manque pas de répondre que ce n'est pas sa faute, si l'on est venu se mettre autour de sa machine et sous sa cheminée, comme si l'industrie avait le droit d'accaparer à son profit tout espace destiné à un quartier. Il est bon, dans tous les cas, d'assigner de préférence à l'industrie le côté de l'est, au moins dans notre pays, afin que les vents d'ouest, qui sont les plus fréquents, éloignent de la ville la fumée et les odeurs. C. Flügge, qui écrit en Allemagne, en fait la remarque; elle est applicable à la plus grande partie de la France.

Les gens qui s'occupent de travaux intellectuels recherchent les quartiers peu fréquentés et peu bruyants. La zone la plus excentrique des villes, où la population est clair-semée, où l'on sent déjà la campagne, leur convient à merveille. On voit encore, dans cette zone, des habitations confortables, quoique d'un prix modéré, dans lesquelles les petits employés, des professeurs, occupés en ville pendant le jour, abritent leur famille, qu'ils viennent retrouver le soir. Là encore des individus appartenant à la finance, au haut commerce, au monde des affaires, ont des maisons luxueuses qui sont surtout des résidences d'été et n'empêchent pas le comptoir ou les bureaux au centre de la ville. En général, les demeures agréables se rencontrent plus particulièrement, à l'un des points cardinaux, qui est souvent l'ouest, comme on l'a fait remarquer et pour des raisons qui se devinent, mais qui est d'abord celui où le site a quelques attraits naturels. Lille a Saint-Maurice; Nancy, Boudonville; Paris se porte principalement vers Meudon et Saint-Cloud; le Berlin riche et raffiné commence à entourer le *Thiergarten* et même empiète sur cette miniature de forêt.

Il faut dire que, quand la ville est suffisamment grande, il peut arriver qu'elle se divise spontanément en plusieurs sections dont chacune a son quartier des affaires, son quartier industriel, ses rues pour le commerce de détail, ses habitations pour les gens qui cherchent le calme, et les demeures aristocratiques. C'est ce que Flügge appelle un plan *décentralisateur*, et il en est partisan, avec raison, semble-t-il, parce que cette décentralisation prévient la condensation outrée des habitants sur certains points et assure plus d'espace à chaque catégorie dans chacune des cités secondaires. Quand il s'agit d'agrandir une ville, il n'y a qu'à respecter et à favoriser cette tendance. Il est toujours utile de résister au courant, lorsqu'il est vers un centre unique, sans quoi les rues tracées excentriquement ne verraient s'élever que des habitations vouées au prolétariat.

Dans tous les cas, lorqu'une ville a décidé de s'agrandir et de s'annexer une surface double ou triple de celle qu'elle occupe, elle doit commencer par fixer un plan des nouveaux quartiers et ne plus permettre qu'on bâtisse au hasard dans le terrain qu'elle a en vue. Tout en respectant les agglomérations et les bâtisses déjà existantes dans l'aire de son agrandissement, elle fixera le tracé des rues principales aboutissant aux centres et celui de la canalisation correspondante,

assignera des emplacements aux gares et aux débarcadères, à des établissements
publics de quelque importance, désignera d'avance les places, les squares et
jardins. Les grandes lignes et les points essentiels une fois fixés, on peut laisser
à l'avenir le soin de pourvoir au remplissage. Si l'on procède autrement, les
quartiers nouveaux resteront des faubourgs, ne se peupleront que de la partie la
plus misérable de la population et ne verront s'élever que des maisons absolument défectueuses. Si bien que l'on continuera à se condenser dans le centre,
à y bâtir partout où il y a une place libre, à multiplier les logements dans les
maisons déjà existantes. Les demandes s'élevant de plus en plus, les exigences
des loueurs monteront de même. Et, bien qu'il y ait un vaste espace pour
l'agrandissement de la ville, la pénurie des logements ne s'atténuera point d'une
façon sensible.

Avant que les maisons s'élèvent le long des rues tracées, autour des places
indiquées au plan, on doit avoir fixé le mode d'approvisionnement d'eau des
quartiers neufs, les procédés d'écoulement des eaux météoriques et des eaux
ménagères, le système de vidanges. Il faut, évidemment, que tout le terrain choisi
puisse être rattaché au système adopté ou que l'on ait reconnu la nécessité et la
possibilité de le diviser en plusieurs sections dont chacune aura un mode spécial
de recevoir et d'évacuer ses eaux. Si l'on entrevoit, pour quelques points, l'approvisionnement d'eau par les puits, il conviendra d'étudier d'abord les conditions
dans lesquelles se présente la nappe souterraine et ne pas oublier que la construction même du quartier en fera baisser le niveau, par le fait de la canalisation et
aussi parce que les maisons empêchent la surface de sol qu'elles recouvrent de
recevoir et d'absorber la pluie qui y serait tombée. Surtout il faudra songer
que ce mode d'approvisonnement exige l'entretien de la propreté du sol. En
général, lorsqu'il existe une distribution d'eau avec hauts réservoirs, il est
facile d'y rattacher les nouveaux quartiers, pourvu que l'apport soit suffisamment
abondant.

Pour l'écoulement des eaux de pluie et de neige, on peut prévoir des ruisseaux
de rue, les *fils-d'eau* de Lille, les *Rinnsteine* du vieux Berlin; c'est un médiocre
procédé. Quant aux eaux ménagères, nous ne saurions admettre qu'on les évacue
d'une autre façon que par canalisation; le contraire existe; il y a encore de
grandes villes qui les versent au ruisseau découvert : c'est odieux et malsain, et
c'est la meilleure preuve que ces eaux doivent circuler souterrainement. Nous
pensons, d'ailleurs, que les eaux pluviales doivent prendre le même chemin.
Cependant il est clair que les inconvénients des ruisseaux de rue sont moindres
dans les villes en pente que dans celles qui reposent sur un terrain plat. En d'autres
termes, il faut des égouts; seulement certaines circonstances pourront autoriser,
ici les égouts complets, là quelqu'une des variantes du *separate-system*, système
Liernur, Waring, Berlier, Shone, etc. Flügge fait remarquer, avec raison, que
le système *radial* (voy. ÉGOUTS), qui se compose d'arrondissements de canalisation distincts et indépendants, est plus commode que tout autre pour desservir
les nouveaux quartiers. Il est quelquefois très-difficile, en raison d'une dépression de niveau, de raccorder la canalisation de certaine portion du territoire
d'une ville avec les collecteurs existants. Le cas se présente, à Paris, dans les
canaux des douzième et treizième arrondissements, pour le déversement desquels
Léon Colin (art. PARIS) propose de créer un nouveau collecteur se dirigeant vers
l'amont de la Seine. Il n'est guère possible d'imposer à une ville les frais de
machines élévatoires occupées à reprendre les eaux d'égout pour les projeter dans

les collecteurs d'évacuation. Cependant les capitales acceptent cette énorme dépense : Londres a les usines de Barking, de Crossness, d'Abbey-Mills, de Deptford; Berlin, ses *Pumpstationen;* Bruxelles, les machines élévatoires de Haeren.

Les mêmes principes sont applicables à la vidange. Il est nécessaire d'avoir prévu le mode qui sera généralisé dans le quartier créé ou reconstruit. A cet égard, nous croyons encore que tout autre procédé que l'évacuation des matières fécales par canalisation est incompatible avec la salubrité et le progrès; cependant certaines circonstances locales pourront autoriser les fosses mobiles. En aucun cas les fosses fixes et les puits absorbants ne peuvent être admis en principe et leur suppression doit être poursuivie partout où ils existent encore.

Ces grands travaux de distribution d'eau et d'évacuation des immondices doivent être arrêtés en même temps que la division du terrain d'agrandissement et que le plan des rues, des places, des établissements publics. On en commencera l'exécution aussitôt que les particuliers se mettront à élever des maisons dans le nouveau quartier; c'est l'avis de Flügge. On soupçonne même que cet auteur verrait avec plaisir que la canalisation des rues précédât l'établissement des habitations. Nous inclinerons dans le même sens, non-seulement parce que la perspective de trouver l'eau et le moyen d'évacuer les résidus domestiques est une attraction pour les maisons à venir, mais encore parce que l'habitation est positivement désagréable et insalubre, si elle précède la réalisation de ces conditions d'assainissement et que les travaux qui ont pour but de les assurer gênent beaucoup les habitants, lorsqu'on les entreprend après. D'ailleurs, comment s'arranger pour le lavage des cabinets d'aisance, des éviers, si l'on ne peut compter sur la distribution d'eau ; comment préparer la communication directe des uns ou des autres, ou de tous deux, avec l'égout, si celui-ci n'existe pas ou que l'on ignore s'il sera disposé pour recevoir l'un et l'autre tributs?

Il va sans dire que la capacité des branchements et du réseau particulier de la distribution d'eau sera calculée d'après le chiffre prévu des habitants et leurs habitudes probables. De même le diamètre des égouts principaux sera en rapport avec la consommation d'eau en perspective et le taux de la production d'immondices.

Enfin il faudra prévoir la destination finale des eaux d'égout et des matières excrémentitielles : l'épuration, les usines à engrais, les champs d'irrigation.

Les rues. Le besoin de se réunir en une agglomération d'habitations, c'est-à-dire dans une ville, emporte celui de ménager des communications entre les maisons particulières, entre celles-ci et les établissements publics et enfin avec le dehors. Ces communications ont lieu par les *rues.* Du même coup, les rues servent à aérer la ville et à découper l'agglomération de bâtisses en massifs ou *îlots* plus ou moins considérables.

Les rues d'intérêt général conduisent aux gares de chemin de fer, aux portes des villes fortes, aux places publiques, à l'Hôtel de ville, aux marchés, au théâtre, aux églises; elles permettent de se transporter dans tous les sens d'un point à un autre de la ville. Des rues d'intérêt plus restreint servent de lien à ces grandes artères entre elles et mettent chaque habitant à même de rejoindre celles-ci pour se mêler au mouvement général. La rue est donc tout d'abord un chemin : d'où les termes *viabilité, voirie.*

Le long des bords de ce chemin, rectiligne ou diversement infléchi, s'élèvent les maisons, se faisant face d'un côté à l'autre, sauf nécessairement quand la chaussée est un *quai* ou que les maisons bordent une place ou un jardin public. Rien n'oblige les maisons à être contiguës les unes aux autres ni à avoir leur seuil absolument sur le trottoir. Beaucoup de rues de Londres ont, entre le bord supérieur du trottoir et les maisons, une bandelette de terre dont la largeur est de quelques mètres et qui est plantée de fleurs. A Nancy, on a construit, dans ces derniers temps, des maisons gémellées dont chaque couple est séparé du voisin par un espace libre, également semé de gazon ou de fleurs. Comme il y en a autant en arrière et qu'en avant il existe un jardinet d'une certaine profondeur, on a réalisé une série de *cottages* en pleine ville. Sans doute, ce système absorbe de la surface, mais il a bien des attraits et ne peut manquer d'être un élément de salubrité.

Nous aurons plus loin à apprécier la direction et la rectitude ou l'inflexion des rues. Dans tous les cas, les rues circonscrivent nécessairement des massifs, *îlots* ou *pâtés* de maisons (*Blöcke* des Allemands), dont la forme est triangulaire, trapézoïde, rectangulaire, selon la direction des voies principales et celle des rues transversales de communication. Leur longueur et leur épaisseur dépendent du rapprochement de ces rues les unes par rapport aux autres. Supposons seulement deux maisons de 20 mètres de profondeur chacune, adossées [(ce qui est, d'ailleurs, une mauvaise pratique); le massif a 40 mètres à ce niveau. Mais il y des maisons avec cour, remise, etc., qui ont 50 et 60 mètres de profondeur : le massif peut donc acquérir 100, 120 mètres d'épaisseur. A Lille, dans les quartiers neufs, l'espace intermédiaire à deux fronts de rue tournés en sens inverse est occupé par des jardinets. Quand il l'est uniquement par des bâtisses et des courettes, on tourne à l'encombrement.

Étant donné un lot de terrain, la surface non bâtie doit être, avec la surface bâtie, dans un rapport que Flügge estime, d'une manière générale, pouvoir être fixé à 20 pour 100; il faudrait l'élever, s'il s'agissait de vastes lots. A New-York, il est porté à 35 pour 100. D'après Baumeister, en représentant par a les bâtisses, par b la surface libre dans l'espace bâti, par c les lots de terrains à bâtir, par d les rues, places, etc., par e la surface occupée par de l'eau, on doit avoir :

$$b = \frac{a+b}{5} \text{ et } a+b+c = 2d.$$

La loi prussienne permet de bâtir les maisons en retrait de 5 mètres au plus de l'alignement de la rue. Flügge déclare que cette distance est trop faible pour avoir de réels avantages hygiéniques, tels que d'assourdir le bruit de la rue, de permettre au locataire de s'y tenir à titre d'agrément. Il pense qu'il faudrait aller, pour cet effet, jusqu'à des reculements de la maison de 10 à 20 mètres, et que l'on pourrait les tolérer ou même les prescrire dans les quartiers périphériques, où le transit et le commerce ont moins d'activité.

En Allemagne, quand les maisons sont contiguës ou que deux maisons voisines sont séparées par un intervalle de 5 mètres au plus, les murs latéraux doivent être à l'épreuve du feu, c'est-à-dire massifs et sans ouvertures. Quand la distance est de 5 mètres ou au delà, la propagation de l'incendie n'étant plus à redouter, on tolère des ouvertures aux murs latéraux, mais il est clair que, si l'intervalle n'est réellement que de 5 mètres ou peu au-dessus, ces ouvertures ne peuvent être considérées comme assurant suffisamment d'air, de lumière et

de soleil, aux locaux habités, et ne dispensent pas de prendre jour sur la façade,
en suivant les règles qui seront tracées au sujet du rapport de la hauteur des
maisons avec la largeur de la rue. Au fond, ces petits intervalles de quelques
mètres sont plus fâcheux qu'utiles; ils ne servent en rien à l'aération ni à l'insolation, mais en revanche ils sont une tentation perpétuelle à la projection des
immondices. Quand on arrive à 4 ou 5 mètres, les fenêtres latérales rendent des
services, à la condition qu'il y en ait d'autres en façade; c'est toujours une
manière de diminuer la densité de la population. Tout est pour le mieux et les
fenêtres latérales remplissent convenablement leur office, si l'intervalle est tel
qu'il égale au moins la hauteur des maisons.

Il faut appliquer les mêmes principes aux façades postérieures qui se regardent
d'une rue à l'autre. L'intervalle qui les sépare doit être grand, s'il y a sur ces
façades des fenêtres servant à des locaux d'habitation. Les constructions en
arrière des maisons dont le front est sur la rue, et que l'on élève volontiers dans
notre époque pour en faire des logements, doivent de même être distantes de la
façade postérieure de la bâtisse à laquelle elles sont annexées et des logements
semblables appartenant à une autre rue. Ces habitations sont, en général, dans
des conditions médiocres qui font presque regretter la largeur des lots, à la
faveur de laquelle on a pu les bâtir. A. J. Martin et L. Masson (*La réglemen-
tation sanitaire des habitations à New-York.* In *Revue d'hygiène*, VIII, p. 322)
nous font connaître qu'à New-York « la distance entre les bâtiments construits
en façade et les autres bâtiments élevés en arrière doit être d'ou moins 3^m,05
pour des constructions à un étage; de 4^m,55 pour deux étages, de 6^m,10 pour
trois étages et de 7^m,60 au delà. » Il est connu, d'ailleurs, que les cours fermées,
plus profondes que larges, ont la réprobation de tous les hygiénistes.

Largeur et orientation des rues. La largeur des rues doit être envisagée
soit d'une façon absolue, soit relativement à la hauteur des maisons qui les
bordent.

Absolument, la rue étant d'abord un chemin, elle doit avoir une largeur proportionnée au développement de la circulation qui a lieu par elle. On lui donne
d'emblée cette largeur quand il arrive que l'on puisse former des prévisions
assez exactes sur l'intensité de la circulation dont elle est le théâtre. D'autres fois
on élargit la rue, lorsqu'à la suite des vicissitudes par lesquelles passe la prospérité des villes le mouvement intérieur s'exagère ou se déplace. Le professeur
Flügge, pour le cas où une rue a besoin d'être élargie en raison de l'extension
progressive du mouvement urbain, donne une formule que nous croyons inutile
de reproduire, parce que des calculs de cette nature nous paraissent devoir
malaisément être exacts et souvent préparer des déceptions.

Les bases que le même auteur propose pour la fixation absolue de la largeur
des rues semblent plus rationnelles. Dans une rue qu'on prévoit devoir être peu
fréquentée, il suffit de donner à la chaussée la largeur de 2 voitures; dans les
rues moyennement fréquentées, elle aura celle de 4 voitures; enfin on portera
à 6 voitures la largeur des rues principales. La valeur de cette unité de voiture
est 2^m,50. Comme la chaussée doit occuper les 3/5 de la largeur totale de la rue
et qu'il faut laisser 1/5 à chaque trottoir, il s'ensuit que les petites rues auront
$2 \times 2,50 \times 1,2/3 = 8^m,30$ de largeur; les rues moyennes, $4 \times 2,50 \times 1\ 2/3$
$= 17$ mètres; les rues principales $6 \times 2,50 \times 1\ 2/3 = 25$ mètres.

Une ordonnance du 10 avril 1783 fixait à 30 pieds la largeur minimum des
rues. La hauteur des maisons pouvait être de 60 pieds, si elles étaient construites

en pierres et moellons, de 48 pieds, si elles étaient en bois. Fonssagrives « estimait » que les rues des villes du nord doivent avoir un *minimum* de 12 mètres
de largeur, et celles du midi un *maximum* de 12 mètres. Ces dernières devaient
toutes être ramenées aux types de 8, 10 et 12 mètres. Il y a, en effet, dans cette
zone encore plus qu'ailleurs, beaucoup de petits boyaux de 2 à 3 mètres de largeur, que l'on décore du nom de rues. Mais, bien qu'il ne dise pas nettement
ses motifs, il est facile de soupçonner que l'illustre hygiéniste de Montpellier se
préoccupait, dans ces fixations, d'autre chose que de la viabilité, et qu'il songeait
à la lumière qu'il faut chercher dans le Nord, à l'ombre sans laquelle le Midi
est intolérable.

Les rues, en effet, qui sont primitivement des chemins, sont aussi les moyens
d'aération, d'éclairage et d'insolation des villes. De l'air, il en faut partout;
du soleil et de la lumière, on en a souvent trop dans le Midi et rarement assez
dans le Nord. Il s'agit de savoir comment la rue se comporte dans ce nouveau
rôle, étant donné qu'elle est bornée de chaque côté (surtout quand les maisons
sont contiguës) par des bâtisses d'une hauteur variable et qui, selon leur taille,
favorisent ou empêchent la pénétration de l'air, de la lumière et des rayons du
soleil. En d'autres termes, il convient de considérer la largeur des rues par
rapport à la hauteur des maisons.

A la vérité, cela regarde l'étude des *habitations* autant que l'hygiène des
villes, puisque la largeur des rues est primitive et nécessaire et que c'est la
hauteur des maisons qui est à réglementer en conséquence, plutôt que le contraire. Il semble cependant qu'il y ait ici une tradition à respecter. Aussi bien,
nous sommes obligé d'entrer dans ce sujet pour nous rendre compte de la
valeur hygiénique, selon les lieux, des rues plus ou moins larges. Après tout,
la hauteur des maisons, c'est la *profondeur* des rues.

Cette question, qui n'existait pour ainsi dire pas jusqu'à ces dernières années,
attendu qu'il n'y avait sur ce point que des prescriptions administratives et non
des formules scientifiques, a été l'objet des recherches de A. Vogt, C. Flügge,
Zuber, E. Clément. Ces savants distingués ont montré, d'abord que leur éducation mathématique est allée jusqu'à un niveau très-honorable, puis surtout que
le problème est constitué d'éléments assez complexes et variables, dont il faut
absolument tenir compte, la solution précise ne pouvant être la même pour tous
les points du globe.

Il va sans dire que la largeur de la rue, dans le sens de l'hygiène, doit comprendre non-seulement la chaussée et le trottoir, mais encore tout jardinet ou
espace non bâti qui se trouve en avant de la maison. En un mot, la largeur se
mesure entre les deux façades qui se font vis-à-vis, selon la règle des hygiénistes allemands réunis à Munich en 1875.

Presque partout il est intervenu des règlements municipaux qui ont fixé le
rapport de la hauteur des bâtisses avec la largeur des rues. Le tableau ci-après
reproduit quelques dispositions de ce genre. En ce qui concerne celles qui
s'appliquent à des villes françaises, il est clair que les administrations les ont
édictées au hasard, ainsi que le font remarquer Zuber et Clément : par conséquent elles ont mal deviné.

Il fallait reprendre cet objet en s'inspirant des besoins de l'hygiène. C'est ce
qui a été fait. Mais on s'aperçoit bientôt qu'il est nécessaire, quand on étudie
les conditions d'éclairement et d'insolation des maisons, d'associer à la largeur
des rues un autre élément non moins décisif : l'*orientation*.

RAPPORT DE LA LARGEUR DES RUES AVEC LA HAUTEUR DES MAISONS

LOCALITÉS.	LARGEUR DE LA RUE.	HAUTEUR MAXIMUM DES MAISONS.
Paris. (*Règlement du 23 juillet 1884*).	Au-dessous de 7^m,80..........	12 mètres.
	De 7^m,80 à 9^m,74..........	15 —
	De 9^m,75 à 20 mètres........	18 —
	20 mètres et au-dessus.........	20 —
Lyon. (*Règlement de voirie, 1874*)...	Au-dessous de 8 mètres........	18 —
	De 8 à 10 mètres............	19 —
	Au-dessus de 10 mètres.......	20^m,50
	Quais et places de 50 mètres.....	22 mètres.
Lille. (*Pilat et Tancrez*)........	9 mètres...............	Comme la largeur de la rue.
	11 mètres...............	
	15 à 16 mètres............	
Lille. (*Règlement de 1873*). — Les rues *nouvelles* destinées à la circulation ne doivent pas avoir moins de 10 mètres de largeur, les passages moins de 6 mètres.	Au-dessous de 1^m,50..........	3 mètres.
	— 4 mètres........	5 —
	— 5 —	6 —
	— 6 —	7 —
	— 8 —	11 —
	— 10 —	15 —
	— 12 —	16^m,50
	Au-dessus de 12 —	18 mètres.
Allemagne. (*Hygién. réunis à Munich, 1875*).	12 metres........	Ne doit pas dépasser la largeur de la rue.
	20 —	
	50 —	
Bucharest.	Au-dessous de 8 mètres........	6 mètres.
	De 8 mètres à 11 mètres........	10 —
	De 11 mètres à 20 mètres........	14 —
	Au-dessus de 20 mètres........	17 —

Les hygiénistes allemands, dans leur réunion à Munich en 1875, de même que Pilat et Tancrez à Lille en 1861, demandaient que la largeur des rues fût au moins égale à la hauteur des maisons, en s'appuyant sur la nécessité d'assurer à l'habitation, de la base au faîte, de l'air, de la lumière et les rayons du soleil; avec cette égalité, H = L, la lumière arrivait jusqu'à la base de la maison toutes les fois qu'elle pouvait tomber sous un angle de 45 degrés. Mais, sans compter que la hauteur des maisons n'était mesurée que du sol au bord du toit, celui-ci fût-il en pente très-raide, il était évident que l'arrivée de la lumière, dans les conditions demandées, n'emportait pas nécesairement l'arrivée des rayons du soleil dans tous les cas. On ne s'occupait pas, du reste, de savoir pendant quelle fraction de la durée du jour, quelques minutes ou plusieurs heures, la lumière ou surtout le soleil rencontrerait toute la façade jusqu'au pied de la maison, à la faveur de cet angle de 45 degrés. Au nom même de la nécessité de l'insolation, on recommandait l'orientation sud-est à nord-ouest des rues, dans laquelle une des façades, celle qui regarde le sud-ouest, reçoit évidemment beaucoup plus de soleil que l'autre, et l'on condamnait simplement l'orientation est-ouest, qui n'est que l'exagération de la précédente.

Nous dirons plus loin que ces orientations ne nous paraissent pas entièrement à rejeter ni l'une ni l'autre; mais nous indiquerons les circonstances qui les rendent acceptables et les correctifs quelles réclament. Ce que l'on pourrait reprocher aux formules absolues, c'est de ne pas être accompagnées de la démonstration.

Ce n'est pas le lieu de redire que la lumière et l'insolation directe sont indis-pensables à l'homme, comme à tous les êtres vivants. Le docteur Clément a rappelé les preuves les plus frappantes de leur rôle biologique. Au point de vue sanitaire, Flügge pense, avec raison, qu'il faudrait prouver par des statistiques étendues que l'on se porte mieux dans les logements visités par la lumière du jour que dans d'autres. Il existe de tels documents, ne fût-ce que ceux qui ont trait aux habitants des caves, mais cette condition spéciale d'existence est associée à tant d'autres qu'il est difficile de démêler sa part d'influence. Elle ne paraît pas être bienfaisante. Ad. Vogt aurait constaté, à Berne, une différence de 15 pour 100 dans la mortalité au préjudice du côté non ensoleillé des rues. L'observation a besoin d'être répétée.

Mais on peut, en hygiène scientifique, s'en tenir aux lois générales. Le principe est invariable; il faut aux habitants des villes de la lumière et, de temps à autre, les rayons directs du soleil dans leurs maisons.

Le calcul aussi bien que l'observation directe (Ad. Vogt, C. Flügge, C. Zuber) prouve que l'orientation *méridionale*, c'est-à-dire du nord au sud, est la plus favorable, non-seulement à l'insolation des façades des maisons, mais encore à l'incorporation de calorique dans les parois. Il est à remarquer, en effet, qu'une paroi verticale tournée vers le sud emmagasine peu de chaleur à midi, même en plein été, parce que les rayons du soleil, tombant suivant une ligne qui se rapproche de la perpendiculaire à l'horizon, deviennent à peu près parallèles à cette paroi et glissent à sa surface sans pénétrer. Si l'on compare l'orientation méridionale des rues à l'orientation *équatoriale*, c'est-à-dire dans laquelle la direction de la rue est parallèle à l'équateur, les rapports que doit avoir la hauteur des maisons avec la largeur des rues, pour une insolation égale, sont représentés par les chiffres suivants (Flügge) :

LA HAUTEUR DES MAISONS $H = 1$

Degrés de latitude.	LARGEUR DES RUES (L).	
	Orientation méridionale.	Orientation équatoriale.
40.	1,3203	2,2971
45.	1,7121	2,9654
50.	2,5778	4,1184
55.	5,8238	6,6250
60.	9,5027	16,4501

Les orientations intermédiaires comportent des largeurs de rue également intermédiaires, mais qui peuvent atteindre à des chiffres énormes à mesure que la latitude s'élève. Clément a calculé, pour diverses latitudes, la largeur que devraient avoir des rues faisant des angles de 5, 10, 15, 20 degrés avec le méridien, et pour des durées d'insolation variant de dix minutes à quatre heures. Nous lui empruntons ce qui concerne la ville de Lyon, par 45 degrés 45′ 45″ latitude nord :

RUES FAISANT AVEC LE MÉRIDIEN UN ANGLE y

DURÉE DE L'INSOLATION.	LYON ($H = 20^m,50$), $y =$			
	5 DEGRÉS.	10 DEGRÉS.	15 DEGRÉS.	20 DEGRÉS.
	mètres.	mètres.	mètres.	mètres.
10 minutes.	5,87	10,5	15,5	19,8
1 heure.	11,89	16,4	21,0	25,0
2 —	19,85	24,5	29,0	33,0
3 —	29,4	34,2	38,0	43,0
4 —	41,9	46,0	51,0	55,0

Il importe de noter que Vogt pose en principe la nécessité d'une durée minimum de quatre heures, de dix heures du matin à deux heures du soir, à l'insolation que doit recevoir la façade, jusques et y compris le rez-de-chaussée, de toute maison d'une ville située entre le 40e et le 60e parallèle, même au jour le plus court et, par conséquent, le plus défavorable de l'année, le 21 décembre. Sans avoir fait de calculs précis pour déterminer ce chiffre minimum de l'insolation, l'auteur a pensé que cette durée de quatre heures est nécessaire pour évaporer l'humidité des murs et y incorporer quelque peu de calorique, dans les longs et rudes hivers de Berne (46 degrés 57′ latitude nord). Or, si on l'adopte dans tous les cas, fait remarquer Clément, il en résultera d'abord qu'à partir du 40e parallèle la largeur des rues doit être dans toutes les villes plus grande que la profondeur; en outre, « à mesure que la latitude s'élève, c'est-à-dire à mesure que l'insolation prolongée devient le plus nécessaire, les rues doivent acquérir des dimensions telles qu'elles paraissent irréalisables. C'est ainsi qu'à Lyon elles devraient avoir 36m,55, et jusqu'à 47m,43 sous le 50e parallèle. Si nous avançons encore, elles mesureront 76m,50 à 55 degrés et 190 mètres à 60 degrés! »

Le tableau ci-après, du même savant médecin, fait bien ressortir ces conséquences. Il donne la largeur que les rues, dirigées dans le sens du méridien, devront avoir sous les différentes latitudes, en supposant des maisons de 20 mètres de hauteur, pour recevoir le soleil, au 21 décembre, pendant un temps variable de dix minutes à quatre heures.

RUES MÉRIDIENNES. H = 20 MÈTRES. — LATITUDE 20 DEGRÉS A 50 DEGRÉS

DURÉE DE L'INSOLATION.	20 DEGRÉS.	30 DEGRÉS.	40 DEGRÉS.	45 DEGRÉS.	LYON (H = 20m,5).	50 DEGRÉS.
	mètres.	mètres.	mètres.	mètres.	mètres.	mètres.
10 minutes. . .	0,413	0,587	0,872	1,10	1,17	1,45
1 heure. . . .	2,52	3,57	5,29	6,70	7,17	8,77
2 —	5,30	7,46	11,05	14,00	15,05	18,80
3 —	8,67	12,05	17,80	22,75	24,38	30,90
4 —	12,95	17,78	26,45	33,34	36,54	47,43

Il résulte encore de ce tableau que la formule de Vogt, conçue pour les villes du Nord, semble bien mieux applicable aux villes du Midi, puisqu'à 30 degrés de latitude il suffit d'une rue (méridienne) de 12 mètres de large, avec une profondeur de 20 mètres, pour être assuré d'une insolation de trois heures au 21 décembre, et d'une rue de 13 mètres, sous le 20e degré, pour quatre heures d'insolation à la même date. Ce n'est pourtant pas tout à fait la confirmation des vues de Fonssagrives, qui admet des rues de 8 mètres de large dans le Midi, probablement sans supposer une hauteur de 20 mètres.

Comme les villes de la zone intertropicale n'ont guères besoin d'une longue insolation en hiver, puisqu'elles ont de quoi se donner des compensations de soleil, le reste du temps; comme, d'autre part, il est difficile de pratiquer, dans les villes du Nord, la largeur de rues que voudrait la théorie, Clément est disposé à trouver exagéré le chiffre de quatre heures d'insolation proposé par Vogt et qui, au fond, ne repose ni sur des expériences ni sur des calculs précis. Nous pouvons bien aussi nous-même faire une concession sur ce point, parce que l'on n'a pas tenu compte de l'abri que les rues des villes se font les unes aux autres contre les vents froids et qui diminue la déperdition de calorique, non plus que de l'échauffement réel de l'air des villes par la présence d'un grand nombre d'hommes et d'animaux sur un espace restreint et par l'existence de multiples et puissants foyers. Il est même à remarquer que les rues *méri-diennes* — ou presque méridiennes, — si favorables à l'insolation, quand il y a du soleil, par conséquent en été, sont également et par ce fait même *polaires*, c'est-à-dire merveilleusement tournées pour être enfilées par le vent du Nord, malheureusement plus commun que le soleil dans les hivers de nos contrées. Le vent serait-il du nord-est ou du nord-ouest, ce serait la même chose et peut-être pis, à cause de la réflexion du vent sur les murailles et de l'étranglement que subissent les colonnes d'air en s'engouffrant dans une rue. Nous connaissons, à Lille, quelques rues « méridionales » par l'orientation, qui rappellent parfaitement la Sibérie, lorsqu'on les traverse à de certains jours de décembre.

Pourtant il est certain que les rayons du soleil sont d'un heureux effet sur les rez-de-chaussée, et il semble que le libre accès de ces rayons implique aussi l'arrivée de l'air des couches atmosphériques, supérieures, celles surtout qui viennent de loin et dont l'action tonique et oxydante est autrement certaine que celle des courants bas, que les rues échangent entre elles. Je suis étonné que les hygiénistes, si habiles calculateurs, précédemment cités, n'aient pas été frappés de ce fait, et qu'au lieu de conclure de leurs formules mathématiques à la nécessité de largeurs démesurées à nos rues, ou de renier leur point de départ pour ne pas être entraînés à des conséquences irréalisables, ils n'aient pas fait porter une part de leurs conclusions, non plus sur la largeur de la rue, mais sur la hauteur des maisons, et condamné simplement celles de 20 mètres ou au-dessus, à moins qu'elles ne bordent des places ou des quais. A Lyon, une rue dont les maisons ont 20^m,50 de haut ne peut être convenablement ensoleillée pendant trois heures (en décembre) qu'à la condition d'être large de 24 mètres. Eh bien, si l'on trouve que cette largeur est gênante, il semble que l'hygiène ne puisse conseiller qu'une chose : *réduire la hauteur des maisons*. La santé publique y trouvera son compte à d'autres égards encore : plus il y a d'étages superposés, plus les étages inférieurs deviennent insalubres ; les logements sous le toit, haut perchés, n'en sont pas meilleurs et, tout compte fait, cette super-position d'humains est une des formes les plus évidentes de l'encombrement. Londres a soin de s'étendre *horizontalement* et non *verticalement* (Barabant). A Lille, un des avantages les plus certains des habitations, c'est que les maisons n'ont presque jamais que deux étages au-dessus du rez-de-chaussée. On s'est mis, malheureusement, dans ces dernières années, à y bâtir aussi d'énormes et hautes casernes, à 4 et 5 étages, à l'instar de Paris, destinées à être louées en appartements.

On compte, pour une maison, 8 habitants à Londres, 32 à Berlin, 35 à Paris, 52 à Pétersbourg, 55 à Vienne. Il est clair que ces derniers chiffres ne sont obtenus que par une superposition malsaine des humains. Aussi trouve-t-on, à Berlin et à Paris, des quartiers où chaque individu ne dispose pas de plus de 8^{mq} ou même 2^{mq} de surface.

A notre avis, les calculs exacts et si louables d'Ad. Vogt et de ses émules sont de précieuses indications, mais ne doivent pas être appliqués en toute rigueur. L'observation naturelle rectifiera de temps à autre les conclusions de la théorie. Il est déjà assez apparent que cette rectification est légitime pour les latitudes au-dessous de 40 degrés ; peut-être est-elle forcée pour celles qui dépassent 50 degrés. Nous verrons tout à l'heure que la direction des vents peut aussi entraîner des exceptions à la loi d'orientation méridionale.

Il serait bon, en cette question, de distinguer entre la rue et la maison. Si l'on ne considère que la première, il est évident que l'orientation méridionale lui vaudra du soleil par l'est, le midi et l'Ouest, et assez pour que toute la chaussée en soit baignée pendant une partie du jour. Ce sera agréable au printemps et surtout en hiver, s'il fait du soleil, mais il pourra n'en être pas de même en été, les gens qui passent dans la rue n'étant point comme les façades des maisons, le long desquelles glissent les rayons solaires, et recevant d'aplomb sur la tête le soleil de midi. On peut donc être porté à incliner un peu la rue dans la ligne sud-est nord-ouest ou nord-est sud-ouest, de façon à ne plus avoir de soleil sur la chaussée vers trois ou quatre heures après midi (dans les grands jours) ou à ne pas l'avoir avant dix heures du matin.

Si l'on accorde, au contraire, plus d'attention à la maison elle-même, l'orientation méridionale sera encore très-bonne, puisque l'une des façades sera ensoleillée le matin, l'autre le soir et toutes deux en plein midi. Mais il est à remarquer que, dans la saison froide, celle pour laquelle on tient surtout à l'échauffement et à l'asséchement des maisons par le soleil, les rayons solaires n'arriveront jamais que très-obliquement sur l'une ou l'autre façade et, par conséquent, ne serviront guères à incorporer de la chaleur dans les murailles. Il y a un moyen d'assurer à la maison une insolation efficace: c'est de la dégager de tout ce qui peut lui faire ombre du côté par où lui vient le soleil et la lumière. Puisque, dans nos contrées, les maisons sont habituellement contiguës flanc à flanc, il faut au moins mettre en plein air leurs faces antérieure et postérieure, c'est-à-dire ménager des rues larges et, dans un groupe de maisons, faire en sorte que celles qui se tournent le dos soit séparées par des cours très-larges ou mieux par des jardins. De cette manière, même dans l'orientation la plus mauvaise et la plus généralement condamnée, celle de l'est à l'ouest, il y aura toujours une des façades qui recevra beaucoup de soleil. Flügge fait remarquer que la façade postérieure est celle que l'on habite le moins, de jour surtout. C'est exact, mais plus pour les boutiquiers que pour les autres habitants. Ceux dont l'appartement occupe toute la profondeur de la maison peuvent alterner et avoir des pièces d'été et des pièces d'hiver; on cherchera le soleil seulement quand il est agréable. Il ne saurait être à regretter que les chambres à coucher, généralement sur l'arrière, soient visitées par le soleil. Quant aux pauvres gens qui n'auraient qu'une ou deux pièces, entièrement sur le devant ou entièrement sur le derrière, ils profiteront de l'asséchement d'ensemble de l'immeuble; ils passent, d'ailleurs, une bonne partie de la journée hors de chez eux et, finalement, toutes les fois qu'ils occuperont une partie des maisons situées dans les quartiers riches, même avec l'orientation méridionale, ils bénéficieront peu de l'insolation des façades, parce que les logements abordables pour eux sont sur l'arrière et, qui pis est, sous les toits, où l'on a toujours froid en hiver et trop chaud en été.

Croit-on que les villes des pays chauds adopteront la règle de l'orientation méridionale et la largeur de rue que nos métropoles du nord affectionnent? Le soleil et la poussière rendraient ces rues inaccessibles. Quand on se permet, dans ces villes (Alger, Turin, Bologne), une rue de quelque largeur, on est obligé d'élever, en avant du seuil des maisons, des arcades (*portici*) sous lesquelles les piétons peuvent circuler (Fonssagrives).

Ne pas donner aux maisons une hauteur qui mène à l'encombrement ; assurer à la rue une largeur suffisante pour que les rayons du soleil y pénètrent en hiver dans les régions froides et point assez considérable pour qu'ils y deviennent un supplice en été, dans les pays chauds ; ne jamais oublier que la rue est essentiellement le moyen d'aération des villes : telle nous paraît devoir être la règle générale ; rien n'empêche que l'on précise davantage dans les cas particuliers, selon la topographie et la climatologie du lieu.

Nous devons ici une mention à l'idée, émise pour la première fois par E. Clément, que le *degré actinométrique* du lieu étudié est un des éléments du problème. Il s'agit du degré actinométrique *réel* et non du degré calculé (très-ordinairement plus fort que l'autre). La luminosité, habituellement corrélative de l'insolation, ne se confond pas avec celle-ci. Malheureusement les observations actinométriques ne se pratiquent que dans un petit nombre de grandes villes, pourvues d'un observatoire bien outillé et d'un personnel suffisant. En appliquant ses calculs à Lyon, dont le degré actinométrique moyen (plus faible qu'à Paris) est de 12 degrés pour les mois de novembre et de décembre, Clément a cherché « quelle largeur devront avoir les rues pour que les radiations lumineuses conservent une intensité au moins égale à 9 degrés en parvenant jusqu'aux rez-de-chaussée des maisons ayant 20 mètres de hauteur. » Il suppose trois cas, relativement à l'angle que les rayons lumineux font avec la normale de la façade, c'est-à-dire avec l'horizon, et à l'éclairement de la partie horizontale. Ces trois cas comportent respectivement des largeurs de rue de $21^m,40$, $22^m,18$, $22^m,95$. « En conséquence, pour Lyon et pour toutes les villes qui ont un degré actinométrique analogue, la largeur des rues doit être un peu plus grande que la hauteur des maisons. » Cette formule peut être, dans nos régions, acceptée à beaucoup d'autres points de vue encore qu'à celui de l'actinométrie. Si elle limite souvent la hauteur des bâtisses par la difficulté d'ouvrir des rues suffisamment larges, cela n'en vaudra que mieux.

Direction et longueur des rues. D'après les principes posés par les hygiénistes dont les calculs viennent d'être résumés, les rues des villes doivent être dirigées du sud au nord dans nos pays, et plus encore peut-être dans les pays chauds, puisque c'est là que les formules permettent une étroitesse des rues favorable à la recherche de l'ombre pendant l'été. Toutes les rues ne pouvant être méridionales, ce sont les grandes artères qui auront cette direction nord-sud ; les rues transversales, naturellement plus courtes et qu'il est moins regrettable de sacrifier, auront toute autre orientation, y compris celle de l'est à l'ouest, qui est détestable, c'est entendu, au point de vue de l'insolation des façades. Si variées que soient les directions de ces petites rues, il n'en reste pas moins acquis que toutes les grandes, pour être parallèles au méridien, sont tenues d'être parallèles entre elles. On a beau dire qu'une chose est suffisamment belle du moment qu'elle est salubre, la disposition qu'auraient les villes, par l'application rigoureuse de ces formules, serait passablement monotone et non moins incommode. Retrouvez donc la place centrale, l'hôtel-de-ville, la gare du chemin de fer, le marché, le théâtre, avec ce système. Et, s'il y a, dans les environs immédiats, un centre secondaire, important par son industrie ou par quelque autre motif, n'est-il pas comme retranché de la vie commune par les détours qu'il faut faire, dans la plupart des cas, pour le retrouver ? Je doute

fort que jamais, dans leurs agrandissements, les villes modernes fassent à l'hygiène d'aussi grands sacrifices que ceux que les calculs leur imposeraient.

D'ailleurs, la ventilation des rues n'est pas moins importante que leur insolation. Or il peut arriver que la recherche de celle-ci par l'orientation méridionale contrarie notablement les exigences de la première. Ce doit même être le
cas habituel dans la plus grande partie de la France, où les vents dominant
sont de sud-ouest et où les vents de plein sud ou de plein nord sont aussi rares
que peu désirables. L'avis de Flügge que, quand la ventilation et l'insolation
sont en antagonisme, c'est la ventilation qui doit céder, ne nous a pas absolument convaincu; nous serions plutôt tenté d'y faire quelque opposition, s'il
s'agit de rues à maisons très-hautes, même avec une largeur rationnelle. Car
les rues étroites à maisons de 20 mètres, ces *vallées profondes* et néfastes des
villes, selon la juste expression de Fonssagrives, sont condamnables à tous égards
et d'une façon absolue.

Nous ferons encore cette remarque, à savoir que les vents de sud-ouest ne
sont jamais froids : par conséquent les habitants d'une rue tournée de façon à
les recevoir ne redoutent point trop la ventilation. En revanche, ils sont relativement à l'abri des vents du nord et de l'est.

Il convient, sans doute, de conclure de ces considérations que les formules
même trigonométriques ne sont point inflexibles. A la dernière réunion des
hygiénistes allemands à Fribourg-en-Brisgau (1885), Stübben (de Cologne),
qui connaissait sûrement les doctrines de Vogt et de Flügge, fit adopter par
l'assemblée l'orientation nord-est sud-ouest ou sud-est nord-ouest, à l'exclusion
des orientations nord-sud et est-ouest, c'est-à-dire de l'orientation méridionale
comme de l'équatoriale, et cela au nom de la nécessité de la ventilation et de
l'insolation, absolument comme Flügge et Vogt. La vérité est-elle plutôt de ce
côté que de l'autre? Je serais tenté de croire qu'elle est partout ailleurs que
dans l'exclusivisme systématique.

Quelle que soit la direction de la rue principale, la colonne d'air qui s'y
engouffre, quand elle est dans le vent, devient prédominante par rapport à l'air
des petites rues transversales; elle refoule cet air *par pression* ou, au contraire,
l'entraîne *par aspiration*, selon que l'obliquité de ces petites rues par rapport
à la grande est favorable à l'un ou à l'autre effet. Elles sont donc ventilées
du même coup, pourvu qu'elles ne soient pas d'une longueur telle que l'effet
de pression ou d'aspiration finisse par devenir insensible dans leur partie
moyenne.

La violence de certains vents sur des points particuliers est quelquefois une
raison pour que les villes évitent d'ouvrir des rues dans leur direction.

Si maintenant on s'attache d'une façon rigoureuse soit à la règle d'orientation, soit à celle de ventilation, il est clair qu'une rue bien orientée, bien
ventilée, est forcée de rester absolument rectiligne et peut être prolongée indéfiniment, puisque toute inflexion, toute déviation serait une infraction à la
règle d'hygiène établie sur ces points.

La conséquence serait probablement un peu lourde à supporter et l'on se
figure malaisément une ville qui ne serait faite que de rues interminables,
rectilignes jusqu'à la rigidité, réunies par des bouts de rue transversales. Fonssagrives désapprouve ces rues sans fin, fussent-elles curvilignes, comme un
certain nombre de celles qu'il a citées : « A ces rues gigantesques de longueur
il faut opposer, comme contraste hygiénique, les petites rues transversales que

constituent des groupes peu nombreux de maisons et qui, ouvertes à leurs deux bouts, sont certainement, et toutes choses égales d'ailleurs, dans des conditions meilleures d'aération que les rues très-larges, mais très-longues. » Les raisons exprimées par l'éminent et regretté professeur ne valent évidemment rien : les petites rues ne sont pas plus faciles à aérer que les longues ; cela dépend de la façon dont elles sont tournées. Les rues longues sont tout aussi « ouvertes à leurs deux bouts » que les courtes ; autrement, ce seraient de vastes impasses. C'est donc que Fonssagrives parlait surtout sous l'inspiration du sens commun. Les rues longues, larges et bien orientées, sont bonnes, mais il ne faut pas les multiplier à l'excès ni les prolonger démesurément. Il est une chose qui fatigue les habitants aussi bien que l'insuffisance de soleil et d'air : c'est la monotonie. Il peut être aussi parfois utile de briser, par un changement de direction, les grands courants, qui ont l'air d'augmenter de force à mesure qu'ils s'avancent dans les rues longues, et de faire tomber la poussière qu'ils soulèvent, à de certains jours. Le *Quadrant* de Regent-Street ne paraît rien ôter de sa magnificence ou de sa salubrité à cette rue princière.

J'avoue cependant que je n'incline pas à renouveler ces rues tortueuses que l'on recherchait autrefois dans les villes fortes, peut-être dans la pensée de rompre la trajectoire des projectiles. La façon dont se pratiquent aujourd'hui les siéges diminue l'importance de cette disposition, et il est bien plus rationnel de songer à l'ennemi de tous les jours, la stagnation de l'air et l'humidité. Dans quelques villes, sans doute, les rues étroites et diversement infléchies, concurremment avec les alternances de saillies et de retrait des façades, les balcons surplombants, les tourelles suspendues, les gargouilles, avaient une physionomie d'un pittoresque réjouissant ; la ville de Tours en a encore quelques-unes de ce genre, qui rappellent les siècles passés et font le bonheur des archéologues. Mais l'hygiène n'est pas disposée à sacrifier au pittoresque ; il faut que les architectes modernes cherchent l'art et l'élégance dans une autre direction. Il n'est nullement impossible de les obtenir, tout en respectant la salubrité. Mais il faudra probablement perdre l'habitude d'ornementer à l'excès les façades. Tous ces accidents de surface ne parviennent qu'à moitié à donner aux maisons le caractère monumental et prouvent la richesse plus que le goût du propriétaire. En revanche, ils retiennent parfaitement la poussière et l'eau de la pluie ou des neiges. Tout au plus pourra-t-on les réserver aux hôtels qu'habitent seuls le maître et sa famille et aux édifices publics, qui n'abritent d'une façon permanente que leur concierge.

Les villes qui ont une partie de leur sol en pente raide (Luxembourg, Lausanne, Gênes, Alger) feront peut-être mieux d'avoir des rues flexueuses que de conserver les dangereux escaliers qu'elles ont jusqu'à présent, dont la montée fait plus de tort aux poumons des piétons qu'elle ne leur épargne de temps et qui, dans tous les cas, ne dispensent pas de ménager des rampes pour la circulation des voitures. Par ailleurs, Fonssagrives a cent fois raison de conseiller ces escaliers, s'ils persistent, larges et à marches profondes et surtout bien éclairés.

Ruelles. Passages. Impasses. On ne fait, heureusement, plus de ruelles. Nous n'en parlons que pour dire que celles qui existent encore devraient au plus tôt passer à l'état de souvenir. Il est trop facile de savoir pourquoi.

Les impasses sont à la rue ouverte ce que les mares sont aux rivières. Fonssagrives les traite, à juste titre, d'anachronismes d'hygiène. Souvent il n'y a qu'une maison à abattre pour transformer l'impasse en rue, et « l'argent municipal hésite! »

Les passages, dont quelques-uns sont fort longs et d'autres infléchis angulairement, sont aussi des collecteurs d'air stagnant et, par conséquent, des
erreurs d'hygiène. J'ai toujours eu en grande pitié les pauvres gens qui passent
leur existence derrière les luxueuses vitrines des magasins étroits et encombrés
dont sont, d'habitude, garnis les flancs de ces couloirs. Les effluves de la parfumerie y masquent la fadeur de l'air, mais ne l'améliorent jamais et ne l'empêchent pas, en été, de se surchauffer sous la voûte de verre de la galerie.

Boulevards. Places publiques. Jardins. Les boulevards sont des rues
beaucoup plus larges que les autres et dont le caractère particulier est d'être
plantées d'arbres. Les *avenues* ressemblent fort aux boulevards sous ces deux
rapports. D'ailleurs, il existe, selon les régions, des appellations diverses pour
désigner la même chose. Le *mail* dans le centre de la France, le *cours* à
Marseille, répondent absolument à ce que l'on nommerait *boulevard* à Paris
et à Lille. Quelquefois le boulevard comprend deux chaussées, séparées par un
large terre-plein planté d'arbres et de fleurs et plus particulièrement destiné à
la promenade à pied. Dans la célèbre avenue *Unter den Linden*, de Berlin, on
a même ménagé une troisième voie distincte, revêtue de sable fin, à l'usage
exclusif des cavaliers.

Les boulevards sont des voies de communication, comme les autres rues, et
parfois servent spécialement à réunir par la périphérie les rues qui représentent
des rayons divergents partis du centre de la cité. A ce titre, ils sont précieux
dans les quartiers où la circulation possède sa plus grande activité, puisque
leur largeur permet la présence d'un grand nombre de voitures de front ou se
croisant, sans provoquer de trop grands embarras. Mais leur existence accuse
aussi une intention d'ornement et de but de promenade. Accessoirement, ce
sont de grandes voies d'air au milieu de l'agglomération de bâtisses. Avec les
jardins publics intérieurs, on peut dire que ce sont les poumons des villes. Pour
toutes ces raisons, l'hygiène les approuve entièrement et demande qu'on les
prévoie dans les plans d'agrandissement, quand il y a lieu.

Les places et les jardins publics rendent le même service de ménager des
espaces où se tiennent comme des réserves d'air et ont droit à la même appréciation. Les premières, toutefois, tournent aisément à l'encombrement, et la
surface de leur sol est menacée de souillures nombreuses; on y installe volontiers les bureaux d'omnibus et de tramways, les kiosques de journaux; on y
tolère divers petits marchands; les habitants s'y réunissent et y séjournent pour
y parler des affaires publiques ou traiter les leurs. Il est difficile de s'y opposer,
mais la propreté de ces endroits exige une attention particulière.

Nous envisagerons plus loin la protection du sol des boulevards et des places.
L'influence des plantations d'arbres sur leurs bords se retrouvera dans la question générale des plantations. Pour le moment, nous n'avons qu'à insister sur
l'heureux effet de tous les espaces non bâtis, entre-coupant les massifs de maisons et diluant l'air urbain. Les places et les jardins, ces derniers surtout,
auxquels on est amené à donner de notables dimensions et qui ne s'encombrent
point, remplissent cet office de la meilleure façon et peuvent le faire très-complétement. C'est pourquoi nous les comprenons dans la construction des villes
et les regardons comme des éléments indispensables des plans nouveaux.

Établissements publics. Toujours en ne considérant que les rapports que

peuvent avoir avec le reste des groupes d'habitations les théâtres, les églises
les écoles, les casernes, les hôpitaux, les halles et marchés, les gares de chemin
de fer, etc., il y a vraisemblablement des prévisions qu'il convient d'avoir formées quand on établit les projets de modification ou d'agrandissement des villes.
La situation relative de ces divers établissements est loin d'être indifférente,
au point de vue de l'hygiène, quoique d'autres considérations puissent intervenir en ceci et soient souvent plus écoutées que les raisons de salubrité.
Tantôt c'est l'établissement, dont le voisinage peut compromettre le quartier;
tantôt c'est le contraire, à moins que les maisons particulières et l'établissement public ne se nuisent réciproquement. Mais il nous suffira, dans ce paragraphe, d'avoir posé le principe d'un choix rationnel de l'emplacement des
locaux d'intérêt commun. Comme chacun d'eux a des besoins spéciaux sous ce
rapport, il sera plus utile de les exprimer avec les développements qu'amènera
l'étude de ces établissements à titre d'organismes normaux des villes.

III. Le sol des villes. Son infection. Sa protection. Nous avons antérieurement (pages 484 à 490), d'une façon rapide et en évitant de refaire un
chapitre d'hygiène générale, indiqué les aptitudes originelles du sol que les
villes peuvent choisir pour leur emplacement, les modifications préalables qu'il
convient de lui faire subir et ce que l'on peut en attendre ou en redouter.
Maintenant nous supposons la ville bâtie, les maisons s'élevant le long des rues
et autour des places dont nous avons tracé le plan; la grande fourmilière vit
et s'agite. Le sol qui la supporte va dès lors acquérir des propriétés nouvelles,
au moins dans ceux de ses éléments qui intéressent le plus la santé, c'est-à-dire
à sa surface et dans ses couches superficielles.

A. *Souillures à la surface du sol des villes.* La souillure la plus inévitable est celle qui résulte de la circulation même dans les rues, c'est-à-dire
du passage des hommes et des animaux. Ceux-ci répandent une part de leurs
déjections sur la chaussée; ceux qui viennent après les piétinent; les roues des
voitures les étalent. Il semblerait que cette source d'immondices dût se borner
aux bêtes de selle ou de trait, qui font partie intégrante du mouvement urbain.
Mais, dans beaucoup de villes, telles que Lille, où justement l'abattoir est à
l'extrémité opposée à celle où se trouve la gare des marchandises, les bœufs et
les moutons destinés à l'alimentation publique parcourent incessamment les
rues et le boulevard. Outre que c'est fort désagréable et dangereux, le moyen
est certain de semer la fiente des ruminants tout le long du trajet. A Londres,
dans les grandes rues recouvertes de pavé en bois, on a grand soin de ne pas
laisser séjourner sur la chaussée le crottin, qui imprègne rapidement de son
odeur et pour longtemps ce genre de couverture; des enfants « en casaque
rouge, armés d'une brosse et d'une pelle à main, vont sous les pieds des chevaux relever » ces excrétions au fur et à mesure et les apporter en courant au
pied d'un réverbère (Vallin), où il y a d'ordinaire une colonne creuse en fonte
pour les recevoir en dépôt. A Lille, on ne voit pas de ces petits balayeurs permanents; en revanche, il n'était pas rare, il y a quelques années, de rencontrer
dans certaines rues des poules qui éparpillaient, avec la passion que l'on sait, les
ordures de toute sorte; cet attribut de petite ville commence à disparaître.

Les hommes, hélas! quelques-uns du moins, abandonnent aussi leurs excrétions à la surface des rues. Non pas sur la chaussée, où il y aurait danger à se
le permettre, mais sur le trottoir et au pied des maisons. C'est surtout de l'ex-

crétion urinaire qu'il s'agit, parce qu'elle est plus rapide et regardée, à tort, comme moins malpropre que l'excrétion intestinale. Dans les villes où les urinoirs publics sont trop peu nombreux, les passants en improvisent un peu partout, contre les maisons et les édifices. Même quand il y en a, c'est une manie des pays à bière de pisser tout le long du trottoir, en rangs, au sortir de l'estaminet. Les femmes elles-mêmes urinent debout au-dessus du ruisseau, sous l'œil bienveillant de la police. Il existe des rues, à Lille, dont une centaine de mètres sont, le dimanche et le lundi, empuantis de fumet urinaire pour le reste de la semaine. En été, on le combat (ou on l'aggrave) par celui du chlorure de chaux. C'est là une cause grave de souillure, dans une localité où les trottoirs sont du pavé et où les ruisseaux de rue, presque sans pente, faits de pierres disjointes, sont peu abondamment lavés. J'ai toujours cru que quelques procès-verbaux appliqués à point auraient bientôt raison de cette habitude dégoûtante. C'est presque toujours le long des palissades bordant les terrains à bâtir dans les quartiers neufs que s'établissent ces urinoirs irréguliers, parce que, devant les maisons mêmes, les propriétaires ou locataires se chargent de la police. Il serait donc assez facile de localiser la surveillance et la répression.

A la faveur de l'absence d'habitants, les mêmes portions des rues neuves sont encore choisies par des individus, aux habitudes nocturnes et malpropres, pour y déposer l'exonération intestinale. Pourtant le seuil même des maisons n'est pas toujours épargné. Sans doute ces immondices sont enlevées, une fois le jour venu, sans trop de hâte toutefois. Mais il est clair qu'il en est entré et qu'il en reste quelque chose dans la croûte du sol. La pluie n'a qu'à survenir dans la nuit pour assurer mieux ce résultat.

Ce qui n'est que l'exception fâcheuse dans le Nord est presque la règle dans les villes du Midi. Marseille et Toulon, examinées d'un peu près dans ces dernières années, à cause du choléra, ont donné lieu à d'étranges constatations. Dans certains quartiers de Marseille, « les maisons sont hautes, les rues étroites ; dans quelques-unes, on pratique le jetage au ruisseau de toutes les immondices de la maison, car celle-ci est dépourvue de cabinets d'aisance, de fosse ou de tout autre moyen d'évacuation. Les ruisseaux sont encombrés par des détritus de toute espèce, dont quelques-uns, par leur forme, leur couleur et leur odeur, ne laissent subsister aucun doute sur leur origine » (Brouardel). A Toulon, dit le même observateur, il n'y a pas même de fosses d'aisance dans les vieux quartiers : « tous les matins chacun sort son vase de nuit et le verse directement dans le ruisseau placé devant sa demeure. Lorsque l'eau est abondante et la pente suffisante, la rue est encore quelquefois débarrassée des immondices, mais, dans le cas contraire, et c'est le plus fréquent, elle devient rapidement un foyer pestilentiel auquel on remédie à grand'peine et rarement... » Les visites et les retours du choléra dans ces deux cités semblent prouver suffisamment que c'est un grand danger de traiter le sol de pareille façon. Je crains qu'il n'y ait eu des abus du même genre à Gênes et à Naples. Nous n'avons pu en rien savoir dans le rapport officiel sur le choléra de la première, que nous avons entre les mains, parce qu'il n'y est pas question de l'état hygiénique de la ville; l'aqueduc Nicolay a dispensé les auteurs de ce document de chercher d'autres éléments étiologiques que l'eau de boisson.

Ce damnable système du « tout à la rue, » selon l'expression de Vallin, est aussi pratiqué dans certaines portions de la ville du Hâvre. Jules Siegfried estime que plus de la moitié des matières liquides est versée au ruisseau, directement avec le seau ou les vases de nuit, ou indirectement par les conduites d'eaux ménagères. Grâce à une active surveillance de la police, les excréments solides s'y mêlent moins souvent qu'autrefois.

Il existe, dans la plupart des villes qui ont destiné des terrains à leur agrandissement et entre les grandes voies déjà tracées qui se bordent peu à peu de maisons neuves, des espaces libres qui se couvriront à leur tour de constructions, mais que l'on utilise tant bien que mal en attendant. Nous avons dit qu'à Lille on y fait d'habitude du jardinage. Il y a quelques années, plusieurs de ces espaces étaient loués par les propriétaires aux saltimbanques et aux bohémiens qui éprouvaient le besoin de passer une saison à Lille. Ces locataires étranges s'installaient là, vivant dans la voiture-baraque qui sert à la fois de demeure à la famille et de salon pour recevoir les clients de la nécromancienne, en temps de foire. Quelques-uns improvisaient même une vraie baraque, moitié bois, moitié briques sèches, qu'ils partageaient avec des chiens et des poules. Les habitudes de malpropreté de ces gens devenaient un fléau pour les voisins et un danger pour le sol qu'ils souillaient de leurs déjections et de détritus de toute sorte sous leur voiture et autour de leur baraque. Le maire de la ville de Lille, après avoir pris l'avis du Conseil d'hygiène, qui s'empressa naturellement d'entrer dans ses vues, prononça l'expulsion de ces logements aussi irréguliers qu'insalubres, agents d'une infection anticipée pour les terrains à bâtir.

Il n'y eut pas de réclamations de la part des propriétaires. Il paraît qu'à Paris la chose est moins simple. Du Mesnil a fait connaître, dans cette ville, la *cité des Khroumirs*, entre la place Pinel et la rue Jenner, reproduction en grand des groupes de baraques à Bohémiens qui se voyaient naguères à Lille. « Qu'on s'imagine, dit l'ingénieur ordinaire, un terrain de 50 mètres de largeur et de 150 mètres de longueur environ, en pente vers la rue Jenner, sans issue et sans écoulement d'eau vers cette rue. Au milieu de ce terrain, un chemin en terre grasse, détrempé par la moindre pluie et rendu infect par les détritus et les déjections de toute espèce qui s'y sont incorporés. De chaque côté de ce chemin, des abris, plutôt que des baraques, construits en vieux matériaux, en paillassons, en loques, en tout ce que l'ingéniosité de la plus poignante misère peut assembler et coudre pour se préserver de l'intempérie des saisons. Près de quelques-uns de ces réduits, une fosse en terre, quelquefois un tonneau enfoncé dans le sol, sert de cabinet d'aisances. Un peu partout, des ordures ménagères, des matières fécales, des débris de toute sorte. On comprendra pourquoi cette cité a reçu un surnom qui fait image : la *cité des Khroumirs*. » Or ce terrain appartenait à l'Assistance publique qui, ne pouvant ou ne voulant l'aliéner, le louait à un principal locataire. Celui-ci le sous-louait en détail à de pauvres gens qui y installaient les fabriques de fièvre typhoïde et de scrofule qu'on vient de dire. L'administration, fait remarquer Du Mesnil, n'eût pas procédé autrement, si elle avait eu le dessein d'assurer elle-même le peuplement de ses hôpitaux.

A la suite de ces énergiques protestations, la triste cité a disparu. Mais un fléau tout pareil était encore signalé sur d'autres points, en 1882, par le même hygiéniste. Une des conséquences funestes des démolitions qui donnaient de l'air au centre de Paris, mais s'accomplissaient un peu vite, « a été l'édification sur des terrains vagues, à la limite de l'ancienne enceinte, d'un quantité énorme de constructions improvisées sans aucune autre préoccupation que celle de se créer immédiatement un asile. La densité extrême d'une population misérable dans ces immeubles, l'absence de toute prévoyance en ce qui concerne l'hygiène dans leur installation, les ont rapidement transformés en foyers de putréfaction. On n'a donc pas diminué en réalité l'insalubrité des maisons de Paris, on s'est borné à déplacer le foyer et à l'écarter plus ou moins loin des centres primitifs, assurant ainsi des travaux pour un demi-siècle aux commissions des logements insalubres de l'avenir. » Nous renvoyons au mémoire même de Du Mesnil : *Habitation du pauvre à Paris* (*Revue d'hygiène*, t. IV, p. 956, 1882) pour les détails de la façon vraiment horrible dont est traité le sol dans ces parages envahis par la misère et jusqu'au bord des parcs ouverts dans la ville nouvelle.

Les terrains libres, compris dans l'espace d'agrandissement des villes, tentent encore les voisins, sinon les municipalités elles-mêmes, pour en faire un dépôt provisoire de boues et immondices. C'est un foyer d'émanations nauséabondes et de poussières, pendant l'été, entretenant des essaims de mouches suspectes. En outre, le sol s'infecte par avance, comme dans le cas précédent, et prépare l'insalubrité des maisons futures. Pridgin Teale dénonce, dans un des nouveaux faubourgs de Leeds, toute une cité de maisons et de magasins élevés sur une pièce de terre qui servait jadis de dépotoir pour les immondices apportées des rues de la ville.

Il n'est pas douteux que les émanations d'un sol pareil, en tout temps, et ses poussières par la sécheresse, sèment la maladie chez les habitants de la sordide cité et peut-être jusqu'aux habitations meilleures des quartiers voisins. En dehors des influences générales, il se pourrait que des effets de ce genre se fussent produits dans les rues des vieux quartiers de Marseille et de Toulon, lors du choléra de 1884-1885, qui a sévi dans ces deux villes en été et par la sécheresse, malgré la théorie de R. Koch, d'après laquelle la vitalité du bacille cholérigène serait liée à l'humidité des milieux.

Les fumiers, qu'il faut tolérer un moment dans les villes, des chevaux de trait ou de selle, des garnisons de cavalerie, des vaches des nourrisseurs, des bêtes de l'abattoir, sont encore des causes d'infection en surface — et même en profondeur, — s'ils ne reposent sur des dalles, pavés ou ciment, exactement joints, en pente légère, avec une fosse à purin étanche, et s'ils ne sont enlevés à de courts intervalles.

Lorsque la maison n'est pas réunie directement à l'égout de rue par un branchement particulier, les eaux ménagères sont conduites au ruisseau par un canal à ciel ouvert ou par une gargouille recouverte d'une plaque de fonte, qui coupe transversalement le trottoir. Les eaux sales cheminent ensuite dans le ruisseau, à l'air libre, jusqu'à la prochaine bouche d'égout, s'il y a un égout. Cette pratique est toujours fort inélégante; pour qu'elle ne fût pas trop insalubre, il faudrait que le lit du ruisseau de rue, suffisamment excavé, fût fait de pierres dures, taillées en rigoles et jointes au ciment hydraulique, qu'il y eût une pente accentuée et surtout qu'il y coulât toujours de l'eau de la distribution municipale. Ces conditions ne sont-elles pas remplies, une partie de l'eau sale pénètre dans le sol ; l'autre y fait de la boue, et la boue devient poussière après évaporation de son eau.

La plupart des villes tolèrent dans les rues les petits marchands de légumes, de fruits, de poisson. Ces marchands abandonnent sans façon les rebuts de leurs denrées sur la chaussée; les vendeuses de poisson y projettent les entrailles de celui qu'elles vident séance tenante pour les clients. C'est autant de matière putrescible à la surface du sol.

Presque partout les habitants sont autorisés et même invités à déposer tous les matins, avant une certaine heure, les ordures de la maison en un tas, en avant du bord du trottoir. Le tombereau municipal vient les enlever, au tintement d'une sonnette qui n'ajoute aucun charme aux bruits de la rue. Lorsque ce véhicule passe avant que la circulation des autres voitures ait étendu les tas et si les ouvriers boueurs sont très-soigneux, les traces qui restent de ces amoncellements ne sont pas trop sensibles. Mais combien rarement se réalisent ces conditions d'exactitude et de propreté !

Il peut sembler minutieux de parler des passants qui jettent à la rue des débris alimentaires, des catarrheux — et des tuberculeux — qui étalent sur le trottoir de larges crachats, des femmes de chambre qui secouent les tapis par les fenêtres. Cependant il n'y a rien de puéril à soupçonner que des dangers sérieux peuvent naître de ces pratiques. Nous n'appelons pas sur elles les rigueurs des arrêtés municipaux, mais nous voudrions provoquer à ces divers égards une sorte d'enseignement mutuel, de telle façon que la *propreté publique* entrât dans les mœurs et que la rue fût d'autant plus respectée qu'elle est le passage de tous et la gaîne d'aération des habitations urbaines.

Boue des villes. Nous parlerons plus loin des poussières et des émanations. La boue des rues, toujours plus ou moins riche en eau, est plus désagréable que redoutable tant qu'elle reste humide et précisément parce qu'elle est humide. Il ne s'en échappe rien que de la vapeur d'eau. Mais les passants en rapportent à la maison, sur leurs vêtements, leurs chaussures : il est donc intéressant de savoir qu'avec beaucoup de matières minérales et de débris organiques tournant à l'humus [1] la boue des villes renferme un nombre prodigieux d'êtres vivants et spécialement des bactériens de divers types, plus ou moins rapprochés de ceux que l'on a reconnus pathogènes. J. Héricourt a étudié, selon les procédés modernes de la bactériologie, une goutte de boue des rues de Lille : « La vie intense qui s'agite dans ce vulgaire milieu est chose vraiment surprenante, et rien n'est intéressant comme d'y suivre dans leurs évolutions tous ces micro-organismes qui, par leur beau développement et leurs mouvements rapides, manifestent bien qu'ils ont trouvé là, dans cette boue dont on ne se soucie guères, le terrain parfaitement adéquat à leurs divers besoins. » Entre autres, l'auteur y a vu un bon nombre de bacilles courbes plus ou moins voisins du *komma-bacillus*. La figure qu'il a jointe à son travail (*Revue d'hygiène*, t. VII, p. 285, 1885) est extrêmement curieuse à étudier.

La boue desséchée forme la poussière. Le mouvement incessant des voitures, le piétinement des hommes et des animaux, la trépidation du sol sous les roues

---

[1] Composition de la boue de Bruxelles, d'après Petermann :

Eau	41,96
Matières organiques	228,78
Chaux	31,70
Magnésie	7,41
Potasse	3,09
Soude	3,34
Oxyde de fer et alumine	23,20
Acide phosphorique	6,02
— sulfurique	8,15
— carbonique	4,90
Chlore	0,53
Sable, argile et silice	640,80
TOTAL	**1000,00**

des véhicules lourdement chargés, assurent la pulvérisation de la boue sèche et en soulèvent déjà les grains. Le moindre vent fait le reste. La nature et les effets des poussières des villes seront étudiés plus loin (IV. L'AIR DES VILLES, p. 554).

B. *Souillures dans la profondeur du sol.* Nous pouvons nous dispenser de faire remarquer qu'une bonne part des souillures de la surface du sol est destinée à établir aussi l'infection dans la profondeur, à la faveur des pluies qui, si la surface est perméable, entraînent verticalement la partie soluble et les éléments les plus ténus des immondices qu'elles ont lavées. C'est encore un des côtés par lesquels la gravité des souillures superficielles s'affirme le plus visiblement. Les limites dans lesquelles ces souillures contribuent à l'infection profonde et le mécanisme suivant lequel elles pénètrent verticalement ont été indiqués plus haut (page 487).

1. *Souillure du sol urbain par le gaz d'éclairage.* Nous commençons par la moins grave des souillures du sol urbain ; ce n'est même pas, pour ce qui concerne le sol même, une véritable souillure : en effet, le sol ne devient pas insalubre pour avoir été traversé par le gaz d'éclairage ; il s'est seulement prêté au passage d'un agent toxique, l'oxyde de carbone du gaz, et ce qu'il retient, à savoir les hydrocarbures (Biefel et Poleck), est plutôt fait pour contre-balancer le travail des agents de la putréfaction, comme le faisait remarquer Sainte-Claire-Deville. Il est vrai que cet avantage est compensé par la mauvaise odeur que contracte le sol ainsi imprégné de produits empyreumatiques.

Il se perd dans le sol environ 10 pour 100 de tout le gaz produit par les usines. Au calcul de Layet, cette perte représente, à Paris, 15 millions de mètres cubes de gaz ou 250 000 mètres cubes par kilomètre carré ; à Londres, 40 millions de mètres cubes, soit 186 000 par kilomètre carré. La déperdition a lieu à la faveur des joints mal construits, le long des canaux de distribution, de la vacuité des siphons destinés à recueillir l'eau que le gaz entraîne avec lui dans les tuyaux de conduite (Layet) et surtout des fissures ou ruptures qui se produisent dans les tuyaux, principalement en hiver, sous le passage des voitures, lorsqu'après divers remuements de terrain et le tassement consécutif ces tuyaux se trouvent porter à faux. On dit aussi que les rats ont perforé des conduites de gaz en plomb.

Le gaz versé dans le sol s'y répand dans tous les sens, obéissant aux lois de la pression. En été, il se diffuse assez rapidement dans l'air extérieur, plus chaud et par conséquent plus léger que l'air du sol. En hiver, il reste plus abondant dans le sol, mais est en quelque sorte appelé dans l'intérieur des habitations, dont l'air chauffé en cette saison opère une véritable aspiration du dehors au dedans, ainsi que l'a formulé Layet et que l'a démontré Welitschkowsky dans le laboratoire de Pettenkofer. La production plus active du gaz, à ce moment, aggrave évidemment la situation, mais la congélation superficielle du sol paraît n'être pour rien dans l'énergie de la diffusion latérale (F. Renk). Les dangers proviennent essentiellement de l'appel par le chauffage des locaux habités et de la perméabilité du sol des rez-de-chaussée, des planchers des appartements. Il est d'observation que cet appel peut s'exercer à une certaine distance de l'habitation et jusqu'à 10^m,5 (Roveredo), 10^m,75 (Breslau), 30 mètres (Cologne), 35 mètres (Breslau). Une particularité très-grave, c'est précisément le fait signalé par Biefel et Poleck, que le sol retient les hydrocarbures du gaz d'éclairage et, par conséquent, y concentre l'oxyde de carbone. Le gaz, devenu plus toxique, a perdu l'odeur qui trahirait sa présence dans l'appartement et avertirait du danger. Le professeur Richard (du Val-de-Grâce) a insisté sur ces détails.

GAZ D'ÉCLAIRAGE AVANT ET APRÈS SON PASSAGE A TRAVERS LE SOL (Biefel et Poleck).

Éléments du gaz.	Avant.	Après.
Acide carbonique..	5,06	2,23
Hydrocarbures denses..	4,66	0,69
Gaz des marais.	31,24	17,70
Hydrogène..	49,41	47,13
Oxyde de carbone..	10,52	13,93
Oxygène..	0,00	6,55
Azote..	1,08	11,71
TOTAUX.	100,00	100,00

Les accidents d'empoisonnement par le gaz d'éclairage, dans les conditions que nous venons de dire, ne sont pas rares. Les faits de Strasbourg (Tourdes, 1841), de Roveredo (Ruggiero Cobelli, 1877), d'Albi (Séverin Caussé, 1874), d'Innsbrück (Rochelt, 1875), sont classiques. Pettenkofer, Layet, Wolffberg, y en ont ajouté de nouveaux. Ils sont même beaucoup plus communs qu'on ne le soupçonne; la ville de Breslau en a vu dix cas pendant l'hiver de 1879 à 1880 et, à l'estimation de Pettenkofer, c'est *par milliers* qu'ils se produisent.

Il y a donc une attention particulière à porter de ce côté, indépendamment de la protection générale du sol dont nous parlerons plus loin. Layet a dénoncé le rôle des siphons placés sur le trajet des tuyaux, réclamé des plans de la distribution de gaz et une surveillance spéciale de ces siphons; proposé l'installation de tuyaux verticaux de dégagement du gaz épandu dans le sol, tuyaux que l'on placerait dans les colonnes de réverbères et le soubassement des édifices. Surtout il a fait appel à l'industrie pour l'épuration du gaz d'éclairage et l'élimination de l'oxyde de carbone, qui ne sert à rien pour l'éclairage et qui est le seul élément toxique du gaz-lumière. Ajoutons les soins dans la pose des tuyaux et la confection des joints et soudures.

C'est le lieu de rappeler que la diffusion du gaz d'éclairage dans le sol est mortelle aux arbres dont les racines plongent dans cette terre carburée. Le fait a été reconnu par Pilat et Tancrez (Lille), Fonssagrives, Layet; nous l'avons observé nous-même. C'est une action du même genre que celle qu'il a sur les micro-organismes et c'en est une fâcheuse compensation. Si la mort des arbres est moins grave que celle des humains, elle est néanmoins très-regrettable dans les villes, où les arbres servent à plusieurs objets. On fera donc sagement, indépendamment des recommandations qui précèdent, de ne pas faire passer les conduites de gaz sous les arbres ou arbustes des jardins publics (Pilat et Tancrez) et, là où elles sont indispensables pour l'éclairage des promenades, de pratiquer les colonnes de dégagement proposées par Layet. C. Schmidt (de Breslau) a inventé un *Avertisseur des fuites de gaz*, que Coglievina ne regarde pas comme très-pratique (*Revue d'hygiène*, X, p. 90, 1888).

2. *Souillures par infiltrations fécales.* Trois circonstances ont été dénoncées à cet égard : les *égouts*, les *fosses d'aisance fixes*, les *puits absorbants*.

Les égouts modernes, rationnellement construits, avec la pente suffisante, et surtout abondamment et constamment irrigués, sont étanches primitivement et pour toujours, sauf le moment où l'usure, qui atteint les créations les plus solides, viendra y faire brèche sur quelques points. A ce moment, du reste, on les répare. La construction n'eût-elle pas été absolument étanche à l'origine, les égouts deviennent bientôt imperméables par le fait même du fonctionnement, pourvu que les autres conditions aient été remplies. En effet, leur contenu n'a pas une tendance marquée à faire effort du dedans en dehors ; l'écoulement du liquide d'égout fait, au contraire, appel du dehors en dedans. Mais les égouts mal construits, négligés, quelquefois abandonnés ou même ignorés de l'administration des travaux municipaux, les égouts cloaques, qui ne se raccordent pas avec l'ensemble du système et sont au-dessous du niveau des collecteurs, équivalent à des fosses d'aisance en long : par conséquent, ils en ont tous les fâcheux attributs poussés à l'excès. Nous ne faisons pas trop de différence à cet égard entre les égouts qui reçoivent intégralement toute la vidange et les autres.

C'est à ces cloaques, à ces égouts fissurés et rompus dont personne ne s'occupe, véritables caricatures de l'égout rationnel, que se rapportent les nombreux exemples d'infiltrations dans le sol, observés à Paris, à Bruxelles et surtout à Londres et dans quelques autres villes du Royaume-Uni. Ces extravasations ne prouvent rien relativement à la perméabilité des égouts qui fonctionnent normalement. Quant à l'opinion de Virchow, citée par Brouardel, que les égouts même sans cassures servent au drainage du sol, par conséquent sont perméables, elle attribuerait aux canaux souterrains une propriété excellente et précisément le contraire du défaut qui nous occupe, celle d'attirer les liquides dans leur capacité, au lieu de les expulser. On est même étonné que Brouardel mette cette circonstance au nombre des faits à leur charge. Mais la vérité est que les égouts construits par les ingénieurs de notre époque sont imperméables dans les deux sens ou ne tardent pas à le devenir, ainsi que l'ont démontré Wolffhügel et Fodor (*voy.* Égouts). Les inductions de Freycinet et de Kalif (d'Amsterdam, il est bon de le noter) ne sauraient prévaloir contre l'observation. Si, d'ailleurs, les égouts absolument étanches drainent néanmoins, c'est par un mécanisme que nous avons expliqué dans l'article précité et où la perméabilité des canaux n'est pour rien.

Les branchements de maison peuvent, naturellement et pour les mêmes causes, donner lieu à des infiltrations comme les égouts de rue. C'est à l'un de ces branchements que se rapporte le cas représenté dans l'une des originales figures (la 32ᵉ) du livre de Pridgin Teale. Une autre (fig. 40) représente un égout tellement fissuré qu'il est devenu puisard.

Les fosses d'aisances fixes sont dans une situation bien différente de celle des égouts sous le rapport des infiltrations. On en recherche l'étanchéité ou, au contraire, on les construit à dessein de telle sorte qu'elles retiennent le moins possible les liquides. Le premier cas est bien moins commun que les conseils d'hygiène ne le prescrivent et que ne se le figurent certains hygiénistes. Nous ne sommes pas connaisseur en maçonnerie, et il semble qu'il y ait presque toujours une entente cordiale et secrète entre les architectes et les propriétaires, dont la perspective de la vidange est le cauchemar, même alors qu'ils doivent habiter eux-mêmes et seuls avec leur famille la maison qu'ils font construire. Il est si facile d'employer des matériaux poreux et de faire de mauvais joints, et l'inspection des vidanges est si illusoire à cet endroit ! Le voudrait-on, que l'étanchéité absolue ne saurait être obtenue « que dans des circonstances exceptionnelles » et, si elle l'était, il faut bien savoir qu'elle « ne se maintient jamais » (Brouardel). En effet, les matières, — qui passent, s'oxydent et ne se putréfient pas dans les égouts rationnels, — séjournent et subisssent la fermentation putride dans les fosses. Il se produit des gaz qui pressent de dedans en dehors, des acides et de l'ammoniaque qui attaquent avec la plus grande facilité les mortiers à la chaux et même les ciments. Dès lors les liquides de la fosse s'épanchent dans le sol environnant.

On a, plus d'une fois, examiné la terre environnant une fosse fixe qui d'ordinaire est d'une odeur ammoniacale ou fétide. En 1880, Wurtz a analysé, au point de vue des matières organiques, des terres avoisinant une fosse fixe de l'hospice de Bicètre qui n'avait pas été vidée depuis dix-huit ans, puis de la terre recueillie dans le voisinage immédiat d'une fosse fixe à la Salpêtrière. Voici les résultats obtenus :

I. — Terre recueillie a bicètre

POUR 1 KILOGRAMME DE TERRE DESSÉCHÉE A 120 DEGRÉS.	AUTOUR DE LA FOSSE.	AUTOUR DU TUYAU DE CHUTE.
	grammes.	grammes.
Perte au feu.	117,00	176,00
Carbone des matières organiques.	8,11	57,00
Ammoniaque des sels ammoniacaux..	»	0,030
Ammoniaque libérable des matières azotées..	0,0086	0,012
Acide nitrique (calculé à l'état d'anhydride)..	0,027	0,815

II. — Terre recueillie a la salpêtrière

POUR 1 KILOGRAMME DE TERRE SÉCHÉE A 120 DEGRÉS.	TRÈS-PRÈS DE LA FOSSE.	LOIN DE LA FOSSE.
	grammes.	grammes.
Perte au feu.	140,00	40,00
Carbone des matières organiques.	9,80	1,05
Ammoniaque des sels ammoniacaux.	0,0127	0,0018
Ammoniaque libérable des matières azotées..	0,0978	traces.
Acide nitrique (AzO^5).	0,516	0,019

Ces expériences, dit l'auteur, démontrent l'infiltration des matières de vidange dans les terres avoisinant les fosses fixes.

La présence régulière et en quantité notable des *chlorures* dans l'eau souterraine (puits) des villes est une autre preuve des infiltrations excrémentitielles dans le sol. Ces chlorures viennent surtout des urines, et c'est le seul élément des matières de déchet humain qui ne se modifie pas sous l'influence des organismes du sol : le carbone, en effet, devient acide carbonique; les matières azotées fournissent de l'ammoniaque, des nitrites et des nitrates. Toutefois les chlorures par eux-mêmes sont moins une souillure qu'un *témoin*. Les nitrates, à vrai dire, sont à peu près dans le même cas, puisqu'ils prouvent que la matière organique a été oxydée et mise hors d'état de nuire.

Dans des cas particuliers, fort rares, il est possible de constater que le sol, au voisinage immédiat de la fosse, est teinté de brun et répand une odeur putride, fécaloïde quelquefois. A l'occasion de l'épidémie typhoïde de Wittenberg, en 1882, Gaffky reconnut que la terre intermédiaire à la fosse et au puits de la caserne envahie était noire, très-humide, et n'avait que l'odeur de moisi;

mais le mortier de la paroi extérieure avait une odeur franchement fécale et supportait un dépôt qui ne permettait aucun doute.

Si l'on songe que chaque individu fournit un poids moyen annuel de 240 kilogrammes d'urine et de 30 kilogrammes d'excréments solides, on se fera une idée des souillures dont les fosses fixes menacent en permanence le sol des villes qui n'ont pas d'autre méthode d'éloigner les immondices. Pettenkofer estime que les matières putrescibles qui arrivent au sol de Munich, du fait de ces déchets, équivalent à l'inhumation dans la ville, de 50000 cadavres (Munich a 200 000 habitants).

Les *puisards*, *puits absorbants*, *puits perdus*, *bétoires* (au Havre), *éponges* (à Marseille), sont, si je puis me permettre ces termes, des fosses fixes qui ont la franchise de leur opinion, c'est-à-dire construites de manière à envoyer dans le sol tous les liquides excrémentitiels, l'eau qui a pu laver les cuvettes et les tuyaux de chute et le plus possible des matières solides diluées par les liquides précédents. Cet odieux système est fort répandu. A Lille, il existe encore des puits absorbants, même dans les rues neuves et dans des maisons de bonne apparence, habitées par des gens de condition supérieure qui, par suite, ne vidangent jamais. La fosse fixe et la vidange intermittente n'ont pas peu contribué à faire naître cette méthode, beaucoup plus simple et pas beaucoup moins malpropre qu'elles-mêmes. Les quartiers des villes anglaises qui ne sont pas encore reliés à l'égout en usent toujours pour une part, concurremment avec les fosses fixes ou mobiles. Il en est de même au Havre. A Paris, les puisards existent encore en assez grand nombre (Brouardel) ; dans quelques communes des environs, c'est souvent l'unique moyen de se débarrasser des eaux pluviales et ménagères.

Les puits absorbants se construisent d'une façon très-analogue à celle dont on fait les puits ordinaires. Le but est d'avoir un trou creusé verticalement dans le sol, dont la partie inférieure soit absolument perméable et livre le plus possible les liquides sales à la nappe souterraine. A Orléans, lorsque la distribution municipale d'eau eut été établie, beaucoup de propriétaires abandonnèrent les puits qui leur avaient fourni l'eau de boisson jusque-là et y dirigèrent simplement le tuyau de chute des latrines (Rabourdin). A Marseille, on amoncelle dans un trou de 1^m,30 à 2 mètres de profondeur des cailloux roulés ou autres pierres, en moyenne de la dimension d'un pavé (Brouardel). Cela s'appelle des *éponges*. On les établit dans les petits jardins, derrière les maisons. Les éponges reçoivent les eaux sales par des conduites en poterie, partant des éviers.

Les industries classées usent largement des puisards pour se débarrasser de leurs eaux résiduaires. Dans le Nord, les distilleries, si nombreuses et si puissantes, y font passer leurs vinasses. Une circulaire ministérielle du 31 juillet 1882 a décidé que les puisards pour les établissements classés « ne devront être tolérés pour recevoir des eaux impures que dans des cas exceptionnels. » Quant à ceux des industries non classées et des propriétés de toute nature, le ministre prescrivait, avant de les interdire, une étude par les Conseils d'hygiène. La plupart de ceux-ci, y compris le conseil central du Nord, se sont montrés favorables à la suppression de toute espèce de puisards. Toutefois, le Conseil d'arrondissement de Douai a demandé le maintien du *statu quo*.

Il n'est guère besoin de faire ressortir combien l'usage des puits absorbants dans les villes assure l'infection du sol, des eaux souterraines et même de l'air, quelquefois de l'air de la maison. Les infiltrations latérales des liquides impurs se reconnaissent jusqu'à la distance de plus de 100 mètres du puisard, de sorte que l'immeuble qui en possède un souille aussi le sol pour ses voisins. Il arrive, surtout quand on y verse les matières fécales avec les eaux ménagères, que le fond perméable du puits finit par avoir ses pores obstrués, que l'absorption devient plus lente et que l'immonde récipient se remplit et déborde. La généralisation des fosses fixes et des puits absorbants imprègne de matière putride le sol de tout un quartier, de toute une ville. On s'explique malaisément que notre espèce accepte avec tant de facilité de vivre ainsi sur ses excréments.

5. *Souillures par les cimetières intra-urbains.* La législation française (*roy.* art. Mort) interdit les inhumations dans les églises, dans l'enceinte des villes et des bourgs, prescrit de réserver aux inhumations des terrains éloignés d'au moins 35 à 40 mètres des centres d'habitation (décret du 23 prairial an XII) et défend d'élever aucune habitation ou de creuser un puits à moins de 100 mètres des nouveaux cimetières (décret du 7 mars 1808). Ces dispositions ne sont pas sévères. Bien qu'elles ne soient pas observées partout, on les croyait prudentes jusque dans ces dernières années. Plusieurs pays étrangers les avaient adoptées ou tout au moins en avaient emprunté l'esprit, en lui donnant parfois une expression plus accentuée qu'elle n'est en France. Mais voilà que, dans la même année (1881), on s'est tout à coup aperçu, en France et en Allemagne, que les cimetières n'ont et ne sauraient avoir, sur le sol et les eaux souterraines, à plus forte raison sur l'atmosphère, les fâcheux effets que l'on redoutait au commencement du siècle. Ce revirement, du moins, a été tenté chez nous par la *Commission d'assainissement des cimetières* (O. du Mesnil, rapporteur) et, à la réunion des hygiénistes allemands à Vienne (1881), par le professeur Franz Hofmann (de Leipzig). La même thèse était soutenue, l'année suivante, par Schuster (de Munich), dans l'article Inhumations (*Beerdigungswesen*) de l'*Hygiène* de Pettenkofer et Ziemssen. Encore un peu, on aurait présenté les cimetières *dans l'intérieur des villes* comme un moyen d'assainissement et une condition de salubrité. Du Mesnil, en effet, reprenant une statistique du département du Nord, établie en 1863 par Ch. Pilat, qui luttait précisément pour l'opinion contraire, c'est-à-dire pour les cimetières *extra muros*, constate que la mortalité du département est :

Dans les communes à cimetière intérieur.. . . 24,3 pour 1000 habitants.
—   —   extérieur.. . . 26,4   —

Donc, d'une façon absolue, on peut avoir, avec un cimetière dans la ville, une mortalité moindre qu'avec un cimetière au dehors. On n'affirme pas, heureusement qu'il y ait là une relation de cause à effet. A notre avis, il aurait fallu comparer la même ville *avant* et *après* le transport de son cimetière hors des murs ; il aurait fallu, tout au moins, comparer des villes à peu près dans les mêmes conditions à tout autre égard qu'à celui des cimetières et spécialement de même densité de population. Or le groupe des villes du Nord à cimetière intérieur comprend 532 localités avec 415 400 habitants; l'autre 199 communes seulement, avec 575 500 individus. Il est clair qu'il s'agit de petites villes dans le premier cas et qu'il y en a de grandes dans le second groupe. En effet, celui-ci compte Lille (79 641 habitants, 30,8 décès pour 1000) et Roubaix (49 274 habi-

tants, 27,5 décès pour 1000). Les petites localités ayant très-régulièrement
(W. Farr) une mortalité inférieure à celle des grandes villes, on pouvait s'attendre à ce résultat, quelle que fût la situation des cimetières.

Sans doute l'aéroscopie et la microbotanique sont intervenues. Miquel a
examiné l'air des cimetières et l'a trouvé plus pur de microbes que celui de la
rue de Rivoli (qui n'est pas l'idéal) et même plus que celui du parc de Montsouris. Il ne renferme pas d'autres espèces que ce dernier ni même aucune
espèce nuisible, assertion qui pourrait être révisée et, d'ailleurs, ne prouve rien
quant à la population bactérienne du sol. La raison pour laquelle les cadavres
de typhoïsants, de cholériques et autres, ne dégagent aucun organisme dans
l'atmosphère, c'est l'humidité. De telle sorte que les cimetières intra-urbains
sont autant d'espace gagné sur « l'océan de moellons » dont parle Fonssagrives. « S'il était parfaitement prouvé (il y a pourtant un scrupule) que le sol
auquel on confie de nombreux cadavres est incapable d'émettre jamais des
germes nocifs, ces vastes champs de deuil, sur lesquels pèsent tant d'accusations
mal justifiées, seraient non-seulement d'une innocuité absolue, mais deviendraient une cause d'assainissement des grandes villes au même titre que les
jardins publics, les larges voies, les places spacieuses, qui permettent aux vents,
principaux purificateurs des atmosphères infectées d'accomplir leur mission »
(Miquel, *Recherches microscopiques sur les bactéries de l'air et du sol*. In
Annuaire de Montsouris, pour 1882, p. 454). C'est pour cela que Londres a
fait sa nécropole de Woking, à neuf lieues de la cité, au lieu d'imiter les
promenades du « petit champ » et du « grand champ » (des morts) de cette
ville renommée pour son hygiène, Constantinople !

La doctrine nouvelle ne se préoccupe pas des odeurs fétides que peuvent
dégager les cimetières, au moindre accident, et qu'ils dégagent en réalité, parce
que les accidents qui les provoquent se produisent avec une certaine fréquence.
Pettenkofer dédaigne ces odeurs. « Tout ce qui pue ne tue pas et tout ce qui
tue ne pue pas. » La bonne nature est bien en retard ; au lieu de nous armer
d'yeux qui aperçoivent les microbes sans lentilles, elle ne nous a donné que le
sens de l'odorat, auquel nous obéissons sans réfléchir, en fuyant ce qui sent
mauvais. Pourtant il y a des microbes qui ne sentent rien, mais qui fabriquent
des substances odorantes, ceux de la putréfaction en particulier. Après tout,
l'air chargé de mauvaises odeurs n'est pas précisément pur ; s'il n'engendre
point de lui-même la fièvre typhoïde, la diphthérie, le choléra, la peste, je ne
saurais m'empêcher de craindre qu'il ne déprime la vitalité humaine et ne
favorise, indirectement, mais d'une façon très-sérieuse, les organismes moteurs
de ces maladies.

On a probablement exagéré les torts des cimetières ; il est même certain
(Du Mesnil) que l'on a improvisé, sur la translation du cimetière des Innocents,
des malheurs qui ne sont jamais arrivés. Il ne faut pas faire porter les méfaits
de certains cimetières très-négligés sur ceux dans lesquels tout se passe conformément aux prescriptions des lois. Cependant personne ne contestera que
les conditions du sol ne sont pas égales pour toutes les villes. Il est des sols
qui consomment vite les cadavres et ne livrent à la nappe souterraine que des
matières minérales inoffensives ; d'autres ne permettent que la destruction
lente, qui est à proprement parler la putréfaction ; on ne peut prévoir exactement ce qu'ils laisseront passer d'alcaloïdes cadavériques dans le sol. Enfin
le terrain d'inhumation finit par se saturer de matière organique. Nous ne

sommes pas très-influencé par les exemples de gardiens de cimetières, se portant très-bien malgré la consommation habituelle de l'air et même de l'eau du champ des morts. Fleck (de Dresde) n'a pas trouvé l'eau d'un puits de cimetière plus chargée que celle des puits de Dresde, mais celle-ci est détestable, et nous, qui ne croyons pas aisément à [la propagation des maladies par l'eau de boisson, nous ne voudrions faire un usage habituel de l'une ni de l'autre, non plus que de celle des puits de Lille ou de Paris.

Il est remarquable que Du Mesnil, qui soutient l'innocuité des cimetières, se défie tout autant que nous de l'eau qui en vient. Tout récemment (*Annales d'hygiène*, décembre 1885) il donnait raison à un Conseil d'hygiène d'arrondissement qui refusait d'autoriser un cimetière parfaitement *extra muros*, sous prétexte que l'emplacement choisi était en amont de la ville intéressée et malgré les chances d'avoir un sol perméable à une grande profondeur. Le Rapport de 1881 n'est-il valable que pour Paris?

Les grandes quantités d'acide carbonique reconnues dans l'air du sol des cimetières par Reed, Parkes, Fleck, et qui sont toujours de trois à quatre fois supérieures à celles du sol ordinaire, prouvent suffisamment qu'il s'accomplit là des phénomènes identiques à ceux que provoquent, dans l'épaisseur du sol des villes, les matières organiques de toutes provenances. D'ailleurs, il est impossible qu'il en soit autrement. Pour ce qui est de la nature des choses qui en sortent, gaz, molécules banales ou germes vivants, la question ne diffère en rien de celle que nous avons posée au point de vue commun et étudiée antérieurement. Les selles d'un typhoïsant, infiltrées dans la terre, sont dangereuses, et le cadavre de ce typhoïsant, également dans la terre, ne le serait pas! J'estime que, dans l'un et l'autre cas, c'est une insigne malpropreté et qu'il faut les éloigner également de dessous nos habitations et de leur voisinage. Le sol détruit assez bien toute matière organique, mais ce n'est pas dans l'intérieur des villes qu'on peut faire des expériences.

Nous pouvons donc, dès maintenant, formuler la règle spéciale de protection du sol urbain contre les cimetières. Elle consiste d'abord à se conformer aux prescriptions de la loi française, en recherchant d'ailleurs les conditions de terrain, de niveau, d'orientation, etc., que recommande l'hygiène générale. Il semble que la *crémation facultative* pourrait devenir un adoucissement aux embarras qu'éprouvent les villes de concilier ces diverses exigences avec leur propre extension et celle que les cimetières prennent parallèlement (*voy.* plus loin : Les morts et les inhumations).

Nature des souillures profondes du sol. — On a parfois analysé le sol des villes. Quand on creuse celui des rues de Paris, à 1 ou 2 mètres de profondeur, on en retire une terre noire et odorante, au fumet ammoniacal, sulfureux ou empyreumatique. Chevreul a montré que la coloration est due à la présence du sulfure de fer qui se forme avec les parcelles métalliques détachées des fers des chevaux et des roues des voitures, les matières animales et le gaz d'éclairage fournissant l'hydrogène sulfuré. Sainte-Claire Deville, ayant lavé cette terre noire, constata que l'eau de lavage est alcaline et contient des sulfures, des hyposulfures, des sulfates, des chlorures, de la chaux, de la magnésie, de la soude et des traces d'ammoniaque; 5 kilogrammes de cette terre renferment de 25 à 30 grammes de sel et un litre d'eau.

Nous avons reproduit plus haut les analyses de terre avoisinant des fosses fixes faites par Wurtz. Celles qui suivent concernent une terre de cimetière (Ivry) et sont dues à Schützenberger (*Commission d'assainissement des cimetières de Paris*).

POUR 100 GRAMMES DE TERRE

Nature de la terre.	Carbone.	Hydrogène.	Azote.
Vierge	0ᵍʳ,82	0ᵍʳ,32	0ᵍʳ,01
Immédiatement au-dessus de la couche des cercueils.	1ᵍʳ,67	0ᵍʳ,47	0ᵍʳ,14
— au-dessous —	1ᵍʳ,24	0ᵍʳ,33	0ᵍʳ,16

L'auteur en conclut légitimement qu'on ne saurait dire que cette terre soit saturée de matière organique, mais elle renferme le double de carbone et quinze fois autant d'azote que le sol normal de même nature.

Delesse (1860) avait trouvé les quantités suivantes d'azote : 0,9 pour 1000 à 1ᵐ,5 de profondeur, dans la terre d'une vieille fosse commune qui n'avait pas reçu de cadavres depuis dix ans ; 1,12 pour 1000 dans une terre mêlée d'ossements, prise à 2ᵐ,5 de profondeur sur l'emplacement de l'ancien cimetière des Innocents ; 2 pour 1000 dans la terre des Catacombes. La terre de la Cité, très-imprégnée de matières organiques, n'en donnait que 0,4 pour 1000, et celle de la rue Sainte-Élisabeth, 0,18. On pouvait s'attendre à ces résultats.

Aujourd'hui les analyses chimiques n'ont plus qu'une valeur relative ; on se préoccupe bien davantage des organismes inférieurs qui peuvent exister dans le sol. Malheureusement il n'y a que très-peu de données précises sur ce point et elles ne sont pas très-utilisables en hygiène.

Nous ignorons la richesse numérique du sol urbain en microbes, mais nous n'y perdons probablement pas beaucoup, puisque le nombre des microbes (*Recherches de Miquel*) a paru ne différer que très-peu d'un sol à l'autre ; d'ailleurs, il est toujours si élevé (de 700,000 à 900,000 par gramme de terre) qu'il finit par n'avoir plus d'importance. La nature de ces microbes en a bien davantage, mais les explications dirigées dans ce sens paraissent avoir porté sur tout autre sol que celui des villes.

Nous savons, par la découverte de Schlœsing et Müntz et par le contrôle ultérieur de Hehner, Warington, Wollny, Fodor, que le sol renferme normalement le *ferment nitrique*, peut-être identique à *Bacterium lineola* (Fodor), organisme *aérobie*, puis par Dehérain et Maquenne qu'il s'y trouve un organisme de propriétés absolument contraires, *anaérobie* et dénitrifiant, probablement identique à *Bacillus butyricus* ou *amylobacter*, le *ferment butyrique* de Pasteur. On peut supposer que le premier aurait quelque peine à vivre dans le sol des villes, qui est peu aéré, et que le second y trouverait, au contraire, des conditions favorables à son existence. Celui-ci, qui joue un rôle dans le rouissage du lin, signale sa présence par le dégagement d'odeurs fétides ; c'est un organisme réducteur et non oxydant, par conséquent plus en rapport avec la décomposition lente, putride, qu'avec la combustion rapide des matières organiques. Il serait étonnant qu'il ne fût pas pour quelque chose dans le fumet de la terre suburbaine. Pourtant le ferment nitrique y trahit également sa présence par la production des nitrates, qu'il est habituel de rencontrer dans l'eau de la nappe souterraine des villes. C'est aussi sous forme de nitrites (oxydation moins avancée) ou de nitrates que se présente l'azote dans la terre des cimetières.

On peut en induire, à notre avis, que ces deux organismes existent l'un et l'autre dans le sol urbain. Mais il ne faut pas oublier que leur rôle, immense d'ailleurs st tout d'assainissement. Il est fait un appel incessant à leur activité salutaire et leur présence par millions dans 1 gramme de terre, si elle était constatée, prouverait à la fois le haut degré de souillure organique du sol des villes et les prodigieuses ressources que le monde des infiniment petits met à notre disposition pour nous défendre contre elle. La souillure étant difficile à éviter et se trouvant réalisée, en fait, sur la plupart des points, ce qu'il y a de mieux, c'est qu'il y ait des microbes nitrifiants et réducteurs.

La présence des organismes pathogènes offrirait un intérêt plus grand encore. Elle est possible et beaucoup de théories étiologiques s'appuient sur elle, comme si elle était démontrée. Cependant il n'y a vraiment pas d'observations ni d'expériences péremptoires.

Parmi les microbes pathogènes il en est qui sont *parasites essentiels*, c'est-à-dire qui ne vivent que chez l'homme ou les animaux, comme le bacille tuberculeux; d'autres, qui peuvent vivre et se multiplier dans les milieux extérieurs, comme le bacille du charbon. Ceux qui ont été reconnus appartenir à ce dernier groupe sont fort rares; le *Bacillus anthracis* est peut-être jusqu'à présent le seul. Encore n'y a-t-il que Robert Koch qui admette que ce bacille peut parcourir toutes les phases de son existence dans certains sols, Pasteur n'ayant prouvé que la conservation de ses spores dans la terre. Mais, tout d'abord, le sol des villes peut être ici mis hors de cause; c'est là surtout que l'on n'enfouit pas d'animaux charbonneux. Pour ce qui est des organismes pathogènes de la fièvre typhoïde, du choléra, etc., bien qu'on en parle comme si quelqu'un les avait vus dans le sol ou le traversant, il est absolument certain que la constatation directe n'a pas encore été faite jusqu'à présent d'une façon qui lève tous les doutes. Le docteur Tryde, ayant cultivé des échantillons pris à 5 pieds de profondeur dans le « sol pourri » sur lequel repose la caserne de la Marine, à Copenhague, envahie par la fièvre typhoïde, en février 1885, assure avoir obtenu des bacilles identiques au bacille décrit par Gaffky, c'est-à-dire un bacille typhogène, selon Eberth et Koch. Nous ignorons si cette assertion a été discutée, mais Gaffky lui-même, avec le sol visiblement infecté autour de la fosse d'aisance de la caserne de Wittenberg (1882), non plus d'ailleurs qu'avec l'eau du puits ou même les matières de la fosse, n'avait jamais pu obtenir la reproduction de ce bacille. On peut croire qu'il mit quelque bonne volonté dans ses tentatives : aussi faut-il tenir grand compte de cet aveu, qui l'honore.

Si jamais les présomptions actuelles deviennent une vérité, nous pourrons rappeler que les microbes pathogènes sont dépaysés dans le sol et qu'ils y rencontrent les organismes nitrificateurs, premiers occupants, et sans doute destinés à prévaloir contre les nouveau-venus. Néanmoins ils suivraient les eaux météoriques dans leur mouvement vertical d'infiltration, tout comme d'autres molécules, remonteraient à un certain moment avec les courants capillaires ascendants, suivant le mécanisme indiqué par Soyka, et se retrouveraient dans la poussière superficielle, dont ils seraient les plus redoutables éléments.

Toutefois il est acquis aujourd'hui, depuis les recherches de R. Koch, Adametz, Beumer, Maggiora, C. Fränkel, que le nombre des microorganismes du sol diminue rapidement à mesure que la profondeur augmente. Selon C. Fränkel, il n'y en a plus d'aucune sorte à la profondeur de 4 à 5 mètres; le fait se réalise dans le sol de Berlin aussi bien que dans celui des collines autour de Potsdam. En ce qui concerne les microbes pathogènes, l'auteur ne les rencontra dans aucun cas dans l'épaisseur du sol, et les expériences qu'il a faites à cet égard prouvent qu'il leur est difficile de vivre à quelque profondeur. Le plus résistant semble être le *bacille typhique*.

PROTECTION DU SOL DES VILLES. Il est dans la construction des habitations certains préceptes et des pratiques en conséquence qui ont à la fois pour but de garantir le sol contre les souillures dépendant du séjour des humains et de rendre ceux-ci indifférents vis-à-vis des influences telluriques : tel est l'usage de matériaux imperméables dans les fondations et dans le revêtement de l'aire des locaux en sous-sol, usage qui s'impose là où le sol des rues est lui-même blindé aussi exactement que possible. Nous devons éviter de nous arrêter à ce côté de la question, parce qu'il nous entraînerait au delà des limites, déjà si larges, de ce qui est plus spécialement notre sujet. D'autre part, nous devons avertir que beaucoup des moyens, que nous allons étudier, de protection du sol, sinon tous, protègent en même temps l'atmosphère; si nous les présentons ici, c'est en raison d'une relation plus étroite avec les causes de souillure qui viennent d'être exposées.

1. *Revêtement du sol. Construction de la chaussée. Trottoirs.* Il y a une portion du sol des villes qui n'est guère exposée aux souillures et qui, d'ailleurs, se trouve dans des conditions favorables à la combustion naturelle des matières organiques, s'il lui en arrive : c'est celle qui est occupée par des jardins. Là, en effet, il y a de la surveillance, peu de circulation; la culture et les plantes assurent au sol la légèreté et l'aération nécessaires aux organismes nitrificateurs. La chaussée, au contraire, est le lieu de toutes les souillures ; elle est forcément foulée et tassée d'une façon incessante et continue. Ne pouvant espérer l'assainissement spontané de son sol, il ne reste qu'à la protéger le plus complétement possible par un revêtement approprié. C'est l'objet du *pavage*, entendu dans le sens le plus général du mot.

A vrai dire, les administrations municipales, en faisant recouvrir les chaussées, visent la circulation des voitures et celle des piétons, la viabilité, plus que l'hygiène. Mais celle-ci, sans se désintéresser de celle-là, bien s'en faut, ne saurait ne pas se préoccuper d'abord du degré de protection offert par les divers modes de pavage et des inconvénients sanitaires qui peuvent résulter de l'un ou de l'autre.

Les systèmes de revêtement des chaussées sont toujours ceux qu'énumérait Fonssagrives : 1° le pavage ; 2° le dallage ; 3° l'empierrement; 4° l'asphaltage; 5° le cimentage; 6° les revêtements divers, avec le bois, la fonte, le caoutchouc.

Pavage proprement dit. Il se fait avec des blocs de pierre dure, grès, porphyre, granit, quartzite, arkose, syénite. A Paris on emploie le porphyre de Quenast (Belgique), le granit des Vosges, la quartzite de l'ouest, l'arkose d'Autun, les grès d'Yvoir (Belgique) et d'Yvette. A Londres le granit de Guernesey et surtout celui d'Aberdeen sont les plus usités; on utilise aussi les granits de Mount-Sorrel (Leicestershire) et de Newmarkfield (pays de Galles). Liverpool emploie des pavés de syénite de Linlithgow. Les pavés bleus de Quenast, conseillés par Pilat et Tancrez, sont très-répandus à Lille, concurremment avec les grès d'Artois. Les porphyres belges (Barabant) ont le défaut de se polir et de devenir glissants: aussi les réserve-t-on, à Paris, pour les ruisseaux et pour les zones plus ou moins larges qui bordent les empierrements. A Lille, ce sont eux qui forment le trottoir, dans les nombreuses rues où l'on ne connaît pas encore l'asphalte. Il n'est point indifférent à l'hygiène que les pavés soient durs ou mous, résistants et durables ou rapides à l'usure et appelant le remplacement au bout de peu d'années. Il y a autre chose en jeu ici que la caisse municipale, du moment que les pavés tendres s'imprégnent d'eau, que les pierres friables font de la poussière et que le pavage de mauvaise qualité est l'origine des disjonctions et des dépressions dans la surface de revêtement. Le pavé, à Paris, doit durer trente-cinq ans; il est souvent très-fatigué avant ce terme.

COEFFICIENT D'USURE DES DIVERS MATÉRIAUX DE PAVAGE

Très-bon grès d'Yvette.	1,00
Porphyre de Quenast.	0,70
Quartzite de l'ouest.	0,80
Arkose d'Autun.	1,10
Granit de Mount-Sorrel.	1,56
— de Guernesey.	1,60
— d'Aberdeen.	1,77
Grès d'Yvoir.	1,80

Les pavés étaient, autrefois, cubiques et de grandes dimensions. On s'est aperçu qu'il y a avantage à adopter des formes différentes et des dimensions en rapport avec les besoins de la circulation. En général, la surface de la tête représente un parallélipipède rectangle et la hauteur ou *queue* atteint à peu près à la plus grande dimension de la surface, mais est d'autant plus considérable que l'on prévoit une circulation plus active. Le *Manuel de construction* allemand distingue : 1° des pierres de 15 à 20 centimètres de long sur 10 à 15 de large et 18 à 20 de hauteur; 2° des pierres de 15 à 20 centimètres sur 8 à 15 et 15 à 20 de hauteur; 3° des pavés dont la surface de tête est de 15 à 18 centimètres sur 8 à 14, et la hauteur 12 à 17 (Flügge). La surface du pied doit être au moins les deux tiers de celle de la tête. Le pavé moyen (*pitching*) de Londres, dit Barabant, a 75 millimètres de largeur sur 5 centimètres de longueur, mais on voit aussi très-fréquemment des pavés en forme de boutisses, ayant la petite largeur de 75 millimètres et une longueur de 25 à 30 centimètres; la hauteur est de 15 à 20 centimètres selon l'importance de la circulation; sur le pont de Londres, elle est de 25 centimètres. Le même savant ingénieur parle, pour Paris, d'échantillons de 12 centimètres sur 18 et de 14 centimètres sur 20, avec des hauteurs de 18 et 20 centimètres, qu'il sera utile, au point de vue du prix de revient, de réduire à 16 centimètres. Nous inclinons pour les pavés de surface restreinte, moins sujets à présenter des pierres bombées par usure des arêtes et moins désagréables que les grands, si quelques-uns s'enfoncent plus que les voisins ou s'usent plus vite.

Mentionnons, pour les repousser sans hésitation, les horribles pavés de cailloux roulés, debout sur une de leurs pointes, qu'on voit encore à Strasbourg, à Lunéville et dans quelques villes du Midi. Çà et là, on a fait aux malheureux piétons la concession d'*étêter* ces cailloux, c'est-à-dire d'en abattre la pointe émergente. Cette correction est importante, mais ne nous paraît pas cependant devoir sauver la méthode.

On fait du pavage en briques à Amsterdam, où la pierre est très-éloignée, tandis que l'on a l'argile à briques sous la main; à Venise, où les gondoles remplacent les voitures. Le système ne résisterait pas là où il y a une circulation sérieuse. Tout au plus peut-on utiliser les briques, posées de champ ou debout, pour les trottoirs. L'effet n'en est pas désagréable à l'œil.

Quoi qu'il en soit, il est nécessaire d'agencer les pavés de telle sorte que le milieu de la chaussée soit à un niveau plus élevé que les bords et que la chaussée elle-même ait une pente générale dans sa longueur. Le bombement trans-

versal de la chaussée se fait entièrement en arc de cercle, ou bien la zone
moyenne est plate, les zones latérales étant courbes, ou enfin la chaussée est
faite de deux plans inclinés qui se rencontrent sur la ligne médiane. Le Manuel
allemand prescrit une inclinaison de 70 pour 1000 sur les chaussées empierrées, 50 pour 1000 pour le pavé, 40 pour le pavage en bois, 15 pour l'asphalte.
A Londres, la chaussée pavée en bois est bombée du soixantième de sa largeur,
soit 16,5 pour 1000.

Pour la pratique, les pavés sont posés par rangées perpendiculaires à l'axe de
la chaussée, en ménageant des intervalles de 2 centimètres à 2 centimètres
1/2 entre chaque pavé et entre deux rangées. Ces interstices ont pour but
de prêter un point d'appui au pied des chevaux. Les roues des voitures coupent
donc les lignes des joints au lieu de les suivre en longueur. On a renoncé au
procédé, assez répandu en Autriche, qui consiste à disposer les rangées obliquement et complique le travail sans avantages sérieux.

Un point de la plus haute importance, sous le rapport sanitaire et économique, c'est l'établissement de la *fondation* sur laquelle reposera le pavé. Poser
les pavés sur une couche de sable et les fouler de haut en bas en remplissant
aussi de sable les interstices, comme cela se pratique à Lille, c'est l'enfance de
l'art. La couche de sable, établie par à peu près, est d'épaisseur inégale; aussitôt que les voitures passent, il se fait des dépressions; les pavés du pourtour
de chaque dépression, n'étant plus soutenus suffisamment par les voisins,
s'inclinent et se disjoignent; le sable des joints coule dans la profondeur, et des
fentes béantes apparaissent entre les rangées. On reprend les pavés sur ces
points faibles, on ajoute du sable et on les replace. Mais d'autres s'enfoncent
un peu plus loin. C'est un travail de Pénélope qui n'empêche pas la surface de
la chaussée de rester inégale, ni les interstices d'être accessibles à l'ordure.
C'est déjà un progrès que de mêler au sable du gravier ou même des cailloux
de petite dimension (celle d'une noix environ) et de cylindrer, soit la forme sur
laquelle repose le pavage, soit le pavage lui-même, ainsi que le propose Barabant. Nous préférerions le cylindrage de la forme. Mais le véritable procédé
hygiénique nous paraît être celui qui prévaut auprès des Ingénieurs anglais, à
Londres, à Édimbourg, à Glasgow, à Liverpool : « Établir les pavages sur des
fondations en béton de chaux ou même quelquefois de ciment de 15 à 20 centimètres d'épaisseur. »

Nous empruntons encore à la *note* si parfaitement compétente de Barabant
les détails d'application du principe : « Le béton de chaux de 15 centimètres
d'épaisseur, qui est généralement adopté à Londres pour les fondations, est
formé d'un mélange d'une partie de chaux hydraulique (*Blue lias lime*) et
de sept parties de ballast, provenant lui-même des dragages de la Tamise. On a
cette chance, à Londres, que les dragages donnent précisément un mélange de
cailloux de grosseur convenable et de sable dans la proportion voulue. C'est
pour cette raison que les Anglais n'ont pas comme nous l'habitude de fabriquer
leur béton, en exécutant d'abord le mortier, puis en le mélangeant après coup
au caillou. Il font le mélange du ballast (caillou et sable) et de la poudre de
chaux ou de ciment, puis arrosent et brassent le tout. Sur la surface du béton,
bien réglée à l'aide de cerce et régularisée par un enduit de mortier, on répand
généralement une couche de sable de 25 centimètres d'épaisseur, soit pur, soit
mêlé de chaux ou même de ciment en poudre, puis on pose les pavés à plein
bain de mortier hydraulique. Comme les pavés sont en granit, ils forment une

forte prise avec le mortier; quand on fait une tranchée dans ces pavages, les pavés ne peuvent s'arracher qu'au ciseau et à la masse, et la démolition du pavage et de sa fondation est une opération longue et coûteuse. » Les Anglais mettent au-dessus de cet inconvénient l'avantage d'avoir des chaussées d'un très-bel aspect et très-solides. Nous y voyons, en outre, celui de réaliser la séparation parfaite du sol d'avec l'extérieur. On va même, dans cette voie, jusqu'à remplir de gravier les joints et à y couler à chaud, ainsi qu'à la surface du pavage, un mélange de poix et de créosote; c'est la méthode de M. Dunscombe, ingénieur de la ville de Liverpool. L'enduit de la surface des pavés ne disparaît qu'après plusieurs mois sous le passage des voitures, et cela sent toujours un peu le goudron. Mais le revêtement du sol est exact. Voilà ce qu'il faut chercher. À Berlin, on remplit de même les joints avec du mortier de ciment ou un mélange de poix et de goudron (P. Bœrner).

On dit que la fondation de mortier ou de ciment rend le pavé un peu dur à fréquenter. Je ne sais si cette dureté est plus désagréable que les sauts et les secousses qui résultent d'un pavage inégal. D'ailleurs, le pavé en pierres dures est essentiellement fait pour les lourds véhicules du commerce et de l'industrie, dont le tressautement et le bruit effroyable sur les pavés sont beaucoup plus onéreux aux habitants que la rudesse du pavé ne peut être fâcheuse aux voitures elles-mêmes. Le docteur O. Wight, *Health Officer* de Détroit (États-Unis) croit que le bruit et la trépidation de la chaussée et des maisons elles-mêmes, dus au pavage en pierres, ont plus d'influence que l'on ne suppose sur la santé des citadins, presque tous gens nerveux. Ce sont, en tous cas, des conditions singulièrement pénibles pour les malades, les fracturés, et qui sont pour beaucoup dans la faveur avec laquelle le public a accueilli le pavage en bois. Il paraît, malheureusement, que nous sommes condamnés à garder le pavé en pierres, à Lille, la ville des tombereaux, des camions et des chariots à vidange. Si seulement on faisait les pavés moins gros, pour atténuer les cahotements, et que l'on renonçât à les employer pour les trottoirs !

Dallage. Ce système, à peu près inconnu en France et en Angleterre, est assez fréquemment employé en Italie (marbre, pierres calcaires, dalles volcaniques). Il est *incomplet* à Turin, Milan; *complet* dans beaucoup de rues de Florence, Messine, Venise. Le dallage incomplet ménage seulement, dans la largeur de la chaussée, deux ou quatre bandes dallées (*trams*), sur lesquelles sont censées porter les roues des voitures; dans l'intervalle, il y a du pavé ordinaire ou des cailloux. On conçoit aisément qu'avec le dallage à deux bandes il faut que les voitures quittent les dalles quand elles viennent à se rencontrer; et, s'il y a quatre bandes, il arrive souvent qu'aucune des voitures ne s'occupe de suivre les deux qui lui sont destinées. D'ailleurs, les dalles deviennent glissantes et sont incompatibles avec une circulation un peu active. Darcy les condamnait déjà en 1850.

Empierrement. Dans les villes, ce mode de revêtement se fait selon la méthode du *macadamisage* (un substantif commun qui, comme quelques autres de notre époque, — au moins celui-là n'a pas été tronqué, — descend directement d'un nom propre, le nom de John Mac-Adam, surintendant des routes d'Écosse). La chose n'est pas si neuve que le mot, qui date pourtant d'une soixantaine d'années. Les Romains construisaient déjà des chaussées sur fondation; au siècle dernier, en France, dit Fonssagrives, les ingénieurs superposaient à une fondation de pierre plates une couche de 30 à 40 centimètres de

pierres concassées sans grande régularité, auxquelles la poussière de leur propre
usure servait de moyen d'agglutinement. Les Anglais appliquèrent le procédé
en grand et le systématisèrent ; il nous est revenu en 1849 sous un nom étranger.
Tout le monde a entendu dire que le gouvernement qui suivit nos troubles de
cette époque n'était pas fâché de substituer aux pavés dont on faisait des barri-
cades quelque chose de plus difficile à détacher de la chaussée et de moins
propre à constituer un rempart. Cette faveur impériale n'aura pas porté bonheur
au macadam, qui est poussiéreux par la sécheresse, boueux par la pluie, ruineux
en tout temps, et qui obstrue les égouts.

On fait la fondation avec des fragments de pavés, des débris de poterie
(Londres), des briques de démolitions ou de rebut des briqueteries (Lille); le
tout est cylindré. {Quelquefois on ne fait aucune fondation, mais la chaussée
exige alors des rechargements plus fréquents et plus sérieux. L'empierrement
proprement dit est constitué de cailloux, de granit, de porphyre, de pierre meu-
lière et d'une matière d'agrégation à grains fins. Le granit, le porphyre et les
silex, sont cassés en fragments qui doivent pouvoir passer dans un anneau de
6 centimètres de diamètre; la dimension minimum est de 2 centimètres à
Paris; à Londres il n'y a pas de limite inférieure, mais on refuse les fourni-
tures qui renferment trop de *fin*. La matière d'agrégation est formée de sable
neuf, de sable lavé, ou de produit de repiquage des chaussées; elle ne doit pas
dépasser, à Londres, 7 pour 100 de la masse de revêtement, laquelle est en
une couche de 16 centimètres d'épaisseur, que le cylindrage réduit à 10 ou 12 centimètres. Cette opération du cylindre s'exécute généralement à la vapeur. Elle est
essentielle et se pratique partout, même quand il s'agit d'un simple rechargement.
Il est vrai qu'à Paris ces rechargements se font sur toute la chaussée, bien
qu'elle puisse être usée inégalement. A Lille, on se contente de répandre le porphyre concassé sur les points où se prononcent des dépressions ou *flaches* et
l'on attend que les chariots fassent eux-mêmes le cylindrage, comme sur les
routes. Cela finit par se réaliser à la longue, mais tout d'abord les voitures
évitent cet empierrement neuf où la traction est plus pénible et usent d'autant
plus la chaussée sur la zone de l'empierrement ancien.

Dans le Midi, le revêtement est en pierre calcaire, plus friable et plus pous-
siéreuse que les matériaux précédents. Aussi le macadam est-il simplement un
fléau dans les villes de cette région.

C'est moins grave là où l'on dispose de silex, de porphyre ou de granit;
cependant c'est encore une circonstance pénible par les coups de vent, et il
n'est pas impossible que certaines affections des yeux et des voies respiratoires
soient provoquées ou aggravées par elle, comme l'a supposé Fonssagrives.

En ce qui concerne la protection du sol, le macadam n'y atteint assez bien
qu'à la condition de soins incessants. Les impuretés ne pénètrent pas aisément
dans la profondeur, mais il est clair qu'elles se mêlent à la boue, dont le
macadam se revêt à la moindre ondée, et qu'elles se retrouvent dans la poussière qui succède à la boue et se soulève à tous les coups de vent. L'empierrement n'est donc tolérable qu'avec des raclages attentifs de la boue, par les
temps pluvieux; des arrosages et balayages exacts, dans la saison sèche. Du
reste, la durabilité de la chaussée est au prix de l'enlèvement des boues. On ne
paraît pas se dire, à Lille, que la boue liquide qui séjourne sur les chaussées
empierrées ramollit le revêtement et le dispose à céder bien plus vite à l'attaque
des pieds des chevaux et des roues de voitures.

Bref, le macadam a lassé un peu toutes les villes qui le pratiquaient. Paris
a commencé par faire des chaussées *mixtes*, dans lesquelles la zone centrale
seule est empierrée et se trouve comprise entre deux larges zones pavées. Lille
et quelques autres villes font le contraire pour celles de leurs rues qui ont des
lignes de tramway, c'est-à-dire que la zone médiane, celle qui porte les rails,
est couverte de pavés, et que les zones latérales restent empierrées. Londres a
supprimé le macadam dans toute la Cité, et au dehors ne l'emploie que pour
des rues peu importantes. Paris entre assez largement dans la voie de la substitution du pavage en bois au macadam. C'est, à coup sûr, un moyen de diminuer
les frais d'entretien de la voie publique et de curage des égouts. La boue liquide
des chaussées en pierres double, pour le moins, la richesse des eaux-vannes en
matières minérales, et exige de puissantes machines pour désobstruer les collecteurs. Le revètement des chaussées par empierrement n'est pas compris dans les
systèmes suivis à Berlin.

Pavage en bois.   Il y a une quinzaine d'années, le pavage en bois ne plaisait
guères aux hygiénistes. Fonssagrives se montrait disposé à ne le tolérer que
pour les Russes et les Valaques, qui ont beaucoup de bois et n'ont pas des habitudes d'hygiène très-scrupuleuses. A vrai dire, les essais tentés à Paris (place
Saint-Michel, rues Richelieu, Croix-des-Petits-Champs et Saint-Georges) ne
s'étaient pas accomplis dans des conditions faites pour séduire personne, fût-ce
au point de vue de la seule viabilité; le vice capital était que l'on posait le bois
sur du sable. Depuis lors le pavage en bois a été repris en Angleterre (1872-
1875) et a immédiatement bénéficié de la supériorité de la fondation solide sur
béton, dont les Anglais étaient en possession. Ses avantages extérieurs étant
d'ailleurs incontestables, ce pavage s'est rapidement étendu à Londres, puis à
Berlin, dans beaucoup de villes d'Angleterre et d'Écosse et enfin, depuis 1881,
a gagné Paris où il occupe déjà une partie des Champs-Élysées et des boulevards
et occupera bientôt une surface de 120 000 mètres carrés. Il semble rallier les
suffrages d'un grand nombre d'hygiénistes et d'ingénieurs, P. Boerner, Vallin,
V. Du Claux, Haywood, Bazalgette, Vauthier et plusieurs membres de la *Société
d'hygiène publique* de Bordeaux qui, à la vérité, ne nous paraissent pas avoir
aperçu tous les côtés de la question. En revanche, le docteur Wight, Lacazette
(de Bordeaux), Barabant, lui sont défavorables ou restent expressément sur la
réserve. Nous-mème, qui lui avons été antipathique, un peu par induction, il
faut l'avouer, nous croyons devoir attendre encore une expérience plus prolongée avant de revenir, s'il y a lieu, sur nos préventions.

Nous empruntons à la *note* de Barabant la description du procédé de la pose
du pavage en bois, qui est essentiellement le même à Londres, à Berlin ou à
Paris, que les entrepreneurs s'appellent *Improved Wood Pavement C°* ou *Société
française de pavage en bois*, compagnie Chérot ou compagnie Treuaunay.

Le pavage en bois est toujours précédé de l'établissement d'une fondation en
béton de ciment de Portland, de 15 à 25 centimètres d'épaisseur, composée de
1 partie de ciment et de 7 parties d'un mélange de 1 tiers de sable pour 2 tiers
de cailloux, ou encore (compagnie Chérot), 200 kilogrammes de Portland pour
1 mètre cube du mélange à 1 tiers de sable et 2 tiers de cailloux. Cette fondation est exécutée avec un grand soin; le béton est employé assez mou et légèrement damé à la pelle, de manière que le mortier reflue à la surface, laquelle
est très-soigneusement lissée et réglée à la cerce au moyen d'un enduit de
mortier fin de ciment de Portland étendu presque aussitôt après l'exécution du

béton. À Berlin, nous l'avons vu pratiquer ainsi : on étend encore sur le béton une couche de 1 centimètre d'épaisseur d'un mélange de poix et de goudron. Le bombement est de 1/60 de la largeur totale de la chaussée. Trois ou quatre jours après l'achèvement de la fondation, on pose les pavés, qui ont 22 centimètres de longueur sur 75 millimètres de largeur et 15 centimètres de hauteur, tous rigoureusement de même hauteur. Les essences les plus diverses ont été employées ; on préfère les bois les moins chers ; c'est aujourd'hui le sapin rouge de Suède qui réunit cette condition à une grande homogénéité. Les bois doivent être assez fraîchement abattus. On les trempe pendant cinq minutes dans une composition chaude formée de coaltar, de créosote et d'une craie argileuse dite *green chalk*. Cette opération, qui paraît rassurer bien des hygiénistes, n'a pas une importance réelle et, dans le district de Chelsea, les ingénieurs s'en passent. En fait, « le trempage ne donne pas lieu à pénétration, sauf pour les fibres immédiatement voisines de la surface ». Le pavé n'a pas de tendance à pourrir par la partie basse, puisqu'il repose sur une couche qui le préserve de l'humidité du sol. C'est par en haut qu'il s'use, et quelquefois, dans la réfection d'une chaussée, on fait servir d'anciens pavés en les retournant.

Les pavés sont posés debout, en rangées perpendiculaires à l'axe de la chaussée et très-rectilignes ; l'écartement des joints *transversaux* est de $0^m,01$; les joints *parallèles* à l'axe de la chaussée sont réduits autant que possible. Une fois la pose faite, on verse dans les joints le mélange chaud de goudron, de créosote, etc., de manière à remplir la partie inférieure des joints sur 3 ou 4 centimètres de hauteur et à mettre ainsi la base des pavés dans une composition hydrofuge. Le remplissage des joints s'achève au moyen d'un coulis de sable fin et de ciment de Portland qu'on répand et qu'on brosse à la surface, puis le tout est recouvert de gravier à grains d'environ 1 centimètre, et au bout de quatre à cinq jours on livre à la circulation. Ce gravier est supposé pénétrer dans les fibres supérieures du bois.

La compagnie de l'*Improved Wood Pavement* pose le long des bordures deux ou trois rangées de pavés parallèles au trottoir et laisse entre la bordure et la première rangée un espace de 3 à 4 centimètres qu'elle remplit seulement de sable après que le bois mouillé s'est dilaté et a produit son effet de gonflement.

Le pavé en bois s'use, dans les voies à grande circulation, d'environ 1 millimètre par mois dans les deux premières années, plus vite dans les années suivantes. Il peut être usé de 5 à 6 centimètres avant d'exiger la réfection. Du reste, c'est moins parce qu'il s'use qu'à cause des inégalités de cette usure et des flaches qui se produisent que le pavé en bois doit être réparé. Les pieds des chevaux contribuent à l'usure au moins autant que les roues des voitures. L'usure est naturellement plus forte sur le milieu de la chaussée qu'aux bords et le dos d'âne du début s'aplatit sans cesser nécessairement d'être régulier.

D'ailleurs, les avantages du pavé en bois, comme ses inconvénients, doivent être appréciés au point de vue du prix, des facilités de la circulation, de la protection du sol, des influences sanitaires d'autre nature.

Le pavage en pierres sur sable coûte, à Paris, 17 à 18 francs. Sur béton, il reviendrait à 22 ou 23 francs le mètre carré. L'entretien exige une dépense de $1^{fr},84$ par an, mais, à Londres, où l'on paie 3 francs, la chaussée est bien supérieure. Le pavé doit être rétabli en entier au bout de trente-cinq ans.

Le pavage en bois, à Londres, coûte 15 à 20 francs le mètre carré et $1^{fr},50$ à 2 francs par an d'entretien. A Paris, le traité passé avec l'entrepreneur comporte le paiement de 5ᶠʳ,37 par mètre carré pendant dix-huit ans. Il est donc clair que le pavé en bois coûte plus cher que le pavé en pierres, puisque dans Paris, avec le premier, on aura payé 96ᶠʳ,60 au bout de dix-huit ans, tandis que pour le pavé en pierres de la meilleure qualité on n'aura versé que 56 francs ou au maximum 77 francs, si l'on allait jusqu'à 3 francs pour l'entretien. Pour Londres, on trouverait une différence analogue, quoique les conditions des marchés ne soient pas les mêmes, parce qu'il faut refaire en entier le pavage en bois au bout de 6 à 7 ans. Il est vrai que la fondation peut durer plus long-temps que le bois.

Si l'on fait la comparaison du pavage en bois avec le macadam, on trouve, avec Barabant, à peu près le même prix de part et d'autre pour de grandes voies comme les boulevards, les Champs-Élysées, peut-être même une économie de la part du bois. Mais il est entendu que l'empierrement est détestable, poussiéreux, boueux, exigeant des nettoyages continuels et pénibles et obstruant les égouts. Par conséquent, même à prix égal, il ne faudrait encore pas hésiter à préférer le pavage en bois.

Il est clair que l'usure du pavé, quel qu'il soit, et par conséquent son prix de revient, dépend essentiellement de l'activité de la circulation dans les rues qu'il recouvre. Barabant fournit, à cet égard, pour Paris et Londres, un tableau indiquant le nombre de *colliers* qui passent en vingt-quatre heures dans certaines rues. Nous en extrayons les chiffres suivants :

ACTIVITÉ DE LA CIRCULATION A LONDRES

Rues.	Date de l'observation.	Colliers par 24 heures.
King-William-Street (près du pont de Londres).	21 novembre 1881.	26,793
Grace-Church-Street.	21 novembre 1881.	15,885
Queen Victoria..	11 octobre 1882.	16,531
Cheapside.	6 novembre 1879.	15,206
Oldgate..	15 novembre 1881.	14,200
Holborn Viaduct..	31 octobre 1879.	12,158
Newgate..	6 novembre 1879.	13,128
Morgate..	11 octobre 1879.	11,398

ACTIVITÉ DE LA CIRCULATION A PARIS (1881-1882)

Rues.	Colliers.	Rues.	Colliers.
Rivoli (angle rue du Louvre)..	42,035	Rue de la Paix.	9,196
Opéra (avenue de l').	56,185	Saint-Antoine.	9,516
Pont-Neuf (Belle-Jardinière).	24,637	Pont d'Austerlitz.	10,180
Croix des Petits-Champs (Saint-Honoré)..	20,480	Pont-Neuf..	10,123
Madeleine (boulevard de la).	21,256	Boulevard Saint-Michel.	11,681
Carrefour du boulevard et de la rue Montmartre.	31,487	Boulevard Saint-Germain (rue du Bac).	7,604
Boulevard des Italiens (rue Richelieu).	25,684	Boulevard Haussmann (Tronchet).	14,096
Boulevard Bonne-Nouvelle (Gymnase)	15,720	Avenue des Champs-Élysées.	14,082
Boulevard Saint-Denis.	17,699	Rue Lafayette..	14,456
Rue Montmartre.	10,791	Place de la Bastille.	37,266
		Place de l'Étoile.	24,169
		Cours de Vincennes.	4,138

Pour Berlin, P. Bœrner parle de chaussées sur lesquelles il passe de 27 000 à 50 000 chevaux par jour. Mais il ne semble pas qu'il y ait eu, à cet égard, des observations exactes.

En ce qui concerne la circulation, le pavage en bois emporte unanimement les suffrages du public, tant de celui qui monte en voiture que des habitants des maisons construites le long des chaussées. C'est un service appréciable que

la suppression du bruit, de la trépidation dans la rue et des cahotements dans
les voitures, désagréables à tout le monde et dangereux à quelques personnes,
ne fût-ce qu'aux femmes atteintes d'affections utérines dont parle Vallin. Cependant il y a quelqu'un qui pourrait se trouver moins bien de cette circulation
silencieuse et rapide : ce sont les piétons, qui ne sont plus suffisamment avertis
d'avoir à se détourner. Il semblerait que les accidents de piétons et aussi les
accrocs de voiture se fussent un peu multipliés depuis le nouveau système, ainsi
qu'il résulte d'une statistique dressée par Jacques Bertillon pour le « carrefour
des écrasés », à la jonction de la rue Montmartre et du boulevard. Mais il n'y a
là autre chose qu'une habitude à prendre, une sorte d'éducation à se faire. Les
dangers, d'ailleurs, peuvent s'atténuer beaucoup à l'aide des *refuges* convenablement établis et d'un peu d'énergie de la part des sergents de ville. La façon
dont les policemen de Londres établissent ou interrompent les courants de voitures, dans les plus forts embarras, est légendaire. J'ai vu le même résultat
obtenu à Berlin par des sergents de ville à cheval, au croisement de l'avenue
Unter den Linden par les grandes rues Friedrichsstrasse et Wilhelmsstrasse. On
s'est aperçu, à Bordeaux, que le danger est surtout dans les points où des rues
pavées en pierre sont interrompues par de courtes sections couvertes en bois.
Par ailleurs, le pavé en bois est peu glissant, sauf par les jours de pluie et
surtout de gelée. Haywood classe les chaussées comme il suit, au point de vue
du glissement : *empierrement, bois, asphalte, pavés de granit*. On remédie
au glissement par l'épandage de sable sur le pavé. Il va sans dire que le lavage
et le nettoyage exacts du revêtement de bois sont de rigueur, sans quoi ce ne
serait pas le bois, mais la boue, qui serait cause du glissement. Heureusement
le nettoyage du pavé de bois est facile à exécuter.

Cette nécessité et cette facilité du nettoyage sont déjà une garantie que le pavé
de bois protége bien le sol sous-jacent et ne favorise pas les souillures de la surface. Il est encore certain que les joints exacts des pavés, le remplissage au
goudron et surtout la fondation solide sur laquelle on pose les parallélipipèdes de
bois sont des conditions qui s'opposent à ce que les souillures liquides, non plus
que celles que l'eau des pluies entraîne, pénètrent dans la profondeur. Huriot a
constaté que la couche sur laquelle reposent ces pavés est à peu près toujours
intacte.

Mais le bois lui-même peut devenir un sol suspect, quoique artificiel. En fait,
il a été l'objet de diverses accusations. On lui a reproché de mettre dans l'air,
par suite de son usure, une poussière de fines lamelles ou aiguilles ligneuses
qui seraient, paraît-il, plus offensives que les fragments de silex. Les hygiénistes
redoutent *à priori* sa porosité, que le trempage ne modifie pas autant que
l'on croit, et qui rend l'intimité des pavés accessible aux infiltrations d'eaux
plus ou moins chargées de matières organiques. Le professeur Brewer assure
que tous les bois renferment une matière albuminoïde singulièrement disposée
à nourrir des végétations parasitaires et à subir une décomposition indéfinie dès
que l'humidité vient à son contact. De là la crainte d'odeurs désagréables,
d'émanations putrides et finalement de poussières dangereuses, lorsque l'usure
aura mis à nu les parties profondes du pavé.

Les partisans du pavage en bois ont protesté contre ces imputations avec une
énergie qui est presque faite pour inspirer de la défiance. Ferron (Bordeaux)
assure que, par l'usage, la partie libre du pavé se tasse, s'encroûte et forme
un revêtement imperméable. Les cochers de fiacre, aux stations de voitures, et

les habitants des carrefours pavés en bois, ont déclaré ne percevoir aucune odeur incommode. Vallin, qui cite ce témoignage, ne paraît pas entièrement convaincu. Je le suis moins encore. L'avis des cochers n'est peut-être pas celui des odorats les plus délicats; on s'habitue à l'odeur du crottin, surtout quand on vit avec les chevaux. Quand je débarquai à Londres, en 1884, cette odeur me prit effroyablement au nez; cinq jours plus tard, je ne m'en apercevais plus. Pour ce qui est des habitants de nos boulevards et des rues très-fréquentées, on conçoit qu'ils tolèrent tout plutôt que le pavé de pierre assourdissant et le macadam, alternativement boue ou poussière.

On voit aujourd'hui, à Londres et à Berlin, des rues dans lesquelles le pavage en bois est déjà vieux et n'a rien de bien agréable; sa surface est composée de creux et de saillies et la tête des pavés rappelle beaucoup une vieille brosse de chiendent usée jusqu'à la semelle. Mais ces pavés datent peut-être d'une époque à laquelle on ne savait pas encore se servir du procédé.

Il faut aussi tenir compte de ce que le pavage en bois épargne la gêne de la circulation qu'imposent, une ou deux fois par an, le rechargement et les cylindrages des chaussées. Bref, le pavage en bois, dit Barabant, est séduisant, et le public est très-sensible à ses avantages. Mais « la prudence financière » et quelques autres raisons exigent que l'on ne cède que dans une certaine mesure aux demandes, jusqu'à ce qu'une expérience suffisamment prolongée ait mis sa supériorité à l'abri de toute contestation.

Nous n'attachons pas une très-grande importance au danger d'alimenter les incendies que pourrait présenter le pavage en bois, tel qu'on le fait aujourd'hui, et l'histoire de Chicago n'est pas une preuve que les chaussées d'Europe prendraient feu aisément. On dirait que les partisans du nouveau pavé se plaisent à diriger eux-mêmes l'attention des hygiénistes de ce côté, qui est apparemment le moins inquiétant de tous.

Asphaltage. L'asphalte naturel est un calcaire bitumineux renfermant de 7 à 16 ou 17 pour 100 de bitume. Les asphaltes les plus employés pour le revêtement des chaussées sont ceux de la Trinité (5 pour 100 d'argile), de Seyssel (7 pour 100 de bitume), de Val-Travers, en Suisse (13 pour 100 de bitume), de Saint-Jean de Marvéjols (Gard), de Limmer (Hanovre), de Ragusa (Sicile), de Lobsau (Haut-Rhin), d'Auvergne. On épure l'asphalte de la Trinité; la roche asphaltique est broyée, soit dans une usine annexée aux mines, soit dans la ville même qui doit l'employer; des mélanges sont faits de cette poudre avec du bitume et du sable, selon les besoins. On appelle *mastic* un mélange de 14 parties d'asphalte avec 1 partie de bitume épuré.

L'asphalte s'applique par *coulage* ou par *compression*. Le premier procédé est abandonné dans les capitales et ne s'emploie plus que dans quelques villes de province; plusieurs de celles-ci ont même conservé les fourneaux mobiles, qui opèrent la fusion de l'asphalte sur place et répandent dans l'air une fumée singulièrement incommode, si elle n'est pas dangereuse. A Paris, on avait trouvé le moyen de préparer le mélange à une usine hors ville et d'amener, dans des caisses fermées, la matière fondue qu'il ne restait plus qu'à étendre sur sa fondation. Le second procédé consiste à chauffer le mélange pulvérulent assez pour évaporer son eau et pas assez pour le brûler, c'est-à-dire entre 158 et 180 degrés, puis à l'étendre en une couche bien régulière de 7 à 8 centimètres d'épaisseur qui, par la compression, doit être réduite à 5 centimètres. On comprime et on lisse la surface au moyen de fers chauds et de pilons ou même par le cylindrage, mais en n'employant que des cylindres très-légers (500 à 600 kilogrammes).

Quel que soit le mode adopté, l'asphalte exige une *fondation* préalable, très-bien faite, très-solide et d'une surface égale. On a dû, à Paris, substituer le béton en ciment de Portland au béton à la chaux.

Il faut avoir soin de réparer sans retard les flaches ou les trous que l'usure forme dans le revêtement d'asphalte. Pour pratiquer ces réparations, on coupe à la hachette (Londres) une pièce à limites rectilignes comprenant la partie détériorée; on enlève cette pièce et l'on y substitue une couche étalée et comprimée comme il est dit ci-dessus, en ayant soin de la faire un peu plus haute que la surface voisine en prévision de la compression ultérieure qu'opéreront les voitures.

Il vaut mieux conduire l'asphalte de la chaussée jusqu'au bord du trottoir que de conserver un ruisseau pavé.

Le revêtement d'asphalte est excellent au point de vue purement sanitaire. Il blinde parfaitement le sol, est facile à entretenir net de toute souillure et lui-même incorruptible. En ce qui concerne la viabilité, il est aussi agréable que le bois et pas beaucoup plus glissant. A vrai dire, il s'adapte mieux aux rues sans pente sensible qu'aux chaussées un peu escarpées. Il est très-répandu dans la Cité de Londres, et le colonel Haywood le préfère même au bois, ce qui est aussi l'avis du docteur O. Wight (de Détroit). Nous verrions avec plaisir qu'on en essayât dans quelques rues de Lille, où la pente est encore plus nulle qu'à Londres et dont le climat possède à peu près les mêmes caractères que celui de la métropole britannique. Les tombereaux de charbons ne passent pas dans toutes les voies; à la rigueur, il serait possible de leur assigner un chemin par ces rues pavées, qu'ils affectionnent et qui rendent sous les roues un bruit formidable et vulgaire.

Le côté délicat de l'asphaltage est sa sensibilité aux changements de température. C'est surtout la chaleur qui lui est funeste. Il se boursoufle, sous l'influence de l'échauffement, ondule et même s'exfolie ou s'écaille : par conséquent, sa destruction est prochaine, par places d'abord et, consécutivement, sur de larges espaces. Assez coûteux de premier établissement, 18 à 20 francs le mètre carré, il ne devient économique que s'il dure. D'ailleurs, ne s'agit-il que de réparations partielles, elles se paient toujours cher et sont une gêne pour la circulation. Il résulte de ces circonstances qu'il est essentiel de bien choisir son asphalte, de l'établir avec un très-grand soin et, selon Barabant, de diminuer un peu la richesse en bitume de celui que l'on destine aux chaussées parisiennes. Le même auteur conseille encore d'arroser la chaussée asphaltée pendant les jours de chaleur. Pourtant, en Angleterre, on évite de laisser séjourner l'eau à sa surface. Il importe de ne pas exécuter les travaux d'asphalte par la gelée ni par les mauvais temps, et avant que la fondation soit bien sèche. Le contact des eaux ménagères est très-préjudiciable à la chaussée d'asphalte. Ce nous serait une raison de plus pour recommander l'asphaltage, afin que l'on soit obligé de conduire directement ces eaux à l'égout. Si, malgré l'emploi des précautions requises, dit Barabant, l'asphalte continue encore, à Paris, à se boursoufler en été et à se trouer en hiver, c'est qu'il faut y renoncer sous le climat parisien. Espérons que cela n'arrivera pas.

L'entretien de l'asphalte ne peut guères coûter moins de 20 francs par an au mètre carré.

L'ingénieur Waring, connu par son système d'égouts à petite section, a donné des renseignements favorables sur un asphalte employé à Washington et qui porte le nom d'asphalte de Smedt. Il est composé de :

	Pour 100.	
Sable siliceux finement pulvérisé	70	à 68
Calcaire en poudre	15	à 17
Mélange de bitume de la Trinité (100 p.) et d'huile de pétrole (20 p.).	15	à 18
TOTAL	100	100

La proportion de 15 pour 100 de bitume est préférable à celle de 18, qui donnait des asphaltes mous. Il est peut-être utile de se souvenir que les chaussées des villes américaines ne sont pas l'idéal du genre (Barabant).

Enfin, à Paris, on a encore essayé un asphalte artificiel qui se comprime à froid.

Cimentage et autres revêtements. On a fait, au dire de Fonssagrives, des essais de revêtement des chaussées avec du ciment. Cette méthode doit s'être peu répandue, nous n'en connaissons pas d'exemple. Peut-être que les réparations en ont paru difficiles. Il est clair qu'au point de vue de la protection du sol le ciment équivaut à l'asphalte. Il est également peu sonore, se prête bien à la circulation et n'est point très-glissant. S'il fallait, pour diminuer le glissement, recourir au quadrillage que conseille Fonssagrives, il est clair que l'on diminuerait ses aptitudes à la propreté, puisque la poussière et la boue seraient retenues dans les cannelures du quadrillage.

Le *pavage en fer* est décrit par Fonssagrives en quelques lignes d'une intelligence malaisée. Flügge est un peu plus clair : sur une couche de gravier de 10 centimètres d'épaisseur on pose des morceaux de fer longs de 1 mètre, larges de 60 centimètres et hauts de 8 centimètres, divisés en cellules et réunis les uns aux autres par des dentelures. Ces cellules sont remplies de gravier et tout le pavé est lui-même recouvert de ce gravier pour rendre la circulation moins dure. Il paraît que ce pavage est peu durable et sent mauvais en été. Ce qui se conçoit, puisque le fer supporte une couche de substance perméable, qui retient les immondices entraînées par l'eau. C'est à Saint-Pétersbourg et à Cronstadt que ce mode de revêtement a été essayé.

En fait, il est rare que la même ville n'ait pas plusieurs systèmes à la fois. Ainsi, Bruxelles emploie les pavés de porphyre de Quenast et de Lessines, assez glissant, dans les rues dont la pente ne dépasse pas 3 à 4 pour 100; les pavés de grès de la Meuse, de l'Ourthe, d'Ath, moins durs, mais moins glissants, dans es autres; le macadam sur une partie des boulevards de ceinture, de l'avenue Louise et du bois de la Cambre; l'asphalte sur une partie des boulevards intérieurs et aux abords des édifices publics; enfin, elle a exécuté récemment des spécimens de pavage en bois dans la rue de l'Hôtel-de-Ville et sur le boulevard du Régent en remplacement du macadam.

Trottoirs. La circulation si active des voitures, dans les grandes villes, exige impérieusement qu'une partie de la chaussée, inabordable aux véhicules ordinaires, soit réservée aux piétons. Que la chaussée soit recouverte d'asphalte ou de bois, ces revêtements seraient agréables au pied des humains, mais fort dangereux à fréquenter, justement parce qu'ils favorisent aussi le rapide passage des voitures et le rendent silencieux. Si, au contraire, on en est resté au vieux pavé de grès, ami des tombereaux et des chariots de l'industrie, on doit bien aux habitants un chemin qui les distingue des chevaux et ne leur fasse pas une grosse fatigue des allées et venues du travail et des affaires. Il faut donc des trottoirs et, en fait, toutes les villes modernes en ont ou se mettent en devoir d'en construire.

Il y a deux trottoirs dans chaque rue, bordant les rangées de maisons qui se font vis-à-vis. Leur largeur varie avec celle de la rue; la surface en est légèrement inclinée vers la chaussée pour faciliter le lavage et l'écoulement de la pluie. Le bord libre en est élevé de 15 à 30 centimètres au-dessus de la surface de la chaussée. Dans quelques occasions on a taillé ce bord obliquement, de telle sorte que son angle supérieur soit en saillie et la partie inférieure en creux; l'eau passe alors sous le bord libre sans être visible. L'expérience démontre qu'il n'y a pas de sérieux avantages à adopter cette pratique qui affaiblit nécessairement la résistance du bord du trottoir et gêne le nettoyage du ruisseau caché dessous. On fait la saillie du trottoir à angles droits et l'on se borne à ménager un encorbellement au-dessus des bouches d'égout, ou simplement à remplacer en ce point la pierre de bordure par une plaque de fonte.

Le bord libre des trottoirs est habituellement constitué de dalles ou pierres dures, granit, grès, porphyre, dont les dimensions (Flügge) sont de 50 centimètres à 2 mètres de long, sur 25 à 35 centimètres de largeur et 15 à 35 centimètres de hauteur. Le reste du revêtement peut être fait des mêmes matériaux que nous avons vu employer pour la chaussée. Les plus usités pour ce but spécial sont l'*asphalte* (coulé, ou mieux, comprimé), le *ciment*, les *dalles*, la *brique*, le *carreau*. Ces revêtements emportent la nécessité de la fondation, tout comme ceux des chaussées. Seulement la surface est soumise à des épreuves moindres: par conséquent, les matériaux peuvent en être moins résistants. Je ne pense pas qu'on doive plus aisément admettre les matériaux sur lesquels le glissement devient facile comme les dalles dures, polies d'avance ou par l'usage. Ces sortes de trottoirs sont fort dangereux par la pluie et surtout par la gelée, la fonte des neiges, quoique très-élégants d'ailleurs. D'autre part, dès que l'on pique ces dalles ou qu'on les raie de cannelures (qui s'usent après tout), on a une surface très-disposée à retenir la boue ou la poussière. Dans quelques rues de Lille, on a des bouts de trottoirs revêtus de carreaux de ciment durci de petites dimensions, assez résistants à l'usage et ne manquant point d'élégance : ils ne sont pas absolument glissants, mais chaque carreau est traversé de deux cannelures en croix qui se remplissent d'ordures et ne retiennent guère le pied. Je pense que l'on pourrait se dispenser de ces cannelures dans une ville où la pente des rues est nulle.

L'asphalte et le ciment paraissent être les véritables matériaux de trottoirs. Tout au plus peut-on admettre les dalles, la mosaïque, les briques placées de champ pour les villes du Midi, où les pluies sont peu fréquentes et où il ne gèle guère. Le pavé de pierres doit être repoussé, même quand on le ferait de pavés de petites dimensions, presque sans joints et présentant une surface de tête bien unie. L'existence dans les villes fait payer ses avantages par une multitude de petites souffrances (sans compter l'infériorité de l'air) qu'il ne faut pas dédaigner; la fatigue, la meurtrissure du pied par le contact répété avec des corps durs et raboteux, n'est pas la moindre de ces souffrances; les administrations doivent l'épargner aux habitants. Quant au pavage identique à celui de la chaussée ou plus mauvais encore, tel que celui qui recouvre la majeure partie des trottoirs de Lille, je pense que c'est un vestige de la barbarie d'autre-

:ois dont la municipalité ne tardera pas à rougir comme il convient[1]. C'est un labeur sérieux et pénible que la traversée de la ville, et je ne serais pas étonné que l'éternel et détestable pavé qui en recouvre les chaussées, les trottoirs et même les places, fût pour quelque chose dans la structure inélégante et parfois la déformation des pieds des natifs.

Les règlements municipaux interdisent tous l'implantation dans le trottoir de crochets ou d'anneaux destinés à fixer les cordes qui retiennent les auvents des magasins. Néanmoins on voit partout de ces anneaux si propres à faire tomber les passants. La suppression des *gargouilles* d'eaux ménagères ou pluviales, quand on sera en mesure de la réaliser, comme cela doit être, entraînera la disparition des plaques de fonte, fendues ou pleines, qui traversent le trottoir en recouvrant le caniveau par où ces liquides s'écoulent au ruisseau.

Il est impossible de ne pas proscrire les ouvertures de caves, entourées ou non d'une galerie, qui coupent encore la continuité du trottoir du côté des maisons dans certaines villes, et ces perrons dont les escaliers s'avancent sur la moitié supérieure du trottoir, d'une façon aussi disgracieuse qu'incommode et même dangereuse. On voit de ces restes du moyen âge dans les vieilles rues de beaucoup de villes, et le respect de la propriété est tel que personne n'ose toucher à ce droit d'un particulier de perpétuer la gêne de tous.

On admet nécessairement, au bord du trottoir, les colonnes qui supportent les lanternes à gaz, les bornes-fontaines, les bornes postales, les kiosques à journaux, et divers édicules d'utilité publique : urinoirs, trinkhalls, et les fontaines Wallace à Paris. Toutefois il est bon de rester à cet égard dans une certaine réserve et de tenir compte de la largeur du trottoir, de l'activité de la circulation, etc.

Nous indiquerons plus loin d'autres installations trop aisément tolérées et dont il faudrait bien débarrasser l'asphalte.

Il est à désirer que la constitution du trottoir ne varie pas d'une section à l'autre, que l'on ne foule pas ici du bitume, plus loin du carreau, ailleurs du pavé, dans la même rue. On admet d'ordinaire le remplacement de l'asphalte par du pavé en regard des portes cochères. Il est clair que cette substitution est parfaitement inutile quand la porte cochère n'est pas celle d'un marchand de vins ou de charbon, d'un filateur ou d'un grand fabricant. La voiture de maître d'un propriétaire peut bien passer trois ou quatre fois par jour sur un asphalte bien fait sans le compromettre. Au niveau de ces portes cochères il faut que le trottoir, pavé ou asphalté, se déprime assez pour que son bord libre ne s'élève que de quelques centimètres au-dessus de la surface de la chaussée. Le trottoir des maisons voisines, à droite et à gauche, doit naturellement se raccorder par un *adouci* à la portion déprimée, sans présenter de ressaut.

Finalement, nous n'avons considéré le trottoir que comme le moyen de cheminement des piétons (*Fussweg*), mais il est absolument certain que son revêtement, par son imperméabilité et par l'entretien dont il est l'objet, doit protéger la bande de terrain qu'il recouvre tout aussi efficacement que le revêtement de la chaussée elle-même protège celle-ci.

2. *Écoulement des eaux artificielles. Ruisseaux de rue.* Il n'est pas

---

[1] Le Règlement de voirie de Lille, de 1873, impose aux riverains les frais de construction des trottoirs et en prescrit généralement le pavage en pierres dures. Le revêtement d'asphalte ou de ciment est considéré comme l'exception.

besoin de ruisseaux, autres que l'angle formé par la rencontre de la chaussée avec la bordure du trottoir, pour l'écoulement des eaux pluviales. Celles-ci se rassemblent naturellement dans cet angle, à la faveur de la déclivité de la chaussée et de celle du trottoir, pour se précipiter dans la bouche d'égout la plus voisine, ou tout au moins rouler le long de la pente qui les conduit à un collecteur quelconque, une rivière, un fleuve, la mer. Il ne devrait pas exister davantage de ruisseau pour les eaux ménagères, puisque la règle est qu'elles soient dirigées immédiatement vers l'égout de rue, à l'aide d'une galerie couverte ou d'une conduite en poterie ou en fonte, qui est le branchement de maison. Par conséquent, ce paragraphe est théoriquement une superfétation. En pratique, au contraire, il faut bien tenir compte des villes qui n'ont pas encore entièrement achevé leur système de canalisation de retour des eaux et de celles, assez nombreuses, qui n'ont pas l'intention ou pas les moyens de s'en donner un; de celles enfin qui ont des égouts, mais des égouts mal conçus ou mal construits.

Le ruisseau de rue est médian ou latéral. Le premier mode, qui entraîne les *chaussées fendues*, est rarement en usage et, malgré la recommandation de Franklin, n'est ni élégant ni avantageux pour la circulation. Le second mode consiste à ménager un ruisseau ou *fil d'eau* (Lille) de chaque côté de la chaussée, entre le bord de celle-ci et le trottoir. Ce ruisseau est un petit canal, généralement à ciel ouvert, plus ou moins creux. Dans nos villes de France, il est formé par la rencontre de deux plans modérément inclinés, dont la partie supérieure commence, d'un côté au bord du trottoir, de l'autre un peu au-dessous du bord de la chaussée. A Berlin, les *Rinnsteine* sont des tranchées peu larges, mais profondes de 25 à 30 centimètres et à talus très-raides. A Londres (Barabant), la chaussée est souvent limitée par un caniveau situé à 50 centimètres de la bordure du trottoir, ce qui oblige les cochers, d'ailleurs très-adroits, à ne pas s'approcher de celui-ci de façon à endommager les candélabres du gaz d'éclairage.

Quel que soit le mode adopté, les ruisseaux de rue, surtout s'ils sont appelés à recevoir les eaux ménagères, doivent être recouverts d'une façon particulièrement exacte, puisque c'est là que la menace d'infiltration est permanente. Le revêtement devrait être fait de pierres taillées en creux et jointes au ciment hydraulique, en rendant même les joints aussi rares que possible. Malheureusement, on se borne d'ordinaire à pratiquer là un pavage fort analogue à celui de la chaussée et peut-être plus défectueux, parce que l'eau qui passe dans le ruisseau entraîne peu à peu le sable des joints et qu'on n'éprouve pas le besoin de le remplacer ni d'égaliser les différences de niveau des pavés, cet espace ne servant pas à la circulation. Il devient dès lors assez indifférent que ces pavés, toujours fortement disjoints, soient en pierres dures, en porphyre ou en d'autres matériaux.

Quand les rues ont une pente bien accentuée et que la ville est assez abondamment pourvue d'eau pour que l'on puisse en faire couler plusieurs fois par jour dans les ruisseaux, ceux-ci ne sont pas intolérables. Mais c'est un réel fléau pour l'œil et l'odorat dans les villes plates, comme Lille, qui ont à peine assez d'eau pour la consommation des habitants et, par suite, n'en font passer dans les ruisseaux que dans les cas extrêmes et pas dans toutes les rues. Si de pareils ruisseaux reçoivent les eaux ménagères, c'est le comble de l'odieux.

On ne remédie certainement pas à ce fléau en recouvrant le ruisseau de

plaques fixes ou mobiles. On épargne l'œil et on le trompe. Mais la malpropreté
reste, d'autant plus certaine qu'on ne la voit pas et qu'elle échappe aux coups
de balai qui finiraient peut être par l'atteindre, si elle ne se dissimulait. Les
plaques, d'ailleurs, ont des interstices ét sont bien interrompues quelque part :
il se dégage donc du ruisseau des odeurs qui rappellent trop exactement un
égout mal fait et mal entretenu. Il y aurait à Toulon, au dire de Fonssagrives,
de ces ruisseaux couverts. Cela n'a pas empêché la ville d'être une ville sale et
toute prête à recevoir le choléra.

5. *Entretien de la voie publique.   Enlèvement des boues et ordures
ménagères.   Balayage.*   Quel que soit le revêtement de la chaussée et en le
supposant d'ailleurs exact et irréprochable, il est exposé par la nature des
choses à devenir le support d'une certaine quantité de matières malpropres qui,
à défaut d'infiltrations en profondeur, le convertiraient lui-même en un sol des
plus dangereux, si l'on en permettait l'accumulation. Les matériaux de revêtement, minéraux ou ligneux, s'usent par le fait de la circulation et donnent de
la poussière ou de la boue; les animaux répandent leurs excréments au passage
sur la chaussée, la neige l'encombre à de certains moments; par-dessus tout
les habitants ont une tendance naturelle à s'en servir pour débarrasser la maison
des déchets multiformes de la vie, épluchures de légumes ou de fruits, débris
des repas, fragments de papiers ou d'étoffes, morceaux de vaisselle, produits
de toute sorte du balayage à l'intérieur. Les marchands ambulants de légumes,
de fruits, de poisson, ne contribuent pas peu à augmenter et à disséminer ces
diverses ordures.

Il est clair que le séjour de ces ordures sur la chaussée ne peut se prolonger
beaucoup sans que les substances putrescibles qu'elles renferment subissent
effectivement la fermentation putride et deviennent à tout le moins la source
de mauvaises odeurs et, à un moment donné, de poussières suspectes. Même
sans attendre la putréfaction, ces déchets sont gênants et laids dans la rue.
Vallin a dit justement qu'il vaut mieux « salir la rue que la maison. » Cependant il convient peut-être de ne salir ni l'une ni l'autre, si l'on réfléchit
qu'après tout la rue est le domaine de tout le monde et qu'il importe de
défendre énergiquement les intérêts communs toujours menacés par l'égoïsme
particulier. Au fond, la salubrité de la rue est bien pour quelque chose dans
celle de la maison, de son atmosphère entre autres.

La satisfaction de ce besoin d'hygiène entraîne toute une organisation et un
vaste service, plus ou moins bien constitué selon les localités. Une part de ces
obligations incombe aux particuliers, une autre à l'administration municipale.
Ce sont les particuliers qui disposent les ordures ménagères de la façon et sur
le point désignés par l'administration, de manière que l'enlèvement de ces
déchets soit facile, rapide, et que la chaussée ne soit pas compromise. C'est
l'administration qui balaie la rue et en rassemble les boues, elle encore qui
assure l'enlèvement des produits du balayage des chaussées et des ordures ménagères fournies par les habitations. Ces divers aspects du nettoiement des villes
se tiennent nécessairement.

Mais de ce fonctionnement surgit une question subsidiaire qui peut acquérir
une importance considérable lorsqu'il s'agit des villes très-populeuses et en
voie d'extension : c'est celle de l'emplacement des *dépôts de voirie* et de l'utilisation de ces matières; au point de vue de l'hygiène, nous pourrions dire la
destruction.

Il est reconnu que c'est à Paris que le service de la voirie se fait le mieux. Nous le décrirons en premier lieu, pour cette raison, et comme type, en empruntant la plupart de nos renseignements aux travaux de Du Mesnil, qui a poursuivi cette étude depuis plusieurs années avec un zèle méritoire et un grand éclat.

Comme on l'a vu, il est certaines ordures de rue dont le dépôt sur la chaussée est inévitable. Celles-là sont l'objet du balayage public, qui les met en tas pour être enlevées à une certaine heure. Mais il est parfaitement possible que les habitants et particulièrement les boutiquiers, bouchers, charcutiers, s'abstiennent de projeter, à tout instant du jour, les débris de leurs repas ou de leur industrie, dans la rue ou dans le ruisseau. Dans l'ensemble, les habitants pourraient déposer leurs ordures domestiques sur le bord de la chaussée à un moment rapproché du passage des tombereaux qui doivent les enlever, et le dépôt pourrait se faire à même le sol ou au moyen de récipients qui empêchent les ordures d'être en contact avec le revêtement de la chaussée. Le premier procédé, malgré divers efforts de la police parisienne, a été le seul en usage, à Paris, jusqu'en 1870. Les tas d'ordures étaient déposés sur le sol à toute heure de la nuit et faisaient le bonheur des chiffonniers, en gênant notablement les passants et en laissant s'infiltrer dans la profondeur tout ce qui pouvait y pénétrer. L'arrêté du Gouvernement de la Défense nationale du 11 septembre 1870 prescrivit que les ordures devaient être, « au premier son de cloche annonçant le passage des tombereaux destinés à l'enlèvement, versées directement par les habitants dans lesdites voitures ou déposées par eux dans des récipients placés à la porte des maisons. » Le principe était posé et excellent, mais la formule laissait à désirer. En effet, les habitants ne versaient à peu près jamais eux-mêmes leurs ordures dans le tombereau. Quand les employés de l'enlèvement se chargeaient de ce soin, ils brisaient de leur mieux le récipient. Souvent tout le monde était parti du ménage à l'heure où passait le véhicule de l'entreprise ; le récipient était vidé, mais restait sur le trottoir le reste du jour. Finalement, on en revenait peu à peu, dans tout Paris, au procédé antique et disgracieux des tas sur le bord de la chaussée.

L'arrêté du 24 novembre 1883, mis en vigueur à partir du 16 janvier 1884, puis le décret du 7 mars 1884, ont donné une nouvelle forme aux prescriptions du 11 septembre 1870 et les ont rendues praticables. Voici les principales dispositions de l'arrêté de 1883 :

Art. premier. — Il est complétement interdit de projeter sur la voie publique, à n'importe quelle heure du jour ou de la nuit, les résidus quelconques de ménage ou les produits de balayage provenant de l'intérieur des propriétés privées ou des établissements publics.

Art. 2. — A partir du 14 janvier 1884, le propriétaire de tout immeuble habité sera tenu de faire déposer chaque matin, soit extérieurement, sur le trottoir, le long de la façade, soit intérieurement, près de la porte d'entrée, en un point parfaitement visible et accessible, un ou plusieurs récipients communs de capacité suffisante pour contenir les résidus de ménage de tous les locataires ou habitants.

Le dépôt de ces récipients devra être effectué avant le passage du tombereau d'enlèvement des ordures ménagères, enlèvement qui doit commencer à six heures et demie du matin pour être terminé à huit heures en été (du 1er avril au 30 septembre) et commencer à sept heures pour être terminé à neuf heures en hiver (du 1er octobre au 31 mars).

Les récipients doivent être remisés à l'intérieur de l'immeuble un quart d'heure au plus après le passage du tombereau d'enlèvement.

Le concierge, s'il en existe un dans l'immeuble, sera personnellement tenu d'assurer cette double manœuvre, sans préjudice de la responsabilité civile du propriétaire

Art. 3. — Les récipients communs, quels qu'en soient le mode de construction e a forme,
devront satisfaire aux conditions suivantes :

Chaque récipient aura une capacité de 40 litres au minimum et 120 litres au maximum.
Il ne pèsera pas à vide plus de 15 kilogrammes. S'il est de forme circulaire, il n'aura pas
plus de 55 centimètres de diamètre; s'il est de forme rectangulaire ou elliptique, il n'aura
pas plus de 50 centimètres de largeur ni de 80 centimètres de longueur. En aucun cas la
hauteur ne dépassera la plus petite des deux dimensions horizontales.

Les récipients seront munis de deux anses ou poignées à leur partie supérieure. Ils
devront être peints ou galvanisés et porter, sur une de leurs faces latérales, l'indication du
nom de la rue et du numéro de l'immeuble en caractères apparents. Ils devront être constamment maintenus en bon état d'entretien et de propreté, tant intérieurement qu'extérieurement, de manière à ne répandre aucune mauvaise odeur à vide.

Art. 4. — Sous réserve des exceptions prévues ci-après aux art. 5 et 6, il est interdit aux
habitants de verser leurs résidus de ménage ailleurs que dans les récipients communs
affectés à l'immeuble. Ils ne devront effectuer ce versement que le matin avant le passage
du tombereau d'enlèvement. Si le récipient commun vient à faire défaut ou se trouve accidentellement insuffisant, ils devront, soit laisser leurs récipients particuliers à la place ou
auprès du récipient commun, soit attendre le passage du tombereau pour y verser directement le contenu de ces récipients particuliers.

Art. 5. — Il est interdit de verser dans les récipients communs les détritus qui font
partie de l'une des deux catégories suivantes et que les particuliers sont tenus de faire
enlever à leurs frais, savoir :

1° Les terres, gravois, décombres et débris de toute nature provenant de l'exécution de
travaux quelconques ou de l'entretien des cours et jardins;

2° Les résidus et déchets de toute nature provenant de l'exercice de commerces ou industries quelconques.

Sont seules exceptées de cette interdiction les ordures ménagères proprement dites des
établissements de consommation.

Art. 6. — Il est également interdit de verser dans les récipients communs les objets suivants dont l'administration assure l'enlèvement, mais qui doivent être déposés dans des
récipients spéciaux à côté des récipients communs, savoir : 1° les débris de vaisselle, verres,
poteries, etc., provenant des ménages; 2° les coquilles d'huîtres.

Art. 7. — Il est interdit aux chiffonniers de vider les récipients sur la voie publique ou
de faire tomber à l'extérieur une partie quelconque de leur contenu pour y chercher ce qui
peut convenir à leur industrie.

Art. 8. — Toutes les prescriptions du présent arrêté seront applicables aux immeubles
situés dans des voies non classées ou dans des cours, passages, impasses et autres espaces
intérieurs ayant le caractère de propriétés privées. Dans ces différents cas, les récipients
communs devront être déposés au débouché de ces voies privées ou espaces intérieurs sur
la voie publique.

Beaucoup d'objections ont été faites à cet arrêté, dont quelques-unes n'intéressent pas trop l'hygiène. Les réclamations, un instant formidables, qui se
sont produites au nom des chiffonniers, sont tombées d'elles-mêmes; c'était une
agitation artificielle. Il n'a jamais été bien prouvé que les chiffonniers se soient
plaints ; « on se plaignait pour eux, » a dit le professeur Vallin. Sur les 7 500
chiffonniers de Paris et de la banlieue, les 3 900 *placiers*, c'est-à-dire les chiffonniers sérieux, qui depuis longtemps n'ont plus ni hotte ni crochet, ne se
trouvent nullement troublés dans leurs habitudes. Quant aux autres, *rouleurs*,
coureurs, *gouapeurs*, ils peuvent encore trier des chiffons dans les récipients,
au moment où on les vide dans le tombereau; il leur est même permis de
répandre le contenu sur une toile cirée, qui rend la recherche plus facile, sans
permettre le contact des ordures avec le sol. En fin de compte, il ne serait pas
très-fâcheux de diminuer un peu le chiffre de cette catégorie d'industriels,
parmi lesquels il y a beaucoup d'enfants qui devraient, légalement, aller à
l'école et n'y paraissent point. L'administration leur a offert 1200 places.

On a critiqué avec plus de raison le passage de l'article 4 d'après lequel les habitants ne doivent verser leurs ordures dans le récipient commun *que le matin*, avant le passage du tombereau. Il en résulte qu'on les garde dans le logement toute la nuit, puisque la production de ces déchets se termine le soir. A vrai dire, la décomposition des ordures ne commence pas tout de suite. Cependant il serait préférable de les rassembler dès la fin de la journée dans le récipient commun, à la condition que l'on ne réunît pas tous les inconvénients des collections partielles sur la tête du concierge, en plaçant le récipient commun chez lui ou près de sa loge. On voit qu'il y aurait lieu de prévoir, dans chaque maison, un emplacement spécial dans lequel le récipient serait accessible à tous les habitants et à toute heure, sans compromettre le concierge ni personne. A Londres, il existe pour cet usage des soutes aux ordures sous le trottoir. Dans quelques maisons de Berlin (Du Mesnil), le récipient occupe une cour particulière où les boueurs viennent le prendre par les anses pour le replacer, après l'avoir vidé au tombereau, sous son couvercle suspendu à la muraille. Ce mode nous paraît préférable à « l'installation d'une gaîne étanche, composée de tubes vernis ou en porcelaine, laquelle aboutit en bas à la boîte aux ordures, » prévue par la commission des logements à bon marché (Alphand). Ces gaînes ou trémies existent à Lille, dans la cité Napoléon, et Du Mesnil assure qu'elles fonctionnent « dans d'excellentes conditions. » Cependant ne peut-il arriver qu'un jour les parois de la gaîne retiennent quelque chose, par exemple, des liquides versés par négligence, des ordures qui passent le long de ce canal? Même sans cet accident si probable, il se peut que des odeurs désagréables refluent dans les logements par la bouche du conduit même, qu'il y ait entre voisins des échanges auxquels personne n'a rien à gagner. Vallin incline pour établir dans la cour, quand elle existe, « une grande caisse métallique, montée sur roues, hermétiquement fermée à l'aide d'un couvercle, où chaque habitant de la maison viendrait le soir verser ses rebuts. Il serait facile de laver cette caisse tous les matins après le passage des tombereaux, soit à grande eau, soit à l'aide de désinfectants, d'antiseptiques ou d'absorbants. » Au demeurant, qu'il s'agisse d'une cour, d'un local spécial pour la boîte aux ordures ou d'une gaîne qui y conduise, ce sont des aménagements qui coûteraient quelque chose et, par conséquent, n'ont aucune séduction pour les propriétaires. Mais ce n'est pas une raison pour ne pas chercher à les obtenir.

On peut prévenir en grande partie les émanations en recouvrant avec quelques pelletées de cendres les débris contenus dans le récipient (Vallin). Mais tout le monde, et en particulier la *Commission d'assainissement de Paris* (1885), demandent un couvercle hermétique, évidemment pour que les ordures de chaque logement puissent être placées dans le récipient commun pendant la nuit.

Le tombereau qui enlève chaque jour le contenu des boîtes est muni, à l'arrière, d'un monte-charges. Sur un grand nombre de ces voitures se tient un chiffonnier qui aide au chargement et dont la rémunération consiste dans la récolte des chiffons qu'il trie dans les récipients avant de les vider. On ne trouve pas assez de ces auxiliaires pour qu'il y en ait partout. Environ 3000 ouvriers, hommes et femmes, payés par l'administration, assurent le service du déversement des boîtes à ordures.

Quant à l'enlèvement de ces ordures, qui se fait en même temps que celui des boues et des résidus du balayage de Paris, rues, halles, marchés, casernes, etc. il est confié à un certain nombre d'entrepreneurs qui se partagent les 18 sections dans lesquelles on a divisé Paris, au point de vue de ce fonctionnement.

Le passage des tombereaux est annnoncé par le son d'une cloche fixée à la voiture. Celle-ci doit être parfaitement étanche et devrait pouvoir se fermer.

Autrefois l'enlèvement des ordures rapportait des bénéfices à l'administration ; aujourd'hui il coûte 1 906 400 francs par an, soit une dépense de 0^{fr},84 par habitant. L'entrepreneur a de la peine à trouver des sous-traitants pour placer la *gadoue ;* les maires des communes suburbaines se montrent sévères vis-à-vis des dépôts d'immondices ; quelques-uns s'opposent même à leur passage à travers la commune. Il faudrait arriver au transport par eau ou par voie ferrée, à des distances assez grandes. Un service de bateaux fonctionne déjà, à destination de Corbeil en amont et de Pontoise en aval. Mais les canaux fonctionnent peu ou point en été, ou même en hiver quand il gèle fortement. Les chemins de fer n'ont pas les règlements ni les habitudes qui conviendraient ; il faudrait des rampes pour amener les tombereaux à se vider à même le wagon qui doit transporter leur contenu. Ces tombereaux devraient toujours pouvoir basculer (Barabant). .

Le volume de la gadoue parisienne est de 800 000 à 900 000 tonnes par an. Depuis que l'industrie produit en si grande quantité des engrais chimiques, on ne la recherche pas beaucoup dans la culture maraîchère des environs de Paris. Quelques-uns ont pensé qu'il serait possible et utile de la diriger vers le Nord où, d'après des renseignements officiels, elle conviendrait mieux que le guano pour la culture de la betterave (Brouardel). En fait, les cultivateurs du Nord ne la recherchent pas plus que ceux de la banlieue de Paris, et M. Sartiaux, sous-chef de l'exploitation des chemins de fer du Nord, pense même que la gadoue est destinée à être proscrite pour la culture de la betterave.

L'enlèvement, aux Halles centrales, des viandes, du poisson et des moules avariés, est extrêmement important. Il y a parfois jusqu'à 50 000 kilogrammes de moules saisis dans une seule journée.

La question des *emplacements des dépôts* d'ordures autour de Paris devient très-embarrassante et l'on se voit obligé à des tolérances regrettables. Du Mesnil a fait connaître comment « les entrepreneurs ou les cultivateurs amoncellent les voiries dans de vastes dépôts, soit aux abords des fortifications, soit aux bords des routes dans certaines communes suburbaines qu'ils infectent de leurs émanations pestilentielles, » pendant les quatre à six mois que dure la transformation, par fermentation lente, de la *gadoue verte* en *gadoue faite*. Ces émanations atteignent leur maximum lors de l'enlèvement, opéré sur ces voiries, des liquides de la vidange dans le but d'augmenter leur valeur comme engrais. Du Mesnil dénonce quelques-uns de ces dépôts qui sont dans des conditions particulièrement fâcheuses : l'un à Montreuil, à quelques mètres des fortifications ; un autre à Jouy, à 80 mètres de la porte de Choisy, tous deux occupant plusieurs milliers de mètres de superficie, très-rapprochés des routes et des maisons, en un terrain fongueux dont les abords sont des fondrières et répandant autour d'eux des odeurs fétides. Il en existe un fort analogue, à Bagnolet.

Sous les fortifications de Lille on rencontre deux ou trois dépôts de boues urbaines, qui ne sont pas absolument négligés, mais dont la proximité par rapport à la ville est positivement gênante. L'un deux s'est élevé longtemps en regard et au sud de l'hôpital de la Charité (anciennement Sainte-Eugénie) auquel il envoyait, en été, ses effluves et des essaims de mouches, pour le moins dégoûtantes et fatigantes pour les malades.

Réglementairement, les dépôts doivent être installés au moins à 100 mètres des routes et à 200 mètres des habitations. Ils devraient être plus éloignés encore de celles-ci, non point peut-être à cause des odeurs ni même des mouches, inconvénients qui frappent tout le monde, mais parce que, dans la saison sèche et par·suite des manipulations dont l'engrais peut devenir l'objet, le vent porte jusque dans les logements des poussières très-suspectes. Le nouveau cahier des charges de la ville de·Paris (1882) impose aux dépôts de voirie une distance d'au moins 2000 mètres des fortifications. Le Conseil d'hygiène du Nord (*Rapport pour l'année* 1881) a refusé à l'entrepreneur de la voirie d'Avesnes l'installation de son dépôt au bord d'une route et au voisinage des habitations que l'extension actuelle de la ville fait élever. C'est une pratique qu'il faut chercher à faire passer en habitude. Les dépôts d'immondices doivent être aussi près que possible des champs sur lesquels l'engrais est appelé à être employé, tout en évitant, comme le désirait H. Bouley, de multiplier les difficultés autour d'entrepreneurs et de cultivateurs qui, en définitive, rendent de signalés services.

La position en plein soleil, avec un entourage de végétation et·surtout d'arbres (Pabst), est une protection contre les dépôts de voirie, la lumière étant une cause productrice de l'ozone, qui brûle les matières organiques, la végétation consommant les produits de cette combustion, et les arbres, dans tous les cas, s'opposant à la dissémination des poussières.

Au point de vue légal, les dépôts de voirie sont des établissements de 1re classe, quand ils sont considérables. Si leur importance est médiocre, ils tombent, à Paris, sous le coup d'ordonnances de police, dont la dernière est du 24 décembre 1881. Aux termes de celle-ci, les dépôts pourront être formés dans les champs par les cultivateurs, après déclaration à la Préfecture de police et avis favorable de l'autorité municipale, pourvu que leur emplacement soit à une distance d'au moins 200 mètres de toute habitation et de 100 mètres des routes et chemins. Malheureusement, dans un cas ni dans l'autre, les pénalités ne sont assez sévères pour gêner beaucoup les délinquants.

Un entrepreneur de voirie de Paris, Alasseur, étudiait en 1885 un procédé de transformation de la gadoue par combustion, les cendres et les résidus pouvant rester utilisables. On ne sait si les odeurs d'une usine de ce genre ne seraient pas aussi insupportables que celles des dépôts eux-mêmes. Ce n'est qu'un nouvel aspect de la grave question des établissements mal odorants, en ceinture autour des villes, et qu'il faut reculer à mesure que les villes prennent de l'extension.

Somme toute et pour revenir au point de départ, l'arrêté du 24 novembre 1883, malgré ses lacunes, produit d'heureux résultats, et l'on pourrait en souhaiter l'adoption par les villes de province. Ce n'est pas un mécanisme à bon marché, puisque le personnel affecté au balayage coûte encore près de 2 millions et demi, le matériel municipal 835334 francs (Durand-Claye), et qu'en définitive l'enlèvement des boues et ordures, le balayage, l'arrosage, prennent jusqu'à 7 millions en un an à la caisse municipale. Mais c'est une juste restitution en propreté et en santé aux habitants, qui paient tous assez cher le droit de vivre dans Paris. La propreté et l'hygiène (deux choses à peu près identiques) sont le premier des biens et la base de tous les autres; ce serait une prétention excessive et d'ailleurs illusoire que de compter les obtenir pour rien.

La ville compensait autrefois ses frais par des abonnements. Il y avait nécessairement de grandes inégalités dans l'entretien des rues. Depuis 1873 les abonnements sont transformés en taxe municipale; les immeubles sont divisés en sept catégories payant des taux qui varient de 0^{fr},10 à 0^{fr},70 par mètre pour les

frais de balayage et d'enlèvement des ordures. Le produit de la taxe ne couvre
guère que la moitié de la dépense. Il faut que la ville y mette du sien. Nous
connaissons une ville dans laquelle la municipalité, en se proposant d'établir la
taxe du balayage, laissait percer l'intention de faire des économies sur ce revenu.
Les protestations par avance des habitants furent telles que l'administration finit
par revenir à la méthode d'imposer aux propriétaires ou principaux locataires
l'obligation de balayer eux-mêmes jusqu'à 6 mètres en avant du trottoir bordant leur immeuble. On soupçonne aisément qu'il est peu de villes moins balayées
que celle-là.

Il existe pourtant, dans toutes les villes de province, des boueux et des tombereaux municipaux. Mais, soit parce que les règlements sont insuffisants, soit
parce que l'application en est mal surveillée, ces agents et ces véhicules font
bien irrégulièrement et d'une façon très-négligée leur besogne qui devrait être
si exacte. Fonssagrives a décrit en termes piquants le spectacle trop commun de
cette « fiction municipale. » Il n'y a pas lieu de prendre la chose par le côté
comique et la propreté des rues devra être l'un des premiers soucis des autorités
sanitaires lorsqu'elles seront constituées avec le caractère de compétence qui
leur convient.

Le *balayage* des rues se fait, soit à l'aide des instruments primitifs, balais
ordinaires, raclettes, pelles, etc., les seuls usités dans les petites villes, soit à
l'aide de machines roulantes poussées par des hommes ou traînées par des chevaux, selon que la surface et la structure de la chaussée se prêtent à leur emploi.
A Paris, les balayeuses mécaniques ou autres, aussitôt après la pluie, poussent
la boue liquide vers les ruisseaux, d'où elle se précipite dans les égouts; il est
rare que la partie la plus compacte des boues doive être enlevée par des tombereaux. C'est une mauvaise pratique, qui a entraîné l'encombrement des égouts
par les dépôts vaseux et nécessite des appareils et des travaux de désobstruction,
magnifiques, mais ruineux. La suppression du macadam va diminuer considérablement la masse des boues; néanmoins il serait utile, au moins pour les égouts,
de ménager à leurs bouches des puisards, comme à Londres et à Berlin, qui
retiendraient les parties les plus lourdes de la boue. Le problème à résoudre est
de trouver un procédé de vidange de ces puisards qui ne soit ni incommode ni
trop inélégant. Ce problème n'est évidemment pas insoluble. Jusqu'à présent, à
Londres, le nettoiement en temps de pluie est assez lent et difficile; le collec-
tionnement momentané des boues dans les ruisseaux rendrait impossible la traversée des chaussées pour les piétons, si des chemins n'étaient balayés et tenus
propres par des enfants, des vieillards, des volontaires quelconques, qui se
paient de leur peine en tendant la main aux passants (Barabant).

D'ailleurs, le balayage de la voie publique, à Londres, se fait avec les mêmes
instruments qu'à Paris, mais moins à fond. Dans la Cité il commence à dix heures
du soir et finit le lendemain matin à neuf heures, au moins théoriquement. En
fait, les rues de Londres sont plus poussiéreuses que celles de Paris en temps
sec et, comme on vient de le voir, plus boueuses par la pluie (Barabant).

Nous avons parlé précédemment du soin avec lequel le crottin est ramassé
aussitôt qu'il se produit. L'enlèvement des immondices de rue et des ordures
ménagères se fait plus ou moins bien selon les paroisses. Barabant a fait connaître la manière dont cette opération s'exécute dans celle de Saint-Mary-Newington
et qui pourrait être imitée. Les ordures sont versées dans une fosse au pied des
arcades du chemin de fer, en un point où celui-ci traverse un terrain appar-

tenant à la paroisse. C'est là que se fait le *triage*, des débris de charbon et de coke d'abord, très-abondants en ce pays où il est fait une si grande consommation de charbon de terre, puis des papiers, cartons, os, poussières, destinés à fournir encore du combustible, enfin des fragments de vaisselle, poterie, boîtes métalliques, qui serviront à la fondation des empierrements autour de Londres. Des résidus de légumes et des boues amenées de la voie publique on forme un compost transportable, qui se vend 4 francs la tonne. Cet engrais est placé dans des wagons que l'on monte par des ascenseurs jusque sur la voie du chemin de fer et on l'expédie à la campagne. La compagnie du chemin de fer se prête de son mieux aux nécessités de ce service. La méthode ne soulève aucune plainte dans le voisinage.

La *Commission technique de l'assainissement de Paris* (1882-1883) a eu l'occasion de faire quelques remarques sur le balayage de la voie publique à Bruxelles. Le règlement de 1860 impose aux propriétaires ou locataires l'obligation de balayer tous les jours, avant huit heures du matin en été et avant neuf heures en hiver, la moitié de la largeur de la rue, devant leurs maisons, jardins et enclos, et de faire rassembler en tas les boues et immondices qui s'y trouvent. Quand la rue dépasse 12 mètres de largeur, l'obligation ne porte que sur la distance de 6 mètres à partir de la maison. Le balayage doit être précédé d'un arrosage suffisant pour abattre la poussière. Il est interdit aux habitants de jeter ou déposer sur la voie publique des immondices, résidus de ménage, et généralement toutes choses de nature à gêner la circulation ou à occasionner des exhalaisons nuisibles. Les charrettes d'enlèvement doivent être parfaitement jointes et ne pas être chargées à plus de 15 centimètres au-dessus des bords. Mais toutes ces prescriptions sont lettre morte et la population met tout à la charge du service du nettoyage de la voirie ; ce qui ne l'empêche pas d'être de jour en jour plus exigeante sous le rapport de la propreté des rues.

Manchester associe le traitement des ordures ménagères et de rue avec la fabrication de la poudrette, à laquelle l'oblige son mode d'enlèvement des immondices en tinettes désinfectées. Ces ordures, transportées à l'usine hors de la ville, sont l'objet d'un triage qui en sépare les chiffons, le papier, le fer-blanc, le fil de fer, destinés à être vendus ; les débris de charbon et le coke sont repris pour servir de combustible dans l'usine ; les débris de viandes, de poissons, les issues d'abattoirs, sont traités pour en extraire la graisse, qui sert à la fabrication du savon et des bougies. Ce qui reste est joint aux matières à poudrette (*Report of the Health Committee of Manchester*, 1884).

Nottingham fait, à l'aide d'une sorte de moulin, un compost des matières végétales et des débris animaux, qui se vend et est enlevé tous les jours. On sépare les chiffons et métaux. Les débris de faïence et porcelaine sont employés pour la fondation des chaussées. Le reste est mis dans un four (*Destructor*) à tirage énergique, où il est converti en une masse pierreuse qui sert à revêtir les routes (*Gesundheits-Ingenieur*, n° 3, p. 74, 1884). Birmingham, Leeds, emploient également un destructor ; l'espèce de pouzzolane qui en provient sert à faire du mortier hydraulique.

A New-York (*Sanitary Record*, 15 juillet 1884), les ordures apportées au dépôt passent par un appareil tamiseur qui retient les chiffons et le papier et laisse passer les cendres et la poussière. On met le reste dans l'eau ; les substances les plus légères, qui surnagent, paille, cuir, débris végétaux, sont reprises et brûlées au four, tandis que le charbon, le fer, la pierre, le verre, qui vont au fond, sont recueillis et portés à un appareil (*Rubber*) où le fer, la pierre, le verre, les os, sont encore mis à part. Le charbon se vend comme combustible. Les chiffons valent 20 dollars la tonne; le vieux fer se vend 4 centimes le quintal, le verre 50 centimes.

Les principes à suivre dans l'entretien de la propreté des rues ressortent suffisamment, pensons-nous, de cet exposé. Il faut. *débarrasser la maison; ne pas permettre le contact des ordures avec la chaussée; ne point sacrifier la banlieue ni la campagne à la commodité des citadins.* Après cette formule, il serait d'un intérêt secondaire de pousser plus loin la revue des procédés particuliers usités dans les diverses capitales ou grandes villes, lesquels sont toujours plus ou moins approchés de ceux de Londres ou surtout de Paris, et habituellement moins parfaits. Au surplus, nous renvoyons, pour ces détails, au mémoire présenté par Du Mesnil au Congrès de Blois (1884) : *Nettoiement de la voie publique. Enlèvement des ordures ménagères. Leur utilisation.*

Lavage des rues. Arrosage public. Le lavage des rues a essentiellement pour but l'assainissement des ruisseaux ou des angles rentrants qui les représentent et dans lesquels tendent à s'accumuler, par la force des choses ou par l'incurie et les mauvaises habitudes des habitants et des administrations, les matières étrangères et les immondices, solides ou liquides. Il doit être pratiqué tous les jours et même deux fois plutôt qu'une dans la saison sèche. Indépendamment de l'eau perdue des bornes-fontaines, qui contribue à nettoyer le ruisseau le plus proche, l'eau de lavage est empruntée à des bouches d'eau de rue, ménagées de distance en distance sur les conduites municipales, bouches fermant à clef et que les employés de l'administration viennent ouvrir à l'heure et pendant le temps voulus. Les mêmes bouches servent à fournir l'eau d'arrosage et l'eau que l'on emploiera en cas d'incendie. On les établit à ras du sol ou à une certaine hauteur, mais elles doivent toujours porter un dispositif qui permette d'y ajuster rapidement et solidement le tuyau d'une lance ou tout autre tuyau destiné à remplir, selon les cas, soit les tonneaux d'arrosage, soit les réservoirs des pompes à incendie.

La nécessité du lavage des rues n'est pas contestable. Le point qui peut être controversé est celui de savoir si les villes peuvent établir une distribution d'eau spéciale pour la consommation des habitants et en avoir une autre, naturellement moins coûteuse et moins bonne, pour le lavage des rues. L'avis général est en faveur de la *distribution unique.* Nous l'avons adopté et en avons dit les raisons (*voy.* EAU, HYGIÈNE). Cependant il est possible de tolérer une distribution d'eau de rivière ou de canal, comme cela existe à Paris, pour le lavage des villes, l'arrosage des rues, places et jardins, lorsque ce service serait par trop onéreux, alimenté d'eau de source, à la condition que des dispositions soient prises pour que les particuliers ne puissent y rien emprunter et que l'administration elle-même ne fasse jamais de substitution ni de mélange. Le service des eaux de Paris fait tous ses efforts pour arriver à ce désirable résultat.

L'arrosage, qui intéresse plus encore l'atmosphère des villes que le sol, puisque son but est surtout de rafraîchir l'air, d'abattre et de retenir la poussière, s'exécute au moyen du tonneau ou de la lance ou encore, dans les jardins publics, à l'aide de tuyaux percés de trous de distance en distance et que l'on déplace sur un appareil à roulettes. Il est de rigueur en été et dans les villes du Midi, où il faut le répéter plusieurs fois par jour. Au calcul de Barabant, Paris est mieux arrosé que Londres. Dans la métropole anglaise, l'arrosage ne coûte que 10 centimes par an au mètre carré; à Paris, la dépense est de 18 centimes. La surface totale arrosée est ici de 2500000 mètres carrés à la lance et 5800000 mètres carrés au tonneau. La dépense est de 1494000 francs. Berlin n'arrose guère qu'au tonneau. En 1881, du 1er avril au 31 octobre, on y a arrosé 3870000 mètres carrés de surface, au moyen de 558516 mètres cubes d'eau et avec une dépense de 340000 marks (425000 francs).

L'arrosage des rues avec des *sels déliquescents* (solution de chlorure de calcium à 33 degrés Baumé), qui ont l'avantage de ralentir l'évaporation et par conséquent de diminuer la fréquence des arrosements, a été essayé au moins à Londres (W. Cooper, 1868), à Rouen (Houzeau) et à Paris. Fonssagrives le recommandait. Il semble avoir été abandonné, et Vallin le regrette. Le chlorure de calcium employé, provenant des fabriques d'acide pyroligneux, renfermait du fer et des matières goudronneuses. Il était propre à stériliser les poussières en même temps qu'à les fixer. Le procédé, d'autre part, était plutôt économique que coûteux. On arrose aussi les rues à l'eau de mer (Boulnois, Cockerell).

Protection du sol des places publiques, avenues, promenades. Les règles et les méthodes précédentes sont généralement applicables à la protection des places ou promenades publiques. Cependant, dès que l'espace libre devient un peu considérable, il est clair que la surface du sol est beaucoup moins menacée par les riverains que celle des rues, au point de vue du dépôt des ordures domestiques. Elle peut ne pas l'être du tout par la circulation des voitures et des animaux, si l'on a soin de limiter la place ou l'espace, quel qu'il soit, réservé à la promenade des gens à pied, par un rebord analogue à celui des trottoirs. Il est alors inutile de recouvrir la place de bitume, de bois ou surtout de pavés en pierre, qui éloigneraient plutôt les promeneurs. A Lille il existe des places de 3000 à 4000 mètres carrés de surface, entièrement couvertes de gros pavés de grès, mal équarris et mal posés; c'est fort laid, et les étrangers qui passent à Lille n'entreprennent qu'avec terreur la traversée de ce terrain raboteux. Mais les natifs en ont l'habitude et ce ne fut pas sans contestation que la municipalité, naguère, fit établir un bassin avec jet d'eau, au centre d'un de ces déserts de grès.

Les places et promenades doivent être recouvertes d'un gravier assez gros pour n'être pas poussiéreux et pas assez pour fatiguer le pied. Il convient de les agrémenter d'arbres, de fontaines, de statues. Si les circonstances le réclament, on ménagera un espace pavé ou bitumé pour les stations de voitures, pour la tête de ligne des tramways. Des chaussées véritables, empierrées ou pavées, longeront la place ou même la traverseront, s'il le faut, mais sans pouvoir empiéter sur le terrain avoisinant. Rien n'empêche, d'ailleurs, au contraire, que les places soient bordées et quelquefois traversées d'un véritable trottoir en asphalte pour épargner aux piétons le désagrément, par les temps de pluie, de neige et surtout de dégel, de franchir une grève détrempée, quelquefois parsemée de flaques d'eau, par suite des dépressions inévitables à l'usage. A Lille, on a malicieusement, mais non sans quelques motifs, comparé aux *Wateringues* de Flandre la place de la République, qui subit tous ces inconvénients et n'offre pas aux piétons la moindre languette de terre ferme.

Il va sans dire que les places et promenades ont les premiers droits à l'arrosage et que la propreté de la surface doit y être maintenue avec rigueur. D'ordinaire c'est en divers points de ces espaces que s'élèvent les kiosques de vendeurs de journaux, les urinoirs publics, les chalets de nécessité (Paris, Berlin). La surveillance et le nettoyage doivent être là d'autant plus exacts que les chances de souillure sont plus nombreuses.

Je n'ai jamais pu comprendre comment certaines villes tolèrent sur les plus belles de leurs places ou sur les promenades publiques l'installation de ces foires qui durent des semaines et des mois et réunissent sur la propriété de tout le monde l'assemblage des gens et des choses qui sont un des types les plus parfaits de la malpropreté.

Protection du sol dans les voies privées. Presque toutes les villes renferment des *voies privées*, c'est-à-dire des rues, passages, impasses, cités, cours, qui appartiennent entièrement à des particuliers, espace non bâti et immeubles, et dont l'entretien, pour cette raison, est à la charge des propriétaires, par conséquant presque toujours fort défectueux. On en compte, dans Paris, 1155 (Deligny) dont la plupart sont restées en dehors du classement à cause de leur peu de largeur, qui varie de 1 mètre à 3ᵐ,50. Cette exclusion laisse aux riverains les frais de viabilité, de drainage et de canalisation d'eau. De ces voies, les unes sont *fermées* par une grille ou clôture quelconque; lors même que cette clôture serait ouverte en permanence pendant une partie plus ou moins longue du jour, les conditions sanitaires de celles-là ne relèvent que de la Commission des logements insalubres. Mais il en est d'autres, entièrement *ouvertes*, qui tombent, à de certains égards, sous les mêmes règles que les voies publiques, et dont la Commission d'assainissement de Paris (1885) a cru devoir s'occuper. Elles présentent, selon Deligny, les défectuosités suivantes :

La chaussée est rarement en état, les trottoirs sont l'exception. L'eau manque dans les ruisseaux et à la maison. Les détritus et les eaux ménagères restent sur la voie privée et s'y putréfient.

Pendant la récente épidémie de choléra, les voies privées ont été largement atteintes : 23 voies privées sur 135 dans le XIᵉ arrondissement; 9 sur 56 dans le XIIᵉ; 12 sur 78 dans le XIXᵉ. On a constaté dans les voies privées 154 cas et 91 décès dans 127 maisons. Durand-Claye a trouvé 115 de ces maisons dans des passages sans égout, 118 avec des fosses fixes; l'écoulement direct à l'égout n'existait dans aucune.

La presque totalité des maisons manque d'eau de distribution intérieure; les habitants prennent l'eau à la fontaine existant dans la voie privée ou dans le voisinage.

Parmi les maisons contaminées, 11 étaient sans eau d'aucune nature, 46 consommaient de l'eau de l'Ourcq, 52 de l'eau de rivière, 26 de l'eau de source. C'est par infraction aux règlements que l'eau de l'Ourcq est employée à la consommation privée.

Or l'obligation de diriger à l'égout les eaux pluviales et ménagères, soit par une galerie en maçonnerie, soit par des tuyaux, est générale, comme l'obligation de laver les maisons, rues, passages. Elle entraîne donc la construction de branchements particuliers d'égout pour les groupes de maisons sur voie privée. L'administration a été très tolérante jusqu'ici, mais le décret existe. Quant à la canalisation d'eau, le règlement permet de l'imposer par le retrait de l'eau de l'Ourcq, du moment qu'il est constant qu'on en use pour la consommation privée. D'ailleurs, en se syndiquant pour un abonnement collectif, les propriétaires peuvent obtenir un rabais considérable sur le prix de l'eau.

La Commission a voté des *résolutions* tendant à imposer aux propriétaires des voies privées le raccordement de leurs immeubles, par galeries ou tuyaux de poterie, avec l'égout passant sous la voie publique la plus rapprochée; la construction d'un égout spécial, dans des cas donnés; l'établissement de conduites d'eau reliées aux conduites de la voie publique; la réfection des chaussées et trottoirs suivant l'un des systèmes admis pour les voies classées. Elle a, en même temps, indiqué une combinaison financière permettant aux intéressés de répartir la dépense sur un nombre d'années suffisant pour qu'elle ne soit pas trop onéreuse.

Les grandes villes de province devraient s'inspirer de cet exemple et s'en autoriser vis-à-vis des récalcitrants. On est vraiment étonné de voir avec quel sans-façon, sans être du reste troublés en rien par aucune autorité, des spéculateurs reconstituent aujourd'hui, dans les quartiers nouveaux de villes en agrandissement, les massifs de maisons avec des ruelles sans pavé, sans égout et sans eau, les courettes fangeuses et meurtrières, contre lesquelles on a eu tant de peine à lutter depuis trente à quarante ans dans les vieilles cités. Il faudra à un jour prochain recommencer le travail pour des habitations qui s'élèvent sous nos yeux. Ne serait-il pas plus simple d'imposer dès aujourd'hui les règles de construction dont il ne sera permis à personne de se départir? La Commission des logements insalubres de Paris, dans ses séances des 31 mai et 14 juin 1880, avait approuvé un projet de règlement concernant la salubrité des constructions neuves, dans lequel certaines conditions, que nous n'hésitons pas à trouver trop modérées, étaient formulées (entre autres) à l'égard des cours et courettes et de l'évacuation des eaux des habitations. Une commission administrative, constituée par l'autorité préfectorale le 1er décembre suivant, crut devoir atténuer encore ou obscurcir ces prescriptions. Nous ne savons à qui doit rester le dernier mot, mais, quelque intérêt que nous ayons toujours porté aux propriétaires, il semble bien que l'on pourrait exiger quelque chose, en faveur de l'assainissement des habitations des pauvres gens et du sol qui les borde, de la part de particuliers qui tirent aisément un intérêt de 25 pour 100 d'immeubles de pacotille.

5. *Excrétions humaines. Urinoirs publics, latrines publiques. Puisards, fosses, égouts.* Les excrétions humaines menacent tantôt la surface, tantôt la profondeur du sol, comme il a été dit. Il n'est pas utile de conserver ici cette distinction, mais de montrer comment on peut prévenir l'un et l'autre cas.

a. Les *urinoirs publics* multipliés et situés à propos sont le meilleur moyen d'épargner au sol la dispersion des urines, qui compromet d'ailleurs aussi l'atmosphère. Il faut en ménager sur les places publiques, aux abords des cafés et cabarets, des théâtres, et généralement dans tous les points où des hommes s'assemblent, surtout s'ils y boivent en même temps. Comme on l'a dit, cette sauvegarde de la rue rend service du même coup aux gens venus du dehors en ville et qui parfois courent de quartier en quartier pour leurs affaires, sans séjourner nulle part. Les terrains vagues bordés d'une palissade, dans les quartiers d'agrandissement et où le trottoir n'est que figuré sur le sol nu, n'autorisent pas l'absence d'urinoirs publics; c'est plutôt le contraire, parce que leur air d'abandon et de solitude attire les exonérations irrégulières.

Il n'est pas absolument utile que les urinoirs revêtent une physionomie monumentale, mais il est bon qu'on les trouve aisément. Paris est bien pourvu, sous le rapport de la multiplicité et du facile accès des urinoirs. Londres en a beaucoup, mais qui se cachent avec un soin bien digne du *cant* britannique; toutefois, avec quelques jours d'habitude, on les trouve sans peine sous le feuillage des arbustes qui bordent les parcs. Berlin est moins bien partagé, spécialement dans les beaux quartiers; les urinoirs des brasseries, des jardins, des expositions, suppléent à la rareté des autres.

On pourrait supprimer les urinoirs d'encoignures, aussi disgracieux autour des édifices publics que contre les immeubles privés. Dans tous les cas, lorsqu'on établit contre un mur les petites stalles à usage d'urinoir, il convient de les séparer de la voie publique par une cloison qui peut, du reste, laisser visibles les pieds et la tête des visiteurs. Les édicules que l'on voit aujourd'hui à Paris et dans quelques villes de province, où les stalles sont placées autour d'une colonne centrale et parfaitement masquées par un panneau circulaire, semblent satisfaire à toutes les exigences sous le rapport de la forme.

Au point de vue l'hygiène, les dispositions qui garantissent la propreté ont plus d'importance. Il n'est pas nécessaire que la surface sur laquelle posent les pieds du visiteur soit élevée au-dessus du sol environnant; il faut éviter le plus possible la complication, les angles et les saillies, défavorables à la propreté et au nettoyage. Les cuvettes ou augets à une certaine hauteur sont inutiles; il suffit qu'une rigole demi-cylindrique soit ménagée à la rencontre de la paroi verticale de face avec la surface dallée ou cimentée qui porte le visiteur. Cette surface sera naturellement en pente sensible vers la rigole. Il importe, comme on pense, qu'il n'y ait pas le moindre interstice aux angles qui réunissent les parois verticales avec la dalle horizontale ou la rigole. Le mieux est d'arrondir cet angle, soit par un cimentage continu, soit en taillant la pierre d'une façon appropriée.

Tous les matériaux employés doivent être résistants et imperméables. Le marbre, comme dans les gares des chemins de fer italiens, l'ardoise, la fonte émaillée, sont d'un bon usage. Un certain air de recherche et de luxe invite le client à ne pas disperser inutilement les souillures.

Un écoulement d'eau continu, ou à la rigueur intermittent et coïncidant avec le moment de la fréquentation, doit être établi et arroser toutes les surfaces susceptibles de recevoir de l'urine, en évitant toutefois de faire baigner dans l'eau les pieds du visiteur et de produire des jets violents qui l'obligeraient de se tenir à distance, de crainte des éclaboussures. Émile Ritter a proposé (1885) un urinoir à l'huile, dans lequel le support du visiteur bascule sous le poids de celui-ci et fait jouer un mécanisme qui provoque une irrigation d'huile au lieu d'eau, avant et pendant la miction. L'huile empêche l'adhérence des matières urinaires aux parois et les entraîne tout comme l'eau. Quand le visiteur se retire, le support se relève, l'écoulement d'huile s'arrête et celle qui a servi, se trouvant par-dessus le liquide urinaire, est aisément reprise par le mécanisme, de sorte qu'il s'en perd très-peu et que la même huile peut servir indéfiniment. On y ajoute à volonté de l'acide phénique. Nous ne connaissons pas d'application de cet ingénieux appareil; mais il pourrait être fort utile dans les localités qui n'ont pas de distribution d'eau.

Quel que soit le mode de construction et de fonctionnement, les urinoirs ont besoin d'être vus tous les jours par les employés du nettoyage municipal. Le sédiment urinaire s'attache aux parois sur lesquelles l'urine passe et n'est plus enlevé par l'eau; il se putréfie et cause de l'odeur, même dans les urinoirs lavés. On n'en vient à bout qu'à l'aide de brosses dures, de balais en fil de fer.

b. Des *cabinets d'aisance publics*, les uns gratuits, les autres payants, ne sont pas moins indispensables que les urinoirs. Ils remplissent, d'ailleurs, ce dernier office pour les femmes, qui ne peuvent satisfaire au besoin de la miction que là, à moins de se faufiler dans les corridors ou d'uriner vilainement debout, dans le ruisseau. Toutes les grandes villes ont de ces latrines publiques, plus ou moins dissimulées. Paris et Berlin possèdent des *chalets de nécessité*, très en vue et même sur les points où la circulation est la plus active et où, il faut le dire, ils sont les plus utiles. En leur donnant une certaine élégance de construction et d'aspect et surtout en établissant suivant un mode rationnel les latrines qu'ils renferment, on parvient aisément à obtenir que ces châlets ne compromettent point la physionomie des avenues ou des promenades. Je pense qu'il est difficile d'arriver à ce résultat, si les latrines ne sont pas des water-closets dans toute l'acception du terme, c'est-à-dire évacuant immédiatement et directement à l'égout, avec les dispositifs d'occlusion aujourd'hui acceptés. Il est possible d'installer ce système, même dans des cabinets gratuits et sans aucun luxe; nous en avons cité ailleurs (*Nouv. élém. d'hygiène*, p. 606) un exemple emprunté à Liverpool. Il y en a un à Paris, place de la République, avec chasse d'eau automatique, installé sur les indications de Durand-Claye.

c. Les *puisards* sont des excavations pratiquées dans le sol avec l'intention d'y déverser les eaux ménagères, quelquefois les eaux industrielles, les urines, les matières fécales, tantôt les unes, tantôt les autres, assez souvent toutes ensemble. On les construit étanches ou non; dans le second cas, ce sont les *puits absorbants, puits perdus, bétoires*. Les puisards non étanches atteignent, naturellement, à l'infection du sol avec le plus de sûreté, mais les autres constituent tôt ou tard une menace du même genre et, dans tous les cas, entraînent les désagréments et les dangers de la vidange intermittente, sans compter ceux du voisinage permanent d'un réservoir d'immondices. L'hygiène les condamne donc tous indistinctement dans les villes. Cependant, lorsqu'ils existent dans des constructions anciennes, il peut être très-difficile en pratique de les supprimer. La Commission de l'assainissement de Paris (1885) nous paraît avoir pris, à cet égard, des résolutions judicieuses, que nous croyons pouvoir reproduire.

RÉSOLUTIONS RELATIVES AUX PUISARDS.

1° L'administration devra faire la recherche des puisards existant dans la ville de Paris, en dresser l'état par maison et en indiquer la situation sur un atlas;

2° Les puisards sont absolument interdits dans les constructions neuves, situées en bordure des voies publiques pourvues d'un égout, ou situées en bordure des voies privées débouchant sur des voies publiques pourvues d'un égout, quelles que soient la nature et l'importance des travaux à exécuter pour conduire les eaux pluviales et ménagères de la propriété dans l'égout;

3° Les puisards pourront être tolérés dans les constructions anciennes dont le sol est à un niveau tel qu'on ne pourrait sans de grandes dépenses modifier les dispositions intérieures des constructions pour diriger les eaux pluviales et ménagères de la propreté dans l'égout public. Toutefois cette tolérance ne sera accordée qu'après que le service de l'assainissement aura reconnu que les puisards ne présentent pas d'inconvénient pour la salubrité;

4° Dans tous les cas, les puisards ne pourront être tolérés qu'à la condition qu'un puisard étanche soit établi à côté du puisard absorbant.

La Commission des logements insalubres avait demandé que tous les puisards tolérés fussent étanches et vidés comme les fosses fixes.

d. Les *fosses d'aisance* ordinaires, dites *fosses fixes*, indépendamment de ce qu'il y a d'odieux à voir les familles humaines garder près d'elles leurs excréments, sont la cause la plus puissante de l'infection profonde du sol. Théoriquement, elles devraient être étanches. Elles le sont quelquefois au moment où elles viennent d'être construites. Mais les produits de la fermentation des matières fécales attaquent le ciment à la chaux et des fuites se produisent, tellement qu'au moment de la vidange les matières solides, qui ne devraient représenter que du sixième au huitième de la masse totale, en forment le tiers ou la moitié (Brouardel). Les fait-on vastes et profondes, la collection excrémentitielle finit par devenir un amas formidable de matière putride, faisant effort contre les parois; en restreint-on les dimensions, il faut répéter à de fréquents intervalles l'opération de la vidange et, en tout temps, on a peur de laver les cabinets pour ne pas remplir trop vite la fosse. La vidange est quelquefois une occasion de souillure superficielle du sol, quand on la pratique à l'aide des procédés primitifs des paysans de la banlieue de Lille.

Quoique n'envisageant ici que l'infection du sol, nous pouvons ajouter que les fosses fixes assurent également celle de l'atmosphère de la maison, malgré les *tuyaux d'évent*, et que ceux-ci, quand ils fonctionnent bien, déterminent la formation des zones empestées dans l'atmosphère des villes. La vidange, si perfectionnés qu'en soient les procédés, ajoute à ces inconvénients des émanations malodorantes, du bruit et de l'encombrement dans la rue.

Tout est à conseiller plutôt que la fosse fixe, et on a mille fois raison d'en poursuivre aujourd'hui la suppression partout. Nous verrons ultérieurement (*Éloignement des immondices*) par quoi on peut la remplacer. En attendant, et lorsqu'il faudra la subir, on exigera qu'elle soit étanche, profonde de 2 mètres, à fond légèrement concave et sans angles saillants ni rentrants et munie d'un tuyau d'évent dans lequel l'appel par en haut soit parfaitement efficace et continu.

e. Les égouts rationnels ou *unitaires* sont le plus puissant mécanisme de l'assainissement des villes. Ils reçoivent les eaux pluviales, celles d'arrosage, les eaux industrielles et ménagères, la plupart des matières excrémentitielles tombées à la surface de la rue, l'urine des urinoirs publics. Quand on s'y est pris convenablement, ils peuvent recevoir de même le produit intégral des chalets de nécessité et même la totalité des excréments solides et liquides des habitants. Pour bien dire, c'est là le rôle que nous avons toujours prétendu qu'il faut attribuer aux égouts. Comme ces canaux doivent aussi entraîner immédiatement et charrier hors ville toutes ces eaux sales et ces immondices, il est clair qu'ils sont par excellence les protecteurs du sol urbain.

Nous n'en disons pas davantage pour le moment, la description des divers modes de canalisation des villes et l'indication des règles à suivre à cette occasion devant se retrouver au paragraphe : *Éloignement des immondices.*

6. *Transport de déchets, ordures, matières excrémentitielles, drêches, issues, matières animales quelconques.* Tous les industriels qui, à des titres divers, se chargent de débarrasser les villes ou les particuliers de déchets incommodes, en prennent fort à leur aise avec le sol des rues et l'odorat des habitants. Non seulement des odeurs fétides se dégagent des véhicules qui charrient ces matières, parce que l'on néglige de les couvrir, mais encore des débris organiques, des liquides putréfiés, se répandent sur la chaussée tout le long du parcours de ces voitures, généralement peu ou point étanches et souvent remplies jusqu'au-dessus des bords. Il faut que ce transport passe inaperçu et ne laisse pas de traces. La Commission de l'assainissement de Paris de 1881 a demandé que le premier paragraphe de l'article 21 de l'ordonnance de police du

1ᵉʳ septembre 1853 fût seul et rigoureusement appliqué au *transport des matières insalubres*. Ce paragraphe est ainsi conçu :

TITRE VI. — *art.* 21. — Les résidus de fabriques de gaz, ceux d'amidonneries, ceux passés à l'état putride, ceux de boyauderies et de triperies; les eaux provenant de la cuisson des os pour en retirer la graisse; celles qui proviennent des fabriques de peignes et d'objets de corne macérée; les eaux grasses destinées aux fondeurs de suif et aux nourrisseurs de porcs; les résidus provenant des fabriques de colle forte et d'huile de pieds de bœuf; le sang provenant des abattoirs; les urines provenant des urinoirs publics et particuliers, les vases et eaux extraites des puisards et des puits infectés; les eaux de cuisson de têtes et de pieds de mouton, les eaux de charcuterie et de triperie, les raclures de peaux infectes, les résidus provenant de la fonte de suifs, soit liquides, soit solides, soit demi-solides, et en général toutes les matières qui pourraient compromettre la salubrité, ne pourront à l'avenir être transportées (à Paris) que dans des tonneaux hermétiquement fermés et lutés.

Sauf la condition des tonneaux et en permettant aux entrepreneurs ou particuliers d'adopter pour leurs récipients la forme qu'ils voudront, pourvu qu'ils soient étanches et couverts, cet article, comme le pense Brouardel, doit s'appliquer aux résidus de distillerie, de féculerie (drèches) et à tous autres débris, même frais, y compris les peaux en vert, les os et chiffons, parce que la fermentation ne tarde jamais à atteindre ces matières et que l'on serait rapidement débordé, si on laissait les intéressés juges du moment où elles cessent d'être fraîches. D'ailleurs, beaucoup d'entre elles répandent déjà de mauvaises odeurs sans être encore putréfiées, et il est toujours fâcheux d'augmenter, dans les rues, la besogne des balayeurs.

7. *Distribution d'eau; canalisation du gaz d'éclairage. Abattoirs. Établissements industriels. Cimetières.* Sauf la première, toutes ces installations liées à l'existence des villes compromettent le sol ou, au contraire, lui sont une sauvegarde, selon les conditions dans lesquelles elles sont réalisées.

La distribution d'eau, envisagée uniquement comme moyen de lavage, est toujours par elle-même un bienfait. C'est trop évident pour qu'il soit besoin de démonstration. Cependant l'existence d'une distribution d'eau entraîne la simultanéité d'un mécanisme d'évacuation après que l'eau a fait son office, c'est-à-dire qu'elle s'est chargée d'impuretés. Il faut des égouts en rapport avec la distribution d'eau, comme dans le corps humain il y a des veines correspondant aux artères, sans quoi l'eau est un embarras. Si, au contraire, des canaux de retour lui sont ménagés, elle devient le véritable agent d'assainissement du sol parce qu'elle est le véhicule le plus commode et le plus sûr des immondices. Alors il en faut, et l'on n'en a jamais trop.

Une canalisation de gaz d'éclairage établie avec soin épargne au sol les dangereuses diffusions de gaz que nous avons précédemment signalées.

L'abattoir est une menace sérieuse pour le sol et l'atmosphère. Placé dans la zone périphérique de la ville et soumis aux règles de construction et de fonctionnement que l'on exposera (*Alimentation*), il est salubre et prévient la dispersion d'une masse énorme de matières organiques et d'eaux impures.

Les établissements industriels ne sont jamais une protection, mais en leur imposant des conditions convenables d'emplacement et d'exploitation il est possible de les maintenir inoffensifs.

L'observation des prescriptions légales débarrassera l'intérieur des villes du danger des cimetières. En eux-mêmes ceux-ci comportent un choix attentif de l'emplacement et du terrain pour remplir au mieux leur but et favoriser la salubrité générale.

L'étude directe de chacun de ces sujets sera mieux placée aux chapitres : *Alimentation*, *Éclairage*, *Inhumations*, etc.

IV. **L'Air des villes.** Malgré l'extrême mobilité des masses gazeuses atmosphériques et la puissance de diffusion qu'elles possèdent, l'air des villes ne ressemble pas à l'air du dehors, qu'on peut appeler le plus exactement : l'*air libre*. Il accuse toujours, d'une part un certain degré de stagnation, de l'autre une imprégnation plus ou moins marquée par les souillures organiques dues à la condensation de la vie et à ses manifestations infiniment variées.

A. **Caractères de l'air urbain.** Ils sont à considérer dans la constitution de l'air et dans ses propriétés.

1. *Éléments normaux de l'air*. Il se fait dans les villes, par la respiration des hommes et des animaux et surtout par les combustions domestiques ou industrielles, une énorme consommation d'oxygène et une production correspondante d'acide carbonique. La constitution de l'air s'en ressent : l'oxygène diminue réellement et l'acide carbonique augmente. Pourtant les limites dans lesquelles le fait se produit sont insignifiantes et la recherche des proportions numériques est ici plus intéressante au point de vue purement scientifique qu'au point de vue de l'hygiène. A Londres, les proportions d'oxygène varient entre 20,70 pour 100 dans le tunnel du Metropolitan Railway, et 21,005 au milieu de Hyde-Park. A Paris, les oscillations constatées ne dépassent pas 1 pour 1000. Cela prouve, sans doute, que la consommation d'oxygène est plus ou moins grande et plus ou moins vite réparée, mais n'intéresse point la santé. Il en est de même de l'acide carbonique. Angus Smith représentait de la façon suivante l'acide carbonique de l'air de Manchester :

CO^2 normal de l'air atmosphérique..	0,0003
CO^2 du charbon..	0,00009
CO^2 de l'air expiré.	0,000002
Total.	0,000392

La moyenne des observations *en ville* a donné à ce savant la proportion de 4,42 CO^2 pour 10 000; par les brouillards, 6,79. La moyenne dans la Cité de Londres, en novembre, a été trouvée égale à 4,59. Pettenkofer, à Munich, accuse 5 pour 10 000, mais Lange et Wolffhügel n'indiquent que 3,7. Ramon de Luna obtenait 5,2, en avril, à Madrid. Il est bien évident que ces chiffres par eux-mêmes ne prouvent que le fait physique, et aucune donnée de la physiologie ni de l'expérience ne porte à croire qu'il y ait là un danger pour la vie des humains.

2. *Éléments surajoutés*. *Gaz*. Une certaine richesse en *ammoniaque* peut être considérée comme caractéristique de l'air des villes. Mais il faut entendre par cette richesse quelques milligrammes d'ammoniaque par 100 mètres cubes d'air. Les observateurs de Montsouris trouvent une moyenne de 2^{mgr},4 d'*azote ammoniacal* dans l'air du parc pour 100 mètres cubes; de 5^{mgr},8 dans l'air de l'Hôtel-Dieu, de 14^{mgr},4 dans l'air des égouts. C'est parfaitement inoffensif.

L'*acide sulfureux*, particulier à l'air des villes industrielles, l'est peut-être moins, sinon par lui-même, au moins en ce qu'il devient acide sulfurique et acidifie les eaux pluviales. Il est produit par la combustion des houilles pyriteuses et, en grandes proportions, par certaines industries telles que la fabrication du bleu d'outremer. Il entraîne ordinairement avec lui un peu d'hydrogène. sulfaré. On remarque à l'odorat le fumet sulfureux que sa présence communique à l'atmosphère; il jaunit le gazon et les arbres, attaque les instruments de cuivre et d'acier, décolore les papiers de tenture, ternit les étoffes et fait le désespoir des ménagères qui possèdent des ustensiles d'airain. A Lille, la pluie, qui entraîne ces acides sulfureux et sulfurique, troue rapidement les toitures en zinc et les plombières (Ladureau). Les habitants d'Aniches (verreries) se sont plaints de ne pouvoir plus boire l'eau de leurs citernes. Angus Smith a trouvé 15 milligrammes d'acide sulfurique dans 1 litre d'eau de pluie de Manchester. Ladureau a constaté de $1^{cc},4$ à $2^{cc},2$ d'acide sulfureux par mètre cube dans l'air de Lille et 22 milligrammes d'acide sulfurique (comprenant les acides sulfureux, sulfhydrique et sulfurique) par litre d'eau de pluie. Quelques-uns n'ont pas hésité à laisser entrevoir que la présence de cet antiseptique dans l'air peut avoir d'heureux résultats. Nous inclinons plutôt à croire qu'il n'y en a pas assez pour qu'il soit utile à titre de microbicide, mais qu'il y en a trop pour qu'il ne soit pas banalement gênant et irritant pour les voies respiratoires. On se porte mieux à Lille par la pluie que par la sécheresse (il est vrai que c'est la même chose presque partout).

Le remède à ces inconvénients consiste en partie à éloigner des villes les usines qui produisent de l'acide sulfureux et même celles qui se font remarquer par l'abondance excessive de la fumée de charbon de terre. Mais il restera toujours des usines qu'il sera difficile de faire sortir, parce qu'elles échappent à l'accusation de produire individuellement assez de fumée pour être incommodes, quoique par leur ensemble elles acidifient positivement l'atmosphère.

3. *Émanations. Odeurs.* L'air des villes est presque toujours odorant, plus ou moins, selon les jours et selon les quartiers. On s'en aperçoit quand on descend en ville après un séjour à la campagne. Les citadins ne le remarquent et ne se plaignent que quand ces odeurs s'exaspèrent notablement, en général par la sécheresse et sous l'influence de certains vents, comme cela est arrivé à Paris en 1880, parfois aussi lorsque quelque journaliste a commencé et que la mode se répand de se plaindre.

Ces odeurs, habituellement mauvaises, sont un mélange aussi indéfinissable pour la chimie que pour l'odorat. A côté de quelques gaz connus, ammoniaque, hydrogène sulfuré et carboné, de certains acides gras volatils, de corps de la série aromatique, indol, phénol, scatol, etc., elles traduisent encore la présence d'une très-grande variété de vapeurs ou d'essences, non insaisissables sans doute, mais sur lesquelles le laboratoire n'a encore pu rien nous dire. En y joignant d'autres vapeurs ou essences volatiles non odorantes, issues également des fermentations de mode infiniment varié qui s'accomplissent dans nos milieux, on a cet ensemble auquel convient le terme d'*émanations*, expression synthétique plus commode que claire, de laquelle il convient désormais d'exclure non-seulement tout ce qui est molécule organique ou minérale, mais encore et surtout les *germes* et *corpuscules figurés*, champignons microscopiques et leurs spores.

Ces émanations et odeurs naissent dans la ville ou viennent du dehors. Ce dernier cas se réalise particulièrement lorsque la ville est entourée de dépôts de voirie et d'industries à matières organiques, telles que les papeteries, amidonneries, fabriques de potasse, et surtout les usines à engrais (Paris en 1880). Dans la ville, les fosses fixes et leurs tuyaux d'évent, les bouches d'égouts mal lavés et mal aérés, les urinoirs publics négligés, les urinoirs irréguliers plus encore, les matières fécales déposées clandestinement dans les rues et les terrains vagues, l'urine et la fiente des animaux abandonnées sur la chaussée, le séjour prolongé des ordures ménagères au bord des trottoirs, les abattoirs et marchés insuffisamment surveillés, la circulation des marchands de poisson dans les rues, les canaux à ciel ouvert, les gargouilles sous le trottoir, les ruisseaux de rue, l'abandon des boues sur le pavé, les infiltrations organiques dans le sol (fosses fixes, puisards, immondices dispersées à la surface des chaussées), celles du gaz d'éclairage : telles sont les principales sources des mauvaises odeurs. Pour résumer d'un mot la situation, c'est la *malpropreté* intérieure qui affadit et empuantit l'air urbain.

Il est difficile de savoir s'il y a dans ces émanations des gaz toxiques et, à supposer qu'il y en ait, s'ils sont en proportion suffisante pour nuire comme tels. Toutefois il semble probable, d'après les expériences de Brown-Séquard et d'Arsonval (*Acad. des sciences*, janvier 1888), que l'air expiré des poumons humains renferme un principe toxique analogue aux ptomaïnes. Dans tous les cas, il est certain que cet affadissement de l'air est antipathique au confortable; c'est une forme de la misère que les citadins ne puissent respirer dans son état normal cet élément dont les plus pauvres, à la campagne, usent à pleins poumons. Au fond, cela n'engendre pas la fièvre typhoïde, le choléra, la diphthérie, etc., mais cela doit y préparer assez bien les économies. Nous le ferons ressortir plus loin.

4. *Poussières minérales ou organiques.* Il n'est guère utile de revenir sur la nature des poussières minérales que les mouvements de l'air et la circulation intérieure soulèvent du sol dans l'air des villes et contre lesquelles luttent le balayage et l'arrosage. Ces poussières sont siliceuses ou calcaires. Gaston Tissandier, en évaluant à 15 kilogrammes le poids des poussières contenus dans une couche de 5 mètres d'épaisseur au-dessus du Champ-de-Mars (500 000 mètres carrés), estime que les deux tiers de ces poussières sont minérales. On en connaît les dangers sur les voies respiratoires (*chalicosis*) et sur les yeux. Il est clair qu'elles sont plus abondantes avec le macadam qu'avec le pavé, le bois ou l'asphalte, plus dans la saison sèche et dans les régions chaudes que pendant l'hiver et dans la zone tempérée, plus par le vent que dans les journées calmes, etc. Le fer détaché des roues de voitures et de la ferrure des chevaux y met des éléments métalliques. Fonssagrives pensait qu'elle hâte la chute des cheveux. Elle nuit plus sûrement aux arbres et plantes d'agrément des villes.

La poussière de charbon, surtout dans les cités à grand mouvement de chemins de fer et d'industries (Londres, Manchester, Lille), indépendamment de son aptitude à produire les dépôts pulmonaires *anthracosiques*, est particulièrement odieuse à cause de sa puissance de pénétration et de la physionomie de malpropreté qu'elle imprime à l'extérieur des habitations et, à l'intérieur, aux meubles, papiers, linges, et jusqu'aux doigts des habitants. Elle ternit les fleurs des jardins publics et même fait périr les arbres. La question de la suppression de la fumée (*the Abatment of Smoke*) « passionne » à bon droit les habitants de Londres (Vallin); il est beaucoup de villes françaises où l'on ferait bien de s'en occuper aussi. A Lille, la fumée de la houille noircit le brouillard comme à Londres. Peut-être même en fait-elle à elle seule, comme l'a expliqué Frankland (*brouillards secs*), tout au moins en condensant la vapeur d'eau atmosphérique autour des corpuscules charbonneux, selon le mécanisme démontré par J. Aitken (d'Édimbourg).

Les règlements prescrivent aux chemins de fer et aux usines à vapeur de brûler leur fumée, mais les règlements restent lettre morte, parce que l'on ne connaît pas de procédé efficace de fumivorité. Il ne manque pourtant pas de systèmes et d'appareils. Presque tous ont succombé à la pratique, y compris ceux de Moussard et de Thierry. Le docteur Siemens, en 1882, offrait encore un prix de 2500 francs à l'auteur du meilleur appareil fumivore.

On peut diminuer beaucoup la fumée en substituant les houilles *maigres* aux houilles *grasses*, et tout le monde convient que les particuliers, au moins, pourraient commencer par opérer cette substitution dans leur chauffage (Vallin), en attendant que le calorique soit distribué aux maisons particulières par une usine unique, placée hors ville, comme l'espère Douglas-Galton. Un bon tirage de la cheminée, une soufflerie qui active la combustion, sont encore des moyens reconnus excellents. Une des raisons qui font que les cheminées d'usine produisent, à de certains moments, des torrents d'une fumée noire et épaisse, c'est l'inhabileté ou l'insouciance de l'ouvrier chargé d'alimenter le feu et qui projette tout d'un coup dans le foyer, pour n'y pas revenir si souvent, une masse énorme de charbon. Il y a tout d'abord un véritable refroidissement du foyer ; en outre, l'air ne peut plus traverser le combustible ; deux causes qui ralentissent le tirage et augmentent la fumée. Fonssagrives a insisté sur la nécessité, déjà exprimée par de Freycinet, de ne pas avoir plus de 15 centimètres d'épaisseur de houille sur la grille du foyer. Les brasseurs de Lille, sous l'empire des plaintes du voisinage, ont adopté ce procédé de chauffage, qui leur procure d'ailleurs une économie de combustible et calme les voisins. Nous avons vu, à l'exposition de Berlin de 1883, un appareil fumivore qui n'agissait pas autrement qu'en versant sur la grille, par petites portions, du charbon déjà échauffé au voisinage du foyer, c'est-à-dire remplissant automatiquement le rôle que l'ouvrier acceptait tout à l'heure. Les « écoles de chauffeurs » rendront des services.

Les hautes cheminées d'usine (25 à 30 mètres) activent le tirage et, en versant la fumée dans les hautes régions de l'atmosphère, au-dessus des toits, en favorisent la dispersion.

La question de la fumée dans les villes a occupé le Congrès des hygiénistes allemands à Fribourg en Brisgau, en 1885 (*Ueber Rauchbelästigung in Städten*). Flinzer (de Chemnitz) donne les mêmes conseils que nous-même et ne croit pas à des améliorations sérieuses dans l'avenir ni surtout à la puissance des règlements, parce qu'au fond l'énorme désagrément de la fumée ne semble pas augmenter la mortalité des villes et que les règlements n'ont jamais fourni l'appareil fumivore qu'il faudrait. Le professeur Hermann Rietschel (de Berlin) a expliqué savamment comment se forme la fumée, mais n'a pas davantage indiqué le moyen précis de l'éviter dans tous les cas. C'est une étude à continuer.

Il n'y a rien de particulier à dire des poussières organiques banales, grains d'amidon, de pollen, fragments végétaux, débris d'insectes ou d'infusoires, filaments ou spores de Mucédinées (*voy.* les traités d'hygiène). L'air des villes renferme d'ordinaire des débris épithéliaux et diverses autres particules détachées de la peau humaine ; c'est un mode d'*animalisation* de l'air qui serait bien amoindri, si l'usage du bain était plus répandu dans toutes les classes de la société. Doit-on y joindre des molécules organiques quelconques venues du poumon des hommes ou des animaux ? C'est fort douteux, depuis les expériences de

J.-Th. Hermans (*Archiv für Hygiene*, I, 1883). On sait, du reste, que l'air expiré ne contient pas de microbes (Tyndall) et, en fait, la surface humide des voies aériennes est bien mieux faite pour les retenir que pour les répandre.

5. *Microbes et leurs germes.* Le microbes de l'air viennent des fermentations qui s'accomplissent à la surface du sol ou des divers objets fermentescibles, et sont eux-mêmes les agents des fermentations. La même formule pourrait s'appliquer à une certaine classe de microbes, les Schizomycètes pathogènes, les plus importants pour nous, dont quelques-uns viennent des milieux extérieurs, beaucoup du milieu humain, et qui, à leur tour, redeviendront des agents de maladie. Cependant le rôle de l'air comme véhicule des miasmes et des contages s'est bien amoindri à la lumière des découvertes modernes, et ne semble plus comparable à l'importance de ce rôle dans le transport des ferments. Il est reconnu aujourd'hui que les contacts directs, ou indirects par l'intermédiaire des médecins ou chirurgiens, des élèves, des infirmiers, garde-malades, visiteurs, des instruments, des effets, linges, étoffes, ont bien plus d'efficacité, dans la propagation des maladies infectieuses, que la véhiculation atmosphérique. Les aliments et l'eau de boisson paraissent également être des agents plus sûrs de dissémination morbide.

L'air atmosphérique ne charrie probablement aucun des germes qui peuvent se trouver dans des matières provenant de maladies spécifiques, tant que ces matières sont *humides*, comme les larmes, le mucus nasal des rubéoleux, les fausses membranes fraîches des diphthéritiques, les crachats récents des tuberculeux, les selles de typhoïsants ou de cholériques au moment où elles viennent d'être rendues. Le rôle de l'évaporation, que l'on redoutait beaucoup, a été reconnu nul. L'air ne prend les germes que quand la gangue morbide qui les renferme — et eux-mêmes — sont devenus des poussières sèches, ce qui explique que ces germes ne soient dangereux que dans un faible rayon autour du point de départ et dans des espaces clos, limités, tandis que, dans l'atmosphère libre, ils sont toujours très-disséminés et ne tardent pas à se déformer tellement qu'ils deviennent difficilement reconnaissables. Beaucoup de microbes sont morts par privation d'eau ou se sont réfugiés dans la *forme permanente*. Ceux qui n'ont pas de forme permanente, comme le *komma-bacillus*, ne sont presque jamais dans l'air. P. Miquel a inoculé à des animaux successivement tous les microcoques, tous les bacilles et vibrions de l'air du parc de Montsouris, des habitations privées, des salles d'hôpital, sans provoquer aucune maladie, sauf les abcès métastatiques obtenus par l'inoculation des cultures d'un certain *micrococcus* pyogène (1881).

L'air ne porte pas les germes pathogènes à de grandes distances. « Leur pouvoir diffusif, dit Miquel, paraît trop grand; émis même en quantité considérable des foyers qui les produisent, ils ne voyagent bientôt plus par légions, vont en divergeant dans des directions différentes, se perdent dans l'espace, où la pluie les saisit bientôt et les ramène dans un sol où leurs forces s'épuisent et où ils trouvent de nombreux Schizophytes vulgaires, solidement établis depuis des siècles, plutôt disposés à les étouffer qu'à céder leur place. »

Pourtant les habitants du quartier de Londres situé autour du *Small-pox Hampstead Hospital* ont réclamé contre cet établissement comme cause de propagation de la variole. Bertillon (1880) a signalé la prédominance de la variole dans le quartier de la Sorbonne, sous le vent de l'Hôtel-Dieu annexe, et dans le quartier des Quinze-Vingts, qui renferme l'hôpital Sainte-Eugénie. Les navires ne sont pas en sûreté dans le port d'une ville infectée de fièvre jaune. A la vérité, qui dira le rôle des visiteurs, des gens de service en relations avec le dehors, des communications avérées ou clandestines?

Il y a plus de microbes dans l'air des villes au printemps et en été qu'en automne et surtout en hiver. La pluie survenant au moment où ils abondent les abat pour un moment; leur chiffre se relève rapidement, si la chaleur succède à la pluie, pour redescendre ensuite, si la sécheresse persiste.

A la mairie du IVe arrondissement, rue de Rivoli, au centre de Paris, on a trouvé (P. Miquel) par mètre cube d'air :

Automne 1880.	750 Bactériens.
Hiver 1881.	520 —
Printemps 1881.	1170 —
Été 1881.	1110 —

Il y a des écarts considérables : ainsi l'on a des moyennes hebdomadaires de 107 en hiver et de 3000 en été, et jusqu'à des maxima de 5000 microbes par mètre cube, dans certains jours d'été pendant lesquels on n'arrosait pas.

Les bactériens de l'air des villes, dit Miquel, peuvent venir de la campagne, de l'intérieur des habitations et du sol des rues. Il en vient peu de la campagne, parce que, là, ils sont retenus par le gazon et les plantes cultivées et qu'une fois abattus par la pluie à la surface du sol, ils n'ont point, pour s'en détacher avec la poussière, la trépidation du sol urbain. En revanche, il s'en échappe beaucoup de la boue des rues et de l'intérieur des habitations. Ces derniers eux-mêmes viennent en grande partie de la rue et se multiplient à la faveur de la négligence et de la malpropreté; le jour des grands nettoyages et époussetages de l'appartement, ils se diffusent de nouveau dans la rue. Finalement, alors que la moyenne de microbes par mètre cube est de 51 dans l'air du parc de Montsouris et de 5260 dans une chambre à coucher de la rue Monge, elle se trouve être de 680 rue de Rivoli.

Comme toujours, les microcoques sont de beaucoup le type le plus abondant.

Dans l'intérieur de Paris, les bacilles sont plus nombreux que les bactéries, ce qui correspond à l'importance des phénomènes de putréfaction lente.

D'ailleurs, les organismes rencontrés dans l'air à Paris par Miquel, à Budapest par J. Fodor, sont régulièrement des Schizomycètes *zymogènes : Micrococcus ellipsoideus, Micrococcus ureae, Bacterium termo, Bacterium lineola, Bacillus subtilis, B. amylobacter*, etc. Le professeur Fodor mentionne toutefois une forme ressemblant assez à un court biscuit, dont le principal caractère est un mouvement rapide et uniforme et qui communique une odeur fétide aux liquides nourriciers dans lesquels on la cultive. Injectée à des lapins, elle provoqua chez ces rongeurs une infection septique. Il l'appellerait *Micromonas agilis* ou *Bacterium agile*.

Le défaut de constatation des microorganismes pathogènes dans l'air urbain ne suffit pas pour conclure à la constante innocuité de cet air. Tappeiner a développé la tuberculose chez des animaux par l'inhalation de poussières de crachats tuberculeux, produit dans lequel l'activité du bacille se conserve très-longtemps (R. Koch, Fischer et Schill). Une expérience spontanée peut réussir, fâcheusement, là où les recherches bactériologiques ont échoué. La tuberculose paraît faite pour pénétrer par les voies respiratoires (Koch).

Somme toute, on ne saisit pas, dans l'atmosphère urbaine, les organismes pathogènes, la souillure spécifique. La souillure banale y est, au contraire, évi-

doute, quoique à un degré bien inférieur à celui qui caractérise l'air des habitations : d'où il suit qu'il y a tout à la fois intérêt à ventiler les maisons par l'air des rues et à ventiler les rues par l'air du dehors en les faisant larges et bien orientées, mieux encore en enchevêtrant à la ville comme des morceaux de campagne, des parcs, des jardins, des avenues et boulevards, dans lesquels se tiennent en réserve des masses d'air peu influencées par les effluves et les poussières urbaines.

6. *Propriétés physiques de l'air. Climatologie urbaine.* Les découvertes contemporaines et les progrès de la théorie parasitaire — ou microbienne — rétrécissent chaque jour le domaine de l'étiologie par les agents météorologiques. Ceux-ci ne sont plus guères que des conditions prédisposantes ou aggravantes. Cependant on aurait tort d'abandonner ce côté de l'étiologie; il y a toujours des accidents sérieux, quoique sans spécificité, qui relèvent de la chaleur, du froid, de l'humide; ces circonstances influent de la manière la plus certaine sur le bien-être des groupes et la vitalité des individus.

La climatologie fondamentale des villes dépend, il n'est guère besoin de le dire, de celle de la latitude, de l'altitude, sous lesquelles la ville se trouve placée, du régime climatique de la région. Les seuls caractères qui doivent nous occuper sont ceux par lesquels la climatologie d'une ville diffère de celle de la zone de pays immédiatement environnante.

Au point de vue de la *température*, la loi de Fonssagrives est généralement vraie : « plus tempérée l'hiver, l'atmosphère des villes est beaucoup plus chaude l'été » que celle de la campagne. Cette élévation de température est due à la quantité considérable de foyers de combustion qui existent dans les villes, foyers des machines de l'industrie et foyers du chauffage privé, combustion du gaz d'éclairage dans les rues, les établissements publics et les maisons particulières. Il faut y joindre la chaleur produite par la respiration des hommes et des animaux. « On a calculé que, pour une population de deux millions d'hommes, la chaleur produite en vingt-quatre heures est à peu près la même que celle que le soleil verse à Paris, en dix heures, sur une surface de cent hectares » (Fonssagrives). La chaleur dégagée par les animaux peut être évaluée au tiers de celle des habitants. Tout ce calorique se perd infiniment moins dans les villes qu'il ne le ferait à la campagne, en raison du peu de mobilité de l'air et de l'emmagasinement de la chaleur par les parois des habitations. Cet emmagasinement est une grande cause d'échauffement en été. Bien que la hauteur des rangées de maisons assure de l'ombre à la rue, à de certaines heures et par quelque côté, il n'en est pas moins certain que l'arrivée des rayons solaires dans la rue est particulièrement pénible aux passants, parce que les parois des façades, des trottoirs, le pavé même, incorporent de la chaleur que l'emprisonnement de l'air ne laisse pas se diffuser au loin. Presque tous les matériaux de bâtisse ont une capacité assez grande pour le calorique; ils en réfléchissent une partie pendant la nuit. Fonssagrives a raison de dire que les nuits d'été n'apportent pas aux citadins le soulagement qu'elles procurent d'ordinaire aux gens de la campagne. Le même auteur fait encore remarquer qu'une partie de la chaleur, à la campagne, est transformée en actes vitaux de la part de la végétation, tandis qu'elle est inutilisée à la ville. On n'a pas dit que le mouvement incessant des rues, le choc des voitures sur le pavé, fussent des sources de chaleur dans les villes; il est cependant d'observation que la neige fond d'abord, en hiver, dans les rues les plus fréquentées.

Il va sans dire que le mode de construction, la largeur et l'orientation des rues, le voisinage des jardins publics, d'un cours d'eau, les accidents de terrain du sol des villes, modifient de diverses manières les lois qui précèdent.

Nous devons renvoyer aux articles : CLIMAT et FRANCE (*Climatologie*) pour la détermination des chiffres moyens thermiques, ombrométriques, hygrométriques, etc., des villes en particulier.

Les fontaines publiques, l'eau qui coule dans les ruisseaux de rue, les arrosages de la chaussée, la respiration des habitants, peuvent élever, sans doute, le *degré hygrométrique* de l'air des villes par rapport à celui de la campagne voisine. Cette élévation n'a jamais été exactement mesurée ; nous croyons qu'elle est d'autant plus sensible que le point de l'observation est plus mal ventilé : aussi le maximum d'humidité est-il ordinairement dans les quartiers bas.

L'humidité de l'air est fournie par l'*évaporation* à la surface du sol, mais ne lui est pas nécessairement parallèle. Dans les rues bien ouvertes aux mouvements atmosphériques et à la pénétration des rayons du soleil l'évaporation est très-active, et néanmoins le degré hygrométrique s'élève peu. C'est là que les fontaines et l'arrosage rafraîchissent sérieusement l'atmosphère pendant l'été, justement à cause de l'activité de l'évaporation.

Il est reconnu, depuis les observations de Casper, Lombard, Kulenkampff, von Haselberg, etc., que les saisons et les localités *pluvieuses* ne sont pas moins salubres que d'autres. C'est plutôt le contraire. On se l'explique aisément, si l'on songe que la pluie lave l'atmosphère de ses poussières et de ses bactéries et qu'en imbibant le sol elle prévient les fâcheux échanges entre les gaz de celui-ci et l'air extérieur. Elle annule surtout l'ascension des micro-organismes et germes du sol, qui s'accomplit particulièrement quand les couches terrestres superficielles sont à sec. Miquel a constaté, d'ailleurs, que la pluie et l'humectation de l'atmosphère sont plus favorables aux Mucédinées qu'aux Bactériens.

En raison des poussières aqueuses, minérales et autres, que renferme l'air des villes, l'intensité des rayons du soleil est généralement moindre dans les villes qu'à la campagne, mais, si l'on ajoute à la radiation solaire directe les radiations que renvoie le ciel, il peut arriver que le chiffre des radiations totales (*actinométrie*) soit très-élevé. Il l'est plus à Paris (723) qu'au sommet du Kœnigsstuhl, près de Heidelberg (437).

Presque tous les observateurs (Bœckel, Schoutetten, Fonssagrives, Hahn, Onimus, etc.) s'accordent à dire que l'air des villes est beaucoup plus pauvre en *ozone* que l'air des campagnes et que, souvent même, l'ozone fait totalement défaut dans le premier. La présence d'une énorme quantité de matières putrides, qui épuisent l'ozone, et la rareté des arbres dans les villes, expliquent cette infériorité. Le fait serait pour beaucoup, suivant Fonssagrives, dans le manque de *vivacité* de l'air urbain par rapport à l'air des champs. Il peut en être ainsi, mais il y a tant de circonstances capables à la fois d'affadir l'air des villes et de consommer l'ozone ! Quant au rôle du défaut d'ozone dans la genèse des épidémies, et même des maladies banales, il est fort incertain, d'abord parce que les observations ozonométriques n'ont pas encore de procédé qui mérite entièrement confiance, puis parce que les résultats obtenus jusqu'aujourd'hui sont parfois contradictoires les uns des autres. Dans ces derniers temps, Onimus (*Acad. de méd.*, 19 août 1884) a constaté que l'ozone avait disparu, à Marseille, au plus fort de l'épidémie de choléra, et qu'il reparut deux jours avant l'atténuation de celle-ci, comme il est arrivé en d'autres lieux dans les mêmes circonstances, et qu'il est un agent puissant de désinfection, ainsi que l'annonçait Delahousse en 1862.

7. *Rôle étiologique de l'air urbain.* Comme on le voit et comme nous le disions au § 5, plus haut, l'air des villes n'est peut-être pas le véhicule des miasmes et des contages autant que l'on aurait pu croire. Au moins est-il très-difficile de démontrer qu'il le soit.et dans quelles limites.

Les vapeurs sont surtout de la vapeur d'eau. Les chaussées sur lesquelles repose une certaine épaisseur de boue restent longtemps humides et, par conséquent, livrent de la vapeur d'eau à l'atmosphère qui est à leur contact. Ce ne peut être très-dangereux; d'ailleurs, cette lacune d'hygiène n'existe à un degré prononcé que dans les villes très-négligées, les villes turques, par exemple, où le pavé manque généralement, et certains quartiers excentriques de nos grandes villes, un peu abandonnés, ou s'élèvent furtivement des *cités des Khroumirs.*

Les gaz putrides, hydrogène sulfuré et carboné et les corps de la série aromatique, indol, phénol, scatol, etc., ont été presque innocentés par les hygiénistes allemands, F. Renk, I. Soyka et d'autres. A coup sûr, on ne saurait leur attribuer la genèse des maladies infectieuses. Mais, même en ne tenant pas compte des expériences de Wernich, qui tendraient à prouver que certains gaz donnent au sang la propriété de nourrir plus sûrement les microbes pathogènes, il est difficile de ne pas soupçonner que l'usage habituel et prolongé d'un air entaché de ce fâcheux mélange diminue la puissance de réaction de l'organisme contre les parasites qui l'assiégent à toute heure. L'air, dit la chimie, est un composé d'oxygène et d'azote. Tout autre élément que ces deux gaz est inutile ou nuisible. Le rôle étiologique de ces facteurs est banal, mais n'en est pas moins immense parce qu'il s'applique à toutes les maladies du commencement à la fin.

J'en dirai autant des odeurs, qui, dans le cas particulier, sont de mauvaises odeurs, mais, seraient-elles autres, qu'elles seraient encore condamnables. L'air est comme le médecin : *qui olet malè olet.* Je crois que Pettenkofer a été mal inspiré en disant que le seul inconvénient du voisinage d'un cimetière est d'empêcher les habitants d'ouvrir leurs fenêtres de ce côté, et Fr. Hofmann mal inspiré en le répétant. Les mauvaises odeurs, ne fussent-elles pas d'origine putride, fussent-elles une souffrance absolument banale, rétrécissent l'expansion vitale et sont une forme de la malpropreté des milieux. Lorsqu'elles proviennent de matières organiques en décomposition, elles sont infiniment plus suspectes, et l'on ne sait s'il ne s'y mêle pas des particules réelles de la substance décomposée. Il ne saurait être indifférent que des odeurs pareilles se produisent en permanence dans la rue, à la porte et sous les fenêtres des habitants. L'air *animalisé* amène assez rapidement la vitalité à perdre son ressort et, par conséquent, à dériver dans l'anémie et le nervosisme. Il conspire très-bien, dans le même sens que le confinement des habitations, la parcimonie de la lumière, l'agitation physique et morale de l'existence quotidienne, pour imprimer aux citadins cet ensemble artificiel, ce masque demi-cachectique, au vu duquel on peut affirmer la déchéance des individus et pressentir celle de leur descendance. A moins qu'une administration vigoureuse et sage n'ait puissamment réagi contre cet amoindrissement de l'air et de ceux qui le respirent, cette situation s'ouvre à tous les contages, à tous les agents infectieux, et leur garantit, sur le terrain humain, une résistance facile à vaincre. Pour compléter le cercle, la stagnation de l'air dans les rues et les habitations permet au mieux la persistance et la multiplication des microorganismes de la putréfaction et d'autres, peut-être plus directement offensifs, puisque Pasteur a démontré que rien n'est plus antipathique à tous ces êtres infimes que l'air en mouvement.

B. Protection de l'air des villes. Il n'est pas besoin de rappeler que la construction de rues larges, droites, bien orientées, avec des maisons d'une hauteur modérée, est le moyen de faire arriver de l'air dans les villes et de lui permettre une certaine mobilité. Toutes les mesures que nous avons recommandées à l'égard du sol contribuent à conserver à cet air une certaine intégrité, en lui épargnant les poussières, les émanations putrides et les organismes ramenés des couches superficielles.

1. Nous considérerons ici une circonstance qui joue en quelque sorte un rôle actif vis-à-vis de la purification de l'air urbain, si compromis d'autre part. Nous voulons parler des *jardins* et des *plantations d'arbres* dans l'intérieur des villes.

Les jardins et les parcs ou même les squares occupent, en pleine ville ou à la périphérie, des emplacements plus ou moins vastes, qui sont autant de place gagnée sur l'envahissement des bâtisses. Sans parler encore de l'action spéciale des arbres, ces espaces sont comme de grands réservoirs d'air, moins souillé que le reste de l'atmosphère urbaine, plus mobile et plus aisément renouvelable; ce sont comme les poumons de l'être collectif. Les simples plantations dans les avenues, sur les boulevards, dans les rues larges, atteignent encore à cet effet, mais à un moindre degré. Elles partagent mieux le reste du rôle que nous attribuons à la végétation dans les centres habités.

Fonssagrives a soutenu contre J. Jeannel, avec infiniment de verve et de raison, les vues anciennes de Chevreul sur l'office d'assainissement que remplissent les arbres dans les villes : la réduction de CO^2 et l'assèchement du sol. Les deux faits sont incontestables. Sans doute le premier ne s'accomplit pas dans des proportions très-considérables, et d'ailleurs CO^2 n'est pas ce qu'il y a de plus dangereux dans l'air urbain. Mais le second est fort important; les arbres conduisent l'eau dans le sol par leur racines et l'évaporent par leurs feuilles avec une puissance étonnante, dans des proportions bien supérieures à ce que l'on pourrait en attendre, si l'on ne considérait que la surface des feuilles, pourtant déjà très-étendue : il s'agit, en effet, d'un acte vital, comme l'ont démontré les agronomes de Montsouris. Alors qu'une certaine surface de feuilles évaporerait, comme telle, 150 à 200 grammes d'eau, le végétal auquel appartiennent ces feuilles consomme, sous l'influence de la lumière et par voie de transpiration, près de 1 kilogramme d'eau.

Ainsi, en asséchant le sol, les arbres humectent l'air, dans la saison où ils ont des feuilles, ce qui, à cette date, est presque toujours un avantage. Ils diminuent la poussière et donnent un ombrage agréable dans les jours d'été. Cette ombre est de toute rigueur dans les villes du Midi, dès que la rue devient un peu large. L'humidité de l'air, ni même l'ombre, ne sont toujours utiles à l'habitation elle-même, mais il est convenu que l'on ne rapprochera point trop les arbres de la façade des maisons et que l'on taillera leurs branches de façon qu'elles ne pénètrent point par les fenêtres des étages. Alphand a établi que l'on ménagerait une distance de 5 mètres entre les maisons et la ligne d'arbres la plus rapprochée, et encore 5 mètres entre deux rangées d'arbres, quand ces deux rangées existent. Les rues de 20 à 30 mètres peuvent avoir une rangée d'arbres de chaque côté, à $1^m,50$ de la bordure du trottoir; celles qui ont plus de 56 mètres, à Paris, ont une double rangée. Dans le Midi, il convient de diminuer les mesures de la largeur des rues.

En 1872, il y avait plus de 100000 arbres dans les « plantations d'alignement » de Paris; ce chiffre atteignait à près de 110000 en 1883, pour les vingt arrondissements. Le prix en est assez élevé : 184 francs par arbre. Nous ne pouvons entrer dans la technique de ces plantations ni étudier les essences qui conviennent le mieux. Le marronnier, le platane, le vernis, l'orme, l'érable, ont assez généralement la préférence. Il ne paraît pas que les platanes de nos villes soient des espèces qui donnent cette poussière irritante pour les yeux et les voies respiratoires, dont on s'est plaint en Alsace (Durwel, 1873, et Kestner, 1879).

Les arbres et tous les végétaux, sous l'influence de la lumière, provoquent la formation d'ozone et contribuent à détruire les germes atmosphériques : aussi recommande-t-on (Pabst) d'en entourer les dépôts de voirie. Les arbres de nos boulevards, de nos avenues, ceux qui entourent nos places, participent à cet heureux effet, mais évidemment dans une faible proportion. Ce rôle est sérieusement rempli par les masses de verdure qui constituent les squares, les jardins, les parcs intérieurs, ou bordant de plus ou moins près la zone périphérique des villes. C'est la raison supérieure pour laquelle il convient de recommander la pratique de ces créations. Rien n'est plus propre à assurer la protection de l'air urbain que nous cherchons d'abord.

A d'autres égards les jardins à proximité des habitations atteignent encore à un résultat dont nous avons déjà indiqué la nécessité; ils mettent à la portée des citadins un spectacle agréable, un but et un lieu de promenade particulièrement salutaire aux enfants, et ne les laissent point trop étrangers aux charmes de la nature. En un mot, ils réalisent un côté important de ces agréments de compensation qu'il faut toujours s'efforcer de procurer aux gens qui vivent dans l'agitation, le bruit, l'air confiné et tant d'autres conditions pénibles liées à l'existence dans les grandes villes.

Les grands parcs intérieurs de Londres lui donnent une réelle supériorité sur Paris, qui n'a que des jardinets dans le centre et dont les parcs ou bois sont à l'extérieur. Nous n'avons qu'à nommer Hyde Park, Regent's Park, Sanct-James Park, Green Park, Greenwich Park, et les parcs ou jardins de Richmond, de Kiew, etc., à la périphérie. Paris a le parc Montceau, les Buttes-Chaumont, Montsouris, et surtout les bois de Boulogne et de Vincennes, qui compensent l'exiguïté du jardin des Tuileries, de celui du Luxembourg, voire du Jardin des plantes. Fonssagrives a vanté avec raison les richesses horticoles des places de Lyon, la voie plantée de sycomores des coteaux de la Saône et la belle promenade de la *Tête-d'or*. Marseille a les arbres de ses *cours* et de ses avenues, la promenade du *Prado* et le chemin de la *Corniche*; Montpellier, sa terrasse et son magnifique Jardin botanique; Nancy, la *Pépinière*. Lille a planté de platanes et de marronniers les boulevards qui sillonnent ses quartiers neufs et réalisé, dans des conditions difficiles, le *Jardin Vauban*, le *bois de Boulogne* (lillois) et le *bois de la Deûle*. Pour bien dire, il y a en France un effort général dans le sens de cette pratique élégante et salubre. Habituellement ces jardins sont arrosés par des rivières vraies ou artificielles et rafraîchis par des lacs en miniature. Il importe de mettre dans ces réservoirs de l'eau pure. Berlin n'a pas hésité à creuser dans la nappe profonde pour irriguer son *Thiergarten* avec autre chose que l'eau de la Sprée. On regrette, à Lille, que la Deûle, empoisonnée par les résidus d'industrie, alimente seule les pièces d'eau des jardins publics ; en été, il se dégage des canaux et bassins des odeurs qui font fuir les promeneurs les plus décidés. Bruxelles, cette ville italienne égarée dans le Nord, ouvre aux étrangers comme à ses habitants le *Parc*, les jardins botanique et zoologique, le *bois de la Cambre*, sans parler de son boulevard circulaire. L'eau abonde au bois de la Cambre.

Il va sans dire que l'on doit tenir compte, dans les heureux effets des plantations urbaines, des jardins particuliers qui existent encore dans beaucoup de villes. Ceux de Paris disparaissent peu à peu ou sont envahis par les bâtisses. A Lille, au contraire, on ménage presque toujours un jardinet sur l'arrière des maisons nouvellement construites. Les plantes y sont un peu souffreteuses et les arbres ont peine à se développer, mais c'est toujours un espace libre où les locataires viennent respirer entre deux séances de bureau. Les jardins particuliers de Berlin entrent pour une part importante dans la surface plantée de cette capitale.

Par ailleurs et d'après les plans et projets que nous avons pu voir lors de l'Exposition allemande d'hygiène (1883), la municipalité de Berlin est décidée à mettre des arbres dans toutes les rues qui en sont susceptibles. Ses places en possèdent actuellement presque toutes. Indépendamment du *Thiergarten* à l'ouest, de *Friedrichshain* (53 hectares), du petit *Thiergarten* de Moabit (8 hectares 50), la ville a créé *Humboldtshain* avec 35 hectares, le parc de Treptow, au sud, avec 84 hectares, et d'autres jardins moins considérables, auxquels elle consacre chaque année des sommes assez élevées. Francfort a le *Palmengarten* et le *Zoologischer Garten;* Cologne, le jardin *Flora*, etc. En Allemagne on ajoute habituellement aux charmes de la nature embellie par l'art l'attrait de la bière et de la musique, dans des établissements annexés aux jardins. Nous ne blâmons pas la méthode, puisqu'elle contribue à amener la foule dans ces promenades et que la plupart de ceux qui traversent les jardins, pour gagner le point où l'on boit en plein air ou sous des abris légers se fussent entassés, sans cela, dans des estaminets fumeux et fétides ou dans des cafés infiniment moins salubres que le hall à musique.

2. Un des moyens de protection de l'air des villes qu'il convient de recommander particulièrement, bien qu'il rentre dans les mesures négatives, c'est l'éloignement des établissements et des êtres qui consomment de l'air et qui assurent à l'atmosphère des souillures de divers ordres.

Vis-à-vis des établissements industriels, le moins que l'on puisse exiger, c'est la stricte application des décrets du 15 octobre 1810, du 31 décembre 1866 et de toutes les ordonnances et décisions qui les ont visés et complétés. Nous pensons également que les Conseils d'hygiène, appelés à examiner les demandes en autorisation d'établissements classés, ont le droit et le devoir d'être très-rigoureux à l'égard des établissements de la deuxième et de la troisième classe, que les décrets n'éloignent pas d'emblée des habitations, mais qui ne laissent pas que de devenir aisément une cause de viciation de l'air. Sans en proposer l'expulsion du centre des villes, on peut quelquefois leur imposer des conditions qui les amènent à s'éloigner d'eux-mêmes et surtout (l'administration) surveiller l'observance de ces conditions. Nous visons ici les industries ou les commerces qui manipulent des matières organiques, animales particulièrement, tanneries, corroieries, commerce de peaux vertes, de fromages, de poisson salé, etc. On verra plus loin ce que doivent être les abattoirs et quels établissements il con-

vient d'y annexer; quelles mesures il faut prescrire aux boucheries et charcuteries, qu'on ne saurait éloigner des centres.

Parmi les animaux vivants il est impossible de ne pas tolérer les chevaux,
qui sont absolument liés à la vie urbaine, mais il ne s'ensuit pas que la police
municipale doive supporter l'écoulement de leurs urines dans le ruisseau de
rue, ni le séjour de leurs fumiers dans des cours d'où leur senteur spéciale se
répandrait dans le voisinage. La présence des vaches peut faire l'objet d'une
controverse. Divers particuliers, dont quelques-uns très-bien intentionnés,
entretiennent dans des étables en ville des vaches laitières dont le lait est vendu
directement aux consommateurs, avec quelques garanties apparentes d'intégrité
par ce fait même. En Allemagne, spécialement à Francfort-sur-le-Mein (Varrentrapp, Cnyrim), il existe des Instituts pour la cure du lait (*Milchcuranstalten*)
dans lesquels des vaches de race choisie et nourries à sec d'une façon intelligente, avec une hygiène minutieuse des étables, donneraient un lait excellent
sans être pour les voisins une cause d'incommodité, soit par leurs beugle-
ments, soit par leurs odeurs d'écurie. Nous ne le contestons pas, mais les nourrisseurs spéculateurs de Paris, de Lille et d'ailleurs, sans fournir toujours un
lait positivement aussi riche qu'il est coûteux et sans empêcher leurs animaux
de devenir phthisiques, versent aisément dans le dédain des précautions d'hygiène qui pourraient faire passer leur établissement inaperçu. Bref, nous avons
peu de sympathie pour les étables en ville.

Quant aux porcs, chèvres, lapins, poules, pigeons, nous considérons que leur
présence dans les villes, au milieu de quartiers où les habitations se pressent
les unes contre les autres, est une insigne malpropreté. Il est difficile d'ima-
giner quelque chose de plus fétide qu'une porcherie, et pour ses hôtes, je pense,
il n'y aura pas de contestation. Les lapins et les poules sont un voisinage moins
odieux; pourtant il ne faut pas le subir de trop près, et il est commun que les
voisins de leur propriétaire en soient infiniment moins flattés que celui qui
bénéficie de cette victuaille en réserve. A moins que la maison ne dispose d'un
grand espace libre ou qu'il ne s'agisse de bêtes entretenues pour l'étude et
d'ailleurs en terrain non habité, comme celles du Jardin des Plantes ou du
Jardin d'Acclimatation, les animaux dans les villes exaspèrent la condensation
de la vie et réalisent l'encombrement. On ne doit tolérer que ceux dont le commerce de substances alimentaires doit être pourvu, et encore faut-il assigner à
ce commerce certains emplacements et le contenir dans de certaines limites.
Les marchands de chiens, de chats, de lapins, cochons d'Inde, poules de races,
oiseaux, doivent être maintenus sur les quais, sur un petit nombre de places.
Mieux encore les envoyer sous la fortification, dans les faubourgs où les maisons
sont à l'aise et s'entourent de jardins. Une ordonnance de police du 25 août
1880 interdit d'élever ou de conserver ces animaux dans Paris sans autorisation.
A Lille, où l'on retrouve sous ce rapport, en bien des endroits, la physionomie
des petites villes, on donna une chasse sérieuse aux porcs, lapins, poules,
entretenus *intra muros*, à l'époque où le choléra de Toulon et de Marseille
(1884) fit entendre son sinistre avertissement. Je crois que la police fléchit devant
quelques protestations et je crains que, depuis lors, les Lillois ne soient rentrés
tout doucement dans leurs habitudes patriarcales et peu scrupuleuses.

Allons jusque sur le terrain de la spécificité et rappelons la fréquence de la
diphthérie chez les oiseaux de basse-cour (Nicati, 1878); la facilité avec laquelle
les poules contractent et, par conséquent, entretiennent la tuberculose (Nocard,

Rec. de médecine vétérinaire, février 1885); enfin, la part que leur prête Ory (*Rev. d'hygiène*, VIII, 1886, p. 28) dans l'étiologie de la fièvre typhoïde, et l'on conviendra qu'il est fort imprudent d'élever des poules, quand on peut s'en passer, dans les cours étroites des villes.

V. ALIMENTATION DES VILLES. On compare souvent les repas quotidiens des grandes villes à ceux que la fantaisie de Rabelais a mis sur le compte de la famille de Gargantua. L'image n'a rien de forcé. Tout le pays environnant, les côtes de la mer, les navigateurs et même les contrées que l'océan sépare, se mettent en frais pour subvenir à la consommation des capitales. L'offre égale toujours au moins la demande, et il est rare que les administrations aient la préoccupation de ravitailler le groupe énorme. Bien au contraire, elles vivent de l'impôt dont elles frappent à l'entrée les denrées alimentaires. Le colosse urbain a les poches pleines d'argent (j'entends de la collectivité) et ne demande qu'à les vider pour remplir son estomac. En temps de disette publique, c'est dans les villes que les ressources alimentaires manquent le moins. Aussi voit-on les populations rurales affamées s'y précipiter et y déterminer le typhus famélique.

A. Les habitants des villes vivent, comme tous les hommes civilisés, de pain, de viande, de laitage, de légumes, de fruits, de boissons alcooliques. Quant à la forme, leurs repas accusent plus la préparation qu'à la campagne, mais le fond est le même.

Le *pain*. Dans presque toutes les villes de France, le pain de froment est exclusivement en usage. En Allemagne, le pain de seigle est encore très-répandu et même recherché de la population ouvrière. Chez les riches, il reparaît comme friandise, sous la forme des tartines de *Pumpernickel*.

La consommation de pain par les citadins semble être moins élevée que la moyenne du pays et, par conséquent, notablement moindre que celle des habitants de la campagne. L'État fournit au soldat français 750 grammes de pain par jour ; il y est ajouté 250 grammes de *pain de soupe;* en tout 1 kilogramme. Or, à Paris, où la population des enfants et des vieillards est si faible par rapport au nombre d'adultes dans l'âge de la force et du travail, la consommation n'est que de 434 grammes de pain par jour et par habitant (*Annuaire de la ville de Paris pour* 1882) ou même 400 grammes selon Morillon (*Rapport sur les consommations de Paris*). Cette différence tend à prouver la supériorité des ressources alimentaires urbaines, de même que l'abaissement de ce chiffre de 462 grammes, qu'il était au temps de Lavoisier (1789-1791), à 400 grammes, prouve l'amélioration générale du régime alimentaire (Léon Colin). On ne trouverait peut-être pas les mêmes différences dans d'autres pays que la France, où l'on mange beaucoup de pain et où il est, d'ailleurs, excellent.

D'après l'*Annuaire statistique de la France*, de 1885, la consommation annuelle de pain, par tête, étant à Paris de 145 kilogrammes (ce qui ne fait pas tout à fait 400 grammes par jour), elle serait dans les villes suivantes : Marseille, 244 kilogrammes ; Dijon, 301 kilogrammes ; Toulouse, 199 kilogrammes ; Bordeaux, 165 kilogrammes ; Tours, 141 kilogrammes ; Nantes, 272 kilogrammes ; Nancy, 148 kilogrammes ; Lille, 217 kilogrammes ; Lyon, 127 kilogrammes ; Rouen, 182 kilogrammes ; Le Havre, 199 kilogrammes.

Le pain des villes est fourni par les *boulangers*, dont le commerce est libre, dans le département de la Seine, depuis le 1ᵉʳ septembre 1863. Antérieurement le commerce du pain était l'objet d'une *taxe officielle*, que Léon Colin déclare justement n'être plus de notre époque. La plupart des grandes villes de France, Lyon, Bordeaux, Marseille, Rouen, Lille, Le Havre, etc., l'ont pourtant conservée. A vrai dire, pour ce qui est de Lille, il n'y paraît guère et personne ne s'en doute. Les pains ordinaires n'y sont même pas pesés. Dans ces dernières années, alors que le blé avait subi la dépréciation qui a tant alarmé les protectionnistes, le prix du pain ne baissa qu'à la suite de la concurrence établie par une entreprise qui se mit tout à coup à livrer du pain très-mangeable à 0^{fr},30 le kilogramme. Une *évaluation officieuse*, publiée chaque quinzaine, comme à Paris, serait certainement préférable à une taxe officielle que personne ne connaît. Au moins le client peut faire observer à son boulanger que ses prix suivent trop peu la fluctuation du marché des céréales. Pour assurer l'efficacité de cette évaluation, elle devrait mettre en regard du prix de revient du pain pour le boulanger, non-seulement le *prix des farines*, mais encore *celui du blé*. Il est à remarquer, en effet, que les farines n'ont pas, plus que le pain, suivi l'abaissement de prix des céréales.

C'est dans les villes que les fraudes dans la vente et la confection du pain se réalisent le plus communément. En tête de ces fraudes il convient de placer la vente des *pains de fantaisie*, qui sont toujours si fort au-dessous du poids qu'on leur attribue, sans les peser, puis l'*hydratation* excessive du pain, qui atteint souvent 40 pour 100, alors que 37 pour 100 est le maximum tolérable. L'addition de sels antiseptiques, *alun* et *sulfate de cuivre*, pour empêcher la fermentation du gluten de farines avariées; celle de farine de féverolles, ne sont pas très-rares. C'est encore dans les villes que l'on emploie trop fréquemment, pour chauffer les fours, de vieux bois de démolition, peints à la céruse, dont le *plomb* se retrouve dans le pain. Le Conseil central d'hygiène du Nord, depuis longtemps et à plusieurs reprises, a formellement interdit l'emploi de ces bois pour un pareil usage.

La *viande*. Nous comprenons sous ce titre les viandes de boucherie et de charcuterie, la volaille, le gibier, le poisson. La *boucherie* s'entend des bœufs, vaches, taureaux, veaux et chevaux.

Une partie des viandes de boucherie consommées dans les villes provient de l'abattoir ou des tueries intra-urbaines; le reste est introduit du dehors, en quartiers ou autrement : ce sont les viandes dites *foraines*.

Nous donnons, dans le tableau ci-après, un aperçu du chiffre des animaux abattus annuellement dans deux capitales, Paris et Berlin, et dans une ville française de province, Lille :

ANIMAUX ABATTUS A L'ABATTOIR

VILLES.	BŒUFS ET TAUREAUX.	VACHES.	VEAUX.	MOUTONS.	PORCS.	CHEVAUX OU MULETS.	TOTAL.
Paris (1883)..	211,187	57,429	219,606	1,752,363	256,880	9,832	2,507,297
Berlin (1884).	93,556	»	75,587	175,085	258,558	7	602,756
Lille (1884)..	9,262	6,010	19,922	63,788	21,890	985	98,257

On mange encore, à Berlin, 7000 à 8000 chevaux par an, que nous n'avons pas inscrits au tableau parce qu'ils ne sont pas indiqués comme ayant passé par l'abattoir municipal. A Lille, au contraire, il y a, à l'abattoir de la ville, un échaudoir hippophagique, comme à l'abattoir de Villejuif pour Paris. Cette dernière ville possède en outre l'abattoir exclusivement hippophagique de Pantin, les abattoirs municipaux parisiens étant, comme on le sait, ceux de La Villette (de beaucoup le plus important), de Grenelle, de Villejuif, des Fourneaux.

L'habitude est d'évaluer la quantité de viande consommée dans une ville d'après le poids total des animaux sacrifiés à l'abattoir. Cette méthode est loin d'être exacte; elle donne toujours un résultat au-dessous de la vérité. En effet, d'une part, une partie de la viande de l'abattoir sort de la ville pour desservir la banlieue ou même des communes assez éloignées; d'autre part, il entre en ville des viandes foraines, des chevreaux, lapins, oies, dindons, de la volaille, du gibier, du poisson, qui augmentent sérieusement le taux de l'alimentation animale. Ajoutons les conserves de viandes américaines et australiennes.

En réunissant les viandes provenant des abattoirs et les viandes dépecées venues du dehors, l'*Annuaire statistique de la France* contient pour nos principales villes l'indication du poids de *viandes fraîches* consommées dans chacune : Paris, 78 kilogrammes par habitant; Marseille, 64; Dijon, 74; Toulouse, 58; Bordeaux, 79; Saint-Etienne, 54; Nantes, 46; Nancy, 65; Lille, 50; Lyon, 70; Rouen, 64; Reims, 51; Roubaix, 50; Tourcoing, 61; Le Havre, 53; Versailles, 84; Melun, 86 kilogrammes. On voit que les grandes villes industrielles, où tant de bras robustes sont en action, ne sont pas les mieux partagées. Le chiffre obtenu pour Lille en 1884 par F. Vittu est de 51 kilogrammes de viande de boucherie et de porc.

Un calcul du même genre (viandes de l'abattoir et viandes venues du dehors) donne à F. O. Kuhn le chiffre de 63^{kg},1 par an et par habitant pour Berlin.

Je trouve dans un document déjà un peu vieux (Carl Majer : *Die Fleischconsumtion in München*, 1873) le chiffre moyen de 85^{kg},2 par an et par habitant pour Munich, dans la période 1859-1870, tandis que la moyenne, dans la même période, à Vienne, n'était que de 67^{kg},8 (viande de boucherie et de porc).

Comme supplément, il est introduit dans Paris (1883) : 12 955 agneaux, 125 294 cheyreaux, 3 050 990 lapins, 11 706 cerfs ou chevreuils, 261 090 lièvres, 6 375 845 poulets, 418 159 dindes, 2 728 272 pigeons, 854 719 canards, 680 389 oies, près de 2 millions d'alouettes, 369 595 perdreaux, 218 081 cailles, 83 036 faisans et coqs de bruyère, 38 023 bécasses, etc., etc. En tout, près de 18 millions de pièces. Il faut y joindre : 1 315 087 *lots d'abats*, têtes, foie, mou, ris, fraise, cœur, langue, cervelle, rognons, fressure, gras double, tétine, 22 404 205 kilogrammes de poisson, 5 270 146 kilogrammes d'huîtres (*Annuaire statistique de la ville de Paris*, année 1883).

Kuhn estime que des apports de cette nature, et spécialement 1 million d'oies que l'on mange chaque année à Berlin, portent aisément de 63 à 75 kilogrammes la conso,nmation annuelle de viande par habitant de cette capitale.

Il a été introduit à Lille, en 1884, 82 219 lapins domestiques, 6 900 oies ou dindons, 238 679 poulets ou canards, 118 692 pigeons, 13 308 lièvres, 10 383 lapins de garenne, 6801 pilets ou sarcelles, 901 880 kilogrammes de poisson frais, plus de 2 millions d'huîtres, 1002 hectolitres de moules. De telle façon qu'avec 7 à 8 kilogrammes d'abats et issues par tête et par an, la consommation de viande, à Lille, est portée à plus de 70 kilogrammes par individu. Tel est le bilan d'une ville de province d'environ 175 000 habitants.

CONSOMMATION DE VIANDE PAR JOUR ET PAR HABITANT

Kœnigsberg (1858-1867)	92 grammes.
Danzig	121 —
Breslau	124 —
Berlin	135 —
Vienne (1859-1869)	186 —
Paris (1876)	208 —

New-York (1865). . . . .   226 grammes.
Dresde (1873).   202   —
Munich (1865-1871).   246   —
Londres (1866).   208   —

L'importance du rôle de la viande dans l'alimentation est du ressort de l'hygiène générale. Ce qui relève de l'hygiène urbaine, ce sont les mesures de police sanitaire qui ont pour but d'épargner aux citadins l'usage de viandes de mauvaise qualité, virulentes ou corrompues. Nous n'avons pas besoin de rappeler ici que les viandes peuvent être dans l'un de ces divers cas lorsqu'elles proviennent : d'animaux surmenés ou atteints de maladies banales ; — de bêtes charbonneuses, morveuses, tuberculeuses, typhiques, aphtheuses, varioleuses, etc., auxquelles il faut joindre les animaux envahis par les cysticerques, la trichine, etc., — ou enfin lorsqu'elles ont subi un certain degré de putréfaction.

L'*inspection des viandes* se fait de préférence et dans les meilleures conditions : à l'abattoir, aux portes des villes, dans les halles et marchés. Nous devons quelques détails à chacune de ces situations.

Abattoirs.   Les abattoirs sont le moyen le plus efficace à la fois d'épargner à l'intérieur des villes l'insalubrité des opérations de l'abatage et du dépeçage des animaux et de contrôler d'une façon sérieuse leur état de santé avant et après leur mort. Les hygiénistes allemands (*Congrès de Munich*, 1875) ont posé le principe, formulé par Gobbin (de Görlitz), de l'abattoir obligatoire pour toute ville dont la population dépasse 10 000 habitants, avec défense de tuer ailleurs qu'à l'abattoir. Ils admettaient, du reste, et recommandaient la même installation pour des localités moins peuplées, tout en la laissant facultative. Cette formule est très-acceptable. Le Conseil d'hygiène du département du Nord, depuis plusieurs années, ne poursuit pas autre chose que la réalisation de ces idées, qui réduirait singulièrement le nombre des *tueries particulières*, si positivement incommodes comme établissements et si propices à la vente des viandes suspectes.

Beaugrand, dans ce Dictionnaire (*voy.* ABATTOIRS), a fixé les conditions essentielles que doit remplir un abattoir, au point de vue de la *situation*, de la *distribution intérieure*, de l'*inspection des animaux* et *des viandes*. Nous ajouterons peu de chose.

Les abattoirs doivent être à la périphérie des villes, mais il n'est pas nécessaire qu'ils soient au bord d'un cours d'eau, ou, s'ils ont cette situation, ils ne doivent pas dans tous les cas utiliser ce cours d'eau pour y déverser leurs eaux sales, très-riches en matière putride. Ce qu'il y a de mieux à faire, c'est de pratiquer l'écoulement de ces eaux à l'égout, comme cela se fait à l'abattoir municipal de Berlin, en plaçant les bouches d'entrée à l'égout en arrière des locaux qui lui envoient leurs eaux, en adoptant pour ces bouches les *gullies* et puisards ou caisses à boue, qui préviennent le passage des solides dans l'égout, et les clapets qui s'opposent au reflux en cas de trop-plein. Mais pour cela il faut avoir des égouts rationnels, bien irrigués, et des champs d'épuration. Le Conseil d'hygiène du Nord prescrit (*Vade-mecum*, 1883) « une vaste citerne étanche, munie de cuvettes hermétiques à bascule, de manière à y recevoir les urines, le sang et autres liquides putrescibles, destinés à servir d'engrais et à diriger au contraire vers l'aqueduc les eaux vannes, de pluie, de lavage ou autres. » Cette fosse à purin est une complication pénible et désagréable ; elle n'empêche pas « les eaux vannes, de pluie, de lavage et autres », d'être très-sales et d'as-

surer l'infection de l'égout. Seulement on n'a pas, d'ordinaire, pris les précautions suffisantes pour arroser convenablement celui-ci, ni pour en assurer le déversement ailleurs que dans l'une des malheureuses petites rivières du pays.

La ville de Lille a installé autrefois (1826) son abattoir contre la fortification, côté nord-ouest, au bord du canal de la Deûle. Aujourd'hui l'abattoir
est trop petit et la municipalité demande la démolition du rempart au génie
militaire, qui y consent, à la condition que la ville le rebâtisse à ses frais plus
en arrière, lorsqu'elle aura pris l'espace nécessaire à l'agrandissement de son
abattoir. Or ces frais paraissent beaucoup trop onéreux à l'administration municipale. Il semble que la solution deviendrait très-simple, si la ville était convenablement abreuvée et canalisée. Elle bâtirait un nouvel abattoir de toutes
pièces, dans la région d'agrandissement où l'espace libre ne manque pas, par
exemple, aux environs de la gare des marchandises, ce qui aurait l'immense avantage que nous allons dire.

Aujourd'hui, et surtout dans les pays où le monopole de l'exploitation des
chemins de fer n'est pas entre les mains de compagnies à tarifs exorbitants, on
fait voyager les animaux destinés aux marchés et à l'abattoir, non plus à pied,
sur les routes, où ils s'exténuent, mais en wagons. Tout le monde y gagne. Les
bêtes y font l'économie d'une fatigue énorme et inutile; les éleveurs y ont
moins de frais et de soucis; les consommateurs risquent moins de recevoir des
viandes de bêtes surmenées. Rien n'est plus rationnel que de faire arriver une
ou deux voies spéciales jusqu'au marché aux bestiaux, habituellement annexé à
l'abattoir, de telle sorte que les animaux soient descendus de wagon juste à
l'entrée du marché et prennent la même voie pour le retour, s'ils ne sont pas
vendus, et que leur propriétaire ne se décide pas à faire les frais de leur mise en
étable sur place, pour le marché suivant. A Berlin il y a une gare à l'abattoir
même, avec un personnel de chemin de fer. Elle est reliée aux chemins de fer
de la ville et aux lignes extérieures aussi bien qu'à des embranchements desservant les diverses sections de l'abattoir, les étables à contagieux, les points d'enlèvement des fumiers, les ateliers de désinfection. Voilà, évidemment, ce qu'il
faut s'efforcer d'obtenir. Supposons que Lille ait son abattoir à côté de la
gare des marchandises : le moins qui pourrait en résulter serait la cessation de
ces promenades, grotesques en attendant qu'elles soient dangereuses, de bœufs
et de moutons, qui ont lieu toute l'année à travers la ville, à l'allée et au retour
(les étables de l'abattoir étant insuffisantes), le long des plus belles voies de la
localité.

Les abattoirs modernes doivent renfermer : des étables distinctes pour chaque
espèce d'animaux; des *échaudoirs* distincts pour les bêtes de petite taille, pour
les bœufs et pour les porcs; des compartiments pour le lavage des tripes, d'autres pour la fonderie des suifs, la fabrication de l'albumine, la cuisson des
pieds de mouton, caillettes, têtes de veaux; des étables de *contagieux*; des ateliers de désinfection; des emplacements pour le dépôt momentané et le chargement des fumiers et matière à engrais, le tout traversé de rues et entre-coupé
de cours, avec un système de revêtement du sol (pavage, dallage, carreau,
ciment) qui s'oppose à toute infiltration et qui, par sa nature et sa pente, se
prête au lavage le plus aisément du monde.

Ces conditions paraissent être merveilleusement remplies à l'abattoir municipal de Berlin (*Städtische Central-Vieh und Schlachthof*), qui occupe 36 hectares 70 ct, à la vérité, ne remonte qu'à 1878-1881, époque à laquelle il a été

élevé sous la direction de Lindemann et sur les plans de Blankenstein. Elles le sont encore assez bien à Paris et même à Lille, quoique l'espace dans l'abattoir de cette dernière ville gêne infiniment les intelligents directeurs de l'établissement.

La Commission d'assainissement de Paris (1885) a fait, quant à la tenue des abattoirs au point de vue de la salubrité, les constatations suivantes :

Le dépotoir de La Villette est trop voisin de l'abattoir. Il envoie ses odeurs jusqu'au marché aux bestiaux et jusqu'à l'abattoir même. C'est un établissement à transférer hors Paris.

Le pavage des porcheries appelle la réfection.

A l'abattoir de La Villette l'abatage se fait dans les *cours de travail* de quatre heures du matin à midi; l'animal abattu est aussitôt vidé et écorché, puis transporté dans les échaudoirs contigus aux cours. Entre midi et deux heures les cours et échaudoirs sont débarrassés des détritus et lavés à grande eau.

Les porcs sont assommés, égorgés et brûlés au moyen de la paille, dans le local appelé *brûloir*. Ils sont ensuite transportés dans le *pendoir*, vidés, lavés et suspendus à des crochets, jusqu'à ce qu'ils soient achetés et enlevés par les charcutiers. Ces locaux, abondamment pourvus d'eau, sont très-nets et salubres.

Une voiture appartenant à un fabricant d'huiles et de graisses, chargée de détritus d'intestins appelés *nivets* et d'animaux malsains, fut reconnue très-malpropre. Il s'en écoulait sur le sol un liquide sanguinolent et elle dégageait une odeur infecte. Un appareil de cette destination doit être étanche et fréquemment désinfecté.

L'extraction de l'albumine du sang et l'acidulation du sang se font dans deux ateliers situés à l'extrémité de l'abattoir. L'albumine s'écoule du sang coagulé que l'on place par tranches dans des cribles pendant quarante-huit heures. Dans l'atelier d'acidulation, le sang coagulé, après avoir été exposé à l'air pendant un certain temps, est traité par le sulfate de peroxyde de fer, qui le solidifie et le décolore. Il sert d'engrais, ainsi que la fibrine résultant de l'opération précédente. Seulement on le conserve dix à douze jours à l'abattoir, ce qui imprègne d'une odeur de putréfaction cet atelier dont le sol est, d'ailleurs, inégal, défoncé et mal entretenu. Ce sol devrait être cimenté, imperméable et en cuvette (Napias).

La salaison des cuirs verts se fait sous une halle et ne cause aucun inconvénient.

Le « coche au sang » est un emplacement découvert, servant au dépôt des tonneaux de sang à destination de l'extérieur et au dépouillement des animaux mort-nés. La surveillance n'est pas assez active pour qu'il soit certain qu'il n'est pas détourné de ces derniers des morceaux destinés à l'alimentation. Ces viandes devraient être enduites de pétrole aussitôt après l'écorchage.

Les résidus provenant du lavage des issues et du vidage des panses sont déposés dans le « coche », où ils séjournent environ quinze jours pour être ensuite transportés à l'extérieur comme fumier. Cet enlèvement devrait être plus fréquent.

Les pieds de mouton, les caillettes, les têtes de veaux, sont cuits ou échaudés à l'abattoir.

L'inspection des animaux et des viandes à l'abattoir est pratiquée par un personnel spécial, appartenant d'ordinaire, comme il est rationnel, à l'art vétérinaire. A Berlin ce service emploie 155 personnes : les experts, 10 à 14 vétérinaires assermentés et 87 fonctionnaires subalternes, parmi lesquels il y a des femmes, dressés à prélever des échantillons des viandes et à les examiner au microscope, particulièrement au point de vue de la ladrerie et de la trichinose des porcs. L'établissement encaisse un droit d'examen indépendant du droit d'abatage. Les huit ou dix vétérinaires fonctionnant pour la police municipale doivent d'abord se faire présenter, à l'arrivée des animaux, un certificat d'origine attestant que la bête a passé au moins quatre semaines dans une localité exempte d'épidémie. A défaut de ce certificat, les animaux sont mis en observation. Toutefois, le propriétaire peut en réclamer l'abatage. Dans ce cas, la viande est examinée morte ; livrée à la consommation, si elle est reconnue bonne, envoyée en tout ou en partie à l'équarrissage pour y être détruite, si elle est mauvaise (arrosée d'acide sulfurique), contre un paiement de 12 à 22 francs pour 100 kilogrammes pour les bœufs, 7 à 8 francs pour les moutons, etc. En un an, on repousse environ 230 bœufs (0,85 pour 100), 215 porcs (0,19 pour 100), 115 veaux, 203 moutons, et après abatage on détruit la viande de 115 bœufs, 16 veaux, 13 moutons, 2051 porcs. Les causes de rejet sont, chez les bœufs, la tuberculose développée ; chez les veaux, la maigreur ; chez les moutons, la clavelée et la maladie des pieds ; chez les cochons, le rouget, le mal de pieds, le mal de groin.

À Lille, en 1884, il a été saisi 1 bœuf (mélanose), 20 vaches (tuberculose, asphyxie, infection putride, maigreur), 3 veaux (asphyxie, tuberculose), 3 moutons (asphyxie), 4 porcs (asphyxie, tuberculose), 5 chevaux (fièvre, maigreur, mélanose, morve latente). Sur 25 bovidés tuberculeux, 13 qui ne l'étaient qu'à un faible degré ont été livrés à la consommation, les parties atteintes ayant été préalablement retirées.

L'inspection sanitaire des animaux conduits aux foires et marchés, l'importation et l'exportation des animaux, la prophylaxie des épizooties, ont été réglées, en France, par la *Loi sur la police sanitaire des animaux* du 21 juillet 1881. Les autorités départementales et municipales sont appelées à prendre les mesures nécessaires pour en assurer l'application dans le cas particulier des abattoirs ; c'est une affaire de police municipale.

Le service vétérinaire institué à Paris, en conformité avec la loi du 21 juillet 1881, et qui comprend une soixantaine d'inspecteurs, sous les ordres de M. Villain, a prescrit la saisie de 50 têtes de gros bétail, 15 veaux, 49 moutons, 404 porcs, sur 18 529 constatations opérées de juillet à décembre 1883.

Il entre encore aux abattoirs de Paris moyennement 800 000 kilogrammes de viande provenant des étaux de Paris et de la banlieue, pour être vendus sur le marché de l'abattoir. Il en vient très-peu par chemin de fer, parce que le voyage les défraîchit.

Ces viandes sont l'objet d'un examen très-attentif et qui, dit Trasbot, ne peut se faire nulle part mieux qu'à l'abattoir. Cependant, à Paris, comme à Berlin et à Lille, on laisse toujours, sciemment, passer la majeure partie des viandes d'animaux tuberculeux, après avoir retiré les parties qui portent précisément les tubercules (d'ordinaire les poumons). Pendant le mois de février 1885, à l'abattoir de La Villette, sur environ 15 000 bêtes bovines abattues on a trouvé 54 fois, dit Vallin, les poumons farcis de tubercules ; « on n'a saisi que deux des vaches phthisiques ; on a mangé les autres ». Villaret constate que, sur 2 446 bêtes tuberculeuses, on a saisi, à l'abattoir de Berlin, 67 bêtes bovines et 46 porcs seulement. Quant aux autres, on n'a fait qu'en retirer les organes et les parties malades, et l'on a livré le reste à la consommation. De sorte que chaque habitant adulte de Berlin « mange par an au moins 1 kilogramme de viande d'une bête tuberculeuse ». Nous croyons, avec la plupart des hygiénistes, que cette situation ne laisse pas que d'être assez délicate.

Tueries particulières. Dans les villes où il n'y a pas d'abattoir municipal les bouchers tuent les animaux dans des locaux privés, soumis, pour leur construction et leur état d'entretien, à la surveillance ordinaire de la police de salubrité, mais où les viandes échappent totalement à l'inspection sanitaire. Cela n'a pas un inconvénient énorme dans les petites localités où tout le monde se connaît et où le boucher ne saurait tuer une bête malade sans que tous les habitants en soient informés (Trasbot). Mais c'est fort dangereux quand l'agglomération prend les proportions d'une ville et ne permet plus ce contrôle du public. Très-dangereux encore lorsqu'il s'agit de tueries particulières situées dans la banlieue d'une grande ville. C'est là que les bouchers et charcutiers introduisent impunément « le jour et la nuit, la nuit surtout, les bêtes affectées de phthisie, de péripneumonie, de charbon ou autre maladie contagieuse, et les cadavres d'animaux sacrifiés à la dernière période d'une maladie mortelle » (Trasbot). Les viandes de ces animaux sont vendues dans la banlieue, mais beaucoup prennent aussi le chemin de la ville, qui peut être Paris, et tentent de franchir les portes à la faveur de l'heure matinale et de la difficulté qu'il y a pour les inspecteurs d'apprécier la qualité d'une viande en quartiers, déguisée et arrangée le plus habilement possible par les fraudeurs. Il est vrai qu'aujourd'hui les inspecteurs de Paris sont aussi envoyés dans la banlieue, mais ils ne peuvent être en permanence dans l'abattoir particulier. Trasbot soupçonne que, parmi les quartiers de viande de cheval saine, estampillée à Pantin par les inspecteurs, il entre dans Paris des morceaux de chevaux morveux dissimulés sous les autres ; les employés de l'octroi, qui auraient l'occasion de reconnaître l'absence de l'estampille des inspecteurs, ne la remarquent point, parce que la viande de cheval ne paie pas de droit d'entrée et qu'il n'y a pas lieu de contrôler la quantité déclarée.

Viandes foraines. Ce sont surtout ces viandes, arrivant du dehors en quartiers ou en morceaux, qui alimentent les halles et marchés des villes. Il en est introduit à Paris 30 à 32 millions de kilogrammes par an. A Lille, cette quantité a été de 1 187 747 kilogrammes en 1884. Elles ont été l'objet de 52 saisies représentant 5303 kilogrammes, sans compter les viandes corrompues par le temps qui ont été livrées à la voirie dans les visites quotidiennes faites aux marchés et halles par les agents du service d'inspection (Vittu). L'arrêté du maire de Lille du 14 mai 1881 a créé une organisation d'inspection analogue à celle de Paris ; un *bureau de vérification* des viandes foraines et des denrées alimentaires a son siége à l'abattoir et aux halles centrales ; il comprend un médecin vétérinaire, inspecteur principal ; le directeur de l'abattoir, un contrôleur, un vérificateur sédentaire, deux vérificateurs ambulants, tous assermentés. Tous les animaux présentés sur le marché sont visités par l'inspecteur principal ou le directeur de l'abattoir. Aucun animal destiné à la boucherie ne peut être abattu ailleurs qu'à l'abattoir. Les viandes ne sortent de là qu'après vérification. Nul ne peut introduire des *viandes foraines* dans le périmètre de la commune de Lille, s'il n'est muni d'une autorisation délivrée à cet effet par la mairie. On considère comme viandes foraines les suivantes, dès qu'elles sont de provenance extérieure : viandes fraîches de taureau, bœuf, vache, veau, mouton, agneau, chèvre, chevreau et porc; les viandes salées ou fumées ; les abats et issues d'animaux. Toute introduction de viande foraine doit être accompagnée d'une déclaration datée et signée par l'expéditeur dûment autorisé. Les poumons doivent rester attachés à l'animal ou au quartier de devant. Les viandes présentées à l'introduction sont frappées du timbre de l'octroi, puis dirigées vers le bureau de vérification des halles centrales par les voies les plus directes. Le service de l'octroi les escorte au besoin. Toutes les viandes foraines introduites en ville et dans les faubourgs ne peuvent être livrées à la consommation qu'après avoir été vérifiées audit bureau des halles centrales et estampillées.

Le commerce de viandes à l'intérieur des villes entraîne également un certain nombre de prescriptions en ce qui concerne l'hygiène.

Boucheries. A Paris, elles sont soumises aux règles contenues dans l'ordonnance de police du 16 mars 1858. L'article 2 de cette ordonnance est celui qui intéresse l'hygiène. Il a paru être un peu en retard à la *Commission d'assainissement* de Paris (1885), qui propose de le rédiger dans les termes suivants :

L'étal aura au moins 3^m,50 de longueur, 4 mètres de profondeur et 2^m,80 de hauteur, et sera fermé dans toute sa hauteur par une grille en fer. Toutefois, dans les constructions élevées antérieurement au décret du 25 juillet 1884, l'étal pourra n'avoir qu'une hauteur de 2^m,50. En outre, l'étal ne devra jamais renfermer de pierres d'extraction pour la vidange des fosses d'aisance ni de tuyaux aboutissant à ces fosses.

Une ventilation sera établie, soit au moyen d'une prise d'air sur la cour, soit au moyen d'un tuyau posé dans la courette ; ledit tuyau présentant une section minima de 4 décimètres et s'élevant jusqu'à la hauteur des souches de cheminées de la maison ou de celles des maisons contiguës, si elles sont plus élevées. L'étal ne pourra prendre de jour sur la courette qu'au moyen de châssis à verre dormant.

Le sol sera entièrement dallé, en surélévation de la voie publique, avec pente en rigole dirigée vers un orifice muni d'un siphon obturateur, conduisant directement les eaux, par une canalisation souterraine, à l'égout public ; cet orifice sera, en outre, muni d'un grillage pour arrêter la projection des corps solides.

Les murs seront revêtus, dans toute leur hauteur, de matériaux imperméables à surface lisse.

Il ne pourra y avoir dans l'étal ni âtre, ni cheminée, ni fourneau.

Il ne pourra exister aucune communication entre les chambres à coucher et les locaux servant d'étaux ou de lieux de dépôt pour les déchets de la boucherie.

A défaut de puits ou de concession d'eau pour le service de l'étal, il y sera suppléé par un réservoir de la contenance d'un demi-mètre cube, qui devra être rempli tous les jours.

Les dispositions des paragraphes 2, 3, 4 et 5, sont applicables aux locaux dans lesquels sont déposés les déchets de la boucherie.

Comme on le voit, ces dispositions protègent à la fois le local commercial, la famille qui habite à son contact, l'air des voisins et la rue, en assurant aussi la protection des viandes contre les émanations putrides. Ce projet a été élaboré par Du Mesnil, Napias, A.-J. Martin et Jourdan.

Charcuteries. Les établissements de charcuterie dans Paris sont actuellement régis par l'ordonnance du préfet de police Gisquet, en date du 19 décembre 1835. La *Commission de l'assainissement* de Paris a reconnu avec raison que plusieurs des dispositions de cette ordonnance ne sont pas en rapport avec les progrès de l'hygiène, et qu'il est besoin d'en ajouter quelques-unes. Elle a adopté, le 8 mai 1885, la substitution des termes suivants à l'instruction qui accompagnait l'ordonnance de 1835 :

1° Les laboratoires et cuisines affectés à la préparation des viandes de charcuterie ne peuvent être autorisés que dans des voies pourvues d'égout et d'une canalisation d'eau ;

2° Les laboratoires et cuisines, ainsi que les boutiques affectées à la vente des marchandises de la charcuterie, auront au moins 2ᵐ,80 de hauteur. Ces locaux ne pourront jamais contenir de soupentes ni servir de chambres à coucher et ils ne devront pas renfermer de pierres d'extraction pour la vidange des fosses d'aisance, ni de tuyaux aboutissant à ces fosses. Le sol de ces locaux sera entièrement dallé, en surélévation de la voie publique avec pente en rigole dirigée vers un orifice, muni d'un siphon obturateur, conduisant directement les eaux par une canalisation souterraine à l'égout public; cet orifice sera en outre muni d'un grillage pour arrêter la projection des corps solides. Les parois des murs seront revêtues, dans toute leur hauteur, de matériaux imperméables et à surface lisse;

3° Les laboratoires et cuisines seront ventilés au moyen d'un tuyau d'une section minima de 4 décimètres carrés, prolongé jusqu'à la hauteur des souches de cheminées de la maison ou de celles des maisons contiguës, si elles sont plus élevées. Ils devront être suffisamment éclairés par la lumière du jour;

4° Les boutiques seront ventilées au moyen de deux ouvertures grillées de 2 décimètres carrés chacune, dont l'une sera pratiquée dans le plafond du côté de la voie publique et l'autre au bas de la porte d'entrée ou du mur de face;

5° Les fourneaux et les chaudières devront être pourvus d'une hotte de dégagement conduisant à la cheminée les buées et les émanations, de manière qu'aucune odeur ne puisse se répandre ni dans l'établissement de charcuterie, ni dans la maison;

6° Les chaudières destinées à la cuisson des grosses pièces de charcuterie et à la fonte des graisses seront engagées dans des fourneaux en maçonnerie;

7° Le volume d'eau de la ville disponible pour les besoins de la charcuterie ne pourra jamais être inférieur à 500 litres par jour;

8° Les caves et autres locaux destinés aux salaisons devront avoir au moins 2ᵐ,60 de hauteur et des dimensions suffisantes pour permettre d'y circuler facilement. Ils devront être convenablement aérés et ventilés. Le sol des caves et autres locaux destinés aux salaisons devra être établi dans les mêmes conditions que le sol des laboratoires, de manière à conduire directement les eaux de lavage par une canalisation souterraine à l'égout public. Dans les cas où il ne serait pas possible d'assurer l'écoulement direct à l'égout, les eaux de lavage devront être conduites dans des cuvettes spéciales, qui seront vidées et nettoyées tous les jours;

9° Les débris de viande ou autres déchets de la charcuterie ne devront pas séjourner dans l'établissement; ils seront transportés chaque matin dans les tombereaux du service du nettoiement.

Ces propositions sont dues aux efforts de Napias et de A.-J. Martin, rapporteur de la question. Ce dernier hygiéniste a spécialement insisté pour qu'il ne soit fait aucun usage d'eau de puits dans les opérations de la charcuterie.

Halles et marchés. Indépendamment du marché aux bestiaux, annexé à l'abattoir, ce qui est l'association la plus rationnelle, les grandes villes doivent réserver des espaces à la vente des produits alimentaires que la campagne leur apporte, volaille, gibier, laitage, œufs, poissons, légumes, etc. Ce commerce passe habituellement aux mains d'intermédiaires, puis de commerçants de détail, facteurs, commissionnaires, vendeurs à la *criée*, marchandes de la halle, qui finissent par avoir une installation permanente dans l'emplacement choisi. Il est donc inévitable que les villes possèdent des marchés couverts; le mieux est qu'ils le soient toujours. Mais dès lors interviennent des nécessités particulières de distribution de ces locaux, de leurs sous-sols, caves, magasins; de ventilation, d'entretien dans une propreté satisfaisante, de surveillance des denrées qui y sont apportées ou conservées.

Les marchés couverts doivent être construits en fer, pour que les appuis intérieurs prennent moins de place; ventilés par les extrémités nord et sud, avec des cloisons en briques ou des fermetures mobiles, en tôle ondulée, aux expositions est et ouest. L'éclairage peut être obtenu à l'aide de pignons vitrés, d'un double vitrage, avec courant d'air entre les deux surfaces de verre pour éviter la chaleur, ou au moyen de lanternes à verres verticaux (Magne). Les portes devraient être munies de grillages pour prévenir l'introduction des rongeurs.

L'enlèvement des déchets et ordures doit se faire là avec un soin particulier, une ou deux fois par jour. La fin de la journée doit être consacrée au lavage des tables d'étalage, ustensiles, appareils, et du sol qui, pour s'y prêter et garantir contre les infiltrations, est revêtu de dalles en pierres dures, exactement rejointes, ou de ciment.

Il se pratique souvent aux halles des opérations qui exigent une surveillance spéciale. En 1885, la Commission d'assainissement de Paris a été frappée de la façon très-négligée dont se pratique, aux halles centrales, le *cassage des caboches* ou têtes de moutons, dont il arrive 2500 par jour, pour en extraire la langue et la cervelle, le reste étant employé à faire des graisses, de la gélatine, du noir animal, de l'engrais. Les voitures qui amènent les têtes ne sont pas étanches et laissent couler du sang sur le sol ; les billots servant au cassage ne sont jamais nettoyés et exhalent des odeurs de putréfaction. Les ouvriers, faute d'endroit spécial, sont obligés d'uriner dans toutes les parties de l'atelier.

Les installations de marchandes de poisson réclament des nettoyages exacts et répétés. Quand on passe aux approches des Halles centrales de Lille, il est rare que l'odeur de marée ne se fasse pas sentir d'une façon désagréable, même quand il y a peu ou point de poisson sur les tablettes. C'est donc que la propreté de ces installations laisse à désirer.

Les marchands en plein air sont tolérables en de certaines saisons et sur des emplacements déterminés, où ils ne gênent ni la circulation publique ni les habitants des maisons voisines, mais on ne comprend guère que la police admette, le long de la rue du faubourg Saint-Denis et de quelques autres rues, cette queue interminable des marchands *au panier*, vendant de tout et spécialement des légumes, du poisson, de la viande, des abats, que nous avons remarquée et qui a justement offusqué la Commission de 1885. Ces gens occupent les portes cochères, le bord du trottoir et une partie de la rue. Avec les clients qui s'arrêtent autour d'eux on conçoit sans peine qu'ils entravent la circulation à pied ou en voiture, qu'ils fassent un encombrement parfait, et surtout qu'ils couvrent la rue d'ordures que leur présence même empêche d'enlever.

Les *marchés aux fleurs* sont moins compromettants. A Lille ils se tiennent en plein air, sur des places où ils apportent plutôt un peu de joie que d'inconvénients positifs. Sur le marché aux fleurs de la Madeleine, à Paris, fonctionne un système d'abris mobiles, remarquable par la facilité avec laquelle il se prête au démontage, par conséquent à l'assainissement de la place, quand le marché est fini. Ces abris favorisent le fonctionnement des marchés découverts que le public fréquente toujours volontiers, en raison de l'absence d'odeur.

Il est apporté aux halles de Paris 12 à 13 millions de kilogrammes de *beurre* par an ; les saisies ne dépassent guère 100 kilogrammes. La consommation totale est de 17 500 000 kilogrammes. Il est consommé plus de 21 millions de kilogrammes d'*œufs* (à 20 œufs pour 1 kilogramme), dont 17 millions passent par les halles ; 5 millions et demi de kilogrammes de *fromages secs*. Frais ou secs, les fromages apportés aux halles représentent 6 à 7 millions de kilogrammes. On ne sait quelle est la quantité de légumes consommés à Paris, parce que ces denrées ne paient pas l'octroi ; il passe par les halles 19 à 20 millions de kilogrammes de *légumes et fruits*, dont il est saisi environ 48 000.

Il semble que, dans toutes les villes, l'inspection des fruits et des légumes soit trop peu sévère. Il conviendrait d'envoyer à la voirie les légumes échauffés et tous ces fruits qu'on voit par les rues ou à des étalages infimes, jusqu'à ce qu'ils aillent servir à fabriquer un cidre détestable.

Il est temps aussi de prendre des mesures efficaces à l'égard du beurre margariné ou de la *margarine* vendue sous le nom de beurre. C'est en vain que les conseils d'hygiène et les municipalités interdisent d'user d'une façon quelconque d'un pseudonyme qui fasse croire à du beurre, lorsqu'il s'agit de vendre de la margarine. La fraude ment sans vergogne. Des saisies, des analyses exactes et des amendes sérieuses, doivent prendre corps à corps cette tromperie éhontée.

Dans toutes les villes du monde il est consommé une énorme quantité de *lait* (250 000 litres par jour à Paris; 150 000 à Berlin). Les diverses préparations culinaires dans lesquelles entre le lait, l'habitude si répandue du café au lait ou du chocolat, le grand nombre de petits enfants dans les villes, les malades, expliquent aisément cette grande consommation. La plus grande part, de beaucoup, de ces flots de lait, vient de la campagne, et c'est ce qu'il peut faire de mieux. Malheureusement, même à la campagne, les vaches ne sont pas toujours nourries de foin, de grain et du fin gazon des prairies parfumées; dans les contrées industrielles on leur fait absorber en grande quantité ces résidus peu coûteux d'industrie qu'on appelle les *drêches*, les *pulpes* de betteraves, etc. Ch. Girard (*La nourriture des vaches laitières et son influence sur la composition du lait*, in *Revue d'hygiène*, VI, p. 361, 1884) a démontré combien cette alimentation est funeste à la richesse du lait; c'est une façon détournée d'y mettre de l'eau. E. Toussaint a fourni de ce fait ce que l'on pourrait appeler la vérification clinique. Les protestations des chimistes Pellet et Biard, du vétérinaire Baron, ne nous ont point paru infirmer les constatations faites au point de vue de l'hygiène. Nous continuons à croire que les résidus épuisés de l'industrie ne font pas donner de bon lait aux vaches et aussi que les vaches des *nourrisseurs* dans les grandes villes, poussées par tous les moyens possibles à fournir la *quantité* (au moins 14 ou 15 litres), ne sont pas dans des conditions convenables pour rester bien portantes et produire un lait irréprochable, encore qu'il soit difficile de savoir si les vaches menacées de *pommelière* sont conduites à temps à l'abattoir, ou si, devenues phthisiques, elles sont sacrifiées dans les tueries de la banlieue pour rentrer en ville dans des paniers.

Par ailleurs, et grâce aux intermédiaires, le lait qui entre dans les villes est exposé au *mouillage*, à l'*écrémage* (souvent réunis), et à d'autres adultérations qui, d'habitude, n'ont pour but que de masquer les premières. La moyenne des laits pris aux revendeurs qui parcourent les rues de Lille a donné à D. Thibaut (*Bullet. méd. du Nord*, 1879, p. 66) 10,66 de beurre par litre; celui que reçoivent les hôpitaux et hospices civils marquait 14,59 pour 1000. Évidemment il y a là des études à faire et une protection à instituer. Nous parlerons plus loin des *laboratoires municipaux* d'analyse, mais il y aurait lieu à une organisation sanitaire nationale et même à une *entente internationale* contre les falsifications alimentaires, ainsi que l'a conclu T. Belval au Congrès pharmaceutique de Bruxelles (1885).

Boissons alcooliques. Cette organisation et ces laboratoires n'auraient pas moins à faire vis-à-vis des boissons consommées dans les villes, vin, bière, cidre, eaux-de-vie, ainsi que le prouvent les rapports de Ch. Girard sur les travaux du laboratoire municipal de Paris (1882 et 1885). Les vignes françaises sont dévorées par deux ou trois fléaux, la production baisse considérablement..., et la consommation de vin augmente d'une façon continue! La bière perd peu à peu son renom d'autrefois, dans les villes du Nord où elle est la boisson populaire, et les fabricants réclament la protection de l'acide salicylique avec une insistance qui laisse bien à penser. Quant au cidre des villes, les secrets de sa fabrication dans certains parages sont bien faits pour en dégoûter les amateurs.

Les eaux-de-vie vendues en détail, dans les innombrables cabarets ouverts à la population laborieuse, sont à bon marché et appartiennent d'aussi près que possible à la vaste classe des *alcools d'industrie* (grains, pommes de terre, betteraves, mélasse) peu ou point rectifiés. Elles renferment donc en quantité notable ces alcools *lourds* (propylique, butylique, amylique), sur la nocuité spéciale desquels tout le monde paraît être d'accord, et que le docteur A. Baer (de Berlin) dénonçait encore récemment au Congrès de tempérance de Dresde (*Die Verunreinigungen des Trinkbranntweins insbesondere in hygienischer Beziehung. In Centr. Bl. f. allgem. Gesundheitspflege*, 1885, p. 278). Le monopole de l'alcool serait désirable à ce point de vue, si, comme c'est probable, l'Etat ne doit vendre que de l'alcool rectifié.

Il y a, du reste, des lois et des règlements contre l'ivresse publique et contre la tendance des cabarets à favoriser tantôt l'ivrognerie, tantôt la prostitution. Malheureusement on se demande parfois si quelqu'un est chargé de les appliquer.

B. *Alimentation des ouvriers.* Le travail réunit dans les villes une foule d'adultes des deux sexes, mariés ou non, qui n'ont guère le temps ni les moyens de préparer ou de faire préparer leurs repas chez eux. S'ils s'adressent, pour subvenir à leur alimentation, au marchand de vin, au restaurateur de bas étage, aux marchands de viande cuite des halles, ils ont toutes les chances du monde de payer fort cher un repas médiocre ou détestable. C'est à l'intention de cette classe intéressante que les administrations des sociétés de bienfaisance ou même des particuliers font les frais d'installation de *fourneaux économiques*, de *cuisines populaires* (en Allemagne, *Volksküche*) ou de tout autre système qui tend à ne pas faire à l'ouvrier une aumône humiliante, qu'il faut réserver pour l'extrême urgence, mais à lui procurer une alimentation suffisante et salubre en échange d'une somme modérée, permettant néanmoins à l'institution de vivre de ses propres ressources.

La *Société des cuisines populaires* de Berlin, fondée en 1866, sous l'impulsion de Lina Morgenstern, possède quinze établissements dans lesquels on vend des portions à 15 pfennings ou à 25 pfennings (4 pfennings = 5 centimes). Ces portions sont tellement nourrissantes que 96 pour 100 des consommateurs se contentent de la portion à 15 pfennings pour le repas de midi. On y joint d'ailleurs la variété et la recherche culinaire. Tous les clients peuvent voir les fourneaux et vérifier la façon dont les plats sont préparés. En 1883, on a livré 2 290 360 portions et encaissé 353 417 marks. La Société couvre ses frais et a même pu constituer un fonds de réserve.

Les municipalités ou les particuliers qui installent des fourneaux économiques dans nos villes de France font à très-peu près la même chose. Les fourneaux des sociétés ou des particuliers ont d'ordinaire cette supériorité qu'une personne intelligente surveille la propreté de la cuisine, indique la constitution des plats et s'efforce de les faire faire appétissants et quelque peu variés. Vincent du Claux indique l'application de ce système, qui a été réalisé par Isaac Pereire en 1879, et qui permet de donner 2000 repas par jour à 25 centimes. Un philanthrope, M. Ruel, distribue 3500 repas par jour, rue de la Verrerie, à un prix modique et dans des conditions presque luxueuses, mais en y mettant du sien une vingtaine de mille francs par an. Pourtant il pourrait exister des *pensions alimentaires* confortables et à bon marché, qui rapporteraient des bénéfices à l'entrepreneur; V. du Claux le prouve par l'exemple d'un M. Martin, rue Rochechouart, qui distribue 3000 repas par jour, sains et appétissants, à raison de 10 centimes le potage, 20 centimes la viande bouillie, 30 centimes la viande rôtie, 10 centimes les légumes et le pain, 30 centimes le carafon de vin. On peut donc faire un repas complet pour 80 à 90 centimes. M. Martin y gagne 15 000 francs par an.

A signaler encore les restaurants mis par les grands industriels ou négociants à la disposition de leurs employés et ouvriers, comme ceux du *Bon Marché* et de la Compagnie d'Orléans, les *réchauffoirs* que les usines de Mulhouse ménagent à ceux de leurs ouvriers qui veulent faire cuire eux-mêmes leurs aliments, les réfectoires annexés à ces réchauffoirs, les tentatives faites pour envoyer un repas *chaud* sur le point même où il doit être consommé (*voy.* V. du Claux, *L'alimentation de l'ouvrier à Paris*, 1886).

VI. APPROVISIONNEMENT ET DISTRIBUTION D'EAU. L'eau, dans les villes, doit suffire à l'alimentation des hommes et des animaux, aux besoins de propreté des individus, des immeubles, des ustensiles et effets, à la consommation de l'industrie, au lavage et à l'arrosage des rues et jardins publics ou particuliers, à l'extinction des incendies. Ces divers aspects, aussi bien que les sources d'approvisionnement, l'établissement des réservoirs et des conduites d'eau, le taux journalier, le filtrage, etc., ont été envisagés à l'article EAU de ce Dictionnaire, spécialement pages 533 à 563 du XXXIe volume de la 1re série. Nous y renvoyons le lecteur, ainsi qu'à l'article PARIS (Léon Colin), dans lequel se trouvent tous les renseignements désirables en ce qui concerne l'approvisionnement de la capitale française.

Berlin continue à étendre les travaux de sa prise d'eau dans le lac de Tegel et y a ajouté sept nouveaux filtres sous voûtes. Ces ouvrages fourniront bientôt 90 000 mètres cubes d'eau filtrée par jour, les machines de Stralau (sur la Sprée) en assurant une moyenne de 50 000 mètres cubes (*Arbeiten aus dem k. Gesundheitsamte*, I, p. 3, 1885). L'analyse de ces eaux, qui se faisait antérieurement sous la direction du chimiste C. Bischoff, a été pratiquée, en 1885, au laboratoire de l'Office sanitaire. Elle l'est actuellement au laboratoire d'hygiène de l'Université.

Les divers rapports publiés depuis notre article sur les épidémies de fièvre typhoïde et de choléra, les discussions qui ont eu lieu dans les Académies, les Sociétés savantes, au sein de la Commission d'assainissement de Paris, celles que la presse a enregistrées, n'ont pas absolument démontré que l'eau de boisson ait joué un rôle spécifique dans la propagation de ces épidémies. L'histoire fameuse du choléra de Gênes, de la Scrivia et du canal Nicolaï, a perdu de son importance. En revanche, la désastreuse influence, au point de vue *général*, de l'eau impure, s'est toujours montrée à un bon rang parmi les autres causes du même genre : misère, encombrement, malpropreté des locaux, des personnes et des objets à leur usage (*voy.* TYPHOÏDE [*fièvre*]).

VII. ÉLOIGNEMENT DES IMMONDICES. En laissant de côté l'abandon des matières excrémentitielles sur le sol et la pratique des puits absorbants, qui ne sont assurément pas des modes d'*éloigner* les immondices et sont condamnés par tout le monde, les villes n'ont que deux manières de se débarrasser des excrétions de leurs habitants.

1° Ou bien les fèces et la portion des urines qui ne va pas au ruisseau et à l'égout sont admises pour un temps plus ou moins long dans des *récipients* de capacité variable. Dans ce cas, il n'y a d'autre moyen de les éloigner que de placer sur des voitures, soit le contenu du récipient (fosse fixe), extrait par un procédé plus ou moins parfait, soit le récipient lui-même (fosse mobile).

La plupart des villes du Nord ont conservé l'*extraction* du contenu des fosses fixes, qui est plus expressément la *vidange*, soit à l'aide de petits tonneaux que l'on transporte au dehors sur des chars rustiques, soit au moyen d'une machine pneumatique à vapeur (système Talard), emplissant un tonneau en fonte de grandes dimensions, qui va ensuite se vider dans une citerne à engrais ou dépotoir. Lille utilise les deux procédés.

Heidelberg pratique presque exclusivement l'enlèvement des *tinettes* ou fosses mobiles. A Manchester, ce système prédomine. Paris en a conservé un semblant dans les tinettes *diviseurs*.

2° Ou bien les tuyaux de chute des latrines des habitations aboutissent sans intermédiaire à l'égout, avec les précautions d'usage (Londres, Berlin, Bruxelles, Dantzig, Breslau, Paris partiellement). C'est l'éloignement des immondices par *canalisation souterraine*, soit que l'égout serve à évacuer les eaux pluviales et ménagères en même temps que les excrétions humaines (égouts complets, combinés, *tout à l'égout*), soit que la canalisation soit exclusive à ces excrétions et aux eaux ménagères ou de chasse (*separate System*). Memphis (États-Unis) est le type classique de ce dernier mode, appliqué dans ce cas particulier par l'ingénieur Waring.

Entre ces deux modes généraux il y a des intermédiaires qui admettent le *récipient*, réduit aux plus faibles proportions qu'il soit possible, et néanmoins se servent d'une canalisation spéciale ou de l'égout commun pour y faire passer d'une façon intermittente le contenu du récipient sous l'impulsion d'une force qui peut être le vide (systèmes Liernur, Berlier), l'air comprimé (système Shone), ou tout autre mécanisme (Goldner, Mouras, Amoudruz, etc.).

A notre avis, heureusement conforme à celui de l'immense majorité des hygiénistes, tous les procédés qui comportent un récipient permanent de matières excrémentitielles, si réduit qu'on le suppose, doivent disparaître et faire place à l'évacuation immédiate par des canaux souterrains en pente convenable, irrigués abondamment et en tout temps, aérés d'une façon efficace sans compromettre l'air de la rue ni surtout celui de la maison (*voy.* Égouts et, pour les autres systèmes ainsi que pour les installations dans la maison, Habitations, Fosses, Vidanges).

Il existe une demi-mesure qui, à première vue, semblerait devoir être un terrain de conciliation entre les partisans du tout à l'égout et ceux qui craignent sincèrement ou non ce procédé. C'est le système auquel on a donné le titre de « tout *par* l'égout » et qui consiste à faire passer dans les grands égouts actuels, fonctionnant toujours pour les eaux pluviales et ménagères, des tuyaux à faible section pour les matières excrémentitielles, de la même manière que l'on fait aussi passer dans les galeries souterraines les conduites d'eau et de gaz, le télégraphe pneumatique, les fils du télégraphe ordinaire, des téléphones, etc. Cette méthode est appliquée partiellement dans Paris (rue Vieille-du-Temple, marché des Blancs-Manteaux, etc.) par l'ingénieur Pontzen, représentant du colonel Waring, et peut être légitimée par certaines conditions locales. Au fond, c'est une complication, et nous ne lui croyons pas grand avenir.

Destination finale des immondices. Toutes les matières azotées provenant des déchets de la vie doivent retourner au sol hors des villes, et être transformées par ses agents d'oxydation de manière à pouvoir rentrer dans le cercle de la vie (circulation continue). Ce principe ne rencontre guère aujourd'hui de contradicteurs. En fait, il est appliqué presque partout et il n'y a guère de divergences que sur la forme. Toutes les villes ne sont pas, à cet égard, dans des conditions identiques ni également favorables; il appartient à chacune d'elles de choisir le procédé qui convient le mieux aux habitudes et aux conditions locales. Dans tous les cas, la pratique des villes qui projettent leurs immondices dans les fleuves ou à la mer, bien que ce soit encore une façon — détournée — de les rendre à la terre, paraît désormais condamnée comme insalubre pour les populations en aval et pour les cités elle-mêmes (*voy.* Égouts, IV, 1re série, t. XXXII, p. 720 et suiv.).

Nous nous sommes formellement prononcé pour l'*épuration par le sol*, de préférence sous forme d'*irrigations* avec *utilisation agricole*. Berlin, Dantzig, Breslau, Paris, Turin et tant de villes anglaises qui pratiquent cette méthode, semblent en avoir démontré définitivement la supériorité.

Pourtant quelques villes sont encore obligées de se servir des *usines à engrais*, fâcheux intermédiaire dans le retour définitif des matières azotées au sol. De telles usines doivent être tenues écartées des agglomérations urbaines, soumises à l'emploi de la fabrication en vase clos et de la désinfection des eaux qui doivent retourner aux cours d'eau publics.

VIII. Propreté des personnes et des effets. Nous voulons, dans ce court chapitre, d'abord ajouter quelques lignes, légitimées par le développement moderne de l'hygiène, à ce qui a été dit par Beaugrand, dans ce Dictionnaire, sur les Bains publics (*voy.* ce mot), puis indiquer les tendances actuelles relativement à l'assainissement du linge, de la literie, des vêtements.

1º Le *bain*. Dans les villes de la zone tempérée, c'est-à-dire celles où la civilisation est à son plus haut point, les moyens de prendre des bains sont d'ordinaire trop rares et trop coûteux. Paris, sans doute, renferme 6000 à 7000 baignoires, mais le bain ne coûte jamais moins de 50 à 60 centimes, ce qui en éloigne les classes peu aisées. En été, on a les bains de rivière, dont le prix ne dépasse guère 15 ou 20 centimes, mais nos étés sont bien courts. Ajoutons que les rivières, dans l'intérieur des villes, deviennent tellement malpropres que l'on y regarde à deux fois avant de s'y plonger. C'est ainsi que des baraques flottantes, sur une eau souillée par les égouts, représentent les bains publics à Boston et à New-York. Je ne serais pas étonné que ces bains fussent peu à peu délaissés, comme l'est, à Lille, l'école de natation sur la Deûle, noire et odorante.

Les administrations ont montré un zèle méritoire en faveur de la vulgarisation de l'usage du bain. En France, le 3 février 1851, l'Assemblée nationale ouvrait un crédit de 600 000 francs destiné à encourager la création, par les communes, d'établissements de bains et lavoirs à prix réduit. Malheureusement, aucune municipalité n'en profita; celles d'Angers, d'Albi, d'Épinal, de Foix, de Guéret, Lille, Montpellier, Mulhouse, demandèrent à la vérité des subsides, mais sans remplir entièrement les conditions exigées. Houzé de l'Aulnoit (*Bull. de la Soc. industrielle du nord de la France*, juillet 1879) et nous même (*Annales d'hygiène*, 3ᵉ série, III, 1880) avons signalé l'établissement municipal de bains et lavoirs de la *cour Cysoing*, à Lille, qui donne 18 000 bains par an, à 30 centimes avec linge, et les bain-lavoirs de *Saint-Sever*, fondés à Rouen par une Société de philanthropes sous l'impulsion de Michel Durand (1867), mais où le bain complet revient encore à 85 centimes.

La situation semble meilleure en Angleterre et en Allemagne. La *loi pour encourager la création de bains et lavoirs publics*, adoptée par le Parlement anglais le 26 août 1846, a autorisé les paroisses à s'imposer extraordinairement pour assurer aux pauvres des bains — froids à 1 penny, chauds à 2 pences, — les classes plus aisées pouvant en trouver dans le même établissement à un tarif ne dépassant pas six fois les mêmes prix. Déjà en 1842 Liverpool avait créé un bain-lavoir et Londres, presque aussitôt, en voyait se fonder deux par entreprise privée. Après la loi de 1846, la paroisse de *Saint-Martin in the Field*, de Londres, ouvrit la première un bain-lavoir (1849), puis 11 paroisses se donnèrent un établissement analogue ; les deux tiers de ces établissements eurent une piscine. Liverpool en avait créé 3, et 25 villes du Royaume-Uni suivirent l'exemple. L'initiative privée a fait naître, à Glasgow, le *bain Occidental*, le *bain Victoria ;* à Southport et à Sheffield, des bains avec piscine, qui coûtent un peu cher et sont une sorte de complément de la vie des clubs, mais c'est encore de l'hygiène urbaine, surtout par ce fait que la pratique de la natation procure un exercice salutaire à une classe qui a tant de causes de dépression.

Le *bain royal* de Bruxelles, les *bain de Diane* et *bain Sophie* de Vienne, sont à peu près dans le même cas et ne servent guère aux classes laborieuses.

En Allemagne, il existe un grand nombre de bains, quelques-uns avec lavoir, la plupart avec piscine. Beaucoup ont été fondés par des spéculateurs ou des Sociétés et maintiennent leurs prix à un taux élevé, quoique comportant plusieurs classes. Néanmoins il y a là une tendance louable dans les mœurs publiques, et nous nous plaisons à citer, d'après le rapport de Robertson et Andreas Meyer (*D. Vierteljahrsschrift für öff. Gesundheitspflege*, XII, p. 180, 1880), que le docteur J. Bex a résumé dans les *Annales d'hygiène*, 3ᵉ série, IV, 1880 : le bain de Hambourg, sans piscine, mais avec lavoir ; les bains-lavoirs de Bâle ; les deux bains-lavoirs, les bains du *Jardin de l'Amiral*, de l'*Empereur Guillaume*, *Victoria*, *Ascaniens*, à Berlin ; les bains de Magdebourg, *Sophie* de Leipzig, de Hanovre, de Brême, tous avec bassins de natation, la piscine municipale de Dortmund, le projet municipal de Nuremberg, l'établissement municipal de *Vierordt* à Carlsruhe (sans piscine).

Les bains du *Hammam*, à Paris, ont paru à tous les hygiénistes n'être qu'une fantaisie luxueuse, exagérant notablement les mauvais côtés des installations précédentes. Toutes les fois que des établissements de ce genre procèdent de l'industrie privée, il est fait naturellement appel aux bourses les mieux garnies, et les besoins des travailleurs, qui assureraient peut-être aussi des bénéfices par le fait du nombre, sont à peu près sacrifiés. Pourtant il semble se faire aussi, dans ce sens et avec une certaine largeur de vues, un mouvement sensible dans notre pays. En voici un exemple.

La Commission de l'assainissement de Paris a visité, en mars 1885, le *Gymnase nautique*, situé rue de Château-Landon, 31. La salle de bains présente une grande analogie avec l'intérieur d'un établissement de bains froids.

Sur le pourtour sont aménagés des cabinets de toilette ; au milieu se trouve
un grand bassin de 42 mètres sur 12 mètres avec une profondeur de 2m,50 à
l'entrée et de 0m,50 seulement à la base. L'eau s'y déverse en cascade, à la température moyenne de 25 degrés et avec un débit de 60 mètres cubes à l'heure.
Le trop-plein s'échappe sur toute la longueur des bords par des rigoles placées
en contre-bas. La propreté de l'eau est assurée au moyen de l'écrémage
continuel que produisent par-dessus les bords les ondulations occasionnées
par les baigneurs ou le jet de la cascade. La commission a témoigné hautement en faveur de cet établissement, qui rend de véritables services à la classe
ouvrière.

Convient-il de concevoir un espoir sérieux de l'utilisation, pour des bains
publics à bon marché, de l'eau de condensation des machines à vapeur, comme
l'ont conseillé Darcy, Fonssagrives et d'autres? La ville de Paris a cédé en 1880,
puis en 1883, les eaux de quelques-unes de ses machines, moyennant une rétri-
bution insignifiante à des industriels qui s'engageaient à fournir des bains chauds
à 15, 20 et 25 centimes. Les premiers entrepreneurs n'ont pas réussi et nous ne
savons ce qu'il en est du concessionnaire de 1883. Nous avons toujours cru
qu'il faut se baigner dans de l'eau propre, mais peut-être y a-t-il moyen de
filtrer et d'épurer les eaux de condensation ou même d'utiliser la chaleur qu'elles
possèdent encore sans les mettre elles-mêmes dans les bassins.

En effet, le combustible à dépenser est toujours la grosse question à résoudre
quand il s'agit de donner des bains à des groupes dont les ressources financières
sont limitées : aussi avons-nous recommandé, pour les soldats, les ouvriers et
les paysans, les bains par aspersion ou *bains-douches*, dont l'idée appartient à
des médecins militaires français et à Merry-Delabost, et qui ont été si rapidement et si justement acceptés à l'étranger. Dans ce système, on se lave bien et
souvent, avec peu d'eau, par conséquent, sans dépenser beaucoup de charbon.
Léon Colin, qui connaît mieux que personne les services que cette balnéation
rend aux troupes, les conseille pour les ouvriers (*voy.* Paris). C'est peut-être
supérieur aux bains dans l'eau de condensation des machines et n'est point cher :
quelques centimes par tête.

Pourquoi n'introduirait-on pas le bain-douche dans les écoles si populeuses
des villes? Ce serait un exemple et une habitude salubre contractée de bonne
heure. Je viens de lire, avec un vif plaisir mêlé de regret, que cela ne se passe
pas en France, dans la *Deutsche Vierteljahrsschrift für öffentliche Gesundheitspflege*, XVIII, p. 168, 1886, la description d'une installation de bains-douches
dans la nouvelle école populaire de Gœttingen par l'architecte Gerber. Sept cents
enfants s'y lavent à peu de frais, été comme hiver, sans rien déranger aux allures
habituelles des classes. Le directeur de cette école, Personn, déclare que ces
enfants propres et bien portants n'en apprennent que mieux. Nous le croyons
sans peine et sommes persuadé que l'atmosphère des classes y gagne en fraîcheur, en salubrité, pour les écoliers et pour les maîtres.

Il existe à Berlin une *Société de bains populaires* (*Verein für Volksbäder*)
dont l'établissement (Höchstestrasse, n° 13) donne des bains chauds à 30 centimes avec le savon. Chose assez curieuse, le nombre des bains pris dans cet
établissement diminue d'année en année. Il était de 31 120 en 1874 ; il n'était
plus que de 20 604 en 1880. Nous avons mentionné ailleurs (*Annales d'hygiène*,
novembre 1883) la maisonnette en tôle que le docteur Lassar (de Berlin) avait
dressée dans l'enceinte de l'Exposition d'hygiène de 1883 et où le client rece-

vait à volonté un bain chaud ou un bain froid, une douche fixe ou une douche mobile ; le tout avec le savon, la serviette, et au besoin l'usage du watercloset annexé à la baraque, coûtait 10 pfennings (12 centimes et demi). On avait peut-être fait quelques sacrifices pour la circonstance.

2° Les *lavoirs*. Il y a des lavoirs *sur terre* et des *bateaux-lavoirs*. Paris compte 592 des premiers, selon Gérardin, et 22 des seconds, fournissant ensemble environ 40 000 places, sans compter 6 bateaux-lavoirs sur le canal Saint-Martin. Toutes les villes en possèdent, de l'un ou de l'autre type, en nombre proportionnel au chiffre de la population.

Ces lavoirs présentent les caractères communs suivants : qu'ils ne peuvent (sauf les bateaux-lavoirs) s'installer dans des quartiers centraux, où le terrain est cher et où ils sont incommodes par le bruit, les vapeurs, les odeurs et la circulation spéciale qu'ils occasionnent ; qu'il y est apporté du linge sale, véhicule de matières organiques plus ou moins suspectes, par des procédés qui n'offrent guère de garanties contre la dissémination dans l'air de ces matières, fussent-elles des germes morbides ; qu'enfin le nettoyage de ces linges s'accomplit sous le hall du lavoir dans des conditions souvent compromettantes pour les blanchisseuses elles-mêmes (essangeage) et toujours capables d'influencer défavorablement la pureté des cours d'eau.

En ce qui concerne la première de ces circonstances, les lavoirs cherchent toujours à se rapprocher de leur clientèle (Léon Colin, Paris), et il faut bien reconnaître qu'ils n'auraient pas de raison d'être en les installant à une notable distance des villes. Cependant il est possible et rationnel de leur assigner les zones excentriques et tout au moins les quartiers où ils ne peuvent être serrés de très-près par de hautes bâtisses.

Pour le transport du linge sale, il faudra bien arriver à trouver mieux que les ballots dans une serviette, circulant de haut en bas des hôtels, jusqu'à ce qu'ils rejoignent dans la voiture du blanchisseur le linge propre qui va être distribué à d'autres clients. Le linge sale est surtout dangereux quand il est sec, en raison de son aptitude à abandonner des poussières. Pourtant, si on l'humecte pour le transport, on aggrave le labeur de celui-ci par l'augmentation du poids. Voilà un problème à résoudre. Coustan (*Les chances de transmission des maladies infectieuses par le linge sale transporté par les blanchisseuses*. In *Revue sanitaire de Bordeaux*, 1884, n°ˢ 16 et 17) réclame le transport en voitures fermant hermétiquement, l'enveloppement du linge dans des sacs imperméables qui seront mis à l'eau bouillante et désinfectés à chaque voyage, l'installation d'un liquide désinfectant dans la voiture, les ablutions désinfectantes des mains des blanchisseuses, la désinfection de leurs vêtements.

La contamination des eaux par les buanderies et blanchisseries est un autre problème des plus sérieux. Gérardin (*Les lavoirs publics à Paris*. In *Rev. d'hygiène*, VIII, p. 18, 1886) constate que les 110 mètres cubes d'eau qui s'écoulent au dehors d'un lavoir, après avoir lavé 5 mètres cubes de lir fourni par 100 places, appartiennent toujours à ce qu'il appelle « le 4ᵉ type » (règne des *Hypheothrix*. La Seine à Argenteuil), le 1ᵉʳ type étant l'eau de la Vanne (règne des *Cladophora*). Or la Seine ne possède le 4ᵉ type à Argenteuil que par suite du déversement des égouts. Les lavoirs déterminent donc une réelle contamination générale des eaux qu'ils emploient, sans parler des contaminations spécifiques possibles, qui doivent se réaliser assez souvent. Quant aux bateaux-lavoirs, l'eau qui en sort, possédant les caractères du 4ᵉ type, est diluée dans 7000 fois son volume d'eau de Seine ordinaire. A ce degré de dilution, la souillure échappe à l'analyse chimique.

Lorsque la taille de la rivière ne répond pas à celle de la ville, il est clair que le mélange des eaux de lavoirs avec celles du cours d'eau public devient plus grave. Le Conseil d'hygiène du Nord prescrit l'évacuation des eaux de buanderie dans l'égout le plus voisin, mais, dans nos villes du Nord, les égouts vont à la rivière, et celle-ci n'est jamais guère puissante, ni respectée d'ailleurs. C'est un surcroît de pollution. Levieux (1882) a exposé comment l'infection par les eaux des lavoirs versées dans la Devèze, le Peugue et le ruisseau de Caudéran, qui traversent ensuite Bordeaux à l'état d'égouts, est une cause de haute insalubrité pour cette ville pendant la saison sèche. Il estime, d'ailleurs, avec raison, que les lavoirs qui ne sont alimentés que par des puits doivent être interdits ; ceux-ci sont l'occasion de marécages aux alentours.

Le *Comité des arts et manufactures* a approuvé, en 1879, les conclusions d'un rapport du Conseil d'hygiène de la Charente-Inférieure portant que « l'administration chargée de la police des eaux a le droit de prendre envers les exploitants des buanderies (de La Rochelle) toutes les mesures que les lois et les règlements lui donnent le droit de prendre envers tous les autres contrevenants auxdits lois et règlements sur la police des cours d'eau ».

Le Conseil d'hygiène de la Seine (Léon Colin) a émis le vœu que les lavoirs fussent rangés dans la deuxième classe des établissements insalubres et, dans sa séance du 30 avril 1886, a voté la suppression des bateaux-lavoirs.

5° *Assainissement des effets, des tapis et de la literie.* Ces objets ont servi à des individus sains ou à des malades.

Dans le premier cas, le battage des vêtements ou des tapis fait du bruit ou de la poussière, qui ne sont guère moins incommodes l'un que l'autre. Le mieux serait qu'il s'établît, dans chaque ville, des industriels comme celui dont parle Léon Colin, opérant sans bruit dans un manchon hermétiquement clos et aspirant les poussières dans des cheminées qui les brûlent. Lorsque rien de pareil n'existe, il semble que néanmoins l'opération doive régulièrement être interdite dans la rue ou au-dessus, sauf aux particuliers à utiliser des cours ou des jardins privés, s'ils ne préfèrent gagner des terrains vagues à la périphérie de la ville. La même obligation doit être imposée au cardage des matelas sur place.

Lorsqu'il s'agit d'effets ou de literie de malades (atteints de maladies infectieuses), le principe dont il faut rechercher l'application est que ces objets quittent la maison dans des bâches absolument closes pour se rendre à un établissement chargé de les passer d'abord à l'étuve pour désinfection. Les voitures qui servent à ce transport doivent être désinfectées après chaque voyage ; l'établissement doit posséder un compartiment tout à fait distinct où les effets suspects sont seuls reçus, sans jamais être en rapport avec de la literie envoyée simplement pour être remise à neuf. Malheureusement les intéressés, non plus que les industriels, ne s'occupent guère de faire cette distinction. Aussi le conseil d'hygiène de la Seine a-t-il, sur le rapport du docteur Levraud, demandé que les conditions que nous venons d'énumérer soient rendues obligatoires.

IX. LE MOUVEMENT URBAIN. ACCIDENTS DE RUE. GENS SANS ASILE. SECOURS PUBLICS. Les circonstances dont il va être question caractérisent la vie quotidienne des villes. Elles contiennent une part d'hygiène et une d'esthétique. Dans l'un et l'autre cas, le problème à résoudre consiste à rendre l'existence urbaine agréable, à en atténuer les dangers, à en réparer les malheurs.

1. *Bruits et cris des rues.* Le fond du bruit des rues est constitué par le roulement des voitures ; il est particulièrement intense et fatigant lorsque ces voitures sont des tombereaux, des camions, des véhicules en forme de caisses massives, portant aux usines les matières premières et le charbon, ou en rapportant les produits fabriqués. Ce mouvement est évidemment nécessaire et fatal, mais peut-être qu'il serait possible de l'épargner au moins aux quartiers du centre, en maintenant les usines à la périphérie et même en assignant aux lourds véhicules certains trajets qui mettent les usines en communication avec les gares et les débarcadères. On arrive aussi à diminuer le bruit en élargissant sérieusement les rues de grande communication. Il va sans dire que la nature du revêtement des rues est décisive vis-à-vis de la résonnance et de la trépidation que les voitures impriment au sol. Ces inconvénients sont à leur plus haut degré avec le pavage en pierres. Il n'est pas rare, dans les rues pavées, s'il y a un malade grave, un fracturé, qu'on doive tolérer le recouvrement temporaire de la chaussée avec de la paille ou du fumier. La collectivité marche dans la boue jusqu'à mi-jambe pendant des jours et des semaines, dans l'intérêt d'un particulier. Il n'est pas sûr, d'ailleurs, que le voisinage de cette masse putride ne procure quelque autre chose que le calme et le sommeil au malade ou blessé.

D'autres bruits sont dus à des instruments dont jouent certains spécialistes de la petite industrie ou du petit commerce, cornets, crécelles, clochettes, etc. Plus l'instrument donne des sons éclatants, plus l'air est sauvage, mieux est atteint le but de l'artiste. Il n'y a aucun inconvénient à supprimer tout net cette musique étrange, hors le temps de carnaval. Ceux qui ont besoin de la denrée annoncée si bruyamment iront la chercher d'eux-mêmes, sans être insupportables aux autres.

Il serait possible aussi, sans doute, de mettre une sourdine aux sonneries de cloches des églises, qui entrent en branle, dans la plupart de nos villes, dès la pointe du jour et, à propos de tout et de rien, envoient dans les airs leurs volées interminables, alternativement lugubres et folles. C'est l'image de la vie, mais je voudrais que l'on me prêchât la philosophie moins bruyamment.

Les *cris des rues* s'éteignent peu à peu dans les grandes villes. Les larges voies et la circulation intense ne sont pas favorables aux petits marchands qui poussent une charrette devant eux ; leurs cris éraillés se perdent dans l'espace et eux-mêmes ont fort à faire pour ne pas être bousculés. En revanche, les villes de province et, un peu partout, les vieilles rues restées étroites et pas trop fréquentées, ont conservé les refrains bizarres des marchandes des quatre-saisons, de poissons et de coquillages. Sur les places et sur le trottoir des voies les plus belles, à Paris comme en province, les vendeurs de journaux crient à tue-tête leur marchandise. Le respect de la liberté, de la liberté de la presse particulièrement, nous empêche de réclamer la suppression de ces assourdissements, goûtés des amateurs de pittoresque, mais qui fatiguent singulièrement les nerfs du reste des habitants. Il y a là bien des métiers à mourir de faim, exercés du reste par de francs paresseux, qu'il faudrait décourager le plus possible. A Lille on rencontre souvent dans la même rue, sur une longueur de 100 mètres, trois ou quatre misérables charrettes, traînées par un bourricot ou par un cheval étique, et chargées de quelques sacs de charbon. Deux grands

gaillards marchent, l'un devant, l'autre derrière, à moins qu'il ne soit debout
sur la voiture, et crient énergiquement : « Charbon ! » sur des airs étranges
et variés. Cela dure toute la journée et ils vendent quelquefois du charbon,
mais je crois qu'un seul charbonnier à demeure fixe, pour toute la rue et même
pour plusieurs rues, les remplacerait sans peine et très-avantageusement.

Toutes ces rumeurs sauvages, tous ces échos ridicules de ménagerie, ne font
pas le choléra ni la fièvre typhoïde, mais ils font vibrer douloureusement le
cerveau des citadins et sont une compensation amère aux charmes de l'existence
dans les villes. C'est ce qui nous autorise à les dénoncer et désirer qu'on les
réduise aux moindres proportions qu'il se pourra.

2. *La circulation dans les rues.* Il passe, dans les rues des villes des piétons et des voitures.

Les piétons semblent avoir droit au trottoir. Hélas ! combien de fois l'usage
de ce droit leur est interdit ! La police municipale permet aux cafetiers d'installer sur ce passage de tout le monde un rang, deux rangs de chaises, qui
deviennent bientôt six ou huit, ou bien, à de certaines époques, elle sacrifie
la moitié du trottoir à des baraques de bimbeloterie. Il n'est jamais bien sévè-
rement défendu aux marchands d'y déposer une partie de leur étalage ou de
leurs appareils, quand ces objets ne craignent pas l'air. A Lille, les cages renfermant des poules à vendre sont posées devant la boutique du vendeur ; les
poules occupent une bonne partie du passage, qu'elles empestent de l'odeur de
leurs fientes ; les curieux et les badauds arrêtés devant elles prennent le reste,
et les passants sont forcés de se rejeter sur la chaussée. Les tombereaux qui
amènent le charbon aux particuliers se déchargent entièrement sur le trottoir,
parce qu'il est fort commode de rentrer le combustible, à la pelle, par le larmier
du sous-sol ouvert au pied de la maison, et que l'introduire dans des sacs
demanderait du temps. Le chemin est naturellement barré pendant ce temps
aux piétons, qui ne peuvent assez se garer de la noire poussière, et le pavé
reste noir jusqu'au prochain lavage. Un négociant en alcools reçoit-il une cargaison de futailles, la voiture se met en travers de la chaussée, l'arrière tourné
vers la porte d'entrée du magasin ; on réunit cette entrée à la voiture par le
double madrier sur lequel doivent glisser les fûts, et il reste au piéton l'autre
moitié de la chaussée avec le trottoir d'en face, s'il n'est pas déjà retenu. Si
intéressant que soit le commerce, il est difficile d'admettre que des particuliers
aient ainsi le droit de prendre leurs aises en dérangeant tout le quartier d'alentour.

Le trottoir est à tous les piétons, comme la rue est à tout le monde. Assurer
la liberté de ces moyens de circulation, c'est une pratique égalitaire qui devrait
prévaloir. Les travaux publics eux-mêmes devraient porter la trace de cette
préoccupation. Quand on répare les conduites de gaz d'une rue, par exemple,
est-il nécessaire de découvrir tout d'abord la conduite d'un bout à l'autre de la
rue, en rejetant à droite et à gauche les pavés et la terre, de façon que la circulation y devienne dangereuse ou impossible pendant une semaine entière ? On
pourrait, ce semble, n'ouvrir la tranchée qu'au fur et à mesure de la marche
du travail de remplacement des tuyaux : les travaux occuperaient, par exemple,
le premier quart de la rue d'abord ; on y terminerait les réparations et l'on y
rétablirait la chaussée en son état normal pour passer au deuxième quart.
Ainsi de suite. « Nous n'avons pas assez, dit Barabant, l'habitude de respecter
ce qui est du domaine commun. Les Anglais comprennent mieux que nous que

chacun est intéressé à se conformer à la règle commune... Ainsi, quand on refait un passage, au lieu de décharger en monceau les pavés neufs qui forment au milieu de la chaussée une barricade supprimant toute communication entre les deux côtés de la rue, on pose les pavés à la main en rangées provisoires, mais régulières, ce qui facilite l'exécution du pavage définitif et permet surtout aux piétons de passer librement d'un côté à l'autre. » Au besoin on remplace la chaussée par un véritable pont en charpente, de toute la longueur et de toute la largeur de la rue ; on travaille en souterrain et au gaz sous le tablier en bois, pendant que la circulation continue par-dessus.

Pour la sécurité des piétons, on ménage des « refuges » ou espaces généralement circulaires, bitumés, en relief comme le trottoir, au milieu des carrefours les plus dangereux. Mais il importe surtout d'exercer une surveillance incessante et sévère sur les voitures et particulièrement sur ces terribles charrettes de bouchers, de laitiers, qui n'ont pas de numéros, passent en serpentant à travers les autres avec un bruit de ferraille, tournent brusquement les angles des rues et font croire que ces commerçants sont les plus pressés des hommes. Il faut qu'il y ait une règle absolue fixant le côté que doivent prendre les voitures sur la chaussée. A Paris, c'est la droite ; à Londres, la gauche (*Keep to the left*) ; à Lille, on peut croire que ce n'est ni l'une ni l'autre, attendu que les voitures et les cavaliers vont dans tous les sens indifféremment. Il n'y a pas trop de gens écrasés, mais la menace est perpétuelle et la situation insupportable. A Londres, les policemen, placés aux endroits de la plus active circulation, font prendre la file aux voitures ou les arrêtent d'un signe de la main, avec la plus extrême facilité. Dans les carrefours très-fréquentés de Berlin, un agent de police à cheval, coiffé du casque, manie la foule avec une raideur militaire qui n'éprouve jamais de résistance. Combien ne voit-on pas, chez nous, d'embarras de voitures dont la solution n'en finit pas, grâce au manque de surveillance ! On commence, à Paris, à imiter sous ce rapport Londres et Berlin.

Les voitures servant au transport des humains sont individuelles ou collectives. Parmi les premières, nous pouvons négliger les voitures de maître, comme étant les plus rares et les mieux conduites. Il y a, au contraire, beaucoup à dire sur les voitures banales.

Les voitures de place ont été fréquemment, et plus qu'on n'a pu le savoir, le moyen de propagation de maladies contagieuses. « La même voiture qu'on est allé chercher à la station voisine pour conduire un varioleux à l'hôpital prendra très-bien, au retour, un nouveau-né avec sa nourrice partant pour la campagne » (F. Brémond). Aujourd'hui il existe à Paris des voitures spéciales, chauffées, désinfectées quand il en est besoin, qu'il suffit d'aller demander à un poste de police quelconque, pour effectuer gratuitement le transport à l'hôpital de tout individu atteint d'une maladie contagieuse, épidémique ou parasitaire. Malgré les efforts de l'administration, le public a trop rarement recours à ces voitures. Il serait assurément utile d'imposer aux cochers de fiacre conduisant un malade à l'hôpital l'obligation de ne pas quitter la cour de l'établissement avant qu'il soit constaté si c'est un varioleux, formulée par Legouest au Comité consultatif d'hygiène publique (1881), auquel cas la désinfection est obligatoire, ou encore d'édicter la double responsabilité du client et du cocher de voiture publique, comme en Angleterre (*Public Health Act* 1875).

Le chauffage des voitures de place au charbon de Paris introduit de l'oxyde de carbone dans l'atmosphère de la voiture (Galippe) ; peut-être des vapeurs plombifères (Tauret), dues à un sel de plomb ajouté à la briquette pour en assurer la combustion lente. Il faudrait donc revenir à la chaufferette d'eau chaude — ou se passer de tout chauffage, en attendant qu'on trouvât un appareil salubre et peu coûteux.

Les voitures-omnibus sont une des formes inévitables du mouvement des grandes villes. Félix Brémond demande avec raison que ces voitures ne fassent pas acheter les services qu'elles rendent par des dangers réels et des malaises inutiles. Elles doivent être spacieuses à l'intérieur, munies d'une rampe pour monter à l'impériale, d'une balustrade sérieuse, d'une tente au-dessus de la tête des voyageurs de cet étage. Il y aurait probablement un moyen de régler la distribution des tickets aux clients de façon à éviter les bousculades aux stations et les aménités des conducteurs.

Les voitures de tramways sont mieux construites que les omnibus; ce mode de vectation est plus agréable que le précédent. Il entraîne des précautions spéciales dans le revêtement des chaussées. Barahant, qui a fait une étude comparative des tramways à Londres, à Paris et à Lille, pose en principe qu'il faut « adopter des voies lourdes, à rails d'acier fortement éclissés et, autant que possible, à appuis continus. Les voies doivent être posées sur béton de ciment de Portland, ainsi que le pavage contigu. Le béton de chaux ne suffit pas. Il faut absolument que ni le pavage ni le rail ne puissent tasser. » Les pavés touchant au rail doivent être aussi durs et aussi bien taillés que possible et affleurer le niveau du rail. Si le pavage de la chaussée est en asphalte ou en bois, il faut néanmoins placer des pavés de granit le long du rail. L'habitude prise par les voitures ordinaires de mettre au moins une de leurs roues sur l'un des rails fait que l'autre roue crée et entretient une ornière dans le pavage le long des rails. Dans toutes les rues où il y a à la fois un tramway et une ligne d'omnibus, surtout de ces lourds omnibus à trois chevaux, marchant à toute vitesse, que l'on a introduits récemment, cette ornière donne lieu à des réparations incessantes et la voie devient de jour en jour plus mauvaise.

Les « cars » de tramways augmentent le bruit de la rue, sinon par leur marche qui est relativement silencieuse, au moins par les sons de trompe à l'aide desquels ils annoncent leur passage. Ceux de Lille n'avertissent que par un sifflet. Tous ajoutent des dangers à la circulation : aussi n'en est-il pas toléré dans les quartiers du centre de Londres, où seuls les omnibus, les voitures de place et les *cabs* (dont le vrai nom est *hansom*), sont les moyens de transport, avec le chemin de fer *Métropolitain*. Les tramways de Berlin sont également affectés aux quartiers excentriques.

Quelques villes, Lille, Milan, Valenciennes, ont des tramways à vapeur, desservant les localités d'alentour, avec une tête de ligne en ville. Ce système cause de temps à autre des écrasements; en tout temps il effraie les chevaux. Les équipages ont déserté la route de Lille à Roubaix, depuis que le tramway à vapeur en occupe l'un des accotements. On entoure d'ordinaire le bas de ces voitures d'une sorte de grillage ou *chasse-corps*, qui rend quelques services.

3. *Réjouissances publiques.* Il est un certain nombre de manifestations populaires, bruyantes, mais inoffensives, qu'on est obligé de concéder au besoin d'expansion et de délassement qui saisit les groupes par intermittences : la fête annuelle du lieu, la fête nationale. Il est convenu aussi que l'on s'amusera le plus follement possible en une saison que l'on appelle le carnaval; l'époque du tirage au sort des jeunes gens ne se passerait pas bien, si les conscrits ne se

réunissaient en bandes enrubannées pour traverser les villes en chantant, non sans de fréquentes stations au cabaret. Les gens paisibles s'y résignent, parce que cela ne dure pas trop longtemps. Il est permis d'avoir moins d'indulgence à l'égard des *foires*, qui durent des semaines et dont les menaces envers la santé publique sont aussi positives que diverses.

On ne saurait rien trouver de plus complet, en fait de vacarme sauvage et d'exhibitions grotesques, que les foires traditionnelles, conservées dans beaucoup de nos grandes villes. Frédéric Passy (*Les fêtes foraines et les administrations municipales. In Journal officiel de la République française*, 3 novembre 1884) en a fait, avec raison, l'objectif de ses critiques les plus véhémentes. C'est une concession aux instincts préhistoriques de la nature humaine plutôt qu'un amusement; un spectacle dans lequel les spectateurs sont aussi sots que les acteurs sont peu dignes d'intérêt. Est-il vraiment tolé-rable qu'une administration admette pendant un mois, sur l'une des places qui devraient servir de réservoir d'air à la cité et de promenade aux habitants, cette agglomération de bohémiens, de bêtes et de gens malpropres, dont la présence se traduit par les éclats d'orchestres frénétiques, mêlés aux hurlements des fauves et aux détonations des artifices? La foule qui entoure ces artistes est essentiellement faite de badauds, d'ouvriers ou de soldats en goguette et de filles qui les y aident. Les cabarets d'alentour sont dans la joie. Les administrateurs se félicitent d'avoir donné cet encouragement au « petit commerce, » et peut-être que la grande consommation d'alcool que la circonstance provoque haussera le rendement des droits versés à la caisse municipale. Mais les locataires des maisons avoisinant la foire maudissent cordialement la complaisante municipalité et fuient à la campagne, s'ils le peuvent. La place occupée par les baraques s'imprègne des ordures de ces hôtes de passage, qui ne peuvent ni ne daignent avoir le moindre souci de la salubrité. Les animaux font leur part dans la souillure du sol et de l'atmosphère. Les visiteurs se chargent de la compléter. On ne s'étonne pas que cette concentration sur un même point d'êtres si suspects et si négligents soit quelquefois la cause d'explosions épidémiques, comme les pèlerinages de l'Inde et de l'Arabie se terminent par la constitution de formidables épidémies de peste ou de choléra. Il est avéré, d'ailleurs, que les saltimbanques apportent journellement la variole aux groupes parmi lesquels ils stationnent, comme cela est arrivé à Dieppe en 1880, au rapport de Granjux (*Épidémie de variole importée par des saltimbanques forains. In Revue d'hygiène*, III, 1881, p. 758), à Dunkerque en 1883 (Féréol : *Rapport à l'Acad. de méd. sur les épidémies qui ont régné en France pendant l'année* 1883). Les rixes sanglantes, qui ne manquent guère dans les foires, les enfants vendus aux saltimbanques, etc., sont les moindres malheurs qu'entraîne avec elle cette institution des foires, qui a survécu au moyen âge.

Il existe, dans le Nord, une foule de sociétés musicales, de gymnastique, d'arbalétriers, d'archers et même de pêcheurs à la ligne, dont les réunions ne sont pas positivement gênantes pour le public, mais sont assez communément le prétexte de libations répétées. Les sociétaires ne compromettent qu'eux-mêmes. Mais est-il nécessaire qu'il y ait une telle exubérance de cabarets dans la moindre ville, exerçant une sollicitation incessante sur tous les groupes qui traversent les rues dans un but de distraction? Aujourd'hui l'ouverture d'un débit est soumise à si peu de formalités qu'elle est à peu près libre. Mais on commence à s'apercevoir que le nombre des gens autorisés à vendre du poison est peut-être exorbitant et pourrait bien être pour quelque chose dans les progrès de l'alcoolisme en France. La situation préoccupe les législateurs et appelle des mesures qui permettent au peuple de s'amuser d'une façon moins meurtrière pour lui-même.

L'atmosphère, dans les cabarets, ne vaut guère mieux que les consommations liquides. C'est essentiellement la même chose dans les établissements qu'un certain degré de recherche autorise à s'intituler *cafés*. Bien que ce ne soient point là des nécessités de l'existence urbaine, les cafés, brasseries, estaminets, sont tellement passés dans les mœurs, qu'il faut les regarder comme des objets d'usage journalier. Cependant nous ne sachions pas qu'ils relèvent d'aucune autorité sanitaire et, si la police municipale les surveille, c'est au point de vue des mœurs (combien elle a raison !) et de l'excitation à l'ivrognerie. Les conseils que nous pourrions donner en ceci relèvent donc de l'hygiène générale.

Les *théâtres* dépendent de l'administration municipale, qui doit en assurer l'aération, le chauffage, l'éclairage, le confortable, le nettoyage, l'incombusti-bilité autant que possible et, précisément en vue des incendies, leur donner des issues nombreuses et de faciles accès. Ce que l'on a trouvé de mieux jusqu'ici (*Exposition d'hygiène de Berlin* en 1883), c'est de rendre la scène et la salle tout à fait indépendantes l'une de l'autre et de séparer la première des magasins d'accessoires et de costumes (*voy.* Théâtres).

Les bals publics, les exercices d'équitation, le canotage, font partie des divertissements urbains et, pouvant être l'occasion de malaises ou d'accidents graves, sont susceptibles de conseils et de précautions d'hygiène. Mais il semble que ces diverses situations rentrent plutôt dans l'hygiène privée et que nous puissions, en ceci, renvoyer aux règles générales.

4. *Éclairage des villes.*   L'éclairage est une condition de salubrité, puisque la possibilité et la sécurité de la circulation, que les habitudes urbaines obligent à continuer fort avant dans la nuit, sont au prix d'un éclairement artificiel abondant des rues et des places. Gariel et Layet (*voy.* Éclairage) ont traité le fond de la question. Nous n'ajouterons que peu de mots.

Au point de vue de la nature de l'éclairage, le choix ne peut plus être qu'entre le gaz lumière et la lumière électrique. Il faut, aujourd'hui, être une bicoque bien arriérée et disgraciée pour en être encore aux réverbères de nos aïeux. Au moins conviendrait-il dans ce cas de se servir de lampes à pétrole.

L'application du gaz à l'éclairage des villes a été un immense progrès. Cependant, dès que l'on a su se servir de la lumière électrique, on a vite reconnu des imperfections à celle du gaz : l'insuffisance de son intensité, le papillotement de la flamme des becs fendus, l'altération de l'atmosphère par les produits de la combustion. Les becs multiplicateurs, à flammes convergentes, de la Compagnie parisienne, les becs à flamme renversée de Siemens, qui donnent une lumière puissante et assez fixe, en raison du courant d'air qui les alimente, atténuent notablement les deux premières faiblesses de l'éclairage au gaz. Néanmoins le gaz-lumière ne peut lutter contre la supériorité de la lumière électrique qui, du reste, a été la cause des efforts qu'il a faits pour élever son effet éclairant.

La lumière électrique, qui nous paraît avoir l'avenir pour elle, est la lumière *par incandescence*, du procédé Edison ou de quelqu'un des cinq ou six autres qui ont répété celui-ci en le modifiant d'une façon plus ou moins sérieuse. La lumière de l'arc voltaïque et celle des bougies Jablockhoff est insupportable à cause de sa couleur bleue livide et surtout des oscillations énormes et incessantes qui se produisent dans le foyer lumineux, malgré les meilleurs régulateurs. La lumière Edison, au contraire, est égale, et a la lumière jaune de la lumière du soleil et de celle du gaz, avec l'intensité que celle-ci ne parvient pas à acquérir. On peut la répartir en quelques puissants foyers, placés à de grandes hauteurs, comme la lumière de l'arc voltaïque et les bougies Jablochkoff, ou au contraire multiplier les lampes selon les besoins.

Quelle que soit la lumière adoptée, il importe que les candélabres du gaz ou les poteaux des lampes électriques ne soient ni disgracieux ni gênants. Il faut espérer que l'on modifiera les potences gigantesques qui déparent aujourd'hui la place du Carrousel. Les candélabres de Londres, dit Barabant, ne valent pas ceux de Paris; les lanternes ont des formes moins étudiées et moins satisfaisantes que les nôtres; les candélabres sont peints et non cuivrés; ils sont placés tout près du bord du trottoir et seraient renversés à chaque instant, si les cochers, d'ailleurs très-adroits, n'avaient soin d'éviter de raser le trottoir.

La métropole britannique a la lumière électrique dans certaines voies, aussi bien que Paris, notamment dans le quartier de Holborn Viaduct; les lampes sont à arc ou à incandescence, ces dernières sur candélabres ordinaires.

Berlin renferme 13 000 becs de gaz et près d'un millier de lampes à pétrole pour l'éclairage public. Quelques-uns des becs de gaz sont du modèle Lacarrière, brûlant 206 litres de gaz à l'heure. Ils restent inférieurs aux lanternes de la Compagnie parisienne, à 1400 litres. L'éclairage électrique n'a commencé à être employé à Berlin qu'en 1880, sous la direction de Siemens et Halske. En 1882, les lampes Edison furent installées dans quelques grandes voies (Wilhelmstrasse, Leipzigerstrasse) et sur la place de Potsdam, avec un plein succès.

L'éclairage public de Bruxelles comporte 5140 becs de gaz, dont 967 sont éteints à minuit. La consommation moyenne est de 155 litres à l'heure. En outre, l'État a utilisé, le premier, l'éclairage électrique sur la place des Nations ou place Rogier, et l'électricité éclaire de ses feux la Grande-Place. Il est question de l'employer à l'intérieur de l'Hôtel-de-Ville.

A Paris, quelques gares et, dans les villes étrangères, presque toutes les grandes gares, sont éclairées à la lumière électrique (Bâle, Zurich, Munich, Milan, Rome). Le théâtre National de Munich est éclairé à la lumière Edison, dans des conditions dont le professeur Renk a fait connaître les avantages (*Die elektrische Beleuchtung des kœnigl. Hof- und National-Theaters in München*, etc. In *Archiv für Hygiene*, III, p. 1, 1885). Le nombre des lampes Edison, à New-York, atteignait 12 875 en 1885, dit L. Figuier (*Année scientifique*, 1885), sans indiquer la part respective de l'éclairage public et de l'éclairage particulier.

5. *Secours aux blessés. Ambulances urbaines.* Les accidents pour lesquels il faut avoir prévu, dans les villes, un secours dépendant de l'organisation municipale ou de quelque autre, sont surtout les accidents de rue : chutes des piétons, gens contusionnés ou écrasés par des voitures, cavaliers précipités de leur monture, voituriers tombés de leur équipage, ouvriers blessés en prenant part à des travaux publics, précipitation d'échafaudages ou de tout lieu élevé, chutes dans des canaux ou rivières, accidents de canotage, de natation, etc. Peut-être convient-il d'y ajouter les victimes des attentats et même des rixes d'ivrognes, bien que ces derniers soient les moins intéressants de tous. Quant

aux accidents d'ateliers, je pense qu'il incombe aux chefs d'usines de les prévoir et d'assurer les secours convenables.

En 1883, d'après Bertillon, il y a eu à Paris 3109 accidents enregistrés à la Préfecture de police, dont 400 mortels, savoir : 1474 accidents par voitures; 111 par machines; 222 par chutes ; 176 accidents de rivière; 1116 divers. Il en est beaucoup, naturellement, qui échappent à tout contrôle.

En prévision de ces accidents, la plupart des grandes villes ont des *boîtes de secours* (151 à Paris), municipales ou privées, déposées en des lieux publics, aux postes de police. Le préfet de police Voisin a fait échelonner le long de la Seine des postes de secours aux noyés, dont on ne sauve qu'un très-petit nombre. La *Société française de secours aux blessés* a installé à Lille, sur les bords de la Deûle, des gaffes et des lignes humaines et déposé en divers points de la ville, marqués naturellement d'une croix rouge, des boîtes de secours. Malheureusement la boîte n'est accompagnée d'aucun personnel qui sache s'en servir et soit en même temps à la disposition des blessés. Aussi, à Lille comme à Paris, où les postes de police renferment aussi des boîtes de secours, les blessés sont-ils soignés par tout le monde, c'est-à-dire mal, à moins que le hasard ne fasse passer un médecin sur le théâtre de la catastrophe, ou que l'on n'en trouve un à son domicile tout près de là, ou qu'enfin l'on n'introduise le patient dans l'officine d'un pharmacien, qui s'empresse d'avoir l'air de lui rendre quelque service.

Il faut, évidemment, à côté de la boîte à pansements et à bandages, quelqu'un qui sache appliquer les premiers secours et, le plus promptement possible, des moyens de transporter commodément le blessé à l'hôpital ou en tout endroit où il puisse être l'objet d'un traitement régulier et complet.

Il existe à Berlin dix « corps-de-garde de santé » (*Sanitätswachen*), ouverts de dix heures du soir à six heures du matin et renfermant, en outre des instruments, médicaments, appareils, quatre médecins et trois aides. En 1881 ils ont eu à soigner 676 cas de chirurgie, 913 de médecine et 55 d'obstétrique. Cette institution correspond, comme on le voit, à celle des *médecins de nuit*, créée à Paris sur l'initiative du docteur Passant et qui existe aussi à Saint-Pétersbourg, Marseille, Lille, dans des conditions plus ou moins heureuses et généralement avec cette sérieuse lacune qu'aucun médecin n'est réellement de garde en permanence au poste de secours, pendant la nuit pour laquelle il est de service.

C'est pour assurer les premiers secours en attendant l'arrivée du médecin et l'utilisation des boîtes déposées dans les postes de secours qu'Esmarch, en 1881, à Kiel, a fondé l'École et la Société des *Samaritains* (*Samariter-Verein*), dont il existe aujourd'hui 79 comités affiliés en différents points de l'Allemagne. On enseigne un peu d'anatomie et de petite chirurgie aux élèves, la façon d'arrêter une hémorrhagie, de coucher un blessé, de le relever, d'immobiliser une fracture ; tout Samaritain porte sur lui une ceinture élastique, qui est destinée à devenir, dans le besoin, une bande hémostatique (*Tourniquet-Hosenträger*). Les élèves qu'on recherche de préférence sont les agents de police, les gendarmes, les pompiers, les mineurs, les contre-maîtres des usines, les mécaniciens, les mariniers, c'est-à-dire les gens que leur profession met le plus communément en situation d'assister à des accidents. Mais on admet finalement tout le monde, et il serait à désirer qu'en effet tout le monde fût capable d'administrer les premiers secours en cas d'accidents. La Société des Samaritains s'est donné une attache officielle en obtenant le protectorat de l'impératrice et du prince Henri de Prusse (*voy.* Wolffberg, *Ueber Samariter - Schulen*, Bonn, 1883).

Les Samaritains connaissent la manœuvre du brancard. Le transport du blessé est aussi important que les premiers secours. Il peut être pratiqué à bras d'hommes dans les petites villes, mais, dans les grandes, des voitures sont nécessaires. Les *ambulances urbaines*, établies à New-York depuis plus de vingt ans, à l'instigation du docteur Henri Nachtel, et actuellement très-répandues en Amérique, ont pour but à la fois de porter des secours à tout individu tombé sur la voie publique, par suite d'un accident ou d'une atteinte morbide quelconque, et de conduire le malade à l'hôpital où à son domicile. Ces ambulances sont rattachées aux hôpitaux. Dans chacun de ceux-ci, deux médecins sont chargés de répondre à tous les appels en partant avec une voiture fort semblable à nos voitures à deux roues pour transport de blessés de guerre et qui fait entendre, le long de la route, une sonnerie au bruit de laquelle toutes les autres doivent se ranger. Les accidents sont signalés à l'hôpital télégraphiquement, à l'aide d'un mécanisme très-simple que tout citoyen peut faire jouer, en cas d'urgence, et qui est renfermé dans une boîte adaptée à un poteau télégraphique de couleur rouge. Des poteaux de ce genre s'élèvent de distance en distance au bord des trottoirs. A l'hôpital, tout est constamment prêt, hommes, chevaux, voitures; moins d'une minute après l'arrivée du signal, l'ambulance est partie.

L'Académie de médecine, le Conseil municipal de Paris et le Conseil d'hygiène de la Seine, ont été successivement saisis par Henri Nachtel du projet d'appliquer à Paris le système des ambulances urbaines de New-York. Les avis ont été favorables quant au fond, bien que variant sur le mode d'exécution. Celui qui prévaut jusqu'à présent, c'est d'installer des ambulances de ce genre dans quelques hôpitaux seulement (Saint-Antoine, la Charité, Necker, Beaujon, Lariboisière (*voy.* Henri Nachtel. L'*Organisation à Paris d'ambulances urbaines*, etc., Paris, 1884). Le projet a déjà reçu un commencement d'exécution.

Les « secours en cas d'accident et de maladie subite » sont organisés, depuis 1874, à Bruxelles, de la manière suivante, sous la direction du bureau d'hygiène. Le service comprend huit postes de secours complets, répartis sur le territoire de la ville; chacun d'eux possède un cabinet médical dans lequel se trouvent un lit garni pouvant servir de civière au besoin, un brancard hamac extrêmement léger, un train à ressort avec deux roues pour soutenir ce hamac, et une boîte de secours. D'autres postes, au nombre de quatre, sont pourvus seulement d'une boîte de secours et d'un hamac roulant. Tous les agents de police et les fontainiers, avant d'entrer en fonctions, reçoivent un exemplaire du Manuel des premiers secours en cas d'accidents et de maladies subites, rédigé par le docteur L. Buys, inspecteur-adjoint du service d'hygiène (Janssens).

En 1884, à la suite de sollicitations auxquelles l'auteur de cet article ne fut point étranger, M. Warin, président de la Commission des hospices de Lille, fit construire une petite voiture à bras, à deux roues, bien suspendue, qui devait servir à transporter les cholériques et, dans ma pensée, persister ultérieurement pour transporter des blessés ou des contagieux. On devait placer une voiture de ce modèle, avec une boîte de secours, dans chaque poste de pompiers, l'adresse des médecins de nuit étant d'ailleurs connue. Les pompiers se seraient chargés de traîner jusqu'à l'hôpital ce brancard roulant, suivant la pratique ordinaire des voitures à bras, très-répandue à Lille. Le choléra n'ayant point gagné le Nord, une seule voiture, le type d'essai, a été construite, et, naturellement, ne fonctionne pas (*voy.* plus haut, p. 587, pour ce qui concerne Paris).

6. *Asiles de nuit.* — Les grandes villes attirent une foule d'individus des deux sexes qui viennent y chercher du travail, mais n'en trouvent pas toujours aussi vite qu'ils l'avaient espéré. Les maigres ressources que l'on avait réunies pour le voyage s'épuisent rapidement et l'ouvrier n'a plus de quoi payer le logement le plus modeste. Le même malheur arrive à d'autres individus qui ont exercé un métier, une fonction dans la ville, mais que des revers de fortune, une industrie qui tombe, la maladie souvent, ont plongé dans la misère. Enfin il y a des vagabonds par goût, dont bon nombre assez malintentionnés. Tout ce monde est disposé à errer par les rues dans la nuit, à dormir sur un banc des promenades, sous une porte cochère, dans une encoignure, dans quelque recoin des quartiers peu fréquentés. L'humanité veut que l'on donne un gîte provisoire à ceux qui en manquent sans qu'il y ait de leur faute, et il est prudent de mettre à l'abri les vagabonds de profession; pendant ce temps-là, au moins, ils ne compromettent pas la sécurité de la rue. Si cette hospitalité gratuite enlève même quelques clients aux logeurs à la nuit (*Pennen*, à Berlin), il ne faudra pas trop se plaindre que des malheureux échappent à une exploitation insalubre et parfois immorale.

L'hospitalité de nuit est donnée aux diverses catégories précédemment énoncées, soit par des Sociétés charitables, soit par l'Administration.

L'*OEuvre de l'hospitalité de nuit*, à Paris, a trois asiles pour hommes, renfermant 91, 176 et 127 lits. La *Société philanthropique* possède trois asiles de femmes, l'un rue Saint-Jacques (100 lits, 30 berceaux), un second, rue Labat (40 lits, 10 berceaux), et un troisième, rue de Crimée (50 lits, 10 berceaux). L'Assistance publique, par l'organe de son directeur, le docteur Peyron, a refusé de prendre à sa charge des asiles de nuit qui seraient une création municipale, dans la crainte que ces asiles ne deviennent de véritables hospices. Néanmoins, dans sa séance du 25 novembre 1885, le Conseil municipal a jugé que, si les asiles municipaux ne devaient pas dépendre de l'Assistance publique, cependant ils pouvaient être placés dans les attributions de l'administration préfectorale, et a pris la résolution suivante :

« Le baraquement construit en 1884, en vue de l'épidémie cholérique, au bastion n° 3, sera provisoirement employé comme asile de nuit.

« L'Administration est invitée à soumettre au conseil 1° la demande du crédit nécessaire à l'installation et au fonctionnement de cet asile; 2° un projet de création d'asiles de nuit. »

Depuis le 15 février 1886, un *Refuge* municipal fonctionne, rue de la Bûcherie, non loin de l'Hôtel-Dieu. En un an, il a donné asile à près de 18 000 malheureux.

Berlin possède un asile municipal, que nous avons visité et qui n'est rien moins que confortable. C'est un vieux baraquement dans lequel les recueillis s'allongent sur des bancs de bois sans dossier et se lavent à un bassin commun sous un robinet d'eau. En revanche, la maison des familles sans asile (*Asyl für obdachlose Familien*) contient 8 grandes chambres à coucher pour 60 femmes et enfants et 15 places pour hommes. Le *Berliner Asyl-Verein* a établi deux asiles de nuit qui ont reçu les éloges de Skrzezka et ont hébergé, en 1880,

109 934 hommes, 10 582 femmes, 7358 jeunes filles, 795 enfants, 340 nourrissons.

Milan doit deux asiles de nuit tout récents à la libéralité d'Édouard Son-
zogno.

La Société philanthropique de Paris, en 1884, a donné à coucher à 5843 infor-
tunées et 1491 petits enfants (V. Du Claux). Du 2 juin 1878 au 31 décembre 1883, l'hospitalité de nuit a hébergé 146 238 vagabonds, parmi lesquels,
dit V. Du Claux, on n'est pas peu surpris de voir figurer des professeurs, instituteurs, clercs de notaire, interprètes, journalistes, artistes dramatiques ou
lyriques, peintres, musiciens, et même d'anciens secrétaires généraux de préfecture.

Quelques principes régissent cette sorte d'institutions. L'hospitalité donnée
n'est que temporaire, et habituellement ne saurait dépasser trois nuits consécutives. Les portes ne sont ouvertes que pendant un temps, par exemple, de
sept heures du soir à neuf heures. L'asile ne nourrit pas ses hôtes, mais
presque partout il donne une soupe, le matin, au lever. Tous les asiles appliquent à leurs pensionnaires fugitifs les pratiques de propreté, lavabos, bains de
pied, bain d'aspersion, et à leurs vêtements la désinfection; ce n'est pas le
moindre service qu'ils puissent rendre. D'ailleurs, l'individu qui entre à l'asile
de nuit doit d'abord donner son nom, comme il le ferait dans un hôtel garni.
V. Du Claux, à qui nous empruntons la plupart de ces détails (*Les asiles de
nuit à Paris*. In *Annales d'Hygiène*, t. XV, p. 193, 1886), ajoute que la Société
philanthropique aide aussi ses pensionnaires à trouver du travail; en 1884, par
ses soins, 1278 femmes ont été pourvues d'occupations suivies. Cela nous paraît
supérieur aux *Workhouses* anglais et à l'*Arbeitshaus* de Berlin (à Rummels-
burg).

7. *Désinfection publique.* Les hygiénistes contemporains ont établi le principe des *étuves à désinfection* à installer dans toutes les villes, *fixes* pour desservir celles-ci, *mobiles* pour être transportées dans les petites localités. Ces
étuves doivent être à vapeur sous forme de courant ou mieux à vapeur sous
pression avec détente intermittente (système Geneste-Herscher). L'étuve publique
de Berlin (Reichenbergerstrasse) est du premier mode; celles que Paris introduit dans ses hôpitaux de contagieux sont du second. Rouen a deux étuves
publiques à air chaud, sans efficacité; Reims paraît muni d'un outillage satis-
faisant. Lille réfléchit.

8. *Secours divers.* Des particuliers, la commune ou l'État, pour la plupart
des grandes villes, acceptent la charge de venir en aide aux faibles et aux
malades de la population, surtout de la classe peu aisée de celle-ci. De là les
crèches, les *Sociétés protectrices de l'enfance*, l'application de la *loi Roussel*
(23 décembre 1874), les *Sociétés maternelles*, les dépôts d'*Enfants assistés*, la
Société de protection de l'enfance abandonnée ou coupable, le service des
Enfants moralement abandonnés, la surveillance du *travail des enfants dans
les manufactures;* enfin l'*Assistance publique* sous toutes ses formes. Toutefois, si le centre de ces divers organismes est régulièrement dans les villes et si
les agglomérations urbaines sont essentiellement celles qui ont besoin de pareils
secours et sont la raison d'être de ces prévisions, le caractère de ces institutions est réellement social et leur efficacité a une portée plus grande que l'enceinte même des villes : aussi peut-on les détacher de l'hygiène urbaine et les
envisager à part, comme il a été fait en divers articles de ce Dictionnaire, aux-

quels nous renvoyons d'ailleurs, pour ne pas faire double emploi (*voy.* ASSIS-
TANCE, CRÈCHES, HÔPITAUX et aussi PARIS).

X. LES MORTS ET LES INHUMATIONS. Nous n'avons rien à ajouter à ce qui a
été dit par A. Lutaud, à l'article OBITOIRES, « des établissements où l'on expose
le corps des personnes mortes hors de leur domicile, non encore reconnues ou
dont on veut faire constater l'identité par témoins, » c'est-à-dire des obitoires-
morgues ou plus simplement des *Morgues.*

En revanche, la question des Obitoires proprement dits ou des *dépôts mortuaires* a pris quelque importance en France, depuis que Tourdes l'a brièvement traitée dans ce Dictionnaire. Elle a été portée devant la *Société de
médecine publique* de Paris, dans sa séance du 22 octobre 1879, par O. Du
Mesnil, puis, à la suite d'un rapport favorable de Lafollye et H. Napias, devant
le Conseil municipal de Paris (Lamouroux et Georges Martin), qui a tout
d'abord adopté le principe de ces créations, à titre d'essai, dans deux ou trois
quartiers de la capitale. C'était l'application d'idées émises dans les Congrès
d'hygiène de Bruxelles de 1852 et de 1876. Belval, en 1877 (*Des maisons
mortuaires.* In *Annales d'hygiène,* 2ᵉ série, t. XLVIII) avait fait connaître
l'existence d'essais dans cette voie dans une ancienne église de Bruxelles et
dans les cimetières de Schaerbeck et de Molenbeck Saint-Jean (il y a aujour-
d'hui un dépôt mortuaire au cimetière communal de Bruxelles). Un peu plus
tard, Lacassagne (1881) demandait la création, à Lyon, « d'un établissement
public servant d'obitoire ou maison mortuaire. » Le signataire de cet article
était lui-même appelé à présenter au Conseil d'hygiène du Nord un rapport sur
l'application de cette pratique à la ville de Lille (*Maisons mortuaires.* In
Rapport sur les travaux des conseils de salubrité du département du Nord.
Lille, 1881, p. 185).

D'ailleurs, en dehors de Berlin, Mayence, Munich, Francfort, Nuremberg,
Augsbourg, Wurzbourg et de Weimar (où le premier asile mortuaire fut élevé
sur la proposition de Hufeland), on sut que Brême, Breslau, Spire, Ulm,
Chemnitz, Stuttgart, Dusseldorf, Hambourg, Amsterdam, Christiania, Lemberg,
Gratz, Prague, Genève, Rouen, Milan, Naples, Venise, Saint-Pétersbourg, Moscou, Dublin, Bristol, Manchester, Londres, Birmingham, Liverpool, etc., possèdent des obitoires ou en ont décidé la création. La nécessité et les règles de
l'installation de ces asiles étaient justement à l'ordre du jour de la septième
réunion des hygiénistes allemands à Stuttgart, en 1879, et avaient fait l'objet
d'un remarquable rapport de la part de Flinzer, de Chemnitz (*Ueber Nothwen-
digkeit und Anlage von Leichenhäusern*). Il s'agissait, non de dépôt facultatif,
mais de passage obligatoire par la maison mortuaire.

Les propositions de Du Mesnil en 1879 nous semblent définir exactement,
sauf la première, le but des dépôts mortuaires et les conditions qu'ils doivent
remplir. Nous les reproduisons pour ce motif. Elles portaient :

1° Que le dépôt mortuaire soit établi sur un point aussi rapproché que possible du quartier qu'il doit desservir;

2° Que le dépôt mortuaire soit un *depositorium,* simplement et décemment aménagé,
distribué en cellules complètement isolées, où chaque famille puisse venir veiller jusqu'au
dernier moment sur ceux qu'elle a perdus ;

3° Que les corps y soient transportés aussitôt la visite du médecin de l'état civil et sur
son indication, par les soins de l'administration municipale;

4° Dans chaque dépôt mortuaire, on aménagera un local spécialement réservé pour recevoir les individus ayant succombé à des maladies épidémiques ou contagieuses, *sous la con-dition formelle que l'on s'entoure de toutes garanties d'isolement pour empêcher la créa-tion de foyers épidémiques;*

5° Le transport au dépôt mortuaire sera facultatif, excepté pour les cas de décès par suite d'affections épidémiques et contagieuses, où il pourra devenir obligatoire;

6° A chaque dépôt mortuaire sera annexé un appareil de désinfection à air chaud où seront apportés les vêtements et les objets de literie des décédés. Ils y seront immédiate-ment assainis.

Nous ne voyons, dans ces propositions, qu'une clause regrettable, celle qui incorpore le dépôt mortuaire au quartier et qui, pour le public, fait évidemment l'effet d'un retour aux cimetières intra-urbains, avec cette aggravation que les dépôts devaient particulièrement réunir les contagieux et ne point être simple-ment l'abri décent dans lequel les familles pauvres pourraient passer, avec leurs morts, les quelques heures qui séparent la vérification du décès de l'inhuma-tion. Cette dernière conception est celle de l'origine.

En fait, les dépôts mortuaires en pleins quartiers, de Du Mesnil, ne se sont jamais élevés dans Paris et l'idée a repris, devant la *Commission de l'assainis-sement de Paris*, en 1885, les proportions modestes qu'elle avait au début. Pour ma part, je les trouve même si modestes que, pour un peu, cela ne semblerait plus valoir la peine qu'on fît des obitoires. La commission, en effet, s'est arrêtée à l'avis « qu'il convient d'installer à titre d'essai dans le terrain communal, sis rue Bolivar, un dépôt mortuaire destiné à recevoir, sur la demande des familles, les corps des personnes décédées sur les XIX° et XX° arrondissements », et a approuvé les plans du monument dressé par MM. Bartet et Formigé, ainsi qu'un projet de règlement présenté par l'Administration et qui exclut du dépôt « les corps des personnes décédées à la suite de maladies épi-démiques ou infectieuses. »

Le monument en question doit coûter 100 000 francs et le fonctionnement de l'obitoire 13 000 francs par an. Il ne servira en rien à la prophylaxie des épidémies ni à la désinfection et abritera pendant quelques heures des morts qui ne compromettaient positivement personne.

Il est bon de noter que, dans l'esprit de la commission, il n'y a que quatre maladies contagieuses auxquelles on puisse appliquer l'*inhumation d'urgence* (ou la mise en bière immédiate, dans une bière étanche) : la diphthérie, le choléra, la fièvre typhoïde et la variole.

Nous devons à la vérité de reconnaître que notre rapport au Conseil de salu-brité du département du Nord sur les maisons mortuaires, rédigé en vue de la ville de Lille, n'a jamais été l'objet d'une approbation ni d'une contestation, par la raison que le Conseil municipal ne l'a pas examiné.

A cette époque, nous supposions que le séjour des morts dans les dépôts mortuaires pourrait devenir une aide à l'introduction de la *crémation des cadavres* dans les mœurs publiques, en permettant à la médecine légale, cette grande opposante, de prendre ses précautions. En effet, l'objection capitale, quoique la portée en soit modeste, est que la crémation détruit les poisons organiques, strychnine, morphine, digitaline, etc., et volatilise l'arsenic, le phosphore, le mercure. On paraît ne pas se souvenir que l'inhumation aussi détruit les poisons organiques et qu'elle développe, en revanche, dans les cadavres dus à la mort naturelle, des alcaloïdes (ptomaïnes) d'une haute toxicité, qui ont déjà com-promis les médecins légistes. La médecine légale tolère même les inhumation, précipitées en temps de choléra, quoique les symptômes de certains empoison-

nements ressemblent au choléra et que la disparition rapide des cadavres soit
un encouragement positif au crime. Mais enfin il est certain que les poisons
minéraux volatils, qui pourraient rester au fond d'une fosse, sont volatilisés par
la crémation, et que, malgré les faibles résultats de la justice dans la poursuite
et la prévention des crimes, il importe que la lumière soit faite sur les causes
de la mort avant l'application du procédé de l'incinération. Nous continuons à
croire que les dépôts mortuaires contribueraient à faciliter les recherches
nécessaires et à les rendre efficaces.

Tout cela, du reste, ne fait que retarder l'entrée de la crémation dans les
habitudes populaires et ne sera pas un obstacle définitif. La *Société française
pour la propagation de la crémation* continue ses efforts en vue d'obtenir du
Parlement la crémation facultative. Déjà, en 1884, le Conseil d'hygiène et le
préfet de la Seine ont autorisé la crémation de débris humains venus des
salles d'anatomie et représentant trois à quatre mille cadavres par an. Au moment
même où nous écrivons ces lignes, la cause de la crémation vient de remporter
un immense succès à la Chambre des députés. Dans sa séance du 30 mars 1886,
lors de la discussion de la proposition de la loi relative à la *liberté des funé-
railles*, la Chambre a adopté par 321 voix contre 174 l'amendement suivant à
l'article 3, formulé et merveilleusement défendu par le docteur Blatin, député
du Puy-de-Dôme, énergiquement appuyé par Frédéric Passy :

Tout majeur ou mineur émancipé en état de tester peut déterminer librement le mode de
sa sépulture, opter pour l'inhumation ou l'incinération.....

Cet amendement a été combattu avec les médiocres arguments habituels par
le député évêque Freppel. Il n'est point mauvais que la résistance à la crémation
soit entrée dans le programme des esprits rétrogrades et que la pensée dévote
qui fait le fond de tous ces arguments se soit ainsi dévoilée en public.

La crémation des cadavres est la seule défense contre les cimetières intérieurs et ceux qui, extérieurs aujourd'hui, seront demain englobés dans
l'agrandissement des villes. Les hygiénistes qui pensent que les cimetières sont
inoffensifs ou même un moyen d'assainissement doivent cependant être inquiets
de la place que ces jardins lugubres finissent par occuper au milieu des vivants.

La crémation est légale à Gotha, comme on sait, depuis 1878, et dans toute
l'Italie. Il existe dans les divers pays de l'Europe, en Amérique et au Japon,
51 sociétés de crémation (Gaetano Pini, *La crémation en Italie et à l'étranger,
de 1774 jusqu'à nos jours*. Milan, 1884), et l'on s'étonne quelque peu de la
résistance des gouvernants sur la plupart des points. Peut-être faudrait-il,
comme Maret-Leriche y a songé, demander la crémation *obligatoire* et ne prévoir
la pourriture méthodique que comme une exception et un privilége qui serait
quelquefois accordé. Nous renvoyons, pour le fond, à l'article CRÉMATION, qui
est d'ailleurs rédigé dans un sens absolument contraire à celui que nous avons
cru pouvoir soutenir.

Qu'au moins, tant que l'on conservera l'*inhumation* dans le sens littéral du
mot, on se conforme aux décrets qui régissent le procédé (*voy.* p. 516 et suiv.
et art. MORT). Les lois à cet égard sont souvent plus rigoureuses à l'étranger
que dans notre pays.

XI. **HYGIÈNE MUNICIPALE. POUVOIRS ET ADMINISTRATION.** Tous les pays civilisés ont une législation sanitaire qui oblige l'ensemble des citoyens, les villes

comme les campagnes. Cependant il est des points de détail qui varient selon les lieux, des décisions que dictent seules les occasions particulières, et qu'il a fallu laisser à l'initiative des administrations locales. Comme on le conçoit, ce sont les communes urbaines qui se trouvent le plus fréquemment en face de pareilles situations.

En Angleterre, où l'instinct du *Self-Government* est si vivace, des mesures sanitaires ou d'assistance sont édictées et appliquées par l'administration de chaque paroisse ou *Vestry*, même dans Londres. Les lois sanitaires générales (*Public Health Act*, 1875) ne sont en vigueur que dans les paroisses qui les ont acceptées. Il en est de même de l'action du *Local Government Board*, qui est le grand Conseil sanitaire anglais, sauf qu'elle s'exerce de droit sur toute commune dont la mortalité dépasse 23 pour 1000 et qu'il suffit de prouver que cette proportion obituaire est atteinte dans une commune déterminée pour que celle-ci passe sous la juridiction du *Local Government Board*. Londres, Liverpool, Bristol, Dublin, Édimbourg, ont une organisation municipale d'hygiène un peu différente dans chaque ville, leur conseil propre, leur *Medical Officer*, leurs *Surveyors*, leurs *Inspectors of Nuisances*, leurs *Public Analysts*.

Les villes des États-Unis, New-York, Boston, Philadelphie, ont eu leur *Board of Health* particulier, qui ne tarda pas à être le conseil sanitaire de tout l'État (*State Board*), concurremment avec le Conseil central (*National Board of Health*) à Washington.

Berlin a une administration absolument municipale d'hygiène, rattachée pour le fonctionnement à la Préfecture de police, mais avec obligation à celle-ci de prendre conseil de la magistrature municipale de Berlin pour toutes les ordonnances de police, y compris celles qui regardent la police sanitaire et médicale. La Commission sanitaire (*Sanitäts-Commission*) ne devait régulièrement atteindre à la plénitude de ses pouvoirs qu'en temps d'épidémie et à l'instigation de la Préfecture de police, mais elle a su prendre une puissance de plus en plus considérable et agit en maîtresse dans tous les grands travaux d'assainissement de la ville. Personne n'ignore que l'empereur d'Allemagne et tout son entourage, y compris le gouvernement et le chancelier, sont parfaitement hostiles aux *Rieselfelder*, dont au contraire la municipalité se fait gloire.

En Italie, l'Administration sanitaire communale est régularisée et jouit de pouvoirs très-étendus et très-précis (loi du 20 mars 1815). Les *Medici condotti* en sont les agents. La loi du 6 septembre 1874 oblige chaque commune à avoir un règlement d'hygiène publique. Rome, Naples, Turin, etc., ont un *Bureau d'hygiène* municipal. Celui de Turin a l'honneur d'avoir été la première institution de ce genre en Europe (*voy.* A.-J. Martin, *Étude sur l'administration sanitaire civile à l'étranger*. Paris, 1884).

Lisbonne s'est donné un bureau d'hygiène avec laboratoire en 1881. Bucharest possède, sous la direction du professeur Félix, un organisme sanitaire municipal auquel il ne manque que le titre de bureau d'hygiène.

C'est en 1874 que, sous l'administration du bourgmestre Anspach, le Collège échevinal de Bruxelles, après avoir pris l'avis de la commission médicale, fit au Conseil de la ville le rapport à la suite duquel fut décidée la création du Bureau d'hygiène actuel, érigé en service distinct, autonome, par la résolution du Conseil communal, en date du 23 juillet 1883.

« Le service d'hygiène, dit Janssens, comprend, outre les prescriptions et le contrôle relatifs aux mesures de salubrité publique, le service de santé, le service médical de l'état civil, l'inspection des écoles et la surveillance des denrées alimentaires. »

« *a*. Soins médicaux au personnel de la police, des fontainiers, des inhumations et des anciens employés des taxes communales (octroi). Certificats d'exemption de service pour le personnel enseignant, les fonctionnaires et agents communaux, et certificats de mise à la pension de retraite. Examen de postulants à certains emplois de l'administration. Secours en cas d'accident ou de maladie subite. Service médical public de nuit. Service sanitaire des mœurs. Exploration d'aliénés mis en observation. »

« *b*. Service médical de l'état civil. Statistique démographique et médicale. État sanitaire de la ville. »

« *c*. Surveillance hygiénique et médicale permanente des écoles communales. Médication préventive. »

« *d*. Examen des plans de construction au point de vue de l'hygiène. Surveillance hygiénique des édifices communaux et des établissements publics, insalubres et incommodes. Inspection de la voirie, des impasses et des habitations. Mesures techniques et administratives au point de vue de la salubrité publique. Prophylaxie officielle contre la propagation des maladies contagieuses (épidémies, épizooties, etc.). Vaccinations gratuites. »

« *e*. Constatation de la qualité des eaux potables, des aliments, etc. »

Il existait, à Bruxelles un laboratoire communal depuis 1864. Il a été réorganisé en 1871 et annexé au service d'hygiène en 1883.

Cette institution du Bureau municipal d'hygiène de Bruxelles rend d'immenses services, non-seulement en raison du dévouement absolu des hommes distingués qui composent le bureau, mais aussi et surtout parce qu'il représente un fonctionnement immédiat, topique, rapide, entre les mains d'agents compétents, et qu'il n'est point empêtré du formalisme et des tâtonnements forcés des autorités qui cumulent la direction de l'hygiène publique avec des attributions politiques ou d'administration générale.

En France, il s'est créé depuis peu quelques bureaux d'hygiène : le Havre, Nancy, Reims, Amiens, Pau, qui atteignent à de bons résultats et tout d'abord en faisant la lumière sur l'état sanitaire des villes, leur pathologie, leur mouvement démographique. Lyon, Bordeaux, Lille, en sont à la période des études. Tous ces bureaux n'ont pas leur laboratoire; nous avons vu que Bruxelles et Lisbonne se sont assuré cette importante annexe; un arrêté du 10 novembre 1885 a créé au Havre un « laboratoire municipal d'analyses. » Le modèle et le plus parfait de ces établissements est toujours le « laboratoire municipal » de la Préfecture de police de Paris, dirigé avec tant de science et de mérite par Ch. Girard.

Les décrets des 16 et 24 août 1790, 19 et 22 juillet 1791, les lois du 5 mai 1855, du 24 juillet 1867, du 5 avril 1884[1], ont donné aux municipalités des pouvoirs suffisamment étendus pour qu'elles puissent peser d'un grand poids dans les mesures qui concernent leur propre assainissement. Les Commissions locales

---

[1] La police municipale a pour objet d'assurer le bon ordre, la sûreté et la salubrité publique. Elle comprend notamment :

..... 6° Le soin de prévenir, par des précautions convenables, et celui de faire cesser, par la distribution des secours nécessaires, les accidents et les fléaux calamiteux, tels que les incendies, les inondations, les maladies épidémiques ou contagieuses,..... (*Loi municipale du 5 février 1884*, art. 97).

d'hygiène et les bureaux d'hygiène reposent précisément sur ces bases législatives. D'autres fois la municipalité se borne à créer des commissions temporaires dont le rôle expire avec les circonstances pour lesquelles elles ont été instituées : ainsi la Commission d'hygiène municipale établie à Lille, en 1884, à l'époque des menaces de choléra, heureusement restées sans effet.

La loi du 13 avril 1850 sur les *logements insalubres* est une application des pouvoirs municipaux, malheureuse d'ailleurs, puisqu'elle les restreint. Elle a eu peu de portée, car, en dehors de Paris, il n'y a que trois ou quatre grandes villes en France (parmi lesquelles Lille) qui aient créé des Commissions des logements insalubres. Presque tout le monde, hygiénistes et législateurs, s'accorde à reconnaître que c'est une loi à réviser. Sur le rapport du docteur A.-J. Martin, la Commission d'assainissement de Paris a voté des *résolutions* qui rendent, d'une façon conforme aux besoins de l'hygiène son véritable sens, au terme d'*insalubrité des habitations*, réclament la création d'agents d'inspection et d'exécution et replacent les affaires de cette nature sous la juridiction des Conseils d'hygiène en première instance et du Comité consultatif d'hygiène publique comme tribunal d'appel.

Instituts ou offices vaccinogènes. Les instituts vaccinogènes, dont le but essentiel est la production et la distribution du vaccin animal, n'ont pas tous le même caractère administratif. Les uns sont des entreprises privées, d'autres sont une institution d'État ou relevant de l'administration provinciale ou départementale; les instituts purement municipaux, croyons-nous, sont le petit nombre. Cependant il nous a paru légitime de mentionner ici ces créations, qui sont urbaines au moins par le siége de leur fonctionnement. Nous croyons qu'elles doivent occuper, dans les villes, un emplacement honorable, d'accès facile, et que les clients trouvent sans peine. Il va sans dire que nous plaçons les instituts d'origine officielle, municipale ou autre, qui distribuent le vaccin gratuitement, bien au-dessus des instituts privés qui le vendent. Nous pensons aussi que ce fonctionnement doit être permanent et ne pas disparaître avec chaque épidémie de variole pour renaître au moment d'un nouveau danger.

Berlin (Pissin) et Paris (Lacroix, Chambon) ont des offices vaccinogènes privés. Celui de Bruxelles, aujourd'hui rattaché à l'école de médecine vétérinaire et dirigé par le professeur Degive, appartient à l'État. Celui de Hambourg, dirigé par Leonhardt Voigt, est provincial. Le département du Nord subventionne un office vaccinogène privé, à Anzin. Lyon, Bordeaux, La Haye, Rotterdam, Amsterdam, Leipzig, Weimar, Darmstadt, Dresde, Lancy (Suisse), Naples, Rome, Milan, New-York, Nooklyn, Clifton, Washington, Chelsea, etc., ont leur institut vaccinogène. Il existe à Anvers un *Institut vaccinogène militaire.*

Nous terminons ici ce qui a trait à l'*hygiène des villes.* On devra compléter ce rapide exposé par la lecture des articles Casernes, Écoles, Églises, Gymnastique, Pénitentiaire (*Système*), Prostitution et Syphilis.

§ II. **Démographie** et **Pathologie.** Ce nouvel aspect de la biologie des villes, réclamerait une préparation spéciale qui nous manque et comporterait un large espace. Nous nous bornerons à en marquer les traits essentiels.

I. Caractères de la population urbaine. Dans chaque nation, les habitants des villes représentent, par rapport à la population totale, une fraction plus ou moins importante, mais dont la tendance dominante depuis un demi-siècle est de s'élever de jour en jour. En France, dit Fonssagrives, il y avait 3,09 paysans pour 1 citadin en 1846; en 1851, ce chiffre était descendu à 2,91; en 1856, à 2,66; en 1866, à 2,28. D'après l'*Annuaire statistique de la France* de 1885, les rapports sont devenus les suivants : pour 1000 habitants, il y avait :

France.	1872.	1876.	1881.
Population urbaine.	311	324	348
Population rurale.	689	676	652

Ainsi, en France, le rapport de 2 paysans contre 1 citadin est lui-même perdu.

D'ailleurs, Layet (*Hygiène et maladies des paysans*. Paris, 1882) a établi le tableau, que nous reproduisons ci-après, des coefficients d'agglomérations urbaine et rurale. Pour 1000 habitants :

Contrées.	Villes.	Campagnes.
Saxe.	661,5	338,5
Angleterre et pays de Galles.	530,0	470,0
Belgique.	450,5	549,5
Hollande.	395,9	604,1
Allemagne.	390,0	610,0
Écosse.	380,0	620,0
Pologne.	320,0	680,0
Italie.	313,0	687,0
Suisse.	230,0	770,0
Danemark.	195,0	805,0
Grèce.	187,5	812,5
Irlande.	182,5	817,5
Autriche cisleithane.	171,5	828,5
— transleithane.	137,5	862,5
Espagne.	161,5	838,5
Turquie d'Europe.	143,5	856,5

Est-ce que la natalité des villes l'emporte sur celle des campagnes, ou bien est-ce que la première irait en s'élevant, la seconde s'abaissant de jour en jour? Il n'en est rien, comme nous le verrons tout à l'heure. L'accroissement de population des villes est factice. Les grandes cités ne se repeuplent point d'elles-mêmes; c'est le contraire. La plupart d'entre elles, livrées à leurs propres ressources démographiques, iraient en s'amoindrissant, bien loin d'augmenter le chiffre de leurs habitants. Il suffit de jeter un coup d'œil sur l'*Annuaire statistique de la France* pour reconnaître que la très-grande majorité de nos villes ont un chiffre de décès supérieur à celui des naissances. Et néanmoins elles s'accroissent!

Marseille avait 318868 habitants en 1876. Dans les cinq années qui ont suivi, elle a eu 1983 décès de plus que de naissances; sa population en 1881 aurait dû être de 316885 habitants; elle est en réalité de 360099 habitants.

Caen, 41181 habitants en 1876, a un excédent de 1862 décès de 1876 à 1881. Sa population en 1881 est cependant de 41508 habitants.

Nantes, avec un excédent de décès de 2429, passe de 122247 habitants à 124310. Lyon, excédent de décès 2922; population en 1876, 342815 habitants; en 1881, 376613.

Quelques villes ont cependant un excédent de naissances, mais qui ne rend point compte pour cela de leur accroissement de population. Lille, en 1876, compte 162775 habitants; son excédent de naissances dans les cinq années qui suivent est 6481. Mais sa population, qui eût dû devenir 169256 habitants, est en 1881 de 178144. Paris a, de même, un excédant de 23 177 naissances, et porte sa population de 1 988 806 en 1876 à 2 269 023 en 1881.

A l'étranger, Berlin a eu 152 170 décès et 229 935 naissances de 1875 à 1880. Le gain est donc de 77 765 habitants. En réalité, la population totale s'est élevée pendant ce temps de 960 858 habitants à 1 122 330, c'est-à-dire qu'elle a gagné 155 472 unités. New-York (docteur Nagle) a environ 35 000 décès annuels contre 30 000 naissances; néanmoins sa population a passé de 1 356 958 habitants en 1884 à 1 397 395 habitants en 1885.

Il n'est pas difficile d'expliquer ce mystère. Ce sont les paysans qui alimentent la population des villes et la poussent vers un accroissement indéfini. Du même coup s'explique aussi le fait général (Layet) de l'augmentation progressive régulière du rapport de la population urbaine à la population rurale en Europe. De telle sorte que, pendant que les villes augmentent, la population des campagnes semble avoir de la peine à maintenir ses chiffres absolus et parfois même est en déficit, comme il arrive en Saxe et en Belgique où l'accroissement rural est en retard respectivement de 13 352 et 10 304 unités par an.

Selon le professeur Dunant (de Genève), cité par Layet, l'accroissement annuel de l'ensemble de la population de 31 grandes villes d'Europe emprunte 784,6 pour 1000 habitants à l'*immigration* et seulement 215,4 à l'excédent des naissances sur les décès. Saint-Pétersbourg, Milan, Naples, Odessa, Bucharest, Budapest, Prague, etc., n'ont aucun excédent de naissances et s'accroissent néanmoins.

Il y a cependant des exceptions à cette prédominance du *croît* urbain. Ainsi, en France même, dans les Deux-Sèvres (Bertillon, 1879), la population s'est accrue de 16 pour 1000 ruraux dans les campagnes et a décru de 6 pour 1000 citadins dans les villes; dans l'Aveyron, elle a gagné dans les campagnes près de 20 et a perdu 31 dans les villes; dans les Hautes-Pyrénées, le gain a été de 13 dans les campagnes, et la perte de 63 dans les villes; dans les Vosges, le croît a été de 28 dans les campagnes et la perte de 83 dans les villes (*voy.* FRANCE [*Démographie*]).

Ce qui attire les habitants de la campagne dans les villes, c'est tout d'abord l'appât du gain par le travail, par l'industrie, le commerce. Nous avons noté précédemment que des villes entières s'étaient faites tout d'une pièce autour d'une usine (Essen, Le Creusot). L'immense mouvement industriel des cinquante dernières années a supprimé des villages tout ce qui était ouvrier de métier et détourné les bras de l'agriculture. Le travail des champs, toujours peu rémunérateur, n'a pu soutenir la concurrence avec les salaires élevés et continus de l'industrie. Ce n'est pas le lieu d'insister sur les séductions et les illusions qui ont entraîné les masses vers les centres industriels. Il est certain que cette désertion des campagnes est la principale raison de la souffrance actuelle de l'agriculture et que, d'autre part, comme toutes les nations civilisées sont devenues industrielles, comme les producteurs augmentent dans une proportion que les consommateurs ne suivent naturellement pas, l'accumulation des ouvriers dans les centres urbains devient aussi une grosse gêne et une question sociale. C'est au moment où l'on a moins de travail à leur donner, où l'on est moins pressé de faire appel à leurs bras, que, poussés par les besoins de l'existence dans les grands centres, ils deviennent plus exigeants. Nous pensons que, la crise passée, il y aura, plus ou moins tôt, un reflux populaire vers la campagne. Au besoin, il suffirait que l'émigration rurale s'arrêtât.

Les départements de la Creuse, du Cantal, sont soumis à une émigration traditionnelle de la campagne vers les villes, qui n'a fait que s'accentuer dans ces dernières années. Le docteur F. Villard (de Guéret) est convaincu que le chiffre annuel des émigrants Creusois approche de 40000, dont 21000 maçons vont tout droit à Paris. Le séjour à la ville ne tarde pas, d'ailleurs, à devenir meurtrier pour ces travailleurs : la phthisie pulmonaire prélève sur eux un lourd tribut. Dans le groupe de ceux qui sont partis avant l'âge de la conscription les réformes sont plus fréquentes, au moment du tirage au sort, que dans pareil groupe de non émigrants. Le docteur L. Byasson (de Guéret) assure qu'il y a, au contraire, un peu moins d'exemptions dans le premier groupe. S'il en est ainsi, il faut cependant réfléchir que ceux qui partent ne sont pas, sans doute, les douteux ni les non valides de la population.

Sur 26 départements français à population décroissante, dit G. Lagneau (*Acad. de méd.*, 15 mai 1883), 25 présentent un excédant de l'émigration sur l'immigration. Cet excédent est énorme, d'environ 1/4 en quarante-cinq ans, de 25,78 ; 24,56 ; 23,88 sur 100 habitants, pour les départements de la Haute-Saône, de l'Ariége, du Cantal, très-considérable encore pour ceux des Basses-Pyrénées et des Basses-Alpes. « Si, de quelques départements des Pyrénées occidentales les émigrants se dirigent principalement vers l'Amérique du Sud, pour la plupart des départements à population décroissante l'excédant d'émigration tient à l'abandon de ces départements par les ruraux se portant vers les grandes villes, les centres industriels d'autres départements. »

Il n'est pas niable que ce soit quelquefois l'insuffisance du travail sur place, la *misère* même, comme le pense Layet, qui pousse les gens de certains cantons ruraux à émigrer. Mais pourquoi n'émigre-t-on pas vers d'autres campagnes plus riches et plus fertiles, au lieu de se diriger si constamment sur les centres urbains et par-dessus tout sur Paris, où l'on a des chances de rencontrer tout autant de misère et où, en effet, beaucoup ne trouvent pas autre chose ?

Parfois c'est « l'attrait d'une existence plus variée, des rapports sexuels plus faciles, et en général d'une activité sensorielle et intellectuelle plus indépendante et fort opposée à la vie un peu monotone, végétative et très-dépendante du village » (Bertillon), qui fait converger les ruraux dans les villes. Dans ce cas, ce sont « les plus vivants, les plus nerveux, les plus instruits, qui subissent cette influence. » Le nombre n'en est peut-être pas aussi grand que celui des simples besoigneux, des cupides inconscients, des ambitieux irréfléchis, qui vont aux capitales comme à l'exploitation des mines d'or. Mais le fait est absolument vrai. Aussi, en considérant que beaucoup de ces aventureux s'en retournent un jour, après avoir fait fortune ou vidé jusqu'à la lie le calice des déceptions, a-t-on pu traiter de « nomade » la population de Paris. Cheysson pense que l'on pourrait même dire « cosmopolite. » C'est, en effet, particulièrement dans les villes que se répand le million d'étrangers que la France accueille ; Paris en compte pour sa part 164000 (dont 31000 Allemands).

Un certain nombre d'individus qui ont quelque chose à cacher ou des vices à satisfaire recherchent encore le milieu urbain. On n'est si bien caché que dans la foule, et c'est là que l'on peut aisément faire des dupes. « Les communes se débarrassent à son profit (de Paris) de leurs misérables, de leurs filles enceintes, dont elles payent même au besoin le voyage pour les y exporter » (Cheysson, *La question de la population en France et à l'étranger*. In *Annales d'hygiène*, 1884).

Ce sont les immigrants sans ressource qui vont s'entasser dans les garnis de Paris, dans les *Logirhäuser* des villes d'Allemagne, les *Pennen* de Berlin. Cheysson estime cette fraction de la population parisienne à 243 564 individus, plus du dixième de la population totale. Nous avons vu précédemment qu'à Berlin le chiffre des hôtes des asiles de nuit dépasse 100 000 par an. L'*Annuaire statistique de cette ville* pour 1879 portait à 78 698 le nombre des gens logés à la nuit. Selon Goltdammer, 1200 au moins de ces individus sont les hôtes des horribles taudis appelés *Pennen*. Pistor compte 10 756 individus, hommes ou femmes, logés dans des conditions analogues, dans le gouvernement d'Oppeln ; 12 273 dans les cercles d'Essen, Mühlheim, Duisbourg, Düsseldorf, Elberfeld, etc. C'est-à-dire que les grandes villes et les villes industrielles concentrent la misère et souvent le vice. Il va sans dire que c'est exactement la même chose à Londres, à moins que ce ne soit encore plus navrant. Pappenheim, en 1854, relevait une population de 82 000 personnes signalées à la police dans les *Common Lodging Houses* de la métropole anglaise ; à Liverpool, en 1877, le *Medical Officer of Health* notait 12 041 immeubles servant de logements de nuit à un pêle-mêle d'hommes et de femmes de la condition la plus misérable.

Il est clair que les enfants ne sont point ceux qui songent à aller chercher fortune dans les villes, et que les vieillards n'y songent plus. Même lorsque les émigrants sont des familles, on peut compter que les ménages qui se transportent ne sont point les plus embarrassés d'enfants ou de vieillards. Il en résulte que l'immigration dans les villes imprime régulièrement à cette population un caractère des plus importants : la *haute proportion d'adultes* par rapport aux autres groupes d'âge et aussi par rapport à la même proportion dans les campagnes.

Bertillon (*Annuaire de la ville de Paris*, 1881) relève 1118 individus de vingt à vingt-cinq ans sur 10 000 Parisiens, tandis que la moyenne de la France pour le même groupe d'âge n'est que de 874. C'est, pour Paris, le groupe le plus nombreux, tandis que, pour toute la France, le groupe le plus nombreux est celui de 0 à 5 ans, qui compte 976 unités. En revanche, ce dernier groupe à Paris n'est représenté que par le chiffre 711. Sur 1000 habitants, Paris n'a que 227 enfants et adolescents, tandis qu'il y en a 298 en France. Cheysson a montré que les courbes de la population à chaque groupe d'âge, pour Paris et pour la province, ne se rencontrent qu'aux âges de quinze à vingt ans et de cinquante à cinquante-cinq ans. Entre quinze et cinquante ans la courbe parisienne est en saillie ; à tout autre âge elle est en dessous.

Berlin, en 1880, renfermait :

259,943 habitants de..	0 à 10 ans.
178,411 —	10 à 20 —
261,464 —	20 à 30 —
200,712 —	30 à 40 —
118,231 —	40 à 50 —
69,829 —	50 à 60 —
37,733 —	60 à 70 —

En Norvége, Jacques Bertillon reconnaît les rapports suivants. Pour 1000 habitants :

	Villes.	Campagnes.
De 0 à 15 ans.	347	363
De 15 à 30 —	278	259
De 30 à 45 —	205	183
De 45 à 60 —	110	120
De 60 à ω —	59	87

Cette déviation des lois naturelles de la démographie fausse tous les résultats de la statistique en ce qui concerne la *natalité*, la *nuptialité* et la *mortalité* des villes ; A. Bertillon l'a fait constamment remarquer. Les chiffres absolus doivent toujours être passés au correctif de cette notion. On ne se rend bien compte de la nuptialité dans les villes qu'en rapportant le chiffre des mariages, non à celui de la population totale, mais à celui des *mariables* ; de la natalité qu'en la rapportant aux groupes d'âges qui peuvent être féconds et qui l'emportent dans le milieu urbain ; de la mortalité qu'en se rappelant que les groupes d'âge les plus fertiles en décès, l'enfance et la vieillesse, sont les moins considérables dans les cités.

II. MARIAGES DANS LES VILLES. Il est bien établi que les mariages par rapport à la population totale sont plus fréquents dans les villes qu'à la campagne, sauf de rares exceptions.

Le professeur Layet a dressé le tableau ci-dessous :

MARIAGES POUR 1000 HABITANTS ET PAR AN

Périodes d'observation.	Nationalité.	Villes.	Campagnes.
1865—1878.	Italie.	7,8	7,4
1863—1877.	France.	8,1	7,9
1865—1878.	Suède.	7,0	6,3
1865—1878.	Bavière.	8,6	9,2
1860—1865.	Belgique.	7,5	7,2
1865—1878.	Saxe.	8,5	10,1
1863—1876.	Danemark.	8,5	8,2
1856—1865.	Écosse.	7,9	5,6

Le chiffre des mariages rapporté à la population totale est considérable à Paris. Bertillon l'avait calculé à 9,78 pour 1000 habitants en 1880. A l'aide des chiffres de l'*Annuaire statistique de la France*, nous le trouvons égal à 9,27 pour 1000 pour le département de la Seine en 1882, les chiffres correspondants étant 7,46 pour toute la France et 7,34 à la campagne. En 1883, Jacques Bertillon donne pour Paris seul la proportion de 9,46 pour 1000 habitants. Du reste, depuis 1877 jusqu'à 1883 inclusivement, le chiffre absolu des mariages a varié entre 18,032 et 21,443 par an. Ce dernier se rapporte à l'année 1882 et représente presque 100 mariages pour 10 000 habitants.

A New-York, il y a 86 mariages pour 10 000 habitants (1884-1885).

Mais cet heureux aspect de la matrimonialité urbaine change complétement, si l'on rapporte les mariages au nombre des gens mariables. A Paris, sur 1000 personnes adultes de chaque sexe, on compte 423 hommes et 360 femmes *utilement mariables*, tandis que ces chiffres sont respectivement 338 et 298 pour la France entière. Or, en calculant sur ces nouvelles données, Bertillon trouvait que la *nuptialité* est, pour les hommes, 65 pour 1000 en France et 62,4 à Paris ; pour les femmes, 66,5 en France et 62 à Paris.

En Saxe (Layet), la nuptialité dans les villes est, chez les hommes, de 43,4 pour 1000 *mariable* et chez les femmes de 41,3, tandis que, dans les campagnes, elle est chez les hommes de 61,6 et chez les femmes de 50,7.

En Norvége (Jacques Bertillon), la nuptialité dans les villes, pour 1000 *mariables*, est exprimée par 45,9 hommes et 46,4 femmes ; dans les campagnes, par 46,4 hommes et 47,2 femmes.

En Belgique, pour 1000 habitants au-dessus de quinze ans, 10,54 mariages

dans les villes et 10,49 dans les campagnes. La proportion changerait certainement, si l'on n'envisageait que les *utilement mariables*, attendu qu'un certain
nombre de vieillards des campagnes comptent dans les mariages sans profit àu
point de vue de la fécondité nationale.

Un trait caractéristique de la démographie des grandes villes, sous ce rapport,
c'est la fréquence des *associations durables* des deux sexes hors mariage, forme
illégale, « inférieure au mariage consacré par la loi, mais encore bien supérieure au célibat ou à la débauche. » En calculant d'après le nombre des enfants
naturels, reconnus chaque année par le père ou légitimés, et qui s'élève à plus
de 4000, Bertillon estimait qu'il y avait à Paris, en 1876, au moins 1 ménage
concubin contre 10 ménages réguliers, 82 500 concubins pour 825 000 époux
et épouses.

Au point de vue de l'âge moyen relatif auquel on se marie dans les villes et
dans les campagnes, Layet nous fournit les données suivantes :

AGE MOYEN DU MARIAGE

PAYS.	VILLES.		CAMPAGNES.	
	HOMMES.	FEMMES.	HOMMES.	FEMMES.
France.	30 ans 11 mois.	26 ans 2 mois.	29 ans 11 mois.	25 ans 8 mois.
Prusse.	29 ans 10 mois.	27 ans 5 mois.	29 ans 8 mois.	26 ans 11 mois.

On se marie donc plus jeune dans les campagnes que dans les villes. C'est
aussi à la campagne que l'on voit le plus de mariages au-dessous de vingt ans
et de vingt à vingt-cinq ans.

III. Natalité urbaine. La natalité est plus élevée chez les populations
urbaines que chez les populations rurales. Tel est le fait général, établi par les
démographes.

NATALITÉ COMPARÉE (POUR 10 000 HABITANTS)

	Villes.	Campagnes.
France[1].	300	247
Belgique.	314	309
Italie.	376	362
Saxe.	411	388
Écosse.	364 à 387	315

Mais cette supériorité, qui n'existe d'ailleurs pas dans toutes les villes, est
plus apparente que réelle. Il faut, en effet, tenir compte : 1º de la proportion
élevéé des adultes à l'âge de la fécondité, qui est la règle dans les villes; 2º de
la plus grande fréquence, dans le groupe urbain, des naissances *illégitimes*,
c'est-à-dire de celles qui contribuent le moins à assurer l'accroissement définitif
de la population. Sur 1000 naissances, il y a 107 naissances illégitimes dans
les villes et 40 dans les campagnes, en France (1865-1878); les chiffres
correspondants sont 98 et 43,6 en Belgique; 105 et 97 en Danemark. La
proportion, en Suède, pour 1000 femmes de tout âge, est de 38,85 nais-

[1] En 1882, le département de la Seine a 275 naissances pour 10 000 habitants; la population rurale française, 233.

sances illégitimes dans les villes et 19,4 dans les campagnes (Layet). En Norvége, pour 1000 femmes de quinze à quarante-cinq ans, il y a 32,7 naissances illégitimes dans les villes, et 20,6 dans les campagnes ; ou encore, sur 1000 naissances, 95,5 illégitimes dans les villes et 80,2 dans les campagnes (Jacques Bertillon).

NATALITÉ ET MORTALITÉ URBAINES POUR 1000 HABITANTS

LOCALITÉS.	POPULATION.	NATALITÉ.	MORTALITÉ.	LOCALITÉS.	POPULATION.	NATALITÉ.	MORTALITÉ.
FRANCE.	»	25,3	22,8	Prague.	249,051	43,9	35,3
Paris.	2,269,023	25,1	23,5	Trieste.	112,651	35,2	31,9
Lyon.	376,615	30,6	33,7				
Marseille.	360,099	22,7	26,5	ITALIE.	»	37,0	30,1
Bordeaux.	221,305	20,4	21,7	Naples.	453,519	38,0	34,5
Lille.	178,144	33,6	29,9	Milan.	261,561	40,0	34,6
Le Havre.	105,868	33,1	30,11	Rome.	250,351	37,3	35,7
Reims.	93,823	32,3	28,54	Turin.	213,301	33,3	32,9
Nancy.	69,877	25,9	21,2	Florence.	166,581	28,6	28,4
				Gênes.	161,167	32,5	29,4
ANGLETERRE.	»	34,7	22,8	Venise.	124,341	30,4	28,8
Londres.	3,831,719	34,7	21,2				
Liverpool.	554,073	37,6	26,7	BELGIQUE.	»	31,6	23,3
Glasgow.	512,034	37,4	25,3	Bruxelles.	399,040	34,7	23,9
Birmingham.	402,314	37,2	20,0				
Manchester.	341,173	38,9	25,5	HOLLANDE.	»	35,5	25,0
Leeds.	310,483	38,8	21,6	Amsterdam.	358,047	35,5	22,9
Sheffield.	285,619	38,0	21,1	Rotterdam.	157,270	37,6	22,7
Édimbourg.	229,012	32,2	20,2	La Haye.	123,499	38,2	22,3
Bristol.	207,522	34,5	19,6				
				SUÈDE.	»	31,9	20,46
PRUSSE.	»	38,5	25,8	Stockholm.	176,745	30,0	24,6
Berlin.	1,156,394	37,6	29,2				
Hambourg.	453,860	37,8	24,5	NORVÉGE.	»	30,02	17,5
Breslau.	272,912	38,1	32,3	Christiania.	120,137	35,9	19,9
Cologne.	144,772	38,8	26,8				
Kœnigsberg.	140,909	35,1	30,5	DANEMARK.	»	31,2	21,6
Francfort-sur-Mein.	138,480	30,8	19,2	Copenhague.	246,000	37,6	21,4
Brême.	114,000	34,2	21,3				
Dantzig.	108,551	36,1	26,7	ESPAGNE.	»	38,4	29,6
Altona.	106,422	39,6	33,4	Madrid.	596,216	37,5	37,4
				Barcelone.	218,843	30,4	29,2
SAXE.	»	40,1	»				
Dresde.	203,742	34,9	25,1	ROUMANIE.	»	»	26,0
Leipzig.	151,616	32,8	22,5	Bucharest.	200,000	29,5	21,5
BAVIÈRE.	»	40,0	29,5	SUISSE.	»	29,7	23,8
Munich.	233,000	39,1	32,5	Genève.	51,537	18,5	21,7
HANOVRE.	»	33,4	»	AMÉRIQUE.	»	»	»
Hanovre.	122,843	34,6	18,5	New-York.	1,242,533	21,0	31,1
				Brooklyn.	585,220	18,6	25,6
WURTEMBERG.	»	40,7	»	Boston.	362,839	31,2	25,0
Stuttgart.	106,441	34,1	21,8	Buénos Ayres (recensement de 1869. Aujourd'hui la population doit approcher de 250,000 habitants).			
AUTRICHE.	»	38,1	32,4				
Vienne	730,911	30,7	29,5				
Budapest.	368,712	34,8	34,5		177,787	39,3	33,6

En analysant à ce point de vue la natalité parisienne, qui oscille entre 27,7 et 30 naissances vivantes pour 1000 habitants (celle de la France étant 26,3), Bertillon (1881) fait remarquer que 1000 femmes parisiennes nubiles, au lieu de fournir 102 naissances vivantes, comme cela arrive pour la France en général, n'en donnent que 88, soit un déficit de 14, ce qui, pour les 630 000 femmes nubiles de Paris, représente une perte annuelle de près de 9000 enfants. Les 339 000 épouses de quinze à cinquante ans, qui, à raison de 174 naissances légitimes pour 1000 épouses (en France), devraient donner, à Paris, environ 59 000 naissances légitimes, n'en livrent que 40,500. En revanche, sur 100 naissances vivantes, à Paris, plus du quart (25,45) ont lieu hors mariage. Chyesson évalue même cette proportion à 28 pour 100, tandis qu'elle n'est que de 7,5 pour 100 pour toute la France. — A Berlin, la proportion est d'environ 14 illégitimes sur 100 naissances. — A Bruxelles, elle a dépassé 28 pour 100 en 1884 (Janssens).

Nous avons cherché, dans le tableau ci-contre, à établir une comparaison entre la natalité et la mortalité dans un certain nombre de grandes villes. Du même coup, il en ressort la comparaison de la natalité des villes les unes par rapport aux autres et par rapport à la natalité (ou la mortalité) générale du pays qu'elles occupent.

IV. MORTALITÉ URBAINE. La mortalité des villes, bien plus régulièrement encore que la natalité, l'emporte sur celle de la campagne, dans des proportions et dans des conditions d'un caractère bien fait pour être un sujet d'inquiétude.

En France, d'après les renseignements recueillis par Layet, la mortalité annuelle générale étant de 26,1 pour 1000 habitants dans les villes, elle n'est que de 21,5 pour 1000 dans les campagnes. En Belgique : villes 25,1 ; campagnes 21,1. Angleterre (Stockton-Hough) : villes 25 pour 1000 ; campagnes 18. — Prusse : villes 30,45; campagnes 28,02. — Italie : villes 31,60 ; campagnes 27,60. — Saxe : villes 32,15; villages *agricoles* 27,5. — Danemark : mortalité urbaine 23,38; mortalité rurale 19,68. — Suède : villes 26,5; campagnes 19,65. — Écosse : 27,1 décès dans les villes; 16,9 à la campagne. — Département de la Seine en 1882 : 26,3 décès pour 1000 ; population rurale française, 19,9.

Les chiffres obituaires urbains sont plus graves encore qu'ils ne le paraissent en réalité, par ce fait que l'élément prépondérant de la population des villes est constitué par les groupes d'âges de vingt à cinquante ans, c'est-à-dire par ceux qui naturellement fournissent le moindre contingent à la mortalité, tandis que les enfants et les vieillards, dont la résistance vitale est moindre, sont relativement rares dans la population urbaine. Ajoutons que les enfants des villes, pour une partie du moins et en ce qui concerne Paris, Lyon, Marseille, vont en nourrice à l'extérieur, dans des conditions souvent déplorables, et ajoutent aux décès de la campagne tout le contingent funèbre dont ils allégent la cité d'origine. Il est vrai que la haute proportion d'illégitimes qui se présente dans les naissances urbaines est une raison de forte mortalité dans le groupe infantile, puisque les illégitimes meurent deux fois plus que les autres et que l'aggravation de leur mortalité, dans la première année d'âge, est plus marquée à la ville qu'à la campagne (Bertillon).

Le tableau suivant, emprunté à Bertillon, fait ressortir qu'à chaque groupe d'âge les nombres qui mesurent la mortalité de la France sont toujours moindres que ceux qui s'appliquent à la ville de Paris, sauf à l'âge de quatre-vingt-dix ans et au-dessus :

DÉCÈS ANNUELS SUR 1000 HABITANTS DE CHAQUE AGE

	En France.	A Paris.
De 0 à 5 ans..	61,6	102,0
De 5 à 10 —	6,56	9,5
De 10 à 15 —	4,16	4,5
De 15 à 20 —	5,86	6,9
De 20 à 25 —	8,32	9,3
De 25 à 30 —	9,51	10,8
De 30 à 40 —	9,91	12,6
De 40 à 50 —	12,04	15,8
De 50 à 60 —	19,45	24,6
De 60 à 70 —	40,31	48,7
De 70 à 80 —	96,4	111,4
De 80 à 90 —	194,0	206,0
De 90 à ω —	298,0	273,0

En 1882, les décès de zéro à cinq ans, dans le département de la Seine, ont été dans la proportion de 7,9 pour 1000 habitants ; dans la population rurale française, de 5,4 seulement.

Il convient de tenir grand compte de la natalité propre à chaque ville, lorsque l'on veut apprécier exactement la proportion des décès. Ainsi, le faible chiffre de 24,7 décès pour 1000 habitants, à Bordeaux, est cependant grave, si on le rapproche de celui de la natalité au même lieu, 20,4, tandis que la mortalité de Berlin, très-élevée (29,2), disparaît en face de la natalité énorme de cette capitale, 37,6. Les enfants (de zéro à cinq ans) fournissent toujours, en effet, une fraction très-considérable de la léthalité, comme on peut en juger par le tableau suivant, que J. Körösi a emprunté au rapport du *Board of Health* de Boston.

DÉCÈS DE 0 A 5 ANS POUR 100 DÉCÈS DE TOUT AGE

Cologne..	30,0		Trieste.	46,3
Paris.	30,6		Dresde.	46,3
Venise.	35,0		Budapest.	46,7
Édimbourg.	36,7		Brême.	46,8
Stockholm.	37,1		Strasbourg.	47,0
Cracovie.	37,6		Hambourg.	47,0
Vienne.	38,2		Anvers.	47,6
Bologne..	38,9		Dusseldorf.	48,3
Prague..	39,4		Rotterdam.	49,3
Londres.	41,1		Kœnigsberg.	49,9
Glasgow.	41,6		Stuttgart.	50,1
Francfort sur-Mein.	42,5		Breslau..	51,3
Copenhague.	42,8		Munich..	53,5
Christiania.	43,8		La Haye.	53,7
Liverpool..	44,9		Magdebourg,	54,5
Amsterdam.	46,0		Berlin.	57,1
Altona.	46,1			

Il est certain que le fait même de l'agglomération urbaine est pour beaucoup dans l'aggravation de la mortalité des villes par rapport à celle des campagnes. Il devrait en résulter que les plus grandes villes aient aussi les proportions obituaires les plus élevées. C'est à quoi l'on arrive, en effet, si l'on compare des ensembles ; comme a fait Varrentrapp, qui obtient pour 15 villes allemandes de plus de 100 000 habitants une moyenne de 28,4 décès pour 1000, tandis que la moyenne de 131 villes de moins de 100 000 habitants n'est que de 24,7 pour 1000. Mais il n'en est plus ainsi quand on compare les villes une à une ; diverses circonstances, en tête desquelles le plus ou moins d'importance de la natalité dans chaque lieu, peuvent troubler la loi, et il faut reconnaître que les chiffres obituaires ne grandissent pas toujours régulièrement en raison directe de la masse populaire du groupe urbain. Les capitales énormes, Londres, Paris, Berlin, n'ont pas la plus forte mortalité de toutes les villes ; New-York, assez mal partagé, ne l'est pourtant pas si mal que Madrid. De même, ce ne sont pas toujours les peuples chez lesquels l'agglomération urbaine totale l'emporte par rapport à la population rurale qui ont la mortalité générale la plus élevée ; l'Angleterre, où il y a plus de citadins que de ruraux, n'a que 22,8 décès pour 1000 habitants, et Londres même n'a que 21,2 décès pour 1000. Il est vrai que Bertillon tenait pour très-suspecte la statistique anglaise et regardait comme invraisemblable cette valeur si faible de 22,8 décès pour 1000. La législation anglaise accorde trois mois pour faire inscrire les naissances ; on n'inscrit pas les mort-nés.

Il se pourrait donc que le chiffre obituaire de Londres ne fût pas aussi favorable qu'il en a l'air. Cependant il convient de remarquer que l'agglomération londonienne, quoique colossale, n'est pas très-dense ; Londres est en surface, alors que Paris et Berlin sont en hauteur. Cette condensation humaine est certainement une cause de dépression vitale et démographique, et la supériorité sanitaire de Londres pourrait bien trouver là, en partie du moins, son application.

Tous les démographes ont songé à comparer entre eux les divers arrondissements ou quartiers des villes, en rapprochant les deux points de vue de la mortalité et de la densité de la population. Ce procédé ne mène à rien, parce que les causes de mortalité sont trop complexes et surtout, comme l'ont fait remarquer Bertillon et Joseph Körösi, que les éléments de la population ne se ressemblent pas d'un quartier à l'autre. Celui qui a relativement le plus d'enfants a le plus de chances d'offrir une haute léthalité, quelle que soit la densité de sa population. Ce n'est pas uniquement l'aisance des quartiers riches et centraux qui procure aux habitants une faible proportion de décès, mais aussi la rareté des enfants dans ces familles.

Nous avons rapproché, à titre d'essai, les deux arrondissements de Paris qui ont la moindre mortalité et les deux qui ont la plus haute proportion obituaire. On voit par ce rapprochement qu'il n'y a aucun rapport apparent entre la densité de la population et la mortalité ou plutôt que ce rapport disparaît devant d'autres circonstances démographiques :

ARRONDISSEMENTS.	HABITANTS.	SUPERFICIE EN HECTARES.	HECTARES POUR 10 000 HABITANTS.	DÉCÈS POUR 10 000 HABITANTS.
VIIIe.	89,004	381,00	42,8	140,2
IXe.	122,896	213,00	17,3	152,8
XIVe.	91,713	464,00	50,5	370,1
XIIIe.	91,315	625,00	68,4	390,1

Joseph Körösi obtient une mortalité variant de 168 à 291 pour 10 000 habitants dans les quartiers du centre de Budapest et de 353 à 413 dans la partie appartenant à Ofen et dans les faubourgs de la rive gauche du Danube, sans rapport évident avec la densité de la population. Mais les enfants de 0 à 5 ans représentent 11 pour 100 de la population à Pest et seulement 10 pour 100 à Ofen.

D'une autre façon, le même auteur calcule qu'à Budapest la durée moyenne de la vie est de :

56 ans   5 mois dans les habitations à. . . . . . .   2 habitants par pièce.
  5 — 2   —   . . . . 2 à   5   —
 51 — 11   —   . . . . 5 à 10   —
 50 — 6   —   à plus de.. 10   —

Il est reconnu d'autre part que la mortalité générale est plus élevée chez les habitants des caves et ceux des étages supérieurs que chez les habitants du rez-de-chaussée, du premier et du 2ᵉ étage. Or l'habitation des caves et celle des étages élevés est une expression de la densité exagérée des agglomérations. C'est même de l'encombrement. A Berlin (Schwabe, Petersen), la mortalité moyenne, de 1861 à 1875, a été de 25,9 pour 1000 dans les caves, 28,2 au 4ᵉ étage et au-dessus, 22,2 aux étages intermédiaires. La vie moyenne, à Budapest, déduction faite des enfants de 0 à 5 ans, a été de 39 ans 11 mois dans les caves ; 42 ans 2 mois aux 3ᵉ, 4ᵉ, etc., étages ; 42 ans 5 mois au rez-de-chaussée ; 44 ans 2 mois aux 1ᵉʳ et 2ᵉ étages.

Le professeur Fodor, assisté de Rözsahegyi, a refait un travail analogue sur 1300 maisons de Budapest, en recherchant la fréquence relative des épidémies dans chacune d'elles et spécialement de la fièvre typhoïde et du choléra (*Ueber den Einfluss der Wohnungsverhältnisse auf die Verbreitung von Cholera und Typhus*. In *Archiv für Hygiene*, II, p. 257, 1884), pendant la période 1863 à 1877 (inclus).

Les maisons à étages élevés se sont montrées exemptes d'épidémies 46 fois sur 100. Les maisons au ras du sol, seulement 30 fois pour 100. Sur 10 000 habitants, le nombre des cas de choléra ou de typhus a été :

	Choléra.	Typhus.
Maisons à étages élevés, sans habitation dans les caves. .	139	165
Maisons à étages élevés, avec habitation dans les caves. .	223	203
Maisons au ras du sol, avec caves non habitées..	327	252
Maisons au ras du sol, avec caves habitées..	441	331
Maisons au ras du sol, sans caves..	432	357

L'influence de l'habitation dans les caves est ici manifestement meurtrière. Cependant Joseph Körösi n'a pas remarqué que la mortalité par maladies infectieuses fût plus élevée dans les caves qu'ailleurs, sauf par la rougeole. Ce qui l'étonne lui-même, du reste.

Au point de vue de la condensation humaine dans les habitations, Fodor a reconnu que, sur 10 000 habitants, le nombre des décès par maladies épidémiques s'est réparti comme il suit : la fièvre typhoïde se montra trois fois plus sévère (304 décès) dans les maisons à plus de 4 habitants par pièce que dans celles à moins de 1 habitant par pièce (116 décès) ; le choléra fit 5 fois plus de victimes (327 décès) dans le premier cas que dans le second (61 décès) ; la variole et la rougeole, de même ; le catarrhe intestinal fut 3 fois plus meurtrier ; la scarlatine et la diphthérie causèrent plus de décès dans les habitations au dessus de 4 habitants par pièce que dans celles à moins d'un habitant, mais plus dans les maisons à 1-2 ou 2-4 habitants par pièce que dans les maisons surpeuplées.

Au point de vue de la propreté, la mortalité pour 10 000 habitants a été, par choléra : 227 dans les maisons à *cours propres*, 697 dans celles à *cours sales ;* par fièvre typhoïde, 192 dans le premier cas, 506 dans le second : c'est-à-dire, environ trois fois plus considérable dans les maisons bordées d'une cour sale que dans celles dont la cour est propre. En ce qui concerne la propreté de l'habitation même, sur 100 maisons il y a eu :

	Dans des maisons			
	très-propres.	propres.	malpropres.	infectes.
Décès cholériques. . .	92	199	268	402
Décès typhoïdes. . . .	165	177	182	356

Quoi qu'il en soit de ces influences et toutes choses égales d'ailleurs, il est assez évident que les villes dans lesquelles l'hygiène est active et avancée occupent le rang le plus bas des listes funéraires : ainsi Londres, Bruxelles, Genève, Copenhague, Stockholm. On peut être assuré que Paris et Berlin seraient beaucoup plus maltraitées encore qu'elles ne le sont, s'il n'y avait dans l'une et l'autre capitale une lutte énergique contre toutes les causes d'insalubrité. En fait, dans le progrès général de la santé publique, qui s'accentue depuis trente à quarante ans, les villes marchent d'un pas plus rapide que les campagnes et la mortalité y baisse d'une façon plus accentuée (Layet). C'est que les villes sont plus riches, plus intelligentes, et que l'hygiène s'y développe davantage.

V. Maladies causes de la mortalité urbaine. Les villes, qui ont une santé propre, n'ont pas de maladies particulières. Du moins, les grands fléaux de l'espèce humaine ne leur sont pas exclusifs. James Stark a démontré qu'en Écosse, pour les comtés d'Édimbourg et de Lanark, de 1855 à 1863, la mortalité des campagnes est supérieure à celle des villes par les maladies suivantes : scarlatine, croup, coqueluche, maladie des voies digestives, diarrhée, dysenterie, fièvre typhoïde. La dysenterie, qui est aujourd'hui si répandue dans les deux Mondes, est encore plus meurtière à la campagne que dans les villes. Les affections *telluriques* sont dans le même cas, puisque le groupement urbain est comme une protection contre les influences *naturelles* du sol. Là où les villes l'emportent constamment, c'est sur le terrain des affections tuberculeuses et des maladies infantiles. La phthisie pulmonaire entraîne du sixième au cinquième de tous les décès dans la plupart des grandes villes. Alors qu'il suffit de 5048 naissances pour fournir 1000 décès dans la première année de la vie dans les villes de France, il faut 5210 naissances à la campagne pour le même nombre de décès (Bertillon, Mortalité). La mortalité de la campagne étant 100 à chaque âge, elle devient à la ville :

	Garçons.	Filles.
De 0 à 1 an.	161	167
De 1 à 2 —	194	202
De 2 à 3 —	167	182
De 3 à 4 —	168	165
De 4 à 5 —	157	165

En 1883 il y eut à Paris 21,49 décès pour 10 000 habitants par *athrepsie*, diarrhée ou gastro-entérite enfantine. Ajoutons que les recherches de James Stark ne valent que pour l'Écosse et que les rapports de mortalité entre la ville et la campagne changent pour beaucoup de pays, particulièrement en ce qui concerne la fièvre typhoïde, par exemple, qui cause 97,1 décès sur 100 000 habitants à la ville, en Suède, contre 42,2 dans les campagnes. Comme terme moyen Finkelnbourg trouve, dans les provinces du Rhin, 47 décès typhoïdes sur 100 000 habitants dans les villes et 44 dans les campagnes.

Nous avons dressé plus loin, à l'aide de renseignements empruntés à Joseph Körösi (*Die Sterblichkeit der Stadt Budapest*. Berlin, 1885), un tableau de la mortalité d'un certain nombre de villes en rapport avec les causes les plus importantes. Malheureusement, les chiffres ne se rattachent qu'à une année, qui est tantôt 1881, tantôt 1880. Il est donc utile d'ajouter quelques notions portant sur les conditions durables.

Fièvre typhoïde. Toutes les circonstances se réunissent pour favoriser l'acclimatement de la fièvre typhoïde dans les villes et rendre toujours imminents ses réveils épidémiques. Il y a ici de quoi satisfaire toutes les doctrines étiologiques, genèse dans la putridité, origine fécale, infection du sol, gaz d'égout, air confiné, vie en commun, encombrement, contagion, véhiculation par l'eau, nutrition déprimée, surmenage chez les individus, immigration active et non-accoutumance des immigrants. Nous n'avons pas à discuter en ce moment les théories [*voy.* Typhoïde (*Fièvre*)]; mais nous pouvons affirmer que le mouvement humain et l'immigration ont la plus grande part dans le lourd tribut que les villes payent au typhus abdominal et que ce tribut diminue à mesure que la propreté urbaine s'élève, spécialement par la canalisation des immondices et par la distribution d'eau pure dans les habitations et dans les rues. La fièvre typhoïde ne *naît* pas dans les villes; elle sévit en raison du nombre des individus prédisposés. Aussi remarque-t-on, pour Paris, que la prédominance annuelle passe d'un arrondissement à l'autre et que, sur une série d'années, les arrondissements marchent vers l'égalité (J. Bertillon). Néanmoins, en étudiant séparément l'épidémie de 1882, Durand-Claye a pu dire : « Les quartiers les plus frappés par l'épidémie sont ceux qui, *par l'ensemble de leurs conditions naturelles et surtout artificielles*, présentent une sorte de champ de culture tout préparé pour le développement de l'épidémie. »

A Paris, l'épidémie de 1876 a fourni 102 décès par 100 000 habitants; celle de 1882, 143 décès. La moyenne des dix années 1874 à 1883 est de 76,2 décès pour 100 000 habitants. --

La moyenne de Berlin pour les dix années 1876 à 1882 a été de 56,1 décès pour 100 000 habitants par *typhus abdominal*. Depuis 1879, la fièvre typhoïde y est en décroissance, mais est suppléée d'une façon plus ou moins marquée par le *typhus exanthématique* et le *typhus à rechutes*. Dans les cinq années de 1878 à 1882, ces deux derniers ont occasionné 222 décès ou 19,7 par 100 000 habitants et par an.

Londres souffre aussi des trois typhus. Néanmoins le chiffre total des décès de cette triple cause reste fort bas : 33,2 pour 100 000 habitants et par an, pour les années 1872 à 1881. La part de la fièvre typhoïde serait d'environ 22. Tels sont, du moins, les renseignements fournis par l'honorable G. Buchanan, qui affirme que la notification des causes de mort est parfaitement faite dans toute l'Angleterre.

La moyenne de Bruxelles pour 1872 à 1880 a été de 42,66. Pour les six années 1879 à 1884, elle n'est plus que de 34,1 pour 100 000 habitants.

A Munich, la proportion était de 71,8 pendant la période 1875 à 1880. Elle est actuellement en baisse : 17,3 de 1881 à 1884 (Bollinger, *Die Abnahme des Typhus in München*, 1885).

Nous avons dit ailleurs que, concurremment avec les travaux de canalisation, la mortalité typhoïde est tombée, à Francfort-sur-Mein, de 86 pour 100 000 habitants de 1856 à 1860; à 21 en 1876-1879; de 70 en 1871 à 7,4 en 1880, à Danzig (J. Arnould : *Étiologie et prophylaxie de la fièvre typhoïde*, 1883).

Lille compte environ 40 décès typhoïdes pour 100 000 habitants. Reims, en 1883, en a eu 90,6; Nancy, en 1881, 91,4. Si nous en jugeons par les résultats de l'année 1881, d'après Köıösi, la léthalité typhoïde est encore plus élevée à

Turin (118,43 décès pour 100 000 habitants) et à Milan (108,85) qu'à Paris.

Les cinq villes allemandes qui suivent (approchant de 100 000 habitants ou dépassant ce chiffre) ont eu en moyenne, pour 100 000 habitants et par an, dans la période de quatre années 1882 à 1885 : Dusseldorf, 30,5 décès par fièvre typhoïde ; Aix-la-Chapelle 27,7 ; Elberfeld, 30,2 ; Barmen, 27,0 ; Cologne, 36 (*Centralblatt für allgemeine Gesundheitspflege*, 1883 à 1886) ; Boston (1881 à 1882), 59,9 ; Worcester (Massachusetts), 42,0 ; New-York, 24,8.

Variole. La fréquence de la variole dans les villes dépend des précautions prises à l'égard des varioleux à domicile ou à l'hôpital, au point de vue de la dispersion du contage, mais surtout de la régularité avec laquelle sont pratiquées les vaccinations et revaccinations. Aussi la variole disparaît-elle à peu près des villes des nations qui ont la vaccination obligatoire et s'y soumettent (c'est pourquoi il ne faut pas compter parmi elles l'Angleterre).

Le rapport de l'Office sanitaire allemand sur les effets de la loi de vaccination obligatoire, mise en vigueur à partir du 1er avril 1875, a fait ressortir que Berlin, Hambourg, Breslau, Munich, Dresde, très-maltraitées par la variole en 1871 et 1872 (Berlin eut 632,5 décès varioliques par 100 000 habitants en 1871 ; 158,6 en 1872), avaient encore un chiffre assez sérieux de mortalité par cette cause en 1875, et sont descendues rapidement à des proportions minimes. En outre, il a comparé les villes soumises à la vaccination obligatoire à quelques-unes où persiste le régime de liberté vaccinale. Nous lui empruntons quelques données :

I. — Villes a vaccination obligatoire. — Décès pour 100 000 habitants

Période de sept années : 1876-1882.

Berlin.	Hambourg.	Breslau.	Munich.	Dresde.
1,79	0,99	1,09	2,09	1,57

II. — Villes a vaccination libre. — Décès pour 100 000 habitants

Londres.	Paris.	Vienne.	Pétersbourg.	Prague.
32,54	36,60	97,20	103,67	151,00

Dans les quatre années 1882 à 1885, les décès varioliques pour 100 000 habitants ont été, en moyenne : à Dusseldorf, Elberfeld, Barmen, 0 ; à Aix-la-Chapelle, 1 ; à Cologne, 5 ; Boston (1881 à 1882), 2,07 ; New-York, 0 en 1884 ; 1,9 en 1885.

Rougeole. On n'a pas, dans le public, une idée juste de la léthalité par la rougeole. C'est une maladie qui n'effraie pas et, néanmoins, fait de grands ravages dans la population enfantine des grandes villes, en raison du peu de réactivité de cette catégorie de malades.

La mortalité par rougeole, à Paris, va en s'aggravant depuis 1869 d'une façon assez régulière ; elle a été de 44,5 décès pour 100 000 habitants pour les quatre années 1880-1883 (Brouardel et Bertillon) ; à Bruxelles, elle a été de 35,4 pendant la période 1879-1883 (Janssens) ; à Berlin, 19,7 dans les cinq années 1878-1882 ; Dusseldorf, 9 décès pour 100 000 habitants ; Aix-la-Chapelle 11,2 ; Elberfeld 29,5 ; Barmen 36,2 ; Cologne 37,7 (1882-1885) ; Nancy (1881), 45,6 ; Reims 52,5 ; Boston 17,0.

Scarlatine. La scarlatine épargne relativement les villes françaises, tandis qu'elle est très-sévère à quelques villes de la Grande-Bretagne et d'Allemagne.

Elle paraît, toutefois, acquérir une gravité progressive à Paris où, après avoir causé seulement 4,6 décès pour 100 000 habitants de 1875 à 1879, elle en a pris à sa charge 11,7 comme moyenne de 1880-1883 (Brouardel et Bertillon). Reims (1883) a eu 6,5 décès pour 100 000 habitants; Nancy (1881), 42,8.

La moyenne de Bruxelles (1879-1883) a été de 7,0; celle de Berlin (1878-1882), de 54,4; de Dusseldorf, 18,5; d'Aix-la-Chapelle, 5,5; d'Elberfeld, 95,5; de Barmen, 91,2; de Cologne, 32,7. Ce sont encore des chiffres modérés auprès de celui d'Édimbourg (1881), 110,47 décès pour 100 000 habitants. A Boston, la moyenne des deux années 1881-1882 est de 15,2 décès scarlatineux pour 100 000 habitants.

Diphthérie. Presque partout la diphthérie est plus meurtrière dans les villes qu'aucune autre infectieuse (non compris la tuberculose). Elle paraît peu favorisée par le confinement et l'infériorité de l'air urbain; la multiplicité et l'intimité des contacts sont les raisons décisives de sa diffusion. Les médecins de de Paris ont fait ressortir maintes fois combien la communauté du personnel, des instruments, des ustensiles, etc., dans les hôpitaux, ont contribué à propager le mal. Aussi la diphthérie est-elle souvent plus commune à la campagne, où l'on ne sait prendre aucune mesure d'isolement, qu'à la ville. Finkelnbourg (de Bonn) constate que, dans la province du Rhin, de 1875 à 1879, la diphthérie et le croup ont fait 12,5 victimes sur 10 000 vivants à la campagne contre 10,3 sur 10 000 citadins.

A Paris, elle a augmenté de gravité depuis vingt ans. La mortalité par cette cause, suivant J. Bertillon, y a été de 45 décès pour 100 000 habitants de 1865 à 1867; 64 décès annuels de 1868 à 1878; 99 de 1879 à 1882; 84 en 1883.

La moyenne, à Bruxelles, pour les cinq années 1879-1883, est de 21,1 décès pour 100 000 habitants, mais cette ville a eu 108 décès diphthéritiques (63 pour 100 000 habitants) en 1884.

Le fléau progresse également à Reims (Langlet). La moyenne était de 37,3 pour 100 000 habitants, de 1877 à 1882, mais déjà cette année 1882 compte 84 décès (pour les 93 839 habitants de Reims), et l'année 1883 en enregistre 89. Sognies, à Nancy (1881), relève 50 décès diphthéritiques pour 100 000 habitants.

Berlin est soumis à la même fatale loi d'aggravation de la diphthérie. En 1877, il y avait 911 décès de cette cause; en 1882, on en inscrit 1914. La moyenne des six années est de 117,8 pour 100 000 habitants. Elle a été de 42,7 à Dusseldorf, 21,7 à Aix-la-Chapelle, 72,2 à Elberfeld, 110,2 à Barmen, 54,7 à Cologne.

Un travail de Franz Seitz (1885) sur les maladies de Munich a fait connaître que la diphthérie entraîne dans cette ville 4 à 5 pour 100 de tous les décès. En 1882, il y a eu 111 décès diphthéritiques pour 100 000 vivants; en 1883, 113 décès. Il est vrai que les chiffres correspondants sont 235 et 200 à Dresde, 163 et 220 à Berlin. L'ensemble des villes allemandes de plus de 15 000 habitants a une mortalité diphthéritique supérieure à 100 pour 100 000 habitants.

La diphthérie s'étend et augmente progressivement d'intensité en Suisse. A Zurich (Martin Neukomm), la mortalité de cette origine, de 1877 à 1882, a été de 37 pour 100 000 habitants et de 93, si l'on compte avec la ville les communes suburbaines (au nombre de neuf).

Turin et Milan paraissent effroyablement maltraitées : 181,1 et 145,9 décès diphthéritiques pour 100 000 habitants en 1881.

Boston (1881-1882) enregistre la moyenne formidable de 182,5 décès pour 100.000 habitants ; New-York, celle de 87,2 pour 1884-1885. Worcester (Massachusetts) est relativement favorisé : 72,8 décès (1881-1882).

Tuberculose. Les affections tuberculeuses sont communes dans les villes. Ici, comme partout, il y a les causes de contamination directe, violente, pour ainsi dire, à doses massives et répétées, qui sont représentées par la véhiculation au moyen du lait et des viandes d'animaux tuberculeux, par la vie au contact intime de malades. Puis, les causes indirectes, celles qui préparent le terrain, la misère, les fatigues, les privations alimentaires, le mauvais air, les perturbations morales, atteignent à leur plus haut degré dans les villes. Les germes tuberculeux se trouvant probablement partout et se présentant avec une abondance particulière dans les villes, on s'explique que la tuberculose y prédomine ; les doctrines modernes de la spécificité et du parasitisme trouvent sur ce point leur confirmation aussi bien que les idées anciennes de l'étiologie banale.

La proportion des décès phthisiques *officiels* est entre 410 et 480 pour 100 000 habitants, à Paris. Elle atteint à 500, si l'on y joint les tuberculoses non pulmonaires, et dépasse certainement ce chiffre en réalité, grâce aux tuberculoses pulmonaires englobées dans les bronchites, pneumonies et pleurésies chroniques. Cette confusion, du reste, arrive dans toutes les statistiques.

A Reims, le chiffre a été de 324 décès par tuberculose pulmonaire pour 100 000 habitants en 1883.

La moyenne, à Bruxelles (1879-1883) a été de 570,6 ; à Berlin, de 332,7 (1877-1882). Les chiffres correspondants sont, pour la période 1882-1885 : à Dortmund, 471,6 ; à Dusseldorf, 553,5 ; à Elberfeld, 401 ; à Barmen, 430,7 ; à Aix-la-Chapelle, 423 ; à Cologne, 401. New-York (1884-1885), 378,7.

Les deux principales villes du Massachusetts ont eu (1881-1882) : Boston, 416,6 décès phthisiques ; Worcester, 306,2 pour 100 000 habitants.

Il convient de rapprocher toujours de ces chiffres celui des décès par affections respiratoires inscrites sous un autre nom que *phthisie.*

Les recherches de Giuseppe Sormani ont mis en relief ce fait que la mortalité par phthisie est plus particulièrement élevée dans les grandes villes manufacturières du Nord et que ses chiffres les plus bas appartiennent aux villes du Midi de l'Europe, lesquelles, à vrai dire, ont peu d'industrie. Tandis que Glasgow compte 7 décès phthisiques par 1000 habitants, Liverpool 6,4 ; Prague 8,9 ; Brünn 10 ; Linz 8,9 ; Vienne 7, on n'en trouve plus que 5,9 à Munich ; 3,6 à Leipzig ; 3,3 à Bordeaux ; 3,7 à Milan ; 3.8 à Bologne ; 5,7 à Venise ; 3,4 à Rome ; 2,7 à Turin et à Naples, et même 2 à Vérone et Gênes.

L'hygiène générale semble bien avoir prise aussi sur le développement de la phthisie. Bruxelles, qui est relativement épargnée aujourd'hui, comptait encore 8,4 décès phthisiques pour 1000 habitants de 1864 à 1873 et 7,4 de 1874 à 1878. Il y a également amélioration dans les grandes villes du Rhin, Düsseldorf, Cologne, Aix-la-Chapelle, relativement à la période de 1875-1879, dont Finkelnburg (*Ueber den hygienischen Gegensatz von Stadt und Land*, Bonn, 1882) a utilisé la statistique.

Maladies de l'appareil circulatoire. Il s'agit surtout des affections organiques du cœur. Elles sont plus communes dans les villes que dans les campagnes et, généralement, un peu plus fréquentes chez les femmes que chez les hommes. Finkelnburg, qui fait, dans la prédominance urbaine des affections cardiaques, une part à la chlorose et à la suréxcitation nerveuse du cœur, explique cette différence par la prédisposition naturelle des femmes à ces deux sortes de troubles, lesquels ne sont d'abord que fonctionnels en ce qui concerne le cœur, mais finissent par devenir organiques. Nous empruntons à cet auteur le court tableau suivant, qui se rapporte à la province du Rhin et à la période 1875-1879. La signification en est très-accentuée, mais néanmoins conforme aux résultats de tous les démographes :

DÉCÈS PAR MALADIES DU CŒUR (POUR 10000 HABITANTS)

| | VILLES. | | CAMPAGNES. | |
LOCALITÉS.	Hommes.	Femmes.	Hommes.	Femmes.
État prussien..........	3,1	3,4	0,9	0,9
Province du Rhin......	2,1	2,6	0,9	1,1
Cercle de Cologne......	3,6	5,6	0,8	0,6
— de Düsseldorf.....	2,0	2,3	0,6	0,8
— d'Aix-la-Chapelle..	2,7	2,5	0,9	1,1
— de Coblence......	3,1	4,3	0,9	1,2
— de Trèves.......	1,7	2,8	1,4	1,4

La mortalité par « maladies organiques du cœur » a été à Paris, en 1883, de 134,8 décès par 100 000 habitants. A Berlin, en réunissant les chiffres inscrits sous les rubriques : *hypertrophia cordis; vitia cordis; para'ysis et apoplexia cordis* », nous obtenons 90 décès par 100 000 habitants. Janssens fournit la proportion de 174,8 décès par 100 000 habitants à Bruxelles (1879-1884) par « maladies organiques du cœur ». Les différences de nomenclatures d'un pays à l'autre empêchent que les comparaisons soient tout à fait significatives.

Maladies de l'appareil respiratoire. On sait aujourd'hui que toutes ces maladies, même en n'y comprenant pas la tuberculose, ne sont pas banales et ne relèvent pas simplement des vicissitudes atmosphériques. Du moment qu'il y a des bronchites et des pneumonies infectieuses, on peut être certain qu'elles seront fréquentes dans les villes et, d'ailleurs, plus particulièrement meurtrières, en raison des mauvaises conditions du terrain.

Il en est effectivement ainsi. Finkelnburg relève de 100 à 150 décès par 100 000 habitants (1875-1879) par *bronchite* ou *catarrhe pulmonaire* dans la population d'Essen, Bochum, Duisbourg, Dortmund; 40 à 47 dans la population urbaine du cercle de Düsseldorf et seulement 11 à 14 dans la population rurale du même canton; 34 à 36 dans l'ensemble des communes urbaines de la province du Rhin et 7 à 9 dans les communes rurales. On peut remarquer que les chiffres les plus élevés se rapportent aux villes manufacturières dans lesquelles il est brûlé des montagnes de houille; Finkelnburg attribue, dans la production des catarrhes bronchiques et pulmonaires, un très-grand rôle aux acides sulfureux et sulfurique versés dans l'air des villes industrielles par les cheminées des usines. Cette vue paraît légitime; il est probable aussi que les ouvriers sortant de l'atmosphère surchauffée des ateliers sont particulièrement sensibles à l'action du froid extérieur, dans la saison des bronchites; finalement, l'agglomération ouvrière constitue un groupe énorme dans lequel le surmenage, les privations, les excès, préparent toujours sur quelque point l'excès des maladies banales et des autres.

La mortalité par *bronchite aiguë* et *pneumonie* est, à Paris, aux environs de 300 décès annuels par 100 000 habitants. A Bruxelles, par « bronchite et pneumonie », elle est de 386. A Berlin, elle approche de 160 seulement. Mais nous nous défions des habitudes de langage, qui varient probablement dans chaque pays et font que les comparaisons, sur le point actuel, sont difficiles.

MORTALITÉ POUR 100 000 HABITANTS PAR LES PRINCIPALES CAUSES DE DÉCÈS

LOCALITÉS.	TUBERCULOSE PULMONAIRE.	INFLAMMATION PULMONAIRE [1]	VARIOLE.	ROUGEOLE.	SCARLATINE.	CROUP ET DIPHTÉRIE.	TYPHUS ET FIÈVRE TYPHOÏDE.	SUICIDES.
Cracovie.	414,77	892,53	140,28	165,67	101,49	125,37	158,21	»
Lemberg.	735,2?	546,77	65,78	»	33,78	111,13	41,78	»
Budapest.	776,48	325,73	119,87	21,11	72,14	112,83	93,30	38,5
Trieste.	120,14	504,71	14,72	28,04	57,48	151,41	22,43	»
Vienne.	695,98	303,04	12?,95	14,50	39,13	73,74	23,39	31,7
Glasgow.	307,21	569,68	0,39	69,13	43,94	62,69	24,41	2,3
Liverpool.	253,00	641,97	6,13	136,44	78,51	34,83	47,46	»
Stockholm.	393,78	426,03	»	7,35	54,31	124,47	23,76	19,0
Bologne.	512,82	490,02	1,81	66,00	3,62	66,90	86,79	»
Paris.	421,98	368,57	45,88	40,76	19,70	102,51	93,47	32,8
Bukarest.	588,00	340,00	10,50	21,00	25,50	98,00	84,50	»
Brême.	394,73	303,51	1,75	124,56	14,03	25,43	13,16	»
Bruxelles.	360,06	332,03	7,02	32,07	7,52	17,04	39,84	24,2
Cologne.	384,03	249,35	»	4,83	234,16	53,87	31,77	»
Munich.	387,55	233,47	10,30	34,76	90,55	169,09	18,45	16,6
Amsterdam.	233,10	357,64	0,89	3,84	18,93	22,48	33,13	»
Londres.	216,92	366,44	61,87	66,11	55,01	35,21	28,00	9,3
Francfort-sur-Mein.	361,06	192,81	»	5,03	22,58	33,22	11,55	»
Copenhague.	307,31	226,83	1,63	2,44	33,55	50,81	16,26	29,7
Dresde.	364,70	157,32	»	»	»	170,28	18,32	39,5
Édimbourg.	201,50	318,76	0,44	4,80	110,47	33,62	34,93	3,0
Stuttgart.	278,08	221,72	0,91	20,67	13,15	101,46	14,09	38,6
Berlin.	326,01	189,29	4,67	17,38	78,09	153,75	29,40	27,4
Breslau.	235,24	217,44	1,10	6,96	61,55	57,89	37,01	37,0
Venise.	290,33	31,58	28,14	»	4,02	44,23	53,08	»
Birmingham.	»	»	1,49	29,57	43,50	13,67	13,67	»
Dublin.	»	»	2,57	42,54	25,18	5,72	75,25	»
Leipzig.	»	»	1,32	13,85	52,52	49,47	38,91	57,0
Lyon.	»	»	78,86	3,19	32,66	42,22	85,76	»
Marseille.	»	»	21,38	18,33	13,33	110,24	122,47	»

[1] Y compris la bronchite et la pleurésie.

Maladies du système nerveux. Les circonstances qui portent à la suractivité, à l'irritation et aussi aux perturbations du système nerveux, sont, dans les villes, aussi variées que puissantes. Les ambitions et les cupidités de toute sorte, à tous les degrés de l'échelle sociale, les passions politiques ou religieuses, l'agitation artificielle de la littérature et du théâtre, les oscillations du commerce et de la finance, les occasions incessantes de jouir sous leurs mille formes, l'habitude de prolonger l'activité humaine dans la nuit, l'existence toujours enfiévrée...., voilà où les citadins usent leurs nerfs et affolent leur cerveau. Ajoutons que, d'autre part, la nutrition générale manque absolument de l'ampleur qu'il faudrait pour équilibrer cette suractivité d'un appareil et le protéger contre lui-même : le *sanguis moderator nervorum* est ce qu'il y a de plus rare dans les villes.

Les maladies nerveuses sont organiques ou fonctionnelles. Dans ces dernières se rangent bon nombre des affections dites *mentales*, qui ne précipitent pas toujours les décès et, par conséquent, n'influencent pas la mortalité autant qu'elles caractérisent la pathologie urbaine. Quoi qu'il en soit, les unes et les autres sont communes dans les villes et plus fréquentes qu'à la campagne. Le tableau ci-dessous, de Finkelnburg, est intéressant à cet égard.

MORTALITÉ PAR MALADIES DU CERVEAU (POUR 10000 HABITANTS)

LOCALITÉS.	VILLES.		CAMPAGNES.	
	Hommes.	Femmes.	Hommes.	Femmes.
État Prussien.	9,8	7,5	3,2	2,6
Province du Rhin. . . .	10,8	9,4	4,4	3,1
Cercle de Cologne. . . .	12,5	11,1	5,1	4,0
— Düsseldorf. . . .	10,2	9,0	5,4	4,8
— Aix-la-Chapelle. .	9,7	7,8	3,0	2,9
— Coblence.	10,3	8,1	4,2	2,5
— Trèves.	10,9	9,0	2,2	1,7
Ville de Cologne.	13,5	12,3	»	»
Ville de Trèves.	11,6	10,9	»	»

On remarquera que, soit dans les villes, soit dans les campagnes, la proportion des décès par maladies cérébrales est un peu plus élevée chez les hommes que chez les femmes.

Ce tableau se complète des renseignements relatifs à l'*aliénation mentale*. Sur 1 million d'individus (Layet), les aliénés sont au nombre de : dans les villes, 254 en France, 187 en Prusse, 307 en Danemark; dans les campagnes, respectivement, 82, 102, 271.

Relevons la réflexion de Legoyt (cité par Layet), que les conditions morales et matérielles de la vie des villes ne sont pas seules à y multiplier les aliénés, mais aussi « les mesures de séquestration dont les malades y sont plus particulièrement l'objet de la part de l'autorité ».

Bon nombre des cas de folie sont d'origine *alcoolique*. Il est difficile de déterminer la part de cette cause et, par suite, de préciser la part de l'*alcoolisme* dans la pathologie des villes. Il nous paraît certain qu'elle est considérable et plus dans les cités que dans les villages; c'est surtout dans les villes qu'affluent les liqueurs détestables que notre siècle doit à l'industrie, et c'est là aussi que travaillent dans le mystère les spéculateurs en possession des nombreux et savants procédés de la fraude contemporaine. Les chiffres de mortalité par maladies des reins, dont il va être question, nous ouvriront quelques horizons sur l'influence démographique de l'alcoolisme, si l'on admet, comme c'est rationnel, que l'abus des boissons spiritueuses intervient largement dans l'étiologie des néphrites.

Il résulte des recherches de A. Baer (*Der Alkoholmissbrauch.* In *D. Vierteljahrsschrift f. öff. Gesundheitspflege*, XIV, p. 193, 1882) qu'à New-York, de 1872 à 1878, il est mort d'alcoolisme, sans *delirium tremens*, 1516 individus. A Berlin, en 1879 et 1880, sur les 72802 malades traités dans les huit grands hôpitaux de cette ville, il y eut 1095 cas d'alcoolisme ou de délire alcoolique et 62 décès de ces deux causes. De 1871 à 1880, la moyenne des décès d'alcoolisme a été : à Hambourg 49,3; à Altona 14,2; à Danzig 11,4 par an. De 1872 à 1877, la moyenne annuelle a été de 46,2 décès alcooliques à Vienne; il y a, dans les hôpitaux de cette ville, 1 alcoolique sur 127 malades; à Trieste, 1 sur 169; à Lemberg, 1 sur 67; à Innsbrück, 1 sur 66. En 1880, parmi les détenus entrés à Plötzensée (Berlin), il se trouva 363 buveurs.

L'alcoolisme n'est pas très-répandu en Italie, mais c'est encore dans les villes (Sormani) qu'il se montre de préférence. Parmi les causes de décès, on compte l'alcoolisme 23 fois en huit ans à Turin ; 30 fois en cinq ans à Vérone, 21 fois dans le même temps à Bologne, 20 fois à Gênes en quatre ans. A Milan, de 1858 à 1871, on a reçu 2564 ivrognes à l'hôpital Majeur et, de 1867 à 1871, il y a eu 5576 arrestations pour ivrognerie.

La statistique de Paris pour 1883 indique 182 décès par alcoolisme aigu ou chronique (en 1881, le chiffre était 187); il est sorti des hôpitaux 423 hommes et 127 femmes (total, 650 personnes), après avoir été traités de ces affections. La moyenne des décès (totaux) « par *delirium tremens* », à Bruxelles, est de 19,6 par an. A Berlin, pour les années 1878-1882, la moyenne annuelle des décès par maladies alcooliques (*Trunksucht, Alkoholismus, delirium tremens*) a été de 48,4 pour toute la population. Mais les chiffres réels vont en augmentant, 38 en 1878, 63 en 1882. Tout le monde sait qu'en effet l'alcoolisme est devenu la grande plaie de l'Allemagne, et quelques-uns des économistes du pays prétendent que l'alcool dispensera les Français de la revanche. Du moins, Adolf Gumprecht assure que telle est notre pensée.

Maladies des reins. Selon Finkelnburg, il est mort par maladies des reins, dans la période 1875-1879, sur 10 000 habitants :

LOCALITÉS.	VILLES.		CAMPAGNES.	
	Hommes.	Femmes.	Hommes.	Femmes.
État Prussien	2,8	1,7	0,8	0,4
Province du Rhin	1,9	1,4	0,5	0,3
Cercle de Cologne	2,7	1,7	0,6	0,2
— de Düsseldorf	1,8	1,4	0,7	0,4
— d'Aix-la-Chapelle	1,8	1,1	0,4	0,1
— de Coblence	1,4	1,0	0,4	0,2
— de Trèves	1,4	0,7	0,4	0,1

La mortalité par néphrite (simple et brightique), à Paris, est d'environ 26 décès par 100 000 habitants. A Berlin, 40. A Bruxelles, 34,4.

Suicides. Le suicide n'est pas l'une des causes les plus importantes de mortalité, mais il caractérise par certains côtés l'état cérébral des groupes. Pour cette raison, nous nous arrêterons un moment sur le suicide dans les villes.

Le suicide est plus commun à la ville qu'à la campagne. Les recherches de Morselli (de Milan [1879]) ne lui ont fait rencontrer qu'une exception à cette règle ; elle se présente en Danemark où, d'ailleurs, le suicide est plus fréquent que dans tout autre pays d'Europe.

SUICIDES (POUR 1 000 000 D'HABITANTS)

	Villes.	Campagnes.	Suicides urbains pour 100 suicides ruraux.
Danemark (1874-1876)	236	238	99
Bavière (1876)	118	104	114
Saxe (1859-1863)	317	219	14
Norvége (1866-1875)	103	65	158
Wurtemberg (1873-1875)	263	163	161
Hanovre (1856-1858)	198	120	165
Prusse (1869-1872)	162	97	167
Belgique (1851-1860)	61	34	181
France (1873-1876)	217	118	184
Italie (1877)	66	30	223
Suède (1871-1875)	167	67	249

Dans tous les groupes de population, les suicides féminins sont bien moins nombreux que les suicides d'hommes, mais la proportion en est un peu plus élevée à la campagne. En France, sur 10 000 suicides, il y a 1856 suicides féminins dans les villes et 2081 dans les campagnes. Et 100 suicides féminins dans les villes correspondent à 112 suicides féminins à la campagne. Au jugement de Layet, « les femmes sont conduites, en général, au suicide par des causes individuelles le plus souvent d'ordre physique ; chez les hommes, les motifs prédominants dérivent de la concurrence vitale ». L'existence matérielle de la femme des paysans étant beaucoup plus rude que celle des femmes de la ville, on conçoit que la première soit plus souvent poussée au suicide. D'ailleurs, il y a plus de suicides féminins par *amour contrarié* dans les campagnes et plus par *troubles domestiques* dans les villes.

La *misère* et l'*aliénation mentale* sont plus souvent causes de suicide dans les campagnes ; les *revers de fortune* le sont davantage dans les villes.

Au point de vue du *mode* de suicide, les hommes emploient de préférence, dans les villes, les *armes à feu*, la *submersion*, la *précipitation*, l'*empoisonnement* ; les femmes choisissent surtout la *submersion*, la *précipitation*, le *poison*. Le tableau ci-après, emprunté par Layet à Morselli, exprime à cet égard les rapports constatés en Italie dans les années 1878-1879.

MODES DE SUICIDE.	VILLES		CAMPAGNES	
	HOMMES.	FEMMES.	HOMMES.	FEMMES.
Instruments tranchants	61	21	50	26
Armes à feu	336	26	229	26
Submersion	161	404	315	589
Empoisonnement	104	161	24	37
Pendaison	94	63	271	221
Asphyxie	66	60	12	»
Précipitation	130	256	63	89
Écrasement sur la voie ferrée	39	»	27	15
Divers ou inconnus	6	9	6	3
TOTAUX	1000	1000	1000	1000

A Paris, les deux sexes confondus, les modes de suicide se classent comme il suit par ordre de fréquence : pendaison, asphyxie, submersion, armes à feu, précipitation, poison. Les moyens particulièrement recherchés par les femmes sont l'asphyxie, la submersion, la pendaison, la précipitation. La corde et les armes à feu fournissent les chiffres les plus élevés des suicides masculins.

Les décès par suicide sont assez nombreux à Bruxelles : 28,5 par 100 000 habitants. La proportion est sensiblement la même à Berlin (1878-1882) : 28,7. A Paris, elle dépasse 30.   JULES ARNOULD.

BIBLIOGRAPHIE. — Un certain nombre d'indications bibliographiques ont dû être incorporées au texte. Nous ne donnerons ici que les sources tout à fait spéciales. — VITRUVE (Marci-Pollionis). *De Architecturâ libri X.* — MONFALCON et DE LA POLINIÈRE. *Traité de la salubrité dans les grandes villes.* Paris, 1846. — PILAT (Ch.) et TANCREZ. *Hygiène de la ville de Lille.* In *Rapport sur les travaux du Conseil central de salubrité du département du Nord pendant l'année 1861.* — GAVARRET. *Éclairage de la ville de Paris*, 1869. — FREYCINET (Ch. de). *Principes de l'assainissement des villes.* Paris, 1870. — CHEVREUL. *Principes de l'assainissement des villes.* In *Journal des Savants*, août 1872. — FONSSAGRIVES. *Hygiène et assainissement des villes.* Paris, 1874. — D'AVIGDOR. *Das Wohlsein der Menschen in Grossstädten.* Wien, 1874. — RICHARDSON (B.-W.). *Hygia, a City of Health. A Presidential*

Address delivered before the Health Department of the Social Association at the Brighton Meeting, October 1875. London, 1876. — PETTENKOFER (Max von). *Ueber den Werth der Gesundheit in einer Stadt*, Vorlesungen 2. Heft. Braunschweig, 1878. — WIEL (Joseph) und GNEHM (Robert). *Hygienische Regeln für die Anlage neuer Stadttheile und Verbesserung der Alten*. In *Handbuch der Hygiene*. Karlsbad, 1878. — LOBER. *Statistique médicale de la ville de Lille*. Paris, 1880. — VARRENTRAPP (Georg). *Das Verhältniss der Sterbe- und Geburtsziffer in den deutschen Städten* In *Deutsche Vierteljahrsschrift f. öffentl. Gesundheitspflege*, XII, p. 157, 1880. — DU MÊME. *Die Gesundheitsverhältnisse Englands und Deutschlands, zunächst der grösseren Städte während des Sommerquartals 1879*. In *D. Vierteljahrsschr. f. öffentl. Gesundheitspfl.*, XII, p. 266, 1880. — LAGNEAU (Gustave). *Des maladies épidémiques dans le département de la Seine durant les années 1879-1880*. In *Annales d'hygiène*, 3e série, VI, p. 193, 1881. — VOISIN (Auguste). *Rapport sur l'organisation des secours publics à New-York et les améliorations qui pourraient être apportées dans le service des secours publics*. Paris, 1881. — *Die sanitären Anlagen der Stadt Erfurt*. Erfurt, 1881. — BEYER (E.). *Zweiter Bericht über das öffentliche Gesundheitswesen des Regierungsbezirks Düsseldorf für das Jahr 1880*. Dusseldorf, 1881. — BOULNOIS (H.-Percy). *Dirty dust-bins and Sloppy Streets; Practical Treatise on the Scavenging and Cleaning of Cities and Towns*. New-York, 1881. — HENNIKE (Jul.). *Mittheilungen über Markthallen in Deutschland, England, Frankreich, Belgien und Italien*. Berlin, 1881. — KOSACK (H.). *Ueber Volksgärten;* und SCHULZE (G.-A.). *Welches ist der Zweck der Strassenbäume im Innern der Grossstadt und wie erfüllen sie denselben?* Berlin, 1881. — FELIX (J.). *Jahresbericht des Gesundheitsamtes der Stadt Bukarest für das Jahr 1881*. In *D. Vierteljahrsschrift für öffentl. Gesundheitspflege*, XIV, p. 583, 1882. — BEETZ (Felix). *Die Gesundheitsverhältnisse der k. Haupt- und Residenzstadt München. Ein hygienischer Führer für Einheimische und Fremde*. München, 1881. — WIEBE (E.). *Ueber die Verbesserung des Gesundheitszustandes der Stadt Dublin*, von Robert Rawlinson. In *D. Vierteljahrsschr. für öffentliche Gesundheitspfl.*, XIII, p. 375, 1881. — SKRZECZKA (C.). *Generalbericht über das Medicinal- und Sanitätswesen der Stadt Berlin in den Jahren 1879 und 1880*. Berlin, 1882. — PISTOR. *Das öffentliche Gesundheitswesen im Regierungsbezirk Oppeln während der Jahre 1876 bis 1880*. Oppeln, 1882. — ROCKWITZ (C). *Generalbericht über das öffentliche Gesundheitswesen des Regierungsbezirks Cassel für die Jahre 1875-1879*. Cassel und Berlin, 1882. — BROUARDEL (P.). *Note sur la mortalité par quelques maladies épidémiques à Paris, pendant les douze dernières années*. In *Revue d'hygiène*, IV, p. 951, 1882. — WIDMER (E.). *Commission d'étude de l'assainissement du Havre. Rapport général*. Le Havre, 1882. — BOCHMANN (E.). *Programm zu einem Centralschlachthaus und Viehmarkt in Riga*. Riga, 1882. — SLAGG (Charles). *The Burning of Town-Refuse at Leeds*. London, 1882. — MAURER (W.). *Der neue städtische Viehof (Schlachthaus- und Viehmarkt-Anlage) in Elberfeld*. In *Centralbl. f. allgem. Gesundheitspfl.*, I, 1882. — FLÜGGE (C.). *Anlage von Ortschaften*. In *Handbuch der Hygiene und Gewerbekrankheiten* von Pettenkofer und Ziemssen. Leipzig, 1882. — DU MESNIL (O.). *La cité des Kroumirs*. In *Annales d'hygiène*, 3e série, VII, 1882. — BOERNER (Paul). *Hygienischer Führer durch Berlin*. Berlin, 1882. — BARABANT. *Note sur les questions de viabilité*. In *Rapports de la Commission d'assainissement de Paris*, 1883. — DU MESNIL (O.). *Une rue du faubourg Saint-Antoine en 1883*. In *Annales d'hygiène*, 3e série, X, 1883. — DURAND-CLAYE (Alfr.). *Programme de l'assainissement de Paris*. In *Ann. d'hygiène*, 3e sér., X, p. 271, 1883. — CONI (R.). *Annuaire statistique de la province de Buénos-Ayres pour 1882*, édition en français. Buenos-Ayres, 1883. — *Reports (XL and XLI) to the Legislature of Massachusetts relating to the Registry and Return of Births, Marriages and Deaths in the Commonwealth*. Boston, 1882-1883. — VALLIN (Em.). *L'hygiène à Londres*. In *Revue d'hygiène*, V, p. 353, 1883. — *L'assainissement de Paris. Les usines de la banlieue*. In *Annales d'hygiène*, 3e série, X, p. 200, 1883. — DU MESNIL (O.). *État sanitaire de Paris et de Bruxelles*. In *Annales d'hygiène*, 3e série, IX, p. 294, 1883. — WOLFBERG. *Ueber Samariter Schulen*. In *Centralblatt f. allgem. Gesundheitspfl.*, II, p. 313, 1883. — CAMERON (Charles). *Report upon the State of Public Health and the Sanitary Work performed in Dublin during the Year 1882*. Dublin, 1883. — SPIESS (Alexander). *Jahrestabelle der Geburts- und Sterblichkeitsverhältnisse der Stadt Frankfurt a. M. im Jahre 1882*. Berlin, 1883. — VILLARET. *L'hygiène à Berlin*. In *Revue d'hygiène*, V et VI, 1883-1884. — BAZALGETTE (J.-W.). *Discours à l'Institution of Civil Engineers*, 8 janvier 1884, et : *Les maisons et la voirie à Londres*. In *Journ. officiel de la République française*, 18 août 1884. — GOES (Emmerich). *Ueber rauchfreie Verbrennung*. Bamberg, 1884. — HART (Ernest). *Smoke Abatement*. London, 1884. — SCOTT (William-B.). *Cleansing Streets and Ways in the Metropolis and Large Cities*. London, 1884. — KAISER (Ch.). *Zur Frage der Strassenreinigung*. Stuttgart, 1884. — RÖSZAHEGYI (Aladar von). *Hygienische Grundsätze bei der Reconstruction von Städten mit besonderer Rücksicht auf Szegedin*. Berlin, 1883. — DU MESNIL (O.). *Rapport général sur les travaux de la Commission des logements insalubres de la ville de Paris, de 1877 à 1883*. Paris, 1884. — MARTIN (A.-J.). *Étude sur l'administration sanitaire à l'étranger et en France*, t. I. Paris, 1884. — CACHEUX (Émile). *L'économiste politique*. Paris, 1885. — DELORE. *Hygiène de l'air des villes*. Lyon, 1885. — *État sanitaire des principales villes de l'Angleterre en 1884*. In *Semaine médic.*, n° 10, p. 80, 1885. — GIRARD. *Notices sur Grenoble et ses environs*. Grenoble, 1885. — BŒRNER (Paul). *Bericht über die allgemeine deutsche Ausstellung auf dem Gebiete der Hygiene und des Rettungswesens Berlin 1883*, Bd. II. Breslau, 1885. — DURAND-CLAYE (Alfr.). *L'assainissement intérieur et extérieur de Berlin*. In *Revue d'hygiène*, VII, p. 20 , 1885. — KŐRÖSI (Joseph). *Die Sterblichkeit der Stadt Budapest in den Jahren 1876-1881*, aus dem Ungarischen übersetzt. Berlin, 1885. — SIEGFRIED (Jules). *Ville du Havre. Projet d'assainissement*. Havre, 1885. — *Die Sterblichkeit in Danzig vor und nach Einführung der Quellwasserleitung und Canalisation*. In *Centralbl. f. allgem. Gesundheitspfl.*, IV. p. 1, 1885. — *Annuaires statistiques de la France*. Paris. — *Annuaire statistique de la ville de Paris* (depuis 1882). Paris. — JANSSENS (E.). *Annuaire démographique de la ville de Bruxelles* (depuis 1862). Bruxelles. — COMMISSION D'ASSAINISSEMENT DE PARIS. *Comptes rendus et rapports*. Paris, 1883-1885. — *Annales de démographie*. — *Sterblichkeits-Statistik von 57 Städten der Provinzen Westfalen, Rheinland und Hessen-Nassau*. In *Centralbl. f. allgem. Gesundheitspflege*, 1882-1886. — BLASIUS (R.). *Der Gesundheitszustand der Städte des Herzogthums Braunschweig in den Jahren 1881-1886*. Braunschweig. — *Reports of the Registrar General of Births, Deaths and Marriages in England* (annuel). London. — *Annual Report of the Registrar General of Births, Deaths and Marriages in Scottland*. Edinburgh. — Les *Reports* (annuels) des *Boards of Health* américains, particulièrement des villes : Albany, Baltimore, Boston, Chicago, Cincinnati, New-York, Brooklyn, Détroit, Providence, San-Francisco. — LAUNAY, LANGLET. *Rapports annuels des bureaux d'hygiène du Havre, de Reims*. — SOGNIES. *Annuaire statistique et démographique de la ville de Nancy*. — VITTU (F.). *Communication* (annuelle) *sur le marché aux bestiaux, l'abattoir, l'hygiène et la statistique alimentaire de la ville de Lille*. — Les traités d'hygiène. — Bibliographie des articles ÉGOUTS, EAUX, HABITATIONS, etc., etc.   J. A.

VIN. § I. **Chimie et Industrie.** On a donné le nom de *vin*, du latin *vinum*, à un très-grand nombre de liquides résultant de la fermentation alcoolique de jus sucrés. On prend souvent la précaution d'indiquer par un mot la source du liquide alcoolique. Aussi emploie-t on les expressions vin de palmier, vin de cerises, vin de bananes, etc. D'autres fois le nom rappelle une localité et un mode d'obtention : vin de Porto, vin de Malaga, vins de sucres, vins de raisins secs, etc., etc.

Mais, si on dit tout simplement *du vin*, on veut désigner le produit de la fermentation du jus de raisin arrivé à maturité. C'est cette désignation que la loi française, notamment, accepte. Et à son point de vue tout ce qui n'y répond pas exactement ne peut être vendu sous le nom seul de *vin*. De plus, toute addition de substances étrangères à un tel liquide faite dans des conditions non prévues par des décrets, non sanctionnée par un antique usage, ou bien faite dans le but de donner au produit des qualités superficielles qui sont de nature à lui donner une pseudo-valeur réelle, est considérée comme une sophistication.

En ne nous en tenant qu'à l'étude du vin proprement dit, nous sommes obligé de résumer d'une façon excessive tous les documents utiles à connaître. Nous allons faire ce résumé de notre mieux, en nous inspirant des intérêts qu'ont la médecine et l'hygiène à bien connaître ce précieux liquide.

Le vin est une excellente boisson alimentaire, très-hygiénique. Il renferme des principes nutritifs et toniques qui sont utilisés en thérapeutique, et il possède des propriétés spéciales, dissolvantes et conservatrices, qui l'ont fait servir en pharmacie comme base des *Œnolés* (voy. VINS MÉDICINAUX, plus bas, p. 640). Ce serait une erreur de croire que le vin n'agit que par l'alcool qu'il contient, car les autres principes qu'il renferme ont tous une action bien manifeste sur nos différents organes. Au reste, au point de vue de ces principes et des actions qu'ils peuvent exercer, les vins diffèrent notablement les uns des autres.

Il est bon de faire remarquer aussi que le vin naturel ne produit pour ainsi dire pas l'*alcoolisme*, cette maladie est surtout le fait des alcools de mauvaise qualité, et n'est engendrée par l'abus du vin que lorsque celui-ci est additionné de mauvais alcools. Le vin naturel pris en quantité modérée aide aux fonctions digestives, c'est un stimulant des différentes parties du tube digestif. Pris en excès, il produit l'ivresse. On a beaucoup écrit sur les actions spéciales, au point de vue de l'ivresse, qu'exercent les différents vins. Il est probable qu'il n'y a rien de bien sérieux dans tous les récits qui ont été faits; toutefois, il en ressort ce fait que l'ivresse occasionnée par le vin naturel est gaie et s'accommode bien des chansons. Mais, ne pouvant nous étendre sur ce sujet, nous renvoyons le lecteur aux mots Ivresse et Alcoolisme.

Nous allons diviser cet article en cinq paragraphes, et nous étudierons successivement :

La composition chimique et la classification des vins;

Les moyens de les obtenir;

Les procédés employés pour les conserver et les prémunir contre les maladies qu'ils peuvent subir;

Les méthodes usitées pour en faire l'analyse;

Les procédés au moyen desquels on peut reconnaître les principales falsifications qu'on leur fait subir.

§ I. Composition chimique et classification des vins. Le vin a pour caractère essentiel d'être un liquide alcoolique. S'il est vrai de dire que tout liquide alcoolique n'est pas du vin, il n'est pas moins vrai d'ajouter que tout liquide qui ne renferme pas d'alcool ne peut pas être considéré comme du vin.

L'alcool et l'eau sont les deux principes qui dominent dans ce liquide, mais on y rencontre un très-grand nombre d'autres substances qui, tout en étant en proportions faibles et fort variables, n'en existent pas moins et servent à caractériser le vin.

Si nous prenons un vin ordinaire bien préparé avec des raisins arrivés à maturité, nous pourrons en séparer, par des méthodes analytiques délicates, les corps qui suivent :

1° *De l'eau*, c'est elle qui sert de véhicule à toutes les autres substances.

2° *De l'alcool ordinaire* qui se trouve en majeure partie à l'état de simple mélange et en petite proportion à l'état de combinaisons éthérées. C'est du vin qu'on a tout d'abord retiré l'alcool éthylique ou *alcool ordinaire*, qui est encore souvent désigné sous le nom d'*esprit-de-vin*.

3° *D'autres alcools*, monatomiques ou polyatomiques; ces alcools autres que l'alcool ordinaire se retrouvent en très-petite quantité. Ces alcools sont : parmi les monatomiques, le *propylique*, le *butylique*, l'*amylique*, le *caproïque* et l'*œnanthique;* parmi les alcools polyatomiques on a trouvé quelques *glycols*, de la *mannite*, qui est un alcool hexatomique, et enfin et *toujours* de la *glycérine*, alcool triatomique, qui domine beaucoup parmi tous ces corps et qui se produit d'une façon constante dans toutes les fermentations alcooliques.

4° *Des éthers*, ce sont eux qui donnent aux vins leurs *bouquets*. Parmi ces éthers se rencontre toujours l'éther œnanthique, qui bout à 225 degrés et qui est soluble dans l'eau, l'alcool et l'éther ordinaire, puis une petite quantité d'éther acétique. Au reste, sous l'influence du temps, du repos dans un lieu à température constante, et à l'abri du contact de l'air, les différents acides du vin s'éthérifient, grâce à l'alcool. Aussi voit-on le bouquet des vins se modifier avec l'âge et donner à certains vins vieux leur odeur et leur saveur si agréables.

5° *Des aldéhydes*, notamment de l'aldéhyde ordinaire qui se produit en petite quantité pendant la fermentation et qui se forme aussi par l'action de l'oxygène de l'air sur l'alcool. L'aldéhyde prend naissance dans les vins qui commencent à se piquer.

6° *Des acides organiques*, ceux-ci sont nombreux et se trouvent en partie à l'état libre, et en partie aussi à l'état de combinaison avec le potassium, le sodium et le calcium.

Les vins nouveaux contiennent de l'acide carbonique qui ne tarde pas à disparaître. En vieillissant, sous des influences diverses, probablement l'air et l'action des infiniment petits, les alcools du vin et même certains acides fixes se détruisent pour donner naissance à des acides gras volatils, acétiques et homologues supérieurs. Dans les vins normaux, nouveaux ou anciens, mais bien conservés, ces acides volatils n'existent qu'en une très-petite proportion. Leur quantité augmente, au contraire, lorsque les vins s'altèrent par suite de l'envahissement des microbes.

Au nombre des acides organiques fixes signalons tout d'abord l'*acide tartrique*, qui préexiste dans le raisin. Dans les vins on ne trouve que rarement cet acide à l'état de liberté, surtout dans les vins rouges ; il existe toujours à l'état de tartrate acide de potassium. Toutefois, dans quelques vins blancs, certains chimistes en ont rencontré à l'état de liberté. Outre le tartrate acide de potassium on trouve dans les vins des tartrates de calcium, de magnésium et de fer. L'acide tartrique normalement renfermé dans la majeure partie des vins est l'acide tartrique droit ; dans certains vins des Vosges on rencontre en outre de l'acide racémique, qui n'est autre chose qu'une combinaison moléculaire d'acide droit et d'acide gauche.

La crème de tartre, qui est assez abondante dans les vins nouveaux, 4 à 5 grammes par litre, se dépose peu à peu à mesure que le vin vieillit.

A côté de l'acide tartrique se rencontre dans le raisin et dans le moût un autre acide très-voisin, l'*acide malique*. Cette substance existe dans tous les raisins, mais principalement dans ceux qui n'ont pas mûri suffisamment. Il passe dans le vin et lorsqu'il domine il lui communique une saveur spéciale qui contribue à donner le goût que l'on désigne sous le nom de *verdeur*. Lorsque le raisin est bien mûr, la proportion d'acide malique est assez faible.

Un troisième acide très-important et qu'on doit toujours rencontrer dans les vins sains, c'est l'acide *succinique*. Ce corps ne préexiste pas dans le raisin comme l'acide tartrique, mais il prend naissance en même temps que l'alcool, l'acide carbonique et la glycérine, pendant la fermentation alcoolique. Sa présence, selon certains auteurs, contribuerait puissamment à donner au vin la saveur vineuse qui caractérise ce liquide.

7° *Des acides minéraux.* Ces acides, qui sont combinés à la potasse, la soude et la chaux, quelquefois à la magnésie, sont les acides sulfurique, phosphorique et chlorhydrique, dans les vins naturels et non préparés par des procédés spéciaux de vinification. Les proportions de ces acides minéraux sont faibles, quoique variables avec la nature du sol sur lequel croît la vigne et la nature des engrais qu'on a pu lui fournir.

8° *Des matières sucrées.* Le vin nouveau renferme toujours une certaine quantité de sucre de raisin qui n'a pas fermenté. On admet même que ce sucre se trouve combiné sous forme de glycosides avec les acides tartriques et maliques, et que par la suite ces combinaisons se détruisent avec mise en liberté des éléments, et que le sucre éprouve alors une fermentation qui le fait disparaître.

Lorsque un moût très-sucré fermente, la fermentation marche tout d'abord très-énergiquement, puis elle se ralentit à mesure que le liquide s'enrichit en alcool. Il arrive même un moment où l'action du ferment est paralysée par la présence de cet alcool accumulé, alors elle s'arrête et le vin est légèrement ou fortement sucré selon la quantité de sucre qui reste en dissolution. C'est ce qui se passe pour les vins doux.

On a signalé encore dans les vins la présence de la *mannite*, de l'*inosite* et de dextrines et matières gommeuses diverses.

9° *Matières tannantes et colorantes.* Les vins renferment un certain nombre de substances tanniques différant un peu du tannin de la noix de galle. Ce tannin spécial que l'on peut retirer des pépins du raisin et de la râfle porte le nom d'œno-tannin. On en trouve plus dans les vins rouges que dans les vins blancs. L'œno-tannin est un puissant agent de clarification et de conservation des vins, ceux qui en renferment beaucoup sont très-astringents au goût et se conservent presque indéfiniment.

La couleur des vins est due à un ensemble de matières colorantes jaunes, rouges et bleues, dont la composition ne paraît pas encore bien établie et qui présente certaines relations avec l'œno-tannin. M. Gautier a été amené à conclure de ses recherches que toutes ces matières forment comme une famille naturelle de corps analogues, mais non identiques, appartenant à la série aromatique et prenant naissance au moment de la maturité du raisin par l'oxydation du tannin spécial se trouvant dans la pellicule.

Il y aurait trois principes colorants principaux ayant assez d'analogie avec l'œnoline de Glénard.

L'oxygène libre agit énergiquement sur les matières colorantes du vin qu'il détruit en partie et fait passer au jaune.

10° Enfin signalons, pour être plus complet, la présence possible dans les vins des corps suivants, en faible quantité : *fluor, alumine, oxyde de fer, manganèse,* etc.

Dans les analyses des vins, il est rare que l'on sépare tous les corps que nous venons d'énumérer. On les mesure souvent en bloc en séparant par évaporation ceux qui sont fixes de ceux qui sont volatils. Le résidu s'appelle *extrait sec.* On ne sépare aussi que rarement les acides libres renfermés dans les vins, on se contente le plus souvent de les évaluer en acide sulfurique monohydraté.

Classification des vins. Les vins se divisent d'abord en vins rouges et en vins blancs, puis chacune de ces divisions comporte trois grandes classes, qui sont :

Les vins *secs* — ils sont d'une saveur non sucrée, transparents, légèrement acides et astringents. Ils chauffent la langue et le palais à la première dégustation, ils ont un bouquet plus ou moins prononcé. Suivant l'impression produite à la dégustation, on les qualifie de *verts*, d'*acerbes*, lorsqu'ils possèdent un goût légèrement âpre, dû principalement à la présence d'acide malique ; de *plats*, lorsqu'ils n'ont presque pas de saveur ; d'*ayant du corps*, lorsque la première impression est de remplir et échauffer la bouche ; *généreux*, lorsque le titre alcoolique dépasse 10 ou 11 degrés ; *faibles*, dans le cas contraire. Puis la saveur fait reconnaître un vin *jeune*, un vin *vieux*, un vin *ordinaire*, un vin *fin*, et le palais de quelques rares dégustateurs le *crû* et l'*année*.

Voici un tableau qui résume la composition des vins *secs* :

	Quantité minima.	Quantité moyenne.	Quantité maxima.
Alcool en volume, pour 100	6 degrés.	10 degrés.	14 degrés.
Acidité totale exprimée en acide sulfurique, par litre.	$2^{gr},50$	4 gr.	6 gr.
Extrait sec par évaporation, à 100 degrés, par litre.	16 gr.	20 gr.	24 gr.
Cendres (produit de l'incinération de l'extrait), par litre.	1 gr.	2 gr.	$3^{gr},50$
Crème de tartre, par litre.	$1^{gr},50$	$2^{gr},50$	$4^{gr},50$

Lorsque les vins renferment du sucre réducteur, la quantité d'extrait sec est augmentée d'autant. Dans le tableau ci-dessus, l'extrait sec est calculé par déduction du sucre réducteur. Lorsqu'ils renferment du sulfate de potasse (vins plâtrés), les quantités d'extrait et des cendres sont augmentées. Dans certaines années, très-mauvaises, beaucoup de vins n'ont pesé que 4 et 5 degrés. Le degré 14 est exceptionnel pour les vins français, l'année 1887 en a toutefois produit un certain nombre.

Les vins blancs secs sont généralement moins riches en extrait sec que les vins rouges, la moyenne est plutôt de 18 que de 20 grammes. Enfin, on remarque très-souvent que dans ces vins secs naturels il existe certains rapports importants, tels que ceux qui existent entre le poids de l'extrait sec par litre et le degré alcoolique : deux à un. On remarque encore que, plus les vins sont pauvres en alcool, plus grande est leur acidité totale. Si on additionne les chiffres représentant le titre alcoolique et celui qui représente l'acidité totale, on obtient un minimum de 12,5. Ces considérations interviennent dans la discussion des résultats d'une analyse, pour établir si un vin a été *mouillé*, c'est-à-dire additionné d'eau.

Les *vins liquoreux* ou *vins de liqueurs* sont ceux qui renferment une forte proportion d'alcool et de sucre. Ces vins sont faiblement acides et ne renferment que peu de crème de tartre. Ils se récoltent dans les pays méridionaux. Lorsque le titre alcoolique atteint 15 degrés, la fermentation s'arrête et l'excès de sucre réducteur se retrouve dans le vin. Ces vins liquoreux sont très-souvent l'objet d'une fabrication de toute pièce. Ils ont pour base des raisins secs avec lesquels on fait des piquettes, des moûts concentrés qu'on mélange, qu'on additionne d'alcool, de façon à leur donner une force alcoolique suffisante et qu'on aromatise avec différentes substances selon le vin qu'on veut imiter.

Ces vins titrent de 16 à 20 degrés d'alcool, et ils renferment une proportion de sucre et d'extrait sec très-variable. Les principaux sont le malaga, le muscat, le xérès, le madère et le porto.

Les *vins mousseux*, qui sont obtenus naturellement en enfermant dans des bouteilles solides et fortement bouchées des vins dont la fermentation n'est pas terminée. Celle-ci continue et produit de l'acide carbonique qui, ne pouvant se dégager, reste dissous sous pression dans le vin. Ce gaz carbonique se dégage lorsqu'on débouche les bouteilles et produit la mousse et communique au palais la saveur piquante spéciale que possèdent ces vins, tels que ceux de Champagne et de Saumur.

II. MOYENS D'OBTENIR LES VINS. Tous les raisins sont susceptibles de fournir du vin. En France, les cépages les plus recherchés sont le *pineau noir*, le *pineau gris* et le *gamay blanc*. On vendange les vignes en septembre et octobre, suivant les régions et les conditions climatologiques. Le raisin coupé est foulé et écrasé, et est mis dans des cuves où son suc subit la fermentation. Celle-ci dure de quelques jours à six semaines. De la fermentation qui s'opère dans ces cuves d'une façon tumultueuse il se dégage de grandes quantités de gaz carbonique qui soulève les râpes sous la forme de ce qu'on appelle le *chapeau de vendange*. Il est imprudent de séjourner dans les celliers où fermente le raisin, on a maintes fois constaté des cas d'asphyxie dus au gaz carbonique. La température du liquide qui fermente s'élève beaucoup, et quelquefois il est bon de rafraîchir les cuves par des aspersions d'eau froide. A mesure que le sucre fermente, l'alcool augmente dans la liqueur, il dissout la couleur rouge de la pellicule ainsi que les substances tannantes du raisin et en même temps la densité du moût sucré diminue ; lorsque la densité est voisine de l'unité, la *première fermentation* peut être considérée comme terminée. Cependant le vin renferme une petite quantité de sucre, 2 à 4 grammes par litre en général, qui ne disparaît que longtemps après. Quoi qu'il en soit, le vin est retiré de la cuve, mis en barriques et abandonné au repos. Au bout d'un certain temps, quelques mois, il dépose beaucoup (*lie*), on le soutire dans de nouvelles barriques et on peut le livrer ainsi à la consommation ou le soigner et le laisser vieillir, le tout dépend des circonstances et principalement de la valeur du cru. Il y a des vins qui ne gagnent pas en vieillissant, il y en a d'autres qui n'ont intérêt à être consommés qu'à cette condition.

Lorsque les années sont favorables à la vendange, toute la série des opérations de la vinification se passe bien. Si le raisin est, en effet, arrivé à maturité, le degré alcoolique sera assez élevé pour que l'action de l'alcool jointe à celle des autres substances solubles suffise à la bonne qualité et conservation du produit. Si, au contraire, le raisin mûrit mal et que l'on craigne que le degré d'alcool ne soit pas assez élevé, on *sucre* la vendange. Cette coutume accidentelle pour certaines régions, constante pour d'autres, par exemple, la Bourgogne, consiste à ajouter au raisin du sucre cristallisé que l'on fait dissoudre dans la plus petite quantité d'eau chaude possible. Ce procédé a été indiqué par Chaptal dès le commencement du siècle. Un bon moût doit posséder une densité de 1,075 environ. Dans certains cas, on est obligé de neutraliser par de la chaux une partie des acides libres du moût. Il est vrai de dire que souvent, au lieu de neutraliser le moût et d'y ajouter une solution très-concentrée de sucre cristallisé (saccharose), on y verse une solution plus étendue de cette substance. La quantité de vin est augmentée, mais le procédé constitue une véritable falsification, si elle n'est pas déclarée. Certains viticulteurs remplacent à tort la saccharose, qui s'intervertit dans le moût, par de la glycose commerciale ou sucre de fécule que les industriels appellent quelquefois improprement sucre de raisins. Ces glycoses sont toujours impures et renferment des matières dextrogyres (dextrines) infermentescibles qui restent dans le vin.

On donne le nom de *second vin* ou *vin de seconde cuvée* au produit fermenté que l'on obtient à la suite du vin normal ou de *goutte mère*, en versant sur les râpes de l'eau sucrée additionnée d'une certaine dose d'acide tartrique. Le tout ne tarde pas à fermenter et à donner un produit alcoolique qui, s'il n'a pas la valeur du vin de *goutte mère*, n'est pas dépourvu de qualités hygiéniques. On fait même quelquefois des vins de troisième cuvée. On remplace aussi pour ces produits la saccharose par la glycose et quelquefois par des raisins secs. Mais ceux-ci servent à faire des boissons spéciales désignées sous le nom de vins de raisins secs, et qui bien préparées ne le cèdent en rien à beaucoup de vins blancs ordinaires.

Pour préparer les vins de raisins secs, on prend 1 partie de raisins secs de bonne qualité, Corinthe, Thyra, Smyrne, etc., on y ajoute 4 parties d'eau chauffée de façon que le mélange soit à 35 degrés environ, et on laisse fermenter. Au bout de quelques jours, on retire par soutirage une boisson vineuse qui pèse 8 degrés d'alcool environ.

Les piquettes sont des boissons obtenues par addition d'eau sur les marcs de raisins. Cette eau s'empare d'une partie des substances non dissoutes et prend une saveur aigrelette très-goûtée de certains palais. Ces piquettes constituent souvent la seule boisson de beaucoup de gens de campagne.

Il y a des régions où pour des raisons qu'il serait trop long de rapporter ici on a l'habitude de *plâtrer* la vendange, c'est-à-dire qu'on ajoute du sulfate de chaux au moût. Ce sel de chaux se dissout dans le moût et de plus il agit sur la crème de tartre en la transformant en tartrate de chaux insoluble, en acide tartrique libre et en sulfate de potasse. Lorsque le moût fermente et qu'il s'enrichit en alcool, le sulfate de chaux, qui est très-peu soluble dans la liqueur alcoolique, se dépose en entraînant avec lui les germes et substances en suspension qui nuiraient à la conservation du liquide. Le produit obtenu renferme du sulfate de potasse en excès, on dit que le vin est *plâtré*. Aux termes de circulaires ministérielles, les vins plâtrés ne peuvent librement être l'objet de transactions commerciales qu'autant qu'ils renferment moins de 2 grammes par litre de sulfate de potassium. Cette pratique séculaire de plâtrage a fait l'objet dans ces derniers temps de nombreuses discussions, qui même ne sont pas terminées. En tous cas, elle a provoqué une industrie nouvelle, celle du déplâtrage des vins (*voy.* POTASSIUM, SULFATE et CHLORURE). Les vins naturels ne renferment guère qu'un maximum de 75 centigrammes par litre de sulfate de potasse, tandis que les vins plâtrés en renferment jusqu'à 3, 4, 5 et 7 grammes.

§ III. CONSERVATION ET MALADIES DES VINS. Le vin est un liquide *animé*, a écrit un auteur œnologiste. C'est peut-être beaucoup dire ; toutefois il a la fragilité des êtres animés, et il porte avec lui le germe de bien des maladies, et de plus il n'est susceptible de se conserver qu'à la condition d'être soigné minutieusement et par des personnes entendues et soigneuses. Nous ne pouvons ici, quoique le titre de l'encyclopédie paraîtrait le permettre, parler en détail de toutes les maladies des vins ; nous ne pouvons que les énumérer.

Les vins faibles en alcool, exposés à l'air, se recouvrent rapidement de productions blanchâtres qu'on appelle *fleurs de vin*, et qui sont constituées par un amas de cellules de *Mycoderma vini* : on dit que ce vin est *fleuri*. Ce micoderme décompose l'alcool du vin en acide carbonique et en eau, par conséquent il appauvrit ce liquide en alcool et le prédispose à la piqûre. Pour éviter cette altération, on n'a qu'à tenir le vin à l'abri du contact de l'air.

La *piqûre* est l'état d'un vin aigri, c'est-à-dire dans lequel le *Micoderma aceti*, ou ferment figuré du vinaigre, a pris naissance. Ce micoderme transforme l'alcool en acides acétique et carbonique. Cette altération porte encore le nom d'*ascescence*.

La *tourne* ou la *pousse* est le nom donné à une ou plusieurs maladies des vins qui se trouvent être caractérisées par la diminution du tartre, le dégagement d'acide carbonique, la production d'acide acétique, le trouble du liquide, la disparition de ses qualités organoleptiques et la modification de la couleur. Dans ces vins on trouve, d'une façon constante, un ferment figuré formé de filaments d'une extrême ténuité. Les automnes pluvieux, certaines maladies de la vigne, comme le mildew, prédisposent les vins à la tourne.

L'*amertume* est une maladie qui a quelque analogie avec la tourne, comme elle, elle est l'œuvre d'un ferment anaérobie très-ténu, mais différent du précédent en ce qu'il est formé d'articles nettement visibles. Le vin acquiert une saveur amère spéciale, qui a fait donner à cette maladie le nom qu'elle porte. L'amertume est une maladie commune des plus fins crus de la Bourgogne.

La *graisse* atteint les vins blancs et jeunes, elle est due encore à un ferment figuré qui attaque les matières sucrées et gommeuses du vin et rend ce liquide visqueux et filant.

C'est pour remédier à la plupart de ces inconvénients que l'on sucre la vendange dans certaines localités et dans certaines années. C'est pour le même motif qu'en Espagne et dans le Midi en général on plâtre le vin et que partout on lui prodigue des soins minutieux. Depuis des siècles, la pratique du *soutirage* est employée. Avant de connaître les *microbes*, l'expérience avait démontré qu'un repos dans un local à température constante et modérée permettait leur dépôt dans le fond des tonneaux, et qu'en décantant la partie supérieure on avait un liquide susceptible de bonne conservation. Le soutirage doit se pratiquer au printemps et en automne, principalement par des vents de nord et lorsque la pression atmosphérique est élevée.

Lorsque le vin ne se clarifie pas absolument bien par simple dépôt, on lui fait subir l'opération du *collage*, c'est-à-dire qu'on le mélange avec des substances (blanc d'œuf, colle de poisson, gélatine, sang, lait) capables de former avec le tannin un précipité qui entraîne avec lui les impuretés et les germes. Il est quelquefois bon, surtout pour les vins blancs, d'y ajouter un peu de tannin ou d'œnotannin avant d'y mettre la substance albuminoïde. Dans tous les cas, il faut soutirer le vin et le placer dans des futailles dans lesquelles les germes sont détruits. L'expérience a appris et la théorie a démontré que l'acide sulfureux était excellent pour atteindre ce résultat. On soufre les barriques, c'est-à-dire qu'on y fait brûler des mèches soufrées. On remplace souvent aujourd'hui le soufrage au soufre par l'addition aux vins de bisulfites de chaux en solution saturée. Toutes ces opérations sont licites ; la dernière a pour effet d'augmenter sensiblement la richesse du vin en acide sulfurique. Ce point est utile à connaître, car il ne faudrait pas conclure qu'un vin de la Gironde qui renferme au moment de la décuvaison environ $0^{gr}{,}30$ par litre de sulfate de potasse a été plâtré ou additionné de vin plâtré, si on lui en trouve quelques années après 1 gramme ou $1^{gr}{,}25$ par litre. Ce vin a pu être soutiré un certain nombre de fois et placé dans des tonneaux soufrés.

Dans le but de conserver les vins, dans certaines régions on les vine, on les sale et on les additionne d'acide salicylique. Depuis quelque temps, on remplace l'acide salicylique, qui est interdit, par des compositions à base de *tartrate borico-sodique* qui agissent comme antiseptiques à cause de l'acide borique qu'elles renferment.

Disons en terminant que l'avenir nous semble réservé au chauffage des vins dans des appareils spéciaux à 60 degrés environ, température capable de détruire les germes qu'ils renferment. Le chauffage aurait aussi pour effet d'activer le vieillissement du vin.

§ IV. MÉTHODE D'ANALYSES DES VINS. L'analyse complète d'un vin est une opération qu'on pratique rarement; pour les besoins de l'hygiène et des transactions commerciales on ne recherche et on ne dose que certains corps seulement. Nous allons à ceux-ci seulement restreindre notre exposé. Les corps à doser sont : l'alcool, les acides libres fixes et volatils, l'extrait sec, les cendres, le carbonate de potassium renfermé dans ces dernières, le sucre, la glycérine, le tartre, le tannin.

Alcool. On *pèse* un vin, c'est-à-dire qu'on recherche la proportion centésimale d'alcool qu'il renferme, au moyen d'un grand nombre de méthodes qui s'appuient sur chacune des propriétés physiques de l'alcool, densité, point d'ébullition, tension superficielle, indice de réfraction, etc.

Le procédé de Gay-Lussac consiste à distiller dans un petit alambic un certain volume de vin ; on distille de façon à recueillir la moitié du volume du vin mis en expérience, et on prend le degré alcoolique de ce liquide distillé au moyen d'un alcoomètre sensible et en effectuant, s'il y a lieu, les corrections de température. Ce degré est le double de celui du vin essayé.

La méthode ébulliométrique consiste à faire bouillir, dans des appareils spéciaux et gradués *ad hoc*, le vin que l'on veut peser. Après avoir fixé l'échelle mobile du thermomètre en un point indiqué par une ébullition d'eau pure, on n'a qu'à regarder, lorsque le vin est en ébullition, le chiffre marqué en regard du point où s'arrête le mercure du thermomètre, ce chiffre indique le titre alcoolique du vin. C'est au moins ce qui a lieu pour un certain nombre d'appareils, tels que ceux de Malligand, d'Amagat, etc., etc. Dans d'autres appareils, au contraire, par exemple, le thermomètre est gradué en dixièmes de degrés centigrades, on lit la température exacte d'ébullition du vin et on cherche dans une table le degré alcoolique correspondant.

Nous ne pouvons entrer ici dans tous les détails de manipulation; toutefois faisons remarquer que la méthode de Gay-Lussac donne des résultats erronés lorsque les vins renferment des acides volatils. Pour avoir un titre exact, dans ces conditions, il faut opérer comme l'a indiqué Pasteur : 1° distiller le vin comme d'habitude ; 2° neutraliser le liquide distillé avec de l'eau de chaux ; 3° redistiller le mélange et prendre le titre alcoolique. Il n'est pas rare d'obtenir pour certains vins par la méthode ordinaire et celle de Pasteur des différences qui peuvent atteindre 1 degré.

Les méthodes ébulliométriques sont très-rapides et très-commodes. Elles donnent, lorsque les appareils sont bien gradués, des résultats fort exacts, à la condition que les vins ne renferment pas trop de substances extractives, et notamment une trop grande quantité de sucre. Dans les cas douteux, ou pour les vins sucrés ou très-colorés, il est prudent de les dédoubler avant de faire l'expérience. On double ensuite le résultat obtenu.

Acidité. L'acidité des vins est due à plusieurs acides libres et à des sels acides. Dans l'impossibilité où l'on est de déterminer rapidement les quantités respectives de tous ces corps, on effectue la détermination en bloc et on exprime le résultat en acide sulfurique monohydraté ou en acide tartrique.

Pour déterminer l'acidité totale d'un vin blanc, on en prend 10 centimètres cubes, on ajoute 40 à 50 centimètres cubes d'eau distillée, 2 gouttes de réactif phénol-phtaléine, et on verse de la liqueur décinormale de soude jusqu'à virage au rose. Pour les vins rouges, on opère de même lorsque les vins sont peu colorés; pour les gros vins, on observe qu'au moment de la neutralisation leur coloration passe au *vert;* cette teinte verte peut même servir quelquefois pour indiquer la fin de l'opération. Dans certains cas, ces procédés ne peuvent réussir; alors on verse la liqueur alcaline jusqu'à ce qu'une goutte du mélange présente une réaction franchement alcaline à son contact avec du papier de tournesol sensibilisé.

La méthode indiquée par Pasteur est utilisable dans tous les cas ; elle consiste à verser dans le vin de l'eau de chaux titrée jusqu'à ce qu'il s'y produise un précipité grenu nageant dans le liquide. De la quantité de soude décinormale ou d'eau de chaux titrée employée on déduit la quantité d'*acide sulfurique* correspondante. Si on veut exprimer le résultat en *acide tartrique*, on multiplie le nombre qui représente l'acidité totale en acide sulfurique par le coefficient 1,55.

Pour doser les acides volatils on peut : 1° évaporer 10 centimètres cubes de vin au bain-marie jusqu'à consistance d'extrait mou, reprendre par l'eau et déterminer l'acidité de la solution;

2° Une autre méthode consiste à distiller le vin dans un courant de vapeur d'eau tant que le liquide condensé possède une acidité appréciable, puis on détermine cette acidité ;

3° On neutralise le vin par la chaux ou la baryte, on évapore à siccité dans une cornue, on verse sur le résidu de l'acide phosphorique sirupeux et on distille à sec. Les acides volatils sont chassés, condensés et dosés.

L'acidité due aux acides volatils est généralement exprimée en *acide acétique.*

Principes extractifs ou extrait sec. Prendre un volume ou un poids donné de vin et l'évaporer de façon à chasser tous les principes volatils paraît de prime abord être une opération aussi simple que possible. Eh bien, il n'en est rien! Suivant les circonstances, le temps, la quantité de liquide, la température, la forme et la température du vase opératoire, on peut obtenir avec un même vin autant de résultats différents. D'où il résulte qu'un analyste devra ajouter au nombre qui représentera la quantité d'extrait sec qu'il aura trouvée pour un vin le mode d'obtention de cet extrait. Nous allons en indiquer plusieurs.

Détermination de l'extrait sec œnobarométrique. Cette détermination repose sur ce fait que la densité du vin est fonction de deux choses, la densité de l'alcool et celle des substances dissoutes. M. Houdard a déterminé la densité de ces dernières, il a trouvé le nombre moyen 1,94, et il en a déduit un mode opératoire consistant à prendre la densité du vin au moyen d'un aréomètre spécial très-sensible, puis le titre alcoolique. Connaissant ces deux quantités, on cherche au moyen d'une table ou d'une règle à coulisse spéciale la richesse du vin en extrait. Pour les vins normaux, les résultats sont comparables à ceux obtenus en chauffant quatre heures et demie au bain-marie à 100 degrés 25 centimètres cubes de vin dans une capsule de platine à fond absolument plat et ayant un diamètre de 5 centimètres et une hauteur de 3 centimètres.

Les vins plâtrés, glycérinés, sucrés, ceux très-riches ou très-pauvres en extrait, donnent des écarts notables entre ces deux modes de détermination ; cette discordance est même utile à établir dans certaines circonstances. Les résultats ne concordent que pour les vins ordinaires ayant 19 à 21 gramme d'extrait sec par litre.

Détermination de l'extrait sec par évaporation à 100 degrés. On peut opérer au bain-marie ou dans une étuve. On prend 10, 20, 25, 50 centimètres cubes de vin, on les place dans une capsule en platine à fond plat et on chauffe. Il est difficile, même impossible de saisir le moment où l'opération est terminée, car elle ne se termine pour ainsi dire pas. Toutefois on observe qu'au bout d'une certaine durée de chauffage la diminution est très-minime et la courbe qui la représenterait serait sensiblement droite. On s'arrête alors et on prend pour poids celui qui correspond au point de sa courbe lorsque celle-ci devient droite. La durée de celle-ci est très-variable et dépend principalement de la nature de la capsule et de la quantité de vin mise en évaporation.

10 centimètres cubes de vin normal placés dans une capsule plate à forme surbaissée de 7 centimètres de diamètre donne un extrait que l'on peut peser après deux heures de chauffage au bain-marie à 100 degrés.

Dans une étuve à 100 degrés il faudrait six à huit heures pour obtenir le même résultat.

En une heure au bain-marie un vin fortement plâtré ou additionné d'un corps poreux donne encore le résultat cherché.

Tous ces faits démontrent que l'expression d'extrait sec pour un vin est tout à fait arbitraire et qu'il a besoin de recevoir un complément d'explication indiquant le mode d'obtention.

Le vin en effet renferme des corps dont le point d'ébullition est nettement inférieur à 100 degrés, et d'autres pour lesquels il est supérieur, mais ces derniers sont, les uns altérables à 100 degrés et par conséquent se détruisent et perdent de leur poids, tandis que d'autres possèdent une tension de vapeur qui n'est pas négligeable (glycérine) et disparaissent en partie à cette température.

Évaluation de l'extrait sec obtenu à froid dans le vide sec. On a espéré obvier à tous ces inconvénients en proposant de déterminer le résidu sec abandonné par le vin dans le *vide sec.* On opère alors sur une quantité de vin assez faible que l'on place dans un vase plat sous une cloche renfermant un récipient contenant de l'acide sulfurique concentré et dans lequel on fait le vide. Au bout de quelques jours, on remplace l'acide sulfurique par de l'acide phosphorique anhydre. Les poids obtenus par cette méthode sont plus constants que ceux que l'on obtient par évaporation rapide, ils sont aussi plus élevés; toutefois ces résultats obtenus sont encore variables, de telle sorte que les données que ce procédé fournit ne sont pas mathématiques. Ce mode de dosage a également le grave inconvénient d'être fort long, méticuleux, et d'exiger un outillage spécial qui n'est pas possédé par tous ceux qui s'occupent d'analyses de vins.

Évaluation des cendres. L'extrait sec du vin étant obtenu, on le chauffe avec précaution au-dessus de la flamme du bec de Bunsen, de façon à le carboniser, puis on porte au rouge sombre. Dans certains cas, l'incinération se fait très-rapidement; dans d'autres, au contraire, le charbon qui est imprégné de carbonate de potasse brûle très-mal; dans ce cas, on humecte le contenu de la capsule avec quelques gouttes d'eau, on chasse ensuite cette eau par évaporation et on porte de nouveau au rouge sombre. S'il est nécessaire de faire une seconde fois cette opération, on y procède, et on a finalement des cendres blanches ou grises. L'incinération se fait très-bien également dans le moufle chauffé au rouge sombre.

Lorsqu'on veut faire l'analyse complète des cendres et y doser les acides carbonique, silicique, sulfurique, phosphorique, chlorhydrique, et les métaux, calcium, magnésium, potassium, sodium et aluminium, qui s'y trouvent, il faut prendre une grande quantité de vin. La recherche et le dosage de ces corps se font par les méthodes ordinaires, décrites ailleurs.

Généralement, on se contente de déterminer le poids et l'alcalinité des cendres. Pour cette dernière évaluation, on ajoute dans la capsule un certain volume de solution décinormale d'acide chlorhydrique ou sulfurique, on porte à l'ébullition, puis on verse une goutte de phénol-phtaline et de la solution décinormale alcaline jusqu'à virage La quantité d'acide décinormal employée est traduite en carbonate de potassium et en crème de tartre, parce que dans les vins normaux ce carbonate de potasse provient, pour la plus grande partie, de la décomposition de la crème de tartre du vin.

Dosage de l'acide tartrique libre et combiné. L'acide tartrique est un des produits les plus importants des vins. Ceux-ci, lorsqu'ils sont normaux, ne renferment pas ou ne contiennent que des traces d'acide tartrique libre. Tout l'acide se trouve à l'état de crème de tartre ou de bitartrate de potassium. Pour doser la crème de tartre d'un vin, on évapore un certain volume de celui-ci au bain-marie jusqu'à réduction au dixième environ du volume primitif, et on abandonne au repos pendant quarante-huit heures dans un endroit frais. Les neuf dixièmes de la crème de tartre cristallisent. On verse sur le résidu cristallisé une solution saturée à froid de crème de tartre, celle-ci dissout les sels étrangers, les matières gommeuses, sucrées et colorantes, et laisse intacts les cristaux de tartre du vin. On leur fait subir un second lavage dans les mêmes conditions, et on en évalue la quantité soit par la balance, soit par une méthode acidimétrique.

Pour retrouver et doser l'acide tartrique libre dans un vin, on commence par y doser le tartre, comme il est dit ci-dessus, puis on fait une seconde opération identique à la première, mais après avoir ajouté au vin quelques gouttes d'une solution concentrée d'acétate de potassium. Par évaporation, l'acide tartrique libre se combine au potassium de l'acétate pour donner une quantité de tartre qui s'ajoute à la première.

MM. Berthelot et Fleurieu n'évaporent pas le vin, ils en traitent un petit volume, 10 centimètres cubes, par un mélange d'alcool et d'éther à volumes égaux, qui précipite au bout de vingt-quatre ou quarante-huit heures la crème de tartre qu'on lave avec le même liquide éthéro-alcoolique et qu'on évalue acidimétriquement.

Dosage du sucre. Le dosage du sucre dans un vin n'est pas toujours une opération facile. Nous procédons de la façon suivante, c'est celle qui nous a donné les résultats les plus constants. Nous prenons 50 centimètres cubes de vin que nous additionnons de 5 centimètres cubes de sous-acétate de plomb. Nous agitons et nous filtrons. Le liquide filtré est introduit dans une burette et versé dans de la liqueur de Fehling titrée et bouillante, jusqu'à ce que le bleu ait complétement disparu. Lorsque les vins renferment plus de 5 grammes de sucre par litre, la réduction se fait bien ; dans le cas contraire, elle se fait mal et la liqueur qui surnage le précipité d'oxydule de cuivre devient vert jaunâtre. Le saccharimètre ne permet pas de doser le sucre des vins ; nous reviendrons sur l'emploi de cet instrument.

Dosage de l'œnotannin. Nous allons encore donner ici la méthode que nous employons, l'importance de cet article ne nous permettant pas de discuter les nombreuses méthodes employées.

On prend 10 centimètres cubes de vin que l'on place dans un ballon et on ajoute 10 centimètres cubes d'une solution d'acétate de zinc ammoniacal préparée ainsi : oxyde de zinc, 5 grammes ; acide acétique, quantité suffisante pour faire dissoudre (le moins possible) ; ammoniaque en excès, 20 à 25 centimètres cubes ; eau distillée, quantité suffisante pour faire un volume de 50 centimètres cubes.

On porte à l'ébullition et on verse sur le mélange 250 grammes environ d'eau froide, puis on chauffe et on fait bouillir quelques minutes. On laisse déposer le précipité et on décante avec soin. On verse à nouveau 250 grammes d'eau et on fait encore bouillir quelques minutes ; on laisse déposer, on décante ; on fait ainsi une troisième opération. Le précipité lavé est traité par 150 grammes d'eau et 5 à 6 grammes d'acide sulfurique pur ; on agite et on filtre ; le filtre est lavé à l'eau chaude, et les eaux de lavage réunies doivent former un volume de 250 centimètres cubes environ. On chauffe vers 60 degrés, et on y verse une solution titrée de caméléon jusqu'à ce que la teinte *rose* qui tout d'abord disparaît rapidement, puis ensuite plus lentement, persiste au moins pendant dix minutes.

La solution du caméléon est titrée au moyen d'une solution au millième de tannin pur.

Dosage de la glycérine. Ce dosage est quelquefois très-important, mais on ne doit compter sur les résultats fournis qu'autant que le mode opératoire aura été à l'abri des critiques : or parmi ceux qui ont été indiqués il n'y en a qu'un petit nombre suffisamment recommandable. Voici le procédé que nous employons et que nous croyons suffisamment pratique et exact.

On prend 100 centimètres cubes de vin qu'on réduit par évaporation au bain-marie au cinquième de son volume. Après refroidissement, on délaye dans 60 à 70 centimètres cubes d'alcool fort, on ajoute une pincée de chaux en poudre ou de l'hydrate de baryte en cristaux, de façon à faire virer la couleur. On jette sur un filtre et on lave à plusieurs reprises le résidu par de l'alcool fort. La solution alcoolique est évaporée au bain-marie à siccité après mélange d'un peu de sable pur ; le résidu refroidi est ensuite épuisé par un mélange éthéro-alcoolique formé de 1 partie d'alcool et 2 parties d'éther. On laisse déposer, on filtre et on évapore au bain-marie jusqu'à ce que le résidu soit devenu pâteux ; on entretient l'action de la chaleur pendant encore une demi-heure, et l'on pèse après refroidissement.

La glycérine étant pesée, on l'incinère, on pèse les cendres, s'il en existe, et on en déduit le poids.

§ V. Procédés au moyen desquels on peut reconnaître les principales falsifications des vins. Les falsifications que l'on fait subir aux vins sont très-nombreuses, mais elles concourent presque toutes à un même but, celui d'augmenter la quantité par des moyens peu coûteux, et plus particulièrement par addition d'eau. C'est dans le but de mettre de l'eau dans les vins qu'on les vine avant de les faire entrer en circulation, qu'on les colore artificiellement, et qu'on les additionne de substances diverses destinées à augmenter leur richesse en principes extractifs. De plus, il est quelquefois indispensable de permettre à certains vins de qualités inférieures ou fraudés de se conserver un certain temps pour qu'ils puissent être consommés ; on les additionne dans ce cas de substances antiseptiques, *acide salicylique, acide borique,* etc.

Lorsqu'on veut se rendre compte de la nature d'un vin et reconnaître s'il est naturel ou non, il faut en faire l'analyse complète, en cherchant et dosant les éléments dont nous avons parlé dans le paragraphe précédent, et de plus examiner le vin aux points de vue de la *coloration,* du *plâtrage,* du *salicylage,* en faire en outre l'*examen microscopique,* l'*examen polarimétrique,* et enfin le soumettre à une dégustation exercée.

Examinons d'abord ces différents points de vue, et nous résumerons ensuite les caractères que présentent les vins falsifiés.

1° *Coloration des vins.* L'examen de la coloration des vins est la plus difficile des opérations que l'on soit appelé à effectuer sur ce liquide. Les substances qui ont été employées pour le colorer sont très-nombreuses, et de plus, à chaque instant, on voit apparaître une nouvelle matière colorante prônée pour cet usage.

Les matières colorantes ainsi utilisées sont de trois origines différentes : origine animale : carmin et dérivés ; origine végétale : baies rouges diverses, sureau, hièble, phytolaque, myrtille, mûres noires, mûrons, etc., fleurs de mauve noire ; bois rouges : campêche, fernambouc, brésil, et depuis quelque temps produits dérivés des *orseilles* ou de l'*orcine ;* origine minérale : ce sont les produits dérivés plus ou moins directement du goudron de la houille, après avoir subi des métamorphoses nombreuses. Le premier produit utilisé a été la *fuchsine ;* aujourd'hui on trouve le sulfoconjugué de la rosaniline, le rouge de Bordeaux, qui n'est autre chose qu'un mélange de sels du dérivé sulfoconjugué du diazonaphtol β, le rouge de Biebrich et la roccelline, qui sont encore des dérivés azoïques de même ordre.

Ne pouvant développer ici les méthodes de recherches de tous les colorants, nous allons indiquer quelques réactions générales qui, le plus souvent, suffisent à faire reconnaître si la coloration d'un vin est naturelle ou bien si elle est factice.

1° *Recherche de la fuchsine.* On prend 20 centimètres cubes de vin, on y ajoute 10 à 15 gouttes d'ammoniaque liquide, on agite. On verse 30 centimètres cubes d'éther éthylique pur et on agite le tout sans secousses, de façon à ne pas émulsionner le vin dans l'éther. On laisse déposer, on décante l'éther avec soin, on le place dans une capsule de porcelaine avec un brin de laine blanche à broder et on évapore à siccité. Avec les vins naturels la laine reste blanche, elle se colore, au contraire, en rose plus ou moins foncé, si le vin renferme de la fuchsine.

2° *Recherche de la sulfofuchsine.* On prend 20 centimètres cubes de vin, on les agite quelques instants avec 4 grammes d'*oxyde puce de plomb* pur, et on jette sur un filtre. Avec les vins sulfofuchsinés, le filtratum est coloré en rose et se décolore par l'ammoniaque, tandis que les vins naturels ou autrement colorés qu'avec ce produit donnent un filtratum incolore ou jaunâtre.

3° *Recherche des autres matières colorantes originaires de la houille.* Cette recherche nécessite les trois expériences suivantes :

a. On prend 10 centimètres cubes de vin que l'on chauffe de 60 à 70 degrés. On y ajoute suivant l'intensité colorante de 1 à 2 centimètres cubes de la solution suivante :

Oxyde rouge de mercure.	10	grammes.
Acide acétique cristallisable	55	—
Eau distillée.	120	—

On agite, on laisse refroidir et on jette sur un filtre. Les matières colorantes végétales, notamment celles des vins naturels, forment une laque insoluble, les matières colorantes originaires de la houille ne sont qu'imparfaitement précipitées et colorent le liquide qui passe au travers du filtre. On peut ainsi déceler $0^{gr},000002$ de sulfofuchsine. Le filtre égoutté est lavé avec 10 centimètres cubes d'alcool fort additionné de quelques gouttes d'acide acétique. Cet alcool ne se colore pas avec les laques ne renfermant que des produits végétaux, tandis qu'il se colore avec les produits originaires de la houille.

b. On prend 20 centimètres cubes de vin que l'on sature par de l'eau de baryte ou de la potasse, on ajoute 15 centimètres cubes d'éther acétique pur ou d'alcool amylique pur, et on agite sans secouer. On décante le dissolvant et on l'évapore avec précaution en présence d'un morceau de laine blanche. Avec les vins naturels ou colorés avec des produits végétaux la laine reste blanche, avec certains produits originaires de la houille elle se colore en rose ou en rouge (il faut se défier des résultats souvent trompeurs de cette réaction).

c. On fait bouillir jusqu'à réduction à moitié 100 centimètres cubes du vin à expertiser en présence d'un brin de laine blanche à broder. On laisse refroidir, on lave la laine à grande eau et on l'expose tout humide à des vapeurs d'ammoniaque. La laine verdit franchement avec les vins naturels ou renfermant bon nombre de colorants étrangers; elle reste rouge ou devient brune avec certains produits originaires de la houille, tels que le rouge de Bordeaux, le rouge de Biebrick, le brun de phénylène, etc.; avec l'orseille elle devient d'un beau violet.

Les cinq expériences que nous venons de décrire permettront, dans la plupart des cas, de dire si un vin renferme des produits colorants dérivés de la houille.

La recherche des colorants d'origine végétale est devenue aujourd'hui presque impossible dans le plus grand nombre de cas, surtout si on n'a pas de renseignements sur la nature du vin, à cause de l'introduction dans les cultures de nouveaux plans de vigne qui donnent aux vins des couleurs présentant de très-grandes différences dans les réactions et souvent de l'analogie avec les matières colorantes que l'on obtient avec des baies de sureau, d'hièble ou de roses trémières. Nous ne pourrions donc donner ici les caractères des vins naturels; toutefois voici la méthode que l'on peut suivre :

a. On étend le vin avec de l'eau, de façon à lui donner une intensité colorante très-faible ;

b. On colle fortement le vin avec du blanc d'œuf et on filtre;

c. On traite le vin par de l'alun en solution concentrée et on ajoute de l'acétate de plomb. On filtre.

Après avoir examiné la couleur de ces trois liquides, on les traite successivement par des solutions d'ammoniaque à 5 pour 100; de borate de soude à 5 pour 100; de bicarbonate de soude à 5 pour 100; d'acétate de cuivre à 5 pour 100, et on examine l'effet obtenu. La majeure partie des vins naturels donnent avec ces réactifs une coloration verte.

Il faut se rappeler que les vins nouveaux ne présentent pas les mêmes caractères que les vins qui ont un an ou plus.

La recherche spéciale de l'orseille peut se faire en faisant bouillir du vin additionné de magnésie calcinée avec un brin de laine. Celle-ci lavée reste colorée en violet, même si le vin ne renferme que des traces de cette matière colorante.

2° *Plâtrage des vins.* L'évaluation du plâtrage s'effectue par le dosage de l'acide sulfurique. On peut opérer pondéralement ou volumétriquement avec une solution titrée acide de chlorure de baryum.

Le résultat s'exprime en sulfate neutre de potassium. Pour l'exprimer en sulfate acide, on divise le premier résultat par 1,28.

3° *Salicylage.* Voici une méthode très-rapide et très-sûre pour la recherche de l'acide salicylique dans les vins. On prend 20 centimètres cubes de vin, on y ajoute 2 gouttes d'acide chlorhydrique et 25 centimètres cubes de benzine cristallisable. On agite avec précaution, de façon à ne pas produire d'émulsion, pendant quelques minutes, puis on abandonne au repos. On décante la benzine dans un tube de verre très-propre, on verse dans le tube 1 centimètre cube d'eau distillée, puis 2 gouttes d'une solution d'alun de fer à 1 pour 100; on agite et on laisse reposer. L'eau qui gagne le fond est colorée en *violet*, si le vin essayé est *salicylé*, elle est incolore ou jaunâtre, si le vin n'est pas salicylé. Cette méthode peut être transformée aisément, de façon à devenir quantitative. Pour conserver certains vins, on a ajouté jusqu'à 20 grammes d'acide salicylique par hectolitre. La puissance antifermentescible de cet acide ne dure pas très-longtemps, de plus, il disparaît dans les vins avec le temps. Aujourd'hui son emploi est prohibé et il est fort rare de rencontrer des vins qui en contiennent de notables quantités.

4° *Recherche des autres produits antifermentescibles.* Au nombre de ces corps se trouve l'*acide borique* employé non en nature, mais plus particulièrement à l'état de *tartrate borico-sodique*. On peut rechercher cet acide borique dans les cendres du vin. On additionne ces cendres d'un petit excès d'acide sulfurique, puis d'alcool, que l'on fait brûler. La flamme de cet alcool se colore en *vert* sur les bords, surtout lorsque la combustion touche à sa fin.

Certains vins sont additionnés d'un excès d'acide sulfureux ou de sulfites acides. On peut déceler ce corps en distillant le produit et recherchant l'acide sulfureux dans les premières portions distillées. On utilise à cet effet ses propriétés réductives énergiques.

L'*examen microscopique* des vins et des dépôts montre les maladies dont il est atteint.

L'*examen saccharimétrique* effectué sur le vin suffisamment décoloré, soit par le sous-acétate de plomb, soit par le noir animal, permet d'établir si le vin a été additionné de glycose commerciale ; dans ce cas, et quand bien même la fermentation aurait été complète, il reste dans le vin des produits dextrogyres infermentescibles (dextrines) qui communiquent au liquide la propriété de dévier à droite, tandis que les vins naturels dévient à gauche.

Le *vinage* et le *mouillage* des vins sont des opérations courantes, et il n'est pas toujours possible d'établir avec certitude qu'elles aient été pratiquées. Dans certains cas, le vin est donné comme naturel, provenant d'un cru spécial ou d'une région : alors la comparaison des résultats fournis par son analyse avec ceux publiés pour des vins similaires sert de base à l'expertise. Dans d'autres cas, le vin est donné comme étant le résultat d'un coupage ou d'opération, c'est-à-dire provenant d'un mélange de vins : alors on n'a plus qu'à se rapporter à une moyenne comme terme de comparaison, et à voir si les rapports entre le titre alcoolique, la richesse en acides libres, en extrait sec, en cendres, sont normaux, et bien se garder de conclure légèrement, car, s'il y a doute, le jugement doit être en faveur de l'accusé.

Les recherches à effectuer dans les vins ne sont pas encore toutes mentionnées ici ; il nous faudrait, pour être complet, parler notamment de l'addition de piquettes, de vins de sucres, de vins de raisins secs, de vins factices, de glycérine, etc., etc. Mais tout cela nous entraînerait trop loin et nous ferait dépasser le cadre qui nous a été tracé. Nous nous sommes efforcé de donner un aperçu général sur le vin ; si nous y sommes arrivé, nous nous estimons heureux. Nous renvoyons, pour plus de détails, aux ouvrages sur cette matière, et ils ne manquent heureusement pas. Ch. Blarez.

§ II. **Pharmacologie.** Vins médicinaux. Les vins médicinaux sont des préparations qui résultent de l'action dissolvante du vin sur une ou plusieurs substances médicamenteuses.

Rien de plus naturel que de rejeter des usages pharmaceutiques tout vin qui a été l'objet d'une fraude quelconque ou même d'une préparation spéciale, comme les vins plâtrés.

Tout vin employé en pharmacie doit être d'une limpidité parfaite, d'une couleur pure, d'une saveur franche et agréable. Il doit se mêler à l'eau en toutes proportions, sans donner naissance au plus léger trouble.

Dans la préparation des vins médicinaux, il faut, autant que possible, que la nature du vin soit en rapport avec la nature des substances médicamenteuses. Ces dernières sont-elles astringentes et toniques, on donnera la préférence au vin rouge, plus chargé de tannin que les vins blancs ; ceux-ci seront employés de préférence pour les vins diurétiques et pour dissoudre des principes qui pourraient être précipités par le tannin. Enfin, les vins de liqueur seront réservés pour les végétaux dont les principes sont altérables ou plus ou moins résineux, comme la scille, le safran, l'opium, etc.

Le *Codex* de 1884 prescrit les vins suivants :

1° Le vin rouge et le vin blanc de France, contenant environ 10 pour 100 d'alcool ;

2° Le vin de Lunel et le grenache, qui contiennent environ 15 pour 100 d'alcool ;

3° Le vin de Malaga, qui en renferme jusqu'à 18 pour 100.

Les propriétés dissolvantes du vin ne sauraient être assimilées à celles d'un mélange équivalent d'eau et d'alcool, comme l'ont avancé certains pharmacologistes, Deschamps (d'Avallon), par exemple. Bien qu'elles soient surtout en rapport avec l'eau, qui y entre pour près des 9/10ᵉˢ, et avec l'alcool, qui favorise la dissolution des matières résineuses, des gommes-résines et des huiles essentielles, il faut tenir compte des autres principes dissous, notamment du tannin, des acides organiques, de la crème de tartre, de la glycérine, du sucre, etc., corps qui ne sont point sans influence sur la dissolution de quelques principes minéraux ou organiques. C'est ainsi que le tannin, en dehors de ses propriétés spéciales, se combine aux alcaloïdes et permet la dissimulation d'une certaine quantité d'iode ; que les acides attaquent certains métaux, comme le fer, etc.

La chaleur altérant la composition du vin, il en résulte que tous les vins médicinaux, sans exception, doivent être préparés à froid. On se sert pour la même raison de substances sèches, à l'exception des plantes antiscorbutiques.

Parfois on ajoute au marc les ingrédients médicamenteux et on laisse le tout fermenter ; on passe avec expression et on filtre. Baumé a fait depuis longtemps la remarque que les vins de scille et d'absinthe, ainsi préparés, n'ont plus aucune amertume. On suit cependant ce procédé pour la préparation du vin iodé (Boinet) et on opère ainsi qu'il suit : Au moment des vendanges, on prend du raisin non égrappé, car le tannin réside surtout dans les râfles. Dans une cuve en bois, on alterne par couches le raisin et des plantes marines pulvérisées; on laisse cuver et fermenter pendant quinze à vingt jours, jusqu'à ce que la fermentation soit terminée. On soutire le vin et on le met en tonneaux, en évitant autant que possible le contact de l'air.

D'après Béguin, le vin iodé ainsi obtenu contient de 40 à 50 centigrammes d'iode complétement dissimulé, n'ayant par suite aucune saveur désagréable et n'exerçant aucune action irritante sur le tube digestif.

Parmentier a proposé de préparer les vins médicinaux en ajoutant à 900 grammes de vin 100 grammes de teinture alcoolique. Mais on obtient par là une préparation spéciale qui ne peut être assimilée à un vin médicinal.

Le procédé généralement suivi pour préparer les Œnolés, procédé adopté par le *Codex*, est le suivant : On laisse en contact, pendant vingt-quatre heures, la substance convenablement divisée, avec le double de son poids d'alcool. Après cette macération préalable, on ajoute le vin, on fait macérer pendant 10 jours, on passe et on filtre.

Quelques vins, comme le vin aromatique, le vin chalybé, s'obtiennent par simple solution ou par simple mélange.

Le *Codex* ajoute que la méthode par lixiviation, préconisée par Buignet, pourra être employée dans certains cas, en prenant les précautions indiquées pour la préparation des teintures alcooliques. D'après Buignet, la méthode de déplacement donne des produits tout aussi constants que la macération; en outre, elle les donne plus riches en matériaux solubles, surtout en substances précipitables par le tannin.

Voici quelques exemples des vins médicinaux les plus employés :

VIN DE QUINQUINA

Quinquina gris..	50 grammes.
Alcool à 60 degrés.	100 —
Vin rouge.	1000 —

On réduit le quinquina en poudre grossière et on ajoute l'alcool; après vingt-quatre heures de macération, on verse le vin et on agite pendant dix jours. On passe avec expression et on filtre.

On prépare de la même manière les *vins de quinquina jaune* et *rouge*, mais en réduisant de moitié le poids de l'écorce.

On prépare aux mêmes doses, mais sans addition d'alcool, les vins de quinquina : au grenache, au lunel, au malaga, au madère et autres vins de liqueur.

Le *vin de quinquina ferrugineux* se prépare, d'après le *Codex*, en prenant :

Sulfate ferreux pur.	2,50
Acide citrique	2
Eau distillée chaude.	10
Vin de quinquina gris, au grenache.	990

On dissout le sel et l'acide dans la quantité d'eau prescrite et on ajoute ce soluté au vin de quinquina.

50 grammes de ce vin contiennent 10 centigrammes de sulfate ferreux, ce qui répond à 2 centigrammes de fer métallique.

On peut remplacer le sulfate ferreux par le citrate de fer ammoniacal :

VIN DE GENTIANE

Racine de gentiane incisée.	30 grammes.
Alcool à 60 degrés.	60 —
Vin rouge.	1000 —

On fait macérer la racine dans l'alcool pendant vingt-quatre heures; on ajoute le vin et on fait encore macérer pendant dix jours, en agitant de temps en temps. On passe et on filtre.

Le vin de gentiane se décolore assez promptement. Il doit toujours être assez récemment préparé.

En remplaçant le vin rouge par le vin blanc, et la racine de gentiane par des feuilles sèches d'absinthe, on obtient le *vin d'absinthe*.

VIN AROMATIQUE

Alcoolature vulnéraire..	125 grammes.
Vin rouge.	875 —
Mêlez et filtrez.	

VIN DE PEPSINE

Pepsine médicinale en poudre	50 grammes.
ou pepsine extractive	20 —
Vin de Lunel ou de Grenache..	1000 —

On délaie la pepsine dans le vin, on laisse en contact pendant vingt-quatre heures et on filtre.

VIN ANTISCORBUTIQUE

Racines fraîches de raifort, coupées en tranches minces . .	30 grammes.
Feuilles fraîches de cochléaria incisées.	15 —
— — de cussay incisées.	15 —
— sèches de trèfle d'eau incisées..	5 —
Semences de moutarde noire pulvérisées..	7 —
Alcoolat de cochléaria composé.	16 —
Vin blanc.	1000 —

On laisse macérer en vase clos pendant dix jours, en ayant soin d'agiter de temps en temps ; on passe avec expression et on filtre.

VIN DE COLOMBO

Racine de colombo.	30 grammes.
Vin de Grenache	1000 —

On réduit les racines en poudre grossière et on les fait macérer dans le vin, pendant dix jours, en agitant de temps en temps. On passe avec expression et on filtre.

On prépare de la même manière les vins suivants : *Boldo (feuilles)*; *Eucalyptus (feuilles)*; *Buchu (feuilles)*, *Quassiaamara (bois)*.   EDME BOURGOIN.

VINADIO (Eaux minérales de). *Hyperthermales, chlorurées sodiques moyennes, sulfureuses faibles.* En Italie, dans la province de Piémont, est une ville forteresse de 3000 habitants. A 1 kilomètre est une cascade où l'on trouve des conferves qui rappellent celles des eaux hyperthermales et font soupçonner l'existence de sources chaudes émergeant des montagnes qui bordent à gauche la Stura (chemins de fer de Turin à Cuneo, Coni). Une voiture conduit en cinq heures par Demonte au bourg de Vinadio et au village de Planches, d'où l'on monte en une heure à la station thermale. De Coni à Vinadio la route suit toujours la rive gauche du torrent occupant le fond d'une fertile et riante vallée, qui a une largeur uniforme de 200 mètres. Du bourg de Vinadio au village de Planches une route se rendant en France par Barcelonnette conduit au village des bains de Vinadio, peuplé de 600 habitants et à 3 kilomètres de Planches. Le trajet se fait en chaise à porteurs ou à mulets, en suivant le bord presque toujours escarpé du *Rivo dei Bagni* nommé l'*Olri*, composé de deux affluents, l'Ischiator et le Corborant, qui se jettent dans la Stura et donnent aux cailloux qu'ils mouillent une coloration noirâtre semblable à celle de l'intérieur des piscines de Luxeuil. La vallée alpestre, où est bâti l'établissement thermal de Vinadio, est à 1273 mètres au-dessus du niveau de la mer, à la base du mont Oliva. Elle est moins froide que le parcours de la route de Planches, qui ne reçoit presque jamais les rayons du soleil, en raison du voisinage et de l'élévation des pics, dont aucun pourtant n'est couvert de neige. Cette vallée est largement ouverte aux vents du nord et du midi. La température moyenne des mois de la saison thermale, qui commence le 20 juin et finit le 1er septembre, est de 21°,3 centigrade. Il est inutile de signaler les griffons de toutes les sources thermales de Vinadio, il convient seulement de faire connaître ceux dont les eaux alimentent les moyens balnéaires des établissements. Ils se nomment *sources de la Roche, sources des Boues, fontaine de la Chapelle, sources de l'Étuve, source de la Madeleine et source Saint-Michel.* Les griffons de toutes ces sources émergent du même rocher, les unes hors des murs de l'établissement, les autres dans l'intérieur de la maison de bains.

1° *Sources de la Roche (sorgenti della Rocca).* Ce groupe est à l'extérieur de l'établissement, les sept filets tombent d'une partie assez élevée de la roche, où des gradins permettent d'accéder. L'eau du premier filet, ou filet de gauche, ruisselle le long des parois du rocher et les recouvre d'une couche épaisse de barégine noire. Le griffon de droite incruste la pierre sur laquelle il coule d'un enduit calcaire rouillé, très-adhérent; ce n'est que plus loin que les conferves commencent à se développer. Les quatre filets du milieu tombent isolément, mais leurs conferves vertes, verdâtres ou jaunes, s'unissent et forment une masse homogène, d'une épaisseur variable, semblable à des stalactites attachées aux gradins. Plus l'eau s'éloigne de la source, plus le vert des conferves devient intense et plus leurs filaments sont allongés. Le deuxième filet de droite donne seul naissance à des conferves rouges, à peu près semblables à celles de Valdieri. Le troisième filet de droite, en venant du milieu, se rend par un canal de pierre découvert à la douche qui est en dehors du mur extérieur de l'établissement thermal. Le septième filet coule à l'extrême droite et arrive, par un conduit spécial traversant la muraille, aux deux baignoires du bain des Princes. Tous ces griffons émergent d'une roche quartzeuse. Les eaux des cinq premiers griffons du groupe de la Roche, ayant au point d'émergence une température et une composition chimique différentes, se mêlent bientôt et reçoivent les filets de sources froides, de sorte qu'elles n'ont plus leurs qualités natives, lorsqu'elles sont arrivées dans le canal qui les conduit à leur destination. Le captage et l'aménagement de ces sources ne sont donc pas définitifs. Leurs eaux sont claires, limpides et transparentes. L'eau du premier filet de gauche est presque sans odeur; son goût est manifestement sulfureux, sa réaction alcaline. Sa température est de 44°,5 centigrade, au griffon ; celle du deuxième est de 55° centigrade ; celle des trois suivants de 45°,1 centigrade, la température de l'air étant de 14°,1 centigrade. La densité de l'eau des sources de la Roche est 1,00135. Borelli a trouvé en 1851, dans 1000 grammes de l'eau mélangée des sources de la Roche, les principes suivants :

Chlorure de sodium.	1,0180
Sulfate de chaux..	0,1710
Perte et substance bitumineuse.	0,0310
Acide silicique.	0,0180
Carbonate de chaux.	0,0045
Total des matières fixes..	1,2425
Gaz. { Acide sulfhydrique..	0gr,021
— carbonique..	0gr,002
Azote.	0gr,009
Total des gaz.	0gr,032

Borelli a constaté de plus que l'eau des sources de la Roche contient des traces d'iode.

2° *Sources des Boues (sorgenti dei Fanghi).* Les filets des sources des Boues sont les premiers que l'on trouve dans l'intérieur de l'établissement de Vinadio. Ils suintent de la muraille construite sur le rocher au bas duquel a été creusé le réservoir qui reçoit la terre glaise destinée à être chauffée par l'eau des sources. On imite en effet à Vinadio le traitement des boues d'Acqui, si renommé en Italie. Quelques-uns des griffons laissent déposer de la barégine blanche ; d'autres un enduit ocracé qui incruste les pierres avec lesquelles il est en contact. Le filet le plus élevé aboutit au-dessus du réservoir ; les autres sortent au-dessous de distance en distance, les derniers sont au fond du réservoir, leurs eaux et leurs gaz traversent et déplacent de temps en temps cette boue grisâtre. Des troncs de mélèze, placés de distance en distance au-dessus de l'eau, facilitent l'extraction des boues pour les besoins du service. L'eau de ces sources possède à peu près les mêmes caractères que celle du groupe de la Roche, dont elle est séparée seulement par l'épaisseur d'un mur. Sa température est de 46°,4 centigrade, au bassin.

3° *Fontaine de la Chapelle (fonte della Chiesetta).* Le point d'émergence de la source de la Chapelle est dans l'allée du sous-sol de l'établissement. On y descend de la pièce où se trouve le réservoir des boues. L'eau de cette source est claire, limpide et transparente ; elle est inodore, son goût est à la fois hépatique, salé et amer ; sa réaction est alcaline, elle ne fume pas comme les autres sources de Vinadio, et cependant elle est plus chaude que plusieurs d'entre elles ; sa température est de 47°,6 centigrade.

4° *Sources de l'Étuve (sorgenti della Stufa).* Les deux sources qui fournissent les vapeurs à l'étuve de l'établissement civil se trouvent dans une allée perpendiculaire à celle de la source de la Chapelle. L'eau de ces sources forme cascade avant d'arriver à l'établissement militaire. Elle a les mêmes caractères que les sources précédentes. L'une d'elles a 65° centigrade, et l'autre 60°,6 centigrade. Leur réaction est alcaline ; leur vapeur seule suffit pour ramener au bleu les préparations de tournesol, préalablement rougies.

5° *Source de la Madeleine (sorgente della Madalena).* Elle est captée dans un rocher de granit et sort d'un mur, au fond d'une petite grotte voûtée. Un tube de bois verse son eau dans un bassin dont l'intérieur est recouvert de barégine. Elle est limpide et inodore, mais la saveur hépatique est plus marquée qu'à la source de la Chapelle ; sa réaction est légèrement alcaline, sa température est de 39°,1 centigrade. Des bulles gazeuses d'un petit volume mettent 50 secondes à monter à sa surface lorsqu'on la puise dans un verre. On n'en n'a publié ni la densité ni l'analyse. Elle est presque exclusivement employée en boisson par les malades de l'établissement militaire.

6° *Source Saint-Michel (sorgente dei San Michele).* La fontaine Saint-Michel, à 100 mètres de l'établissement thermal et sur le bord de la route, était jadis très-fréquentée, mais on l'a abandonnée depuis que l'Olri, débordé, submergea la prairie où elle se trouve et détruisit son captage et son aménagement. Son griffon se mêle maintenant à l'eau froide ordinaire avant d'aller se perdre dans la Stura. L'eau de la source Saint-Michel est limpide, son odeur est très-hépatique, sa saveur sulfureuse et un peu amère. Elle est gazeuse, mais moins que l'eau de la Madeleine ; sa réaction est alcaline et sa température est de 50°,5 centigrade.

Établissement. L'établissement thermal de Vinadio se compose de deux corps de bâtiment, situés à 50 mètres de la rive gauche de l'Olri, dont les eaux ont une limpidité parfaite et un cours bruyant et rapide. Un des bâtiments est destiné aux malades civils, l'autre aux militaires. L'établissement civil a des appareils à douches, et des baignoires garnies de bancs, et assez profondes pour que l'on puisse s'y tenir debout pendant la durée du bain. L'étuve de Vinadio occupe deux pièces taillées dans le roc vif, où émergent les deux sources de l'Étuve. L'établissement militaire, où l'administration envoie chaque année 250 soldats en trois saisons, a deux piscines, deux baignoires et une douche en jet. La porte de l'Étuve s'ouvre au fond de la salle de la 2ᵉ piscine. Deux canaux superposés, creusés dans le même tronc de mélèze, apportent : le supérieur, l'eau des sources de l'Étuve, et l'inférieur, l'eau des sources de la Roche. Le canal à ciel ouvert, contenant l'eau des sources de la Roche, va du griffon de ces dernières à l'établissement militaire. C'est dans ce canal que se forment, surtout au printemps, les conferves qui sont employées pendant la saison thermale.

Mode d'administration et doses. Les eaux de la Chapelle et de la Madeleine sont exclusivement employées en boisson ; leur dose est de 5 à 6 verres le matin à jeun et à des intervalles de quinze à vingt minutes. Mais beaucoup de malades ne demandent pas, ou n'écoutent guère le conseil du médecin ; il n'est pas rare de les voir doubler, quadrupler, et au-delà, ces quantités. On rencontre à Vinadio certains malades qui, sous prétexte d'accélérer leur cure, ingèrent dans une seule séance 30 ou 40 verres d'eau. Les sources de la Roche, des Boues ou de l'Étuve, servent à l'usage externe. Les griffons des sources de l'Étuve sont ordinairement employés comme eau chaude à l'hôpital militaire, et ceux des sources de la Roche tempèrent leur hyperthermalité. Les bains de Vinadio ont une chaleur élevée, aussi ne sont-ils pas habituellement d'une longue durée, les malades n'y restent guère plus de vingt à trente minutes. Le troisième filet de droite des sources de la Roche se rend à la douche de l'établissement civil, et l'eau des sources de l'Étuve alimente les douches de l'établissement militaire. Si l'on tient compte de l'hyperthermalité de l'eau de ces sources, on comprend aisément leur puissance lorsqu'il est besoin de l'administration de douches très-chaudes, mais, bien entendu, la pression ne peut être considérable, et le malade ne reste que pendant quelques minutes sous le jet de la douche. L'administration interne des eaux de cette station, les bains et les douches mêmes, ne sont regardés que comme l'accessoire du traitement thermal ; le principal consiste dans l'application des boues et des conferves. Ces applications ont une durée d'une heure en général. Les conferves de Vinadio ont avec celles de Valdieri plusieurs points de ressemblance qui s'expliquent par la composition et la thermalité de sources émergeant sur les versants opposés d'une même chaîne de montagnes. Ces conferves s'appliquent localement pendant un temps qui varie d'une demi-heure à deux heures. On a soin, lorsqu'on prolonge la durée de ces cataplasmes, de superposer les couches des conferves, afin qu'une température élevée soit maintenue sur le point où siége la douleur.

Effets physiologiques et thérapeutiques. Les eaux de la Chapelle et de la Madeleine en boisson produisent à peu près les mêmes effets physiologiques, et aucun auteur n'a distingué nettement ni ce qui appartient à l'une et à l'autre, ni ce qui les différencie. Les renseignements que nous a donnés le docteur Borelli nous ont appris seulement que l'eau de ces sources est purgative et diurétique, lorsqu'elle est ingérée en assez grande quantité. Elle est reconstituante et active les fonctions des vaisseaux et des ganglions lymphatiques. Elle est diaphorétique, mais l'emploi des douches, des bains d'eau et de vapeur ne rend guère possible d'apprécier isolément son action à l'intérieur. Nous n'avons rien à dire de spécial des bains et des applications locales de boues et de conferves : nous renvoyons aux remarques que nous avons faites sur les boues d'Abano, d'Acani, et à l'article Eaux minérales en général.

Les dyspepsies et les gastro-entéralgies d'origine herpétique et rhumatismale, la pléthore abdominale, les congestions hépatiques et spléniques, les laryngites et les bronchites chroniques, la phthisie pulmonaire même, quelque soit son degré, les fièvres intermittentes rebelles à tout traitement, les catarrhes de l'un des points des voies urinaires et surtout de la vessie, la goutte atonique, le lymphatisme exagéré, les scrofules, le scorbut, la chlorose et l'anémie rentrent dans la sphère d'activité des eaux de la Chapelle et de la Madeleine, prises à l'intérieur. Les paralysies complètes et incomplètes, les névralgies, les douleurs et les contractures, les arthrites et les sciatiques, sous la dépendance du vice rhumatismal, les engorgements et les ulcères scrofuleux, les maladies de la peau humides ou rongeantes, les affections de l'utérus ou de ses annexes, doivent être traitées, au contraire, par les eaux de la source des Boucs ou de la Roche employées en douches, en bains d'eau et de vapeur, et surtout en application de boues et de conferves sur les points affectés. Les eaux de Vinadio sont *contre-indiquées* dans tous les états morbides où il est dangereux de provoquer une irritation de l'estomac ou de l'intestin, d'accélérer la circulation sanguine, ou d'exciter le système nerveux par une médication hyperthermale, de ramener une affection à l'état aigu et d'augmenter la plasticité du sang, surtout lorsque les pléthoriques sont sujets aux congestions ou aux hémorrhagies.

La *durée de la cure* est de vingt à quarante jours.

On n'*exporte* l'eau d'aucune des sources de Vinadio.   A. Rotureau.

VINAIGRE. § I. **Chimie.** Le vinaigre n'est autre chose que du vin aigri. Autrefois, lorsque les récoltes le permettaient, le vin était l'élément exclusif de la fabrication du vinaigre, à peine si le vinaigre de cidre et de bière entraient pour 1/20 dans la consommation. Le vinaigre de bois était entièrement utilisé par l'industrie.

Les choses ont changé, les vins n'entrent que pour une très-faible part dans l'obtention de ce produit, tout liquide alcoolique ou susceptible de le devenir par fermentation sert ou peut servir à produire du vinaigre. Aussi, nous dirons : le vinaigre est un liquide renfermant de l'acide acétique dans la proportion de 7 à 8, quelquefois 10 pour 100 en poids.

Connu dès la plus haute antiquité, il servait non-seulement comme condiment, mais encore comme boisson, après avoir été au préalable étendu d'eau ; de nos jours il est seulement employé comme condiment et en pharmacie pour l'obtention des « vinaigres médicinaux » (*voy.* ce mot).

Les divers liquides alcooliques susceptibles de s'acidifier et employés par les fabricants sont, indépendamment du vin : le cidre, le poiré, l'extrait de malt fermenté, la bière, le jus de betteraves, l'eau alcoolisée, mise dans certaines conditions de température et en présence du ferment spécial dont nous parlerons plus tard.

Quel que soit le liquide alcoolique employé, il existe divers procédés pour l'acétifier :

Les procédés usuels sont : le procédé dit procédé d'Orléans, le procédé allemand de Schützenbach appelé procédé rapide, le procédé de Dœbereiner à la mousse de platine, le procédé de Pasteur.

Les *procédés usuels* s'adressent généralement aux vins.

Dans le midi de la France, pour avoir du vinaigre on prend le chapeau qui recouvre le moût fermenté, on l'exprime et on laisse le liquide livré à lui-même ; ce liquide renferme tous les éléments propres à l'obtention du vinaigre : alcool étendu et ferment.

Dans le nord, on met du vin dans un tonneau, on permet l'accès de l'air et on verse sur ce vin une certaine quantité de vinaigre chaud, on abandonne le tout. Le vin ne tarde pas à s'acétifier, on le soutire partiellement en ayant soin de remplacer par du vin le vinaigre que l'on enlève.

Ces procédés, tout à fait simples et fort employés dans les ménages, sont utilisés par l'industrie et ont donné naissance au procédé dit d'Orléans.

Procédé d'Orléans. Ce procédé ne diffère de celui des ménages que par la préparation que l'on fait subir au vin ou au liquide alcoolique. On fait couler le liquide à acétifier sur des copeaux de hêtre, dont le double but est de le filtrer et de le charger du ferment spécial.

Dans un cellier maintenu à la température de + 25 à + 30 degrés centigrades au moyen d'un poêle, on place en rangées et en étage des tonneaux horizontalement. La partie supérieure de la paroi du tonneau est percée de deux trous : l'un, appelé l'œil, est destiné à verser le liquide ; l'autre, à laisser échapper l'air et les gaz. Si les tonneaux sont neufs, on se procure du bon vinaigre, on le fait bouillir et on en remplit au 1/3 les tonneaux ; cette quantité de vinaigre devient la vraie mère. Une fois reposée, cette mère est additionnée de 10 litres de liquide à acétifier, huit jours après on ajoute à nouveau 10 litres ; on continue ainsi tous les huit jours, et cela en tout pendant quatre fois. Après la quatrième charge, on laisse huit jours en repos et on soutire après ce laps de temps 40 litres de vinaigre et on recommence les additions de liquide à transformer comme précédemment. Ainsi tous les mois on retire 40 litres de vinaigre. Le vin que l'on introduit dans les tonneaux est filtré dans une cuve remplie de copeaux de hêtre, cette cuve porte le nom de *râpe à vin.* Le hêtre préférable est le hêtre rouge. Les copeaux sont imprégnés au préalable de vinaigre chaud et bien foulés, on laisse le vin en contact avec ces substances huit jours, puis on soutire pour faire arriver dans les tonneaux à acétification.

Lorsque le liquide acétifié sort clair, on le livre tel quel, sinon on le filtre à nouveau à travers une râpe à vin. Pendant la fermentation spéciale, pour juger si le travail va bien, on plonge un morceau de bois recourbé dans les tonneaux : s'il sort couvert d'écume blanche, fleur du vinaigre, la fermentation va bien. Si le bâton est chargé d'écume rouge, la mère est paresseuse, et on ajoute alors du vinaigre.

Pour obtenir un bon produit les tonneaux doivent rester à demi pleins. Toutefois de temps en temps il faut arrêter l'opération pour enlever le tartre et la lie qui incrustent les parois et gênent le travail.

Généralement on renouvelle tous les dix ans les tonneaux ; cependant, lorsqu'ils sont bien conditionnés, ils peuvent fournir un travail plus long.

Bien que donnant de forts bons produits, le procédé dit d'Orléans est à peu près abandonné, vu son extrême lenteur, et on lui a substitué le

Procédé Schützenbach, dit *procédé rapide*. Ce procédé est fondé sur le principe suivant : lorsqu'on fait arriver un courant d'air continu dans une direction opposée à la liqueur à acétifier tombant goutte à goutte, les surfaces de contact avec l'air et partant son oxygène sont plus considérables, et le ferment agit plus vivement. L'opération a une durée qui n'excède pas deux ou trois jours.

Pour cette fabrication, on se sert d'un tonneau (tonneau de Schützenbach), en chêne et fortement cerclé de fer de 2 mètres de haut et de 1 mètre de diamètre et pouvant contenir 14 à 15 hectolitres de liquide. Ce tonneau porte sur son pourtour, à 20 ou 30 centimètres du fond, 6 trous de 5 centimètres de diamètre inclinés de haut en bas et de dehors en dedans ; au niveau de ces trous se trouve un faux fond mobile percé de trous et recouvert de copeaux de hêtre jusqu'à 25 centimètres du fond supérieur. A 18 centimètres environ du fond supérieur se trouve un plateau percé de trous au travers desquels passent des ficelles retenues sur la partie supérieure de la cloison par des nœuds ; ces ficelles permettent au liquide de s'écouler goutte à goutte. Cette même cloison est munie en outre de trous plus grands dans lesquels sont enchâssés des tubes de verre allant au-dessus des tonneaux et destinés à laisser passer au dehors l'air qui, chauffé par la fermentation, est entré par les trous inférieurs et a traversé les copeaux de hêtre. Enfin on recouvre le tonneau de son fond. Lorsqu'on met l'opération en marche, on remplit la cavité indiquée plus haut de copeaux de hêtre imprégnés de vinaigre chaud, et on laisse reposer vingt-quatre heures. On verse le vin ou le liquide à acétifier et l'opération commence. L'acétification ne serait pas complète par un seul passage à travers l'appareil, aussi a-t-on réuni trois tonneaux l'un au-dessus de l'autre, ce qui constitue un appareil de graduation. Le vinaigre à peine fait s'écoule du premier tonneau dans le second, puis dans le troisième, pour passer ensuite quelquefois dans leur quatrième. Il est alors terminé et propre à être livré à la consommation. Un appareil à acétification fonctionnant régulièrement peut produire jusqu'à 100 litres de vinaigre en hiver et 150 en été par jour.

L'inconvénient que possède cette méthode, c'est que le courant d'air qui parcourt sans cesse l'intérieur du tonneau provoque une perte assez considérable d'acide acétique qui est entraîné par l'évaporation. La perte s'élève à 10 pour 100. On emploie dans ce procédé du vin, ou bien un mélange d'eau d'alcool et d'acide acétique, ou encore du moût de drèche alcoolisé.

Procédé Döbereiner. En 1855, Döbereiner découvrit que du noir de platine, c'est-à-dire du platine très-divisé arrosé d'alcool et en présence d'une quantité d'air, fournissait de l'acide acétique, avec élévation de la température. On a tenté d'appliquer ce procédé à l'industrie, mais on n'a pas pu arriver à un résultat pratique. Les inconvénients en effet sont nombreux, il faut entretenir dans l'espace clos où se fait la réaction un énergique courant d'air, d'où perte considérable d'acide acétique. De plus le platine perd rapidement sa propriété de transformer l'alcool en acide acétique, aussi faut-il le calciner souvent, d'où perte d'un métal assez coûteux. Ce procédé reste encore dans les laboratoires et l'industrie ne saurait l'utiliser.

Méthode de Pasteur. En 1868 Pasteur, appliquant les recherches faites par lui sur les divers ferments, donna le procédé de fabrication du vinaigre qui porte son nom :

Voici le mode opératoire :

On se procure d'abord le ferment spécial dit *Mycoderma aceti* ; nous dirons plus bas comment on peut l'obtenir. Une fois en possession du microorganisme, on prépare le liquide à transformer et que l'on ensemencera. Pour cela faire, on ajoute à de l'eau 2 pour 100 de son volume d'alcool et 1 pour 100 d'acide acétique, enfin 1 pour 100 de phosphates de potasse, magnésie, ammoniaque préalablement dissous dans un peu d'acide acétique. On mêlera aussi au liquide de l'eau d'orge, de la bière ou de l'eau de levûre pour fournir du carbone et de l'azote au mycoderma.

On se sert de cuves en bois peu profondes et couvertes. Les plus grandes sont de 1 mètre carré de surface et $0^m,20$ de profondeur. Aux extrémités sont placés deux petits trous pour le mouvement de l'air. Deux tubes en gutta, percés latéralement de trous, sont fixés sur le fond et permettent l'addition du liquide sans soulever le voile.

On verse le liquide préparé dans les vases et on répand à sa surface 100 centimètres cubes de liquide recouvert de semence. Au bout de deux à trois jours la plante s'est formée et recouvre comme un voile la surface du liquide. La transformation de l'alcool en acide acétique s'est accomplie en même temps. Quand l'opération est en marche on ajoute chaque jour par petites portions le liquide à acétifier et on laisse en fermentation jusqu'à ce que le liquide ait le titre industriel. Quand l'action du ferment commence à s'affaiblir on arrête et on soutire le vinaigre et on met de nouvelles matières en travail.

Une cuve de 1 mètre carré renfermant 50 à 100 litres de liquide fournit 5 à 6 litres de vinaigre par jour. Ce procédé a l'avantage d'éviter les pertes, d'empêcher la production d'anguillules du vinaigre, enfin l'acétification est toutefois plus rapide que par le procédé d'Orléans.

De tous ces procédés le meilleur, bien que le plus long, est le procédé dit d'Orléans : en effet, au point de vue de la supériorité du produit, les procédés de Schützenbach et de Pasteur ne sauraient rivaliser avec lui.

Aujourd'hui les usines qui s'installent pour la fabrication du vinaigre opèrent autrement. On prend une série de demi-muids (tonneaux de 500 à 550 litres de capacité), que l'on remplit de copeaux de hêtre en ménageant des espaces libres au moyen de cylindres d'osier placés en croix. Tous ces tonneaux sont posés horizontalement à côté les uns des autres et peuvent tourner automatiquement sur eux-mêmes tous ensemble. Pour procéder à l'acétification, on mélange 1 partie de vinaigre fait avec 1 partie du liquide à acétifier, tel que

650   VINAIGRE (CHIMIE).

vin rouge, vin blanc, piquette de raisins secs, bière, cidre, alcool étendu
d'eau, etc. On en remplit les tonneaux à moitié seulement, et toutes les six
heures on leur fait faire un demi-tour. L'air pénétrant dans les tonneaux acétifie
rapidement le liquide qui imbibe les copeaux placés dans la partie supérieure
des appareils grâce à la présence du *Micoderma aceti* dont ceux-ci sont chargés,
et au bout de très-peu de jours tout l'alcool est transformé. On soutire et on
remplit à nouveau avec le mélange dont nous avons parlé. Il faut que la température de la vinaigrerie soit de 25 à 30 degrés environ.

Ferment acétique (Mycoderma aceti). Le *Mycoderma aceti* a été décrit sous
ce nom en 1822 par le botaniste anglais Persoon. Avant ce savant il portait le
nom vulgaire de fleur de vinaigre. Les colonies que forme ce microorganisme étudié plus tard par Pasteur portent encore le nom de *mère du vinaigre*.
Ce sont des membranes mucilagineuses formées de myriades d'articles. Chacun
de ces articles en général, étranglé vers son milieu, a un diamètre de $1,5\,\mu$ environ
et une longueur de $3\,\mu$. Ce ferment se reproduit par scissiparité. Il existe
souvent à l'état de germe dans le vin. Il flotte souvent en suspension dans l'air.
Son mode de nutrition est le suivant : il ne se nourrit pas d'alcool pour excréter
du vinaigre, il se contente de provoquer la fixation de l'oxygène sur l'alcool,
oxygène qu'il emprunte à l'air ambiant. C'est un ferment aérobie.

Pour se procurer ce micoderme, on connaît plusieurs procédés : il suffit d'abandonner au contact de l'air un mélange d'eau alcoolisée et de vinaigre, ou bien
du vin simplement : au bout de quelques jours le liquide s'est recouvert d'un
voile blanchâtre qui n'est autre chose que la mère. Il ne faut pas toutefois le
confondre avec la *fleur du vin*, ou *Mycoderma vini*, qui est formée de cellules
ayant quelques analogies avec la levûre de bière et qui transforment l'alcool en
eau et acide carbonique.

On peut encore en fabriquer avec de la farine que l'on mêle avec de l'eau,
de façon à faire une pâte sirupeuse ; on fait bouillir une demi-heure environ,
on laisse refroidir et on ajoute 250 grammes de sucre et deux cuillerées de
ferment, on abandonne ce mélange à lui-même. On obtient ainsi un assez bon
ferment.

Enfin, en mettant de la farine d'orge et de froment en présence de tartre et
d'eau et en laissant à l'air, on peut aussi se procurer le ferment qui nous occupe.

Le *Mycoderma aceti*, dont la nature est aujourd'hui bien établie, était considéré autrefois comme un produit de putréfaction des liquides se transformant
en vinaigre (Berzelius). D'autres interprétations établissent à tort que c'est le
vinaigre formé qui produit à ses dépens la mère. Les beaux travaux de Pasteur
ont fait justice de ces théories aujourd'hui définitivement abandonnées.

Le *vinaigre de vin* renferme presque tous les principes que l'on rencontre
dans le vin, en plus faible proportion toutefois, et de l'acide acétique à la place
de l'alcool.

Théoriquement un vin contenant 10 pour 100 d'alcool en volume, soit
80 grammes par litre, devrait fournir un vinaigre contenant 104 grammes par
litre d'acide acétique cristallisable; d'après l'équation :

$$\underbrace{C^2H^5.OH}_{\text{Alcool}=46} + O^2 = H^2O + \underbrace{C^2H^3O.OH}_{\text{Acide acétique}=60}$$

Or un vin titrant 10 degrés d'alcool (en volume) devrait donner un vinaigre titrant 10°,4 d'acide acétique (en poids). Mais en pratique on estime qu'il y a de 12 à 15 pour 100 de perte d'alcool, ce qui fait que :

Un vin titrant 10 degrés fournit un vinaigre ne titrant que 9 degrés environ. On peut ainsi savoir le titre alcoolique du vin qui a servi à obtenir le vinaigre. Les matières extractives du vin subissent une perte de 10 pour 100 environ par suite de précipitation, ou comme ayant servi de nourriture au ferment.

Le vinaigre de vin rouge conserve sa couleur, mais celle-ci est avivée. Les vinaigres blancs sont plus recherchés que les premiers.

L'analyse du vinaigre de vin comporte les opérations suivantes :

1° *Détermination de la densité.* Elle se fait au moyen d'aréomètres ou par la méthode du flacon, elle oscille entre 1,018 et 1,020 pour les bons vinaigres.

2° *Détermination de l'acidité totale.* Elle peut se pratiquer rapidement au moyen de l'acétimètre de Réveil. C'est un tube gradué dans lequel on met 4 centimètres cubes de vinaigre et une quantité suffisante de *liqueur acétimétrique*, c'est-à-dire d'une liqueur titrée spéciale, à base de borate de soude et de soude caustique colorée en *bleu* au moyen de *tournesol*, de façon à obtenir dans le tube une coloration violette spéciale qui indique la saturation. Le chiffre inscrit sur le tube à l'endroit où arrive le liquide versé représente le titre ou degré du vinaigre, c'est-à-dire le poids d'acide acétique cristallisable qu'il renferme pour 100 centimètres cubes.

Cette acidité peut se prendre plus exactement par les procédés acidimétriques ordinaires, au moyen de liqueurs alcalines titrées et en s'aidant du réactif indicateur *phénolphtaléine*. On doit étendre le vinaigre d'eau distillée.

Les bons vinaigres titrant de 7 à 9 degrés.

3° *Extrait sec.* On opère comme pour le vin en évaporant à siccité au bain-marie 10 ou 20 centimètres cubes de vinaigre dans une capsule en platine à fond plat. Les vinaigres de bonne qualité renferment de 12 à 19 grammes d'extrait sec par litre et le rapport du poids de l'extrait au titre est généralement de 2 à 1.

4° *Cendres.* On incinère avec les précautions recommandées pour le vin l'extrait sec, et on détermine l'alcalinité des cendres de la même façon.

5° *Dosage de la crème de tartre.* On évapore presque à sec un certain volume de vinaigre pour chasser la majeure partie de l'acide acétique, on reprend par un peu d'eau chaude, on concentre de nouveau, si cela est nécessaire, et on abandonne au repos dans un endroit frais pour permettre la cristallisation. On recueille et on dose les cristaux de tartre qui se séparent.

Recherches des falsifications. On ajoute pour augmenter l'acidité du vinaigre des acides minéraux : sulfurique, chlorhydrique, azotique, phosphorique, des acides organiques, tartrique et oxalique.

Pour augmenter le rendement en extrait, on ajoute de la glycose ou des sels minéraux.

L'acide acétique du vinaigre, comme la majeure partie des acides organiques, ne modifie pas la couleur du *violet de méthylaniline*, tandis que les acides minéraux libres font passer cette couleur au *vert*. Ce qui permet non-seulement de déceler la présence de ces derniers, mais encore de les doser approximativement en neutralisant du vinaigre par un alcali titré en présence de violet de méthylaniline.

Un vinaigre additionné d'acides minéraux libres mis à bouillir pendant longtemps avec un peu d'amidon saccharifie complètement ce dernier et empêche la réaction de l'iodure d'amidon que l'on obtiendrait dans le cas contraire, en ajoutant un peu d'eau iodée au vinaigre refroidi.

Un vinaigre renfermant de l'acide sulfurique précipite abondamment par le chlorure de baryum. De plus, si on traite son extrait par l'alcool, celui-ci dissout l'acide sulfurique en laissant les sulfates, et on caractérise l'acide dans l'alcool.

L'acide chlorhydrique communique au vinaigre la propriété de précipiter abondamment par l'azotate d'argent. De plus, si on distille ce vinaigre, une partie de l'acide chlorhydrique distille et on peut le caractériser.

On recherche l'acide azotique, en chauffant le vinaigre avec de l'acide sulfurique en présence de tournure de cuivre pour mettre en liberté des vapeurs nitreuses.

Un vinaigre renfermant de l'acide phosphorique donne un extrait sec fortement acide, des cendres acides, et de plus le vinaigre et sa solution de cendres précipitent abondamment par l'azotate d'uranium.

L'acide tartrique se recherche, et même se dose, comme dans le vin (*voy.* dosage en tartre). L'acide oxalique donne, en neutralisant partiellement le vinaigre avec de l'eau de chaux, de l'oxalate de chaux, facilement reconnaissable.

Pour rechercher la glycose ou sucre réducteur, on neutralise le vinaigre, on le décolore au noir animal et on caractérise et dose le sucre au moyen des divers réactifs cupro-potassiques.

Enfin les sels minéraux se retrouvent et se caractérisent dans les cendres.

Le *vinaigre de piquettes de raisins secs* préparé avec un produit bien fait ne le cède en rien au vinaigre de vin pur. Il possède les mêmes caractères, et nous ne voyons pas qu'il puisse être nuisible en quoi que ce soit à la santé.

Lorsque ce vinaigre est obtenu avec des piquettes incomplétement fermentées, il renferme du sucre réducteur en quantité appréciable.

Le *vinaigre de cidre* ou *de poiré* possède une odeur qui rappelle le fruit, il ne contient pas de tartre, mais des malates de potassium qui communiquent aux cendres une alcalinité assez prononcée.

Le *vinaigre de bière* est très-riche en principes extractifs, composés de glycose et de matières dextrogyres infermentescibles. Le vinaigre de *glycose* a, à part l'odeur, beaucoup d'analogie de composition avec celui de bière.

Le *vinaigre d'alcool* est presque incolore, il ne renferme ni tartre, ni principes extractifs, ni principes minéraux, ou tout au moins il n'en contient que des traces.

On fabrique des vinaigres inférieurs en mélangeant l'acide pyroligneux de *bon goût* avec de l'eau. Ces vinaigres ne renferment ni tartre, ni extractif, ni cendres. Ils possèdent une odeur et une saveur légèrement empyreumatique. On peut les reconnaître quelquefois au moyen de l'aniline, qui se colore en rose à cause du *furfurol* que ces produits renferment.

Ajoutons pour terminer que nous n'attribuons aucune action nutritive spéciale au vinaigre, nous le considérons uniquement comme un condiment et un excitant des fonctions digestives. Dans ce cas, nous devons déclarer qu'au lieu de prendre dans le commerce des vinaigres plus ou moins bien préparés nous en fabriquons nous-même pour notre usage de la façon suivante :

Acide acétique pur cristallisable.. . . . .   80 grammes.
Eau distillée..   920   —

Après mélange nous faisons macérer pendant un mois en présence de plantes aromatiques (estragon et autres).   Ch. Blarez.

§ II. **Pharmacologie**. Vinaigres médicinaux. Les vinaigres médicinaux résultent de l'action dissolvante du vinaigre sur une ou plusieurs substances médicamenteuses. Dans le premier cas, ils sont dits *simples*, dans le second *composés*.

Pour les préparer, on se sert de vinaigre rouge ou de vinaigre blanc, ce dernier ayant ordinairement la préférence, comme étant d'une meilleure conservation. Dans tous les cas, il est indispensable d'employer un vinaigre de bonne qualité; il doit avoir une saveur franchement acide, agréable, une odeur légèrement éthérée, sa densité étant comprise entre 1,018 et 1,020. A l'évaporation, il doit donner un résidu de 20 grammes par litre environ.

Le bon vinaigre de vin se trouble seulement avec les trois réactifs suivants : le nitrate d'argent, l'oxalate d'ammoniaque et le chlorure de baryum. Le sous-acétate de plomb y produit un précipité blanc; le cyanure jaune ne doit pas changer sensiblement sa teinte, et, à plus forte raison, y faire naître un précipité. Enfin, additionné de son volume d'alcool concentré, il ne doit donner lieu à aucun dépôt.

Soubeiran admet que 100 parties d'un bon vinaigre exigent 9 à 10 parties de carbonate de potassium sec pour la saturation, et seulement 7 à 8 parties de carbonate de sodium desséché. On a encore proposé l'emploi du carbonate de chaux (Bussy), du saccharate de chaux (Gréville), du carbonate de baryum (Mohr). Le mieux est de faire un dosage acidimétrique avec de l'eau de baryte titrée.

Le vinaigre de vin possède à peu près la composition du vin, à cela près que l'alcool y est presque complétement remplacé par de l'acide acétique. Outre les sels ordinaires du vin, comme la crème de tartre, on y rencontre un peu d'alcool et d'éther acétique.

Les principes qu'il peut dissoudre sont à peu près les mêmes que ceux du vin, mais on lui accorde la propriété d'en modifier quelques-uns. C'est ainsi, dit-on, qu'il corrige l'âcreté de la scille et du colchique, qu'il diminue les propriétés vireuses de l'opium, etc. Par l'acide acétique qu'il contient, il est certain qu'il est plus apte que le vin à s'emparer des alcaloïdes contenus dans les végétaux.

Les vinaigres médicinaux se préparent comme les vins, c'est-à-dire par macération et à l'aide de substances sèches, excepté les végétaux antiscorbutiques. Quelques-uns se préparent par simple solution, d'autres par distillation ou au moyen des alcoolats. Parfois on y ajoute un peu d'acide acétique pour en assurer la conservation, addition plus rationnelle que celle de l'alcool, et qui a été adoptée par le *Codex* de 1884.

Les vinaigres sont tantôt destinés à l'usage interne, tantôt à l'usage externe. Souvent leur préparation n'est que transitoire, devant servir à préparer d'autres médicaments, comme les oxymels.

I. Vinaigres distillés. On distille le vinaigre de vin dans une cornue de verre et on recueille les produits condensés dans un matras également en verre, en ayant soin d'arrêter l'opération lorsque les 3/4 du produit primitif ont passé dans le récipient. Il ne faut pas pousser plus loin l'opération, afin d'éviter toute odeur empyreumatique.

En vue d'avoir un vinaigre plus riche en acide acétique et d'obtenir un rendement plus considérable, on a proposé d'ajouter au résidu son volume d'eau et de continuer la distillation jusqu'à ce que le produit total distillé soit égal au volume du vinaigre employé, mais on obtient un produit moins suave que celui qui est fourni par le procédé ci-dessus.

A la vérité, l'acide acétique pur bouillant à 118 degrés, les premières portions condensées sont relativement faibles, mais elles sont très-suaves, par suite de la présence de l'éther acétique, liquide bouillant à 72°,8.

Le vinaigre distillé simple ne doit se troubler ni par le nitrate d'argent, ni par le chlorure de baryum, ni par l'oxalate d'ammoniaque.

Les vinaigres distillés aromatiques se préparent en faisant macérer les plantes aromatiques avec du vinaigre, avant de soumettre ce dernier à la distillation ; on effectue celle-ci au bain-marie ou à la vapeur.

Pour préparer, par exemple, le vinaigre de lavande, on fait macérer une partie de lavande dans 4 parties de vinaigre blanc, et on retire à la distillation 3 parties de vinaigre.

Suivant Baumé, on obtient un produit plus suave en ajoutant simplement à 3 parties de vinaigre distillé une partie d'alcoolat de lavande ; on laisse en contact pendant quinze jours et on filtre.

Ces vinaigres aromatiques, surtout employés pour la toilette, servent rarement à préparer des médicaments.

II. Vinaigres par macération. Les véritables vinaigres médicinaux se préparent par macération. Après huit à dix jours de contact, en agitant de temps en temps, on passe avec expression, on filtre et on conserve dans des flacons bien bouchés.

Voici la liste des vinaigres médicinaux les plus employés :

VINAIGRE AROMATIQUE

Alcoolature vulnéraire	125 grammes.
Vinaigre blanc	875 —

Mêlez et filtrez.

VINAIGRE DE SCILLE

(Vinaigre scillitique.)

Squames sèches de scille	100 grammes.
Acide acétique crist.	20
Vinaigre blanc	980 —

On pulvérise grossièrement les squames de scille, on les met dans un vase de verre avec le vinaigre. On agite de temps en temps, et, après une macération de huit jours, on passe avec expression et on filtre.

VINAIGRE DE COLCHIQUE

Bulbes frais de colchique	200 grammes.
Acide acétique cristallisable	20 —
Vinaigre blanc	980 —

Après avoir incisé les bulbes, on les fait macérer dans le liquide pendant huit jours ; on passe avec expression et on filtre.

VINAIGRE CAMPHRÉ

Camphre	25 grammes.
Acide acétique cristallisable	25 —
Vinaigre blanc	950 —

On pulvérise le camphre dans un mortier de porcelaine avec l'acide acétique, on ajoute le vinaigre et on verse le tout dans un flacon bouchant à l'émeri. Après dissolution complète, on filtre.

VINAIGRE PHÉNIQUÉ

Phénol cristallisé. . . . . 10 grammes.
Acide acétique (D = 1,06) . . . . 200 —
Eau distillée. 980 —
Dissolvez et filtrez.

VINAIGRE ANGLAIS

Acide acétique cristallisable. . . . . 100 grammes.
Camphre. . . . . 10 —
Essence de cannelle. . . . . 20 centigrammes.
  — de girofle. . . . . 20 —
  — de lavande. . . . . 10 —

On introduit le camphre, divisé en petits fragments, dans un flacon bouchant à l'émeri, on ajoute l'acide acétique et les essences.

Parmi les vinaigres composés, il n'y en a guère qu'un seul qui soit employé en médecine : c'est le vinaigre antiseptique.

VINAIGRE ANTISEPTIQUE
(*Vinaigre des quatre voleurs.*)

Grande absinthe et petite absinthe. . . . . āā 15 grammes.
Rue, menthe poivrée, romarin, sauge. . . . . . . āā 15 —
Fleurs de lavande . . . . 15 —
Acore' vrai, cannelle de Ceylan. . . . . āā 2 —
Ail, girofles, muscades. . . . . āā 2 —
Camphre . . . . 4 —
Acide acétique cristallisable. . . . . 15 —
Vinaigre blanc. . . . . 1000 —

On fait macérer dans le vinaigre, pendant dix jours, toutes les substances convenablement divisées; on passe avec expression. On ajoute le camphre dissous dans l'acide acétique et, après quelques heures de contact, on filtre.

Préconisé comme préservatif dans les maladies contagieuses. On s'en frotte les mains et le visage, on le brûle dans les appartements ; on en garnit des flacons, qu'on fait respirer dans la syncope, etc. Le *vinaigre des hôpitaux de Paris* est également un vinaigre à l'ail, mais d'une composition plus simple.

VINAIGRE AROMATIQUE DES HÔPITAUX DE PARIS

Ail. . . . . 10 grammes.
Feuilles de mélisse, de romarin, de sauge. . . . . āā 25 —
Fleurs de lavande. . . . . 50 —
Vinaigre blanc . . . . 2000 —

On incise les plantes, on les fait macérer dans le vinaigre pendant dix jours, en ayant soin d'agiter de temps en temps. On passe et on filtre.

Plusieurs vinaigres sont employés pour la toilette, soit pour les soins hygiéniques de la peau, comme le *vinaigre virginal*, qu'on prépare en faisant macérer le benjoin dans le double de son poids d'un mélange à parties égales d'alcool et de vinaigre fort, soit comme dentifrice, comme dans la préparation suivante, qui peut remplacer le vinaigre de Bully :

VINAIGRE DENTIFRICE

Racine de pyrèthre. . . . . 60 grammes.
Cannelle, girofles, résine de gaïac. . . . . āā 8 —
Esprit de cochléaria. . . . . '. 60 —
Eau vulnéraire rouge. . . . . 125 —
Vinaigre blanc. . . . . 2000 —

Les trois premières substances concassées sont mises en macération dans le vinaigre. D'autre part, on fait dissoudre la résine de gaïac dans l'eau vulnéraire et dans l'esprit de cochléaria, puis on ajoute cette teinture au macératum filtré. Le mélange, qui se trouble d'abord, ne tarde pas à s'éclaircir.   Edme Bourgoin.

VINCA. *Voy.* Pervenche.

VINÇA (Eaux minérales de). *Protothermales, amétallites, ferrugineuses faibles, ou sulfurées sodiques faibles, ou azotées faibles.* Dans le départe‑ment des Pyrénées-Orientales, dans l'arrondissement et à 10 kilomètres de Prades, est un chef-lieu de canton, peuplé de 2200 habitants, bâti sur une colline. L'émergence des sources se trouve sur la rive gauche de la Têt, à environ 2 kilomètres du bourg, dans la belle et riche vallée de Vinça. Deux sources y émergent : l'une est sulfurée et porte le nom de *source de Vinça*, l'autre est ferrugineuse et s'appelle *source de Nossa*.

1° *Source de Vinça.* L'eau de la source sulfurée, qui émerge par deux grif‑fons, est claire, limpide et transparente, mais elle laisse déposer une couche onctueuse de barégine qui tapisse les parois intérieures de son bassin. Elle est traversée par des bulles gazeuses d'un volume moyen; l'odeur est peu prononcée et la saveur est fade et légèrement sulfurée. Cette eau a une action très-peu marquée sur les préparations de tournesol, sa température est de 23°,5, son débit en vingt-quatre heures est de 2500 litres. Anglada a trouvé dans 1000 grammes d'eau les principes suivants :

Carbonate de soude.	0,07880
— chaux.	0,00305
— magnésie.	0,00035
Sulfate de soude.	0,01180
— chaux.	0,00305
Silice.	0,01130
Chlorure de sodium.	0,03310
Sulfure de sodium.	0,02590
Barégine ou glairine.	0,00660
Total des matières fixes.	0,21085

2° *Source de Nossa.* L'eau de cette source n'a aucune odeur, et son goût est ferrugineux. Elle laisse déposer sur les parois intérieures de sa fontaine une couche d'un sédiment ocracé très-reconnaissable. On n'en n'a indiqué ni la température, ni le débit, ni la composition chimique exacte.

Établissement. L'établissement de Vinça est à 1 kilomètre du chef-lieu de canton. Il se compose d'une buvette où est employée l'eau de la source de Nossa, mais surtout celle de la source de Vinça. Les salles de bains et de douches ont des baignoires alimentées exclusivement par la source sulfurée, dont on a élevé la température dans une chaudière où l'eau reste en contact avec l'air. La source sulfurée de Vinça est prescrite à l'intérieur dans les affections avanta‑geusement combattues par les eaux sulfurées azotées; son application externe est principalement indiquée dans les accidents dont le rhumatisme est la cause. Les stations voisines de Molitg, du Vernet et d'Amélie-les-Bains, sont surtout fréquentées par les malades éloignés; l'établissement de Vinça, au contraire, est presque uniquement réservé aux habitants de la contrée qui viennent s'y soigner des mêmes maladies, et à beaucoup moins de frais, car la vie y est peu dispendieuse.   A. Rotureau.

VINCENT (Abbé de Beauvais). On ne sait rien de sa vie, ni le lieu de sa naissance, ni l'endroit où il a vécu. Était-il de Beauvais, en fut-il évêque? On l'ignore, le catalogue chronologique des évêques de Beauvais ne présente pas son nom; il se dit lui-même simple dominicain. Il fut précepteur des enfants de Louis IX, et il entreprit par l'ordre de ce prince une vaste compilation, véritable encyclopédie tirée des auteurs de l'antiquité (*Speculum majus*), qui a été souvent imprimée, et de plus une *Médecine populaire*, empruntée en grande partie à Isidore, Avicenne, Ali et plusieurs autres. On croit qu'il mourut en 1256 ou 1264.

L. Hn.

VINCÉTOXINE. M. Tanret (*Compte rendu de l'Institut*, 1885) a désigné sous ce nom un nouveau glycoside qu'il a découvert dans la solution aqueuse d'extrait hydro-alcoolique de racine d'Asclepias (*Vincetoxicum officinale*, dompte-venin).

Préparation. La poudre grossière d'*Asclepias* est mélangée à un léger lait de chaux, puis lixiviée à l'eau froide; on sature les liqueurs de chlorure de sodium, et le précipité qui se forme alors est recueilli, lavé à l'eau salée, séché et repris par le chloroforme. La solution chloroformique traitée par le noir animal est distillée; au résidu dissous dans son poids d'alcool on ajoute de l'éther tant que la liqueur précipite, puis on agite le tout avec son demi-volume d'eau. Les deux couches de liquide étant séparées, l'inférieure évaporée à siccité donne la *vincétoxine soluble dans l'eau*. Quant à la solution éthérée, on l'agite avec de l'eau légèrement alcaline qui en enlève un acide résineux, puis avec de l'acide sulfurique étendu qui s'empare d'un peu d'alcaloïde. Après une nouvelle neutralisation, on distille et on dessèche à 100 degrés le résidu. Il constitue la *vincétoxine insoluble dans l'eau*.

Composition. M. Tanret a réuni sous le nom de *vincétoxine* le produit soluble et le produit insoluble, parce qu'ils ne paraissent être que des modifications moléculaires d'un même corps (isomères). Ils possèdent même composition, même pouvoir rotatoire, mêmes réactions principales. La formule de la vincétoxine, établie d'après la glycose formée par le dédoublement de ce glycoside sous l'influence des acides serait $C^{16}H^{19}O^6$.

Propriétés physiques et chimiques. Elle se présente, à l'état soluble, sous l'aspect d'une poudre légèrement jaunâtre, incristallisable, très-soluble dans l'eau, l'alcool et le chloroforme, mais insoluble dans l'éther; sa saveur est un peu sucrée et amère; les solutions aqueuses se troublent par la chaleur et redeviennent limpides en refroidissant. Elle commence à se dédoubler à 130 degrés. Pouvoir rotatoire $\alpha_D = -50$ degrés.

La vincétoxine insoluble est également incristallisable. Elle est très-soluble dans l'alcool, l'éther et le chloroforme; quoique insoluble dans l'eau, elle s'y dissout cependant quand on y ajoute de la *vincétoxine soluble*, qui est son dissolvant naturel. Ainsi s'explique comment, dans les liqueurs aqueuses provenant du traitement de l'*Asclepias*, se trouve dissous le corps qui, isolé, est insoluble dans l'eau pure. La vincétoxine insoluble fond à 59 degrés. Comme la modification soluble elle a pour pouvoir rotatoire $\alpha_D = -50$ degrés.

La vincétoxine est un glycoside. La glycose qui provient de son dédoublement par les acides est incristallisable, inactive et non fermentescible.

Malgré sa grande solubilité dans l'eau et le chloroforme, la vincétoxine soluble est insoluble dans l'eau chloroformée, de sorte que l'addition de chloroforme à la solution aqueuse la rend aussitôt laiteuse. Elle est précipitée par un grand nombre de sels, le chlorure de sodium notamment, quand on sursature sa solution aqueuse. C'est sur cette propriété que repose son mode de préparation. La manière dont elle se comporte en présence de l'iodure de mercure et de potassium et de l'iodure ioduré de potassium mérite d'être notée. Ces réactifs précipitent la *vincétoxine* insoluble, bien qu'elle ne soit pas un alcaloïde, mais seulement en présence d'un acide minéral ou de l'acide oxalique.

Pour M. Tanret, à qui est due toute l'étude faite jusqu'ici sur ce glycoside, la précipitation par le chlorure de sodium, l'instabilité dans l'eau chloroformée, la réaction par l'iodure de mercure et de potassium, enfin la formation par dédoublement d'une glycose inactive et incristallisable, paraissent caractéristiques d'une nouvelle classe de composés dont la *vincétoxine* commencerait la liste. Outre les corps que la précipitation par le *chlorure de sodium* pourra faire découvrir, on peut y faire rentrer dès maintenant la *convallamarine*, la *digitaline* soluble ou *digitalcéine*, la *cédrine* et peut-être aussi la *glycyrrhizine*.

ACTION PHYSIOLOGIQUE. Le vincétoxine est un glycoside sans action physiologique bien marquée. M. Tanret a pu en prendre jusqu'à 1 gramme sans observer l'effet produit par la racine du *dompte-venin*, c'est-à-dire sans purgation ni vomissement. C'est donc ailleurs qu'il faut chercher le principe actif de cette drogue.

M. Vulpian (*Journal de pharmacie et de chimie*, 1885, 2e semestre, p. 216) a retrouvé la vincétoxine dans le Condurango (*Gonolobus condurango*).

ÉDOUARD HECKEL.

VINETTIER. *Voy*. ÉPINE-VINETTE.

VINGTRINIER (ARTUS-BARTHÉLEMY). Né à Rouen le 13 juillet 1796, reçu docteur à Paris en 1818 (*De l'opération de la pupille artificielle*, in-4°), fut médecin en chef des prisons de sa ville natale et médecin des épidémies. Il a publié divers écrits sur les saignées (1826), sur les prisons de Rouen (1826), sur la théorie de la vision (1828), sur la réforme des lois pénales (1828), sur la vaccine (1838), sur les prisons (1839, 1840), sur les épidémies de l'arrondissement de Rouen (1850), sur les aliénés (1852), sur le goître (1854), sur la criminalité en France (1854), sur la création d'ateliers libres (1871), etc. Il mourut le 11 juillet 1872.

L. HN.

VIOL ET **ATTENTATS AUX MŒURS**. MÉDECINE LÉGALE. On comprend sous ce titre les crimes et les délits qui ont pour mobile l'instinct de la génération. Leur gravité est notable pour la société comme pour l'individu; les idées morales et religieuses se mêlent à l'appréciation juridique de ces actes et ont conduit à une répression sévère. Dans l'antiquité hébraïque, grecque et romaine, la mort est la peine du viol; elle est maintenue par les codes de Théodose, de Justinien; le coupable est suivant les époques étranglé, livré aux bêtes, enterré vif ou brûlé! Les lois des barbares, à la chute de l'empire romain, substituant dans certains cas une réparation matérielle au supplice, établissent une appréciation géométrique de l'attentat, suivant la nature des parties découvertes et touchées. Dans le moyen âge l'idée religieuse maintient la sévérité des peines, les aggrave contre certains actes, tels que la sodomie et la bestialité, qui entraînent, comme la magie, le supplice du feu, il applique la répression à des cas variés. La constitution de Charlemagne établit pour le rapt la peine de mort; des ordonnances de François Ier, de Henri II en 1557, maintenues par Louis XV en 1730, appliquent au viol la peine de mort. Les parlements s'associent à ces rigueurs, et répriment par des peines divers actes contraires à la pudeur, sans violence et sans publicité. En 1791, la jurisprudence s'adoucit; la peine de mort n'est plus prononcée contre les crimes de ce genre; elle disparaît de notre législation; elle a également cessé de figurer dans les législations étrangères, mais le maximum des sévérités de la loi, après la peine capitale, est encore appliquée à quelques cas exceptionnels dans cette catégorie de crimes.

La médecine légale depuis A. Paré et Zacchias fournit dans les cas de ce genre le plus utile contingent de preuves, dont l'importance s'accroît avec les progrès de la science. Nous retrouvons dans l'historique de ces questions les noms les plus célèbres. Les traités généraux donnent une large place à l'exposé de ces questions, et les aspects variés qu'elles présentent ont été l'occasion de travaux de détail qui font de cette étude une des parties les plus intéressantes de la médecine légale. Mentionnons ici l'étude si remarquable de Tardieu; le progrès est continu à cet égard. Les expertises relatives aux attentats aux mœurs sont à la fois des plus nombreuses et des plus délicates, soulevant des problèmes variés dont l'examen sera compris dans les divisions suivantes :

Législation, statistique, questions générales; outrage public à la pudeur; la virginité et la défloration; le viol et les rapports sexuels; les attentats autres que le viol; les attentats sur les enfants; la violence et le dommage matériel; le consentement et l'absence de volonté; le viol simulé; l'auteur de l'acte, indices et responsabilités; les maladies syphilitiques; les actes contre nature, pédérastie, bestialité; le sperme et les taches diverses; l'expertise et les conclusions.

I. Législation. — Une des sections du Code pénal, section IV, titre II, livre III, promulguée en 1810, modifiée en 1832 et 1863, réprime les attentats aux mœurs et détermine les conditions de la culpabilité. Une distinction est faite entre le domaine de la conscience et celui de la loi, entre les obligations morales et celles que la loi impose. Il faut des conditions spéciales pour que l'atteinte portée aux mœurs soit punissable; ces conditions sont la publicité, la violence, l'absence de consentement, le dommage matériel et l'intérêt des tiers. A ces divers points de vue et suivant les circonstances, ces attentats aux mœurs constituent des crimes et des délits :

1° Les *crimes* comprennent les attentats à la pudeur et le viol, commis sur des enfants ou sur des adultes (art. 331, 332, 333), et quatre autres catégories de faits prévus par les articles 316 et 325, 340, 341, 354 à 356 du Code pénal.

D'après l'article 131, les attentats à la pudeur consommés ou tentés *sans violence* sur la personne d'un enfant de l'un ou de l'autre sexe, âgé de *moins de treize ans*, sont punis de la reclusion. L'article 331 ainsi rédigé a comblé une lacune qui existait dans notre législation pénale et que Fodéré avait déjà signalée en 1813. L'attentat sans violence n'était pas puni par la loi; on assimilait bien au viol l'acte commis sur une femme privée de sa volonté par une cause quelconque, mais on ne tenait pas compte de l'âge où le consentement est nul et ne peut innocenter celui qui s'en prévaut. L'individu qui abusait de sa situation pour séduire un enfant échappait à la vindicte de la loi, lorsque la violence n'avait pas été employée. Un arrêt de la Cour d'assises du Bas-Rhin du 12 juillet 1827 mit cette lacune en évidence, et la réforme pénale du 28 avril 1832 y a remédié. L'attentat sans violence sur un enfant de moins de *onze ans* a été prévu par le nouvel article 351 et puni de la réclusion. La loi du 13 mai 1863 a abaissé cette limite, et c'est aujourd'hui au-dessous de *treize ans* que l'attentat sans violence est puni. La même peine a alors été appliquée à l'ascendant qui commet un attentat à la pudeur sur la personne d'un mineur même âgé de plus de treize ans, mais non émancipé par le mariage (331, § 2).

2° L'attentat à la pudeur consommé ou tenté *avec violence* sur des individus de l'un ou de l'autre sexe est puni de la réclusion, mais, si le crime a été commis sur un enfant au-dessous de l'âge de *quinze ans* accompli, la peine est celle des travaux forcés à temps (332).

3° Quiconque aura commis le crime du *viol* sera puni des travaux forcés à temps, mais, si le crime a été commis sur la personne d'un enfant au-dessous de l'âge de *quinze ans* accompli, le coupable subira le maximum de la peine des travaux forcés à temps (332).

4° Les *circonstances aggravantes* sont l'âge et la qualité des personnes. Pour l'âge, les limites indiquées ont été celles de 13 ans, 15 ans, 21 ans, suivant les cas. La qualité des personnes aggravant la pénalité est déterminée par l'article 333 (loi du 13 mai 1863). Si les coupables sont les ascendants de la personne sur laquelle a été commis l'attentat, s'ils ont autorité sur elle, comme instituteurs, ministres d'un culte, s'ils sont des serviteurs à gage, s'ils ont été aidés dans l'accomplissement du crime par une ou plusieurs personnes, la peine sera celle des travaux forcés à temps dans le cas prévu par l'article 331, § I (attentat sans violence sur un enfant de moins de treize ans) et celle des travaux forcés à perpétuité pour les cas de viol et d'attentats avec violence (332).

On ne distingue pas si l'autorité sur la victime a été permanente ou discontinue. Suivant la remarque de M. Vibert, un médecin auquel est imputé le viol d'une jeune fille confiée à ses soins peut être sous le coup de cette aggravation de peine; il en serait de même d'un médecin chargé du service d'un pensionnat et qui commettrait un acte de ce genre sur des enfants dont il a la direction médicale.

5° La *tentative* est assimilée à l'accomplissement de l'acte; l'article 331 punit l'attentat consommé ou tenté, conformément à l'article 2 du Code pénal. On peut dire ici que la tentative équivaut à l'acte lui-même, et, suivant un arrêt de la Cour de cassation du 4 août 1853, il n'est pas nécessaire d'établir, comme dans les cas ordinaires, que la tentative n'a manqué son effet que par une circonstance indépendante de la volonté de son auteur.

6° Il n'y a point de *définition légale* du viol et de l'attentat; ces mots sont pris dans le sens que leur donne le langage ordinaire. Le viol, c'est l'acte du coït accompli, contre la volonté de la femme ou sans son consentement. La condition matérielle, c'est qu'il y ait eu intromission du membre viril dans les parties génitales de la femme; on y ajoutait aussi la condition de l'éjaculation. Mais avec la loi française qui assimile la tentative à l'acte consommé la preuve de ces deux faits, l'intromission et l'éjaculation, n'est plus exigée pour caractériser l'acte, mais ils conservent toute leur importance comme signes du viol accompli. Que la femme soit vierge ou non, le crime est le même, quand au coït accompli ou tenté s'ajoutent la violence ou l'absence de consentement.

L'attentat à la pudeur n'est pas plus défini que viol : c'est tout acte matériel autre que le coït, contraire à la pudeur de la personne qui en est l'objet. Il faut ici un acte matériel accompli ou tenté. Le contact des parties génitales avec le pénis, sans intromission tentée, le contact de cet organe avec d'autres régions du corps, son introduction dans l'anus, des attouchements avec les mains sur les parties génitales, sur les mamelles, sur diverses régions, l'introduction de corps étrangers dans la vulve, l'onanisme pratiqué sur la victime, rentrent dans les catégories de ces faits. Ici la condition du sexe n'est plus déterminée comme pour le viol; la victime et l'auteur de l'acte peuvent être du même sexe ou de sexes différents. L'acte n'est pas commis seulement par lubricité, il peut être accompli par esprit de vengeance, par curiosité, tout en conservant son caractère d'attentat à la pudeur.

7° Une autre catégorie de crimes se rattache aussi à l'instinct génital; elle comprend : le *rapt* ou *enlèvement de mineurs* puni de la reclusion par l'article 354 du Code pénal, avec aggravation, travaux forcés à temps, si la fille détournée ou enlevée est au-dessous de seize ans accomplis (355). La même peine est prononcée, quand la fille au-dessous de seize ans aurait suivi volontairement son ravisseur, si celui-ci est majeur de vingt et un an et au-dessus (356). Les articles relatifs à la *séquestration des personnes* (341 à 344) peuvent trouver ici leur application. La *bigamie*, punie des travaux forcés à temps (340), se rattache à la perversion du même instinct. La *castration* entraîne la peine des travaux forcés à perpétuité, et celle de mort, si la victime a succombé avant l'expiration des quarante jours qui ont suivi le crime (316); mais le crime de castration est considéré comme une blessure ou un meurtre excusables, lorsqu'il a été immédiatement provoqué par un attentat violent à la pudeur (325). Si la mort ou des blessures graves ont été la conséquence de l'attentat ou du viol, les articles 309 à 311 pourront devenir applicables, ainsi que l'article 304, d'après lequel le meurtre entraîne la peine de mort lorsqu'il aura précédé, accompagné ou suivi un autre crime.

8° Les *délits* comprennent les actes et les faits contraires à la pudeur et aux bonnes mœurs, mais dans lesquels la violence n'a aucune part; la juridiction correctionnelle réprime les actes de ce genre. L'*outrage public à la pudeur* est puni d'un emprisonnement de trois mois à deux ans (330). C'est ici la publicité qui constitue la faute réprimée par la loi; la nature de ces faits n'est pas indiquée; elle est laissée à l'appréciation du juge. L'*excitation à la débauche* d'individus de l'un ou l'autre sexe âgés de moins de vingt et un ans est puni d'un emprisonnement de six mois à deux ans, et la peine s'aggrave, deux à cinq ans de prison, si la prostitution ou la corruption est favorisée par les père et mère ou autres personnes chargées de la surveillance (334, 335). L'*adultère de la femme* appartient aux délits du même genre; la peine est celle d'un emprisonnement de trois mois à deux ans (337); l'adultère ne peut être dénoncé que par le mari (336), et cette faculté lui est retirée, s'il se trouve dans le cas prévu par l'article 339, l'entretien d'une concubine dans la maison conjugale : le délit commis alors par le mari entraîne une amende. Aux délits contraires aux mœurs se rattachent encore par l'application de l'article 64 du Code pénal les attentats commis par des mineurs de moins de seize ans, et dont les actes par suite de l'atténuation des peines deviennent du ressort de la justice correctionnelle.

L'article 463 relatif aux circonstances atténuantes peut être appliqué à tous les crimes et délits de ce genre; des faits médicaux peuvent être l'occasion de la déclaration de circonstances de ce genre.

9° Des applications du *droit civil* se présentent à l'occasion des attentats aux mœurs : un préjudice notable, matériel et moral, peut être occasionné par des faits de ce genre et donne lieu à la réparation prévue par les articles 1382 et 1383 du Code civil.

La question peut encore se soulever à l'occasion de la séparation de corps et du divorce. Un arrêt a admis (Cour de cass., 1854) qu'un mari usant de violence pour accomplir avec sa femme l'acte du coït ne commettait pas le crime de viol, quand bien même la séparation aurait été prononcée, mais, s'il se livre sur elle à des actes contre nature, il pourrait être poursuivi pour attentat à la pudeur, et la jurisprudence a admis que les actes contre nature pouvaient constituer l'injure grave, motif légitime de divorce ou de séparation.

10° Les *législations étrangères* présentent sur ces diverses questions des dispositions particulières. En Angleterre, la servitude pénale à perpétuité est prononcée contre l'auteur d'un viol et contre celui qui entretient des rapports charnels avec une fille de moins de douze ans, même avec son consentement. L'intromission du membre viril, mais non l'éjaculation, est nécessaire pour caractériser le viol; il en est de même pour la sodomie. La culpabilité existe pour le sujet passif comme pour l'actif, quand le premier est consentant, mais, si le sujet passif n'a pas quatorze ans, l'actif seul est coupable (Taylor). La législation autrichienne définit plus spécialement le viol : quiconque par menace, par violence ou par l'étourdissement artificiel de ses sens, aura mis une femme hors d'état de lui résister et s'en sera servi dans cet état pour l'accomplissement d'un *coït illicite*, commet le crime de viol (Code pénal, 125); même si cet état n'est pas le fait du coupable, le coït illégal est considéré comme viol; il en est de même pour les rapports sexuels avec une fille de moins de quatorze ans. Sont encore punis par la loi le coït avec des animaux ou avec des personnes du même sexe, l'inceste entre parents descendants ou ascendants. Le Code pénal allemand indique aussi le *coït illégal* (*Ausserehelicher Beischlaf*) comme caractérisant le viol, lorsqu'il est accompagné de violences, de menaces de mort, ou lorsque la femme est privée de sa connaissance ou de sa volonté (§ 177). Au-dessous de quatorze ans le consentement de la personne n'excuse pas l'acte (176). La cohabitation entre les ascendants et les descendants est punie avec une sévérité plus grande pour les premiers. Les rapports sexuels entre frères et sœurs entraînent une condamnation à l'emprisonnement; les parents et les êtres en ligne descendante, qui n'ont pas atteint dix-huit ans, sont exempts de peine (173). L'adultère, lorsqu'il aura entraîné le divorce, est puni de l'emprisonnement de six mois au plus, à l'égard du conjoint coupable (172). Les actes contre nature entre personnes du même sexe ou avec des animaux sont punis de l'emprisonnement et suivant les cas de la privation des droits civiques (175). Une disposition spéciale prescrit les cas où les attentats et le viol auraient occasionné la mort de la personne lésée : la peine sera alors celle de la réclusion pour dix ans ou de la prison perpétuelle (178).

II. STATISTIQUE. Le tableau suivant, extrait du *Compte rendu de la justice criminelle*, fait connaître le nombre et la répartition des attentats aux mœurs, crimes et délits, sous leurs diverses formes, pour les années 1882 à 1886 :

I. — *Crimes.*

	1882.	1883.	1884.	1885.
1° Attentats à la pudeur avec violence sur des adultes et sans circonstances aggravantes..	35	44	35	25
2° Viol et attentats à la pudeur sur des adultes, avec circonstances aggravantes..	78	86	59	48
TOTAL DES ADULTES..	118	130	94	71
3° Attentats à la pudeur sans violence sur des enfants de moins de 13 ans. . . , ...	521	498	510	415
4° Viol et attentats sur des enfants de moins de 15 ans avec violences ou avec circonstances aggravantes.	271	198	222	213
5° Rapt et détournement de mineurs.	8	6	11	7
TOTAL DES ENFANTS..	800	702	742	635
6° Bigamie..	4	8	6	6
7° Castration..	»	»	»	»
TOTAL DES CRIMES.	917	900	843	712

II. — *Délits.*

	1882.	1883.	1884.	1885.
1° Outrages publics à la pudeur.	3218	2993	3054	2936
2° Attentats à la pudeur par un individu de moins de 16 ans.	74	55	51	53
3° Excitation à la débauche au-dessous de 21 ans. .	352	344	358	315
4° Adultère.	797	711	1274	1601
TOTAL DES DÉLITS.	4531	4105	4737	4005
TOTAL GÉNÉRAL DES CRIMES ET DÉLITS..	5453	5010	5587	5023

Parmi les crimes, les plus fréquemment commis sont les attentats à la pudeur sans violence, sur des enfants au-dessous de treize ans, avec des nombres qui varient de 415 à 521. Le total des actes sur les enfants varie de 635 à 800; les crimes contre les adultes sont au nombre de 71 à 130. Parmi les délits, l'outrage public à la pudeur est en première ligne, avec les chiffres notables de 2936 à 5218. L'adultère s'est élevé de 711 à 1274, puis à 1601; la nouvelle législation sur le divorce a donné lieu à une constatation plus fréquente des faits de ce genre. L'excitation à la débauche des individus de l'un ou de l'autre sexe, mineur de vingt et un ans, présente un nombre annuel de 315 à 358 cas, qui s'ajoutent aux autres attentats dont est victime le premier âge de la vie.

A une époque plus éloignée, on remarque aussi cette prédominance du nombre des attentats sur les enfants dans le tableau suivant dressé par Vibert des viols et attentats :

NOMBRE MOYEN PAR PÉRIODE QUINQUENALE

	Sur des adultes.	Sur des enfants.
1841 à 1845.	207	359
1846 à 1850.	217	431
1851 à 1855.	234	608
1856 à 1860.	221	702
1861 à 1865.	214	766
1866 à 1870.	155	755
1871 à 1875.	145	748
1876 à 1880.	122	809

Une statistique de Tardieu fait connaître l'âge des accusés comparé à l'âge des victimes.

AGE DES ACCUSÉS.	ATTENTATS	
	Sur des adultes.	Sur des enfants.
Moins de 16 ans.	1	4
16 à 21 ans.	23	99
21 à 30 ans.	44	114
30 à 40 ans.	23	173
40 à 60 ans.	14	159
50 à 60 ans.	8	134
Au delà de 60 ans.	1	136

La proportion des attentats sur les enfants augmente avec l'âge des accusés. Sur 100 attentats commis par des individus de 21 à 50 ans, on en compte 27 sur des adultes et 73 sur des enfants; entre 40 et 30 ans, la proportion est déjà de 82 enfants et de 18 adultes; de 40 à 50 ans, les chiffres sont 92 et 8; de 50 à 60 ans, 95 et 5; au delà de 60 ans, l'attentat sur des adultes est un fait absolument exceptionnel, 1 sur 136, soit sur 100 attentats 99,27 commis sur des enfants. Il résulte de ces faits que l'âge de l'auteur de l'acte est en raison inverse de celui de la victime. D'après une statistique de Villermé, les mois dans lesquels ont lieu le plus d'attentats aux mœurs sont ceux de mai, de juin et de juillet; les minima se rencontrent en décembre, janvier et février. La répartition suivant les régions est indiquée dans le travail de M. Besnard (*Annales*, 1887). Le maximum des accusations se présente dans le département de la Seine, 17 492 par 10 000 habitants, le minimum dans la Creuse, 2007; le Nord est au 62e rang avec 5564; la Corse au 74e avec 4182.

III. OUTRAGE PUBLIC A LA PUDEUR. La constatation du fait matériel qui constitue l'outrage ne donne le plus souvent lieu à aucune application médico-légale. Ce sont des actes publics, commis sans violence, individuels ou collectifs, sans intention de nuire, et qui ne laissent après eux aucune trace matérielle. Un individu s'est montré nu sur la voie publique, il a découvert ses parties génitales, il a exercé sur une femme des attouchements auxquels elle a consenti. Un acte cynique quelconque a été commis, mais, pour caractériser le délit, il faut un acte, les paroles obscènes et les injures verbales ne suffisent pas (arrêt du 30 nivôse an XI, Sirey). L'intervention médicale devient nécessaire, lorsque cet acte a laissé des traces matérielles. Ainsi la pédérastie, avec le consentement de l'être passif, constitue ce délit, si elle a été effectuée dans un lieu public. La bestialité peut devenir un outrage public à la pudeur, et le diagnostic médico-légal est appelé à compléter les preuves judiciaires.

La publicité caractérise le délit : l'outrage à la pudeur, quelle qu'en soit l'immoralité, ne sera punissable que s'il est public. Cette publicité résulte de la nature des lieux où l'acte s'accomplit; s'il a été perpétré dans les rues, dans un lieu ouvert au public, même de nuit. Nous connaissons le cas d'un mari et de sa femme, poursuivis pour outrage public à la pudeur, à l'occasion d'attouchements effectués le soir dans un jardin public. D'après un arrêt de la Cour de cassation du 19 août 1869, il y a publicité, lorsque le fait s'est passé dans un wagon de chemin de fer, s'il est constaté que l'acte a pu être aperçu sur l'un des points du trajet. Le fait d'avoir mis pendant le trajet les parties sexuelles à la portière, pour satisfaire un besoin, a été considéré comme constituant le délit. Un fait de ce genre est rapporté par M. Moter; une condamnation à un mois de prison fut prononcée, bien que le médecin eût constaté un état maladif, atténuant la responsabilité. La publicité peut encore résulter de ce que le fait a eu pour témoins diverses personnes et des circonstances particulières de la cause.

Les applications médico-légales se rapportent surtout aux causes qui peuvent expliquer l'acte, annuler ou atténuer la responsabilité. L'état mental de l'individu doit d'abord être pris en considération. Toutes les formes de l'aliénation où l'instinct génital s'exalte ou se pervertit conduisent à des actes de ce genre; la démence sénile est ici à noter. L'hystérie, la nymphomanie, le satyriasis, sont à prendre en considération; d'autres formes de la folie expliquent aussi ces actes; ils peuvent s'allier à une monomanie religieuse; un individu se promène nu sur la voie publique, c'est un *adamite* qui veut offrir le symbole de la pureté du premier homme. M. Lasègue a décrit sous le nom d'*exhibitionnistes* une classe d'aliénés dont le trouble mental se manifeste quelquefois uniquement par l'exhibition des organes génitaux, sans autre manœuvre lubrique. L'instantanéité, la périodicité de ces faits, l'absence de motifs génésiques, l'indifférence du sujet aux conséquences de l'acte, tels sont les éléments du diagnostic. M. Vibert a examiné un homme qui se livrait à l'onanisme dans les églises, à la vue des objets religieux. Dans un autre cas, la même pratique se renouvelait en public, en présence des femmes, le membre viril étant mis à découvert. L'ivresse est une cause fréquente des délits de ce genre; au point de vue moral au moins elle peut en atténuer la gravité, si l'ivresse surtout a été involontaire et accidentelle. Une condamnation pour outrage public à la pudeur laisse une triste trace dans un casier judiciaire; elle peut conduire au suicide. Un étudiant condamné pour un fait de ce genre, commis d'une manière inconsciente sous l'influence de la boisson, se donne un coup de couteau dans la poitrine, au moment même du prononcé du jugement; nous constatons que le cœur avait été traversé de part en part. Les aphrodisiaques ont aussi été indiqués comme causes de ces actes lubriques; il y a lieu ici de considérer si ces substances ont été prises volontairement ou à l'insu de la personne.

Les besoins naturels et certains états pathologiques des voies génito-urinaires peuvent donner lieu à des actes qui ont été interprétés comme des outrages à la pudeur. M. Laugier examine les cas dans lesquels ces maladies ont donné lieu à des erreurs. L'incontinence d'urine, les rétrécissements de l'urèthre, l'hypertrophie de la prostate, la difficulté de la miction qui en résulte, le prurit génital, occasionné par des éruptions eczémateuses, par des affections diverses de la verge ou du vagin, ont donné lieu à des mouvements, à des manœuvres plus ou moins prolongées, qui ont été interprétés comme des actes contraires à la pudeur et ont motivé des condamnations. Tardieu constate que des vieillards qu'un séjour prolongé dans certains endroits de la voie publique, que des mouvements, des attouchements en apparence impudiques, avaient signalés à l'attention de la police, cédaient seulement aux nécessités d'une affection chronique des voies urinaires, unique cause de cette émission lente des urines et des manœuvres destinées à faciliter la miction. Dans un des faits cités par Laugier, chez un homme atteint d'engorgement de la prostate et d'hémorrhoïdes, l'urine coulait goutte à goutte, après des tractions sur la verge, et l'autre main étant appliquée à l'anus pour maintenir la tumeur hémorrhoïdale; un autre gardait sa verge à nu, sous son paletot, pour laisser l'urine s'écouler goutte à goutte. Les constatations médicales ont ici une grande importance pour expliquer la nature de l'acte et le degré de responsabilité.

À l'occasion de la saisie de photographies obscènes, la question a été posée de savoir si l'écartement et la disposition des parties sexuelles supposaient chez le modèle l'emploi de moyens artificiels et notamment de corps étrangers dans le vagin : Tardieu l'a résolue par la négative.

L'outrage public à la pudeur peut accompagner la violation des tombes, punie par l'article 360 du Code pénal, sans préjudice des peines pour les crimes ou les délits qui y sont joints. Le cimetière présente les conditions d'un lieu public, et les actes commis sur des cadavres exhumés dans ce but sont considérés par la jurisprudence comme des outrages publics à la pudeur ; l'examen mental de l'accusé a tenu une grande place dans les affaires de ce genre.

IV. **La virginité.**   La question de la virginité se pose à l'occasion des enfants et des filles nubiles ; comme les cas d'attentats sur les enfants sont les plus nombreux, le médecin est fréquemment appelé à se prononcer sur ce point. Dans les affaires d'infanticide, d'avortement, la preuve de la virginité a fait cesser des soupçons injustes. Dans un procès en adultère, cité par Taylor, la prétendue coupable fut reconnue vierge, *virgo intacta, non adultera.* Une jeune fille de vingt-trois ans est soupçonnée de relations incestueuses et d'avortement ; elle s'empoisonne avec de l'arsenic ; à l'autopsie, nous constatons l'existence d'un hymen semilunaire et l'état vierge de l'utérus (fait détaillé dans la thèse de Ledru, Paris, 1859).

Les signes généraux de la virginité sont des indices de santé et de moralité et ne servent pas à établir le diagnostic. D'anciens auteurs y attachaient de l'importance ; on citait le signe indiqué par Séverin Pineau : Si la fille était vierge, un fil, allant de la pointe du nez à la rencontre des sutures lambdoïde et sagittale, devait pouvoir embrasser le cou : c'était le signe rendu célèbre par le poète : *non illam nutrix orienti luce revisens, hesterno potuit collum circumdare filo.*

Pour établir la virginité et l'intégrité des organes, l'expert doit visiter successivement les grandes lèvres, les nymphes, le clitoris, le méat urinaire, la fourchette, la fosse naviculaire, l'anneau vulvaire et l'hymen, qui fournit les signes décisifs. On recherchera les caractères que ces différents organes présentent suivant les âges et qui peuvent correspondre aux habitudes et à l'état de santé de la personne.

Les *grandes lèvres* sont généralement fermes, appliquées l'une contre l'autre, recouvrant les nymphes, *chez les vierges,* mais elles présentent des différences suivant les âges. Chez les enfants, elles sont souvent entr'ouvertes en haut, laissant voir le méat urinaire, tandis qu'à la partie inférieure elles sont appliquées l'une contre l'autre ; chez les filles nubiles, le rapprochement a plutôt lieu en haut et l'écartement en bas. La fente médiane est en avant chez les petites filles, en bas et en arrière chez les femmes adultes. La portion urinaire ou antérieure du vagin, de l'orifice vulvaire au méat, est plus longue dans le jeune âge ; la partie génitale ou postérieure, de l'hymen au col de l'utérus, prédomine chez la femme. L'état de maigreur du sujet influe sur la disposition et sur les dimensions des grandes lèvres. M. Brouardel fait remarquer que des grandes lèvres épaissies, avec l'écartement en bas, ne sont pas toujours un indice d'attouchements habituels ; les grandes lèvres sont parfois naturellement épaisses à leur partie supérieure et atrophiées à leur partie inférieure, vers la fourchette, qui touche le bord inférieur de l'hymen. Le bourrelet adipeux qui sépare la vulve du rectum a comme subi un arrêt de développement, et ces deux orifices sont très-rapprochés. Lorsque l'enfant ainsi conformée écarte les cuisses, ce n'est pas la partie supérieure de la vulve qui s'entrouvre, mais la partie inférieure ou génitale; cette anomalie ne serait pas absolument exceptionnelle.

Les *petites lèvres* ou nymphes, d'une teinte rosée, sont à examiner au point de vue des altérations qu'elles peuvent présenter. Leur flétrissure, leur allongement, ont été indiqués comme signe d'onanisme, mais cette conformation a été remarquée chez des enfants dont l'âge excluait des habitudes de ce genre. Le *clitoris* peut présenter une augmentation de volume et d'excitabilité due à la même cause, mais il faut tenir compte à cet égard de la conformation naturelle. Parfois l'excitabilité de ces organes a été telle que la turgescence de l'entrée de la vulve en a rendu l'exploration difficile. Le *méat urinaire* est situé au niveau d'un petit tubercule qui marque la terminaison de la colonne antérieure du vagin.

La *fosse naviculaire*, formant un cul-de-sac à peu près triangulaire entre l'orifice vulvaire et l'anus, peut présenter, suivant la remarque de M. Brouardel, une disposition naturelle en infundibulum, qu'il ne faut pas confondre avec celle qui résulterait de tentatives répétées de rapprochement sexuel. Sur trois sœurs cette conformation congénitale était identique; pour l'une d'elles, ce refoulement avait fait naître le soupçon d'un attentat. La fréquence du coït périnéal, suivant l'expression de M. Lacassagne, dans les faits de ce genre, donne de l'importance à l'étude de cette conformation congénitale.

L'*hymen*, ὑμήν, membrane, pellicule, est un repli qui ferme, d'une manière plus ou moins complète, la partie génitale du vagin. Ce repli a la même structure que les parois vaginales, épithélium pavimenteux, tissu muqueux et cellulaire, fibres élastiques et musculaires, qui produiront l'écartement de lambeaux, vaisseaux sanguins, même structure que les autres replis moins volumineux (thèse de Roze, Strasbourg, 1865 ; *Recherches de Budin et Sinéty*, 1879). L'hymen est le signe de la virginité physique, c'est l'espace le plus important à examiner dans les recherches sur le viol et les attentats.

La constance de cette membrane avait été mise en doute, son existence même avait été contestée; on peut citer à cet égard ce passage de Paré : « Le vulgaire, voire plusieurs gens doctes, guide et estime qu'il n'y a nulle vierge qui n'aye la dite hymen, qui est la porte virginale, mais ils s'abusent, parce que bien rarement on la trouve et proteste, composant mon anatomie, l'avoir recherchée à plusieurs filles, mortes à l'Hôtel-Dieu, âgées de trois, quatre, cinq et douze ans, et jamais ne l'ai pu apercevoir, fors à une fille de dix-sept ans. Quand on la trouve, on peut la dire contre nature. » Sebitz, en 1672, la constate et la décrit sous la forme d'une lune plus ou moins pleine, Haller l'a toujours rencontrée : *Ego quidem in omnibus virginibus reperi hymænem, etsi enim possit fieri ut laxus et parvus sit.* Vesale, Fallope, l'admettent; Portal dans son histoire de l'anatomie, Devilliers dans sa monographie sur l'hymen, donnent la longue liste des auteurs qui se sont prononcés sur cette question. Cuvier, Duvernoy, dans une communication à l'Institut, en 1805, ont constaté que cet organe n'était pas un caractère particulier de l'espèce humaine, on en a rencontré des traces chez le singe et d'autres animaux. C'est un organe dont l'existence constatée est reconnue, mais qui peut, comme tous les autres, présenter des arrêts de développement, des vices de conformation et des apparences diverses qui ont été des causes d'erreur. L'existence de l'hymen a été méconnue dans des cas judiciaires cités par Stolz et Brouardel. Dans ces études médico-légales, il importe que l'élève soit exercé à reconnaître la situation et les diverses formes de cette membrane.

L'hymen est situé entre la vulve et le vagin, en arrière de la fosse naviculaire ; il ferme la partie urinaire du vagin qu'il sépare de la partie génitale. C'est une ligne circulaire qui suit la naissance des petites lèvres et se dirige vers le méat urinaire ; il se termine même au-dessous du méat et s'étend un peu de chaque côté. Le léger repli qu'il forme au devant de cet orifice a parfois gêné l'introduction de la sonde dans le cathétérisme (Michel). Chez les enfants, l'hymen est situé plus profondément ; il faut écarter fortement les cuisses et les grandes lèvres pour le reconnaître ; chez les filles adultes, il est situé plus en avant, plus extérieur.

C'est un repli uniquement analogue aux autres replis du vagin, mais il s'en distingue par son siége et par ses dimensions, par sa forme plus annulaire. Son épaisseur variable est de 1 à 5 millimètres, Vibert indique la moyenne de 1 millimètre ; il est plus ou moins élevé suivant les âges, 1 à 5 centimètres, mais ici l'élévation de la barrière varie suivant les formes de la membrane. Sa consistance est le plus souvent celle d'une muqueuse, molle et flottante. Il y a loin de cet aspect à ce type autrefois admis d'une membrane sèche et tendue qui ferme l'entrée du vagin. Sa consistance peut aussi varier ; elle est tantôt assez ferme, quelquefois presque tendineuse ; tantôt, au contraire, elle est souvent lâche, molle, élastique, pouvant être déprimée sans rupture. Chez les enfants, chez les nouveau-nés surtout, elle est repliée sur elle-même, et il faut s'étendre pour la reconnaître.

Les formes de l'hymen se rapportent à cinq groupes principaux, qui comprennent les formes labiées, sémi-lunaires, annulaires, diaphragmatiques, à replis multiples, auxquelles se rattachent un certain nombre de variétés qui ont une réelle importance en médecine légale.

L'hymen *labié* appartient surtout à l'enfance ; suivant la remarque de Devilliers, cette forme est déterminée par l'étroitesse du bassin dans le premier âge ; jusqu'à cinq ans au moins elle prédomine. C'est une fente, presque droite, un peu sinueuse, située entre deux valves plus ou moins larges, souvent un peu plissées et froncées, ayant l'apparence de deux lèvres, séparées par une fissure verticale. Le bord libre de ces lèvres, avec ses sinuosités, est surtout à considérer, lorsqu'il s'agit d'apprécier une défloration incomplète ; les dépressions naturelles peuvent être symétriquement placées sur le bord libre de chacune des deux lèvres et, quand ces deux valves sont longues et molles, elles sont susceptibles d'une dilatation assez notable sans déchirure. La thèse de Roze présente le type d'une de ces fissures médianes réduite à son minimum de largeur.

La forme *sémi-lunaire* s'accentue avec les progrès de l'âge ; après dix ans, l'écartement de la symphyse pubienne détermine et accentue la direction horizontale des plis. La membrane abaisse ses extrémités supérieures, le développement des grandes lèvres concourt aussi à cet effet, en tirant en dehors et en bas une partie de la muqueuse vulvaire. Un véritable croissant se forme, une demi-lune plus ou moins échancrée, à la partie inférieure et postérieure du vag'n. Le bord libre placé en haut est généralement net et régulier ; il présente bien plus rarement que l'hymen labié quelques dépressions sinueuses. La partie la plus large du repli est en bas et en arrière et non sur les côtés. La thèse de Roze offre un exemple de cet hymen en croissant allongé, avec la forme en fer

à cheval qui se remarque aussi dans l'hymen annulaire. C'est à l'époque
de la puberté que la forme semi-lunaire s'accentue, elle prédomine chez les
adultes.

L'hymen *annulaire* ou *circulaire* est également une forme fréquente.
Hoffmann a considéré cette forme comme le type d'où dérivent toutes les autres.
C'est un repli plus ou moins saillant qui fait le tour du vagin, moins complet
au-dessous du méat et qui laisse à son centre une ouverture circulaire dont les
dimensions varient suivant l'élévation des bords qui la circonscrivent. La hauteur
du repli et son épaisseur ont une grande importance. La forme circulaire, est
une de celles qui se prête le mieux au coït sans déchirure, lorsque ses bords
sont solides et peu saillants ; Roze cite l'observation d'une fille publique qui
présentait un hymen circulaire, fibreux et peu développé, mais intact, qui ne
mettait nul obstacle au coït ; c'est à cette forme que se rapportaient aussi quelques-uns de ces cas, absolument exceptionnels, où l'on a signalé la persistance
de l'hymen après l'accouchement. Il est alors réduit à l'état d'une mince bandelette circulaire. Dans la forme circulaire on distingue les variétés lisse, la plus
commune, frangée, en bourse, en fer à cheval. La bourse résulte des dimensions
et de la mollesse du repli et présente des difficultés pour le diagnostic, notamment lorsque les bords sont en même temps irréguliers et fissurés, comme dans
l'hymen frangé (*H. fimbriatus* de Luschka).

La forme *diaphragmatique*, considérée comme le type de l'hymen, est une
cloison qui ferme d'une manière plus ou moins absolue la partie génitale du
vagin. La membrane peut n'avoir aucune ouverture, c'est l'hymen diaphragmatique complet, auquel se rapporte ce conseil de Paré : « Je conseillerai toujours
aux pères et mères qui auront la connaissance que leur fille ait la dite hymen de
la faire couper, s'il n'y avait ouverture suffisante à expurger leurs fleurs » ; même
avant la puberté, des accidents peuvent se produire par la rétention du mucus
(Godefroy, Bouchut). La rétention des règles a donné lieu à des soupçons de
grossesse « occasionnée par un excès de virginité ». L'hymen diaphragmatique
est le plus souvent incomplet, avec une ou deux ouvertures centrales ou latérales, de dimensions très-faibles, parfois à peine visibles, mais qui ont permis
la fécondation, bien que la membrane par sa résistance eût mis obstacle à un
coït complet. Les planches de Delcos représentent ces divers états ; nous ratta-
cherons à cette forme l'hymen *en pont* déjà décrit par Roze et Delens, et dont
M. Demange vient de publier deux nouveaux exemples. On observe deux types
d'hymen bi-perforé : une languette antéro-postérieure qui s'insère en avant, près
du méat urinaire, en arrière sur le bord intérieur de l'hymen, *partage l'ouverture* en deux moitiés latérales. Parfois, le pont est horizontal et les ouvertures
sont superposées ; cette conformation, plus rare, a été constatée par M. Ch. Demange : il a observé un hymen en *spirale* où les deux bouts de l'anneau, à sa
partie postérieure, chevauchaient l'un sur l'autre dans une étendue de 5 millimètres. On a cité des cas où le diaphragme complet était criblé de petits trous.

La cinquième forme est celle de l'hymen *multiple à replis séparés*, déjà
décrite par Tollberg. C'est un vice de conformation rare, dans lequel l'unité de
la membrane n'existe plus. Les fibres sont disposées au pourtour de l'orifice, au
lieu ordinaire. Il importe évidemment de ne pas les confondre avec les débris de
l'hymen déchiré. Un double hymen a été signalé par Eisemmann ; une seconde
et même une troisième série de replis vaginaux, plus ou moins caractérisés, ont
été observés derrière la membrane principale. Ruysch rapporte l'observation

d'une femme dont l'accouchement fut retardé par un hymen intact et par une
autre membrane contre nature placée plus profondément dans le vagin : il fallut
inciser ces deux membranes.

L'existence de l'hymen est le signe de la virginité physique, le seul signe
certain, mais quelques circonstances exceptionnelles peuvent atténuer la valeur
de ce signe; le coït et la fécondation ont été possibles] avec l'intégrité de cette
membrane. Si l'hymen est de petites dimensions, très-mince, laissant entre ses
deux lèvres une large ouverture, s'il est borné à une bandelette circulaire,
ramollie et dilatable, par une bien rare exception il a pu laisser pénétrer sans
se rompre un pénis peu volumineux. Séverin Pineau aurait constaté un fait de
ce genre; un mari, lors des premières approches qui avaient eu lieu peu après
les règles, n'avait trouvé aucun signe de virginité, ces signes parurent aux
secondes approches avec écoulement de sang et déchirure de la membrane. Haller
croyait qu'avec un hymen petit et lâche, le coït était possible sans écoulement de
sang, la membrane étant exempte de déchirure. On admet donc la possibilité
de l'intromission du pénis en érection, l'hymen restant intact, mais la preuve
de ce coït n'est pas facile à établir; puisqu'il n'a pas laissé de traces matérielles, comment démontrer qu'il a eu lieu? La fécondation n'est pas ici un argument décisif, puisque l'intégrité de la membrane n'y met pas obstacle, pourvu
qu'une ouverture, même la plus étroite, laisse passer le sperme. Ce qui est
attesté par des observations nombreuses, c'est la résistance de l'hymen à des
efforts répétés de coït, Fodéré déjà en a cité un exemple remarquable; l'hymen
a été trouvé intact chez des filles publiques. Le refoulement de la membrane, la
déformation de la vulve, peuvent être le résultat de ces coïts incomplets. La
fécondation est compatible avec l'intégrité de l'hymen. Une femme peut être
enceinte en conservant le signe de la virginité physique ; les observations sont
nombreuses à cet égard. Cette conformation et cette solidité de l'hymen peuvent
même être héréditaires. Nous avons vu, avec le Dr Lévy, la membrane intacte,
de forme diaphragmatique, au septième mois de la grossesse; on crut utile de
l'inciser. La mère de cette femme, vingt ans auparavant, avait conservé son
hymen intact jusqu'au moment de l'accouchement. Budin, dans ses recherches
sur l'hymen et l'orifice vaginal, dit avoir constaté 15 fois chez des primipares
l'intégrité de l'hymen. La présence d'un hymen intact a aussi été reconnue
chez des femmes qui étaient atteintes de chancre ou de blennorrhagie. Parent-
Duchâtelet en a cité plusieurs exemples. Le signe physique de la virginité est
donc compatible avec un coït incomplet, avec la grossesse, avec des contacts
divers, avec la transmission de maladies syphilitiques, parfois même et bien
exceptionnellement avec le passage du pénis à travers un orifice élargi. Dans
les affaires de viol et d'attentats sur des enfants, nous trouvons le plus souvent
l'hymen intact. Le problème est individuel et l'on doit interpréter suivant les
cas la présence de ce signe, dont la valeur est habituellement décisive. Tardieu,
comme Fodéré, repousse le scepticisme à cet égard. L'existence de l'hymen est
l'attribut essentiel de la virginité physique, et la valeur de ce signe n'est restreinte que par des cas absolument exceptionnels.

La *simulation* relative à la virginité ne porte guère que sur l'usage des
moyens employés, tels que les lotions astringentes, pour rendre les parties plus
étroites; on simule aussi la douleur et l'écoulement de sang, au moment des
approches. L'époque des règles, une légère blessure, une éponge imbibée de
sang, placée au fond du vagin, sont les artifices employés pour simuler la virgi-

nité, au moment où elle doit se perdre. Du sang d'animal a pu servir à cette dernière fraude, que l'examen microscopique dévoilerait.

V. LA DÉFLORATION. Nous avons à déterminer si la défloration a eu lieu, si elle est récente ou ancienne, complète ou incomplète, ses caractères chez les adultes, chez les enfants, ses causes traumatiques, pathologiques, génitales.

1° Les preuves de la *défloration récente* sont fournies par la lésion de l'hymen. La *douleur* est en première ligne, elle se produit au moment de l'acte, elle est aiguë, intense; cette douleur des premières approches est due à la déchirure de l'hymen et à la dilatation subite et forcée de l'anneau vulvaire, plus encore à cette dernière cause. Dans les expériences de Roze sur la sensibilité de l'hymen, le pincement d'anciens débris de cette membrane, effectué pendant des explorations médicales, ne produisait aucune douleur.

L'*effusion de sang*, signe considéré comme caractéristique, *prima Venus debet esse cruenta;* le sang coule des vaisseaux déchirés. On sait l'importance qu'on accordait autrefois à ce signe. Chez les Hébreux, la chemise tachée de sang attestait la virginité de l'épouse. Léon l'Africain, cité par A. Paré, rapporte la coutume de Fez, d'après laquelle le linge ensanglanté, arboré, confirmait le mariage, annulé, si ce signe n'était pas produit. Cette hémorrhagie peut être assez considérable pour constituer un péril et même pour causer la mort. Dans la thèse de Bordmann (Strasbourg, 1851), on trouve l'observation d'une femme hémophylique qui succomba à cette hémorrhagie pendant la première nuit de ses noces. Ce symptôme a beaucoup d'importance en médecine légale, comme appartenant à la défloration aiguë; il peut aussi dépendre d'autres causes, telles que de la rupture du vagin. L'absence de ce signe est cependant possible avec un hymen très-mince et une leucorrhée abondante dissimulant les traces d'un faible écoulement de sang. On ne confondra pas cette hémorrhagie traumatique avec celle qui résulte des règles; l'examen microscopique pourra ici être utile. L'origine du sang devra être constatée.

La *déchirure récente de l'hymen* donne la preuve de la défloration. On constate les lambeaux sanglants de la membrane, leur siége, leur nombre, leur forme en rapport avec celle de l'hymen. Parfois les lambeaux saignent encore, ou ils sont recouverts de sang coagulé. L'écartement des débris, déterminé par la contraction des fibres musculaires, permet leur examen isolé; ils sont souvent au nombre de quatre, deux de chaque côté, dans la forme circulaire de l'hymen. Pendant un accouchement, l'hymen complet éclata en quatre fragments. Plus rarement on en compte trois ou cinq, chiffre indiqué par Devilliers, un postérieur, les autres latéraux. On en a vu deux dans la déchirure d'un hymen en fer à cheval. Dans la forme labiée, dit Tardieu, l'hymen se déchire vers le bas et l'on a de chaque côté deux lambeaux verticaux. L'hymen semi-lunaire se rompt sur les côtés et laisse un lambeau triangulaire postérieur. Les déchirures partent du bord libre et se prolongent vers l'insertion au vagin.

L'état de la plaie fournit des indices sur l'époque à laquelle l'attentat a été effectué. Les bords sont saignants, un caillot les recouvre, puis ils rougissent, se gonflent et sont le siége d'une suppuration légère, d'un suintement muqueux. C'est dans les trois ou quatre premiers jours que l'on observe cette succession. La période caractérisée par la présence du sang annonce un attentat presque immédiat, datant de deux ou trois jours au plus. Les lambeaux rétractés peuvent être pendant cinq à six jours le siége d'une sécrétion purulente; ils se cicatrisent isolément, quand cette période a cessé. Quel est le terme de la possibilité d'une constatation récente? Les dates sont variables à cet égard, suivant la longueur et la profondeur de la plaie, suivant le degré d'inflammation de ses bords et l'état de repos ou d'excitation répétés des parties. Devergie, Hoffmann, admettent que la guérison survient ordinairement au bout de deux à quatre jours; Toulmouche, de huit à douze jours; Tardieu l'a vue retardée jusqu'au quinzième ou vingtième jour. On tiendra compte pour fixer cette date des autres lésions que le corps peut présenter, érosions, ecchymoses, et de la marche des accidents traumatiques, déchirures de la vulve et du vagin, qui peuvent accompagner l'attentat.

2° La *défloration ancienne* est caractérisée par l'absence de l'hymen et par la présence de ses débris, qui attestent que cette membrane a existé et a été rompue. La cicatrisation des lambeaux se fait isolément. D'anciens auteurs, cités par Trinquier, avaient admis la possibilité d'une réunion de ces lambeaux, de manière à reconstituer l'obstacle. Les caroncules myrtiformes sont au nombre de trois à six, on les distinguera des tubercules qui marquent sur la ligne médiane, à l'entrée de la vulve, le raphé antérieur et postérieur du vagin. La disposition circulaire des saillies coniques qui indiquent la place de l'hymen ne laisse aucun doute sur leur origine : ils sont distincts des replis du vagin. Le temps les atrophie, mais ce qui contribue surtout à les effacer, c'est l'influence de l'accouchement par lequel ces caroncules sont amincies et étalées; à un âge avancé, il en reste peu de traces. La dilatation de la vulve et du vagin s'ajoute aux signes fournis par l'absence de l'hymen, mais ici encore c'est bien plus l'accouchement que le coït qui modifie la largeur de l'ouverture. L'effacement des plis du vagin, la déchirure de la fourchette, peuvent aussi compléter le diagnostic. Quand tous les signes de l'état aigu ont disparu, on ne peut plus qu'affirmer la défloration ancienne, sans lui assigner de date précise. La flétrissure des organes, la largeur de la vulve, l'état des nymphes plus ou moins allongées et déformées, pourront faire présumer des actes habituels ou fréquemment répétés. Tardieu considère la non-rétraction des lambeaux comme un indice de la rareté des rapprochements sexuels.

3° La *défloration incomplète.* La déchirure partielle de l'hymen a une grande importance comme signe des attentats commis sur des enfants; elle se présente avec une fréquence qui est prouvée par les statistiques de Tardieu, de Brouardel, Descout et Vibert. Au-dessous de 11 ans, Tardieu a constaté sur 59 cas 23 déflorations incomplètes et 14 complètes; de 11 à 12 ans, les rapports changent, 21 et 72; de 15 à 20 ans, les déflorations incomplètes deviennent exceptionnelles, elles ne sont plus qu'au nombre de 4 sur 80 cas. Au-dessous de 11 ans la statistique de MM. Brouardel et Descout ne signale que des déflorations incomplètes; l'âge minimum auquel elles ont été observées est 6 ans, 2 cas à 7 ans, 1 à 9 ans; sur un total de 105 cas, 82 fois l'hymen était intact, la défloration était complète 14 fois, incomplète 9. Sur 30 cas nous avons constaté 5 déflorations incomplètes aux âges minima de 9, 10 et 11 ans, puis à 15 et à 19 ans. Pour les déflorations complètes au nombre de 4, l'âge minimum avait été 13 ans.

Il est important de rechercher à quel âge la pénétration du pénis est possible sans déterminer d'énormes délabrements. Toulmouche fixait la limite inférieure à 13 ans, Tardieu l'a reculée jusqu'à 10 ans, il l'a même vue descendre à 6 ans : il conclut que, si la défloration est possible chez les petites filles, elle est le plus souvent incomplète, et qu'elle devient plus fréquente et plus facile à mesure qu'on se rapproche de la nubilité. La forme de l'hymen a de l'influence sur la possibilité d'une pénétration plus ou moins prématurée : à 13 ans, nous avons vu une défloration ancienne, attentats habituels d'un père sur sa fille, hymen labié, déchiré en trois endroits.

Le diagnostic de la déchirure incomplète présente des difficultés ; on ne doit pas la confondre avec les sinuosités, les *échancrures naturelles* que présentent assez fréquemment les bords libres de l'hymen et dont le type est fourni par l'hymen frangé. Hoffmann a constaté ces échancrures naturelles sur le bord libre de l'hymen, le plus fréquemment sur la partie supérieure, rarement à la moitié inférieure. L'endroit d'élection paraît être l'union des deux tiers inférieurs avec le tiers supérieur, elles sont presque toujours symétriques avec une profondeur variable, elles peuvent former comme un lambeau ou se réduire à des dentelures. Pour distinguer cette disposition naturelle d'une déchirure, on tiendra compte de son siége comme de sa forme et on recherchera l'existence d'une cicatrice à l'endroit déchiré. Si la cicatrice est blanchâtre et d'une certaine consistance, sa constatation est facile, mais ce cas n'est pas le plus ordinaire, une cicatrice fine et molle, son changement notable de couleur, peuvent échapper à l'examen ; la forme et l'étendue des lambeaux pourront être ici caractéristiques ; l'état de la face postérieure de l'hymen, continue avec la muqueuse vaginale, est à constater. M. Vibert fait remarquer que la cicatrice blanchâtre est l'exception, que la muqueuse a souvent le même aspect sur l'échancrure congénitale ou traumatique, quand elle est peu profonde, que le diagnostic n'est certain que dans les cas où les déchirures multiples intéressent toute la largeur du repli et déterminent la formation de lambeaux flottants. Sur un hymen lisse et régulier la constatation est plus facile.

Diverses lésions concomitantes concourent à établir le diagnostic. Le refoulement de l'anneau vulvaire peut se joindre à la défloration incomplète. Le conduit vulvaire est allongé, élargi, repoussé jusqu'à l'hymen, qui en forme le fond, bourrelet inégal, atrophié, frangé. M. Brouardel fait remarquer que cette disposition en infundibulum peut exister naturellement ; il l'a constatée chez trois sœurs qui, avec un développement anormal du clitoris, offraient un infundibulum très-prononcé de la fosse naviculaire. Les lésions traumatiques extérieures contribuent ici au diagnostic.

4° *Causes de la défloration.* L'hymen peut avoir été détruit par une cause traumatique, par une lésion morbide, par les rapports sexuels.

Les causes *traumatiques* sont des accidents, des opérations chirurgicales, des manœuvres diverses faites avec les mains ou des corps étrangers. On n'admet plus l'action, autrefois indiquée, des causes indirectes, le violent écartement des cuisses, le saut, l'équitation, comme pouvant avoir la moindre influence sur l'hymen le plus fragile. La chute ne détruit l'hymen que si elle a lieu sur un corps saillant qui pénètre dans les voies génitales. On a des exemples de ces empalements accompagnés des lésions les plus graves. L'hymen est incisé par une opération chirurgicale, dans le cas de rétention des règles ou pour les nécessités du diagnostic. Dans les cas de ce genre, les circonstances du fait et les témoignages ne laissent aucun doute sur la cause de la défloration.

L'introduction volontaire d'un corps étranger peut aussi avoir lésé l'hymen ; ici il faut distinguer deux cas, l'introduction faite par la personne elle-même et celle qui résulte des manœuvres d'une autre personne. Le premier cas donne bien rarement lieu à une déchirure sanglante, à moins que l'onanisme ne soit exercé avec une violence qui n'est arrêtée par aucune douleur et quif ait supposer un trouble mental. L'introduction successive de corps étrangers plus ou moins volumineux peut amener à la longue la dilatation de la vulve et le refoulement de l'hymen. Il peut être déchiré par l'introduction violente des doigts d'une autre personne, par des coups d'ongle. Dans un cas d'attentat à la pudeur, M. Toulmouche a signalé ce genre de lésion. M. Brouardel rapporte l'observation d'une petite fille de trois ans, victime d'un attentat, dont l'hymen présentait une écorchure qui semblait être faite par un coup d'ongle, et qui avait produit un écoulement de sang. L'élargissement des parties génitales peut être la conséquence de l'introduction répétée de corps étrangers. Casper cite le cas d'une femme qui avait journellement introduit une petite pierre ovale dans le vagin de sa fille âgée de onze ans, afin de la rendre plus apte au coït. Ces lésions ont aussi été faites dans un but de simulation.

Des causes pathologiques peuvent détruire ou modifier la membrane. On n'attribuera pas un pareil effet aux règles, à la leucorrhée, aux écoulements de diverse nature dont les parties génitales sont le siége ; ce sont les affections ulcéreuses et gangréneuses qui altèrent la membrane ou la font disparaître, en laissant sur les tissus voisins les traces de leur action. Les ulcères scrofuleux, la vulvite ulcéreuse, aphtheuse, diphthéritique, le chancre, les ulcérations herpétiques, figurent parmi les causes de ces destructions. Ces lésions avec leur diagnostic spécial : l'état extérieur de l'enfant, les maladies dont il a été atteint, la marche des accidents, font connaître la nature et l'origine du mal. La gangrène de la vulve mérite ici une attention particulière. Cette affection occupe l'entrée du vagin, elle détruit les nymphes, l'hymen, et prend souvent une extension considérable ; l'enfant succombe le plus souvent et, quand il survit, ses délabrements sont notables et caractéristiques (J. Tourles, thèse sur le *Noma*, Strasbourg, 1848). Taylor décrit deux cas de noma, dont l'un avait donné lieu à des soupçons d'attentat (p. 801). Les deux enfants, âgés l'un de quatre ans, l'autre de cinq ans, avaient succombé, et l'autopsie a constaté l'affection gangréneuse. C'est principalement à la suite de la rougeole chez des enfants affaiblis que le noma se présente ; nous l'avons observé à la bouche, comme à l'anus et à la vulve. M. Parrot, dans ses recherches sur la vulvite aphtheuse et gangréneuse, donne la statistique des maladies sous l'influence desquelles ces accidents se produisent. Sur 67 cas, la rougeole a été 39 fois la cause prédominante, la coqueluche 4 fois ; dans 9 cas, la lésion paraissait indépendante de tout autre mal. M. Vibert décrit les ulcérations aphtheuses, recouvertes d'une pulpe grisâtre, de 1 à 2 centimètres de diamètre, mais qui peuvent prendre des dimensions plus considérables. A l'état aigu, le diagnostic de ces diverses lésions ne présente généralement pas de difficultés ; les caractères des cicatrices indiquent aussi les causes de ces destructions de l'hymen.

La *cause génitale* de la rupture est d'autant plus rare que l'enfant est plus jeune, l'étroitesse des parties permettant moins facilement l'introduction du pénis. On peut dire avec Tardieu que l'introduction d'un corps volumineux et dur, semblable au pénis en érection, amènera les mêmes effets. Cette remarque s'applique plus aux déchirures partielles qu'à la défloration complète, produite par un coït entièrement accompli. La disposition régulière des fragments est ici un indice d'une grande valeur. Cette détermination a d'ailleurs son importance au point de vue légal : la défloration par un corps étranger constituerait un attentat à la pudeur, tandis qu'opérée par le pénis elle caractérise le viol. On recherchera si l'étroitesse de la vulve avait permis l'introduction du pénis ; des délabrements considérables chez les très-jeunes enfants peuvent être le résultat de cette introduction. La présence du sperme à l'intérieur des parties génitales fournit ici une preuve décisive.

VI. LES RAPPORTS SEXUELS. Chez une femme qui n'est plus vierge, la preuve des rapports sexuels est plus difficile à établir : *Tria sunt difficilia mihi et quartum penitus ignoro*, a dit Salomon dans ses Proverbes (ch. xxx, v. 18 à 20) : *viam aquilæ in cœlo, viam colubri super petram, viam navis in medio mare, et viam viri in adolescentia*. La femme adultère s'essuye la bouche après l'acte et dit : *Non sum operata malum*. A moins d'une disproportion notable des organes, les lésions internes sont nulles. Une femme de trente ans qui avait déjà eu deux enfants est violée par un jeune homme, pendant que deux de ses camarades la tenaient ; le coït est avéré, il n'a laissé aucune trace ; il en est de même de l'acte exercé sur une femme enceinte de huit mois. C'est extérieurement, au pourtour de la vulve, que peuvent se trouver les signes caractéristiques de la violence, attestée par des érosions, des contusions, résultats des efforts qui ont été faits pour entrouvrir les parties et y introduire le pénis. Des preuves indirectes sont fournies par les blessures qui ont eu pour but de triompher de la résistance. Les traces du sperme extra et intra-génital fournissent un des arguments les plus décisifs, bien qu'il prête encore à cette objection que le sperme a pu provenir d'un coït antérieur ; les mouvements des zoospermes indiqueront la date récente de l'acte.

VII. ATTENTATS AUTRES QUE LE VIOL. Ici se placent tous les attouchements contraires à la pudeur qui ne sont pas accompagnés de l'intromission de la verge. Ce sont des contacts lascifs avec le pénis, avec la main, avec la langue, la bouche, avec des corps étrangers, sur les parties génitales, sur les mamelles, à l'anus, sur diverses régions du corps. Les individus de l'un ou de l'autre sexe sont l'objet d'attentats de ce genre. Ils sont exécutés par des femmes aussi bien que par des hommes.

Il arrive fréquemment que ces actes impudiques ne laissent aucune trace. Mais, lorsqu'ils ont été commis avec une certaine violence, des écorchures de la peau ou de la muqueuse, des ecchymoses peuvent en être la suite et fournir la preuve matérielle de l'acte. Si ces attouchements se répètent fréquemment, ils donnent lieu à la flétrissure, au relâchement des organes. L'irritation des parties, caractérisée par la rougeur, par la douleur, une inflammation traumatique, avec sécrétion purulente, sont aussi la conséquence de ces actes renouvelés. L'onanisme réciproque rentre dans les cas de ce genre ; l'enfant peut être exploité pour de honteuses manœuvres qui ne laisseront aucune trace, si l'acte n'est pratiqué que sur l'individu lui-même, l'enfant ne servant que d'instrument. Dans le cas contraire, l'altération de la santé de l'enfant pourra fournir un indice auquel se joindront, suivant la remarque d'Hoffmann, des symptômes d'irritation du pénis et un affaissement du prépuce. C'est pour les attentats de ce genre que le minimum d'âge a été constaté. L'âge de deux ans n'est pas absolument rare. Tardieu l'a observé 2 fois ; Brouardel 2 ; nous en avons rencontré 1 cas, avec communication de blennorrhagie ; Brouardel note ensuite vingt-deux mois, Tardieu, dix-huit ; Taylor, onze mois ; Schauenstein, huit mois, à Vienne ; ce serait l'enfant le plus jeune sur lequel un attentat ait été commis.

L'inflammation de la vulve mérite une attention particulière; elle est fréquemment le point de départ des accusations d'attentats à la pudeur. La vulvite peut être la conséquence d'attouchements répétés, ou même d'une seule manœuvre exécutée avec violence, mais elle dépend aussi d'autres causes. Une rougeur partielle de la vulve peut se produire sur les points où séjourne la matière sébacée; on la retrouve à la périphérie de l'hymen, à l'origine de cette membrane. Sur 30 cas, nous l'avons rencontrée huit fois sur des enfants de quatre à douze ans; la vulvite spontanée est fréquente chez les petites filles lymphatiques, surtout pendant la dentition et au moment de la menstruation; elle est aiguë ou chronique; le signe de son origine peut se retrouver dans d'autres lésions lymphatiques, antécédentes ou concomitantes, telles que l'impétigo du cuir chevelu, l'ophthalmie scrofuleuse, l'otorrhé, l'adénopathie. Cette vulvite, qui souvent fait naître des soupçons, peut être épidémique et contagieuse; M. Brouardel a constaté ce fait dans trois expertises où l'inculpation avait pour base l'acuïté même de l'inflammation. La maladie peut être érysipélateuse, herpétique. Il conclut en ces termes : « Je me crois autorisé à affirmer que l'inflammation spontanée est loin d'être exceptionnelle, et que ce n'est pas son intensité ou la soudaineté du début qui permettra à l'esprit d'en nier la spontanéité. »

La vulvite traumatique suit de près les violences dont l'enfant a été victime; elle n'a pas l'incubation de la blennorrhagie qui ne se développe que trois ou quatre jours après le contact ou plus tard; elle se produit d'autant plus facilement que l'enfant est plus jeune. La présence du pus dans le canal de l'urèthre est un des signes les plus sûrs de l'écoulement blennorrhagique, l'intensité des douleurs, l'abondance de la sécrétion, ses caractères, bien que la microscopie ne soit pas encore précise au sujet de son microbe, la durée du mal et notamment de sa période aiguë, sont des signes à prendre en considération. Les traces de la lésion traumatique qui a produit l'inflammation ont une grande valeur. M. Brouardel apprécie en ces termes les conséquences que l'on peut déduire de l'état des ganglions lymphatiques : « On peut dire qu'ils sont plus tuméfiés dans la vulvite de cause blennorrhagique, un peu moins dans celle qui succède à un traumatisme, et encore moins dans celle qui survient spontanément sous l'influence du lymphatisme ou d'un mauvais état général. » Cette appréciation correspond à l'ensemble des faits. Les éléments du problème sont nombreux et variables; la certitude des conclusions change suivant les cas. L'appréciation de ces cas est formulée en ces termes par Vibert : « L'enfant est atteinte d'une vulvite; cette vulvite a pu être provoquée par des attouchements, mais, comme elle a pu aussi se développer spontanément, on ne saurait la considérer comme la preuve certaine des attentats allégués. »

VIII. LA VIOLENCE. Après avoir constaté la défloration, le coït, l'attentat de toute nature, il faut démontrer que l'acte a été accompli contre la volonté de la personne; la question de la violence se pose; ce n'est qu'au-dessous de treize ans qu'elle n'est pas une condition de la criminalité de l'acte.

La possibilité du viol d'une adulte par un seul individu est examinée par nos anciens auteurs. Depuis Zacchias, elle est en général résolue d'une manière plus ou moins formelle par la négative. On cite l'anecdote de la reine Élisabeth, montrant à une femme qui se plaignait d'avoir été victime d'un viol qu'il était impossible d'introduire la lame d'une épée dans un fourreau, quand on l'agitait

constamment. Lorsqu'il s'agit d'une femme vigoureuse et expérimentée, il est
bien difficile de croire qu'un seul homme puisse venir à bout d'elle ; quand bien
même la résistance serait en partie vaincue, l'introduction du pénis serait
empêchée par les mouvements du corps et surtout par ceux du bassin, mais il
faut tenir compte de la disproportion des forces, de l'émotion, de la terreur, de
la longueur de la lutte qui peut épuiser la résistance. L'acte peut être accompli
par un homme vigoureux sur une personne très-âgée, comme on en a rapporté
des exemples, sur une jeune fille délicate et impressionnable, dont la honte et le
désespoir anéantissent les forces, sur une femme malade, paraplégique, incapable
de résistance. L'expert appréciera les circonstances qui ont pu rendre la lutte inégale ; la nature des violences subies fait aussi connaître comment la résistance a
été vaincue ; les lésions du cou et de la tête peuvent être décisives à cet égard.

La violence est attestée par l'intensité des lésions locales et générales ; les
déchirures de la vulve et du vagin peuvent être considérables chez les petites
filles par suite de la disproportion des organes. Chez les adultes on rencontre
parfois des blessures profondes qui, suivant la remarque de Vibert, sont produites par la main du coupable, dans un moment de fureur. Pénard a constaté
sur une femme de soixante ans, victime d'un viol, la rupture du périnée, la
déchirure du vagin et du rectum, dont une partie avait même été arrachée.

Les *lésions générales* sont le résultat des efforts qui ont été faits pour vaincre
la résistance de la femme : ce sont des ecchymoses, des écorchures, des traces de
coups d'ongles. On a remarqué que les ecchymoses se produisent plus facilement
chez les femmes ; une pression plus légère que chez l'homme suffit pour déchirer
les vaisseaux. Ces traces se trouvent principalement aux poignets, on a voulu
maîtriser les bras, aux genoux, à la face interne des cuisses, qui ont été écartées
avec violence, au sein, au pubis, qui ont subi des attouchements. D'autres
lésions ont eu pour but d'empêcher les cris, ce sont les traces d'une pression
violente sur la bouche, sur le nez. Une autre série de blessure se rattache à
l'intention de paralyser la volonté, de faire perdre connaissance : ce sont les
compressions plus ou moins prolongées exercées sur le cou, pour amener la
suffocation et l'immobilité, comme dans les vols commis par les étrangleurs. Le
front, la tête, sont le siége de contusions, de blessures qui ont eu pour but
d'étourdir la victime. Les lésions sont produites le plus souvent avec les mains,
parfois, comme celles du crâne, par des instruments contondants. La forme des
ecchymoses peut indiquer qu'elles ont été faites avec les doigts. Des coups
d'ongle se retrouvent au cou ou sur d'autres points. L'état des vêtements peut
aussi fournir des indices : ils sont en désordre, déchirés, souillés de sang et de
matières fécales, tachés de sperme.

On appréciera le degré d'intensité des lésions : leur gravité sans aucun doute
atteste une plus grande violence, leur nombre indique la durée de la lutte, le
degré de la résistance, mais on n'oubliera pas que chez quelques femmes
l'émotion, la terreur, peuvent paralyser les forces et faire succomber à des
violences qui ne laissent que de faibles traces. Reste encore cette objection
qu'une femme a pu résister d'abord, céder volontairement ensuite, et présenter
les traces d'une première lutte à laquelle elle avait ensuite renoncé. Le médecin
constate le fait matériel, les explications possibles ; les circonstances de la cause
déterminent l'appréciation.

IX. Dommage matériel. Le meurtre et le viol. La victime subit un préjudice moral et matériel qui est considérable. La lésion locale peut altérer sa santé, être lente à guérir, se compliquer d'accidents graves. Les déchirures entraînent une déformation des organes; la vulvite traumatique, suivant la constitution, devient purulente, ulcéreuse, elle exige alors un traitement prolongé. La communication d'une maladie vénérienne, de chancre, d'une blennorrhagie, compte parmi ces graves préjudices. Les violences qui ont eu pour but de vaincre la résistance ont produit des blessures qui ont entraîné une incapacité de travail plus ou moins prolongée. Les législations autrichienne et allemande ont prévu les cas où ces violences ont eu des conséquences fâcheuses pour la santé ou pour la vie des victimes; les dispositions de notre Code pénal relatives aux blessures et au meurtre sont applicables aux cas de ce genre.

Le fait de la grossesse est un des préjudices graves qui peuvent résulter du viol. Cette possibilité avait été autrefois révoquée en doute, et la conception était même considérée comme un des indices du consentement. Il n'y a aucun doute, dit Stoltz (*Annales*, 2ᵉ série, t. XXXX, 1873), qu'une femme qui a été violée ne puisse devenir enceinte, sans avoir la conscience d'avoir participé à l'acte qui l'a mise en cet état. La fécondation artificielle ou sous l'influence du chloroforme est une expérience décisive à cet égard. Taylor cite un exemple de grossesse survenue à la suite d'un viol. La question de paternité peut se poser ici comme dans les cas d'enlèvement (C. P. 340). D'après le Code civil allemand, une femme violée et rendue enceinte peut exiger le maximum des dommages et intérêts prévus par la loi, quand la paternité est constatée.

L'état moral produit par la honte, par le désespoir de la virginité perdue, peut avoir l'influence la plus fâcheuse sur la santé de la victime. L'épilepsie est une des conséquences plusieurs fois signalées du trouble violent déterminé par ces outrages. Kraff-Ebing en cite trois observations. Nous l'avons vu se produire chez une jeune fille de douze ans qui avait été l'objet d'une tentative de viol, avec blessures extérieures, sans défloration; plusieurs mois après, une nouvelle expertise constata le retour périodique des attaques. Dans un autre cas, chez une jeune fille de dix-sept ans, l'épilepsie préalable fut notamment aggravée par un attentat à la pudeur. L'hystérie, des lésions mentales de diverses formes, la lypémanie, la tendance au suicide, chez des personnes plus ou moins prédisposées, peuvent encore se développer sous l'influence de ces actes.

Le *meurtre* est lié au viol, dans certains cas il précède, il accompagne ou il suit cet acte; il est involontaire ou il est le résultat d'une intention homicide. On a voulu vaincre la résistance, empêcher les cris, le but est dépassé et le meurtre est accompli, le viol est commis sur un cadavre. D'autres fois c'est pendant l'acte même que se font les lésions mortelles, la victime est étouffée par une pression violente; la luxure se mêle au meurtre (Wollust, Mordlust), et l'auteur du viol éprouve une joie féroce à joindre le meurtre et les tortures aux jouissances de l'attentat. Sans doute ici un doute peut s'élever sur l'état mental de l'accusé, tel a été le cas de Léger qui tue une jeune fille, la viole et ouvre la poitrine pour dévorer le cœur, joignant la lycanthropie à la fureur génitale. D'autres fois le meurtre a lieu après le viol pour se débarrasser d'un témoin, pour faire taire la victime dont rien ne calme la douleur. Le cas de Maingras, si célèbre à l'époque où ce crime eut lieu, est un exemple de ce genre. Le meurtre sert à dissimuler le crime comme à le faciliter.

Les genres de mort observés ont été les suivants : les blessures graves des organes génitaux opérées par le pénis, par les mains, par des corps étrangers, surtout chez les enfants en bas-âge, peuvent occasionner la mort plus ou moins promptement ou par l'intermédiaire d'accidents consécutifs. Taylor cite le cas d'une petite fille de onze mois qui mourut le lendemain du viol par suite de la dilacération des organes de la génération, le périnée était déchiré et le vagin détaché de l'utérus communiquait avec la cavité péritonéale. Les blessures de la tête faites pour étourdir la femme ont déterminé des commotions mortelles. Dans un cas où le viol fut accompli sur une fille de vingt ans, deux coups violents avaient été portés sur la tête, au moyen d'une branche d'arbre volumineuse; la voûte du crâne était fracturée en deux points, et nous constatâmes la fracture transversale de la base; le cerveau était recouvert d'une couche de sang épanché dans les mailles de la pie-mère, trace de la commotion qui avait subitement occasionné la mort, après laquelle le viol avait été accompli; le soldat auteur de cet acte fut condamné à mort et fusillé à Strasbourg. Dans le meurtre consécutif au viol, les instruments tranchants ont aussi été employés, la gorge a été coupée dans un cas de ce genre.

La mort par strangulation a eu lieu avant ou après le coït, et il importe au point de vue pénal de connaître dans quel ordre ces faits se sont accomplis. M. Brouardel a eu à examiner une question de ce genre à l'occasion d'une fille de douze ans qui avait été étranglée. La défloration n'était pas récente, la strangulation fut démontrée; une tache de sperme, brillante et nette, existait sur l'abdomen et sur la cuisse droite; les caractères de cette tache n'indiquaient aucun frottement, il était probable qu'elle avait été faite dans les derniers moments de la vie ou après la mort. On cite encore un cas de strangulation, avec viol, en 1872, sur une femme, par deux jeunes gens. L'asphyxie peut être produite pendant le coït par l'occlusion des orifices respiratoires avec la main, des draps, des pièces de vêtements, par les jupons de la femme rejetés au-dessus de sa tête. Hoffmann fait remarquer à cet égard qu'une maladie antérieure du cœur ou des poumons a pu favoriser l'issue mortelle de ces actes de violence. La mort peut encore être le résultat de l'emploi du chloroforme. On a admis aussi que le viol aurait entraîné la mort par syncope, suite de l'émotion produite par l'outrage, sans que le corps présentât de traces notables de violences. L'autopsie dans tous les cas de ce genre, en même temps qu'elle constate les causes de la mort, permet de déterminer d'une manière plus précise les caractères de l'attentat.

X. LE CONSENTEMENT ET L'ABSENCE DE VOLONTÉ. Le consentement se compose de l'aptitude à le donner et de l'expression réelle, tacite et formelle, de ce consentement. La question de l'âge où l'individu est apte à consentir est réglée par le Code; elle a été portée de onze à treize ans. A cet âge et au-dessus, il faut que la volonté ait été forcée ou absente pour que l'attentat soit caractérisé. La preuve médicale du consentement, c'est l'absence de toute trace de violence, de toute cause qui ait pu altérer la volonté, mais cette preuve est loin d'être absolue. La terreur, une menace de mort, ont pu annuler la résistance. Une première lutte qui a laissé des traces a pu être suivie d'un consentement. La gravité ou l'absence des lésions locales est ici prise en considération. Les circonstances du fait viennent s'ajouter aux indices fournis par les recherches médicales. Le fait s'est-il passé dans un lieu isolé ou dans un endroit où les cris de la victime auraient pu être entendus? C'est le signe donné par la loi hébraïque : *Clamavit et nemo*

audivit eam. Sola erat in agro, clamavit, et nullus affuit qui liberaret eam
(*Deuteronome*, c. xxii, v. 27). On visitera le lieu où s'est passé l'acte ; certaines circonstances pourront être interprétées. Une fille de dix-neuf ans prétendait avoir été violée par un homme de trente-cinq, elle déclarait qu'assis sur
un tabouret il l'avait maintenue de force sur ses genoux, et avait ainsi exercé
le coït ; le mouvement d'une lutte aurait facilement renversé cet appui, la fille
était d'ailleurs depuis longtemps déflorée. Nous avons conclu à la probabilité du
consentement. La qualité de la personne, ses antécédents, sont à prendre en
considération. Ici se place la question du viol des prostituées ; d'après la jurisprudence française, il rentre dans le droit commun ; d'autres législations
admettent pour les cas de ce genre une notable atténuation dans la peine. Le
droit romain faisait une distinction entre la plainte de la femme honnête et
celle de la prostituée.

Certains états, qui plus que d'autres prêtent à la simulation, ont été indiqués
comme pouvant annuler toute résistance et faire perdre la conscience de l'acte.
La femme est prise de syncope, elle ne revient à elle que le crime accompli ;
Goupil rapportait le fait d'une jeune fille prise d'un évanouissement complet, à
la suite d'un contact contraire à la pudeur, mais elle revint bientôt à elle. Un
état morbide antérieur peut venir à l'appui de cette assertion. Une femme
allègue une inconscience subite produite par le contact de certaine région du
corps : Lorain conclut à la fraude ; la syncope n'aurait pas permis l'analyse et le
souvenir des circonstances du fait. Le sommeil naturel a été allégué comme
pouvant amener, faciliter au moins, la surprise du viol. Hoffmann, tout en niant
cette possibilité, fait remarquer qu'on peut beaucoup plus facilement venir à
bout d'une personne surprise pendant son sommeil et dans une position favorable
que d'une personne éveillée. Taylor rapporte l'observation d'une femme surprise
pendant son sommeil après une grande fatigue, couchée tout habillée, qui croit
son mari près d'elle et qui ne s'aperçoit de sa méprise que quand l'acte est
accompli. Une condamnation eut lieu. Il résulte d'un arrêt de la Cour de cassation du 25 juin 1857 que celui qui s'introduit par surprise, la nuit, dans le
lit d'une femme mariée, à la place du mari, et parvient à en abuser, se rend
coupable de viol. La dilatation naturelle des parties favoriserait ces actes qu'on
ne peut guère admettre pour la défloration. Le viol aurait été commis pendant
un état de léthargie, de mort apparente ; on a la légende du moine, veillant une
morte, abusant d'elle et, au bout d'une année, revenant dans la maison où cette
morte prétendue a donné le jour à un enfant. On a aussi considéré le sommeil
produit par des manœuvres hypnotiques, magnétiques, comme pouvant anéantir
la volonté et faciliter les attentats aux mœurs. Devergie et Tardieu ont émis l'avis
« qu'il n'est pas impossible que la volonté soit abolie sous cette influence chez
une femme hystérique, sous réserve de la simulation ». La simulation tient en
effet une place principale dans les faits de ce genre ; le goût du mensonge, le
désir de se mettre en scène, sont des mobiles pour la femme hystérique. Dans
le cas rapporté par M. Brouardel, un dentiste avait eu des rapports avec une
jeune fille endormie, en présence de la mère qui ne se doutait de rien ; la fille
devint enceinte, l'accusé avoua l'acte et fut condamné. Cette fille était anémique avec des manifestations morbides qui la plaçaient dans la classe des
hystériques à forme dépressive ; on l'avait endormie par le procédé d'occlusion
des paupières indiqué par Lasègue comme pouvant produire un état cata-
leptique. La conclusion de M. Brouardel a été qu'on peut se demander, à

titre d'hypothèse, si cette fille n'était pas plongée dans un sommeil nerveux qui la plaçait dans l'impossibilité de connaître ce qui se passait et de donner son consentement aux actes commis sur sa personne, « mais en l'absence de tout témoin capable d'apprécier scientifiquement les caractères d'un fait aussi complexe et qui ne laisse aucune trace il est impossible d'affirmer que cet état de sommeil ait réellement existé ». L'expert, en présence d'allégations de ce genre, portera son attention sur l'état antérieur de la femme, sur tous les signes qui caractérisent l'hystérie, avec ses complications de catalepsie et de trouble mental. M. Charcot indique à cet égard des signes fournis par la vision ; la faculté de distinguer certaines couleurs serait altérée chez les hystériques, et l'état achromatopsique ou dischromatopsique de l'œil fournirait des éléments capables de faire discerner la simulation. Les questions relatives à ces diverses influences ont été examinées dans l'étude si judicieuse et si complète de Dechambre sur le magnétisme animal insérée dans ce Dictionnaire, et dans l'article Sommeil (*Médecine légale*). La séduction est punie par le Code allemand (§ 182), lorsqu'elle a eu lieu sur une femme irréprochable qui n'a pas atteint sa seizième année, elle peut avoir eu le caractère d'une atteinte à la liberté morale.

Le viol a été commis sur des femmes pendant un *état pathologique* qui leur enlevait la conscience de l'acte et qui rendait la résistance impossible ou seulement instinctive ; dans ces derniers cas, elle peut laisser des traces. L'apoplexie et la paralysie, le délire pendant la fièvre typhoïde, ont été les occasions de ces actes. Un garde-malade s'en était rendu coupable sur une personne confiée à ses soins. Le viol a été commis pendant une attaque d'épilepsie ; le doute ici est possible. Maschka rapporte qu'une jeune fille enceinte qui prétendait avoir été violée pendant un accès de ce genre donna sur l'acte des détails tellement précis qu'il en résulta la preuve qu'elle n'avait pas été privée de connaissance. Ici se présente la question des attentats à la pudeur sur des aliénés en état d'idiotie, d'imbécillité, de démence, ou atteints de lésions mentales diverses accompagnées de surexcitation génitale. Dans un attentat commis sur une jeune fille sourde-muette et idiote, l'accusé fit valoir cette circonstance qu'il ignorait l'idiotie, et, dit Hoffmann, cette excuse fut admise. En ce qui concerne l'âge, on a aussi indiqué comme atténuation que le développement extraordinaire de la jeune fille l'avait fait supposer âgée de beaucoup plus de treize ans. Dans tous les cas où les facultés mentales semblent lésées, l'expert aura à rechercher la nature de cette lésion et son degré d'influence sur la liberté morale, en même temps qu'à établir les preuves de l'acte génital.

L'action des *substances anesthésiques* a été le moyen ou l'occasion de divers attentats à la pudeur. L'éther, le chloroforme, l'amylène, le protoxyde d'azote, peuvent être employés directement pour anéantir la volonté et donner toute facilité aux outrages, mais ce cas est le plus rare. Il est difficile de chloroformer une personne malgré elle, il faut une surprise, une grande supériorité de force, et la résistance à l'application de ce moyen peut être aussi énergique et aussi efficace que celle qui repousse le viol. Surprendre une femme, un enfant surtout, pendant son sommeil, et les faire passer sans qu'ils en aient conscience du sommeil naturel à l'anesthésie, n'est pas un fait impossible, quoique difficile à produire. Des expériences ont été faites à cet égard par Stephens, Rogers et Dolbeau. Dans l'article Anesthésie (*Médecine légale*) de ce Dictionnaire, on a constaté la possibilité du fait chez les enfants. Mais le cas le plus avéré dont on possède quelques tristes exemples est celui où, le chloroforme étant employé

dans un but médical, le dentiste, le médecin, un médicastre quelconque, profite
de l'anesthésie pour commettre l'attentat sur une femme ou sur une jeune fille.
Nous rappelons ici le conseil que nous avons toujours donné au médecin, quel
que soit son âge, de ne jamais procéder sans témoin à l'anesthésie d'une femme ;
il en sera de même pour le dentiste, même dans l'emploi rapide du protoxyde
d'azote, sans préjudice de la question de responsabilité médicale. Il peut arriver
qu'une femme en se réveillant ait le souvenir d'une sensation voluptueuse survenue au moment où elle entre dans le sommeil et qu'elle se croit alors victime
d'un attentat. Nous avons recueilli une observation de ce genre, la femme
chloroformée dans un hôpital, en présence d'élèves, se réveille et déclare
avec indignation qu'elle a été victime d'un attentat ; si le fait s'était passé
sans témoins, l'accent de conviction de cette prétendue victime aurait été dangereux pour l'opérateur. L'ivresse a été l'occasion de faits analogues : on a
enivré une jeune fille pour abuser d'elle (*voy.* art. ALCOOLISME, MÉD.-LÉGALE). Ici
l'état moral des personnes et les circonstances de l'acte en déterminent le
caractère. L'action des narcotiques, de l'opium, du chloral, peut soulever des
questions analogues.

Des *aphrodisiaques* ont été administrés à des femmes, à de jeunes filles, à
leur insu, pour exciter en elles un instinct génital dont on profitera ; le consentement est ici aboli, perverti, par une influence toxique. L'accusation d'emprisonnement pourrait se joindre à celle d'attentat à la pudeur. Marc, Pierquin,
Taylor, citent des faits de ce genre (*voy.* art. APHRODYSIE). Le médecin constate les
symptômes produits ; on recherche si l'administration de l'aphrodisiaque a été
volontaire ou involontaire. Les cantharides, le phosphore, sont ici en première
ligne, le dawamesk usité en Orient, les mélanges divers de musc, de vanille, de
cantharides, d'opium, de haschisch, les aphrodisiaques irritants ou aromatiques,
d'une action variable, ont pu être mis en usage ; on recherchera jusqu'à quel
point l'action de ces substances a pu altérer la liberté morale.

XI. LA SIMULATION DU VIOL ET DES ATTENTATS A LA PUDEUR. La simulation est
fréquente dans les affaires d'attentats à la pudeur ; c'est un des actes qui y prêtent
le plus ; le mensonge se lie très-habituellement à la perversion de l'instinct
sexuel. Cette simulation peut être effectuée par des adultes en ce qui les concerne ; elle est surtout fréquente à l'occasion des enfants.

Le viol simulé des *adultes* repose le plus souvent sur une simple allégation ;
l'un affirme, l'autre nie. L'accusé et la victime prétendue se sont trouvés seuls
un moment, les rapports sexuels ont-ils eu lieu, la femme a-t-elle cédé à la
violence, ou s'est-elle trouvée par une cause quelconque dans l'impossibilité de
résister ? On pose ces questions à l'expert. Il arrive le plus souvent que l'élément
matériel manque, l'acte n'a laissé aucune trace ; cette preuve négative a une
grande valeur, sans être absolue. L'examen des localités, les circonstances du
fait, les antécédents de la personne, s'ajoutent à cette preuve négative pour établir la simulation. Le médecin examine aussi l'état mental de la prétendue victime. L'hystérie joue un rôle dans ces accusations mensongères. Le public accepte
facilement les imputations de ce genre, l'horreur du fait remplace la preuve et
une erreur judiciaire est possible. M. Brouardel rappelle à cet égard le procès
de Laroncière (*Gazette des tribunaux*, 1834), où une jeune fille hystérique,
entourée d'une famille honorable, malgré des impossibilités physiques, surprend
la bonne foi des magistrats et des jurés, met en défaut la science des experts et,

soutenant son rôle pendant les débats avec un art consommé, parvient à faire condamner un innocent. La question de la simulation se pose, quand il n'existe aucune trace matérielle de l'acte, aucun indice de violences auxquelles la femme aurait cédé, aucune lésion mentale qui aurait empêché la résistance. Il n'est pas impossible que la prétendue victime se fasse à elle-même quelques lésions pour rendre son assertion plus vraisemblable; la question de la blessure simulée s'ajoute à celle de la simulation du viol.

En ce qui concerne les *enfants*, les faits sont beaucoup plus nombreux, et l'on doit distinguer d'abord les cas assez fréquents où l'erreur a été commise de bonne foi : les parents aperçoivent tout à coup une légère inflammation de la vulve, un écoulement plus ou moins abondant, qui, suivant la remarque de Pénard, est très-fréquent chez les petites filles par suite de l'absence de soins de propreté. Ils s'en inquiètent, ils en recherchent les causes, des soupçons s'élèvent. L'enfant est entrée dans la chambre d'un voisin, elle y est restée seule : que s'est-il passé? Les questions pressantes ou menaçantes qu'on lui adresse déterminent ses réponses. Une citation d'Astley Cooper, dans le *Mémoire de Pénard sur l'expertise en matière d'attentats à la pudeur*, exprime avec vérité la manière dont se produisent ces accusations si facilement accueillies par la crédulité publique et si dangereuses pour celui qui en est l'objet. Le diagnostic médico-légal a pour but d'établir l'absence d'inflammation traumatique et d'infection vénérienne. L'observation suivie indique la nature du mal et fait cesser l'erreur.

D'autres fois la maladie réelle est exploitée, pour intenter une accusation de viol par un motif de haine ou comme moyen de chantage. La leçon est faite à l'enfant, qui dit ce qu'on veut, persiste dans son dire, finit par croire que les choses se sont ainsi passées. Le médecin se trouve alors en présence d'un diagnostic souvent difficile; il a à distinguer la vulvite traumatique, résultat des violences, de la vulvite spontanée, catarrhale, purulente, de la blennorrhagie et des diverses formes des affections ulcéreuses de la vulve et du vagin, fondant son diagnostic sur les signes locaux, sur la marche et la durée de la maladie, sur l'état général de l'enfant.

Parfois l'écoulement a été provoqué; des frictions exercées sur la vulve ont déterminé l'irritation des organes. M. Fournier rapporte que chez une petite fille des frictions faites plusieurs fois par jour avec une brosse de chiendent avaient provoqué une vulvite intense qui avait servi de base à une accusation d'attentat à la pudeur. L'origine traumatique du mal est alors reconnue par le médecin; c'est à l'instruction à rechercher quel en a été l'auteur. Le peu d'intensité de la lésion, sa situation tout extérieure, l'absence de déchirure de l'hymen, fournissent ici des indices. Fodéré rapporte un cas où des érosions avaient été pratiquées sur le mont de Vénus par la grand'mère de l'enfant, afin de faire croire à un viol, l'hymen était intact. Nous connaissons un cas où la défloration avait été pratiquée pour faire croire à un viol. A Reims en 1866, une femme de mauvaise vie abandonnée par un soldat qui lui avait promis le mariage exerce sur une jeune fille de dix ans, confiée à ses soins, une violence telle qu'elle la déflore; elle conduit l'enfant chez un médecin qui constate la déchirure de l'hymen; elle oblige la jeune fille à dire que c'est le soldat qui l'a déflorée. L'accusation est portée, mais des doutes s'élèvent, l'enfant revient sur ses déclarations; la fille elle-même, pressée de questions, avoue la fausseté de son accusation. Traduite devant le tribunal de police correctionnelle de Reims, elle est

condamnée, le 21 septembre 1866, à quatre années d'emprisonnement, non
pour attentat à la pudeur, il n'y avait eu de sa part aucune intention lubrique,
mais pour violences et blessures, et pour dénonciation calomnieuse, délits prévus
par les articles 311, 373 et 401 du Code pénal.

XII. L'AUTEUR DE L'ATTENTAT. Les questions relatives à l'auteur de l'acte se
rapportent aux indices de la culpabilité et aux circonstances physiques et
morales qui peuvent atténuer ou exclure la responsabilité. L'auteur de l'at-
tentat est le plus souvent un homme, rarement une femme, les actes de ces
dernières seront l'objet d'un examen particulier (XV). On se représente volontiers,
dit M. Brouardel, une scène de viol ou de tentative de viol comme une lutte entre
un jeune homme passionné et brutal et une jeune fille qui ne succombe qu'après
une résistance énergique. En réalité, le coupable est le plus souvent un homme
épuisé par la vieillesse et l'alcoolisme, ayant autorité sur la personne, débauché,
poussé par le vice et non par la fureur génitale à abuser d'un enfant.

Les points à examiner sont les suivants :

1° L'état des *forces physiques* comparées à celles de la victime, dans le cas
supposé d'une lutte. Une circonstance particulière peut rendre douteuse la possibilité des manœuvres qui ont pour but l'introduction du pénis ; chez un accusé,
la contracture des deux bras nous a paru exclure la possibilité de ces actes préalables.

2° La *puissance génitale*. L'accusé âgé, affaibli, allègue l'impuissance pour
repousser l'accusation. L'expert examine la vraisemblance de cette allégation
qui, si elle exclut le viol, ne démontre pas l'impossibilité de l'attentat. Un
homme accusé de tentative de viol sur une fille de neuf ans se justifiait en
signalant l'exiguïté de ses parties génitales dont l'action ne pouvait causer aucun
préjudice. La question des cryptorchides et des monorchides se présente ici ; cet
état n'exclut nullement la culpabilité. Gosselin (*Gazette médicale*, 1851, n° 9)
rapporte l'observation d'un monorchide, condamné à mort et exécuté pour viol
suivi d'assassinat ; le testicule gauche existait seul ; il ne restait à droite que
l'épididyme.

3° Les *lésions de la verge* peuvent fournir des signes caractérisques ; elles
sont les indices les plus sûrs de l'acte récent et de la violence qui l'a accompagné. Un travail de M. Parmentier (Paris, 1862) présente le tableau des lésions
du pénis déterminées par le coït ; il s'y ajoute celles qui peuvent avoir été
effectuées par la femme pendant sa résistance. Ces lésions sont les suivantes :
la déchirure du frein, celle du bord du prépuce, pouvant donner lieu à une
hémorrhagie notable ; la déchirure du méat urinaire (fait de Demarquay), s'accompagnant aussi d'hémorrhagie. L'ecchymose du gland, avec arrachement de
la muqueuse à sa base ; la rupture du canal de l'urèthre rétréci qui peut se produire par suite d'une érection violente et du coït, pendant la période aiguë
d'une uréthrite cordée ; une hémorrhagie sous-cutanée de la verge (Goupil) ; l'écorchure de la peau, fait observé par Leuret ; la contusion du bulbe de l'urèthre
et par suite la rupture du canal au niveau du bulbe, lésion observée par
Huguier, avec un écartement de 2 centimètres entre les deux bouts ; la torsion
de la verge opérée par la femme qui se défend, et qui a pour conséquence la
rupture du corps caverneux, un énorme épanchement de sang et l'empêchement
subit à la sortie de l'urine. Un fait de ce genre, qui a été observé par Albinus, es
cité dans le *Dict. des sciences médicales*, tome LI, article PÉNIS (*Anévrysme*

du corps caverneux avec déformation de la verge). Ces lésions, d'ailleurs absolument exceptionnelles, se rencontrent surtout dans le viol des adultes.

4° Les *traces de la résistance* et de la lutte, sont les contusions, les écorchures, les coups d'ongle, les morsures, l'arrachement des cheveux, les lésions diverses que la femme a pu produire en se défendant ; ces signes font d'ailleurs défaut dans un grand nombre d'attentats, même sur les adultes, et dans ceux qui sont commis sur des enfants.

5° Des indices variés et imprévus ont parfois décelé l'auteur de l'acte. Dans un cas rapporté par Devergie, on trouva sur la jeune fille des traces de savon mêlé de poils de barbe; l'accusé était un barbier et il avait essuyé la jeune fille avec son lingé. M. Brouardel a reconnu, au milieu de taches de sperme et mêlés à des cellules épithéliales provenant de la bouche et de l'arrière-gorge des corpuscules noirâtres formés par des grains de tabac à priser. La présence de ces grains, mêlés à l'épithélium buccal, a permis de reconstituer les actes de débauche qui avaient précédé le crime.

XIII. **La syphilis.** Les affections vénériennes sont à considérer comme preuve de l'attentat, comme indice de l'auteur de l'acte, et au point de vue du préjudice grave causé à la victime.

L'identité des accidents, l'époque de leur développement chez la victime, en rapport avec celle de l'acte, constituent des preuves positives. C'est le plus souvent à la blennorrhagie ou au chancre que ces remarques s'appliquent. La transmission de la blennorrhagie est fréquemment observée dans les attentats à la pudeur; nous l'avons constatée chez une enfant de deux ans. Parmi les signes qui établissent le diagnostic, se place d'abord la période d'incubation qui se prolonge pendant quelques jours. Le développement de l'inflammation n'est pas immédiat comme dans la vulvite traumatique. L'uréthrite, le pus qui se forme dans le canal de l'urèthre de la femme et que la pression en exprime, constituent un des signes les plus sûrs, auquel s'ajoutent l'acuïté des symptômes, l'abondance de la sécrétion, la durée du mal qui peut se compter, suivant les cas, par semaines ou par mois. On distinguera par cet ensemble de caractères la blennorrhagie des écoulements qui se produisent sous l'influence du traumatisme de l'état lymphatique de l'enfant et de causes diverses étrangères à la contagion. Si la blennorrhagie chez l'accusé n'est plus à l'état aigu, on aura à examiner si elle possède encore un pouvoir contagieux.

La coexistence du chancre induré ou mou chez les individus, avec des caractères analogues, est encore interprétée comme une preuve des rapports sexuels. Les communications par la bouche ont aussi été observées. L'induration bien caractérisée dans le chancre syphilitique de la femme, l'unité, la profondeur de la lésion, l'état de la base, le tracé circonférentiel, la période d'incubation, la durée et la marche de la maladie, l'adénopathie et souvent l'infection secondaire, serviront à différencier le chancre des ulcérations scrofuleuses, herpétiques, aphtheuses, eczémateuses, qui pourraient induire en erreur. Le diagnostic du chancre est parfois difficile, incertain; il ne se fondera pas sur un seul caractère, mais sur un ensemble de signes, sur une évolution complète, dont le dernier terme, le plus probant, dit M. Fournier, est la production d'accidents secondaires arrivant à une échéance fixe. Il faut ne pas se décider à un premier examen et savoir attendre (Brouardel). La coexistence de l'ulcération chez les deux individus est une preuve de contagion qui concourt au diagnostic. Les mêmes remarques s'appliquent aux accidents secondaires qui sont transmissibles, à l'ecthyma syphilitique, aux pustules plates. La question de la syphilis d'emblée peut aussi se poser.

Si les accidents contagieux n'existent que sur un seul individu, sur l'auteur de l'acte ou sur la victime, c'est une preuve de la non-existence des rapports sexuels, à moins que le contact n'ait pas été assez intime pour transmettre le mal. D'autres maladies, la gale, un eczéma contagieux, une affection pédiculaire, peuvent aussi se communiquer et concourent à la preuve de l'acte.

XIV. LA RESPONSABILITÉ. L'état mental du prévenu peut atténuer ou détruire la responsabilité. A l'*état physiologique*, deux points sont à considérer, la violence de la passion et la perversion morale qui accompagne la débauche. Quelle que soit la puissance et l'exaltation de l'instinct sexuel, la liberté morale existe, quand les facultés intellectuelles et effectives n'ont reçu aucune atteinte. On tiendra compte des circonstances particulières, exceptionnelles, qui ont pu donner à l'instinct une impulsion irrésistible. Les effets de la continence forcée sont connus à cet égard ; l'individu peut avoir été, sans le savoir, sous l'influence d'un aphrodisiaque ; c'est toujours la limite à poser entre le crime et la folie. Les antécédents de la personne, l'hérédité, serait pris en considération (*voy.* art. APHRODISIE [*Médecine légale*, t. V, p. 664]). A moins qu'il n'ait été produit par des moyens artificiels, le satyriasis, dit Marc, n'éclate pas brusquement. On tiendra compte ici de l'état physique, de la persistance de l'érection, de la répétition fréquente de l'acte génital, dans des proportions extraordinaires observées de douze à quatorze fois dans une nuit, de 40 à 70 évacuations dans un court espace de temps.

La perversion morale accompagne la débauche ; la notion du bien et du mal est perdue ; les actes les plus honteux sont considérés comme indifférents ; celui qui les blâme est taxé d'hypocrisie, chacun a fait de même, seulement les maladroits se laissent prendre ; on entend ces allégations faites de bonne foi, mais elles rentrent aussi dans un système de défense. Quelle que soit l'étrangeté d'un acte de débauche, on n'a pas le droit d'en conclure à l'absence de liberté morale. Nous avons vu un homme qui avait abusé d'une petite fille de neuf ans, pressé par l'évidence, avouer cet acte, en déclarant qu'il n'y attachait aucune importance, qu'il avait, comme tout le monde, profité d'une occasion, que du reste avec des parties génitales peu développées, et le fait était vrai, il n'avait pu porter à l'enfant aucun préjudice. L'observation suivie de l'accusé ne fit reconnaître aucun signe d'aliénation mentale. Un autre accusé s'indigne de ce qu'on le soupçonne capable d'avoir eu un commerce avec une femme : son caractère y répugne ; s'il a eu des rapports avec des enfants, et il l'avoue, c'est qu'il considérait ces actes comme sans importance. Sans doute, cette dépravation morale se trouve aussi au début de la folie, elle compte parmi les prodromes de la démence et de la paralysie générale. Ce sont des actes contraires à la pudeur qui parfois appellent d'abord l'attention sur l'état mental de ces personnes ; un examen attentif fait bientôt découvrir les premiers signes de la folie. A côté de la diminution du sens moral il faut constater un état pathologique. Le diagnostic n'est pas toujours facile à établir ; des erreurs judiciaires ont eu lieu : chez un malheureux, qui avait excité l'indignation publique par le cynisme de ses aveux, et qui fut déclaré coupable sans circonstances atténuantes, on reconnut au bagne, au bout de quelques mois, les signes d'un état maniaque accompagné d'hallucination ;

renfermé dans un asile, quand on lui parlait de ses actes, il souriait ou s'indignait encore qu'on eût pu le condamner pour des faits aussi indifférents.

Dans d'autres cas, les preuves de l'aliénation mentale sont manifestes, et l'expert se trouve en présence des diverses formes de la folie où se rencontrent l'excitation et la perversion du sens génital : l'érotomanie, à formes cyniques, mystiques, hypémaniaques ; la fureur génitale, le satyriasis avec ses signes physiques, la nymphomanie, l'hystérie. Les diverses formes de la folie, idiotie, démence sénile, accès maniaques, monomanie, dans lesquelles paraissent des phénomènes érotiques, conduisent parfois au meurtre ou à des actes de violence.

En résumé, à l'état physiologique, l'impulsion génitale, quelque violente qu'elle soit, ne détruit pas la liberté morale et l'imputabilité ; il faut la preuve d'un état pathologique qui détermine ou accompagne la passion pour atténuer ou détruire la responsabilité.

XV. Attentats a la pudeur commis par des femmes. Les femmes sont le plus souvent les victimes, mais quelquefois aussi les auteurs d'attentats de ce genre. Ces actes se rapportent à trois ordres de faits : attentats commis sur des hommes adultes, sur des enfants, sur les femmes entre elles.

La première catégorie de faits soulève des doutes fort naturels : Un homme peut-il être forcé au coït par une femme? Friedreich discute avec détails cette question. Tout en reconnaissant que les violences dont un homme serait l'objet seraient difficilement compatibles avec l'érection, il suppose qu'un homme étant saisi par une ou plusieurs femmes, des menaces, des violences, en même temps que des attouchements lascifs, pourraient le déterminer, l'obliger au coït. Un cas de ce genre est rapporté par Schneider : trois jeunes filles entrent dans la chambre à coucher d'un jeune homme un peu simple et encore vierge, elles le saisissent dans son lit, l'une par le haut du corps, l'autre par les jambes, tandis que la troisième, surexcitant le membre viril, finit par le raidir et se l'introduit dans la vulve, le maintenant ainsi jusqu'au moment où par ses manœuvres elle détermine l'éjaculation. Dans un autre cas, une scène de séduction, mêlée de violence, aidée par l'usage du vin, conduit au coït un jeune homme riche que l'on veut épouser. Bayard indique sommairement un cas où un attentat de ce genre aurait été consommé ou tenté avec violence sur un individu âgé alors de moins de quinze ans; la fille fut condamnée. Le coït auquel on déciderait d'une manière instinctive un idiot, un individu sans volonté, se rattacherait à ces faits. La question de l'outrage public à la pudeur se soulèverait aussi dans les cas de ce genre.

Les attentats sans violence, commis sur des enfants de moins de treize ans, présentent la catégorie des faits avérés qui ont une certaine fréquence. Devergie, Cooper, Tardieu, ont publié des observations à cet égard. La statistique criminelle comptait, en 1859, 12 femmes accusées d'attentats à la pudeur sur un total de 976 accusés d'attentats sur les enfants; en 1868, il y a eu un maximum de 18 femmes sur 933; en 1869, c'était 10 sur 891. En totalisant les cas de 1858 et 1869, on trouve le chiffre de 111 femmes accusées. Pour l'année 1877, les chiffres ont été 12 femmes et 807 hommes. Le compte rendu de la justice criminelle pour 1880 indique les résultats suivants : viol et attentats à la pudeur avec violence sur des adultes, 71 hommes, aucune femme; viol et attentats à la pudeur sur des enfants au-dessous de 15 ans, 624 hommes, 4 femmes. Dans les cas de ce genre, dit Tardieu, il s'agit le plus souvent d'enfants de 5 à

13 ans que des femmes de 18 à 50 ans avaient dressés à la débauche par des attouchements répétés, ou même initiés à l'acte sexuel. Dans un des cas de Casper, c'était une mère dénaturée qui avait abusé de son fils âgé de 9 ans. Ces actes sont souvent commis par des domestiques, certains attentats ont un caractère particulièrement odieux. La communication de la syphilis a été plusieurs fois observée. Nous avons constaté un cas de blennorrhagie communiquée par une domestique âgée de 27 ans à un jeune garçon de 5 ans; le père était également atteint de blennorrhagie. A la cour d'assises des Côtes-du-Nord, le 15 avril 1861, on condamna sans circonstances atténuantes à six ans de reclusion une fille qui avait communiqué une forme grave de la syphilis à un enfant de 5 ans, par suite de ce préjugé répandu dans le pays qu'une femme atteinte de syphilis se guérissait en la communiquant à un jeune garçon qui n'avait pas encore eu de rapports avec une femme.

L'attentat ne laisse que de faibles traces sur les organes du jeune garçon; le paraphimosis, une lésion du prépuce, pourraient être obscurs. Tardieu signale le développement des parties sexuelles, le pénis long et demi-turgescent, l'ouverture de l'urèthre rouge et enflammée, humectée par un suintement muqueux. La communication d'une maladie vénérienne est l'indice le plus certain. A ces signes s'ajoutent l'état général de l'enfant profondément altéré par une débauche prématurée, la pâleur, la faiblesse, un état nerveux, l'affaiblissement des facultés. Un signe particulier peut déceler l'identité de l'auteur de l'acte ; l'enfant a vu une cicatrice du sein. C'est par suite de l'étroitesse de ses parties génitales, dit Tardieu, que parfois la femme débauchée a choisi un enfant au pénis peu volumineux.

Les actes commis par des femmes sur des personnes de leur sexe ont aussi donné lieu à des expertises. Ces actes peuvent être l'occasion d'outrages publics à la pudeur, exercés sur des enfants, ils rentrent dans la classe des attentats. Ici se rattache l'histoire des Tribades, de l'amour lesbien, retracé par Fournier dans l'article CLITORISME du *Dictionnaire des sciences médicales* (t. V, p. 376, 1813). La femme, changeant de rôle, se sert comme d'un pénis d'un clitoris volumineux et se livre à cet acte soit sur ses compagnes, soit sur de jeunes enfants. Tardieu rapporte quatre observations dans lesquelles la justice a eu à intervenir. Dans un de ces cas, trois petites filles de six, dix et onze ans avaient été victimes de ces manœuvres obcènes. Pâles, étiolées, flétries, elles offraient un élargissement notable de la vulve et un amincissement de l'hymen. Une autre fois, c'était une mère qui, par des pratiques longtemps continuées, avait défloré sa fille âgée de 12 ans ; la vulve était béante et l'hymen comme usé était réduit à un anneau. Des corps étrangers ont été introduits dans le vagin d'une petite fille de 7 ans ; sur un petit garçon de 5 ans on avait dilaté l'anus par des manœuvres semblables ; Casper cite un cas analogue. Les indices physiques des actes de ce genre sont chez l'enfant la flétrissure et la déformation des organes génitaux, avec une altération plus ou moins grave de la santé. Chez la femme, auteur de l'acte, on a fréquemment observé un développement du clitoris. Columbas cite le fait d'une femme dont le clitoris était aussi long que le petit doigt, Faller parle de la longueur de 7 pouces. La résection de cet organe a été quelquefois nécessaire, et c'était une opération usitée dans quelques régions de l'Orient. A ces signes s'ajoutent l'allongement des nymphes, un écoulement leucorrhéique, les traces de la débauche, la pâleur de la face, la perte des forces, l'altération de la santé, les diverses suites de l'onanisme.

L'état mental des accusées devra être pris en considération: la nymphomanie, l'hystérie, peuvent être le mobile de l'acte, atténuer ou détruire la responsabilité. Il faut déjà un haut degré du mal pour abolir chez la femme le sentiment de la pudeur, et la simulation de la nymphomanie est rare. On recherchera aussi l'effet possible de substances aphrodisiaques.

XVI. LES ACTES CONTRE NATURE. Ces actes se rapportent au sexe ou à l'espèce : ils sont *ratione sexûs* ou *ratione generis*, désignés sous les noms de pédérastie, de bestialité; ils soulèvent différentes questions de médecine légale relatives à la preuve et aux conséquences du fait.

1° La *pédérastie*, παιδός ἐραςτής, sodomie, est l'acte caractérisé par l'introduction de la verge dans l'anus; le pédéraste est celui qui se livre à cette pratique, passif, succube, s'il la subit, actif, incube, lorsqu'il exécute l'acte. Ce vice se retrouve aux époques les plus anciennes. La Genèse rapporte (cap. XIX, v. 5, à 8) l'histoire de Sodome, qui a donné son nom à ce vice; dans le livre des Juges (cap. IX) se trouve le fait du lévite Ephraïm que les habitants de Gaboa demandaient pour satisfaire leur lubricité : *Educ virum qui ingressus est domum tuam, ut abutemur eo* (v. 22). L'antiquité grecque et romaine ont eu la plus grande indulgence pour ce vice, célébré par les poètes, indiqué par les philosophes ; les citations à cet égard seraient faciles. L'étude médicale de Ménière sur les poètes latins (1858), le travail de Dupouy sur la médecine et les mœurs de l'ancienne Rome, d'après les poètes latins (Paris, 1885), en présentent de nombreux exemples. Les noms de Platon, de Lucien, se rattachent à cet historique comme ceux d'Horace et de Virgile. Saint Paul a flétri ces débauches en en constatant la fréquence. Les femmes ont changé leur usage naturel en celui qui est contre nature : *Similiter autem et masculi, relicto naturali usu fœminae, exarserunt in desideriis suis invicem, masculi in masculo turpitudinem operantes.* Le moyen âge a pour ce vice une sévérité impitoyable, la peine du feu atteint le pédéraste, elle est prononcée par la législation de l'ancien régime; en 1734, deux pédérastes sont encore brûlés à Paris en place de grève. La législation actuelle n'a pas de peine spéciale pour ce fait, mais elle le prévoit en punissant par l'article 330 les attentats contre les individus de l'un ou de l'autre sexe, réparant ainsi une omission du code de 1791. La pédérastie est comprise parmi les attentats à la pudeur, avec ou sans violence; on avait voulu l'assimiler au viol, mais cette jurisprudence n'a pas prévalu ; elle peut aussi constituer suivant les circonstances un outrage public à la pudeur. Entre adultes, avec le consentement réciproque, elle n'est point poursuivie, la loi morale n'a point de sanction, il faut la publicité ou la violence pour caractériser le délit ou le crime. La loi allemande (§ 175) applique à cet acte une peine spéciale; en Angleterre, dit Taylor, le pédéraste passif est puni comme l'actif.

Les occasions des expertises sont la prostitution pédérastique qui donne lieu à un scandale public ; un acte de ce genre commis avec publicité, le chantage et l'accusation calomnieuse de provocation à cet acte, de tentative ou d'exécution, l'attentat sur des enfants avec ou sans violence, l'attentat avec violence sur un adulte, la communication de la syphilis, le dommage causé, le meurtre qui accompagne cet acte, et au point de vue civil l'injure grave motif de divorce, qui peut résulter d'un acte de ce genre accompli par le mari sur sa femme.

Les expertises ont lieu sur le vivant ou après la mort; on examine la victime et l'auteur de l'acte, au point de vue de sa réalité et de ses conséquences. Tardieu dans son travail sur cette question a réuni les faits qui résultent de 'examen de 302 individus distribués en catégories, suivant l'âge et les professions; Vibert indique 23 cas de ce genre. Des observations d'un grand intérêt ont été publiées par Casper, Westfall, Kraft-Ebing, Lasègue, par M. Brouardel dans ses recherches sur la valeur relative des signes attribués à la pédérastie (Paris, 1880) et dans les additions à la médecine légale de Hoffmann.

L'*attentat aigu*, parfois unique, est commis sur un adulte, sur un enfant avec violence ou dans un état qui empêche toute résistance. Y a-t-il une pénétration du pénis dans l'anus ou seulement effort pour l'introduire. On distingue les lésions extérieures sur le bord de l'anus de celles que présentent l'ouverture de l'anus et la cavité. La marge de l'anus est rouge, excoriée, elle peut être le siége de fissures multiples avec du sang liquide ou coagulé; la douleur a été vive, elle se prolonge plus ou moins longtemps après l'acte, elle a déterminé la contraction spasmodique des muscles suivie ensuite d'une période de relâchement; cette douleur devient plus aiguë, ou lorsqu'elle a cessé elle reparaît pendant l'acte de défécation. Cette douleur si vive a son importance comme indice de non consentement. L'attention se portera sur l'état de l'anus, notamment sur les faits suivants, la formation d'un infundibulum, le relâchement de l'anus, la disparition de ses plis. Un seul rapprochement peut produire un infundibulum, passager d'ailleurs, puisqu'il est alors le résultat de la contraction musculaire. Si le sphincter de l'anus est seul contracté, l'ouverture se rétrécit et l'infundibulum ne se forme pas; il faut la contracture énergique et persistante du releveur de l'anus pour que cette disposition en entonnoir se produise et se maintienne; elle peut aussi être le résultat matériel d'une dilatation violente avec déchirure, parfois même avec rupture du sphincter. Après la période de contracture, l'anus se relâche, il fait saillie au niveau des fesses; l'incontinence des matières fécales se produit. La disparition ou la conservation des plis de la marge de l'anus dépend de la tonicité du sphincter et fournit aussi des indices. On recherchera la présence du sperme à la marge de l'anus, dans le rectum même, ce qui complète les signes caractéristiques. Une vive inflammation avec suppuration peut être la suite de ces lésions locales.

Des hémorrhoïdes saignantes, une fissure de l'anus, les altérations pathologiques de l'anus, peuvent devenir des causes d'erreur. Il faut aussi se rappeler qu'un infundibulum momentané peut se produire par suite de l'irritation des parties pendant l'exploration. On recherchera si aux signes de la lésion aiguë ne s'ajoutent pas les indices d'une pédérastie ancienne.

Il est difficile qu'un acte de ce genre soit commis sur un adulte sans son consentement, le moindre mouvement empêche l'introduction du pénis; il faut une violence notable pour déterminer l'immobilité et annuler la résistance. Les traces de la violence se retrouveront sur la victime, des lésions présentées par l'auteur de l'acte à la verge ou sur diverses parties du corps témoigneront aussi de la lutte acharnée. Taylor cite un cas dans lequel on avait allégué que l'acte avait été accompli pendant le sommeil de la victime; cette explication bien difficile à accepter pour le viol est moins admissible encore pour la pédérastie, à cause de l'étroitesse de l'ouverture et des douleurs qui accompagnent l'intromission. Mais le fait est possible, si le sommeil est produit par l'ivresse ou par un anesthésique. Nous avons recueilli à cet égard l'observation suivante : Un ouvrier maçon, âgé de 48 ans, plongé dans l'ivresse, est saisi par un de ses camarades âgé de 36 ans, qui le jette par terre et lui introduit avec violence le pénis dans l'anus ; le sang coule pendant l'acte. Au réveil, le malheureux, marié, père de famille, se désespère de la honte qu'il a subie; nous avons constaté avec M. le professeur Rigaud les lésions suivantes : excoriation rougeâtre de l'anus avec sang coagulé, vive irritation, deux petites tumeurs hémorrhoïdales intactes dans le rectum avec un bourrelet circulaire, suintement séreux et sanguinolent, diminution rapide des accidents inflammatoires qui en trois jours ont à peu près cessé. L'auteur de l'acte fut condamné à deux ans de prison pour blessures par le tribunal de police correctionnel de Strasbourg; il ne fut point traduit en cour d'assises pour attentat à la pudeur.

La *pédérastie habituelle* est celle qui donne le plus fréquemment lieu à des expertises. On distingue ici les habitudes passives ou actives et celles qui alternent. Tardieu donne à cet égard la statistique curieuse des cas qu'il a observés : habitudes exclusivement passives 139 fois, exclusivement actives, 32, à la fois actives et passives 101 ; il constate en même temps l'efficacité du diagnostic médico-légal : « Je n'ai trouvé que 23 fois, dit-il, sur 273 des pédérastes avoués sur lesquels il fut impossible de constater aucune trace évidente, aucun caractère suffisamment certain; je ne crains pas de déclarer que l'absence de signes positifs est une très-rare exception. »

Les *habitudes passives* se reconnaissent à des signes généraux et locaux. L'habitus féminin, costume, coiffure, cosmétiques, une allure caractéristique, révèlent ceux qui se livrent à la prostitution pédérastique. On dit avoir constaté chez quelques-uns la largeur du bassin, la rondeur des formes qui les rapprocherait du sexe féminin. Un état mental particulier, l'instinct de débauche, sont révélés par leurs paroles et leurs écrits. Le développement des fesses, la gracilité de la verge, l'atrophie même des organes génitaux, ont aussi été observés.

Les *signes locaux* de l'habitude passive sont la déformation infundibuliforme de l'anus, le relâchement du sphincter, l'effacement des plis, la dilatation de l'orifice anal. La déformation infundibuliforme de l'anus doit sa notoriété à Cullerier, elle est considérée par Tardieu comme un des signes les plus probants. L'infundibulum résulte du refoulement et de la dilatation des parties, et, suivant la remarque de M. Brouardel, de la contraction du releveur de l'anus. La profondeur de l'anus varie d'ailleurs suivant les individus. Le relâchement du sphincter, l'orifice anal béant, avec sortie involontaire des matières fécales, sont deux signes d'une grande valeur. L'effacement des plis de l'orifice anal déjà signalé par Zacchias est indiqué par Tardieu comme la preuve de frottements répétés. Les contractions prolongées des muscles, gênant la circulation veineuse, favorisent la formation des hémorrhoïdes. Quand on aura constaté ces lésions, il faudra rechercher si d'autres causes n'ont pas pu les produire, avant de conclure aux habitudes de pédérastie. Des corps étrangers introduits dans l'anus déterminent aussi des effets de dilatation et de déchirure.

L'anus peut être le siége d'affections diverses, hémorrhoïdes, fissures, fistules, ulcérations, crêtes, caroncules, rhagades, tubercules, pustules, dont il faudra déterminer la nature et les causes. Les affections syphilitiques ont ici un rôle notable; quand elles siégent uniquement à l'anus, sans aucune manifestation ailleurs, elles sont un signe décisif. Nous avons vu sur deux frères, âgés de 7 à 9 ans, des pustules plates de l'anus donner la preuve irrécusable des attentats dont ils avaient été l'objet. Il faut reconnaître si les lésions de l'anus proviennent d'une infection locale ou si elles sont la conséquence et le symptôme d'une infection générale; n'est pas pédéraste tout individu qui a une lésion syphilitique de l'anus, mais un chancre récent qui siége à l'entrée du rectum est une lésion caractéristique, quand on a constaté que le pénis et le périnée ne présentent aucune ulcération semblable qui pourrait faire supposer l'extension de l'ulcère à l'anus sans contact direct. La blennorrhagie du rectum, considérée d'abord comme douteuse, a été observée; bornée à cette région, elle prouve le contact de l'organe contaminé. Les pustules plates, les plaques muqueuses, peuvent être communiquées directement; les tubercules résultent parfois aussi de l'infection locale. On examinera avec soin la peau et les muqueuses, notamment la bouche et l'arrière-gorge. L'infection buccale directe avec une conformation particulière de la bouche a été signalée par Tardieu comme une preuve des manœuvres obscènes qui accompagnent quelquefois cet acte.

La *pédérastie active* présente aussi des indices particuliers. Tardieu a observé sur l'incube qui se livre habituellement à des actes de ce genre une conformation de la verge caractérisée par l'étranglement et par l'amincissement du gland terminé en pointe. Nous avons au musée de la Faculté de Nancy les parties génitales d'un pédéraste, condamné à mort et exécuté pour avoir violé un jeune garçon de 11 ans : le gland mince et pointu présente un type de cette conformation. Le pénis est le plus souvent très-grêle, la grosseur de cet organe est une exception. Dans ce dernier cas, le gland écrasé à sa base s'allonge quelquefois dans des proportions notables. Le méat urinaire par suite de la torsion du gland peut devenir oblique. Ces déformations,. dit Tardieu, résultent de la compression de l'organe et des mouvements qu'il exécute dans l'acte. Des doutes ont été exprimés sur la valeur de ces signes : Brouardel, Vibert, ne les admettent point comme caractéristiques, la conformation de la verge étant absolument variable suivant les individus et une pression passagère opérée par le sphincter étant insuffisante pour déformer l'organe. Des preuves peuvent être ournies par la communication de maladies syphilitiques. L'état mental du pédéraste doit aussi être examiné par le médecin.

Le *meurtre* accompagne quelquefois les actes de ce genre, par jalousie, pour faciliter le crime, pour le cacher. C'est l'être passif, l'incube, qui est le plus souvent victime du meurtre. La pédérastie a expliqué des actes dont la cause était d'abord inconnue. Dans les autopsies à la suite de mort violente, nous conseillons d'examiner toujours l'anus, on peut regretter plus tard d'avoir omis cette recherche. L'attitude du corps, les lésions de la verge, l'état de l'anus, la présence du sperme dans le rectum ou dans la région voisine, sont des indices de l'acte récent. D'après la situation des taches sur les vêtements, on cherchera à reconnaître si l'éjaculation provient de la victime ou de l'auteur de l'acte. Le genre de mort sera établi ainsi que les traces de violence. La strangulation est fréquente ; Tardieu en cite des exemples. Un crime de ce genre commis sur une personne qui tenait un rang élevé dans la société, a appelé l'attention; la pédérastie reconnue par la présence du sperme dans l'anus était la cause du meurtre, l'arrachement du pénis a été commis par des pédérastes.

La sodomie sur les femmes donne lieu aux mêmes questions et aux mêmes genres de preuves; commise par le mari, elle peut constituer l'injure grave qui est un motif de séparation et de divorce. Les actes de ce genre sur les enfants ont une certaine fréquence; Tardieu cite des cas où ils ont été suivis de mort.

2° La *bestialité*, cette forme de la débauche caractérisée par des rapport sexuels avec les animaux, est signalée dès la plus haute antiquité! On lit dans l'*Exode*, (cap. xxii, v. 19) : *Qui coierit cum jumento, morte moriatur*. Dans le *Lévitique* (cap. xx, v. 20) : *Qui coierit cum jumento et pecore, morte moriatur, pecus quoque occidite*. Les femmes aussi se rendaient coupables de cet acte (v. 21) : *Mulier quæ succubuerit cuilibet jumento simul interficietur cum eo; sanguis eorum sit super eos!* L'antiquité grecque a poétisé ce vice. Elle cite les amours d'animaux pour l'espèce humaine, d'un bélier pour une musicienne, d'un éléphant pour une femme, d'aigles, d'oiseaux divers pour de jeunes garçons; l'amour de Pasiphaé pour un taureau, d'un jeune Ephésien pour une ânesse, sont des types de ce délire génital indiqué par Pline. Pierquin, dans son *Traité de la folie des animaux* (t. I, p. 485), énumère les cas de ce genre : rapports sexuels avec des chiens, avec des chats, des boucs, des chevaux, des singes surtout; on a vu des filles en bas-âge, dit-il, violées par des chiens de berger, des femmes outragées par des singes, notamment par des orang-outangs ou des gorilles.

Dans le moyen âge, ces actes contre nature, *ratione generis*, étaient l'objet des peines les plus sévères, celle du feu était prononcée comme pour la sodomie. Le code pénal allemand prévoit cet acte comme un délit (§ 175). L'acte de débauche commis avec des animaux est puni d'un emprisonnement, le coupable peut en outre être privé de ses droits civiques. La loi anglaise punit ce crime de la servitude pénale à perpétuité; il fut un temps, dit Taylor, où ces fausses accusations étaient fréquentes; elles étaient faites dans un but de chantage. La législation française n'a pas de disposition spéciale pour cet acte, il est considéré comme un outrage public à la pudeur (C. P., 330) et puni comme tel, lorsque les circonstances appellent sur ce fait l'attention.

On comprend sous le nom de bestialité les rapports de l'homme avec un animal comme incube ou succube, et ceux de la femme comme succube. Tardieu rapporte plusieurs faits de ce genre suivis de poursuites et de condamnations : c'est un homme de 35 ans, condamné par le tribunal de la Seine, en 1865, pour outrage public à la pudeur, caractérisé par des actes de bestialité sur des poules. On rapporte, sans autopsie suffisante, qu'un homme aurait eu le rectum perforé par le pénis d'un taureau. Dans un autre cas, en 1872, des témoins affirmaient avoir vu un chien sur le dos d'un homme qui le flattait, ils avaient reconnu le moment où l'animal avait retiré sa verge du fondement, un vétérinaire avait nié la possibilité du fait; une condamnation à l'emprisonnement fut prononcée pour outrage public à la pudeur, et maintenue en appel avec réduction. Kutter rapporte qu'un homme ayant eu des rapports sexuels avec une jument, on découvrit entre le prépuce et le gland des poils provenant de l'animal. Dans une observation de Pfaff, le signe caractéristique fut la présence d'un poil noir de chien et des traces de sperme sur le pubis d'une jeune fille. Taylor cite le cas où un homme comparaissait devant les assises comme prévenu d'avoir eu des rapports avec une vache; on trouva sur l'inculpé quelques poils de l'animal.

Le plus souvent c'est à l'occasion des chiens que les questions sont posées et presque exclusivement quand il s'agit des femmes. Une discussion s'est élevée sur la possibilité de la pédérastie active effectuée par un chien. Bouley l'a niée, il n'admet pas l'introduction possible de la verge du chien dans l'anus. Le chien n'entre en érection que par la présence d'une chienne en chaleur; à cela on répond qu'il cherche à saillir des chiens aussi bien que des chiennes, et qu'il entre en érection en se frottant contre les jambes de son maître. Le pénis du chien a pour base un os qui supporte un anneau de tissu érectile qui peut prendre un développement considérable, mais l'anus de l'homme est susceptible d'une notable dilatation. Il est dans la nature de l'accouplement du chien d'être prolongé ; il adhère longtemps aux parties de la femelle ; Montalti croit la séparation facile par les efforts de l'homme et par l'action des mains. Sans doute la forme de l'anus, sa direction, la saillie des fesses, sont des obstacles, mais la verge pointue et conique peut pénétrer, si l'attitude favorise l'acte. On cite le fait d'une prostituée qui se mettait à quatre pattes pour faciliter les approches d'un chien mâtin, et qui donnait ainsi le spectacle de son accouplement. Montalti, Lunier, disaient l'introduction possible ; M. Brouardel, qui examina la question en 1884 et en 1887, est d'avis qu'il y a à prendre en considération la taille de l'animal ; pour que l'acte soit possible, il faut que le chien soit appuyé et qu'il puisse étreindre le corps avec ses pattes de devant. L'absence de lésion à l'anus ne prouve pas que l'acte n'a pas été accompli ; ses traces peuvent être des poils sur le corps, des taches de matière fécale provenant de l'animal, et la présence des spermatozoïdes, avec leur forme et leurs dimensions spéciales.

XVII. LES TACHES DE SPERME. — La question anatomique est traitée à l'article SPERME de ce Dictionnaire ; quelques particularités relatives à la médecine légale seront seules indiquées ici. La présence du sperme est, pour ainsi dire, un des corps du délit, le complément des preuves dans les attentats aux mœurs. On recherche le sperme sur la victime, sur l'auteur de l'acte, sur les vêtements et les objets voisins. Le sperme peut être découvert au pourtour de la vulve, dans le vagin même, desséché sur les poils du pubis, dans l'anus, sur la peau des régions voisines. M. Brouardel a constaté sur la peau du mont de Vénus, non encore revêtu de poils, et sur la cuisse d'un enfant, deux taches blanches, brillantes, dont la nature a été reconnue. Les zoospermes se trouvent au delà du vagin, dans l'utérus même jusqu'aux ovaires. Une des premières applications de la découverte de Diemerbroeck, en 1672, a été la constatation des zoospermes dans l'utérus d'une femme surprise et tuée pendant un adultère. Chez l'auteur de l'acte, si l'examen est immédiat, on recherche le sperme au méat urinaire, dans la partie antérieure de la verge, dans l'urine, autour du pénis, sur la chemise, le pantalon ; on l'a trouvé mêlé à du mucus vaginal. La disposition des taches peut montrer l'attitude pendant l'éjaculation.

Le nombre, la forme, l'étendue, l'état encore humide, la sécheresse, la date récente ou ancienne, une ou plusieurs éjaculations probables, sont relevés par l'expertise. La couleur jaunâtre, grisâtre, les bords plus foncés que le milieu, déchiquetés en cartes de géographie, les plaques plus larges, empesées, consistantes, les taches multiples, rondes, à gouttes projetées, les empreintes essuyées, tous ces états sont décrits. On notera les différents aspects des taches suivant la nature des tissus, le vernis blanchâtre, écaillé sur les surfaces imperméables, sur le bois, l'imbibition des étoffes spongieuses qui en change la couleur aux points contaminés. La tache sur le linge jaunit quand on la chauffe ; elle devient gluante et exhale l'odeur caractéristique de fleurs de marronnier, de gluten, de sperme, lorsqu'elle est mouillée.

Des précautions doivent être prises pour recueillir et conserver les taches ; elles sont indiquées dans une circulaire du parquet de Paris du 2 juillet 1864. On recommande de ne rien négliger pour préserver les taches de tout frottement, de tout contact, susceptibles de les dénaturer; les parties des vêtements saisis, présentant des taches suspectes, seraient renfermées entre deux morceaux de carton; elles porteraient des numéros d'ordre pour faciliter les recherches et les descriptions.

C'est la présence des zoospermes qui fournit le signe caractéristique; si le sperme est frais, une goutte du liquide est aussitôt étendue sur la plaque, délayée, s'il le faut, avec une goutte d'eau ou de solution ammoniacale au 20e. Le microscope est employé au grossissement d'un 350e à un 700e, et la preuve est acquise. Les mouvements des zoospermes sont à considérer, ils fournissent un indice sur la date de l'attentat; nous les avons vus sur un pendu de soixante ans, après vingt-six heures, sur un noyé de cinquante ans, après quarante-huit heures. Dans le mucus vaginal, ils vivent facilement douze heures, dans le mucus utérin, trente-six. Bayard les a trouvés mobiles après trois jours dans le mucus vaginal; Haussmann, jusqu'à sept jours et demi dans le col de l'utérus; Muller, à huit jours. Le mucus alcalin les conserve, le mucus acide les fait périr; le froid les immobilise et les tue, s'il se prolonge; la chaleur les excite, mais les immobilise au-dessus de 40 degrés. Si le sperme est déjà parvenu jusque dans l'utérus, depuis combien de temps le coït a-t-il été accompli? En calculant la vitesse du mouvement en avant qui paraît être de 3 millimètres pour une minute, Sims a pensé que le sperme pouvait arriver en trois heures de l'hymen à l'utérus; la présence des zoospermes dans l'utérus assigneront donc cette date minimum au dernier coït.

C'est le plus souvent sur des taches desséchées que l'expert recherche le sperme; « il faut que le médecin soit bien pénétré de cette idée, dit Mathias Duval, que rien n'est plus facile et plus élémentaire que de rechercher des spermatozoïdes ». On les constate sur les taches les plus anciennes; les spermatozoïdes desséchés résistent à la putréfaction; Bayard en a retrouvé après six ans, Roussin après dix-huit. Le procédé consiste à isoler la tache autant que possible, à l'imbiber d'un liquide, à examiner ensuite au microscope ce liquide et les particules même du tissu. Suivant l'espèce de surface ou de matière, la tache est raclée doucement, exprimée, divisée par une pointe en fibrilles, tondue même, si le duvet est saillant, avec des ciseaux ou un rasoir. La surface qui a reçu le sperme est placée en haut. La macération se fait dans une capsule ou sur la plaque de verre, elle dure de quelques minutes à quelques heures, sui-vant l'ancienneté et l'état de dessiccation. Le liquide introduit par l'imbibition est de l'eau distillée ou une solution ammoniacle au 20e; on emploie aussi la teinture iodurée, affaiblie, liquide, de Roussin (iode 1, iodure de potassium 4, eau 100), qui a l'avantage de colorer les zoospermes. Le microscope décèle alors les zoospermes au milieu de divers éléments étrangers qui proviennent des poussières, des particules mêmes du linge, des liquides organiques, sang, pus, mucus, qui ont pu se mêler au sperme.

Les corps étrangers peuvent être une cause d'erreur ou fournir au contraire d'utiles renseignements sur la préparation de l'acte. Les causes d'erreur sont les granules ovoïdes du chancre, les éclats filiformes simulant des têtes et des fausses queues à diamètre égal, faisant croire à des zoospermes brisés. Ici quelques réactifs sont utiles: la solution ammoniacale de carmin (Longuet, 6 gouttes dans 5 grammes d'eau) colore énergiquement les têtes sans agir sur les queues; la teinture d'iode colore la totalité du zoosperme, mais plus parti-culièrement le segment intermédiaire. Les fausses queues ont d'ailleurs un diamètre égal et non fusiforme. Des grains de fécule d'amidon et de pomme de terre mêlés à la tache ont indiqué le local où l'acte avait eu lieu et qui contenait des sacs de ces substances. Des conclusions importantes peuvent être déduites de la présence du sang, du mucus, du pus, d'épithélium utérin, vaginal, buccal même, des cils vibratiles des voies respiratoires mêlés à des grains de tabac (Brouardel), des épithéliums cutanés. Des traces de pus blennorrhagique ont été trouvées sur une femme qui n'était pas atteinte de cette affection, tandis qu'elle existait chez l'auteur de l'acte. Des taches provenant du sang menstruel, des matières fécales, sont aussi interprétées. Sur la chemise d'un accusé, dans l'affaire du frère de Toulouse, on a trouvé une tache de matières fécales qui provenaient de la victime, elles contenaient les grains d'une espèce de figue, identiques à ceux que présentaient les intestins de la jeune fille victime du meurtre.

Des conclusions diverses peuvent être tirées de ces recherches : 1° la certitude du sperme est acquise, lorsque le zoosperme est complet, tête et queue réunies, ou au moins une portion de queue, courbe, allant en s'amincissant et égale à trois ou quatre fois la longueur de la tête. Les têtes et les queues séparées ne suffisent pas, si l'on n'a aucun spermatozoïde à peu près intact ; 2° des différences existent entre les taches suivant le nombre des éjaculations ; avec une étendue variable, suivant la quantité de sperme éjaculé (de 1 à 8 grammes), les premières éjaculations présentent beaucoup de zoospermes, les secondes, moins, les dernières, peu ou aucun ; 3° les taches sans zoospermes, formées par les liquides prostatiques des glandes de Cowper, du mucus uréthro-bulbaire, sont empesées aussi, grisâtres; on y développe l'odeur du sperme ; elles en ont les caractères extérieurs; si l'on peut démontrer en même temps qu'elles ne sont pas formées par un autre liquide, il y a forte présomption qu'elles ont une origine génitale. Les sympexions ou granulations noires, fréquents chez les individus âgés, augmentent la valeur de cet indice. La certitude serait presque acquise, si l'on y trouvait en même temps des fragments de tête ou de queue. Les éjaculations prostatiques, sans zoospermes, se produisent dans les cas d'épididymite, d'obstruction des canaux excréteurs du testicule, pendant le cours d'une blennorrhagie qui n'a pas empêché l'individu de se livrer à cet acte; 4° les zoospermes trouvés sur un enfant âgé de moins de douze ans ont une valeur identique, à moins qu'ils n'y aient été déposés par simulation. À l'âge de quatorze à seize ans, ils peuvent déjà provenir de la victime. L'attentat ayant été commis sur un individu du sexe masculin, il faut rechercher les indices tirés de la situation et de la disposition des taches, aussi bien que de l'âge, qui établissent l'origine du sperme. Chez une femme, le sperme trouvé dans le vagin pourrait être le résultat d'un coït antérieur à la violence ; 5° la forme et les dimensions des spermatozoïdes servent à reconnaître l'espèce animale à laquelle le sperme appartient. Parmi les trois formes céphaloïde, uroïde, céphalo-uroïde, la dernière appartient aux Mammifères. Dans l'espèce humaine, la tête est ovalaire, elle forme environ le dixième de la longueur totale, la queue, les neuf autres dixièmes. Les dimensions sont, pour la tête, 1/200 sur 1/500 de millimètre; pour le chien, 1/130 sur 1/160. On consultera pour l'expertise les tables publiées à cet égard. Il sera utile de se procurer du sperme de l'animal soupçonné, pour faire des recherches comparatives.

XVIII. L'EXPERTISE. Le médecin, dans les cas de ce genre, attendra la réquisition de la justice, il ne donnera pas facilement un certificat à la famille, à moins de l'absence incontestable d'un attentat à la pudeur et de l'évidence d'une maladie spontanée. C'est aux parents, à la personne lésée, qu'appartient l'initiative des dénonciations de ce genre. De même que l'adultère ne peut être poursuivi que sur la dénonciation du mari, l'intérêt d'une famille peut s'opposer à la divulgation de certains faits. C'est par exception, pour préserver un enfant, un malade inconscient, qu'il est permis de signaler certains actes.

L'expert est mis au courant par le juge d'instruction des faits principaux de la cause, de la nature et des circonstances de l'attentat supposé; une direction est donnée à ses recherches par les questions mêmes qu'il a à résoudre. Mais il a toute latitude dans ses investigations, et il ne subira l'influence d'aucune idée préconçue. Il doit, suivant l'expression de M. Brouardel, fermer les oreilles et ouvrir les yeux. Il ne relatera que ce qu'il aura vu. Le *commémoratif* ne doit pas cependant être négligé ; il peut conduire à des investigations utiles. L'expert n'acceptera pas la version maternelle, inspirée souvent par l'erreur, la crédulité, la mauvaise foi, mais il a quelques questions précises à faire au sujet de l'époque de l'acte, de la localité où il aurait eu lieu, de l'état de santé de l'enfant, du moment où l'on aura observé l'écoulement muqueux ou l'hémorrhagie. Les déclarations de la femme, victime présumée de l'attentat, ne seront accueillis qu'avec réserve. Elles peuvent être en rapport avec les faits constatés ou offrir une contradiction flagrante qui démontre le mensonge. Quant aux récits des enfants, on ne peut leur accorder aucune confiance ; ils racontent ce qu'on leur a dit, et il faut se tenir en garde contre la perversité précoce. Marc, Tardieu en rapportent des exemples remarquables. Nous avons vu un cas où une jeune fille, qui se prétendait victime d'attentats multiples, affirmait au hasard, disant parfaitement reconnaître les auteurs de cet attentat imaginaire ; elle accusait entre autres un innocent qui n'a jamais su qu'on l'avait dénoncé, par suite de la prudence du juge d'instruction ; une imputation de ce genre peut faire une impression fatale sur celui qui en est l'objet. Si l'on communique au médecin les témoignages recueillis pendant l'instruction, il peut en tirer des renseignements utiles. Il ne devra mentionner dans son rapport que les renseignements relatifs aux faits matériels et ne nommer personne. Il se maintient dans son rôle d'expert, sans prendre celui d'un témoin ordinaire.

La *visite* des femmes, des jeunes filles, des enfants, doit toujours être faite en présence de parents ou d'une autre personne ; le médecin ne procédera jamais seul à cette opération, pour ne pas s'exposer à des soupçons, à des interprétations calomnieuses, si faciles dans les affaires de ce genre. Il faut le *consentement* de la femme ou de la jeune fille pour que l'examen ait lieu ; cette condition avait déjà été établie au parlement de Paris par une déclaration de Séguier, le 16 décembre 1761. On a publié l'observation d'une jeune fille devenue épileptique et qui succomba rapidement, à la suite d'une visite de ce genre à laquelle elle avait été contrainte. Taylor cite le cas du suicide d'une jeune femme qui ne voulut pas survivre à la honte d'une exploration des parties génitales opérée malgré elle. Le médecin doit recourir à la persuasion pour décider la femme à cette visite dont il lui explique la nécessité, mais, s'il échoue dans ses exhortations, il se retire et il en informe la justice. Même dans le cas, suivant la remarque de Vibert, où la femme consentant d'abord montrerait pendant l'exploratian une résistance instinctive, le médecin ne doit pas passer outre, il arrêtera ses recherches. Le médecin peut apprécier la manière dont la femme se prête à la visite. En ce qui concerne l'auteur présumé de l'acte, son consentement est aussi nécessaire pour qu'il puisse être examiné.

L'examen de la femme se fait sur le bord d'un lit ou sur le meuble destiné à cet usage. Cet examen est méthodique, local ou général; toutes les parties des organes de la génération sont successivement explorées; on se rappellera les erreurs possibles relativement à l'hymen. Les lésions traumatiques, les traces de maladies, seront constatées. « Dans l'immense majorité des cas, il ne s'agit pas de retrouver les traces d'un acte unique, brutal, ayant laissé les traces des violences employées, mais de constater les désordres laissés par des actes anciens, répétés et habituellement consentis » (Brouardel). Les indices du consentement, de la violence, de l'absence de volonté, sont recueillis. La visite des localités et des vêtements complète l'expertise. En ce qui concerne l'accusé, l'expert constate les traces que l'acte a pu laisser sur la verge, sur d'autres régions du corps, l'état physique et moral du prévenu, au point de vue de la responsabilité. Une attention particulière est donnée au diagnostic des maladies syphilitiques.

Le plus souvent une seule visite ne suffit pas, et l'*observation suivie* est nécessaire pour constater les caractères des maladies et leur nature, la période d'incubation, la rapidité de la guérison ou la persistance du mal, son aggravation, ses suites, l'intensité du dommage matériel. Deux ou trois visites à quelques jours d'intervalle sont le plus souvent nécessaires.

L'*autopsie* a sa direction spéciale; elle donne les preuves positives de l'acte et des causes de mort. L'autopsie se complète par les recherches relatives aux taches et au sperme; il est utile qu'elles soient faites par le médecin chargé de la visite ou de l'autopsie.

Le *visum et respectum* sera ordinairement suivi, dans le rapport, d'une discussion des faits qui en établit la valeur et qui précède les conclusions; celles-ci ne peuvent être que la conséquence des faits matériels constatés par l'expert. Des consultations sont souvent demandées pour ces questions d'une solution difficile. Dans sa déposition orale, l'expert reproduit l'exposé des faits et ses conclusions. Les témoignages, des renseignements nouveaux, les discussions de l'audience, peuvent conduire à modifier, à préciser les conclusions. Des probabilités, des possibilités sont admises, et l'avis de l'expert, positif ou négatif, est toujours un des éléments de conviction les plus importants dans ces questions délicates où le fait matériel tient une place principale.   G. TOURDES.

BIBLIOGRAPHIE. — I. Les *traités généraux* donnent une large place à l'étude médico-légale des attentats aux mœurs; nous citerons à cet égard : Zacchias, Fodéré, Orfila, Devergie, Casper, Friedreich, Wald, Taylor, Legrand du Saulle, Hoffmann, avec les commentaires de Brouardel, Lacassagne, Lutaud, Vibert.

Articles de dictionnaire : FODÉRÉ. Défloration, Viol. In *Dict. des sc. méd. en 60 vol.* — REYDELET. Pédérastie. In *Ibid.*, t. XL. — FOURNIER. Sodomie. In *Ibid.*, t. LI. — DEVERGIE. Viol. In *Dict. prat.*, 1er liv. — VIBERT. Viol et attentats aux mœurs. In *Nouveau Dict. de méd. et de chir. prat.*, t. XXXIX Paris, 1886.

II. TARDIEU. *Étude médico-légale sur les attentats aux mœurs.* In *Annales d'hyg. et de méd.-légale*, t. VIII, p. 133 et 197, 1856, et *ibid.*, t. IX, p. 139, 1885. Même ouvrage avec addition, 6e édit. Paris, 1873. — TOULMOUCHE. *Des attentats à la pudeur et du viol.* In *Ann.*, 2e série, t. VI, p. 100; t. XXII, p. 353. Paris, 1856 et 1864. — RICORD et BAUDRY. *Accusat. pour att. à la pud.* In *Annales*, 1re série, t. XXXII, p. 447, 1844. — CHAMBEYRON. *Tentative sur une sourde-muette.* In *Ibid.*, t. XX, p. 94. — DOLBAN. *De l'emploi du chloroforme au point de vue de la perpétration des crimes et des délits.* Société de méd. lég., nov. 1873. — BROUARDEL. *Relation médico-légale de l'affaire L..., dentiste à Rouen.* In *Annales*, 3e série, t. I, p. 59, 1879. — LASÈGUE. *Les exhibitionistes.* In *Union médicale*, 1878. — LADAME. *La névrose hypnotique devant la méd. légale, viol.* In *Annales*, 3e série, t. VII,

p. 518, 1881. — Motet. *Attentat, responsabilité atténuée.* In *Annales*, 2ᵉ série, t. LI, p. 147. — Du même. *Somnambulisme et attentat à la pudeur.* In *Annales*, 3ᵉ série, t. V, p. 214, 1881. — Parmentier. *Des lésions du pénis déterminées par le coït.* Paris, 1861. — Laugier. *Du rôle de l'expertise médicale dans les questions d'attentats aux mœurs.* In *Ann.*, 2ᵉ série, t. XIV, p. 130 et 745. Paris, 1860. — Pénard. *De l'intervention du médecin légiste dans les questions d'attentats aux mœurs.* In *Annales*, 2ᵉ série, t. L, p. 164, 1878. — Brouardel. *Des causes d'erreur dans les expertises relatives aux attentats aux mœurs.* In *Annales*, 3ᵉ série, t. X, p. 60 et 149. Paris, 1883. — Motet. *Outrage public à la pudeur.* In *Annales*, 3ᵉ série, t. XV, p. 202, 1886.

III. Sébitz. *De notis virginitatis* (l'hymen). Strasbourg, 1672. — Devillers. *Nouvelles recherches sur la membrane hymen et sur les caroncules hyménales* (monographie avec planches, bibliographie). Paris, 1840. — Roze. *De l'hymen* (formes, structure). Thèse de Strasbourg, n° 872, 21 décembre 1865. — Ledru. *Même sujet.* Thèse de Paris, 1855. — Martinelli. *Valeur de l'hymen comme signe de virginité.* In *Union médicale*, 1872, et *Annales*, 2ᵉ série, t. XXX. — Quizard, Giraldès et Rothschild. *De la valeur de l'hymen comme signe de virginité; demande en nullité de mariage.* In *Annales*, 2ᵉ série, t. XXXVIII, p. 409, 1872. — Garimond. *L'hymen et son importance en médecine légale.* In *Annales*, t. XLII, p. 380, 1874. — Delens. *Vices de conformation de l'hymen, son importance en méd. lég.* In *Annales*, t. XLVII, p. 493, 1877. — Budin. *Recherches sur l'hymen et l'orifice vaginal.* In *Progrès médical*, n°ˢ 35 à 38. 1879. — Dohrer. *Anom. de l'hymen* (hymen biperforé). In *Zeitschrift f. Geburtshülfe*, t. XI, 1884. — Demange. *Hymen biperforé, valeur médico-légale; persistance pendant la grossesse et l'accouchement.* In *Annales*, 3ᵉ série, t. XVII, p. 279, 1887.

Fournier. *Simulat d'attent. vénériens sur des enfants.* In *Annales*, 3ᵉ série, t. IV, p. 498, 1880. — Bernard (P.). *Les attentats à la pudeur sur les petites filles.* Paris, 1886. — Parrot. *La vulvite aphtheuse et la gangrène de la vulve chez les enfants*, 1885. — Motet. *Les faux témoignages des enfants devant la justice.* In *Annales*, 3ᵉ série, t. XLVIII, p. 281, 1887.

IV. Treutzel. *De sodomia.* Erfurt, 1823. — Kaan. *Psycho-palma sexualis.* Leipsick, 1844. — Gock. *Deux observations de perversion du sens génital.* In *Annales*, 2ᵉ série, t. XLVIII, p. 557, 1877. — Giraldès et Heurteloup. *Meurtre et viol sodomique.* In *Annales*, 2ᵉ série, t. XLI, p. 419, 1874. — Tardieu. *La pédérastie*, 3ᵉ partie. — Du même. *Sur les attentats.* In *Annales*, 2ᵉ série, t. IX. Paris, 1873. — Masbrenier. *Pédérastie et assassinat.* In *Ann.*, 3ᵉ série, t. I, p. 254, 1879. — Brouardel. *Sur la valeur des signes attribués à la pédérastie.* In *Annales*, 3ᵉ série, t. IV, p. 182, 1880. — Martineau. *Les déformations dorsales produites par l'onanisme, le saphisme et la sodomie.* Paris, 1884.

Brouardel et Bouley. *Sur un cas de bestialité.* Société de méd. lég., 1884. — Des mêmes. *La possibilité de rapports sexuels entre l'homme et le chien.* In *Annales*, 3ᵉ série, t. XII, p. 528, 1884. — Montalti (A.). *La pédérastie entre le chien et l'homme.* In *Annales*, 3ᵉ s., t. XXI, n° 3, 1888.

V. Chevalier. *Rapport judiciaire sur des taches.* In *Annales*, t. VI, p. 212, 1834. — Bayard. *Examen microscopique du sperme desséché.* In *Annales*, 1ʳᵉ série, t. XXII, p. 134, 1859. — Duplay. *Sur le sperme des vieillards.* In *Arch. gén.*, t. XXX, 1862. — Robin et Tardieu. *Applicat. nouv. de l'examen microscopique du sperme.* In *Ann.*, 2ᵉ série, t. XIII, p. 434, 1860. — Roussin. *Examen microsc. des taches de sperme* (diagnostic précis). In *Annales*, t. XXVII, p. 142, 1867. — Longuet. *Rech. méd.-lég. des spermatozoïdes.* In *Ann.*, 2ᵉ série, t. XLVI, p. 154, 1876. — Laugier. *Taches sperm.* In *Annales*, 2ᵉ série, t. XLVII, p. 110, 1877. — Henneguy. *Rech. sur la vitalité des zoospermes.* Société de biologie, 1877. — Campana. *La vie et la survie des spermat. dans l'œuf.* Acad. des sciences, 8 janvier 1879. — De Quatrefages. *La vitalité des zoospermes.* In *Annales des sciences naturelles*, 3ᵉ série, t. XXI. — Rouvière. *Nouveau procédé pour la recherche du sperme dans l'urine.* In *Journ. de pharm. et de chimie*, t. XVIII, p. 378, 1878. — Robin. Art. Sperme. In *Dict. encyclopéd.* — Duval. Même article. — Vibert. *Sperme méd.-lég.* In *Dict. de méd. prat.*, t. XXX, 1882.

G. T.

VIOLA. *Voy.* Violette.

VIOLACÉES ou **VIOLARIÉES**. Famille de plantes Dicotylédones dont les représentants sont des herbes ou des arbustes à feuilles ordinairement alternes et stipulées, à fleurs hermaphrodites, régulières ou irrégulières, avec un réceptacle toujours convexe. Le périanthe est double, généralement pentamère ; la corolle est dialypétale, souvent prolongée en éperon, et l'androcée est formé de cinq étamines fertiles, alternes avec les divisions de la corolle, parfois accompagnées de staminodes. Leurs anthères sont biloculaires, déhiscentes par des fentes longitudinales, souvent surmontées de prolongements du connectif. L'ovaire, libre et supère, est uniloculaire avec des placentas pariétaux sur lesquels s'insèrent de nombreux ovules anatropes. Le fruit, capsulaire, plus rarement bacciforme, renferme de nombreuses graines pourvues d'un albumen charnu, épais.

Les Violacées comptent un certain nombre d'espèces utiles en médecine. Les plus importantes appartiennent aux genres *Hybanthus* Jacq. (*Ionidium* Vent.), *Viola* Tourn., *Anchietea* A. S. H., *Rinorea* Aubl. et *Sauvagesia* L.   Ed. Lef.

VIOLÉNIQUE (Acide).   Peretti annonce avoir trouvé dans les feuilles de la violette un acide cristallisable, soluble dans l'eau, l'alcool et l'éther auquel on a donné ce nom, mais dont on ne connaît pas la composition.   Riche.

VIOLET.   Le violet est la première couleur du spectre, celle qui possède le moins d'éclat, et celle qui laisse passer le moins de rayons calorifiques. Par contre, elle a un pouvoir chimique très-considérable. Vient-on en effet à placer une plaque sensible à la lumière dans le violet et l'ultra-violet, on a une épreuve de cette partie du spectre. Cette épreuve reproduit le violet visible à l'œil et les rayons ultra-violets invisibles à notre œil.

C'est une couleur binaire, résultant du mélange de deux primaires, le bleu et le rouge. L'association des deux primaires donne, selon les quantités employées, une gamme de nuances allant du bleu violet au rouge violet.

Les diverses teintes violettes sont assez employées dans l'industrie, les arts, mais peu ou fort peu dans l'alimentation. Cette couleur cependant offre un certain intérêt pour le médecin, car elle est pour lui d'un secours précieux dans la coloration et la recherche des bacilles, et même dans les travaux histologiques. Dans ce dernier cas, ce sont des dérivés de l'aniline qui fourniront ces brillantes nuances dont nous parlerons plus bas.

Le *violet nature*, c'est-à-dire celui ne résultant pas d'un mélange de bleu et de rouge ou bien d'une modification du rouge, comme, par exemple, dans l'action des alcalis sur l'orseille et ses dérivés, est fort rare.

Le règne végétal nous donne bien quelques fleurs d'un violet magnifique, mais l'utilisation de ces principes colorants ne peut pas entrer en ligne de compte, vu leur instabilité extrême et leur grande sensibilité aux agents chimiques. Nous ne citerons donc que pour mémoire la violette et la pensée. La violette sert à faire un sirop qui a quelque utilité dans les laboratoires, vu la facilité avec laquelle il change de couleur sous l'influence des alcalis qui le verdissent, et sous l'influence des acides qui le rougissent.

Le règne minéral nous fournit quelques types de violet que l'industrie de la céramique emploie avec avantage.

C'est aux dérivés de l'aniline que l'on doit demander les violets les plus beaux et les plus riches.

Tous les autres violets que nous passerons en revue ne sont que le résultat d'une action chimique sur le rouge ou sur le bleu, ou bien d'un mélange d'un bleu ou de rouge.

Nous ne décrirons point tous les violets, ce serait sortir du cadre qui nous est tracé, nous parlerons des principaux sommairement, nous étendant plus longuement sur ceux qui peuvent intéresser le médecin, à savoir les violets d'aniline :

VIOLETS PRINCIPAUX

Violets tirés du règne végétal ....
- Violette.
- Violet de campêche.
- — d'orseille.
- — d'orcanette.
- — de garance.
- — de santal.

Ces divers violets portent des noms commerciaux assez variés et qui sont les suivants :

- Violet pourpre violet.
- — type.
- — lilas.
- — pensée.
- — amarante.
- — paliacat.
- — mauve.
- — d'alkanna.

Violets tirés du règne animal. ..... Violet de carmin.

Violets minéraux. ....
- Outremer violet.
- Oxydes de manganèse.
- Violet de Nuremberg.
- Oxydes d'or.
- Sels de chrome.
- Violet de cobalt.

VIOLETS ORGANIQUES

1° Résultant de l'oxydation de l'aniline.
- Violet de Perkin (mauvéine
- — pâte.
- — au chlorure de chaux.
- — mauvaniline.
- Violaniline.

2° Obtenus par phénylation de la rosaniline. — Violets phénylés .....
- Violet impérial. . . { bleu. / rouge
- — non pareil.
- Géranosine.
- Violet ancien.

3° Violets benzylés.

4° L'éthylation de la rosaniline donne les violets d'éthyl- et de méthylrosaniline suivants.................
- Violet nouveau.
- — à l'iode.
- — Hoffmann ou dalhia.
- — aniline.
- — lumière.

5° Par oxydation de la méthylaniline on a le .... Violet de Paris (Bardy).

6° L'aldéhyde donne........... Violet à l'aldéhyde.

7° On prépare encore le .... Violet de dinaphtène-diamine.

8° Du pyrogallol on retire, ... Violet galléine.

VIOLETS RÉSULTANT DU MÉLANGE DE BLEU ET DE ROUGE

Couleurs bleues.	*Couleurs rouges.*
Carmin d'indigo.	Cochenille.
Tournesol.	Carthame.
Bleu d'orseille.	Alizarine.
	Purpurine.

VIOLETS D'ORIGINE VÉGÉTALE. *Violet de campêche.* Le bois de campêche provient du tronc de l'*Hæmatoxylon campechianum*, de la famille des Légumineuses. C'est sous forme de décoction aqueuse ou mieux d'extrait que l'on utilise ce bois. On l'emploie fréquemment en teinture pour faire des violets. Malheureusement les couleurs obtenues ainsi sont peu stables et sont de petit teint, on en a retiré deux principes actifs (l'*hématoxyline*, Chevreul; l'*hématéine*, Erdmann).

La matière tinctoriale ou bien l'extrait mis en contact avec des réactifs fournit les violets suivants :

Avec les alcalis solubles : la substance devient rouge et passe peu à peu au violet bleu.

Avec les sels neutres de chaux, magnésie, baryte : donnent des liqueurs pourpres tirant sur le violet et devenant peu à peu violettes.

Avec les sels de plomb : font naître un précipité violet très-foncé.

Avec les sels de zinc : font naître un précipité violet très-foncé.

Avec l'azotate de bismuth : permettent d'obtenir un violet magnifique.

Avec l'hydrate stanneux : fournissent une belle laque violacée.

Ces diverses modifications soit de l'hématoxyline (matière colorable), soit de l'hématéine (matière colorée), peuvent être et sont appliquées sur les tissus, donnant de riches couleurs, mais très-fugaces.

Violet d'orseille. Diverses espèces de lichens, sous l'influence de l'air, de l'humidité et de l'ammoniaque et d'une température spéciale, acquièrent au bout d'un certain temps une couleur pourpre intense et la propriété de teindre la soie et la laine en nuances violettes, très-vives et très-brillantes.

Les divers lichens desquels l'industrie retire cette brillante couleur sont :

L'orseille de terre..............	*Variola adealbata.*
— des îles.	*Lichen roccella.*
— des murailles...........	— *tartareus.*

Robiquet, en 1840, retira le premier de l'orseille un produit blanc cristallin de saveur sucrée auquel il donna le nom d'orcine. Ce produit sous l'influence de l'air, de l'humidité et de l'ammoniaque, fixe de l'azote et se transforme en une éclatante matière colorante violette, l'orcéine. MM. Henninger et Vogt ont réussi à faire la synthèse de l'orcine.

L'orseille est employée sous forme de *pâte d'orseille*, qui n'est autre chose que le résidu de la fermentation du lichen. Cette pâte porte aussi les noms de cud-beard ou persio.

Extrait d'orseille ou carmin d'orseille, obtenu par épuisement par l'eau de la pâte d'orseille et évaporation des liqueurs en consistance d'extrait.

L'*orseille solide*, qui n'est autre chose qu'une laque d'orseille à l'étain.

Extrait de pourpre française, obtenue par MM. Guinon et Maraas en épuisant les lichens par une solution ammoniacale renfermant du carbonate de soude, et cela à froid. On sépare le liquide, on précipite dans ce dernier la matière colorante par l'acide chlorhydrique, on redissout le précipité dans l'ammoniaque, on expose quelque temps à l'air et finalement on évapore.

Les produits de l'orseille donnent des violets fort beaux, les couleurs amarante, grenat et ses dérivés, Les teintes obtenues sont belles, vives et éclatantes, mais malheureusement de petit teint. Elles s'appliquent directement sur soie et sur laine, avec ou sans mordant. Le coton se colore mal. L'orseille est de moins en moins employée, malgré la beauté des tons que l'on peut obtenir; les dérivés de l'aniline lui ont fait perdre une grande partie de son importance. On les emploie quelquefois à colorer artificiellement les vins (*voy*. à l'article VIN).

Violet d'orcanette. Se retire des racines du *Lithospermum tinctorum*. Les racines de cette plante du genre alkanna donnent deux principes colorants, l'orcanettine et l'anchusine.

La première matière est un produit résineux soluble dans l'alcool et l'éther et donnant avec les sels de fer et d'alumine d'assez beaux violets.

La deuxième matière obtenue par épuisement de la racine au sulfure de carbone donne des laques qui étaient autrefois utilisées dans la teinture.

Les nuances obtenues sont assez belles, mais peu tenaces, ne pouvant servir que pour le petit teint.

Violets de garance. Bien que les dérivés de l'aniline tendent de plus en plus à détrôner les autres couleurs, les violets de garance ont encore quelques partisans. La garance (*Rubia tinctorum*) est la racine d'une plante de la famille des Rubiacées. Les diverses espèces sont les garances de Hollande, de Smyrne, d'Alsace et d'Avignon. Elle renferme des matières colorantes solubles qui, sous l'influence d'une matière azotée jouant le rôle de ferment, se dédouble en glycose et en principes colorants, tels que :

L'alizarine, la purpurine, la pseudo-purpurine, une matière orange, enfin une matière jaune dite xanthopurpurine. A part la xanthopurpurine, tous les autres produits dérivés de la garance donnent des violets résistants.

Les procédés que l'on emploie pour utiliser la garance sont :

1° La préparation du charbon sulfurique de Robiquet, qui est peu employé pour violets, car ils ne sont pas très-bons, ils sont de plus ternes et moins solides que les autres. Ce produit porte encore le nom de Garancine.

2° L'extraction de l'alizarine commerciale, produit qui tend à être remplacé par l'alizarine artificielle retirée de l'anthracène et dont nous parlerons plus bas. L'alizarine donne une grande variété de violets très-beaux, très-fixes, résistant à la lumière et au savon.

Avec les alcalis on obtient la couleur *pensée.*

Avec l'hydrate ferrique du *violet et du lilas clair.*

Avec le pyrolignite de fer on a de *forts beaux violets.*

3° La préparation de la *fleur de garance,* en lavant la garance à l'eau acidulée. Ce produit donne de plus beaux violets ; des couleurs violettes plus foncées que la garance elle-même avec les mordants d'alumine et de fer.

4° L'utilisation des bains de garance ayant servi permet d'en retirer des garanceux qui donnent aussi des violets recherchés.

5° L'obtention de laques d'aluminium, de fer, d'étain. Ces laques sont d'une très-grande solidité, mais trop chères pour la teinture, aussi les peintres seuls les emploient-ils.

La purpurine est quelquefois employée. Avec les mordants d'alumine elle donne des violets tirant sur le rouge, et avec les mordants de fer des violets tirant sur le bleu, mais ils sont peu solides et délaissés.

La pseudo-purpurine est sans emploi pour l'obtention de cette nuance.

En résumé, la garance et ses dérivés donnent de fort beaux violets, des lilas, et le violet palliacat : on emploie les mordants de fer, d'alumine et de chrome.

Avant de terminer ce qui concerne la garance, nous parlerons de l'alizarine artificielle, qui tend à faire disparaître tous les produits dérivés de la garance. Elle s'obtient en prenant pour point de départ l'anthracène que l'on transforme en anthraquinone par oxydation, puis en dioxyanthraquinone. Elle contient le plus souvent des isomères de l'alizarine et des trioxyanthraquinones. Elle se présente sous forme de cristaux prismatiques menus, jaunes à reflets rouges, peu solubles dans l'eau, solubles dans alcool, éther, sulfure de carbone, acide acétique, glycérine. On a préparé aussi artificiellement la purpurine et la pseudopurpurine. La découverte de l'alizarine artificielle est due à MM. Grœbe et Liebermann. En nitrant l'alizarine, on obtient encore un autre produit, *orange d'alizarine*, qui donne avec les mordants de fer du violet rouge. Enfin le commerce fournit aux teinturiers une alizarine très-pure exempte de purpurine, appelée alizarine, pour violets se fixant aux mordants de fer.

Il est facile de voir par cet aperçu rapide que c'est la garance et l'alizarine artificielle qui donnent encore les violets les plus beaux et les plus fixes.

Violets de santal. Le bois du *Pterocarpus santalinus* donne un principe colorant, la santaléine, dont la dissolution alcoolique donne du violet avec les sels de plomb et du violet foncé avec le sulfate de fer. A été quelquefois employé en teinture.

Violets d'origine animale. *Violets de cochenille.* La cochenille est le corps du *Coccus cacti* ou cochenille du Nopal, petit insecte de l'ordre des Hémiptères, vivant sur le cactus nopal. L'épuisement de cet insecte, par l'éther d'abord et l'alcool ensuite, donne un principe colorant fort beau qui n'est autre que le carmin ou carmine.

La carmine donne avec les alcalis du violet cramoisi susceptible de teindre.

La chaux permet d'obtenir avec ce produit une laque violette assez belle.

Mêlée à de l'alumine en gelée, la carmine devient violette à chaud ou par addition de quelques gouttes d'acide. Le protochlorure d'étain agit comme les alcalis. On obtient encore des violets avec les sels neutres des bases, potasse, soude, ammoniaque. D'après les recherches de MM. Arpe et Waren de la Rue, la carmine serait acide, d'où le nom qu'elle porte maintenant d'acide carminique.

Violets d'origine minérale. *Violets d'outremer.* On obtient ces diverses nuances par oxydation successive d'un mélange de kaolin, de soufre, de carbonate de soude, auquel on ajoute une certaine quantité de sulfate de soude, de charbon et de colophane. La proportion de carbonate de soude doit être assez élevée aux dépens du sulfate, et le kaolin est mélangé à de la silice en poudre, de façon telle que la silice à l'alumine soit dans le rapport de 65 à 35. Pour leur obtention, on amène la température de ce mélange à 700 degrés, le bleu se forme à ce moment, on continue alors le chauffage en laissant entrer de l'air en excès, et la matière prend une teinte violette. Ces couleurs sont employées pour les papiers peints.

Violet de Nuremberg. C'est une combinaison de sexquioxyde de manganèse, d'ammoniaque et d'acide sulfurique. Ce violet est peu employé.

Violets de manganèse. Le carbonate de manganèse et l'oxyde de manganèse donnent des violets qui s'incorporent fort bien dans le verre. Les céramistes en mélangeant ces sels avec des oxydes de cobalt obtiennent des teintes fort belles.

Violet de cobalt. Le phosphate de cobalt calciné donne une teinte assez riche et très-employée pour l'impression des tapisseries et des tissus.

Violets d'or. L'oxyde d'or et surtout le stannate donne au feu de moufle des violets francs et des violets pourpres fort recherchés dans la décoration céramique et par les fabricants de vitraux.

Enfin, pour terminer, nous citerons la modification violette de certains sels de chrôme. Ces sels d'un violet un peu pâle, la plupart du temps insolubles dans l'eau, sont susceptibles d'emploi, vu la beauté de leur nuance.

Violets d'origine organique. L'aniline, soit par oxydation, soit par phénylation, soit par éthylation, donne des couleurs vraiment magnifiques, surtout dans les tons violets. Ces produits tendent de plus en plus à remplacer les couleurs décrites ci-dessus. Si certains ne sont peut-être pas aussi solides que les précédents, ils ont du moins le triple avantage de la beauté, du bon marché et de la manipulation facile.

Le nombre des nuances violettes données par les divers traitements des sels d'aniline est considérable; nous n'avons pas la prétention de les énumérer toutes, nous parlerons seulement des principales et des plus utilisées. Quant aux noms donnés à ces produits, ils varient à l'infini, et suivant les producteurs, une même substance porte différents noms.

1° *Violets par oxydation de l'aniline.* Violet de Perkin, mauvéine. C'est le résultat de l'oxydation de l'aniline par l'acide sulfurique et le bichromate de potasse. C'est la première couleur d'aniline qui ait été employée.

Cette couleur se présente en petits cristaux solubles dans l'eau et l'alcool. Elle se fixe sur la soie en présence de l'acide tartrique, de la crème de tartre ou de l'alun; on emploie aussi l'aluminate de soude.

Les autres violets par oxydation sont donnés par :

L'action du chlorure de chaux sur l'aniline (Ch. Lauth et Depoully).

L'action du permanganate de potasse sur le sulfate d'aniline.

L'action du peroxyde de manganèse sur le sulfate d'aniline (Willams).

On a employé encore comme oxydants : le cyanure rouge (Kopp), le bioxyd de plomb (Brice).

La mauvaniline et la violaniline sont aussi des produits d'oxydation de l'aniline. Dans ce cas particulier, l'aniline est associée à la toluidine dans la proportion de 2 d'aniline pour 1 de toluidine. On emploie comme corps actif l'acide arsénique.

2° *Violets phénylés.* Vient-on à chauffer vers 160 degrés dans une cornue à réfrigérant, du chlorhydrate de rosaniline avec de l'aniline pure, on obtient des chlorhydrates de rosanilines phénylées dont la teinte est comme intensité, en raison directe de la phénylation.

Le rosaniline monophénylée est la base du violet impérial rouge et la rosaniline diphénylée est la base du violet impérial bleu.

Ces violets sont insolubles dans l'eau, solubles dans l'alcool, l'acide acétique, l'esprit de bois.

3° *Violets benzylés.* Lorsqu'on fait réagir du chlorure de benzyle sur le violet de méthylaniline, on obtient des violets dont les nuances varient en raison de la quantité de chlorure employé.

Ces violets tirant sur le bleu sont très-solubles dans l'eau et se fixent très-bien sur les fibres en présence des alcalis.

4° *Éthylation et méthylation de la rosaniline.* Émile Kopp songea le premier à remplacer dans le rouge d'aniline un ou plusieurs atomes d'hydrogène par une ou plusieurs molécules de méthyle, d'éthyle, d'amyle. On fait intervenir pour opérer cette réaction l'iode, à l'état d'iodure de méthyle, éthyle, amyle (Hoffmann) ou bien l'acide nitrique, quelquefois l'acide chlorhydrique. Le violet le plus connu et le plus employé est le *violet d'Hoffmann* ou *Dalhia.*

Pour le préparer, on introduit le radical de l'alcool dans la rosaniline en employant l'iode comme réducteur, on opère en autoclave, on obtient ainsi un beau produit soluble dans l'alcool. Pour le rendre soluble dans l'eau, on sépare par distillation la matière colorante des iodures, on traite par une solution alcoolique de soude le produit distillé, la base est précipitée, on la lave pour enlever l'excès d'iode et de soude. On la transforme en sulfate, chlorure ou acétate, on dissout le sel formé dans l'eau et on additionne de chlorure de sodium ou d'acétate de soude. La matière colorante se précipite. On obtient ainsi le violet d'Hoffmann soluble dans l'eau.

Il existe bien d'autres violets obtenus par éthylation ou méthylation de la rosaniline, les décrire nous entraînerait trop loin. Nous citerons toutefois le violet G. Williams, qui dérive de l'action de l'iodure d'amyle et de l'ammoniaque sur les alcaloïdes de la houille.

5° *Oxydation de la méthylaniline.* *Violet de Paris-Bardy.* Pour l'obtention de cette couleur, c'est la diméthylaniline pure qu'il faut employer. L'oxydation donne des couleurs d'intensité variable selon le produit employé, comme on peut s'en rendre compte par le tableau ci-dessous :

	Couleur.	Solubilité dans l'eau.
L'oxydation de la monométhylaniline donne.	Violet rouge.	Peu soluble.
— la diméthylaniline —	Violet.	Soluble.
— la monométhyltoluidine —	Violet rouge.	Peu soluble.
— la dimétuyltoluidine —	Violet bleu.	Très-soluble.

Pour son obtention, on substitue le radical méthyle au radical éthyle et on remplace l'iode par le bichlorure d'étain. M. Lauth le premier a employé la méthylaniline, mais ce sont MM. Poirrier et Chappat fils qui eurent l'idée de remplacer l'iode par le bi-chlorure d'étain. On emploie assez avantageusement le chlorate de potasse. On peut encore chauffer le chlorhydrate de diméthylaniline avec du chlorure de cuivre.

Violet à l'aldéhyde (Ch. Lauth). En traitant la rosaniline en solution alcoolique par un acide minéral et une aldéhyde, on obtient une belle couleur bleue. On neutralise l'excès d'acide et le violet se dépose, on filtre.

Il est très-soluble dans l'eau, l'éther, l'alcool, les alcalis, les acides, la glycérine. Ses nuances sont très-belles, mais peu stables.

Violet de dinaphtène-diamine. Est le résultat de la réduction de la binitronaphtaline en présence des alcalis par les sulfures, les sulfocyanates ou les cyanures (Troost).

Galléine. Obtenue en chauffant le pyrogallol avec l'anhydride phtalique.

On peut encore citer quelques violets, et cela pour mémoire, car ils sont de moins en moins employés.

Violet à l'acroléine. L'action de l'acroléine sur la rosaniline et sur les violets méthylés, donne des violets très-solides, mais moins vifs que les méthylbenzylés.

Violet de térébène. Obtenu par Perkin en chauffant la rosaniline avec de l'alcool méthylique et du chlorhydrate de térébène.

Ces violets d'aniline, en général fort beaux, sont de plus en plus employés dans l'industrie et tendent, comme nous l'avons déjà dit, à remplacer les violets végétaux. Dans l'alimentation, on doit les proscrire absolument, car certains sont toxiques, à savoir le violet d'Hoffmann et le violet d'aniline. Les autres peuvent l'être, car ils ont tous pour point de départ l'aniline, qui peut avoir été fabriquée en se servant d'arsenic, et par suite le produit colorant peut en contenir.

Lorsqu'il s'agira de colorer des produits alimentaires, on emploiera de préférence les couleurs végétales ou bien celles résultant du mélange d'un bleu et d'un rouge végétal.

Les principales couleurs d'origine végétale donnant du violet par mélange du bleu et du rouge sont :

Couleurs bleues.	*Couleurs rouges.*
Carmin d'indigo.	Cochenille.
Tournesol.	Orcanette.
Bleu d'orseille.	Carthame.
	Alizarine.
	Purpurine de la garance.

Si on veut colorer des sirops neutres, c'est-à-dire ni acides ni basiques, on prendra sans danger la violette, la mauve, ou l'orseille ou un des mélanges ci-dessus; il en sera de même pour les bonbons. Si on a à colorer des liqueurs ou objets d'alimentation à réaction acide ou basique, on utilisera de préférence les mélanges de rouge et de bleu inscrits dans le tableau.

Nous ne saurions terminer sans dire combien sont grands les services que les colorants violets dérivés de la houille rendent aux chimistes et à ceux qui s'occupent de micrographie et de bactériologie. La plupart de ces violets, notamment celui qui est désigné commercialement sous le nom de violet de gentiane, se fixent parfaitement sur les tissus et sur les microbes et facilitent considérablement les recherches et l'étude.

Pour reconnaître les violets employés pour donner la couleur à une étoffe teinte, on peut procéder comme suit :

Le tissu est plongé dans les réactifs divers, qui donnent les réactions suivantes :

COULEURS.	ACIDE CHLORHYDRIQUE + 3 VOLUMES D'EAU.	JUS DE CITRON.	CHLORURE DE CHAUX.	AMMONIAQUE.	CALCINATION.
Outremer violet. . .	Se décolore et dégage H^2S	»	Rien.	Rien.	Cendres bleues.
Mauvéine.	Précipité violet-rouge.	Avivé.	Décoloré.	Précipité bleu.	Pas de cendres.
Violets benzylés. . .	Couleur bleu-ardoise.	Avivé.	Id.	Décoloré.	Id.
Violets éthyl et mé-thylrosaniline. . .	Vert jaune.	Id.	Id.	Lilas.	Id.
Violet de garance. .	Rouge.	»	Jaunit.	Violet.	Cendres renfermant de l'oxyde de fer.
Violet d'orseille. . .	Rouge brique.	Rouge.	»	Bleu.	Id.
Violet de campêche.	Rouge et perd sa couleur.	»	Gris, puis incolore.	Déteint en violet.	Id.
Violet alkanna. . . .	Lilas.	»	Rien.	Déteint.	»
Cochenille.	Rougit.	»	Se décolore partiellement. . .	»	»

Tels sont les divers violets qu'emploient les arts, l'industrie et l'alimentation. Nous en avons donné un résumé aussi succinct que possible, renvoyant le lecteur aux divers articles de cette encyclopédie, qui traitent plus longuement chacune des matières premières d'où dérivent les violets.   Ch. Blarez.

VIOLETTE (*Viola* Tourn.).   Genre de plantes qui a donné son nom à la famille des Violacées ou Violariées. Ce sont des herbes, parfois frutescentes, à feuilles alternes, accompagnées de deux stipules latérales, à fleurs hermaphrodites et irrégulières. Leur calice est formé de cinq sépales, presque égaux ou inégaux et prolongés inférieurement, au-dessous de leur insertion, en une sorte de lame membraneuse. La corolle se compose de cinq pétales inégaux, dont deux supérieurs dirigés en haut, deux latéraux et un inférieur dilaté en un éperon creux, plus ou moins large et plus ou moins arqué, qui fait saillie dans l'intervalle des deux sépales antérieurs. Les étamines, au nombre de cinq, et alternes avec les pétales, ont leurs anthères aplanies, presque sessiles, conniventes en un cône embrassant l'ovaire et terminées supérieurement par un appendice membraneux du connectif; deux de ces anthères sont munies chacune, sur le dos, d'un appendice charnu qui s'engage dans la cavité de l'éperon du pétale inférieur. L'ovaire est surmonté d'un style dont l'extrémité stigmatifère est en forme de bec plus ou moins courbé ou dilaté en forme de sac ou de poche. Le fruit est une capsule qui s'ouvre à la maturité en trois panneaux portant, sur le milieu de leur face interne, un grand nombre de graines albuminées et arillées.

Les Violettes sont répandues surtout dans les régions tempérées de l'hémisphère boréal. On en connaît une centaine d'espèces, dont deux seulement, la Violette odorante (*V. odorata* L.) et la Pensée sauvage (*V. tricolor* L.) offrent quelque intérêt au point de vue médical.

La *Violette odorante* est une herbe vivace, commune au printemps dans les bois, les buissons, les lieux herbeux. Sa souche cespiteuse, formée de portions souterraines tortueuses, chargées de racines adventives, donne naissance à des stolons radicants très-allongés, qui portent des feuilles pétiolées, pubescentes, suborbiculaires, cordées à la base, crénelées sur les bords et accompagnées de stipules ovales ou acuminées, ciliées. Les fleurs, de couleur violette ou d'un bleu rougeâtre, plus rarement blanche, à odeur suave, sont solitaires à l'extrémité de pédoncules peu allongés qui portent deux petites bractées. La capsule, subglobuleuse et velue, renferme de nombreuses graines blanchâtres et arillées.

La Violette odorante a été connue dès la plus haute antiquité. C'est l'ἴον μέλαν de Théophraste, l'ἴον πορφυροῦν de Dioscoride et le *Viola purpurea* de Pline. On la cultive en grand pour ses fleurs, qui font l'objet d'un commerce important. Les parties de la plante employées en médecine sont les *fleurs* et la *racine*. Cette dernière est vomitive et considérée comme le meilleur succédané indigène de l'ipécacuanha ; elle contient, de même que les feuilles et les graines, une substance âcre et nauséeuse, la *violine* (*voy.* ce mot). Les fleurs contiennent : une huile essentielle, deux acides, l'un rouge, l'autre blanc, du sucre, de la chaux, de la cire, du fer et une matière colorante, qui rougit par les acides les plus faibles et verdit par les alcalis. Ces fleurs ont une odeur douce, suave, qui se répand au loin, surtout le soir et la nuit. Leurs émanations, respirées dans un espace restreint, sont délétères et peuvent provoquer des accidents qui simulent l'apoplexie cérébrale. Prises en infusion (10 pour 1000), elles constituent un remède populaire journellement employé comme béchique, émollient et légèrement laxatif. On en prépare un sirop, dit *sirop de violettes*, employé comme béchique et comme un émétique léger. Ce sirop sert également à constater la réaction acide ou alcaline.

La *Pensée sauvage*, ou *Herbe de la Trinité*, appartient à une section particulière, appelée *Melanium*, et caractérisée notamment par les fleurs dont les pétales supérieurs et latéraux sont dirigés en haut, tandis que le pétale inférieur seul est dirigé en bas. C'est une herbe annuelle à tiges dressées, fragiles, ordinairement rameuses, portant des feuilles glabres, oblongues ou ovales-oblongues, crénelées, accompagnées de stipules foliacées, lyrées-pinnatipartites, à lobes latéraux linéaires, le lobe terminal, au contraire, très-grand et crénelé comme les feuilles. Les fleurs, de couleur jaune ou violette, ont le pétale inférieur entier ou émarginé et prolongé en un éperon qui dépasse à peine les prolongements des sépales. L'ovaire est surmonté d'un style claviforme, dont le sommet se dilate en une petite outre stigmatifère, munie intérieurement et vers sa base de deux faisceaux de poils. La capsule est glabre, ovale ou oblongue et trigone.

La *Pensée sauvage* présente deux variétés, l'une, *V. tricolor arvensis*, qui abonde dans les champs cultivés, dans les moissons, sur les côteaux secs ; l'autre, *V. tricolor hortensis*, qui est commune dans les champs et les jardins en friche. La première seule est utilisée en médecine. Sa saveur est âcre, amère et mucilagineuse. Elle renferme un principe extractif amer, de la résine, de la gomme et de la *violine*. On l'emploie très-fréquemment comme dépurative et antiscrofuleuse, mais elle ne paraît pas très-active. Toutefois l'infusion de la plante peut, à dose un peu forte, produire des nausées et même provoquer des vomissements. Ed. Lef.

VIOLURIQUE (Acide). $C^8H^5Az^3O^8$ en équivalents, $C^4H^5Az^3O^4$ en atomes. Cette acide n'est autre que l'acide nitrosobarbiturique. Il se forme par l'action de l'acide azotique sur l'acide hydurilique, $C^{16}H^6Az^4O^{12}$, en même temps que l'alloxane et l'eau.

A cet effet, on ajoute une solution de nitrate de potasse à de l'acide hydurilique délayé dans l'eau et on chauffe alternativement le mélange avec de l'acide acétique et du nitrate de potasse. Il se forme de belles lames violettes de violurate alcalin qu'on change en sel barytique, puis en acide par l'action de l'acide sulfurique.

Cette acide cristallise en octaèdres prismatiques droits. Il est monobasique, ses sels sont magnifiquement colorés en bleu ou en violet.

C'est bien un dérivé nitreux de l'acide barbiturique : en effet, avec le chlorure de chaux il fournit la chloropicrine, avec le brome il donne l'acide bibromobarbiturique et de l'acide bromhydrique, avec l'acide iodhydrique il produit l'avanile, qui est de l'acide amido-barbiturique. Riche.

VIORNE (*Viburnum* Tourn.). § I. **Botanique.** Genre de plantes de la famille des Rubiacées et du groupe des Sambucées. Ce sont des arbres ou des arbustes à feuilles opposées, simples, accompagnées ou non de stipules parfois très-amples. Les fleurs, hermaphrodites ou polygames, sont disposées en corymbes rameux, axillaires ou terminaux. Elles ont un calice gamosépale, à partie libre quinquélobée, une corolle rotacée ou tubuleuse-campanulée, à limbe quinquépartit, et cinq étamines à anthères introrses ou extrorses. L'ovaire, uniloculaire, est surmonté d'un style court, conique, à deux ou trois lobes stigmatifères. Les fruits sont de petites drupes uniloculaires dont le noyau renferme une seule graine pourvue d'un albumen charnu ou ruminé.

Les *Viburnum* croissent dans les régions tempérées ou froides des deux continents. On en connaît environ 80 espèces qui n'offrent pas grand intérêt au point de vue médical. Pourtant, dans l'Amérique du Nord, on emploie comme toniques, diurétiques et antispasmodiques, les feuilles et les fleurs du *V. prunifolium* L., arbrisseau très-répandu au Canada, dans la Virginie, dans la Caroline, et que l'on cultive en Europe, comme ornemental, sous le nom d'*Aubépine noire* (*Black haw* des Américains). Dans le même pays, les feuilles du *V. cassinoides* L. servent à faire des infusions théiformes, aromatiques et stimulantes. Il en est de même, en Chine, des feuilles du *V. odoratissimum* Ker.

Le *V. tinus* L. ou *Laurier-tin* est une espèce du sud de l'Europe et du nord de l'Afrique, que l'on cultive très-fréquemment comme ornementale. Ses fruits sont réputés purgatifs.

On attribue, au contraire, des propriétés astringentes aux feuilles et aux fruits du *V. Lantana* L., arbrisseau très-commun dans les taillis, les haies, les buissons, les bois montueux, et qu'on appelle vulgairement *Viorne*, *Mantanne*, *Mansienne*, *Bardeau*, *Bourdaine blanche*, etc. Ses feuilles et ses fruits sont employés en teinture et pour faire de l'encre.

Le *V. Opulus* L., bien connu sous les noms vulgaires de *Sureau aquatique*, *Obier*, *Sureau des marais*, est également une espèce tinctoriale. C'est un arbrisseau souvent élevé, à rameaux cassants, recouverts d'une écorce d'un gris cendré et portant des feuilles glabres, blanchâtres en dessous, à limbe divisé ordinairement en trois lobes profonds. Ses fleurs, de couleur blanche, sont disposées en corymbes plans ; celles qui occupent le centre sont fertiles, à corolle campanulée, rotacée ; celles de la circonférence, au contraire, sont stériles, à corolle rotacée, très-ample. Ses fruits globuleux, succulents, d'un rouge vif, ont une saveur nauséeuse. L'*Obier* est commun en France dans les taillis et les bois humides. On en cultive fréquemment, dans les jardins et les parcs, une variété dite *Boule de neige*, dans laquelle les fleurs sont toutes stériles et disposées en corymbe serrés, globuleux.　　　　　　　　　　　　　　　　Ed. Lef.

§ II. **Emploi médical.** Les viornes européens possèdent une réputation médicinale fort modeste. Les fruits et les feuilles du *Viburnum lantana* passent pour astringents et sont prescrits contre la dysenterie ; son écorce serait rubéfiante. Les fruits du *Viburnum opulus* contiennent de l'acide viburnique dont la composition est identique à celle de l'acide valérianique. Kramer en a isolé un principe, la viburnine. Enfin les graines du *Viburnum tinus* sont purgatives. La décoction des diverses parties du Viorne est employée par les empiriques sous forme de gargarismes astringents.

Une espèce américaine, le *Viburnum prunifolium*, a, dans ces derniers temps, été introduite dans la matière médicale par M. Phares (de Newtonia) dans un mémoire publié en novembre 1866 par l'*Atlanta Medical and Surgical Journal*, à titre d'astringent, de diurétique, de tonique et d'antispasmodique. Il le recommandait surtout pour combattre les dysménorrhées et prévenir l'avortement. Dix ans plus tard Jenks (de Détroit) appelait de nouveau l'attention sur cet agent médicamenteux, qui a été mis à l'essai en Amérique et en Angleterre, entre autres, par Bates, Lawrence, Goss, Rockwell, Bullard, Allan, S. Payne

Wilson, Macfie-Campbell, puis introduit dans la pratique médicale française par M. Henri Huchard. Enfin tout récemment il a été étudié par M. Auvard et son élève Monclar, dans une thèse à laquelle nous emprunterons de nombreux renseignements.

MATIÈRE MÉDICALE. L'écorce de ce *Viburnum*, vulgairement désignée en Amérique sous le nom de *Black-Haw*, doit, d'après la pharmacopée des États-Unis, présenter les caractères suivants : fragments à face épidermique brunâtre, pourprée, verruqueuse et maculée de points noirs ; à face subéreuse, blanchâtre et lisse ; à cassure courte, inodore, de goût amère et astringent.

COMPOSITION CHIMIQUE. L'analyse chimique en a été faite par Mac Allen, qui en a isolé, entre autres principes immédiats, une substance résineuse, de l'acide valérianique, du tannin, des acides oxalique, citrique, malique, et des sels (sulfates et chlorures de calcium, de magnésium, de potassium et de fer).

La matière résineuse, analogue à la viburnine de Kramer, est en masses jaunâtres, amères au goût, insolubles dans l'eau et solubles dans l'alcool.

ACTION PHYSIOLOGIQUE. Incomplétement étudié à ce point de vue, le *Viburnum prunifolium* serait un tonique de l'utérus pour MM. Jenks et Phares, et un modificateur de l'innervation spinale pour M. S. Payne. A doses élevées, il provoquerait des vertiges, des étourdissements, des troubles de la vue, et, d'après MM. Wilson et Krauch, de la sécheresse des muqueuses. Néanmoins sa toxicité n'est pas établie, et M. Monclar, qui l'a expérimenté sur des cobayes, n'a pu provoquer leur mort, malgré l'élévation des doses. Au demeurant, la physiologie de *Viburnum prunifolium* est encore à faire, et on peut admettre qu'il agit à la manière d'un tonique du système nerveux.

USAGES THÉRAPEUTIQUES. C'est surtout comme sédatif externe que Phares, Rockwell, Roe, en Amérique, et M. Huchard, l'ont prescrit pour calmer les douleurs de la dysménorrhée membraneuse. Il paraît indiqué, quand cette dernière n'est pas causée par un obstacle mécanique.

A titre d'*astringent*, le *Virburnum prunifolium* a été recommandé par le premier de ces observateurs à l'intérieur contre les flux diarrhéiques, la dysenterie ; en gargarismes contre les stomatites aphtheuses ; en collyre contre les conjonctivites et en topiques pour le pansement des ulcères. M. Monclar cite une observation dans laquelle la teinture de cette plante à la dose de 60 gouttes a calmé des douleurs intestinales et de la diarrhée.

On a essayé surtout de l'utiliser dans la pratique obstétricale. C'est ainsi qu'on propose de le substituer aux préparations opiacées pour diminuer l'irritabilité utérine et prévenir l'avortement. M. Auvard a pu retarder, par exemple, l'accouchement prématuré, et M. Olivier faire disparaître les tranchées *post partum*, indépendantes de toute rétention de caillots ou de débris membraneux dans la cavité utérine.

MM. Bates et Jenks l'ont recommandé contre les ménorrhagies de la ménopause. Enfin on lui a concédé des vertus diurétiques qui, justifiées, seraient vraisemblablement en rapport avec sa richesse en tannin.

M. Huchard en a surtout mis à profit l'action sédative et l'associe au *Piscidia erythrina*. Il a prescrit un mélange des teintures de l'un et de l'autre de ces végétaux pour combattre les névralgies utérines.

PRÉPARATIONS et DOSES. Au nombre de trois, ces préparations sont l'extrait fluide, l'extrait mou et la teinture.

L'*extrait fluide*, obtenu, d'après la pharmacopée des États-Unis, en trai déplacement l'écorce de *Viburnum* au moyen de l'alcool, possède une odeur désagréable de valériane qui peut provoquer des nausées. On le prescrit à la dose de 4 à 10 centimètres cubes. M. Jenks le prescrit à la dose de 2 à 10 grammes par jour pour prévenir l'avortement.

L'*extrait mou* se prépare au moyen de l'extrait fluide ; on l'administre sous forme de pilules et à la dose quotidienne de 25 à 65 centigrammes.

La *teinture alcoolique*, préparée au cinquième, s'administre par prise de 10 à 12 gouttes de deux en deux heures et jusqu'à la dose de 60 à 100 gouttes par jour. M. Jenks et la plupart des médecins américains préfèrent l'extrait fluide à cause de sa richesse plus grande en acide valérianique.   CH. ÉLOY.

VIPÈRE. On désigne sous ce nom des Serpents solénoglyphes faisant partie de la famille des Vipéridées (*voy.* ce mot) chez lesquels les plaques de la queue sont disposées sur deux rangées. Le genre Vipère se partage en plusieurs sous-genres ; les Échidnées (*voy.* ce mot) sont remarquables par la position qu'occupent les narines, dont l'ouverture occupe la région supérieure de la tête, en avant et entre les yeux ; les Cérastes ont la tête concave entre les yeux, qui sont surmontés d'écailles dressées ; les Peliades ont la tête couverte, dans sa partie antérieure, de petits écussons dont un central plus grand que les autres. Compris ainsi, le genre Vipère est de l'ancien monde : les Péliades sont d'Europe et du centre de l'Asie ; les Vipères proprement dites, au nombre de 2 espèces, se trouvent dans les mêmes régions ; sur 7 espèces d'Échidnées, 2 habitent la partie méditerranéenne de l'Afrique, 1 le sud de l'Asie, les autres vivant dans les parties les plus chaudes du continent africain ; les 4 espèces de Cérastes se trouvent en Afrique et dans la partie méditerranéenne de l'Asie.

Trois espèces de Vipères se trouvent en Europe.

La Vipère bérus, type du sous-genre Péliade (*Vipera berus*) a la tête moins séparée du cou que chez les Vipères proprement dites ; la tête est assez aplatie ; le corps est épaissi dans la région du cou ; la queue est courte ; chez le mâle, le corps est généralement plus court, plus effilé, la queue relativement plus longue et plus épaisse à sa base ; le dessus de la tête est le plus ordinairement couvert de grandes plaques, mais l'écaillure de cette partie est très-variable. La coloration est elle-même des plus variables, le seul caractère à peu près constant étant la présence d'une ligne noire flexueuse sur le dos. Le cercle de distribution de cette espèce est très-étendu : elle se trouve, en effet, en Europe depuis le Portugal jusqu'à l'Oural ; elle franchit le cercle polaire et se retrouve jusque vers la frontière nord de la Perse, dans les steppes de la Sibérie méridionale et centrale, dans le nord du Turkestan, entre l'Amour et l'Obi.

La Vipère aspic (*Vipera aspis*) a la tête plate, fortement élargie en arrière, toujours couverte de petites plaques ; les formes du corps sont lourdes et ramassées, la queue est courte, conique ; la taille, un peu supérieure à celle de la Péliade, peut atteindre 0,70 ; l'œil est petit, enfoncé ; tandis qu'on ne voit qu'une série d'écailles entre l'œil et les labiales, il existe deux séries de ces écailles chez l'Aspic. La coloration est extrêmement variable ; on peut dire cependant que, d'une manière générale, le corps est lavé de brun, de roux, d'olivâtre, la teinte rousse prédominant ; sur la tête se voit une ligne transversale brune, un peu concave antérieurement, quelquefois interrompue au milieu, qui joint les bords antérieurs des deux yeux ; sur le sommet de la tête se trouvent deux traits bruns obliquement placés, convergeant et formant un A renversé; tout à fait sur la nuque existe une grosse tache noire commençant la série des taches du dos qui forment, le plus souvent, une ligne sinueuse; sur les flancs se trouvent des taches qui correspondent à chacun des angles rentrants de la ligne brisée du dos. On distingue généralement en France trois variétés de Vipères, la grise, la rouge, la noire, ces deux dernières passant, à tort ou à raison, pour les plus dangereuses. L'Aspic est plus méridionale que la Péliade; elle habite surtout les endroits secs et rocailleux, tandis que la Péliade recherche plutôt les contrées marécageuses.

Les formes de l'Ammodyte sont celles de l'Aspic (*Vipera ammodytes*); le museau est relevé en une pointe molle, couverte de petites écailles. Cette espèce habite surtout le sud-est de l'Europe; on la trouve en Carinthe, dans le Tyrol, la Hongrie, l'Istrie, la Dalmatie, l'Herzégovine, la Turquie, la Grèce, le sud de l'Italie, le nord de l'Afrique, une partie de l'Asie Mineure et certains points de la péninsule ibérique.

La Vipère Péliade a environ 10 centigrammes de venin dans ses deux glandes, tandis que la Vipère aspic, plus redoutable, sécrète près de 15 centigrammes de venin. D'après les observations de Rollinger, la mort, à la suite de la morsure de la Péliade, arrive, en moyenne, une fois sur dix. En cas de blessure, le traitement consiste dans l'élargissement de la plaie, sa succion, la ligature au-dessus du point mordu, la cautérisation et l'administration de l'alcool à haute dose.

Certaines parties de la Vipère étaient utilisées dans l'ancienne pharmacopée; la poudre préparée avec le foie et le cœur passait pour très-active; le fiel était employé comme sudorifique à la dose de deux gouttes; la Vipère entrait dans la préparation de la thériaque et de l'emplâtre de Vigo; la chair servait à confectionner des bouillons, des gelées; le venin a été employé contre la fièvre jaune, le choléra, la rage, la lèpre, etc.   H.-E. SAUVAGE.

BIBLIOGRAPHIE. — DUMÉRIL et BIBRON. *Erpétologie générale*, t. VII. — JAN. *Elenco sistematico degli ofidi*, 1863.   E. S.

VIPÉRIDÉES. Cette famille comprend des Serpents solénoglyphes (*voy.* ce mot) qui ont la tête large, très-distincte, dépourvue de fossettes entre le nez et les yeux; le corps est lourd, massif, trapu, de telle sorte que les habitudes sont essentiellement terrestres. Les espèces, toutes vénéneuses, sont propres à l'ancien monde et sont particulièrement abondantes dans le continent africain; une espèce habite l'Australie. La famille comprend trois genres : les Vipères (*voy.* ce mot) chez lesquelles les urostéges sont disposées suivant deux rangées, les Échis (*voy.* ce mot) qui ont les urostéges en une seule rangée et le dessus de la tête couverte d'écailles; les Acanthophis, d'Australie, qui ont une rangée d'urostéges et des écailles sur la tête.   H.-E. SAUVAGE.

BIBLIOGRAPHIE. — DUMÉRIL et BIBRON. *Erpétologie générale*, t. VII., — JAN. *Elenco sistematico degli ofidi*, 1863.   E. S.

VIPÉRINE. *Voy.* ÉCHIUM.

VIREY (JULIEN-JOSEPH). Né à Hortes, près de Langres, en 1775, mort à Paris, en mars 1846. Il servit dans la pharmacie militaire, puis fut reçu docteur en médecine en 1814 (*Éphémérides de la vie humaine*, etc., Paris, in-4°); en 1815 il fit des cours sur l'histoire naturelle à l'Athénée, fut l'un des membres fondateurs de l'Académie de médecine et nommé député de son département en 1830. Les ouvrages de Virey sont remarquables ; citons entre autres :

I. *Histoire nat. du genre humain.* Paris, 1800, 2 vol. in-8°; ibid., 1824, 3 vol. in-8°. — II. *L'art de perfectionner l'homme*, etc. Paris, 1808, 2 vol. in-8°. — III. *Traité de pharmacie théorique et pratique.* Paris, 1811, 2 vol. in-8°; 4ᵉ édit., ibid., 1834. — IV. *Histoire natur. des médicaments, des aliments et des poisons*, etc. Paris, 1820, in-8°. — V. *Histoire des mœurs et de l'instinct des animaux*, etc. Paris, 1822, 2 vol. in-8°. — VI. *De la puissance vitale*, etc. Paris, 1822, in-8°. — VII. *De la femme*, etc. Paris, 1823, 1825, in-8°. — VIII. *Hygiène philosophique*, etc. Paris, 1828, in-8°. — IX. *Philosophie de l'hist. naturelle*, etc. Paris, 1835, in-8°. — X. Un grand nombre d'articles dans les revues, journaux, dictionnaires, etc.

L. Hn.

VIRIDINE. $C^{24}H^{19}Az$ en équivalents, $C^{12}H^{19}Az$ en atomes. C'est un alcaloïde, bouillant à 251 degrés, jaune huileux, très-peu soluble dans l'eau, non solidifiable à 150 degrés. C'est le terme le plus élevé des bases de la série pyridique que l'on a retiré du goudron de houille à la suite de nombreuses distillations fractionnées.

La formule a été déduite de l'analyse du chloromercurate et du chloroplatinate.

—Riche.

VIRIDIQUE (Acide). Formule probable en équivalents $C^{24}H^{14}O^{16}$. L'acide cafétannique se dissout dans l'ammoniaque pour donner une liqueur qui jaunit, verdit, puis devient vert-bleu. Si on arrête l'altération de la solution à ce moment en la saturant d'acide acétique en présence de l'alcool, il se sépare des flocons noirs ulmiques qu'on enlève par le filtre et on obtient une solution d'acide viridique qu'on change en viridate de plomb par l'acétate de plomb, et duquel en retire l'acide viridique par l'action de l'hydrogène sulfuré.

La coloration verte du café paraît due à l'acide viridique ou plutôt à un de ses sels, le viridate de chaux, et la quantité de cet acide s'accroît par l'action de l'air et de l'humidité : aussi prépare-t-on l'acide viridique en épuisant par un mélange d'alcool et d'éther à chaud le café vert réduit en poudre fine et abandonné à l'air. On change ensuite l'acide en sel de plomb comme ci-dessus.

La liqueur évaporée donne une masse amorphe, brune, soluble dans l'eau, qui prend une riche teinte verte. Il donne une teinte rouge en présence de l'acide sulfurique, et l'eau en sépare des flocons bleus.

Riche.

VIROLA. Genre de plantes de la famille des Myristicacées, établi par Aublet (*Pl. Guian.*, III, p. 904) pour le *Myristica sebifera*, grand arbre bien connu sous le nom vulgaire de *Muscadier de Cayenne* (voy. Muscadier). Ed. Lef.

VIRUS. MALADIES VIRULENTES. La définition de ces mots, après avoir varié aux divers âges de la médecine, commence à peine à pouvoir être fixée. Dans son acception ancienne, le mot *virus* impliquait l'idée d'un principe, inconnu dans son essence, inaccessible à nos moyens de recherche, mais capable de donner aux véhicules qui le contenaient des propriétés morbigènes spéciales. La maladie virulente était inoculable; l'inoculation d'un produit solide ou liquide emprunté à un organisme malade reproduisait toujours dans l'organisme sain des manifestations morbides identiques à celles qu'avait présentées le sujet malade, et cela quelque petite que fût la proportion du liquide virulent inoculé. Peu à peu l'on a été conduit à préciser la nature de ces produits dont l'inoculation était toujours nocive et féconde. On trouvera en divers volumes de ce Dictionnaire, et en particulier à l'article FERMENTATION (pages 609 et 622), au mot PARASITE (p. 75), à SCHIZOMYCÈTES (*Addenda* à S), une étude historique et critique des recherches qui ont eu pour résultat de démontrer que la propriété virulente appartient à des organismes vivants transportables par inoculation d'un sujet à un autre et susceptibles de se reproduire, s'ils trouvaient un terrain favorable. Nous ne pourrions, sans répéter ce qui a été déjà dit dans ces deux articles, discuter de nouveau la question de la virulence dans ses rapports avec la microbiologie. Mais un autre motif nous engage à nous borner ici à une simple définition. L'étude des virus et des propriétés virulentes est, en effet, en pleine voie d'évolution. Tout tend à prouver aujourd'hui que l'aptitude virulente est une fonction accessoire de certains microbes, qui peuvent la perdre sans cesser de conserver leurs caractères morphologiques et même leurs propriétés spécifiques. La *méthode* dite *de l'atténuation des virus* a prouvé que l'on peut rendre tout à fait inoffensif au point de vue de la transmission des maladies infectieuses un microbe qui cependant continuera à vivre dans les tissus où il aura été inoculé et à conférer une immunité durable au sujet qui aura subi cette inoculation. On en arrive donc à penser que ce n'est plus le microbe lui-même, mais que ce sont ses produits de sécrétion, qui renferment et propagent le principe virulent. Et l'on constate en même temps que ce n'est plus une parcelle infinitésimale empruntée à un tissu morbide, mais bien une quantité pondérable de matière qui peut agir soit comme virus, soit comme vaccin. De récentes expériences dues à M. Chauveau et à M. Bouchard et les observations qui se multiplient chaque jour, au fur et à mesure que s'étend le domaine des maladies infectieuses, font espérer que, dans un avenir prochain, cette question de la virulence pourra être définitivement résolue. Comme elle se rattache directement à celle des INFECTIONS et des INTOXICATIONS MORBIDES, nous avons cru devoir renvoyer à un article spécial, qui paraîtra dans un volume supplémentaire, l'exposé de toutes les recherches microbiologiques de ce genre, encore trop incomplètes pour pouvoir être dès aujourd'hui acceptées comme définitives.   L. L.

VISCACHE. Les Viscaches (*Lagostomus* Brookes) forment avec les Chinchillas (*Chinchilla* Bennett et *Lagidium* Mey.) la famille des Chinchillidés, Rongeurs américains qui rappellent à la fois les Lapins par leur aspect général et les Rats par la forme de leurs oreilles et le développement de leurs moustaches, mais qui se distinguent nettement par la disposition de leurs dents molaires, dont la surface offre une alternance très-nette de lamelles d'émail et de bandes d'ivoire. Ces animaux ont d'ailleurs la queue assez courte et disposée en panache, les pattes inégales et terminées par cinq, quatre ou trois doigts armés d'ongles propres à fouir la terre et le corps revêtu d'une fourrure parfois assez douce pour être recherchée dans le commerce des pelleteries.

De nos jours les Chinchillidés occupent la portion de l'Amérique du Sud comprise entre l'équateur et le 40e degré de latitude sud, et la découverte de quelques espèces fossiles entre les mêmes limites semble indiquer qu'ils avaient déjà, durant la période quaternaire, la même distribution géographique, mais la chasse effrénée que l'on fait à la plupart de ces Rongeurs éclaircit leurs rangs d'année en année et les expose d'ici à peu de temps à disparaître de la surface du globe, d'autant plus qu'ils ne comptent déjà qu'un très-petit nombre d'espèces.

Le Chinchilla lanigère (*Chinchilla lanigera* Benn.), qui habite les hauts plateaux du Chili, est à peu près de la taille d'un Écureuil, mais paraît un peu plus gros, grâce à l'abondance de sa fourrure qui est d'un gris cendre, d'un gris ardoise ou d'un gris perle sur les parties supérieures du corps, et qui passe au blanc sale sur les parties inférieures et au brun tiqueté de jaunâtre sur la queue, dont les poils paraissent ébouriffés. Cette espèce est représentée au Pérou et en Bolivie par une race de taille plus forte, à pelage plus rude, que l'on nomme Grand Chinchilla, Chinchilla vulgaire ou Chinchilla à courte queue (*Ch. brevicaudata* Waterh.). Elle a été souvent confondue, mais à tort, avec le Chinchilla de Cuvier (*Lagidium peruanum* Mey. ou *Lagotis Cuvieri* Benoutt), dont le Chinchilla à pieds pâles (*L. pallipes* Bennett) n'est qu'une variété et qui établit à certains égards la transition des Chinchillas aux Viscaches. Chez ce Chinchilla de Cuvier, qui est à peu près de la grosseur d'un Lapin, les pattes ne sont pourvues que de quatre doigts, les oreilles sont assez développées, le museau est garni de très-fortes moustaches et le corps est couvert d'une fourrure plus molle, plus laineuse et par conséquent moins belle que celle du Chinchilla lanigère, fourrure qui offre des teintes jaunâtres ou verdâtres, ondées de noir sur la région dorsale. Enfin le Viscache vulgaire (*Lagostomus tridactylus* Brookes), seule espèce actuellement connue du genre Lagostome, ressemble un peu à une Marmotte et diffère des Chinchillas aussi bien par la conformation de ses pattes de derrière, munies de trois doigts seulement, que par l'applatissement de sa tête et la lourdeur de son corps. Son pelage est d'un gris plus ou moins lavé de roux et de brun avec des mouchetures sombres sur le dessus du corps, et d'un jaune pâle ou blanchâtre sur la région ventrale; en outre, une teinte blanche couvre les extrémités des pattes et traverse le museau, à côté de raies foncées.

Les Viscaches ne remontent pas au delà du 25ᵉ degré de latitude sud et se trouvent particulièrement dans les parages de Buenos-Ayres, où elles vivent en colonies de 20 à 30 individus. Ces colonies occupent des sortes de villages, ou *viscacheras*, formés d'une douzaine de terriers, aux galeries compliquées, où les Rongeurs se retirent pour échapper à leurs ennemis, pour dormir, pour se garantir des intempéries, et pour élever leurs petits. Là vivent aussi de petites Chouettes dites *Chouettes des terriers* (*Speotyto cunicularia*), des Engoulevents, des Hirondelles et d'autres Passereaux, de grandes Tortues, des Insectes, etc.

La chair des Viscaches n'est pas estimée, quoiqu'elle soit agréable au goût, et leur dépouille n'est guère employée qu'à faire des casquettes : aussi laisserait-on probablement multiplier en paix ces Rongeurs inoffensifs, s'ils ne méritaient d'être classés au nombre des animaux nuisibles en minant le sol des pampas et en creusant sous les pas des chevaux de dangereuses fondrières ; au contraire, c'est spécialement dans le but d'obtenir leur fourrure que l'ont fait une chasse active aux diverses espèces de Chinchillas.   E. OUSTALET.

VISCINE. Ce corps est une matière amorphe, molle à la température ordinaire, liquide vers 100 degrés à la façon des huiles, translucide, à réaction faiblement alcaline.

Chauffée, elle donne une huile empyreumatique, le viscène, qui bout à 228 degrés. On en retire d'autres produits, le viscinol, l'acide viscique.

Cette substance s'extrait avec des propriétés, qui ne sont peut-être pas identiques, de divers végétaux, Robinia, Ficus, Ilex, etc. La viscine du gui a été surtout isolée. L'écorce est mise en digestion dans l'eau à plusieurs reprises, et la liqueur évaporée. La viscine brute ainsi obtenue, est formée de trois produits principaux, la viscine, viscaoutchine, et une cire, desquels on sépare la viscine pure par une dissolution dans l'éther.

On lui attribue pour formule (en équivalents) $C^{40}H^{46}O^{16}$, ou un multiple de celle-ci.
RICHE.

VISCOS (EAUX MINÉRALES DE). *Athermales, sulfatées faibles ou ferrugineuses faibles, sulfureuses et carboniques faibles.* Dans le département des Hautes-Pyrénées, dans l'arrondissement et à 26 kilomètres d'Argelès, à 3 kilomètres de Saint-Sauveur et sur la route du Pont-de-la-Reine, émergent deux sources qui se nomment : la *source de Viscos* et la *source de Bué*.

1° *Source de Viscos.* Son eau, claire, transparente et limpide, n'est traversée par aucune bulle gazeuse. Elle ramène au bleu les préparations de tournesol préalablement rougies. Son odeur est hépatique, sa saveur est fade et légèrement sulfurée ; sa température est de 13°,7. Henry (Ossian) en a fait l'analyse chimique et a trouvé dans 1000 grammes d'eau les principes suivants :

Sulfates de soude et de chaux..............	0,320
Bicarbonate de chaux. . . . . }	
Chlorure de sodium.................. }	0,120
Silicate de chaux. . . . . }	
— alumine. . . . . }	0,099
Matière organique avec fer.................	0,020
Sulfure de sodium...................	non appréc.
TOTAL DES MATIÈRES FIXES.............	0,559
Gaz acide sulfhydrique..................	traces lég.

2° *Source de Bué. Voy.* ce mot.

L'eau sulfurée de Viscos et l'eau ferrugineuse de Bué sont exclusivement employées en boisson par les personnes du pays et par les baigneurs de Saint-Sauveur qui vont visiter ces sources. C'est surtout l'eau de Bué qui, pouvant être aisément transportée chaque jour à Saint-Sauveur, est associée à celles de cette station par les malades auxquels convient un traitement ferrugineux.
A. R.

VISCUM. *Voy.* GUI.

VISIGOTHS ou **WISIGOTHS**. *Voy.* GOTHS.

VISMIA (*Vismia* Vandell.) Genre de plantes de la famille des Hypéricacées, dont les représentants sont des arbres ou des arbustes à feuilles opposées, entières, parsemées de points translucides et dépourvues de stipules. Les fleurs, hermaphrodites et régulières, de couleur jaune, ont un réceptacle convexe, sur les bords duquel s'insèrent un calice à cinq sépales, une corolle à cinq pétales alternes avec les sépales et cinq faisceaux d'étamines à filets grêles, surmontés chacun d'une petite anthère biloculaire. L'ovaire, quinquéloculaire, est surmonté d'un style à cinq branches stigmatifères, et le fruit est une baie plus ou moins charnue dont les graines renferment un embryon charnu dépourvu d'albumen.

Les *Vismia* habitent les régions tropicales de l'Amérique et de l'Afrique occidentale. On en connaît une quinzaine d'espèces, dont quelques-unes sont utilisées en médecine dans leur pays d'origine. Tel est, notamment, le *V. guianensis* Pers. (*Hypericum guianense* Aubl.), espèce de la Guyane, connue sous les noms vulgaires d'*Arbre à la fièvre*, *Bois sanglant*, *B. à dartres*, *B. cossais* (ou *d'Acossois*). Son tronc laisse découler un suc résineux, d'un jaune rougeâtre, doué de propriétés purgatives assez énergiques et qu'on emploie surtout dans le traitement des maladies de la peau. Le suc résineux des *V. cayennensis* Pers. et *V. laccifera* Mart. est également employé comme drastique. On l'a quelquefois importé en Europe sous le nom de *Gomme-gutte d'Amérique*.   Ed. Lef.

VISNEA (*Visnea* L. f.).   Genre de plantes de la famille des Ternstræmiacées. L'unique espèce, *V. mocanera* Lef., est un arbre toujours vert, à feuilles alternes, glabres, coriaces, brièvement pétiolées, simples, dentées en scie sur les bords. Les fleurs, hermaphrodites et pentamères, sont petites, de couleur blanche et disposées en cymes axillaires pauciflores. L'ovaire, en partie infère, devient un fruit charnu, couronné par le calice persistant et renfermant un petit nombre de graines pourvues d'un albumen charnu.

Le *V. mocanera* croît aux îles Canaries, sur les collines boisées. Son écorce, douée de propriétés astringentes, est surtout employée contre les hémorrhoïdes.	Ed. Lef.

VISON.   Les Visons se rapprochent des Putois (*voy.* ce mot) par les proportions et par les formes générales de leurs corps, mais ressemblent un peu aux Loutres par la disposition de leurs pattes, qui sont très-courtes et dont les doigts sont en partie reliés les uns aux autres par des membranes garnies de poils. Aussi, tandis que certains auteurs considèrent ces animaux *comme des représentants*, légèrement modifiés, du genre *Mustela*, d'autres les rangent dans un genre spécial, sous le nom de *Vison*. Les naturalistes diffèrent d'ailleurs également d'opinion sur la question de savoir si tous les Visons se rapportent à une seule et même espèce ou, en d'autres termes, si les Visons d'Amérique (*Mustela americana* ou *Vison americanus*) diffèrent spécifiquement des Visons d'Europe (*M. lutreola* ou *V. lutreola*). Ceux-ci paraissent avoir la tête plus longue, la queue plus courte, le pelage moins fourni et un peu plus rude que leurs frères du nouveau monde, mais ils ont exactement le même régime et le même genre de vie. Ils nagent également avec beaucoup d'aisance et se livrent à la pêche des poissons, des grenouilles, des moules et des écrevisses, dans les étangs et les ruisseaux; ils rôdent également autour des fermes et cherchent à surprendre dans les basses-cours les poulets et les canards; ils font également en rase campagne la chasse au même gibier à poil et à plume.

Comme tous les Mustélidés (à l'exception du seul Furet, dont l'homme a su faire un auxiliaire), les Visons doivent être classés dans la catégorie des animaux nuisibles, et leur tête devrait être mise à prix, si les qualités de leur fourrure ne les faisaient pas poursuivre avec une grande activité. Cette fourrure, qui se compose de poils assez rudes, courts, lisses, et de couleur brune, recouvrant un épais duvet de couleur grise, sert à garnir des manteaux ou à fabriquer des boas et des manchons.	E. Oustalet.

VITALIS DU FOUR.   « J'ai souvent remarqué avec étonnement, dit Sprengel, que nos littérateurs ne connaissent presque pas le cardinal Vitalis du Four, né à Basas et auteur d'une compilation médicale. Cet écrivain fut un des plus célèbres minorites de son temps. En 1312, Clément V le nomma cardinal-évêque d'Albane. Il prit une part très-active au schisme des minorites »

(Sprengel, t. II, p. 443). L'ouvrage de médecine qu'il a laissé est extrêmement rare, on ne connaît guère l'époque à laquelle il a été écrit que par un passage où l'auteur nomme son contemporain Bela IV, roi de Hongrie en 1275. Ce livre renferme des mémoires rangés par ordre alphabétique sur une foule de sujets de médecine et de physique, empruntés en grande partie aux Arabes et aux arabistes; ils renferment entre autres un traité sur la préparation de l'alcool, que Vitalis du Four érige en panacée, et son opinion sur la couleur noire des nègres, qu'il attribue à l'influence du climat.   L. Hn.

VITALISME. Au mot *animisme* il a déjà été fait une définition du vitalisme. Il en a été question aussi aux mots *organe*, *organisme*, *biologie*, mais les diverses doctrines qui ont successivement régné depuis les origines de la médecine sous cette dénomination ont joué un trop grand rôle dans l'histoire de la médecine et exercé une trop grande influence sur ses destinées pour que nous ne devions pas lui consacrer ici un article spécial auquel renvoient d'ailleurs les articles cités.

Dans son acception la plus large et la plus générale, le mot vitalisme implique l'idée d'une distinction des phénomènes des êtres vivants d'avec ceux du monde physique. Toutes les doctrines qui ont eu pour objet la distinction des phénomènes des êtres vivants ou de l'homme en particulier d'avec ceux du monde physique sont des doctrines vitalistes. Mais l'histoire de la philosophie et de la médecine nous montre sous cette dénomination commune des idées fort diverses.

On peut distinguer en deux grandes classes tous les philosophes et médecins de l'antiquité qui ont admis des principes d'action et de mouvement autres que ceux de l'ordre physique :

1° Ceux qui n'ont reconnu qu'une âme indépendante du corps ou inhérente à la substance, à laquelle ils ont rapporté tous les phénomènes de la vie;

2° Ceux qui ont admis un troisième élément, unique ou multiple, comme cause des mouvements vitaux, inconscients, par opposition aux fonctions spéciales de l'âme rationnelle, pensante et intelligente.

Le premier groupe comprend les philosophes qui n'ont distingué dans l'homme que l'âme et le corps, tels que les aristotéliciens et les cartésiens, qu'on a désignés sous le nom d'animistes proprement dits.

Les animistes attribuaient à l'âme seule toutes les fonctions du corps humain. On compte parmi eux : Parménide, Alexandre d'Aphrodisie (pour qui φύσις et νοῦς signifiaient même chose); Télésius (*Quod animal universum ab unicâ animæ substantiâ gubernatur*); J. César Scaliger (*Exercitationes*); Sennert (*Hyponemata physica*); Perrault (*Essai de physique*, 1680); Stahl (*Doctrina medica vera*); Porterfield, Nead, Whytt, Sauvages, qui admettaient l'activité simultanée hiérarchique de l'âme et des organes et que Barthe a appelés, à cause de cela, des demi-stahliens.

Le deuxième groupe comprend ceux qui ont admis à côté et indépendamment de l'âme pensante, raisonnable, une âme végétative, irrationnelle, un ou plusieurs principes incitateurs ou régulateurs de la vie, le φύσις et les ἐνωρμῶντα d'Hippocrate, les deux âmes de Platon, l'âme raisonnable et l'âme végétative de Pythagore, de Sénèque, de Plotin, de Marc-Aurèle, de Campanella; l'âme pensante et l'esprit de vie de saint Paul et de saint Augustin, etc.; les monades de Leibniz, les substances simples de Jordanus Brunus, de Gassendi; le principe général d'action indépendant de l'âme, principes secondaires de Cudworth (natures plastiques et vitales), l'archée-type et les archées subalternes de van Helmont, de Rivinus, de Wepfer (*præses systemati nervosi*), l'*anima brutorum* de Willis, l'âme médicale, l'esprit d'animation de Darwin, de Gaspard Hoffmann; un principe de vie d'une nature moyenne entre l'âme et le corps : François Hoffmann, Aepinus, Gaubius; le principe vital : Barthez, Glisson, J. Ray; principe vital rapporté à l'organisation vivante comme propriété des organes; les forces vitales de Dumas; la vie générale et la vie particulière de Bordeu et Desèze; les forces vitales de Bichat, Chaussier, Richerand; la sensibilité de Fouquet; l'action nerveuse de Cullen, de Fréd. Hoffmann; l'irritabilité de Haller et de Rasori; l'excitabilité de Brown, l'irritabilité de Broussais.

Dans le troisième groupe nous trouvons les médecins ou physiologistes qui rapportent le principe de vie à un principe ou à une loi de physique ou de chimie générale; les iatro-mécaniciens et iatro-chimistes : Sylvius de le Boë, Boerhaave, Coster, Gaubius, Fizes, Girtanner (intervention d'un double courant électrique au moyen des nerfs qui lui servent de conducteurs).

Dans la catégorie des organiciens nous placerons un grand nombre des médecins et des physiologistes et naturalistes modernes, qui, tout en reconnaissant que les corps vivants diffèrent des corps inertes pour les phénomènes qu'ils présentent et qui donnent l'idée de forces impulsives propres, différentes, des forces de la matière brute, ne séparent pas plus ces forces de la matière dans les corps organisés que ne le font les physiciens pour les corps inorganiques. Dans cette catégorie nous trouverons les noms de Cuvier, de Geoffroy Saint-Hilaire, des de Blainville, Dutrochet, Magendie, Richerand, Rostan, Béclard, Cl. Bernard, etc., etc.

Les doctrines animistes et les doctrines organistes ayant eu leur histoire ailleurs (*voy.* les mots *animisme, organisme*), nous devrons nous borner à considérer ici les doctrines vitalistes proprement dites.

La première forme du vitalisme est le vitalisme empirique ou *naturisme* d'Hippocrate. Par l'expression de *nature de l'homme* Hippocrate entendait la force qui pénètre l'économie tout entière et préside à tous les phénomènes qu'elle présente en état de santé comme en état de maladie. C'est, chez l'homme sentant, agissant et réagissant, l'ἐνόρμων, qui est la puissance constamment active qui dirige et entretient toutes les fonctions physiologiques et pathologiques, formatrice, conservatrice ou médicatrice suivant les cas.

Le naturisme fut créé, dit Auber, le jour où Hippocrate découvrit le fait qui domine tous les autres faits dans les opérations ou les fonctions de la vie, le fait qui contient en germe toute la science et toute la pratique de la médecine, en un mot, le fait d'une puissance formatrice, conservatrice et médicatrice inhérente à l'organisme et en vertu de laquelle il sent, réagit, se développe, se conserve et lutte avec avantage contre toutes les causes morbifiques et leurs effets.

Cette doctrine du naturisme consacrant le dogme de l'unité, de l'autonomie du système, adoptée et propagée par Galien, malgré les oppositions des empiristes, des dogmatistes et des méthodistes, et l'adultération que lui fit subir son mélange avec l'arabisme et l'iatrochimisme, pendant le moyen âge, n'aura pas moins toujours subsisté, relevée par les Fernel, les Baillou, les Prosper Alpin, les Houillier, les Sydenham, qui lui ont rendu sa simplicité et son lustre primitifs. C'est d'elle que procèdent les autres formes de vitalisme plus ou moins transformées et modifiées.

La deuxième forme du vitalisme est le vitalisme substantiel ou l'animalisme, dans lequel un principe unique, l'âme pensante, représente le dogme de l'unité et de l'individualité du système vivant et suffit à la fois aux faits de l'ordre moral comme à ceux de l'ordre vital ; c'est la doctrine de Stahl, modifiée et transformée par Sauvages, Grimaud, Roussel, Bordeu.

A cette deuxième forme de vitalisme substantiel se rattache l'*archéisme* de van Helmont, dans lequel au lieu d'un principe substantiel unique, on en admet plusieurs, l'archée, force active et universelle, l'âme du monde, qui le remplit, qui anime la matière et lui communique le mouvement.

La troisième forme de vitalisme est le vitalisme abstrait ou métaphysique de Barthez, qui a été considéré à juste titre comme le créateur de la philosophie médicale. Pénétré de l'esprit des méthodes baconiennes, imbu des principes de la philosophie inductive qui prescrit d'observer d'abord tous les faits, puis de s'élever du connu à l'inconnu, des phénomènes aux lois, des lois aux forces qui les dominent et de ces forces à la force unique ou cause première directrice, Barthez s'appliqua à étudier les phénomènes qui se passent dans les corps organisés vivants, à rechercher les causes et les lois qui président à leur manifestation, rapportant chaque acte physiologique ou pathologique à une faculté spéciale et toutes les facultés spéciales à une faculté générale, cause unique de la vie dont il avouait ne connaître ni la nature ni l'essence, et à laquelle il donna le nom de *principe vital*, nom que Barthez n'a point inventé, et dont il s'est servi après les stoïciens, après Platon, Erasistrate, Galien, Aristote et Bacon, et auquel il lui paraît indifférent de substituer les mots de puissance ou de force vitale, pourvu qu'on s'accorde à n'entendre par là que la cause, quelle qu'elle soit, de la vie. On proclame, dit-il, l'existence générale d'une cause, mais on ne dit rien sur la nature de cette cause ni sur son mode d'action. Tout ce que l'on sait, tout ce qu'on avance, c'est que cette cause agit. On étudie cette cause dans ses propres effets et l'on essaye de déterminer ensuite les lois de ces effets. Dans la recherche des lois secondaires d'une cause ou force expérimentale, les mots par lesquels on les désigne n'indiquent rien par eux-mêmes : ils n'expriment que la cause inconnue d'un phénomène connu et remplissent les mêmes fonctions que les x en mathématique.

Barthez distinguait trois sortes de phénomènes dans l'homme : des phénomènes physiques, des phénomènes vitaux et des phénomènes moraux. Ces trois ordres de phénomènes différents sont produits par trois ordres de causes différentes : des causes physiques, des causes vitales et des causes morales. Il rapportait à la structure des organes la station, la progression et les phénomènes physiques de l'organisme ; il attribuait à la force vitale les sensations, les contractions, la digestion, la nutrition et les fonctions organiques ; enfin il rattachait la perception, l'intelligence et la conscience à l'âme.

Ce système ne différait pas beaucoup au fond du système des stoïciens, qui admettaient dans l'homme une âme raisonnable et une âme non raisonnable, envisageant l'organisme comme constitué tout ensemble par le corps, le principe vital et l'âme. Bacon lui avait également fourni l'exemple d'une distinction semblable. Mais ce qui est la caractéristique propre de l'œuvre de Barthez, c'est moins la nouveauté du système, comme on le voit, que la réserve dans laquelle il se renferme quant à la nature des principes qu'il admet. On ne saurait décider, dit-il, si le principe vital est un principe matériel ou métaphysique ; s'il a une existence distincte de celle du corps et de l'âme, ou s'*il* n'est qu'une simple modalité de la substance organisée. Tout ce qu'il affirme provisoirement, c'est qu'il doit être conçu par des idées distinctes de celles qu'on a des attributs du corps et de ceux de l'âme. Il va plus loin encore cependant dans la voie du doute lorsqu'il ajoute qu' « il n'est pas impossible que la suite des temps amène la connaissance de faits positifs qui sont ignorés aujourd'hui et qui pourront prouver que le principe vital et l'âme pensante sont essentiellement enfermés et confondus dans un troisième principe plus général ».

L'héritier scientifique de Barthez, le professeur Lordat (de Montpellier), partant des mêmes principes baconiens, a donné dans son enseignement et dans ses livres de tels développements et un caractère tellement affirmatif à la doctrine du duodynamisme, timidement énoncée par son maître, qu'il en a fait sa doctrine propre. Elle a été enseignée pendant une quarantaine d'années avec trop d'éclat pour que nous ne devions pas en résumer au moins ici les principes.

Voici sa définition et sa formule du vitalisme duodynamique :

Dans le sens latitudinaire du mot, c'est-à-dire dans l'acception la plus étendue, le vitaliste, dit-il, est celui qui reconnaît que les phénomènes caractéristiques de la vie ne peuvent pas s'expliquer par les lois générales connues de la physique et de la chimie. L'ensemble des opérations mentales par lesquelles l'esprit fait un départ entre les corps bruts et les corps vivants s'appelle vitalisme. La première proposition du vitalisme est donc une proposition négative, savoir l'impossibilité actuelle d'expliquer les phénomènes consécutifs de la vie par les seules lois physiques.

La première préoccupation des physiologistes vitalistes a été de chercher, dans la doctrine de la constitution de l'homme, à déterminer les éléments qui le composent. L'observation montre qu'il existe dans l'homme deux ordres d'éléments, les uns accessibles à nos sens, c'est l'agrégat ou organisme humain, les autres cachés, qui ne se manifestent que par leurs effets.

Dans l'ordre des éléments cachés, notre intelligence en distingue deux dont elle affirme l'existence : le principe du sens intime et la force vitale.

La doctrine médicale du sens intime procède de la psychologie empirique ou de l'analyse des facultés de conscience, indépendante de la psychologie rationnelle ou doctrine de la cause essentielle de ces facultés.

En s'appliquant à l'examen de la force vitale par l'observation de ses effets, Lordat a constaté une ressemblance frappante entre ses modes et ceux du sens intime, la plus grande différence entre les effets de ces deux puissances consistant en ce que la première a conscience d'elle-même et que la seconde est automatique ou instinctive. Parmi les facultés de la force vitale on constate également comme pour le sens intime : l'unité (le *consensus unus* d'Hippocrate); l'égoïsme vital, c'est-à-dire une limite entre l'ensemble de l'agrégat et le reste de l'univers ; le principe d'une personnalité vitale qui fait que deux individus vivants ne peuvent pas se pénétrer assez pour se fondre en un; la susceptibilité (le *sentire vitaliter* des Anciens); la force de réaction, l'activité interne, la spontanéité, l'affectibilité morbide (*pathema affectio*); la puissance économique ou de préservation, l'instinct, la force plastique, le tempérament, qui est à la force vitale ce qu'est le caractère au sens intime, la force de l'habitude, etc.

La doctrine de la force vitale constitue la biologie proprement dite. La vie nous est inconnue dans son essence. La production du dynamisme des êtres vivants est étrangère à nos conceptions. Nous n'en connaissons qu'un certain nombre de causes ou de conditions sans lesquelles elle doit cesser et sans lesquelles elle ne peut pas se produire, mais nous ne savons pas quelles sont les causes génératrices avec lesquelles la vie doit paraître nécessairement, infailliblement, avec lesquelles elle ne peut pas ne pas se former.

L'étude séparée et distincte des trois éléments consécutifs de l'homme, l'agrégat matériel, le sens intime et la force vitale, devait être complétée par leur synthèse et par l'examen des lois qui les unissent en un seul individu. Lordat donne à cette partie de la physiologie le nom d'*anthropopée*. Il y discerne comme sujets principaux : la contemplation de la réunion hypostatique de ces éléments. Dans cette partie de l'anthropopée sont agitées diverses questions, savoir : Si l'un de ces éléments crée les autres et dans ce cas quel est l'ordre de succession? Quels sont, chez les individus incomplets, les éléments qui doivent être présents? Le sens intime peut-il être uni avec un système d'organes dépourvu de force vitale, ou la force vitale est-elle toujours interposée entre les deux éléments? Quelles sont, dans l'agrégat matériel, les conditions anatomiques nécessaires à la conservation de l'union hypostatique et quelles sont celles qui ne sont pas indispensables?

Lordat établit par des preuves l'ubiquité de la force vitale dans chaque atome et il cherche à prouver l'aptitude que possède le dynamisme humain de hâter, de ralentir, de suspendre spontanément le développement de ces phénomènes successifs.

L'étude des lois *spondématiques* (de σπονδή, sanction ou *Traité d'alliance*), réalisation de l'idée proposée par Bacon sous le nom de doctrine de l'alliance de l'âme et du corps, apprend d'abord le degré de liaison qui existe normalement entre les deux puissances dans les divers organes et suivant les diverses circonstances où ils sont mis en action et l'ordre d'initiative que doit avoir chacune d'elles pour l'exercice régulier d'une fonction animale, suivant l'intérêt actuel d'un des éléments.

Cette connaissance est la base de l'explication des phénomènes qui semblent constituer des infractions de l'alliance (phénomènes paraspondématiques). C'est la clef de la théorie des douleurs rapportées à des membres amputés, des assoupissements, des songes, des diverses espèces de délires fébriles, de délires toxiques, des phénomènes magnétiques et hypnotiques.

Lordat appelle l'attention sur le fait de l'attribution temporaire normale des facultés qui n'entraient pas dans la distribution primordiale et sur l'attribution accidentelle de facultés qui peuvent intervertir l'ordre naturel des distributions premières. On trouve dans cet ordre de faits l'explication des sensibilités d'organes primitivement et naturellement insensibles, des transpositions des sens, des faits de transmission d'un mode d'une des puissances à l'autre, ayant quelque analogie avec la contagion.

Pour avancer dans la recherche de la nature de l'homme, Lordat montre l'utilité de le considérer dans diverses positions ou états variés où les puissances développent plus particulièrement leurs attributs caractéristiques respectifs. Ceux de ces états dont il a plus particulièrement fait le sujet de ses études sont : ce qu'il appelle la *paraphysicologie* ou la connaissance des effets qui se produisent dans le système vivant, en conséquence de l'action de son *non-moi* sur lui. Une réflexion qu'il conseille de conserver dans l'esprit, comme étant applicable dans l'étiologie des maladies et dans la thérapeutique, c'est que chacun des éléments de l'homme peut être regardé comme une sphère centrale dont les autres sont des *non-moi* qui exercent sur elle des choses non naturelles. Ainsi, tour à tour, l'agrégat matériel est le centre par rapport auquel la force vitale et le sens intime sont des sources de choses non naturelles. De là la distinction des causes efficientes d'avec les causes occasionnelles et les manières respectives dont les trois éléments sont modifiés par une même impression ; la différence qui existe chez le même individu entre les effets d'une même cause imprimée dans des temps divers, l'agrégat matériel étant resté le même et le dynamisme ayant changé ; la variété qu'on remarque dans les effets d'une même impression, suivant que celle-ci est brusque ou lente ; l'étude de toutes les impressions dont l'homme est susceptible ; la différence qui peut exister dans les appréciations des deux puissances sous une même impression, etc.

La pathogénie ou recherche de la théorie des maladies roule sur la généalogie des symptômes, en montant jusqu'à la détermination du phénomène initial de la maladie et sur l'étiologie ou l'indication des diverses causes qui ont amené le phénomène initial. Le phénomène initial d'une maladie se trouve dans quelqu'un des éléments du système ou dans l'infraction des lois de leur alliance. Sa recherche est un des premiers devoirs du médecin.

Lordat range les divers états pathologiques de l'homme dans quatre groupes correspondant à ces quatre séries. Le premier groupe comprend les maladies anatomiques dont le phénomène initial est dans un vice des formes, l'adultération ou la corruption de la substance de l'agrégat matériel, la corruption du sang et des humeurs ; les maladies paratrophiques, etc.

Les maladies dont le phénomène initial est dans la force vitale sont ou *réactives*, procédant d'une impression malfaisante sur le principe vital, ou *effectives*.

Les maladies réactives, souvent salutaires ou récorporatives, sont celles qui réparent une altération de la constitution chimique du corps.

Les maladies ou affections morbides, originairement perverses, sont préparées de longue main, spontanées ou acquises par contagion, comparables aux préméditations passionnelles.

La division générale la plus naturelle des affections primitivement perverses est : 1° celles où la force vitale exprime son mode morbide par des opérations qui altèrent les solides ou les liquides (maladies avec matière, maladies phlogistiques, phlegmons, exanthèmes, fluxions, etc.), et celles où elle se manifeste par des mouvements ou par des sensations, sans altération de la substance, maladies purement actives (névroses).

Il distingue, en outre, les maladies par inaction de la force vitale, les maladies de l'instinct, où la force vitale sollicite le sens intime à des actes bizarres plus ou moins vicieux, enfin les maladies qu'il appelle paraspondématiques, provenant d'une viciation de l'alliance ; maladies vésaniques ou aberration du sens commun.

Enfin la pathogénie a conduit Lordat à étudier dans la force vitale quelques modes que nous présentent diverses maladies et qui méritent l'attention autant sous le rapport physiologique que sous le rapport pratique : l'inflammation en général, la fièvre et ses diverses formes, l'intermittence, la périodicité, la putridité, la malignité, etc.

L'étiologie de la maladie ou la raison suffisante de son phénomène initial se déduit de l'analyse raisonnée des causes nombreuses parmi lesquelles il importe de distinguer les efficientes d'avec les occasionnelles, les procathartiques d'avec les déterminantes, les génératrices d'avec les conditionnelles, les accidentelles d'avec les proégumènes. La contagion est un des phénomènes qui offrent le plus haut intérêt dans la doctrine vitaliste.

Le diagnostic consiste à arriver à la connaissance du phénomène initial de la maladie, la distinction importante à faire est de savoir si ce phénomène initial est d'ordre anatomique ou s'il est d'ordre vital.

La considération des forces médicatrices est d'une grande importance dans cette doctrine. Elles ne peuvent procéder que des puissances actives, l'agrégat matériel étant incapable de lui-même de produire un changement favorable dans le système. Le sens intime agit ou par son intelligence ou par ses affections, qui influent sur la force vitale. La force médicatrice de la puissance vitale doit être étudiée : 1° dans la récorporation des cacochymies, dans les désordres que les maladies opératives ont causés dans la substance de l'agrégat, solutions de continuité, altérations traumatiques, ablations, etc. Mais la récorporation, la résolution, la cicatrisation, la régénération, ne sont par les seuls actes médicateurs. Parmi les autres effets vitaux salutaires Lordat signale : les instincts qui ont été utiles ; les phénomènes purement actifs, tels que les attaques convulsives qui ont amené la guérison d'une affection grave ; les changements et versions internes qu'opère la force vitale dans l'acte de l'expulsion spontanée d'un corps étranger ; dans l'évolution fœtale spontanée en certains cas de dystocie ; dans les événements qui surviennent à la suite de luxations non réduites, de fractures non consolidées, etc.

Mais il est des besoins du système vivant auxquels les forces médicatrices ne peuvent pas satisfaire. C'est là le champ ouvert à la thérapeutique active, qui se compose des méthodes dites naturelles, les unes imitatives (*similia similibus*), les autres contraires (*contraria contrariis*, etc.).

De ces doctrines l'École actuelle de Montpellier a conservé traditionnellement les grands principes, qui sont fondés sur les caractères qui séparent, en tant qu'irréductibles, les phénomènes vitaux des phénomènes physiques : l'unité et l'individualité de l'être vivant, son évolution (commencement, développement, décroissance et mort), spontanéité et personnalité qu'il imprime à tous ses actes, à tous ses rapports avec le monde extérieur, la puissance génératrice, etc., etc., autant de caractères qui séparent entièrement les phénomènes vitaux des phénomènes physiques et qui ne permettent pas d'expliquer la vie par les seules transformations du mouvement extérieur.

L'École de Montpellier d'aujourd'hui repousse la doctrine animiste, qui attribue les phénomènes vitaux à la force psychique. Ce qui la lui fait repousser, c'est qu'elle ne trouve pas dans les manifestations vitales les grands caractères essentiels assignés aux phénomènes intellectuels et moraux, et particulièrement l'intelligence et la liberté. Contrairement au principe de la poussée, qui a une existence indépendante de la matière, le principe de la vie ne peut pas être conçu en dehors de l'agrégat matériel. La conception que l'on a dans cette doctrine de la constitution complète de l'homme consiste à admettre trois ordres de phénomènes irréductibles les uns aux autres : les phénomènes physiques, les phénomènes psychiques et les phénomènes vitaux, Les mots de vie, de principe vital, de force vitale, loin d'avoir dans l'esprit de l'École un sens ontologique, restent pour elle comme pour Barthez l'*x* représentant le fait expérimental caractéristique de l'être vivant.

Chauffard a été, à l'École de Paris, le représentant le plus convaincu et le plus persévérant du vitalisme. Son vitalisme, ayant de grandes affinités avec celui de l'École de Montpellier, en différait cependant en quelques points. Étudiant et jugeant la vie en dehors de toute conception arbitraire, de toute hypothèse, de toute donnée ontologique, Chauffard partait de cette notion première qu'il y a en biologie et en pathologie des notions primordiales qui s'imposent aux convictions par la puissance de l'évidence, des principes d'où se déduisent naturellement les conséquences. Telle est cette notion première que la vie est une loi, une succession ordonnée d'actes ayant un but, une finalité. C'est à cette hauteur abstraite que Chauffard a placé son vitalisme dont il a tiré tous les éléments de sa doctrine pathologique, qui revient en définitive au naturisme hippocratique de la tradition (*voy.* le mot Vie).

Ce serait ici le lieu de mentionner à la suite du vitalisme de Barthez et de l'École de Montpellier et celui de Chauffard le vitalisme monodynamique, un vitalisme de Récamier, de Bayle, de Cayol et de la *Revue médicale*, dans lequel la force vitale n'est qu'une des attributions de l'âme pensante et qui, au point de vue pathologique, repose sur ces principes : 1° que dans la maladie c'est l'organisme vivant qui est affecté et qui réagit suivant la loi de sa nature; que toute affection de l'organisme vivant provoque nécessairement une réaction, affection et réaction étant les deux termes inséparables, l'un comme cause, l'autre comme effet, qui constituent la maladie; 2° que les maladies guérissent d'elles-mêmes, par les seules forces de la nature, c'est-à-dire par l'effet d'une bonne et salutaire réaction; que, si la réaction est insuffisante ou excessive, ou inefficace par diverses causes pouvant dépendre, soit du malade lui-même, soit des circonstances extérieures, la médecine doit intervenir alors pour éloigner les circonstances nuisibles, pour en susciter de favorables, pour modifier l'organisme autant qu'elle le peut, pour aider enfin la nature; enfin, que lorsque la nature est inerte, l'art est impuissant. Comme le vitalisme abstrait, comme le vitalisme duodynamique, le vitalisme monodynamique procède du naturisme hippocratique au point de vue de la conception de la maladie considérée comme réaction vitale et de la force médicatrice de la nature, mais il se rattache par l'idée monodynamique au système général de l'animisme, dont il est traité ailleurs.

A côté des doctrines vitalistes proprement dites viennent se placer naturellement les divers systèmes semi ou pseudo-vitalistes, compris sous la dénomination hybride et passablement paradoxale de vitalisme organique ou d'organovitalisme, dans lesquels le principe vital ou les propriétés vitales sont considérées comme propriétés inhérentes aux organes. Tels sont les systèmes des forces vitales de Dumas, celui de la vie générale et de la vie particulière des organes de Bordeu, de la sensibilité de Fouquet, de l'action nerveuse de Cullen, d'Hoffmann, etc., de l'irritabilité de Haller, de l'excitabilité de Brown, des propriétés vitales de Bichat, de l'incitabilité de Rasori, de l'irritation de Broussais.

Tous ces systèmes, quel que soit le lien commun qui les rattache à l'organicisme dont ils ne sont qu'autant de variétés, aboutissent en réalité au vitalisme ou tout au moins à une sorte d'éclectisme où le dynamisme a sa part plus ou moins vague, plus ou moins nettement déterminée, mais indubitable. Tout médecin, en effet, qu'il soit de ceux qui affirment dès à présent ou qui n'expriment seulement que comme une espérance dans l'avenir l'idée que tous les phénomènes vitaux sont ou seront un jour réductibles aux lois physico-chimiques, est ou devient vitaliste de fait, dès qu'il passe de la spéculation pure à la pratique, vitaliste inconscient peut-être ou vitaliste malgré lui, et à son corps défendant

suivant la classification ingénieuse qu'en a faite Lordat dans une de ses leçons,
mais vitaliste. Nous en pourrions citer de nombreux exemples des plus frappants.
Ils se sont manifestés surtout pendant la célèbre discussion qui eut lieu à
l'Académie de médecine sur le vitalisme et l'organicisme en 1854. Cette savante
discussion fut admirablement résumée dans un remarquable discours de Parchappe, qui, se plaçant au point de vue de la pathologie, concluait en ces termes :

« Je crois que la conception vraie de la maladie est celle que le vitalisme a
admise dès le temps d'Hippocrate. Je crois que cette conception n'exclut aucun
des progrès réalisés ou à réaliser dans le vaste domaine de la pathologie ; qu'elle
n'est particulièrement hostile ni aux méthodes d'observation chimique et physique, dont l'emploi a rendu de si immenses services, soit dans le diagnsstic,
soit même dans la pathogénie, ni à l'anatomie pathologique, qui a si puissamment concouru à éclairer la science, soit sur le siége des maladies, soit sur les
altérations organiques qui font partie de leur développement.

« Je crois qu'il y a, en effet, un antagonisme réel et même un antagonisme
inconciliable entre les doctrines vitalistes et les doctrines non vitalistes ; que
cet antagonisme revêt sa plus haute expression dans les sectes ultra-vitalistes et
ultra-organicistes.

« Mais je pense que le vitalisme, pour l'honneur de la science et pour le
bonheur des malades, est aujourd'hui et sera toujours la doctrine médicale
dominante, malgré tous les dissentiments qui se partagent et qui se partage-
ront longtemps encore le domaine de la science et de l'art. »

Nous ajouterons à cette profession ce témoignage d'un clinicien éminent, le
professeur Schützenberger (de Strasbourg), notre collaborateur, qui, dans ses
Fragments de philosophie médicale (leçons d'introduction aux études cliniques,
1879), résumait en ces termes cette importante question de doctrine : « L'origine spéciale, la génération, le mode de production, de développement, d'existence et de conservation des êtres organisés, la guérison spontanée des lésions
et des maladies, l'individualiié, l'unité, l'autonomie réalisée par la multiplicité
concordante des organes et des fonctions, tous ces grands caractères généraux,
qui différencient si profondément un organisme vivant d'un corps brut, représentent aussi les lois générales de toute organisation. Ces lois sont d'une fixité
immuable ; l'idée de l'organisme vivant les implique, et sans elle aucune organisation ne peut être conçue. Ces lois spéciales et caractéristiques de la vie
établissent l'autonomie et la spécialité de la science biologique et de son principe.

« Quelle est la cause première de ce mode particulier de création, de développement, d'existence, de conservation, de réparation autonome de l'être vivant ?
Impossible d'échapper en philosophie à cette question de causalité transcendante ;
impossible aussi de la résoudre autrement que par la conception, par l'idée
d'une force, d'un principe spécial inhérent au germe fécondé, présidant à son
évolution, à la création de l'organisme et à ses manifestations vitales irréductibles.

« Cette idée d'une cause première spéciale du microcosme est inévitable, elle
s'impose à l'intelligence comme la dernière raison d'être des corps organisés et
vivants. La science de la vie cesserait d'être une science spéciale et autonome,
du moment où elle prétendrait nier la spécialité de son propre principe. Aussi
la force vitale, ou quel que soit le nom qu'on lui donne, en tant que cause
première, reste en dehors de toute discussion possible. Tout phénomène orga-

nique suppose, en définitive, la vie, et, en dernière analyse, il est vital. A ce point de vue tout médecin, tout physiologiste est et ne peut qu'être vitaliste » (*voy.* l'article de ce Dictionnaire : Lois en pathologie, par Schützenberger et Hecht.).

BROCHIN.

VITELLINE. Matière albuminoïde étudiée par Denis et Hoppe-Seyler, qui constitue, avec les graisses ordinaires, le jaune de l'œuf.

On agite le jaune d'œuf avec de l'éther et de l'eau aussi longtemps que l'éther se colore, et on ajoute du sel marin qui dissout la vitelline. Cette matière est phosphorée. Elle se dédouble, sous les plus faibles influences et notamment au contact des acides minéraux au millième, en deux produits : la *lécithine*, substance phosphorée, et une matière albuminoïde, appelée aussi *vitelline* (Dumas et Cahours), qui ne contient pas de phosphore et qui ne se dissout pas dans l'eau salée.

Au contact des alcalis la solution de vitelline dans le sel marin devient coagulable par une température de 75 degrés et par l'alcool. Un excès de sel marin ne la reprécipite pas comme cela arrive pour la myosine, qui ressemble beaucoup à la vitelline.

RICHÉ.

VITELLINE (Membrane). *Voy.* Œuf, p. 567.

VITELLUS. *Voy.* Œuf, p. 567; Fécondation, p. 369, et Menstruation.

VITERBO (Eaux minérale de). *Hyperthermales ou mésothermales, sulfatées calciques moyennes, sulfureuses faibles ou carboniques moyennes.* Dans l'Italie centrale, sur le versant inférieur du mont Cimino, est une ville de 20 700 habitants dont les rues sont étroites en général, mais dont les places sont grandes, et qui est surtout curieuse par les laves qui pavent ses rues, par ses fontaines, par sa cathédrale, par quelques beaux palais et par ses églises Sainte-Rose et Saint-François. Viterbo est à 450 mètres au-dessus du niveau de la mer. La température moyenne des mois de la saison thermale, qui commence le 1er juillet et finit le 15 septembre, est en général de 25 degrés centigrade. La température est très-variable aux divers moments de la journée, et des vêtements chauds sont nécessaires le matin et le soir. L'émergence des sources n'a pas lieu dans la ville de Viterbo, mais à 4 kilomètres, sur la route de Civita-Vecchia, par Toscanella, sur le bord d'un ravin au fond duquel coule un ruisseau nommé le Faoul. Le long du chemin qui y conduit on remarque les vieux murs qui relient la ville à l'établissement de bains. Le terrain est calcaire et semble un travertin formé par le dépôt des sources minérales qui sortent en plusieurs points. La malaria règne pendant les chaleurs dans les campagnes voisines, de sorte que les malades ne doivent se rendre à la station de Viterbo qu'à l'époque ci-dessus indiquée. Les baigneurs demeurent presque tous dans la ville, car l'établissement thermal est occupé seulement par les moyens balnéothérapiques. Sa situation peu salubre empêcherait d'ailleurs que les malades pussent y habiter. Les sources émergent d'un sol volcanique, au milieu de coulées basaltiques recouvrant un terrain coquillier surmonté de travertins. Elles sont au nombre de cinq et se nomment : *Bulicame, Crociata, Torrieta, Magnesiaca* et *Grotta.* Nous citons seulement les sources de *Bagnaccio,* d'*Acelosa* et de *Milza.*

1° *Acqua Bulicame* (eau bouillonnante). Elle émerge au milieu d'un lac

circulaire de 10 mètres de diamètre et de 1 mètre de profondeur, à 600 mètres
de la maison de bains. Le terrain et les roches qui environnent ce lac ont été
formés par le dépôt de l'eau minérale. Cette source n'est pas captée, et on n'en utilise pas les propriétés incrustantes. Ses griffons sortent par plusieurs ouvertures;
ceux du centre bouillonnent avec un bruit qui s'entend à plus de 20 mètres de
distance et qui rappelle celui d'une chaudière en ébullition. Les vapeurs épaisses
qui s'élèvent au-dessus du lac augmentent assez la chaleur de l'atmosphère pour
qu'elle soit à peine supportable lorsqu'on se trouve dans un courant d'air qui
chasse devant lui ces vapeurs. Cinq ruisseaux à ciel ouvert aboutissent au lac;
un seul emporte l'eau à l'établissement thermal. L'origine de la source Bulicame rappelle celle de la source d'Abano (*voy.* ce mot). L'eau de Bulicame
est claire dans le lac, mais elle se recouvre d'une couche formée par les carbonates qui se précipitent au contact de l'air lorsqu'on la fait refroidir. Son odeur
est tout à fait particulière; elle n'est nullement sulfureuse, quoi qu'on en ait dit;
elle peut être comparée plutôt à celle de la naphte ou de l'asphalte chauffées.
La saveur est fade et rappelle celle des eaux bicarbonatées fortes. Sa réaction est
alcaline. Il nous a été impossible d'arriver au bouillonnement du milieu du lac,
nous nous sommes contenté d'en prendre la température à 1 mètre du bord et
dans un point où l'eau traverse la couche d'incrustation déposée sur le lit. L'air
étant à 20° centigrade, l'eau marque 61°,5. Sa densité est de 10018, son débit
est de 21 600 000 litres en vingt-quatre heures. Nous en donnons l'analyse après
la description de la source de la Grotte.

2ª *Sorgente Crociata* (source du Carrefour).   Son eau est reçue dans un
puits carré, situé à environ 30 mètres de la maison des bains, où des tuyaux de
plomb la conduisent. Une couche de soufre se précipite sur les parois du puits,
qui ne sont pas en contact avec l'eau. Elle est claire et limpide en masse, mais
elle se recouvre d'une pellicule irisée lorsqu'on la fait refroidir à l'air; son
odeur est très-légèrement hépatique, son goût n'est pas sulfureux, il est un peu
ferrugineux, mais surtout fade comme celui des eaux thermales bicarbonatées
moyennes. Des bulles de gaz petites et nombreuses mettent environ quarante
secondes à monter à sa surface qu'elles font bouillonner, surtout au milieu du
bassin ; elle est fumante, mais à intervalles irréguliers ; sa réaction est alcaline;
sa température est de 59 degrés centigrade; son poids spécifique est de 10019
et son débit est de 500 000 litres en vingt-quatre heures. Son analyse est au
tableau qui suit.

3° *Sorgente della Torretta* (source de la Tourelle).   Elle émerge par plusieurs
griffons entre les deux bassins des sources précédentes, à 200 mètres de l'établissement, au milieu des murs en ruine de l'ancienne maison de bains. Nous
ne nous occuperons que des deux principaux griffons de cette source, celui de
la Pyramide et celui du Bassin-Couvert. Une pyramide quadrangulaire creuse
forme le captage du premier griffon. Son eau monte progressivement dans un
bassin qui est au sommet de la pyramide et d'où partent des tuyaux qui la conduisent à la maison de bains. Les parois intérieures de ce dernier bassin sont
recouvertes de soufre, mais on n'y constate aucune trace de barégine ; des conferves vertes se développent à l'endroit où elle est en contact avec l'air, et le
bruit des gaz qui la traversent se fait entendre à plus de 2 mètres. Cette eau est
claire, mais elle incruste promptement les conduits et les vases qui la contiennent. Son odeur est un peu hépatique, sa saveur est plutôt bicarbonatée que
sulfureuse, sa réaction est moins alcaline que celle des deux sources précé-

dentes; des bulles plus rares et d'un plus petit volume que celles de Bulicame et de Crociata viennent s'épanouir à sa surface. Sa température est de 58°,5.

Le second filet est reçu au niveau du sol dans un bassin. La surface de son eau est recouverte de conferves vertes que des bulles gazeuses écartent de temps en temps. Ce filet inutilisé sort dans un terrain où s'élèvent des roseaux et alimentait, ainsi que celui des sources que nous ne décrivons pas, les piscines de l'ancien établissement dont on reconnaît facilement la place. La densité de l'eau des deux griffons de la sorgente Torretta est de 10016. L'analyse de l'eau de cette source est après la source de la Grotte.

4° *Acqua Magnesiaca* (eau magnésienne).   Elle émerge d'un terrain crayeux à 20 mètres derrière l'établissement et à 2 mètres de la rive gauche du Faoul. Un tuyau de 2 centimètres de diamètre conduit dans le ruisseau cette eau inutilisée. Elle est limpide et sans odeur; sa saveur, un peu terreuse, n'est pourtant pas désagréable; sa réaction est alcaline; sa température de 32 degrés centigrade. Sa densité est de 1,009, et son débit n'est pas connu. Son analyse est au tableau.

5° *Acqua della Grotta o Ferruginosa* (eau de la Grotte ou Ferrugineuse).   Le griffon de cette source est dans la pièce des refroidissoirs de l'eau de Bulicame, de Crociata et della Torretta. Son bassin a ses parois intérieures recouvertes d'un dépôt ocracé assez épais. Elle est claire et transparente, elle n'a pas d'odeur, son goût est magnésien et ferrugineux; elle ne paraît pas gazeuse, sa réaction est alcaline, sa température est de 43°,5, celle de l'air du bâtiment qui l'abrite étant de 26° centigrade. Sa densité est de 10016 et son débit est de 35 000 litres en vingt-quatre heures. L'analyse des diverses sources de Viterbo a donné pour 1000 grammes d'eau les principes suivants :

	BULICAME (POGGIALE, GILLET, DUSSEUIL, MONSEL.).	CROCCIATA (POGGIALE, GILLET, DUSSEUIL, MONSEL).	TORETTA (COZZI).	MAGNESIACA (CÔZZI).	GROTTA (POGGIALE, GILLET, DUSSEUIL, MONSEL).
Sulfate de chaux	1,160	1,2110	0,755	0,217	1,178
— magnésie	0,515	0,1470	0,629	0,299	0,302
— soude	0,447	»	0,258	0,164	»
— alumine et potasse	0,100	»	»	»	»
— fer	0,852	»	»	traces.	»
Carbonate de chaux	0,946	0,7320	0,927	0,247	0,778
— magnésie	0,268	0,0140	0,201	0,391	0,008
— fer	0,321	0,0290	0,054	0,010	0,073
Chlorure de sodium	0,040	»	0,045	0,017	»
— calcium	»	0,0290	»	»	0,019
— magnésium	»	0,0070	0,076	0,078	0,008
Iodure de sodium	traces.	0,0130	0,006	0,007	0,010
Bromure de sodium	»	traces.	traces.	traces.	traces.
Alumine	»	0,0150	»	»	0,018
Silice	0,070	traces.	»	»	0,089
Matières organiques	»	0,0190	»	0,014	0,021
— résineuses	»	»	0,009	0,025	»
Silicates	»	»	0,047	0,036	»
Azotates	»	»	traces.	traces.	»
Iode	traces.	»	»	»	»
Perte	0,130	»	»	»	»
TOTAL DES MATIÈRES FIXES	4,847	2,2490	2,987	1,503	2,501

Les auteurs de l'analyse des sources de Bulicame, de Crociata et della Grotta, n'ont pas donné la quantité de gaz contenue dans ces sources. Cozzi a comblé cette lacune.

		BULICAME (POGGIALE, GILLET, DUSSEUIL, MONSEL).	CROCCIATA (POGGIALE, GILLET, DUSSEUIL, MONSEL).	TORETTA (COZZI).	MAGNESIACA (COZZI).	GROTTA (POGGIALE, GILLET, DUSSEUIL, MONSEL).
Gaz..	Acide carbonique libre.	0cc,015	0gr,1520	0cc,122	0cc,109	0gr,248
	— sulfhydrique...	0cc,019	0gr,0097	0cc,024	0cc,001	0gr,004
	Azote.	0cc,058	»	0cc,059	0cc,067	»
	Oxygène.	0cc,018	»	0cc,017	0cc,033	»
	Total des gaz.	0cc,108	0gr,4617	0cc,222	0cc,210	0gr,252

Établissement. L'établissement des bains de Viterbo, plus connu sous le nom d'établissement de Bulicame, a 38 cabinets qui contiennent 42 baignoires; 27 cabinets et 30 baignoires sont alimentés par les eaux hyperthermales et refroidies de l'acqua Crociata; des 3 salles de douche, 2 reçoivent l'eau de la source della Grotta. Le filet de la Pyramide alimente les moyens balnéaires du rez-de-chaussée de l'établissement, et celui du Bassin-Couvert les baignoires du sous-sol. Cet établissement contient en outre une piscine octogonale, où peuvent se baigner 15 ou 20 personnes, et 3 buvettes, dont 2 sont desservies par l'eau des sources sulfureuses, et la troisième par l'eau ferrugineuse della Grotta.

Mode d'administration et doses. L'eau de toutes les sources est employée en boisson et en bains; celle de l'acqua Magnesiaca seule n'est utilisée qu'en boisson. On prend cette eau à la dose de 5 et 6 verres, quelquefois même en quantité plus considérable, le matin à jeun et de quart d'heure en quart d'heure. Nous ne nous occupons que de l'eau des sources dont nous venons de rapporter l'analyse, car l'acqua Acetosa, près de Bulicame, comme celle des environs de Rome, s'emploie aux repas seulement comme eau d'agrément. Les bains et les douches avec les eaux sulfatées, devenues sulfureuses, de Viterbo, ont une durée variable en raison des affections contre lesquelles on en fait usage. La seule observation que nous voulions faire, c'est que les eaux de Viterbo sont la plupart du temps employées à une température élevée, en bains et en douches surtout, lorsqu'il convient, comme dans les névroses, de ne pas exciter le malade. Nous devons avertir cependant que les bains et les douches sont moins irritants que ceux de la plupart des stations thermales dont les eaux sont moins chaudes.

Effets physiologiques et thérapeutiques. Les eaux de Viterbo en boisson sont facilement assimilées : c'est pour cette raison qu'elles sont souvent ingérées en quantité relativement considérable. Lorsqu'elles sont bues chaque jour à la dose d'un litre, elles déterminent une diurèse et une transpiration assez abondantes; lorsqu'elles sont portées à une dose plus considérable, 2 litres, par exemple, elles deviennent laxatives et même purgatives.

·L'usage interne de ces eaux réveille ou augmente l'appétit en rendant les digestions plus promptes et plus faciles. L'eau des sources sulfureuses de Viterbo en boisson favorise l'expectoration et donne aux sécrétions, mais surtout à celles de la peau, une odeur hépatique souvent plus marquée qu'elle ne l'est auprès de sources sulfureuses dont l'eau est beaucoup plus chargée que celle de Viterbo. Les eaux sulfureuses de Viterbo en boisson sont indiquées aussi dans certaines dyspepsies; dans les affections congestives du foie; dans la pléthore abdominale et dans les états pathologiques des reins et de la vessie, caractérisés par la présence de sables, de graviers, de mucus ou de pus; dans les laryngites et les bronchites chroniques simples. L'eau de Magnesiaca est exclusivement employée en boisson et, comme elle est en même temps ferrugineuse, elle convient aux anémiques et aux chlorotiques qu'elle reconstitue promptement, et auxquels elle conserve et augmente même une liberté du ventre assez rare chez ceux qui suivent une médication chalybée. Les bains et les douches de l'établissement de Bulicame réussissent dans les affections rhumatismales, les névralgies et les névroses. Ces moyens paraissent avoir des effets calmants et antispasmodiques précieux chez les arthritiques qui présentent une grande impressionnabilité, chez ceux qui ont des douleurs occupant le trajet des nerfs des cuisses ou de la face. Les bains et les douches, associés à l'eau en boisson, sont une excellente pierre de touche dans les accidents syphilitiques qui ne sont pas assez tranchés pour être connus. Une cure interne et externe est encore avantageuse dans les maladies humides de la peau qui commencent à avoir une marche chronique, dans celles mêmes qui ne sont encore arrivées qu'à un état de subacuïté. Les contractures et les raideurs articulaires ou musculaires consécutives à de grands traumatismes, à des fractures, à des luxations, à des tiraillements ou à des déchirures de ligaments ou de tendons, à des cicatrices vicieuses, à des plaies résultant de coups de feu ou de blessures par armes de guerre, etc., sont de la sphère d'activité des bains et des douches avec les eaux de Viterbo.

La *durée de la cure* interne varie de vingt à trente jours. Le traitement externe doit être d'autant plus prolongé que les accidents chirurgicaux qu'il est destiné à combattre remontent à une époque plus éloignée.

On n'*exporte* l'eau d'aucune des sources de Viterbo.　　　　A. ROTUREAU.

VITET (Louis), né à Lyon en 1736, mort à Paris le 25 mai 1809. Il étudia à Montpellier et à Paris, puis enseigna à Lyon l'anatomie, la chimie et la médecine vétérinaire; il détermina la création des trois chaires d'anatomie, d'histoire naturelle et de chimie, contribua à celle d'accouchements et à la réorganisation de l'administration des hôpitaux de Lyon. Il fut plus tard membre de la Convention. On lui doit entre autres :

I. *Médecine vétérinaire.* Lyon, 1771, 3 vol. in-8°. — II. *Matière médicale réformée ou pharmacopée médico-chirurgicale,* etc. Lyon, 1770, in-8°. — III. *Obs. sur les maladies régnantes à Lyon,* etc. Lyon, 1768-1784. — IV. *Traité de la sangsue médicinale.* Paris, 1800, in-8°.　　　　L. Hn.

VITEX. *Voy.* GATTILIER.

VITIENS. *Voy.* MÉLANÉSIE, p. 363.

VITILIGO. Mot latin employé par Celse et passé dans le langage médical moderne; substantif féminin dans le texte de Celse, ayant perdu son premier genre et considéré maintenant comme masculin ; on dit le *vitiligo.*

ÉTYMOLOGIE. Vient du mot latin *vitulus,* veau. Plusieurs auteurs ont expliqué cette étymologie par la ressemblance qu'il y aurait entre la couleur de la peau malade et celle de la chair de veau; cette explication est peu plausible. Plus rationnelle nous paraît l'opinion qui s'appuie sur la comparaison que présente, dans quelques cas, la peau des malades atteints de vitiligo avec la robe de jeunes veaux dont le pigment roux ou noir est parsemé de taches blanches. Cette ressemblance s'accuse surtout quand les sujets atteints de vitiligo ont naturellement la peau très-pigmentée, ou complétement noire, comme dans la race nègre : dans ce cas, les taches décolorées tranchent très-nettement sur le tégu-

ment voisin. Nous rappellerons seulement pour mémoire qu'on a voulu aussi
faire dériver le mot *vitiligo* du mot latin *vitium*, vice.

Le mot vitiligo est passé maintenant dans le langage dermatologique de chaque
pays avec sa signification actuelle.

C'est dans Celse, avons-nous dit, que se trouve la première mention du mot.
Le chapitre de Celse (liv. V, cap. xxviii) est intitulé : *De vitiliginis speciebus,
id est, de Alpho, et Melane, et Leuce*, et commence ainsi : « Vitiligo quoque,
« quamvis per se nullum periculum adfert, tamen et fœda est, et ex malo
« corporis habitu fit. » Celse, comme l'indique le titre de son chapitre, indique
trois espèces de vitiligo : « Ἀλφός vocatur, ubi color albus est, fere subasper et
« non continuus, ut quædam quasi guttæ dispersæ esse videantur. Interdum
« etiam latius, et cum quibusdam intermissionibus serpit. Μέλας colore ab hoc
« differt, quia niger est et umbræ similis ; cætera eadem sunt. Λεύκη habet
« quiddam simile alpho, sed magis albida est et altius descendit, in eaque albi
« pili sunt et lanugini similes. Omnia hœc serpuut, sed in aliis celerius, in
« aliis tardius. Ἀλφός et μέλας in quibusdam variis temporibus oriuntur et desi-
« nunt : λεύκη quem occupavit non facile demittit. »

Ainsi donc Celse paraît employer le mot vitiligo comme synonyme du mot
grec ἀλφός servant à désigner une maladie spéciale, dont les affections dénom-
mées μέλας et λεύκη ne seraient pour ainsi dire que des variétés, la λεύκη constituant la forme la plus intense. Il est probable que Celse avait bien en vue la
maladie désignée par nous après lui sous le nom de vitiligo, affection dont il
commence par établir la bénignité : *per se nullum periculum adfert.*

Le malheur est que bientôt la confusion ne tarda pas à se faire sur ce mot
vitiligo, que plusieurs auteurs détournèrent du sens que Celse lui avait donné.
Le premier tort de cette confusion revient en partie à Celse lui-même. Il établissait dans son texte qu'aux affections désignées par les Grecs sous les noms de
ἀλφός, μέλας, λεύκη, il donnait comme synonyme le mot *vitiligo*, et que sous ce
terme il s'agissait d'une maladie bénigne. Mais dans le langage médical grec
les mots ἀλφός et λεύκη avaient servi à désigner d'autres maladies beaucoup plus
graves, dans lesquelles on a cru reconnaître plus tard la lèpre, ou du moins une
variété de lèpre qui n'est pas sans quelque similitude grossière avec le vitiligo,
la lèpre dans sa variété maculeuse. Devenu par la volonté de Celse synonyme
d'ἀλφός et de λεύκη, le mot *vitiligo* continua de fait dans la suite d'être employé
comme synonyme de ces deux termes grecs, non-seulement dans le sens spécial
qu'avait prétendu lui donner Celse, mais encore dans le sens attaché primitivement à ces deux expressions, c'est-à-dire avec la signification de maladie
lépreuse. Aussi l'histoire du vitiligo se confond-elle alors le plus ordinairement
avec celle de la lèpre, et ce n'est pas besogne facile que de chercher à la dégager.
La question ne tarde pas à se compliquer, en effet, de l'introduction dans la
langue médicale de termes nouveaux créés par les médecins arabes et s'appliquant aux mêmes affections.

Mercuriali (*De morbis cutaneis*, lib. II, cap. ii) nous dit, en effet, après avoir
rappelé que les Grecs ont employé simultanément les mots ἀλφός et λεύκη, traduits
par Celse par vitiligo : « Arabes alia nomina habuerunt, nam leucem appella-
« runt *albaram* quam faciunt albam et nigram ; alphos vero appellarunt *mor-
« phæam* quam etiam faciunt albam et nigram. » Ainsi les Arabes nomment
morphée l'ἀλφό: des Grecs, lequel ἀλφός avait été transformé par Celse en vitiligo : le mot morphée allait donc devenir jusqu'à un certain point synonyme

de vitiligo. Mais, ce même mot *morphée* devant signifier dans l'esprit de beaucoup de ceux qui l'employaient maladie lépreuse et se trouvant par l'effet de ces traductions successives synonyme du mot vitiligo, on conçoit la confusion qui devait en résulter et l'emploi du mot vitiligo tantôt dans le sens que lui avait attribué Celse, sens moderne, tantôt dans le sens anciennement attribué à ἀλφός, à λεύκη, c'est-à-dire comme synonyme de lèpre. Cette regrettable confusion n'a pour ainsi dire cessé qu'au commencement du siècle. Bref, les expressions λεύκη, ἀλφός, *vitiligo*, *morphée*, sont confondues le plus souvent ensemble, tantôt pour désigner le vitiligo vrai, tantôt pour désigner une variété de lèpre, voire aussi probablement d'autres altérations cutanées, telles que la sclérodermie. C'est cette confusion qu'indique suffisamment ce passage de Valesio (Vallesius, *De iis quæ scripta sunt physice in libris sacris, sive de sacra philosophia*, in-8°. Lyon, 1588. Bibl. Faculté méd. de Paris, 40 421, p. 175): « *Vitia coloris seu maculæ vocantur Græcis leucæ et alphi, Latinis viteligines* (sic) *seu morphææ, Arabibus guada seu alguada.* » Cependant l'idée de bénignité reste le plus souvent attachée aux mots *vitiligo*, *morphée blanche*, tandis que les formes graves de l'ἀλφός et de la λεύκη semblent se traduire par le mot *albaras;* « si fit ulcerans valde in profundo, vocatur *albaras* » (*Cirurgia magistri Petri de Largelata*, *incunable*. Bibl. Facult. Paris, n° 101, fol. 91, cap. xi). Quelques auteurs cependant avaient très-clairement indiqué ce qu'il fallait entendre par vitiligo. Gorrhœus, par exemple, commentateur d'Hippocrate, écrit ceci : « ᾿Αλφός; vitiligo, est vitium a macula et fœda in corporis cute « apparens, et ex malo corporis habitu exercitata, sed sine manifesta cutis « asperitate, sine squamis, sine exulceratione. His enim notis a psora, lichene, « et lepra cœterisque hujus generis tumoribus distinguitur. Dicitur ex eo quod « colorem cutis immutet : immutare enim apud veteres ἀλφαίνειν dicebatur » (Gorrhœus, *Definitionum medicarum*, LXXIV, édit. Francfort, 1578, p. 25).

Il est inutile d'insister davantage, la difficulté étant bien souvent insurmontable de savoir ce que les Anciens ont voulu désigner par telle ou telle expression plus ou moins détournée de son sens primitif; d'ailleurs, d'après les difficultés de synonymie déjà réelles qui existent seulement dans le langage dermatologique actuel, ne pouvons-nous pas juger de l'impossibilité pour ainsi dire d'interprétation dans laquelle on se trouve vis-à-vis des textes anciens? Hâtons-nous donc d'arriver à la période moderne où l'accord sur la signification du mot vitiligo ne se fait pas du reste sans obstacles.

Le Cat, dans son *Traité de la couleur de la peau humaine* (in-8°. Amsterdam, 1765, art. 3 et 4), cite plusieurs observations curieuses de « métamorphoses accidentelles du nègre en blanc ». et de « blancs devenus nègres », qui sont de beaux cas de vitiligo, mais le mot lui-même de *vitiligo* ne figure pas dans son texte. Retenons au passage cette opinion qu'il émet (*loc. cit.*, p. 155) que « le principe de ces couleurs est dans les nerfs, dans les houppes nerveuses, dans les esprits ». Boissier de Sauvages, dans sa fameuse *Nosologie* (éd. franç. de Gouvion. 10 vol. in-12. Lyon, 1772, t. I, p. 459), distingue plusieurs variétés de vitiligo, mais dans le sens ancien de maladie lépreuse, de morphée.

Lorry (*Tractatus de morbis cutaneis*, 1777, p. 351) intitule un chapitre de son livre : *De vitiligine*, mais, après un historique assez complet indiquant les principaux points que nous venons de mettre en relief, il entend sous ce nom une maladie de la peau, superficielle, il est vrai, mais s'accompagnant d'ulcérations! Il l'a vue, dit-il, chez les gens misérables, chez les prisonniers, chez lesquels on la traite comme le scorbut ; la fameuse maladie de Job, à l'en croire, aurait quelque analogie avec ce vitiligo. C'était s'éloigner complétement, comme on le voit, des interprétations jusque-là en cours, et l'on ne comprend pas bien quelle est la dermatose que Lorry a voulu désigner sous le nom de vitiligo. De cette confusion fâcheuse nous allons retrouver quelques traces dans les auteurs qui suivirent.

Dans Alibert, en effet (*Description des maladies de la peau*, in-fol., 1806-1825, pl. XXVII et XXVIII *bis.* — *Précis théorique et pratique sur les maladies de la peau*, 2ᵉ édit., t. I, 1822, p. 403), c'est sous le nom d'*éphélide scorbutique*, l'épithète scorbutique est placée là sans doute en souvenir de Lorry, qu'il faut rechercher notre vitiligo. Il distingue deux variétés : une *éphélide scorbutique noire* et une *éphélide scorbutique panachée.* « Le corps de ceux qui s'en trouvent affectés, dit-il, est chamarré comme la peau du léopard ou comme celle de certaines vaches bretonnes. » C'est bien du vitiligo qu'il s'agit dans cette dernière variété, mais le mot ne s'y trouve nulle part. La première variété paraît être une mélanodermie. « On la trouve principalement dans l'asile de l'indigence et de la misère. Ce sont les individus qui languissent dans les prisons ou dans les lieux renfermés, humides ou malsains, qui en sont ordinairement atteints. Quelquefois elle ne forme point de taches, puisqu'elle est répandue sur la face, sur les membres thoraciques et abdominaux, enfin sur tout le corps. » Il s'agit donc probablement ici de ces mélanodermies que nous voyons parfois chez les misérables et à la production desquelles la phthiriase habituelle n'est pas étrangère. On s'explique maintenant l'épithète de scorbutique (le scorbut alors sévissait à l'état endémique dans les dépôts de mendicité) par la coïncidence fréquente du scorbut et de ces mélanodermies, avec lesquelles Alibert confondait le véritable vitiligo.

La clarté était donc loin de se faire, et l'on ne doit pas s'étonner de trouver dans le Dictionnaire des sciences médicales (*Dict. en* 60 *vol.*, t. LVIII, p. 281. 1822), le vitiligo, ou mieux la *vitilige*, décrite à l'article Morphée, la morphée étant d'ailleurs considérée comme une variété de lèpre. C'était revenir aux errements anciens.

Bien plus bizarre était l'interprétation donnée au vitiligo par les grands dermatologistes anglais Willan et Bateman, qui faisaient du vitiligo une maladie caractérisée par des « tubercules blancs, lisses et luisants, qui s'élèvent sur la peau..... mêlés avec des boutons », et le rangeaient dans l'ordre des tubercules (Bateman, édit. franç. Bertrand. Paris, 1820, p. 330).

De même en Allemagne Haubold, dans une thèse intitulée : *Vitiliginis leprosæ rarioris historia* (Lipsiæ, 1821. Bibl. Facult. de Paris, coll. in-4°, t. XLVIII, n° 2), étudie sous le nom de vitiligo des tumeurs et des altérations que l'on doit rapporter à la scrofulo-tuberculose.

Cependant, mieux éclairé dans la suite, Alibert (*Monographie des dermatoses.* 1832, p. 753) décrit le vitiligo sous le nom d'*achrome vitiligue*, et en fait le deuxième genre de la classe des dermatoses dyschromateuses. Le genre achrome comprend lui-même deux espèces : 1° l'*achrome vitiligue* (*achroma vitiligo*); 2° l'*achrome congénial :* c'est l'albinisme dont il est question.

Le vitiligo était étudié avec la décoloration de la peau dans une classe à part d'affections cutanées, à une place qu'il n'a plus cessé d'occuper depuis.

Dans la deuxième édition des leçons de Biett (1833, p. 395), Cazenave et Schedel consacrent un court chapitre au vitiligo, qu'ils distinguent de l'albinisme et qu'ils interprètent très-justement dans le sens actuel de décoloration partielle de la peau ; ils distinguent un vitiligo *accidentel*, le seul qu'on observe chez les blancs, et un vitiligo *congénial*, que l'on rencontre chez les nègres.

Dans le beau traité de Rayer (1835) on chercherait en vain le mot *vitiligo* à la table des matières ; il faut se reporter au mot *leucopathie* (p. 561) ; il distingue une leucopathie générale et une leucopathie partielle, celle-ci pouvant être congénitale ou accidentelle. En somme, c'est le vitiligo, tel que l'entend déjà Biett, qu'il décrit sous le nom de leucopathie partielle, mais le mot lui-même de vitiligo ne figure que dans l'historique.

Mais Baumès (*Nouvelle dermatologie*, t. II, 1842, p. 252) inscrit nettement en tête du court chapitre qu'il lui consacre *albinisme partiel* ou *vitiligo*. La question, comme on le voit, se précise de plus en plus.

Malheureusement elle se complique bientôt par suite de la fâcheuse confusion de Cazenave qui, frappé surtout de la décoloration que présente souvent le cuir chevelu dans la *pelade*, rattache cette maladie, décrite par Bateman sous le nom de *porrigo decalvans*, au vitiligo proprement dit. Le *porrigo decalvans* de Bateman, notre pelade actuelle, devient pour lui le vitiligo du cuir chevelu (Cazenave et Schedel, 4e édit., 1847, p. 459. — Cazenave, *Maladies du cuir chevelu*, 1850, p. 281. — Chausit, *Maladies de la peau*, 1853, p. 262). Nous renvoyons sur ce sujet le lecteur à l'article PELADE ; nous-même nous sommes longuement étendu sur ce point d'histoire médicale (*voy.* Feulard, *Teignes et teigneux*. Paris, 1886).

Devergie, cependant, se garde bien de tomber dans la même erreur et s'applique à distinguer avec soin le *porrigo decalvans* du vitiligo (*Maladies de la peau*, 2e édit., 1857, p. 540), mais, en revanche, il commet la faute encore plus grave de passer sous silence le vitiligo que l'on retrouve bizarrement défiguré sous l'aspect et le nom de *pityriasis versicolor diffusa* (*Ibid.*, p. 449).

Gibert, nous sommes en 1860 (*Mal. de la peau*, 3e édit., t. I, p. 564 et suiv.), consacre quelques lignes seulement au vitiligo qu'il recommande de ne pas confondre avec la lèpre maculeuse. Mais Gintrac, dans son excellent traité (*Cours théorique et clinique de pathol. int. et de thérap. médic.*, t. V. Paris, 1859), consacre un très-bon article au vitiligo, en établit l'espèce telle que nous l'entendons aujourd'hui et croit mettre fin à toute nouvelle confusion.

M. Hardy (*Leçons sur les mal. de la peau*, IIe partie, 1859, p. 8) conclut dans le même sens, mais croit le vitiligo habituellement congénital. Enfin Bazin (*Leçons sur les affections cutanées artificielles*, in-8°. Paris, 1862, p. 428) établit soigneusement le caractère *dyscromateux* de l'affection essentiellement constituée par des taches qui résultent de l'inégale répartition du pigment cutané sur les points où elles siégent.

La description clinique, comme toutes celles de ce grand maître, est parfaite, mais il admet à tort, contrairement à l'opinion développée par M. Hardy, que la syphilide dite *pigmentaire* est un vitiligo développé chez des syphilitiques. Pour lui, en effet, le vitiligo se produit dans les trois circonstances suivantes : 1° chez les sujets syphilitiques (c'est ce que tout le monde admet aujourd'hui comme syphilide pigmentaire) ; 2° chez les sujets arthritiques ; 3° sur des enfants ou des jeunes gens qui paraissent exempts de tout vice constitutionnel. Enfin, dans le très-bon mémoire de Lévi (*Recherches sur le vitiligo*. In *Arch. méd.*, 1865, 3e sér., t. XIII, p. 193), la maladie qui nous occupe trouve sa description détaillée et complète. Il n'y a rien à ajouter à la description du vitiligo, maladie immuable et toujours semblable à elle-même ; seules l'anatomie pathologique et la pathogénie de cette bizarre affection ont été depuis l'objet de recherches intéressantes que nous exposerons chemin faisant.

L'accord est fait maintenant sur ce que l'on doit entendre et décrire sous le nom de vitiligo : seuls quelques points de détail restent encore obscurs dans la pathogénie de cette maladie.

Ce long historique terminé, nous allons aborder l'histoire clinique du vitiligo.

DÉFINITION. La plupart des auteurs ont englobé la description du vitiligo dans le chapitre consacré aux atrophies pigmentaires de la peau ou leucodermies. Cela est exact, mais encore faut-il pousser plus avant dans la distinction à établir. Un premier point à faire observer, c'est que le nom de vitiligo s'applique à une affection acquise : c'est une altération accidentelle du pigment ; les altérations congénitales doivent être classées au contraire dans l'*albinisme* : albinisme général ou véritable albinisme, albinisme partiel, c'est-à-dire ce que l'on entend quelquefois sous le nom de vitiligo congénital. Voilà une première distinction, mais il en est une seconde encore plus importante : il ne s'ensuit pas en effet que les leucodermies accidentelles doivent toutes être classées comme *vitiligos* ; ce qui doit absolument caractériser le vitiligo, c'est que, dans cette atrophie pigmentaire, comme on va le voir tout à l'heure dans la description clinique, il n'y a pas seulement *achromie*, c'est-à-dire disparition simple du pigment, mais il y a en même temps à la périphérie des taches, *hyperchromie*, c'est-à-dire augmentation du pigment : l'affection est donc un mélange d'achromie et d'hyperchromie, soit une *dyschromie*, et c'est à cette dyschromie que doit être réservé le nom de vitiligo (Bernier et Doyon, trad. Kaposi, t. II, p. 150).

On peut donc définir le vitiligo une affection accidentelle de la peau caractérisée par la présence de taches blanches ordinairement de forme ronde ou ovalaire, d'aspect lisse, entourées d'une aréole foncée ayant tendance à s'accroître, mais non constamment extensives et ne paraissant s'accompagner d'aucun trouble dans les fonctions de la peau atteinte, en ce qui concerne sa sensibilité et la plupart de ses fonctions.

SYMPTOMATOLOGIE. Le vitiligo débute insidieusement et, s'il siége sur des parties recouvertes, il peut durer un long temps avant que les malades s'en aperçoivent. Cette insidiosité du début est reconnue par tous les auteurs. Donc sans cause appréciable, sans le moindre trouble local ni aucun malaise général, se développent en un ou plusieurs points du corps des taches ordinairement arrondies ou ovalaires, au niveau desquelles la peau perd sa coloration normale : elle devient blanche, tandis qu'elle se colore en brun foncé au pourtour des parties décolorées, comme si le pigment, disparu au centre, était refoulé à la périphérie. Au début les taches de vitiligo sont petites et dispersées comme des gouttes de pluie, mais rarement elles conservent cette disposition ; gagnant en surface, se joignant les unes les autres et se fondant entre elles, elles s'élargissent peu à peu en dessinant sur la peau des contours arrondis, convexes vers la périphérie, tandis que le tégument environnant, hyperpigmenté, entoure par des bords de forme concave les places décolorées.

Si la maladie dure depuis assez longtemps et que les taches de vitiligo se soient étendues à une grande partie du corps, il en résulte ce phénomène contrastant avec ce qui existait au début, à savoir que ce ne sont plus les taches décolorées qui tranchent sur la peau, mais, par suite de la grande extension de la décoloration, ce sont les points hyperpigmentés qui attirent d'abord l'attention et se détachent nettement sur la peau environnante décolorée, de telle sorte que, à un premier examen peu attentif, on croirait que les grandes étendues de peau décolorée sont des parties saines, et que les parties colorées, vestiges de l'ancien tégument, sont seulement au contraire des colorations pathologiques.

D'une manière générale les taches de vitiligo conservent une forme arrondie ou ovalaire, mais il n'y a rien d'absolu à cet égard, et par suite des fusions qu'elles opèrent entre elles elles peuvent affecter les formes les plus irrégulières. Le nombre, l'étendue et la disposition de ces taches sont éminemment variables.

La peau au niveau de la tache de vitiligo est ordinairement de couleur blanc mat, rarement légèrement rosée. La blancheur de la peau a été comparée à celle du lait, de la neige ou de la chaux. La teinte blanche est uniformément répandue sur toute l'étendue de la plaque. Elle est encore rehaussée par la bordure foncée que lui fait la peau voisine hyperpigmentée ; cette zone d'hyperchromie plus ou moins marquée, mais qui, au pourtour même de la tache comme si, avons-nous dit, le pigment avait fui du centre vers la périphérie, va s'éteignant peu à peu et se fond insensiblement avec le reste de la peau saine,

La peau au niveau des taches a conservé son épaisseur et son élasticité normales, seulement presque tous les auteurs ont noté qu'elle était particulièrement lisse à ce niveau, douce et comme satinée. Ordinairement la sensibilité est normale, mais la peau est particulièrement sensible aux rayons du soleil et, si elle y reste quelque peu exposée, elle rougit et devient douloureuse.

L'état des poils dans le vitiligo présente plusieurs particularités intéressantes.

S'il y a des poils sur la région où se développe la tache vitiligineuse, le plus souvent, mais non toujours, ceux-ci se décolorent, comme la peau, et sur toute l'étendue de la plaque, formant ainsi des touffes et des mèches de poils blancs. Quand le vitiligo affecte seulement la barbe et la chevelure, on voit une ou plusieurs mèches de cheveux ou de poils trancher par leur blancheur sur le reste coloré de la chevelure. Si l'on écarte les poils ou les cheveux, on constate que la peau sur laquelle ils sont implantés est décolorée. L'altération des ongles n'a pas été notée.

Les sécrétions de la peau se conservent normales : cependant Chabrier a noté dans une de ses observations (obs. IV) un peu de retard dans la sécrétion de la sueur au niveau de la tache vitiligineuse.

Toutes les parties du corps peuvent être envahies par le vitiligo. On a signalé comme étant plus particulièrement atteints les angles de la bouche et les organes génitaux. Sur les organes génitaux ces taches décolorées se voient d'autant plus qu'elles tranchent nettement sur la peau ordinairement très-foncée de ces régions.

Duhring signale encore comme siége de prédilection le dos des mains et le tronc. Lévi, qui a pu retrouver dans 31 observations les points par lesquels le mal a débuté, note comme siége de début : le crâne, 6 fois ; la région épigastrique, 4 fois ; l'avant-bras, le scrotum, 3 fois, puis viennent les mains, les doigts, la face, la poitrine, le dos, le bras.

Une fois établi, le vitiligo peut envahir indistinctement toutes les portions du tégument. Sans qu'on ait encore signalé la décoloration totale du corps, on a relaté des faits dans lesquels les parties de la peau restées saines étaient réduites à presque rien. On a noté dans beaucoup de cas la disposition symétrique des taches de vitiligo.

Les taches de vitiligo restent rarement stationnaires ; elles ont tendance à s'accroître par leur périphérie. Cependant il n'y a là rien d'absolu, et bien mieux on a cité des cas dans lesquels les taches, à l'époque du printemps et de l'été, par exemple, s'accroissent momentanément, et d'autres cas où elles diminuent et finissent par disparaître. Par exemple, dans un cas rapporté par Atkinson (*Archiv. of Dermat.*, 1879, p. 330), les mains après avoir été décolorées reprirent leur pigmentation normale. Mais ce sont là des exceptions qui suffisent cependant à infirmer le pronostic d'incurabilité absolue porté par quelques auteurs, Hébra et Kaposi, par exemple.

Le pronostic du vitiligo n'est d'ailleurs fâcheux que par la difformité qu'entraîne l'affection, difformité gênante, s'il siége sur des parties découvertes ; car son retentissement sur l'économie est nul.

DIAGNOSTIC. Le diagnostic du vitiligo tel que l'on entend à présent cette maladie est chose ordinairement des plus faciles : ce sont de ces maladies qu'il suffit d'avoir vu une bonne fois pour pouvoir. les reconnaître dans la suite sans difficulté et à premier examen. Tout au plus dans quelques cas peu nets y aurait-il place pour une confusion avec quelques altérations cutanées qu'il est d'usage de décrire dans les livres comme plus ou moins similaires au vitiligo. Cependant, si l'on s'en tient aux caractères typiques que nous venons d'énumérer il y a un instant : chronicité de la maladie, absence totale de réaction, disposition caractéristique des taches avec leur centre décoloré et leur bordure hyperpigmentée, il nous semble presque impossible de commettre une erreur de diagnostic. Il nous suffira donc de signaler que le vitiligo pourrait être confondu, par le caractère hyperchromique des taches, avec les éphélides, le pityriasis versicolor, la maladie d'Addison, la syphilide pigmentaire. Le pityriasis versicolor et la syphilide pigmentaire ont été décrits, on s'en souvient, le premier par Devergie, la seconde par Bazin, comme des vitiligos. Nous rappellerons le caractère éminemment superficiel et desquamatif du versicolor, qui permet d'enlever avec l'ongle des lambeaux d'épiderme altéré, de les porter sous le microscope et d'y reconnaître, si besoin est, le parasite de la maladie, le microsporon furfur.

La syphilide pigmentaire se rencontre le plus ordinairement chez les femmes, a un siége spécial, les parties latérales du cou, ne se généralise pas, consiste en pigmentation anormale, sans décoloration de la peau intermédiaire et sans hyperchromie au bord des îlots de peau restée blanche ; elle coïncide le plus souvent avec d'autres manifestations syphilitiques. Pour mémoire, nous signalons les pigmentations périphériques avec décoloration centrale qui s'observent dans les vieilles cicatrices d'ulcérations syphilitiques.

Plus important est le diagnostic du vitiligo avec la lèpre, du moins avec cette formede lèpre avec laquelle, avons-nous dit, le vitiligo fut si longtemps confondu ces erreurs historiques ne doivent plus être commises aujourd'hui. Il s'agit seulement de ces variétés de lèpre qu'on a nommées quelquefois *lèpre maculeuse* ou encore *lèpre anesthésique, lèpre systématisée nerveuse*, à cause que les lésions du système nerveux accompagnent le plus souvent cette forme. Les macules lépreuses se présentent sous deux aspects : les unes sont rouges foncées, les autres sont achromiques, ce sont celles-là qui pourraient être confondues avec le vitiligo. Sans insister sur les caractères généraux, provenance du sujet, coïncidence d'autres lésions typiques de la lèpre, les caractères seuls de la tache suffiront à la différencier. Dans la macule lépreuse achromique la peau est bien décolorée, mais le pourtour de la tache n'est pas hyperpigmenté; il est d'un rouge sombre, enflammé. La peau est sèche, écailleuse, a perdu sa souplese; enfin, phénomène primordial, elle est anesthésique, grand signe différentiel avec le vitiligo; quelquefois on trouve de l'hyperesthésie sur les bords.

ANATOMIE PATHOLOGIQUE. PATHOGÉNIE. L'altération qui domine, c'est l'absence de granulations pigmentaires dans les cellules profondes du réseau muqueux, au niveau des taches décolorées, tandis qu'il y a au contraire abondance exagérée de ces granulations dans les parties de la peau qui présentent de l'hyperchromie : ce fait signalé déjà par Gustave Simon (*Hautkrankheiten.* Berlin, 1841, p. 65, cité par Hébra), a été vérifié par plusieurs observateurs.

Si l'on examine après durcissement dans l'alcool la coupe d'une plaque et de son bord, on voit que l'épiderme de la peau voisine est très-pigmenté. Le corps muqueux contient des granules bruns ou noirs accumulés surtout autour des noyaux des cellules cylindriques implantées sur les papilles (Cornil et Ranvier). Les papilles sont bien développées. Au niveau de la plaque centrale, au contraire, l'épiderme est dépourvu de pigment. Les couches sont amincies; la couche cornée existe, mais la couche granuleuse peut manquer. Les cellules cylindriques du corps muqueux peuvent elles-mêmes faire défaut, et celui-ci est alors réduit à deux ou trois couches de cellules pavimenteuses. Sur ces points les papilles du derme sont aplaties; le derme se limite par une ligne presque horizontale.

A ces lésions dans la structure intime de la peau s'ajouteraient des altérations des trajets nerveux qui se rendent aux plaques malades, altérations indiquées surtout par Leloir.

Les rapports du vitiligo avec les troubles du système nerveux ont été soupçonnés, nous l'avons dit, par Lecat. On a vu dans quelques cas l'éclosion du vitiligo suivre les émotions morales vives; on rencontrerait assez fréquemment le vitiligo chez les aliénés (Beigel). Duncàn Bulkley a insisté sur la fréquence du vitiligo chez les ataxiques. On le trouve aussi dans quelques névroses, comme nous le dirons tout à l'heure.

Mais après les recherches de Leloir, de Chabrier, puis de Dejerine, de Pitres, etc., cette influence du système nerveux sur le vitiligo est entrée dans le domaine des faits.

Les premières recherches de Leloir sur ce sujet datent de 1879; elles ont été complétées par lui-même dans sa thèse (1882) et reprises encore dernièrement dans la thèse d'un de ses élèves, M. Lebrun (*Du vitiligo d'origine nerveuse.* Th. de Lille, 1886).

Ces altérations des nerfs peuvent se résumer en ceci : névrite parenchymateuse caractérisée par une fragmentation de la myéline, par sa disparition sur une plus ou moins grande étendue des tubes nerveux, par la multiplication des noyaux et même la disparition du cylindre d'axe (Leloir). Ces lésions ont été retrouvées par Dejerine dans un cas de vitiligo (1881), et la théorie de la pathogénie nerveuse du vitiligo s'en trouve singulièrement consolidée.

Cette pathogénie a été adoptée par un certain nombre d'auteurs à la suite de Leloir, de Chabrier et de Dejerine, par Schwimmer, par Kopp, etc.

ÉTIOLOGIE. La vérité est que l'on rencontre souvent le vitiligo au cours d'états nerveux bien caractérisés, parfois même précédant l'éclosion de maladies nerveuses et pouvant jusqu'à un certain point dans ces cas jouer le rôle d'indice révélateur d'une affection nerveuse imminente.

C'est ainsi que le vitiligo, ainsi que nous l'avons indiqué tout à l'heure, a été fréquemment observé chez les aliénés (Morselli, Beigel). Duncan Bulkley a insisté sur la fréquence du vitiligo dans l'ataxie locomotrice. Leloir, dans sa thèse, rapporte une observation de « vitiligo précédé de phénomènes nerveux multiples et variés, survenu à la suite d'un traumatisme violent de la nuque », et une observation, due à M. le docteur Duguet, de « vitiligo de la face paraissant avoir succédé à une névralgie du trijumeau ». Blachez a rapporté un cas de vitiligo chez un malade atteint de sclérodermie ; on trouvera dans les thèses de Raynaud (1875) et de Rolland (1876) plusieurs faits de coïncidence du vitiligo avec le goître exophthalmique. Rappelons enfin que dans quelques exemples célèbres la décoloration rapide des poils paraît bien certainement due à une forte émotion morale : Thomas Morus, dans la nuit qui précéda son supplice ; la reine Marie-Antoinette, dans les quelques jours qui précédèrent son exécution, virent, dit-on, leurs cheveux devenir blancs. Tel encore ce fait cité par Lévi, d'après le docteur Parry d'Aldershott, de ce révolté indien fait prisonnier par les Anglais et sur le point d'être mis à mort, dont les cheveux de noirs qu'ils étaient devinrent gris dans l'espace d'une demi-heure.

Il est évident que dans les cas cités plus haut il y a quelque chose de plus qu'une coïncidence fortuite entre cette apparition simultanée du vitiligo et de troubles nerveux plus ou moins divers, et que dans nombre de cas le vitiligo semble reconnaître pour cause une altération plus ou moins sensible du système nerveux. Mais il est des cas nombreux où, quant à présent, le lien d'union entre la cause et l'effet nous échappe, et dans lesquels on peut dire que l'étiologie du vitiligo reste inconnue.

Y a-t-il un certain [nombre de causes qui peuvent être considérées comme prédisposantes à la maladie?

Sur les 37 malades dont les observations sont analysées par Lévi on compte 28 hommes et 9 femmes ; de même Chabrier, sur 43 cas, en compte 15 seulement concernant des femmes : la prédominance du sexe masculin paraît donc bien établie. Kaposi (in Hébra) pense que le vitiligo ne s'observe guère qu'à l'âge moyen de la vie ; il y a simplement là un fait de préférence, mais non une règle absolue : sur les 47 malades de Lévi, par exemple, 12 avaient eu leur vitiligo avant vingt ans et 6 après cinquante ans.

On a dit que la race nègre était plus prédisposée au vitiligo : cette remarque tient seulement peut-être à ce que dans les cas de vitiligo chez les nègres l'affection devient très-facile à reconnaître : il faut admettre cependant que, généralement, le vitiligo frappe surtout les peaux colorées ; les bruns y seraient plus sujets que les blonds. L'hérédité ne paraît avoir qu'un rôle très-restreint dans l'étiologie du vitiligo.

Quant à la syphilis, à la tuberculose, à la cachexie, à l'état de convalescence, le rôle qu'on leur a voulu donner dans la production du vitiligo nous paraît se réduire à l'influence que toute débilitation peut avoir sur le développement des manifestations d'ordre nerveux. M. Hardy insiste sur la fréquence du vitiligo chez les sujets goutteux et va même jusqu'à en faire une sorte de manifestation de la diathèse goutteuse. Mais il faut savoir que bien souvent le vitiligo se montre primitivement chez des gens en parfaite santé.

Traitement. Les ressources thérapeutiques à opposer au vitiligo sont malheureusement de peu de valeur; les résultats obtenus sont si minimes que plusieurs auteurs n'ont pas craint de déclarer la maladie incurable. Il semble cependant qu'un tel pessimisme soit exagéré et que le vitiligo mérite d'occuper l'attention du médecin.

Aucune médication interne n'a d'action directe sur cette affection, mais ce que nous venons de dire des causes prédisposant au vitiligo suffit à faire voir quelles médications adjuvantes pourront être mises en œuvre pour combattre ces causes, nervosisme, débilitation, etc., en modifiant heureusement l'état général.

Quant au traitement direct des plaques malades, divers moyens ont été proposés. On s'est employé à dissimuler les plaques vitiligineuses en provoquant artificiellement une pigmentation sur les points décolorés : dans ce but on s'est servi des irritants, et surtout des vésicatoires, qui souvent, comme on sait, laissent après eux de la pigmentation. Le vésicatoire a été préconisé par Rayer, par Lévi. Kaposi objecte à cette méthode que la pigmentation ainsi obtenue ne répond pas du tout à la teinte normale de la peau et qu'elle ne tarde pas d'ailleurs à se perdre.

Le but que l'on se propose étant après tout de donner une coloration uniforme aux parties de la peau envahies par le vitiligo et de faire ainsi disparaître la difformité, Kaposi, au lieu de s'attacher à pigmenter les parties décolorées, pense qu'il vaut mieux tenter de dépigmenter la zone hyperchromique des plaques malades. Il conseille dans ce but l'irritation répétée de la plaque au moyen de compresses imbibées d'une solution de sublimé, par exemple, et l'emploi de cosmétiques à base de sous-carbonate de bismuth.

M. Besnier dit s'être bien trouvé dans deux cas de l'emploi des injections de pilocarpine.   Henri Feulard.

VITRINE (*Vitrina* Draparn.). Genre de Mollusques-Gastéropodes, du groupe des Pulmonés, qui semble établir le passage entre les Limaces et les Hélices.

L'animal, allongé, limaciforme, ne pouvant être contenu en entier dans sa coquille, est protégé par une sorte de cuirasse qui recouvre une partie du cou et fournit à droite et en arrière un lobe spatuliforme toujours en mouvement et avec lequel l'animal polit sa coquille. Celle-ci est petite, mince, transparente, subglobuleuse ou déprimée, avec une spire très-courte et une grande ouverture auriforme.

Ces Mollusques sont terrestres et vivent dans des lieux frais et humides. Le *V. pellucida* Mull., répandu dans le nord et le centre de la France, se retrouve dans les Alpes entre 2000 et 2500 mètres d'altitude, où il est accompagné des *V. glacialis* Fisch. et *V. nivalis* Fisch. Le *V. major* Féruss., au contraire, est cantonné dans plusieurs de nos départements du Midi.   Ed. Lef.

VITRIOL. Nom générique donné aux sulfates par Macquer. Ainsi le *vitriol blanc* est le sulfate de zinc (*voy.* Zinc), le vitriol bleu le sulfate de cuivre (*voy.* Cuivre), le vitriol vert le sulfate de fer (*voy.* Fer), etc.   L. Hn.

VITTEL (Eaux minérales de). *Athermales, sulfatées calciques moyennes ou faibles, magnésiennes faibles, ferrugineuses faibles, carboniques faibles.* Dans le département des Vosges, dans l'arrondissement de Mirecourt, est un chef-lieu de canton peuplé de 1500 habitants, à 356 mètres au-dessus du niveau de la mer (chemin de fer de Paris à Belfort ou à Nancy et embranchement de Mirecourt à Chalindrey). Vittel, au pied des monts Faucilles, est à 5 kilomètres seulement de Contrexéville, et son climat est à peu près le même que celui de cette dernière station minérale; il est cependant un peu moins frais et moins humide. La saison commence vers le 15 juin et finit avec le mois de septembre. Les sources qui émergent entre les couches de calcaire marneux et de glaise au milieu du beau et grand parc de Vittel sont au nombre de quatre. Elles se nomment : la *Grande Source*, la *source Marie*, la *source des Demoiselles* et la *source Salée*.

1° *Grande Source*. Son eau est incolore, transparente, limpide, inodore, et traversée par des bulles gazeuses assez rares, mais d'un gros volume. Sa saveur fraîche a un arrière-goût ferrugineux, sa réaction est neutre; sa température est de 12°,5, et son eau, la plus abondante de toutes celles de Vittel, a un débit de 129 600 litres en vingt-quatre heures. Nous en donnons l'analyse à la suite de la description de la source Salée.

2° *Source Marie*. Elle émerge au voisinage de la Grande Source et son eau n'est pas complétement limpide; des flocons d'un blanc jaunâtre nagent dans son bassin. Elle n'a aucune action sensible sur les préparations de tournesol, et sa température est de 13 degrés centigrade. Son débit en vingt-quatre heures est de 72 000 litres. Son analyse est au tableau suivant.

3° *Source des Demoiselles*. Son griffon est aussi très-voisin de celui des deux sources précédentes. Son eau est limpide, transparente, incolore et inodore, d'une saveur plus sensiblement ferrugineuse que celle des deux premières sources; elle ramène au bleu les préparations rougies de tournesol. Sa température est de 11°,5, et son débit de 17 200 litres en vingt-quatre heures. Son analyse est après la source suivante.

4° *Source Salée*. L'eau de la source Salée présente à peu près les mêmes caractères physiques et chimiques que ceux des trois autres sources de Vittel. Son goût seulement est un peu plus sensiblement chloruré; sa température est de 12 degrés centigrade. Des conferves d'un beau vert, qui prennent une teinte rougeâtre lorsqu'elles sont longtemps exposées à l'air, se développent dans son bassin comme dans ceux des autres sources de Vittel. Son débit en vingt-quatre heures est d'environ 100 000 litres. M. Wilm a fait en 1879 l'analyse chimique de toutes les sources de Vittel, et il a trouvé dans 1000 grammes de leur eau les principes suivants :

	GRANDE SOURCE.	SOURCE MARIE.	SOURCE DES DEMOISELLES.	SOURCE SALÉE.
Sulfate de chaux	0,6039	0,6484	0,6023	1,4215
— magnésie	0,2393	0,2676	0,2298	0,8216
— lithine	0,0002	traces.	traces.	traces.
Bicarbonate de chaux	0,2859	0,2848	0,2808	0,3188
— magnésie	0,0013	0,0020	0,0019	0,0028
— protoxyde de fer	0,0027	0,0017	0,0022	0,0003
Chlorure de sodium	»	»	»	0,0155
— magnésium	0,0051	0,0162	0,0069	»
Silicate de soude	0,0162	0,0172	0,0159	0,0342
— magnésie	0,0117	0,0108	0,0104	»
— potasse	0,0109	0,0118	0,0109	0,0110
Alumine	traces.	traces.	traces.	0,0014
Silice	0,0022	0,0018	0,0018	0,0019
Matière organique et perte	0,0011	0,0121	0,0261	0.0118
TOTAL DES MATIÈRES FIXES	1,1835	1,2744	1,1890	2,6410
Gaz acide carbonique libre	0,0658	0,2338	0,0902	»

Établissement. L'établissement de Vittel se compose de deux parties, l'une destinée au logement des baigneurs et l'autre renfermant trois divisions où sont les cabinets de bains, les salles de douches, et une section d'hydrothérapie complète. Les buvettes sont installées au rez-de-chaussée et une double galerie mauresque abrite les buveurs pendant les jours où ils ne peuvent faire leur promenade accoutumée dans l'intervalle de temps qui sépare l'ingestion de leurs verres d'eau. Un casino élégant, un orchestre, des salles de spectacle et de bal, sont aussi à la disposition des baigneurs, qui trouvent à Vittel les plaisirs des stations minérales les plus luxueuses et les mieux aménagées.

Mode d'administration et doses. L'eau des sources de Vittel a une action qui rappelle celle du Pavillon de Contrexéville. Le mode d'administration et les doses ont de grandes analogies : aussi l'eau des sources de ces deux stations voisines est-elle prise en général en quantité trop considérable. Les médecins doivent souvent prescrire 6 et 8 verres par jour, mais les malades sont la plupart du temps portés à exagérer et même à doubler ces doses. Dans les cas ordinaires et à moins d'indications bien définies, la quantité de l'eau ne doit pas en général dépasser 4 et 6 verres, pris le matin à jeun et de vingt minutes en vingt minutes. Il est cependant des circonstances dans lesquelles 2 ou 3 verres d'eau doivent être pris avant le dîner, et quelques malades même doivent en boire à leurs repas, pure ou coupée de vin. L'eau de toutes les sources de Vittel, prise en boisson, augmente l'appétit et rend la digestion plus facile. L'eau de la Grande Source a une action diurétique plus sensible que celle de toutes les autres, qui cependant augmentent la quantité des urines. L'effet physiologique le plus marqué de la source Salée est son action laxative, purgative même. La lithine et la silice que M. Wilm a trouvées et dosées sont peut-être la cause des effets fondants et diurétiques que possède aussi l'eau de la source Salée. Les sources Marie et des Demoiselles agissent surtout comme ferrugineuses, c'est-à-dire qu'elles sont reconstituantes et analeptiques. Elles ont un avantage sur la plupart des martiales parce que les sulfates de magnésie et de soude qu'elles renferment s'opposent à la constipation habituelle chez ceux dont le sang contient des globules blancs trop abondants et des globules rouges trop peu colorés.

Effets physiologiques et thérapeutiques. Ce que nous venons de dire en parlant du mode d'administration et des doses des quatre sources de Vittel nous dispense d'entrer dans de plus grands détails sur leurs effets physiologiques. Rappelons seulement l'assimilation facile de ces eaux et leur vertu principale, qui est de favoriser la digestion. Cette propriété est d'abord utilisée contre les dyspepsies. L'estomac en effet a des fonctions qui ne sont plus normales quand il digère difficilement et incomplétement, c'est-à-dire lorsqu'il retient ou laisse passer des matériaux élaborés d'une manière insuffisante. Les graveleux, les goutteux, les diabétiques et les albuminuriques, confirment la règle que nous venons d'énoncer. Nous avons déjà indiqué que c'est l'eau de la Grande Source et de la source Salée qui doit être préférée dans ces circonstances. La gaz acide carbonique que renferme la première en proportion plus considérable que toutes les autres sources de Vittel justifie jusqu'à un certain point son efficacité, mais c'est aux sels de soude et surtout de magnésie, qui rendent laxative la source Salée, qu'il faut attribuer son action heureuse sur les troubles de l'estomac, de l'intestin et de leurs annexes, dont elle augmente et élimine les sécrétions. Les goutteux sont ou trop sanguins ou anémiques. Les eaux bicarbonatées alcalines fortes conviennent surtout aux premiers, les eaux bicarbonatées et sulfatées faibles sont favorables aux seconds, surtout quand elles renferment un principe ferrugineux comme les eaux de Vittel, et principalement celles de la Grande Source. Les graveleux ont des sables rouges dont l'acide urique est la base; il y en a d'autres dont les sables sont grisâtres ou blancs, et ce sont les acides oxalique ou phosphatique qui en sont les éléments primordiaux. Ces deux espèces de sables sont modifiés dans leur texture et dans leur couleur par l'usage interne, un certain temps continué, de l'eau des sources de Vittel et particulièrement de la Grande Source. Ainsi les cristaux à forme losangique d'acide urique se décolorent et s'amincissent progressivement, et leur quantité diminue peu à peu. C'est une sorte de dissolution déterminée par l'ingestion de l'eau de la Grande Source de Vittel qui convertit l'acide urique en acide oxalique. La quantité d'urée et de chlorure de sodium augmente sensiblement dans l'urine. Lorsque les concrétions uriques cessent d'être des sables pour devenir de petits calculs, qu'elles n'ont pas pu être modifiées par l'usage de l'eau, celle-ci ne peut plus avoir d'autre résultat que de favoriser leur expulsion en activant la contractilité des canaux qui les contiennent. Nous avons plusieurs fois indiqué le mode d'action probable de certaines eaux minérales sur les couches de mucus interposées dans ces graviers; il n'est pas besoin d'y insister davantage (*voy.* les art. EAUX MINÉRALES *en général* [Vichy, Vals, Karlsbad], etc.). Lorsque les sables venant des reins ont l'acide oxalique ou phosphatique pour base, il n'en est pas autrement que lorsqu'il s'agit de l'acide urique, et l'eau de Vittel ne sert alors qu'en éloignant et en rendant moins douloureuses les coliques hépatiques que ces graviers occasionnent. La gravelle phosphatique est ordinairement produite par un catarrhe vésical, par une néphrite ou une cystite purulente, et l'eau de Vittel n'a pas d'autre action que de diminuer la quantité du mucus et du pus qui sont alcalins, de rendre les urines acides, et d'agir favorablement sur des malades plus ou moins éprouvés et devenus quelquefois cachectiques. L'expérience a plusieurs fois démontré que c'est à la source Marie qu'il faut envoyer de préférence. Nous avons vu, en parlant de Contrexéville, que les médecins croient à l'efficacité des eaux de cette station quand la prostate est augmentée de volume. M. le docteur Patézon, qui nous a fourni les documents principaux de cet article, n'est pas de cet avis et ne croit pas que l'usage de l'eau de Vittel soit avantageux dans les hypertrophies prostatiques et il dit : Ces maladies ont pour symptômes principaux des besoins fréquents d'uriner et de la difficulté dans l'émission de l'urine. Or, puisque sous l'influence de l'eau la vessie se remplit plus vite, il faut avant tout se préoccuper de l'expulsion facile de l'eau ingérée et ne pas multiplier les besoins et augmenter les difficultés de la miction. Les remarques que nous avons faites sur l'action des eaux de Vittel en boisson à propos des graviers et surtout des calculs déjà trop gros pour parcourir sans une vive douleur les canaux urinaires nous dispensent d'entrer dans de longs détails pour justifier les inconvénients de l'eau de Vittel dans la pierre ou dans les gros calculs siégeant dans les reins ou dans la vessie. Doit-on envoyer à Vittel lorsque les malades sont débarrassés de leurs corps étrangers vésicaux par la lithotritie ou par la taille? Une cure minérale par ces eaux est en général utile dans les désordres qui suivent l'opération et pour mettre le patient à l'abri d'une rechute. L'emploi interne et externe de l'eau de toutes les sources de Vittel rend des services peu prononcés dans les rétrécissements de l'urèthre : il en facilite tout au plus la dilatation progressive. Lorsque la glycosurie est ancienne, lorsque surtout elle s'observe chez un goutteux, l'eau de cette station, celle des sources qui contiennent la plus grande proportion de fer, a une action favorable. Les malades dont une constipation opiniâtre est le symptôme principal et qui éprouvent des troubles digestifs et cérébraux par suite d'une stase habituelle des matières dans la dernière portion d'un intestin devenu inerte éprouvent des résultats favorables de l'eau de la source Salée de Vittel, dont l'effet laxatif, purgatif même, est non-seulement utile contre les accidents actuels, mais encore agit heureusement sur l'état consécutif de constipés dont le gros intestin est redevenu contractile et a pris l'habitude d'une exonération journalière. C'est l'eau de cette source qu'il faut employer encore dans le cas de graviers ou de calculs du foie, le plus souvent accompagnés de constipation. L'eau de la source Salée dissout et fluidifie la cholestérine de la bile, provoque l'expulsion de concrétions hépatiques et modifie avantageusement toutes les sécrétions des voies biliaires dont elle fait disparaître l'hyperémie et la tuméfaction de la membrane muqueuse qui tapisse les conduits. L'eau de la source Salée a plusieurs fois montré son efficacité, en expulsant de très-gros calculs pendant qu'elle est ingérée ou un peu plus tard. Si les eaux employées dans les affections rénales ou vésicales doivent être bues en grande quantité, il en est de même dans les calculs hépatiques. L'eau de la source Salée, prise à dose assez élevée pour occasionner un lavage presque continuel en parcourant la veine porte et en arrivant aux voies biliaires, produit alors les meilleurs effets. Nous terminons en empruntant les conclusions du dernier travail du docteur Patézon sur l'action des diverses sources de Vittel : « L'eau de la source Salée a une action élective sur les fonctions hépatiques et intestinales et doit être appliquée avant toutes les autres dans les coliques du foie et la constipation. La Grande Source convient par ses qualités peptiques, en raison du fer et des sels alcalins qui la minéralisent, dans les variétés de la dyspepsie, de la goutte et de la gravelle. Elle est encore indiquée dans les affections vésicales lorsque les malades sont anémiques ou cachectiques et qu'il convient de produire un travail expulsif et de s'opposer à la formation de nouveaux calculs. Les eaux des sources Marie et des Demoiselles doivent être employées comme toniques et reconstituantes, tout en étant laxatives par leurs sulfates alcalins. »

La *durée de la cure* est en général de vingt-cinq jours. On *exporte* les eaux de toutes les sources de Vittel dont les principes constituants permettent une conservation parfaite et indéfinie. A. Rotureau.

VIVE. Les Vives ou *Trachinus* ont le corps allongé, comprimé, couvert de petites écailles arrondies ; la tête est comprimée latéralement, le museau court, la bouche fendue très-obliquement ; les yeux sont placés très-haut, vers le profil supérieur ; de petites dents se voient aux mâchoires, sur le vomer et les palatins ; l'opercule est armée d'une épine dirigée en arrière. La première dorsale est composée de six ou sept épines acérées ; la seconde dorsale et l'anale sont longues.

Le genre Vive, qui appartient à la famille des Trachinidées, se compose de quatre espèces qui se trouvent sur les côtes de France. La petite Vive (*Trachinus vipera*), désignée sous le nom de *Toquet* sur les côtes de l'ouest, n'a pas d'épines sur le bord antérieur du sourcil ; le corps est relativement court, de couleur gris jaunâtre sur le dos, la gorge et le dessous du ventre étant d'un blanc d'argent, le dessus de la tête ayant un pointillé noirâtre ; on compte 24 rayons à l'anale et à la dorsale postérieure. La Vive commune (*Trachinus draco*) a le corps comprimé et allongé ; elle peut atteindre $0^{mm},30$, tandis que l'espèce dont nous venons de parler dépasse rarement 0^{mm},12; une épine se trouve sur le bord supérieur de l'orbite; l'anale et la dorsale postérieure se composent de 50 rayons; on voit une grande tache noire sur la première dorsale; le corps est gris roussâtre, avec des bandes et des taches brunâtres dirigées obliquement suivant les lignes d'écailles; la partie inférieure du corps est rayée de jaune. Tandis que les deux espèces précitées se trouvent sur toutes nos côtes, la Vive à tête rayonnée (*Trachinus radiatus*) est spéciale à la Méditerranée; cette espèce a six épines à la première dorsale; le corps est plus haut, plus épais que chez la Vive commune; la tête est épaisse, massive, la nuque couverte de pièces osseuses striées; la première dorsale est ornée de taches brunes, ainsi que le dos et les flancs. La Vive araignée (*Trachinus araneus*) est également spéciale à la Méditerranée; chez cette espèce, qui a 7 épines à la dorsale antérieure, on voit au-dessous de la ligne latérale une série longitudinale de grandes taches noirâtres; la tête est large.

Les Vives s'enfoncent dans le sable et s'y cachent en partie, surtout la petite Vive. La chair des grandes espèces est estimée.

Les blessures faites par les aiguillons des Vives déterminent parfois des accidents très-graves. La Petite Vive est tout particulièrement redoutée sur nos côtes de l'Ouest des pêcheurs de crevettes qui vont pieds nus. La rapidité avec laquelle se développent les accidents a quelque chose de tout à fait particulier; une douleur des plus vives se fait sentir à l'instant et le membre enfle rapidement; des phlegmons diffus peuvent être la conséquence de la piqûre. Les Vives sont craintes des pêcheurs à ce point qu'ils coupent presque toujours les épines du poisson avant de le mettre en vente.

Les recherches de Bottard ont montré qu'à la base de l'épine operculaire, très-acérée, recouverte, en partie, d'une membrane qui la cache, se trouve une glande à venin composée de cellules, dont quelques-unes sont très-grandes; le venin se rend dans deux canaux qui creusent l'aiguillon. Le venin paraît agir comme poison nerveux convulsivant.   E.-H. Sauvage.

Bibliographie. — Cuvier et Valenciennes. *Hist. des Poissons*, t. III. — Moreau (E.). *Hist. nat. des Poissons de la France*, t. II, 1881. — Bottard (A.). In *A. Gressin. Contributions à l'étude de l'appareil à venin chez les Poissons de genre Vive*, 1886.   E. S.

VIVERRIDÉS.   La famille des Viverridés renferme un très-grand nombre de Carnivores (*voy.* ce mot) de petite taille ou de taille moyenne, qui vivent tous, à l'exception de ceux qui rentrent dans le petit genre *Bassaris*, dans les parties orientales et méridionales de l'ancien monde, c'est-à-dire en Afrique, en Asie et dans l'Europe méridionale. Ces Mammifères se distinguent en général assez facilement des Félins par la forme de leur crâne, dont la portion antérieure est allongée comme chez les Canidés, et par la présence de deux dents tuberculeuses à la mâchoire supérieure; cependant chez les *Linsang* ou *Prionodon* et les *Poiana* la dernière de ces dents fait défaut. D'après leurs allures et la disposition de leurs pattes, M. J. E. Gray les a répartis d'une façon assez naturelle en deux sections : les *Viverridés à pattes de Félins* ou *Ailuropoda* et les *Viverridés à pattes de chiens* ou *Cynopoda*, et dans chacune de ces sections il a reconnu un certain nombre de genres, *Proteles*, *Viverra*, *Bassaris*, *Genetta*, *Fossa*, *Poiana*, *Prionodon*, *Cynogale*, *Golidia*, *Hemigalea*, *Paradoxurus*, *Nandinia*, *Cryptoprocta*, *Herpestes*, *Urva*, *Mungos*, *Eupleres*, etc. Nous n'avons pas à insister ici sur ces différents groupes, dont quelques-uns sont d'ailleurs l'objet

d'articles spéciaux (*voy.* les mots Genette, Civette, Ichneumon), et nous rappellerons seulement que les Protèles sont rattachés par d'autres naturalistes à la
famille des Hyénidés (*voy.* le mot Hyène) et que les *Bassaris* représentent à eux
seuls les Viverridés dans la faune du nouveau monde.   E. Oustalet.

VLEMINCKX (Jean-François).   Médecin belge, né à Bruxelles le 3 novembre 1800, reçu docteur à Louvain en 1822, se perfectionna à Paris. Il publia
avec van Mons : *Essai sur l'ophthalmie des Pays-Bas.* Bruxelles, 1825, in-8°, et
Considér. sur la coqueluche. Bruxelles, 1827, in-8°. Il prit une part importante à la libération de la Belgique en 1830 et fut nommé par le gouvernement
provisoire inspecteur général du service de santé militaire, fonction qu'il remplit jusqu'à sa mort arrivée à Bruxelles le 18 mars 1876.   L. Hn.

VOGEL (Les).

Vogel (Rudolph-Augustin).   Professeur de médecine à Gottingue et fondateur du Collège clinique de cette ville, né à Erfurt le 1er mai 1724, mort à
Gottingue le 5 avril 1774. Il a publié *Medecin. Bibliothek* (1751-1753) et *Neue
med. Bibliothek* (1754-1773), et un grand nombre d'ouvrages sur la chimie,
la matière médicale, les eaux minérales, la thérapeutique, etc.   L. Hn.

Vogel (Samuel-Gottlieb von).   Fils du précédent, né à Erfurt le 14 mars 1750,
mort le 19 janvier 1837, fut professeur ordinaire de médecine à Rostock, puis
médecin des eaux de Doberan. Il a laissé un grand nombre d'ouvrages sur les
eaux minérales, l'hygiène, la pathologie, la médecine populaire, etc.   L. Hn.

Vogel (Benedict-Christian).   Professeur de chirurgie à Altdorf, né à Feucht-
wang le 24 avril 1745, mort à Nuremberg le 8 juin 1825, a laissé entre
autres : *Sichere und leichte Methode den Ileus von eingeklemmten Darmbrü-
chen zu heilen,* etc. Nürenberg, 1797, in-8°.   L. Hn.

Vogel (Julius).   Médecin distingué, né à Wunsiedel le 25 juin 1814, mort
à Halle le 7 novembre 1880. Reçu docteur à Munich en 1838 (*Prodromus
desquisitionis sputorum in variis morbis excretorum continens sputorum
elementa chemica et microscopica*), nommé privat-docent à Gottingue en 1840,
il y devint professeur extraordinaire en 1842 en même temps que co-direc-
teur de l'Institut physiologique, passa en 1846 à Giessen avec le titre de professeur ordinaire et en 1855 à Halle pour y occuper la chaire de pathologie
spéciale et diriger la clinique; il renonça à la clinique en 1861. Il est l'auteur de divers ouvrages sur l'histologie, le pus, les humeurs normales et
pathologiques, l'obésité, etc.; le plus remarquable de tous a pour titre *Die
Störungen der Blutmischung,* publié dans *Virchow's Handbuch,* Bd. I, Erlan-
gen, 1854, in-8°.   L. Hn.

VOGOULS. *Voy.* Asie, p. 536.

VOIE. En anatomie, on donne le nom de voies à l'ensemble des conduits
excréteurs d'un appareil glandulaire. Telles sont les *voies biliaires* (*voy.*
Biliaires), les *voies lacrymales* (*voy.* Lacrymales), les *voies urinaires* (*voy.*

Urinaires), etc. Tout système de conduits a encore reçu le nom de voies, par exemple, les *voies digestives*, les *voies aériennes*, etc., qui sont traitées avec différents organes qui les composent.   L. Hn.

VOILLEMIER (Léon-Clément). Chirurgien de grand mérite, né à Vignory (Haute-Marne) le 5 octobre 1809, étudia à Paris, obtint en 1839 le prix Montyon pour un travail sur la fièvre puerpérale observée à l'hôpital de la Clinique, et à l'occasion de sa réception au doctorat en 1842 soutint une thèse remarquable : *Mémoire sur les fractures de l'extrémité inférieure du radius*, et l'année suivante fut nommé agrégé après un brillant concours, enfin chirurgien des hôpitaux en 1844. Il concourut en 1854 (*Des kystes du cou*) à la chaire de clinique chirurgicale; ce fut Nélaton qui l'emporta. Il fit partie de l'administration des hôpitaux de 1848 à 1854, et prit alors un service de chirurgie à Lariboisière, publia : *Clinique chirurgicale*. Paris, 1861, in-8°, et à partir de ce moment se voua avec prédilection aux affections des voies urinaires; il réunit une collection importante de pièces anatomo-pathologiques qui se trouve au musée Dupuytren, et depuis 1862 fit des cours complémentaires sur les maladies des voies urinaires. Il publia : *Traité des maladies des voies urinaires*. Paris, 1868, t. I, ouvrage qui a été terminé par Ledentu. Il mit en outre au jour des travaux sur les fractures, et en 1873 : *Éléphantiasis de la verge et du scrotum* (Paris, 1873, in-8°), et la même année entra à l'Académie de médecine et prit sa retraite comme chirurgien de l'Hôtel-Dieu. Il mourut à Paris le 14 janvier 1878. Opérateur habile, il perfectionna l'amputation sus-malléolaire, celle des fistules péniennes, introduisit la ponction sous-pubienne, etc.   L. Hn.

VOIRIE. Vient de *voie* et s'entend de l'ensemble des rues d'une ville, de tout ce qui se rapporte à leur construction et à leur entretien. Par extension, et c'est même le sens le plus ordinaire, le terme de *voirie* s'applique aux ordures qui sont déposées sur la rue, à celles qu'on enlève, à l'organisation de cette branche de l'assainissement des villes et jusqu'aux dépôts de ces ordures dans la banlieue.

Pour ce qui concerne la voirie dans le premier sens, l'article Villes renferme, aux chapitres *Construction* et *Protection du sol*, tout ce qu'il est permis de dire dans ce Dictionnaire des conditions sanitaires exigibles de la part des rues de nos cités.

Le même article, au chapitre *Enlèvement des boues et ordures ménagères*, expose les divers procédés qui constituent le *service de la voirie* dans quelques grandes villes et le résultat à obtenir.

Enfin il étudie la destination à donner aux ordures ou gadoue, — à la voirie, — et constate les inconvénients déterminés sur certains points par les *dépôts de voirie*, rangés d'ailleurs dans la première classe des établissements insalubres par le décret du 3 mai 1886, et qui sont plus particulièrement gênants pour le voisinage autour des villes du Nord, par suite de l'addition de matières fécales aux ordures de rue, que les entrepreneurs pratiquent volontiers.

Tout ce que nous pourrions ajouter ici ferait double emploi avec l'article précité. Nous nous bornons à y renvoyer.   Jules Arnould.

VOISIN (Félix). Médecin aliéniste, né au Mans, le 19 novembre 1794, fit ses études à Paris sous Esquirol. Reçu docteur en 1819, il fonda avec Falret, à Vanves, une maison de santé, fut nommé en 1831 médecin à Bicêtre, et élu en 1866 membre de l'Académie de médecine. Il mourut à Vanves le 23 novembre 1872, laissant entre autres : *Du bégaiement, ses causes*, etc. Paris, 1821, in-8°, traduit deux fois en allemand; *Des causes morales et physiques des maladies mentales*, etc. Paris, 1826, in-8°; *Études sur la nature de l'homme*. Paris, 1858-1867, 3 vol. in-8°.   L. Hn.

VOIX. Plan général. L'étude de la physiologie de la voix est basée sur la connaissance approfondie de l'anatomie et de la physiologie du larynx et des organes annexes, ainsi que des phénomènes physiques de la production des sons.

On trouvera aux articles Acoustique et Larynx tous les développements que ces deux importants sujets comportent. Nous ne nous bornerons ici qu'à rappeler, en quelques mots, les connaissances fondamentales qu'il faut toujours avoir présentes à l'esprit.

Nous exposerons ensuite le mécanisme de la production de la voix en faisant un court historique des théories successivement émises par les auteurs et nous dirons où en est la question, encore bien nouvelle, de la localisation cérébrale du centre moteur du larynx. Nous étudierons ensuite le difficile problème qui divise les physiologistes et les acousticiens sur le point de savoir quel est le corps sonore dans l'appareil vocal. Puis viendront l'étude des qualités de la voix, de son étendue, les relations de la voix et des organes génitaux, l'éducation et l'hygiène de la voix.

Mais nous ne ferons qu'indiquer les troubles et les altérations dont la voix peut être l'objet, en renvoyant le lecteur pour de plus amples renseignements aux articles spéciaux. On trouvera également aux articles Parole et Phonation tout ce qui a trait à la voix *articulée*.

Généralités de l'acoustique et l'anatomie du larynx. La voix est le *son* produit par l'appareil phonateur dont le larynx est l'un des organes les plus importants.

Qu'est-ce donc qu'un son?

Les physiciens nous enseignent que le son est une impression perçue par l'oreille à la suite d'ébranlements ou de vibrations périodiques communiquées à l'appareil auditif par le milieu élastique interposé entre lui et le corps dit sonore. L'existence et le mécanisme de la production des vibrations des corps sont démontrés par une série d'expériences trop connues pour que nous nous y arrêtions. Nous dirons seulement que tous les mouvements vibratoires considérés en acoustique obéissent à la loi de Savart, à savoir que des tuyaux sonores de formes semblables et semblablement embouchés rendent des sons fondamentaux dont les nombres de vibrations correspondants sont inversement proportionnels aux dimensions homologues.

Dans les instruments de musique à vent, les vibrations génératrices des sons s'obtiennent soit par le souffle de l'instrumentiste, soit par une soufflerie mécanique; suivant la disposition de l'embouchure, ces instruments se divisent : 1° en instruments à bouche ou en bec de flûte, tels que les tuyaux d'orgue, le flageolet, le sifflet ordinaire, la flûte traversière; 2° en instruments à anche : anche simple comme la clarinette, anche double comme le basson ou le hautbois. Dans les instruments de cuivre tels que le cor, la trompette, etc., les lèvres de l'instrumentiste jouent le rôle d'une anche double, mais ce sont des anches membraneuses. Plus l'anche est molle et flexible, moins les secousses du courant d'air sont prononcées, moins les sons émis contiennent de ces sons partiels très-aigus et désagréables à l'oreille.

Peut-on comparer l'appareil vocal à un quelconque des instruments de musique connu. Non, car, s'il est vrai que l'appareil vocal a quelque analogie avec certains instruments à anches, il faut reconnaître que l'anche humaine a des propriétés qu'aucun instrument de musique ne peut reproduire. L'appareil vocal est à la fois plus simple et plus compliqué qu'aucun d'eux.

Comment se produisent donc les vibrations dans la formation de la voix? C'est ce que nous allons examiner, mais auparavant nous devons faire connaître brièvement les organes constitutifs de l'appareil phonateur.

L'appareil phonateur se compose : 1° du poumon et de la trachée ; 2° du larynx. Le mécanisme de l'articulation s'opère dans la partie sus-laryngienne.

Nous ne dirons rien du poumon et de la trachée, qui font l'office de soufflerie. Quant au larynx, nous rappellerons qu'il se compose : 1° d'une charpente cartilagineuse très-résistante constituée par le thyroïde, le cricoïde et les aryténoïdes. Les diverses pièces de cette charpente sont reliées entre elles par des ligaments qui leur permettent de se mouvoir les unes sur les autres et de s'accommoder aux besoins de la respiration et de la phonation.

On sait que c'est au niveau d'un rétrécissement du canal laryngé que se trouvent : 1° les cordes vocales supérieures, simple repli muqueux sans importance au point de vue de la production de la voix ; 2° les cordes vocales inférieures ou véritables cordes vocales au niveau desquelles se produit la voix. On donne le nom de glotte à la fente triangulaire qui sépare la corde vocale du côté gauche de la corde vocale du côté droit.

Les muscles du larynx sont de deux ordres et ont reçu différents noms. Certains auteurs les divisent en muscles intrinsèques et extrinsèques du larynx, d'autres les partagent en dilatateurs et constricteurs de la glotte, d'autres en abducteurs et adducteurs des cordes vocales, d'autres encore en glottiques et en vocaux.

Ces muscles sont disposés sur trois plans : 1° le *plan antérieur* est constitué par les crico-thyroïdiens, dont les contractions produisent l'allongement d'avant en arrière des lèvres de la glotte ; 2° le *plan interne* ou *médian* comprend les crico-aryténoïdiens latéraux, les thyro-aryténoïdien externe et interne ; ces muscles rapprochent les lèvres de la glotte et les tendent transversalement ; 3° le *plan postérieur* est composé de l'aryténoïdien et des crico-aryténoïdien, qui servent à écarter les cordes vocales et par conséquent à ouvrir transversalement la glotte.

En résumé, tous ces muscles ont pour but de profiter du passage du courant d'air expiré par le poumon pour disposer convenablement les cordes vocales et donner ainsi naissance à des vibrations qui produisent le son ou la voix.

Voyons donc maintenant quelles sont les conditions nécessaires pour produire la voix.

Condition de la production de la voix. Le son vocal est produit par le passage du courant d'air produit par l'expiration pulmonaire à travers la glotte convenablement disposée.

Quel est donc l'effet produit sur les cordes vocales par le passage de l'air?

Lorsqu'il s'agit simplement de la respiration vitale ou muette, les bords de la glotte exécutent des mouvements de va-et-vient qui sont synchrones avec les deux temps de la respiration : inspiration et expiration. Contrairement à l'avis de tous les laryngologistes, M. Moura-Bourouillon pense que les mouvements se font passivement et en donne pour preuve qu'il a observé sur plusieurs hystériques ainsi que chez certains paralytiques dont la voix était perdue, mais dont la glotte restait entièrement libre, que les oscillations des bords de la glotte persistaient pendant l'inspiration et l'expiration, à moins cependant qu'il n'y eût suppression de l'influence motrice du pneumogastrique et du spinal en même temps.

Lorsqu'il s'agit de la respiration vocale, la volonté intervient pour mettre les cordes vocales en état vibratoire, et par suite la glotte subit en même temps des variations périodiques dans ses dimensions. C'est à ce moment que se produit le son. C'est alors que se pose la question de savoir quel est le corps sonore. Pendant longtemps les avis ont été partagés : les uns, des physiciens en général, affirment que c'est l'air qui est le corps sonore; d'autres, en majorité physiologistes, que le son est produit uniquement par les vibrations des cordes vocales; d'autres enfin, associant ces deux théories, reconnaissent que l'air et les cordes vocales vibrent et ils discutent seulement pour savoir quel est de ces deux corps celui qui vibre le premier.

Lorsque l'expiration pulmonaire se produit, elle met, avons-nous dit, les cordes vocales inférieures en état vibratoire et par suite fait varier périodiquement les dimensions de l'orifice d'écoulement. « L'air non expiré, dit excellemment M. A. Guillemin, est donc soumis dans les cavités sous-laryngiennes à une pression périodiquement variable qui en fait un corps sonore. Mais, que les cordes vocales soient tendues ou non, elles ne vibrent pas par elles-mêmes : un courant d'air initial est indispensable. Déplacées par le courant d'air, elles reviennent à leur position d'équilibre par l'effet de leur élasticité et la dépassent en vertu de la vitesse acquise, c'est-à-dire vibrent. Puis leurs vibrations déterminent dans l'air sous-glottique, qui fait effort pour sortir, des états de compression et de dilatation de même période qu'elles-mêmes.

La vibration des cordes vocales est donc causée par le courant d'air initial et elle cause à son tour la vibration de l'air sous-jacent, lequel entretient la vibration des cordes. La vibration des cordes vocales est à la fois effet et cause, mais, fût-elle cause uniquement, cela ne prouverait pas leur sonorité, car l'archet cause la vibration de la corde du violon et pourtant l'archet n'est pas le corps sonore ».

Ce qui avait donné naissance à cette théorie de la production de la voix exclusivement par les cordes vocales, c'est que, s'il est facile de comprendre que les différences de tension dont les cordes vocales sont susceptibles permettent de produire des sons différents, il était plus difficile d'admettre que la trachée (qu'on peut comparer à un tuyau ordinaire) puisse renforcer tous les sons de l'anche vocale alors que les tuyaux ne renforcent ordinairement qu'un seul son fondamental et ses harmoniques.

Mais M. Kœnig, par sa théorie des vibrations imposées, permet d'affirmer que, de même que la caisse d'harmonie du violon subit le mouvement vibratoire des cordes, quel qu'il soit, et renforce tous les sons des cordes, — bien que par elle-même cette caisse ne renforce qu'un très-petit nombre de sons, — de même l'air des cavités trachéo-pulmonaires renforce tous les sons des cordes vocales, si faibles qu'ils soient.

En résumé, il y a plusieurs corps sonores dans l'appareil vocal humain :

1° l'air sous-glottique ; 2° les cordes vocales ; 3° l'air sus-glottique ; 4° enfin on pourrait ajouter une quantité de muscles qui entrent plus ou moins en contraction lorsque se produit la voix. Assurément chacun de ces corps est plus ou moins sonore, tous n'ont pas la même importance dans la production des sons, mais chacun d'eux contribue à donner à la voix humaine les qualités inimitables qui la distinguent.

Qualités de la voix. Les qualités de la voix sont au nombre de trois : l'intensité et la hauteur, enfin le timbre qui permet de distinguer les voix qui se présentent avec la même hauteur et la même intensité.

Intensité de la voix. On a vu à l'article Acoustique que l'intensité d'un son dépend de l'amplitude des vibrations du corps sonore. Or, dans la formation de la voix, le corps sonore étant l'air, c'est donc à l'amplitude des vibrations de l'air expiré qu'est due l'intensité de la voix. Mais il ne faut pas oublier que l'ouverture de la glotte règle en quelque sorte l'écoulement de l'air expiré et que, par conséquent, lorsque la glotte est largement ouverte, l'air sort facilement, et qu'au contraire l'air sort plus ou moins facilement — à égalité de pression, bien entendu — selon que la glotte est plus ou moins ouverte.

C'est une erreur de croire que l'intensité de la voix varie avec la capacité pulmonaire, et que des personnes ayant de gros poumons sont capables d'une intensité vocale beaucoup plus grande que celles dont les poumons sont de moyenne grandeur.

Le facteur le plus important dans l'intensité de la voix est l'activité des muscles expirateurs. Mais ce n'est pas le seul, car, lorsque l'intensité de la voix est poussée jusqu'à ses dernières limites, comme cela a lieu, par exemple, dans certains morceaux de chant, l'air sus et sous-laryngien, les cordes vocales, les muscles thoraciques, ne sont pas seuls à vibrer, mais encore le corps tout entier entre en vibration. On voit en effet les chanteurs qui veulent pousser de vigoureuses notes contracter en quelque sorte leur corps tout entier pour augmenter non-seulement l'effort respiratoire, mais encore pour imposer à tout leur organisme un mouvement vibratoire.

Donc l'air expiré, comprimé d'un côté par les muscles expirateurs et de l'autre par le plus ou moins de résistance qu'il rencontre dans l'ouverture glottique, l'air entre en vibration avec plus ou moins de force et subit le mode de vibration que lui impose l'ouverture variable de la glotte. Puis à son tour l'air impose son mode vibratoire, non-seulement à tous les corps qu'il touche immédiatement, mais encore de proche en proche à tout l'organisme, suivant que l'effort respiratoire est plus ou moins grand.

Hauteur de la voix ou ton de la voix. Physiciens et physiologistes s'accordent à dire que la tonalité de la voix est déterminée par la tension des cordes vocales et les modifications consécutives de sa période vibratoire.

Mais par quel mécanisme se fait la tension des cordes vocales? Les auteurs ont cherché, à tort selon moi, à localiser cette action dans un seul muscle qui serait ainsi en quelque sorte le *musculus vocalis*, de même qu'ils ont cherché, à tort également, à localiser la partie vibrante dans un seul des éléments constitutifs des cordes vocales. Le larynx n'est malheureusement pas un organe d'une perfection ou d'une simplicité accomplie, et il s'en faut de beaucoup que chaque rouage de cet instrument compliqué ait une seule et unique action.

En ce qui concerne la tension des cordes vocales, les auteurs se sont demandé si cette tension est produite par l'action du crico-thyroïdien, qui allonge les cordes vocales, ou par l'action du thyro-aryténoïdien, qui les raccourcit. L'observation clinique montre que, lorsqu'il y a paralysie du laryngé supérieur, qui innerve le crico-thyroïdien, la voix devient rauque, tandis que dans le cas de paralysie du laryngé inférieur, qui innerve le thyro-aryténoïdien, la voix est complétement supprimée.

C'est donc à l'action combinée du thyro-aryténoïdien et du crico-thyroïdien qu'est due la tension des cordes vocales. Mais, si le crico-thyroïdien contribue avec le thyro-aryténoïdien à la tension des cordes vocales par le mouvement de bascule qu'il imprime au cricoïde sur le thyroïde, cela ne veut pas dire qu'il soit, comme le pensent certains auteurs, le muscle phonateur par excellence.

Un autre problème se pose encore :

Il faut rechercher parmi les tissus qui composent la corde vocale inférieure quel est celui qui est susceptible de tension et par suite d'entrer en vibration. On sait que la corde vocale est constituée par le muscle thyro-aryténoïdien, le ligament du même nom et la muqueuse. Or il est bien évident que le muscle thyro-aryténoïdien est le seul susceptible d'être tendu et de vibrer. Donc la véritable corde vocale, le véritable *musculus vocalis*, c'est le thyro-aryténoïdien.

Timbre de la voix. Voix de poitrine et de fausset. Le timbre, qui est la qualité la plus brillante et la plus importante de la voix, prend naissance dans la région sus-laryngée. Il est donc complétement indépendant de la hauteur et de l'intensité de la voix, qui sont, comme nous l'avons déjà dit, d'origine glottique ou sous-glottique.

C'est précisément à la diversité, selon les individus, de la conformation de la partie sus-laryngienne de l'appareil vocal, qu'est due la diversité du timbre de la voix humaine, qui fait qu'il n'y a pas deux voix qui se ressemblent identiquement. On comprend de même qu'on puisse expliquer par le mécanisme de l'hérédité ancestrale ou ethnique les rapprochements souvent très-frappants qu'il y a dans le timbre de la voix des individus d'une même famille et quelquefois aussi d'une même race.

Les travaux d'Helmoltz, de Kœnig, de Donders et d'autres acousticiens, ont depuis quelques années seulement apporté des données sérieuses à la connaissance du timbre.

Le timbre est cette qualité de la voix qui permet de distinguer l'un de l'autre deux sons différents, mais d'intensité et de hauteur égales. Le timbre est dû à la coexistence d'harmoniques et de sons partiels superposés au son fondamental; il dépend de leur nombre, de leur rang et de leur intensité respective.

Sur ce point, tout le monde est d'accord, mais il n'en est pas de même lorsqu'on veut expliquer le mécanisme des différents timbres de la voix humaine, et notamment le registre de poitrine et celui de fausset. Il est toutefois démontré aujourd'hui que le registre de poitrine diffère surtout du registre de fausset par la forme de l'orifice glottique. Dans la voix de poitrine, la fente glottique est linéaire, tandis que dans la voix de tête elle est fusiforme.

Le passage de la voix de poitrine à la voix de fausset s'effectue toujours sur des notes chantées *piano*, mais il faut remarquer que la dépense d'air est plus grande pour les notes en voix de tête que pour celles émises en voix de poitrine.

Le passage du registre inférieur au registre supérieur est accompagné d'un petit effort laryngien dont on perçoit très-nettement la cessation lorsqu'on revient à la voix de la poitrine.

Quelle est la nature de cet effort, en quoi consiste-t-il ?

Les interprétations des auteurs varient considérablement. Les uns pensent que cet effort exagéré des cordes vocales est dû à l'action des crico-thyroïdien et crico-aryténoïdien postérieur ; d'autres pensent que c'est au muscle extrinsèque du larynx ; d'autres enfin pensent avec juste raison que c'est le muscle thyro-aryténoïdien lui-même qui est l'objet d'une tension plus grande et d'un amincissement à mesure que le son s'élève.

On sait que les voix de femmes sont plus riches en notes de tête que les voix d'hommes, et ce fait est généralement mal expliqué. Ceux qui pensent que le crico-thyroïdien est le muscle vocal par excellence disent que l'appareil musculaire est ordinairement plus faible chez la femme que chez l'homme et que, notamment le muscle crico-thyroïdien étant moins résistant que chez l'homme, il est bien vite vaincu par le thyro-aryténoïdien qui, d'après eux, n'a pour fonction que de présider à la formation de la voix de fausset.

Il est vrai que chez la femme le crico-thyroïdien a une moindre énergie que le thyro-aryténoïdien, mais cela tient tout simplement à des différences anatomiques et non à des variations d'énergie musculaire. En effet, tandis que le larynx féminin a un diamètre transversal sensiblement égal à celui d'un larynx masculin, le diamètre antéro-postérieur est notablement plus petit, d'où, par conséquent, une diminution qui n'est pas moindre de trois dixièmes dans la longueur du bras de levier actionné par le crico-thyroïdien. Donc l'action du thyro-aryténoïdien est aussi énergique, mais celle du crico-thyroïdien est considérablement diminuée. Il n'est donc pas étonnant que, dans les notes du médium, le thyro-aryténoïdien, s'accolant contre les parois latérales cartilagineuses, prenne la forme courbe donnant à la glotte l'aspect fusiforme observé dans la voix de fausset.

INFLUENCE GÉNITALE SUR LA VOIX. Tout le monde sait que les organes génitaux ont une action certaine sur la voix. La première influence génitale sur la voix se produit à l'époque de la puberté : elle consiste dans le développement du larynx dont toutes les dimensions augmentent et surtout le diamètre antéro-postérieur : d'où abaissement du ton de la voix d'après les explications que nous avons données tout à l'heure pour la voix de fausset.

Ce changement dans les dimensions du larynx est tellement considérable qu'il atteint en peu de mois un développement au moins égal à celui acquis depuis la naissance jusqu'à l'époque de la puberté.

Ce changement dans les dimensions du larynx provoque certains troubles phoniques passagers et auxquels on a donné le nom de mue. La mue se fait de différentes façons.

Généralement dès le début des phénomènes de l'établissement de la puberté la voix claire de l'enfant devient peu à peu enrouée et rauque ; parfois même il est complètement aphone, puis, quand au bout de quelques mois cet enrouement se dissipe, l'enfant parle avec une voix plus grave. D'autres fois, au milieu du chant ou de la conversation, la voix enfantine est brusquement entre-coupée de sons graves et rauques. Ces alternatives deviennent de plus en plus fréquentes, jusqu'à ce qu'enfin la voix enfantine devenue de plus en plus rare fait définitivement place à la voix mâle. Mais il arrive aussi que les modifications de la voix se font progressivement et sans secousses.

La mue de la voix est beaucoup plus sensible chez les petits garçons que chez les fillettes. La mue est due en grande partie au défaut d'harmonie fonctionnelle des différentes parties du larynx dont les rapports et les relations sont modifiés par le développement rapide qu'ils ont subis d'une manière inégale.

On sait également qu'on est parvenu à entraver le développement du larynx et par conséquent à lui conserver les qualités des voix enfantines par l'extirpation des testicules, et les castrats de la chapelle Sixtine sont bien connus. Il est probable que, si on pratiquait l'ovariotomie chez les petites filles, on obtiendrait des effets analogues, mais fort heureusement l'aberration humaine n'est pas encore descendue aussi bas.

L'action de l'appareil génital sur l'appareil laryngien se fait sentir de différentes manières dans le sexe féminin. C'est ainsi, par exemple, qu'il n'est pas rare de voir certaines névroses laryngées coïncider avec la période menstruelle ou la gestation. Il y a également dans la science plusieurs observations d'aphonies liées à des versions ou des flexions utérines ; chaque fois que l'on remettait l'organe en place la voix revenait.

Le larynx prend donc part d'une manière très-nette aux troubles pathologiques de l'appareil sexuel de la femme aussi bien dans la sensibilité que dans la motilité.

Enfin nous rappellerons en passant que les excès vénériens chez l'un ou l'autre sexe ont un retentissement très-marqué sur l'affaiblissement de la voix.

Centre moteur du larynx. Les physiologistes se sont demandé quel pouvait être le centre moteur du larynx, mais aucune observation péremptoirement démonstrative n'est venue jusqu'ici en montrer le siége.

Assurément on a publié des faits démontrant l'action directe du cerveau sur l'acte de la phonation, mais ce ne sont toutefois que des conclusions assez vagues, car ce qui résulte le plus clairement de tous les documents fournis, c'est qu'il existe dans le cerveau des points dont la lésion entraîne des troubles dans les mouvements des cordes vocales.

Bryson-Delavar (de New-York) rapporte cependant une observation intéressante.

Il s'agit d'un homme atteint d'une hémiplégie gauche avec défaut d'articulation de la parole et chez lequel la parole ne revint jamais tout à fait bien, alors même que tous les autres symptômes eussent disparu. Le malade mourut quelque temps après d'une hémiplégie droite avec aphonie complète. A l'autopsie la surface de la troisième circonvolution frontale apparaît décolorée, jaunâtre. La lésion s'étendait à travers la substance grise sur une surface d'un pouce carré et d'un quart de pouce de profondeur. La même lésion existait à gauche sur les parties correspondantes, mais elle était moins étendue.

Il semblerait d'un autre côté d'après les expériences de Krause que dans la partie de l'écorce cérébrale constituée par le gyrus præfrontalis il existe une région qui préside non-seulement aux mouvements des muscles antérieurs du cou, mais encore aux mouvements du larynx.

M. Masini, de Turin, vient de faire différentes expériences sur le chien et il dit être arrivé aux résultats suivants : 1° Chez le chien, à la partie antérieure des hémisphères, sous l'écorce centrale, se trouve une place qui préside aux mouvements du larynx. Cette place occupe presque toute la zone motrice, mais son foyer de plus grande intensité siège vers la base dans la région précruciale ; 2° cette place n'est encore ni isolée ni distincte, elle se confond avec les autres moteurs, particulièrement avec ceux du pharynx, du voile du palais, de la langue ; 3° les lésions unilatérales de cette région produisent des symptômes paralytiques dans les muscles du larynx, côté opposé à la lésion, sans troubles de la sensibilité; 4° les lésions bilatérales produisent une parésie sensitivo-motrice plus nette, sans atteindre toutefois le degré d'une paralysie absolue.

Quoi qu'il en soit, la lumière est loin d'être faite sur ce sujet et, pour trancher la question, il est besoin d'autres études expérimentales et cliniques.

ÉDUCATION DE LA VOIX. L'étude des phénomènes physiologiques et physiques qui président à la formation de la voix est le but de cet article. Mais nous pensons toutefois qu'à côté de la question purement scientifique il faut faire une place au côté pratique même dans un dictionnaire médical. Nous avons donc jugé bon de consacrer quelques lignes à l'éducation de la voix chantée.

La première préoccupation d'un professeur chargé de faire l'éducation d'un enfant voué à l'art musical, c'est de développer le sens de l'ouïe chez son élève. Pour cela, après lui avoir saturé l'oreille de l'accord parfait arpégé à l'aide d'un piano ou d'un violon, il sera bon de le faire chanter en l'exerçant, d'abord sur la tonique, puis sur la combinaison de cette tonique avec la seconde supérieure, et ainsi de suite jusqu'à la tonique octave. Il faut qu'il s'exerce sans forcer sa voix et en suivant toujours le diapason normal, attendu que le changement de diapason non-seulement déplace dans l'esprit l'idée du ton absolu, mais encore trouble ou arrête le développement du sens de l'intonation, surtout au commencement des études. On devra également habituer son oreille à entendre beaucoup de musique et demander à l'élève à reconnaître la note qu'il entend.

Debay dit avec raison que « la justesse de la voix est intimement liée à la justesse de l'oreille et à l'intelligence musicale, de telle sorte qu'une personne douée d'une voix sonore et pure, mais d'une oreille fausse, chante toujours faux. »

Il n'y a pas d'inconvénient à commencer l'éducation de la voix dès l'âge de neuf à dix ans, à la condition que la plus grande prudence soit apportée dans les exercices. Il faut surtout veiller à ce que l'enfant chante toujours juste, qu'il ne crie jamais et qu'il ne fasse pas d'effort pour atteindre des notes supérieures à celles que peut normalement donner son larynx. Cet âge est le meilleur moment pour l'étude du solfège, à la condition d'éviter les leçons écrites trop haut pour les jeunes voix. Il va sans dire qu'il faut cesser les exercices de chant pendant la période de la mue, dans la crainte de fatiguer le larynx.

Lorsque l'enfant atteint l'âge de quatorze ou quinze ans, l'éducation de la voix chantée peut commencer d'une façon sérieuse. Il faut lui apprendre à ouvrir la bouche convenablement, à respirer largement et à user surtout de la respiration abdominale ou diaphragmatique et à ne pratiquer le type costo-claviculaire que dans les circonstances où il est obligé de faire un grand effort. Il faut lui apprendre à poser la voix et à attaquer le son, enfin à filer le son. C'est d'abord dans le médium qu'il faut exercer la voix, parce que la production des sons de cette partie de l'échelle vocale n'exige que de très-faibles efforts.

Lorsque l'élève est parvenu à donner aux sons de sa voix toute la pureté et le charme désirables, il faut l'exercer à l'union des sons entre eux. Il devra travailler les intervalles, les gammes, les trilles, les arpéges et les traits. Mais il ne faut pas croire que la succession de ces exercices doivent se faire en quelques heures, c'est au contraire l'œuvre de plusieurs années et presque de toute sa vie.

« L'étude des gammes, dit le célèbre Dauprat, jointe à celle des sons filés et des accords brisés, peut être considérée comme le bréviaire du chanteur et de l'instrumentiste. »

Enfin il ne faut pas oublier les vocalises, qui sont des morceaux de chant sans paroles qu'on chante sur la voyelle A. « Les vocalises, — dit un maître très-expérimenté, M. Baussand, de Lyon, auquel nous empruntons la plupart des notions contenues dans ce paragraphe, — les vocalises résument toute l'étude du solfége, celle des exercices de tout genre, des accents, des ornements de toute espèce désignés sous les noms de trilles, brisés, mordants, appogiatures, points d'orgue, etc., auxquels on ajoute les nuances, *pianissimo, piano, mezzo forte, forte, fortissimo, crescendo, decrescendo*, etc., les sons filés sur une seule note ou sur une succession de notes pouvant s'exécuter d'une seule respiration. Par l'observation exacte des signes marqués l'élève arrive à se former ce qu'on appelle le style musical. Il existe un grand nombre de vocalises, de Garcia, de Crescentini, de Bordogni, de madame Cinti-Damoreau, qui résument tous les mouvements depuis les plus lents jusqu'aux plus vifs, depuis les plus pathétiques jusqu'aux plus légers. L'étude des vocalises précède celle des morceaux de musique avec paroles et y prépare très-bien l'élève. »

Hygiène de la voix. La première recommandation à faire à un chanteur, c'est de ne point faire les exercices vocaux qui ne conviennent point à sa voix. Un baryton ne doit point chanter des exercices écrits pour des ténors légers, un baryton ne doit pas chanter les partitions des basses et réciproquement. Au début de ses études, le futur chanteur devra donc bien s'assurer du genre de voix qu'il possède et s'y tenir sans jamais s'en écarter sous aucun prétexte.

L'élève chanteur, quand il est assuré d'être dans son véritable emploi, ne doit pas au commencement de ses études travailler plus d'une demi-heure sans se reposer. A mesure que son organe se fortifiera il pourra augmenter peu à peu le temps du travail et diminuer le temps du repos, mais avec beaucoup de prudence. S'il est fortement constitué, il pourra, par une lente et sage progression, arriver à travailler deux heures par jour. Les intervalles consacrés au repos de l'organe pourront être utilement employés à la lecture musicale, à l'étude des mille choses nécessaires à l'instruction et à l'éducation du chanteur.

Donc la première chose à éviter, c'est de pousser l'exercice de la voix jusqu'à la fatigue. Il n'est pas rare de voir des sujets parfaitement doués se casser complétement la voix — comme on dit — par des exercices vocaux aussi exagérés qu'inutiles.

Le chanteur doit avoir une vie régulière, mais nous ne pensons pas qu'il faille cependant lui faire une existence de cénobite ou de chartreux. Il nous paraît donc inutile de faire ici le menu de ses repas. Il doit bien se nourrir pour avoir la force de résister aux fatigues de sa profession, manger des viandes rôties de préférence et éviter autant que possible les aliments farineux, qui font trop engraisser ou qui sont d'une digestion plus difficile. Il ne faut chanter que lorsque la digestion est terminée, de façon à ne pas être gêné dans ses exercices respiratoires; il faut veiller à ne pas gêner non plus les mouvements respiratoires par des vêtements trop ajustés qui compriment la poitrine et l'abdomen. A plus forte raison les femmes ne doivent pas serrer trop leur corset et sacrifier à la gloire d'avoir une jolie taille les besoins indispensables de la respiration.

Enfin quelques exercices, tels que la marche, l'escrime, la gymnastique, faits d'une manière modérée, donnent à l'artiste la grâce et la souplesse, qui ne sont pas des avantages à dédaigner à la scène. Ajoutons que le chanteur doit avoir des soins de propreté poussés jusqu'à la minutie.

Au point de vue de l'hygiène et de la conservation de sa voix le chanteur doit éviter d'habiter et de séjourner dans les endroits humides, mais nous ne pensons pas que, au moins dans les climats tempérés, ils doivent toujours envelopper leur cou de foulards. Le tabac a, en général, un mauvais effet sur la voix : il est donc prudent de s'abstenir de fumer.

Il ne nous reste plus qu'à appeler l'attention du chanteur sur l'abus des boissons alcooliques et l'abus du coït. Nous disons à dessein l'abus, car il est bien évident qu'on ne peut pas plus interdire au chanteur de prendre, de temps en temps, un petit verre de fine champagne, que de pratiquer le coït sans excès. L'alcoolisme a les plus déplorables effets sur le larynx, et il n'est pas dans tout l'organisme un organe sur lequel il agisse aussi rapidement que sur l'appareil vocal. Sans parler de l'ivrogne dont la voix cassée, rauque, est bien connue de tous, il est bien certain que l'habitude qu'ont, dit-on, certains artistes de prendre le matin au réveil un petit verre d'eau-de-vie pour se mettre en train, puis le vermouth avant le déjeuner et l'absinthe avant le dîner, sans compter de nombreux bocks et quelques verres de chartreuse ou de fine champagne, conduit très-rapidement à la perte complète de la voix même chez le sujet le plus vigoureusement constitué.

Nous avons indiqué plus haut l'influence génitale sur la voix et nous ne saurions trop recommander au chanteur d'être réservé dans les pratiques vénériennes. Non pas, nous le répétons, que le coït lui soit interdit, mais il doit en user modérément. Ce qu'il faut proscrire d'une manière absolue, ce sont les débauches, les dépravations et les lubricités hors nature, qui énervent et fatiguent non-seulement l'organisme tout entier, mais encore qui ont un retentissement particulièrement pernicieux sur l'instrument vocal.

Troubles de la voix. Nous ne pouvons aborder ici l'étude des troubles si nombreux et si divers dont la voix peut être l'objet. Nous renvoyons sur ce point le lecteur aux articles spéciaux. Nous dirons seulement que les altérations dans les qualités de la voix ne sont pas toujours le seul et unique guide dans les affections laryngées, surtout à leur début. Par contre, chaque fois que la phonation est troublée, il faut se hâter de se soumettre à l'examen laryngoscopique pour arrêter, si faire se peut, l'altération d'un organe à la fois si précieux et si fragile.   Arthur Chervin.

VOLCANS. *Voy.* Géographie médicale, p. 98, et Géologie, p. 420.

VOLIAKES. *Voy.* Russie, p. 756.

VOLKMANN (Alfred-Wilhelm). Célèbre physiologiste, né à Leipzig, le 1er juillet 1800, fut professeur extraordinaire dans sa ville natale, professeur ordinaire de physiologie et de pathologie à Dorpat, enfin professeur de physiologie à Halle, où il mourut le 20 avril 1877. Ses travaux les plus importants sont relatifs au système nerveux, à l'œil et à la circulation. Citons de lui :

I. *Neue Beiträge zur Physiologie des Gesichtssinnes.* Leipzig, 1836, in-8°. — II. *Die Selbständigkeit des sympathischen Nervensystems*, etc., avec Bidder. Leipzig, 1842, in-4°. — III. *Anatomia animalium.* Lipsiae, 1831-1833, 2 vol. — IV. *Die Hämodynamik*, etc. Leipzig, 1850. — V. *Physiol. Untersuchungen im Gebiete der Optik.* Leipzig, 1863-1864, in-8°.   L. Hn.

VOLTAMÈTRE. On désigne sous ce nom un appareil destiné à soumettre à l'électrolyse les liquides, de manière à pouvoir recueillir les gaz provenant de la décomposition.

Un voltamètre consiste essentiellement en un vase en verre de forme quelconque ; le fond est percé de deux ouvertures traversées par deux lames en deux fils de platine qui y sont mastiqués. Ces fils communiquent extérieurement avec des bornes par lesquelles l'appareil peut être relié avec les pôles d'une pile. Les extrémités intérieures sont libres et sont noyées dans le liquide soumis à l'électrolyse ; on les recouvre d'éprouvettes préalablement remplies de liquide et dans lesquelles se réuniront les gaz qui se dégageront à l'une et à l'autre électrodes.

Il n'y a pas lieu d'insister sur les expériences qu'on peut réaliser à l'aide du voltamètre et pour lesquelles nous renvoyons à l'article ÉLECTRICITÉ.   C.-M. G.

VOLUTE (*Voluta* L.). Genre de Mollusques-Gastéropodes, du groupe des Cténobranches, caractérisés par la coquille épaisse, ovale-oblongue ou fusiforme, plus ou moins ventrue, à spire généralement peu élevée et mamelonnée. L'ouverture est grande, allongée, avec le bord columellaire garni de plis obliques. L'animal, qui peut rentrer entièrement dans la coquille, a la tête distincte et munie de tentacules cylindriques ou coniques, à la base desquels sont situés les yeux. L'ouverture buccale est armée d'une trompe épaisse, et le pied, très-large, est dépourvu d'opercule.

Les Volutes se rencontrent exclusivement dans les mers des régions tropicales. On en connaît environ 75 espèces. Le *V. undulata* Lamark n'est pas rare en Australie, sur les plages sablonneuses.   ED. LEF.

VOLVIC (EAU MINÉRALE DE). *Athermale, bicarbonatée calcique moyenne, ferrugineuse faible, carbonique forte.* Dans le département du Puy-de-Dôme, dans l'arrondissement et à 6 kilomètres de Riom, est un bourg de 3700 habitants, moins connu par ses eaux minérales que par son église romane avec chœur revêtu de mosaïques, ses fontaines, sa belle croix de lave, et surtout ses pierres dites de Volvic, servant au dallage des trottoirs. Les suintements qui forment les filets de l'eau minérale de Volvic, à droite de la route de Riom, sont reçus dans un ruisseau creusé dans des travertins déposés par les eaux minérales. L'eau de Volvic est claire et limpide, sans odeur, elle est incrustante et elle laisse déposer une couche notable de rouille qui, mêlée au sédiment calcaire, lui donne une teinte jaune rougeâtre. Cette eau est traversée par de nombreuses bulles gazeuses formées d'acide carbonique. Tous les terrains des environs d'ailleurs laissent dégager ce gaz, dont les perles se distinguent aisément sur la terre mouillée. On ne connaît ni sa température ni son analyse chimique exactes.

L'eau de Volvic est exclusivement employée en boisson par les habitants du voisinage qui ont besoin de suivre un traitement ferrugineux.   A. R.

VOLVOX. Un Volvox est une colonie (*cœnobium*) d'organismes unicellulaires flagellés, disposés régulièrement dans l'épaisseur de la paroi gélatineuse d'une sphère creuse intérieurement. Chaque cellule de la colonie a la constitution d'une algue unicellulaire, du *Chlamydococcus*. Le corps protoplasmique de la cellule renferme des chromatophores imprégnés de chlorophylle, un noyau, une vésicule contractile, un point rouge oculiforme, et porte deux flagellums ; il est rattaché par des prolongements à la paroi de cellulose, située à une certaine distance.

La colonie se meut librement dans l'eau, en tournant sur elle-même, par suite des mouvements des flagellums de chaque individu.

Les *Volvox* se reproduisent par génération non sexuelle et par génération sexuelle. Dans le premier cas, une cellule végétative grossit, se segmente en un grand nombre de cellules filles. qui, se disposant en une couche périphérique, donnent naissance à une colonie fille. Un certain nombre de colonies filles se produisent ainsi dans l'intérieur du *Volvox* et sont mises en liberté par rupture de la paroi de la colonie mère.

Après s'être reproduit pendant plusieurs générations par voie non sexuelle, le *Volvox* présente des cellules sexuelles; quelques cellules végétatives grossissent pour donner des oosphères, d'autres se segmentent en anthérozoïdes. Ceux-ci, mis en liberté, viennent féconder les oosphères. Après la fécondation, l'oosphère, devenue oospore, prend une coloration jaune orangée. Le cœnobium meurt; les oospores passent l'hiver au fond de l'eau. Au printemps, le contenu de l'oospore se segmente en un grand nombre de cellules qui se disposent en colonie; celle-ci, mise en liberté par rupture des membranes de l'oospore, recommence le cycle de reproduction non sexuelle (Henneguy-Kirchner).

Les *Volvox* vivent dans les eaux douces. On en connaît deux espèces, le *Volvox Globator* L. (*V. stellatus* Ehrbg, *V. monoicus* Cohn) et le *Volvox minor* Stein (*V. dioicus* Cohn).

Les *Volvox* constituent avec les *Pandorina*, *Eudorina* et *Stephanosphæra*, la petite famille des Volvocinées rangée par les uns (Stein, Saville-Kent) parmi les Infusoires flagellés, par la plupart des botanistes parmi les Algues. Leur mode de reproduction les rapproche évidemment des Hydrodictyées et des *Sphæroplea*, qui sont de véritables Algues. Les *Eudorina* se reproduisent comme les *Volvox*. Les *Pandorina* et les *Stephanosphæra* offrent une différenciation sexuelle moins marquée; chez les *Pandorina*, après une série de générations non sexuelles dans lesquelles chaque cellule végétative donne, par segmentation, naissance à une nouvelle colonie, les cellules végétatives se transforment en zoospores semblables qui se conjuguent deux à deux pour donner des oospores.   Henneguy et Fabre-Domergue.

VOLVULUS. *Voy*. Intestin.

VOMER. *Voy*. Face.

VOMICINE. On a donné d'abord ce nom à la brucine; il n'est plus guère usité.   Riche.

VOMIQUIER. § I. **Botanique.** Nom vulgaire du *Strychnos Nux vomica* L., plante de la famille des Loganiacées, réunie aujourd'hui par M. H. Baillon (*Hist. des pl.*, IX, p. 292) à celle des Solanacées.

Le Vomiquier est un arbre peu élevé, à écorce d'un gris jaunâtre, à feuilles opposées, simples et entières, brièvement pétiolées. Les fleurs, disposées au sommet des rameaux en cymes composées, ont un calice à cinq divisions profondes, une corolle gamopétale, de couleur blanche, à cinq lobes triangulaires, et cinq étamines, alternes avec les pétales et insérées sur le tube de la corolle. L'ovaire, surmonté d'un style long et grêle, devient à la maturité une baie globuleuse de couleur jaune orangé clair, remplie d'une pulpe blanche, gélatineuse, amère, dans laquelle sont plongées cinq ou six graines aplaties, discoïdes, renfermant sous leurs téguments un albumen corné, très-dur.

Le Vomiquier se rencontre communément dans les régions tropicales de l'Asie, dans l'Hindoustan, à Ceylan, en Cochinchine, à Java, à Timor, etc. Son écorce, connue en Europe sous le nom d'*Écorce de fausse angusture*, est très-vénéneuse ; on l'emploie beaucoup en Asie dans le traitement des affections cutanées. La graine est bien connue sous le nom de *noix vomique* (*voy.* ce mot).

En outre du *Strychnos Nux vomica*, le genre *Strychnos* renferme plusieurs espèces importantes. Citons notamment le S. *Ignatii* Berg., qui fournit la *fève de Saint-Ignace* (*voy.* ce mot), et le S. *Castelnæana* Wedd., avec lequel les naturels des bords de l'Amazone préparent une sorte de *Curare* (*voy.* ce mot). Ajoutons que le S. *Icaja* H. Bn. ou *M' Boundou*, est un des poisons les plus redoutables de l'Afrique tropicale occidentale (*voy.* Icaja).   Ed. Lef.

§ II. **Thérapeutique.** *Voy.* Noix vomique.

VOMISSEMENT. On donne ce nom à l'acte par lequel les matières contenues dans l'estomac sont rejetées par la bouche.

Le vomissement n'est au fond qu'un phénomène réflexe ; il peut survenir à la suite d'émotions ou d'influences psychiques telles que la description ou la vue d'objets dégoûtants, il peut aussi être provoqué par l'irritation de quelques parties du tube digestif (voile du palais, pharynx, estomac, intestin), ou même d'autres parties (un calcul biliaire ou urinaire, une blessure de l'iris, la grossesse, etc.), par l'introduction de certaines substances dites vomitives (ipécacuanha, émétique, sulfate de zinc, etc.), dans l'estomac ou dans le sang, mais le plus souvent il survient sous l'influence de causes pathologiques ou encore mal expliquées (vomissement du mal de mer, vomissement des hystériques). Quoi qu'il en soit, le vomissement s'effectue avec un ensemble de mouvements violents, involontaires et spasmodiques ; il est précédé d'une sensation spéciale appelée *nausée* qui est souvent accompagnée de malaise et d'anxiété générale.

Pendant longtemps on a attribué le vomissement aux seules contractions de l'estomac, quoique les mouvements de celui-ci soient lents et continus, à l'inverse des mouvements du vomissement, mais les expériences de François Bayle et celles de Chirac sur des chiens donnèrent comme conclusion que l'estomac restait passif pendant le vomissement. B. Schwartz confirma ces conclusions en montrant que l'expulsion du contenu stomacal n'a plus lieu quand l'estomac a été mis à nu sur l'animal vivant. On admit alors que le rejet des aliments est produit uniquement par la contraction des muscles abdominaux et du diaphragme, ou, en d'autres termes, par l'action de la *presse abdominale*, d'autant plus que cette action non-seulement comprime l'abdomen, mais encore dilate le thorax. Cependant Schwartz avait observé, pendant le vomissement, des contractions de l'estomac, surtout dans la région pylorique, et il admit que ces contractions renforçaient la pression agissant sur le contenu stomacal, tout en empêchant celui-ci de s'échapper dans l'intestin, grâce au rétrécissement successif des fibres circulaires de l'entonnoir pylorique.

Magendie fit, à son tour, des recherches sur le vomissement. Sans nier absolument que l'estomac pût être le siége de faibles contractions, pendant le vomissement, il n'admettait pas que celles-ci pussent amener un vomissement complet. Après la section des nerfs phréniques sur un chien, il vit le vomissement s'effectuer sous l'action des muscles abdominaux; il en fut de même quand, conservant les nerfs phréniques, il coupait les muscles abdominaux. Il conclut aussitôt à l'impossibilité complète du vomissement, soit après la ligature des nerfs phréniques jointe à la section des muscles de l'abdomen, soit après la sortie de l'estomac hors de l'abdomen. Enfin, voulant montrer que le vomissement peut s'effectuer sans le concours de l'estomac, il enleva ce viscère après en avoir lié les vaisseaux et le remplaça par une vessie remplie d'eau qu'il adapta à la partie inférieure de l'œsophage, puis, ayant refermé la plaie de l'abdomen et injecté de l'émétique dans les veines, il vit survenir des vomissements qui évacuèrent par la bouche le contenu de cet estomac artificiel. Cependant on peut faire cette objection sérieuse que, si le vomissement n'est produit que par la presse abdominale, il devrait s'effectuer chaque fois que l'on contracte avec force les muscles abdominaux et le diaphragme. Or on voit qu'il n'en est rien.

Tantini, en répétant l'expérience de Magendie, trouva qu'elle ne produisait le vomissement que si la portion cardiaque de l'estomac était enlevée avec cet organe. Le cardia peut donc s'opposer au vomissement. Schiff fit aussi des expériences sur les chiens. Il vit d'abord que les mouvements exécutés par l'estomac à découvert et pendant les efforts de vomissement conservent leur physionomie vermiculaire, ne présentant rien de convulsif et ne ressemblant nullement à une secousse. Ces contractions vermiculaires n'amènent jamais l'expulsion du contenu stomacal; elles se font lentement, tandis que le vomissement est au contraire un acte brusque, violent, spasmodique, mais elles peuvent avoir une double utilité, en fermant l'orifice pylorique et augmentant la tension des gaz contenus dans l'estomac. En effet, avant le vomissement, un certain nombre de mouvements de déglutition se produisent, à la suite desquels ou voit le plus souvent l'estomac se dilater légèrement par suite de l'introduction d'une plus ou moins grande quantité d'air dans cet organe. Il est clair que, plus l'estomac sera distendu, plus il sera énergiquement comprimé par les efforts de la presse abdominale. Cela explique pourquoi l'homme qui vomit, avec l'estomac vide, exécute, pendant les nausées préparatoires, un bien plus grand nombre de déglutitions que s'il vomit avec l'estomac plein. S'occupant ensuite de la résistance du cardia, Schiff constata directement avec le doigt que la région cardiaque se dilatait avant et pendant le vomissement. Or cette dilatation ne peut avoir lieu que par l'action des fibres musculaires longitudinales de l'entonnoir cardiaque. Schiff chercha alors à désorganiser ces fibres par écrasement, au-dessous de l'orifice cardiaque. Il vit alors qu'après l'administration d'un vomitif les chiens faisaient les efforts les plus violents pour vomir sans pouvoir y arriver. Ainsi, dans le vomissement, il y a dilatation active des fibres de l'entonnoir cardiaque, et cette dilatation est indispensable à l'accomplissement régulier du vomissement, si l'estomac ou du moins sa portion cardiaque est conservée.

Après avoir démontré que l'estomac joue un rôle actif dans le vomissement, Schiff rechercha quelle était l'action du système nerveux sur cet acte et en particulier sur la dilatation active du cardia. Or le grand sympathique reste étranger à cette dilatation, mais il n'en est pas de même des pneumogastriques. Après la section de ces nerfs et par conséquent des nerfs moteurs du cardia, le vomissement n'est pas mécaniquement impossible, mais il est rendu beaucoup plus difficile parce que la dilatation cardiaque ne s'effectue plus en harmonie complète avec les contractions des muscles abdominaux et du diaphragme. L'expulsion du contenu stomacal n'arrive alors que par une coïncidence fortuite et exceptionnelle des mouvements qui amènent le vomissement.

Avant le vomissement il y a souvent une large inspiration, parfois sonore, suivie aussitôt de la fermeture des lèvres de la glotte : alors la colonne d'air intra-thoracique conserve son maximum de tension au moment même de l'effort. On sait d'ailleurs que les animaux dont la trachée est ouverte ne vomissent que très-incomplétement et très-difficilement. Ainsi, c'est après l'abaissement du diaphragme et la fermeture de la glotte que les muscles abdominaux entrent en contraction pour comprimer l'estomac et amener le vomissement.

L'œsophage ne reste pas inactif; avant le vomissement, il éprouve une série de contractions et de relâchements qui opèrent la déglutition de l'air destiné à distendre l'estomac; pendant le vomissement, ses fibres longitudinales entrent énergiquement en contraction et raccourcissent ce conduit en le dilatant, facilitant ainsi l'arrivée des matières de l'estomac dans la cavité pharyngienne. En même temps le larynx est porté en avant, la langue est abaissée et l'épiglotte appliquée sur l'orifice du larynx, l'isthme du gosier se dilate, le voile du palais se relève et, horizontalement tendu, protége les arrière-narines, qui laissent cependant quelquefois passer des matières; enfin la bouche s'ouvre largement pour le rejet du contenu stomacal. Aussitôt après le vomissement la glotte s'ouvre, l'expiration s'accomplit et il survient alors un sentiment de détente.

Le vomissement ne se produit pas chez tous les animaux. Chez ceux qui vomissent facilement, c'est-à-dire les Omnivores et les Carnivores, l'estomac est simple, l'œsophage s'insère loin du pylore, a des parois minces et se réunit au cardia par un véritable entonnoir renversé; de plus, l'estomac est rempli de substances molles et glissantes. On comprend aussi pourquoi chez l'enfant à la mamelle, dont l'estomac est presque vertical et infundibuliforme à la région cardiaque, comme chez les Carnivores, le vomissement s'accomplit plus facilement que chez l'adulte, dont l'estomac est transversal comme chez les Herbivores. Ceux-ci, en effet, ne vomissent pas ou ne vomissent que très-difficilement, leur œsophage a des parois très-épaisses et s'ouvre près du pylore sans présenter jamais de dilatation infundibuliforme; enfin leur estomac, simple ou complexe, est rempli de fourrages souvent mal divisés et peu imprégnés de liquides. Chez le cheval, le cardia présente un véritable sphincter qui joint sa résistance à celle de l'extrémité inférieure de l'œsophage. De plus, cet animal est très-peu sensible à l'action des vomitifs, et l'absence de nausées est encore un fait à ajouter à ceux qui expliquent comme quoi le vomissement est chez lui tout à fait exceptionnel. Chez les Ruminants, le vomissement est rare, et tout porte à croire que les matières rejetées viennent uniquement de la panse. Les oiseaux effectuent une sorte de réjection plus ou moins analogue au vomissement: ainsi les Rapaces rejettent, sous forme de petites boules, les plumes, les poils, les os des animaux qui leur servent de proie. Les pigeons dégorgent avec effort, pour leurs petits, une bouillie lactescente formée par les parois du jabot et remplacée ensuite par une bouillie de graines ramollies dans cet organe. La plupart des Échassiers, beaucoup de Passereaux et de Palmipèdes, ramollissent dans leur jabot les matières qu'ils ont avalées et les vomissent pour les porter dans le gosier de leurs petits. Les Abeilles dégorgent le miel dans leurs cellules, et un mélange de pollen et de miel dans la bouche de leurs larves. Beaucoup d'Insectes rejettent aussi par la bouche le contenu de leur estomac, pour éloigner

ou dégoûter leurs ennemis. Enfin c'est par une sorte de vomissement que les
Cœlentérés (corail, actinie, méduse, etc.) expulsent de leur cavité digestive,
par son unique orifice, les résidus des matières alimentaires.

Ainsi qu'on vient de le voir, le vomissement est un acte anormal ou pathologique, mais dont la théorie et le mécanisme regardent néanmoins le physiologiste.
D'ailleurs les Romains de la décadence avaient fait du vomissement un acte
physiologique volontaire, pour suffire à des repas multipliés; ils quittaient la
table, puis, après avoir provoqué le vomissement par l'introduction du doigt ou
d'une plume dans le gosier, ils revenaient à table, « mangeant pour vomir et
vomissant pour manger », suivant l'expression de Sénèque. Cette habitude
dégoûtante ne pouvait être que nuisible au point de vue médical.

Ici s'arrêtent les considérations qu'il était nécessaire de donner pour faire
comprendre la théorie du vomissement. Quant aux vomissements qui peuvent
être considérés comme symptomatiques ou sympathiques dans diverses affections,
on les trouvera décrits, avec les caractères qu'ils présentent, aux mots consacrés
à l'étude de ces affections.   G. Carlet.

VOMITIFS. La provocation aux vomissements n'est pas toujours l'œuvre
des agents que l'on désigne sous le nom de vomitifs. La physiologie établit —
démonstration assez banale d'ailleurs — que la cause initiale du vomissement
siége, tantôt dans l'estomac, vomissements d'origine gastrique, tantôt dans les
centres d'innervation, vomissements de cause nerveuse. Cependant le vomissement n'est pas moins un acte réflexe : que, selon l'expression de Fonssagrives, « il éveille la moelle et lui commande les associations musculaires abou-
« tissant au vomissement », ou bien que « l'ordre expulsif, si je puis m'exprimer
ainsi, parte des centres nerveux et n'arrive que consécutivement à l'estomac ».

I. Classifications des agents vomitifs. De là des agents vomitifs mettant en
jeu la susceptibilité gastrique et des agents vomitifs provoquant l'activité des
centres nerveux.

Les vomitifs du premier groupe agissent soit mécaniquement en vertu d'une
réplétion exagérée de l'organe ou par compression de ses parois, soit par irritation de sa muqueuse. Les agents vomitifs du second groupe modifient l'activité
des centres nerveux en pénétrant par la circulation, à la manière des poisons
nervins : tels la morphine, le tartre stibié, l'apomorphine ou l'émétine injectées
sous la peau.

Enfin, voici d'autres modifications du système nerveux qui, elles aussi,
amènent le vomissement réflexe : telle la titillation de la luette. C'est là encore
la provocation des vomissements par une irritation réflexe. Au demeurant, sans
entrer plus avant, ce qui serait ici hors de place, dans l'analyse physiologique
du vomissement, considérons comme vomitifs tous les agents susceptibles de
provoquer l'action vomitive dans un but thérapeutique. Parmi eux, les plus
usuels, et j'ajouterai les plus fidèles, sont les médicaments qui, selon l'expression de Robin, sont doués « d'une propriété vomitive constante et inhérente à
un principe particulier ».

Fonssagrives les divise en quatre groupes : 1° vomitifs antimoniaux; 2° vomitifs métalliques; 3° vomitifs à base d'émétine ou d'un alcaloïde analogue;
4° vomitifs thébaïques ou retirés des alcaloïdes de l'opium. Lauder Brunton,
dans un mémoire : *On the Physiology of Vomiting and the Action of Anti-emetics
and Emetics* (*the Practitioner*, 1874), et depuis, en 1875, M. Grasset dans sa

thèse d'agrégation sur l'*action vomitive*, adoptent une autre classification, à coup sûr plus physiologique, plus philosophique, ajouterai-je, et moins empirique. Ils les divisent en trois groupes : 1° *vomitifs périphériques*, irritant les terminaisons du pneumogastrique, tel l'ipécacuanha ; 2° *vomitifs centraux*, modifiant directement les centres d'innervation ; 3° *vomitifs mixtes*, participant des propriétés des uns et des autres agents, agissant tout à la fois sur les terminaisons du nerf vague et sur le centre d'innervation, qui règle l'action vomitive.

1° *Vomitifs mécaniques.* Leur action thérapeutique est peu usitée : telles la déplétion excessive de l'estomac par l'ingurgitation d'eau tiède et la provocation en quelque sorte d'une indigestion artificielle ; la compression extérieure de l'estomac, c'est plutôt une expression du contenu de l'organe ; la titillation de la luette, moyen plus efficace, et qui a son utilité, quand on doit d'urgence exonérer la cavité stomacale de son contenu ou bien que des circonstances pathologiques et autres s'opposent à l'administration d'un médicament vomitif.

2° *Vomitifs métalliques : kermès, soufre doré d'antimoine, émétique, sulfate de zinc et sulfate de cuivre.* Les trois premiers sont les plus émétiques des sels d'antimoine et constituent le groupe des vomitifs antimoniaux de Fonssagrives.

Le *kermès minéral* occuperait par son énergie le premier rang parmi les vomitifs antimoniaux, si son action était plus fidèle, comme les expériences de Toulmouche l'ont prouvé. Malheureusement on ne peut compter sur sa fidélité, en raison de la tolérance remarquable de certains malades, de la variabilité de sa composition chimique, de sa faible solubilité et aussi de son degré souvent incomplet de pulvérisation.

Le *soufre doré d'antimoine* présente les mêmes inconvénients.

L'*émétique* ou *tartrate double de potasse et d'antimoine* ne possède aucun de ces inconvénients : aussi, par son énergie, la rapidité et la fidélité de son action, l'emporte-t-il sur tous les autres vomitifs d'origine minérale.

Le *sulfate de cuivre*, dont l'action vomitive est fidèle, diffère de l'émétique en ce qu'il produit, en général, une seule évacuation.

Le *sulfate de zinc* est moins fidèle dans ses effets. Il agit plus lentement que les deux précédents : il leur est donc inférieur.

3° *Vomitifs végétaux.* Ce sont l'ipécacuanha, le plus usuel des vomitifs, le polygala, le caïnca et le vandellia.

L'*ipécacuanha*, l'une des conquêtes les plus fécondes de la matière médicale du dix-septième siècle, a été importé d'Amérique en Europe par Legras. Il emprunte à l'émétine ses propriétés vomitives. Par la sûreté de son action, par son innocuité à doses élevées, par la bénignité des phénomènes qui accompagnent son administration, il mérite d'être mis en parallèle avec l'émétique, et même parfois, dans la médecine infantile, par exemple, à un rang plus élevé que ce sel métallique. L'émétine peut être injectée sous la peau, mais, par ce mode d'administration, on obtient des effets moins rapides et moins fidèles qu'au moyen de l'administration par la voie stomacale.

Le *polygala de Virginie* emprunte ses vertus émétiques à l'acide polygalique, dont la puissance toxique est considérable. Pour ce motif, on redoute la violence de son action vomitive.

Le *caïnca*, très-voisin de l'ipécacuanha par sa parenté botanique, lui est inférieur cependant. Il contient la chiococcine, produit analogue à l'émétine par ses propriétés.

Le *Vandellia diffusa* ou herbe du Paraguay a été peu étudié. Posada Arango
le recommande et en attribue les effets émétiques à une matière grasse. C'est un
médicament à étudier.

A côté de ces vomitifs d'origine exotique se placent des vomitifs indigènes
moins fidèles : le *narcisse des prés*, dont la narcisséine possède de nombreuses
analogies avec l'émétine; le *muguet*, l'*asaret* et enfin la *violette*, qui contient
l'alcaloïde de l'ipécacuanha et peut passer pour le succédané indigène de ce
végétal.

L'opium fournit des alcaloïdes doués de propriétés émétiques : l'*apocodéine*,
l'*aponarcéine*, d'après Fonssagrives, et surtout l'*apomorphine*, étudiée par
MM. Quelh, Kohler, Mossler, Ringer, Budin, Coyne, Chouppe, Fonssagrives,
entre autres.

L'apomorphine, encore incomplétement connue au point de vue physiologique,
fait vomir sûrement, rapidement et sans provoquer d'accidents toxiques. Par
l'énergie de son action, elle mériterait donc d'être l'objet de nouveaux essais,
d'autant plus que ses observateurs sont loin de s'entendre sur le mécanisme de
son action, Quelh déclarant que la section des nerfs vagues empêche les effets
vomitifs, Chouppe et Riegel affirmant la persistance de ceux-ci après la destruction de la continuité des cordons nerveux.

II. Mode d'action des vomitifs.   Malgré la diversité de leur origine, minérale
ou végétale, et de leur nature chimique, ces agents provoquent le vomissement
par un mécanisme physiologique, identique très-probablement. Quelle est l'interprétation théorique de ces effets?

Naguère on répondait à cette question en invoquant une *irritation* de l'estomac par l'agent médicamenteux. Partisans de cette opinion, Trousseau et
Pidoux imaginaient même une description ingénieuse de leur action locale sur
la muqueuse gastrique : « turgescence du système vasculaire du tronc cœliaque,
à la manière, ajoutaient-ils, d'un panaris, d'une tourniole ou d'une arthrite
rhumatismale du poignet, amenant la turgescence vasculaire de tout le membre
thoracique ». Bref, il y avait irritation, puis fluxion et convulsion spasmodique
de l'estomac.

On convient que c'est une théorie fort incomplète pour rendre compte de
l'action des vomitifs administrés par la voie hypodermique. Mialhe, puis d'Ornellas, ont essayé de réfuter cette objection en établissant que les glandes stomacales éliminent les sels antimoniaux ou bien l'émétine introduits sous la peau,
de sorte que les partisans de l'irritation gastrique ont cru triompher encore en
admettant une irritation de retour.

Inutile, au reste, au point de vue pratique, d'insister sur un débat qui pouvait
passionner les Broussaisiens et leurs adversaires, de s'arrêter à la théorie de
Gubler, divisant ces médicaments en vomitifs qui primitivement agissent sur la
muqueuse stomacale et font vomir à la manière de l'embarras gastrique, et
en vomitifs qui modifient les centres nerveux à la manière de la méningite.
C'est ingénieux, mais ce n'est pas là une explication décisive de cette action
thérapeutique.

L'action vomitive est une, ce semble, que l'irritation porte sur la muqueuse
gastrique ou que l'innervation centrale soit le siége de modifications. Unité
d'action, identité dans les effets. Bref, on peut dire avec Fonssagrives : « Tout
vomissement vient de la moelle, que celle-ci donne le signal ou qu'elle le
reçoive ».

Pour préciser, Lauder Brunton admet l'existence d'un centre nerveux présidant à cet acte. Il le place dans la moelle allongée. L'activité des centres nerveux est mise en jeu par les impressions sensitives, physiques ou psychiques, vue, odorat, imagination, titillation de la luette, stimulation des branches stomacales du pneumogastrique, des nerfs du rein ou de l'utérus : en un mot, ils sont le rendez-vous où aboutissent ces stimulations et le point de départ de l'acte réflexe du vomissement. M. Grasset admet aussi la théorie du centre vomitif, qui cependant n'est pas à l'abri de toute objection. Elle suppose l'intégrité des nerfs pneumogastriques. Et cependant leur section n'a pas empêché les vomissements de se produire dans les expériences d'Ornellas injectant de l'émétine sous la peau ou de Chouppe injectant l'apomorphine dans le tissu cellulaire des animaux.

En résumé, la théorie de l'action vomitive laisse encore bien à désirer à l'heure actuelle. Il n'en est pas de même des effets physiologiques consécutifs à l'administration de ses agents. Leur vulgarité me dispense d'insister sur leur nature et leur succession. Quels sont-ils ?

D'abord, un effet nauséeux, du malaise, de la gêne respiratoire et stomacale, des bâillements ; la face pâlit ; le pouls se ralentit. Il survient un état semi-vertigineux, puis des contractions des muscles expirateurs, des éructations et finalement l'expulsion du contenu stomacal, aliments, sécrétion gastrique, bile.

L'abondance des sécrétions ainsi rejetées est d'ailleurs en rapport avec l'irritation exercée sur la muqueuse gastrique, et conséquemment varie avec le vomitif employé ou la dose prescrite.

Le nombre des vomissements est aussi variable. Pour obtenir l'effet thérapeutique demandé, quatre ou cinq vomissements sont, en général, suffisants. Au delà de ce nombre, comme le disait Fonssagrives, il y aurait un « effet *supervomitif* », qui est inutile et peut devenir un inconvénient.

Aux phénomènes locaux du vomissement s'ajoutent des symptômes généraux : les uns *préparatoires* à l'action vomitive : sensation de froid, transpiration et moiteur de la peau ; quelquefois sputation et sensation du besoin d'uriner ou d'aller à la selle ; les autres *contemporains* : agitation, turgescence des vaisseaux, de la face ; d'autres enfin *consécutifs* : augmentation des sécrétions gastro-intestinales, spoliation séreuse, diminution de la température, sensation d'accablement et parfois abattement, mais parmi ces phénomènes il en est à coup sûr qu'on aurait tort d'attribuer à l'action vomitive même : ils dépendent plutôt de l'absorption du médicament vomitif, d'où l'utilité bien connue de choisir l'un ou bien l'autre de ces agents : de là leurs indications et leurs contre-indications.

III. Action et indications thérapeutiques générales des vomitifs. Fixer dans leur détail les indications et les contre-indications des vomitifs, ce serait écrire l'histoire presque tout entière de la thérapeutique. Il n'est guère de maladies contre lesquelles on n'en ait fait usage. La doctrine humorale les plaçait au premier rang et en abusait ; la doctrine broussaisienne les fit redouter. Aujourd'hui on les emploie plus volontiers et plus modérément. Quelles sont leurs indications ?

Comme *agents mécaniques de déplétion gastrique* ils permettent de soulager l'estomac encombré et d'expulser des substances toxiques avant leur absorption. Dans le premier cas, le choix du vomitif importe moins : eau chaude, émétique ou ipéca. L'obstacle à son action vient de la plénitude de l'estomac et de l'impossibilité de mettre le médicament au contact de la muqueuse. C'est alors que la titillation de la luette doit être tentée, et que, si elle ne réussit pas, il vaut mieux avoir recours à la sonde stomacale. Dans le second cas, c'est-à-dire dans les empoisonnements, il importe d'adopter un vomitif qui ne soit pas en incompatibilité chimique avec les antidotes prescrits ou susceptible de former des combinaisons chimiques avec le poison, de déprimer l'organisme, comme l'émétique, et de favoriser l'absorption de la substance toxique, comme l'eau chaude. L'ipécacuanha présente ici des avantages qui seraient plus grands encore, si sa fidélité était constante.

C'est encore comme agents mécaniques d'expulsion qu'on a prescrit les vomitifs pour chasser les corps étrangers de l'œsophage, les fausses membranes du larynx dans le croup, ou favoriser l'ouverture des abcès de l'amygdale et des parois pharyngiennes. Ici on fait fonds sur les secousses imprimées par l'effort du vomissement pour obtenir le résultat thérapeutique.

Comme *agents modificateurs des sécrétions gastriques*, on s'explique l'utilité des vomitifs dans l'embarras gastrique, dans la dilatation et les affections stomacales et au début des maladies fébriles. Ici encore l'expérience traditionnelle a prévalu contre les idées systématiques de Broussais.

Les modifications des sécrétions donnent raison de leur emploi dans les maladies intestinales, la diarrhée et la dysenterie, dans l'asthme, les bronchites et la pneumonie. Toutefois, dans ces affections, on escompte de plus l'action qu'ils exercent sur les muscles bronchiques et l'influence des secousses musculaires pour favoriser l'expectoration. On peut encore expliquer ainsi leur utilité comme moyen de la *médication antiseptique* pour expulser hors du tube digestif les microbes pathogènes qui y pénètrent ou les substances toxiques dues à leur présence.

Les modifications circulatoires et l'état de dépression qu'ils provoquent les ont fait considérer comme *des agents antiphlogistiques* et, selon une expression qui aujourd'hui ne paraît plus légitime, comme des agents de contrefluxion. C'est donc à titre de *diaphorétiques* qu'on les a prescrits au début des fièvres éruptives, rougeole, scarlatine et variole. C'est comme *décongestionnants* que Morton les conseillait dans la phthisie, et c'est en raison de leur action sur la circulation qu'on s'explique l'efficacité de certains d'entre eux contre l'hyperémie pulmonaire et les hémoptysies.

Dans un temps où l'on tenait moins compte des modifications circulatoires qu'ils provoquent, on attribuait à leur action perturbatrice leur emploi contre l'épilepsie et contre l'aliénation mentale. Le traitement des psychopathies par l'elléborisme dans la pratique des anciens médecins ne consistait-il pas tout autant dans la répétition fréquente et systématique des vomitifs que dans l'administration de l'ellébore? De là l'utilité thérapeutique du mal de mer, dont Antyllus, van Swieten, Fischer et, il y a une trentaine d'années, Th. Lévêque (de Montpellier), dans sa thèse inaugurale, conseillaient l'emploi méthodique soit contre les vésanies, soit dans les maladies du foie.

Enfin l'action perturbatrice des vomitifs est un moyen de suspendre les vomissements. *Vomitus vomitu curatur*, disait-on dans l'ancienne médecine, et il existe des exemples où l'on vit le mal de mer ou bien un vomitif opportunément administré arrêter les vomissements incoercibles.

Au demeurant, depuis les livres hippocratiques, les vomitifs occupent une place importante dans la thérapeutique; malgré les doctrines et les systèmes, ils la conservent encore. Et c'est justice, car, si la physiologie incomplète de leur action ne donne pas toujours raison de leur efficacité, on en conviendra, l'expérience clinique la démontre.

Quelles en sont les *contre-indications?* L'âge. Leur utilité chez les enfants est trop universellement admise pour qu'il y ait lieu de s'y arrêter, à condition toutefois de préférer chez eux l'ipécacuanha, et de redouter les effets hyposthénisants du tartre stibié. Chez les vieillards, on les emploie moins, et cependant on peut comme Mérat, le remarquait, sous ces mêmes réserves, en espérer les bénéfices que l'on en obtient dans l'enfance. Chez la femme, la période menstruelle et la gestation ne sont pas des contre-indications, s'il y a urgence à l'administration des vomitifs. La présence d'une hernie bien contenue n'est pas non plus une raison de les proscrire. Par contre, l'existence d'un anévrysme artériel impose au thérapeute une plus grande prudence dans leur emploi et plus sagement l'abstention.

IV. MODE D'ADMINISTRATION DES VOMITIFS. Avant de procéder à l'ingestion d'un vomitif, les anciens médecins prescrivaient des mesures préparatoires : régime sévère, la veille, et boissons dites rafraîchissantes. Aujourd'hui, avec raison, on procède plus simplement : on recommande, à moins d'urgence, indigestion ou empoisonnement, de prendre le médicament, l'estomac étant en état de vacuité, circonstance de nature à rendre l'action vomitive rapide, en mettant l'agent médicamenteux en contact plus immédiat avec la muqueuse stomacale.

Pour rendre ce contact plus complet il est d'usage de véhiculer le vomitif dans une quantité modérée de liquide; puis, dès que l'état nauséeux se déclare, de faire ingérer des boissons en quantité abondante : l'eau tiède convient en raison de sa faible sapidité. Toutefois l'ingestion d'une grande quantité de liquide peut avoir des inconvénients, dans les cas d'empoisonnement, en facilitant l'absorption de la substance toxique.

Le malade est couché, la tête à demi relevée et, s'il s'agit d'un enfant ou d'un vieillard, inclinée sur le côté pour éviter la chute des matières expulsées dans les voies aériennes.

Enfin, autre précaution classique : il convient d'administrer le vomitif en plusieurs fois, deux ou trois, séparées par un intervalle de quatre ou cinq minutes, sans prolonger cet intervalle pendant un temps plus long, ce qui aurait l'inconvénient de permettre la pénétration du médicament dans l'intestin et de remplacer l'action vomitive par des effets purgatifs.

L'action vomitive peut être *irrégulière*, soit que les vomissements se produisent trop lentement ou bien avec excès. Dans le premier cas, on les accélère par divers artifices; la position verticale, la marche, un pédiluve sinapisé, ou, d'après l'avis de Fonssagrives, par la ligature des membres inférieurs au-dessus du genou. Par contre, cet observateur s'élève contre l'emploi de la titillation de la luette, qui, à son avis, solliciterait l'acte vomitif trop prématurément et avant « le processus physiologique » qui doit le précéder.

Les vomissements sont-ils *excessifs*, qu'il s'agisse d'une disposition individuelle ou d'une dose médicamenteuse trop élevée, les vomissements se prolongent ou bien sont suivis de collapsus avec algidité. On combat ces accidents par les alcooliques, l'eau de Seltz, l'éther et le laudanum ; s'accompagnent-ils de coliques, indices d'une action purgative, on doit alors répéter les doses pour éviter une substitution de l'effet purgatif à l'effet émétique. Enfin, conséquence plus tardive, on observe parfois de la gastralgie. On doit la combattre par l'ingestion de l'éther ou des préparations opiacées. Le plus souvent d'ailleurs cette gastralgie disparaît rapidement par les médications classiques.   Ch. Éloy.

VORST (Les deux).

Vorst (Aelius-Everhard). Médecin et archéologue, né à Roermund en 1565, mort en 1624 à Leyde, où il était professeur de médecine et de botanique et dirigea le jardin botanique. Il écrivit sur la numismatique.

Vorst (Adolph). Fils du précédent, né à Delft en 1597, étudia à Leyde, à Blois et à Padoue, où il fut reçu docteur en 1622. De retour à Leyde, il devint médecin du prince Maurice et professeur d'abord de médecine, puis de botanique. Il mourut le 8 octobre 1663, laissant entre autres :

I. *Recognitio versionis J. Opsopaei aphorismorum Hippocratis*, etc. Lugd. Batav., 1628, in-8°. — II. *Liber de divino in morbis, quod Hippocrates in prognosticis medicum observare jussit.* Lugd. Bat., 1634. — III. *Catalogus plantarum horti Acad. Lugd. Bat.*, Lugd. Bat., 1633, in-4°, et nombr. édit. — IV. Des oraisons funèbres.   L. Hn.

VORTICELLE. Genre d'Infusoires ciliés péritriches, caractérisé par un corps nu, supporté par un style contractile et présentant à sa partie antérieure un disque protractile entouré d'une spirale de cils descendant vers la bouche.

La forme générale du corps des Vorticelles est assez variable : tantôt elle est complétement globuleuse, tantôt elle ressemble à un vase élégant dont le col serait bordé d'une légère frange de cils vibratiles. La cuticule est parfois dépourvue d'ornements, mais le plus souvent elle porte de fines stries transversales ou des tubercules régulièrement espacés.

Les points les plus intéressants de l'organisation des Vorticelles sont le péristome et le style contractile. Les premiers auteurs qui ont observé ces êtres n'ont point aperçu le disque ciliaire qui les termine et, ne pouvant expliquer l'attraction des particules alimentaires assez forte chez les Vorticelles, l'attribuaient à une sorte de fascination magnétique analogue à celle du Serpent. Cette attraction est due en réalité à un mouvement continu de cils insérés sur le bord d'un disque protractile. Ces cils forment sur ce disque une spirale qui descend le long de la tige et pénètre dans un œsophage béant à l'intérieur des bords du péristome.

Le style inséré à la partie postérieure du corps se compose d'une couche corticale hyaline et d'un axe fibrillaire contractile. Au niveau de son point d'attache avec le corps, cet axe s'épanouit dans la couche extoplasmique en se décomposant à la manière d'un pinceau très-lâche. D'après Everts, ces fibrilles contractiles entoureraient complétement le corps et lui conserveraient sa contractilité.

On a divisé les Vorticelles en plusieurs groupes caractérisés par les différences de leurs styles. Les unes ont un style simple et sont solitaires (Vorticelle). Les autres présentent de véritables colonies dues à la division du style en forme d'arbrisseau (*Epistylis-Zoothamnium*).   Henneguy et Fabre-Domergue.

VÖSLAU (Eaux minérales de). *Protothermales, sulfatées calciques moyennes, carboniques moyennes.* En Autriche, dans le cercle de Wiener Wald inférieur, dans le district de Weilersdorf, au pied du Lindenkugel, est une station du chemin de fer de Vienne à Trieste. Deux sources émergent à Vöslau; elles ont les

mêmes caractères physiques et chimiques et la même température; l'une d'elles
a un débit tellement considérable que son griffon à sa sortie donne assez d'eau
pour faire tourner la meule d'un moulin. L'eau des sources de Vöslau est claire,
transparente, limpide et sans odeur. Elle est traversée par d'assez nombreuses
bulles gazeuses, dont les perles viennent se fixer à l'intérieur des vases qui la
contiennent. Sa température est de 24°,6. Meisner a fait l'analyse de l'eau de ces
deux sources et a trouvé que 1000 grammes contiennent :

Sulfate de chaux.	1,391
— soude.	0,100
Bicarbonate de chaux.	0,909
— magnésie.	0,587
Chlorure de magnésium.	0,150
Silice.	0,057
Total des matières fixes.	2,985
Gaz acide carbonique libre.	60cc,2

L'eau des sources de Vöslau est très-rarement employée en boisson. On en fait
usage à l'intérieur dans les affections catarrhales subaiguës des voies uro-poé-
tiques, mais elle est très-souvent administrée en bains et en douches, dans un
établissement très-bien installé et où les malades se soignent avec avantage
d'accidents névralgiques ou névropathiques, par des eaux calmantes et antispasmodiques dont les effets ne le cèdent en rien aux plus actives.   A. R.

VOUACAPOUA (*Vouacapoua* Aubl.). — Genre de plantes de la famille des
Légumineuses-Cœsalpiniées et du groupe des Sclérolobiées.

L'unique espèce, *V. americana* Aubl., est un arbre inerme à feuilles alternes,
composées-imparipennées, à fleurs disposées en panicules. Le calice et la corolle
sont pentamères et l'androcée est formé de dix étamines dont cinq plus courtes
sont oppositipétales.

Le *V. americana* habite la Guyane et le nord du Brésil. Son bois, très-dur,
est recherché pour les constructions et pour la fabrication d'une foule d'objets
domestiques.   Ed. Lef.

VOUAPA. — Nom vulgaire donné à la Guyane à l'*Eperua falcata* Aubl.,
arbre de la famille des Légumineuses-Cœsalpiniées, dont l'écorce amère est
employée comme émétique. Son bois, dur, pesant, imprégné d'une huile résineuse abondante, est d'un rouge sombre, souvent varié de bandes blanchâtres.
On l'emploie beaucoup comme bois de construction.   Ed. Lef.

VOULLONNE. — Premier professeur à Avignon, s'est fait connaître par deux
mémoires couronnés par l'Académie de Dijon :

I. *Mém... sur la question : Déterminer quelles sont les maladies dans lesquelles la
médecine oppressante est préférable à l'expectante, et celle-ci à l'agissante.* Avignon, 1776,
in-8°; Paris, 1792, in-8°. — II. *Mém.... : Déterminer les caractères des fièvres intermittentes,* etc. Avignon, 1782, in-8°.   L. Hn.

VRÉCOURT (Eau minérale de). — *Athermale, amétallite, ferrugineuse faible.*
Dans le département des Vosges, dans l'arrondissement et à 20 kilomètres de
Neufchâteau, émerge, par un forage artésien pratiqué en 1855, une source dont
l'eau est claire, transparente, limpide, et qui n'est traversée que par des bulles

gazeuses, se succédant à d'assez longs intervalles. Elle est sans odeur, et son goût est fade et très-légèrement ferrugineux. Sa température est de 9 degrés centigrade. Henry (Ossian) en a fait l'analyse en 1856 et a trouvé dans 1000 grammes d'eau les principes suivants :

Sulfate de soude		0,510
Bicarbonate de soude		0,260
— chaux		0,039
— magnésie		
— potasse		traces.
Chlorure de sodium		0,100
Silice		0,021
Alumine, oxyde de fer, matière organique, principe arsenical, acide borique		0,004
Sel de potasse et silicates alcalins		traces.
TOTAL DES MATIÈRES FIXES		0,934
Gaz acide carbonique libre		indét.

Les vertus thérapeutiques de l'eau de Vrécourt, qui n'est employée qu'en boisson, sont encore mal définies. Elle sert aux habitants de la contrée, qui l'ingèrent seulement dans certains troubles de l'estomac, de ses annexes, et surtout dans le catarrhe des reins et de la vessie.   A. R.

VRILLÉE. Un des noms vulgaires du *Convolvulus arvensis* L., plante de la famille des Convolvulacées (*voy.* CONVOLVULUS).

La *Vrillée bâtarde* est le *Polygonum convolvulus* L., de la famille des Polygonacées (*voy.* POLYGONUM).   ED. LEF.

VROLIK (LES DEUX).

Vrolik (GERARDUS). Né à Leyde en 1775, mort en 1859. Il enseigna successivement la botanique, l'anatomie et la physiologie, l'obstétrique, et fit des découvertes en anatomie comparée, enfin fonda le musée Vrolik. Il a publié un grand nombre d'opuscules sur la botanique, la zoologie, l'anatomie, la physiologie, la médecine, etc.   L. HN.

Vrolik (WILLEM). Fils du précédent, né à Amsterdam en 1801, reçu docteur à Paris en 1823, se fixa à Amsterdam, puis en 1828 devint professeur extraordinaire d'anatomie et de physiologie à Groningue, en 1831, professeur d'anatomie et de chirurgie, et peu après professeur de zoologie et d'anatomie pathologique à Amsterdam. Il a publié des travaux remarquables en zoologie, et de plus : *Handb. der ziektkundige ontleedkunde*, Amsterdam, 1840-1842, 2 part. in-8°; *Tabulae ad illustrandam embryogenesin hominis et mammalium.* Amsterdam, 1849, récompensé à Paris par le prix Montyon, enfin l'art. TERATOLOGY de *Todd's Cyclopaedia*. Il mourut en décembre 1863.   L. HN.

VROMOLIMNÉ (SOURCE MINÉRALE DE). En Péloponnèse, près de Méthana. Source sulfureuse célèbre, apparue à la suite d'actions volcaniques à la fin du troisième siècle avant Jésus-Christ. Ses eaux, d'une température de 26°,48, répandent une odeur hépatique et sont d'une saveur fortement salée. On les emploie en bains, surtout contre les catarrhes chroniques des bronches, les rhumatismes et les diverses dermatoses. Il y a un établissement contenant 25 chambres. Le gouvernement grec est en train de faire de grands établissements.

STÉPHANOS.

VULNÉRAIRE. Sous ce nom on a désigné des végétaux auxquels on attribuait des propriétés résolutives susceptibles de provoquer la guérison des plaies et des blessures : telles l'alchimille vulgaire qui est astringente, l'arnica de montagne dont les fleurs entrent dans la composition du vulnéraire suisse ou *falltrank* et sont, selon l'expression de Meissmer, la *panacea lapsorum*, enfin la scrofulaire aquatique, vulgairement désignée sous le nom d'herbe du siége, en souvenir des services qu'elle aurait rendu pendant le siége de La Rochelle, sous Louis XIII, pour le pansement des blessures.

Une autre plante de la famille des Légumineuses, l'anthyllide vulnéraire, vulgairement triolet ou vulnéraire, possède la même réputation. La médecine populaire l'emploie à l'intérieur en décoction et à l'extérieur en topiques, compresses ou cataplasmes, pour hâter la cicatrisation des plaies, ou, d'après Bazin, prévenir les suites de chute ou de commotion.

Les *espèces vulnéraires* sont des mélanges de composition fort variable, de plantes dites vulnéraires. Ces végétaux sont en général aromatiques ou stimulants, et s'administrent soit à l'intérieur, sous la forme d'infusion ou de décoction, soit à l'extérieur en lotions. Ils ont pour effet général de provoquer ou plutôt de favoriser la réaction consécutive au choc traumatique et localement d'agir par leurs vertus plus ou moins astringentes. Ce sont là des propriétés fort modestes, qu'à coup sûr elles ne sauraient à aucun degré prétendre monopoliser.

Parmi les mélanges d'espèces végétales auxquels on attribue ces vertus, le plus célèbre est le suivant que l'on désigne sous le nom de thé suisse ou vulnéraire suisse. Il contient : des fleurs d'arnica, de pied-de-chat et de tussilage; des sommités d'absinthe, de bétoine, de calament, d'hysope, de chamœdrys, de bugle, de millefeuille, de lierre terrestre, de pervenche, d'origan, de sanicle, de romarin, de scolopendre, de sauge et de scordium.

Les espèces vulnéraires du *Codex* contiennent, en outre, des feuilles et sommités du thym et de la véronique. Tous ces végétaux y sont mélangés par parties égales.

En raison des propriétés astringentes des préparations obtenues avec ces végétaux, on recommande d'en éviter l'emploi simultané avec les sels métalliques et en particulier ceux de fer ou de plomb.

CH. ÉLOY.

VULPIAN (EDME-FÉLIX-ALFRED). Né à Paris le 5 janvier 1826, reçu docteur à Paris en 1853 (*Essai sur l'origine réelle de plusieurs nerfs crâniens*, in-4°), concourut avec succès en 1857 pour l'admission au bureau central, et en 1860 pour l'agrégation (*Des pneumonies secondaires*, in-4°). Pendant trois ans il suppléa Flourens dans la chaire de physiologie du Muséum, puis en 1867 fut nommé professeur d'anatomie pathologique à la Faculté de médecine de Paris; il échangea en 1872 cette chaire contre celle de pathologie comparée et expérimentale. L'Académie le reçut dans son sein en 1869, et la Faculté l'élut doyen en remplacement de Wurtz en 1875; enfin, en 1876, il succéda à Andral à l'Institut. Vulpian fut en outre médecin à la Pitié, puis à la Charité. Ses découvertes dans le domaine de l'anatomie et de la physiologie du système nerveux, ou de la pathologie expérimentale, etc., sont très-nombreuses. Nous ne pouvons indiquer ici que ses ouvrages les plus importants : *Leçons sur la physiologie générale et comparée du système nerveux faites en 1864 au Muséum.* Paris, 1866, in-8°; *Leçons sur l'appareil vaso-moteur, etc. Réd. par Carville.* Paris, 1874-1875, 2 vol. in-8°; *Leçons sur l'action physiol. des poisons et médicaments faites à la Fac. en 1875 (Journ. de l'École de méd.); Clinique médicale de l'hôpital de la Charité.* Paris, 1878, in-8°; *Maladies du système nerveux.* Paris, 1879-1886, 2 vol. in-8°. Vulpian mourut à Paris d'une pneumonie infectieuse en mai 1881.　　　　　　　　　　　L. Hn.

VULPIQUE (Acide). $C^{38}H^{14}O^{10}$ en équivalents, $C^{19}H^{14}O^5$ en atomes. Bébert l'a extrait et on le retire généralement aujourd'hui d'un lichen, le *Cetraria vulpina.* Stein a retiré du *Parmelia parietina* une substance, nommée d'abord *chrysopicrine*, qui n'est autre que cet acide.

Les produits d'une macération prolongée du lichen avec de l'eau et un peu de chaux sont filtrés. La liqueur fournit en présence d'un acide des flocons qui sont purifiés par des cristallisations dans l'alcool bouillant, puis dans l'éther ou dans le chloroforme.

L'acide vulpique forme des cristaux clinorhombiques jaunes de soufre, transparents, peu solubles dans l'eau, plus solubles dans l'alcool, se dissolvant bien dans l'éther et surtout dans le chloroforme. Il fond à 110 degrés et se sublime peu au-dessus de ce point. Sa solution est amère. Il forme des sels avec les bases. Les sels alcalins et alcalino-terreux se forment directement, et les solutions se colorent en jaune d'or.

Bouillis avec les alcalis, il s'attaque. En reprenant la liqueur par l'acide chlorhydrique on obtient de l'esprit de bois, de l'acide carbonique et de l'acide oxatoluique, $C^{32}H^{16}O^6$.

Il est assez colorant pour teindre les tissus animaux en jaune, malgré sa très-faible solubilité.　　　　　　　　　　　　　　　　　　　Riche.

VULVAIRE. *Voy.* Chenopodium.

VULVE. *Vulva, pudendum muliebre ;* allemand, *Scham ;* anglais, italien, espagnol, *vulva.*

§ I. **Anatomie descriptive.** On désigne sous le nom de vulve l'ensemble des parties génitales externes de la femme.

Les organes qui entrent dans sa composition sont disposés en trois plans : 1° un plan superficiel, formé en avant par le pénil ou mont de Vénus, en arrière par les grandes lèvres ; 2° un plan moyen constitué par les petites lèvres et le clitoris ; 3° un plan profond appelé vestibule.

Examiné chez la femme vierge, celui-ci représente une sorte de canal sur lequel viennent s'ouvrir : 1° l'orifice externe de l'urèthre ; 2° l'orifice du vagin ; 3° un certain nombre de pertuis dont les plus importants correspondent à la terminaison des canaux excréteurs de deux glandes en grappe, les glandes vulvo-vaginales ou de Bartholin. On voit que nous prenons ici la dénomination de vestibule dans une acception plus large que ne le font ordinairement les anatomistes, et que cette petite région ainsi envisagée répond à peu près au canal vulvaire de Dolbeau.

I. *Pénil et grandes lèvres.* Le pénil est une éminence arrondie, plus ou moins prononcée suivant les sujets, située au devant du pubis, au-dessus des grandes lèvres. Sa saillie est due en partie à celle des os, en partie à celle du tissu adipeux sous-jacent à la peau. Il se couvre de poils à l'époque de la puberté.

Les grandes lèvres sont des replis de la peau limitant une ouverture antéro-postérieure à laquelle on donne quelquefois, dans un sens plus restreint, le nom de vulve. Chacune d'elles présente : 1° une face externe couverte de poils ; 2° une face interne, humide, lisse, de couleur rosée, contiguë à celle du côté opposé ; 3° un bord antérieur arrondi et convexe, dont l'aspect est le même que celui de la face externe. Les extrémités des grandes lèvres se rejoignent en haut et en bas et donnent ainsi naissance par leur réunion aux commissures antérieure et postérieure. La commissure antérieure, peu marquée, décrit une espèce d'arcade arrondie surmontant le clitoris dont elle est séparée par un espace d'environ 1 centimètre 1/2. La commissure postérieure, plus apparente, quoique plus mince, forme une bride saillante appelée fourchette qui se rompt souvent pendant l'accouchement chez les primipares. L'intervalle qui sépare la fourchette et l'anus constitue le périnée des accoucheurs, qui mesure de 16 à 20 millimètres d'avant en arrière ; l'intervalle qui la sépare de l'entrée du vagin se présente comme une dépression assez profonde qui porte le nom de fosse naviculaire.

Les grandes lèvres sont fermes, unies, exactement appliquées l'une à l'autre chez les enfants, les vierges et les jeunes femmes douées d'un certain embon-point ; chez les femmes amaigries ou âgées elles sont flasques et recouvrent incomplétement l'orifice vulvaire.

C'est à tort que l'on distingue quelquefois les deux faces de ces replis sous le nom de face cutanée et face muqueuse : toutes les deux ont, comme on le verra, la structure de la peau, et la face interne est même garnie de poils qui, assez nombreux en avant, disparaissent vers sa partie moyenne.

Les grandes lèvres comprennent dans leur constitution : 1° la peau ; 2° une couche de fibres musculaires lisses qui correspond au dartos de l'homme ; 3° une couche de tissu cellulo-adipeux ; 4° un appareil élastique qui diffère à peine de l'appareil de suspension des bourses, et qui présente dans son ensemble l'aspect d'une poche membraneuse, d'où le nom de sac dartoïque que lui avait donné Broca ; 5° un pannicule adipeux contenu dans l'intérieur de ce sac, dans lequel viennent également s'éparpiller quelques fibres du ligament rond.

Le dartos, décrit par M. Sappey, se compose de faisceaux musculaires, diversement entre-croisés et situés immédiatement à la face profonde du derme ; ils tapissent la face externe et le bord antérieur des grandes lèvres et manquent sur les deux tiers postérieurs de leur face interne. Cette couche de fibres lisses ne se distingue du dartos de l'homme que par son plus faible développement.

Le sac de Broca a la forme d'une bourse à goulot long et étroit dont le fond regarde en bas et en arrière, tandis que son ouverture dirigée en haut et en avant vient aboutir à l'anneau inguinal externe. La paroi antérieure de ce sac est séparée de la peau par la couche de tissu adipeux sous-jacente au dartos : la paroi postérieure libre dans sa moitié supérieure se confond inférieurement avec l'aponévrose périnéale superficielle. Les bords latéraux, libres d'adhérence dans leur moitié supérieure, s'insèrent dans leur moitié inférieure, l'externe à la branche ischio-pubienne et l'interne à la peau de la vulve dans le sillon qui sépare la grande lèvre de la petite.

Broca avait désigné cette poche sous le nom de sac dartoïque parce qu'il l'avait considérée comme l'équivalent du dartos, mais M. Sappey a montré qu'elle représente en réalité l'homologue de l'appareil de suspension des bourses chez l'homme et qu'elle est par conséquent de nature élastique. L'appareil élastique des grandes lèvres comprend un ensemble de lames et de lamelles très-multipliées dont les unes sont antérieures, les autres latérales, d'autres enfin postérieures. Les antérieures descendent obliquement de l'hypogastre et du bord supérieur du pubis vers les grandes lèvres. « Les plus élevées s'attachent, ou plutôt se perdent dans la peau du pénil qu'elles immobilisent dans sa situation. Les autres se partagent en trois groupes, l'un médian et deux latéraux. Le médian se comporte comme le ligament suspenseur de la verge, il forme le ligament suspenseur du clitoris et se prolonge ensuite à droite et à gauche sur le bulbe du vagin et le muscle constricteur de la vulve jusqu'au périnée où il se confond avec la lame élastique qui en provient ». Les lamelles latérales descendent au devant de l'orifice inguinal externe et s'unissent en dedans avec les lamelles médianes, en dehors avec le système élastique latéral qui naît des branches ischio-pubiennes; celui-ci, confondu ainsi en haut et en avant avec les lames antérieures, l'est également avec la lame postérieure qui vient du périnée. On comprend que toutes ces lamelles élastiques forment par leur union et leur continuité un sac membraneux tel que l'avait dit Broca. Le rôle de cet appareil est de séparer nettement les grandes lèvres de la partie interne des cuisses et d'assurer la permanence de leur forme et de leurs dimensions.

Dans la cavité de la poche élastique s'accumule du tissu adipeux qui donne aux grandes lèvres leur consistance plus ou moins ferme suivant qu'il est plus ou moins abondant; il ne fait pas défaut, même chez les sujets les plus maigres, mais il ne remplit et ne distend plus alors que d'une manière incomplète le sac qui le renferme. Cette boule graisseuse peut devenir le point de départ de lipomes.

Si une anse intestinale fait hernie dans la poche, on voit que pour arriver jusqu'à elle il faudra traverser : 1° la peau doublée de dartos ; 2° le tissu cellulo-graisseux sous-cutané; 3° la paroi antérieure du sac élastique, plus le *fascia transversalis* refoulé en même temps que le péritoine.

Chez le fœtus, jusqu'au huitième mois de la vie intra-utérine, un prolongement du péritoine appelé canal de Nuck accompagnerait le ligament rond et viendrait se terminer avec lui dans le goulot du sac élastique. On a supposé que les débris de ce diverticule péritonéal pouvait persister chez l'adulte, se remplir de liquide et constituer alors ce qu'on a appelé l'hydrocèle des grandes lèvres. Mais l'existence même de ce canal a été niée par M. Duplay, et plus récemment par M. Beurnier.

Les artères du pénil et des grandes lèvres viennent de la branche périnéale inférieure de la honteuse interne, des honteuses externes et des épigastriques. Les veines très-nombreuses accompagnent les artères ou bien vont s'unir aux veines du bulbe du vagin. Les lymphatiques se rendent tous aux ganglions du pli de l'aine. Les nerfs sont fournis par la branche génito-crurale du plexus lombaire et par la branche périnéale du nerf honteux.

II. *Petites lèvres et clitoris.*   Entre les grandes lèvres, sur les côtés du vestibule, se rencontrent deux autres replis cutanés, les petites lèvres. Ordinairement de couleur rosée, celles-ci prennent quelquefois l'aspect du tégument externe lorsqu'elles viennent à dépasser les grandes lèvres. Leur longueur est de 30 à 35 millimètres, leur largeur de 10 à 12, leur épaisseur de 3 à 4; leurs

dimensions varient quelquefois d'un côté à l'autre. Leur forme a été comparée
par Boyer à une crête de coq, et on peut leur considérer deux faces, deux bords
et deux extrémités.

Leur face externe plane répond à la face interne des grandes lèvres dont elle
est séparée par un sillon assez profond ; la face interne s'applique à celle du
côté opposé ; le bord libre est convexe, souvent dentelé irrégulièrement ; le bord
adhérent se continue en dedans avec la muqueuse du vestibule, en dehors avec
la peau des grandes lèvres.

Leur extrémité antérieure se bifurque : la branche supérieure de bifurcation
passe au-dessus du clitoris et forme, avec celle du côté opposé, le capuchon ou
prépuce du clitoris ; la branche inférieure s'unit à l'extrémité libre du clitoris
en se continuant avec celle du côté opposé.

Leur extrémité postérieure ne dépasse pas ordinairement le tiers ou la moitié
de la hauteur de la vulve et s'arrête à peu près au niveau du diamètre transversal de l'orifice vaginal ; quelquefois elle se termine déjà au niveau du méat
urinaire. Dans d'autres cas, au contraire, on voit les petites lèvres, au lieu de
s'en aller comme en mourant sur la face interne des grandes lèvres, faire le tour
complet de l'anneau vulvaire et se rejoindre en arrière pour former une commissure. Dans ces conditions, les grandes lèvres ne s'unissent ordinairement pas
par leur extrémité postérieure.

Les petites lèvres sont du reste sujettes, en ce qui concerne leurs dimensions,
à de nombreuses variétés : 1° suivant les individus ; 2° suivant les âges ; chez
les enfants nouveau-nés elles débordent habituellement les grandes lèvres ;
3° suivant les races : on sait que, chez les Hottentotes, elles présentent une longueur démesurée constituant ce qu'on a appelé le tablier.

Ces replis renferment dans leur épaisseur un tissu lamineux dense remarquable par sa richesse en fibres élastiques et par l'absence de graisse. On pourrait les regarder comme formées par l'accolement et la juxtaposition intime de
deux lames dermiques épaisses sans interposition de vésicules adipeuses.

Leurs artères proviennent de la même source que celles des grandes lèvres.
Les veines volumineuses et abondantes s'unissent à celles du bulbe du vagin et
du clitoris ; les lymphatiques vont avec ceux des grandes lèvres se rendre aux
ganglions du pli de l'aine. Les vaisseaux sanguins ne présentent aucune disposition particulière, contrairement à l'opinion de Gusserow, qui a décrit dans les
nymphes du tissu érectile. Les nerfs viennent de la branche périnéale ou honteuse interne.

Clitoris.   Le clitoris est un organe érectile qui a pour homologues les corps
caverneux de la verge. Il naît, comme ces derniers, de la face interne des
branches ischio-pubiennes par deux racines longues de 27 à 30 millimètres,
situées entre l'arcade pubienne et les bulbes du vagin qu'elles surmontent. Ces
racines vont en convergeant obliquement en haut jusqu'à ce que, arrivées au
niveau de la symphyse, elles se réunissent pour constituer un corps unique,
cloisonné sur la ligne médiane, le clitoris proprement dit. Après un trajet de
quelques millimètres au devant de la symphyse à laquelle il est uni par un ligament suspenseur, le clitoris se recourbe en bas et en arrière en forme de crosse
et devient de plus en plus grêle jusqu'à son extrémité libre. Celle-ci apparaît à
la partie antérieure de la vulve à 12 ou 15 millimètres au-dessous de la commissure antérieure des grandes lèvres sous forme d'un tubercule arrondi appelé
gland du clitoris, et faisant ordinairement une saillie de 6 à 8 millimètres.

Isolé des parties voisines, le corps du clitoris est cylindrique et montre quelquefois à sa partie inférieure un léger sillon qui se prolonge jusqu'à son extrémité libre qui paraît alors bifide. Dans les premiers temps de la vie, il présente des dimensions relativement considérables, mais sa croissance est ensuite peu marquée. Chez certaines femmes, il acquiert cependant une longueur extraordinaire et sa partie libre peut atteindre jusqu'à 13 centimètres (Tarnier et Chantreuil). Normalement le clitoris conserve toujours sa forme recourbée; même à l'état d'érection, il se redresse fort peu, car, lié à la symphyse pubienne par le ligament suspenseur, il ne peut s'abaisser; uni aux petites lèvres par son extrémité libre, il ne peut s'élever.

Le gland du clitoris est recouvert par le prépuce supérieurement et de chaque côté; inférieurement il présente deux crêtes qui se continuent avec les petites lèvres. On trouve dans les auteurs des opinions contradictoires sur la signification et la nature de ce renflement. Pour les uns il ressemble entièrement au gland du pénis. D'après M. Sappey, au contraire, « le gland n'existe pas chez la femme; dans ce sexe, l'extrémité libre des corps caverneux n'est recouverte que par la peau de la vulve qui contribue à leur donner une forme arrondie ». Les deux manières de voir ne renferment chacune qu'une partie de la vérité. S'il est vrai, comme le dit M. Sappey, que le gland du clitoris ne soit pas un organe érectile, il n'en est pas moins l'homologue du gland du pénis.

On verra en effet plus loin que la structure de ce renflement n'offre aucune analogie avec celle du tissu érectile ni chez l'adulte, ni chez le fœtus, qu'il est constitué comme les petites lèvres par un tissu conjonctif, riche en fibres élastiques, et qu'il n'est pas plus vasculaire que ces dernières. Les corps caverneux se terminent à sa base par une extrémité triangulaire et lui sont rattachés par une cloison fibreuse partie de leur sommet. Le microscope confirme donc sur la structure du gland ce que les injections et les dissections avaient déjà appris à M. Lacuire.

Mais un autre fait qu'il est bon de faire ressortir, c'est que le gland du clitoris est une dépendance directe des petites lèvres. Nous avons dit que l'extrémité antérieure de ces replis se divise en deux branches dont la supérieure se réunit à celle du côté opposé pour former le capuchon : d'après l'opinion généralement admise, l'inférieure passerait au-dessous du gland pour se continuer également avec celle de l'autre côté en donnant naissance au frein du clitoris. Il est plus exact de dire que les deux branches de bifurcation inférieures constituent le gland par leur convergence. On voit en effet sur une série de coupes faites de haut en bas sur ce renflement qu'à un moment donné sa face inférieure se divise en deux parties dont chacune se continue avec la petite lèvre correspondante et dont les différents tissus sont en prolongement direct des tissus de cette dernière. Cela peut s'observer à tout âge, mais peut-être plus nettement chez les jeunes sujets où le gland est encore souvent bifide à son extrémité dans une certaine étendue.

Quant à l'homologie du gland du clitoris avec celui du pénis, l'étude du développement de ces parties démontre qu'elle ne saurait être niée.

Le capuchon du clitoris, dont il nous reste à parler, ne recouvre complétement le gland qu'au sixième mois de la vie intra-utérine. A ce moment il y a encore adhérence entre sa face interne et la face externe du gland. Cette fusion paraît persister beaucoup plus longtemps sur le clitoris que sur le pénis; chez le nouveau-né du sexe masculin, le prépuce est généralement libre à la naissance, tandis que je l'ai encore trouvé adhérent chez la petite fille de cinq ans. Il peut encore en être ainsi, quoique très-rarement, chez l'adulte.

Les artères du clitoris sont au nombre de quatre : deux pour la moitié gauche et deux pour la moitié droite ; les artères caverneuses se distribuent au tissu érectile. Les artères dorsales rampent sur la face supérieure de l'organe, donnent quelques divisions très-grêles au corps caverneux et se terminent dans le gland. Les dimensions de ces artères sont bien moindres que celles des vaisseaux correspondants chez l'homme, en raison même du peu de développement de l'appareil érectile de la femme.

M. Sappey divise les veines en supérieures, inférieures, antérieures et postérieures. Les supérieures forment deux plans : un plan sous-cutané qui naît du prépuce et qui donne origine à deux veines principales, l'une droite, l'autre gauche, s'abouchant dans les veines saphènes internes : un plan profond représenté par la veine dorsale profonde, qui s'unit aux veines vésicales antérieures. Les veines inférieures, très-petites, se jettent dans le plexus intermédiaire au clitoris et au bulbe du vagin. Les veines antérieures partent de l'extrémité libre de chacun des corps caverneux et s'unissent à celles du bulbe ; les veines postérieures, qui émanent des racines du clitoris, se comportent à leur terminaison comme les antérieures.

Les nerfs du clitoris viennent des nerfs honteux internes sous le nom de nerfs dorsaux du clitoris. Ils sont principalement destinés au gland. A l'appareil érectile de la femme il faut rattacher les bulbes du vagin qu'on a l'habitude de décrire avec ce dernier organe, mais qui représentent en réalité les homologues des deux moitiés du bulbe de l'urèthre de l'homme (voy. VAGIN). Signalons seulement ici ce fait que des connexions entre les bulbes et le clitoris sont quelquefois établies par un mince prolongement qui va de l'extrémité antérieure des premiers à l'extrémité libre du second (Henle), mais le plus habituellement ces organes érectiles ne sont unis que par des anastomoses veineuses.

III. *Vestibule. Méat urinaire. Orifice du vagin. Glandes vulvo-vaginales.* Nous désignerons sous le nom de vestibule toute cette petite région intermédiaire à la peau et aux muqueuses génito-urinaires, et dont les limites sont tracées en haut par le gland du clitoris, en haut et en dehors par le bord interne des petites lèvres, en dehors et en bas par une ligne située sur le prolongement de ce bord, concentrique à l'orifice du vagin et distante de l'hymen de 1 centimètre environ. Elle est limitée de toutes parts par le bord interne des nymphes, lorsque ces replis, ainsi qu'il arrive quelquefois, circonscrivent le vagin sur toute sa circonférence.

Cette région, tapissée d'une membrane de revêtement distincte de la peau, correspond à l'infundibulum primitif, commun aux voies génito-urinaires. En effet, pendant que l'extrémité inférieure de la vessie s'allonge et se rétrécit pour devenir l'urèthre, le vagin, au contraire, s'élargit et s'avance de plus en plus dans le sinus urogénital qui, à partir du sixième mois, n'en représente plus qu'un simple prolongement. Malgré cet envahissement progressif, le sinus n'en persiste pas moins, mais réduit à cette zone étroite comprise entre l'extrémité inférieure du vagin et les bords de la dépression cloacale externe sur lesquels se sont développées les petites lèvres. De plus, comme le sinus se continue en haut avec le sillon génital que l'on voit s'y ouvrir dès la fin du deuxième mois et dont les bords restent écartés, la région vestibulaire, prise dans son ensemble, comprend en réalité deux portions, l'une supérieure ou uréthrale, l'autre inférieure ou vaginale.

La première, réduite d'abord à un simple sillon, devient plus tard cet espace triangulaire que l'on décrit habituellement seul, sous le nom de vestibule, et qui est limité à droite et à gauche par les petites lèvres, à son sommet par le clitoris, à sa base par l'orifice vaginal. Sa surface est rectiligne de haut en bas, concave transversalement.

Contrairement à cette première portion, dont les dimensions augmentent avec l'âge, la région périvaginale du vestibule est beaucoup mieux marquée pendant les derniers mois de la vie intra-utérine chez l'enfant nouveau-née et chez la jeune fille, à cause de la situation profonde de l'orifice du vagin, qui est en retrait d'environ 1 centimètre. Mais, après la défloration, et surtout après une première couche, la muqueuse qui la tapisse se continue de plain-pied pour ainsi dire avec la peau des petites lèvres d'une part, la muqueuse vaginale d'autre part.

La portion supérieure du vestibule nous présente à étudier : l'orifice externe de l'urèthre ou méat urinaire, et sur les côtés de ce dernier deux petits pertuis menant dans des conduits que, pour ne rien préjuger sur leur nature, nous appellerons canalicules juxta-uréthraux.

Dans la partie inférieure du vestibule débouchent l'orifice externe du vagin et les canaux excréteurs des glandes vulvo-vaginales.

Méat urinaire. Le méat urinaire, de forme circulaire ou un peu allongée, est situé sur la ligne médiane, entre la base de la portion uréthrale du vestibule qui le limite en haut, et la paroi supérieure du vagin qui le limite en bas. Sa moitié supérieure est ordinairement lisse, sa moitié inférieure est garnie de saillies villeuses. Placé au centre d'un petit bourrelet saillant ou quelquefois au niveau même de la muqueuse des parties voisines, il devient souvent si profond dans certains cas de grossesse ou de tumeur utérine qu'on a peine à l'apercevoir. Il en serait encore de même, d'après Ad. Guérin, chez les femmes qui ont eu des relations sexuelles précoces. Son rapport le plus important est celui qu'il affecte avec le tubercule par lequel se termine la colonne antérieure du vagin, au-dessous duquel il est situé. Cette disposition permet de sonder les femmes sans les découvrir. A cet effet un doigt introduit dans le vagin ou à la recherche de ce tubercule, et sur sa pulpe tournée, on fait avec l'autre main glisser l'instrument jusqu'à ce que son bec soit arrêté par les parties molles : un léger mouvement d'abaissement du pavillon fera pénétrer la sonde dans le canal. On peut encore, suivant un procédé indiqué par Tarnier, aller avec le doigt indicateur à la recherche du clitoris, descendre sur la partie médiane du vestibule, et la première inégalité que l'on rencontre indiquera l'ouverture de l'urèthre.

Si on fait saillir en bas et en avant le méat urinaire, en même temps qu'on cherche à le déplisser, on pourra voir de chaque côté de cet orifice deux petits pertuis par lesquels on peut faire pénétrer une sonde d'1 millimètre de diamètre dans une étendue de 1 centimètre environ ; quelquefois aussi l'instrument pénètre à une profondeur de 2 centimètres ou même de 2 centimètres 1/2. Les conduits dans lesquels il s'engage correspondent à ce que Huguier avait désigné sous le nom de follicules uréthraux ; ils se distinguent, non-seulement par leur situation bien précise, mais encore par leur longueur, de toutes les autres dépressions de la muqueuse qui les entourent et qui ne peuvent admettre de sonde que dans une étendue de 2 à 3 millimètres.

Les canalicules juxta-uréthraux sont particulièrement développés à l'âge de vingt-cinq à trente ans, dans l'état puerpéral et dans diverses inflammations. Leur orifice externe devient alors facilement visible. Celui-ci est toujours plus étroit que le conduit qui lui fait suite et qui pourrait être distendu sans déchirure jusqu'à atteindre un diamètre de 2, 3, 4 et même 6 millimètres.

Ces canalicules existent déjà dans les premiers temps de la vie et même à la naissance, mais ils augmentent de longueur avec l'âge, et paraissent ensuite subir un travail de régression vers la ménopause sans disparaître toutefois complétement. D'après M. Schüller, auquel nous avons emprunté ces détails (*Arch. de Virchow*, Bd. XCIV, 1883), leur existence serait constante chez la femme adulte. M. Debierre (*Soc. de biologie*, 1884) ne les a rencontrés que 23 fois sur 29, soit 79,3 pour 100. Tantôt il n'en existerait qu'un (27 fois sur 100), le plus souvent deux (45 fois pour 100). Ils pourraient être fusionnés en un seul sur la ligne médiane. D'autre part, d'après Schüller, on en rencontrerait quelquefois un troisième, situé à égale distance des deux autres.

On verra plus loin quelle est la véritable signification de ces canalicules, que les uns ont considérés comme de simples sinus ou cryptes muqueux, que d'autres ont pris pour des vestiges des canaux de Wolff, mais qui représentent probablement les homologues des glandes prostatiques, ainsi qu'il résulte des recherches de M. Tourneux.

Orifice du vagin. Dans la partie inférieure du vestibule s'ouvre l'orifice du vagin rétréci chez la femme vierge par la présence de la membrane hymen. On a peine à comprendre que l'existence de cette dernière ait pu être niée autrefois par un grand nombre d'auteurs, parmi lesquels on compte Buffon. Tardieu, sur 600 sujets, Orfila, dans 200 cas, ne l'ont jamais vue manquer. L'hymen ne serait autre chose, d'après la définition de Budin, généralement acceptée maintenant, que le bord antérieur du vagin faisant saillie entre les petites lèvres. Cette opinion n'est vraie qu'en partie, car le vagin ne se continue pas dans la membrane avec tous ses éléments : les fibres musculaires y font défaut, et il faut la considérer comme un repli ou plutôt comme un prolongement de la muqueuse vaginale.

Chez les petites filles, l'hymen est profondément situé, et ce n'est qu'en écartant fortement les petites lèvres qu'on la découvre à 8 ou 10 millimètres de l'orifice vulvaire ; plus tard, elle devient plus superficielle.

Sa forme, qui intéresse tout particulièrement le médecin légiste, est très-variable, et on peut la ramener à trois types fondamentaux :

1° Le premier consiste en une disposition labiale de la membrane dont les bords sont séparés par une ouverture verticale et affrontés entre eux (hymen bilabié) ;

2° Dans une deuxième variété, l'hymen représente un diaphragme semi-lunaire en forme de croissant, dont le bord concave supérieur est plus ou moins échancré, et dont les extrémités vont se perdre en dedans des petites lèvres, ou plus souvent encore se dirigent vers le méat urinaire, au-dessus ou au-dessous duquel elles s'unissent (hymen semi-lunaire). Ce mode de configuration est, avec le suivant, un des plus fréquents ;

3° Dans un troisième type, la membrane forme un diaphragme incomplet, interrompu dans son tiers supérieur par une ouverture plus ou moins large (hymen annulaire) ; dans un cas signalé par Roze (Th. de Strasbourg, 1865), l'orifice était situé à la partie supérieure, mais latérale droite de la membrane.

De ce troisième type en dérivent deux autres plus rares : 1° l'ouverture, au lieu d'être excentrique comme dans le cas précédent, occupe exactement le centre du diaphragme ; 2° si, dans cette dernière position, elle s'élargit de plus en plus aux dépens des tissus qui la limitent, la membrane peut être réduite à un bourrelet circulaire ou annulaire, à un simple rebord à peine saillant. Ce sont des cas de ce genre qui ont souvent fait croire à l'absence de l'hymen.

Cette membrane peut offrir diverses anomalies : 1° elle peut être imperforée, c'est-à-dire former une cloison complète sans ouverture ; 2° le diaphragme n'est percé que d'un orifice à peine visible ; 3° dans un cas observé par Delens (*Annales d'hygiène et de médecine légale*, 1877, t. XLVII), il présentait deux pertuis mesurant chacun 2 millimètres de diamètre environ, séparés par une bandelette de 3 à 4 millimètres de large et rapprochés de la demi-circonférence supérieure de l'hymen ; 3° dans un autre cas, décrit par le même auteur, les deux orifices, au lieu d'être juxtaposés, étaient superposés et avaient chacun 7 à 8 millimètres de long ; 4° l'hymen peut être criblé de petits trous en forme de pomme d'arrosoir ; 5° Roze a signalé une autre anomalie dans laquelle on trouvait à l'entrée du vagin un repli vertical laissant de chaque côté une ouverture latérale (hymen biperforé). Tardieu met en doute que ce soit là une disposition naturelle ; 6° le bord libre de l'hymen est, à l'état normal, irrégulièrement déchiqueté ; si ce caractère se prononce davantage, la membrane deviendra comme frangée ou même foliacée, à la façon de la corolle d'une fleur ; 7° enfin on a trouvé exceptionnellement un double diaphragme à l'entrée du vagin.

Lorsque l'hymen disparaît, ses débris se retrouvent sous la forme de petits mamelons, de tubercules ou de languettes, au nombre de 2 à 5, d'aspect et de dimensions variables, et qu'on désigne sous le nom de caroncules myrtiformes ; souvent, lorsqu'il n'en existe que trois, l'une d'entre elles occupe la partie postérieure, les deux autres les parties latérales de l'entrée du vagin. Ce n'est pas à la suite des premiers rapprochements sexuels que les caroncules se forment, comme on le croit généralement. Quelque nombreuses que soient dans ces conditions les déchirures, les divers lambeaux de l'hymen restent toujours en rapport ; il n'y a jamais entre eux d'écartement notable, mais bien de simples fissures, de sorte qu'en réalité l'hymen ne disparaît pas alors en tant que membrane (Schrœder, Budin). Ce n'est qu'après l'accouchement, quand l'anneau vaginal antérieur a été complétement déchiré, que les lambeaux se séparent et, se cicatrisant isolément, prennent l'aspect de tubercules saillants.

Glandes vulvo-vaginales. Sur les côtés de l'hymen ou de l'orifice du vagin, quand cette membrane n'existe plus, viennent déboucher les conduits excréteurs des deux glandes vulvo-vaginales. Étudiées d'abord par Duverney, Bartholin, Morgagni, ces dernières ont été surtout bien décrites par Huguier.

Situées sur les parties latérales de l'orifice du vagin, au niveau de son tiers inférieur, elles sont le plus ordinairement aplaties en forme d'amande et mesurent environ 15 à 20 millimètres de longueur. C'est pendant la période d'activité sexuelle qu'elles sont le plus développées, et elles s'atrophient généralement après la ménopause.

Souvent, au lieu de former un organe bien limité entouré d'une enveloppe fibreuse, la glande est au contraire diffuse et composée d'un grand nombre de grains glandulaires disséminés sans ordre régulier et séparés les uns des autres par du tissu conjonctif et des faisceaux de muscles striés. Dans ces cas, signalés par de Sinéty, il est souvent difficile de la trouver sur le cadavre, et on a pu croire alors qu'elle faisait défaut.

La face interne de la glande de Bartholin adhère au vagin par un tissu cellulaire dense ; en dehors, elle est recouverte par le muscle constricteur du vagin, dont quelques fibres passent aussi à sa face interne, et en rapport encore avec la branche périnéale du nerf honteux interne.

Son canal excréteur a une longueur de 15 à 18 millimètres et une largeur de 2 à 3 ; il se dirige obliquement de bas en haut, d'arrière en avant et de dehors en dedans, pour venir s'ouvrir dans le sillon qui sépare la paroi du vestibule de la face externe de l'hymen ou des caroncules myrtiformes postérieures à l'union du tiers postérieur avec les deux tiers antérieurs de l'orifice vaginal, au-dessous et non au niveau des extrémités du diamètre transversal de cet orifice. Martin et Léger ont observé dans un cas deux canaux distincts naissant d'une même glande.

Les artères de la glande de Bartholin viennent de la branche clitoridienne de la honteuse interne ; ses veines vont se rendre les unes dans les honteuses, les autres dans le plexus veineux du vagin et du bulbe. Les nerfs émanent de la branche périnéale du nerf honteux interne.　　　　　E. Wertheimer.

§ II. **Histologie.** Dans le présent paragraphe, nous décrirons successivement, en allant de la profondeur vers la surface, la structure des différentes parties qui constituent les organes génitaux externes de la femme.

Hymen. Bien que la membrane hymen, considérée au point de vue embryologique (*voy.* Utérus, p. 713), ne soit autre chose que l'extrémité antérieure du canal génital (utéro-vaginal) venant faire saillie dans le vestibule, les différentes couches qui forment les parois du vagin chez l'adulte n'y sont point représentées. L'hymen est absolument dépourvu de fibres musculaires et répond à un simple repli au niveau duquel la muqueuse vaginale vient s'adosser à la muqueuse vestibulaire. Il est, en effet, formé par une lame fibro-élastique riche en vaisseaux sanguins et en ramuscules nerveux, et tapissée sur chacune de ses faces par un épithélium pavimenteux stratifié. Celui-ci est environ deux fois plus épais (300 à 500 μ) sur la face interne ou vaginale qu'en dehors ; il est pénétré par des papilles coniques, simples ou ramifiées, plus nombreuses et plus serrées sur la face vaginale où elles atteignent une longueur de 200 à 300 μ.

Vestibule. Le revêtement du vestibule est constitué par une muqueuse dermo-papillaire qui se continue insensiblement avec le tégument cutané au niveau de la face externe des petites lèvres. Elle se prolonge supérieurement jusqu'au sommet du clitoris et tapisse inférieurement le pourtour de l'orifice vulvaire ainsi que la fosse naviculaire. Cette muqueuse, qui possède des papilles nombreuses, un réseau vasculaire et un appareil nerveux très-développés, est absolument dépourvue de glandes propres, si l'on fait abstraction des embouchures des glandes vulvo-vaginales et clitoridienne (*voy.* plus bas). Les glandules qui viennent s'ouvrir autour du méat urinaire appartiennent au canal de l'urèthre et sont les homologues des glandes prostatiques du mâle.

Glandes vulvo-vaginales. Les glandes vulvo-vaginales, découvertes en 1676 par Duverney chez la vache, et en 1680 par Bartholin chez la femme, se rapprochent entièrement, par leur structure, des glandes de Cowper chez l'homme. Elles se composent, suivant de Sinéty (Soc. de biologie, 31 juillet 1880), d'un grand nombre de grains glandulaires disséminés sans ordre régulier et souvent séparés les uns des autres par du tissu conjonctif et des faisceaux musculaires striés (bulbo-caverneux). Les culs-de-sac sécréteurs sont tapissés par une couche de cellules épithéliales prismatiques, claires, transparentes, analogues à celles du canal cervical de l'utérus. Les lobules débouchent par des points rétrécis dans des sortes de sinus à épithélium cubique, d'où se détachent des tubes collecteurs à lumière assez étroite, également revêtus par un épithélium cubique ou cylindrique peu élevé. Le canal excréteur commun présente un épithélium prismatique disposé sur plusieurs couches, passant vers l'orifice à l'état d'épithélium pavimenteux stratifié.

Méat urinaire et glandules annexes (prostate femelle). La transition entre l'épithélium vestibulaire et celui du canal de l'urèthre ne s'opère pas au niveau de l'orifice même du méat urinaire, mais on voit cet épithélium se prolonger à une certaine distance à l'intérieur du canal, diminuer progressivement de hauteur en même temps que les papilles s'effacent, et se continuer par une transition ménagée avec l'épithélium prismatique stratifié du canal uréthral. Sur la paroi inférieure, contre la cloison uréthro-vaginale, l'épithélium pavimenteux stratifié du vestibule se prolonge à une distance de plus de 1 centimètre.

Les glandules qui occupent, chez la femme adulte, le pourtour du méat urinaire, et particulièrement le bourrelet uréthro-vaginal, sont connues depuis fort longtemps des anatomistes. Elles paraissent avoir été mentionnées pour la première fois par Régnier de Graaf (1672), qui les désigna dans leur ensemble sous le nom de prostate de la femme, nom qui leur fut également attribué par Bartholin (1677) et par Morgagni (1719). Elles furent ensuite décrites par Boerhaave (1753), par Haller et par Sabatier (1791). Plus récemment, leur étude fut reprise par Robert (*Mémoire sur l'inflammation des follicules muqueux de la vulve, Arch. génér. de médecine*, avril 1841), par Huguier (*Appareil sécréteur des organes génitaux externes chez la femme et chez les animaux, Annales des sciences naturelles*, 1850, t. XIII), par Leuckart (*Münch. illustr. med. Zeitung*, 1852, p. 90, note), par Martin et Léger (*Recherches sur l'anatomie et la pathologie des organes génitaux externes chez la femme, Arch. générales de médecine*, 1862, t. XIX), et enfin par Robin et Cadiat (*Sur la structure intime de la muqueuse et des glandes uréthrales de l'homme et de la femme, Journ. de l'Anat*, 1874).

Ces différents auteurs nous ont fait connaître d'une façon minutieuse le nombre, le siége et la configuration extérieure des glandules uréthrales de la femme. Morgagni et Haller les désignaient sous le nom de sinus ou de lacunes ; Robert, puis Huguier, sous celui de follicules mucipares ; Martin et Léger les assimilaient à des cryptes muqueux ; enfin, Robin et Cadiat, s'appuyant sur des différences structurales, crurent pouvoir les diviser en sinus uréthraux (ou simples dépressions de la surface muqueuse), en follicules glandulaires et en glandes en grappe simple.

Un point qu'il importe d'abord de bien préciser, c'est que les formations anatomiques désignées sous le nom de glandules uréthrales chez la femme se retrouvent dans toute la longueur du canal de l'urèthre. Elles sont toutefois plus nombreuses et plus développées au pourtour du méat urinaire où elles peuvent atteindre jusqu'à 3 millimètres de long sur une épaisseur de 600 μ, mais, quelle que soit leur forme d'utricule, de follicule ou encore de glandes en grappe, elles présentent partout la même composition : ce sont des masses

épithéliales arrondies ou tubuleuses, simples ou lobulées, à surface mamelonnée, creusées suivant leur axe d'une lumière étroite qui communique superficiellement avec le canal de l'urèthre. Les parois de ces organes glandulaires
sont en général épaisses, mesurant dans certains cas 120 et même 150 μ; elles
sont formées de petites cellules sphériques ou allongées perpendiculairement à la
surface, étroitement tassées les unes contre les autres, et limitées du côté de la
lumière centrale par des cellules pavimenteuses, ou encore par une couche de
cellules prismatiques analogues à celles du revètement uréthral.

Ainsi constituées, les glandes uréthrales de la femme ressemblent, à s'y
méprendre, aux glandules prostatiques avortées qui chez l'homme occupent le
col de la vessie et la portion inférieure du trigone. On les prendrait volontiers, à
première vue, pour de simples dépressions de la surface muqueuse, de véritables sinus, si la composition de leurs parois ne s'écartait pas sensiblement de
celle du revètement épithélial de l'urèthre, et si l'étude de leur développement
(*voy.* plus loin) ne venait établir d'une façon indiscutable leur homologie avec
les glandes prostatiques de l'homme. On sait, d'ailleurs, qu'elles peuvent être
également le siége de la production de concrétions azotées ou sympexions (Virchow, *Prostataconcretionen beim Weib, Arch. f. path. Anat.*, 1853, t. V,
p. 403).

A ces glandules uréthrales paraissent devoir se rattacher deux conduits venant
s'ouvrir contre le bord postérieur de l'orifice uréthral, de chaque côté de la
ligne médiane. Ces conduits, mentionnés pour la première fois par Skene en
1880, existeraient dans la proportion de 80 pour 100, selon Kochs. Leur longueur varierait de 0,5 à 2 centimètres, et leur calibre permettrait l'introduction
d'une sonde de 1 millimètre.

Un certain nombre d'auteurs (Kochs, Wassilief, Valenti, Debierre) considèrent
ces conduits comme représentant les extrémités inférieures ou distales des
canaux de Wolff, comme de véritables canaux de Gartner, mais, ainsi que le
remarque fort justement M. Schüller, ces conduits n'existent pas encore sur des
fœtus humains de 10 à 20 centimètres, et des glandules en tube viennent s'ouvrir dans leur extrémité profonde. Dohrn et Kölliker se sont rangés à cette
opinion, émise pour la première fois par Skene. Aux considérations de structure
invoquées par les auteurs qui précèdent il convient d'ajouter que, si les extrémités inférieures des canaux de Wolff persistaient dans le développement normal, chez la femme, ces extrémités déboucheraient à l'intérieur même du vagin
et non dans le vestibule, en arrière par conséquent du bord libre de l'hymen
(*voy.* UTÉRUS [*Développement*]). On sait, d'ailleurs, que chez la vache adulte, les
conduits de Wolff, persistant partiellement comme conduits de Gartner, ne s'ouvrent plus directement dans le sinus urogénital, mais à l'intérieur même du
vagin, et à une distance de 1 centimètre environ de l'orifice vaginal.

Petites lèvres. Les petites lèvres sont constituées par une lame fibro-élastique revètue sur chaque face par un épithélium pavimenteux stratifié dans
lequel pénètrent de nombreuses papilles cylindriques. Le tissu fondamental,
riche en larges vaisseaux sanguins, notamment vers la profondeur, ainsi qu'en
ramifications nerveuses de tout ordre, se continue en dedans avec le chorion
de la muqueuse vestibulaire, en dehors avec le derme des grandes lèvres. Krause
y a observé des terminaisons nerveuses en forme de renflements sphériques, et
Schweigger-Seidel a signalé de son côté la présence de corpuscules de Pacini.

Les auteurs ne sont pas d'accord sur la signification qu'on doit attribuer au tégument des nymphes : les uns le considèrent comme étant de nature muqueuse (Kölliker, Klein, Frey, Gerlach), d'autres en font une sorte d'intermédiaire entre les muqueuses et la peau (Langer, Asby, Henle, Toldt). D'après Carrard (*Zeitschr. für Geb. u. Gynækol.*, 1884), il présente une structure franchement cutanée ; les couches superficielles de l'épithélium sont formées de cellules sans noyau, et les papilles renferment des corpuscules du tact absolument typiques.

Les petites lèvres paraissent être en effet le lieu de transition entre la muqueuse vestibulaire et la peau. L'épithélium qui tapisse leur face interne, entièrement analogue à celui de la muqueuse du vestibule, se modifie progressivement en dehors pour se continuer avec l'épiderme des grandes lèvres. On comprend d'ailleurs que la limite puisse varier suivant les sujets, le tégument conservant l'aspect d'une muqueuse lorsque les nymphes sont courtes et recouvertes par les grandes lèvres, et se rapprochant au contraire du type cutané quand ces organes s'allongent et font saillie de façon à être exposés aux actions mécaniques du dehors. Nous ne connaissons aucune description histologique du *tablier des femmes hottentotes*, mais, suivant la relation déjà ancienne de Péron et Lesueur, « la substance de cet organe, parfaitement analogue à celle de la peau des bourses, est comme elle mollasse, ridée, fort extensible, mais entièrement dépourvue de poils ; sa couleur extérieure, qui participe de celle générale de l'individu, est cependant un peu plus rougeâtre » (*Société zoologique de France*, 1883).

Les nymphes renferment une quantité notable de glandes sébacées libres, surtout abondantes vers leur partie moyenne. Ces glandes, dont le développement est fort tardif (*voy.* Développement) évoluent, d'autre part, très-lentement. Les recherches de Wertheimer (*Recherches sur les organes génitaux externes de la femme, Journal de l'anat.*, 1885) ont montré qu'elles restent stationnaires jusqu'à la puberté, et qu'elles ne se développent complétement que pendant la grossesse. Ces glandes sont remarquables par le grand nombre de bourgeons épithéliaux solides qu'elles présentent, et que l'on retrouve même chez la femme enceinte, alors qu'elles ont atteint leur maximum de développement.

Clitoris et capuchon. Le clitoris est constitué par les corps caverneux et par le gland, sur lequel s'étend une muqueuse faisant suite à celle du vestibule. Les corps caverneux, dont la structure se trouve décrite plus loin, se terminent à la base du gland par une extrémité effilée et se prolongent dans l'intérieur de cet organe par une cloison fibreuse partie de leur sommet.

La composition histologique du gland se rapproche sensiblement de celle des petites lèvres. Comme elles, il n'est pas érectile, bien qu'il renferme de nombreux vaisseaux sanguins (*voy.* plus loin). Il est constitué par un tissu conjonctif riche en fibres élastiques, dont la surface se soulève en longues papilles effilées (70 à 80 μ), complétement enfouies dans un épithélium pavimenteux stratifié ; le gland est en somme tapissé par une muqueuse dermo-papillaire.

L'homologie du gland du clitoris avec celui du pénis, suffisamment évidente au point de vue morphologique, n'est pas moins incontestable en ce qui concerne la physiologie : le riche appareil sensitif dont il est pourvu ne saurait laisser subsister le moindre doute à cet égard. Les filets nerveux qui pénètrent dans le tissu du gland supportent à la base de cet organe des corpuscules de Pacini, en nombre variable suivant les sujets. On en compte habituellement de

4 à 5 sur la coupe, mais ce nombre peut s'élever jusqu'à 15 et même davantage. Dans l'épaisseur même du gland, on rencontrerait, d'après Krause : 1° des corpuscules de Meissner; 2° des corpuscules désignés par Krause sous le nom de Endkolben, et auxquels son nom est resté attaché ; 3° des corpuscules spéciaux qu'il a également décrits pour la première fois, et que l'un de ses élèves, Finger, a désignés sous le nom de corpuscules de la volupté (*Wollustkörperchen*). Ces derniers corpuscules génitaux sont caractérisés par l'épaisseur de leur enveloppe, par des sortes d'étranglements de leur surface qui leur donnent un aspect mamelonné, par leur situation à la base des papilles et enfin par leurs dimensions s'élevant de 150 à 200 μ. Ces corpuscules ont été étudiés ensuite par Axel Key et Retzius, par Merkel, par Yzquyerdo et Waldeyer. Nous ne pouvons entrer ici dans le détail de ces différentes recherches, et nous nous contenterons d'ajouter que M. Wertheimer, auquel nous empruntons une partie des renseignements qui précèdent, tendrait volontiers à considérer les corpuscules génitaux comme des corpuscules de Krause agglomérés en groupes.

Le capuchon est fourni par la peau doublée à sa face interne par une muqueuse dermo-papillaire analogue à celle du prépuce. Ces deux couches adhèrent intimement entre elles, sauf peut-être à la base où l'on constate entre elles une mince lame de tissu cellulaire lâche renfermant des vaisseaux sanguins volumineux et de nombreux ramuscules nerveux. La muqueuse du capuchon, comme celle d'ailleurs qui recouvre la surface du gland, est absolument dépourvue de glandes sébacées. Le capuchon ne renferme pas de fibres musculaires lisses.

Glande clitoridienne. M. Wertheimer a observé vers la base du gland une petite glande en grappe, à laquelle il a donné le nom de glande clitoridienne. Cette glande, dont le conduit excréteur venait déboucher exactement sur la ligne médiane, à la face inférieure du gland, se composait de trois petits lobules réunis en triangle, d'un volume total de 2 à 3 millimètres. Les culs-de-sac, d'un diamètre de 80 μ, étaient tapissés par une couche de cellules prismatiques transparentes (dites muqueuses), dont les noyaux seuls se coloraient par le carmin. Quant au canal excréteur, il était particulièrement remarquable par l'épaisseur de son revêtement épithélial (80 à 90 μ), comprenant sept à huit couches de cellules dont les superficielles étaient prismatiques. De petits lobules erratiques venaient s'ouvrir sur toute la longueur de son trajet jusqu'au voisinage de sa terminaison, où l'épithélium prenait le type pavimenteux stratifié comme celui de la surface. M. Wertheimer n'a rencontré qu'une seule fois cette glande chez l'adulte, parmi les nombreux sujets de tout âge qu'il a examinés, mais on trouve presque constamment aux lieu et place du canal excréteur un petit crypte muqueux à épithélium différent de celui de la surface. Nous avons tout lieu de supposer (*voy.* Développement) que ce crypte répond au sinus de Guérin chez le mâle.

Appareil érectile. Cet appareil comprend les *corps caverneux* du clitoris et le *bulbe du vagin*, confondus tous deux, par la plupart des auteurs, sous la dénomination commune d'*organes érectiles*. Pourtant les corps caverneux seuls présentent la constitution des parties érectiles du pénis chez l'homme (*voy.* Pénis et Érectile). Quant au bulbe du vagin, il est formé en réalité par un lacis veineux extrêmement serré et représente un organe à structure *caverneuse*, mais non *érectile* à proprement parler, bien qu'il soit susceptible de prendre une augmentation de volume notable et un certain degré de turgescence sous l'influence de la réplétion sanguine. En effet, lorsqu'on examine comparative-

ment les deux ordres d'organes sur des coupes provenant de pièces non injectées,
le tissu des corps caverneux mâles et femelles, comme celui du corps spongieux
de l'urèthre chez l'homme, est surtout frappant par son extrême richesse en
éléments musculaires lisses ; à un faible grossissement, on a sous les yeux une
masse musculaire disposée en colonnettes enchevêtrées en tous sens, et limitant
des lacunes linéaires qui répondent aux espaces du tissu érectile à l'état de
vacuité, le tout offrant un aspect des plus caractéristiques.

Il en est tout autrement des bulbes du vagin, qui montrent des orifices plus
ou moins arrondis, béants ou incomplétement affaissés, entourés d'une paroi
analogue à celle des veines. Les parois ne sont pas immédiatement en contact,
mais il y a toujours une lame fibro-élastique d'épaisseur variable, interposée
entre les conduits veineux. Les fibres contractiles n'existent qu'en bien moindre
quantité et n'affectent en aucun point la disposition particulière aux vrais
organes érectiles.

D'après Gussenbauer, la portion superficielle du bulbe vaginal est constituée
par un lacis de veines volumineuses, la portion profonde, au contraire, par un
réseau plus fin ; ce dernier est traversé par des rameaux allant rejoindre dans
le tissu sous-muqueux de l'urèthre et du vestibule le grand plexus veineux qui
s'étend sur toute la paroi antérieure du vagin jusqu'à la vessie.

Il est à remarquer d'autre part que les bulbes ne possèdent pas d'enveloppe
albuginée comparable à celle des corps caverneux. Ces différences structurales
entre les organes érectiles et certains plexus veineux serrés simulant une sorte
de tissu caverneux ont été indiquées par différents auteurs.

Malheureusement nous manquons encore de données suffisantes concernant
l'anatomie comparée et l'histogénie de ces parties, et le simple examen des
organes chez l'adulte ne permet pas toujours d'établir la distinction avec toute
la netteté désirable. C'est ainsi que, dans la partie profonde du bulbe du vagin,
la structure des parois veineuses est peu nette, les cloisons séparant les orifices
sont très-minces et, sauf l'appareil musculaire, on a là un aspect général qui se
rapproche sensiblement de celui des organes érectiles ; d'autre part, le gland du
clitoris présente un réseau vasculaire qui semble répondre au corps spongieux
du gland du mâle ayant subi une sorte d'arrêt de développement (*voy.* plus bas).

Grandes lèvres et pénil.   La constitution des grandes lèvres, envisagée d'une
manière générale, est analogue à celle du reste du *tégument* externe : ce sont
deux replis cutanés comprenant dans leur duplicature une certaine quantité de
tissu cellulo-graisseux. Ces organes présentent pourtant, au point de vue de leur
structure histologique, quelques particularités intéressantes. La peau des grandes
lèvres est surtout remarquable par la présence de nombreux fascicules musculaires dans la partie profonde du derme ainsi que dans le tissu cellulaire sous-
jacent. A vrai dire, il n'existe pas de limite bien tranchée entre ces deux parties,
et c'est par une transition graduelle que l'on passe du derme au tissu adipeux
central. En allant de la surface vers la profondeur, on voit les faisceaux conjonctifs, grêles et serrés dans le chorion, augmenter de volume et s'écarter les
uns des autres ; en même temps, les fibres élastiques deviennent plus nombreuses et les faisceaux musculaires lisses font leur apparition. Ces derniers sont
surtout abondants vers le bord libre des grandes lèvres. Bien qu'ils n'offrent
pas exactement la même distribution que dans la peau des bourses (où ils sont
disposés sur deux plans distincts), nous proposons néanmoins de désigner la
couche qu'ils contribuent à former sous le nom de couche *dartoïque.* Cette

couche, constituée par un mélange de faisceaux conjonctifs, de fibres élastiques et d'éléments musculaires, devient de plus en plus lâche dans la profondeur et se continue directement avec les cloisons connectives du tissu cellulo-graisseux sous-jacent. Au niveau des lobules adipeux les plus superficiels, ces cloisons contiennent encore quelques faisceaux musculaires ; plus profondément elles sont uniquement formées de fibres lamineuses et de fibres élastiques. La masse adipeuse centrale renferme des rameaux vasculaires et nerveux d'une certaine importance ; dans la partie supérieure, on trouve en outre les expansions terminales du ligament rond (*voy.* Utérus, p. 659).

L'épiderme est mince, fortement pigmenté dans sa partie profonde, les papilles dermiques sont rares et espacées. Les grandes lèvres présentent un appareil pileux bien développé et des glandes sébacées volumineuses (les plus grandes ont 1/2 millimètre de diamètre), dont quelques-unes s'ouvrent librement à la surface, sans être en rapport avec les follicules des poils (Klein) ; on trouve également une quantité notable de glandes sudoripares, dont plusieurs appartenant à la grosse variété (glandes odorantes), ainsi qu'un grand nombre de filets nerveux qui vont se terminer en partie dans des corpuscules de Pacini situés dans la couche dartoïque.

Le passage de la face externe à la face interne se fait sans aucune modification essentielle dans la structure des téguments : l'épithélium devient plus épais, la couche cornée moins apparente, les papilles du derme, régulièrement cylindriques et serrées les unes contre les autres, s'allongent en proportion et atteignent une longueur de 1/4 de millimètre. En même temps les glandes sudoripares disparaissent peu à peu et les faisceaux musculaires de la couche dartoïque se font plus rares. La différence s'accentue progressivement à mesure qu'on se rapproche des petites lèvres, le tégument perdant graduellement son aspect cutané, sans pourtant revêtir encore les caractères d'une muqueuse, à proprement parler.

La peau du *pénil* ou *mont de Vénus*, remarquable, comme celle des grandes lèvres, par sa souplesse et par sa minceur, repose immédiatement sur le coussinet adipeux sous-jacent dont les lobules les plus superficiels semblent en quelque sorte, suivant la remarque de Henle, empiéter sur l'épaisseur même du derme ; ils arrivent presque au contact des glandes sébacées, dépassant de beaucoup l'extrémité inférieure des bulbes pileux, qui se trouve ainsi logée au sein du tissu graisseux. Le derme renferme un réseau élastique extrêmement riche qui se continue profondément dans les cloisons conjonctives de la masse adipeuse et se rattache, comme celui des grandes lèvres, à l'appareil suspenseur du clitoris. Outre les follicules pilo-sébacés, on observe un grand nombre de glandes sudoripares situées, pour la plupart, à la limite du derme et du pannicule graisseux. On ne trouve sur le mont de Vénus ni couche dartoïque ni corpuscules de Pacini ; les glandes enroulées de la grosse variété (glandes odorantes) y font également défaut, bien qu'elles existent dans la peau du pubis chez le mâle. La lame cornée de l'épiderme est réduite à une très-faible épaisseur ; les couches profondes du corps muqueux de Malpighi présentent une pigmentation assez prononcée, et parmi les corps fibro-plastiques du derme on en voit un certain nombre qui sont abondamment infiltrés de granulations mélaniques.

§ III. **Développement.** Les faits que nous devons exposer dans le présent chapitre nous obligent à revenir brièvement sur le développement du cloaque et sur le mode de formation du sinus uro-génital, encore imparfaitement connus chez les Mammifères et surtout chez l'homme. En effet, l'opinion classique qui veut que, en regard de l'excavation cloacale (cloaque interne), l'ectoderme s'invagine sous forme d'un bourgeon plein (bourgeon cloacal) se creusant secondairement d'une lumière centrale (cloaque externe), n'est plus soutenable aujourd'hui. Elle est infirmée en grande partie par les observations récentes de Mathias Duval (*Origine de l'allantoïde chez le poulet, Revue des sc. naturelles*, 1877. — *Atlas d'embryologie*, 1888), de Gasser (*Die Entstehung der Cloakenöffnung der Hühnerembryonen, Arch. für Anat. u. Entwickel.*, 1880) et de Mihalkovics (*Unters. über die Entwickel. des Harn u. Geschlechtsapparates der Amnioten, Internat. Monatschrift für Anat. u. Histol.*, 1885) sur le poulet, par celles de Mihalkovics (*loc. cit.*) et de Strahl (*Zur Bildung der Cloake des Kaninchenembryo's, Arch. für Anat. u. Entwickel.*, 1886) sur le lapin. On peut en dire autant du mode de cloisonnement vertical du cloaque par abaissement de l'éperon ou repli périnéal, avec ou sans participation des plis latéraux de Rathke.

Nous résumerons d'abord les premiers développements de la région cloacale d'après les recherches poursuivies par l'un de nous sur la formation des organes génitaux externes chez l'embryon de mouton (F. Tourneux, *Sur les premiers développements du cloaque, du tubercule génital et de l'anus chez l'embryon de mouton, Journal de l'anat.*, 1888). Cette description servira d'introduction à l'étude de l'évolution des organes génitaux externes chez l'embryon humain.

1° *Premiers développements : cloaque, sinus uro-génital, tubercule génital.* A. *Embryons de mouton.* La figure 1, qui représente une section sagittale de l'extrémité inférieure d'un embryon de mouton de 7^{mm},5, montre que l'épithélium de la paroi antérieure du cloaque est uni à l'épiderme avoisinant par un amas de cellules épithéliales. On peut donner à cet amas plein unissant l'endoderme à l'ectoderme, sans aucune ligne de démarcation précise, le nom de *bouchon cloacal* (*bc*). Dans la partie supérieure de l'excavation cloacale (*cl*) viennent s'ouvrir en arrière le rectum (*r*), en avant le pédicule allantoïdien (*al*) (futur sinus uro-génital), qui reçoit dès cette époque les conduits de Wolff débouchant un peu au-dessus du bouchon cloacal ; inférieurement, la cavité du cloaque déborde encore le bouchon par un court cul-de-sac (*ic*), *portion caudale ou post-anale* de l'intestin (*voy.* Embryon, p. 683).

C'est l'étude des transformations successives du bouchon cloacal qui constituera la partie la plus importante de notre description. Remarquons tout d'abord qu'à partir du stade précédent l'épaisseur de ce bouchon (diamètre antéro-postérieur) ira sans cesse en augmentant, si bien qu'elle ne tardera pas à l'emporter sur les autres dimensions. Cet accroissement, joint à celui de l'éperon périnéal, entraîne un rétrécissement progressif de la cavité cloacale, déjà fort sensible sur l'embryon de 10 millimètres. Bientôt le cloaque se trouve réduit, sur la coupe sagittale, à une fente étroite contournant sous forme d'une anse à concavité supérieure l'extrémité renflée de l'éperon périnéal qui sépare le rectum de l'allantoïde. En même temps, on voit s'accuser sur la surface cutanée, immédiatement au-dessus du bouchon cloacal, un léger soulèvement du tissu mésodermique, premier indice du tubercule génital.

Sur des embryons plus âgés (longueurs de 14 et de 15,5 millimètres) ce

tubercule, dont la saillie s'est accentuée, mesure une longueur de 1 millimètre.
En regard du bouchon cloacal (partie répondant à la branche antérieure de
l'anse) la cavité du cloaque s'est oblitérée (*voy.* fig. 2) par soudure du bouchon
cloacal avec la paroi opposée ou profonde (face antérieure de l'éperon périnéal).
D'autre part, l'extrémité cloacale du rectum (branche postérieure de l'anse),
s'est rapprochée sensiblement de la peau, sous l'influence de l'abaissement
progressif du repli périnéal, combiné peut-être avec un mouvement en sens
opposé de la surface cutanée au niveau de la *dépression sous-caudale* (nous

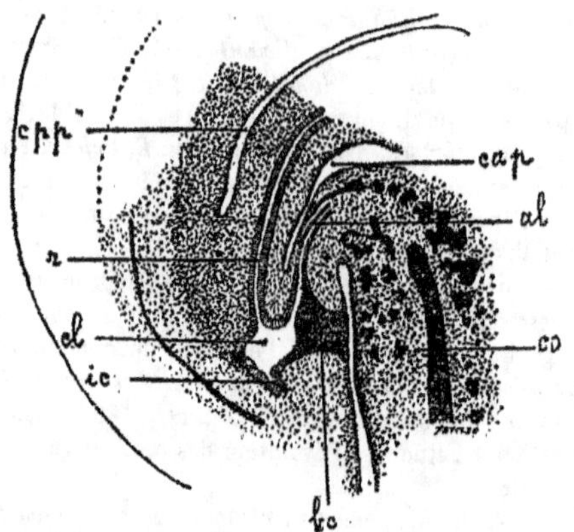

Fig. 1. — Section sagittale de l'extrémité inférieure d'un embryon de mouton de 7ᵐᵐ,5 (gr. 28/1).

al, canal allantoïdien. — *bc*, bouchon cloacal. — *cap*, péritoine. — *cpp*, péritoine. — *cl*, cloaque. —
co, cordon ombilical. — *ic*, intestin caudal. — *r*, rectum. — La fente à laquelle confine le bouchon
cloacal par sa partie superficielle répond à la portion de la cavité amniotique comprise entre le
cordon ombilical et la face ventrale de l'extrémité postérieure de l'embryon.

désignons sous ce nom une sorte de fossette qui se creuse immédiatement au-
dessous du bouchon et dans laquelle s'invagine l'épiderme). La portion antérieure du bouchon cloacal s'est trouvée entraînée dans le soulèvement du tubercule génital et affecte la forme d'une lame verticale et médiane qui se prolonge à la face inférieure du tubercule depuis la racine jusqu'au sommet. Sur
la coupe transversale du tubercule elle figure une sorte de bourgeon rectiligne
partant de l'ectoderme et s'enfonçant dans le tissu mésoblastique : nous lui
donnerons le nom de *lame cloacale* (*lc*, fig. 2) ou *uro-génitale*. C'est en effet
aux dépens de cette lame que se développeront l'épithélium de la portion spongieuse du canal de l'urèthre chez le mâle et celui de la portion pré-uréthrale du
vestibule chez la femelle.

Sur des embryons de 18 à 25 millimètres (fig. 2), l'épaississement du bord
inférieur de l'éperon ou repli périnéal (*ép*) provoque la disjonction du rectum (*r*)
et du bouchon cloacal (*bc*). Le rectum débouche maintenant dans une sorte de
vestibule qui se prolonge en avant jusqu'au bouchon cloacal. La paroi supérieure
de ce *vestibule anal* (*va*) est représentée par l'extrémité inférieure du repli
périnéal. D'autre part, la lame mésodermique primitivement interposée à l'endoderme et à l'ectoderme en regard de la dépression sous-caudale ayant disparu

peu à peu par atrophie, l'épithélium du cloaque et l'épiderme se sont adossés progressivement l'un à l'autre, d'avant en arrière, à partir du bouchon cloacal. La paroi inférieure du vestibule anal se trouve ainsi réduite à une simple lame épithéliale, la *membrane anale* (*ma*). La lumière du pédicule allantoïdien s'est élargie au niveau du point d'abouchement des conduits de Wolff et de Müller; un peu plus haut viennent s'ouvrir les uretères, et ainsi se trouve constitué le *sinus uro-génital* (voy. ce mot). Le trajet curviligne, qui établissait au début la communication entre ce sinus et le rectum, est encore indiqué par un certain

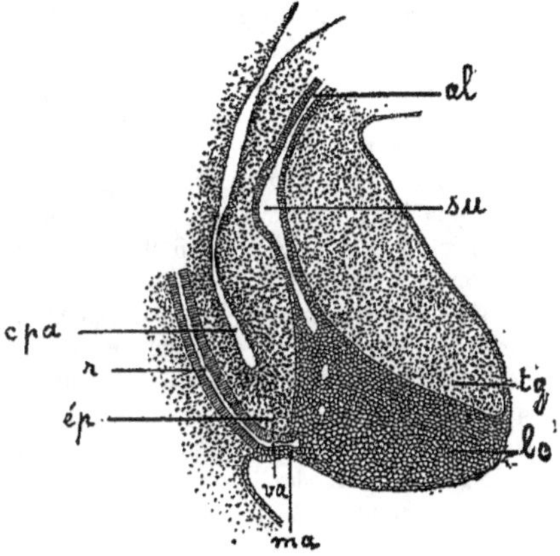

Fig. 2. — Section sagittale de l'extrémité postérieure d'un embryon de mouton de 18 millimètres (g. 28/1).

al, canal de l'allantoïde. — *cap*, cavité péritonéale. — *ép*, éperon périnéal, — *lc*, lame cloacale ou uréthrale. — *ma*, membrane anale, — *r*, rectum. — *su*, sinus urogénital au point d'abouchement des canaux de Wolff. — *tg*, tubercule génital. — *va*, vestibule anal.

nombre de lacunes ou de vacuoles disposées en série linéaire dans l'épaisseur de la masse épithéliale du bouchon cloacal (fig. 2).

Dans les stades suivants, on voit s'ouvrir successivement à l'extérieur le sinus uro-génital, puis le rectum. Il nous serait difficile de préciser dès maintenant l'époque à laquelle s'effectue la perforation du bouchon cloacal, ayant observé à cet égard des variations qui tiennent probablement à une différence entre les sexes. Sur un embryon de 32 millimètres (que nous croyons devoir rattacher au sexe femelle), le sinus uro-génital s'ouvre librement à l'extérieur et se continue sous forme de gouttière le long du bord inférieur ou cutané de la lame uréthrale. Par contre, chez un embryon mâle de 45 millimètres, le bouchon cloacal est encore entièrement plein.

Sur l'embryon de 38 millimètres, la membrane anale s'est déchirée ou plutôt semble s'être complétement détachée. Le rectum communique maintenant avec l'extérieur, mais on constate en même temps que l'emplacement de la membrane anale ne répond nullement au futur orifice anal : celui-ci n'est autre que l'orifice d'abouchement du rectum dans le vestibule anal.

D'après ce qui précède on peut considérer au sinus uro-génital une fois constitué et perforé deux portions distinctes : 1° une portion supérieure ou allantoïdienne, creuse dès le début, recevant l'abouchement des uretères, des conduits de Wolff et de Müller, et 2° une portion inférieure ou cloacale, qui se prolonge par une gouttière à la face inférieure du tubercule génital. L'épithélium de la lame cloacale, de la gouttière uréthrale, et plus tard de la portion spongieuse du canal de l'urèthre chez le mâle, dérive ainsi directement de l'épithélium du bouchon cloacal. Chez la femelle, ce même épithélium fournit à toute la portion du vestibule comprise entre les bords libres des petites lèvres jusqu'au sommet du clitoris.

B. *Embryons humains.* Les données qui précèdent peuvent s'appliquer d'une façon générale à l'espèce humaine. Sur des embryons humains de la fin du deuxième mois (longueur = 24 millimètres), on constate en effet que le tubercule génital est parcouru dans toute sa longueur par la lame épithéliale urogénitale, qui prolonge ainsi directement en avant l'épithélium de la portion cloacale du sinus urogénital. L'ouverture cutanée de ce sinus (*fente* ou *fissure uro-génitale, aditus uro-genitalis, orificium uro-genitale*) se prolonge à la face inférieure du tubercule par une gouttière peu profonde creusée dans le bord libre ou cutané de la lame uro-génitale, et dont les deux lèvres se continuent directement avec celles de la fente uro-génitale (*gouttière uréthrale*).

En d'autres termes, l'ouverture du sinus uro-génital affecterait dans son ensemble la forme d'un entonnoir aplati latéralement et dont le bord antéro-supérieur aurait été entraîné dans le soulèvement du tubercule génital. De chaque côté de ce tubercule on remarque deux petits bourrelets cutanés longitudinaux qui, chez le mâle, se réuniront sur la ligne médiane au-dessous du tubercule pour constituer les bourses, et qui, chez la femme, resteront séparés et donneront naissance aux grandes lèvres (*replis cutanés* de Tiedemann et de Bischoff, *plis longitudinaux* de Rathke, *replis génitaux* de Kölliker).

Sur des embryons humains femelles un peu plus âgés (3° mois lunaire), l'aspect général ne s'est pas sensiblement modifié. Le tubercule génital a augmenté de dimensions et son extrémité se termine par un renflement balanique. La gouttière uro-génitale, plus accusée que dans les stades antérieurs, vient se terminer à la base du gland, mais les sections transversales pratiquées sur ce renflement montrent qu'il est également parcouru jusqu'à son sommet par la lame uro-génitale. Parfois même cette lame fait saillie à l'extérieur sous forme d'une crête longitudinale (*mur épithélial du gland*) qui se termine au sommet même du gland par une sorte de petite houppe saillante. Ce n'est qu'au moment où s'accusera le premier soulèvement du capuchon clitoridien (fin du 3° mois lunaire) que la gouttière uro-génitale se prolongera le long du bord inférieur du mur épithélial du gland, dont elle atteindra le sommet en même temps que le capuchon lui-même.

Pendant le cours du troisième mois la lame épithéliale du gland s'est épaissie, et son bord profond émet en arrière un bourgeon plein qui se prolonge à une certaine distance au-dessus de la gouttière uro-génitale. Ce bourgeon formera chez le mâle le sinus limité par la valvule de Guérin, au fond duquel viennent déboucher des glandules uréthrales ; chez la femme, il disparait dans le cours du développement normal, ou ne laisse que des traces à peine appréciables. Exceptionnellement, on le voit persister et servir en quelque sorte de canal excréteur à des glandules profondes qui ne sont autres que les glandes clitoridiennes (*voy.* plus haut, p. 788).

Les bords de la fente uro-génitale et de la gouttière uréthrale se développeront pour donner naissance aux petites lèvres. Nous ne reviendrons pas ici sur la destinée du sinus uro-génital qui a été relatée à l'article Urogénital (*Sinus*), mais nous ajouterons quelques mots sur l'origine du raphé périnéal qui se développe exclusivement aux dépens de l'éperon ou repli périnéal de Kölliker. Ce repli, qui forme d'abord le plafond du vestibule anal, devient superficiel lorsque les éléments constituant le plancher de ce vestibule (c'est-à-dire la membrane anale) se sont accolés à lui et en partie désagrégés. Plus tard, poursuivant son mouvement d'abaissement, il proémine au dehors et constitue le raphé médian du périnée. L'épithélium qui tapisse le bord inférieur de l'éperon provient, comme on sait, du feuillet interne (épithélium du cloaque); chez l'adulte, l'épithélium du raphé périnéal affecte le type pavimenteux stratifié. On peut se demander si l'épithélium endodermique primitif se transforme directement en épiderme lorsqu'il arrive à la surface du corps, ou s'il est au contraire remplacé peu à peu par les cellules ectodermiques de la membrane anale ou des parties adjacentes de la peau.

Il est facile de voir que ce chapitre de développement tel que nous venons de l'esquisser brièvement est bien plus en harmonie avec les données de l'anatomie comparée, ainsi qu'avec les faits tératologiques, que l'ancienne théorie d'un cloaque externe commun aux voies digestives et aux conduits génito-urinaires et secondairement cloisonné par la descente de l'éperon périnéal de Kölliker.

Une question fort intéressante, et que nos recherches ne nous permettent pas jusqu'ici de trancher d'une façon définitive, est celle qui a trait à la signification morphologique du bouchon cloacal et à l'origine première des éléments qui le constituent. En présence des données ressortant de nos propres observations et de celles des auteurs cités plus haut, si l'on applique aux Mammifères l'interprétation donnée par M. Duval au sujet de la plaque axiale des oiseaux, il semble que l'on soit autorisé à considérer cet amas cellulaire comme une formation rusconienne évoluant d'une façon beaucoup plus tardive que celles qui ont été décrites chez les ovipares (M. Duval, *Ligne primitive et anus de Rusconi*. Soc. de biologie, 1880. — *Signification morphologique de la ligne primitive*, *L'Homme, Journal des sc. anthropologiques*, 1884).

2° *Constitution définitive et développement ultérieur des organes génitaux externes chez l'embryon humain.* C'est au cours du troisième mois lunaire que les organes génitaux externes acquièrent leur configuration définitive et que s'accentue nettement la différence des sexes. Chez un fœtus ♀ de 35/40 millimètres (commencement du troisième mois), le tubercule génital mesure une longueur de près de 2 millimètres ; sa base est séparée de l'éminence coccygienne par une distance de 1 millimètre. Il est légèrement renflé à son extrémité, et sa face inférieure est occupée en grande partie par un sillon (gouttière génitale) qui s'élargit en arrière. L'anus est visible sous forme d'une petite fissure transversale séparée par une mince cloison de l'extrémité postérieure de la fente génitale.

Sur des embryons ♀ du milieu du troisième mois (longueurs de 4,4/5,7 et de 5,3/6,7 centimètres), le gland est nettement distinct ; sa longueur, égale à celle du corps même du clitoris, est de 1 millimètre. En écartant les grandes lèvres qui se rejoignent presque sur la ligne médiane, au-dessous du clitoris, on découvre la fente génitale qui commence à 1 millimètre en avant de l'anus et se prolonge à la face inférieure du clitoris où elle s'arrête à la base du gland.

Chez un embryon ♀ un peu plus développé (longueur de 5,5/7 centimètres) le pont périnéal interposé à l'anus et à l'orifice génital atteint 1,5 millimètres. Le clitoris présente la même forme générale que le pénis d'un fœtus mâle de même longueur : c'est une sorte de mamelon conique supportant le renflement balanique, mais, tandis que chez le mâle les deux lèvres de la fente génitale ont déjà commencé à se souder au niveau de la racine de la verge, on voit persister chez la femelle une gouttière largement ouverte sur toute la longueur du clitoris. De même, les bourrelets cutanés destinés à former les bourses du mâle sont déjà réunis en arrière du membre, et l'on distingue un raphé médian très-accusé qui se prolonge en arrière à travers le périnée jusqu'à l'anus ; chez le fœtus femelle, au contraire, les replis cutanés sont écartés et comme déjetés latéralement, et le raphé périnéal est beaucoup moins apparent.

Il est donc possible, dès cette époque, de déterminer le sexe des embryons simplement par l'inspection extérieure des parties.

À la fin du troisième mois (embryons ♀ de 7/9,5 et de 7,5/10,5 centimètres) le corps du clitoris atteint 2 millimètres ; le gland mesure 1 millimètre tant en longueur que dans sa plus grande épaisseur. La distance de la fourchette au sommet du gland est de 3 millimètres. On remarque l'accroissement des deux lèvres de la gouttière génitale dont la saillie s'accentue, dessinant la première ébauche des nymphes. La face inférieure du gland présente une crête épithéliale longitudinale située sur le prolongement de la gouttière génitale ; l'extrémité antérieure de celle-ci ne dépasse pas encore la base du renflement balanique.

Sur un autre fœtus ♀ de même dimension (7,5/10,5 centimètres), on aperçoit les premières traces du futur capuchon clitoridien sous forme d'un léger soulèvement à la base du gland ; ce dernier, qui mesure à ce moment 1,5 millimètre, est encore à découvert sur les deux tiers de sa longueur. La gouttière génitale s'étend jusqu'au bord libre du capuchon, et la crête épithéliale qui lui fait suite sur la partie non recouverte du gland déborde un peu le sommet de cet organe sous forme d'une petite saillie terminale.

Au commencement du quatrième mois (fœtus ♀ de 9/12,5 centimètres), alors que le clitoris mesure 3 millimètres, et que son épaisseur à la base est de 2,5 millimètres, la gouttière génitale se prolonge jusqu'au bord libre du capuchon qui recouvre presque entièrement le gland. Les petites lèvres se sont allongées, et les grandes lèvres, de plus en plus développées, confinent par leur extrémité postérieure au bourrelet anal.

Il est facile de voir que, au moment où se produit le soulèvement du capuchon, la gouttière uréthrale, qui, jusqu'à cette époque, avait respecté le gland, empiète sur l'extrémité postérieure du mur épithélial balanique ; elle progresse ensuite parallèlement au capuchon, mais sans que ses bords se réunissent en arrière comme chez le mâle. La persistance chez l'adulte des dispositions anatomiques que nous constatons au début du quatrième mois nous explique pourquoi le capuchon clitoridien de la femme présente une interruption à sa partie inférieure, alors que le prépuce s'étend, sans solution de continuité, sur tout le pourtour du gland chez l'homme.

À mesure que le capuchon se développe, il se soude intimement à la surface du gland, comme le prépuce chez le mâle. La couche épithéliale commune mesure chez le fœtus de 7,5/10,5 centimètres (fin du troisième mois) une épaisseur de 60 μ. Sur le fœtus de 9/12,5 centimètres, l'épithélium est épais de 75 μ, et sa face externe commence à se soulever en petits mamelons arrondis répondant à autant de globes épidermiques. L'adhérence du capuchon au gland persiste un certain temps après la croissance ; nous trouvons ces deux organes encore étroitement unis sur une fillette de trois ans.

Glande clitoridienne. L'homologie du clitoris et de la verge est encore attestée par ce fait du développement que l'extrémité postérieure de la lame épithéliale du gland donne naissance à un bourgeon primitivement plein qui rappelle par son origine, sa situation et sa structure, le premier rudiment de la fossette de Guérin chez le mâle. La glande clitoridienne, lorsqu'elle existe, devra ainsi être assimilée aux glandules muqueuses qui viennent déboucher dans le fond et sur les parois du sinus de Guérin.

Corps caverneux. Le gland et les corps caverneux sont primitivement représentés par un tissu dense formé de petites cellules sphériques ou polyédriques tassées les unes contre les autres et réunies par un peu de matière amorphe (Retterer, Soc. de biol., 25 juillet 1887).

Les corps caverneux sont reconnaissables dès l'origine à un tassement plus serré des éléments composants ; sur les pièces colorées au picrocarmin (base du gland), ils tranchent par leur teinte rougeâtre sur le fond rosé du tissu du gland. Les vaisseaux sanguins y apparaissent aussi plus tardivement. Ainsi, chez un fœtus de 37 millimètres, le tissu du gland offre déjà un réseau de capillaires en voie de développement, tandis que les corps caverneux en sont encore entièrement dépourvus. Chez la femme adulte, les corps caverneux seuls deviennent érectiles ; le tissu fibro-vasculaire du gland, resté stationnaire, offre à peu près la même structure que chez le fœtus mâle du septième mois.

Glandules du méat urinaire. Le développement des glandules uréthrales de la femme reproduit sensiblement celui des glandules prostatiques de l'homme (*voy.* URO-GÉNITAL [*Sinus*]). C'est vers la fin du troisième mois lunaire (fœtus 7/9,5 centimètres) qu'on voit se dessiner les premiers bourgeons glandulaires comme de légers épaississements de la paroi épithéliale du canal de l'urèthre, qui font saillie dans le tissu sous-jacent. Vers la fin du quatrième mois (fœtus 12,5/17 centimètres), les bourgeons sont répartis dans toute la hauteur du canal de l'urèthre, mais ils sont plus abondants et plus développés au voisinage de l'extrémité inférieure des conduits génitaux. Les plus grands, légèrement ramifiés, mesurent une longueur de 400 μ environ sur une épaisseur de 60 à 65 μ ; ils sont encore pleins dans toute leur étendue. Au commencement du sixième mois, les glandules atteignent une longueur de 600 à 700 μ sur une épaisseur de 80 à 130 μ. Elles sont creuses dans la partie qui répond au canal excréteur, mais leurs extrémités profondes sont toujours pleines ; quelques-unes sont ramifiées.

Les glandules uréthrales de la femme apparaissent ainsi plus tardivement et évoluent plus lentement que les glandes prostatiques de l'homme. Elles n'atteignent jamais le complet développement de ces dernières, et leur structure, chez la femme adulte, paraît répondre à celle qu'on observe chez le fœtus mâle du cinquième au sixième mois.

Glandes sébacées des petites lèvres. Les glandes sébacées des petites lèvres apparaissent tardivement, comme toutes les glandes sébacées libres non annexées des follicules pileux (glandes du mamelon et du bord libre des lèvres). C'est seulement après la naissance (Klein, *loc. cit.*), vers le quatrième mois (Wertheimer, *loc. cit.*), que l'on constate les premières involutions glandulaires, en forme de doigts de gant, d'une longueur de 250 μ environ. Ces involutions sont dès l'origine plus nombreuses à la partie moyenne de la petite lèvre que

vers ses extrémités, plus abondantes et plus volumineuses aussi sur sa face
interne que sur l'externe. A deux ans, les bourgeons ont augmenté de volume;
quelques-uns atteignent 350 à 400 μ, et présentent une extrémité profonde
bifurquée. Ce n'est qu'à partir de la cinquième année que se montrent les véritables glandules en très-petit nombre d'abord et sur la partie moyenne des
petites lèvres seulement. Nous avons indiqué plus haut que ces glandes n'attei-
gnaient leur complet développement que pendant la grossesse. (Wertheimer).

Nous renvoyons pour le développement des *glandes vulvo-vaginales*, du
canal vestibulaire, à l'article URO-GÉNITAL (*Sinus*) et pour celui de l'*hymen* à
l'article UTÉRUS (*développement*).   F. TOURNEUX et G. HERRMANN.

§ IV. **Pathologie.** Les maladies de la vulve ont été bien étudiées récemment dans plusieurs ouvrages sur les maladies des organes génitaux de la femme,
ou traités généraux de chirurgie ; nous citerons en particulier ceux qui nous
ont servi pour la rédaction de cet article : A Guérin, de Sinéty, Gaillard Thomas,
Lutaud, Hégar et Kaltenbach, Gallard, Bernutz, etc. — Levrat et Vinay, art.
VAGIN et VULVE du *Nouv. Dict. de méd. et de chir. prat.* — Picqué, art. MALA-
DIES DES ORGANES GÉNITAUX EXTERNES DE LA FEMME de l'*Encycl. intern. de chir.*,
t. VII. — Bouilly, *Manuel de path. ext.*, t. IV, p. 296. — Nélaton et Després,
Éléments de path. chir., t. VI, p. 872. — Follin et Duplay, *Traité élém. de
path. externe*, t. VII, p. 484.

D'après ces auteurs, nous étudierons successivement : les vices de conformation, les lésions traumatiques, les affections inflammatoires, les ulcérations et
les tumeurs de la vulve.

VICES DE CONFORMATION. Ces anomalies consistent dans l'absence, l'hypertrophie, le manque de réunion ou la réunion exagérée de tout ou partie des
organes qui composent la vulve.

L'absence de vulve, c'est-à-dire cette difformité dans laquelle il n'existe aucune trace des parties génitales externes, est signalée par les auteurs, mais
elle est rare. Elle est congénitale ou acquise. Dans le premier cas, elle coïncide avec une fistule vésico-rectale, car, par suite de l'absence du méat urinaire et d'une plus ou moins grande portion de l'urèthre, la vessie vient s'ouvrir dans le rectum, à travers le vagin. Dans le second cas, la difformité est accidentelle : par exemple, toutes les parties génitales externes peuvent être
détruites par des brûlures, des ulcérations, la gangrène, qui ne laissent à
leur suite qu'une cicatrice percée de deux orifices, l'un uréthral, l'autre vaginal.
D'autres fois le clitoris, les grandes et petites lèvres, n'ont qu'un développement
insuffisant.

Le phénomène inverse, c'est-à-dire l'hypertrophie, est plus fréquent. Il porte
sur le clitoris ou les petites lèvres. On a souvent attribué ces anomalies à l'onanisme, mais rien n'est moins certain. L'hypertrophie du clitoris existe d'ailleurs
avec diverses variétés d'hermaphrodisme, et celle des petites lèvres est normale
chez certaines peuplades de l'Afrique du Sud (tablier des Hottentotes).

A l'état isolé, l'hypertrophie clitoridienne se rencontre encore assez souvent,
car Billings en a réuni une vingtaine de cas (art. CLITORIS de l'*Index catalogue*,
t. III, p. 229).

Le clitoris a été accusé, il y a une vingtaine d'années, de produire la folie, la
catalepsie, l'épilepsie, l'hystérie, le vaginisme, etc. Baker Brown, dans ses
travaux sur ce sujet, en a rapporté un certain nombre d'exemples, qu'il a traités

par l'extirpation de l'organe incriminé (1866). Mais cette pratique, que Riberi avait déjà adoptée vers 1834, après avoir fait beaucoup de bruit et trouvé quelques imitateurs en Allemagne, en Amérique et en Italie, fut très-sévèrement jugée par les compatriotes de B. Brown, et rapidement délaissée; G. Engelmann a rappelé récemment (1883) l'attention sur elle.

Le défaut de réunion des parties constituantes de la vulve donne lieu à de nombreux vices de conformation. M. Levrat les range de la façon suivante :

1° Il y a arrêt de développement avant que la fente génitale ait rejoint le cloaque interne. Il n'existe en ce cas qu'une fente unique, peu profonde, représentant à la fois la vulve et l'anus. Plus profondément, la vessie, le vagin et le rectum, communiquent ensemble.

2° La vulve et l'anus n'étant, comme dans le cas précédent, représentés que par une fente unique, le rectum forme un cul-de-sac isolé, séparé, par du tissu conjonctif, d'un second cul-de-sac où s'abouchent la vessie et le vagin.

3° Il existe une vulve et pas d'anus. Par la vulve on pénètre dans une cavité où s'ouvrent, en avant la vessie, au milieu le vagin, en arrière le rectum.

4° La vessie et le vagin s'ouvrent dans un conduit assez étroit aboutissant à un orifice vulvaire généralement rétréci et présentant les dimensions de l'urèthre. Ce dernier cas, lorsqu'il coïncide avec une hypertrophie du clitoris, a été considéré comme une variété d'hermaphrodisme.

5° Il n'existe pas d'urèthre. La vessie s'ouvre directement dans le quart antérieur du vagin : ce serait l'hypospadias de la femme.

6° La vessie pourrait s'ouvrir au-dessus du clitoris : ce serait l'épispadias de la femme.

Plusieurs cas de cette dernière variété ont été recueillis par Guyon, Richelot, Bazy, Emmet, etc., et M. Picqué en a donné une bonne description dans son article de l'*Encyclopédie internationale de chirurgie* sur les maladies des organes génitaux externes de la femme (t. VII, p. 728).

La paroi supérieure de l'urèthre est divisée en totalité ou en partie, avec ou sans exstrophie de la vessie, avec ou sans absence du clitoris.

L'orifice de l'urèthre est alors représenté par une fente étendue en haut jusqu'à la rencontre du pubis, et en bas jusqu'à la cloison vaginale, qui représente la base d'un triangle dont les deux autres côtes sont formés par les tiges clitoridiennes ou les petites lèvres se réunissant à angle aigu au voisinage du pubis. Parfois l'urèthre s'abouche au-dessus du clitoris, lequel peut paraître double (Gosselin) ou manquer (Guyon), ce qui ajoute diverses variétés à cette anomalie. La muqueuse de la vessie peut aussi faire hernie sur une partie ou sur toute la circonférence de l'urèthre.

Les grandes lèvres sont écartées à leur partie supérieure et se réunissent seulement au niveau de la fourchette. La peau du mont de Vénus, lorsque l'écartement des lèvres est assez marquée, est dépourvue de poils au-dessus de l'orifice uréthral (Nunez). L'articulation du pubis est le plus souvent normale; elle semblait un peu relâchée dans le cas de Gosselin.

Les malades peuvent conserver leur urine plus ou moins longtemps suivant l'étendue de la partie conservée du sphincter vésical; la toux, les efforts, la station debout, la marche, provoquent souvent l'issue des urines. La menstruation est d'habitude normale. Les appétits sexuels paraissent en rapport avec l'état du clitoris.

Le traitement est simplement palliatif lorsque l'écartement des parties est très-prononcé. On doit se contenter alors de rétrécir la fente uréthrale par des cautérisations pratiquées aux angles inférieurs (Guyon). Dans un cas moins grave, où la fente portait jusque sur le clitoris, dont les deux moitiés s'unissaient à leur extrémité pubienne, Richelot s'est proposé de rétablir la fonction clitoridienne, la forme et la fonction urinaire, au moyen de l'opération suivante : Avivement de la surface qui recouvre la symphyse limitée en haut par une ligne semi-circulaire, et effleurant en bas, sans les entamer, les deux tiges clitoridiennes. Rapprochement et suture avec des crins de Florence comme dans la périnéorrhaphie par le procédé d'Emmet. Les tiges clitoridiennes furent ainsi rapprochées l'une de l'autre, mais non soudées, de crainte d'oblitérer l'orifice de l'urèthre dont la gouttière était seulement fermée. La vulve avait alors son aspect normal, qu'elle conservait encore un an après l'opération. La malade gardait convenablement ses urines pendant le jour, mais l'incontinence était absolue pendant la nuit (*Union méd.*, 1887, t. XLIII, p. 565).

La réunion anormale des parties qui constituent la vulve porte tantôt sur les grandes lèvres, tantôt sur les petites lèvres, tantôt sur l'hymen.

Les grandes et les petites lèvres peuvent être soudées dans toute leur étendue, en ne laissant qu'un orifice pour l'écoulement des urines. Dans certains cas, les grandes lèvres réunies dans leur partie inférieure formaient une membrane devant les orifices du vagin et de l'urèthre, et une sorte de cul-de-sac où s'accumulait l'urine. Il est indiqué alors d'inciser le voile sur la partie médiane. D'autres fois les petites lèvres accolées ensemble ont pu être séparées très-facilement au moment de la naissance.

Dans certaines peuplades de l'Afrique (Abyssinie) on a pour coutume d'enlever aux petites filles, peu après la naissance, les parties molles de chaque côté de la ligne médiane de la vulve (clitoris, petites et grandes lèvres), et de rapprocher les parties en liant les cuisses ensemble pendant plusieurs jours. Après la cicatrisation, il ne reste qu'un orifice pour l'écoulement des urines, et l'orifice vaginal est garanti contre toute approche jusqu'à l'époque du mariage. La peau qui se trouve en face de la vulve ne peut être rompue qu'avec de grands efforts et de grandes souffrances (Blanc, *Gaz. hebd.*, 1874, p. 199).

La persistance ou l'imperforation de l'hymen n'a aucun inconvénient avant l'époque de la puberté, mais alors la rétention des règles donne lieu aux mêmes accidents que ceux qui résultent de l'oblitération du vagin (*voy.* art. VAGIN, p. 258). L'accumulation du sang dans ce canal fait bomber l'hymen entre les petites lèvres et attire l'attention de ce côté. On y remédie par l'incision de la membrane, dont on préviendra ensuite la réunion en interposant un corps étranger entre les lambeaux (sonde de caoutchouc rouge à demeure jusqu'à la cicatrisation).

LÉSIONS TRAUMATIQUES. Ces lésions sont dues à l'accouchement ou à des coups ou des chutes sur un corps dur. Ce sont tantôt des contusions simples, tantôt des plaies contuses, tantôt des plaies sans contusion, par instrument tranchant. Le danger de ces lésions réside dans la présence du plexus veineux réticulé qui siége au-dessous des grandes lèvres (bulbes du vestibule) et qui détermine des hémorrhagies soit sous-cutanées (thrombose), soit externes. Bien que Follin et Duplay disent que les plaies contuses de la vulve sont généralement peu graves, malgré la vascularité de la région, il existe plusieurs cas dans lesquels la mort est survenue à la suite d'hémorrhagies. (Évrard, *Ann. d'hyg.* Paris, 1850, t. XLIV, p. 425. — Spence, *Edinb. Med. Journ.*, 1856-1857, t. II, p. 1099. —

Romain, Th. de doct. Paris, 1872. — Billings, art. Clitoris de l'*Index Cat.* etc.). Tout récemment Ménière a rapporté de nouveaux faits d'hémorrhagies graves du vestibule vulvaire en dehors de la grossesse (*Gaz. de gynéc.*, 1888, t. III, p. 65).

Le thrombus consécutif à ces lésions se borne rarement à la vulve. Le plus souvent, en effet, il s'étend aux parois du vagin. On a fait jouer un certain rôle étiologique aux varices de la vulve dans la production de cet épanchement sanguin, mais le plus souvent il n'y a pas de varices (Budin).

L'hématome forme une tumeur de volume variable de celui d'un œuf à celui d'une tête d'adulte. Les téguments, surtout la muqueuse, sont alors très-amincis ; les petites lèvres sont effacées et disparaissent complétement par suite de la distension qu'elles subissent.

La marche et la terminaison sont les mêmes que pour l'hématome du vagin ; le diagnostic, comme pour ce dernier, se pose entre les varices de la vulve et la hernie périnéale ; le pronostic varie avec la cause et le volume de la tumeur ; les thrombus d'origine traumatique sont moins graves que ceux d'origine puerpérale. Quant au traitement, nous ne pouvons que rappeler ce que nous avons dit à propos des tumeurs vaginales de même nature.

Affections inflammatoires. Ces affections sont nombreuses à la vulve. Tantôt elles envahissent la muqueuse vulvaire (*vulvites*), tantôt les tissus sous-jacents (*phlegmon de la vulve*), tantôt quelques-uns de ses éléments isolés, les glandes, par exemple (*furoncle, folliculite, bartholinite*). Nous étudierons successivement ces différentes affections.

Vulvite. La vulvite, comme la vaginite, comprend un grand nombre de variétés : simple, catarrhale, superficielle, profonde, ulcéreuse, folliculaire, herpétique, aphtheuse, traumatique, blennorrhagique, diphthéritique, gangréneuse, etc., mais la plupart des auteurs les réunissent actuellement sous trois formes principales : catarrhale, folliculaire et aphtheuse.

La *vulvite catarrhale* reconnaît comme causes prédisposantes : certaines constitutions épidémiques, le froid, la convalescence des fièvres graves, la scrofule, l'absence de soins de propreté ; comme causes occasionnelles : la blennorrhagie, les applications de corps gras destinés au traitement de cette affection, la pommade mercurielle entre autres (A. Guérin), l'accumulation sur les parties génitales de matières sébacées, l'écoulement du pus ou de l'urine dans les fistules vésico-vaginales ou rectales, la sécrétion ichoreuse des plaques muqueuses ou des végétations, la présence de parasites, oxyures, *Oïdium albicans*, les frottements divers, l'onanisme, les excès de coït, les blessures par tentation de viol, etc. Chez les enfants, la contagion de la vulvo-vaginite, déjà mise hors de doute par les observations de Brouardel, Aubert, etc., a été récemment démontrée encore par Suchard (*Rev. mens. des mal. de l'enfance*, 1888, p. 265) et A. Ollivier (*Bull. de l'Acad. de méd.* Paris, 1888, t. XX, p. 561).

La vulvite catarrhale débute par une irritation plus ou moins vive de la muqueuse, annoncée par une sensation de prurit, de cuisson, de brûlure, puis de douleur qui s'accroît plus ou moins rapidement. On a signalé aussi de la rétention d'urine et l'érection du clitoris. La muqueuse, rouge d'abord, se recouvre d'un enduit blanchâtre, muqueux, dû à la sécrétion des glandes, qui devient bientôt séro-purulente, crémeuse, verdâtre, tache le linge et irrite la peau du périnée et de la face interne des cuisses. Les petites lèvres sont tuméfiées, parfois très-œdématiées (paraphimosis des nymphes) ; au bout d'un certain temps on trouve à leur face interne, mais surtout à celle des grandes lèvres, des exulcérations superficielles qui mettent le derme à nu, saignent facilement et sont très-douloureuses.

L'inflammation s'étend aussi à la glande de Bartholin, plus ou moins loin dans le vagin, et peut retentir sur les ganglions inguinaux, qui sont tuméfiés, douloureux, mais suppurent rarement.

Des phénomènes fébriles accompagnent généralement cette forme de vulvite.

La forme aiguë fait facilement place à l'état subaigu à l'aide de soins appropriés; la rougeur pâlit, l'écoulement devient séreux, moins abondant; l'inflammation diminue d'étendue, se localise à deux points que Vinay considère comme très-importants à connaître « parce que c'est là où résident les causes des contagions méconnues : 1° la muqueuse des parties externes des petites lèvres, qui pendant longtemps reste rouge, érythémateuse, et présente parfois de petites exulcérations qui peuvent simuler un chancre au début ou en réparation; 2° les petites glandes du vestibule et celles qui avoisinent le pourtour de l'urèthre. »

De l'état aigu ou subaigu la vulvite peut arriver à la guérison ou passer à l'état chronique; dans ce dernier cas la muqueuse reste rouge, couverte d'un écoulement séreux, mais indolente, et présente de petits points plus foncés, qui sont les orifices des cryptes muqueux et des canaux excréteurs des glandes vulvo-vaginales.

La vulvite se complique souvent d'inflammation de la glande de Bartholin, que nous étudierons plus loin, parfois de gangrène; elle laisse après elle des végétations, de l'œdème chronique, et quelquefois des adhérences entre les petites et les grandes lèvres opposées.

Le diagnostic différentiel de la vulvite ne peut être qu'indiqué, la maladie étant très-facile à reconnaître; il n'en est pas de même de sa cause, si importante cependant au point de vue médico-légal. Les nombreuses discussions auxquelles ce diagnostic a donné lieu ne peuvent être résumées ici, d'autant plus qu'elles ne sont pas encore parvenues à éclairer la question. Ce n'est qu'à force de sagacité et d'investigations que des maîtres comme Tardieu, Brouardel, sont arrivés à donner une opinion ferme dans des cas soumis à leur appréciation. Les erreurs sont peut-être moins fréquentes qu'avant Astley Cooper, où « nombre de gens, dit-il, ont été pendus par suite d'une semblable erreur », mais elles sont encore possibles.

Le traitement doit consister en soins de propreté et en lotions ou applications de topiques qui sont reconnus aujourd'hui pour avoir une action efficace sur les microbes des inflammations vulvaires ou autres : acide salicylique, acide phénique, sublimé et iodoforme. On soumettra en outre les malades à un traitement général, si leur constitution le réclame.

La **vulvite folliculaire** est une variété de la vulvite catarrhale qui siége dans les glandes sébacées et mucipares de la vulve. Les causes en sont les mêmes.

La *folliculite sébacée* siége à la face interne des grandes lèvres sous forme de petits points saillants qui sécrètent une matière blanche, qu'on peut faire sortir en pressant les glandules entre les doigts. Suivant l'intensité de l'inflammation, la sécrétion forme une sorte de fausse membrane qui recouvre la muqueuse ou un écoulement véritable, muco-purulent, légèrement fétide. Les glandes sont augmentées de volume, surtout celles des petites lèvres, qui sont dures, rugueuses au toucher, et par suite du passage de l'inflammation à l'état chronique donnent à la muqueuse un aspect que. A. Guérin a désigné sous le terme d'*acné granuleuse des petites lèvres*.

La *vulvite* ou *folliculite mucipare* siége à la face interne des petites lèvres,

dans le voisinage des caroncules myrtiformes et autour du méat, dans les points
où se trouvent des glandes à mucus. Hamonic en décrit trois variétés :

1° La folliculite péri-uréthrale simple, dans laquelle les follicules enflammés
forment de petites saillies mamelonnées, d'aspect rougeâtre, donnant lieu à
une sécrétion puriforme.

2° La folliculite péri-uréthrale hypertrophique, dans laquelle ces saillies mamelonnées subissent un développement considérable; elles deviennent cylindriques,
coniques ou en massue; elles peuvent même prendre un aspect polypiforme et
devenir, dans quelques circonstances, l'origine de ces petits polypes qui siégent
au niveau du méat de l'urèthre.

3° La folliculite péri-uréthrale suppurée, caractérisée par la suppuration des
glandes péri-uréthrales qui sont transformées en abcès miliaires. Ces petits
abcès s'ouvrent à un moment donné, se vident de la gouttelette de pus qu'ils
contenaient et laissent à découvert une petite cavité cratériforme qui ne tarde
pas à se fermer. Les follicules suppurent par poussées successives et peuvent
guérir après cette transformation purulente. Il arrive aussi que le travail
inflammatoire s'étend en profondeur jusqu'à la paroi de l'urèthre qui est perforée, ce qui donne lieu à des fistules uréthro-vestibulaires (Vinay).

Le traitement est le même que dans la forme précédente, mais il sera bon de
cautériser les cavités folliculaires pour détruire plus sûrement le virus blennorrhagique qui peut s'y être réfugié.

Vulvite ulcéreuse, diphthéroïde (Boussuge), **aphtheuse** (Parrot). Cette forme
de vulvite, confondue longtemps avec la gangrène, a été signalée de tout temps,
mais n'a été bien étudiée qu'à notre époque, en France par Boussuge (thèse de
Paris, 1860), Parrot, Surjus (thèse de Lyon, 1882).

Cette affection est spéciale à l'enfance; elle est le plus fréquente de deux
à cinq ans; elle survient après diverses affections, mais surtout après la rougeole. Elle est endémique et contagieuse (Surjus).

Elle n'est pas toujours localisée exclusivement aux parties génitales, mais
s'étend au périnée, au pourtour de l'anus, aux sillons génito-cruraux (Parrot).
L'éruption, dont le début échappe souvent, commence par de petites élevures,
au nombre variable de 2 ou 3 à 12 ou 15, arrondies, de 1 à 6 millimètres,
demi-sphéroïdales, d'un blanc gris, souvent déprimées à leur centre. Elles sont
constituées par un soulèvement de l'épithélium ou de l'épiderme dû à l'épanchement d'un exsudat sous leur couche profonde. Lorsque l'épiderme se rompt,
on aperçoit des ulcérations arrondies, cupuliformes, au centre desquelles se
trouve une matière pulpeuse grisâtre, qui revêt l'apparence d'une pellicule membraneuse; leur base est un peu indurée et gonflée; leurs bords sont taillés à
pic, sinueux, rouges, et s'étendent alors en superficie, jusqu'à atteindre les dimensions d'une pièce de 50 centimes.

A cette période, si la constitution des malades est bonne, la réparation peut
se faire; l'ulcère se déterge et se cicatrise assez rapidement; si l'état général est
mauvais, et Parrot signale en particulier les suites de la rougeole, l'ulcère au
lieu de se réparer augmente en superficie et en profondeur et fait place à la
gangrène, qui ne tarde pas à envahir les parties voisines.

Le traitement de cette affection est l'emploi de l'iodoforme, qui a donné à
Parrot le meilleur résultat, c'est-à-dire une guérison rapide.

Bartholinite. L'inflammation de la glande vulvo-vaginale se montre, comme
beaucoup d'autres affections de l'appareil génital pendant sa période d'activité,

de quinze à quarante-cinq ans. Elle a pour causes prédisposantes l'influence des règles, de la grossesse, le lymphatisme ; comme causes déterminantes, les excès génitaux, l'accouchement, la masturbation, les diverses variétés de vaginite et de vulvite, la blennorrhagie surtout.

Les *symptômes* de cette affection sont : au début, une sensation de chaleur, de cuisson, de démangeaison à la vulve, puis une tuméfaction de la partie postérieure de la grande lèvre, qui atteint rapidement un volume considérable, prend une coloration rougeâtre, violacée, et devient le siége de douleurs qui s'irradient à l'urèthre, au périnée et au rectum. La fièvre et l'engorgement ganglionnaire sont fréquents.

La suppuration se manifeste de deux manières, dans le tissu glandulaire ou dans les glandules, ce qui donne lieu aux abcès *glanduleux* ou *granuleux* (Huguier). Dans le premier cas, qui est le plus fréquent, le pus se fait jour à la face interne de la grande lèvre, au voisinage du conduit excréteur ou dans ce conduit. Dans le second, la tuméfaction et la douleur sont moindres ; le pus, séparé en autant de petits foyers qu'il y a de lobules enflammés, sort par autant de petits trous, ou par le conduit excréteur de la glande.

L'abcès une fois ouvert, l'inflammation et l'induration de la glande persistent longtemps encore et l'affection se reproduit facilement sous l'influence d'une grossesse, d'une fatigue excessive, etc.

Le pronostic de la maladie n'est pas grave en lui-même, en ce sens que la vie n'est pas menacée, mais il le devient à cause de la facilité avec laquelle elle se reproduit (abcès à répétition) et des affections qu'elle laisse à sa suite (kystes, fistule simple, fistule recto-vaginale). La blennorrhagie, cause fréquente de la bartholinite, peut se cantonner ensuite dans la glande malade, y persister indéfiniment et se transmettre de même.

On a fait le *diagnostic* de cette affection avec les abcès phlegmoneux, qui ne sont pas comme elle circonscrits à la moitié postérieure de le grande lèvre ; avec les kystes, qui en sont souvent la cause ou l'effet, mais qui ne s'accompagnent pas de phénomènes inflammatoires aigus ; avec les abcès stercoraux, qui sont plus diffus et s'accompagnent généralement d'une lésion du rectum ; avec les abcès ossifluents, qui sont plus volumineux, réductibles, à marche lente et dépourvus de phénomènes aigus ; avec des furoncles, dont les caractères sont bien différents ; avec des chancres infectants ou simples (Fournier), à cause des ulcérations que laissent parfois après eux les abcès, mais les commémoratifs servent à établir le diagnostic.

Le traitement consiste au début dans l'emploi des grands bains, des cataplasmes émollients, des onctions avec l'onguent napolitain belladoné. Quand le pus est formé, il faut inciser comme les abcès ordinaires, laver avec la solution phéniquée forte, drainer et panser autant que possible d'une manière antiseptique, ce qui est difficile, étant donné les fonctions de la région.

Le conduit excréteur de la glande peut, comme le tissu de celle-ci, s'enflammer et donner lieu à des abcès, plus superficiels que les précédents, du volume d'une noix, s'ouvrant en dedans et en bas de la grande lèvre, et justiciables du même traitement.

Abcès des grandes lèvres. Ces abcès sont de deux espèces, furonculeux et phlegmoneux. Les premiers se montrent sur la face externe et le bord libre des grandes lèvres, atteignent le volume d'une noisette et ont la marche et l'issue des furoncles ordinaires.

Les abcès phlegmoneux sont superficiels ou profonds; les premiers siégent dans le tissu cellulaire sous-cutané, entre le derme et le sac dartoïque; les seconds se développent dans le tissu cellulaire renfermé dans ce sac et se confondent le plus souvent avec les abcès de la glande vulvo-vaginale.

Phlegmon diffus. Cette variété survient dans les cas d'inflammations violentes, à la suite d'un érysipèle, par exemple. Ils ont le même pronostic et la même marche envahissante que les autres phlegmons diffus; il faut se hâter de s'y opposer par des cautérisations profondes au thermocautère, suivies de l'emploi du spray antiseptique.

Œdème. C'est un phénomène très-fréquent dans toutes les affections de la vulve d'origine inflammatoire. On l'observe en outre dans l'anasarque qui accompagne les affections du cœur et des reins, comme celui du scrotum chez l'homme; à la fin de la grossesse, il annonce souvent l'existence de l'albuminurie. Dans tous ces cas l'œdème est mou.

Dans une autre variété, l'œdème est dur, scléreux; il accompagne alors des lésions primitives ou secondaires de la syphilis, survient peu à peu d'une manière insidieuse et persiste longtemps après la disparition des lésions qui l'ont fait naître. Les grandes et les petites lèvres, plus rarement le clitoris, acquièrent un volume double ou triple de leur volume normal, leur surface est parcourue de sillons transversaux, leur consistance « n'est ni la tension œdémateuse qui se laisse déprimer avec le doigt, ni celle de l'engorgement inflammatoire à résistance pâteuse. C'est une sorte de dureté *sui generis*, sèche, élastique, non dépressible, parcheminée, c'est la dureté du sclérème, en un mot » (Fournier).

Le diagnostic de l'œdème dur est facile à cause de son origine, son pronostic peu grave. Le traitement est celui de la syphilis, auquel on peut ajouter les badigeonnages de teinture d'iode (*voy.* encore le travail récent de Gottschalk. *Diss. inaug.* Wurzburg, 1887).

Prurit. Le prurit, comme l'œdème, est un phénomène commun à presque toutes les affections de la vulve. Dans la description de ces affections, c'est un des symptômes du début, ou bien il persiste comme signe d'une maladie de voisinage ou du système nerveux de la région. On le trouve au début et au déclin de la vaginite, dans les affections de l'utérus, des ovaires, des trompes, de l'urèthre, de la vessie, du rectum (hémorrhoïdes); avec la grossesse, la période menstruelle, la ménopause, les parasites de l'anus et de la vulve, la goutte, le diabète, etc.

La sensation de prurit continu devient à la longue insupportable, provoque des grattages, des attouchements, des frottements, et peut conduire à la masturbation, à la nymphomanie et à des phénomènes hystériformes, surtout lorsque la sensation, d'abord localisée à la vulve, s'exaspère et s'étend au vagin et à l'utérus.

Hormis les cas dans lesquels il existe des parasites, on ne trouve pas de lésions propres au prurit, mais des modifications imprimées à l'épiderme et à la muqueuse par les grattages répétés.

Les modes de traitement du prurit varient avec les causes supposées de ce phénomène, car, sauf le cas de grossesse ou de parasites, tout est empirique. On a préconisé, comme ayant donné les meilleurs effets, les narcotiques, le chlorhydrate de cocaïne, les badigeonnages avec la solution de nitrate d'argent, les antiseptiques divers, les alcalins dans le prurit diabétique, enfin le sublimé à dose assez concentrée, 2 grammes pour 250, avec 15 grammes de teinture d'opium (Gaillard Thomas).

GANGRÈNE. Cette affection, qui frappe aussi bien les petites filles que les
femmes adultes, survient chez toutes à la suite d'une autre affection grave, des
fièvres éruptives, en particulier la rougeole, de même que la vulvite aphtheuse,
qui précède souvent la gangrène en pareil cas; les enfants les plus jeunes, les
sujets délicats, lymphatiques, scrofuleux, y sont plus prédisposés. Chez les
adultes, on l'observe le plus souvent à la suite de l'accouchement, des mouchetures faites dans l'anasarque, de la variole, et dans le cours de la fièvre typhoïde. D'après Vinay, qui admet avec raison la nature infectieuse et contagieuse de la gangrène, ces diverses influences étiologiques auraient pour effet de
préparer le terrain, de le rendre apte à la réception de l'élément étiologique de
la gangrène.

Cette affection s'annonce par des douleurs vives, des vésicules, des phlyctènes,
des plaques grises, brunes, qui laissent après elles des ulcérations sous forme
de taches circonscrites, d'une couleur rouge pâle; les parties voisines deviennent
le siége d'un engorgement très-dur, douloureux et d'une teinte livide; les ulcérations, qui donnent lieu à une suppuration des plus fétides, sont circonscrites
par un liséré rouge qui peut s'étendre de proche en proche avec rapidité; la
fièvre s'allume, la diarrhée apparaît et souvent la mort emporte les malades.
Dans les cas heureux, la gangrène s'arrête, les parties mortifiées s'éliminent
et la réparation se fait sans que les formes soient très-altérées (Parrot), mais
parfois il reste des rétrécissements des orifices, ou même des fistules entre le
vagin et les cavités voisines.

Chez les femmes en couche, la gangrène se borne parfois aux contusions,
aux solutions de continuité faites par le passage de l'enfant.

Le diagnostic ressort de l'exposé des symptômes. Le traitement consiste dans
les applications du cautère actuel dans la masse mortifiée et autour d'elle,
suivies de pansements antiseptiques. On remontera l'organisme avec des toniques
et un régime approprié.

DIPHTHÉRIE. Rarement primitive, la diphthérie de la vulve apparaît chez des
malades, la plupart des enfants, qui en sont atteints déjà dans d'autres régions,
pharynx, larynx, fosses nasales. Elle débute à la face interne des grandes lèvres
par de petits points blanchâtres isolés, disséminés, qui se réunissent en s'agran-
dissant et forment des plaques comme dans la gorge; les tissus sous-jacents sont
œdématiés, au pourtour, ils sont rouge foncé, violets; les fausses membranes
se soulèvent et laissent écouler un liquide sanieux, fétide, puis leur coloration
devient grisâtre, noirâtre, comme dans la gangrène.

» L'affection peut se limiter à la vulve et guérir, ou envahir les parties voisines, le vagin, le périnée, l'aine; les ganglions sont le plus souvent engorgés;
lorsqu'elle est secondaire à la rougeole, à la scarlatine, elle revêt une forme
maligne et extensive qui se termine souvent par la mort.

Le traitement est à la fois général et local : général, il a pour but de reconstituer l'organisme affaibli; local, il s'adresse aux fausses membranes dont il doit
prévenir la reproduction et l'extension quand on les a enlevées. Les travaux récents de Gaucher, Roux et Yersin, sur les propriétés de l'acide phénique contre
les plaques dipthéritiques, qui contiennent exclusivement le microbe de la diphthérie, ont démontré que le mode de traitement le plus efficace était d'enlever les
membranes par la friction, le grattage, et de cautériser ensuite la région où elles
s'étaient développées avec l'acide phénique en solution très-concentrée. Les douleurs provoquées par cette substance sont très-vives, mais le succès a couronné

les essais dans des cas si désespérés, qu'il ne faut pas hésiter à y avoir recours.

Ulcérations. Presque toutes les affections de la vulve se présentent à une certaine période de leur évolution sous la forme d'un ou de plusieurs ulcères ; tantôt les inflammations, tantôt les tumeurs débutent, puis au bout d'un certain temps, par suite de l'évolution du mal, des frottements, de grattage, de traitements intempestifs, il se produit une ulcération. Nous avons déjà signalé celles qui sont observées dans les vulvites, la gangrène, la diphthérie ; les affections qui vont suivre revêtent plus spécialement la forme ulcéreuse,

Herpès. Cette affection, bien étudiée par A. Fournier, Dreyfous, Labouré, Julien, Bruneau, etc., présente à la vulve les mêmes caractères que dans les autres régions. Elle est caractérisée par l'éruption de petites vésicules arrondies, remplies d'un liquide transparent, reposant sur une surface rouge et enflammée, en plus ou moins grand nombre sur les faces cutanée et muqueuse de la vulve.

La principale cause prédisposante de cette affection est l'arthritisme, d'après Bazin, ou l'herpétisme, d'après Hardy, Lancereaux, etc. Toutes les autres causes invoquées ne sont qu'occasionnelles et ne peuvent agir que chez des sujets prédisposés : telles sont toutes les causes qu'on attribue à la vulvite catarrhale, et que nous avons énumérées plus haut ; le froid, la pneumonie, les affections vénériennes, qui agissent en irritant la région, etc. M. E. Besnier pense qu'on n'observe jamais l'herpès génital chez les sujets vierges, et le plus souvent qu'après une blennorrhagie ou un chancre mou. La gravidité, la menstruation, s'accompagnent fréquemment d'éruptions herpétiques aux parties génitales ; beaucoup de femmes en présentent à chaque époque ou à chaque grossesse. L'influence du système nerveux sur la production des vésicules herpétiques invoquée par suite de la douleur violente qui se manifeste fréquemment, n'est pas démontrée, non plus que la contagion du mal. Cependant on a signalé plusieurs cas dans lesquels l'éruption avait été précédée d'une hyperesthésie vulvaire très-marquée.

L'éruption est souvent précédée de phénomènes fébriles et, d'après Bruneau, d'une recrudescence de l'écoulement, lorsqu'il existe antérieurement de la vaginite. Puis, au bout d'un jour ou deux, les grandes et petites lèvres augmentent de volume, deviennent rouges et présentent cette sensation de brûlure particulière aux éruptions herpétiques ; l'éruption se manifeste alors sous forme de vésicules miliaires perlées, du volume d'un grain de chènevis, renfermant un liquide qui, d'abord transparent, devient louche, puis purulent ; il peut se faire plusieurs éruptions successives qui s'étendent à toute la vulve et même au vagin, au col de l'utérus et à la peau voisine. La vésicule ne tarde pas à s'ouvrir et laisse après elle une petite ulcération qui s'agrandit par sa réunion avec celles qui l'entourent ; cette ulcération est superficielle, car elle ne dépasse pas l'épiderme, à fond lisse, luisant, rosé ; le bord forme un mince liséré rouge, très-net, polycyclique ; sa surface est d'autant plus étendue que l'éruption a été plus abondante.

Dans la forme confluente, la surface de l'ulcération se recouvre souvent d'une exsudation d'aspect pseudo-membraneux, en plaques comparables à celles de l'angine herpétique, irrégulières, à contour sinueux, festonné, peu adhérentes, laissant à nu, quand on les détache, une surface ulcérée d'un rouge vif, extrêmement cuisante et saignant facilement. Cette membrane disparaît en trois ou quatre jours.

La réparation se fait assez rapidement, sauf dans les cas où la vulve est irritée

par l'application intempestive de topiques caustiques ou l'écoulement de liquides
septiques provenant du vagin.

Comme phénomènes concomitants on a signalé le ténesme vésical, la dysurie,
l'hématurie, la constipation, les épreintes en allant à la selle, l'hyperestésie
utéro-ovarienne, l'engorgement ganglionnaire inguinal.

La durée de l'éruption bénigne, unique, est de quatre à six jours; elle peut
être de quinze à vingt jours lorsqu'il y a des poussées successives, mais la
guérison est la règle, malgré l'intensité des phénomènes généraux du début et
l'acuité des douleurs.

Le traitement de la poussée aiguë est purement local; au début, les cataplasmes de fécule de pommes de terre; après l'éruption, les applications d'ouate
salicylée ou boriquée, de pommades à la vaseline, à l'acide borique et au sous-
nitrate de bismuth; des lotions fréquentes avec les solutions antiseptiques non
caustiques. Pour prévenir le retour des éruptions, il faut faire suivre aux malades un traitement général dirigé contre l'arthritisme.

Eczéma. Ainsi que l'herpès, l'eczéma se présente à la vulve avec les mêmes
caractères qu'aux autres régions du corps. Comme il n'est que la manifestation
locale d'un état général, il peut être limité à cette région ou survenir simultanément en plusieurs autres à la fois. Il s'accompagne souvent d'exulcérations,
de croûtes, qui se renouvellent et s'agrandissent sous l'influence du grattage,
ou encore de fissures qui s'étendent jusqu'au derme qui, œdématié, induré,
rugueux, apparaît entre les fissures comme une surface rouge suppurante. Il
a pour cause occasionnelle toutes les irritations vulvaires, n'a pas de gravité
spéciale, se diagnostique facilement et cède plus ou moins vite au traitement
local et général de l'eczéma (*voy.* Eczéma).

Folliculite externe. Cette affection, bien étudiée par Huguier (1850) et plus
récemment par A. Fournier, Gouguenheim et ses élèves Bruneau et Soyer (*Bull.
et Mém. de la Soc. méd. des hôp.* Paris, 1880, p. 22, *Ann. de. derm. et de
syphil.*, 1882, p. 209), siége dans les glandes sébacées de la face externe des
grandes lèvres, se développe surtout chez les femmes scrofuleuses et plus particulièrement chez les femmes brunes (Duplay), et se présente sous quatre
formes principales : la folliculite aiguë simple, la folliculite syphilitique, la
folliculite chancreuse, et l'acné.

La *folliculite aiguë* simple se développe en trois périodes, d'après Huguier,
(*Mém. de l'Acad. de méd.*, 1850, t. XV, p. 527), l'une d'*éruption*, dans laquelle
le tégument, siége de démangeaisons plus ou moins vives, prend une couleur
rougeâtre, se tuméfie et se couvre de boutons rouges isolés ou réunis en
groupes; la sécrétion glandulaire est très-augmentée et produit l'humidité et
l'exagération de l'odeur ordinaire de la vulve; — la seconde, de *suppuration*,
s'annonce par l'augmentation de volume des boutons qui bientôt s'ouvrent et
donnent passage au pus et à la matière sébacée; — enfin la troisième, de *déclin*,
dans laquelle les symptômes de l'inflammation disparaissent et font place à une
cicatrisation assez rapide. Mais cette marche n'a rien de régulier; l'affection
peut s'arrêter avant la suppuration et rétrocéder. D'autre part, on peut voir en
même temps les boutons apparaître successivement et le même sujet présenter
ainsi la maladie à diverses périodes de son développement.

La *folliculite syphilitique* se présente dans le cours de la période secondaire
de la syphilis, sous forme de petites tumeurs pisiformes apparues sans douleur,
sans prurit et qui, développées, sont indolores, pleines, résistantes, d'aspect

rosé et recouvertes d'une squame épaisse et blanche. Elles peuvent s'abcéder et s'ulcérer, ou rester à l'état de tumeurs et rétrocéder ; c'est pourquoi A. Fournier en a fait trois formes différentes : *hypertrophique*, *abcédée* ou *suppurative*, et *ulcéreuse*, dont les deux dernières ne sont que des phases plus avancées de la première. La réunion de plusieurs ulcérations simule à s'y méprendre le chancre simple.

La *folliculite chancreuse*, bien étudiée par Gouguenheim et ses élèves, débute comme la folliculite aiguë simple de Huguier, ce qui a fait supposer que les folliculites suppurées décrites par celui-ci n'étaient que des folliculites chancreuses. Elle consiste dans la localisation du chancre mou dans les glandes pilo-sébacées de la face externe de la vulve et des parties voisines, pubis, rainure interfessière et plis radiés de l'anus. Elle coïncide souvent avec des chancrelles qui en ont été le point de départ, mais jamais elle n'a l'aspect de la chancrelle ; elle ressemble soit à la folliculite, soit au chancre mou, donc la folliculite peut aussi être indépendante ; cependant toutes ces lésions sont inoculables comme le chancre mou. Sa marche est en général très-lente, surtout la période de réparation.

L'*acné*, très-rare d'ailleurs, se présente tantôt comme l'*acné simple*, tantôt comme l'*acné varioliforme*. C'est d'ailleurs le type le plus commun de toutes les folliculites.

La lésion anatomique consiste dans une inflammation intra et périglandulaire du follicule sébacé ; les variétés proviennent de leur évolution différente ; suivant que la congestion inflammatoire s'accompagne ou non d'exsudat, que cet exsudat se résorbe ou persiste, que la suppuration conserve ou détruit les éléments glandulaires, on a affaire à la folliculite simple, ou indurée, ou chancreuse. Cela n'a rien de particulier à la région vulvaire.

La thérapeutique varie avec la variété de folliculite à laquelle on a affaire ; la folliculite simple ne réclame que des soins de propreté, des lavages astringents, antiseptiques ; la folliculite syphilitique, des cautérisations et le traitement interne spécifique ; la folliculite chancreuse, le traitement ordinaire des chancres.

Ulcérations vénériennes. Ces ulcérations ont été étudiées longuement dans différents articles de ce Dictionnaire (CHANCRE, SYPHILIS, etc.). Nous ne les décrirons donc pas ici et nous ne les mentionnerons qu'à titre d'élément du diagnostic des ulcérations de la vulve (*voy.* plus loin).

Esthiomène. Les affections désignées sous ce nom ont changé plusieurs fois de dénomination. Frappés du caractère envahissant, rongeant, de ces affections, les anciens auteurs leur ont donné ce nom, d'après son étymologie grecque (ἐσθιογμηνος, de ἐσθίεον, manger). Plus tard son analogie avec le lupus de la face l'a fait appeler lupus de la vulve, et tout récemment les recherches sur la nature du lupus ont fait rentrer cette affection dans le cadre des lésions tuberculeuses. Nous décrirons donc l'esthiomène de la vulve comme une tuberculose locale.

Tuberculose. Comme nous venons de le dire, nous décrirons dans ce chapitre ce que l'on a désigné sous le nom d'esthiomène de la vulve, mot impropre qui a caractérisé longtemps toutes les ulcérations ayant une grande tendance à gagner en superficie et en profondeur. Desruelles (1844), Guibout (1845), Huguier (1849), avaient déjà essayé de limiter la signification de ce mot à des groupes bien définis, et la classification de Huguier a été adoptée depuis par presque tous les auteurs qui ont écrit sur ce sujet et dont les observations rentrent dans le cadre qu'il a tracé. Néanmoins ces ulcérations, de nature tubercu-

leuse, restent rarement dans les limites qu'on leur a imposées arbitrairement.
On peut dire, comme pour le lupus de la face, auquel on l'a assimilé avec raison,
puisque la nature tuberculeuse du lupus est mise maintenant hors de doute
(Hallopeau, Leloir, Vidal, Demme, *Wiener med. Blätter*, 1887, p. 1577),
qu'il en existe deux formes principales, l'une *bénigne*, l'autre *maligne*.

Dans la première rentrent les variétés décrites sous les noms d'esthiomène
superficiel, ambulant, serpigineux, érythémateux, tuberculeux, scrofulide
bénigne de la vulve; elle a une tendance à gagner en superficie, mais peu en
profondeur; dans la seconde rentrent les variétés décrites sous les noms d'esthiomène perforant, de scrofulide ulcéreuse, scrofulide maligne, dartre rongeante de la vulve, etc. (*voy.* Deschamp, *Arch. de tocol.*, 1885, p. 221).

Étiologie. La tuberculose de la vulve naît dans des conditions diverses.
Comme causes prédisposantes, on invoque à juste titre en première ligne la
mauvaise constitution du sujet, qui souvent, mais non toujours, est tuberculeux
ou prédisposé à la tuberculose : débilité par les privations, les antécédents de
famille (tuberculose, lymphatisme, syphilis constitutionnelle), les affections qui
prédisposent à la tuberculose. Comme cause efficiente, l'inoculation par rapports
sexuels ou par contact avec la vulve de produits tuberculeux provenant des
trompes ou d'ulcérations tuberculeuses de l'utérus. Une solution de continuité de
la muqueuse vulvaire, traumatique ou ulcéreuse, servirait alors de porte d'entrée au virus chez les sujets prédisposés. L'influence des rapports sexuels paraît
ressortir de la statistique de Fiquet, qui nous montre justement que la tuberculose vulvaire (esthiomène) est le plus fréquente de 20 à 40 ans, c'est-à-dire
dans la période d'activité des organes génitaux. Ainsi il a relevé : de 15 à
28 ans, 1 cas; de 20 à 30 ans, 11 cas; de 30 à 40, 8 cas; de 40 à 50 ans,
2 cas; de 50 à 60 ans, 2 cas. De plus, c'est surtout chez des femmes de basse
condition et des prostituées qu'on observe cette maladie.

Symptômes. L'affection débute généralement par des granulations et par un
écoulement purulent plus ou moins abondant qui peut même les précéder; il y
a alors une sorte de vulvite, d'inflammation du derme muqueux à la faveur de
laquelle les germes tuberculeux se développent et s'étendent de proche en
proche avec d'autant plus de rapidité que le sujet est plus débilité, en d'autres
termes, que le terrain est mieux préparé par la mauvaise constitution du sujet,
qui souvent est déjà phthisique. Delà les diverses formes revêtues par les lésions.

Dans la forme *érythémateuse, ambulante, serpigineuse*, qui précède généralement les autres, il survient sur la partie cutanée de la région vulvo-anale,
le mont de Vénus, face externe et extrémité postérieure des grandes lèvres, plis
génito-cruraux, parties latérale et antérieure du périnée, des taches d'un rouge
obscur, bleuâtres, violacées, arrondies, de la grandeur d'une lentille, qui disparaissent plus tard en laissant des traces analogues à celles des brûlures légères.
Il n'y a pas d'abord à proprement parler d'éruption, ni de tubercules; il n'y a
que l'écoulement signalé plus haut.

La forme *tuberculeuse* peut suivre la précédente ou se manifester, à la suite
d'une inflammation plus franche. Puis apparaissent, sur les mêmes régions que
la forme érythémateuse, c'est-à-dire la partie cutanée de la région vulvo-anale,
de petits tubercules arrondis, mamelonnés, dont la saillie varie de celle d'une
tête d'épingle à celle d'une pièce d'un franc, souvent isolés, parfois confluents
pour former des plaques irrégulières; ils se ramollissent à leur centre et
donnent lieu à des ulcérations à bords irréguliers, érodés, déchiquetés, serpi-

gineux, mais non décollés; ils sont taillés à pic. Ces ulcérations peuvent guérir d'un côté pendant qu'elles s'étendent de l'autre, puis envahir de nouveau les points déjà guéris, et laissant après elles des cicatrices livides, déprimées.

La forme *ulcéreuse*, ou profonde, ou rongeante, au contraire, des précédentes, envahit de préférence la partie muqueuse de la vulve, et en particulier le vestibule au voisinage du méat urinaire, la fourchette, l'extrémité inférieure du vagin, l'anus. Elle débute par des tubercules qui s'infiltrent de proche en proche dans les tissus, surtout de la superficie à la profondeur, et qui par leur fonte donnent lieu à des ulcérations plus ou moins étendues, anfractueuses, à bords taillés à pic, environnées de végétations qui la masquent aux regards; la suppuration n'est que peu abondante.

La forme *hypertrophique* accompagne souvent les formes ulcéreuses, superficielles ou profondes. Toutefois, dans la forme superficielle, c'est plutôt un œdème qu'une hypertrophie véritable, et qui peut disparaître après la cicatrisation des ulcères; au contraire l'hypertrophie qui accompagne la forme ulcéreuse profonde est caractérisée par l'épaississement et l'induration des tissus, qui forment des masses volumineuses, dures, élastiques, d'un rouge sombre, siégeant aux grandes et aux petites lèvres, le capuchon du clitoris et les plis radiés de l'anus. La face interne de ces masses est luisante, glabre, polie, tandis que leur surface externe est recouverte d'écailles épidermiques qui lui donnent un aspect chagriné (de Sinéty, Picqué). Après la mort, ces masses s'affaissent et s'effacent presque entièrement (Huguier, Le Roy des Barres).

Toutes ces lésions sont peu douloureuses; on signale seulement des démangeaisons; les fonctions ne sont entravées que lorsque le vagin et le rectum sont comprimés ou ulcérés par le progrès de l'affection.

L'examen microscopique pratiqué par Vulpian, Cornil, Homolle, Troisier, Fiquet, etc., n'a laissé aucun doute sur la nature de ces lésions et sur leur identité avec le lupus et par suite avec la tuberculose. Chez les malades dont on a fait l'autopsie, on a trouvé le foie gras, comme chez tous les sujets atteints d'ulcérations tuberculeuses ayant suppuré longtemps, et en particulier de la région ano-vulvaire. Souvent aussi on a trouvé des ulcérations tuberculeuses de l'intestin (Huguier). La recherche du bacille a été faite avec succès par M. Cornil et par Zweigbaum (*Berl. klin. Woch.*, 1888, p. 443).

Toutes ces variétés de la tuberculose vulvaire sont graves, parce que celles qui appartiennent à la forme bénigne peuvent, sous l'influence de l'épuisement de la malade, revêtir la forme maligne ou ulcéreuse, et parce que la constitution générale ne peut que s'affaiblir sous l'influence de la suppuration. De plus, la marche progressive des ulcérations peut déterminer l'obstruction des parois vaginales et amener des communications anormales entre le vagin, la vessie et le rectum, ou bien encore la péritonite. La durée de l'affection est souvent très longue; elle peut se terminer par la guérison, mais le plus souvent par la phthisie ou par l'une des complications que nous venons d'énumérer.

Le traitement doit être général, comme dans toute affection de nature tuberculeuse, et local.

Ce dernier a subi de nombreuses modifications, suivant l'idée qu'on se faisait de la nature de la maladie. On a d'abord employé les caustiques, les astringents, comme modificateurs, mais sans grand succès; plus récemment, le raclage, le grattage, le curage, qui ont donné de meilleurs résultats. Mais, dans les formes profondes avec ulcération à marche envahissante, le grattage devrait être trop

étendu pour être efficace, et il nous semble que les applications topiques à base
d'iodoforme devraient constituer le traitement de choix.

DIAGNOSTIC DIFFÉRENTIEL DES ULCÉRATIONS DE LA VULVE. — Les ulcérations de la
vulve sont consécutives à une affection aiguë ou suivent une marche chronique;
elles sont accompagnées ou non de tumeur, distinctions qui en font autant de
catégories séparées.

Les ulcérations d'origine inflammatoire sont celles de la vulvite catarrhale,
les aphthes, l'herpès, les chancres, les syphilides érosives.

Les érosions de la vulvite sont très-superficielles, leur siége irrégulier, non
groupées comme les ulcérations herpétiques. Les aphthes et le chancre mou
peuvent prêter davantage à la confusion avec l'herpès, à cause de leurs ulcérations profondes, à bords taillés à pic, mais l'aphthe et l'herpès ont une durée
moins longue que le chancre et le chancre et l'aphthe ont un fond grisâtre,
jaunâtre, qu'on ne trouve que rarement dans l'herpès. Le chancre syphilitique
se distingue de l'aphthe par sa rareté chez les enfants, et de l'herpès, à la
période du début du chancre, lorsqu'il est superficiel, à forme érosive, sans
induration bien nette, par ce fait que l'herpès a des contours circinés, irréguliers, une marche rapide, s'accompagne de cuisson, de prurit, tandis que le
chancre est indolent, que sa circonférence est arrondie et régulière, et qu'il
évolue lentement.

Les syphilides érosives ont un début latent, une marche lente et indolente,
ce qui les distingue de l'aphthe et de l'herpès, même lorsque plus tard elles se
réunissent de façon à avoir un bord polycyclique. Lorsque les tubercules plats
sont en voie de cicatrisation, on peut les confondre avec une lésion analogue
qui accompagne la réparation des groupes d'herpès, mais la première lésion est
aussi fréquente que la seconde est rare.

Les diverses folliculites laissent après elles des ulcérations dépressives dont le
diagnostic est facile à cause de la coïncidence d'autres lésions analogues, à différentes périodes d'évolution, au voisinage ou en d'autres points du corps
(acné, chancre mou).

L'herpès peut être confondu avec elles avant la période d'ulcération, lorsqu'il
siége au niveau d'une glande sébacée, dont le poil paraît faire corps avec la
vésicule, mais, après la disparition de celle-ci, l'excoriation qui en résulte est
légère, superficielle, sans dépression de la surface du derme.

L'ecthyma ne siège jamais sur la muqueuse de la vulve, mais sur le bord
libre des grandes lèvres et le mont de Vénus; ses pustules sont plus nombreuses, plus superficielles, plus larges que les boutons des folliculites, et on
en trouve dans d'autres parties du corps, où le diagnostic est plus facile.

En cas de doute, on recommande d'inoculer le pus des ulcérations, ce qui
est utile pour distinguer le chancre mou, et d'attendre l'apparition des manifestations secondaires, en cas de soupçon de syphilis.

Parmi les ulcérations chroniques, la tuberculose est souvent confondue avec
la syphilide ulcéreuse ou l'épithélioma. Mais l'ulcération tuberculeuse est plus
étendue et plus creuse que l'ulcération syphilitique, ses bords violacés, amincis,
décollés, le fond terne, sanieux, ayant l'aspect de chair lavée, avec sécrétion d'un
pus mal lié. La peau circonvoisine est épaissie, d'un rouge foncé, violacé,
livide, disparaissant à la pression. Lorsqu'il existe plusieurs ulcérations, elles
sont solitaires ou disposées en petits groupes, sur une région nettement limitée, jamais généralisées; elles n'ont pas de tendance à la forme circinée.

Leur évolution est très-lente; souvent leur état reste stationnaire pendant plusieurs années, sans que le traitement y apporte aucune modification.

L'épithélioma ulcéré a une marche lentement envahissante, un écoulement fétide, et s'accompagne d'engorgement ganglionnaire et de cachexie qui n'appartiennent pas aux autres affections.

Ulcérations avec tumeurs. Un certain nombre de tumeurs de la vulve s'ulcèrent à une période avancée de leur évolution : le molluscum, l'éléphantiasis, le fibrome, le cancer, tandis que certaines ulcérations s'accompagnent d'un œdème dur formant tumeur : la syphilis, l'esthiomène hypertrophiant. Le diagnostic entre ces affections est souvent très-difficile.

Les ulcérations du molluscum n'apparaissent que lorsque la tumeur a déjà acquis un certain volume, elles siègent à sa partie déclive et sont le résultat de frottements, d'excoriations qui déterminent une gangrène limitée de la paroi. Il en est de même des ulcérations de l'éléphantiasis, et ces deux variétés seront faciles à distinguer par les autres caractères de la maladie.

L'œdème scléreux dur, qui accompagne le chancre infectant et divers accidents secondaires de la vulve, a pu être confondu avec l'éléphantiasis, mais celui-ci ne s'accompagne pas des accidents syphilitiques qui sont la cause de l'œdème dur et qu'il est toujours facile de reconnaître.

L'esthiomène végétant hypertrophique ou éléphantiasique d'Huguier pourrait être confondu avec l'éléphantiasis, mais il existe toujours d'autres manifestations de la tuberculose qui serviront à établir le diagnostic. En cas de doute, on aurait recours à l'examen bactériologique du produit des ulcérations.

La tuberculose ulcéreuse peut encore être confondue avec le cancer, surtout lorsque l'ulcération repose sur des tissus hypertrophiés. Mais souvent on trouve dans la tuberculose des parties cicatrisées analogues à celles des scrofulides ulcéreuses d'autres régions, ce qui ne s'observe pas dans le cancer; bien que M. Cornil ait constaté cette marche dans un cas d'épithélioma, cela est très-rare. De plus, dans l'esthiomène, les pertes de substance ont des contours plus sinueux; des anfractuosités disposées par étages s'étendent davantage vers l'aine, le pubis, la cuisse : toutes les lésions sont à diverses périodes de leur évolution; le fond est rosé, jaune rougeâtre, couvert d'une cuticule dans les points cicatrisés, et souvent la surface ulcérée est entourée de petits tubercules. Les hémorrhagies sont moins fréquentes et les douleurs bien moins vives (elles manquent souvent) dans l'esthiomène que dans le cancer.

Le chancre simple, les manifestations syphilitiques, présentent à la vulve les mêmes difficultés et les mêmes facilités à être distingués du cancer ulcéré que partout ailleurs.

Le chancre simple n'a pas de base indurée; il est rarement isolé; il est le plus souvent entouré d'autres ulcérations de même nature.

Le chancre induré, reposant sur un œdème plus ou moins dur, peut inspirer quelques doutes sur sa nature, mais l'apparition des accidents secondaires ne tarde pas à les lever.

Le diagnostic du cancer avec les gommes ulcérées est souvent facile quand il y a des antécédents spécifiques certains ; il est beaucoup plus difficile quand ces antécédents sont méconnus ou niés par le malade.

TUMEURS. **Varices.** Cette affection est rarement limitée à la vulve; le plus souvent elle coïncide avec des varices du vagin et même des membres inférieurs. Ce n'est guère qu'à leur début qu'on trouve des dilatations variqueuses de la

petite ou de la grande lèvre, au niveau du sillon qui les sépare; de là les varices
rayonnent sur le clitoris, le mont de Vénus, le vagin et le périnée (Budin,
Picqué). Nous avons décrit la plupart des particularités de cette affection à
l'article VAGIN; nous dirons seulement ici que des hémorrhagies formidables
sont survenues dans certains cas; la rupture d'une varice du clitoris a suivi le
grattage (Depaul), d'autres fois le coït (Cramer, Barry). A l'examen du cadavre,
la découverte d'une toute petite plaie n'a souvent pas été admise comme cause
de la mort et des accusations graves ont pu peser sur les personnes de l'entourage (Simpson).

Tumeurs érectiles. Elles sont en général peu volumineuses et siégent le
plus souvent au voisinage du méat urinaire. Les phénomènes qu'elles présentent
sont peu marqués; on a signalé du ténesme, des envies fréquentes d'uriner,
et une véritable hyperesthésie (Trélat). Leur diagnostic est facile, d'après leur
coloration rouge framboisé, leur vascularité; on pourrait cependant les confondre, quand elles sont peu volumineuses, à leur début, avec les petits polypes
muqueux qu'on trouve souvent dans le voisinage du méat urinaire et parfois
autour de l'orifice hyménéal.

Comme traitement, il faut employer les injections coagulantes, l'électrolyse,
ou mieux les ponctions rapprochées avec une fine pointe de thermo ou de gal-
vano-cautère. Quand elles sont pédiculées, on peut employer la ligature.

Hernies. Il en existe plusieurs variétés : 1° hernie de la grande lèvre ou
labiale antérieure; c'est la hernie inguinale, qui est venue aboutir à la grande
lèvre; 2° hernie labio-vaginale ou vaginale postérieure; 3° hernie périnéale.
Nous avons décrit ces deux dernières variétés à l'article VAGIN.

Lipomes. Cette variété de tumeur est rare à la vulve où elle est souvent
confondue avec d'autres, le fibro-myome en particulier. Duplay pense que le
diagnostic ne peut être fait que par la ponction exploratrice. Vu la rareté de
cette affection, nous signalerons les faits qui ont été observés dernièrement par
Balls-Headley (*Austral. Med. Journ.*, 1888, t. X, p. 345) et par Ménière (*Gaz.
de gynéc.*, t. III, p. 214, 1888). M. Billings en a mentionné sept autres cas à
l'artile GENITALS (*Female, Tumors of*) de l'*Index Catalogue*, t. V, p. 665.

Ces tumeurs sont souvent composées d'autres tissus que de la graisse; elles
peuvent être fibro-graisseuses (Demarquay), fibro-sarcomato-graisseuses (Klee-
berg), lipo-myomateuses (Schüller), etc.

Kystes. D'après Duplay, on peut rencontrer à la vulve trois sortes de kystes :
des *kystes sébacés*, des *kystes séreux* et des *kystes muqueux*.

Les *kystes sébacés* sont extrêmement rares; on les trouve soit dans l'épaisseur d'une grande lèvre, soit dans le sillon qui sépare les grandes lèvres des petites, leur volume est variable. A. Guérin et Kirmisson en ont présenté à la société
anatomique un qui avait le volume d'un œuf de poule (voy. *Bull.*, 1874, p. 445).

Les *kystes séreux*, sur lesquels on a beaucoup discuté, ne sont pas encore
bien connus. On les a comparés à l'hydrocèle de la vaginale chez l'homme, en
se basant sur l'existence du canal de Nück; mais M. Duplay, qui a démontré
que ce canal n'existait pas (thèse de doct. Paris, 1865), donne l'opinion suivante sur ces tumeurs :

« On doit admettre aujourd'hui que les collections séreuses observées dans
l'épaisseur de la grande lèvre reconnaissent diverses origines. Tantôt ce sont
des kystes séreux développés dans le tissu cellulaire lâche de la grande lèvre
sac dartoïque de Broca), tantôt ce sont des *hygromas* formés dans des bourses

séreuses accidentelles résultant de frottements réitérés; certaines collections séreuses de la grande lèvre ne sont autre chose que des *hydrocèles herniaires* dans d'anciens sacs déshabités; enfin des kystes de la glande vulvo-vaginale, quoique appartenant à la classe des kystes muqueux, peuvent parfois renfermer un liquide séreux » (*Path. externe*, t. VII, p. 502). Les dimensions de la cavité kystique sont très-variables, quelle que soit son origine, et par conséquent la quantité de liquide qu'elle contient; cette cavité communique dans certains cas par un large orifice avec le péritoine, dont sa paroi présente quelquefois l'aspect; d'autres fois elle est épaissie et rugueuse.

Le volume de la tumeur varie de celui d'une noisette à celui d'un œuf de dinde et même d'une tête d'adulte; sa forme est ovale, cylindrique, piriforme, sa direction est presque toujours parallèle à la grande lèvre; son siége, à la partie supérieure de celle-ci, et plus souvent à gauche qu'à droite. La peau, qui est le plus souvent normale, glisse sur la tumeur, qui est transparente, molle, fluctuante, d'une consistance rappelant celle de l'épiploon, et parfois réductible, mais en partie seulement; elle ne suit pas l'impulsion de la toux.

Il n'y a pas généralement de troubles fonctionnels, et c'est parce qu'elle détermine de la gêne que les malades viennent consulter le chirurgien.

Le pronostic ne comporte pas une grande gravité, mais dans le traitement il faut tenir compte de la communication possible avec le péritoine. Si la tumeur n'est pas réductible, on peut avoir recours à l'extirpation, à l'injection iodée, ou à l'incision antiseptique. Si la tumeur est réductible, il faut s'abstenir de tout traitement, ou pratiquer l'opération de la cure radicale de la hernie.

Kystes séreux ou de la glande vulvo-vaginale. Ils peuvent siéger dans le canal excréteur de la glande ou dans la glande elle-même. Dans le premier cas, la tumeur succède à l'oblitération du conduit par une vulvite, une végétation, une accumulation de mucus, etc.; dans le second, c'est l'un des conduits principaux de la glande qui est oblitéré, et le kyste se développe, comme dans le premier cas, par rétention. La tumeur, plus volumineuse quand la glande est oblitérée que lorsque c'est son canal excréteur, siége dans la petite lèvre dans le second cas et dans la partie inférieure de la grande lèvre dans le premier; elle est plus fréquente à gauche qu'à droite. La surface interne de la poche est lisse, polie, la surface externe est fibreuse, résistante, inégale, bosselée, et envoie des prolongements dans le tissu cellulaire voisin. Le liquide est clair, filant, ou épais, gélatiniforme, visqueux, ou séreux comme celui des hydrocèles; l'épanchement d'une certaine quantité de sang, la production de pus par suite d'inflammation, modifient considérablement ces caractères (*voy.* S. Bonnet, *Des kystes et abcès de la glande vulvo-vaginale. In Gaz. des hôp.*, 1888, p. 637).

Le traitement varie suivant le volume et l'ancienneté de la tumeur, comme pour les autres kystes. On peut en faire l'extirpation, l'incision ou la cautérisation; l'injection avec le chlorure de zinc, etc.

Molluscum. M. Marfan, qui a fait une bonne étude de cette affection, a montré qu'on l'avait confondue avec beaucoup d'autres jusqu'au jour où Bazin était venu jeter la lumière sur cette confusion (*Arch. de tocol.*, 1882, p. 705).

Le mot a été créé par Willan pour désigner des tumeurs cutanées, molles, bénignes, plus ou moins généralisées, et qui devaient être nettement pédiculées, puisqu'il leur donnait l'épithète de *pendulum*. Mais, après lui, Bateman appela *molluscum contagiosum* ce qui, d'après Bazin, n'était que l'acné varioliforme; puis on décrivit un molluscum granuleux qui n'était autre chose que le varus miliaire d'Alibert, ou l'acné miliaire de M. Hardy; un molluscum stéarique qui était la loupe de la peau; un molluscum athéromateux qui était l'acné éléphantiasique; un molluscum fongoïde qui était le mycosis fongoïde; enfin un molluscum d'Amboine, qui est devenu une forme exotique de la syphilis.

« Les recherches micrographiques, dit Marfan, sont venues aider la séparation; et il est possible aujourd'hui de bien préciser le sens qu'on doit donner au mot molluscum. On doit désigner sous le nom de molluscum (simplex, vrai ou pendulum) une tumeur qui est anatomiquement un fibrome du derme et qui, au point de vue clinique, est caractérisée par des saillies de la peau plus ou moins volumineuses, bien pédiculées, molles, ressemblant à des poches membraneuses, flétries et dont la marche est essentiellement bénigne. »

Cette affection n'est pas très-commune, puisque Marfan, après un choix fait avec soin, n'en a trouvé que 9 cas. Elle est toujours isolée, jamais on n'en signala en même temps dans d'autres régions du corps; au contraire, lorsque le molluscum est généralisé, on n'en trouve pas à la vulve, d'après Marfan, mais Picqué en cite 2 cas, rapportés par Moderzejewsky (*Gaz. hebd.*, 1881, p. 508) et Boudet (Th. de doct., Paris, 1883, p. 74).

Son étiologie est obscure. On a invoqué l'hérédité, un développement intellectuel et physique incomplet; les contusions ou les troubles des organes génitaux ; on ne peut dire s'il est ou non congénital.

Le volume de la tumeur est très-variable; elle peut n'être qu'une petite saillie ou devenir de la grosseur d'une poire, du poing, et former une sorte de sac qui descend jusqu'aux genoux. Le pédicule peut manquer quand la tumeur est petite, mais il existe toujours quand elle a acquis un certain volume.

La tumeur est divisée par des sillons plus ou moins profonds en tumeurs secondaires de volume variable. La peau qui la recouvre est normale, pigmentée comme le scrotum quand le molluscum n'est pas trop volumineux et les sillons peu profonds; dans le cas contraire, le derme est excorié, ulcéré au fond des sillons, qui laissent échapper de la sérosité, du sang, du pus.

Les poils sont conservés, mais, vu la distension de la peau, ils sont espacés; parfois ils semblent s'enfoncer dans le derme, ce qui a fait penser que le point de départ de tout molluscum se trouvait dans le tissu fibreux qui entoure le bulbe pileux (Fagge et Howse).

Le molluscum ne cause de la gêne que par son volume, mais parfois le coït est impossible, tant il est douloureux (Gillette). L'inflammation, les hémorrhagies, le compliquent parfois, ou la tumeur devient maligne (Chambard). L'inflammation transforme les parties atteintes en tissu embryonnaire, ce qui a fait prendre le molluscum pour un fibro-sarcome de la grande lèvre (Duret et Lagrange).

La seule thérapeutique est l'ablation à l'aide de l'écraseur linéaire ou du thermocautère.

Fibromes de la grande lèvre. Dans ce genre de tumeurs rentre, d'après Amourel (Th. de doct., Paris, 1883) : 1° le molluscum simplex, dont il fait un fibrome dermoïde; 2° le fibrome aponévrotique ou capsulaire, dont Morton et Simpson ont donné des exemples; 3° le fibrome périostéique adhérant par un prolongement à l'ischion et au pubis (Bourguet d'Aix, F. Churchill); 4° le fibrome du ligament rond, décrit par Verneuil, Duplay, etc. (thèse d'Aumoine, Paris, 1876) ; 5° les fibromes mélangés de fibres musculaires lisses ou fibro-myomes, variété que M. Picqué pense faire double emploi avec la précédente.

La tumeur, pédiculée ou sessile, quelquefois lobulée, varie du volume d'une noix à celui du poing ou d'une tête de fœtus à terme ; sa consistance est pâteuse, avec des points plus mous ou plus durs ; elle est mobile sur les parties profondes, sauf les cas d'adhérence au périoste. La peau est saine au début, mais peut s'irriter et s'enflammer et donner lieu à des hémorrhagies inquiétantes. D'autres inconvénients peuvent survenir encore des prolongements que la tumeur envoie du côté de la vessie ou du rectum et qui gênent la miction ou la défécation. Sauf ces cas, le pronostic est généralement bénin.

L'ablation est le seul mode de traitement logique. Dans 8 cas, Amourel a compté 4 guérisons et 4 morts à la suite de l'intervention, mais celle-ci serait moins dangereuse aujourd'hui, grâce aux progrès de l'antisepsie. Duplay conseille d'en pratiquer l'énucléation.

Éléphantiasis. *Voy.* 1re série, t. XXXIII, p. 526.

Végétations. Ces tumeurs, désignées communément sous les noms d'excroissances, de choux-fleurs, de tumeurs verruqueuses, condylomes, poireaux, etc., sont réunies par groupes sur une partie ou la totalité des organes génitaux externes (*voy.* Ch. Mauriac, art. VÉGÉTATIONS du *Nouv Dict. de méd. et de chir. prat.*, et Kraus, *Diss. inaug.*, Wurzbourg, 1887). Elles sont pédiculées ou sessiles.

Elles surviennent le plus souvent dans le cours d'affections vénériennes, syphilis ou blennorrhagie, mais on rencontre nombre de femmes qui sont atteintes de ces affections sans présenter de végétations et dans beaucoup de cas les végétations développées sur des syphilides guérissent par le traitement local seul. On ne peut donc pas toujours, dans ces cas, invoquer une relation de cause à effet. On peut admettre une sorte de prédisposition à ces végétations, qui se développeraient lorsque surviendraient ces affections, de même que la grossesse, etc., d'autant plus que Diday, sur 55 cas de végétations, a trouvé que 47 des malades avaient des verrues en d'autres points du corps. D'après des faits mentionnés par de Sinéty, Warthon, etc., on peut admettre que ces papillomes sont contagieux.

Les végétations sont constituées par une hypertrophie des papilles de la peau ou de la muqueuse vulvaire ; leur nombre varie beaucoup, de même que leur volume, qui peut atteindre celui d'un œuf et exceptionnellement celui d'une tête d'adulte. Le tégument qui les recouvre est tantôt d'un blanc rose, tantôt rouge, congestionné, ce qui donne alors aux papillomes l'aspect d'une tumeur érectile. Il existe le plus souvent un écoulement purulent, fétide et les parties irritées provoquent des douleurs qui, indépendamment de la gêne exercée par le volume de l'excroissance, empêchent les malades de s'asseoir. C'est seulement à ce titre que l'affection peut être considérée comme ayant une certaine gravité.

Le traitement est l'ablation ; comme elle peut provoquer des hémorrhagies graves quand les verrues sont volumineuses, il faut la pratiquer avec l'écraseur, le thermocautère ou l'anse galvanique. La récidive survient fréquemment, aussi faut-il la surveiller avec soin et intervenir à la moindre menace. Duplay est d'avis que ces végétations n'ont rien de spécifique et qu'après l'ablation les soins de propreté suffisent pour éviter la récidive. Avant l'emploi des antiseptiques, l'ablation des végétations a été suivie quelquefois de pyohémie.

Cancer. Le cancer de la vulve peut être primitif, ou secondaire, c'est-à-dire s'étendre d'une région voisine à la vulve. Le cancer primitif, considéré longtemps comme rare, est néanmoins assez fréquent, puisque Maurel dans sa thèse inaugurale (Paris, 1888) a pu en réunir 55 observations et que la même année a vu soutenir à Paris deux autres thèses sur le même sujet (Dauriac et Lahaye) et une en 188 7 à Wurzburg (Th. de Sonneker). On peut encore y joindre les 14 cas mentionnés par Rupprecht et autres à la Société obstétricale de Dresde en 1886.

Toutes les parties de la vulve peuvent être le point de départ du cancer, même les glandes vulvo-vaginales, d'après Geist (*Diss. inaug.*, Halle, 1887).

Étiologie. Les causes de cette affection sont celles que l'on cite pour le cancer de toute autre région : l'âge de quarante à soixante ans ; mais, dans la moitié des cas, les malades sont âgées de plus de soixante ans et d'autres sont beaucoup plus jeunes : cinq ans (de Saint-Germain), seize ans (Arnott). On a invoqué les blessures dans plusieurs cas : chute sur l'angle d'une chaise (West), masturbation fréquente (Boivin et Dugès), mais dans ce dernier cas les frictions répétées paraissent avoir été plutôt l'effet du prurit causé par la maladie que la cause de celle-ci.

Hutchinson pense que les régions antérieurement affectées de syphilis maligne peuvent devenir de préférence le siége du cancer ; que les ulcérations syphilitiques avec inflammation et hypertrophie peuvent dégénérer en cancer d'une façon si imperceptible et si graduelle, qu'il est impossible de dire quand l'un finit et quand l'autre commence. Ozenne a, dans sa thèse inaugurale (Paris, 1884), adopté cette manière de voir. Mais il est probable que les lésions syphilitiques en pareils cas, comme les blessures dans d'autres, n'agissent qu'à titre de lieu de moindre résistance.

Dans quelques cas observés par Thomas, Weir, Péan, Merklen, Vidal, Verneuil, E. Besnier, Trélat, Reclus, etc., des plaques leucoplasiques, analogues à celles que l'on connaît bien à la muqueuse buccale, ont précédé le papillome et le cancroïde de la muqueuse vulvo-vaginale (*voy.* Bez, Th. de doct. Paris, déc. 1887).

Breisky a décrit sous le nom de *Kraurosis* cette affection préliminaire, dont Heitzman, Mundé, Weir, etc., ont cité récemment plusieurs cas (*New-York Med. Journ.*, 1888, t. XLVIII, p. 611).

Cette affection est caractérisée par l'apparition de petites taches ou plaques blanches, opalines, transparentes, tranchant nettement sur la couleur rosée de la muqueuse normale, disséminées sans ordre à la surface des petites lèvres, particulièrement à la face interne. Ces lésions consistent en un épaississement de la couche épithéliale et du chorion de la muqueuse. La leucoplasie et le cancroïde sont deux affections distinctes ; la première prépare le terrain à la seconde, qui la suit à un intervalle parfois très-rapproché (huit mois), parfois très-éloigné (six ans), mais, dans beaucoup de cas, la leucoplasie est restée seule, et on n'avait pas encore observé la dégénérescence cancroïdale.

La plupart des auteurs recommandent le traitement alcalin, les soins de propreté répétés et divers topiques : acide borique, oxyde de zinc en pommade dans la vaseline. D'après Leloir, la leucoplasie paraissant ne prédisposer à l'épithélioma que par l'irritation consécutive aux ulcérations, crevasses, fissures, dues à la raideur de la carapace formée par l'hyperkératinisation, c'est contre celle-ci qu'il faut lutter au début pour empêcher les fissures : il conseille donc d'employer l'acide salicylique dans le traitement local de cette affection, et, les crevasses une fois produites, de s'efforcer de les faire cicatriser (*Acad. des sc.*, 15 juin 1887).

On a vu dans quelques cas la leucoplasie rétrocéder, mais on a dû dans d'autres enlever largement le cancroïde consécutif. Dans un cas cité par Reclus, l'ablation faite trop près des tissus malades fut suivie de récidive. Celle-ci peut même avoir lieu dans les ganglions, comme dans le cancer le plus grave (Merklen). Lorsque les plaques de leucoplasie sont très-rebelles, mais circonscrites, on a de grandes chances de pouvoir en faire l'ablation radicale.

La forme la plus fréquente du cancer de la vulve est l'épithélioma; on a signalé ensuite quelques cas de sarcome et de mélanome (de Saint-Germain, Terrillon, R. Barnes, Hæckel [*Arch. f. Gyn.*, 1888, t. XXXII, p. 400]).

Symptômes. Les phénomènes du début de la maladie sont très-variables : tantôt l'attention de la patiente est attirée par la présence d'une petite tumeur verruqueuse, sans qu'aucune douleur ait précédé ou accompagné son apparition; tantôt un prurit plus intense la nuit que le jour, survenant par poussées qui séparent des périodes de calme relatif (Maurel), marque le début de l'affection; d'autres fois l'attention est attirée par la fétidité de l'écoulement. Alors on aperçoit tantôt une plaque de psoriasis, tantôt une petite tumeur, tantôt une ulcération, qui existe déjà depuis plusieurs mois.

Par suite de son développement, le cancer forme une tumeur à pédicule plus ou moins large, ou une véritable plaque de petites saillies verruqueuses dures, qui s'étendent de proche en proche sur la vulve; ou bien l'épithélioma s'infiltre en profondeur et en superficie, donnant aux parties envahies une dureté ligneuse, un épaississement plus ou moins marqué, une coloration rouge violacé. On trouve dans les périodes successives du cancer les mêmes signes qu'aux autres régions : ulcération à marche envahissante, engorgement ganglionnaire, cachexie, etc.; comme particularités, l'ulcère est entouré de plaques de psoriasis; la peau est épaissie, ridée, rugueuse comme la peau d'orange, et, lorsque le néoplasme a pris un développement assez considérable, les follicules pileux sont parfois atteints dans leur vitalité, et la vulve prend alors un aspect complétement glabre. M. Cornil a présenté un bel exemple de cette variété à la Société anatomique en 1874 (voy. *Bulletins*, p. 231).

La marche de la maladie est en général progressive, quoique plus ou moins rapide; la rapidité paraît moins grande au début dans les tumeurs mélaniques, mais celle de la génération est plus hâtive (Terrillon). Certaines variétés d'ulcérations épithéliomateuses peuvent se cicatriser après avoir envahi presque toute la vulve (Cornil). Mais le plus souvent l'épithélioma abandonné à lui-même envahit les tissus de proche en proche. Lorsque l'urèthre est atteint, on observe le ténesme, l'ischurie, et souvent il faut pratiquer le cathétérisme de la vessie.

Le pronostic de cette affection est donc le même que celui du cancer de toute autre région du corps.

Le traitement est l'ablation aussi large que possible : avec le thermocautère (Richet), le bistouri (Richelot) ou l'écraseur (Verneuil), à cause de la grande vascularité de la région. On enlèvera en même temps les ganglions inguinaux, si l'on a quelque raison de les soupçonner envahis par le cancer.

La récidive est fréquente après l'opération, soit sur place, soit dans les ganglions, soit dans l'abdamen, la poitrine, le foie, etc.

DIAGNOSTIC DES TUMEURS DE LA VULVE. On peut établir d'abord deux groupes dans ces tumeurs, suivant qu'elles sont molles ou dures.

Les tumeurs molles sont les varices, les hernies, les kystes, les lipomes; les tumeurs dures, l'éléphantiasis, le molluscum, le fibrome, le cancer.

Les varices sont faciles à reconnaître en faisant coucher la malade; la réduction s'opère alors, et la tumeur reparaît, si l'on fait lever ou pousser. La hernie de la grande lèvre se réduit moins facilement, car il faut toujours employer un certain effort, et se reproduit moins vite.

Les kystes séreux sont lisses, transparents, et siégent à la partie supérieure des grandes lèvres, ce qui sert à les distinguer des kystes muqueux ou de la glande vulvo-vaginale, qui siégent au tiers inférieur. D'autres kystes peuvent accompagner le cancer de la vulve (Levrat), et siéger par conséquent en différents points, en rapport avec le siége du cancer, dont l'existence servira à le distinguer des autres variétés de kystes. Lorsque la tumeur est réductible, il faut la diagnostiquer d'avec les hernies de la grande lèvre, avec lesquelles elle coïncide souvent. Il est important de s'assurer de la réductibilité lorsqu'on veut intervenir chirurgicalement.

Les lipomes sont très-rares et acquièrent souvent des dimensions beaucoup plus considérables que les kystes.

Le *molluscum simplex* peut être confondu avec l'angiome sous-cutané circonscrit, lorsqu'il est vidé et flétri, mais celui-ci est toujours de petit volume (Monod) ; siége au voisinage du méat urinaire et s'accompagne d'hyperesthésie (Trélat) ; avec l'épithélioma, mais la tumeur ici ne se pédiculise pas et s'ulcère bientôt ; avec les végétations, mais elles n'ont ni l'étiologie, ni la consistance, ni l'aspect du molluscum ; avec l'esthiomène hypertrophique, mais celui-ci est plus étendu en superficie, plus souvent ulcéré, et d'une coloration violacée, livide ; avec l'éléphantiasis, affection rare qui coïncide ordinairement avec des lésions analogues du membre inférieur ; avec le sarcome, dont la consistance est plus dure, élastique, la coloration violacée, livide, rougeâtre, et l'évolution beaucoup plus rapide.

Les *fibromes* sont plus durs que le molluscum. Ils peuvent être confondus : avec certains kystes très-durs du sac dartoïque (Verneuil) ; avec le sarcome, dont la marche plus rapide et la généralisation serviront à le distinguer ; avec l'ostéome et l'enchondrome du bassin, qui sont beaucoup plus durs ; avec les gommes, qui ont des caractères et une évolution tout autres ; avec la hernie de l'ovaire, qu'il suffit de signaler.

Les végétations sont faciles à reconnaître. Il faudra cependant éviter de les confondre avec les petits kystes congénitaux de l'hymen chez les nouveau-nés, décrits récemment, en particulier par Ziegenspeck (*Arch. f. Gyn.*, t. XXXII, p. 159, 1888).

On ne peut pas confondre le cancer avec les tumeurs vasculaires, qui n'en ont pas la consistance et ne se généralisent pas ; ni avec les kystes, qui peuvent être durs, mais sans adhérence aux parties voisines quand ils ont un volume même considérable ; d'ailleurs l'engorgement ganglionnaire manque toujours ; mêmes remarques pour les fibromes. De plus, l'existence antérieure de plaques de psoriasis pourra faciliter le diagnostic de tumeur maligne.

Le diagnostic sera beaucoup plus facile lorsque le cancer sera ulcéré (*voy.* plus haut, p. 811).

L.-H. Petit.

VULVO-VAGINALES (Glandes). *Voy.* Vulve, p. 783 et 784.

FIN DE LA LETTRE V

W

WAAST-DE-LA-HOUGUE (SAINT-) (Station marine). Dans le département de la Manche, dans l'arrondissement et à 18 kilomètres de Valognes, est une ville de 3700 habitants dont le port est sûr, commode, et pouvant recevoir de grands navires. Il a une rade, projetée par une jetée d'où l'on a une belle vue et d'où l'on découvre l'île de Tatihou et le promontoire de la Hougue. La plage est très-unie, et elle est assez fréquentée parce qu'on peut vivre à Saint-Waast à meilleur compte que dans la plupart des stations marines. **A. R.**

WAGNER (Les).

Wagner (Carl-Wilh.-Ulrich). Né à Brunswick, le 21 janvier 1793, mort à Berlin, le 4 décembre 1846. Il servit dans l'armée, fut reçu privat-docent à l'Université de Berlin en 1819, nommé professeur extraordinaire l'année suivante, enfin professeur ordinaire de médecine légale en 1826; il fut chargé d'une foule d'autres fonctions officielles et publia divers ouvrages et mémoires sur les maladies des yeux, les épidémies, etc. C'est lui qui fonda, en 1832, l'Institut médico-légal de Berlin. **L. Hn.**

Wagner (Carl-Ernst-Albr.). Fils du précédent, né à Berlin, le 3 juin 1827, mort du typhus, à Dôle, le 15 février 1871. Privat-docent à Berlin, il fut nommé en 1858 professeur ordinaire de chirurgie et directeur de la clinique chirurgicale à Königsberg. Ses travaux de médecine et de chirurgie publiés principalement dans *Virchow's Archiv, Königsb. med. Jahrb., Langenbeck's Archiv*, sont très-estimés. Citons en outre : *Ueber den Heilungsprocess nach Resectionen und Exstirpationen der Knochen* (Berlin, 1853, pl., trad. en français dans les *Arch. gén. de méd.*). **L. Hn.**

Wagner (Johann), né en 1800, nommé professeur extraordinaire d'anatomie pathologique à Vienne, en 1830, mort à Vienne en 1833. Il enrichit le musée de nombreuses pièces et fit beaucoup pour les progrès de l'anatomie pathologique. **L. Hn.**

Wagner (Rudolph). Né à Bayreuth, le 30 juillet 1805, élève de Cuvier, à Paris, reçu privat-docent à Munich, en 1829, fut nommé professeur ordinaire d'histoire naturelle en 1833, puis en 1840 remplaça Blumenbach dans la chaire d'anatomie comparée et de zoologie à Gottingue, où il mourut le 13 mai 1864. Tout le monde connaît son *Dictionnaire de physiologie* (1842-1853) et ses importants travaux sur l'anatomie, la physiologie et l'histoire naturelle.

L. Hn.

WAKAS. *Voy.* Britanniques (*Iles*), p. 646.

WALDENBURG (Louis). Né le 31 juillet 1837, à Filchne (Posen), mort à Berlin, le 14 avril 1880. Il se fixa à Berlin en 1861, se créa une spécialité pour les maladies de la poitrine et du cou, dirigea plusieurs journaux et fut nommé en 1871 professeur extraordinaire à l'Université, et en 1877 médecin en chef de l'hôpital de la Charité. Nous mentionnerons spécialement ses remarquables travaux sur les maladies de l'appareil respiratoire et sur la thérapeutique d'inhalation (1864 à 1880). L. Hn.

WALTHER (Les).

Walther (August-Friedrich). Né à Wittenberg, le 26 octobre 1688, mort à Leipzig, le 12 octobre 1746, après avoir enseigné l'anatomie et la chirurgie dans sa ville natale, puis la pathologie et la thérapeutique à Leipzig. Ses ouvrages très-nombreux se rapportent à la botanique, à l'anatomie, à la pathologie, etc. ; les plus remarquables sont relatifs à la myologie et à l'angiologie. L. Hn.

Walther (Philipp-Franz von). Né à Burweiler (Palatinat), le 3 janvier 1782, mort à Munich, le 29 décembre 1849. Il enseigna successivement à Landshut, à Bonn et à Munich. Il a largement contribué à relever l'enseignement de la chirurgie et de l'ophthalmologie dans son pays. Ses publications sont très-nombreuses. Citons seulement :

I. *Physiologie des Menschen mit durchgängiger Rücksicht auf die vergl. Physiologie der Thiere.* Landshut, 1806-1808, 2 vol. in-8°. — II. *System der Chirurgie.* Berlin, 1833; 2ᵉ édit., Carlsruhe, 1843. — III. *Die Lehre von den Augenkrankheiten*, 1848, 2 vol.

L. Hn.

WALTHERIA (*Waltheria* L.). Genre de plantes de la famille des Malvacées et du groupe des Hermanniées, composé d'herbes ou d'arbustes à feuilles dentées, couvertes de poils simples ou étoilés, accompagnées de petites stipules. Les fleurs, disposées en cymes axillaires ou terminales, ont un périanthe double, pentamère, et cinq étamines opposées aux pétales. Le fruit est une capsule s'ouvrant en deux valves, qui renferment chacune une seule graine albuminée.

Les *Waltheria* ont des représentants dans toutes les régions chaudes du globe. Le *W. americana* L. est une espèce de l'Amérique tropicale, dont les feuilles et les fleurs sont préconisées, en décoction, comme fébrifuges et antisyphilitiques. Au Brésil, on emploie de même les feuilles et les fleurs du *W. Dourandinha* A. S. H. Ed. Lef.

WARDROP (James). Chirurgien anglais, né à Torbane Hall, dans le comté de Linlinthgow, le 4 août 1782. Il fit ses études médicales à Édimbourg, voyagea ensuite en France et en Autriche, et de retour à Édimbourg se consacra exclusivement à l'étude et au traitement des maladies des yeux. La réputation d'habile praticien le fit nommer successivement chirurgien du prince régent, devenu le roi Georges IV, puis baronnet. Il a publié un grand nombre de mémoires insérés dans la collection des *Medico-Chirurgical Transactions* de Londres ; son principal ouvrage, *Morbid Anatomy of the Human Eye* (Londres, 1834), a été traduit en plusieurs langues. Il professa également avec distinction, et ses leçons étaient fort suivies. Il est mort à Londres, à l'âge de quatre-vingt-sept ans, le 15 février 1869.   A. D.

WARMBRUNN (Eaux minérales de). *Hyperthermales, amétallites, carboniques moyennes* et *sulfureuses faibles.* Dans la Silésie prussienne, dans la province de Liegnitz, dans le district et dans la vallée d'Irchberg, sur les deux bords de la petite rivière le Zacken, est un bourg d'environ 3500 habitants, à 362 mètres au-dessus du niveau de la mer. Cette vallée, accessible surtout aux vents du nord violents et froids, a un climat difficile à supporter. Les baigneurs ne doivent sortir le matin et le soir que couverts de vêtements épais et chauds. Aussi la saison ne commence que le 1er juin et se termine à la fin d'août. Quatre sources émergent du terrain primitif et se nomment : *Probsteibrunnen* (source du Prévôt), *Grafenbrunnen* (source du Comte), *Trinkquelle* (source de la Buvette) et *Neuequelle* (source Nouvelle). Cette dernière est due à un forage artésien de 50 mètres de profondeur. Toutes ces sources ont des caractères physiques et chimiques à peu près semblables. Leur eau est claire et limpide, d'une couleur bleuâtre ; elle est inodore, mais elle laisse dégager des émanations sulfureuses surtout pendant les jours d'orage et de changements brusques de température. Elles sont traversées par d'assez nombreuses bulles de gaz dont le volume est très-variable ; les plus grosses sont formées par du gaz acide carbonique, et les plus petites par de l'acide sulfhydrique et de l'azote. Quand l'eau des sources de Warmbrunn est complétement refroidie, elle n'a aucune saveur, mais, à la température native des sources, elle a un goût fade, un peu sucré et devenant amer. La température de la première source est de 35 degrés ; la seconde a 36°,2 ; la troisième 37°,5, et la quatrième 41°,2 centigrade. Leur densité varie de 1,000310 à 1,000313. Le débit en vingt-quatre heures de la Probsteibrunnen est de 185400 litres, celui de la Grafenbrunnen est de 519300 litres. Löwig en a fait l'analyse et a trouvé dans 1000 grammes de l'eau de la source du Comte et de la source Nouvelle les principes suivants :

	GRAFENBRUNNEN.	NEUBRUNNEN.
Sulfate de soude.	0,2239	0,26058
Bicarbonate de soude..	0,1054	0,15753
— potasse.	»	0,01848
— chaux..	0,0208	»
— magnésie.	} 0,0078	»
Phosphate d'alumine.		»
Chlorure de sodium.	0,0716	0,07792
— calcium.	0,0065	»
Iodure de sodium.	»	0,00429
Bromure de sodium.	»	0,00005
Silice.	0,0716	0,08756
Matière extractive.	0,0221	»
TOTAL DES MATIÈRES FIXES..	0,5297	0,60641
Gaz. { Acide carbonique libre.	0lit,0016	quant. ind.
— sulfhydrique.	traces.	»
Azote.	0,0011	»

Établissements. Six maisons de bains et un Curhaus ont été construits dans le parc. Les maisons de bains se nomment : Probsteibad, Leopoldsbad, Grosses-Bad, Neue Bäder, Russisches-Dampfbad et Badearmenanstalt. Chacun de ces établissements contient des baignoires isolées et un bassin qui sert de piscine où les malades se baignent ensemble.

Mode d'administration et doses. L'eau des sources est prise en boisson pure ou coupée de lait, et c'est celle de la Trinkquelle et de la Neuequelle qui est exclusivement employée à l'intérieur ; celle des autres sources se prend en bains de baignoires ou de piscine. Tous les ajutages de douches sont à la disposition des baigneurs dans des salles spéciales, s'ils ne veulent pas être douchés dans les piscines.

Effets physiologiques et thérapeutiques. Les eaux de Warmbrunn, qui sont employées à l'intérieur, sont apéritives, excitantes, diaphorétiques et diurétiques. Elles ont une action marquée sur les fibres de la membrane musculaire et muqueuse de l'intestin. Elles agissent aussi sur les contractions fibrillaires de tous les muscles du corps et elles activent la circulation des vaisseaux sanguins et lymphatiques. En bains et en douches, elles ont un effet marqué sur la peau qu'elles rougissent, elles déterminent quelquefois même l'éruption connue sous le nom de poussée. Les maladies qui sont le plus utilement traitées par les eaux de Warmbrunn sont les catarrhes des voies respiratoires, pour le traitement thermal desquels on emploie l'inhalation des vapeurs et des gaz venant des sources, conduits dans une salle spéciale. Le rhumatisme et la goutte éréthiques, et certaines affections de la peau, entrent dans la sphère d'activité de ces eaux hyperthermales. Les indications des eaux de Warmbrunn ont une grande analogie avec celles de Schönau (*voy.* ce mot). La *durée de la cure* est d'un mois en général. On *exporte* peu les eaux de toutes les sources de Warmbrunn.　　　　　　　　　　　　　　　　　　　　　　　A. Rotureau.

WASIUM. Métal découvert par Baht dans un minéral analogue à l'allanite, la wasite. Il ne paraît pas différer du *Thorium* (*voy.* ce mot).　　　L. Hn.

WATSON. Nom de plusieurs médecins anglais, parmi lesquels :

Watson (William). Né à Londres en 1715 et reçu docteur à Halle et à Wittemberg en 1759, pendant son voyage en Allemagne. Revenu à Londres, il fut nommé en 1759 licencié du Collège des médecins. Il a publié divers mémoires sur la *vaccine*, l'*hydrocéphalie*, la *rougeole*, insérés dans les *Philosophical Transactions* (1740-1748), les *Med. Observat. and Inq.* (t. IV), et un ouvrage ayant pour titre : *Experiments and Observations on Electricity* (Londres, 1745). Il est mort à Londres, le 10 mai 1787.　　　　　　　　　　A. D.

Watson (Thomas). Médecin anglais, né à Dulford-House, paroisse de Broadhemburg, dans le comté de Devon, le 7 mars 1792. Il fit d'abord d'excellentes études littéraires et, à l'âge de vingt-sept ans, commença l'étude de la médecine au College-hospital de Saint-Barthélemy, puis la continua à Édimbourg et à Cambridge, où il fut reçu docteur en 1825. Établi à Londres, il fut nommé fellow du collége des médecins en 1826. En 1827, l'hôpital Middlesex se l'attacha comme médecin, et il fit des cours au collége de l'Université, de 1828 à 1831, comme professeur de clinique médicale. Il échangea cette chaire en 1831 pour celle de médecine légale. En 1859 il fut nommé médecin extraordinaire

de la reine d'Angleterre et créé baronnet en 1866. Publiées dans la *Medical Gazette* (1840 à 1842), la plupart de ses leçons ont été réunies en deux volumes qui ont eu plusieurs éditions. T. Watson est mort à Londres dans sa quatre-vingt-onzième année, le 11 décembre 1882.
A. D.

Watson (Ebenezer). Né à Glasgow en 1823. Docteur en médecine de cette Université en 1846, il alla passer quelque temps à Londres, puis il voyagea en France et en Allemagne. Il s'établit ensuite à Glasgow et s'occupa surtout de laryngoscopie. Il devint chirurgien de *Royal Infirmary* et professa la physiologie au collége d'Anderson. Il fut deux fois doyen de la Faculté. De ses divers travaux nous citerons : *On the Organ of the Human Voice* (1849), *On Laryngoscopy* (1865), et un travail intéressant sur l'action physiologique de la fève de Calabar et son emploi dans le tétanos et l'empoisonnement par la strychnine, travail publié en 1867 et reproduit dans les divers journaux anglais, la *Lancet*, le *Journal d'Édimbourg*, etc. E. Watson est mort à Glasgow le 13 décembre 1886.
A. D.

WATTWILLER (Eaux minérales de). *Athermales, ferrugineuses faibles, carboniques moyennes.* En Alsace, dans le Haut-Rhin, dans l'ancien arrondissement et à 39 kilomètres de Belfort, est un bourg au pied des Vosges, peuplé de 1300 habitants. Quatre sources y émergent. Trois seulement sont utilisées et ont les mêmes caractères physiques et chimiques; leur composition est identique. Leurs eaux sont claires et limpides, mais elles laissent précipiter au contact de l'air une couche notable de rouille, dont les flocons altèrent leur transparence. Des bulles gazeuses les traversent sans cesse et viennent éclater à leur surface. L'odeur et la saveur indiquent qu'elles tiennent en dissolution un principe ferrugineux. Leur température est de 10 degrés centigrade. Henry (Ossian) a trouvé que 1000 grammes contiennent :

Bicarbonate de chaux..	} 0,470
— magnésie..	
Sulfate de chaux..	} 0,440
— soude..	
Chlorure de magnésium.	} 0,130
— sodium.	
Silice et alumine..	0,105
Crénate de fer..	0,015
Arséniate de fer dans le dépôt.	tr.-sens.
Sel de potasse..	} indices.
Matière organique azotée..	
Total des matières fixes.	1,160
Gaz acide carbonique libre.	Indéterminé.

Wattwiller a un petit établissement où l'eau est administrée en boisson, en bains et en applications locales de la rouille et du limon végétal qui se trouvent autour de chacune des fontaines. L'eau de cette station n'a aucune indication spéciale et est employée en boisson et en bains dans toutes les affections chloro-anémiques auxquelles conviennent les eaux ferrugineuses.
A. R.

WEBER (Les).

Weber (Ernst-Heinrich). Né à Wittenberg, le 24 juin 1795, nommé professeur extraordinaire d'anatomie comparée à Leipzig en 1818, puis professeur d'anatomie et de physiologie en 1821, mort à Leipzig, le 26 janvier 1878, est l'auteur de travaux remarquables sur l'anatomie, qui lui doit plus d'une découverte.   L. Hn.

Weber (Eduard-Friedr.-Wilh.). Frère du précédent, né à Wittenberg, le 6 mars 1806, nommé prosecteur à Leipzig en 1836, professeur extraordinaire en 1847, mort à Leipzig le 18 mai 1871, a publié divers ouvrages anatomiques, entre autres avec son frère l'opuscule où est consignée la théorie de la locomotion chez l'homme.   L. Hn.

Weber (Carl-Otto). Né à Francfort, le 29 décembre 1827, reçu privat-docent de chirurgie à Bonn en 1853, professeur d'anatomie pathologique en 1862, mort à Bonn le 11 juin 1867. Il fut opérateur et professeur très-distingué et publia une série considérable d'ouvrages et de mémoires sur l'anatomie et l'anatomie pathologique, en particulier sur l'ostéomalacie, les affections osseuses, les néoplasmes, la pyémie; il collabora au grand *Handbuch* de Pitha et Billroth.   L. Hn.

WEBERA. *Voy.* Ixota.

WEDDAS. *Voy.* Nègres.

WEILBACH (Eau minérale de). *Athermale, amétallite, carbonique forte, sulfureuse moyenne* (chemin de fer de Francfort-sur-le-Mein, ligne du Taunus, station de Flörsheim, d'où une voiture conduit en un quart d'heure à la source). Dans le duché de Nassau, dans la vallée du Mein, au milieu d'une plaine fertile, Weilbach est à 116 mètres au-dessus du niveau de la mer. Son climat est doux et à l'abri des variations brusques de la température. La saison commence le 15 juin et se termine le 15 octobre. Une seule source émerge du calcaire alternant avec des argiles mêlés de lignite et de houille. On la désigne sous le nom de *Friedrichs-Karl-Josephquelle* (source de Frédéric-Charles-Joseph). Son eau est un peu laiteuse et cependant elle est limpide; elle laisse déposer sur les parois internes de la fontaine un sédiment très-doux et comme savonneux, d'une odeur hépatique et d'une couleur grisâtre se détachant au plus léger contact. Cette matière insoluble flotte en fragments très-ténus qui tombent bientôt au fond et rendent à l'eau sa clarté primitive. Avant d'approcher du pavillon de la source, on perçoit à une certaine distance son odeur sulfureuse qui augmente à mesure que l'on avance plus près de la fontaine. L'eau de Weilbach redonne leur couleur première aux préparations de tournesol préalablement rougies par un acide; sa température est de 13°,8 centigrade, sa pesanteur spécifique est de 1007. Fresenius a constaté que 1000 grammes contiennent :

Bicarbonate de soude	0,51238410
— chaux	0,29008200
— magnésie	0,27581800
— baryte	0,00093180
— lithine	0,00061900
— strontiane	0,00010060
Chlorure de sodium	0,20836680
— potassium	0,02131900
Sulfate de potasse	0,02983520
Phosphate de chaux	0,00026720
— alumine	0,00010220
Acide silicique	0,01117440
Matières organiques	0,00372090
Total des matières fixes	1,15567180

L'auteur de cette analyse s'est assuré que l'eau de Weilbach renferme encore : iode (traces évidentes), brome (faibles traces), borate de soude (traces évidentes), azotate de soude (faibles traces), bicarbonate d'oxyde de fer (traces très-faibles), carbonate d'oxyde de manganèse (traces à peine sensibles), fluorure de calcium (traces faibles), matières résineuses (traces douteuses), formiate, propionate de soude (traces très-faibles).

Enfin Fresenius a trouvé de plus dans 1000 grammes d'eau :

$$
\begin{array}{ll}
\text{Gaz..} \left\{ \begin{array}{l} \text{Acide carbonique libre.} \dots\dots\dots\dots & 168^{cc},806 \\ \text{— hydrogène sulfuré.} \dots\dots\dots\dots & 90^{cc},126 \end{array} \right. & \\[1em]
\text{TOTAL DES GAZ..} \dots\dots\dots\dots\dots\dots & 258^{cc},932
\end{array}
$$

La quantité des gaz de l'eau de Weilbach doit être notée avec d'autant plus de soin qu'elle est plus considérable que dans toutes les eaux sulfureuses.

ÉTABLISSEMENT. Des tuyaux aboutissent au bassin de la source et amènent l'eau à l'établissement, dont le sous-sol contient les salles de bains et de douches. Les étages supérieurs sont réservés aux logements des baigneurs.

MODE D'ADMINISTRATION ET DOSES. L'eau de la source de Weilbach est employée en boisson, en bains et en douches. On la prend le matin à jeun de 1/4 de verre à 4 verres, entre lesquels on met un quart d'heure d'intervalle. Il convient que la dose soit faible dans les premiers jours; il faut même quelquefois mélanger cette eau avec du petit-lait ou du lait. On n'arrive à 4 verres que lorsque l'estomac les supporte facilement. L'usage externe ne commence qu'autant que l'usage interne est bien toléré depuis trois ou quatre jours. La durée des bains doit être courte et ne pas dépasser trente à quarante-cinq minutes. La durée des douches est de cinq à dix minutes.

EFFETS PHYSIOLOGIQUES ET THÉRAPEUTIQUES. L'eau en boisson pendant les quatre ou cinq premiers jours amène le plus souvent de la constipation. Au bout de ce temps les selles redeviennent faciles, changent de couleur et prennent une teinte verdâtre foncée, quelquefois noire, qui s'explique par la sécrétion d'une plus grande quantité de bile ou par la présence du carbonate d'oxyde de fer contenu dans l'eau. L'appétit augmente, les digestions se font plus aisément, le teint s'éclaircit et le visage devient meilleur, quoiqu'il éprouve un amaigrissement sensible.

L'eau de Weilbach n'a pas les inconvénients de beaucoup d'eaux sulfureuses : ainsi, elle n'excite pas la circulation sanguine, ne développe pas de fièvre et ne détermine pas d'hémorrhagies. Elle est excitante et tonique dans les premiers jours seulement, mais elle devient sédative et débilitante lorsqu'elle est prise depuis une semaine, par exemple. Elle diminue alors la pléthore, elle affaiblit, et cependant elle procure un véritable sentiment de bien-être. Prise en boisson, elle rend moins énergiques les battements du cœur et des grosses artères; elle est diurétique à la dose de 2 à 4 verres; elle ne détermine pas la transpiration, mais elle augmente notablement les sécrétions de la membrane muqueuse des voies aériennes, surtout quand il existe une laryngite ou une bronchite chroniques. L'administration des bains et des douches favorise la sédation des accidents nerveux et diminue les pulsations cardiaques et artérielles. Elle développe rarement la poussée et rend au contraire la peau plus souple.

L'eau de Weilbach est indiquée dans les catarrhes des voies aériennes, dans les laryngites et les bronchites chroniques, surtout lorsque ces affections se produisent après la disparition d'une dermatose. Les malades doivent être prévenus que, dans les premiers jours de leur traitement, ils éprouveront une toux plus fréquente et auront des crachats plus abondants. Mais, lorsque cette eau est continuée avec suite et persévérance pendant une dizaine de jours, les quintes diminuent et les mucosités sont moins abondantes. Certains médecins de Soden et de Weilbach prétendent que leurs eaux guérissent la phthisie pulmonaire à toutes ses périodes; nous ne rappelons pas notre incrédulité, mais nous convenons que l'eau de Weilbach, comme beaucoup d'autres sources sulfureuses d'ailleurs, est réellement utile contre les catarrhes bronchiques qui accompagnent le deuxième et quelquefois le troisième degré de la tuberculisation pulmonaire chez des malades sanguins et disposés à cracher le sang. L'eau de Weilbach est conseillée avec avantage dans les affections de l'estomac ou de l'intestin, succédant ou coïncidant avec un vice dartreux ou hémorrhoïdal. Elle est employée avec avantage dans les catarrhes des voies urinaires et surtout dans ceux de la vessie. Toutes les éruptions cutanées qui ne sont pas trop anciennes, à condition qu'elles ne soient pas trop squameuses, comme le psoriasis, sont heureusement modifiées et quelquefois guéries par l'usage interne et externe des eaux de Weilbach. Nous ferons la même remarque pour le rhumatisme articulaire ou musculaire chronique; nous reconnaissons cependant que les eaux naturellement hyperthermales sulfurées ou sulfureuses ont une efficacité plus certaine que les eaux artificiellement chauffées de Weilbach. Les goutteux, chez lesquels prédomine un tempérament sanguin accentué ou nerveux à l'excès, retirent un grand avantage de ces eaux sédatives et débilitantes. L'emploi de l'eau de Weilbach diminue sensiblement l'écoulement menstruel chez les femmes et l'écoulement hémorrhoïdal lorsqu'il existe chez des hommes ou chez des femmes d'un tempérament sanguin. Mais il faut se garder d'employer ces eaux lorsque les hémorrhoïdaires ont un tempérament lymphatique. L'eau de Weilbach est administrée avec succès à l'intérieur et à l'extérieur dans la syphilis larvée et dans les accidents qui reconnaissent pour cause une intoxication métallite, saturnine et mercurielle surtout. L'usage de l'eau de Weilbach est *contre-indiqué* dans toutes les manifestations de la scrofule, dans toutes les maladies chroniques et dans toutes les diathèses accompagnées d'anémie. Il faut noter enfin que la médication hydrominérale de Weilbach, qui ralentit la circulation sanguine et a une action sédative sur les contractions cardiaques, est cependant dangereuse dans les maladies du cœur et des gros vaisseaux. La *durée de la cure* varie de trente à quarante-cinq jours.

On *exporte* sur une assez grande échelle l'eau de la source Friedrich-Karl-Joseph de Weilbach.					A. ROTUREAU.

WEINMANNIA (*Weinmannia* L.). Genre de plantes de la famille des Saxifragacées et du groupe des Cunoniées. Ce sont des arbres ou des arbustes à feuilles opposées, simples, trifoliolées ou imparipinnées et pourvues de stipules. Les fleurs, disposées en grappes axillaires ou terminales, sont hermaphrodites ou polygames, tétramères ou pentamères, avec le calice imbriqué et caduc. Le fruit est une capsule renfermant des graines réniformes, ordinairement dépourvues d'ailes.

Les *Weinmannia* ont des représentants dans toutes les régions chaudes de l'Ancien Monde. On en connaît une cinquantaine d'espèces. Le *W. hirta* Sw. et le *W. glabra* L. f. ont des écorces astringentes, employées, aux Antilles, pour le tannage des peaux sous le nom de *Tan rouge;* celle du *W. balbisiana* H. B. K., espèce du Pérou, est parfois mélangée aux écorces de quinquina. Ed. Lef.

WEISBAD (Eau minérale et cure de petit-lait). *Athermale, bicarbonatée calcique moyenne, carbonique faible.* En Suisse, dans le canton d'Appenzel, émerge une source aux environs de Weisbad, mais elle est peu fréquentée. Les malades ne viennent à ce village que pour suivre une cure de petit-lait qui peut être complète, car ils y prennent des bains généraux, ce qui est impossible dans la plupart des stations séro-lactées. Le petit-lait apporté tous les matins à Weisbad a la même provenance que celui que l'on emploie à Gaïs (*voy.* ce mot). A. R.

WEISSENBOURG (Eau minérale de). *Protothermale, sulfatée calcique moyenne, carbonique faible* (ligne de Mulhouse, Bâle, Berne et Thun, d'où une voiture conduit à Weissenbourg). La route de Thun à Weissenbourg est très-bien entretenue, mais elle finit par un sentier escarpé que les malades qui ne peuvent marcher du village à la station sont obligés de parcourir en chaise à porteurs ou à dos de mulet ou d'âne. Weissenbourg est en Suisse, dans le canton de Berne, dans la vallée de la Simenthal, à 920 mètres au-dessus du niveau de la mer. Son climat est sujet à des variations fréquentes et brusques, et, comme l'établissement de Weissenbourg est bâti sur une montagne, les baigneurs sont forcés de borner leurs promenades aux jardins et aux alentours; ils jouissent par conséquent, et pour ainsi dire malgré eux, du calme le plus complet. Une source unique sort d'un calcaire compact gris ou noirâtre et présentant des couches de pyrite sulfureuse. Elle émerge à plus d'un kilomètre de la station, dans une étroite faille de rochers, sur le bord du Buntschibach, dont on traverse plusieurs fois le lit. Des troncs de mélèze, creusés à leur centre et emboîtés les uns dans les autres, comme ceux qui amènent à Ragatz les eaux de Pfäfers en suivant le lit de la Tamina, sont fixés aux flancs de la montagne, tantôt d'un côté et tantôt de l'autre du torrent, et conduisent l'eau du griffon de la source aux buvettes et aux baignoires de l'établissement. Cette eau est claire et transparente; elle n'a aucune odeur et sa saveur est très-peu marquée. Elle est traversée par des bulles de gaz assez grosses et assez nombreuses, ne mettant que 15 secondes à monter à la surface du verre. Elle ramène au bleu les préparations de tournesol, préalablement rougies. Sa température, prise à la fontaine, est de 26°,5 centigrade, celle de l'air extérieur étant de 11°,8 centigrade; sa densité est de 100205. Son débit est de 57600 litres en vingt-quatre heures. Fellenberg a trouvé dans 1000 grammes d'eau les principes suivants :

Sulfate de chaux	1,0488
— magnésie	0,3463
— soude	0,0375
— potasse	0,0179
— strontiane	0,0142
Bicarbonate de chaux	0,0524
— magnésie	0,0398
— oxyde de fer	0,0018
Silice	0,0209
Silicate de soude	0,0140
Chlorure de sodium	0,0069
Phosphate de chaux	0,0092
Sels de lithine et iodure	traces.
Total des matières fixes	1,6097

Acide carbonique libre.. . . . . $1^m,1450$
Air atmosphérique.. . . . . $0,5703$
Oxygène. . . . . $0,0212$

Total des gaz.. . . . . $1,7365$

Établissements. Deux bâtiments séparés contiennent les buvettes et les moyens balnéaires de la station. L'eau, arrivée aux robinets des buvettes, a conservé tous ses caractères physiques et chimiques, à l'exception de sa température, qui varie suivant le temps et l'heure de la journée de 21°,5 à 22°,8 centigrade. De chacune des buvettes elle se rend par des tuyaux de bois dans les cabinets de bains aux robinets desquels elle ne marque plus que 20,6 centigrade.

Mode d'administration et doses. L'eau de Weissenbourg ne s'administre guère qu'en boisson. Les bains ne sont en effet qu'un accessoire assez peu suivi de la cure. Une division bien installée, affectée aux douches, fait défaut à cette station thermale. Les doses de l'eau en boisson varient de 1 à 4 et à 6 verres, mais rarement davantage. Chacun d'eux a une contenance de 125 grammes, et quelquefois l'eau doit être coupée de lait. Nous sommes partisans de ce que l'eau minérale soit employée le plus près possible du point où elle émerge, mais ce que nous avons dit de la température changeante et froide de cette station nous empêche d'appliquer la règle générale, et les buveurs doivent s'abriter dans une Trinkhalle. La durée des bains est de quarante-cinq minutes à une heure et demie.

Effets physiologiques et thérapeutiques. Les premiers effets de l'eau de Weissenbourg en boisson sont une pesanteur de tête et une céphalalgie accompagnées d'une légère excitation nerveuse. Une diurèse abondante, un grand abattement et une somnolence invincible complètent les effets physiologiques de cette eau. La diarrhée ou la constipation surviennent dès le deuxième ou le troisième jour, accompagnées de gêne, de gonflement, de pesanteur au creux de l'estomac, accidents qui sont bientôt suivis des symptômes d'un embarras gastrique. Il est nécessaire d'avoir recours à un éméto-cathartique et à un purgatif, après l'administration desquels l'état saburral disparaît, l'appétit revient et les sécrétions intestinales redeviennent normales. Lorsque les buveurs éprouvent une superpurgation, qu'ils ont, par exemple, huit ou dix selles dans la même journée, c'est la preuve que la quantité d'eau ingérée a été trop considérable et qu'il faut la diminuer. L'eau de Weissenbourg est indiquée dans les catarrhes chroniques simples des voies aériennes, lesquels n'arrivent à guérison qu'après un état aigu qui redouble la toux. Lorsque la phthisie n'est pas encore à sa dernière période et qu'elle a une forme torpide, l'eau de Weissenbourg en boisson est utile dans le second degré de cette affection; dans le troisième, elle remonte l'état général, ramène ou augmente l'appétit et diminue l'amaigrissement. La dilatation des bronches et l'emphysème pulmonaire sont accompagnés le plus souvent de catarrhes engendrant de la bronchorrhée qui cède à l'emploi intérieur et méthodique des eaux de Weissenbourg. Les pneumonies chroniques, dans lesquelles il existe de la submatité, des râles humides, de la bronchophonie, etc., disparaissent après une saison prolongée aux buvettes de Weissenbourg. Les pleurésies chroniques simples, avec un épanchement qui ne s'est pas résorbé, à condition qu'elles n'aient pas pour cause la présence de tubercules, sont heureusement traitées par l'emploi des eaux de Weissenbourg en boisson. Lorsque la pleurésie s'est terminée par une exsudation fibrineuse, ces eaux produisent ou une résorption de la matière qui fait adhérer les deux feuillets pleuraux, ou un état stationnaire, ou enfin l'augmentation du catarrhe ou du point de côté. Il est au contraire sage de s'abstenir dans les pleurésies produites par une infiltration tuberculeuse. Le meilleur résultat auquel on puisse arriver par le traitement thermal est une amélioration passagère. Les hémoptysies récentes doivent être soumises avec une grande réserve à une cure interne par l'eau de Weissenbourg, car elle peut ramener des accidents graves. L'eau de cette station en boisson et en gargarismes guérit le plus souvent les laryngites chroniques simples. Les personnes qui souffrent de catarrhes vésicaux ont une prompte amélioration par l'usage intérieur de cette eau pure ou coupée de lait et par l'emploi de bains généraux, mais elles doivent être prévenues que leurs douleurs seront plus aiguës pendant les premiers jours du traitement, qu'elles auront de la peine à uriner et que leur excrétion formera un sédiment blanchâtre. L'eau de Weissenbourg agit favorablement dans les pharyngites granuleuses contre lesquelles elle doit être employée en boisson et en gargarisme. Elle donne en boisson des résultats aussi favorables que les eaux bicarbonatées fortes dans les congestion du foie, à la condition que les bains prolongés soient associés à l'usage interne. La même eau est appliquée avec succès aussi à l'intérieur et à l'extérieur, à la température de la source, dans les affections organiques du cœur, lorsque surtout les malades sont pléthoriques. Leur dyspnée diminue et la marche devient possible. Les hémoptysies, les bourdonnements d'oreilles et les autres symptômes congestifs disparaissent peu à peu, mais il faut se garder de permettre une cure à Weissenbourg à tous les sujets anémiques syanosés ou hydropiques.

La *durée de la cure* est de vingt à vingt-cinq jours.

On *exporte* peu l'eau de la source de Weissenbourg.　　　　A. ROTUREAU.

WEITBRECHT (JOSIAS). Né le 2 octobre 1702 à Schorndorf (Wurtemberg), fut professeur d'anatomie et de physiologic à Pétersbourg, où il mourut le 8 février 1747, laissant, outre des mémoires insérés dans *Comment. Acad. sc. Petersb.* (t. IV à VIII), son fameux *Syndesmologia, sive historia ligamentorum corporis humani,* etc. (Petropoli, 1741; trad. franc., Paris, 1852).

　　　　　　　　　　　　　　　　　　　　　　　　　　L. HN.

WELLS (SŒLBERG). *Voy.* SŒLBERG.

WERLHOF (MALADIE DE). *Voy.* PURPURA.

WERLHOF (PAUL-GODEFROY). Médecin allemand, né à Helmstædt, le 24 mars 1699. Reçu docteur à l'Université de sa ville natale en 1723, il se rendit à Hanovre, où il pratiqua la médecine avec succès. En 1729, on lui offrit une chaire de médecine à Helmstædt, mais il préféra demeurer à Hanovre et fut nommé médecin du roi. En 1732 parurent ses *Observationes de febribus, præcipue intermittentibus...* (Hanovre, in-4°), ouvrage qui a eu un grand nombre d'éditions. Il a si bien décrit les pétéchies chroniques, qu'on leur a donné le nom de *Morbus maculosus hæmorrhagicus Werlhofii.* Nous citerons encore de lui sa *Disquisitio medica et philologica de variolis et anthràcibus* (1735), ouvrage dans lequel il réfute l'opinion de Hahn, que le charbon des Anciens est la variole du dix-huitième siècle. Werlhof a préconisé l'emploi du quinquina dans le traitement des fièvres intermittentes. Il était membre de l'Académie des Curieux de la Nature sous le nom de Fabianus, et mourut le

26 juillet 1757. Ses œuvres ont été réunies sous le titre : *Opera medica* (3 vol. in-4°. Hanovre, 1775, 1776). Haller faisait grand cas de Werlhof.   A. D.

WERNHER (Adolph).   Né à Mayence le 20 mars 1809, professeur de chirurgie et directeur de la clinique chirurgicale à Giessen, puis professeur d'anatomie pathologique, mort à Mayence le 14 juillet 1883. Ses nombreux travaux se rapportent à la chirurgie et à l'anatomie pathologique. Citons seulement son remarquable : *Handbuch der allgem. u. spec. Chirurgie* (Giessen, 1846-1857, 4 vol. in-8°, 2° édit., 1862-1863, restée incomplète), et *Beitr. zur Kenntniss der Krankheiten des Hüftgelenks, Malum coxæ senilis, Coxalgie*, etc. (Giessen, 1847, in-8°, 3 pl.).   L. Hn.

WHARTON (Thomas).   Anatomiste, né dans le comté d'York, en 1610, reçu docteur à Oxford en 1647, professeur au Gresham College, mort à Oxford, le 14 novembre 1673, est surtout célèbre par ses travaux sur la structure des glandes et du cordon ombilical ; c'est lui qui a découvert le conduit excréteur de la glande sous-maxillaire : *Adenographia, sive glandularum totius corporis descriptio* (Londini, 1656 ; Amst., 1659, et autr. édit.).   L. Hn.

WICHMANN (Johann-Ernst).   Médecin allemand, né à Hanovre le 10 mai 1740. Il fut reçu docteur à Gottingue en 1712, puis voyagea en France et en Angleterre, et retourna dans son pays en 1764. Nommé médecin de l'hospice des orphelins, à la mort de Werlhof il devint l'un des médecins du roi. Son *Ideen zur Diagnostic* (Hanovre, 1794-1802, 3 vol. in-8°), qui a eu plusieurs éditions, est un travail remarquable pour l'époque. Il faut encore citer de lui : *De pollutione diurna, frequentiori, sed rarius observata, tabescentiæ causa* (Gottingue, 1782, in-8°), et son *Ætiologie der Kraetze* (Hanovre, 1786, in-8°). Il est mort le 12 juin 1802.   A. D.

WIEL (Stalpart van der).   *Voy.* Stalpart.

WIESBADEN (Eaux minérales de).   *Hypothermales, chlorurées sodiques fortes, carboniques fortes* (chemin de fer de Paris à Mayence, puis ligne du Taunus dont Wiesbaden est une source).   En Allemagne, dans le duché de Nassau, sur le versant méridional du Taunus, au milieu d'une plaine fertile, à 107 mètres au-dessus du niveau de la mer, Wiesbaden a maintenant une population qui dépasse 50000 habitants ; ses rues sont larges, propres ; presque toutes ses maisons sont entourées de jardins. Des villas nombreuses et magnifiques ont été construites dans ses environs ; des monticules couverts de verdure la garantissent des vents du nord et du nord-est. Son climat est très-doux en raison de sa situation abritée et de la chaleur communiquée par ses eaux minérales. La saison commence le 15 mai et se termine à la fin d'octobre, mais les mois de juillet et d'août ont une température élevée et cette époque est moins favorable à la cure. Les promenades et les excursions sont assez nombreuses pour occuper tout le temps de la saison thermale. En traversant la belle forêt du Rheingau, on peut gagner Schlangenbad et Schwalbach (*voy.* ces mots). Vingt-trois sources émergent d'un terrain tertiaire contenant des schistes, du quartz et des basaltes, et proviennent d'une même nappe souterraine ; nous ne nous occuperons que des trois principales qui se nomment la *Kochbrunnen* (source Bouillante), l'*Adler-*

brunnen (source de l'Aigle) et *Schützenhofbrunnen* (source de l'Hôtel de l'Arquebusier), car toutes les autres servent exclusivement à alimenter les salles de bains et de douches qui se trouvent dans tous les hôtels et dans beaucoup de maisons particulières. Nous devons citer aussi le *Faulbrunnen* (source Puante), ainsi nommée parce qu'elle laisse parfois dégager du gaz acide sulfhydrique que les chimistes n'ont pas pu exactement doser. Elle est froide, et elle sert comme eau de table.

1° *Kochbrunnen.* Le pavillon qui l'abrite est en avant de la Trinkhalle et est réuni au Cursaal par une double galerie. Son bassin est en contre-bas du sol, on y descend par un escalier de huit marches au haut duquel est un hémicycle où les buveurs reçoivent les verres d'eau qui leur sont présentés. L'eau de cette source est incolore et limpide dans les verres, mais, en masse, elle est gris perle, et on y constate quelques légers flocons. Les variations de la température lui donnent quelquefois un aspect trouble et une couleur jaunâtre. Elle se recouvre d'une pellicule irisée. Il s'élève du bassin une vapeur si abondante et si épaisse que la vue ne distingue rien, à moins que l'on ne soit éloigné d'une distance d'au moins 10 mètres. La source laisse déposer une couche abondante d'un sédiment ocracé, brunâtre, mou, qui tache le linge. Des bulles gazeuses s'en dégagent, et son odeur rappelle celle que l'on éprouve quand on éteint de la chaux; la saveur est salée; elle ramène au bleu les préparations de tournesol préalablement rougies. Sa température est de 68 degrés centigrade, elle est trop élevée par conséquent pour qu'on puisse la boire avant dix minutes; sa pesanteur spécifique est de 10 066. Fresenius a trouvé dans 1000 grammes :

Chlorure de sodium.	6,85565
— calcium.	0,47099
— magnésium.	0,20591
— potassium.	0,14580
— ammonium.	0,01672
— lithium.	0,00018
Bromure de magnésium.	0,00565
Iodure de magnésium.	faibles tr.
Bicarbonate de chaux..	0,41804
— magnésie.	0,01059
— fer..	0,00565
— manganèse.	0,00059
— baryte, strontiane et cuivre..	traces.
— non désignés.	0,19169
Sulfate de chaux..	0,09022
Silice.	0,05992
Silicate d'alumine.	0,00051
Phosphate de chaux.	0,00059
Arséniate de chaux..	0,00015
Substances organiques.	traces.
Total des matières fixes.	8,45445
Gaz. { Acide carbonique libre.	0^{lit},522
{ Azote.	0,003
Total des gaz.	0,525

2° *Adlerbrunnen.* Les caractères physiques et chimiques de son eau sont les mêmes que ceux de la source précédente; sa température est cependant moins élevée, elle n'est que de 62°,5 centigrade.

3° *Schützenhofbrunnen.* Son eau renferme moins de principes minéralisateurs que celle des deux premières sources. Sa température est de 50 degrés centigrade.

ÉTABLISSEMENTS. Aucun établissement public n'existe à Wiesbaden, mais presque tous les hôtels et beaucoup de maisons ont une source thermale. L'eau du Kochbrunnen a un bassin sur la place principale de la ville. Des tuyaux partent de ce bassin et emportent l'eau dans neuf hôtels. L'Adlerbrunnen a une petite fontaine qui sert en boisson et qui alimente les bains et les douches de l'Adllerhof et de trois autres établissements voisins. Il en est de même du Schützenhofbrunnen, qui est employée pour l'usage interne et externe des malades logés dans cet hôtel. Les baignoires des maisons particulières sont généralement de bois, celles des hôtels sont creusées dans le sol. Trois robinets les alimentent : l'un verse l'eau minérale à sa température, le second, l'eau minérale refroidie, et le troisième de l'eau froide ordinaire qui diminue la chaleur ou la force du bain. L'eau athermale du Faulbrunnen, dont la composition chimique est à peu près la même que celle du Kochbrunnen, serait avantageusement employée pour couper l'eau des sources hyperthermales quand il est utile de conserver toute la force des bains. Des appareils mobiles pour l'administration des douches sont installés dans presque toutes les baignoires de Wiesbaden. Les bains, les douches de vapeur, les fomentations et les bains avec le dépôt ocracé, se trouvent dans les hôtels les plus rapprochés des sources.

MODE D'ADMINISTRATION ET DOSES. C'est ordinairement le matin à jeun que l'on prend en boisson l'eau du Kochbrunnen ; sa dose est de 1 à 6 verres pris de demi-heure en demi-heure et l'ingestion de chacun d'eux doit être suivie d'une promenade. Les bains s'administrent le matin aussi, et leur durée est d'un quart d'heure à une heure. Celle des douches d'eau est de dix minutes à un quart d'heure ; celle des bains et des douches de vapeur n'excède pas dix à quinze minutes ; l'application des fomentations et des cataplasmes de dépôts peut être de plusieurs heures et même d'une journée entière.

EFFETS PHYSIOLOGIQUES ET THÉRAPEUTIQUES. Les eaux de Wiesbaden prises à l'intérieur ont pour effet d'augmenter surtout pendant les premiers jours les sécrétions de toutes les membranes muqueuses et principalement celles du tube digestif. Lorsqu'elles sont ingérées à la dose de 2 à 4 verres, elles sont purgatives ou au moins laxatives, et cet effet est d'autant plus développé que les eaux se sont plus refroidies. Elles augmentent aussi les sécrétions du foie et du pancréas. Elles sont notablement et constamment diurétiques ; on reconnaît dans les urines la présence d'une quantité plus grande de chlorure de sodium. L'emploi des bains seuls a une action un peu moins marquée que celle des eaux en boisson. Il excite la transpiration et détermine la moiteur, même chez les personnes qui ont ordinairement une peau rugueuse et sèche. Cet effet a surtout lieu lors de l'administration de bains et de douches de vapeur qui agit si puissamment qu'elle amène non-seulement la suractivité de la circulation cutanée et la rougeur de la peau, mais encore une éruption d'érythème, d'urticaire, d'herpès, d'ecthyma ou de furoncle. Les eaux de Wiesbaden sont toniques et reconstituantes, ce qui s'explique par la présence de leurs chlorures, de leurs bicarbonates de fer ou de manganèse, et enfin de leur gaz acide carbonique libre. Elles augmentent la quantité de la salive, elles excitent l'appétit et elles développent à la région épigastrique une sensation de chaleur agréable. Elles sont la plupart du temps excitantes, elles produisent souvent de la fièvre et de l'agitation nocturne. Elles rendent l'écoulement menstruel plus abondant et plus régulier chez la femme et elles rappellent souvent dans les deux sexes le flux d'hémorrhoïdes arrêtées depuis longtemps. Enfin l'usage interne et externe des eaux de Wiesbad détermine assez fréquemment la saturation minérale, ce qui force toujours alors de suspendre la cure ou même de cesser tout traitement ultérieur. Les effets thérapeutiques des eaux de Wiesbad et particulièrement du Kochbrunnen s'observent principalement dans les gastralgies et dans les dyspepsies stomacales et intestinales. Leur action purgative est utilement employée contre la constipation, et pour obtenir le retour des fonctions régulières du tube digestif. On les prescrit avec avantage dans les hypertrophies simples du foie, ou lorsque les sécrétions biliaires ou pancréatiques ont cessé d'être normales. La vertu diurétique de ces eaux les fait employer avec succès contre les graviers dont l'acide urique et les urates sont la base. Dans toutes les affections utérines, où il convient d'obtenir une menstruation plus facile et plus abondante, l'efficacité de ces eaux est à peu près certaine. Lorsque la suppression ou la diminution du flux hémorrhoïdal causent l'apparition d'accidents, on obtient presque toujours le retour des hémorrhoïdes avec écoulement de sang par l'administration interne des eaux de Wiesbaden; c'est en bains et en douches au contraire qu'il faut les appliquer dans les affections de la peau où il est besoin d'activer la sécrétion cutanée et d'augmenter la transformation d'une manière notable. Le rhumatisme chronique, quelles qu'en soient les formes et les manifestations, paralysies de la sensibilité et surtout du mouvement, névralgies faciales, sciatiques, etc., est heureusement traité par les eaux hyperthermales, purgatives et diurétiques de Wiesbaden employées à la fois à l'intérieur et à l'extérieur en douches d'eau et surtout de vapeur, en fomentations et en cataplasmes. L'efficacité de ces eaux est universellement admise contre la goutte torpide, mais nous n'en conseillons l'emploi que lorsque dans la goutte, même héréditaire, il existe des troubles des organes digestifs, des voies urinaires et de la peau. On pourrait même établir à ce sujet une distinction entre les trois stations thermales dont les eaux sont administrées avec le plus de succès contre la goutte. Vichy convient surtout aux pléthoriques, Ems aux lymphatico-sanguins, chez lesquels le système nerveux est aisément irritable, et Wiesbaden aux lymphatiques et aux débilités. Les eaux de cette dernière station sont utiles dans les diverses manifestations de la scrofule, mais nous en regardons l'indication comme secondaire dans cette diathèse, car nous préférons les eaux chlorurées plus fortes de Nauheim, de Kreuznach, par exemple. Les effets physiologiques des eaux de Wiesbaden montrent qu'elles sont *contre-indiquées* dans tous les états morbides qui proviennent d'un tempérament sanguin, chez les personnes disposées par conséquent aux congestions, aux apoplexies du poumon ou du cerveau. Elles ne doivent pas être administrées non plus dans tous les troubles organiques du cœur ou des gros vaisseaux, ni dans tous les cas où l'on peut craindre une augmentation des menstrues ou du flux hémorrhoïdal. L'application des eaux de Wiesbaden enfin, comme celle de toutes les eaux chlorurées, est nuisible aux phthisiques, chez lesquels les tubercules fondraient, ce qui les conduirait plus rapidement à une issue funeste.

La *durée de la cure* est d'un mois en général.

On n'*exporte* pas les eaux de Wiesbaden.

A. ROTUREAU.

WIGAND (JUSTUS-HEINRICH). Né à Reval (Esthonie), le 1er novembre 1769, mort à Mannheim le 10 février 1817. Il résida successivement à Pétersbourg, à Hambourg et à Mannheim. Ce fut un accoucheur très-distingué; son ouvrage le plus important est : *Die Geburt des Menschen* (Berlin, 1820, in-8°, 2e édit.,

1839). Son procédé de version céphalique par manœuvres externes date de 1812 (Hambourg, 1814).

L. Hn.

WILDBAD (Eaux minérales de). *Hyperthermales ou athermales, amétallites, non gazeuses* (chemin de fer de Paris à Baden-Baden, Gernsbach et Wildbad). Dans le Wurtemberg, dans le district de Wenenbourg, à 450 mètres au-dessus du niveau de la mer, dans une vallée de la Forêt-Noire, au milieu de laquelle coule l'Enz qui partage la ville en deux portions à peu près égales. Wildbad (*bain saurage*) est entouré de coteaux couverts depuis leur base jusqu'à leur sommet de pins et de sapins; c'est une ville de 3500 habitants, dont le climat est très-variable en raison des heures de la journée. L'évaporation continuelle du petit cours d'eau torrentueux l'Enz et la proximité de la forêt développent une fraîcheur exceptionnelle au commencement et à la fin du jour. Les malades doivent se couvrir alors de vêtements chauds et ne mettre des effets plus légers que lorsque les rayons du soleil ont dissipé l'humidité. La saison commence tard et les médecins allemands n'envoient, surtout à Wildbad, que pendant les mois de juillet et d'août. Cette station et ses environs offrent des promenades et des excursions que les malades peuvent faire en chaises à porteurs, à âne, à cheval ou en voiture. Ceux auxquels leur maladie permet d'aller à pied trouvent à distance rapprochée des bancs, des tables et des kiosques pour s'abriter du soleil ou de la pluie. Les touristes ne s'y rencontrent guère malgré la beauté des sites et Wildbad n'est visité que par les personnes dont les maladies sont sérieuses. Plus de vingt sources émergent d'un terrain primitif, aux limites duquel on trouve le grès rouge, le porphyre et les basaltes. Nous nous contentons d'indiquer la *Trinkquelle* (source de la Buvette). L'aire de cette source, de 2 mètres en contre-bas du sol, est dallée de pierre et est assez spacieuse pour que les buveurs y puissent circuler librement. Son eau est très-limpide, incolore, inodore, insipide; elle n'a aucune action sur les préparations de tournesol. Sa température est de 54 degrés centigrade, son poids spécifique de 1004. Toutes les sources de Wildbad ne différant que par leur température, nous nous contentons d'indiquer la composition chimique de l'eau de la Trinkquelle, dont 1000 grammes contiennent les principes suivants :

Chlorure de sodium	0,1016
Bicarbonate de soude	0,0887
— chaux	0,0781
— magnésie	0,0083
— fer et de manganèse	0,0002
Silice	0,0501
Sulfate de soude	0,0309
— potasse	0,0011
Alumine	0,0004
Total des matières fixes	0,4494
Gaz acide carbonique libre	0ᵍʳ,1030

Établissement. Ce n'est que depuis un certain nombre d'années que l'eau d'une des sources de Wildbad est employée en boisson. La balnéation de ce poste thermal ne ressemble pas à celle des autres stations : ainsi, les bains de baignoire ne sont qu'accessoires et les bains en commun ou de piscine sont presque exclusivement suivis. Les appareils de douche sont établis dans toutes les piscines et dans plusieurs salles de bains isolés.

Mode d'administration et doses. L'eau de la Trinkquelle s'administre en

boisson le matin à jeun de quart d'heure en quart d'heure. La durée des bains
de baignoire et surtout de piscine varie d'une demi-heure à deux et trois heures,
et l'on conseille à quelques malades de prendre des bains le matin et le soir.
Les douches s'administrent soit en jets pleins, soit en pluie chaude, ou alternativement chaude et froide, pendant un temps de dix à vingt minutes. Les lotions
et les fomentations se font plusieurs fois par jour et sont plus ou moins longues.
Le dépôt des sources est mêlé à l'eau des bains de baignoire en quantité variable,
ou conseillé en cataplasmes plusieurs fois renouvelés et dont la durée est indéterminée.

Effets physiologiques et thérapeutiques. L'eau des sources de Wildbad à
l'intérieur ne fait éprouver à l'homme sain aucune sensation particulière, elle agit
exactement comme de l'eau ordinaire élevée à la même température qu'elle, et
l'expérience que nous avons faite sur nous-mêmes ne nous a pas permis d'observer l'effet diurétique ni diaphorétique que notent cependant la plupart des
auteurs. La même remarque s'applique aux bains et aux douches, qui n'ont pas
d'autres effets sur l'homme sain que les bains et les douches alimentés par de
l'eau artificiellement chauffée. Si l'action physiologique est nulle, l'efficacité
thérapeutique des eaux de Wildbad est incontestable et souvent très-marquée.
Les recherches des chimistes faites jusqu'à ce jour ne peuvent donner une explication plausible de cette action sur les malades. Quoi qu'il en soit, les eaux de
Wildbad ont souvent démontré leur utilité contre les névralgies, les névroses
et certaines paralysies. Il n'est pas de saison où l'on ne constate la disparition
ou du moins la diminution de douleurs névralgiques *sine materiâ* qui avaient
échappé à tous les remèdes précédemment employés. On administre ces eaux
avec succès dans tous les états pathologiques où l'innervation est troublée et
où il existe tantôt un excès, tantôt une perversion, tantôt une abolition de la
sensibilité. La sensibilité générale ou locale est en effet pervertie ou entièrement
suspendue dans certaines manifestations de la chlorose, de l'hystérie ou de
l'hypochondrie, par exemple. Les eaux de Wildbad en bains, en douches et en
cataplasmes, conviennent dans les rhumatismes chroniques, articulaires, musculaires ou internes, et même dans la goutte commençante. Ce sont les rhumatisants
et les goutteux privés de l'usage de leurs membres abdominaux et obligés de se
servir de chaises roulantes qui ont le plus contribué à la réputation de ce poste
thermal. Il ne faut pas croire que ces eaux améliorent ou guérissent seulement
les paraplégies nerveuses ou rhumatismales. Lorsque ce symptôme est le résultat
d'une ataxie locomotrice avec douleurs fulgurantes, les bains et les douches ont
un effet sédatif qui modère singulièrement les éclairs de cette douleur. Il en est
de même lorsque ce symptôme est produit par une affection de la moelle épinière ou de ses enveloppes accompagnée d'une inflammation chronique et surtout
d'un exsudat. Le médecin qui dirige la cure attache une grande importance à la
marche des malades. S'ils *jettent leurs jambes* et s'ils commencent à poser
leurs pieds sur les talons, leur paraplégie vient d'un ramollissement de la
moelle épinière et est par conséquent incurable. Un symptôme, qui trompe
rarement encore sur l'inutilité d'un traitement extérieur à Wildbad, est l'instabilité de malades qui ne peuvent conserver leur centre de gravité, qui tombent
en avant, quand leurs yeux sont fermés. Mais, lorsque la marche est lourde et que
la plante des pieds pose la première et porte tout le poids du corps, la paraplégie est curable et on obtient une amélioration plus ou moins sensible, même
après un petit nombre de bains. Cette amélioration commence par une contrac-

tion volontaire et fibrillaire des muscles, des membres inférieurs et principalement du mollet. Quand on constate ces contractions, le malade est à peu près assuré qu'il guérira. On obtient aussi de bons résultats de l'emploi extérieur de ces eaux dans les paralysies anciennes occasionnées par des congestions ou des hémorrhagies cérébrales, mais alors il faut envoyer aux piscines dont les eaux sont les moins chaudes et surveiller avec un grand soin, afin d'éviter toute nouvelle congestion ou hémorrhagie. L'emploi extérieur des eaux de Wildbad a une action favorable dans les atrophies musculaires, générales, progressives, mais surtout dans les atrophies localisées, lorsqu'elles ne sont produites ni par une compression mécanique ni par une dilacération des nerfs. Les tumeurs blanches et les coxalgies à leur début se trouvent bien des bains et des douches de Wildbad, mais nous préférons dans ces affections les sources mésothermales ou hyperthermales chlorurées sodiques fortes. Les suites de certaines opérations chirurgicales, de fractures, de luxations et de blessures faites par des armes à feu ou par des armes blanches, les raideurs articulaires consécutives à des solutions de continuité, à des inflammations, etc., sont très-utilement traitées par les bains et les douches de Wildbad. Ces eaux agissent favorablement dans certaines maladies de la peau et des membranes muqueuses qui ne doivent pas être traitées par des thermes trop excitants. Les affections que nous venons d'étudier sont du ressort exclusif d'un traitement extérieur. Nous terminons par les états morbides qui nécessitent aussi une cure interne. Elle convient dans toutes les maladies nerveuses de l'estomac et de l'intestin, telles que les dyspepsies, les gastralgies, les entéralgies, inutilement traitées auparavant par tous les autres moyens de la matière médicale. En nous reportant à ce que nous avons dit de l'action interne des eaux de la Trinkquelle auxquelles nous n'avons pu reconnaître une action diurétique certaine, il semblerait rationnel que l'eau de cette source ne puisse être administrée avec succès dans les maladies des reins et de la vessie, et cependant, dans les catarrhes de ce dernier organe, les eaux de Wildbad ont une action incontestable : ainsi, elles agissent en rendant neutres et quelquefois acides des urines primitivement alcalines. Enfin les graveleux uriques ou phosphatiques se trouvent bien d'une cure à la fois interne et externe par les eaux de Wildbad, qui entraînent presque toujours à leur suite des graviers assez gros, primitivement composés d'acide urique et d'urate, puis devenant phosphato-calcaires à la suite d'un traitement thermal de quinze à vingt jours. Les eaux de Wildbad, à l'intérieur et à l'extérieur, sont *contre-indiquées* dans la phthisie pulmonaire, quelle qu'en soit la période.

La *durée de la cure* est ordinairement de quatre semaines. On n'*exporte* l'eau d'aucune des sources de Wildbad.   A. ROTUREAU.

WILDBAD-GASTEIN (Eaux minérales de). *Voy*. GASTEIN.

WILDEGG (Eau minérale de). *Athermale, chlorurée sodique forte, chlorurée magnésienne et sulfatée calcique moyenne, iodo-bromurée, carbonique faible* (Wildegg est la première station du chemin de fer de SCHINZNACH [*voy.* ce mot] à Aaran). En Suisse, dans le canton d'Argovie, dans la vallée de l'Aar, à 315 mètres au-dessus du niveau de la mer. Une seule source venant d'un puits de 115 mètres de profondeur émerge d'un terrain calcaire jurassique et marneux. Son eau est limpide et transparente ; elle a une odeur qui rappelle celle des huîtres fraîches ; sa saveur est à la fois salée, amère et désagréable ; sa réaction est alcaline, sa température est de 12°,4 et sa densité de 1,012. Son débit est très-peu considérable, il est seulement de 50 litres en vingt-quatre heures. Son analyse a été faite par Lané, qui a trouvé dans 1000 grammes les principes suivants :

Chlorure de sodium.	10,4475
— magnésium.	1,6213
— calcium.	0,2379
Strontium.	0,0179
Potassium.	0,0025
Sulfate de chaux.	1,8454
Bicarbonate de chaux.	0,0760
— fer.	0,0080
— magnésie.	traces.
Azotate de soude.	0,0442
Bromure de sodium.	0,0308
Iodure de sodium.	0,0284
Chlorhydrate d'ammoniaque.	0,0064
Silice.	0,0040
Total des matières fixes.	14,3903
Gaz acide carbonique libre.	0^{lit},063

L'eau de Wildegg est exclusivement employée en boisson, très-peu sur place, mais elle fait souvent partie de la cure à Schinznach. On l'administre à la dose d'un demi-verre à deux verres, et elle est purgative, tout en étant tonique et réconstituante. Quand elle est prise en faible quantité, elle constipe comme les chlorurées sodiques fortes. Elle n'est pas sensiblement diurétique. La scrofule, lorsque sa manifestation est l'engorgement des ganglions, le goître, ancien même, sont les deux indications principales de l'eau de Wildegg. Elle doit être prise en boisson conjointement avec les bains et les douches de Schinznach. Il faut avoir recours aussi aux compresses imbibées de cette eau chlorurée forte appliquées jour et nuit sur le siége du mal. L'eau de la source de Wildegg est *exportée* en Europe et en Amérique, mais nous avons indiqué l'exiguïté de son rendement journalier, ce qui fait qu'elle est à peu près consommée en Suisse, surtout sur place, et à Schinznach. Les médecins de Berlin l'emploient aussi et lui reconnaissent une grande efficacité dans les engorgements scrofuleux. A. ROTUREAU.

WILDUNGEN (Eaux minérales de). *Athermales, bicarbonatées sodiques moyennes, carboniques fortes* (chemin de fer de Paris à Francfort-sur-le-Mein, où l'on suit la ligne du Mein-Weser, et l'on s'arrête à la station de Wabern, d'où une malle-poste part pour Wildungen, qui en est à environ 20 kilomètres). Dans la principauté de Waldeck-Pyrmont est un petit poste minéral à 178 mètres au-dessus du niveau de la mer. Quatre sources émergent à 1 kilomètre du village d'un terrain composé de schistes argileux, de grauwackes et de grès rouge ; elles se nomment : *Georg-Victorquelle* (source de Georges-Victor), *Helenenquelle* (source d'Hélène), *Thalquelle* (source de la Vallée) et *Brückenbrunnen* (source du Pont). L'eau de la première de ces sources étant surtout utilisée, nous nous en occuperons exclusivement. Le bassin de la source Georges Victor, nommée aussi *Sauerquelle* (source Acidulée), dont les parois intérieures sont recouvertes d'une épaisse couche de rouille, est abrité sous un pavillon à l'extrémité de la grande allée du parc. L'eau de cette fontaine est limpide, claire, et de nombreuses bulles de gaz la traversent sans cesse. La saveur est agréable et cependant ferrugineuse, elle est aussi piquante que celle du Stahl-brunnen de Pyrmont. La température est de 10 degrés centigrade. La densité est de 1,001. Mialhe et Le Fort (Jules) ont trouvé dans 1000 grammes d'eau :

Bicarbonate de soude	1,659
— chaux	0,409
— magnésie	0,205
— potasse	0,061
— protoxyde de fer	0,020
— manganèse	traces.
Sulfate de soude	0,076
Silice	0,018
Chlorure de sodium	0,008
Arsénite de soude	traces.
Matières organiques	traces tr.-peu appr.
TOTAL DES MATIÈRES FIXES	2,586
Gaz acide carbonique libre	1^{cc},639

L'établissement de bains se nomme le Curhaus et a été bâti dans le nouveau parc.

MODE D'ADMINISTRATION ET DOSES.   Les eaux de Wildungen sont employées en boisson surtout. Les bains et les douches ne sont regardés que comme un accessoire de la cure. On prescrit ordinairement ces eaux à la dose de 4 à 8 verres chaque matin de quart d'heure en quart d'heure. La durée des bains artificiellement chauffés varie de une heure à une heure et demie. Celle des douches est de cinq à quinze minutes.

EFFETS PHYSIOLOGIQUES ET THÉRAPEUTIQUES.   L'action sur l'homme sain et sur l'homme malade et la composition chimique des eaux de Wildungen sont à peu près identiques à celles des eaux de CONTREXÉVILLE et de VITTEL (*voy.* ces mots). Ainsi elles sont diurétiques et chez certains buveurs qui les prennent à haute dose elles sont quelquefois purgatives ; elles sont apéritives, diaphorétiques, excitantes et, comme toutes les eaux carboniques fortes, elles déterminent de la céphalalgie et une certaine ivresse. Leur effet thérapeutique principal consiste dans leur activité incontestable sur l'expulsion de petits calculs ou de graviers composés d'acide urique et d'urate. L'eau de Wildungen, comme l'eau de Contrexéville, donne aussi de bons résultats dans la colique hépatique. C'est par ses bicarbonates sodiques et calciques que l'eau de Wildungen est lithontriptique, mais c'est par son acide carbonique en liberté qu'elle agit avec avantage sur les catarrhes chroniques de la vessie et du poumon, tandis que son principe ferru-gineux explique ses succès chez les anémiques et les chlorotiques auxquels convient un traitement analeptique.

La *durée de la cure* est d'un mois à six semaines. On *exporte* beaucoup l'eau de Wildungen et surtout celle de la source Georges-Victor.   A. ROTUREAU.

WILHELMSBAD (Eaux minérales de). *Athermales, chlorurées sodiques fortes, bicarbonatées calciques et magnésiennes moyennes, sulfatées calciques moyennes.*   En Allemagne, dans la province et à 2 kilomètres de Hanau, émergent deux sources, dont les eaux sont claires et limpides, inodores, inco-lores, à saveur franchement salée et légèrement ferrugineuse. Leur température est de 15°,2 centigrade. Leur analyse chimique a démontré que 1000 grammes renferment :

Chlorure de sodium	35,414
Bicarbonate de magnésie	2,915
— chaux	2,342
— fer et silice	traces.
Sulfate de chaux	1,089
Matière extractive	0,189
Total des matières fixes	41,949

Un petit établissement de bains, connu sous le nom d'Aschersleben, existe au voisinage de la source, particulièrement employée en boisson pour le traitement des scrofules.

La *durée de la cure* est de vingt-cinq jours.

On n'*exporte* que dans les environs l'eau de Wilhelmsbad.   A. R.

WILLAN (Robert). Né à Hill, près Sedberg, dans le comté de York, le 12 novembre 1357, s'établit d'abord à Darlington, dans le comté de Durham. C'est là qu'il fit connaître les eaux sulfureuses de Croft. Il se rendit ensuite à Londres en 1282 et fut nommé médecin du dispensaire public de Carey-street, et en 1785 membre du Collége des médecins. Il était aussi membre de la Société royale. Il s'était acquis une réputation de praticien habile pour le traitement des maladies de la peau. Son système de classification est basé sur la forme de l'éruption. Malheureusement son ouvrage : *Description and Treatment of Cutaneous Diseases* (Londres, 1798-1808, 4 fasc. in-4°) n'a pas été achevé, l'auteur, depuis longtemps arrêté par la maladie, ayant succombé le 10 octobre 1811. Une partie des matériaux qu'il avait recueillis ont pu servir à l'un de ses élèves, Bateman, pour la rédaction de ses *Delineations of the Cutaneous Diseases* (Londres, 1815, in-4°).   A. D.

WILLIAMS (Les).

Williams (Stephen-West). Né à Deerfield (Massachusetts), le 27 mars 1790, mort à Laona (Illinois), le 6 juillet 1855, fut professeur de médecine légale et de botanique à New-York et dans diverses universités. Il a publié un grand nombre d'opuscules et de mémoires sur la botanique et la médecine légale, et entre autres ouvrages : *A Catechism of Med. Jurisprudence* (Northampton, 1834).   L. Hn.

Williams (Joseph). Mort à Holmhurst, le 20 mars 1882, à l'âge de soixante-sept ans, exerça longtemps à Londres et s'occupa spécialement d'otologie et de maladies cérébrales. Il a publié, entre autres, un important ouvrage *On Insanity* (Londres, 2ᵉ édit., 1852).   L. Hn.

Williams (Arthur-Wynn). Né à Bangor, en 1819, mort le 15 novembre 1886, à Brooklyn, West Drayton. Il fut attaché comme médecin et comme accoucheur à plusieurs hôpitaux de Londres. Ses publications sont insérées dans les recueils périodiques anglais.   L. Hn.

WILLIS (Les deux).

Willis (Thomas). L'un des plus grands médecins du dix-septième siècle, né à Great Bedurin (Wiltshire) le 6 février 1622, mort à Londres le 11 novembre 1675. Il fut nommé en 1660 professeur de philosophie naturelle à Oxford, puis en 1666 passa à Londres. Il est surtout célèbre par ses travaux d'anatomie et de physiologie du cerveau; ses travaux de médecine pratique sont non moins remarquables; il était chimiste à la façon de Sylvius. Ses ouvrages ont été publiés à Londres et en Hollande à partir de 1659.   L. Hn.

Willis (Robert). Né près d'Édimbourg, reçu docteur en 1819, fut bibliothécaire du Collége royal de chirurgie de Londres. Il a publié des traductions d'un grand nombre d'ouvrages français et allemands et un assez grand nombre d'ouvrages originaux parmi lesquels: *On Urinary Diseases*, etc. (London, 1838, in-8°), et *Illustrations of Cutaneous Diseases*, etc. (London, 1839-1841, in-fol., 94 pl. color.). Il mourut à Barnes (Surrey) le 21 septembre 1878. L. Hn.

WILLIS (Nerf accessoire de). *Voy.* Spinal (*Nerf*).

WILLIS (Nerf ophthalmique de), *Voy.* Ophthalmique (*Nerf*).

WILSON (Les deux).

Wilson (James-Arthur). Né à Londres en 1795, enseigna au Collége royal de médecine, fit en 1847 et 1848 les leçons lumléiennes. en 1850 les leçons hervéiennes. Il fut médecin à l'hôpital Saint-Georges et mourut à Holmwood le 29 décembre 1883, laissant des ouvrages sur les affections du système musculaire (1843-1846), l'érysipèle (1844), le choléra (1848).   L. Hn.

Wilson (Sir William-James-Erasmus). Célèbre dermatologiste, né en 1809, chargé du cours d'anatomie et de physiologie à l'hôpital de Middlessex depuis 1840, professeur de dermatologie au Collége royal de chirurgie depuis 1869, mort à Bungalow, Westgate-on-Sea, le 8 août 1884. Ses ouvrages les plus importants sont : avec Quain, *Anatomical Plates* (4 vol. in-fol.); *Atlas of Portraits of Diseases of the Skin* (London, 1855, in-fol.), puis des leçons sur les maladies de la peau (1870 et 1875) et un traité sur la syphilis (1852). En 1867, il commença la publication du *Journal of Cutaneous Medicine and Diseases of the Skin.*   L. Hn.

WINSLOW (Les deux).

Winslow (Jacob-Benignus). Célèbre anatomiste, né à Odense (île de Fünen), le 2 avril 1669, étudia à Paris où il se fit catholique et fut reçu docteur en 1705. Il devint membre de l'Académie des sciences et professeur d'anatomie; il créa un amphithéâtre d'anatomie qui fut inauguré en 1745. Enfin il mourut à Paris le 3 avril 1760. Il est l'auteur de nombreuses découvertes en anatomie. Son ouvrage capital a pour titre : *Exposition anatomique de la structure du corps humain* (Paris, 1732, 3 vol. in-8°, et nombreuses éditions). L. Hn.

Winslow (Forbes). Aliéniste distingué, né à Londres en août 1810, mort à Brighton le 3 mars 1874; il exerça à Londres et publia une série d'ouvrages et de mémoires estimés sur la psychiatrie depuis 1831. Il défendait énergiquement la *moral insanity* et suivait les traces d'Esquirol et de Conolly. L. Hn.

WINSLOW (Hiatus de). *Voy.* Péritoine.

WIRSUNG (Canal de). *Voy.* Pancréas.

WÖHLER (Friedrich). Chimiste distingué, né à Eschersheim, près Francfort, le 31 juillet 1800, mort à Gottingue le 23 septembre 1882. Il enseigna la chimie à Berlin et à Cassel, puis passa en 1836 à Gottingue comme professeur de médecine, directeur de l'Institut chimique et inspecteur général des pharmacies de Hanovre. C'est lui qui le premier a préparé l'urée au moyen du cyanate d'ammoniaque (1828); c'était le premier exemple de synthèse d'un composé organique. Il a publié des traités de chimie en 1831 et 1840 qui eurent un grand nombre d'éditions, un traité d'analyse chimique (1853), etc.   L. Hn.

WOILLEZ (Eugène-Joseph). Né à Montreuil-sur-Mer le 19 janvier 1811, reçu docteur à Paris en 1835, fut pendant une dizaine d'années médecin à l'asile de Clermont, puis en 1855 fut reçu au concours du bureau central, enfin membre de l'Académie de médecine en 1873. Il mourut à Paris le 4 septembre 1882.

Woillez fut un des élèves les plus distingués de Louis. La plupart de ses ouvrages sont relatifs au diagnostic et au traitement de la maladie de poitrine. Citons seulement : *Dictionnaire de diagnostic médical* (Paris, 1862, in-4°; 2ᵉ édit., 1870); *Traité clinique des maladies aiguës des organes respiratoires* (Paris, 1872, in-8°, couronné par l'Institut), etc.   L. Hn.

WOLFACH (Eau minérale et cure de petit-lait). *Athermale, bicarbonatée calcique et ferrugineuse faible, non gazeuse* (chemin de fer de Paris à Bade, ligne d'Offenbourg à Constance, station d'Hausach, d'où part un embranchement sur Wolfach).   En Allemagne, est le siége d'un bailliage du duché de Bade, dans la vallée de la Kintzig, au confluent de la rivière de ce nom avec la Wolf, à 291 mètres au-dessus du niveau de la mer. Wolfach, petite ville d'environ 1800 habitants, est entourée de montagnes couvertes de forêts de sapins qui l'abritent des vents du nord et de l'est, ce qui rend son climat tempéré pendant l'hiver; mais l'évaporation de la Kintzig et des nombreux ruisseaux qui y aboutissent avant qu'elle se jette dans le Rhin tempère les chaleurs accablantes de l'été. Aussi la saison ne commence pas avant le 15 mai, et elle doit se terminer à la fin du mois d'août. Une source émerge du gneiss, elle se nomme : *Funkenquelle* (source de l'Étincelle). Son eau est limpide, sans odeur, la saveur en est ferrugineuse; elle n'est traversée par aucune bulle gazeuse; sa température est de 12°,4 centigrade; son analyse sommaire a été faite par K. Spuler, sous la direction de M. le docteur Babo, professeur à l'Université de Fribourg en Brisgau. Ces chimistes ont trouvé que cette eau contient des carbonates de chaux; de magnésie et de fer, des sulfates de soude et de potasse, du chlorure de calcium, de la silice et de l'alumine.

Un établissement composé de salles de bains ou de douches et de chambres pour les malades a été bâti dans le faubourg de Wolfach.

Mode d'administration et doses. L'eau de Wolfach se prend entre six et sept heures du matin, à la dose de 1 à 4 verres, pure ou coupée avec du lait chauffé. Cette ingestion doit être suivie d'une promenade qui se fait, selon le temps, soit dans la salle d'attente de l'établissement, soit dans les jardins et les prairies qui l'entourent. On administre dans les salles de Wolfach, soit des bains d'eau ferrugineuse chauffée, soit des bains de décoction de pointes de sapin,

soit des inhalations et des douches d'eau à la température de la source, ou
des vapeurs qui proviennent des bourgeons frais ou des aiguilles de pin et
de sapin. La durée des bains est d'un quart d'heure à une heure ; celle des
douches d'eau est de dix minutes, celle des douches de vapeurs balsamiques,
générales ou partielles, de dix à vingt minutes. Les inhalations durent une
heure et même davantage. On les prend dans une salle spéciale dont l'atmosphère est chargée de vapeurs balsamiques qui l'entretiennent à la température
constante de 16 à 17 degrés centigrade.

EFFETS PHYSIOLOGIQUES ET THÉRAPEUTIQUES. L'eau de la Funkenquelle en
boisson agit comme toutes les eaux ferrugineuses, mais elle n'occasionne pas,
comme la plupart, une constipation opiniâtre. Au contraire, les sulfates de soude
et de potasse qu'elle renferme entretiennent la liberté du ventre chez presque
tous les buveurs ; ils déterminent même un effet purgatif ou laxatif chez
quelques-uns. L'action, sur l'homme sain, des bains, des douches et des inhalations composés avec la décoction de pointes de pin ou de sapin, est stimulante,
excitante et tonique ; elle augmente la chaleur de la peau, qui devient plus
douce au toucher. Mais, après plusieurs bains généraux, beaucoup de malades
éprouvent de la démangeaison, du picotement et quelquefois de la rougeur,
accompagnés d'éruptions papuleuses ou vésiculeuses qui siègent entre les épaules
ou sur l'abdomen. Les bains et le séjour dans la salle d'inhalation sont ordinairement suivis d'une transpiration abondante. Ils augmentent les pulsations du
cœur et des artères ; leur action diurétique est marquée.

Toutes les affections, comme la chloro-anémie et la convalescence de maladies
longues, ayant occasionné un appauvrissement du sang, sont de la sphère
d'activité de l'eau ferrugineuse de Wolfach, prise en boisson, en bains et en
douches. Le traitement balsamique, qui constitue un moyen thérapeutique
particulier à cette station, est utilement conseillé dans les affections rhumatismales et goutteuses, alors surtout que ceux qui en souffrent ont un tempérament lymphatique ou sont profondément débilités. Les bains de décoction de
pin et de sapin et les douches de leur vapeur conviennent aussi contre les
raideurs et les contractures qui dépendent de lésions traumatiques. Le séjour
dans la salle d'inhalation est indiqué dans l'asthme, le catarrhe bronchique
vésical chronique. Les douches locales de vapeurs balsamiques sont opposées
avec succès contre l'ozène et l'otorrhée scrofuleuses.

Une cure par le lait ou le petit-lait de chèvre, de vache ou d'ânesse, préparé
par les mêmes procédés qu'en Suisse et dans le Tyrol, peut aussi être suivie à
Wolfach.

La *durée de la cure* est d'un mois en général.

On *exporte* l'eau de la source de Wolfach, mais surtout le liquide provenant
de la décoction de bourgeons ou d'aiguilles des arbres résineux. On le transporte
dans des vases fermés ou bien on en extrait les principes sous forme d'huile,
d'essence, de savon, etc. A. ROTUREAU.

WOLFF (CASPAR-FRIEDRICH). Le fondateur de l'embryologie moderne, né à
Berlin en 1733, reçu docteur à Halle, en 1759, avec une thèse célèbre (*Theoria
generationis*), servit quelque temps dans l'armée, et fit dès cette époque des
leçons d'anatomie à Breslau. De retour à Berlin, il s'occupa activement d'embryologie et publia en 1764 : *Theorie der Generation* (Berlin, in-8°) ; ne se trouvant pas estimé à sa valeur, il passa à Pétersbourg à l'instigation d'Euler et devint

membre ordinaire de l'Académie des sciences de cette ville dans la section d'anatomie et de physiologie. Il y continua ses travaux embryologiques et s'occupa de la structure du cœur. Il mourut à Pétersbourg le 22 février 1794, laissant un grand nombre de monographies et d'articles disséminés dans les actes de l'Acad. de Pétersbourg et dans d'autres recueils.   L. Hn.

WOORARA ou **WOORARI**. Noms anciens du *Curare* (*voy.* ce mot.).
                                                        Ed. Lef.

WORM. Nom de plusieurs médecins danois, parmi lesquels :

Worm (Olaüs). Né le 13 mai 1588 à Aarhus. Il étudia la médecine à Giessen, puis à Strasbourg, où il fut l'élève de Plater et de Bauhin. Il visita ensuite l'Italie, la France et la Suisse, se fit recevoir docteur à Bâle en 1611, et se rendit à Londres, où il séjourna deux ans. Revenu à Copenhague, il y enseigna d'abord, dit-on, les humanités, puis, en 1624, il succéda à Bartholin dans sa chaire de médecine, et il devint même médecin du roi. Il a découvert les petits os de la suture lambdoïde, que l'on appelle encore les os wormiens. Il se livrait aussi à l'étude des antiquités du Danemark et son musée était célèbre. De ses ouvrages de médecine nous citerons seulement ses *Institutiones medicæ* (Copenhague, 1636-1640, 5 parties in-4°) et ses *Controversiarum medicarum exercitationes* (1624-1652, 18 parties in-4°). Il est encore l'auteur de la note *De verum officio in re venerea*, ajoutée à la suite de la monographie originale de Bartholin : *De usu flagrorum* (1670). Il est mort à Copenhague, le 16 septembre 1654.   A. D.

Worm (Guillaume). Fils du précédent, avec lequel on le confond quelquefois, est né le 11 septembre 1633 à Copenhague. Il étudia la médecine sous la direction de son père, voyagea comme lui dans toute l'Europe pendant plusieurs années, se fit recevoir docteur à Padoue en 1657, puis, rentré à Copenhague, y enseigna la physique, puis la médecine. Nous citerons seulement de lui son mémoire *De fluidi et firmi natura* (Copenhague, 1644, in-4°). Il est mort à Copenhague, bibliothécaire royal, en 1704.   A. D.

WORMIENS (Os). *Voy.* Crane.

WRIGHTIA (*Wrightia* R. Br.) Genre de plantes de la famille des Apocynacées, composé d'arbustes et d'arbrisseaux à feuilles opposées et à fleurs blanches, disposées en corymbes terminaux. Le calice est quinquepartit, la corolle hypogyne, hypocratériforme, à limbe quinquepartit. L'androcée est formé de cinq étamines, insérées à la gorge de la corolle et pourvues d'anthères sagittées. Les fruits sont des follicules renfermant de nombreuses graines munies d'une aigrette et dépourvues d'albumen.

Les *Wrightia* habitent les régions tropicales de l'Asie et de l'Australie. L'espèce la plus importante, *W. antidysenterica* R. Br. (*Nerium antidysentericum* L.), est un arbuste de l'Asie tropicale, dont l'écorce est préconisée comme astringente, dans le traitement des affections diarrhéiques. Elle renferme un principe amer nommé *Nériine*, puis *Conessine* par Haines et *Wrightine* par Stenhouse. Les Malais la désignent sous le nom de *Codagapala*. Elle figure

dans les pharmacopées anglaises sous la dénomination de *Cortex conessi* s.
Cortex. profluvii. Ed. Ler.

WRIGHTINE. $C^{25}H^{22}AzO$. Nom donné par Stenhouse à un alcaloïde
extrait de la racine de codogapala (*Wrightia antidysenterica* R. Br.) et décrit
encore sous les noms de *conessine* et de *nériine*. La wrightine est blanche,
amorphe, très-amère, âcre, résinoïde ou pulvérulente, peu soluble dans l'eau et
l'alcool bouillants, à peine dans l'éther et le sulfure de carbone, mais très-soluble
dans les acides dilués avec lesquels elle forme des sels amorphes.

C'est un poison narcotique, mais il n'exerce aucune action sur le cœur.

L. Hn.

WRISBERG (Heinrich-August). Né à Sankt-Andreasberg (Harz) le 20 juin
1739, mort à Gottingue le 29 mars 1808, fut professeur d'anatomie à l'Université
et directeur de l'institut anatomique de cette ville. Il est surtout connu par ses
travaux anatomiques sur le système du grand sympathique. Il publia une édition
de la physiologie de Haller, des ouvrages obstétricaux de Rœderer, de l'ouvrage
sur la description de l'œil de Zinn et une foule d'opuscules académiques. L. Hn.

WRISBERG (Nerf de). *Voy.* Facial et Larynx.

WUERTZ ou **WIRTZ** (Felix). Célèbre chirurgien, né vers 1511 à Bâle,
étudia à Nuremberg et exerça dans sa ville natale. Il fut grand ami de Paracelse et de Conrad Gesner et mourut vers 1574 ou 1575. Son ouvrage est très-
remarquable : *Practica der Wundarzney, darin allerlei schädliche Misbräuche
des Wundarztes abgeschafft werden,* etc. (Basel, 1563, et une foule d'éditions ;
trad. fr. par Sauvin, Paris, 1672-1689). Ce fut un réformateur, un émule de son
contemporain Ambroisé Paré. L. Hn.

WUNDERLICH (Karl-Reinhold-August). Né à Sulz sur le Neckar, le 4 août
1815, étudia à Tubingue et à Paris, fut reçu docteur à Tubingue en 1838 (*Ueber
die Nosologie des Typhus,* Stuttgart, 1839, in-8°) et l'année suivante privat-
docent, en 1843 suppléant de la chaire de clinique, en 1846 professeur ordinaire
et directeur de la clinique médicale, puis en 1850 passa à Leipzig avec les
mêmes fonctions. Il mourut dans cette ville le 25 septembre 1877.

Wunderlich fut un clinicien remarquable. Il est l'auteur d'excellents ouvrages.
Citons seulement :

1. *Versuch einer pathol. Physiologie des Blutes.* Stuttgart, 1845, in-8. — II. *Handbuch
der Pathologie und Therapie.* Stuttgart, 1850-1852 ; 2e édit., *ibid.,* 1852-1856, in-8°. —
III. *Geschichte der Medicin.* Stuttgart, 1859, in-8°. — IV. *Das Verhalten der Eigenwärme
in Krankheiten.* Leipzig, 1868, in-8° ; 2e édit., 1870 ; trad. en plusieurs langues, notamment en français. C'est dans cet ouvrage que se trouvent consignées ses remarquables
recherches sur la thermométrie médicale. L. Hn.

WÜRTZ (Charles-Adolphe). Cet éminent chimiste naquit à Strasbourg le
26 novembre 1817. Fils d'un pasteur protestant, il fit ses classes au gymnase
protestant de sa ville natale, puis étudia la médecine à la Faculté et remplit
de 1839 à 1844 les fonctions de chef de travaux anatomiques, enfin se fit recevoir docteur en 1843. Arrivé ensuite à Paris, il y devint préparateur du cours
de chimie organique de Dumas à la Faculté de médecine (1845), directeur du

laboratoire chimique de l'École des arts et manufactures (1846), professeur agrégé à la Faculté (1847), professeur à l'Institut agronomique de Versailles (1851), puis après la retraite de Dumas et la mort d'Orfila (1853-1854) titulaire de leurs deux chaires que l'on réunit sous le nom de cours de chimie médicale. Élu membre de l'Académie de médecine en 1856, il se fit recevoir en outre à diverses Sociétés, notamment à la Société chimique, dont il fut le secrétaire, et au Comité d'hygiène. Il fut nommé doyen de la Faculté en 1866 et pendant son décanat sut tenir tête à bien des orages, se distinguant à la fois par sa modération et sa fermeté, et obtint la création de cours pratiques de chimie biologique, de botanique, d'histologie et d'anatomie pathologique. Il renonça à ces fonctions en 1875 et fut nommé la même année professeur de chimie organique à la Faculté des sciences. L'Académie des sciences lui accorda en 1865 le prix biennal de 20 000 francs institué par l'Empereur et le reçut dans son sein en 1867. La Société royale de Londres lui décerna en 1878 la grande médaille « Faraday ». Enfin il fut nommé en 1869 commandeur de la Légion d'honneur, sénateur inamovible en 1874. Il mourut à Paris le 12 mai 1884.

La place nous manque pour apprécier selon ses mérites l'œuvre de Würtz. Contentons-nous de signaler ses principales découvertes et parmi les plus importantes celle des ammoniaques composées ou amines et celle des glycols, qui ont été le point de départ d'une foule d'autres. Les ammoniaques composées ont toutes les propriétés générales des alcaloïdes; elles se sont infiniment multipliées, et celles des amines tertiaires qui constituent la série pyridique ont formé un acheminement vers la reproduction synthétique des alcaloïdes naturels. La découverte du glycol, alcool diatomique, n'a pas été moins féconde; c'est d'elle que dérive la théorie des alcools polyatomiques; dès lors on conçoit l'existence des alcools d'une atomicité quelconque, des alcools à fonction simple, double, triple, quadruple, etc., de tous leurs dérivés éthérés et autres, etc. Parmi les autres découvertes de Würtz, mentionnons rapidement les urées composées, l'alcool butylique, les radicaux mixtes, les bases organiques oxygénées artificielles, les pseudo-alcools, la formation des phénols par leurs hydrocarbures, la synthèse de la névrine, l'aldol et ses dérivés. C'est Würtz qui a le plus puissamment contribué à transformer la théorie des types de Gerhardt et à établir le système de notation atomique actuel; ce fut l'un des plus brillants initiateurs de cette théorie atomique, si féconde en résultats. Enfin c'est sous l'influence des idées de Würtz que prit naissance et se développa la belle théorie des fonctions mixtes, dont le point de départ fut précisément son célèbre mémoire sur l'acide lactique.

Génie de l'invention et de la découverte, habileté expérimentale, éloquence plein de feu, telles sont les éminentes qualités qui ont distingué Würtz dans sa carrière. On lui a reproché d'avoir beaucoup aimé les places, mais il faut reconnaître qu'il ne négligea rien pour remplir toutes les obligations qui en découlaient, et ce surmenage incessant a certainement abrégé sa vie.

Würtz a publié de nombreux articles et mémoires dans les *Annales de chimie et de physique*, le *Répert. de la chimie pure*, etc. Parmi ses travaux les plus importants, mentionnons seulement :

I. *Thèse sur l'histoire chimique de la bile à l'état pathologique.* Strasbourg, 1839, in-4°. — II. *Mém. sur une série d'alcaloïdes homologues avec l'ammoniaque.* In *Ann. de chimie et de phys.*, 3° série, t. XXX, 1850. — III. *Mém. sur les glycols ou alcools diato-*

miques. In *Ibid.*, t. LV, 1850. — IV. *Rech. sur l'acide lactique.* In *Ibid.*, t. LIX, 1860. — V. *Leçons de philosophie chimique.* Paris, 1864, in-8°. — VI. *Traité élément. de chimie médicale.* Paris, 1864, 2 vol. in-8°, et autres éditions. — VII. *Leçons élémentaires de chimie moderne.* Paris, 1866, in-18°; 4° éd. 1879, in-18°. — VIII. *Les hautes études pratiques dans les universités allemandes.* Paris, 1870, in-8°. — IX. *La théorie des atomes dans la conception du monde.* Paris, 1874. — X. *La théorie atomique.* Paris, 1879, in-8°. — XI. *Traité de chimie biologique.* Paris, 1880-1885, in-8°. — XII. *Dictionnaire de chimie pure et appliquée.* Paris, 1869-1887, 5 vol. gr. in-8° sur 2 col. L. Hn.

WUTZER (Carl-Wilhelm). Né à Berlin le 17 mars 1789, mort à Bonn le 19 septembre 1863. Ce chirurgien distingué servit d'abord dans l'armée, puis enseigna l'anatomie et la chirurgie à l'école chirurgicale du Münster, fut nommé en 1830 professeur de chirurgie et directeur de la chirurgie chirurgicale à Halle, puis en 1833 accepta les mêmes fonctions à Bonn. On cite de lui un grand nombre d'opérations remarquables (élythroplastie, épisiorrhaphie, guérison radicale de la hernie inguinale, ligature de la carotide externe, section sous-cutanée des tendons, uréthrotomie, etc.). Ses publications, très-nombreuses, sont disséminées dans les recueils spéciaux. L. Hn.

FIN DE LA LETTRE W

X

XANTHAZARINE. Nom donné par Kopp à un corps contenu dans l'alizarine verte, produit secondaire de la fabrication des matières colorantes de la garance; ce produit contient encore de l'alizarine qu'on extrait au moyen de l'huile de schiste. Le résidu insoluble, oxydé par de l'acide nitrique étendu de 10 pour 100 d'eau, fournit une matière colorante jaune, la xanthazarine de Kopp. Lorsque la réaction acide est devenue très-faible et que le liquide a pris une teinte jaune orangé, on laisse refroidir, on le dépose sur un filtre, on le lave à l'eau froide pour enlever l'excès d'acide, et on sèche à l'air. On obtient ainsi une poudre légère, volumineuse, jaunâtre, fort soluble dans l'eau, même à chaud, très-soluble dans l'alcool et l'éther, ainsi que dans les solutions alcalines ou carbonatées, auxquelles elle communique une teinte jaune rougeâtre très-riche.

Chauffée graduellement, la xanthazarine commence par fondre, puis se décompose en émettant des vapeurs jaunes et en laissant un résidu charbonneux.

Elle teint facilement la laine et la soie, mordancées ou non. Par l'addition d'un peu de tartre, la laine prend une teinte jaune d'or, intense; le coton mordancé à l'alumine prend une nuance jaune orangé; avec le fer, la teinte est d'un noir olivâtre.

En présence des corps réducteurs, comme l'hydrogène naissant, le sulfure d'hydrogène, les hyposulfites, le chlorure stanneux, etc., elle donne par désoxydation une matière colorante rouge qui teint la laine, la soie et le coton mordancé, à la manière de la purpurine impure. Un tissu de laine, teint en jaune doré par la xanthazarine, devient rouge cramoisi lorsqu'on le plonge dans de l'eau bouillante tenant en dissolution du chlorure stanneux. Quant à la matière rouge, elle est à peine soluble dans l'eau froide, et les nuances qu'elle fournit à la teinture sont plus solides que celles qu'on obtient avec le corps générateur, etc.

D'après ce qui précède, la xanthazarine ne paraît être que de la nitro-alizarine.

Edme Bourgoin.

XANTHÉINE. Matière colorante jaune, contenue dans les fleurs, d'après Frémy et Cloëz.

Pour la préparer, on épuise les pétales de dahlias jaunes par l'alcool, on évapore et on reprend l'extrait par l'eau; on évapore encore à sec et on épuise le résidu par l'alcool absolu; on étend d'eau la dissolution et on précipite par l'acétate de plomb. Le précipité lavé est mis en suspension dans l'eau, décom- posé ensuite par un courant d'hydrogène sulfuré. A l'évaporation du liquide filtré, on obtient la xanthéine.

La xanthéine est soluble dans l'eau et dans l'alcool; les alcalis la colorent en brun foncé, tandis que les acides ramènent la teinte au jaune. Elle forme des laques colorées avec la plupart des oxydes métalliques et teint les tissus mor- dancés en jaune. Sa composition est inconnue.   Edme Bourgoin.

XANTHELASMA ($\xi\alpha\nu\theta\acute{o}\varsigma$, jaune, et $\grave{\epsilon}\lambda\alpha\sigma\mu\alpha$, plaque de métal). Nom donné par Erasmus Wilson à une maladie cutanée décrite avant lui sous le nom de *Vitiligoidea;* on tend à présent à substituer au nom de xanthelasma celui de *xanthoma* ou mieux de *xanthome* (voy. ce mot).   H. F.

XANTHÉLÈNE. Nom donné par Zeize à un liquide huileux ayant la com- position de l'éther xanthique. On l'obtient en ajoutant un sel cuivrique à une solution aqueuse de xanthate de potassium (éthyl-disulfocarbonate de potassium). Il se forme d'abord un précipité noirâtre, qui devient bientôt jaune, de xanthate cuivreux, et il se sépare du xanthélène. On l'obtient plus facilement en faisant réagir l'éther chlorhydrique sur le xanthate de potassium ou en distillant le persulfure éthyl-disulfocarbonique.

Liquide jaune, d'une saveur douceâtre, d'une odeur non désagréable, bouil- lant vers 200 degrés, ayant pour densité 1,07 à 13 degrés. Il est insoluble dans l'eau, soluble dans l'alcol et dans l'éther. Le soluté alcoolique donne un précipité blanc avec le sublimé; additionné de potasse alcoolique, il engendre de l'éthylmonosulfocarbonate de potassium et du mercaptan; du xanthate et du mercaptan, avec le sulfhydrate de potassium; saturé de gaz ammoniaque, il fournit du sulfhydrate d'ammonium, du sulfure d'éthyle et du sulfocarbonate d'éthyle.   Edme Bourgoin.

XANTHÈNE. L'acide persulfocyanique, $C^4H^2Az^2S^6 = (C^2AzH)^2.S^6$, donne des produits divers sous l'influence de la chaleur. Vers 120 degrés, il dégage principalement du sulfure de carbone, puis, vers la fin de l'opération, de l'am- moniaque et du soufre, du mélam, de l'hydromellon :

$$\underbrace{5\,C^4H^2Az^2S^6}_{\text{Acide persulfocyanique.}} = 3\,C^2S^4 + 3\,S^2 + \underbrace{C^6H^6Az^6}_{\text{Mélam.}}$$

$$\underbrace{2\,C^6H^6Az^6}_{\text{Mélam.}} = 3\,AzH^3 + \underbrace{C^{12}H^3.Az^9}_{\text{Hydromellon.}}$$

Suivant Völckel, les résidus jaunes ou bruns qu'on obtient en chauffant l'acide persulfocyanique à diverses températures sont des sulfures organiques particuliers, probablement des mélanges auxquels il donne les noms de *xan- thène, mélène, xuthène.*   Edme Bourgoin.

XANTHINE. *Formules:* $\begin{cases} \text{Équiv. } C^{10}H^4Az^4O^4. \\ \text{Atom . } C^5H^4Az^4O^2. \end{cases}$ La *xanthine* ou *acide ureux* a été découverte, en 1817, par Marcet dans un calcul urinaire; elle a été retrouvée dans un autre calcul par Liebig et Vöhler, qui l'ont analysée en déterminant sa formule. Göbel l'a rencontrée dans les bezoards orientaux, qui proviennent de certaines chèvres de Perse; Scherer a démontré qu'elle est très-répandue dans l'organisme, l'urine de l'homme, la rate, le pancréas, le cerveau, le foie, la chair musculaire du bœuf, du cheval et des poissons, le thymus du veau. On en a constaté la présence, à l'état morbide, dans le foie et dans la rate de l'homme. Suivant Salomon, elle se forme en petite quantité dans la fermentation pancréatique de la fibrine; Kossel en a constaté la présence parmi les produits qui prennent naissance lorsqu'on fait bouillir avec de l'eau la nucléine nouvellement préparée. Elle existe dans le thé, le cacao, dans certains guanos, ainsi que dans l'extrait de la levûre de bière, accompagnée de carmin et de sarcine. Suivant Beginski, la quantité de xanthine contenue dans l'urine peut décupler dans les cas de néphrite aiguë.

La xanthine ne différant de l'hypoxanthine que par deux équivalents d'oxygène en plus et de l'acide urique par deux équivalents d'oxygène en moins :

$$\text{Hypoxanthine} \dots \dots \dots \dots \dots C^{10}H^4Az^4O^2$$
$$\text{Xanthine} \dots \dots \dots \dots \dots \dots C^{10}H^4Az^4O^4$$
$$\text{Acide urique} \dots \dots \dots \dots \dots \dots C^{10}H^4Az^4O^6$$

on peut aisément transformer ces deux corps en xanthine : il suffit de réduire l'acide urique par l'amalgame de sodium (Strecker) :

$$C^{10}H^4Az^4O^6 + H^2 = H^2O^2 + C^{10}H^4Az^4O^4,$$

ou d'oxyder l'hypoxanthine par le permanganate de potassium ou l'acide nitrique fumant (Kossel).

La guanine, qui est à la xanthine ce que la glycocolle est à l'acide glycollique, peut être également transformée en xanthine par l'acide azoteux (Strecker).

$$C^{10}H^5Az^5O^2 + AzHO^4 = Az^2 + H^2O^2 + C^{10}H^4Az^4O^4.$$

Pour extraire la xanthine d'un calcul, on pulvérise ce dernier et on dissout la poudre à chaud dans de l'ammoniaque à 10 pour 100; par le refroidissement, il se fait un dépôt abondant qu'on lave avec de l'ammoniaque très-diluée; on le redissout dans l'eau et on précipite par l'acide acétique. On répète au besoin la même opération.

Pour la retirer des matières animales, reins, pancréas, rate, on traite par l'alcool chaud ces matières hachées, puis pilées avec du verre; on sépare l'alcool par expression, et le résidu est mis en digestion avec de l'eau à 50 degrés; on réunit les deux liquides, on porte à l'ébullition pour chasser l'alcool et coaguler les matières albuminoïdes; la liqueur filtrée est évaporée, puis successivement traitée par l'acétate neutre de plomb, le sous-acétate et l'acétate mercurique. Décomposé par l'hydrogène sulfuré, le précipité plombique donne un peu de xanthine, mêlée à de l'inosite, tandis que le précipité mercurique décomposé de la même manière fournit un mélange de xanthine et d'hypoxanthine qui s'élève à $1^{gr},312$ pour $5^{kg},500$ de viande de chien. La viande et le foie de bœuf en fournissent seulement de 0,11 à 0,15 pour 1000; la proportion est encore plus faible avec le pancréas, les reins et la rate. Les glandes parotides et sublinguales, les glandes lymphatiques du cou et le cerveau de bœuf sont encore plus pauvres en xanthine et en corps analogues (Städeler).

Pour séparer la xanthine de l'hypoxanthine, on traite le mélange par l'acide chlorhydrique : le chlorhydrate de xanthine, peu soluble, se sépare seul.

Lorsqu'on prend pour point de départ la guanine, on dissout cette base dans de l'acide azotique bouillant d'une densité de 1,20 et on ajoute à la solution chaude de petits fragments d'azotite de potassium, ce qui donne naissance à un vif dégagement gazeux; on continue cette addition jusqu'à formation de vapeurs rutilantes. En versant la liqueur dans une grande quantité d'eau, il se précipite des flocons jaunes de nitroxanthine; on les dissout dans la potasse et on les réduit par le sulfate ferreux à l'ébullition; additionnée d'acide acétique, la solution filtrée donne un précipité de xanthine.

La xanthine se dépose de sa solution aqueuse sous forme de flocons blancs ou de petites écailles; elle est soluble dans l'ammoniaque; en précipitant ce soluté par l'acide acétique, on l'obtient sous forme d'une poudre blanche qui se dessèche en croûtes friables, formées de petits grains microscopiques. Elle exige environ 14 000 parties d'eau fraîche pour se dissoudre et 1200 parties d'eau bouillante; elle est insoluble dans l'alcool et dans l'éther, les alcalis caustiques, les acides sulfurique et azotique, la dissolvent aisément, et elle se dissout de nouveau quand on sature ces acides par un alcali.

Elle ne perd rien de son poids jusqu'à 150 degrés; chauffée graduellement dans un tube, elle décrépite, devient grise, puis se décompose en donnant un sublimé cristallin, accompagné d'un dégagement de cyanhydrate d'ammonium.

La solution aqueuse est précipitée par le sublimé, même lorsqu'elle ne renferme que 1/30000 de son poids de xanthine. La solution azotique donne par le nitrate d'argent un précipité qui est soluble à chaud et qui se dépose par le refroidissement en aiguilles microscopiques. La solution ammoniacale est précipitée par l'azotate d'argent ammoniacal et le précipité ne se redissout pas dans un excès d'ammoniaque; elle précipite également par le chlorure de zinc et par l'acétate de plomb.

Lorsqu'on dissout la xanthine dans la soude caustique non en excès, de manière à obtenir le composé $C^{10}H^2Na^2Az^4O^4$, et qu'on traite à chaud le soluté par l'acétate de plomb, on obtient un précipité blanc, cristallin, constituant la *xanthine plombique*, $C^{10}H^2Pb^2Az^4O^4$. Ce précipité, chauffé à 100 degrés pendant douze heures avec de l'éther méthyliodhydrique, se convertit en théobromine, principe cristallisable contenu dans le cacao :

$$C^{10}H^2Pb^2Az^4O^4 + 2C^2H^3I = 2PbI + \underline{C^{10}H^2(C^2H^3)^2Az^4O^4}.$$

$$\underline{\text{Xanthine plombique.}} \qquad\qquad\qquad \text{Théobromine,}$$

La théobromine est donc la diméthylxanthine (E. Fischer).

Un caractère important à connaître consiste à faire réagir à chaud l'acide azotique sur un fragment de xanthine; la dissolution s'effectue et, par évaporation, il reste un résidu jaune, tandis que l'acide urique, dans les mêmes circonstances, laisse un résidu rouge. Le résidu jaune ne rougit pas au contact de l'ammoniaque, mais la potasse caustique fait virer la teinte à l'orangé, qui passe au rouge violacé sous l'influence de la chaleur.

En plaçant sous un verre de montre du chlorure de chaux et quelques gouttes de soude caustique, puis sur ce mélange un peu de xanthine, il se produit autour de cette dernière une auréole d'un vert foncé, qui passe ensuite au brun et qui finit par disparaître (Hoppe-Seyler).

Lorsqu'on attaque la xanthine par le brome, ou encore la bromo-guanine par l'acide azoteux, on obtient une poudre cristalline, insoluble dans l'eau froide, l'alcool et l'éther, ayant pour formule $C^{10}H^3BrAz^4O^4$: c'est la *bromoxanthine*.

Lorsqu'on dissout la xanthine dans l'acide nitrique fumant, on obtient à l'évaporation un résidu jaune, identique, qui résulte de l'action de l'acide azoteux sur la guanine dissoute dans l'acide azotique fumant, et qui paraît être le *nitroxanthine*, $C^{10}H^3(AzO^4)Az^4O^4$.

Le *chlorhydrate de xanthine*, $C^{10}H^4Az^4O^4.HCl$, se dépose d'une dissolution bouillante de xanthine dans l'acide chlorhydrique en cristaux microscopiques, qui sont des octaèdres à base carrée, avec troncature des angles latéraux. Ce sel exige 153 parties d'eau pour se dissoudre; la solution ne précipite pas par le chlorure platinique.

L'*azotate de xanthine* se prépare en dissolvant à chaud la xanthine dans de l'acide azotique d'une densité de 1,3. Il est en petits mamelons jaunes, peu solubles à froid; son soluté donne des précipités avec les azotates d'argent et de mercure.

Le *sulfate de xanthine*, $C^{10}H^4Az^4O^4.S^2H^2O^8 + H^2O^2$, qu'on obtient avec de l'acide sulfurique dilué, cristallise en paillettes inaltérables à l'air, décomposables par l'eau.

Bouillie avec de la baryte caustique, la xanthine se convertit en une combinaison soluble ayant pour formule :

$$C^{10}H^4Az^4O^4.2BaHO^2.$$

La combinaison argentique :

$$C^{10}H^2Az^2Az^4O^4,$$

chauffée à 190 degrés avec de l'éther méthyliodhydrique, se transforme en diméthylxanthine (Strecker).

Paraxanthine. Salomon a donné ce nom à une substance qui existe normalement dans l'urine de l'homme. On additionne l'urine d'un peu d'acide nitrique pour empêcher la fermentation ammoniacale; on la sursature par l'ammoniaque et on précipite par le nitrate d'argent. Le précipité est lavé pour enlever le chlorure, puis décomposé par l'acide sulfhydrique en présence de l'eau. A l'évaporation, le liquide filtré laisse déposer de l'acide urique; on filtre de nouveau et on précipite une seconde fois par le nitrate d'argent; en reprenant le précipité à chaud par de l'acide nitrique d'une densité de 1,1, il se dépose de l'hypoxanthine argentique, tandis que les eaux-mères retiennent la xanthine et la paraxanthine; on précipite ces dernières par l'ammoniaque à l'état de sels argentiques, qu'on décompose finalement par l'hydrogène sulfuré; la liqueur, rendue ammoniacale, dépose d'abord la xanthine à l'évaporation, la paraxanthine ne se déposant qu'en dernier lieu dans les liqueurs fortement concentrées. On purifie la paraxanthine en passant par le dérivé argentique et en effectuant enfin une dernière cristallisation dans l'eau; 1000 litres d'urine fournissent environ 1 gramme de produit.

La paraxanthine cristallise en tables hexagonales, appartenant au type clinorhombique; les cristaux sont groupés en faisceaux ou en rosaces. Elle se dissout dans l'eau, surtout à chaud, en donnant des solutions neutres; elle est insoluble dans l'alcool et dans l'éther. Elle est très-stable, car elle fond au-dessus de 250 degrés sans s'altérer.

Ses combinaisons avec les alcalis sont cristallines, solubles dans l'eau, peu solubles en présence d'un excès d'alcali. Traitée par l'eau de chlore et une trace d'acide nitrique, elle prend au contact des vapeurs ammoniacales une belle coloration rose dès qu'on évapore suffisamment le mélange.

La paraxanthine précipite en écailles jaunes par l'acide picrique; elle est également précipitée par l'acide phosphotungstique, le sous-acétate de plomb, l'acétate de cuivre, mais non par les sels mercuriques. Avec le nitrate d'argent elle donne un précipité gélatineux, insoluble dans l'ammoniaque et dans l'acide nitrique faible; à chaud, ce dernier le dissout et l'abandonne par le refroidissement en aiguilles soyeuses, incolores. Edme Bourgoin.

Bibliographie. — Almén. Rech. sur la xanthine. In Journ. f. prakt. Ch., t. XCVI, 08, et Bull. de la Soc. ch., t. VI, 171, 1866. — Raginski. Zeitschr. f. physiol. Chem., t. VIII, 395, et Deutsche chem. Gesellschaft, p. 1770, 1882. — Bence-Jones. Journ. of chem. Soc., t. XV, 78. — Dürr. Présence de la xanthine dans l'urine. In Bull. de la Soc. ch., t. V, 142. — Fischer (E.). Xanthine plombique et synthèse de la théobromine. In Deutsch. chem. Gesellsch., p. 453, 1882. — Fischer et Reese. Bromoxanthine. In Liebig's Ann. der Ch., t. CCXXI, 336. — Gautier. Synthèse de la xanthine. In Bull. de la Soc. ch., t. XLII, 141. — Göbel. Ann. der Ch. u. Phys., t. LXXIX, 83. — Kossel. Deutsch. ch. Gesellsch., 1770, 1882. — Liebig et Wöhler. Ann. der Ch. und Phys., t. XXVI, 340. — Marcet. An Essay on Chemical Hystory, etc. In Ann. ch. et phys., t. XV, p. 14, 1820. — Salomon. Sur la paraxanthène. In Deutsch. ch. Gesellsch., 195, 1883. — Scherer. Répert. de ch. pure, p. 120, 1859, et p. 146, 1860. — Schmidt. Liebig's Ann. der Ch. und Phys., t. CCXVII, 270, 308, et Bull. de la Soc. ch., t. XL, 370. — Schützenberger. Présence de la xanthine dans la levûre de bière. In Bull. de la Soc. ch., t. XXI, 208. — Strecker. Prép. de la xanthine au moyen de la guanine. In Répert. de ch. pure, p. 276, 1859. — Strecker et Rheineck. Dérivés de l'acide urique. In Bull. de la Soc. ch., t. III, 304. — Unger et Pinpson. Chem. News, 1862.

E. B.

XANTHININE. *Formules:* $\begin{cases} \text{Équiv. } C^8H^3Az^3O^4. \\ \text{Atom. } C^4H^3Az^3O^3. \end{cases}$ Finck a donné le nom de *xanthinine* au produit principal qui prend naissance lorsqu'on chauffe pendant plusieurs jours à 200 degrés le thionurate d'ammonium. Pour la purifier, on traite par l'eau bouillante le produit de la réaction, on dissout le résidu dans les alcalis et on précipite par les acides. Ce précipité, qui est encore jaune, est bouilli avec de l'acide azotique, qui ne l'attaque pas, mais détruit seulement quelques matières étrangères.

La xanthinine est à peine soluble dans l'eau, car elle exige 400 parties d'eau froide pour se dissoudre; elle n'est guère plus soluble dans les acides chlorhydrique et azotique.

L'acide sulfurique la dissout à chaud, et le soluté, fortement coloré en jaune, donne par le refroidissement une combinaison cristallisée, peu soluble, renfermant 15 pour 100 d'acide sulfurique.

Les alcalis dissolvent la xanthinine pour former des combinaisons peu stables. La dissolution aqueuse précipite les sels métalliques; lorsqu'on ajoute à sa dissolution ammoniacale un sel d'argent, on obtient une combinaison qui a pour formule :

$$C^8H^3Az^3O^4 + 2\,AgO.$$

Soumise à l'action de la chaleur, la xanthinine donne de l'acide cyanhydrique, divers gaz, un sublimé blanc et un résidu charbonneux. Edm. Bourgoin.

XANTHIQUE (Acide). *Formules:* $\begin{cases} \text{Équiv. } C^6H^6S^4O^2 = C^4H^4(C^2H^2S^4O^2). \\ \text{Atom. } C^3H^6S^2O = CS\begin{smallmatrix} O.C^2H^5 \\ SH \end{smallmatrix} \end{cases}$ Il

existe une série d'acides sulfurés qu'on peut considérer comme de l'acide carbonique normal, $C^2H^2O^6$, dans lequel une partie ou même la totalité de l'oxygène peut être remplacée par du soufre : les acides monosulfocarbonique, thiocarbonique, sulfothiocarbonique, dithiocarbonique, sulfodithiocarbonique. L'acide xanthique est l'acide éthylsulfothiocarbonique, appelé encore éthyl-disulfocarbonique ou sulfocarbovinique.

Pour le préparèr, on dissout de l'hydrate de potassium fondu dans la moitié de son poids d'alcool absolu, on ajoute du sulfure de carbone tant que le liquide reste alcalin. En refroidissant le mélange à zéro, il se dépose des aiguilles incolores de xanthate de potassium ; évaporée dans le vide, l'eau-mère, débarrassée par l'excès de sulfure de carbone, en fournit encore une certaine quantité. En décomposant ce sel par de l'acide sulfurique ou de l'acide chlorhydrique étendu, il se sépare un liquide laiteux, qu'une affusion d'eau précipite complétement.

L'acide xanthique (ξανθός, jaune, parce qu'il précipite en jaune les sels de cuivre) est une huile incolore, pesante, insoluble dans l'eau, douée d'une odeur forte, d'une saveur acide, astringente et amère. Il est très-inflammable et brûle en répandant une odeur sulfureuse ; dès la température de 24 degrés il se trouble, s'échauffe, se décompose en alcool et sulfure de carbone :

$$C^6H^6S^4O^2 = C^2S^4 + C^4H^6O^2.$$

Il est acide au papier de tournesol et assez énergique pour déplacer l'acide carbonique des sels alcalins.

Les xanthates se décomposent à chaud en dégageant de l'acide carbonique, de l'hydrogène sulfuré, du sulfure de carbone et un liquide huileux que Geize nomme *xanthogénol*, mais qui n'est pas un composé défini. Les xanthates alcalins sont solubles dans l'eau et dans l'alcool. Ils précipitent en blanc les sels de plomb, en jaune les sels de cuivre, en jaune clair ceux d'argent et de mercure au minimum. A l'état sec, ils donnent à la distillation du sulfure de carbone, du monosulfure et du bisulfure d'éthyle, de l'oxysulfure de carbone ; s'ils sont humides, on obtient en outre de l'acide carbonique, de l'hydrogène sulfuré, de l'alcool et du mercaptan ; le résidu est un mélange de sulfure et de carbonate.

Le *xanthate de potassium*, $C^6H^5KS^4O^2$, se prépare, comme on l'a vu plus haut, au moyen de la potasse caustique, de l'alcool absolu et du sulfure de carbone :

$$C^4H^5KO^2 + C^2S^4 = C^6H^5KS^4O^2.$$

Il cristallise en prismes brillants, incolores, jaunissant à l'air, très-solubles dans l'eau et dans l'alcool, insolubles dans l'éther. La solution aqueuse se décompose au-dessus de 50 degrés, en donnant un sulfocarbonate, de l'alcool, les acides sulfhydrique et carbonique :

$$2\,C^4H^5KO^2 + 2\,H^2O^2 = C^2K^2S^6 + 2\,C^4H^6O^3 + H^2S^2 + C^2O^4.$$

A la distillation il passe du sulfure de carbone et il reste comme résidu du sulfure de potassium. Chauffé avec une solution aqueuse de potasse caustique, le xanthate de potassium engendre du sulfhydrate d'éthyle ; traité par le chlore, il donne du chlorure de potassium et une huile sulfurée ; l'iode le transforme en iodure, avec formation d'un persulfure cristallisable, ayant pour formule $C^{12}H^{10}S^8O^4$:

$$2\,C^6H^5KS^4O^2 + I^2 = 2\,KI + C^{12}H^{10}S^8O^4.$$

Enfin l'acide nitrique l'attaque vivement et le détruit complétement.

Le *xanthate de sodium* ressemble beaucoup au sel précédent. Il cristallise en aiguilles.

Le *sel de baryum*, $C^6H^5BrS^4O^2 + H^2O^2$, cristallise en lamelles altérables, solubles dans l'eau, tandis que le *sel de calcium* se présente sous forme d'une masse gommeuse.

Le *sel de zinc* est en petits grains blancs, cristallins, peu solubles dans l'eau. On l'obtient par double décomposition en décomposant par le sulfate de zinc une solution de xanthate de potassium.

Le *sel de plomb*, $C^6H^5PhS^4O^2$, se prépare en faisant dissoudre de la potasse caustique dans l'alcool ordinaire, ajoutant dans le soluté une quantité de sulfure de carbone et d'hydrate de plomb correspondant à la potasse employée; au bout de quelques heures, on filtre et on ajoute de l'eau au liquide filtré, jusqu'à ce qu'il se manifeste un trouble laiteux : le liquide s'éclaircit et il se dépose bientôt de longs cristaux soyeux de xanthate de plomb.

Tandis que l'hydrogène sulfuré ne décompose que lentement ce sel, même en solution, le sulfhydrate d'ammonium le noircit immédiatement. Bouilli avec de l'eau, il se décompose peu à peu à l'ébullition, en formant du sulfure de plomb ; la présence de la potasse active cette décomposition.

Le *xanthate cuivreux* est un précipité jaune orangé, brillant, qui se produit par l'addition d'une solution aqueuse de xanthate à un sel cuivrique, même très-acide ; avec un sel neutre ou légèrement alcalin, il se forme un précipité basique jaune serin.

Le xanthate cuivreux est à peine soluble dans l'eau, même à chaud, peu soluble dans l'alcool, davantage dans le sulfure de carbone. A l'état sec, il brûle comme de l'amadou, en répandant une odeur alliacée. L'acide chlorhydrique l'attaque vivement à chaud, avec formation de chlorure cuivreux et d'acide caustique libre ; il est vivement attaqué et décomposé, surtout à chaud, par les acides nitrique et sulfurique.

Lorsqu'on mélange du xanthate de potassium avec une solution concentrée de nitrate mercureux, il se fait un précipité noir; avec une solution étendue, un précipité jaune, qui noircit peu à peu. Avec le chlorure mercurique, il se produit un précipité blanc, grenu, soluble dans un excès de xanthate alcalin. En solution concentrée, les sels d'argent donnent un précipité noir; les solutions étendues, un précipité jaunâtre qui noircit rapidement.

Enfin on obtient plusieurs xanthates métalliques cristallisés en décomposant à chaud l'éthylate de sodium par les chlorures métalliques. Pour les chlorures liquides, comme ceux d'antimoine, d'étain, d'arsenic, il convient de refroidir et de faire le mélange lentement; on sépare le chlorure alcalin et on purifie les composés formés en les lavant à l'éther et en les faisant cristalliser dans le sulfure de carbone. Tandis que les xanthates d'antimoine, de fer et d'arsenic, sont solubles à froid dans le véhicule, ceux de chrome, de cobalt et de nickel, ne s'y dissolvent qu'à chaud, alors que ceux d'étain et de mercure exigent une ébullition prolongée. Ces sels sont d'ailleurs solubles dans l'alcool et dans l'éther.   EOME BOURGOIN.

Bibliographie. — Couerde. *Ann. ch. et phys.*, t. LXI, 225 [2]. — Debus. *Ann. der Ch. und Phys.*, t. LXXII, 1; t. LXXV, 121; t. LXXXII, 253. — Desains. *Ann. ch. et phys.*, t. XX, 406 [5]. — Hlasiweltz. *Ann. der Ch. und Phys.*, t. CXXVI, 87. — Phipson. *Comptes rendus*, t. LXXXIV, 1459. *Schw. Journ.*, t. XXXVI, p. 000; t. XLIII, 160.   E. B.

XANTHIUM. *Voy.* Lampourde.

XANTHOCARPINE. Matière colorante jaune renfermée, selon Cuzent, dans le suc d'*Inocarpus edulis*.   L. Hn.

XANTHOCHYMUS. Genre de plantes de la famille des Clusiacées, établi par Roxburgh (*Pl. Coromand.*, II, p. 51), mais qui ne forme plus aujourd'hui qu'une section du genre *Garcinia* L. L'espèce la plus importante, *X. pictorius* Roxb. (*Garcinia Xanthochymus* Hook. f.) est un arbre de l'Inde qui produit une résine en larmes, d'un vert jaunâtre, analogue à la gomme-gutte, mais de qualité très-inférieure (*voy.* Garcinia).   Ed. Lef.

XANTHOGÈNE. Nom donné par Hope à une matière colorante qui paraît très répandue dans les fleurs, formant avec les acides des solutions incolores, et donnant avec les alcalis des solutions d'un beau jaune. Cette matière, signalée par Marquart sous le nom de *résine des fleurs*, n'est autre chose que la *xanthéine* de Martens. Suivant Filhol, c'est une matière fine, amorphe, d'un jaune verdâtre, soluble dans l'eau, l'alcool et l'éther; elle serait analogue, mais non identique, à la *lutoléine* et à la xanthéine de Cloëz et Frémy. Son histoire chimique est encore à faire.   Edme Bourgoin.

Bibliographie. — Filhol. *Comptes rendus*, t. L, 545, — Hope. *Journ. f. prakt. Ch.*, t. X, 262. — Martens. *Instit.*, p. 168, 1855.   E. B.

XANTHOLÉINE. Itier a donné ce nom à une matière colorante jaune qu'on peut retirer des tiges du *Sorghum saccharatum;* elle est accompagnée d'une autre matière colorante rouge, la *purpuroléine*, analogue au rouge de garance (*Comptes rendus*, t. XLIV, 18).   Edme Bourgoin.

XANTHOME. XANTHOMA. XANTHÉLASMA. Synonymie ancienne : *Plaques jaunes des paupières* (Rayer). — *Vitiligoidea* (Addison et Gull). — *Molluscum sebaceum, papulæ et laminæ flavæ epithelii cutis* (Er. Wilson). — *Molluscum cholestérique* (Bazin). — *Fibrome lipomatode* (Virchow).

Historique. Si le premier travail d'ensemble qui fait du xanthélasma une entité morbide est le mémoire publié en 1851 par Addison et Gull, et dans lequel ils étudiaient cette maladie sous le nom de *vitiligoidea*, il est juste de rappeler que, bien avant eux, Rayer, dans son excellent *Traité des maladies de la peau* (atlas, pl. VIII, n° 16, et pl. XXII, fig. 15. Paris, 1855), avait figuré deux types, le second surtout, remarquables de cette affection. Le numéro 16 de la planche 15, un peu imparfait, porte l'indication suivante : « Plaques jaunes, folliculeuses, développées sur la paupière supérieure; l'épiderme détaché par la macération est renversé pour qu'elles soient mises à nu. De semblables plaques sont représentées planche XXII, figure 15, telles qu'on les voit pendant la vie. » Et ce second type, qui figure dans la planche consacrée aux altérations du pigment, est absolument remarquable. Il est étiqueté : « *Plaques jaunes* disposées d'une manière symétrique sur les paupières des deux yeux. » Toutefois cette très-intéressante remarque de Rayer avait passé inaperçue et, de bonne foi, Addison et Gull crurent être les premiers à décrire la maladie qui nous occupe.

Le nom de *vitiligoidea*, choisi par eux, avait le tort d'établir quelque confusion avec cette autre affection cutanée qui s'appelle le vitiligo, et qui en diffère complétement, mais il faut dire, pour expliquer cette expression, que dans leur esprit ils rapprochaient la nouvelle dermatose, non pas du vitiligo tel que nous l'entendons aujourd'hui, mais du vitiligo tel que l'avaient décrit Willan et Bateman, à savoir une affection caractérisée par des éléments tuberculeux, lisses, blancs et luisants, et qui ne correspond pas du tout à notre vitiligo (*voy.* art. VITILIGO [*Historique*]).

Dix-sept années plus tard et sous ce même nom de *vitiligoidea* parut un mémoire des mêmes auteurs (1868), qui complétait leurs premières études et établissait d'une façon précise la symptomatologie de cette maladie et sa division demeurée classique en *vitiligoidea plana* et *vitiligoidea tuberosa*.

Mais dans l'intervalle avaient été publiées quelques observations et quelques remarques sur cette maladie, lesquelles méritent d'être rappelées. Erasmus Wilson donne droit d'asile à la nouvelle dermatose, mais, croyant avoir affaire à des lésions particulières des glandes sébacées, il lui donne le nom de *molluscum sebaceum*, puis il change sa première appellation pour cette désignation bizarre de *papulæ et laminæ flavæ epithelii cutis*. Enfin il proposa le terme de *xanthelasma*, formé des radicaux que nous avons indiqués et qui fut à peu près partout accepté, jusqu'à ce que Smith, trouvant avec raison que l'expression *xanthelasma* n'était pas toujours exacte, puisque souvent il n'y avait pas seulement « tache jaune de la peau », mais bien « saillie », proposa à son tour le terme *xanthoma*, communément employé aujourd'hui et dont nous nous servirons.

Mais c'est encore, naturellement, sous le nom de *vitiligoidea*, que parurent les observations de Pavy (1866), de Hilton Fagge (1868).

A dater du second mémoire d'Addison et Gull (1868), qui attirait cette fois sérieusement l'attention sur cette affection cutanée, les travaux sur le xanthome se multiplient, mais surtout, on doit le dire, en Angleterre, puis en Allemagne. C'est alors que paraissent d'une part les observations et mémoires de Waldeyer (1871), de Virchow (1871), de Hebra, de Kaposi (1872), Geber et Simon (1872); d'autre part, ceux de Murchison (1868), de Smith (1869), d'Hilton Fagge (1872), Moxon (1872), Wickham Legg (1873), et plus particulièrement le très-important travail d'Hutchinson (1871), établissant les relations du xanthome avec les affections concomitantes, et celui de Pye Smith (1872-1877) sur les rapports du xanthome avec l'ictère et certaines affections hépatiques.

En rappelant que l'on trouvera de très-importants chapitres consacrés à l'étude du xanthome dans les récents traités de Mac Call Anderson, Jamieson, Radcliffe Crocker, nous sommes loin d'avoir épuisé la liste des publications étrangères faites sur ce sujet, mais nous aurons indiqué au lecteur les sources principales où il pourra puiser, le renvoyant pour le surplus à notre index bibliographique.

Quels étaient, pendant ce temps, les travaux publiés en France sur le xanthome? Peu de chose jusqu'à il y a une dizaine d'années; Bazin, il est vrai, ayant eu l'occasion d'observer à l'hôpital Saint-Louis un cas de xanthome avec lésions généralisées et ictère, applique à l'éruption le terme de *molluscum cholestérique*, parce que dans la matière extraite d'un des éléments on trouva de la cholestérine (voy. *Musée Saint-Louis*, pièces n° 123,124, et Th. Larraydy, obs. IV). Mais avec une excellente leçon de M. le professeur Potain (1877) et la thèse de Larraydy (1877) commençait une série féconde de publications françaises. Nous rappellerons notamment les observations, leçons ou monographies de Quinquaud (1878), Besnier (1878), Hillairet (1878), Carry (1879), la belle série des études de Chambard (1878, 1879, 1882, 1884) et de Balzer (1884, 1886), les thèses de Gendre (1880) et de Duroselle (1885), les judicieuses notes de Besnier et Doyon (trad. des leçons de Kaposi, 1881, 1889), enfin l'article complet de notre ami le docteur Bruchet dans le *Nouveau Dictionnaire de médecine et de chirurgie pratiques*, et nombre d'observations que l'on trouvera reproduites ou analysées dans les dernières années des *Annales de dermatologie et de syphiligraphie.*

DESCRIPTION. DIVISION.   Addison et Gull avaient décrit, d'après la forme sous laquelle se présentait cette curieuse affection, deux variétés de *vitiligoidea :* 1° *vitiligoidea plana;* 2° *vitiligoidea tuberosa.* Ces deux variétés ont été conservées ordinairement par les auteurs qui ont suivi et dans la plupart des traités classiques, notamment dans ceux de Hebra et de Kaposi, le *xanthoma* est divisé en *xanthoma planum* et en *xanthoma tuberosum.* A ces deux variétés de forme il convient d'en ajouter une troisième, bien mise en relief par les observateurs français (Carry, Chambard, Besnier et Doyon) : c'est le *xanthome en tumeurs.* Aux trois variétés 1° *xanthome plan ou en plaques;* 2° *xanthome élevé ou saillant;* 3° *xanthome en tumeurs*, admises par Besnier et Doyon, M. Hardy fait correspondre les divisions en *xanthélasma plan, xanthélasma tuberculeux, xanthélasma tubéreux.*

Ces variétés sont purement d'ordre objectif et en rapport avec la forme éruptive que revêt le xanthome; si l'on cherche, au contraire, à établir une division basée sur l'observation clinique, on doit admettre deux formes, à savoir : 1° un *xanthome localisé;* 2° un *xanthome généralisé.* Des travaux récents, notamment ceux d'auteurs anglais, nous autorisent à décrire comme une forme particulière, sur laquelle nous nous expliquerons plus loin, le *xanthome des diabétiques.*

Étudions donc d'abord les formes éruptives du xanthome avant d'aborder ses modalités cliniques.

1° *Xanthome plan.*   C'est la variété la plus commune. L'affection se présente sous l'apparence de taches de couleur jaunâtre, de formes variables et irrégulières, ordinairement de petites dimensions, siégeant le plus habituellement sur la face et plus particulièrement sur les paupières. La couleur est jaunâtre, avons-nous dit, mais varie en intensité, depuis la nuance café au lait jusqu'au jaune orangé; la comparaison la plus usitée est celle de la couleur de peau de chamois, parfois la couleur des feuilles mortes.

Leur forme est variable; elles peuvent être ponctuées, rondes, ovalaires, allongées. Le plus souvent leur bord est régulier, uni; parfois il est irrégulier et comme festonné, déchiqueté.

Ordinairement de dimension petite (tête d'épingle, demi-lentille, lentille), on les a vues atteindre les dimensions d'un ongle des doigts, d'une pièce de 5 francs (Kaposi, *in* Hebra).

Elles tranchent nettement dans la plupart des cas sur la peau voisine par leur coloration, et c'est là leur seule façon de se distinguer, car, à leur niveau, le tégument conserve tous ses caractères de souplesse et d'épaisseur normales.

Dans quelques cas les taches de xanthome présentent un léger relief sur leurs bords (*variété papuleuse* opposée à la *variété maculeuse* pure) et peuvent ainsi augmenter l'épaisseur de certains plis cutanés, notamment quand elles siégent à la paupière inférieure.

Nous dirons tout à l'heure quels sont leur siége et leur modalité éruptive.

2° *Xanthome élevé* ou *saillant* (Besnier et Doyon), *xanthoma tuberosum* des auteurs allemands, *xanthélasma tuberculeux* de Hardy. L'affection se présente sous forme de papules saillantes ou de nodosités enchâssées en quelque sorte dans la peau, faisant au-dessus d'elle une saillie plus ou moins marquée dont les dimensions varient de celles d'un grain de mil à celles d'un pois, d'un haricot.

A leur surface l'épiderme est lisse, d'apparence normale; leur consistance est parfois un peu plus ferme que celle de la peau normale.

Leur couleur est la même que celle du xanthome plan, quoique ordinairement moins marquée. Elles font corps avec le derme, participent à sa mobilité. Le plus souvent on les rencontre groupées dans une même région et dans des points symétriques. On les trouve également sur les muqueuses.

Tantôt les nodosités succèdent à des taches de xanthome plan, tantôt elles se développent d'emblée sous leur forme élevée; une fois qu'elles ont acquis leur développement, elles restent ordinairement stationnaires et ne rétrocèdent pas. En étudiant tout à l'heure leur siége et leur évolution, nous verrons que cette espèce comprend des variétés cutanées pures et des variétés portant à la fois sur la peau, les muqueuses et les viscères mêmes.

3° *Xanthome en tumeurs. Xanthélasma tubéreux* de Hardy. Cette variété, surtout étudiée par les auteurs français (Carry, Bruchet), est une véritable rareté. Ce ne sont plus seulement de gros tubercules que l'on observe, mais, succédant aux plaques ou aux tubercules initiaux, de *grosses tumeurs*, isolées ou cohérentes, sessiles ou pédiculées, atteignant le volume d'une noisette, d'une noix, d'un œuf de poule, etc. (Besnier).

Ces tumeurs sont non-seulement dans le derme, mais elles se trouvent sous-cutanées, péritendineuses et périostiques; la plupart sont lobulées. Dans les quelques observations connues elles se sont montrées associées au xanthome tuberculeux et siégeant dans les mêmes points d'élection, c'est-à-dire les sommets, coudes et genoux, et les points sujets à des pressions, mais elles ne s'accompagnaient pas de xanthome viscéral. C'est une forme plus chirurgicale que médicale (Besnier et Doyon).

FORMES CLINIQUES DU XANTHOME. Après avoir étudié les éléments du xanthome considérés en eux-mêmes, nous allons montrer sous quelles formes se présente en clinique le xanthome en tant que maladie.

Nous avons dit qu'il y avait lieu d'admettre cliniquement deux formes du xanthome: le *xanthome localisé* et le *xanthome généralisé.* A chacune d'elles, en effet, sont attachés une signification particulière et, comme on le verra, un pronostic différent. A ces deux formes nous croyons rationnel d'en ajouter une troisième et de décrire à part, la compréhension en sera plus facile, le *xanthome des diabétiques:* nous en placerons l'étude à la fin de celle du xanthome ordinaire.

1° *Xanthome localisé.* C'est de beaucoup le plus fréquent. C'est la forme commune; celle qui avait frappé Rayer et qui, de fait, se rencontre presque exclusivement sur les paupières. Sur 58 observations Chambard en trouve 46 de xanthome palpébral. De plus, il s'agit presque exclusivement aussi de xanthome plan, si bien que xanthome plan et xanthome localisé arrivent à être synonymes l'un de l'autre.

Le siége habituel, à peu près constant, ce sont les paupières.

Nous avons indiqué plus haut la forme, la couleur, la consistance des taches xanthomateuses ; il nous reste seulement à parler de leur siége. Elles apparaissent d'un seul côté ou bien en même temps des deux côtés. Les paupières supérieures sont plus souvent atteintes et la gauche plus que la droite, mais il est rare que le xanthome, même quand il a débuté d'un côté seulement, reste ainsi unilatéral, et le développement symétrique sur l'autre œil est la règle; l'affection peut rester limitée aux paupières supérieures, mais il n'est pas rare de voir à leur tour les paupières inférieures se prendre ; il est moins fréquent de voir le xanthome rester localisé aux paupières inférieures. C'est le plus souvent du côté de l'angle interne de l'œil que se montrent les premières taches, entre la commissure palpébrale et la racine du nez. Elles peuvent y rester ainsi confinées pendant un certain temps, mais s'étendent le plus souvent peu à peu en gagnant l'angle externe. Dans quelques cas on observe un véritable cercle xanthomateux enserrant l'ouverture palpébrale.

Très-rarement les taches de xanthome dépassent la région palpébrale pour déborder sur la joue. Plus exceptionnellement encore (Kaposi) on les trouve sur le cou, la nuque, la conque de l'oreille. Chambard a vu le xanthome localisé sur le prépuce; Bruchet a observé sur une jeune malade de l'hôpital Saint-Louis quatre à cinq nodules xanthomateux sur le devant de la poitrine.

Les troubles fonctionnels qui accompagnent le xanthome localisé sont à peu près nuls. On a signalé quelques démangeaisons au niveau des plaques et aussi avant leur apparition; un peu de gêne dans les mouvements de la paupière, si le xanthome est confluent, et c'est tout.

La règle est qu'il n'y a aucun trouble général; très-exceptionnellement on aurait observé la coïncidence d'un ictère. C'est là une des différences qui séparent le xanthome localisé du xanthome généralisé dans lequel, au contraire, l'ictère se retrouve fréquemment.

2° *Xanthome généralisé.*   Il est rare que l'affection se montre d'emblée généralisée. Il peut y avoir pendant un certain temps xanthome localisé des paupières, et c'est le plus souvent d'ailleurs par cette région de prédilection que débute le xanthome avant de s'étendre aux autres parties du corps.

L'éruption généralisée de xanthome se présente sous les deux formes anatomiques du xanthome : on trouve à la fois du xanthome plan et du xanthome tuberculeux.

A la face, c'est la variété plane qui domine; outre le siége habituel sur les paupières le xanthome se montre de préférence autour des orifices naturels, autour des narines, de la bouche, sur le pavillon de l'oreille. On a observé dans quelques cas la variété tuberculeuse sur la face; sur le tronc et sur les membres c'est celle-ci qui domine, la variété plane est plus rare. Sur le tronc et l'abdomen le xanthome est toujours peu abondant; au contraire, il affecte quelques régions de prédilection ; les parties soumises à des pressions, à des frottements, fesses, paume des mains, plante des pieds, mais surtout les coudes, les genoux, les épaules, le dos des mains, des doigts, en un mot, les « sommets » (Besnier). A noter la symétrie habituelle de l'éruption. Mais des groupes de tubercules xanthomateux peuvent se rencontrer aussi sur le reste des membres et surtout à leurs faces dorsale et externe. Dans ce cas, il y a ordinairement un grand placard central et à la périphérie des nodules isolés. Souvent le néoplasme est disposé en lignes jaunes qui dessinent en les exagérant les plis de la peau. On a pu voir ainsi les plis radiés de l'anus épaissis par les productions xanthomateuses.

Encore que le plus souvent il n'y ait pas de troubles fonctionnels, on conçoit cependant que suivant l'épaisseur et le degré de développement des nodules xanthomateux certaines fonctions, la flexion des doigts, des jambes, puissent être gênées. De plus, les tubercules de xanthome siégeant justement dans des points où s'exercent habituellement des pressions, celles-ci peuvent devenir à la longue douloureuses.

En même temps que le xanthome cutané on peut encore trouver du xanthome sur la muqueuse des lèvres et de la langue, sur les gencives, la voûte palatine. Enfin le xanthome peut siéger sur des régions inaccessibles à la vue, ainsi que nous le verrons à l'Anatomie pathologique, sans que sa présence d'ailleurs ne puisse être que soupçonnée.

Mais ce qui est tout à fait curieux dans le xanthome généralisé, c'est la présence dans plusieurs cas d'un ictère; phénomène retrouvé assez souvent pour que la coïncidence ait frappé depuis assez longtemps déjà les observateurs et que l'on ait voulu établir un rapport direct entre cet ictère et la production du xanthome. Exceptionnel dans le xanthome localisé, l'ictère devient à peu près la règle dans le xanthome généralisé. Toutefois, avant d'aller plus loin, devons-nous signaler une cause d'erreur relevée par Besnier. En effet, la teinte jaune foncé ictérique qu'on rencontre sur la peau ne serait pas toujours liée à un ictère véritable, mais dépendrait d'une altération pigmentaire en rapport vraisemblable avec le xanthome et à laquelle Besnier a proposé de donner le nom de *xanthochromie*. Dans ces cas, s'il y avait coloration jaune de la peau, il n'y avait pas coloration des muqueuses, et l'urine ne renfermait pas la matière colorante de la bile : il n'y avait donc pas d'ictère véritable. Il peut donc y avoir du xanthome généralisé sans ictère, du xanthome généralisé sans ictère avec xanthochromie, du xanthome généralisé avec ou sans xanthochromie *compliqué* d'ictère (Besnier).

Cet ictère a une marche essentiellement chronique; il dure des mois, des années, jusqu'à sept ans, comme dans l'observation de Franck Smith. D'autres fois il disparaît pour revenir ensuite (Straus). Il précède le plus habituellement et parfois de plus d'une année l'apparition du xanthome cutané.

Nous dirons tout à l'heure avec quelles altérations du foie on l'a trouvé être en rapport.

Anatomie pathologique. — C'est là, certainement, un des points les plus importants de la question et qui doit nous éclairer sur la nature du xanthome. L'anatomie pathologique du xanthome, encore que le sujet soit loin d'être épuisé, a été déjà très-bien étudiée, et c'est surtout dans les travaux des auteurs français que l'on trouve à cet égard les plus complets renseignements. Et si, après l'Anglais Pavy, qui étudia le premier histologiquement cette affection (1866), il faut citer les noms de Hilton Fagge, Smith, Virchow, Waldeyer, Murchison, de Vincentiis et R. Crocker, qui, à des degrés divers, ont ajouté à nos connaissances sur ce point, c'est surtout, il faut bien le dire, aux belles recherches de Chambard et de Balzer que nous devons d'avoir éclairé les principaux points de la question.

Un premier point est acquis, c'est qu'il n'y a pas de différence tranchée, quant à la structure, entre les diverses formes du xanthome et qu'entre le xanthome plan et le xanthome en tumeurs il y a progression insensible, ces variétés relevant du même processus anatomique; ce que la clinique pouvait d'ailleurs nous faire pressentir en nous montrant sur le même sujet à la fois les deux variétés de xanthome. Reste à savoir pourquoi telle et telle forme plutôt que telle autre et à quelles lois obéit cette répartition de l'éruption? Nous essayerons de l'expliquer tout à l'heure.

Étude macroscopique du xanthome. Nous avons suffisamment insisté au chapitre de la symptomatologie sur la consistance, la forme, les limites et les couleurs des éléments xanthomateux. Leur siége le plus constant est le derme; ils peuvent être cependant hypodermiques, sous-cutanés, péritendineux ou périostiques, mais alors ils conservent ordinairement quelque rapport avec le derme. Les éléments font le plus souvent corps avec celui-ci, de sorte que l'énucléation est impossible; le passage aux parties saines de voisinage a lieu sans transition. A la coupe, la surface d'une plaque xanthomateuse présente une couleur irrégulière, rose, semée de taches jaune d'or, qui semblent occuper les espaces interfasciculaires du derme. La pression ni même le raclage ne peuvent faire sortir cette matière rouge, mais font seulement sourdre une certaine quantité de liquide séro-sanguinolent. La coupe des tubercules ou des tumeurs de xanthome est plus régulièrement jaune, quelquefois d'un jaune safran. Mais, outre le xanthome de la peau, on peut dans les cas de xanthome généralisé trouver des éléments disséminés dans d'autres parties de l'organisme. C'est ainsi qu'on a rencontré le xanthome sur les muqueuses, les séreuses, sur le revêtement endothélial du système circulatoire. Wickham Legg l'a vu sur la capsule de la rate, sur le péritoine rectal, sur la muqueuse des voies aériennes; Pye Smith, sur les lèvres, les gencives, la langue, le voile du palais, l'œsophage, les voies biliaires. Hilton Fagge en a trouvé sur l'endocarde de l'auricule gauche et la tunique interne de l'aorte et de l'artère pulmonaire; Balzer sur l'endocarde de l'oreillette droite. Chambard a publié un cas de xanthome dans lequel la muqueuse des voies aériennes, depuis l'épiglotte jusqu'aux ramifications bronchiques de quatrième et de cinquième ordre, était couverte de larges papules légèrement saillantes et colorées en jaune. Virchow a examiné une tumeur excisée sur la cornée d'un malade de la clinique de de Graefe, et qui fut reconnue comme étant du xanthome. Malassez et de Sinéty ont trouvé le xanthome sur les parois d'un kyste ovarique.

Étude microscopique du xanthome. D'une manière générale, nous dirons que les éléments xanthomateux sont constitués par du tissu conjonctif, plus ou moins développé selon que le xanthome est élevé ou plan, dans les mailles duquel on trouve des cellules à plusieurs noyaux, remplies de graisse, cellules dites « cellules xanthélasmiques ». Autour des vaisseaux, des nerfs, des glandes sébacées, existe un processus de sclérose. Les cellules contiennent des cristaux de tyrosine et des corpuscules élastiques.

Étudions maintenant en détail chacune des variétés du xanthome.

A. *Xanthome plan.* A un faible grossissement, on voit la plaque de xanthome siégeant sous la couche papillaire formée d'îlots et de travées jaunâtres, et la première apparence est celle d'un tissu adipeux.

1° *Lésions autour des plaques.* L'épiderme situé au-dessus de la plaque présente souvent des lésions irritatives; il est fréquent de voir des cellules de Malpighi dont le noyau a subi la transformation vésiculeuse. Le *stratum granulosum* est fortement pigmenté. Le corps papillaire présente peu de modifications : ses vaisseaux ont leurs parois un peu épaisses. D'une façon générale, le tissu conjonctif situé à la périphérie de la plaque a subi un peu d'épaississement. Quant aux cellules, elles se modifient à mesure qu'on se rapproche de la plaque xanthomateuse. Elles sont élargies, tuméfiées, troubles, et offrent le premier degré de l'altération xanthélasmique. Près des plaques il y a infiltration albumineuse du protoplasma, lequel est creusé de vacuoles très-fines et nombreuses et a un noyau moins net. Plus près encore, la masse protoplasmique prend un aspect gras et une teinte jaune clair; le noyau commence à se segmenter.

2° *Lésions des plaques.*   Deux éléments sont à considérer : les cellules et le tissu conjonctif.

a. Cellules.   A un fort grossissement on voit que les traînées et îlots jaunes sont uniquement formés de cellules réunies en amas et présentent des caractères qui les rapprochent beaucoup des cellules adipeuses. Elles sont devenues de grosses vésicules arrondies, très-réfringentes, d'une coloration jaune clair ou jaune d'or. Elles sont remplies de graisse; si par les réactifs appropriés on débarrasse le protoplasma de cette graisse, on voit qu'il contient de nombreux noyaux ronds, très-petits, d'un volume uniforme et se colorant vivement par le carmin. Ces cellules volumineuses graisseuses à noyaux multiples constituent les « cellules xanthélasmiques ». Un examen approfondi indique la présence dans le protoplasma de corpuscules particuliers dont nous parlerons plus loin.

b. Tissu conjonctif.   Tantôt il est très-développé, tantôt il forme seulement de fines mailles qui encadrent les cellules xanthélasmiques. L'élément cellulaire prédomine dans ces cas sur l'élément conjonctif.

On peut voir au milieu des plaques, des vaisseaux et des glandes qui présentent à un très-faible degré les lésions de sclérose que l'on trouve dans les tubercules et les tumeurs.

B. *Xanthome tuberculeux et en tumeurs.*   1° *Lésions de voisinage.*   Ce sont les mêmes, mais plus accentuées, que celles que nous avons indiquées à la périphérie des plaques. Les vaisseaux, les nerfs et les glandes, sont sclérosés.

2° *Tubercules et tumeurs.*   Ici il nous faudra étudier non-seulement les cellules et le tissu conjonctif, mais aussi le tissu élastique et l'état des vaisseaux, nerfs et glandes, qui se trouvent au milieu des néoplasies.

a. Cellules.   C'est l'altération décrite plus haut et poussée au plus haut point. Les cellules sont réunies les unes aux autres par groupes formant de petites masses graisseuses au milieu du tissu conjonctif. Ailleurs, surtout dans les tumeurs et à leur centre, ces masses paraissent homogènes, les parois cellulaires semblent avoir disparu; confondues les unes avec les autres, les masses protoplasmiques ne forment plus qu'un tout homogène. De Vincentiis a signalé dans ces tumeurs une transformation kystique.

b. Tissu conjonctif.   Ce sont les lésions prédominantes, à l'inverse de ce qui existe dans les plaques. Dans les tubercules et surtout dans les tumeurs, il forme de larges bandes fibreuses qui par leur entre-croisement déterminent des loges dans lesquelles sont groupées les cellules xanthélasmiques. De ces faisceaux fibreux se détachent de légères fibres conjonctives qui s'en vont entourer les cellules.

c. Vaisseaux.   Les vaisseaux qui traversent ces tissus présentent un épaississement considérable de leur tunique externe, une périartérite qui s'accompagne parfois d'endartérite, d'où diminution et même oblitération du calibre vasculaire. Les capillaires, les veinules, les lymphatiques, semblent avoir disparu. De Vincentiis a insisté sur ce fait que les éléments xanthomateux ont un développement primitif périvasculaire.

d. Glandes sébacées et sudoripares. Ces organes sont entourés d'une zone scléreuse qui peut par la compression de l'épithélium glandulaire amener son atrophie. Le plus souvent ces glandes sont hypertrophiées et remplies de cellules en voie de prolifération. Geber et Simon, attribuant à tort la plus grande part aux lésions glandulaires, firent de l'hypertrophie des glandes sébacées la caractéristique histologique du xanthome. Ces lésions sont, au contraire, secondaires au même titre que celles des vaisseaux et des nerfs.

e. Les nerfs, en effet, n'échappent pas au processus scléreux général. Les gaînes lamelleuses concentriques sont épaissies, soudées ensemble. A la place des cellules endothéliales, qui normalement tapissent ces gaînes, on trouve des petites masses graisseuses xanthélasmiques analogues à celles qu'on rencontre au centre des nodules de la peau. Il reste seulement le cylindre-axe entouré d'une zone fibreuse. La myéline, en effet, s'est segmentée, puis détruite sous l'influence de la sclérose. Ces lésions nerveuses ne sont pas sans doute étrangères aux sensations pénibles et douloureuses dont se plaignent les malades. Leur altération n'est pas constante.

f. Tissu élastique. Dans les cellules xanthélasmiques non-seulement on trouve de la graisse et des noyaux multiples dus à la segmentation du noyau primitif, mais on voit aussi un grand nombre de petits corps arrondis. Ces corpuscules se retrouvent aussi dans la zone conjonctive ambiante. Balzer crut pouvoir considérer d'abord ces corpuscules comme des micro-organismes, et sur ces premières recherches fut bâtie une théorie parasitaire du xanthome. Revenu lui-même sur ce sujet, il abandonna sa première hypothèse et parvint à reconnaître la nature réelle de ces corpuscules.

En les traitant par l'éosine et la potasse, cet habile histologiste est arrivé à démontrer qu'ils n'étaient que le résultat de la segmentation de fibres élastiques qui se détruisent par le processus suivant. Ces fibres s'hypertrophient quelquefois considérablement, puis elles se fendent et se segmentent transversalement. Plus tard, la segmentation étant plus complète, on a sous les yeux des amas de petits corpuscules déformés par pression réciproque. « Le volume et la forme de ces petits fragments sont très-variables; on trouve toutes les variétés, depuis les segments semblables à des cristaux plus ou moins gros jusqu'aux petits grains élastiques ». Quelquefois ces fibres élastiques altérées constituent l'élément prédominant. Elles sont en général peu accentuées dans le *xanthome plan,* mais dans quelques cas, au contraire, elles prennent un caractère prédominant.

En résumé, et pour réunir en synthèse ce que nous venons de dire des lésions du xanthome, nous croyons que le fond de la lésion est d'une part l'altération cellulaire, d'autre part l'altération conjonctive. Les autres lésions sont secondaires. Or, tandis que dans la forme plane la lésion cellulaire domine, au point que la lésion conjonctive passe inaperçue et que quelquefois même les fibres conjonctives sont atrophiées, au contraire, dans les formes élevées, le processus sclérotique devient la dominante. Entre ces deux variétés s'échelonnent naturellement tous les degrés.

Analyse chimique des plaques de xanthome. Dans les cellules xanthélasmiques, en dehors des corpuscules élastiques dont nous venons de parler, on trouve de petits cristaux que Pierret a crus être formés de tyrosine; cette recherche concorde avec l'analyse chimique du xanthome telle qu'elle a été pratiquée par Cazeneuve (de Lyon). Ce chimiste a, en effet, rencontré dans ces cellules de la tyrosine et une matière colorante jaune analogue à la lutéine. Il n'y a pas trouvé de pigment biliaire, mais seulement des substances albuminoïdes et de la graisse.

Quinquaud a montré que cette dernière substance y est en quantité trois ou quatre fois plus considérable que dans un même poids de derme sain du même sujet, qu'il y a prédominance de stéarine, mais qu'il y a aussi de la margarine et de la cholestérine. C'est la présence de cette dernière substance qui avait conduit Bazin, lorsqu'il l'avait constatée, à donner à l'affection le nom de *molluscum cholestérique*. D'après Quinquaud, le sang d'un sujet xanthomateux renfermerait six fois plus de matières grasses qu'à l'état physiologique.

Tels sont les caractères histologiques et chimiques du xanthome. Peut-on en déduire quelques indications relativement à la nature même de cette affection?

Deux opinions principales sont en présence, dont l'une fait intervenir l'inflammation, et l'autre la rejette complétement. Pour les uns, le xanthome est une néoplasie conjonctive avec dépôt de graisse dans les cellules ou dégénérescence graisseuse pure et simple de ces cellules sans processus inflammatoire. Virchow fait du xanthome un néoplasme du genre fibrome: d'où le nom qu'il lui donne de *xanthoma lipomatodes*. Pour de Vincentiis, c'est aussi un néoplasme, mais de tout autre genre. Se basant sur ce fait que les cellules xanthélasmiques (éléments auxquels il donne une grande importance) sont des éléments endothéliaux modifiés du tissu conjonctif, il conclut à un endothéliome adipeux. Touton est aussi partisan du néoplasme; Kaposi admet une néoplasie conjonctive interstitielle avec dépôt de graisse dans les cellules.

Tout autre est l'opinion de Chambard, qui rentre dans le second groupe de ceux qui défendent la théorie inflammatoire du xanthome. « 1° Les trois formes du xanthélasma, dit-il (*Arch. de physiol.*, 1879), sont caractérisées par l'évolution de deux processus parallèles, l'un irritatif, l'autre régressif, le premier l'emportant sur le second dans les formes tuberculeuses et en tumeurs, et lui cédant, au contraire, le pas dans la forme plane; 2° dans la forme plane, le processus irritatif est représenté par la tuméfaction albumineuse des cellules conjonctives et la prolifération de leurs noyaux; le processus régressif, par la transformation graisseuse de leur protoplasma; 3° dans les formes tuberculeuses et en tumeurs, le processus irritatif est spécifié par la production d'un tissu conjonctif de nouvelle formation, et le processus régressif par l'infiltration graisseuse des cellules du tissu conjonctif ancien et nouveau. »

C'est l'opinion la plus communément admise en France. Il est bon de remarquer que ce processus anatomique, qui caractérise le xanthome, ne lui est pas exclusivement propre : c'est un mode de dégénérescence auquel s'appliquerait justement le terme générique de *xanthomatose* (Chambard). Le xanthome en est le type, mais on peut le voir survenir au sein de productions inflammatoires et néoplasiques diverses : dans la paroi de certains kystes ovariques (Malassez et de Sinéty); dans celle d'un molluscum congénital (Chambard). Dans l'article DERMATOSES de ce Dictionnaire, Renaut (de Lyon), partisan de la théorie inflammatoire, montre que le xanthome ne peut pas être considéré comme une production néoplasique.

« C'est une lésion d'évolution et de nutrition toute particulière, que subissent les cellules fixes du tissu fibreux du derme et qui consiste dans la transformation de ces cellules primitivement minces et appliquées sur les faisceaux connectifs en des masses volumineuses, analogues grossièrement à celles qui forment les ostéoblastes ou les myéloplaxes des os; masses qui, formées d'abord d'un protoplasma granuleux, se chargent progressivement de fines molécules graisseuses infiltrant le corps cellulaire, tout en restant distinctes les unes des autres, quel que soit leur nombre. »

La véritable cause du xanthome nous échappe encore, et nous en sommes réduits à émettre des hypothèses. Nous ne pouvons donc que nous ranger raisonnablement du côté des partisans de la théorie inflammatoire et dire avec Renaut que « le xanthome est le résultat d'un processus inflammatoire interstitiel, à évolution lente, à tendance régressive, et qu'il est préférable de faire sortir le xanthome du cadre des tumeurs pour le reporter dans la classe des *dystrophies cutanées* où il a sa place toute trouvée et toute naturelle. »

ÉTIOLOGIE. PATHOGÉNIE. Il règne encore beaucoup d'obscurité dans l'histoire étiologique du xanthome.

Outre que c'est une affection rare, beaucoup de cas de xanthome localisé doivent échapper à l'observation par suite de la bénignité des lésions, qui ne pousse guère le malade à se faire examiner. Les conditions les plus diverses se rencontrent. Le xanthome paraît un peu plus fréquent chez la femme que chez l'homme (Addison et Gull). Pour 58 cas, Chambard donne 30 cas féminins. Tous les âges sont atteints. L'âge moyen est le plus commun. On l'a rencontré dans l'enfance. Dans une observation de Colcott Fox il s'agit d'un enfant de douze à quinze mois. Dans une autre de Carry, cas de xanthome en tumeurs, les premières tumeurs avaient débuté peu après la naissance. Plusieurs fois on a signalé l'hérédité. Dans un cas de Church elle fut très-nette : il s'agissait d'une famille composée de trois garçons et de quatre filles. Le fils aîné a trois filles, dont une atteinte de xanthome; le second fils présente une pigmentation considérable de la peau : la première fille a du xanthélasma ; la deuxième a un fils atteint de xanthome; la quatrième a elle-même du xanthome, et un de ses cinq enfants en est aussi atteint. Hilton Fagge mentionne un cas où mère et fille étaient atteintes de xanthome, et la maladie avait déjà attaqué les quatre générations antérieures. Hutchinson rappelle une observation où deux frères et leur grand'mère du côté paternel étaient atteints. Ces exemples, qu'on pourrait multiplier encore, prouvent nettement la possibilité d'une influence héréditaire.

Le xanthome se rencontre chez des personnes présentant des conditions de santé très-diverses : « 1° ou bien elles jouissent d'une santé excellente et leurs antécédents personnels sont sans tache; 2° ou bien, au contraire, elles ont ou ont eu une maladie générale plus ou moins grave déterminant une altération organique plus ou moins profonde; 3° on a enfin observé des cas pour ainsi dire intermédiaires dans lesquels il n'y a pas, à proprement parler, maladie, mais seulement présence d'une diathèse qui met l'organisme dans un état probablement favorable à la production du xanthome (Duroselle).

Cette dernière catégorie est la plus importante à considérer.

L'arthritisme est, parmi les diathèses, une des plus fréquemment rencontrées. Les migraineux, les dyspeptiques, les rhumatisants, les goutteux, fournissent à la statistique un chiffre important. On peut en dire autant de la scrofule. Dans l'ataxie et le goître exophthalmique, on a signalé quelques cas de xanthome. On l'a vu coïncider aussi avec des troubles nerveux divers. Mais c'est surtout, nous l'avons vu, avec l'ictère, et aussi avec le diabète, que la corrélation se retrouve. Aussi bien le xanthome des diabétiques se présente sous des apparences suffisamment caractéristiques pour qu'il ait mérité, de la part des auteurs anglais particulièrement, une étude particulière, et que, nous-mêmes, nous jugions préférable de le décrire à part tout à l'heure.

Quant aux relations du xanthome avec l'ictère, nous en avons déjà parlé à propos de la symptomatologie. Elles sont fréquentes, puisque Hutchinson donne

1 cas d'ictère sur 6 cas de xanthome. Très-rare dans le xanthome localisé, c'est dans le xanthome généralisé qu'il se montre. Encore faut-il retrancher les cas où il ne s'agit pas d'un véritable ictère, mais, comme nous l'avons dit plus haut, d'une *xanthocromie* (Besnier). Dans les cas où l'ictère existe véritablement, à quelle cause faut-il le rapporter? Les altérations du foie trouvées dans ces cas sont d'ordre multiple : cirrhose, surtout cirrhose hypertrophique, altérations des voies biliaires, lithiase, etc. De ce que, dans certains cas, l'ictère a été vu précédant le xanthome, on a voulu inférer que le xanthome pouvait être la résultante des troubles survenus dans la fonction hépatique. Potain, considérant alors (1877) les plaques de xanthome comme constituées par des dépôts de matières grasses incomplétement oxydées, se demande si le foie malade n'agirait pas sur la production du xanthome en diminuant l'activité de l'oxydation dans le sang des matières extractives et en favorisant le dépôt des matières grasses. L'altération porterait de préférence sur la peau, de même que dans les affections hépatiques on voit souvent la peau atteinte d'éruptions prurigineuses. Mais nous avons vu que l'idée d'un simple dépôt graisseux était à peu près abandonnée pour celle d'une irritation cellulaire d'ordre spécial. Quel est l'agent de cette irritation? Peut-être dans les cas d'ictère et de diabète peut-on invoquer la présence du sucre ou des pigments biliaires dans le sang, mais nous sommes loin d'en avoir la certitude, pas plus que dans les cas où il n'y a aucun trouble de ce genre la pathogénie du xanthome nous soit expliquée en quoi que ce soit. Citons l'ingénieuse explication proposée par Quinquaud, dont nous avons cité plus haut les recherches chimico-biologiques. S'appuyant sur ce fait que le sang du xanthomateux contient plus de matières grasses et de cholestérine que normalement et que l'hémoglobine a diminué en quantité et en pouvoir absorbant pour l'oxygène, et que d'autre part le derme, ainsi qu'il résulte de l'analyse histologique, contient plus de graisse et moins de matières albuminoïdes, Quinquaud pense que « les matières grasses forment avec les sels du sang un savon qui se dépose dans les éléments anatomiques du derme, les irrite et détermine leur prolifération. Mais, comme le sang est chargé de cholestérine et que son pouvoir absorbant est diminué, cette inflammation, au lieu d'évoluer d'une manière complète, n'aboutit qu'à la dégénérescence graisseuse des éléments adipeux; c'est là la phlegmasie adiposique » (in *Mém.* Chambard). Malheureusement, ainsi que le fait remarquer l'auteur lui-même, ces altérations du sang se retrouvent dans d'autres maladies sans produire de xanthome. La pathogénie du xanthome nous échappe donc encore presque entièrement.

Diagnostic. Diagnostiquer le xanthome est chose ordinairement facile. La coloration des éléments xanthomateux, leur forme, leur siége en des points d'élection, la chronicité de l'affection, ne permettent guère de commettre une erreur. Encore est-il bon, comme le fait remarquer M. Besnier, d'avoir vu au moins une fois cette affection. Dans certains cas de xanthome plan, les éléments se présentent quelquefois assez pâles pour que l'on soit obligé, si l'épiderme qui les recouvre est très-pigmenté, de tendre la peau pour les faire ressortir. Il peut encore arriver, s'il y a concomitance d'ictère, que la teinte jaune foncé de la peau empêche de distinguer à première vue les plaques de xanthome : un peu d'attention y suppléera.

Y a-t-il quelques affections cutanées qui aient quelque rapport d'apparence avec le xanthome?

1° *Xanthome localisé.* Cette forme, par son siége habituel si spécial sur les paupières, sa disposition symétrique et régulière, ne pourrait à la rigueur être confondue sur le visage qu'avec une autre affection cutanée qui s'y rencontre quelquefois, le *milium*. On désigne ainsi une lésion des glandes sébacées, constituée par de petits grains blanchâtres de la grosseur d'un grain de millet, régulièrement arrondis, et soulevant l'épiderme sous forme de petites saillies hémisphériques. Encore faudrait-il que le milium se présentât sous forme d'agglomération disposée en plaques semblables à celles du xanthome. Un fait de ce genre a été vu par Kaposi. Mais, outre que cette apparence est exceptionnelle, on retrouvera généralement à la périphérie de la plaque des petits grains isolés de milium qui le feront reconnaître : il suffirait d'ailleurs d'inciser une de ces perles de milium pour voir s'en échapper le contenu sous forme d'une matière blanchâtre molle, et la petite tumeur s'affaisserait; rien de semblable dans le xanthome.

Nous signalerons seulement, à titre d'avertissement, les *verrues planes* de la face, que leur situation extra-dermique et leur coloration, alors même qu'elles siégeraient sur les paupières, ce qui est rare, feront distinguer du xanthome, et la *dégénérescence colloïde du derme* (Besnier, Feulard, *colloid milium* de Wagner), qui, par son siége ordinairement sur les pommettes, les oreilles, le nez, sur les parties ordinairement exposées au soleil, par la transparence des éléments qui laissent sourdre, quand on les presse, une sorte de gelée jaunâtre, claire, diffère complétement du xanthome.

2° *Xanthome généralisé*. Il sera d'autant plus facile à reconnaître qu'il s'accompagnera d'ictère ; seulement faudra-t-il s'assurer, par la recherche de la matière colorante de la bile dans l'urine, par l'examen des matières fécales décolorées, qu'il s'agit bien réellement d'ictère et non de *xanthochromie*.

L'*urticaire pigmentée*, dermatose rare, présente quelques similitudes superficielles avec le xanthome tuberculeux généralisé, à ce point que Tilbury Fox avait dénommé un cas de cette affection observé par lui *xanthelasmoïdea*. Une étude un peu poussée de la maladie et des commémoratifs ne permettra pas de confondre ces deux affections. L'urticaire pigmentée est une maladie qui débute dans la première enfance, le plus souvent dans la première année, et se caractérise par la présence sur tout le corps ordinairement de papules d'un rouge sombre ou brunes, devenant plus saillantes encore par la friction et s'entourant alors souvent d'une zone blanchâtre, telle qu'on l'observe dans l'urticaire véritable, s'accompagnant de vives démangeaisons traduites à la peau par des excoriations, suites de grattages, procédant le plus souvent par poussées congestives, qui paraissent s'espacer et s'atténuer d'ailleurs à mesure que l'enfant avance en âge. L'éruption est ordinairement disséminée sans points d'élection ; le xanthome a de préférence pour siége les sommets, siége du psoriasis (coudes, genoux).

Quant au xanthome viscéral, il est impossible de le diagnostiquer pendant la vie.

Le xanthome en tumeurs a les mêmes siéges de prédilection (sommets), accompagne le xanthome tuberculeux, a une évolution très-lente, se rencontre avec ou sans xanthodermie.

Pronostic. Étant donné l'évolution extrêmement lente du xanthome et le peu de retentissement sur l'économie, on peut considérer d'une façon générale le xanthome comme une affection bénigne.

Toutefois il est bon d'établir des distinctions quant au pronostic de chaque forme. Le xanthome localisé aux paupières est absolument bénin en lui-même;

à peine pourrait-il, s'il était en abondance et épais, troubler le libre fonctionnement des paupières ; il est seulement gênant par la difformité à peu près irrémédiable qu'il entraîne.

Le pronostic est plus sérieux dans le xanthome généralisé. Celui-ci peut en effet s'accompagner d'ictère ou de xanthochromie persistante ; il peut se compliquer de troubles viscéraux à cause des localisations de xanthome interne dont nous avons parlé, et plus particulièrement à cause de l'atteinte portée parfois aux gros vaisseaux. Enfin, par leur disposition autour des articulations, les tubercules xanthomateux peuvent, dans une certaine mesure, gêner leur fonctionnement et provoquer quelque douleur.

Quant au xanthome en tumeurs, son pronostic est moins grave au point de vue de l'état général, puisqu'il ne s'accompagne pas de xanthome interne. Il relève surtout du trouble apporté par le volume possible des tumeurs, leur siége, et la nécessité, dans quelques cas, d'une intervention chirurgicale.

TRAITEMENT. Le xanthome ne peut guère être traité que par l'excision ou le raclage. Cette opération devra être faite avec prudence sur les paupières pour ne pas déterminer d'ectropion. L'intervention sera plus facile sur les autres régions, mais alors, la question de difformité n'existant plus, la bénignité de l'affection est telle que l'on n'aura guère à intervenir, sauf pour enlever quelques tubercules qui peuvent devenir gênants ou douloureux. Kaposi aurait fait disparaître des tubercules de xanthome siégeant aux mains en les frictionnant au savon mou et en faisant porter au malade des gants de caoutchouc. Stern (de Mannheim) aurait obtenu de bons résultats par l'emploi d'une solution cautérisante de bichlorure de mercure dans le collodion à 10 pour 100. Comme traitement interne, Besnier a essayé dans un cas « de produire dans les tissus un certain degré de phosphorisme et de les soumettre ainsi *préparés* à l'usage de la térébenthine à haute dose voulant imiter l'action si manifeste et aujourd'hui bien connue de la térébenthine sur les tissus attaqués par le phosphore ». Les premiers résultats de cette méthode ont été assez satisfaisants.

Xanthome des diabétiques.   Nous avons préféré présenter en un seul chapitre ce qui a trait à cette curieuse variété de xanthome. Les recherches relatives à ce sujet sont de date récente, et l'on peut dire que c'est encore une question à l'étude. Les cas jusqu'alors rapportés sont peu nombreux et appartiennent aux observateurs suivants : Addison et Gull, Bristowe, Gendre, Hillairet, Aubert et Chambard, Malcolm Morris, Hughes, Colcott Fox ; un autre vient d'être publié par Cavafy dans le nouveau journal *British Journal of Dermatology* (janvier 1889), et le dernier a paru dans le même recueil (1888), sous la signature de Thomas Barlow et sous le nom de *lichen diabeticus.*

Un nouveau cas très-intéressant vient d'être présenté par M. le docteur E. Besnier à la réunion clin. hebdom. des médecins de l'hôpital Saint-Louis (*voy.* séance du 7 mars 1889 in *Ann. de dermat. et de syphil.*).

Toutefois, jusqu'à la publication du mémoire de Malcolm Morris (1883), les observations avaient été enregistrées sans commentaires, et c'est cet auteur qui a eu le premier le mérite de mettre en évidence les caractères particuliers que revêt le xanthome quand il se montre au cours du diabète.

Radcliff Crocker lui a réservé une place à part dans son récent *Traité des maladies de la peau.* Ce qui caractérise cette variété de xanthome, c'est son allure : au lieu d'être une affection chronique comme le xanthome ordinaire, c'est une affection qui se développe rapidement, d'une manière aiguë, peut-on

dire, et qui, chose plus curieuse encore, est capable, après être restée stationnaire un certain temps, de rétrocéder, de s'affaisser et même de guérir complétement. C'est cette marche toute particulière qui l'a fait appeler par Chambard
xanthome temporaire des diabétiques. Parfois la maladie procède par poussées
ce qui a fait proposer par E. Besnier le nom de *xanthome glycosurique intermittent*.

Les éléments éruptifs, papuleux ou tuberculeux (jamais sous forme de macules),
de consistance dure, sont discrets ou confluents et ne dépassent guère la dimension d'une pièce de 20 centimes. Ils présentent des bords nettement marqués,
et leur saillie est arrondie ou légèrement conique. De couleur rouge atténuée,
ils reposent quelquefois sur une base congestive et sont surmontés le plus souvent d'un point jaunâtre, d'apparence puriforme, mais aussi solide en réalité
que le reste de la production pathologique. La section du néoplasme au niveau
du point jaune ne donne issue qu'à un liquide séro-sanguinolent. Les papules
sont quelquefois sillonnées à leur surface de capillaires dilatés. Cette éruption
est accompagnée de caractères subjectifs. On observe presque toujours des four-
millements et des démangeaisons. La douleur à la pression est assez vive, quelquefois insupportable.

La distribution des éléments éruptifs a des caractères particuliers. Dans toutes
les observations recueillies l'éruption a prédominé aux coudes et aux genoux,
où les papules sont apparues confluentes, tout en restant distinctes. Les éléments
siégent plus souvent du côté de l'extension des membres que du côté de la
flexion. On en a signalé également à la face et au cuir chevelu, sur la *muqueuse
buccale*. La généralisation est de règle. Les papules se sont rencontrées partout,
mais, chose curieuse, on ne les a jamais vues sur les paupières, et c'est là un
signe négatif de grande importance.

L'évolution offre des traits caractéristiques. Ce n'est pas là une affection à
longue échéance, à allures chroniques. Le début est au contraire assez brusque,
sans qu'on puisse lui reconnaître aucune cause déterminante, et la généralisation des lésions se fait avec une assez grande rapidité, puis arrive une période
stationnaire d'une durée de quelques mois à quelques années. Enfin les papules
commencent à diminuer, l'éruption tend à disparaître souvent rapidement et
quelquefois progressivement. Il ne persiste alors aucune trace.

Parfois on a signalé pendant la période de régression l'apparition de nouvelles poussées. Ainsi, dans le cas de Malcolm Morris, l'éruption se fit par
poussées successives, et l'on put voir une poussée de nouvelles papules se sur-
ajouter à des papules anciennes et en voie de régression.

Les conditions étiologiques autres que celles qui résultent du diabète ont ici
peu de valeur.

Le sexe masculin a été plus souvent atteint. La plupart des malades avaient
entre vingt-huit et quarante ans; l'*arthritisme* s'est rencontré dans plusieurs
observations.

L'histologie de la lésion a été faite par Bristowe et Malcolm Morris.

Bristowe examina une papule après l'avoir excisée; il la vit formée de tissu
conjonctif dur, parsemé de gouttelettes graisseuses, dont le nombre et la situation variaient suivant les points examinés.

M. Morris a fait de ces lésions une étude beaucoup plus complète.

Les tubercules privés de vaisseaux sont constitués à la périphérie par un tissu
conjonctif dense, riche en éléments embryonnaires; au centre, on trouve une

substance granuleuse au sein de laquelle ces éléments et les fibres conjonctives apparaissent vaguement. Ces tubercules sont situés dans l'épaisseur du derme et entourés d'une zone de vaisseaux dilatés et engaînés de cellules rondes ou ovales. Les vaisseaux joueraient dans la détermination et l'accroissement du processus un rôle important; les cellules embryonnaires qui les entourent seraient le point de départ de tubercules nouveaux et l'organisation de celles-ci en tissu cicatriciel serait la cause de l'atrophie vasculaire et de la dégénération dont le centre des tubercules est le siége.

M. Morris ajoute que l'épiderme et ses annexes étaient entièrement sains.

Radcliffe Crocker et les autres rapporteurs de la présentation de M. Morris, Hutchinson et Sangster, après avoir examiné les coupes histologiques, ont attaché une grande importance aux nombreuses cellules embryonnaires périvasculaires et aux rapports du voisinage immédiat des follicules pileux qu'affectent les nodules des xanthomes diabétiques. Ils concluent à la non-similarité pathologique du xanthélasma diabétique et du xanthélasma ordinaire. Chambard, s'en rapportant à ces descriptions mêmes des auteurs anglais, pense au contraire qu'on y trouve tous les caractères histologiques du xanthélasma tuberculeux; il y voit indiqué très-nettement le double processus irritatif et régressif caractéristique de la lésion xanthélasmique.

On a essayé de différencier le xanthome des diabétiques du xanthome commun par de nombreux signes. Les meilleurs se tirent de l'évolution de la maladie, de son début brusque, de son siége prédominant aux coudes et aux genoux, de l'absence au contraire de xanthome palpébral, enfin et surtout de la présence du diabète, dont il faudra toujours rechercher l'existence quand on se trouvera en présence d'un xanthome présentant les caractères que nous venons d'énumérer.

La pathogénie de cette affection est des plus obscures. Aucune hypothèse ne semble jusqu'à présent acceptable. L'idée de Quinquaud, cherchant la cause du xanthélasma chez les hépatiques dans l'altération du sang, serait ici applicable également au diabète. Il est naturel, en effet, de chercher à établir un rapport entre l'altération du sang diabétique et l'éruption xanthomateuse. Chambard penche aussi vers cette hypothèse quand il dit : « Comme dans les affections de l'appareil hépatique, le sang dans le diabète est doué d'un faible pouvoir absorbant, pauvre en hémoglobine et riche en graisse; il renferme en outre un grand nombre de produits de désassimilation et du sucre dont la quantité dépasse souvent 0^{gr},50 pour 100 grammes et dont l'action irritante peut être constatée cliniquement sur les malades eux-mêmes. Il suffit dès lors de substituer à l'action irritante du savon de M. Quinquaud celle de la glycose pour concevoir combien le mécanisme de l'éruption diabétique se rapproche de celui de l'éruption hépatique et calquer une théorie du xanthélasma diabétique sur celle que ce savant a proposée pour expliquer le xanthome lié aux altérations du foie. »

Chambard, plus loin, émet l'hypothèse qu'il n'y a pas de xanthome, en tant qu'entité morbide, mais seulement un processus néoplasique qu'il appelle xanthomatose et qui, pouvant reconnaître diverses causes, se présenterait suivant des formes correspondantes et variées. Le *xanthome diabeticorum* serait une forme spéciale de la xanthomatose due à la présence d'un sucre en excès dans l'organisme. Besnier a observé un sujet qu'il a qualifié atteint de xanthome glycosurique et dont le père était glycosurique avancé. Le fils atteint de xanthome n'avait pas encore de glycosurie, mais il était obèse, et ce n'était chez lui, pense cet observateur, qu'une question de temps pour devenir glycosurique. Ce fait, pour M. E. Besnier, aurait une grande importance parce qu'il montre que le xanthome et la glycosurie ne *dépendent pas l'un de l'autre*, mais qu'ils appartiennent l'un à l'autre à une même dyscrasie à classer dans l'*arthritisme ancien ;* la fonction hépatique étant dans cette espèce, comme dans toutes les espèces du genre xanthome, l'agent véritablement provocateur des manifestations xanthomatiques (Communication à la réunion clin. hebd. des médecins de l'hôpital Saint-Louis).

Le traitement général présente ici une grande importance : traiter le diabète et faire disparaître le sucre est la première innovation, puisque l'on a vu avec la diminution et la disparition de la glycosurie l'affaissement et la guérison des nodules xanthomateux.

HENRI FEULARD et LOUIS WICKHAM.

BIBLIOGRAPHIE. — A. **Xanthélasma.** — ADDISON et GULL. *On a Certain Affection of the Skin Vitiligoidea. A. Plana. B. Tuberosa, with Remarks and Plates.* In *Guy's Hospit. Reports,* 2ᵉ série, vol. VII, p. 265-276. London, 1851. — WILLIAM GULL. *Vitiligoidea. a. Plana. h. Tuberosa.* In *Guy's Hosp. Rep.,* 2ᵉ série, t. VIII, p. 149, 1852. — PAVY (W.). *On a Case of Vitiligoidea.* In *Guy's Hospit. Rep.,* 3ᵉ série, t. XII, p. 276-282, 1866. — HILTON FAGGE. *Two Cases of Vitiligoidea associated with Chronic Jaundice and Enlargement of the Liver.* In *Trans. Lond. Path. Soc.,* p. 434, vol. XIX, 1868. — ADDISON et GULL. *New-Sydenham Societies Publications,* vol. XXXVI, et *Journal of Cutaneous Medecine,* p. 272, octobre. — MURCHISON. *Path. Soc. Meeting of 20 octobre 1868.* In *Journ. of Cutaneous Medecine,* p. 317, t. III. London, 1869. — SMITH (William-Frank). *On Xanthoma or Vitiligoidea.* In *Journ. of Cutan. Medecine,* t. III, p. 241, octobre 1869. — WALDEYER. *Xanthelasma palpebrarum.* In *Virchow's Arch.,* Bd. LII, 318, pl. V, fig. 3 et 5, fig. microscopique, 1871. — VIRCHOW. *Ueber Xanthelasma multiplex (molluscum lipomatodes).* In *Virchow's Arch.,* t. LII, 504, pl. VIII, fig. xanthome du bras couleur noire, 1871. — HUTCHINSON. *A Clinical Report on Xanthelasma palpebrarum and on its Signification as a Symptom.* In *Trans. of the Med. Chir. Soc.,* t. IV, 1871. — KAPOSI. *Xanthoma.* In *Wiener med. Wochenschr.,* nº 8, p. 169-193, 1872. C'est l'article qui est reproduit dans le *Traité de Hebra.* — GEBER et SIMON. *Zur Anatomie des Xanthoma palpebrarum.* In *Arch. f. Dermatologie,* 305, avec fig., 1872. — DES MÊMES. *Zur Anatomie des Xanthoma palpebrarum.* In *Arch. f. Dermat. u. Syph.,* 1872, anal. dans *Revue de Hayem,* 1873, t. I, p. 806. — HILTON FAGGE. *General Xanthelasma or Vitiligoidea.* In *Trans. Path. Soc. of London,* vol. XXIV, p. 242, 1872-1873. — MOXON (W.). *Simple Stricture of Hepatic duct, causing Chronic Jaundice and Xanthelasma.* In *Trans. Path. Soc. London,* vol. XXIV, p. 129, 1872-1873. — PYE SMITH. *Xanthelasma of Skin, Vitiligoidea plana. Peritoneum and mucous Membrane, associated with Jaundice. Autopsy.* In *Trans. Path. Soc. Lond.,* vol. XXIV, p. 250, 1872-1873. — WICKHAM-LEGG *Xanthelasma multiplex. Jaundice from Gallstone.* In *Trans. Path. Soc. of London,* vol. XXV, p. 259, 1873-1874. — DU MÊME. *Hydatids of the Liver Omentum, and recto-vesical Ponch, Compression of the Hepatic Duct; Jaundice; Xanthelasma Multiplex.* In *Trans. Path. Soc. of Lond.,* vol. XXV, p. 165-166, 1873-1874. — SMITH (W.-F.). *A Case of Icterus Gravis with Xanthoma lasting seven Years, with partial spontaneous Recovery, subsequent Death and Autopsy.* In *Trans. Path. Soc. of London,* vol. XXVIII, p. 236, 1877. — POTAIN. *Du xanthoma ou plaques jaunes de la peau.* Leç. in *Gaz. des hôp.,* nº 118, p. 937, 1877. — PYE SMITH. *Xanthelasma.* In *Guy's Hosp. Rep.,* 3ᵉ série, t. XXII, p. 96, 1877. — LARRAVDY. *Étude sur le xanthélasma.* Thèse de Paris, 1877. — QUINQUAUD. *Recherches hémato-chimiques et dermo-chimiques.* In *Bull. de la Soc. clinique,* p. 259, 1878. — BESNIER. *Leçon clinique sur le xanthélasma.* In *Journal de méd. et de chir. prat.,* et *Gaz. des hôp.,* nº 81, juillet 1878. — CHAMBARD. *Recherches historiques sur le xanthélasma planum et tuberosum.* Comm. à la Soc. anat. Paris, 8 novembre 1878. In *Bull. de la Soc. anat.,* 1878. — HILLAIRET. *Du xanthélasma généralisé.* In *Bull. de la Soc. clin.,* 251-261. Paris, 1878. — DU MÊME. *Vitiligoidea, xanthélasma, xanthoma.* In *Bull. de l'Acad. méd. de Paris,* 1878, 1170-1176. — STRAUSS. *Des ictères chroniques.* Thèse d'agrég. de Paris, 1878. — ALT. *Ueber Xanthelasma tuberosum palpebræ.* In *Arch. f. Augen u. Ohrenheilk.,* 376-379. Wiesbaden, 1878. — CARRY. *Deux observations de xanthoma.* In *Lyon médical,* t. XXXII, 225-228, 1879. — CHAMBARD. *Bull. de la Soc. anat.,* 468, 1878; *Ann. Dermat.,* 1878-1879 ; *France méd.,* nᵒˢ 1 et 2, 1879. — DU MÊME. *Des formes anatomiques du xanthélasma cutané.* In *Arch. de Phys. norm. et pathol.,* t. VI, 691-722. Paris, 1879. — COLCOTT FOX. *A Case of Xanthelasma multiplex vel Vitiligoidea* (Addison and Gull), *vel Xanthoma* (Frank Smith), *vel Molluscum cholestérique* (Bazin). In *Lancet,* II, 688, 1879. Résumé dans *Ann. Derm.,* p. 145, 1880. —

874   XANTHOME (BIBLIOGRAPHIE).

Chambard. *Du xanthélasma et de la diathèse xanthélasmique.* In *Ann. dermat. et syphil.,* 1re série, X, p. 5, 241-365, 1879. — Brault. *Bull. de la Soc. anat.,* 267, 1879. — Wickham Legg. *Xanthelasma Multiplex. Desappearance of the Patches.* In *Trans. Path. Soc. Lond.,* XXXI, 529-533, 1879-1885. — Gendre. *Du xanthélasma.* Thèse de Paris, 1880. — Carry. *Contribution à l'étude du xanthélasma.* In *Ann. de dermat. et syphil.,* p. 64, 1880. — Brachet et Monnard. *Obs. d'un cas de xanthome ou tumeur. Hist. par Balzer.* In *Ann. derm. et syphil.,* p. 658, 1881. — Rigal. *Obs. clin. et anat. pour servir à l'hist. de la chéloïde diffuse xanthél.* In *Ann. de derm. et syphil.,* p. 491, 1881. — Herzka. *Ein Fall von Xanthoma* (W.-Frank Smith). In *Berl. klin. Wochenschr.,* t. XVIII, 567-569, 1881. — Mackenzie (S.). *Two Cases of Congenital Xanth.* In *Trans. Path. Soc. of Lond.,* XXXIII, p. 370-372, 1881-1882. — Starten. *Case of Xanth.* In *Transact. Pathol. Soc. of London,* t. XXXIII, p. 373-376, 1881-1882. — Hutchinson, Crocker. *Report on Case of Xanthoma Multiplex brought before the Path. Soc. by sir J. Starten and doctor St. Mackenzie.* In *Trans. Path. Soc. of London,* t. XXXIII, p. 376-384, 1881-1882. — Balzer. *Recherches sur la dégénérescence granulo-graisseuse des tissus dans les maladies infectieuses, parasitisme du xanthélasma et de l'ictère grave.* In *Rev. méd. Paris,* n° 4, 1882. — Herzka. *Ein Fall von Xanthoma.* In *Berliner klinische Wochenschr.,* t. XIX, p. 89, 1882 — Chambard. *Dernières Recherches anatomiques et cliniques sur le xanthome.* In *Ann. de derm. et syphil.,* p. 551, 1882. — De Luca. *Sullo xanthoma a grossi nodi.* In *Giorn. ital. di mal. vener.,* p. 147-156, 1882. — Malcolm Morris. *A Case of so called Xanthoma tuberosum.* In *Trans. Path. Soc. London,* t. XXXIV, p. 273-286, 1882-1883. — Fox. *A Case of Xanthoma Tuberculosum et Striatum.* In *Arch. of Dermal. New-York,* 1882-1883. — Schwimmer. *Das Xanthoma.* In *Pest. med. chir. Presse,* t. XIX, p. 157-159. Budapest, 1883. — De Vincentis. *Endothelioma adiposo Ricerche cliniche ed anatomiche sullo xanth.* In *Riv. clin. di Bologna,* 3 s, III, 481-501, 1883. — Pœnsgen. *Mittheilung eines seltenen Falles von Xanthoma multiplex.* In *Arch. f. path. Anat.,* t. XCI, p. 550-570, 1883. — Chambard et Gouilloud. *Myome xanthomateux, développé dans un molluscum.* In *Ann. dermat. et syphil.,* p. 660, 1883. — Chambard. *Du xanth. temp. des diabétiques.* In *Ann. derm.,* p. 349-396, 1884. — Hanot. *Recherche des microbes dans une nodosité xanthélasmique. Résultat négatif.* In *Comptes rendus de la Soc. biol.,* 8e série, t. I, p. 417, 1884. — Balzer. *Xanthélasma* (Anatomie). In *Bull. de la Soc. anat.,* p. 587, 1884. — Chambard. *La structure et la signification histologique du xanth. d'après M. le professeur Carlo de Vincentiis et la théorie parasit. de cette affect. d'après M. le docteur Balzer.* In *Ann. dermat.,* p. 81-92, 1884. — Eichhoff. *Mittheilung eines Falles von Xanth. planum et tuberculosum multiplex.* In *Deutsche med. Wochenschrift,* t. X, p. 52. Berlin, 1884. — Hardaway. *A Case of Multiple Xanthoma, exhibiting the Plane Tubercular and Tuberose Varieties, of the Disease with Remarks.* In *St-Louis Cour. Med.,* t. XII, p. 298-298, 1884. — Duroselle. *Étude sur le xanthélasma.* Thèse de Paris, 1885. — Touton. *Ueber das Xanthom, insbesondere dessen Histologie u. Histogenie.* In *Vierteljahrschr. f. Derm. und Syphil.,* XII Jahrg., 1885, Heft I. Wien, 1885. — Chambard. *Le zona xanthomateux et le xanthome d'origine nerveuse.* Étude d'un mémoire de A. Hardaway. In *Ann. dermat.,* p. 348, 1885. — Balzer. *Recherches sur les caractères anatomiques du xanthélasma.* In *Arch. de physiol.,* n° 5, 1886. Résumé in *Ann. de dermal.,* p. 436. 1886. — Brucnet. *Dict. Jaccoud,* 1886. — Hutchinson. *Xanth. palpebrarum on the lower lids only; Migraine Attacks with Temporary Amblyopia.* In *Brit. Med. Journal,* p. 1154-1156, 1887. — Polyak. *Xanthoma multiplex.* In *Orvosi hetil.,* t. XXXII, 979-985. Budapest, 1888. *Pest. med. Chirur.,* t. XXIV, p. 784. Budapest, 1888. — Wende. *The Treatment of two Cases of Xanthoma by the Method of Electrolysis.* In *Med. Press. West. New-York Buffalo,* t. III, p. 351, 1888. — Köbner. *Xanthoma multiplex, entwickelt aus nœvis vasculoso-pigmentosis.* In *Vierteljahrschr. f. Dermat.,* t. XV, p. 393-409. Wien, 1888. — Barns. *A Case of Xanthelasma Multiplex of the Trunk and Scalp.* In *Lancet,* t. I, 925. London, 1888.

B. **Xanthélasma diabeticorum.** — Addison et Gull. *Un cas relaté dans le mémoire de 1851* (voy. Bibl. Xanth.). — Bristowe. *Keloid of a rare Form.* In *Path. Trans.,* vol. XVII, p. 414, 1886. — Gendre. *Observation du service de Hillairet,* recueillie par Gilles de la Tourette, publiée par Gendre dans sa thèse. — Hillairet, *Obs. du service de Hillairet,* rapportée par Chambard in *Mém. Annal. derm.,* 1884. — Aubert. *Communic. orale d'un cas.* Rapporté par Chambard in *Mém. Ann. derm.,* 1884. — Malcolm Morris. *A Case of so Called Xanthoma tuberosum.* In *Trans. of Path. Soc. Lond.,* 1885. — Chambard. *Du xanthome temporaire des diabétiques et de la signification nocologique du xanthome.* In *Ann. de dermat.,* p. 348 et 396, 1884. — Duroselle. Thèse de Paris, 1885. — Hughe. *Cas du docteur Hughe.* In *Syd. Soc. ed. of Addison's Works,* p. 160. *Musée de Guy's Hospital,* model 2, 738. — Crocker (Radcl.). *Xanthoma diabeticorum.* In *Tr. des mal. de peau,* 1888. — Barlow. *Diabètes mellitus. Eruption on the Skin like Xanth. diabet.* In *Brit. Journ. of*

Derm., nov. 1888. — Colcott Fox. *Un cas présenté à la Soc. derm. de Londres*, 1888. — Cavafy. *Un cas*. In *Brit. Journ. derm.*, janvier 1889.   H. F. et L. W.

XANTHOPHÉNIQUE (Acide).   Nom donné par Fol à une matière colorante qui fournit de l'acide phénique par oxydation.

On chauffe à 100 degrés pendant douze heures un mélange formé de 5 parties d'acide phénique et de 3 parties d'acide arsénieux sec, finement pulvérisé, on agite fréquemment. La coloration, qui commence à se montrer au bout de deux heures, augmente graduellement, à mesure que la masse s'épaissit; on chauffe alors à 125 degrés pendant six heures; on dissout le résidu pâteux dans 10 parties d'acide acétique à 7 degrés et on ajoute 12 parties d'eau saturée de sel marin ; il se précipite des flocons colorés, qu'on dissout dans l'eau et qu'on précipite par une solution saturée de chlorure sodique. On étend le précipité sur des plaques de porcelaine et on sèche à l'étuve; on obtient finalement des paillettes mordorées douées d'un vif éclat.

L'acide xanthophénique, ainsi préparé, est une matière colorante assez soluble dans l'eau froide, beaucoup plus soluble dans l'eau bouillante, qui l'abandonne par le refroidissement en lamelles mordorées; elle est soluble dans l'éther, l'alcool ordinaire, l'esprit de bois, ainsi que dans les acides; elle est insoluble dans la benzine et les huiles de pétrole. Les alcalis en lessive étendue ou concentrée, les carbonates alcalins et alcalino-terreux, la dissolvent également en donnant naissance à des combinaisons rouges qui teignent la soie et la laine depuis le rose tendre jusqu'au rouge foncé.   Edme Bourgoin.

XANTHOPICRINE.   La *xanthopicrine* ou *xanthopicrite* est une substance amère, cristalline, extraite par Chevalier et Pelletan de l'écorce du clavalier jaune (*Xanthoxylon Clava-Herculis*), arbre qui passe aux Antilles pour un bon fébrifuge. Suivant Perrens, la xanthopicrine ne serait autre chose que de la berbérine.   E. B.

XANTHOPROTÉIQUE (Acide).   Mulder a donné ce nom à un acide assez mal défini, à la fois azoté et sulfuré, qui prend naissance lorsqu'on fait réagir l'acide azotique sur la plupart des matières albuminoïdes, l'albumine, la fibrine, la caséine, etc. On le prépare en faisant digérer l'une de ces dernières avec son poids d'acide azotique étendu de 2 parties d'eau ; après un temps suffisant, qui peut varier de deux jours à une semaine, suivant la nature de la matière albuminoïde sur laquelle on opère, on additionne d'eau le produit de la réaction : il se fait un dépôt qu'on lave successivement à l'eau, à l'alcool et à l'éther, puis qu'on sèche à une température de 130 degrés.

L'acide xanthoprotéique est sous forme d'une poudre jaune, amorphe, inodore, sans saveur, se charbonnant sans fondre en répandant une odeur de corne brûlée. Il est soluble dans les acides concentrés ; il se dissout dans les alcalis en donnant lieu à des solutions rouges, d'où les acides le précipitent sans altération.

Le *xanthoprotéate d'ammonium*, qui est rouge, perd toute son ammoniaque vers 140 degrés.

Les *sels de potassium*, de *sodium*, de *baryum*, qui sont également rouges, sont très-solubles dans l'eau et incristallisables ; ils sont insolubles dans l'alcool et dans l'éther.

Le *sel de calcium*, qui ressemble aux précédents, donne une solution que l'eau de chaux précipite en jaune, par suite de la formation d'un sous-sel insoluble.

Les *sels de fer* et de *cuivre* sont des précipités colorés. Ceux de *plomb* et d'*argent* sont jaunes.   Edme Bourgoin.

XANTHOPURPURINE. *Formules :* $\left\{ \begin{array}{ll} \text{Équiv.} & C^{28}H^8O^8. \\ \text{Atom.} & C^{14}H^8O^4. \end{array} \right.$ La *xanthopurpurine* ou *purpuroxanthine* est une matière jaune qui accompagne la purpurine et l'alizarine dans la racine de garance. On la prépare facilement en faisant réagir sur la purpurine ou la pseudopurpurine les agents réducteurs, comme l'amalgame de sodium, l'acide iodhydrique. Elle est isomère avec l'alizarine et dérive de l'*orangé de garance* par perte d'une molécule d'acide carbonique sous l'influence de la chaleur :

$$C^{30}H^8O^{12} = C^2O^4 + C^{28}H^8O^8.$$

Elle cristallise dans la benzine ou le chloroforme en belles lames d'un jaune pur, donnant par sublimation des aiguilles de couleur orangée ; elle est fort peu soluble dans l'eau, qu'elle teint légèrement en jaune, soluble dans l'alcool, la benzine, l'acide acétique, ainsi que dans les lessives alcalines qui prennent une coloration rouge.

Les oxydants la transforment en purpurine, $C^{28}H^8O^{10}$, tandis que les réducteurs la changent en *hydropurpuroxanthine*, $C^{28}H^{10}O^8$; une réduction plus avancée donne de l'anthracène, $C^{28}H^{10}$.

Le xanthopurpurine n'est pas à proprement parler une matière colorante, comme la plupart de ses isomères : en effet, dans sa dissolution aqueuse, les mordants ne prennent qu'une faible teinte jaune, que le savon fait aisément disparaître ; toutefois elle se combine à l'alumine en formant une laque fortement colorée en jaune orangé. Elle se combine avec les bases, à la manière des quinons.

Le *sel de sodium*, obtenu par ébullition avec l'acétate de sodium, cristallise en aiguilles rouges. Ceux de *calcium*, de *baryum*, de *magnésium*, sont également rouges et solubles dans l'eau.

L'*éther diméthylique* ou *diméthylxanthopurpurine*,

$$\frac{C^2H^2}{C^2H^2} (C^{28}H^8O^8),$$

cristallise dans l'acide acétique en petites aiguilles jaunes, fusibles à 179 degrés.

L'*éther diéthylique*, qui ressemble au précédent, fond à 170 degrés.

Le *diacétate*, $C^{28}H^4O^4(C^4H^4O^4)^2$, cristallise en aiguilles, fusibles à 183-184 degrés.

La *dibromopurpuroxanthine*, $C^{26}H^6Br^2O^8$, qu'on obtient directement par l'action du brome à froid, se dépose dans l'acide acétique glacial en aiguilles étoilées, d'un jaune orangé, peu solubles dans l'alcool, fusibles à 228 degrés.

La *dinitroxanthopurpurine*, $C^{28}H^6(AzO^4)^2O^8$, se prépare au moyen de l'acide nitrique d'une densité de 1,48 ; elle est en cristaux solubles dans l'eau, l'alcool, l'acide acétique, dernier véhicule qui l'abandonne en petits cristaux rouges, fusibles à 249-250 degrés.

La *purpuroxanthinamide*, $C^{28}H^9AzO^6$, a été obtenue par Liebermann en chauffant à 150 degrés la purpuroxanthine avec de l'ammoniaque; on précipite par l'acide chlorhydrique, on reprend le précipité par de l'eau de baryte en excès et on précipite de nouveau par un acide.

Elle cristallise dans l'alcool en aiguilles brunes.   Edme Bourgoin.

Bibliographie. — Liebermann et Fischer. *Berichte der ch. Gesellsch.*, t. VIII, 974, et t. IX, 1204. — Rosenstiehl. *Matières colorantes de la garance.* In *Bull. de la Soc. ch.*, t. XXII, 571. — Schützenberger. *Traité des matières colorantes*, t. II, 151. — Schützenberger et Schiffert. *Sur les matières colorantes de la garance.* In *Bull. de la Soc. ch.*, t. II, 218.

E. B.

XANTHORHAMNINE. La xanthorhamnine est un principe colorant jaune qui a été extrait des graines de Perse (*Rhamnus amygdalinus, cathartica*, etc.) par Gelaty. C'est la *rhamnégine* de Lefort.

Pour la préparer, Schützenberger épuise par l'alcool chaud la poudre de cette graine dans un appareil à déplacement; à l'évaporation, le liquide laisse déposer une abondante cristallisation. En lavant ces cristaux à l'alcool froid, puis en les reprenant par l'alcool bouillant, additionné ensuite d'un peu d'éther, il se dépose d'abondantes aiguilles d'un jaune d'or; on les lave à l'éther et on les fait sécher.

La xanthorhamnine est très-soluble dans l'eau et dans l'alcool, peu soluble dans l'éther, la benzine, le sulfure de carbone; elle est inodore et insipide; elle ne fermente pas et ne réduit pas la liqueur cupro-potassique. Elle fond à une température assez élevée en un liquide jaune, transparent, puis se décompose à une température plus élevée. Sa solution aqueuse, chauffée à 100 degrés avec un peu d'acide sulfurique, donne un abondant précipité jaune de *rhamnétine*, corps insoluble dans l'eau et dans l'éther, à peine soluble dans l'alcool bouillant.

Edme Bourgoin.

XANTHORHIZA (*Xanthorhiza* Lhér.). Genre de plantes de la famille des Renonculacées et du groupe des Aquilégiées.

L'unique espèce connue, *X. apiifolia* Lhér., est un petit arbrisseau à feuilles alternes, pinnatiséquées. Les fleurs, très-petites, réunies en grappes composées, sont pentamères avec un calice pétaloïde, caduc, cinq pétales charnus, glanduleux, à limbe cordiforme, légèrement concave, et dix étamines superposées, cinq aux sépales et cinq aux pétales. Le gynécée se compose de cinq carpelles libres, formés chacun d'un ovaire uniloculaire, surmonté d'un style court. Les fruits sont des follicules renfermant une ou plusieurs graines pourvues d'un albumen charnu.

Le *X. apiifolia* croît dans les lieux humides de l'Amérique du Nord. Son rhizome, qui constitue l'*Yellow-root* des naturels, renferme de la berbérine. Il est âcre et très-amer; on l'emploie souvent comme succédané du *Quassia amara.*

Ed. Lef.

XANTHOSOME (*Xanthosoma* Schott). Genre de plantes de la famille des Aroïdées, dont les représentants sont des herbes à rhizome charnu et à feuilles sagittées. Le spadice, accompagné à sa base d'une spathe dressée, est androgyne avec des étamines à anthères biloculaires. Le fruit est bacciforme.

Les *Xanthosoma* habitent tous les Antilles. Le *X. sagittifolium* Schott ou *Chou caraïbe* est l'espèce la plus importante. On retire de son rhizome une fécule qui est réputée diaphorétique et stimulante.   Ed. Lef.

XANTHOTANNIQUE (Acide). Tannin retiré par Ferrein des feuilles de l'orme. Les feuilles sèches sont épuisées par l'alcool ; le liquide alcoolique étant évaporé et repris par l'eau, la solution aqueuse donne avec l'acétate de plomb un précipité jaune de xanthotannate de plomb dont l'analyse conduit à la formule $C^{28}H^{18}O^{4}.3PbO$ (Ferrein, *Viertelj. für prackt. Pharm.*, t. VIII, p. 1).

Edme Bourgoin.

XANTHOXYLÈNE. $C^{20}H^{16}$. Carbure d'hydrogène obtenu par Stenhouse en distillant avec de l'eau les graines pulvérisées du poivre du Japon (*Xantoxylum piperitum*) ; le carbure térébénique passe à la distillation, accompagné d'un corps solide, la *xanthoxyline* ; l'essence est fortement refroidie pour la séparer de cette dernière ; on la distille enfin sur du potassium.

Le xanthoxylène est un liquide incolore, réfringent, doué d'une odeur agréable, bouillant à 162 degrés. Il fournit avec l'acide chlorhydrique une combinaison liquide (Stenhouse, *Pharm. Journ. and Transact.*, t. XVII, p. 19 ; 1857).

Edme Bourgoin.

XANTHOXYLINE. $C^{20}H^{12}O^{8}$. C'est la matière solide et cristallisée qui accompagne le xanthoxylène. On la purifie par des cristallisations répétées dans l'alcool.

Elle est en cristaux soyeux, appartenant au système clinorhombique ; son odeur est faible, sa saveur est légèrement aromatique ; elle fond vers 80 degrés et se volatilise ensuite sans altération à une température plus élevée. Elle est insoluble dans l'eau, très-soluble dans l'alcool et dans l'éther.

Staples a donné le nom de xanthoxyline à une matière amère, cristallisable, contenue dans l'écorce du *Xanthoxylum Clava Herculis*, probablement identique avec la xanthopicrine et la berbérine, extraite par Büchner de l'épine-vinette (*Berberis vulgaris*).

Edme Bourgoin.

XANTHOXYLUM ou **ZANTHOXYLUM**. *Voy.* Clavalier.

XÉNODERME. Duméril et Bibron ont compris sous le nom d'Acrochordiens des Serpents qui présentent cette curieuse particularité que le corps, au lieu d'écailles, est revêtu de tubercules granuleux, sertis dans la peau, même sur le vertex, qui n'a pas de plaques symétriques ; le dessous de la gorge est couvert de tubercules plus petits. Trois genres, ne comprenant chacun qu'une espèce, rentrent dans cette famille.

Le Xénoderme (*X. Javanica*) a le ventre et le dessous de la queue couverts d'écailles ; les tubercules du dos forment deux rangées latérales ; l'espèce habite Java. Dans les deux autres genres, il n'existe pas de gastrostèges ; le Chersyde (*C. fasciatus*), qui se trouve à Sumatra, aux Célèbes, a le corps très-notablement comprimé, le ventre caréné, les lèvres couvertes d'écailles ; chez l'Acrochorde (*A. javanicus*), de Java, le ventre est plat, le corps arrondi ; les lèvres sont couvertes de squames. Les Acrochordiens sont des Serpents essentiellement aquatiques et inoffensifs, malgré leur taille qui peut atteindre $1^m,50$.

E. Sauvage.

Bibliographie. — Duméril et Bibron. *Erpétologie générale*, t. VII, p. 34, 1854.   E. S.

XÉNODON. Boié a désigné sous ce nom des Serpents colubriformes qui font partie de la famille des Diacrantériens, qui ont les écailles allongées, disposées par séries obliques, la tête large, le museau arrondi ; les deux derniers crochets sus-maxillaires sont plus longs que les autres et séparés de ceux-ci par un intervalle dépourvu de dents. Le genre se sépare en deux sections distinctes ; les trois espèces qui habitent les parties chaudes de l'Amérique ont toutes les écailles lisses ; chez les deux espèces qui vivent dans les Indes Orientales quelques-unes des écailles du dos sont carénées. L'espèce la plus connue est le *X. severus.*   E. Sauvage.

Bibliographie. — Duméril et Bibron. *Erpétologie générale*, t. VII, p. 153, 1854. — Jan. *Elenco sist. degli ofidi*, 1863.   E. S.

XÉNOLS. *Formules :* $\begin{cases} \text{Équiv.} & C^{16}H^{10}O^2. \\ \text{Atom.} & C^8H^{10}O = C^6H^3(CH^3)^2OH. \end{cases}$ Syn. : *Xylénols* *Hydrates de xényle.*   Les xénols sont des phénols monoatomiques qui sont aux xylènes, $C^{16}H^{10}$, ce que le phénol ordinaire est à la benzine. La théorie fait prévoir six xénols isomériques, qui sont actuellement connus : deux dérivant de l'*orthoxylène*, trois du *métaxylène* et un du *paraxylène*. Dans la théorie atomique, on admet que les xénols sont des xylènes dans lesquels un atome du noyau benzinique est remplacé par le groupe oxhydryle (OH) [*voy.* le mot *Xylènes* pour se rendre compte de l'isomérie des xénols]. Par exemple, les deux *orthoxénols* sont représentés par les schémas suivants :

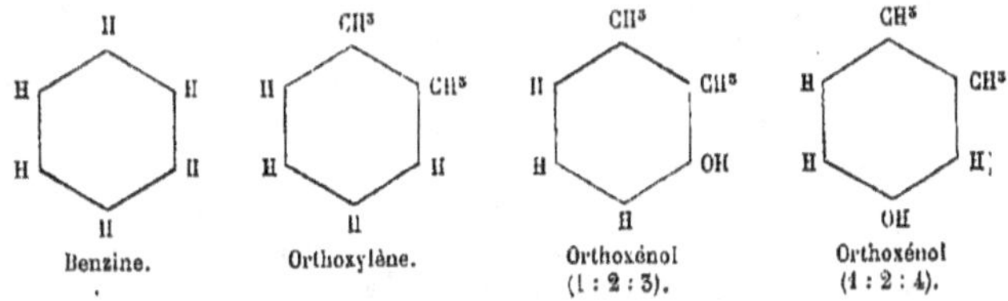

I. Dérivés de l'orthoxylène. 1° *Orthoxénol* (1 : 2 : 3). Il a été préparé par Nötling en attaquant par l'acide nitreux la xylidine correspondante :

$$C^{16}H^8(AzH^3) + AzO^4H = H^2O^2 + Az^2 + C^{16}H^{10}O^2.$$

Il cristallise en aiguilles incolores, fusibles à 73 degrés, prenant une teinte violette par le chlorure ferrique, alors que le chlorure de chaux est sans action.

2° *Orthoxénol* (1 : 2 : 4). Obtenu par Jacobsen en faisant réagir l'acide nitreux sur la xylidine correspondante. Il est solide, fusible à 62°,5 ; il bout à 228 degrés. Il cristallise dans l'eau en longues aiguilles, et dans l'alcool faible en octaèdres orthorhombiques volumineux.

Le *sel sodique*, $C^{16}H^9NaO^2$, est en aiguilles aplaties, soyeuses, peu solubles dans une lessive de soude.

Le *dérivé tribromé*, $C^{16}H^7Br^3O^2$, cristallise en fines aiguilles feutrées, incolores, fusibles à 169 degrés.

II. Dérivés du métaxylène. 1° *Métaxénol* (1 : 3 : 4) $[C^6H^3(CH^3)_1(CH^3)_3(OH)_4)]$. Il a été obtenu par Jacobsen en traitant l'acide oxymésitylénique par la potasse caustique, et aussi par l'action de l'acide nitreux sur l'α-métaxylidine. Dans ce dernier cas on verse à froid une dissolution de 12 parties de nitrate de sodium

dans un mélange formé de 20 parties d'α-méthylxylidine, 16 parties d'acide sulfurique et 300 parties d'eau ; on fait bouillir et on distille dans un courant de
vapeur d'eau ; on épuise par l'éther et on rectifie.

Il est en cristaux fusibles à 27-28 degrés, bouillant sans décomposition à
216°,5 (corr). Il est peu soluble dans l'eau ; son soluté donne avec le chlorure
ferrique une coloration bleue qui vire au vert gris avec affusion d'alcool. Traité
par le sodium et l'acide carbonique, il se transforme en acide oxymésitylénique.

Le *dérivé bromé* cristallise en aiguilles incolores, fusibles à 70 degrés, donnant par fusion avec la potasse l'acide métoxytoluique.

Le *dérivé acétylé*, $C^4H^2O^2(C^{16}H^{10}O^2)$, qu'on obtient au moyen du chlorure acétique, est sous forme d'un liquide bouillant à 218-220 degrés.

2° *Métaxénol symétrique* (1 : 3 : 5), $[C^6H^5(CH^3)_4(CH^3)_3(OH_5)]$. Obtenu par
Thöl et Nötling en attaquant par l'acide nitreux la xylidine correspondante.

Fines aiguilles fusibles à 68 degrés, bouillant à 109°,5, non colorables par
le chlorure ferrique.

Le *sel sodique*, $C^{16}H^9NaO^2$, cristallise dans une solution de soude caustique
en aiguilles volumineuses.

Le *dérivé tribromé* se dépose dans l'alcool en fines aiguilles, fondant à
162°,5.

Le *dérivé nitré*, $C^{16}H^9(AzO^4)O^2$, a été obtenu par Pfaff en prenant pour point
de départ la nitroxylidine. Il est en beaux cristaux jaunes, fusibles à 95 degrés,
solubles en jaune dans les alcalis. Il donne un sel potassique et un éther méthylique. Réduit par l'étain et l'acide chlorhydrique, il se transforme en *amydoxé-
nol*, $C^{16}H^9(AzH^2)O^2$, corps qui cristallise en lamelles brillantes, fusibles à
161 degrés.

3° *Métaxénol* (1 : 2 : 3). $[C^6H^3(CH^3)_4(CH^3)_3(OH)_5]$. Il a été préparé par
Jacobsen en traitant par la potasse fondante le m-xénylsulfite de potassium correspondant. On peut aussi chauffer avec le même réactif, vers 290 degrés, le
mésitylène-sulfite de potassium : il se forme d'abord de l'acide oxymésitylénique
vers 245 degrés, lequel perd ensuite de l'acide carbonique pour se convertir en
xénol.

Il cristallise en lamelles ou en longues aiguilles soyeuses, fusibles à 74°,5 et
bouillant à 211 degrés.

Le *dibromo-m-xénol*, $C^{16}H^8Br^2O^2$, cristallise dans l'alcool en lamelles d'un
jaune d'or, fusibles à 176 degrés et sublimables à une température plus élevée.

Il est insoluble dans l'eau, soluble dans l'alcool, surtout à chaud.

III. DÉRIVÉ DU PARAXYLÈNE. PARAXÉNOL. Il a été obtenu par Jacobsen en
décomposant le p-xénylsulfite de potassium par la potasse en fusion. Nötling,
Witt et Forel, ont pris pour point de départ la paraxylidine.

Il est sous forme de longues aiguilles fusibles à 74°,5, et bouillant vers
210 degrés ; il se volatilise sensiblement à une température voisine de son point
de fusion. Il est peu soluble dans l'eau, très-soluble dans l'alcool et dans l'éther,
non colorable par le chlorure ferrique. Attaqué par l'acide carbonique, en présence du sodium, il se transforme en un acide oxyxylique, fusible à 137 degrés,
que les sels ferriques colorent en violet.

Le *p-xénate de sodium*, $C^{16}H^9NaO^2$, cristallise en longues lames, peu solubles
dans la lessive de soude.

Le *dérivé méthylé*, $C^2H^2(C^{16}H^{10}O^2)$, est un liquide incolore, non solidifiable à
froid, bouillant à 194 degrés. — Le *dérivé éthylé* bout à 205 degrés.

Le *dérivé acétylé*, $C^4H^2O^2(C^{16}H^{10}O^2)$ est un liquide incolore, ayant pour densité 1,0264 à 15 degrés, bouillant à 237 degrés.

Le *p-xénol monobromé*, $C^{16}H^9BrO^2$, s'obtient en ajoutant une quantité calculée de brome dans une solution acétique de p-xénol ; on ajoute de l'eau et on fait cristalliser le précipité dans l'alcool. Il est en aiguilles, fusibles à 87 degrés, insolubles dans l'eau, solubles dans l'alcool.

Le *tribromo-p-xénol*, $C^{16}H^7Br^3O^2$, qui se forme en présence d'un excès de brome, cristallise dans l'alcool en aiguilles jaune d'or, fondant à 175 degrés.

Le *nitroso-p-xénol*, $C^{16}H^9(AzO^2)O^2$, se prépare en dissolvant 15 parties de p-xénol dans la soude caustique et en ajoutant 60 parties de nitrite de sodium ; on acidule avec l'acide acétique, on exprime le produit de la réaction et on le purifie par plusieurs cristallisations dans l'alcool faible. Il est en aiguilles rougeâtres, fondant à 160-165 degrés en se décomposant (Oliveri).

Il existe trois dérivés nitrés isomériques, répondant à la formule $C^{16}H^9(AzO^4)O^2$.

1° *α-nitroparaxénol*. Obtenu en chauffant au bain-marie une dissolution alcaline de nitroso-p-xénol avec du ferricyanure de potassium ; on précipite par un acide et on fait cristalliser dans l'alcool faible.

Aiguilles fines, à peine colorées, fusibles à 115 degrés, peu solubles dans l'eau froide.

2° *β-nitroparaxénol*. On nitre le p-xénol, en solution acétique, par l'acide azotique fumant.

Liquide jaunâtre, huileux, bouillant vers 256 degrés, en se décomposant partiellement.

3° *γ-nitroparaxénol*. A une dissolution aqueuse d'acide p-xénol sulfonique, on ajoute une quantité calculée d'acide nitrique. Il se dépose peu à peu des lamelles jaunes, qu'on purifie par distillation dans un courant de vapeur d'eau.

Corps peu soluble dans l'eau, fusible à 89 degrés.   Edme Bourgoin.

Bibliographie. — Fittig et Hoogewerff. *Bull. de la Soc. ch.*, t. XII, 503. — Jacobsen. *Deut. chem. Gesellsch.*, t.XI, 26, p. 161, 1884. — Lako. *Liebig's Ann. der Ch.*, t. CLXXXII, 30. — Nölting, Witt et Forel. *Deutsch. chem. Gesellsch.*, p. 2664, 1885. — Pfaff. *Ibid.*, 616 et 1135, 1883. — Thöl. *Ibid.*, 359, 1885. — Städeler et Hölz. *Ibid.*, 2924, 1885. — Wroblewsky. *Zeitschr. f. Chem.*, p. 232, 1868. — Wurtz. *Comptes rendus*, t. LXVI, p. 1086.   F. R.

XÉNYLAMINES. *Voy.* Xylidines.

XÉNYLE (Dixényle). *Formules :* $\begin{cases} \text{Équiv. } C^{32}H^{18}. \\ \text{Atom. } C^{16}H^{18}. \end{cases}$ Le *xényle*, ou mieux *dixényle*, est un carbure d'hydrogène qui a été préparé par Fittig, Ahrens et Mattheides, en faisant réagir le sodium par le m-bromoxylène (1 : 3 : 4) :

$$2\,C^{16}H^9Br + Na^2 = 2\,NaBr + C^{32}H^{18}.$$

Liquide fortement réfringent, bouillant à 290-295 degrés.

Xényles. Radicaux monovalents, dont on admet l'existence dans les dérivés monosubstitués des xylènes, comme les xénols et les xylidines.

Xényle (Sulfhydrate de). *Formules :* $\begin{cases} \text{Équiv. } C^{16}H^{10}S^2. \\ \text{Atom. } C^9H^{10}S. \end{cases}$ Le *sulfhydrate de xényle* ou *mercaptan xénylique* se prépare en réduisant par le zinc et l'acide sulfurique étendu le chlorure xénylsulfureux obtenu avec les acides sulfoconjugués du xylène de goudron de houille.

Ce produit, qui est un mélange de plusieurs sulfhydrates de xényle isomériques, est un liquide incolore, fortement réfringent, bouillant vers 212-215 degrés. Il est insoluble dans l'eau, soluble dans l'alcool et dans l'éther (Lindow et Otto).

Le *dérivé mercurique*, $C^{16}H^9H^3S^2$, cristallise dans l'alcool en écailles brillantes. Les *dérivés plombique*, *cuivrique* et *argentique* sont des précipités jaunes, pulvérulents, peu solubles (Yssel de Schepper).

XÉNYLE (DIOXYSULFURÉE DE). *Formules* : { Équiv. $C^{32}H^{18}S^4O^4$. Atom. $C^{16}H^{18}S^2O^2$. Obtenu par Lindow et Otto en chauffant en vase clos avec l'eau, vers 150-160 degrés, l'acide m-xylol-sulfureux. Il se forme en même temps de l'acide xylolsulfurique :

$$3\,C^{16}H^{10}S^2O^4 = H^2O^2 + C^{16}H^{10}S^2O^6 + C^{32}H^{18}S^4O^4.$$

Liquide huileux, jaunâtre, inodore, insoluble dans l'eau et dans les alcalis, soluble dans l'alcool, l'éther et la benzine. L'hydrogène naissant le convertit en sulfhydrate de xényle. Avec le brome, il donne un produit de substitution insoluble dans l'eau, soluble dans l'alcool et dans l'éther, que l'ammoniaque transforme à l'ébullition en un amide cristallisable.

XÉNYLÈNES-DIAMINES. *Formules* : { Équiv. $C^{16}H^{12}Az^2$. Atom. $C^8H^{12}Az^2$. SYNONYMIE : *Xylène-diamines*, *diamidoxylènes*. Ce sont des bases diazotées qui dérivent des xylènes dinitrés, des xylidines nitrées ou des amido-azoxylènes. La théorie prévoit l'existence de onze xénylènes-diamines isomériques : quatre dérivent de l'o-xylène, quatre du m-xylène et trois du p-xylène. Ces corps sont encore imparfaitement connus. Voici ceux qui ont été signalés :

I. DÉRIVÉS DE L'O-XYLÈNE. *Orthoxénylène p-diamine*. Obtenue en réduisant par l'hydrogène naissant l'amido-azo-orthoxylène. A l'oxydation, elle se transforme en un xyloquinon fusible à 55 degrés (Nietzki).

II. DÉRIVÉS DU M-XYLÈNE. 1° *Xénylène diamine*, $[C^6H^2(CH^3)_4(CH^3)_3(AzH^2)_3(AzH^2)_6]$, obtenue en réduisant par le chlorure stanneux la nitroxylidine fusible à 125 degrés :

$$C^{16}H^{10}(AzO^4)Az + 3\,H^2 = 2\,H^2O^2 + C^{16}H^{12}Az^2.$$

Cristaux solubles dans l'éther, fusibles à 104 degrés, donnant par l'acide nitreux du *brun Bismark*, avec la diazobenzine une chrysoïdine, etc. ;

2° *Xénylène-diamine*, $[C^6H^2(CH^3)_4(CH^3)_3(AzH^2)_4(AzH^2)_2]$, produit de réduction de la nitroxylidine fusible à 78 degrés. Elle se dépose dans l'essence de pétrole en cristaux fusibles à 64 degrés, non colorables à la lumière ;

3° *Xénylène-diamine*, $[C^6H^2(CH^3)_4(CH^3)_3(AzH^2)_2(AzH^2)_5]$. Produit de réduction d'un amido-azoxylène, donnant par oxydation un m-xyloquinon fusible à 73 degrés ;

4° *Xénylène-diamine*, $[C^6H^2(CH^3)_4(CH^3)_3(AzH^2)_4(AzH^2)_5]$. Cette base a été obtenue par Hofmann en réduisant par l'étain et l'acide chlorhydrique l'α-méta-xylidine ditrée fusible à 69 degrés. La réaction, qui est très-vive au début, est achevée au bain-marie ; on chasse l'acide chlorhydrique en excès, on ajoute de l'eau au résidu et on précipite l'étain par l'acide chlorhydrique. A l'évaporation, il se dépose des lamelles brillantes, qu'on purifie par cristallisation dans l'eau ou dans l'alcool. C'est l'α-xénylène-diamine d'Hofmann.

Elle cristallise en aiguilles incolores, fusibles vers 75 degrés, solubles dans

l'eau et dans l'alcool, possédant une réaction légèrement alcaline. Elle s'altère
lentement à l'air.

Le *chlorhydrate*, $C^{16}H^{12}Az^2.2HCl$, cristallise facilement.

Le *chloroplatinate* est difficilement cristallisable.

III. Dérivés du p-xylène. *Paraxénylène p-diamine*, $[C^6H^2(CH^5)_1(CH^5)_4(AzH^2)_2$
$(AzH^2)_3]$, obtenue en réduisant la nitroxylidine correspondante.

Aiguilles fusibles à 147 degrés, peu solubles dans l'eau froide, solubles dans
l'alcool, donnant par oxydation un xyloquinon fusible à 125 degrés.

Edme Bourgoin.

XÉRODERMIE. Le terme xérodermie (de ξηρὸς, sec, et δήρμα, peau), créé
par Erasmus Wilson, répond à un état du tégument caractérisé par de la
sécheresse, de la dureté, un manque d'élasticité, de la friabilité et même de
l'exfoliation, pouvant rarement d'ailleurs, comme dans la stéatose, constituer
un ensemble indépendant, ou, au contraire, se manifester ainsi qu'une phase
spéciale d'une maladie cutanée. Ceci s'applique particulièrement à l'ichthyose,
dystrophie de l'épiderme, rangée de ce chef dans la classe des kératoses et dont
la première manifestation peut se traduire par l'état sec, cassant de la peau,
dénommé par Wilson xérodermie ichthyoïde, état stationnaire ou susceptible
d'évolution et de transformation en véritable ichthyose. Cette modification est
prouvée par des exemples nombreux se rapportant principalement à des enfants
qui, atteints de simple épaississement de la peau dans leur très-jeune âge, sont
devenus plus tard ichthyosiques à un degré plus avancé. L'ichthyose xéroder-
mique est décrite ailleurs (*voy.* Ichthyose), et nous n'insistons pas sur ses particularités. Rappelons pourtant sommairement quelques-unes d'entre elles,
comme : l'altération de nutrition du tégument, signe peu apparent à la face,
mais remarquable aux membres où l'on constate une perte sensible du tissu
adipeux; les états variés de la peau, mince ou épaisse, molle ou rude, et dès
lors ne pouvant être pincée; les aspects différents de l'épiderme suivant le
siége; la proéminence des orifices des follicules sébacés, encombrés par l'accumulation de leur épithélium altéré dans ses caractères par l'absence de ses
éléments graisseux, etc., etc. La xérodermie pilaire de la face externe et postérieure des bras, telle qu'on la rencontre chez les sujets légèrement strumeux,
doit être aussi considérée comme un véritable état ichthyosique de la peau; elle
se présente sous forme d'élevures qui donnent à l'enveloppe cutanée un aspect
rude, rugueux et perceptible au toucher. Elle se rencontre aussi assez souvent,
mais à un degré bien moins avancé, au niveau des sourcils au niveau desquels
la peau est un peu rouge et le système pileux altéré. Ces manifestations ont
permis quelquefois de confondre la xérodermie avec le pityriasis pilaire, mais
celui-ci s'en distingue par son évolution et ses localisations principales (*voy.*
Pityriasis, p. 473) et surtout par sa lésion essentielle. Le traitement des deux
affections est du reste à peu près identique.

Le terme de xérodermie semblait répondre à un ensemble de données précises
et il méritait d'être respecté quant à la signification que lui attachait Wilson.
Mais, loin qu'il en soit ainsi, il a été bien détourné de son sens véritable.
Hébra et Kaposi l'en ont distrait pour désigner en particulier une lésion du
derme, une forme d'atrophie diffuse idiopathique de la peau. Comme l'a très-
justement dit Barthélemy, c'est avec raison que M. Ernest Besnier a insisté sur
le mauvais côté de ce néologisme, puisqu'il fait double emploi avec la dénomi-

nation universellement admise pour désigner une forme d'ichthyose et comprenant même des espèces et des variétés : xérodermie simple, xérodermie
ichthyosique, xérodermie sauriasique. « Le terme de xérodermie (peau sèche),
écrivait M. E. Besnier, imité du terme ophthalmologique de xérophthalmie
(*conjunctiva arida*), n'est pas un mot déclassé ni disponible, il a une signification spéciale dont il ne peut être détourné. » Et il ajoutait que « si des mots
nouveaux sont nécessaires pour désigner des choses nouvelles, en aucun cas le
terme choisi ne doit avoir une signification déjà fixée ».

Quoi qu'il en soit, la dénomination de *xeroderma pigmentosum* est aujour-
d'hui définitivement installée et elle se rapporte uniquement à la dermatose
dite de Kaposi, maladie rare, que M. Vidal a le premier étudiée en France
(*Annales de dermatologie*, 1885), mais dont la description a été faite dès 1870
par le célèbre dermatologiste viennois. A cette époque, il n'en avait observé que
deux exemples qu'il rapportait à l'article XÉRODERMIE, considérant la maladie
comme une forme d'atrophie de la peau de « xérodermie avec anomalie remarquable de la pigmentation ». Ce ne fut que plus tard, dans un mémoire publié
en 1882, qu'il différencia nettement la maladie et la dénomma *xeroderma
pigmentosum*. Dans cet intervalle, deux des cas relatés dans ce mémoire avaient
été publiés déjà en 1874 par Geber, sous le titre : *Forme rare du nævus des
auteurs*. R.-W. Taylor (de New-York) fit connaître, en 1877, sept nouvelles
observations et proposa le terme de *Angioma pigmentosum et atrophicum* en
raison de l'importance qu'il accordait aux télangiectasies et aux tumeurs vasculaires qu'il avait constatées. Heitzmann, Duhring, Wilhem Ruder firent
sous des titres différents des descriptions du même mal. L'année 1883 a produit
d'une part un important travail du professeur Meisser (de Breslau), qui emploie
une dénomination indiquant à la fois l'amincissement de la peau, la pigmentation et la télangiectasie (*Lioderma essentialis cum melanosi et telangiectasia*);
et d'autre part, le remarquable mémoire de M. Vidal intitulé : *De la dermatose
de Kaposi*, où sont relatées, avec les 26 cas observés jusque-là et rapportés
dans le travail de Meisser, cinq nouvelles observations, les premières recueillies
en France. Depuis cette époque, la littérature médicale s'est enrichie d'un
mémoire du professeur Pick (de Prague), qui propose le nom de mélanose lenticulaire progressive, en raison de l'importance capitale du processus mélano-
sique et de deux nouvelles observations, l'une de Kaposi (*Wiener medizin
Wochenschrift*, oct. 1885) et l'autre de Dubois-Havenith (*Journal de médecine de Bruxelles*).

Kaposi a décrit deux types différents de xérodermie, l'un qui se présente
sous forme de taches d'un brun jaune, d'étendue variable, semblables à des
taches de rousseur, séparées ou par des espaces de peau normale, ou des
dépressions superficielles comparables à des cicatrices de variole, et siégeant
sur la face, les oreilles, le cou, la nuque, les épaules et la poitrine jusqu'à la
hauteur de la troisième côte, les bras et le dos des mains, quelquefois aussi la
jambe et le dos des pieds, accompagnées de nombreuses dilatations vasculaires
punctiformes ou plus grandes, ou bien linéaires. Dans cette forme, l'épiderme
est mince et lisse en certains endroits, en d'autres soulevé en lamelles fines, ou
creusé de petits sillons et parcheminé; la peau est onctueuse au toucher, mais
difficile à plisser, plus adhérente aux tissus sous-jacents, semblant rétractée et
pauvre en graisse et faisant contraste avec le reste du tégument. L'évolution
de cette affection est progressive depuis la première jeunesse où elle débute et

atteint la phase atrophique après avoir passé par la phase des varicosités et des petites taches pigmentaires. Les altérations de la peau peuvent d'ailleurs dépasser ce degré et se manifester sous forme d'eczéma, d'ulcérations superficielles, de rétrécissement de la bouche et des narines, d'ectropion des paupières inférieures déterminant du xérosis de la cornée et même des sarco-carcinomes développés primitivement sur la face et plus tard généralisés.

Le second type de xérodermie observé plusieurs fois par Kaposi, constitue un état stationnaire. « La peau depuis le milieu de la cuisse jusque sur la plante du pied, plus rarement depuis le bras jusque sur la paume de la main, présente une couleur blanche singulière (elle est pauvre en pigment), elle est tendue par places et laisse difficilement faire un pli; elle est pâle, son épiderme est extrêmement aminci, terne, ridé, il se soulève en lamelles minces et brillantes comme de la baudruche. » Cette affection est stationnaire depuis l'enfance, et la marche et le travail manuel sont des plus pénibles à cause de la tension très-grande de la peau et de la protection insuffisante de l'épiderme des doigts, de la paume des mains et de la plante des pieds.

Pour M. Vidal, on peut diviser en trois périodes la marche de la dermatose de Kaposi :

1° La première période, période de début, est caractérisée par des taches rouges ou par des taches de rousseur dont la pigmentation devient graduellement plus foncée;

2° A la seconde période, à ces pigmentations s'ajoutent la sécheresse de la peau, l'exfoliation de l'épiderme, les croûtes superficielles, l'atrophie cutanée et les télangiectasies ;

3° A la troisième période, formation de saillies verruqueuses (épithélioma verruqueux ou corné), apparition des tumeurs d'épithélioma végétant (cancroïde fongueux).

C'est ordinairement dans le cours de la première ou de la seconde année de la vie, et même quelquefois dès le cinquième ou le sixième mois que se montrent les premiers symptômes de la maladie. Des rougeurs apparaissent sur la face sous forme de larges plaques ou de taches ressemblant à celles de la rougeole. Elles ne s'effacent pas complétement et laissent des macules fauves comme les taches de rousseur. Ces macules semblent dans certains cas n'avoir pas été précédées de taches rouges. Elles deviennent peu à peu plus foncées, augmentent d'étendue et de nombre. Leur diamètre varie de celui d'une tête d'épingle à celui d'une lentille et beaucoup plus encore. Leur coloration va du fauve clair au bistre le plus foncé. Très-nombreuses, criblant la peau, elles apparaissent d'abord sur les parties découvertes et exposées à la lumière (face et cou, puis mains et avant-bras), puis elles s'étendent de proche en proche aux parties protégées. On n'a pas signalé de lésions des muqueuses, mais M. Vidal a vu des taches pigmentées, très-foncées, sur la muqueuse palpébrale et sur la sclérotique. En même temps qu'elle se macule, la peau subit une desquamation pityriasique qui s'accompagne d'autres lésions trophiques, de pustules ou d'exulcérations recouvertes d'exsudats qui, en se détachant, découvrent des cicatricules d'un rouge vif qui blanchiront ensuite, et sur la plupart desquelles on voit se dessiner bientôt des télangiectasies sous forme d'étoiles vasculaires et d'arborisations. Puis les taches blanches cicatricielles se réunissent en plaques, généralement sur le nez, les joues, le front. La peau s'amincit tout en demeurant mobile, d'où une sensation toute différente de celle que fournit la sclérodermie.

A ce second degré, les régions atteintes présentent un aspect bariolé qui est vraiment pathognomonique. Cet état persiste pendant plusieurs années en s'aggravant du reste, puis on voit s'élever sur les taches pigmentées, de préférence sur les plus larges et les plus foncées, de petites saillies verruqueuses, des excroissances papillaires, première manifestation de l'épithélioma verruqueux (cancroïde papillaire de Virchow). Quelques-unes s'ulcèrent (cancroïde fongueux) et peuvent amener des destructions considérables. Celles qui tombent spontanément sont ordinairement celles qui sont pédiculisées. La dermatose de Kaposi ne s'accompagne de phénomènes généraux qu'à la fin de la troisième période où les tumeurs ont envahi de larges surfaces et suppurent abondamment, d'où le marasme et la mort. Le pronostic est d'ailleurs très-grave et la plupart des jeunes malades succombent entre dix et vingt ans.

Le *xeroderma pigmentosum* semble être une maladie congénitale, mais qui ne se développe que quelques mois après la naissance. Il ne paraît pas héréditaire. Sur 31 observations, 26 fois les premières manifestations se sont produites dans le cours des deux premières années de la vie, 2 fois entre deux ans et demi et trois ans, 1 fois à huit ans, 1 fois à seize. Le sexe n'a pas d'influence spéciale. Mais dans la même famille ce sont les enfants d'un même sexe qui sont atteints. Si les garçons sont porteurs de *xeroderma pigmentosum*, les filles y échappent et réciproquement. L'action des rayons solaires agit-elle comme cause occasionnelle, on est porté à le croire et à considérer l'insolation comme pouvant hâter le début des premiers symptômes.

Le diagnostic de l'affection ne souffre pas de grandes difficultés. On ne peut confondre avec elle ni la sclérodermie, ni l'urticaire pigmentaire. A la première période, on pourrait peut-être ne songer qu'aux taches de rousseur, mais leur confluence et leur douleur doivent mettre sur la voie.

La nature anatomique des néoplasmes n'est pas toujours la même. L'examen microscopique a montré qu'on pouvait avoir affaire à de l'épithélioma lobulé ou du sarcome formé de cellules fusiformes et contenant de gros grains pigmentaires. L'étude des autres altérations a montré l'atrophie de tous les éléments du derme, la formation dans ses couches superficielles de cellules embryonnaires et d'une très-grande quantité de fibres élastiques, le dépôt du pigment en taches comme dans les tumeurs mélaniques (Meisser), surtout dans les couches profondes de l'épiderme et rarement dans l'épaisseur même du chorion (Vidal et Leloir), l'hyperplasie épithéliale dans ces points, l'allongement des papilles, d'où la formation des papillomes. Pour Pick, la lésion commencerait par des dilatations vasculaires (taches rouges), le pigment apparaîtrait dans le réseau de Malpighi et le long des vaisseaux du chorion (éphélides), puis les couches superficielles du chorion s'infiltreraient avec dépôt abondant de pigment, d'où saillies des taches et, à un degré plus avancé, saillies verruciformes.

La pathogénie du *xeroderma pigmentosum* est encore bien obscure. Peut-on admettre, avec Kaposi et Meisser, que l'altération de l'épiderme, sa prolifération exagérée pendant des années, l'irritation chronique et la suractivité de la couche papillaire peuvent aboutir à l'épithélioma? La dermatose n'est-elle pas une variété de carcinome épithélial, variété congénitale et ne se constituant définitivement qu'à sa période d'état à l'apparition des tumeurs végétantes? La différence des deux processus dont l'un aboutit à la prolifération, l'autre à l'atrophie, semble en désaccord avec cette conception. Pour Pick, il s'agit d'une dermatose type, d'une altération locale de la peau, d'une disposition particulière du tégument, d'une impressionnabilité spéciale de ce dernier expliquant la série des phénomènes d'irritation active et permanente depuis les premiers troubles vasculaires jusqu'à la période de formation des verrues et de l'épithélioma cutané qui n'apparaît guère que dans les points à forte structure papillaire ou à couche épithéliale anormalement épaissie.

La thérapeutique est impuissante contre le *xeroderma pigmentosum*. Les traitements internes par l'iodure de potassium, l'huile de foie de morue ont échoué. Pick conseille l'arsenic à l'intérieur et en injections sous-cutanées. Les pansements locaux par les pommades ne peuvent remédier qu'à l'état de sécheresse et de tension de la peau. Le traitement chirurgical lui-même n'est que palliatif. Il faut pourtant l'employer afin d'enrayer la tendance à la généralisation.
HENRI FOURNIER.

XÉRONIQUE (ACIDE).   *Formules :* $\begin{cases} \text{Équiv. } C^{16}H^{12}O^8. \\ \text{Atom. } C^8H^{12}O^4. \end{cases}$ Cet acide, qui n'est connu qu'à l'état de sel, perd une molécule d'eau et se transforme en son anhydride, $C^{16}H^{10}O^6$, dès qu'on cherche à le mettre en liberté (Fittig et Paul).

Il se forme en petite quantité dans la distillation sèche de l'acide citrique, probablement par suite de la décomposition de l'anhydride citraconique. Purifié par distillation avec la vapeur d'eau, l'anhydride xéronique se présente sous forme d'une huile incolore, bouillant à 242 degrés, très-peu soluble dans l'eau, se dissolvant lentement dans les carbonates alcalins pour engendrer des sels. Les xéronates sont décomposés à leur tour par les acides minéraux énergiques qui précipitent l'anhydride en gouttelettes huileuses. L'acide xéronique, qui paraît être un polymère de l'acide crotonique, nous offre le premier exemple d'un acide bibasique ne pouvant exister à l'état libre, mais perdant immédiatement une molécule d'eau pour se transformer en anhydride.

Le *xéronate de calcium*, $C^{16}H^{10}Ca^2O^8 + H^2O^2$, a été observé pour la première fois par Prehn, en étudiant l'acide crotonique dérivé de l'acide citraconique. Il est très-stable et ne perd son eau de cristallisation qu'au-dessus de 130 degrés. On le prépare au moyen du *xéronate d'ammoniaque :* en solution étendue, ce sel ne précipite pas le chlorure de calcium ; mais à chaud, le sel calcique se dépose sous forme d'un précipité blanc.

Le *xéronate de baryum*, $C^{16}H^{10}Ba^2O^8 + Aq$, se prépare comme le précédent. Il perd son équivalent d'eau de cristallisation vers 140 degrés.

Le *xéronate d'argent*, $C^{16}H^{10}Ag^2O^8$, est un précipité blanc, anhydre, à peine soluble dans l'eau bouillante, non altérable à la lumière.   EDME BOURGOIN.

XÉROPHTHALMIE. *Voy.* CONJONCTIVE, p. 602.

XÉROSIS. *Voy.* CONJONCTIVE, p. 602.

XIMENIA (*Ximenia* Plum.). Genre de plantes de la famille des Oléacées, composé d'arbres et d'arbustes plus ou moins épineux, à feuilles alternes, dépourvues de stipules, à fleurs axillaires, solitaires ou disposées en corymbes. Ces fleurs ont un périanthe double, pentamère, avec des étamines hypogynes, à filets grêles terminés par des anthères biloculaires et introrses, déhiscentes par des fentes longitudinales. Les fruits sont des drupes dont le noyau osseux renferme une seule graine pourvue d'un albumen charnu.

Les *Ximenia* ont des représentants dans toutes les régions tropicales du globe. Le *X. americana* L. est un arbuste des Antilles dont les fruits sont doués de propriétés purgatives.

Le *X. ægyptiaca* L. est le *Balanites ægyptiaca* Del. (*voy.* BALANITES).

ED. LEF.

XIPHODYMES (de ξιφος, appendice xiphoïde, et *dyme* [de διδυμος, jumeau], terminaison servant à désigner les monstres simples inférieurement et doubles supérieurement). Les monstres xiphodymes appartiennent à la famille des *Sysomiens;* ils offrent deux thorax séparés supérieurement, confondus inférieurement (*gemelli xiphoïde juncti*), et sont par conséquent intermédiaires entre les *Dérodymes* qui, ayant deux cous, n'ont qu'une seule poitrine avec un sternum opposé à deux colonnes vertébrales, et les *Psodymes* qui ont deux corps distincts supérieurement dès la région lombaire. Chez les Xiphodymes, les deux colonnes vertébrales sont séparées dans toute leur longueur; ils ont quatre membres thoraciques, le membre droit de l'un des sujets et le membre gauche de l'autre se trouvant très-rapprochés, parfois même soudés. Il y a quatre rangs de côtes, quatre poumons, deux cœurs; quelquefois il n'existe qu'un seul cœur, mais complexe et manifestement formé de doubles éléments. Les organes splanchniques sont en général d'autant plus complétement doubles qu'ils appartiennent à une région plus élevée. L'être double, dit Rita-Cristina, qui vécut près d'un an et donna lieu à de nombreuses études de la part de Castel, de Serres, etc., vers 1829, rentrait dans la catégorie des monstres doubles xiphodymes.   L. HN.

XIPHOÏDE (APPENDICE). *Voy.* STERNUM.

XIPHOPAGES (de ξιφος, appendice xiphoïde et *page* [de παγεις, uni], terminaison employée pour désigner les monstres doubles supérieurement et inférieurement). Genre de monstres doubles de la famille des *Monomphaliens,* caractérisé par les deux sujets unis par l'ombilic, l'union s'étendant en haut seulement (sus-ombilicale, ce qui les distingue des *Ischiopages*) et comprenant toujours une partie de la région inférieure du thorax. Ces monstres présentent généralement la jonction médiane d'un plus ou moins grand nombre de viscères appartenant à la zone supérieure de l'abdomen, la fusion des deux diaphragmes en un seul, parfois la réunion des deux cœurs en un même péricarde. Les célèbres *frères Siamois* étaient un exemple de monstres xiphopages.   L. HN.

XIPHOSURES. Groupe d'Animaux Arthropodes, dont les espèces, très-abondantes aux époques géologiques les plus anciennes, ne sont plus représentées dans les mers actuelles que par les *Limules* ou *Crabes des Moluques.*

Connus également sous le nom de *Pécilopodes*, ces animaux constituent dans leur ensemble un groupe spécial, qui se rapproche d'un côté, des Crustacés, par la respiration branchiale; de l'autre, des Arachnides par la disposition des appendices et surtout par l'existence de *chélicères* tenant lieu d'antennes. Leur corps, toujours de grande taille, est recouvert d'une solide cuirasse chitineuse, divisée en deux régions; d'abord un énorme céphalothorax bombé, ayant la forme d'un bouclier semi-circulaire, puis un abdomen aplati, trapézoïdal, pourvu latéralement d'épines mobiles et terminé par un long appendice caudal ensiforme et mobile. En dessous existent une paire de chélicères terminées en pinces didactyles et cinq paires de pattes lamelleuses servant à la fois à la natation et à la respiration, car elles portent les branchies.

Ces animaux étranges vivent exclusivement dans les mers chaudes de l'archipel Indien et sur les côtes occidentales de l'Amérique du Nord. L'espèce principale, *Limulus moluccanus* Latr., se pêche chaque année en grande quantité dans le voisinage du port de Batavia. Sa chair et ses œufs servent à l'alimentation.
ED. LEF.

XYLÈNES. *Formules :* $\begin{cases} \text{Équiv. } C^{16}H^{10}. \\ \text{Atom. } C^8H^{10} = C^6H^4(CH^3)^2. \end{cases}$ SYNONYMIE : *xylols, méthyltoluènes, diméthylbenzines, hydrures de xényles, hydrures de tolyles.*

Sous le nom de *xylène* (ψύλον, bois), Cahours a signalé vers 1850 un carbure d'hydrogène huileux qui se sépare lorsqu'on ajoute de l'eau à l'esprit de bois brut. Il a été retrouvé par Wölkel dans le goudron de hêtre, dans celui de la houille par Ritthausen et Church, dans la décomposition du camphre par le chlorure de zinc (Fittig), dans quelques huiles minérales, comme celles de Rangoon, de Schude, d'Eisentuck ; Berthelot la reproduit en faisant passer du cumolène à travers un tube chauffé au rouge ; mais la plupart de ces produits sont des mélanges formés de trois isomères qu'il importe de distinguer au point de vue médical. En effet, l'expérience prouve que ces isomères, quoique très-rapprochés au double point de vue physique et chimique, présentent parfois des différences très-grandes au point de vue thérapeutique.

Fittig a démontré que le xylène du goudron de houille est un mélange de deux isomères, l'*isoxylène* (métaxylène) et le *méthyltoluène* (paraxylène). En 1869, Fittig et Bieber ont préparé un troisième isomère, l'*orthoxylène*, qui existe dans le xylène brut du goudron de houille dans la proportion de 12 à 15 pour 100, suivant Jacobsen. Ces trois isomères se rencontrent dans le xylène synthétique, qu'on obtient en attaquant la benzine ou le toluène par le chlorure ou l'iodure de méthyle, en présence du chlorure d'aluminium, suivant la méthode de Friedel et Crafts (Jacobsen).

Les xylènes étant des diméthylbenzines, les atomistes admettent les schémas suivants pour les représenter :

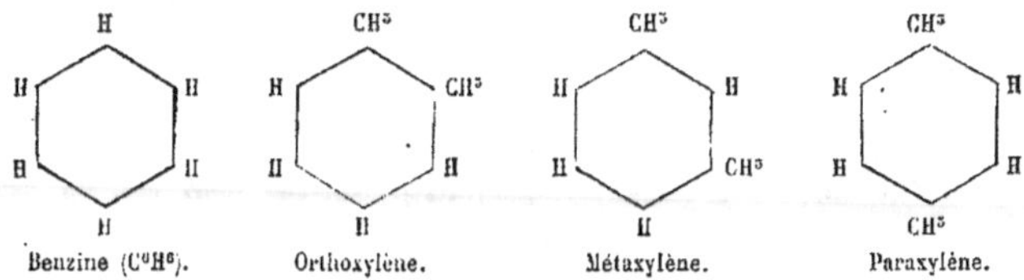

1° *Orthoxylène* (1. 2). Il a été obtenu par Bieber et Fittig en distillant avec de la chaux, à une température élevée, l'acide paraxylique.

On le prépare synthétiquement en attaquant l'o-bromotoluène, dissous dans la benzine, par l'iodure de méthyle et le sodium. Le produit est soumis à plusieurs rectifications sur le sodium, de manière à recueillir ce qui passe à 142-143 degrés.

Pour l'extraire du goudron de houille, Jacobsen traite le xylène brut par

l'acide sulfurique ordinaire, qui laisse de côté presque complétement le paraxylène; on étend d'eau, ou sature par le carbonate de baryum pour éliminer
l'excès d'acide, puis on traite par le carbonate sodique, ce qui fournit par concentration de l'o-xylène-sulfite de sodium, sel qu'on purifie par cristallisation et
qu'on décompose ensuite vers 190-195 degrés par l'acide chlorhydrique. Ainsi
régénéré, le carbure est séché puis rectifié sur du sodium.

L'o-xylène est un liquide incolore, doué d'une odeur aromatique, s'évaporant
à 142-143 degrés. Il est insoluble dans l'eau, soluble dans l'alcool, l'éther, le
chloroforme, la benzine, etc.

Avec l'acide azotique étendu, il donne à l'ébullition les acides o-toluique et
phtalique. L'acide nitro-sulfurique engendre un dérivé nitré en cristaux fusibles
à 52-54 degrés. L'acide sulfurique seul le dissout à une douce chaleur pour
former l'acide *o-xylène sulfureux* ou *o-xénylsulfureux :* corps qui cristallise en
prismes aplatis contenant une molécule d'eau, et dont le sel de sodium, fondu
avec un formiate alcalin, fournit de l'acide paraxylique.

Attaqué à chaud par le chlore, l'o-xylène se comporte à la manière du toluène,
c'est-à-dire fournit des dérivés chlorés qui sont de véritables éthers, savoir :

Le *chlorure d'o-tolyle*, $C^{16}H^9Cl$, liquide bouillant à 197-199 degrés, dont les
vapeurs sont irritantes, et qui s'altère lentement au contact de l'air.

Le *dichlorure*, $C^{16}H^8Cl^2$, qui cristallise en tables fusibles à 105 degrés, bouillant à 225 degrés en se décomposant partiellement.

Lorsqu'on attaque au contraire l'oxygène à froid par le chlore, en présence de
l'iode, on obtient des produits de substitution qui sont isomériques avec les
précédents et qui constituent les véritables o-xylènes chlorés : chloroxylènes,
di, tri et tétrachloroxylènes (Claus et Kautz).

L'*orthoxylène monobromé* a été préparé en faisant réagir à froid, en présence de l'iode, l'orthoxylène avec la quantité de brome nécessaire pour former
un monodérivé. Ce corps, qui est liquide et cristallisable à basse température,
bout à 214°,5 sous la pression normale. Avec un excès de brome, il fournit
successivement des orthoxylènes dibromés, tribromés et du tétrabromoxylène.

Le *nitroxylène*, $C^{16}H^9(AzO^4)$, se prépare en versant peu à peu le carbure dans
8 à 10 fois son poids d'acide nitrique fumant et refroidi; on précipite par l'eau
et on épuise par l'éther.

Il cristallise en aiguilles fusibles à 29 degrés, bouillant à 258 degrés.

On a aussi décrit un *orthoxylène bromonitré*, $C^{16}H^7Br^2(AzO^4)$, qui cristallise en aiguilles fusibles à 141 degrés ; et un *orthoxylène dibromodinitré*,
$C^{16}H^6Br^2(AzO^4)^2$, corps cristallisable en petites aiguilles fusibles à 250 degrés.
(Thöl).

2° *Métaxylène* (1. 3). Il se forme lorsqu'on distille avec la chaux l'acide
mésitylénique ou l'acide xylique (Fitty). Dans les deux cas, on recueille un
produit bouillant à 137-138 degrés.

Pour le retirer du xylène du goudron de houille, on traite le produit passant
de 137 à 141 degrés par le double de son poids d'acide azotique étendu de
5 parties d'eau, et on fait bouillir pendant vingt-quatre heures un réfrigérant
ascendant; on distille le résidu, on l'agite avec une solution étendue d'ammoniaque, puis on recueille ce qui passe à 138-139 degrés (Gundelach).

Le m-xylène est un liquide incolore, à odeur aromatique, bouillant à 138 degrés; comme son isomère, il est insoluble dans l'eau, soluble dans les dissolvants usuels. En passant dans un tube chauffé au rouge, il se détruit avec pro-

d.iction de benzine, de toluène, de naphtalène, d'anthracène et de carbures encore plus condensés. Oxydé à chaud par l'acide nitrique, ou encore par le bichromate de potassium et l'acide sulfurique, il fournit de l'acide m-toluique et de l'acide isophtalique :

$$C^{16}H^{10} + 3O^2 = H^2O^2 + C^{16}H^9O^4.$$
$$C^{16}H^{10} + 6O^2 = 2O^2O^2 + C^{16}H^6O^8.$$

Réduit par l'acide iodhydrique, il donne de l'octylène, $C^{16}H^{16}$, de l'hydrure d'octylène, $C^{16}H^{18}$, de l'hydrure de propylène, C^6H^8, etc. Chauffé à 250 degrés avec de l'iodure de méthyle, en présence de l'iode, il engendre du mésitylène et du pseudocumène (Raymann et Preis). Lorsqu'on le chauffe avec de l'acide sulfurique concentré, il se transforme en *dixylène* (Oliveri).

En l'additionnant de 5 pour 100 d'iode et en faisant passer un courant de chlore au voisinage de zéro, on obtient un dérivé de substitution, le *monochloro-m-xylène*, $C^{16}H^9Cl$, corps bouillant à 186°,5 sous la pression normale.

Le *bromoxylène*, $C^{16}H^9Br$ (1.3.5), qu'on obtient également à basse température au moyen du brome, est un liquide incolore, bouillant à 204 degrés.

Le *nitroxylène*, $C^{16}H^9(AzO^4)$ [1.3.6] a été préparé par Harmsen en attaquant le carbure par 3 parties d'acide nitrique froid et fumant. Grevingt a obtenu le même corps en faisant réagir le nitrite d'éthyle sur la nitroxylidine fusible à 123 degrés. Cristaux fusibles à 78 degrés, bouillant vers 225 degrés.

Les *dinitroxylènes* se préparent au moyen du mélange nitro-sulfurique.

Le dinitroxylène, $C^{16}H^8(AzO^4)^2$ [1.3.2.4], cristallise en lamelles fusibles à 82 degrés; par réduction ménagée, il se convertit en nitroxylidine fusible à 78 degrés (G).

Le *dinitroxylène* (1.3.4.6) est en lamelles fusibles à 93 degrés, moins solubles dans l'alcool et l'acide acétique que son isomère. Les agents réducteurs fournissent un nitroxylidine fusible à 123 degrés.

Ces deux dérivés, soumis à l'action du mélange nitro-sulfurique, se convertissent en un *trinitroxylène*, $C^{16}H^7(AzO^4)^3$ [1.3.2.4.6], fondant à 176 degrés; ce dernier, à son tour, réduit par l'hydrogène naissant, donne en triamido-m-xylène, $C^{16}H^7(AzH^2)^3$, qui cristallise en belles aiguilles incolores, se décomposant sans fondre à 145 degrés.

Enfin, en réduisant par le zinc et la potasse alcoolique le nitro-m-xylène, ou en oxydant l'α-métaxylidine par une solution alcaline de ferricyanure de potassium, on obtient un dérivé azoïque, l'*azoxylène*, $(C^{16}H^9Az)^2$, corps qui cristallise dans l'alcool bouillant en aiguilles rouge brique, fusibles à 126 degrés.

Agité pendant longtemps avec de l'acide sulfurique ordinaire, le métaxylène engendre deux acides sulfurés isomériques, inégalement solubles, les acides *m-xylènes sulfureux*.

L'*acide m-xylène sulfureux*, (1.3.4), $C^{16}H^8.S^2O^6P$, cristallise aisément en prismes qui retiennent deux molécules d'eau; la potasse fondante le transforme en métaxénol (1.3.4.).

L'*acide m-xylène sulfureux* (1.2.3) se trouve dans les eaux-mères du sel précédent; on le purifie en passant par l'amide correspondant. Il est plus soluble que son isomère.

5° *Paraxylène* (1.4). Découvert par Fittig et préparé à l'état de pureté par Jannasch.

On l'obtient synthétiquement en attaquant par le sodium un mélange de p-bromotoluène et d'éther méthyliodhydrique, en solution benzinique :

$$C^{14}H^7Br + C^2H^3I + Na^2 = 2NaI + C^{16}H^{10}.$$

On peut encore prendre pour point de départ la dibromobenzine cristallisée (Meyer) :

$$C^{12}H^4Br^2 + 2C^2H^3I + 2Na^2 = 2NaBr + 2NaI + C^{16}H^{10}.$$

Jacobsen conseille d'agiter le xylène du goudron de houille avec de l'acide sulfurique ordinaire, qui dissout de préférence les isomères *ortho* et *méta* ; après plusieurs traitements semblables, la partie non dissoute est transformée par l'acide sulfurique fumant en *acide p-xylène sulfureux*. Cet acide sulfuré, qui cristallise facilement, est décomposé à 195 degrés par l'acide chlorhydrique. On purifie le carbure par plusieurs cristallisations.

Lewinstein agite simplement le xylène brut pendant une demi-heure avec le double de son poids d'acide sulfurique, puis distille le résidu dans un courant de vapeur d'eau, le produit qui passe en premier lieu étant du paraxylène sensiblement pur. On le solidifie au-dessous de zéro, on essore les cristaux et on rectifie.

Le paraxylène est sous forme de gros cristaux incolores, fusibles à 15 degrés, bouillant à 157 degrés, ayant pour densité 0,862 à 19°,5.

Bouilli avec de l'acide nitrique étendu, il donne de l'acide paratoluique ; avec du bichromate de potassium et de l'acide sulfurique étendu, on obtient de l'acide téréphtalique.

Le *dichloroparaxylène*, $C^{16}H^8Cl^2$ (1.4.2.5), a été préparé par Kluge en faisant réagir le chlorure cuivreux sur le diazoxylène chloré dérivé de la p-chloroxylidine fusible à 92 degrés. Il cristallise en aiguilles fusibles à 71 degrés, peu solubles dans l'alcool froid ; il bout à 221 degrés.

Le *monobromoparaxylène*, $C^{16}H^9Br$ (1.4.2), qui se forme directement par l'action du brome sur le carbure est en cristaux fusibles à 89 degrés, bouillant à 206 degrés.

Le *dibromoparaxylène*, $C^{16}H^8Br^2$ (1.4.3.6), est en cristaux fusibles à 75°,5, bouillant à 261 degrés.

Le *tribromoparaxylène*, $C^{16}H^7Br^3$, n'a pas été isolé à l'état de pureté ; il est accompagné du corps précédent et du dérivé suivant.

Le *tétrabromoxylène*, $C^{16}H^6Br^4$, est en cristaux fusibles à 253 degrés, bouillant vers 355 degrés.

Le *nitroparaxylène*, $C^{16}H^9(AzO^4)$, se prépare en faisant tomber goutte à goutte de l'acide azotique fumant dans le carbure ; on refroidit à la glace et on ajoute de l'eau ; on lave la couche huileuse qui se sépare.

Liquide jaunâtre, lourd, bouillant à 235-237 degrés.

Les *paraxylènes dinitrés*, $C^{16}H^8(AzO^4)^2$, sont au nombre de deux. Ils prennent naissance lorsqu'on chauffe directement le carbure avec l'acide azotique fumant. On les sépare par cristallisations fractionnées dans l'alcool.

La première modification, moins soluble, cristallise en aiguilles incolores, fusibles à 123°,5.

La seconde, qui fond à 93 degrés, cristallise en gros prismes monocliniques.

Le *paraxylène trinitré*, $C^{16}H^7(AzO^4)^3$, se prépare avec le mélange nitrosulfu-

rique, dans lequel on introduit goutte à goutte le paraxylène ; on ajoute de l'eau
et on fait cristalliser le produit dans l'alcool.

Grandes aiguilles incolores, fusibles à 139 degrés, assez solubles dans l'alcool.

Le *dichlorodinitroparaxylène*, $C^{16}H^6Cl^2(AzO^4)^2$, a été obtenu par Kluge, en
attaquant par le mélange nitrosulfurique le dichloroparaxylène. Il cristallise en
aiguilles peu solubles dans l'alcool, fusibles à 225 degrés.   EDME BOURGOIN.

BIBLIOGRAPHIE. — ADOR et RILLIET. *Xylène de synthèse par le chlorure d'alumin.* In *Bull.
de la Soc. ch.*, t. XXXI, 244. — AHRENS. *Transf. du xylène en acide toluique,* t. XII, 319.
— BEILSTEIN. *Sur le xylène,* t. IV, 205. — Du MÊME. *Transf. du xylène en acide téréphtalique,* t. V, 286. — BERTHELOT. *Oxydation du xylène,* t. VIII, 134. — BIEDERMANN. *Dérivés
substitués du xylène,* t. XVIII, 403. — BLÜMLEIN. *Tétrabromo-o-xylène,* t. XLIV, 638. —
CARSTANGEN. *Oxydation du xylène par l'oxychlorure de chrome,* t. XIII, 451. — CLAUS et
KAUTZ. *Dérivés chlorés de l'o-xylène,* t. XLV, 725. — COLSON. *Alcools dérivés des xylènes,*
t. XLIII, 6. — COLSON et GAUTIER. *Chloruration du paraxylène,* t. XLV, 6. — DES MÊMES.
Dérivés xyléniques, t XLV, 506. — CRAFTS et FRIEDEL. *Synthèse du xylène par le chlorure
d'aluminium,* t. XLI, 322. — FITTIG. *Éthyl-phényle et xylène,* t. IV, 122; t. IX, 492; t. XII,
306. — FITTIG et RIEBEN. *Orthoxylène,* t. XIII, 268. — FITTIG et GLINZER. *Sur le méthyl-ben-
zyle,* t. IV, 36. — GRODSKI et KRÆMER. *Recherches sur l'esprit de bois brut,* t. XVIII, 261. —
GUNDELACH. *Phénol diatomique dérivé du xylène,* t. XXVIII, 342. — Du MÊME. *Isoxylène.*
t. XXVI, 43. — JACOBSEN. *Xylènes du goudron de houille,* t. XXIX, 326.—Du MÊME. *Acides
sulfonés des xylènes,* t. XXXI, 394. — Du MÊME. *Oxydation des métaxylène-sulfamides,*
t. XXXIII, 221. — Du MÊME. *Métaxylène,* t. XXXIX, 129. — Du MÊME. *Dérivées sulfonés des
xylènes,* t. XL, 135. — Du MÊME. *Nitroxylène et xylidinés,* t. XLIII, 342. — Du MÊME. *Dérivés bromés,* t. XLIV, 495; t. XLV, 471. — JANNASCH. *Xylène cristallisé au paraxylène,*
t. XXII, 206; t. XXIV, 314. — JANNASCH et HÜBNER. *Transf. du toluène bromé en orthoxylène,*
t. XVIII, 334. — KRÜGER. *Dérivés chlorés de l'o-xylène,* t. XLV, 909. — LACKOWITZ. *Xylène
dans le pétrole de Gallicie,* t. XLII, 35. — LEVINSTEIN. *Xylène des goudrons de houille
d'Angleterre et d'Écosse,* t. XLIII, 518. — LIMPRICHT. *Dérivés sulfoconjugués du xylène,*
t. XLVI, 18. — MEYER. *Action de l'anhydride phtalique sur les xylènes,* t. XXXVIII, 14. —
NAUMANN. *Distillation des carbures benziniques dans la vapeur d'eau,* t. XXX, 277. — NAUNYN
et SCHULTZEN. *Transf. des carbures benziniques dans l'économie,* t. X, 64. — NÖTLING et
FOREL. *Xylènes isomériques et xylidués,* t. XLII, 532; t. XLVI, 74, 78 et 79. — OLIVERI. *Sur
le dixylène,* t. XXXIX, 160. — RENARD. *Distillation de la colophane,* t. XXXIX, 540. —
ROMMIER. *Sur les xylènes isomériques,* t. XIV, 392. — SAMONEFF. *Azoxylol,* t. XXXIX, 597.
— SCHRAMM. *Bromuration des xylènes,* t. XLVI, 365. — TALWILDAROW. *Recherches sur les
xylènes,* t. XV, 128. — WARREN. *Carbures volatiles du goudron de houille,* t. VI, 290. —
WISPEK et RADZISZEWSKI. *Dérivés des trois xylènes isomériques,* t. XXXIX, 130. — WROS-
BLEWSKI. *Oxydation du xylène,* t. XLIII, 518.   E. B.

XYLÉTIQUE (ACIDE). *Formules :* $\begin{cases} \text{Équiv. } C^{18}H^{10}O^6. \\ \text{Atom . } C^9H^{10}O^3. \end{cases}$ Il a été préparé par

Wroblewsky, en 1868, en faisant réagir simultanément sur le xylénol de Wurtz
le sodium et l'acide carbonique. Le produit de la réaction, repris par l'eau, est
précipité par l'acide chlorhydrique; on distille le précipité dans un courant de
vapeur d'eau pour enlever le xylénol non attaqué.

L'acide xylétique, ainsi obtenu, est en cristaux blancs, fusibles à 155 degrés,
sublimables sans décomposition à une température plus élevée; il est peu soluble
dans l'eau froide, facilement dans l'eau bouillante, qui l'abandonne par le
refroidissement à l'état cristallisé. La solution aqueuse est colorée en violet par
le chlorure ferrique. Il donne avec les bases des sels cristallisables.

Le *sel de calcium*, $C^{18}H^9CaO^6 + H^2O^2$, cristallise en aiguilles, ne perdant leur
eau de cristallisation qu'à 150 degrés.

Le *sel de baryum*, $C^{18}H^9BaO^6 + H^2O^2$, possède les mêmes caractères.

Par son point de fusion, ainsi que par son action sur le chlorure ferrique,
l'acide xylétique se distingue nettement de l'acide phlorétique et de ses iso-

mères, les acides tropasique et mélilotique (Wroblewsky, *Soc. chir.*, t. X, 286).

EDME BOURGOIN.

XYLIDINES. *Formules :* $\begin{cases} \text{Équiv. } C^{16}H^{11}Az = C^{16}H^{8}(AzH^{5}). \\ \text{Atom. } C^{8}H^{11}Az = (CH^{5})^{2},C^{6}H^{5}.AzH^{2}. \end{cases}$ SYNONYMIE :
Xénylamines. Amidoxylène. Amido-diméthylbenzines.

Les xylidines sont des bases aromatiques, homologues de l'aniline et des toluines; elles sont isomériques avec la collidine et l'amido-éthybenzine. On les obtient en réduisant par l'hydrogène les nitroxylènes correspondants; comme ces derniers, elles existent par conséquent sous six modifications isomériques : deux qui correspondent à l'orthoxylène, trois au métaxylène, une seule au paraxylène.

La plus anciennement connue, l'o-xylidine, a été découverte par Cahours en 1850, mais elle est constituée par un mélange, car elle a été préparée au moyen d'un xylène impur. Une seconde appelée β-métaxylidine, a été décrite par Wroblewski; la paraxylidine a été obtenue par Jannasch; Hoffmann en a signalé une quatrième, Schmitz une cinquième, la m-xylidine similaire; enfin, Jacobsen une sixième, la deuxième o-xylidine.

I. Orthoxylidines. Dans la théorie atomique, on les représente par les schémas suivants :

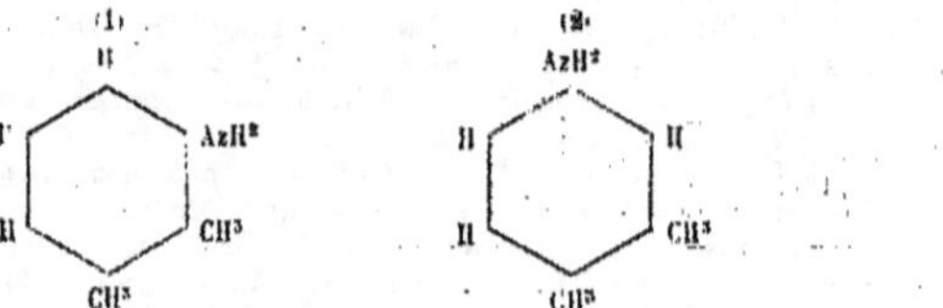

1° *O-xylidine* ($CH^{5}.CH^{5}.AzH^{2} = 1.2.3$).

A 100 parties d'orthoxylène pur, bien refroidi, on ajoute 100 parties d'acide nitrique additionné de 200 parties d'acide sulfurique, le tout refroidi vers zéro; on ajoute de l'eau, on lave à l'eau puis à l'ammoniaque, ce qui fournit un nitroxylène qu'on réduit au moyen du fer et de l'acide acétique, d'où résulte un mélange des deux o-xylidines. On fait bouillir ce dernier avec de l'acide acétique cristallisable, ce qui fournit un dérivé acétylé qu'on purifie par cristallisation dans la benzine, jusqu'à ce que le point de fusion reste fixe à 130 degrés; on saponifie ce dérivé par l'acide chlorhydrique.

Ainsi préparé, l'o-xylidine est un liquide incolore, bouillant à 225 degrés, ayant pour densité 0,991 à 15 degrés. Elle donne avec les acides des sels bien cristallisés.

Le *chlorhydrate*, $C^{16}H^{11}Az.HCl + H^{2}O^{2}$, cristallise en aiguilles incolores, sublimables, assez solubles dans l'eau.

L'*azotate*, $C^{16}H^{11}Az.AzO^{6}H$, se présente sous la forme de grandes tablettes rhombiques, peu solubles dans l'eau froide.

Le *sulfate*, $(C^{16}H^{11}Az)^{2}S^{2}H^{2}O^{8} + 5Aq$, est en tablettes brillantes, perdant une partie de son eau de cristallisation sous la cloche sulfurique. Il est également peu soluble dans l'eau.

L'*oxalate acide*, $C^{16}H^{11}Az.C^{4}H^{2}O^{8}$, est en longues aiguilles prismatiques.

2° *O-xylidine.* ($CH^{5}.CH^{5}.AzH^{2} = 1.2.4$).

Nötling et Forel la préparent en attaquant 50 parties d'o-xylène par 450 parties d'acide nitrique fumant. Il se dépose vers zéro en nitroxylène cristallisé, qu'on purifie par essorage, qu'on fait cristalliser dans l'alcool et qu'on réduit à la manière ordinaire.

Corps solide, fusible à 49 degrés, bouillant à 226 degrés, ayant pour densité 1,0755 à 17 degrés, dont la dissolution aqueuse n'est pas colorée par le chlorure de chaux.

Le *chlorhydrate*, $C^{16}H^{11}Az.HCl$, cristallise en prismes déliés, solubles dans l'eau, sublimables sans décomposition.

L'*acétoxylide*, $C^4H^2O^2(C^{16}H^{11}Az)$, obtenue au moyen de l'acide acétique glacial, est en petits prismes fusibles à 99 degrés.

II. **Métaxylidines.** 1° *Métaxylidine dissymétrique*, $(CH^3.CH^3.AzH^2 = 1.3.4)$. Elle prend naissance :

Dans la réduction de l'α-nitro-m-xylène (Deumelandt);

En ramenant le dinitro-m-xylène à l'état d'α-nitroxylène et en réduisant par l'hydrogène ce dernier dérivé (Talvidarow);

En chauffant à 300 degrés, avec de l'alcool, le chlorhydrate de p-toluidine (Hofmann).

En distillant au rouge, avec la chaux, l'acide o-amido-mésitylénique (Schmitz).

La m-xylidine dissymétrique est un liquide bouillant à 212 degrés, ayant pour densité 0,9184 à la température de 25 degrés (Hofmann).

Le *chlorhydrate*, $C^{16}H^{11}Az.HCl$, est en cristaux monocliniques, peu solubles dans l'eau, donnant avec le chlorure de platine un *chloroplatinate* ayant pour formule, $C^{16}H^{11}Az.HCl.PtCl^2$.

L'*azotate*, $C^{16}H^{11}Az.AzO^6H$, cristallise en tables rhombiques.

L'*acétoxylide*, $C^4H^2O^2(C^{16}H^{11}Az)$, fond à 127-129 degrés.

La *chloroxylidine*, $C^{16}H^{10}ClAz$, a été préparée par Talvidarow en réduisant par le zinc et l'acide chlorhydrique l'α-nitro-m-xylol. Elle cristallise en prismes fusibles à 89 degrés.

La *bromoxylidine*, $C^{16}H^{10}BrAz,(CH^3.CH^3.AzH^2.Br = 1.3.4.5)$, s'obtient en saponifiant par la soude l'acétoxylide bromé correspondant.

Elle est à peine soluble dans l'eau, même bouillante, facilement soluble dans l'alcool et dans l'éther. Elle cristallise dans l'alcool en aiguilles microscopiques, fusibles à 96-97 degrés. Elle donne avec l'acide chlorhydrique un chlorhydrate en aiguilles incolores; avec le chlorure de platine, ce sel fournit un *chloroplatinate* jaune clair, cristallin.

La *dibromoxylidine*, $C^{16}H^9Br^2Az$, se prépare en prenant pour point de départ l'acétoxylide dibromé (Crenz).

La *nitroxylidine*, $(1.3.4.5)$, a été obtenue par Hofmann en nitrant l'acétoxylide et en saponifiant ensuite par l'acide chlorhydrique concentré et bouillant.

Aiguilles rouge orange, fusibles à 69 degrés (Hofmann), à 76 degrés (Wroblewski), donnant avec les acides des sels peu stables, décomposables par l'eau.

2° *Métaxylidine symétrique*. $(CH^3.CH^3.Az^2 = 1.3.5)$.

Préparée par Wroblewski en attaquant par le zinc et l'acide chlorhydrique le nitro-m-xylol symétrique.

Liquide bouillant à 220 degrés, non solidifiable à — 20 degrés, ayant sensiblement la même densité que l'eau à zéro; 100 parties d'eau à 13 degrés en prend 4,06 seulement. Ses sels sont bien cristallisés

Le *chlorhydrate*, $C^{16}H^{11}Az.HCl$, et l'*azotate*, $C^{16}H^{11}Az.AzO^6H$, cristallisent en longues aiguilles.

Le *sulfate*, $(C^{16}H^{11}Az)^2S^2H^2O^8$, retient une molécule d'eau de cristallisation.

L'*acétoxylide*, $C^4H^3O^2(C^{16}H^{11}Az)$, qui fond vers 140 degrés, est soluble dans l'alcool.

La *nitroxyline*, $(CH^3.CH^3.AzH^2.AzO^2 = 1.3.5.4)$, se prépare avec la base et le mélange nitrosulfurique. Elle cristallise en aiguilles jaunes, fusibles à 54 degrés.

3° *Métaxylidine similaire* $(3H^3.CH^3.AzH^2 = 1.3.2)$. Obtenue par Schmitz en distillant avec la chaux l'acide amido-mésitylénique, et par Forel et Nötling en saponifiant à 150 degrés par l'acide chlorhydrique l'acétoxylide correspondant.

Base liquide, bouillant à 215-216 degrés, fournissant par oxydation un xyloquinon fusible à 73 degrés.

4° **Paraxylidine.** $(CH^3.CH^3.AzH^2 = 1:4:5)$ Elle a été préparée par Schaumann en nitrant le paraxylène et en réduisant le composé qui en résulte par le fer et l'acide acétique.

Liquide huileux, moins dense que l'eau, bouillant à 215 degrés, ayant pour densité 0,95 à 15 degrés. A l'air, cette base s'altère légèrement et prend une teinte jaune. Elle est peu soluble dans l'eau froide, assez soluble dans l'eau bouillante. A l'oxydation, elle engendre un xyloquinon fusible à 123 degrés, tandis que l'hydroquinon correspondant ne fond qu'à 210 degrés. Ses sels sont plus ou moins colorés en rouge.

Le *chlorhydrate de p-xylidine*, $C^{16}H^{11}Az.HCl + H^2O^2$, est en lamelles brillantes, colorées en rose clair, assez solubles dans l'eau, perdant leur eau de cristallisation vers 150 degrés; le sel se sublime alors en aiguilles anhydres.

Le *sulfate* $(C^{16}H^{11}Az)^2S^2H^2O^8$, est en masses mamelonnées, cristallines, peu colorées, solubles dans l'eau.

L'*oxalate*, $(C^{16}H^{11}Az)^2S^2H^2O^8$, est en prismes rosés, retenant une molécule d'eau qu'ils perdent à 125-130 degrés.

L'*acétoxylide*, $C^4H^3O^2(C^{16}H^{11}Az)$, qui se prépare avec l'acide acétique glacial, cristallise dans l'eau en aiguilles fusibles à 138-139 degrés.

La *nitroxyline*, $C^{16}H^{10}(AzO^4)Az(1.4.3.5)$, est en cristaux d'un jaune brun, fusibles à 142 degrés, donnant par réduction une p-xénylène fusible à 147 degrés.

La *chloro-p-xylidine*, $C^{16}H^{10}ClAz$, résulte de la réduction du p-nitroxylène au moyen du zinc et de l'acide chlorhydrique.

Base chlorée, fusible à 92-93 degrés, très-soluble dans l'alcool, l'éther, la benzine et l'eau bouillante; ce dernier véhicule l'abandonne par le refroidissement en belles lamelles brillantes. Ses sels sont bien cristallisés, mais peu stables.

L'*acide xylidine sulfoné*, $C^{16}H^{11}Az.S^2O^6$, se prépare en faisant réagir à chaud l'acide sulfurique sur la xylidine; on le purifie par cristallisation dans l'eau bouillante. Il est alors sous forme d'aiguilles peu solubles dans l'eau froide.

Le *sel de baryum*, $C^{16}H^{10}BaAz.S^2O^6$, est en cristaux mamelonnés, très-solubles dans l'eau (Deumelandt).

Indépendamment des dérivés qui précèdent, on a décrit plusieurs dérivés non classés des xylidines, comme des dérivés nitrés, des méthylxylidines, une phénylxylidine, une tolylxylidine, une dixylylamine, etc. C'est ainsi qu'en les chauffant à 300-320 degrés, à l'état de chlorhydrates, avec de l'alcool méthylique, les xylidines se transforment en *amidotriméthylbenzines*, $C^{18}H^{13}Az$ $= C^2H^2(C^{16}H^{11}Az)$.

L'*o-xylidine* (1.2.4) fournit dans ces conditions de la *pseudo-cumidine*.

L'*o-xylidine* (1.2.3) donne une amidotriméthylbenzine liquide, bouillant vers 240 degrés.

Les *m-xylidines* (1.3.4 et 1.3.2) engendrent de la *mésidine*.

La *xylidine symétrique* (1.3.5) fournit une *isocumidine* solide, bouillant à 265 degrés.

Enfin la paraxylidine donne naissance à une *cumidine solide* (Nötling et Forel).

Edme Bourgoin.

Bibliographie. — Deumelandt. *Rech. sur le xylène, nitroxylène et xylidine.* In *Bull. de la Soc. ch.*, t. VI, 210. — Forel et Nötling. *Étude sur les xylidines isomériques.* In *Bull. de la Soc. ch.*, t. XLII, 332. — Genz. *Dérivés xylidiques.* In *Bull. de la Soc. ch.*, t. XIV, 318. — Grevingt. *Sur les dérivés nitrés et amidés du nitroxylène.* In *Bullet. de la Soc. ch.*, t. XLV, 101. — Hofmann. *Xylidines.* In *Bull. de la Soc. ch.*, t. XXVII, 465. — Hofmann et Martius. *Sur les xylidines isomériques.* In *Ibid.*, t. XIII, 270. — Jacobsen. *Sur l'o-xylidine.* In *Ibidem*, t. XLIII, 342. — Jannasch. *Chloroxylidine dérivant du xylène cristallisé.* In *Ibidem*, t. XXIV, 514. — Kluge. *Dérivés chlorés de la xylidine et du p-xylène.* In *Ibidem*, t. XLVI, 44. — Koun et Notling. *Dérivés sulfonés de la xylidine.* In *Ibid.*, t. XLVI, 49. — Nietzki. *Sur les dérivés du xylène.* In *Ibid.*, t. XXXV, 260. — Schaumann. *Sur la p-xylidine.* In *Ibid.*, t. XXXII, 254. — Stadel et Baur. *Dérivés d'un éthylé des xylidines.* In *Ibidem*, t. XXXIX, 669. — Stödel et Holtz. *Xylidines commerciales.* In *Ibid.*, t. XLVI, 366. — Talvidarow. *Xylidine de l'isoxylène.* — Witt, Nötling et Forel. *Rech. sur la p-xylidine.* In *Bull. de la Soc. ch.*, t. XLVI, 78. — Wroblewski. *Nouvelle xylidine.* In *Bull. de la Soc. ch.*, t. XXIX, 524; t. XXXIV, 172 et 332; t. XLVI, 367.

E. B.

XYLIDIQUES (Acides). *Formules :* $\begin{cases} \text{Équiv. } C^{18}H^8O^8. \\ \text{Atom. } C^9H^8O^4. \end{cases}$ 1° Acide xylidique.

Il a été découvert en 1868 par Fittig en oxydant par l'acide nitrique étendu le pseudocumène de Beilstein. A cet effet, on fait bouillir le carbure avec son volume d'acide nitrique d'une densité de 1,4 et additionné de 2 volumes d'eau. Il se dépose par le refroidissement une masse cristalline qu'on distille dans un courant de vapeur d'eau pour entraîner les acides xylique et p-xylique formés simultanément, tandis que l'acide xylidique, accompagné de dérivés nitrés, reste comme résidu dans la cornue; on traite ce résidu par l'étain et l'acide chlorhydrique pour rendre solubles les acides nitrés, on reprend la partie non attaquée par le carbonate sodique et on précipite par l'acide chlorhydrique.

Ainsi préparé, l'acide xylidique se présente sous forme d'une masse amorphe, blanche, volumineuse, fondant à 283 degrés et volatile sans décomposition à une température plus élevée; il est à peine soluble dans l'eau, facilement soluble dans l'alcool chaud, qui le laisse déposer par une évaporation lente sous forme de mamelons cristallins. Volatilisé dans un gaz inerte, il se dépose en aiguilles incolores, dures, fusibles à 291 degrés. Oxydé par le permanganate de potassium, en solution alcaline, il fournit, comme produit principal, de l'acide trimellique, $C^{18}H^6O^{12}$, et comme produit secondaire de l'acide m-phtalique et de l'acide carbonique (Krinos).

L'acide xylidique est bibasique; ses sels cristallisent difficilement.

Le *xylidate de baryum*, $C^{18}H^6Ba^2O^8$, est sous forme d'une masse cristalline, rayonnée, très-soluble dans l'eau, insoluble dans l'alcool.

Le *sel de calcium*, $C^{18}H^6Ca^2O^8$, qui présente les mêmes caractères, retient de l'eau de cristallisation qui se dégage sous la cloche sulfurique.

Le *sel de zinc*, $C^{18}H^6Zn^2O^8$, qui est anhydre, est beaucoup moins soluble à chaud qu'à froid ; 100 parties d'eau en dissolvent 36 parties à zéro, et seulement 0,735 à 100 degrés (Jacobsen).

Les xylidates de *plomb*, de *cuivre*, d'*argent*, sont des précipités amorphes. La propriété de forme des sels incristallisables ou difficilement cristallisables distingue l'acide xylidique de son isomère, l'acide uvitique préparé avec le mésitylène.

2° *Acide isoxylidique.* On le prépare en soumettant à la fusion le p-crésylène-disulfite de potassium avec le double de son poids de formate de sodium ; lorsque la masse est devenue solide et verte, on la reprend par de l'eau acidulée avec de l'acide chlorhydrique et on épuise le soluté par l'éther ; celui-ci abandonne à l'évaporation un résidu cristallin qu'on purifie en passant par le sel barytique ; on remet l'acide en liberté et on achève la purification par des cristallisations dans l'eau ou dans l'alcool.

L'acide isoxylidique cristallise en aiguilles microscopiques, à peine solubles dans l'eau froide, facilement dans l'alcool et dans l'éther. Il ne fond qu'au-dessus de 300 degrés, puis se sublime en belles aiguilles.

Comme son isomère, il est bibasique et ses sels sont difficilement cristallisables.

L'*isoxylite de baryum*, $C^{18}H^6Ba^2O^8 + 2H^2O^2$, est une masse confusément cristalline, qui perd son eau de cristallisation vers 140 degrés.

Les *sels de plomb* et *de zinc* sont des précipités blancs, amorphes, solubles dans l'ammoniaque.

Le *sel de cuivre* est sous forme d'un précipité vert clair, amorphe.

Le *sel d'argent*, $C^{18}H^6Az^2O^8$, est un précipité blanc, amorphe (Senhofer, *Bull.- de la Soc. chim.*, t. XVIII, p. 458).

3° *Acide β-xylidique.* Jacobsen a obtenu un troisième isomère de l'acide xylidique en oxydant à froid par le permanganate de potassium l'isoxylate de potassium.

Il cristallise en lamelles rhombiques, microscopiques, fusibles vers 225 degrés, fort peu solubles dans l'eau, même à l'ébullition.

Il donne avec l'acide sulfurique fumant, à 150-160 degrés, un acide sulfuré que l'acide chlorhydrique vers 220 degrés transforme en acide o-p-homo-isophtalique.

Le *sel de baryum* est une masse gommeuse, incristallisable.

Le *sel d'argent* est un sel anhydre, soluble dans l'eau chaude (Jacobsen, *Deutsch. ch. Gesellsch.*, p. 242, 1886).   EDME BOURGOIN.

XYLINDÉINE. SYNONYMIE : *Acide xylochlorique. Acide xylochloérique.* Matière colorante verte, signalée pour la première fois par Döbereiner et décrite par Gmelin sous le nom de *vert de bois*. Elle prend naissance dans la décomposition lente de certains bois, notamment ceux du hêtre, du chêne, du bouleau. Elle a été étudiée par Bley, Fordos, Rommier, Liebermann.

Pour la préparer on épuise le bois devenu verdâtre par l'ammoniaque étendue ou par une lessive faible de potasse, et on précipite le soluté par un acide ; on dissout le précipité dans une solution étendue de potasse, on ajoute ensuite de l'alcool à 85 degrés, puis une solution saturée de chlorure de sodium ; la xylindéine se précipite, tandis que les autres matières ulmiques restent en dissolution. On répète deux ou trois fois ce traitement, on lave à l'alcool et on précipite le soluté aqueux par l'acide chlorhydrique (Rommier).

Fordos épuise simplement le bois par le chloroforme. Liebermann conseille de le faire digérer à froid avec du phénol et de précipiter la solution par l'éther. Le précipité étant redissous par le phénol chaud, il se dépose par le refroidissement des cristaux lamellaires qu'on lave avec du phénol froid, puis avec de l'éther.

Obtenue par ce dernier procédé, la xylindéine est sous forme de petits cristaux quadratiques, d'un éclat cuivré rappelant celui de l'indigo sublimé; elle est insoluble dans la plupart des dissolvants, soluble dans l'acide sulfurique, qui prend une coloration vert pré; le phénol et l'aniline donnent des solutions d'un vert foncé. La composition de la xylindéine est inconnue.

EDME BOURGOIN.

BIBLIOGRAPHIE. — BLEY. *Vierteljahrsch. f. prakt. Pharm.*, t. VII. 256, 1858. — FORDOS.' *Comptes rendus*, t. LVII, 50. — LIEBERMANN. *Bull. de la Soc. ch.*, t. XXIII, 328. — ROMMIER. *Ibidem*, t. LXVI, 791.

E. B.

XYLIQUES (ACIDES). *Formules :* $\left\{\begin{array}{l}\text{Équiv. } C^{18}H^{10}O^4.\\ \text{Atom. } C^9H^{10}O^2 = C^6H^3.CH^3.CH^3.CO^2H.\end{array}\right.$

Dans l'oxydation du pseudo-cumène, outre l'acide xylidique, il y a formation de deux acides monobasiques, les acides xylique et p-xylique, qui passent à la distillation avec la vapeur d'eau. Pour les séparer, on sature le produit distillé avec le carbonate de sodium, on filtre et on précipite par l'acide chlorhydrique; on traite les acides libres par l'étain et l'acide chlorhydrique pour réduire une petite quantité de dérivés nitrés; on transforme ensuite les acides en sels calciques, qu'on soumet à des cristallisations fractionnées, le p-xylate étant moins soluble que son isomère.

La théorie indique l'existence de six acides xyliques isomériques : deux se rattachent à l'o-xylène, trois au métaxylène et un seul au p-xylène. Cinq de ces acides sont actuellement connus.

I. **Dérivés de l'o-xylène.** *Acide paraxylique* [$CH^3.CH^3.CO^2H = 1.2.4$]. On le prépare comme il a été dit ci-dessus. Meier l'a obtenu en fondant avec la potasse caustique l'acide o-xylophtalique.

Il cristallise dans l'eau bouillante en cristaux incolores, lancéolés, fusibles à 163 degrés, très-solubles dans l'alcool. Oxydé par l'acide nitrique, il se convertit en acide xylidique; distillé avec la chaux, il fournit de l'o-xylène. Avec le brome, il donne un dérivé monobromé, *l'acide monobromo-p-xylique*, $C^{18}H^9BrO^4$, corps qui cristallise dans l'alcool en aiguilles fines, incolores, fusibles à 189 degrés.

Le *paraxylate de baryum*, $C^{18}H^9BaO^4 + 2H^2O^2$, est en aiguilles incolores, dures, groupées en étoiles, peu solubles dans l'eau.

Le *sel de calcium*, $C^{18}H^9CaO^4 + 5$ Aq, cristallise en aiguilles incolores, flexibles, assez solubles dans l'eau.

II. **Dérivés du métaxylène.** 1° *Acide xylique* [$CH^3.CH^3.CO^2H = 1.3.4$]. Il a été obtenu à l'état de pureté par Schaper en oxydant le pseudo-cumène. Meier l'a préparé en fondant avec la potasse caustique l'acide xylophtalique correspondant. Ador et Rilliet l'ont formé synthétiquement au moyen de l'oxychlorure de carbone et du métaxylène, en présence du chlorure d'aluminium, en chauffant le tout à une température de 100 degrés.

Il cristallise dans l'alcool en prismes incolores, clinorhombiques, fusibles à

126 degrés, bouillant à 267 degrés sous la pression de 727 millimètres. Il est très-peu soluble dans l'eau froide, davantage dans l'eau bouillante. L'acide nitrique étendu le transforme en acide xylidique; distillé avec la chaux, il engendre du m-xylène :

$$C^{18}H^{10}O^4 + CaO = C^2Ca^2O^6 + C^{16}H^{10}.$$

Il donne avec les bases des sels cristallisables.

Le *xylate de baryum*, $C^{18}H^9BaO^4 + 4H^2O^2$, est sous forme d'une masse cristalline, rayonnée, très-soluble dans l'eau.

Le *sel de calcium*, $C^{18}H^9CaO^4 + H^2O^2$, cristallise en prismes transparents, clinorhombiques, solubles dans l'eau (Schaper).

Le *sel d'argent* est un précipité, à peine soluble dans l'eau bouillante.

Le *chlorure*, $C^{18}H^9ClO^2$, se prépare en chauffant l'acide avec le perchlorure de phosphore. Liquide incolore, bouillant à 234 et 235 degrés, il cristallise à basse température en longues aiguilles.

L'*acide monobromoxylique*, $C^{18}H^9BrO^4$, se prépare en ajoutant du brome à l'acide xylique dissous dans l'acide acétique. Il fond à 174 degrés.

L'*acide oxyxylique*, $C^{18}H^{10}O^6$, se prépare en fondant avec la potasse caustique le dérivé monobromé. Il est en aiguilles fusibles à 170°,5, non colorables par le chlorure ferrique.

2° *Acide orthoxylique* ($CH^3.CH^3.CO^2H = 1.5.2$).   Préparé par Jacobsen en fondant avec du formiate de potassium le dérivé sulfuré correspondant.

Il cristallise dans l'eau bouillante en aiguilles fusibles à 97 et 99 degrés. Chauffé avec la chaux, il se dédouble en acide carbonique et en métaxylène.

3° *Acide mésitylénique* ($CH^3.CH^3.CO^2H = 1.5.5$).   Il se prépare en oxydant le mésitylène, $C^{18}H^{12}$, au moyen de l'acide nitrique étendu de deux fois son volume d'eau ; on chauffe pendant quelques heures dans un appareil à reflux, jusqu'à ce que toute la masse soit transformée en un acide peu soluble ; on le purifie par distillation dans un courant de vapeur d'eau et en passant par le sel de sodium :

$$C^{18}H^{12} + 3O^2 = H^2O^2 + C^{18}H^{10}O^4.$$

Il se dépose de sa solution aqueuse bouillante en fines aiguilles incolores, solubles dans l'alcool, rappelant par leur aspect celles de l'acide benzoïque. Il fond à 160 degrés et se sublime facilement. Avec la chaux, il fournit du métaxylène.

Le *mésitylénate de sodium*, $C^{18}H^9NaO^4$, est une masse confusément cristalline, non déliquescente, très-soluble dans l'eau et dans l'alcool.

Le *sel de baryum*, $C^{18}H^9BaO^4$, cristallise en grands prismes soyeux, anhydres, assez solubles dans l'eau.

Le *sel de calcium* renferme de l'eau de cristallisation qui est lentement enlevée sous la cloche sulfurique. Il est en croûtes cristallines, incolores, peu solubles.

Le *sel d'argent* est en petites aiguilles brillantes, à peine solubles à froid, se colorant difficilement à la lumière, même à la température de 100 degrés.

Les *sels de fer et de cuivre* sont des précipités amorphes, colorés, insolubles dans l'eau.

III. **Dérivés du paraxylène.** *Acide isoxylique* ($CH^3.CH^3.CO^2H = 1.4.3$).

Meier l'a obtenu en fondant avec la potasse l'acide xylophtalique correspondant, Claus et Wollner, en oxydant par l'acide nitrique le paraxylylméthylacétone. Pour le préparer, Jacobsen fait réagir l'éther chloroxycarbonique sur le paraxylène bromé, en présence de l'amalgame de sodium; on saponifie l'éther formé et on distille l'acide dans un courant de vapeur d'eau.

Il cristallise dans l'alcool en aiguilles fusibles à 152 degrés, à peine solubles dans l'eau, même à l'ébullition; il bout sans décomposition à 268 degrés et se sublime en cristaux déliés à une température peu élevée.

L'*isoxylate de potassium*, $C^{18}H^9KO^4$, est en prismes très-solubles dans l'eau, le soluté étant précipité par les sels des métaux lourds.

Le *sel de baryum*, $C^{18}H^9BaO^4 + 2H^2O^2$, cristallise en aiguilles solubles dans l'eau.

Le *sel de calcium*, $C^{18}H^9BaO^4 + H^2O^2$, est sous forme de cristaux dont la solubilité n'augmente pas avec la température. EDME BOURGOIN.

BIBLIOGRAPHIE. — ADOR et MEIER. *Synthèse de l'acide xylique.* In *Deutsch. chem. Gesellsch.,* p. 1967, 1879. — CLAUS et WOLLNER. *Acide isoxylique.* In *Ibidem*, p. 1856, 1885. — FITTIG et LAUBINGER. *Oxydation du pseudocumène.* In *Bull. de la Soc. ch.,* t. VI, 47; t. XI, 83. — GUNTER. *Deutsche chem. Gesellsch.,* p. 1608, 1884. — HIRZEL et BEILSTEIN. *Oxydation du cumène du goudron de houille.* In *Bull. de la Soc. ch.,* t. VII, 345. — JACOBSEN. *Deutsche chem. Gesellsch.,* p. 21, 1878. — KÉKULÉ. *Synthèse de l'acide xylique.* In *Bull. de la Soc. ch.,* t. VI, 47. — MEIER. *Deutsche chem. Gesellsch.,* p. 656, 1882. — SCHAPER. *Oxydation du cumol retiré du goudron de houille.* In *Bull. de la Soc. ch.,* t. XI, 80. — WÖLLRATH. *Faits pour servir à l'histoire du xylène.* In *Bull. de la Soc. ch.,* t. VII, 542. E. B.

XYLITONE. *Formules:* $\begin{cases} \text{Équiv. } C^{24}H^{18}O^2. \\ \text{Atom. } C^{12}H^{18}O^2. \end{cases}$ Pinner a donné ce nom à un corps qu'on rencontre dans le résidu brut de la fabrication de la *phorone*. Par une série de distillations fractionnées, on isole un liquide bouillant à 251-252 degrés; c'est une huile jaunâtre, mobile, possédant l'odeur du géranium; elle est insoluble dans l'eau; les oxydants l'attaquent énergiquement, tandis que l'acide sulfurique la résinifie. Elle paraît susceptible de se combiner avec les bisulfites alcalins. EDME BOURGOIN.

XYLOBALSAMUM. Nom donné anciennement au bois aromatique du *Balsamodendron opobalsamum* Kunth ou *Baumier de Judée*, arbre de la famille des Térébinthacées, tribu des Bursérées, qui fournit le *Baume de La Mecque* (*voy.* BALSAMODENDRUM). ED. LEF.

XYLOÏDINE (Ξυλον, bois; εἶδος, semblable). SYNONYMIE: *Pyroxam, Nitramidine.* Il existe au moins deux combinaisons de l'amidon avec l'acide azotique, l'une insoluble, l'autre soluble.

1° La *xyloïdine de Braconnot, fécule monoazotique* de Béchamp, se prépare en broyant dans un mortier 1 partie de fécule séchée à 20 degrés avec 6 à 7 parties d'acide nitrique fumant, jusqu'à ce que le mélange soit réduit en une pâte transparente, demi-liquide, homogène; on ajoute alors, toujours en broyant, 45 à 50 parties d'eau distillée froide, ce qui donne naissance à un précipité qu'on lave à l'eau distillée et qu'on fait sécher à l'étuve.

La xyloïdine, ainsi préparée, est insoluble dans l'alcool à 95 degrés, dans l'éther et dans le mélange de ces deux véhicules, dans la benzine, le chloroforme, l'éther acétique; elle se ramollit dans l'acétone, mais sans s'y dissoudre ; elle est à peine soluble dans l'acide acétique glacial, mais ce dernier la dissout lorsqu'on l'additionne de 1/10 d'acide acétique à 5 équivalents d'eau. Pelouze a donné la formule suivante :

$$C^{24}H^{18}O^{16}.Az^2O^{10}.$$

C'est un *dérivé nitrique* et *non nitré*, c'est-à-dire un éther azotique de la matière amylacée, car on remonte de la xyloïdine à la fécule par l'emploi de l'acétate ferreux (Béchamp).

2° La *xyloïdine soluble, fécule monoazotique soluble* de Béchamp, se prépare en attaquant la fécule par 10 à 12 fois son poids d'acide nitrique fumant ; après quelques minutes, on obtient une dissolution jaune, visqueuse, transparente. Versée dans 30 fois son volume d'eau, elle fournit un précipité moins caséeux, plus pulvérulent que celui de la préparation précédente ; on lave ce précipité et on le sèche. Pour le purifier, on le dissout dans l'alcool éthéré, on filtre, et l'éther, à l'évaporation, abandonne une masse pulvérulente qu'on sèche à l'étuve.

Elle est insoluble dans l'éther et dans l'alcool à 95 degrés, mais elle se dissout dans un mélange éthéro-alcoolique dans lequel l'alcool domine ; l'esprit de bois, l'acétone, l'éther acétique, mais non le chloroforme, la dissolvent aisément ; elle est assez soluble dans l'acide acétique cristallisable. Béchamp la nomme *fécule isomononitrique*. Elle a d'ailleurs la même composition que la xyloïdine insoluble, $C^{24}H^{18}O^{18}Az^2O^{10}$, ou mieux $(C^{12}H^9O^9AzO^3)^n$:

$$(C^{12}H^{10}O^{10})^n + nAzO^6H = nH^2O^2 + (C^{12}H^9O^9AzO^3)^n.$$

Pour obtenir un dérivé azotique de la fécule plus riche en acide nitrique, il faut traiter la matière amidonnée par un mélange nitrosulfurique, ou mieux verser de l'acide sulfurique dans une dissolution nitrique de fécule. On obtient ainsi une autre xyloïdine sous forme d'une poudre explosive, qui se réunit en une masse gélatineuse. Ce sont les *fécules dinitriques* de Béchamp, l'une insoluble dans l'alcool et soluble dans l'éther ou mieux dans un mélange d'alcool avec excès d'éther ; l'autre soluble dans l'alcool, difficilement dans l'éther, mais facilement dans un mélange éthéro-alcoolique.

Toutes ces fécules nitriques sont des éthers : l'acide sulfurique y déplace l'acide azotique et les protosels de fer dégagent du bioxyde d'azote, avec régénération de la matière amidonnée ; elles sont d'ailleurs douées du pouvoir rotatoire, à la manière de l'amidon.   EDME BOURGOIN.

BIBLIOGRAPHIE. — BÉCHAMP. *Sur la xyloïdine et sur de nouveaux dérivés nitriques de la fécule.* In *Ann. de ch. et de phys.*, t. LXIV, 311 [3]. — BRACONNOT. *Sur la xyloïdine.* In *Ibid.*, t. LII, 200 et 205 [2]. — GERHARDT. *Chimie organique*, t. II, 224, 1845. — PELOUZE. *Comptes rendus de l'Acad. des sc.*, t. VII, 715, 1838.   E. B.

XYLOPHTALIQUES (ACIDES).

Formules : $\begin{cases} \text{Équiv. } C^{52}H^{11}O^6. \\ \text{Atom. } C^{16}H^{14}O^3 = C^6H^3(CH^3)^2[CO.C^6H^4.CO^2H]. \end{cases}$ Meier a donné le nom d'acides xylophtaliques aux corps qui résultent de l'action de l'anhydride phtalique sur les xylènes, en présence du chlorure d'aluminium. Il en existe par conséquent trois qui sont isomériques.

1° *Acide orthoxylophtalique.* Obtenu en faisant réagir l'anhydride phtalique sur l'o-xylène, en présence du chlorure d'aluminium.

Il cristallise en prismes microscopiques, retenant une molécule d'eau qu'il perd vers 140 degrés; il fond alors à 161°5. Fondu avec de la potasse caustique, il engendre de l'acide benzoïque et de l'acide paraxylique :

$$C^{32}H^{14}O^6 + 2 KHO^2 = C^{14}H^5KO^4 + C^{18}H^9KO^4 + H^2O.$$

2° *Acide métaxylophtalique.* On le prépare en dissolvant 1 partie d'anhydride phtalique dans 3 parties de métaxylène, on ajoute 1 partie 1/2 de chlorure d'aluminium et on chauffe le mélange pendant une demi-heure environ.

Il cristallise en fines aiguilles, que la potasse fondante dédouble en acide benzoïque et en acide xylique fusible à 126 degrés.

3° *Acide paraxylophtalique.* S'obtient au moyen du paraxylène par le procédé précédent. Masse vitreuse à peine soluble dans l'eau, que la potasse fondante scinde en acide benzoïque et acide isoxylique. Edme Bourgoin.

XYLOPIA (*Xylopia* L.). Genre de plantes de la famille des Anonacées, qui a donné son nom au groupe des Xylopiées. Ce sont des arbres ou des arbustes à fleurs axillaires, solitaires ou réunies en cymes. Ces fleurs, hermaphrodites et régulières, ont un calice gamosépale à trois divisions, une corolle de six pétales et un nombre indéfini d'étamines articulées à leur base et très-caduques. L'ovaire, multi-ovulé, devient à la maturité un fruit multiple, formé d'un nombre variable de baies sessiles ou légèrement stipitées, renfermant chacune plusieurs graines arillées et pourvues d'un albumen ruminé.

Les *Xylopia* habitent, au nombre d'une trentaine d'espèces, les régions tropicales de l'Asie, de l'Afrique et de l'Amérique.

L'espèce la plus importante est le *X. æthiopica* A. Rich. (*Unona æthiopica* Dun., *Habzelia æthiopica* A. DC., *Unona piperita* Afz.), qui croît sur la côte de Guinée, où les naturels la nomment *Habzeli.* Ses baies desséchées constituent la *Maniguette* du commerce ou *Poivre d'Æthiopie* ou *de Guinée* (*Piper æthiopicum* s. *Grana zelim*) des anciennes pharmacopées. Elles sont employées de temps immémorial par les nègres comme condiment et comme médicament stimulant.

En Amérique, on préconise également comme toniques, stimulantes et digestives, les baies du *X. frutescens* Aubl. ou *Jérécou*, de la Guyane, et celles du *X. grandiflora* A. S. H., des Antilles. Ed. Lef.

XYLOQUINONS. *Formules :* $\left\{ \begin{array}{l} \text{Équiv. } C^{16}H^8O^4. \\ \text{Atom. } C^8H^8O^2. \end{array} \right.$ Les *quinons* sont des corps incomplets, aldéhydiques, dérivant des phénols polyatomiques par perte d'hydrogène. Ils dérivent par oxydation des carbures à noyaux benziniques, comme la benzine, le xylène, la naphtaline, l'anthracène, etc., par suite du remplacement de l'hydrogène par un égal volume d'oxygène. C'est ainsi que le xyloquinon dérive par oxydation du xylène d'après l'équation suivante :

$$C^{16}H^{10} + 5 O^2 = H^2O^3 + C^{16}H^8O^4.$$

De même qu'il existe trois xylènes isomériques, de même on connaît trois xyloquinons isomériques, qu'on représente dans la théorie atomique par les schémas suivants :

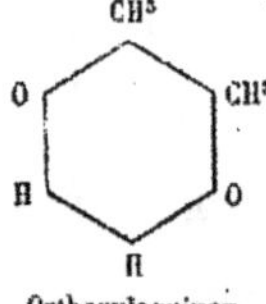

Orthoxyloquinon.

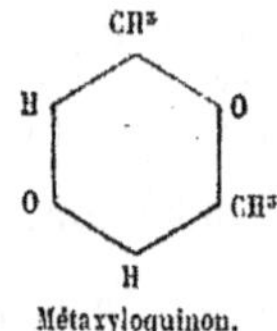

Métaxyloquinon.

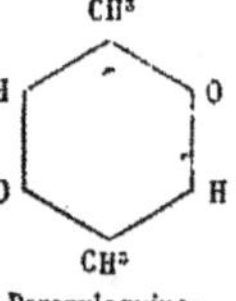

Paraxyloquinon.

I. Orthoxyloquinon. ($CH^3.CH^3.O.O. = 1.2.5.6$). On obtient ce corps en oxydant la diamine dérivée de l'amido-o-xylène, ou simplement en oxydant l'orthoxylidine au moyen du dichromate de potassium; le rendement est faible dans ce dernier cas, car il atteint à peine 1/10 du poids de l'alcaloïde employé; on comprime le produit de la réaction dans du papier buvard, puis on sublime.

Belles aiguilles jaunes, fondant à 55 degrés, peu solubles dans l'eau, solubles dans l'alcool et dans l'éther, que l'hydrogène naissant transforme en un hydroquinon, $C^{16}H^{10}O^4$, qui se présente sous forme d'une masse cristalline incolore, fusible à 221 degrés.

II. Métaxyloquinon. ($CH^3.CH^3.O.O — 1.5.2.5$). On le prépare comme le précédent en prenant pour point de départ la xylidine correspondante, ou la diamine provenant de l'amido-azo-métaxylène.

Elle cristallise en aiguilles jaunes, fusibles à 75 degrés. Par hydrogénation, elle engendre un hydroquinon fusible à 149 degrés.

Le *dibromo-m-xyloquinon*, $C^{16}H^7BrO^4$, se prépare en faisant réagir le brome sur le mésitol. Il cristallise dans l'alcool en lamelles jaune d'or, fusibles à 176 degrés, sublimables sans décomposition. Une solution de potasse caustique le dissout en le décomposant.

III. Paraxyloquinon. SYNONYMIE : *phorone*. Il a été découvert en 1862, par Rommier et Bouillon, dans les portions du phénol brut bouillant à 195 et 200 degrés. Il a été retrouvé par Rad, en 1869, dans la créosote; Nietzki l'a obtenu régulièrement en attaquant à l'ébullition le p-diamidoxylol par le peroxyde de manganèse et l'acide sulfurique. Suivant Carstangen, l'amido-p-xylol, dans les mêmes conditions, conduit au même résultat.

Pour le préparer, Rad mélange la créosote, bouillant de 190 à 200 degrés, avec 3 parties d'acide sulfurique concentré; après vingt-quatre heures, on ajoute 6 parties d'eau au produit sirupeux placé dans une cornue, puis on introduit du peroxyde de manganèse. Il se manifeste une vive réaction, avec dégagement d'acide carbonique. Lorsque la réaction est calmée, on chauffe graduellement : il se sublime des cristaux de phorone et il passe dans le récipient un liquide aqueux qu'on agite avec de l'éther, ce dernier abandonné à l'évaporation des cristaux qu'on purifie par sublimation.

Le p.-xyloquinon s'obtient également en oxydant le xénol brut ou la xylidine brute, cette dernière renfermant toujours une grande quantité de p.-xylidine. En opérant sur la p.-xylidine pure, au moyen du dichromate de potassium, par la méthode de Nietzki, Nötling et Forel ont obtenu un rendement de 70 pour 100. Enfin, on peut aussi oxyder la diamine correspondante, fusible à 146-147 degrés.

Le p.-xyloquinon cristallise en aiguilles jaune d'or, fusibles à 123 degrés, répandant à chaud une odeur irritante. Il est peu soluble dans l'eau et dans l'alcool, très-soluble dans l'éther, la benzine, le chloroforme; ses dissolutions sont jaunes, colorent la peau en brun et tendent à se colorer en brun sous l'influence de l'air et de la lumière. Les acides nitrique et chlorhydrique le dis·solvent également en prenant une teinte jaune ; avec l'acide sulfurique, même à froid, le soluté est plus foncé et brunit, puis noircit à chaud. Les corps réducteurs, comme l'acide sulfureux, le chlorure stanneux, le transforment en un hydroquinon, l'*hydrophlorone*, $C^{16}H^{10}O^4$, corps fusible à 210 degrés. Ses dérivés de substitution sont assez bien connus.

Le *chloroxyloquinon* ou *chlorophorone*, $C^{16}H^7ClO^4$, se prépare en oxydant l'hydroxyloquinon monochloré ou en faisant passer directement un courant de chlore sec dans le quinon liquéfié. Dans ce dernier cas, en chauffant légèrement et en prolongeant l'action du gaz, il reste une masse solide que l'alcool bouillant dissout et abandonne ensuite sous forme d'aiguilles et de lamelles. C'est un mélange des deux dérivés mono et dichlorés ; on le reprend par l'alcool fort, de manière à dissoudre les aiguilles, les lamelles non dissoutes étant à leur tour purifiées par cristallisation dans l'alcool bouillant.

Le chlorophlorone cristallise dans l'alcool en aiguilles jaunes, fusibles à 48 degrés, solubles dans l'alcool, l'éther, l'acide acétique, les acides et les alcalis ; ces derniers donnent des solutés jaunes ou bruns ; l'azotite de potassium fournit une solution rouge brun. L'acide chlorhydrique concentré et bouillant le transforme en hydrophlorone dichloré.

Le *dichloroxyloquinon* ou *dichlorophlorone*, $C^{16}H^6Cl^2O^4$, obtenu comme ci-dessus, ou en oxydant l'hydroquinon correspondant, cristallise dans l'alcool froid en lamelles fusibles à 175 degrés, peu solubles dans l'alcool froid, très-solubles dans l'alcool bouillant, l'éther, l'acide acétique ; il se sublime en aiguilles incolores, mais en se décomposant partiellement, avec production de matières brunes. L'ammoniaque brunit son soluté alcoolique ; il en est de même avec l'acide sulfurique. Sa solution aqueuse est précipitée en violet par le chlorure ferrique. Il réduit l'azotate d'argent et l'acétate de cuivre (Rad).

Le *p.-xyloquinon dibromé* ou *dibromophlorone*, $C^{16}H^6Br^2O^4$, est un dérivé qui a·été obtenu par Carstangen au moyen de l'eau bromée. Il cristallise en . lamelles fines, brillantes d'un jaune d'or, fusibles à 148 degrés, peu solubles dans l'alcool froid, solubles dans l'éther et dans la benzine.

En faisant agir l'acide chlorhydrique concentré sur le p.-xyloquinon, on obtient un mélange d'hydroquinons mono et dichlorés, qu'on peut séparer par l'alcool.

L'*hydro-p.-xyloquinon monochloré*, $C^{16}H^9ClO^4$, qu'on retire des eaux-mères, cristallise en aiguilles fusibles à 147 degrés, colorables en violet par le chlorure ferrique, solubles dans l'eau bouillante, l'alcool et l'éther.

L'*hydro-p.-xyloquinon dichloré*, $C^{16}H^8Cl^2O^4$, se sépare d'une dissolution alcoolique étendue d'eau sous forme d'aiguilles incolores, fusibles à 173-175 degrés, réduisant à chaud les sels d'argent, avec formation d'un miroir d'argent métallique.

L'*oxyisoxyloquinon*, $C^{16}H^8O^6$, a été obtenu par Fittig en ajoutant à 5 parties de chlorhydrate de diamidomésitylène dans 250 parties d'eau 12 parties d'acide sulfurique et 1 partie de dichromate de potassium ; on distille et on ajoute successivement 3 parties de dichromate dissous dans l'eau, en continuant la distillation. Les liquides distillés sont agités avec de l'éther ; celui-ci, par évaporation, laisse un résidu rouge, cristallin, qu'on purifie par cristallisation dans l'eau bouillante.

L'oxyisoxyloquinon cristallise dans l'éther en belles aiguilles orangées, sublimables en aiguilles jaune d'or, fondant à 103 degrés. Son odeur, qui est très-pénétrante, rappelle celle des quinons. Il est peu soluble dans l'eau, très-soluble dans l'alcool et dans l'éther; il se dissout dans les dissolutions alcalines en communiquant à ces dernières une coloration rouge violet.

Le *sel de potassium*, $C^{16}H^7KO^6$, se prépare en ajoutant à une solution alcoolique de potasse, additionnée d'éther, une solution éthéro-alcoolique de quinon. Il se fait un précipité noir volumineux formé de petites aiguilles solubles dans l'eau, insolubles dans l'éther. Les solutés dans l'alcool sont d'un pourpre foncé.

Le *sel barytique*, $C^{16}H^7BrO^6$, est un précipité rouge brun, qui cristallise dans l'alcool en petites aiguilles rouge foncé, très-solubles dans l'eau, insolubles dans l'éther; le soluté alcoolique est rouge foncé par transparence et violet par réflexion.   Edme Bourgoin.

Bibliographie. — Carstangen. *Phorone et xyloquinon*. In *Bull. de la Soc. ch.*, t. XXXVI, 486. — Fittig. *Quinon obtenu avec le mésitylène*. In *Bull. de la Soc. ch.*, t. XXIV, 209. — Fittig et Siepermann. *Rech. sur les quinons*. In *Bull. de la Soc. ch.*, t. XXVI, 395. — Forel et Nötling. *O-xyloquinon*. In *Deutsch. ch. Gesellsch.*, p. 2674, 1885. — Jacobsen. *Dérivé dibromé*. In *Liebig's Ann. der Ch. u. Phys.*, p. 195, 271. — Nietzki. *Xyloquinon et hydroxylon*. In *Bull. de la Soc. ch.*, t. XXXV, 260. — Rod. *Recherches sur le phlorone et quelques-uns de ses dérivés*. In *Ibidem*, t. XIII, 72. — Stædel et Hölz. *Action du chlorure de benzoyle sur l'hydroxyloquinon*. In *Deutsche chem. Gesellsch.*, p. 2022, 1785.   E. B.

XYLORCINE. *Formules :* $\begin{cases} \text{Équiv. } C^{16}H^{10}O^4. \\ \text{Atom. } C^8H^{10}O^2 = C^6H^2(CH^3)^2(OH)^2. \end{cases}$

Synonymie. *Dioxyxylène*. La xylorcine, homologue supérieur de l'orcine, est un phénol diatomique préparé par Pfaff en attaquant par le nitrite de sodium et l'eau le chlorhydrate d'amidoxénol; on épuise par l'éther, on évapore dans le vide et on sublime.

Elle se présente sous forme de cristaux transparents, fusibles à 124-125 degrés, solubles dans l'eau, l'alcool et l'éther. Chauffée avec de l'acide sulfurique, sa dissolution dans l'acide acétique glacial donne une matière fluorescente, à la manière de la mésorcine de Knecht.

A l'ébullition, l'anhydride acétique la convertit en un dérivé diacétylé, bouillant à 285-387 degrés, qui se solidifie dans le vide sous la cloche sulfurique. Ce dérivé cristallise dans l'alcool en prismes fusibles à 45 degrés, peu solubles dans l'eau froide, solubles dans l'alcool et dans l'éther.   Edme Bourgoin.

Bibliographie. — Pfaff. *Deutsche ch. Gesellsch.*, p. 1135, 1885, et *Bull. de la Soc. ch.*, t. XLI, p. 81.   E. B.

XYLOSTÉINE. Principe amer, peu connu probablement, de la nature des glycosides, extrait par Hübschmann du fruit du *Lonicera xylosteum*. La xylostéine est insoluble dans l'eau, mais se dissout bien dans l'alcool et dans l'éther.   L. Hn.

XYLYLACÉTONE. *Formules :* $\begin{cases} \text{Équiv. } C^{34}H^{18}O^2. \\ \text{Atom. } C^{17}H^{18}O = [(CH^3)^2:C^6H^3]^2:CO. \end{cases}$

Synonymie. *Dixylyle-carbonyle*. Acétone obtenu synthétiquement par Ador et Rillet en faisant passer du chlorure de carbonyle dans du m-xylène refroidi à 15 degrés, en présence du chlorure d'aluminium. On lave à l'eau, puis à la potasse, et on distille.

Cet acétone est un liquide qui bout au voisinage de 340 degrés ; bouilli avec de l'eau, il fournit un carbure, $C^{34}H^{16}$:

$$C^{34}H^{18}O^2 = H^2O^2 + C^{34}H^{16}.$$

Soumis à l'ébullition avec une lessive de potasse, il se transforme lentement en un acide xylique, qui fournit à son tour par oxydation les acides ayant les formules des acides mésitylénique et trimésique, $C^{16}H^8O^8$ et $C^6H^6O^{12}$ (*Deutche chem. Gesellsch.*, p. 399, 1878. EDME BOURGOIN.

XYLYLGLYOXYLIQUE (Acide). *Formules :* $\begin{cases} \text{Équiv.} & C^{20}H^{10}O^6. \\ \text{Atom.} & C^{10}H^{10}O^5. \end{cases}$ Acide acétonique préparé par Claus et Wollner en soumettant à l'oxydation le méthyl-p.-xylacétone, $C^{20}H^{12}O^2$:

$$C^{20}H^{12}O^2 + 5O^2 = H^2O^2 + C^{20}A^{10}O^6.$$

On abandonne pendant quelques heures un mélange formé de 15 parties d'acétone avec 3 ou 4 litres d'eau contenant 31 parties de permanganate de potassium. Les acides séparent du soluté une huile épaisse, jaunâtre, qui finit par se prendre sous la cloche sulfurique en une masse rayonnée fondant vers 75 degrés.

L'acide p.-xylylglyoxylique est très-peu soluble dans l'eau, très-soluble dans l'alcool, l'éther, la benzine, l'acide acétique. Il se décompose au-dessus de 200 degrés avec dégagement d'acide carbonique et formation d'aldéhyde diméthylbenzoïque ; oxydé par l'acide azotique, il fournit de l'acide diméthylbenzoïque. En présence du phénol et de l'acide sulfurique, il donne un produit de condensation rougeâtre, insoluble dans l'eau, se dissolvant dans les alcalis en rouge fuschine. Ses sels sont cristallisables.

Les *xylylglyoxylates de potassium* et de *sodium* se préparent en saturant l'acide par des lessives alcalines étendues. Il faut éviter un excès d'alcali, car l'acide a une grande tendance à perdre de l'acide carbonique pour fournir l'aldéhyde benzoïque diméthylé.

Le *sel de calcium* cristallise en rosettes, qui retiennent trois équivalents d'eau.

Le *sel de baryum*, qui cristallise aux trois molécules d'eau, est en aiguilles fines, enchevêtrées, peu solubles dans l'eau.

Le *sel d'argent*, $C^{20}H^9AzO^6$, est un précipité blanc, insoluble dans l'eau.

L'*éther éthylique*, $C^2H^2(C^{20}H^{10}O^6$, est sous forme d'un liquide incolore, très-réfringent. EDME BOURGOIN.

BIBLIOGRAPHIE. — CLAUS et WOLLNER. *Deuts. chem. Gesellsch.*, p. 1859, 1885, et *Bull. de la Soc. ch.*, t. XLVI, 377. E. B.

XYLYLMÉTHYLACÉTONE. *Formules :* $\begin{cases} \text{Équiv.} & C^{20}H^{12}O^2. \\ \text{Atom.} & C^{10}H^{12}O. \end{cases}$

SYNONYMIE. *Méthylparaxylylacétone.* Acétone mixte préparé par Claus et Wollner en faisant réagir le chlorure acétique sur le paraxylène, en présence du chlorure d'aluminium :

$$C^4H^5ClO^2 + C^{16}H^{20} = HCl + C^{20}H^{12}O^2.$$

A 100 parties de chlorure d'aluminium recouvert de sulfure de carbone on

ajoute peu à peu un mélange de 100 parties de paraxylène et de 75 parties
de chlorure acétique. En versant le tout dans l'eau, après une heure et demie,
il se précipite une masse insoluble qu'on lave d'abord à l'eau, puis avec une
solution étendue de carbonate de sodium. On épuise par l'éther, ce qui fournit
un soluté brun qu'on évapore et qu'on distille dans un courant de vapeur d'eau :
il passe du paraxylène, du sulfure de carbone et une faible quantité de xylylméthylacétone. Séché et soumis à la distillation fractionnée, le résidu est distillé,
de manière à recueillir ce qui passe de 220 à 250 degrés ; on fractionne de
nouveau pour isoler la portion qui distille à 224-225 degrés, ce qui fournit
l'acétone à l'état de pureté.

Le xylylméthylacétone est un liquide incolore, mobile, réfringent, non solidifiable à — 14 degrés, ayant pour densité 0,9962 à la température de 19 degrés.
Il est insoluble dans l'eau, très-soluble dans l'alcool et dans l'éther, ainsi que
dans les acides concentrés. Il ne paraît pas susceptible de se combiner avec les
bisulfites alcalins.

Oxydé par l'acide nitrique d'une densité de 1,120, après trois heures d'ébullition il donne un acide volatil, l'*acide isoxylique* de Jacobsen, et un acide
fixe, à peine soluble dans l'eau, l'acide *méthylphtalique*. Même réaction avec
l'acide chromique et avec une solution étendue, à chaud, de permanganate de
potassium ; à froid, ce dernier réactif engendre l'acide p.-xylylglyoxylique, comme
on l'a vu plus haut.   EDME BOURGOIN.

BIBLIOGRAPHIE. — CLAUS et WOLLNER. *Sur la paraxylméthylacétone.* In *Bull. de Soc. ch.*
t. XLVI. 377.   E. L.

XYRIS (*Xyris* L.).   Genre de plantes Monocotylédones, qui a donné son
nom à la famille des Xyridacées, voisine des Commélynacées et des Restiacées.

Les *Xyris* habitent les régions tropicales, où on les rencontre le plus ordinairement dans les lieux humides. Ce sont des herbes vivaces, acaules, ayant un
peu le port des Iris. Les fleurs ont un périanthe à six divisions et un ovaire
pluriloculaire et multiovulé, surmonté par un style à trois stigmates.

Le *X. indica* L. est une espèce de l'Inde, dont les feuilles, macérées dans le
vinaigre, sont préconisées contre les dartres et autres maladies cutanées.

                                                                ED. LEF.

FIN DE LA LETTRE X

Y

YACK. L'Yack (*Bos grunniens* L. ; *Polphagus grunniens* Gr.) est une sorte
de Bœuf, qui est originaire de l'Asie centrale et qui se fait remarquer par la
longueur et la finesse de son pelage. Sa queue est presque aussi touffue que
celle d'un Cheval et son corps est revêtu d'une riche toison dont les poils
soyeux garnissent comme une frange le dessous de la gorge, cachent une
grande partie des membres et descendent de chaque côté presque au niveau du
sol. Par la disposition de ses cornes l'Yack ne diffère pas beaucoup du Bœuf,
mais il a le front bombé et le garrot relevé comme le Bison, les oreilles ovales
et allongées, les yeux grands et vifs, les narines étroites et écartées, le mufle
petit et renflé, la gorge sans fanon, les jambes courtes et robustes, les sabots
larges, avec les pinces très-marquées. La hauteur au jarret de l'animal adulte
est de 1ᵐ,05 et sa longueur de 2 à 2ᵐ,30. La queue seule mesure 50 centimètres. Chez les individus sauvages, elle est d'un blanc pur, de même que les
franges qui tombent de la gorge et des côtés du corps, et parfois aussi une touffe
de poils sur le front offre cette même couleur blanche qui tranche vigoureusement sur le noir uniforme du reste de la tête, du cou et de toute la région
dorsale.

On trouve encore des Yacks à l'état sauvage dans les montagnes de l'Asie
centrale, dans le Tibet, le Turkestan, et sur les confins de la Tartarie chinoise.
Ils vivent sur de hauts plateaux, à plus de 2600 mètres au-dessus du niveau de
la mer, dans des régions où la végétation est si clairsemée qu'ils sont obligés
de parcourir de vastes espaces pour trouver l'herbe nécessaire à leur alimentation. C'est là que les Tibétains et les Tartars vont chercher ces animaux dont
ils tuent les adultes à coups de flèche pour obtenir leur toison et dont ils prennent les jeunes pour les élever en domesticité. Les Yacks domestiques que l'on
rencontre communément dans le Ladak, le Tibet, la Tartarie et le nord de la
Chine, descendent tous de jeunes individus capturés dans de telles conditions.
Ces animaux, quoique moins dociles que nos Bœufs européens, sont pour les
populations de l'Asie centrale de précieux auxiliaires. On les emploie tour à tour
comme bêtes de somme et comme bêtes de selle, en les conduisant au moyen
d'une lanière rattachée à un anneau passant dans le nez et quelquefois même on
leur fait traîner la charrue. La viande de l'Yack est succulente ; sa peau donne un
cuir assez résistant et ses poils servent à tresser des cordes, mais de toutes les
parties de l'animal, c'est la queue qui est le plus recherchée, au moins dans le
Céleste-Empire. Les queues d'Yacks, dont tous les poils sont d'un blanc pur, se

vendent au poids de l'argent ; enchâssées dans des montures d'or, elles se transforment en chasse-mouches pour les rois et les princes ou en panaches que les grands dignitaires suspendent à la hampe de leurs lances, ou bien encore, teintes en rouge, elles ornent le chapeau des mandarins. Les queues noires des Yacks domestiques sont bien moins estimées, mais servent aux mêmes usages. La femelle de l'Yack donne un lait aussi savoureux que nos vaches européennes et le mâle est employé depuis longtemps, dit-on, dans quelques contrées de l'Asie, pour l'amélioration de certaines races de Bovidés. D'après Campbell, l'hybride de l'Yack et de la vache est appelé *Sauh*, l'hybride du taureau et de l'Yack femelle *Ba-Sauh*, l'Yack sauvage est nommé *Dong* dans le Tibet oriental et l'Yack domestique de race pure *Pegou*. Ce dernier porte en général une livrée aux teintes moins tranchées que l'animal sauvage. Son poil est quelquefois, mais rarement, d'un noir uniforme, plus souvent lamé de brun roux ou de grisâtre.

Étant donné les avantages que l'on tire en Asie de l'élevage du *Bos grunniens*, il n'est pas étonnant que l'on ait songé à doter les parties montagneuses de notre pays d'une espèce aussi précieuse. Il y a trente-cinq ans, un troupeau d'Yacks, venant du Tibet, fut même envoyé dans ce but au Jardin des Plantes par M. de Montigny, alors consul de France à Shanghaï, et pendant quelque temps ce troupeau sembla devoir justifier les espérances que Sonnini et Isidore Geoffroy-Saint-Hilaire avaient fondées sur l'introduction en Europe du *Bos grunniens*. Des jeunes, nés en captivité, avaient grandi et s'étaient multipliés à leur tour, et quelques individus avaient pu être donnés à d'autres établissements, mais, par la suite, la fécondité diminua et les produits perdirent quelques-unes des qualités qui distinguaient leurs ancêtres. La taille s'amoindrit, le poil se raccourcit, devint de moins en moins brillant, en un mot, les Yacks présentèrent des signes non équivoques de dégénérescence, sans doute sous l'influence d'un climat trop doux, d'un air trop chargé d'humidité. On avait déjà remarqué d'ailleurs que, même dans certaines régions de l'Himalaya, l'Yack sauvage ne se rencontrait point, et que dans l'Inde l'Yack domestique était sujet à toutes sortes de maladies.

L'Yack paraît avoir été connu des Anciens : on trouve en effet dans Élien une description de Bœuf sauvage qui convient fort bien à cette espèce. Le nom de *Bos grunniens*, qu'il porte maintenant dans les catalogues zoologiques, fait allusion au cri particulier de ce Bœuf, qui ressemble plutôt au grognement du Porc qu'au mugissement du Bœuf.   E. Oustalet.

Bibliographie. — Blumenbach. *Abbildungen naturh. Gegenst.*, in-8°. Gœttingue, 1772. — Pallas. *Mém. de l'Acad. de Saint-Pétersbourg*, 1777, 2ᵉ partie, p. 253, et *Journ. de phys.*, 1792. — Gervais (P.). *Hist. nat. des Mammifères*, 1855, t. II, p. 183. — Geoffroy Saint-Hilaire. *Acclimat. et domest. des animaux utiles*, 4ᵉ édit., 1861, p. 277. — Brehm. *Vie des animaux*, édit. franç. *Mammifères*, t. II, p. 632.   E. O.

YACOUTS. *Voy.* Asie.

YAGUIRES. *Voy.* Asie.

YAWS. *Voy.* Frambœsia.

YDES (Eau minérale de). *Athermale, polymétallite forte, carbonique faible.* Dans le département du Cantal, dans l'arrondissement et à 2 kilomètres de Mauriac, émerge d'une roche schisteuse veinée de quartz une source qui sort du bassin de la Sumène. Son eau est limpide, quoiqu'elle laisse déposer sur les parois internes de sa fontaine une couche notable de rouille ; elle n'a pas d'odeur, son goût est fortement salé, sa température est de 13 degrés centigrade. V. Nivet a trouvé dans 1000 grammes les principes suivants :

Sulfate de soude	9,013
— magnésie	1,212
Chlorure de sodium	7,580
Bicarbonate de soude	8,610
— chaux	2,744
— magnésie	0,620
— fer	0,076
Silice et apocrénate de fer	0,144
Perte	0,133
TOTAL DES MATIÈRES FIXES	29,932

Aucun établissement n'a été bâti auprès de cette fontaine, qui est même aujourd'hui peu fréquentée, et cependant sa composition élémentaire indique qu'elle est fortement purgative et qu'elle pourrait remplacer avantageusement beaucoup d'eaux minérales sulfatées sodiques de France et de l'étranger. Il est malheureux que nous ayons à notre proximité sans nous en servir encore une eau minérale qui pourrait rendre les mêmes services que celles que nous recevons de la Suisse, de l'Espagne, de l'Allemagne et de la Hongrie.   A. R.

YÈBLE. *Voy.* SUREAU.

YESCA. Nom, à la Guyane et au Brésil, d'une sorte d'amadou faite avec le duvet feutré qui recouvre la face inférieure des feuilles du *Miconia holosericea* Tr., plante de la famille des Mélastomacées. Cette sorte d'amadou, appelée également *Amadou de Panama*, est employée comme hémostatique (*voy.* MICONIA).   ED. LEF.

YEUSE. Nom vulgaire du *Quercus Ilex* L., ou Chêne vert, dont l'écorce est très-employée dans la tannerie (*voy.* CHÊNE).   ED. LEF.

YEUZET (EAU MINÉRALE D'). *Voy.* EUZET-LES-BAINS.

YOLOFFS. *Voy.* NÈGRES.

YORRE (SAINT-) (EAU MINÉRALE DE). *Voy.* VICHY.

YPERMAN (JEHAN). Né dans la seconde moitié du treizième siècle à Ypern (Flandre), étudia au collége de Saint-Côme à Paris et se fixa vers 1303 dans sa ville natale. Il fut quelque temps chirurgien de l'hôpital de Belle. Il est l'auteur de deux ouvrages dont Daremberg a découvert le manuscrit à la bibliothèque du collége Saint-Jean à Cambridge et qui ont été publiés par Broeckx : 1° La *chirurgie de maître Jehan Yperman*, etc. (Anvers, 1853) ; 2° *Traité de médecine pratique de maître Jehan Yperman*, etc. (Anvers, 1867).   L. HN.

YPORT (STATION MARINE). Dans le département de la Seine-Inférieure, dans l'arrondissement du Havre, est un petit port sur les côtes de la Manche, à 5 kilomètres de Fécamp et d'Étretat. Sa population, d'environ 2500 habitants,

est presque exclusivement composée de marins et de pêcheurs. Yport est dans
une vallée profonde; l'aspect général de la côte est triste, mais les campagnes
qui l'environnent sont riantes et ombragées. Une petite jetée a été construite
sur la grève et protége l'échouage des barques. Sa plage est composée de
sable et d'argile : elle est par conséquent très-agréable aux baigneurs qui, en
sortant de la mer, peuvent faire de jolies promenades et prendre un exercice salutaire. Les familles qui fuient les lieux de réunion trop mondains
choisissent souvent cette station marine où la vie est comparativement peu
coûteuse.   A. R.

YTTRIA. Oxyde d'yttrium, est le plus souvent mélangé aux oxydes
d'erbium et de terbium. L'yttria a pour composition Y^2O^3, c'est une poudre
blanchâtre ou jaunâtre, infusible, formant avec le borax un verre blanc ;
il se combine avec les acides en formant des sels incolores, généralement
cristallisables, décompose les sels ammoniacaux, ne se combine pas avec les
bases.   L. Hn.

YTTRIUM. $Y = 89,6$ (d'Ytterby, nom d'une carrière de feldspath, près de
Stockholm). L'oxyde (*yttria*) a été découvert par Gadolin en 1794, le métal a
été isolé par Wöhler en 1827. Pur, il est en poudre gris noirâtre, prenant
l'éclat métallique sous le brunissoir ; il est inoxydable à l'air et dans l'eau,
soluble dans l'acide sulfurique aqueux en dégageant de l'hydrogène ; chauffé au
rouge, il brûle avec un vif éclat en donnant de l'yttria.   L. Hn.

YUCCA (*Yucca* L.). Genre de plantes de la famille des Liliacées et du
groupe des Aloïnées. Leur tige arborescente, souvent souterraine, est terminée
par un bouquet de feuilles étroites et ensiformes, du milieu desquelles sort une
hampe portant un grand nombre de fleurs qui forment, dans leur ensemble, une
longue panicule terminale. Ces fleurs ont un périanthe simple à six divisions,
six étamines insérées à la base des divisions du périanthe, à filets courts, élargis
au sommet, et un ovaire à trois loges multiovulées, surmonté de trois stigmates
sessiles. Le fruit est une capsule oblongue à six angles obtus, renfermant de
nombreuses graines albuminées.
    Les *Yucca* habitent les régions équatoriales de l'Amérique. L'espèce type,
Y. gloriosa L., est fréquemment cultivée en Europe comme ornementale. Les
feuilles fournissent des fibres tenaces avec lesquelles on confectionne divers
ouvrages de sparterie. Ses capsules mûres renferment un suc résineux auquel
on attribue des propriétés purgatives.   Ed. Lef.

YUKAYRES. *Voy.* Asie.

YULAN. Nom donné en Chine à un arbre de la famille des Magnoliacées,
le *Magnolia yulan* Desf., dont les graines sont employées comme fébrifuges. On
se sert de ses fleurs, blanches, très-odorantes, pour parfumer le thé.   L. Hn.

YVERDUN ou **YVERDON** (Eau minérale de). *Protothermale, amétallite,
carbonique sulfureuse et azotée faible.* En Suisse, dans le canton de Vaud,
sur le lac de Neufchâtel, à l'embouchure de l'Orb, dont la source et les bains
sont à peine à 1 kilomètre. Yverdun est entouré d'une plaine marécageuse, et

la ville est bâtie sur les deux rives de la Thièle canalisée. Une source émerge entre deux fissures d'un banc de molasse dans un puits d'environ 100 mètres de profondeur; son eau est d'abord claire et limpide, mais, arrivée au contact de l'air, elle laisse précipiter des flocons de glairine. L'odeur et la saveur sont légèrement sulfureuses; elle est traversée par quelques bulles gazeuses qui viennent de temps en temps s'épanouir à sa surface; sa température est de 24°,4 centigrade. Son analyse chimique a donné à Buttin, pour 1000 grammes d'eau, les principes suivants :

Bicarbonate de soude	0,1002
— chaux	0,1000
— magnésie	traces.
Chlorure de sodium	0,0758
Sulfure de sodium	0,0250
Matière organique	
Perte	0,0210
Silice et alumine	traces.
TOTAL DES MATIÈRES FIXES	0,3250
Gaz. { Gaz acide carbonique libre.	
{ Azote	quant. ind.

On a bâti près de cette source un petit établissement, convenablement installé, où les malades ont à leur disposition des cabinets de bains, de douches, et des logements qui leur sont réservés. Les parois des baignoires sont en chêne, pour ne pas être altérées par le contact de l'eau sulfureuse. L'eau d'Yverdun en boisson, en bains et en douches, a une action favorable contre les affections humides de la peau, contre les rhumatismes articulaires et musculaires chroniques, contre les arthrites sèches et contre certains états de la peau, des ganglions ou des articulations, occasionnés par le lymphatisme ou la scrofule.

La *durée de la cure* est de vingt à vingt-cinq jours.

On *exporte* peu l'eau de la source d'Yverdun.

A. R.

FIN DE LA LETTRE Y

Z

ZAMENIS. On désigne sous ce nom des couleuvres qui ont le corps allongé, cylindrique, la queue longue, les écailles oblongues, lisses, lancéolées ; les deux dernières dents de la mâchoire supérieure sont plus longues que les autres et séparées de celles-ci par un espace sans crochet ; la tête est oblongue, carrée, avec des plaques sourcilières saillantes au-dessus de l'orbite. Le genre compren sept espèces, qui habitent la zone circumméditerranéenne.

Parmi ces espèces, la plus connue est la Couleuvre verte et jaune (*Z. viridi-flavus*), dont le corps est allongé, la queue très-effilée ; la taille peut atteindre 1^m,20 ; le dos et les flancs sont d'un vert foncé avec le centre des écailles moucheté de jaune ; en avant sont quatre séries de grosses taches d'un brun foncé ; le dessus de la tête est d'un noir blanchâtre, orné de lignes et de points jaunes. Cette espèce habite la partie méditerranéenne de l'Europe et l'Algérie ; on la trouve en Espagne, en Sardaigne, en Lombardie, aux environs de Rome, en Morée, en Syrie ; en France elle n'est pas rare dans la Gironde et dans la Charente-Inférieure ; elle paraît avoir été apportée dans quelques points de la Suisse par les Romains, comme la Couleuvre d'Esculape. La Couleuvre verte et jaune se tient de préférence dans les endroits secs et rocailleux, très-exposés au soleil ; de tous les Serpents non vénéneux d'Europe, cette espèce est, à coup sûr, la plus hardie et la plus forte, aussi est-elle redoutée, car elle mord furieusement.

Une espèce commune en Egypte et dans tous les pays barbaresques est la Couleuvre à bouquets (*Z. florulentus*), qui se trouve principalement dans les régions où l'alfa pousse abondamment. Le nombre des écailles du tronc est de 21 dans une série, tandis qu'il n'est que de 19 chez la Verte et jaune. La coloration générale est d'un gris jaunâtre ou d'un brun verdâtre avec de nombreuses taches arrondies noirâtres, fort rapprochées les unes des autres ; sur toute la longueur des flancs se voient des taches noires plus petites que celles du dos. Comme toutes les autres espèces du genre, celle-ci est des plus hargneuses.

E. SAUVAGE.

BIBLIOGRAPHIE. — DUMÉRIL et BIBRON. *Erpét. génér.*, t. VII.

E. S.

ZAMIA (*Zamia* L.). Genre de plantes Monocotylédones, de la famille des Cycadacées, composé d'arbustes à grandes frondes pinnées, dont les folioles, calleuses à la base, sont parcourues par des nervures simples, très-nombreuses. Les fleurs, dioïques et apérianthées, sont disposées en strobiles terminaux. Les fleurs mâles sont réduites à des anthères, amincies à la base et dilatées, au sommet en une sorte d'écusson pelté qui porte, en dessous et vers les bords, de nombreux sacs polliniques. Dans les fleurs femelles les carpelles, dilatées au sommet en forme de bouclier hexagonal, portent à leur face inférieure deux ovules pendants.

Les *Zamia* sont répandus dans les îles de l'océan Indien et dans les régions tropicales de l'Amérique. Plusieurs espèces, notamment le *Z. angustifolia* Jacq., des Indes Orientales, et le *Z. muricata* Willd., du Venezuela, fournissent une sorte de fécule, analogue au Sagou. Les graines du *Z. muricata* sont employées topiquement, après avoir été pilées, pour hâter la cicatrisation des plaies.   Ed. Lef.

ZANTHORHIZA.   *Voy.* Xanthorhiza.

ZANTHOXYLÉES.   Série de la famille des Rutacées (*voy.* ce mot).   L. Hn.

ZANTHOXYLUM.   *Voy.* Clavalier.

ZAPOTHÈQUES.   *Voy.* Mexique.

ZEA.   *Voy.* Maïs.

ZÈBRE.   Les Zèbres se placent, dans l'ordre des Solipèdes ou Hippiens, tout à côté des Anes et des Chevaux, ou même, si l'on veut, entre ces deux groupes (*voy.* le mot Cheval), ou, s'ils n'ont pas des formes aussi élégantes que les Chevaux, s'ils ressemblent aux Anes par leur queue grêle à la base et touffue à l'extrémité, ils ont la tête relativement moins volumineuse et les oreilles moins longues que nos Anes domestiques. La coloration de leur pelage suffit d'ailleurs pour les distinguer de tous les autres Solipèdes. Leur robe est en effet ornée d'une bande dorsale foncée et de raies transversales parallèles ou légèrement divergentes, noires, brunes ou grisâtres, qui se détachent sur un fond blanc, fauve ou doré. Il faut remarquer que ces raies, ces *zébrures*, ne sont pas toujours aussi nombreuses que dans l'espèce typique (*Equus zebra* L.) : ainsi chez le Daim ou Zèbre de Burchell (*E. Burchelli* Fisch.) les raies font déjà défaut sur les jambes, et chez le Couagga (*E. quagga* Gm.) on ne trouve plus guère de zébrures distinctes que sur la tête, le cou et la partie antérieure du tronc. Enfin, si l'on tient compte de ce fait qu'il existe parmi les Anes des espèces sauvages, telles que l'Hémione (*E. hemionus* Pall.) et l'Onagre (*E. onager* Pall.), qui ont une plaque de couleur claire et une raie foncée sur l'échine, si l'on se rappelle que Ch. Darwin et d'autres auteurs ont signalé la présence accidentelle d'une raie dorsale et même de quelques raies latérales chez des Chevaux domestiques de diverses races, on est forcé d'admettre que sous ce rapport encore les différences entre les Anes, les Zèbres et les Chevaux, sont moins tranchées qu'on pourrait le croire au premier abord. Il n'y a donc pas lieu de maintenir, pour les Zèbres, le sous-genre *Hippotigris*, dont le nom fait allusion au dessin particulier du pelage de ces animaux.

Dans la nature actuelle les Zèbres ne se rencontrent qu'en Afrique, et, pour parler plus exactement, dans la portion de ce vaste continent située au sud du Sahara. Le Zèbre proprement dit est répandu dans les vastes plaines et sur les plateaux de l'Afrique méridionale, centrale et orientale, depuis la Cafrerie jusqu'à l'Abyssinie, mais dans le pays des Çomalis il paraît être remplacé par une espèce distincte, récemment décrite sous le nom d'*Equus Grevyi* (A. M. Edw.). Le Daw habite à peu près les mêmes régions, c'est-à-dire les contrées situées au sud du 10° degré de latitude septentrionale, tandis que le Couagga est confiné dans les plaines de l'Afrique australe.

A l'état sauvage, les Zèbres vivent en troupes qui naguère encore pouvaient compter jusqu'à 80 ou même 100 individus, mais qui aujourd'hui se montrent généralement beaucoup moins nombreuses. Ces troupes s'associent fréquemment à des hordes d'Antilopes et même à des Autruches. C'est du moins ce que l'on observe dans les steppes de l'Afrique méridionale où l'on capture des Antilopes, des Gnous et des Couaggas en même temps et par le même procédé, au moyen de vastes fosses, habilement dissimulées, dans lesquelles le gibier vient se précipiter pêle-mêle. Des centaines de Zèbres sont détruits chaque année par cette méthode barbare ; d'autres, heureusement en nombre plus restreint, sont abattus à coups de fusil ou forcés par des cavaliers qui les transpercent de leurs javelots, et quelques-uns enfin, principalement de jeunes individus, sont pris vivants et amenés en Europe, pour prendre place dans nos jardins zoologiques. Parmi les animaux ainsi importés les Zèbres proprement dits sont d'ailleurs beaucoup plus rares que les Daws et les Couaggas, qui sont d'une capture plus facile et qui se montrent d'un caractère moins indomptable.

Les véritables Zèbres, ceux de l'espèce dite *Equus zebra*, étaient cependant déjà connus des Anciens, ce qui n'a rien d'étonnant, puisque ces Équidés remontent dans l'Afrique orientale jusque dans des contrées qui, par l'intermédiaire de l'Égypte, se trouvaient déjà en relations commerciales avec la Grèce et avec Rome. Il est même absolument certain qu'il faut considérer comme un Zèbre le *Cheval tigré* qu'en l'an 211 de notre ère l'empereur Caracalla fit paraître dans le cirque, avec des Rhinocéros, des Tigres et des Éléphants, et qu'il tua de sa propre main.

E. Oustalet.

Bibliographie. — Gervais (P.). *Hist. nat. des Mammifères*, 1855, t. II, p. 151. — Brehm. *Vie des animaux*, édit. franç. *Mammifères*, t. II.

E. O.

ZÉBU. Le Zébu (*Bos indicus* L.), que Cuvier considérait comme une simple variété du Bœuf ordinaire, constitue en réalité une espèce distincte, suivant l'opinion professée jadis par Linné. Il possède en effet une vertèbre sacrée et trois vertèbres caudales de moins que nos Bœufs domestiques, dont il diffère d'ailleurs par la présence, au-dessus du garrot, d'une loupe graisseuse dessinant une bosse très-apparente. Sa tête, plus ou moins allongée, mais toujours fine, est surmontée de cornes de dimensions très-variables et éclairée par de grands yeux dont le regard respire à la fois la douceur et l'intelligence; ses oreilles sont fortement tombantes; son corps à la charpente solide repose sur des pattes robustes, mais élégantes ; sa gorge est munie d'un large fanon et son pelage, généralement court, sauf sur la bosse et sur le front, offre presque toujours des teintes grises, bleuâtres, fauves ou brunâtres, uniformes ou dégradées. Cette espèce, qui est probablement originaire d'Asie, ne se rencontre plus maintenant qu'à l'état domestique et compte actuellement des représentants sur divers points du globe. On trouve dans l'Inde, dans les îles de la Sonde, à Madagascar, dans l'ouest et le centre du continent africain, des Zébus qui, tout en conservant un air de famille, diffèrent considérablement les uns des autres sous le rapport des dimensions des couleurs du pelage. Ces différences peuvent être attribuées à l'influence des conditions diverses auxquelles le Zébu a été soumis et peut-être aussi à l'influence des croisements qu'il a subis depuis l'époque extrêmement reculée où il a été soumis à la domination de l'homme. Il est certain en effet que la domestication du Zébu remonte à une très-haute antiquité, puisqu'on le trouve déjà représenté, comme animal domestique, sur des cylindres assyriens et sur des monuments égyptiens, où il figure côte à côte du Bœuf ordinaire.

Les Zébus de l'Inde se font en général remarquer par leur forte taille et par leurs cornes tellement réduites qu'elles dépassent à peine les oreilles, mais ils varient beaucoup sous le rapport de la couleur, les uns étant d'un gris légèrement moucheté ou tigré de noir, d'autres d'un gris uniforme ou d'un brun fauve, d'autres encore d'un blanc pur. Ceux-ci sont l'objet d'une estime ou même d'une vénération particulière et sont entretenus par les brahmines comme des animaux sacrés, tandis que les autres sont employés communément comme bêtes de selle. Sous le rapport de la vitesse, le Zébu indien n'est en effet pas trop inférieur au cheval, qu'il surpasse sous le rapport de la résistance à la fatigue. En revanche, comme animal de boucherie, il est à peu près sans valeur, sa chair ayant toujours un goût musqué assez désagréable.

Le Bœuf à bosse que l'on rencontre en Abyssinie, dans le pays des Gallas, au Cap de Bonne-Espérance et dans diverses régions de l'Afrique centrale, ressemble au Zébu de l'Inde, mais est plus haut sur jambes et a la queue plus courte et moins touffue, les cornes beaucoup plus développées, très-rapprochées à la base et dirigées obliquement en haut et en dehors. Son poil, court et fin, est ordinairement d'un brun châtain. Par ce caractère, ce Bœuf à bosse diffère également du Zébu ordinaire, car il est d'humeur farouche et difficile à manier.

A côté de ces deux formes assez tranchées il existe en Afrique aussi bien qu'en Asie des races de Zébus de taille moyenne et de très-petite taille, les unes sans cornes, les autres pourvues de cornes bien développées. Ces Zébus sont entretenus avec le plus grand soin par les peuplades nègres de l'Afrique centrale, qui ont pour ces animaux une sorte de vénération et qui ne les sacrifient qu'à la dernière extrémité; néanmoins ils sont sujets à diverses maladies et offrent souvent les signes d'une dégénérescence que le voyageur Schweinfurth attribue à l'abus des alliances consanguines et à l'absence de principes salins dans leur alimentation. E. Oustalet.

Bibliographie. — Gervais (P.). *Hist. nat. des Mammifères*, 1855, t. II, p. 183. — Geoffroy Saint-Hilaire (Is.). *Acclim. et domest. des animaux utiles*, 4ᵉ édit., 1861. — Brehm. *Vie des animaux*, édit. franç. Mammifères, t. II, p. 689. E. O.

ZÉDOAIRE. Sous le nom de *Racines de Zédoaire* on désigne, dans les pharmacies, des rhizomes, ronds ou longs, fournis par le *Curcuma Zedoaria* Rosc. On les distingue en *Z. longue* et en *Z. ronde* ou *Zérumbet*. Ces rhizomes ont une odeur aromatique et une saveur camphrée, un peu amère. Ils étaient très-employés autrefois comme stimulants. Ils font encore aujourd'hui partie du *baume de Fioravanti* (*voy.* Curcuma). Ed. Lef.

ZÉINE. Nom donné par Gorham à une matière albuminoïde contenue dans la farine de maïs. D'après Stoph, le nom de zéine doit être réservé à un principe contenu dans l'extrait alcoolique de farine de maïs et qu'on isole au moyen des dissolvants neutres : l'eau pour enlever les matières sucrées, l'éther pour dissoudre les matières grasses. On obtient finalement un corps solide, blanc, insoluble dans l'eau et dans l'éther, soluble dans l'alcool bouillant; sa solution dans l'acide chlorhydrique concentré est précipitée par l'eau.

La *zéine* renfermant 15 pour 100 d'azote constitue sans doute un mélange de matières albuminoïdes. Son étude est à reprendre. Edme Bourgoin.

ZÉISME. *Voy.* Pellagre.

ZEISSL (Hermann von). Célèbre syphilologue, né à Vierzighuben (Moravie) le 22 septembre 1817, mort] à Vienne le 23 septembre 1884. Il fut nommé en 1850 *privat-docent* à Vienne, en 1861 professeur extraordinaire, en 1869 médecin en chef des services de syphilitiques à l'hôpital général. Il est l'auteur d'excellents ouvrages, entre autres :

I. *Compendium der Pathol. und Therap. der primär-syphilit. Krankh.* Wien, 1850, 2ᵉ édit., in-8°. — II. *Lehrbuch der Syphilis und der mit dieser verwandten örtlichen venerischen Krankheiten.* Stuttgart, 1875, 3ᵉ édit., 2 vol. in-8°. — III. *Grundriss der Path. und Therap. der Syphilis,* etc. Stuttgart, 1876, in-8; 5ᵉ édit., 1888; trad. partielle en français. Paris, 1888, in-8°. L. Hn.

ZEMMI. Le Zemmi ou Zemni (*Spalax typhlus* Pall.) est un petit animal, de 25 centimètres de longueur environ, qui rappelle la Taupe (*voy.* ce mot) par sa fourrure lustrée et par ses formes générales, mais qui appartient à un tout autre groupe, à l'ordre des Rongeurs. Sa tête aplatie n'offre aucuns vestiges d'oreilles externes et ne présente que deux simples taches dans les points où devraient s'ouvrir les paupières. Sa bouche est garnie de trois paires de molaires et d'une paire d'incisives à chaque mâchoire, ces dernières dents faisant toujours saillie au dehors, et son nez est percé à l'extrémité de narines écartées et arrondies, au-dessous desquelles s'insèrent des moustaches assez développées. Les pattes du Zemmi, comme celles de tous les animaux organisés pour une vie souterraine, sont courtes et terminées par des doigts aplatis et munis d'ongles légèrement recourbés, et son corps, de forme cylindrique et tronqué en arrière, par suite de l'absence de queue, est revêtu d'un pelage court et brillant, d'un brun roux à reflets gris et violacés.

Cette espèce habite la Hongrie, la Pologne, la Russie méridionale, la Grèce, l'Asie Mineure, la Syrie et l'Égypte. Elle vit constamment sous terre dans des galeries formant un système assez compliqué et se nourrit de racines, de graines et de tubercules. Par son régime elle se range dans la catégorie des animaux nuisibles, mais, comme elle fréquente aussi bien les steppes incultes que les contrées fertiles, les dégâts qu'elle cause ne sont pas bien considérables. D'ailleurs sa fécondité est bien moindre que celle de nos Rats ou de nos Campagnols. Les Zemmis sont cependant l'objet d'une chasse assez active de la part des paysans russes, qui attribuent certains priviléges à la capture de ces animaux, dont les dents peuvent infliger de cruelles blessures. Ils croient que la personne assez hardie pour saisir un Spalax avec ses mains nues et assez adroite pour l'étouffer sans s'inquiéter de ses morsures jouit du pouvoir de guérir les goîtres par simple attouchement. C'est là un préjugé analogue à celui que les habitants de nos campagnes entretenaient jadis à l'égard des Taupes (*voy.* ce mot). E. Oustalet.

Bibliographie — Gervais (P.). *Hist. nat. des Mammifères,* 1854, t. I, p. 381. E. O.

ZENDS (Les). *Voy*. Acclimatation.

ZÉORINE. *Formules :* $\begin{cases} \text{Équiv. } C^{20}H^{22}O^2. \\ \text{Atom . } C^{15}H^{22}O. \end{cases}$ Suivant Paterno, l'extrait éthéré du *Zeora sordida* contient de l'*acide usnique*, de la *zéorine* et de la *sordidine*.

La zéorine est une substance neutre, sublimable, fusible à 250-251 degrés, insoluble dans l'eau, peu soluble dans l'alcool, l'éther et le chloroforme, dernier caractère qui permet de l'isoler de l'acide usnique, lequel est très-soluble dans le chloroforme. La *sordidine*, qui paraît posséder la composition de l'acide usnique, fond à 180 degrés; elle est soluble dans l'alcool et dans l'éther. La nature de la zéorine est inconnue (Paterno, *Deutsch. Chem. Gesellsch.*, t. IX, 845, et *Bull. de la Soc. chim.*, t. XXVI, 568).   Edme Bourgoin.

ZÉOSCOPE. Appareil muni d'un cadran ou d'une tige graduée et servant à déterminer par l'ébullition le degré alcoolique d'une liqueur ou d'une solution alcoolique; pour graduer cet instrument, on marque 0 au point d'ébullition de l'eau et 100 degrés au point d'ébullition de l'alcool absolu.   L. Hn.

ZÉRUMBET. *Voy*. Zédoaire.

ZESTE. On appelle ainsi la portion jaune et odorante du péricarpe des Oranges et des Citrons.   Ed.. Lef.

ZIBELINE. Nom vulgaire d'une espèce de Marte (*Mustela zibellina* L.) qui habite principalement le nord de l'Asie et qui est fort recherchée à cause de la beauté de sa fourrure, qui est d'un brun plus ou moins foncé, plus ou moins nuancé de gris. Plus de 100 000 peaux de cette espèce arrivent chaque année sur le marché et se vendent à raison de 40 à 500 francs la pièce. Les plus estimées sont les peaux de couleur foncée qui servent en Chine et en Russie à garnir des uniformes et des vêtements de cérémonie.   E. Oustalet.

ZIBETH. Le Zibeth ou Civette d'Inde (*Viverra Zibetha* L.), qui habite diverses provinces de l'Asie méridionale, ne diffère que par des caractères de minime importance de la Civette vulgaire ou Civette d'Afrique (*Viverra civetta* Schreb.) et ne peut, dans tous les cas, être placée dans un genre distinct (*voy*. le mot Civette). Son corps est seulement un peu plus svelte, sa tête plus effilée, ses oreilles sont plus longues, son cou n'est surmonté que d'un rudiment de crinière et son pelage moins touffu offre un dessin légèrement différent. Une bande noire court le long de la ligne dorsale et de nombreuses taches sombres sont disséminées sur les flancs et se détachent sur un fond gris, plus ou moins lavé de brun et de jaunâtre. La nuque est marquée de quatre bandes longitudinales, les côtés du cou de bandes obliques et la gorge de bandes transversales, tranchant sur un fond clair; la face offre quelques taches blanches, et la queue, noire dans sa portion terminale, est marquée de huit à dix anneaux sombres.

Cette espèce est remplacée à Sumatra, à Bornéo, à Célèbes et dans la presqu'île de Malacca, par une race à peine distincte, que Gray a nommée *Viverra talatunga*.

Les Zibeths ont des habitudes nocturnes et paraissent avoir les mêmes mœurs que les Civettes. Ils s'apprivoisent, dit-on, sans grandes difficultés, et l'on prétend même que dans ces conditions ils peuvent être soumis à une véritable exploitation, le produit de leurs glandes anales étant recueilli au moyen d'une cuiller de bambou et à l'aide d'une légère pression sur la région postérieure du corps. Ce produit toutefois n'est plus guère recherché, car il n'est plus employé en pharmacopée et comme parfum il n'a pas la valeur du musc.　　E. OUSTALET.

BIBLIOGRAPHIE. — BUFFON. *Hist. nat.*, t. IX, p. 299 et pl. 31. — GRAY. *On the Viverridæ*. In *Proced. zool. Soc. Lond.*, 1866, p. 512. — MARTIN (Ph.-J.). *Illustr. Naturschr. der Thiere*, t. I. p. 237 (fig.).　　　　　　　　　　　　　　　　　　　　　　E. O.

ZIMMERMANN (JOHANN-GEORG).　Médecin suisse, né à Brugg, dans le canton de Berne, le 8 octobre 1728. Il fit ses études médicales à Göttingue et fut l'élève de Haller. Reçu docteur en médecine en 1755; sa thèse avait pour titre : *Dissertatio de irritabilitate*. Cette thèse remarquable est l'exposition claire et méthodique de la doctrine de Haller, avec des observations et des expériences à l'appui. Zimmermann voyagea ensuite en Hollande et en France, et il devint à Paris l'ami de Sénac, alors premier médecin du roi. Revenu à Berne, il publia en français, dans le *Journal de Neufchâtel*, une esquisse de la vie de Haller. Cette notice fort augmentée est devenue une biographie complète du grand médecin encyclopédiste (*Leben des Herrn von Haller*. Zurich, 1755, in-8°). De Berne il retourna à Brugg, son pays natal, et fut nommé médecin de la ville. C'est là qu'il rédigea son travail sur la solitude, dont il publia un abrégé en 1756, *Betrachtungen über die Einsamkeit* (Zurich, in-8°). Il ne mit pas moins de trente années pour parfaire cet ouvrage qui, sous le titre *Von der Einsamkeit*, parut à Leipzig en 1773, fut réimprimé plusieurs fois, et traduit en français, notamment par Mercier (Paris, 1788-1790) et par Jourdan (1825). Cet ouvrage rendit son nom célèbre, et l'impératrice de Russie, en lui envoyant une bague ornée de diamants et une médaille à son effigie, l'engageait à venir résider à Saint-Pétersbourg. Il avait été nommé premier médecin du roi de Hanovre à la mort de Werlhof. Obligé de se rendre à Berlin en 1771, pour s'y faire opérer d'une hernie, il reçut de Frédéric le Grand un tel accueil, qu'il devint l'un de ses partisans les plus enthousiastes. Des malheurs de famille l'affectèrent cruellement et altérèrent son caractère. Il faut citer encore de ce savant célèbre une excellente monographie sur les causes et le siége de la dysenterie, ouvrage publié à l'occasion d'une épidémie de dysenterie, sous le titre : *Von der Ruhr unter dem Volke im Jahre* 1765 (Zurich, 1767), traduit en français (Paris, 1775). Zimmermann a publié un grand nombre de mémoires dans les *Acta Helvetica*, le *Muséum allemand*, le *Nouveau journal de Baldinger*, etc. Il est mort à Hanovre, le 7 octobre 1795.　　　　　　　　　　　　　　　　A. D.

ZINC.　Ce métal, qui a pour symbole Zn, pour équivalent 32,66 et pour poids atomique 65,32, a été ainsi dénommé par Paracelse, au commencement du seizième siècle. Il n'avait pas été isolé par les Anciens, quoique ceux-ci connussent des alliages (laitons, airain), dans lesquels il rentrait. De nos jours, l'exploitation et l'usage de ce métal ont pris un très-grand développement.

État naturel.　Le zinc est moyennement abondant dans la nature, dans laquelle on le rencontre toujours à l'état de combinaison. Les lieux d'exploitation les plus importants sont en Silésie, en Belgique et sur les bords du Rhin.

Les minerais principaux desquels on retire ce métal sont : la *blende* ou sulfure de zinc, ZnS, qui se rencontre en filons dans les terrains anciens, fréquemment associée au sulfure de plomb ou galène, à l'hématite brune, au spath d'Islande ; la *calamine*, qui est constituée par du silicate ou du carbonate ou un silico-carbonate de zinc ; la *zincite*, plus rare, qui n'est autre chose que de l'oxyde de zinc, ZnO.

Extraction. Les minerais de zinc peuvent se diviser en deux groupes : ceux qui sont formés de sulfure plus ou moins pur, et les minerais oxygénés non sulfurés, tels que les calamines. Les premiers, c'est-à-dire la blende et les matières qui en renferment, sont soumis à un grillage méthodique qui a pour effet de les transformer en *oxyde*. Ce grillage s'effectue dans des fours à réverbère à deux soles superposées sur lesquelles on étale le minerai préalablement réduit à l'état de grains assez fins. On remue la masse de temps à autre pour faciliter son oxydation et on le fait passer de la sole supérieure à la sole inférieure où la température est plus élevée. Le sulfure se transforme d'abord partiellement en sulfate, et ce n'est que par l'action d'une température plus élevée que l'oxygène transforme le sulfate en oxyde. Les minerais oxygénés sont exposés à l'air qui les désagrége, et on les calcine dans des fours coulants analogues à certains fours à chaux. Le minerai est ainsi transformé en oxyde.

Cet oxyde de zinc plus ou moins pur est alors réduit par l'action du charbon et d'une température élevée. Le zinc, qui est ainsi mis en liberté, est à l'état de vapeur que l'on est obligé de condenser. Les appareils utilisés à cet effet sont des plus nombreux et des plus variés. On emploie dans certaines usines des cylindres en terre réfractaire de 1^m,20 de longueur sur 20 centimètres de diamètre que l'on dispose presque horizontalement en rangs superposés dans des fours de forme appropriée, et autour desquels la flamme du foyer peut circuler librement. C'est dans ces cylindres que l'on place le mélange d'oxyde et de charbon. L'appareil condenseur, qui se compose d'une allonge ouverte aux deux bouts avec un renflement au milieu pour recevoir le zinc distillé, s'adapte à l'orifice extérieur de chaque cylindre. Dans d'autres usines, la réduction s'opère dans des creusets fermés présentant à la partie inférieure un orifice pour l'écoulement des gaz et des vapeurs. Celles-ci traversent au sortir du creuset un tube vertical en fonte garni intérieurement d'argile (*procédé* « *per descensum* »).

On obtient par ces divers procédés du zinc brut qui est impur, cassant, et ne se prête pas facilement au laminage. On le purifie par simple *liquation* : pour cela on le fond et on le maintient longtemps au repos, à une température voisine du point de solidification. Le plomb se sépare et gagne la partie inférieure grâce à sa densité. Les impuretés principales du zinc sont : le plomb, le cadmium, le fer et l'arsenic. Mais il n'est pas rare de trouver dans le commerce des zincs presque purs, celui d'Amérique notamment. Le zinc belge ne renferme généralement pas d'arsenic. Toutefois, pour les préparations pharmaceutiques, et principalement pour les besoins de l'analyse chimique et le fonctionnement de l'appareil de Marsh, il est de toute nécessité de purifier le zinc commercial. On y parvient en chauffant dans un creuset un mélange de 4 parties de zinc en limaille et 1 partie de sel de nitre. A un moment donné, il se produit une vive déflagration, pendant laquelle tout l'arsenic est oxydé en même temps qu'une bonne quantité du zinc mis en expérience. On obtient au fond du creuset un culot de zinc pur que l'on fond avec précaution et que l'on coule goutte à goutte dans de l'eau pour l'obtenir en grenaille.

Propriétés physiques. Le zinc possède un éclat métallique assez grand lorsqu'il n'est pas altéré à sa surface, sa couleur est blanc-bleuâtre. A froid, il est peu ductile et malléable, mais, de 100 à 150 degrés, il possède d'une façon très-marquée ces deux propriétés qu'il perd complétement vers 200 degrés ; à 200 degrés, en effet, il est très-cassant et peut se pulvériser facilement dans un mortier ; on met cette propriété à profit pour obtenir la poudre de zinc. Le zinc possède une densité qui varie de 6,86 à 7,20 suivant son état fondu ou laminé, Il fond, suivant les auteurs, de 350 à 550 degrés. Le nombre le plus généralement admis est 415 degrés du thermomètre à air. Il distille à 1040 degrés. Sa chaleur spécifique est 0,094 et sa conductibilité calorifique par rapport à l'argent est 0,19.

Propriétés chimiques. Le zinc ne s'altère pas à froid dans l'air ou l'oxygène sec ; au rouge il s'oxyde facilement et brûle au contact de l'air ou de l'oxygène avec une flamme très-brillante, en même temps qu'il se produit des flocons blancs d'oxyde de zinc, qu'on appelle *nihil album* ou *laine philosophique*.

L'eau à 100 degrés est légèrement décomposée par le zinc ; la décomposition est beaucoup plus grande à la température du rouge.

Le zinc exposé à l'air humide se recouvre d'une couche très-mince d'hydro-carbonate de zinc qui protége le métal sous-jacent comme le ferait un vernis protecteur.

Le fluor, le chlore, le brome et l'iode, s'unissent directement au zinc.

Le phosphore et l'arsenic donnent des phosphures et arséniures de zinc.

L'acide azotique produit selon sa concentration des actions diverses sur le zinc, qui est toujours dissous et transformé en azotate. L'acide azotique très-étendu l'attaque sans dégagement apparent de gaz, l'hydrogène mis en liberté réduit l'acide azotique pour donner de l'ammoniaque qui reste unie à l'acide azotique en excès. Un acide moins dilué donnerait encore un peu d'azotate d'ammoniaque en même temps que du protoxyde d'azote. L'acide ordinaire donne du bioxyde d'azote et un acide légèrement étendu donne un dégagement de gaz qui sont formés d'azote, de protoxyde d'azote et de bioxyde d'azote, pendant qu'il se forme de l'azotate de zinc et de l'azotate d'ammoniaque.

L'acide chlorhydrique étendu dissout très-bien le zinc avec formation de chlorure de zinc et dégagement d'hydrogène.

L'acide sulfurique étendu n'attaque que très-lentement le zinc pur, tandis que le zinc ordinaire est très-énergiquement dissous pour produire du sulfate de zinc et de l'hydrogène. Cette attaque lente est quelquefois préjudiciable, notamment pour le bon fonctionnement des appareils à hydrogène pur et de l'appareil de Marsh. On y remédie en ajoutant à la liqueur un sel de cuivre ou de platine ; le métal se dépose sur le zinc, il se forme de fait un couple voltaïque dans lequel le zinc joue le rôle d'élément négatif, et le dégagement d'hydrogène devient très-régulier. Le zinc amalgamé se comporte vis-à-vis de l'acide sulfurique étendu comme le zinc pur.

L'acide sulfurique concentré n'agit sur le zinc qu'à chaud en produisant de l'acide sulfureux, quelquefois mélangé d'hydrogène, lorsque l'acide n'est pas très-concentré.

L'acide sulfureux, en réagissant sur le zinc, dissout le métal, et l'hydrogène qui le produit, au lieu de se dégager, transforme l'acide sulfureux en acide hydrosulfureux.

Le zinc décompose l'eau en présence des alcalis caustiques ; il se forme des zincates alcalins ; l'action, lente à froid, est plus énergique à chaud.

Le chlorhydrate d'ammoniaque attaque le zinc à froid avec formation de chlorure de zinc ammoniacal. Cette action est utilisée dans les piles Leclanché.

Les emplois du zinc métallique sont nombreux; ce métal rend de grands services domestiques.

Composés du zinc. Le zinc est un métal *bivalent* comme le magnésium, avec lequel au reste il présente un certain nombre d'analogies. De plus, ses composés sont isomorphes avec les composés de ce dernier métal.

Avec les chloroïdes, le zinc forme un *fluorure*, ZnFl²; un *chlorure*, ZnCl²; un *bromure*, ZnBr², et un *iodure*, ZnI². Il donne en outre des sels doubles, notamment avec ces mêmes chloroïdes et l'ammoniaque.

Avec les corps de la famille des oxoïdes, le zinc donne : un *oxyde*, ZnO, des *sulfures*, ZnS et ZnS², un *tellurure*, un *séléniure*.

On connaît en outre des combinaisons du zinc avec l'azote, le phosphore (*voy.* Phosphure de zinc), l'arsenic (arséniure de zinc).

Avec les métaux, le zinc forme des alliages, par exemple, le *laiton*, qui est formé de zinc et de cuivre.

Le zinc est capable de se substituer à l'hydrogène des acides pour donner des sels. Les plus importants sont : l'*azotate*, les *carbonates*, le *sulfate* et l'*acétate*.

On a indiqué la possibilité d'une combinaison d'hydrogène et de zinc se produisant dans les appareils à hydrogène et qui serait entraînée avec le gaz.

Nous allons étudier ces composés, mais avant nous allons indiquer les réactions chimiques des composés du zinc et les moyens de doser ce métal.

Le zinc s'unit aussi avec des radicaux organiques pour donner des composés tels que le zinc éthyle, le zinc méthyle, etc.

Réactions des composés zinciques. Les caractères du zinc métallique ont été déjà décrits. Ajoutons toutefois que, pour s'assurer de la nature d'un métal ayant l'aspect du zinc, il suffit de le chauffer fortement au chalumeau; il brûle avec éclat en produisant une flamme vert-bleuâtre, en même temps qu'il se forme une matière blanche très-légère (oxyde de zinc) qui est jaune à chaud et blanche à froid. Ce caractère de l'oxyde de zinc, et qui lui est spécial, peut servir à reconnaître ce corps.

Les composés du zinc sont les uns solubles, les autres insolubles dans l'eau. Quelques-uns, insolubles dans l'eau, sont solubles dans les acides. Les sels solubles neutres rougissent le tournesol et sont décomposés pour la plupart par la chaleur; le chlorure est volatil.

Les solutions de zinc ne précipitent pas par l'*acide chlorhydrique*.

Les solutions très-acides ou renfermant un acide minéral libre ne précipitent pas par l'*hydrogène sulfuré*; celles qui sont neutres ou qui renferment un acide organique donnent au contact de ce réactif un précipité blanc de *sulfure hydraté*. C'est le seul sulfure insoluble qui soit blanc.

Les *sulfures alcalins* donnent dans les solutions de zinc le même précipité de sulfure blanc de zinc. La précipitation est complète, et elle est facilitée par la présence du chlorhydrate d'ammoniaque. Ce sulfure de zinc est insoluble dans un excès de réactif, de même que dans les alcalis, potasse, soude ou ammoniaque, mais il se dissout en revanche très-facilement dans les acides minéraux, chlorhydrique, sulfurique ou azotique; il n'est pas attaqué par l'acide acétique.

L'*ammoniaque* précipite le zinc de ces solutions lorsque celles-ci ne renferment pas une trop grande quantité de sel ammoniac ou d'acides libres. Le précipité formé, qui est de l'hydrate d'oxyde de zinc, est soluble dans un excès de réactif.

La *potasse* et la *soude* produisent dans les sels de zinc le même précipité d'hydrate d'oxyde de zinc, qui est blanc et gélatineux. Ce précipité se dissout très-facilement dans un excès de réactif en formant un zincate alcalin.

Le *carbonate d'ammonium* forme un précipité blanc de carbonate basique de zinc, soluble dans un excès de réactif.

Les *carbonates alcalins* donnent un précipité analogue, mais qui est insoluble dans un excès de réactif précipitant.

Le *ferricyanure de potassium* donne avec les sels de zinc un précipité jaune orangé brunâtre de ferricyanure de zinc, soluble dans l'ammoniaque et l'acide chlorhydrique.

Le *ferrocyanure de potassium* donne un précipité blanc, insoluble dans l'acide chlorhydrique.

Les composés du zinc traités au chalumeau dans la flamme de réduction donnent sur le charbon une auréole jaune à chaud et blanche à froid due à la formation d'oxyde de zinc.

DOSAGES DU ZINC. Les composés du zinc se dosent pondéralement et volumétriquement. La première méthode est peu employée. On transforme le zinc soit en oxyde, soit en sulfure, que l'on pèse. On réussit bien lorsque le métal est isolé, mais, s'il faut effectuer un certain nombre de séparations, l'opération devient très-longue. On doit observer que, si on veut séparer du zinc les métaux qui précipitent par l'hydrogène sulfuré, il faut opérer en présence d'un assez grand excès d'acide libre. Avec les métaux du même groupe on arrive à précipiter le zinc à l'état de sulfure en faisant agir l'hydrogène sulfuré sur une solution acétique de ces métaux; on parvient à ce résultat en transformant les métaux d'abord en sulfates, puis en acétates par addition d'acétate de baryum, qui donne du sulfate de baryum insoluble.

Le sulfure de zinc lavé à l'eau sulfhydrique constitue une poudre blanche. Il est hydraté et ne possède pas à 100 degrés une composition assez constante; si l'on chauffe au rouge, il se dégage une partie du soufre. Pour avoir un produit susceptible d'être pesé, il faut le chauffer au rouge dans un courant d'hydrogène. Le poids de sulfure multiplié par 0,66958 correspond au poids de zinc cherché.

Comme cette opération nécessite le montage d'un appareil, on dissout le sulfure dans l'acide chlorhydrique et on précipite la dissolution par le carbonate de sodium. On fait bouillir, on jette sur un filtre, on lave à l'eau chaude, on laisse égoutter, sécher, et on le calcine. On doit éviter la présence des corps réducteurs, tels que le charbon du filtre et les gaz qui se produisent pendant la destruction. Aussi doit-on isoler, autant que possible, le précipité du filtre, que l'on incinère à part, après l'avoir humecté d'une solution d'azotate d'ammoniaque. Le poids de l'oxyde de zinc trouvé multiplié par 0,80247 donne le poids de zinc cherché. Les oxydes et carbonates de zinc peuvent se doser par les procédés alcalimétriques.

Dosage volumétrique du zinc, au moyen d'une solution titrée de sulfure de sodium. Les sels de zinc en solution ammoniacale sont entièrement précipités à l'état de sulfure de zinc blanc par une solution de sulfure alcalin. Il suffit de constater le moment précis où tout le sel est précipité.

a. La solution de sulfure alcalin peut se préparer en faisant dissoudre 30 à 35 grammes de monosulfure de sodium cristallisé dans 1 litre d'eau distillée.

b. La solution précédente est titrée au moment du besoin par une solution zincique de force déterminée.

Cette solution peut s'obtenir en faisant dissoudre 5 grammes de zinc chimiquement pur dans de l'acide chlorhydrique étendu et en complétant le volume de 1000 centimètres cubes avec de l'eau distillée.

On peut encore l'obtenir en dissolvant dans une quantité suffisante d'eau distillée 22 grammes de sulfate de zinc cristallisé chimiquement pur.

Ces deux solutions, qui contiennent 10 centigrammes de zinc par 20 centimètres cubes, se conservent très-longtemps.

c. Le titrage de la solution de sulfure de sodium peut se faire de plusieurs manières. Le point essentiel pour réussir un dosage est de se mettre dans les mêmes conditions que celles dans lesquelles s'est effectué le titrage de la liqueur sulfureuse.

1° On prend 20 centimètres cubes de liqueur zincique (10 centigrammes de zinc); on y ajoute 80 centimètres cubes d'eau distillée, 10 centimètres cubes d'ammoniaque liquide, et on laisse tomber dans le mélange 2 gouttes d'une solution de perchlorure de fer officinale étendue au 1/5. Il se forme des flocons d'hydrate rouge brun de sesquioxyde de fer. On chauffe le tout dans un ballon à fond rond et on verse peu à peu la solution de sulfure dont on a rempli une burette graduée. Il se forme tout d'abord du sulfure de zinc blanc, et, si on regarde le ballon par dessous, on aperçoit les flocons d'hydrate ferrique colorés en rouge brun. En continuant l'addition du sulfure, tout le zinc se précipite, et une trace de sulfure en excès se porte immédiatement sur l'hydrate ferrique, la surface de celui-ci, de rouge qu'elle était, devient noire. C'est ce moment qu'il faut saisir, car il indique la fin de l'opération.

Soit n le nombre de centimètres cubes de solution employée, ce nombre correspond à 10 centigrammes de zinc, et la valeur en zinc de chaque centimètre cube se calculera en divisant 0,10 par n.

Chaque centimètre cube de liqueur précipite $\dfrac{0,10}{n}$ de zinc.

2° On reconnaît la fin de l'opération au moyen d'un sel de plomb.

On conduit l'opération comme ci-dessus, seulement on n'ajoute pas de perchlorure de fer. Il est bon aussi de faire une petite réserve, c'est-à-dire de prélever sur la liqueur chaude 10 à 15 centimètres cubes de liqueur que l'on met à part dans un verre. On chauffe et on ajoute la solution de sulfure par centimètre cube à la fois. Après chaque addition on trempe une baguette de verre dans la liqueur et on la dépose sur une feuille de papier à filtre blanc au-dessous de laquelle s'en trouve une seconde préparée à l'avance, en la plongeant dans une solution d'acétate neutre de plomb et en la faisant sécher. La feuille de papier à filtre sert de filtre à la gouttelette de liquide apportée par la baguette de verre, le sulfure de zinc en suspension reste sur le filtre, tandis que le liquide qui passe au travers vient seul en contact avec le papier plombique. Il peut se produire deux phénomènes. Tant qu'il reste du zinc non précipité, le liquide qui filtre ne colore pas la feuille plombique; dès qu'il y a un excès de sulfure, on aperçoit une tache brune plus ou moins foncée se produire sur le papier au plomb. Lorsque le moment est arrivé, on ajoute dans le ballon la partie du liquide mise en réserve, on regarde si le sulfure n'est pas en excès, et, dans ce cas, on ajoute la solution de sulfure, mais cette fois-ci par 1/10 de centimètre cube chaque fois.

Le titre de la liqueur s'obtient en divisant 0,10 par le nombre n de centimètres cubes employés.

Dosage du zinc dans un sel de zinc. On opère exactement comme pour le titrage de la liqueur. On doit s'arranger de façon que la quantité totale de zinc et le volume de la solution soient à peu près les mêmes que celles indiquées par le titrage.

Le zinc métallique, les oxydes et carbonates de zinc, sont dissous dans l'acide chlorhydrique.

Dosage volumétrique du zinc dans un minerai de zinc. On prend quelques grammes de minerai de zinc (blende, sulfure de zinc ou calamine), on le pulvérise et on le dessèche à 100 degrés. On mélange le tout et on en porphyrise assez pour pouvoir en peser de 1 à 2 grammes. On le traite dans un petit ballon par un peu d'acide chlorhydrique additionné de quelques gouttes d'acide azotique. Après l'attaque, on évapore à siccité. On reprend par l'eau chlorhydrique qui laisse la silice insoluble. Dans la liqueur chlorhydrique filtrée on verse du carbonate de soude, de façon à neutraliser à peu près complétement l'acide, on ajoute de l'acétate de soude et l'on fait bouillir, le fer se précipite complétement insolubilisé. On filtre, on lave le filtre et on parfait un volume de 100 centimètres cubes.

Avec cette liqueur on opère comme pour les sels de zinc.

Chlorure de zinc. $ZnCl^2$. Le chlorure de zinc peut exister à l'état anhydre et à l'état hydraté.

On l'obtient dans le premier état en faisant agir le chlore sec sur le zinc métallique réduit en feuilles minces. On peut aussi l'obtenir par la distillation d'un mélange de bichlorure de mercure et de limaille de zinc ou encore en distillant le chlorure hydraté qui commence par perdre son eau. Ce corps peut se sublimer en aiguilles ; il est très-avide d'eau et peut être utilisé comme un déshydratant énergique : c'est ainsi que, chauffé avec l'alcool, il lui enlève une molécule d'eau, H^2O, et donne du gaz éthylène, C^2H^4.

Le chlorure hydraté s'obtient en dissolvant dans l'eau le chlorure anhydre, ou dans l'acide chlorhydrique le zinc, l'oxyde de zinc ou le carbonate de zinc. On l'obtient encore par double décomposition du sulfate de zinc, soit par le chlorure de calcium, soit par le chlorure de sodium ; dans ce dernier cas il faut opérer à la température de 0 degré. La solution concentrée donne une masse blanche, extrêmement déliquescente, qui n'est autre que le chlorure hydraté. On a décrit un hydrate ayant la composition $ZnCl^2,H^2O$. Le chlorure anhydre forme avec l'alcool absolu dans lequel il se dissout un composé cristallisé correspondant à la formule $ZnCl^2,C^2H^5OH$.

L'action de l'ammoniaque sur une solution concentrée et chaude de chlorure de zinc a pour effet de donner tout d'abord un précipité qui se dissout, puis la liqueur donne par refroidissement des paillettes cristallines qui ont pour composition $ZnCl^2,4AzH^3,H^2O$. Il reste en dissolution le composé $ZnCl^2.2AzH^3$. Ce dernier composé, ou *chlorure de zinc ammoniacal*, est celui qui se dépose sur le zinc des éléments Leclanché.

Il ne faut pas confondre ce composé ou ces composés avec les chlorures doubles de zinc et d'ammoniaque.

On a décrit un premier de ces derniers chlorures ayant la composition $ZnCl^2.4AzH^4Cl$, puis un second, $ZnCl^2.3AzH^4Cl$, tous deux anhydres ; un hydrate, $ZnCl^2.2AzH^4Cl + H^2O$, très-soluble dans l'eau, et enfin un autre hydrate soluble,

ZnCl², AzH⁴Cl + 2H²O. Ces produits sont quelquefois employés pour décaper les métaux avant leur soudure.

Le chlorure de zinc donne avec les métaux, potassium, sodium, magnésium, des chlorures doubles très-solubles et représentés par les formules : ZnCl², 2KCl — ZnCl²2NaCl + 3H²O — ZnCl², MgCl² + 6H²O.

Les solutions de chlorure de zinc dissolvent la soie et non la laine ; cette propriété est utilisée dans l'essai des tissus. Le chlorure de zinc dissout encore le cuivre et non l'argent. Cette solution saturée d'iodure de potassium constitue le réactif de *Schulze* employé en histologie.

Pharmacologie. Le sel employé en médecine doit être préparé avec beaucoup de soin par le procédé suivant : on dissout 100 parties de zinc dans de l'acide chlorhydrique pur étendu de deux fois son volume d'eau. Dans la solution on fait passer un courant de chlore pour peroxyder le fer ; on chauffe pour chasser l'excès de chlore et on fait macérer avec un peu d'oxyde de zinc qui déplace le fer à l'état de peroxyde ; on filtre sur de l'amiante et on évapore jusqu'à ce qu'on puisse couler en plaques.

Le chlorure de zinc est principalement employé pour l'usage externe, comme caustique, pour cautériser les plaies cancéreuses, les lupus, etc. On l'utilise aussi en injections uréthrales et vaginales pour combattre les écoulements ; il peut à cet effet être introduit dans des bougies ou des pessaires.

On l'a administré quelquefois à l'intérieur : quelques gouttes de la solution saturée dans une potion de 120 grammes dans des cas de chorée et pour combattre la migraine.

Le chlorure de zinc possède en outre des propriétés spéciales qui le font employer dans un but hygiénique. C'est ainsi que l'on utilise ses propriétés anti-putrides pour conserver les cadavres. On l'utilise aussi comme désinfectant, et cette solution spéciale est connue en Angleterre sous le nom de *solution de Burnett.* Elle est ainsi préparée :

Chlorure de zinc fondu..	1000 grammes.
Eau distillée.	2000 —
Acide chlorhydrique du commerce.	50 —

Le chlorure de zinc a encore la propriété de rendre les étoffes incombustibles.

Sulfates de zinc. Le zinc forme avec l'acide sulfurique un sulfate de zinc normal, SO⁴Zn, qui cristallise avec un nombre variable de molécules d'eau ; des sulfates basiques, tels que : le composé SO⁴Zn, 3ZnO, sulfate tétrabasique, puis SO⁴Zn, 5ZnO, ou sulfate hexabasique. On connaît en outre un sulfate acide de zinc, SO⁴Zn, SO⁴H² + 8H²O, et enfin des sulfates doubles, tels que ceux qui résultent de la combinaison du sulfate normal avec des sulfates d'ammonium, de potassium, de sodium, de ferrosum ou de magnésium. Avec le sulfate d'alumine, le sulfate de zinc peut former un *alun zincique*, qui a pour composition (SO⁴)³Al², SO⁴Zn + 24H²O.

Sulfate de zinc normal. Ce composé cristallise à la température ordinaire avec 7 molécules d'eau : sa formule est donc : SO⁴Zn, 7H²O. Il s'obtient en dissolvant dans l'acide sulfurique étendu le zinc, son oxyde, son carbonate ou son sulfure. Dans l'industrie, on grille la blende (sulfure de zinc) au rouge sombre, on lessive la masse et on fait cristalliser.

Préparation du sulfate de zinc pur. 1° On peut l'obtenir en dissolvant 2 parties de zinc chimiquement pur dans un mélange de 25 parties d'acide sulfurique pur et 150 parties d'eau ;

2° On purifie le sulfate commercial qui renferme entre autres impuretés des sulfates de fer et de manganèse.

Pour cela, après avoir dissous le sel commercial dans l'eau bouillante, on y fait passer un courant de chlore pour peroxyder le fer, ou bien on y ajoute un peu d'acide azotique. On laisse quelque temps sur le feu, puis on ajoute quelques gouttes d'ammoniaque pour neutraliser la liqueur et un peu d'oxyde de zinc. On laisse en contact en agitant, le fer et le manganèse sont déplacés. On filtre et on évapore à pellicule, puis on laisse cristalliser.

Propriétés. Le sulfate de zinc cristallise en prismes orthorhombiques isomorphes avec le sulfate de magnésie. Il perd dans un air sec de l'eau de cristallisation en s'effleurissant ; à 100 degrés, il perd $6H^2O$, et sa septième molécule à 200 degrés seulement.

Le sulfate de zinc se dissout dans environ 1 fois 1/2 son poids d'eau à 20 degrés. Sa saveur est styptique. Il est insoluble dans l'alcool absolu. Lorsqu'on le chauffe au rouge vif, il se décompose en oxyde de zinc, oxygène, et acide sulfureux.

Pharmacologie. En pharmacie, le sulfate de zinc est souvent désigné sous les noms de *couperose blanche, vitriol blanc.* Il possède des propriétés astringentes et il est principalement employé pour l'usage externe. On l'a essayé à l'usage interne à petites doses contre la chorée, et on l'a anciennement employé, soit comme fébrifuge, antispasmodique et astringent, à la dose de 15 à 25 centigrammes, ou comme vomitif, à celle de 50 centigrammes à 1 gramme.

Aujourd'hui, ses principaux emplois sont :

1° En collyres, à la dose de 10 à 50 centigrammes pour 100 grammes d'eau. Le collyre au sulfate de zinc est un remède très-populaire. Il se prépare au moyen de 4 grammes de ce sel (prix 10 centimes) dans 1 litre d'eau de rivière ;

2° En injections dans la gonorrhée, les pertes blanches, à la dose de 50 centigrammes à 2 grammes pour 150 grammes d'eau distillée ;

3° En lotions diverses à doses variables, 2 à 10 grammes pour 500 ;

4° A l'état de poudre comme errhin contre le coryza. Cet usage n'est pas très-recommandable.

Les alcalis caustiques ou carbonatés, les sels de calcium, de baryum, de plomb, les sulfures, les phosphates, le tannin et les substances astringentes, le vin, le lait décomposent tous le sulfate de zinc, et par conséquent sont incompatibles avec lui.

En terminant, ajoutons que l'on désinfecte commodément les bains sulfureux ayant servi en y dissolvant 100 grammes de sulfate de zinc par baignoire.

Oxydes de zinc. L'oxyde de zinc normal a pour formule, ZnO. Ce composé forme deux hydrates, ZnO,H^2O, et $ZnO,2H^2O$.

Berzélius a admis l'existence d'un sous-oxyde, que la plupart des chimistes ont considéré comme étant un simple mélange de zinc métallique et d'oxyde de zinc.

L'oxyde de zinc, ZnO, se rencontre dans la nature, particulièrement dans l'Amérique du Nord, à l'état anhydre. On le désigne sous le nom de *zincite, sparlatite, sterlingite* ou *zinc rouge*, à cause de sa couleur rouge due à une petite quantité de sesquioxyde de manganèse.

L'oxyde de zinc artificiel existe sous la forme amorphe ou sous la forme cristalline.

Oxyde amorphe. C'est un corps blanc, pulvérulent, léger, ayant la remarquable propriété de devenir jaune citron quand on le chauffe, et de reprendre sa couleur blanche par refroidissement. Chauffé au rouge vif, il acquiert des propriétés phosphorescentes et répand alors une lueur blanchâtre dans l'obscurité; cette lueur dure assez longtemps.

L'oxyde de zinc est infusible et très-peu volatil.

Préparation. L'oxyde de zinc s'obtient par voie sèche ou par voie humide.

1° Par voie sèche; il se produit par oxydation directe du métal à haute température. On place le zinc dans un creuset légèrement incliné et on chauffe au rouge vif. Le métal répand des vapeurs qui brûlent avec un vif éclat en donnant un oxyde très-léger qui s'élève sous forme de flocons blancs, autrefois appelés *nihil album, pompholix, lana philosophica,* et en même temps il se dépose sur le creuset un produit un peu plus dense que l'on enlève au fur et à mesure de sa production. Ce dernier produit n'est pas pur; il renferme des parcelles de zinc métallique. C'est cette substance qui, préparée en grand dans l'industrie, est désignée sous les noms de *fleurs de zinc* ou *blanc de zinc.*

Pour purifier ce produit, on le lave à plusieurs reprises avec de l'eau.

2° Par voie humide. Cette préparation consiste à décomposer par la chaleur un composé de zinc préalablement obtenu par voie humide, tel, par exemple, que le carbonate. On obtient ce dernier en décomposant une solution de sulfate de zinc par du carbonate de soude : le carbonate de zinc insoluble se précipite. Il faut opérer dans des liquides bouillants et verser en mince filet la solution zincique dans celle de carbonate. On laisse déposer, on lave par décantation, on sèche et on calcine au rouge sombre dans un creuset de terre et couvert.

Oxyde cristallisé. L'oxyde de zinc cristallisé, qui ressemble à celui de la nature, peut s'obtenir par bien des procédés. On peut le préparer en chauffant au rouge blanc l'oxyde amorphe dans un courant d'oxygène ou d'hydrogène, en faisant en sorte que le dégagement de ce dernier gaz soit très-lent, car autrement on obtiendrait du zinc métallique.

L'oxyde de zinc n'est réduit qu'exceptionnellement par l'hydrogène. La chaleur, au contraire, au rouge vif, le décompose en zinc métallique et en oxyde de carbone.

L'oxyde de zinc est une base puissante. Il est insoluble dans l'eau.

Usages. Le principal emploi de l'oxyde de zinc ou blanc de zinc se fait dans la peinture pour remplacer le carbonate de plomb ou céruse. Les avantages qu'il présente à ce point de vue sont nombreux; le plus important est sans conteste celui d'éviter les nombreux accidents toxiques dus au plomb, soit pendant la fabrication ou le broyage et les emplois divers de la céruse. Un second avantage qu'il offre, c'est de ne pas noircir sous l'influence des émanations sulfhydriques, comme le font les couleurs à base de plomb. Il faut toutefois, si l'on veut obtenir ces deux avantages, ne pas faire usage d'huiles rendues siccatives par des composés plombiques. Les huiles de lin peuvent aujourd'hui, au moyen d'autres composés, par exemple le borate de manganèse, acquérir des propriétés siccatives égales, sinon supérieures, à celles qui leur étaient communiquées par la litharge. En revanche, la peinture au blanc de zinc recouvre moins bien que celle à base de céruse.

ACÉTATE DE ZINC. L'acétate de zinc est un corps blanc cristallisé en lames incolores et nacrées. Il est très soluble dans l'eau. Sa saveur est très-styptique. On le prépare en saturant de l'acide acétique de 1,05 de densité par de l'oxyde ou du carbonate de zinc. On filtre, on évapore à pellicule et on laisse cristalliser.

On l'a utilisé jadis au lieu et place du sulfate de zinc. Il se forme dans certaines préparations, lorsque par exemple on mélange pour injections du sulfate de zinc avec de l'acétate de plomb.

VALÉRIANATE DE ZINC. Le valérianate de zinc s'obtient en saturant par de l'oxyde ou du carbonate de zinc une solution aqueuse d'acide valérianique. On prend d'abord 1 partie d'acide, on y ajoute 30 à 35 parties d'eau et on sature avec un excès du composé zincique en s'aidant de la chaleur; puis on filtre et par refroidissement il se forme des cristaux de valérianate de zinc. On concentre les eaux mères pour obtenir une nouvelle dose du produit.

Le valérianate de zinc se présente sous forme de paillettes brillantes, légères et nacrées, ayant un peu l'aspect de l'acide borique, mais possédant l'odeur spéciale caractéristique de l'acide valérianique et des valérianates. Ce sel est neutre, soluble dans 50 fois son poids d'eau à la température ordinaire, plus soluble à chaud. Il est soluble en outre dans l'alcool. Sa saveur est astringente. Lorsqu'on le chauffe, il fond, puis se décompose. La dissolution aqueuse portée à l'ébullition se décompose en acide valérianique qui se volatilise et en valérianate basique qui reste dans la liqueur.

Pharmacologie. Le valérianate de zinc est préconisé comme antispasmodique. Il agit directement sur le système nerveux. On l'administre le plus souvent sous forme de pilules, mélangé à un excipient approprié, à la dose de 10 à 50 centigrammes par jour, dans les névralgies faciales, la migraine et le satyriasis.

M. Herpin l'a essayé sans beaucoup de succès dans le traitement de l'épilepsie.

TOXICOLOGIE DU ZINC. Les sels de zinc sont vénéneux, et comme ils sont très-répandus, *sulfate, chlorure, oxyde, hydrocarbonate,* et qu'ils sont employés dans l'industrie, les arts, la peinture et la photographie, la pharmacie et la médecine, ils ont produit souvent des empoisonnements, soit pour avoir donné naissance à des méprises, soit pour avoir été administrés dans une intention criminelle. Le zinc métallique lui-même, qui est employé sur une grande échelle dans la confection d'ustensiles et objets de ménage, peut provoquer des accidents, lorsqu'on le met en contact avec certaines substances alimentaires, par exemple celles qui sont acides, ou bien avec des boissons acides comme le vin. L'eau ordinaire, qui est légèrement calcaire, peut être conservée sans inconvénients dans des seaux en zinc, mais il n'en est pas de même de l'eau pluviale qui attaque ce métal; on a soupçonné des eaux s'écoulant de toitures recouvertes en zinc, d'avoir, dans certains cas, produit des empoisonnements. Les accidents les plus nombreux qui aient été produits avec les sels de zinc résultaient de l'absorption, par suite de méprise, de sulfate de zinc au lieu de sulfate de soude ou de magnésie.

Le zinc, comme tous les métaux usuels, au reste, peut exister normalement en petites quantités dans l'économie.

Lorsqu'on ingère des doses un peu élevées de sels de zinc, le premier effet est de produire des vomissements énergiques qui, le plus souvent, suffisent à éliminer le poison. Ces vomissements sont quelquefois suivis d'évacuations alvines ou sanguinolentes. A dose plus faible, les composés solubles du zinc présentent quelque analogie d'action sur l'économie avec les sels de cuivre et de cadmium. Ils sont rapidement absorbés et se transforment probablement en albuminates. Le métal se répand dans tout l'organisme et s'élimine peu à peu par les urines. Les sulfate et chlorure de zinc sont irritants, et le dernier est très-corrosif.

La recherche toxicologique du zinc s'effectue sur les organes habituellement soumis à l'investigation des experts, estomac, foie, rate, etc. Le procédé le plus rationnel de destruction des matières organiques est celui qui consiste à attaquer les matières par le chlorate de potasse et l'acide chlorhydrique.

La recherche du zinc et son dosage se pratiquent ensuite par les procédés que nous avons indiqués plus haut.

On ne doit pas oublier, dans les recherches toxicologiques du zinc, que le sulfate de zinc est fréquemment employé en médecine, et que le chlorure de zinc est usité comme liquide conservateur.   Ch. Blarez.

ZINC-ÉTHYLE. $(C^2H^5)^2Zn$. S'obtient par l'action du zinc à 150 degrés, sur une solution d'iodure d'éthyle dans l'éther, ou en chauffant modérément parties égales d'iodure d'éthyle et de zinc-sodium dans une atmosphère d'acide carbonique. On décompose par la chaleur l'iodure C^2H^5. ZnI formé et le zinc-éthyle distille. C'est un liquide incolore, bouillant à 118 degrés, de densité 1,18 à 18 degrés; il s'enflamme à l'air, brûle avec une flamme blanche. L'oxydation lente de sa solution éthérée donne de l'éthylate de zinc $(C^2H^5O)^2Zn$; le soufre transforme la même solution en mercaptide de zinc $(C^2H^5S)^2Zn$. Au contact de l'eau, le zinc-éthyle se décompose immédiatement en hydrate de zinc et en éthane.   L. Hn.

ZINC-MÉTHYLE. $(CH^3)^2Zn$. Se forme par action du zinc sur l'iodure de méthyle. Liquide incolore, bouillant à 46 degrés, s'enflamme au contact de l'air; sa densité $= 1,386$ à 10 degrés.   L. Hn.

ZINGARIS ou TSIGANES. *Voy.* Anthropologie, p. 288, et France.

ZINGIBER (*Zingiber* Gaertn.). Genre de plantes Monocotylédones, qui a donné son nom au groupe des Zingibéracées dans la famille des Scitaminées et dont l'espèce type, *Z. officinalis* Roscoe (*Amomum Zingiber* L.) est bien connue sous le nom vulgaire de *Gingembre* (*voy.* ce mot).   Ed. Lef.

ZINGIBÉRACÉES (*Zingiberaceæ* Rich.). Groupe de végétaux Monocotylédones, élevé par A. Richard au rang de famille, mais qui ne forme plus aujourd'hui qu'une tribu de la famille des Scitaminées (*voy.* ce mot).   Ed. Lef.

ZINN (Johann-Gottfried). Né à Ansbach, le 4 décembre 1727, mort à Gottingue le 6 avril 1759, fut professeur extraordinaire de médecine et directeur du jardin botanique à Gottingue. Son nom a été immortalisé par l'ouvrage suivant : *Descriptio anatomica oculi humani iconibus illustrata.* Gottingue, 1755, in-4°; nouv. édit., par Wrisberg, *ibid.*, 1780, in-4°.   L. Hn.

ZINN (Zone de). *Voy.* Corps vitré.

ZIPHIIDÉS. Sous le nom de Ziphiidés, on désigne une famille de Cétacés comprenant des animaux d'assez grande taille qui se placent entre les Cachalots et les Dauphins (*voy.* ces mots et le mot Cétacés) et qui se font remarquer par la conformation bizarre de leur crâne, presque toujours prolongé en un rostre solide et par le petit nombre de leurs dents, réduites à une ou deux paires, implantées dans la mâchoire inférieure. Dans ces groupes prennent place sous quelques espèces fossiles, un certain nombre d'espèces actuelles que l'on répartit en plusieurs genres, *Hyperoodon*, *Ziphius*, *Berardius*, *Dioplodon* et *Mesoplodon*.

Les *Hyperoodons* ne possèdent à l'âge adulte qu'une ou quelquefois deux paires de dents pointues à la mâchoire inférieure, les autres dents étant rudimentaires et caduques; leurs vertèbres cervicales sont soudées par leur corps et par leurs apophyses épineuses, et leurs os maxillaires portent deux doubles crêtes osseuses s'élevant comme une double muraille et soutenant latéralement une masse de substance huileuse située en avant des narines. Cette accumulation de graisse donne à la région frontale une forme renflée. De chaque côté de la tête et sur la gorge la peau est fortement plissée, mais partout ailleurs elle est lisse et brillante; sa couleur est noire sur les parties supérieures, plus claire sur les parties inférieures du corps qui se termine par une nageoire assez développée, les nageoires antérieures étant au contraire fort réduites.

L'*Hyperoodon rostratum* (Chemn.), qui mesure de 6 à 8 mètres de long, habite d'ordinaire le nord de l'Océan Atlantique, mais vient parfois se faire prendre sur les côtes de la Norvège, de l'Angleterre, du Danemarck, des Pays-Bas et de la France et pénètre même accidentellement jusque dans la Méditerranée. Ses mœurs sont peu connues : on sait seulement qu'il se nourrit de Sèches, d'Holothuries et de petits poissons et qu'on trouve souvent des milliers de ces animaux dans son estomac.

Cette espèce est désignée souvent sous le nom vulgaire de *Butzkopf* que certains naturalistes modernes ont transporté à tort au *Globicephalus globiceps*.

Chez les Cétacés qui constituent le genre *Ziphius* de G. Cuvier, la mâchoire inférieure est pourvue de deux dents terminales seulement et les maxillaires ne portent point de crêtes osseuses aussi développées que chez les *Hyperoodons*, mais la tête cunéiforme, terminée par une rostre très-aiguë en avant, porte en dessus de vastes cavités remplies de graisse; le vomer offre une structure toute particulière, étant comprimé latéralement et renflé vers la base en une tubérosité dont le tissu compact contraste avec la texture spongieuse des autres os du crâne; enfin les six premières cervicales sont soudées, mais avec leur corps seulement et la septième est libre.

Ces animaux dont la taille est un peu inférieure à celle des *Hyperoodons*, ont été réputés en plusieurs espèces dont une seule jusqu'ici paraît bien définie. Nous voulons parler du *Ziphius cavirostris* (G. Cuvier), qui avait été d'abord considéré comme une espèce éteinte, mais qui appartient en réalité à la faune actuelle et se trouve à peu près dans les mêmes régions que le Cachalot vulgaire (*voy.* le mot CACHALOT). Des *Ziphius cavirostris* ont été capturés, en effet, sur les côtes du département des Bouches-du-Rhône et de la Corse, dans l'océan Indien, dans les parages du cap de Bonne-Espérance, dans le bassin d'Arcachon, sur les côtes des îles Shetland, etc., et ont été décrits sous les noms d'*Hyperoodon* de Corse, d'*Hyperoodon de Doumat*, de *Ziphius indicus* et de *Petrorrhynchus capensis*. D'autres Cétacés du même genre, mais se rapportant peut-être à une autre espèce (*Ziphius Gervaisi*, Cuv.) ont été pris les uns sur les côtes de l'Hérault, les autres près de Buenos-Ayres et sur les côtes des îles Chatnam.

E. OUSTALET.

BIBLIOGRAPHIE. — CUVIER (G). *Ossements fossiles*, 1825, t. V, 1re série, p. 550 et pl. 27, fig. 5. — GERVAIS et VON BENEDEN. *Ostéogr. des Cétacés*, p. 363, pl. 18 et 21. — FISCHER (P.). *Cétacés du sud-ouest de la France*. In *Actes de la Soc. linn. de Bordeaux*, 1881. 4e série, t. V, p. 100 et 193.
E. G.

ZIRCONE. ZrO^2. Synonymes : *Terre de zircone, oxyde de zirconium, ac. zirconique.* Découverte en 1789 par Klaproth, dans le *zircon* (silicate de zircone), minerai qui se rencontre en Norvège, dans l'Oural, dans le Tyrol, à Espaly (Haute-Loire), dans la Caroline du Sud, à Ceylan, etc., la zircone forme une poudre blanche, rude au toucher, sans odeur ni saveur, infusible, insoluble dans l'eau, dans les alcalis caustiques et les acides; sa densité est de 4,35 à 4,9. Isomérique avec l'acide silicique et l'acide titanique, elle forme un hydrate qui, séché à 100 degrés, renferme ZrO^3H^2 (analogue à SiO^3H^2 et à l'acide carbonique hydraté hypothétique CO^3H^2).

ZIRCONIUM. $Zr = 89,5$ (ou 90). Isolé par Berzélius en 1824; c'est un métal amorphe, noir et pulvérulent; il ne devient guère brillant sous le brunissoir. Cristallin, il se présente en larges lamelles dures, brillantes, fragiles; sa densité est de 4,15. Moins fusible que le silicium pulvérulent, il brûle au-dessous du rouge, il est pyrophorique. Les acides nitrique et sulfurique ne l'attaquent que difficilement à chaud; le gaz chlorhydrique le transforme en chlorure au rouge; l'eau régale le dissout rapidement à chaud; l'acide fluorique, à froid.
L. Hn.

ZIZYPHIQUE (Acide). Le bois du Jugulier (*Zizyphus sativa*, Desfont. *Ounnab* des Arabes) a été étudié chimiquement par Latour, pharmacien militaire. Dans l'antiquité, Galien et Avicenne vantaient les propriétés thérapeutiques du fruit et des feuilles du Jujubier sauvage (*Zizyphus sylvestris, Zizyphus lotus* de Desfont., *sidr* des Arabes), tandis qu'ils considéraient comme inerte le Jugulier cultivé. L'extrait alcoolique, fourni par le bois des Jujubiers, est très-soluble dans l'eau; il possède une saveur astringente, légèrement sucrée, suivie d'une amertume non désagréable. Il renferme des principes cristallisables, à réaction acide, susceptibles de se combiner aux bases pour former des sels, notamment :

Un principe cristallisable, l'*acide zizyphique*;

Un principe incristallisable, acide *zizypho-tannique* (tannin du Jujubier);

Une petite quantité de matière sucrée;

Des sels de fer et de chaux.

L'étude de tous ces corps est à reprendre (Latour, *Examen du bois et de l'extrait du Jujubier cultivé*).
Edme Bourgoin

ZIZYPHUS (*Zizyphus* Tourn.). Genre de plantes de la famille des Rhamnacées, qui a donné son nom au groupe des Zizyphées. Ce sont des arbres ou des arbustes, tantôt dressés, tantôt sarmenteux ou couchés, le plus ordinairement armés d'aiguillons arqués. Les feuilles sont alternes et stipulées; les fleurs, disposées en cymes axillaires, ont une périanthe double pentamère qui peut manquer quelquefois, et cinq étamines à anthères introrses. L'ovaire, bi ou quadriloculaire, devient à la maturité une drupe ovoïde ou globuleuse, dont le noyau osseux renferme une ou deux graines albuminées.

Les *Zizyphus* sont répandus dans toutes les régions chaudes du globe. L'espèce type, *Z. vulgaris* Lamk, est bien connue sous le nom vulgaire de Jujubier (voy. ce mot).
Ed. Lef.

ZOAMYLINE. On donne quelquefois ce nom aux substances amyloïdes (voy. Amyloïde).
L. Hn.

ZOANTHAIRES (*Zoantharia* M.-Edw.). Animaux marins formant, dans l'embranchement des Cœlentérés, le deuxième ordre de la classe des Anthozoaires ou Coralliaires. Leurs représentants, voisins des Cténocères (*voy.* ce mot), en diffèrent autant par la structure de leurs *polypiers*, quand ils existent, que par le nombre et la disposition de leurs tentacules. Ceux-ci, généralement simples, et au nombre de 6, 12, 24, ou un multiple de 6 ou de 4, forment, autour de l'ouverture buccale des polypes, des cycles alternant entre eux et correspondant à un nombre équivalent de cloisons radiaires (*replis mésentéroïdes*) qui divisent la cavité gastro-vasculaire.

Les Zoanthaires sont dioïques, c'est-à-dire que les sexes sont séparés sur des individus ou sur des colonies différentes; on connaît cependant quelques formes hermaphrodites. Il se divisent en trois groupes : les *Actiniaires* ou *Malacodermés*, les *Antipathaires* et les *Madréporaires*.

1° Actiniaires. Tous les Zoanthaires de ce groupe ont le corps mou, dépourvu de toute espèce de formations squelettiques. Les tentacules, rétractiles ou non, sont tantôt simples, tantôt rameux ou multifides.

Comme formes principales, nous mentionnerons l'*Anemonia sulcata* M.-Edw. (*Actinia sulcata* Penn.) ou *Matrona di mare* des pêcheurs de Trieste, l'*Actinia equina* L., commun sur les côtes de la Méditerranée où on l'appelle vulgairement *Cul de cheval*, *Pisseuse* (*Cul de cavallo*, *Cazzo rosso* des Italiens) et le *Cerianthus membranaceus* J. Haime (*Tubularia membranacea* Spall.), magnifique espèce désignée par les pêcheurs sous le nom de *Marguerite de mer*, à cause des vives couleurs dont elle est parée et qui varient du violet pur au rose et au jaune brunâtre, avec les tentacules très-nombreux et annelés de vert (*voy.* Cérianthe, 1re série, t. XXV, p. 306).

2° Antipathaires. Dans ce groupe, les polypes n'ont, en général, que six tentacules simples, très-courts et non rétractiles. Ils forment, par leur réunion, des polypiers simples ou ramifiés, pourvus d'un axe corné, ordinairement de couleur noire, que recouvre un cœnenchyme de consistance molle, parsemé de cils vibratiles. L'espèce la plus importante est l'*Antipathes subpinnata* Ell., qui se rencontre dans la Méditerranée et qui est connue sous le nom vulgaire de *Corail noir*.

3° Madréporaires. Ces Zoanthaires, désignés en général sous le nom de *Madrépores*, constituent, par leur réunion, des polypiers solides, incrustés de calcaire, dont quelques-uns, par leur développement rapide, sont arrivés à former des récifs et même des îles d'une étendue considérable. La formation de ces polypiers, d'ailleurs assez compliquée, s'opère de la manière suivante : chaque *calice* ou *thèque*, c'est-à-dire la demeure de chaque individu ou *polype*, en s'incrustant de carbonate de chaux, forme ce qu'on appelle la *muraille*, de laquelle partent, en rayonnant vers l'intérieur, des lamelles verticales (*cloisons* ou *septa*), qui pénètrent dans les intervalles des replis de la cavité gastro-vasculaire. Ces lamelles font souvent saillie au dehors de la muraille sous forme de *côtes;* elles se développent d'abord au nombre de six ou de huit, entre lesquelles viennent s'intercaler, suivant des lois données, de nouvelles cloisons. Les premières se prolongent en général jusqu'au milieu du calice où elles se soudent entre elles pour constituer une colonne centrale, à laquelle on donne le nom de *Columelle*, et qui est parfois entourée d'un cercle de baguettes verticales ou *palis*, fixées seulement à la base des cloisons; ces dernières sont souvent réunies entre elles par des saillies coniques, appelées *synapticules*. Entre les *cloisons* peuvent se développer de nombreuses petites lames transversales ou *dissepimenta*, qui forment le point de départ du tissu cellulaire interseptal. Enfin, les calices eux-mêmes peuvent être divisés intérieurement par des lames horizontales ou *planchers*, disposées en étages superposés, et l'ensemble de toutes les parties solides dont nous venons de parler est d'ordinaire entouré par une lame continue que l'on nomme l'*épithèque*. En résumé, le tissu dur ou *sclérenchyme*, qui constitue le polypier des Madréporaires, donne naissance à des appareils particuliers : la *muraille*, les *cloisons*, les *côtes*, la *columelle*, les *palis*, les *synapticules*, les *dissepimenta*, les *planchers* et l'*épithèque*. Mais toutes ces parties ne se trouvent réunies dans aucune espèce et les polypiers les plus compliqués ne présentent jamais plus de sept de ces appareils.

Selon que le sclérenchyme et la muraille sont compacts ou parsemés de pores, les Madréporaires se divisent en deux groupes : les *Perforés* et les *Imperforés*. Les premiers ont pour type le genre *Madrepora* L., dont on connaît actuellement près de cent espèces, parmi lesquelles nous mentionnerons seulement le *M. cervicornis* Lamk, de la mer des Antilles et le *M. muricata* Ell., de l'océan Indien. Parmi les *Imperforés*, qui sont extrêmement nombreux en genres et en espèces, il convient surtout de citer l'*Amphihelia oculata* M.-Edw. (*Madrepora oculata* L., *Corallium album* Gualt.) ou *Corail blanc*, qu'on trouve dans le nord de l'océan Atlantique et dans la Méditerranée.

Ed. Ler.

ZOANTHROPIE. *Voy.* Lycanthropie.

ZOÏDINE. Nom donné par Bonjean (de Chambéry) à une matière colorante violette, accompagnant la glairine contenue dans les eaux minérales sulfurées.

Elle se présente sous forme de petites paillettes fortement irisées, d'un beau violet foncé; elle est inodore, insipide, insoluble dans l'eau, inaltérable à l'air et à la lumière. Elle se colore en rouge jaunâtre par l'acide nitrique, en rouge par l'acide chlorhydrique, en rouge sang par l'acide sulfurique. Les alcalis lui font prendre une teinte brune, qui vire au rouge par les acides énergiques. Chauffée dans un tube de verre, elle se décompose sans se volatiliser et laisse un résidu charbonneux; pendant cette calcination, elle répand une odeur de corne brûlée, en dégageant des vapeurs ammoniacales. Sa composition est inconnue (Bonjean, *De la glairine des eaux minérales*. In *Journ. de pharm. et de chimie*, t. XV, p. 521 [3]).

Edme Bourgoin.

ZOMIDINE. Nom donné par Berzélius à la portion de l'extrait de viande qui est insoluble dans l'alcool, la partie soluble constituant l'*osmazome*, mélange de plusieurs principes immédiats plus ou moins altérés.

E. B.

ZONA. Synonymie. Herpès zoster, fièvre zoster. Feu sacré (Borsieri). Feu de Saint Antoine. Ceinturon sacré. Dartre phlycténoïde en zone (Alibert). Sangle. Érysipèle pustuleux. — *Ignis sacer, cingulum* (latin). — *Shingles* (anglais). — *Gürtelkrankheit, Gürtelflechte, Gürtelrose, Feuergürtel, Gürtelausschlag* (allemand).

Définition. Le zona est une affection caractérisée par une éruption de placards rouges, surmontés de vésicules suivant le type de l'herpès, éruption localisée à une moitié du corps, développée sur le trajet anatomique des filets nerveux cutanés, et accompagnée de douleurs névralgiques.

Historique. La première indication du zona remonterait à Celse, s'il faut en croire Rayer et Bärensprung qui expriment l'opinion courante... (*De re medica*, lib. V, cap. 28, par. iv). D'autre part, Erasmus Wilson admet que la description de l'auteur latin s'applique au lupus *non exedens*, au lupus *exulcerans*, ou à certaines formes serpigineuses de syphilodermes. De ces interprétations, laquelle est la bonne? L'obscurité du texte ne permet pas de trancher la question. Vers la même époque (premier siècle de l'ère chrétienne) on trouve deux brèves indications, l'une dans Pline l'Ancien : *Ignis sacri plura sunt genera, inter quæ medium hominem ambiens zoster appellatur, qui enecat si cinxerit;* l'autre dans Scribonius Largus : *Zona quam Grœci* ερπητα *dicunt.*

Il faut arriver au seizième siècle pour retrouver une mention de la maladie. Gorrœus (Jean de Gorris Ier) dit : *Est autem zona ignis sacri species, quæ medium ambit, cingitque: dicitur alio nomine zoster.* Pendant le dix-huitième siècle le zona est mal connu : Frédéric Hoffmann (1730), Lorry (1776) le distinguent à peine de l'érysipèle; ce dernier en fait un érysipèle chronique, et esquisse une peinture effrayante des effets corrosifs du liquide qui sort des phlyctènes; il le confond aussi avec certaines urticaires, quand il parle de phlyctènes se développant à la suite de grattages. Borsieri (1780) donne une bonne description de l'affection qu'il différencie très-nettement du lupus et de l'érysipèle, et qu'il classe entre ce dernier et les fièvres éruptives. Plus récemment, Willan (1808), Alibert (1822), s'attachant à l'aspect vésiculeux de l'éruption font rentrer le zona dans la classe des herpès ou dartres, et c'est sous le nom d'herpès zoster qu'il est encore couramment désigné dans les ouvrages classiques de Bazin, de Hébra, de Kaposi, de Dühring, etc.

L'unilatéralité du zona avait frappé les anciens auteurs, et l'on connaît la phrase de de Haën : *Hæc tamen perpetua lex ut ab anteriore parte nunquam lineam albam, nunquam a postica spinam transcenderet.* Mais c'est à Rayer (1855) que l'on doit la première étude complète des douleurs névralgiques qui sont une des caractéristiques du zona, et qui n'avaient été que sommairement signalées par Mehlis (1818). Romberg, Heusinger, Hébra confirment cette observation. Parrot (1856) publie un travail très-intéressant sur la signification des douleurs névralgiques, et déclare que le zona est une manifestation toujours secondaire subordonnée à l'existence d'une névralgie. Les divers mémoires de Bärensprung (1861-1862-1863) forment l'étude la plus détaillée du zona au point de vue clinique et contiennent la première démonstration concluante des lésions du système nerveux, et spécialement des ganglions spinaux dans le cours du zona. Depuis lors, un certain nombre d'autopsies ont été pratiquées, dont les premières, dues à Charcot et Cotard, à Weidner, à Wagner, à O. Wyss, à Sattler, à Kaposi, à Chandelux, plaidaient en faveur de la théorie ganglionnaire. Des recherches plus récentes dues à Lesser, à Pitres et Vaillard, à Curschmann et Eisenlohr, à Dubler, tendent à modifier les théories émises il y a vingt-cinq ans; nous reviendrons plus loin, en détail, sur les lésions anatomiques et sur les hypothèses qu'on est en droit de formuler.

Symptomatologie. Dans un certain nombre de cas, l'éruption du zona paraît d'emblée sans être annoncée par le moindre symptôme; le plus souvent elle est précédée de phénomènes prodromiques, de durée et d'intensité variables, locaux

ou généraux. Le malade éprouve une sensation de malaise, des frissonnements
légers, parfois même une forte fièvre avec délire, insomnie, troubles plus ou
moins accentués des fonctions digestives, anorexie, nausées, vomissements, bref
un syndrome assez banal, tel qu'il se rencontre au début de mainte affection,
embarras gastrique, ou fièvre éruptive par exemple. Sur cet ensemble de
troubles sans signification précise tranche un symptôme d'une valeur capitale,
nous voulons dire la douleur. Elle se manifeste quelques heures, quelques
jours, voire quelques semaines avant le début de l'éruption, et revêt un caractère névralgique très-net, se diffuse sur une grande surface, ou se localise en
des points bien déterminés, points de division ou d'émergence signalés par
Valleix ; c'est ainsi, dit Kaposi, que, dans le zona pectoral, on trouve un point
douloureux au voisinage de la colonne vertébrale, là où sortent les racines
postérieures des nerfs spinaux ; un autre point dans la ligne axillaire, au niveau
de la courbure la plus prononcée des côtes, là où la racine antérieure du nerf
intercostal se divise en une branche profonde et une branche superficielle ; plus
rarement, il y a un troisième point douloureux sur la ligne médiane antérieure ;
les douleurs sont quelquefois si vives qu'elles empêchent les mouvements de
dilatation du thorax et peuvent ainsi simuler une pleurésie. Cette douleur
névralgique prodromique peut, elle aussi, manquer complétement dans un certain
nombre de cas.

Précédée ou non de ces signes avant-coureurs, l'éruption du zona survient
toujours d'une manière aiguë (Kaposi). On voit se former des plaques érythé-
mateuses, distantes les unes des autres, et séparées par des intervalles de peau
saine, ovales, ou allongées, à grand diamètre horizontal, dans les cas de zona
thoracique, sur lesquelles se développent des papules rouges miliaires, remplacées en quelques heures, en vingt-quatre heures au plus, par des vésicules
du volume d'une tête d'épingle, ou d'un petit pois, vésicules transparentes, à
reflets brillants, perlés ; dans quelques cas, l'éruption de vésicules se fait si
rapidement que la première période érythémato-papuleuse passe inaperçue.
Toutes les vésicules d'une même plaque sont contemporaines et nettement
distinctes au début, selon la plupart des auteurs. Barthélemy admet au contraire la possibilité d'éclosions successives par poussées, moins intenses, de
vésicules sur une même plaque en même temps que paraissent de nouvelles
plaques ; d'où la juxtaposition de vésicules perlées au milieu de vésicules déjà
desséchées ; elles sont en nombre variable ; tantôt on en compte seulement trois
ou quatre, tantôt dix, vingt, trente ; c'est une question de siége ; le zona de la
face ou du cou procède par plaques plus petites et à vésicules plus discrètes
que celui du tronc ou de la fesse ; on peut en outre rencontrer entre les plaques
des vésicules isolées. Quand les vésicules grandissent, elles peuvent devenir confluentes, fusionner et former des bulles, voire une seule large bulle saillante
à contour polycyclique ; on a alors le type de l'herpès phlycténoïde, dont la valeur
a été longuement débattue par les dermatologistes ; dans des cas assez rares le
zona au lieu de se disposer en plaques, se groupe en cercles comme dans l'herpès
iris (Kaposi, *Wien. med. Woch*, 1875).

Chaque plaque suit un développement régulier. Les vésicules restent claires,
limpides, de trois à cinq jours, et au maximum de développement elles reposent toujours sur une base rouge qui déborde de quelques millimètres, parfois
de 1 à 2 centimètres, les limites du groupe vésiculeux ; puis le liquide devient
trouble, purulent, la vésicule se flétrit, se ride, s'affaisse, se dessèche compléte-

ment, et on voit se former une croûtelle brun jaunâtre ou brun foncé, recouverte de l'enveloppe vésiculaire; dans quelques cas, les vésicules en se desséchant s'ombiliquent exactement comme les pustules varioliques (Hébra). Du huitième au douzième jour l'évolution est en général terminée; les croûtes tombent laissant des plaques rouges qui peuvent disparaître au bout de quelques semaines ou de quelques mois, après une période de légère pigmentation brunâtre; mais souvent, soit qu'il y ait excoriation par le frottement des vêtements, ou grattage par la faute du malade qui ne peut résister à la cuisson locale, et par suite formation de petites exulcérations, soit même sans qu'il y ait eu aucun de ces légers traumatismes, il reste sur la place de l'éruption de petites cicatrices superficielles arrondies, soit blanches, soit légèrement dyschromiques, avec centre blanc décoloré et périphérie brunâtre, qui se reconnaissent par leur groupement en plaques allongées, et la forme arrondie de chacune d'elles. Besnier fait remarquer avec raison que malgré l'opinion de Kaposi, le zona simple non hémorrhagique peut laisser ces cicatrices superficielles indélébiles. Dans un cas, Barié a vu des vergetures succéder à un zona intercostal (*Soc. méd. des hôpitaux*, 22 juin, 1888).

Il est très-rare que l'herpès zoster se compose d'une seule plaque; dans ce cas elle est souvent peu développée, ne porte que peu de vésicules, et sa valeur nosologique est fréquemment méconnue; le plus souvent il y en a plusieurs, et le nombre en est très-variable; en général, on en compte de cinq à dix, parfois quinze, vingt, cinquante et plus, disposées suivant des lignes déterminées par la situation anatomique des nerfs; chacune d'elles, sur le tronc en particulier, a la forme allongée, et tantôt elles restent distinctes, ce qui est la règle, tantôt elles s'unissent par leurs extrémités de manière à former une ligne continue; mais même fusionné, chaque groupe vésiculeux conserve comme caractéristique son rebord périphérique rouge vif ou violacé; les groupes d'ailleurs ne sont pas tous contemporains, ils peuvent se développer par poussées successives pendant une à deux semaines, de telle sorte que l'affection peut en durer trois ou quatre.

Telle est la marche normale des plaques de zona, mais elles peuvent présenter des anomalies en sens inverse; tantôt la plaque avorte pour ainsi dire, c'est le zona fruste; elle reste à l'état érythémateux, et cette rougeur quasi érysipélateuse (Rose) avec douleurs précursives, avait été signalée par Bärensprung, Sachse, etc.; une simple desquamation épidermique atteste la fin de l'évolution; ou bien les papules n'arrivent pas à l'état de vésicules, sont petites, discrètes, disparaissent également par une desquamation rapide; d'après Kaposi, il n'est pour ainsi dire pas de zona qui ne présente des groupes incomplétement ou tardivement développés. Inversement, la plaque peut subir un développement plus intense et être le siége de complications locales plus ou moins graves. Nous avons déjà signalé l'herpès phlycténoïde; d'autres fois les vésicules deviennent hémorrhagiques, mais ici une distinction s'impose; dans tout zoster un peu intense, il n'est pas rare de voir un certain nombre de vésicules, ou même toutes les vésicules d'un ou de plusieurs groupes se remplir d'un liquide brun rouge, ou rouge bleu; la congestion a été plus intense, et il s'est fait une extravasation sanguine par diapédèse ou par rupture d'un capillaire; mais ce n'est pas à proprement parler le *zona hémorrhagique;* dans ce dernier, toutes les plaques sont d'un rouge blafard violacé; comme dans un cas de purpura, les vésicules sont molles, flétries, et contiennent mêlées à la sérosité un sang noirâtre; elles se rompent aisément, donnent issue à une matière sanieuse, sanguinolente, et sont le siége d'ulcérations atrocement douloureuses, qui suppurent, se cicatrisent difficilement, lentement, et laissent des cicatrices plus ou moins profondes, pigmentées, de disposition et de forme caractéristiques. Dans d'autres cas, soit consécutivement à des hémorrhagies vésiculaires, soit primitivement, il se fait un *zona gangréneux*; sous chacune des vésicules se forme une petite eschare noirâtre, bien limitée, et l'ensemble de ces eschares représente exactement la forme du groupe des vésicules; ces eschares deviennent grisâtres, tombent, laissant place à de petites exulcérations qui suppurent, qui ont parfois une tendance serpigineuse, détruisent les parties intermédiaires du derme, se fusionnent et forment de vastes ulcérations grisâtres de mauvaise nature; c'est dans ces cas que l'on trouve des cicatrices irrégulières, pigmentées, quelquefois de véritables chéloïdes (Mougeot, Thèse de Paris, 1867).

Dans le voisinage de l'éruption et surtout quand les phénomènes inflammatoires locaux sont prononcés, il n'est pas rare d'observer le gonflement douloureux des ganglions lymphatiques correspondants, c'est-à-dire des ganglions axillaires pour les zona du cou, du tronc ou du bras, des ganglions inguinaux pour les zona de l'abdomen ou des fesses; parfois il y a des traînées de lymphangite correspondant à l'adénite (Hardy). Qu'il y ait eu ou non avant l'éruption, des douleurs névralgiques, le malade éprouve habituellement pendant la poussée éruptive et au moment même où les vésicules se développent, des douleurs locales d'intensité et de formes variables; Bärensprung cependant n'avait noté de douleurs que dans un tiers des cas sur plus de cinquante observations personnelles. Rares sont les cas où la douleur ne se manifeste qu'ultérieurement, après l'éclosion des effervescences du zona. Tantôt il s'agit d'une douleur superficielle, parfois très-vive, lancinante avec des sensations variées soit de chaleur ou de cuisson, soit de picotements ou de démangeaison; chez quelques personnes, c'est une sensation de meurtrissure (Fabre); tantôt il y a comme deux types de douleur, l'une profonde, peu intense, continue, l'autre intermittente, paroxystique, véritable douleur névralgique, qui, comme le faisait remarquer Parrot, domine toute la scène pathologique du zona. Chez certaines personnes les douleurs sont très-modérées, sourdes; chez d'autres elles sont atroces et très-tenaces; dans un cas de zona intercostal, rapporté par Vulpian, les douleurs d'une effroyable intensité étaient tantôt constrictives, tantôt térébrantes, continues avec exacerbations; il semblait, disait la malade, qu'un instrument de fer traversait la poitrine d'avant en arrière. Dans ces derniers cas, il s'agit en général de personnes sujettes au rhumatisme, aux névralgies; la question d'âge joue aussi un rôle important; le plus souvent ce sont des personnes déjà âgées. Au contraire, la douleur peut faire défaut chez certaines personnes, et en particulier chez les enfants, tous les auteurs qui ont observé des cas de zona sur de jeunes sujets ont été frappés de leur bénignité et de l'indolence absolue de l'éruption; ce fait a été confirmé par les travaux récents de Fabre (de Commentry) et de Comby; quelques observations que j'ai pu recueillir plaident dans le même sens.

Un point intéressant dans l'histoire de ces douleurs du zona, c'est l'exaspération très-franche et parfois d'une régularité parfaite, simulant l'intermittence, qu'elles subissent au commencement de la nuit; ce qui détermine une insomnie des plus pénibles pour le malade; il semble toutefois que, dans certains cas, l'insomnie soit hors de proportion avec les douleurs; celles-ci sont modérées, ne sont pas exaspérées et cependant le malade est en proie à une sensation de sourde et incessante cuisson, accompagnée d'un malaise mal défini, d'une agitation qui ne lui permet ni de tenir un instant en place, ni de fermer l'œil; le moindre frottement du linge sur la région malade l'agace au dernier point; dans un cas de Sachse, il n'existait qu'un seul petit îlot rouge sur le thorax, et cependant la douleur devenait excessive au moindre contact, même d'une fine chemise; ce fait est à rapprocher de celui de Rayer, où une seule plaque de zona répondait à une violente douleur intercostale en ceinture.

La douleur augmente quelquefois par la pression, et on peut souvent retrouver les points de Valleix; elle existe soit dans toute la région innervée par les rameaux sur la circonscription desquels le zona s'est manifesté, soit seulement au niveau des plaques; elle peut aussi s'étendre sur les nerfs voisins de celui dont relève le zona (Bärensprung).

En outre, il existe souvent des troubles de la sensibilité cutanée. Bärensprung avait déjà, dans certains faits, noté l'existence de l'hyperesthésie, dans d'autres de l'anesthésie, soit sur les plaques, soit dans les parties saisies périphériques. Rendu a refait cette étude avec plus de détail; il a relevé des altérations de sens contradictoire; pendant la période d'état de l'éruption la sensibilité au tact et à la douleur diminue, et en même temps il y a de l'hyperesthésie et de l'hyperalgésie; en un point la sensibilité est émoussée, au point voisin elle est excitée, et il n'a pu trouver aucune règle à ces variations, qui se font soit en dehors de la zone d'éruption, soit sur la plaque même; la transition des points douloureux aux points anesthésiés se fait brusquement; c'est dans les cas intenses surtout que se montre le curieux phénomène de l'anesthésie douloureuse.

La douleur disparaît en général en même temps que l'éruption s'éteint, mais il n'est pas rare de la voir se prolonger et même persister assez longtemps; dans certains cas, et surtout chez les personnes âgées ou sujettes au rhumatisme, à la migraine, chez les arthritiques en un mot, ou quand le zona a été hémorrhagique, la persistance des douleurs devient une véritable complication; elles revêtent l'allure des véritables névralgies et peuvent durer des semaines, des mois, parfois même des années, alors que l'éruption est parfaitement guérie (vingt ans dans un cas de Blachez); c'est dans ces cas que l'on constate la persistance des troubles de la sensibilité cutanée, quelquefois de l'hyperesthésie, plus souvent de l'anesthésie, et de l'anesthésie douloureuse; d'autres symptômes d'origine nerveuse peuvent se manifester à la suite du zona, dans des cas exceptionnels, tels sont les troubles vaso-moteurs, caractérisés par un abaissement de la température qui peut varier de 1 à 2 degrés; les troubles de la motilité, tels que paralysies ou parésies limitées, atrophies musculaires; nous reviendrons d'ailleurs, plus tard, sur ces faits intéressants.

MARCHE. Le zona est une affection toujours aiguë qui, en comprenant les périodes de prodromes et d'éruption, évolue en temps variable: quatre à six jours dans les cas légers, huit à douze dans les cas ordinaires ou intenses. En général, l'éruption se fait en vingt-quatre ou quarante-huit heures, en une seule poussée; il peut y avoir cependant deux ou trois poussées ultérieures; ce qui prolonge la durée de la maladie, comme le remarque justement Hardy; ce sont les modes de terminaison de l'éruption, qui, au lieu de guérir par résolution, comme c'est le fait habituel, peut s'accompagner de suppuration, d'ulcérations, de gangrène; il faut alors compter non par jours, mais par semaines et par mois; dans quel-

 ZONA.

ques cas, assez rares, la guérison est retardée par la production de furoncles dans la région malade, ou de phlegmon sous-cutané, terminé par abcès, comme Hardy en a vu deux cas.

Le zona s'accompagne souvent de fièvre, mais elle est en général modérée, ne dépasse guère 38 ou au plus 39 degrés, et 80 à 100 pulsations, comme l'ont montré Fabre et Landouzy. Bærensprung ne l'a trouvée intense que dans 5 cas sur 56 ; commençant avec l'éruption ou un peu avant ; elle ne dure habituellement que deux à quatre jours ; parfois elle persiste jusqu'à la fin de l'évolution inflammatoire ; elle peut venir par accès, s'il y a plusieurs poussées éruptives. En oûtre, il peut exister un mouvement fébrile local. Rivet a noté dans un cas de zona ophthalmique une différence de près de 1 degré en faveur du côté malade, et Mougeot, jusqu'à 2 degrés, dans un cas de zona cubital.

A côté de cette forme normale du zona, certains auteurs ont admis l'existence du zona chronique, que Leudet a voulu récemment mettre hors de conteste (*Archives de médecine*, 1887). Sous ce nom, il comprend soit des ulcérations de longue durée, soit des ulcérations récidivant sur place après cicatrisation avec ou sans pseudo-phlegmon névritique, tel ce cas rapporté par Barthès (Thèse de Paris, 1873) : Un homme présente un zona du tronc indolore, en mars 1872 ; ensuite il a plusieurs poussées douloureuses jusqu'au mois de juillet 1872 ; un an après, on voyait une ligne brune avec des cicatrices blanchâtres, et on constatait l'existence de l'anesthésie sur les cicatrices, de l'hyperesthésie sur les parties pigmentées. La plupart des cas de zona chronique sont en somme des cas de zona à poussées successives plus ou moins rapprochées ou, croyons-nous, des erreurs de diagnostic, comme les cas de Tanturri et de Hœmisch.

L'absence de récidives est un fait que tous les auteurs sont d'accord à signaler ; des médecins ayant une vaste expérience personnelle n'en ont jamais vu ; cependant il en existe quelques cas, tout à fait exceptionnels, et ils revêtent alors souvent des caractères qui les distinguent de l'herpès zoster normal. Quoi qu'en ait dit Alibert, qui admettait que le zona était sujet à de fréquentes récidives, on peut compter les cas ; lui-même n'en cite qu'un seul. Hardy en a vu deux, Neumann et O. Wyss chacun un. Fabre, sur 64 cas personnels, eut 2 récidives, une sur place dans un cas de zona thoracique, une en un point éloigné. Charcot, dans un cas de zona traumatique, a vu plusieurs récidives. Letulle a observé 2 cas, l'un de zona du petit-nerf sciatique, l'autre de zona lombaire. Leudet, un cas de zona thoracique, récidivant à quatre ans d'intervalle. Behrend a soigné un garçon tuberculeux qui en quatre ans eut d'abord un zona de la troisième branche du trijumeau gauche, puis un zona de l'oreille, enfin un zona bilatéral portant sur les deux premières branches du trijumeau droit, sur la troisième du trijumeau gauche et il y avait eu plusieurs poussées antérieures. Kaposi a rapporté avec grands détails le fait d'une personne qui eut 12 poussées de zona cervico-brachial ; mais il reconnaît que ce fait qui constituait sous maint rapport une exception singulière, ne saurait modifier la loi de l'unicité du zoster. Enfin Carry (*Lyon médical*, 1874) a rapporté un cas de zona ophthalmique récidivant ; 15 poussées, dont 13 à gauche, 2 à droite, se succédèrent en moins d'un an. — On voit que dans la plupart des faits précisés, la récidive a eu lieu sur le siège même du premier zona.

Quant à l'unilatéralité du zona, on connaît un certain nombre d'exceptions. Kaposi a vu des zosters doubles et symétriques, facial, cervico-brachial, sacro-fémoral et ischiatique ; Robertson, un cas de zona ophthalmique double ; Franck,

Montault, Charcot et Balmanno Squire, des cas de zonas thoraciques doubles.
— Ce qui est beaucoup plus rare, c'est de voir des zonas doubles non symétriques. Fabre a vu, chez une dame de soixante-seize ans, deux zonas simul-
tanés, l'un thoracique droit, l'autre à la cuisse sur le trajet du sciatique; Sta-
bell, chez une fille de dix-huit ans, un zoster thoracique gauche, et un zona
lombo-abdominal droit.

Localisation. La relation exacte de l'éruption cutanée avec le trajet des
filets nerveux (nerfs rachidiens ou nerf de la cinquième paire) est un fait qui
est aujourd'hui au-dessus de toute contestation. Le problème est donc simplifié,
et, étant connue la circonscription d'un nerf ou d'un rameau nerveux, on peut
indiquer les points où paraîtra l'éruption, les lieux de prédilection où les vésicules se montreront par groupes; d'autre part on doit tenir compte des inoculations fréquentes entre les ramifications de nerfs voisins. C'est à Bärensprung
que revient l'honneur d'avoir le mieux schématisé les différents systèmes régio-
naux de zona et d'avoir fourni une nomenclature méthodique.

L'histoire clinique du zona de la cinquième paire et plus spécialement du
zona ophthalmique est de date récente. Le grand nombre des rameaux cutanés,
leur indépendance au moment où ils émergent des canaux osseux, expliquent la
variété des manifestations cliniques que l'on peut rencontrer. On trouve dans
la littérature médicale quelques cas épars de zona ophthalmique relatés par
Rayer, Cazeneuve, Traube, mais c'est à Jonathan Hutchinson que revient l'honneur d'avoir donné, en 1866, dans les *Ophthalmic Hospital Reports* une description précise de cette affection, et attiré spécialement l'attention sur les
lésions dont l'œil peut être le siège; depuis une série de travaux se sont succédé sur cette question, et nous citerons en première ligne ceux de Bowmann,
de Hybord, de Coppez et de Pacton.

Le zona ophthalmique est une affection rare. Si Bärensprung a relevé 5 cas
sur 95 cas de zona, Hébra à l'hôpital de Vienne en dix ans n'en a observé qu'un
sur 95, et Galezowski en neuf années n'en a vu que 19 sur plus de 36 000 affections oculaires, soit environ 1 sur 2000 malades. Un point curieux, c'est la
fréquence relative avec laquelle les médecins anglais l'ont observé en comparaison des autres pays. Sur 65 cas colligés par Laqueur, 50 avaient été publiés
en Angleterre. Il est deux fois plus fréquent chez l'homme que chez la femme
(32 hommes, 17 femmes, Laqueur). Le maximum de fréquence est de soixante
à soixante-dix ans; la plupart des malades avaient plus de cinquante ans; cependant Hutchinson l'a observé chez un enfant de quatre ans.

Dans le zona ophthalmique les phénomènes généraux sont habituellement
peu marqués; il est rare surtout que l'on trouve l'ensemble symptomatique
qui accompagne les pseudo-exanthèmes fébriles; au contraire, les douleurs
névralgiques sont presque constantes (Pacton). Hybord les a relevées dans 47 cas
où le mode de début avait été soigneusement indiqué; la douleur peut précéder
l'éruption soit de quelques heures, soit de deux à trois, même huit à quinze
jours, et dans ces cas, elle peut être envisagée comme la première détermination du processus pathologique qui aboutira à l'éruption; dans quelques cas
bien plus rares, elle précédait d'un ou plusieurs mois; elle peut s'accompagner
de sueurs localisées au côté malade.

L'éruption débute par des plaques rouges, ovalaires, pouvant mesurer de 1 à
2 centimètres de large sur 2 à 4 de long; parfois elles se confondent en une
tuméfaction uniforme quasi érysipélateuse du front, qui d'ordinaire ne dépasse

jamais la ligne médiane; dans un cas cité par Letulle, l'herpès frontal était accompagné d'une vive rougeur œdémateuse qui envahissait aussi la région fronto-temporo-pariétale du rôle opposé et se termina par desquamation; sur ces placards paraissent les vésicules herpétiques; celles-ci peuvent se limiter à une des régions innervées par la branche ophthalmique, soit se généraliser, ce qui est très-rare. Hinde n'en a relevé que 2 cas sur 52; 20 fois le rameau frontal était seul pris; 15 fois les rameaux, frontal et trochléaire, 13 fois les rameaux, frontal, trochléaire et nasal; dans 35 cas, le lacrymal était touché; en fait le tiers interne du front est le plus souvent envahi, puis viennent la paupière supérieure, le nez et la tempe. L'herpès se dispose tantôt en lignes verticales partant du sourcil, gagnant les cheveux et pouvant s'étendre jusqu'au bord postérieur du pariétal, tantôt en plaques irrégulières groupées à l'angle interne de l'œil, autour du trou sus-orbitaire; d'autres fois les vésicules irradient en éventail en partant de ce dernier point (Sichel et Rivet); l'éruption est tantôt discrète, tantôt confluente. Hybord a rapporté des cas où tout le front était recouvert soit par des vésicules normales, soit par des efflorescences hémorrhagiques; quand elles sont nombreuses, elles peuvent se rapprocher, se fusionner en larges phlyctènes qui prennent l'apparence d'un érysipèle bulleux. La paupière supérieure est souvent œdématiée sans que le nombre des vésicules y soit considérable; certains oculistes ont avancé qu'il n'y avait jamais ni vésicules, ni, par suite, cicatrices sur la paupière; cependant l'herpès limité aux deux paupières existe, comme le prouvent les cas de Hutchinson, de Coppez et de Carry. Si l'éruption intéresse la paupière inférieure, elle envahit en général en même temps la joue, mais alors la deuxième branche du trijumeau est touchée. Hybord rapporte 16 cas de coïncidence des deux zonas. Sur le nez les vésicules se disposent en ligne verticale de la racine à la pointe, ou par groupes; le point d'élection siége à la racine; fréquemment la muqueuse est atteinte, comme le prouvent le coryza précédant l'éruption, puis le mouchage de croûtes; quelquefois le nez est seul atteint (Pacton). L'adénopathie sous-maxillaire a été notée dans plusieurs observations (Blachez); elle peut même être bilatérale (Letulle). Les cas de zonas doubles sont rares; l'atlas de Hébra en contient un, Hybord en rapporte un cas personnel. Carry (*loc. cit.*) en cite également un, mais celui-ci a été exceptionnel; les vésicules siégeaient sur les paupières supérieures et inférieures, s'accompagnant de douleurs sus et sous-orbitaires, et il y a eu des récidives fréquentes, puisque la malade présenta treize poussées à gauche et deux à droite.

Les cicatrices sont presque constantes, ce qui tient à ce que le zona revêt très-souvent le type hémorrhagique : d'où ulcérations (Kaposi) et un grattage fréquent; elles sont profondes, surtout dans la région sourcilière; dans 1 cas elles déterminèrent un ectropion (Emmert); dans un autre, un entropion (Coppez). Dans 27 cas sur 98 (Hybord), les douleurs ont persisté plus ou moins longtemps après l'éruption (vingt ans dans 1 cas de zona ulcéreux publié par Blachez), accompagnées le plus souvent de troubles de la sensibilité. Des recherches thermométriques ont montré l'élévation de la température du côté malade pendant l'éruption (Rivet); l'abaissement, après l'éruption (Pacton).

Ce qui fait surtout l'intérêt du zona ophthalmique, c'est la fréquence des complications locales, nous voulons parler des lésions oculaires. Pacton les a notées 89 fois sur 126 cas, c'est-à-dire 70 pour 100, chiffre bien voisin de celui indiqué par Zzokalski 67 pour 100 sur 150 cas. Les plus fréquentes sont les conjonctivites, qui paraissent en même temps que l'herpès à la peau, quelquefois avant. Joy-Jeffries a observé 1 cas de kerato-conjonctivite précédé de douleurs pendant trois jours, et précédant de deux l'éruption de zoster frontonasal. Elles s'accompagnent des phénomènes habituels, et parfois de chémosis; l'existence de vésicules, admise par Hybord, est niée par Bowmann et Pacton; quelquefois la conjonctivite est ultérieurement anesthésiée. Il y a en même temps excitation de la glande lacrymale qui sécrète plus abondamment. La conjonctivite n'a pas d'ailleurs de valeur pronostique.

La kératite (36 fois sur 98 cas) suit de quelques jours, quatre à huit en moyenne, la poussée cutanée et paraît quand elle est au summum d'intensité; cependant on a vu la cornée se prendre dès le lendemain de l'éruption (O. Wyss), ou tardivement au bout de trois à quatre semaines. Elle s'annonce par des douleurs circum-orbitaires, la photophobie, l'injection péri-kératique; l'œil est terne; tantôt il y a un simple obscurcissement, une infiltration de la membrane, tantôt on voit la lésion caractéristique et de beaucoup la plus fréquente, des ulcérations; uniques ou multiples, elles siégent en général à la périphérie, sont allongées, semi-lunaires, quelquefois cupuliformes; elles se forment très-vite; aussi voit-on rarement les vésicules ou pustules ou même les abcès qui les précèdent. Si les pertes de substance sont superficielles et les individus vigoureux, la réparation peut être intégrale; souvent il reste des opacités, quelquefois des leucomes vasculaires gênant assez la vue, s'ils sont centraux pour nécessiter l'iridectomie (Coppez), ou des staphylomes (Habran). La lésion cornéenne peut dans des cas, heureusement exceptionnels, aboutir à la perforation et à la perte de la vue (cas de Galezowski, Hybord, Giraud-Teulon, Coppez; dans ce dernier une première perforation eut lieu sept jours après le début, et fut suivie d'une hernie de l'iris; une nouvelle perforation se fit quelques jours après et laissa un leucome). Hirschberg a vu une perforation tardive se produire deux mois après le début du zona. L'anesthésie de la cornée paraît vers la fin de l'éruption; elle peut être insensible sans qu'il y ait eu de lésions cornéennes; elle peut l'être alors même que la pression sur l'œil est douloureux; inversement, des mois après le zona, l'œil peut rester délicat, avec photophobie, larmoiement, etc.

L'iritis, moins fréquente que la kératite, n'existe que dans le cinquième des cas (Pacton); Hybord a trouvé 22 cas sur 98. Elle est d'intensité moyenne, revêt le plus souvent la forme séreuse, se limite à la membrane épithéliale de la face antérieure; rarement elle devient parenchymateuse. En général, elle coïncide avec la kératite (16 fois sur 22), mais peut exister sans elle; elle se déclare en général secondairement. En cas d'iritis, il y a souvent des synéchies postérieures, quelquefois totales (Carré); la pupille est habituellement rétrécie, irrégulière; elle est parfois dilatée (Hutchinson); dans tous les cas, paresseuse. Dans un cas de kérato-iritis Habran a relevé une teinte nébuleuse de la capsule antérieure du cristallin. Dans un cas exceptionnel Nys (*Gazette des hôpitaux*, juillet 1887) a vu une éruption sur la membrane de Descemet, caractérisée par des vésicules disposées régulièrement, et accompagnée de troubles trophiques de la cornée, d'iritis avec synéchies postérieures totales et de choroïdite.

Quelles relations de siége existe-t-il entre les lésions oculaires et les lésions cutanées. Hutchinson, dans son premier mémoire, avait dit « que l'œil reste intact quand l'éruption est limitée au front, qu'il est toujours atteint quand le côté du nez est envahi. » Cette question a été longuement discutée: l'opinion d'Hutchinson a été rejetée par Bowmann, mais aujourd'hui on adopte généralement la formule d'Hutchinson modifiée par Hybord et résumée comme suit : « Dans le zona ophthalmique, l'iris et la cornée souffrent rarement quand l'éruption ne siége pas sur le territoire des branches du nerf nasal, elles souffrent habituellement quand tout le côté du nez est envahi. » Ce fait s'explique anatomiquement, parce que les rameaux ciliaires qui innervent l'iris et la cornée sont fournis par le ganglion ophthalmique qui lui-même reçoit sa racine sensitive du nerf nasal. Dans des cas exceptionnels, on peut observer ce que Abadie a décrit sous le nom de zona fruste, c'est-à-dire une lésion purement cornéenne précédée par des douleurs hémicrâniennes avec larmoiement, chémosis, œdème des paupières et bulles cornéennes. Coppez (*Annales d'oculistique*, 1876) a vu deux cas de lésions oculaires sans herpès nasal.

Une complication bien plus rare, ce sont les paralysies musculaires. Hybord en a relevé 7 cas ; un 8e a été publié par Blachez ; elles n'ont aucune relation avec l'intensité des douleurs, la gravité, le siége de l'éruption cutanée ; le plus souvent, il s'agit d'une paralysie du moteur oculaire commun, parfois complète (Blachez), le plus souvent incomplète ; il y a soit ptosis, soit strabisme, soit mydriase ou combinaison de ces diverses paralysies. Weidner et Bowmann ont vu 2 cas de paralysie du moteur externe, ces paralysies durent en général peu de temps. On peut en rapprocher quelques cas de paralysie faciale. Dans un cas de zona gangréneux du front et du nez, Letulle constata, trois semaines après le début, une hémiplégie faciale totale, avec perte de la contractilité faradique, anesthésie de toute la face et points douloureux sus et sous-orbitaires, et mentonniers.

Signalons enfin des complications exceptionnelles, telles que l'amblyopie (Bowater J. Vernon), l'atrophie de la papille (Bowmann), la névrite optique qui guérit en laissant l'acuité visuelle réduite à 1/16 (Daguenet), une irritation de la sclérotique (Hutchinson), le glaucome (Pacton et Pechdo), l'opacité du corps vicié, et l'hypopyon avec kérato iritis (Coppez), la phlébite périoculaire avec panophthalmie, pyémie et méningite (O. Wyss). Leudet (*Clin. médic.*) a rapporté deux cas de zona frontal s'accompagnant d'une perturbation des fonctions psychiques ; celles-ci pouvaient s'expliquer par la maladie antécédente, une méningite chronique.

Le zona des deux branches, moyenne et inférieure, du trijumeau est bien plus rare. Quand il est limité aux ramifications du maxillaire supérieur, on trouve un groupe principal sur la joue au niveau du trou sous-orbitaire et sur la lèvre supérieure, des vésicules sur la paupière inférieure et près de l'aile du nez. Dans le mémoire de Bärensprung on voit une figure montrant des vésicules disséminées sur la joue, l'aile du nez, à l'entrée de la fosse narine et sur la paupière tout près du point lacrymal. En même temps, il peut se produire par la participation des rameaux palatins et pharyngés des troubles du côté des muqueuses, et l'on peut voir, ainsi que Bärensprung en rapporte un cas, une éruption caractérisée par un groupe d'herpès labial s'accompagner de vésicules sur l'amygdale et le voile du palais d'un seul côté ; parfois la bouche et le pharynx sont également touchés. Aussi certains auteurs admettent (Ollivier, *Union médic.*, 1884) que bon nombre d'angines, dites herpétiques, peuvent n'être que des zonas de la branche moyenne du trijumeau. Quand les vésicules se distribuent sur les deux côtés de la gorge et de la face, cette interprétation est, croyons-nous, des plus contestables. Kaposi signale la possibilité de paralysie partielle du voile du palais de durée longue ou indéfinie. Dans des cas exceptionnels les dents peuvent tomber. Paget a noté chez un homme de trente ans, vingt-six jours après le début, la chute d'une molaire bicuspide de la mâchoire supérieure, puis d'une autre, puis de la canine et des deux incisives; toutes ces dents semblaient saines et indemnes de carie; quinze jours plus tard, la portion correspondante de l'alvéole mortifiée se détachait. Carré a observé la chute de deux dents sur trois qui restaient à une femme de soixante-sept ans.

La troisième branche, ou maxillaire inférieure, peut être atteinte seule ou conjointement avec la deuxième; le zoster répond principalement au rameau inférieur (Kaposi); les groupes de vésicules se montrent sur la partie antérieure de la conque, et à la partie voisine de la tempe, dans le conduit auditif externe, à la lèvre inférieure et à l'émergence du nerf mentonnier; elles peuvent être limitées au menton et à la lèvre inférieure (Bärensprung), mais il peut encore survenir sur la face postérieure de la conque des groupes correspondant au nerf auriculaire postérieur, ainsi que dans les régions de la tempe, du front, de la joue, du maxillaire inférieur et de la région cervicale supérieure, par la participation des rameaux secondaires du nerf maxillaire inférieur. Dans un cas, Hutchinson (*Lancet*, 1879) a signalé la surdité consécutive aux violentes douleurs névralgiques; il y avait en même temps de la raucité du larynx. La langue peut être touchée; Camus a recueilli 4 cas, dont 3 à gauche, 1 à droite. Deshayes a observé 1 cas où la langue portait de vingt à vingt-cinq vésicules sur les deux tiers antérieurs; il y avait en même temps des vésicules sur l'amygdale, la muqueuse tapissant la face interne de la joue, les gencives au niveau des cinq premières dents qui étaient extrêmement douloureuses. Dans un fait très-intéressant, Singer a vu des vésicules de zoster sur le menton, à la tempe, sur le tragus, dans le conduit auditif, et même sur le tympan qui était perforé, sur la gencive inférieure, le pilier antérieur, la moitié de la langue; il y avait en même temps perte du goût; les deux incisives tombèrent, quoique saines, les deux dents voisines furent ébranlées et déchaussées; dans une récidive, huit mois après, la moitié de la langue devint bleuâtre, tuméfiée; il resta une anesthésie du menton, de la lèvre et de la langue avec perte du goût. Remak a vu une éruption de vésicules sur le bord de la langue sans altération du goût, ni éruption cutanée, mais avec parésie faciale; il admettait un zoster lingual dû à l'irritation de la corde du tympan dans le cours de son trajet dans le facial. Kaposi a observé plusieurs malades chez qui avaient persisté des névralgies qui avaient amené un grand affaiblissement, parce que chaque fois qu'ils essayaient de mâcher ou de parler il survenait un accès de tic douloureux.

Ici se pose une question délicate et qui a été tranchée diversement par les auteurs. Quelle est la valeur de l'herpès labial? Est-ce une variété de zona? Est-ce une espèce à part? Les auteurs français sont d'accord pour distinguer l'herpès labial, ou mieux facial, comme disait Hebra, du zoster et le rattachent soit à un refroidissement, à une fatigue, soit à une maladie générale, fébrile. En Allemagne, les opinions sont disparates; tandis que Kaposi et Auspitz ne se prononcent pas sur la cause du processus, Bärensprung défend l'idée de l'herpès labial envisagé comme zoster limité aux rameaux périphériques du trijumeau, ce qui s'expliquait, d'après Gerhardt (1866), par la compression des filets nerveux traversant les canaux osseux par les vaisseaux sanguins dilatés et gorgés de sang, théorie reprise tout récemment par Epstein (*Centralbl. f. chirurgie*, 1887). Bärensprung insistait sur l'identité des vésicules, sur l'unilatéralité habituelle de l'éruption, sur sa diffusion possible de la lèvre supérieure vers l'aile du nez, la joue, la paupière inférieure, de la lèvre inférieure vers l'oreille et sur la conque, et même son association avec des éruptions sur la muqueuse buccale et pharyngée (aphthes, angine). D'autre part, contre la théorie zostérienne il y a l'absence de douleurs névralgiques, le fait de la dissémination irrégulière des vésicules et surtout la fréquence des récidives chez le même individu à propos de toute affection fébrile, ou de tout accès de fièvre.

Il peut survenir à la figure des plaques d'herpès ne relevant pas du trijumeau, et dépendant des filets cutanés du plexus cervical superficiel qui se distribuent à la conque, à la tempe, aux joues, à la lèvre inférieure et au menton; d'autre part, le zona trifacial peut s'accompagner d'une éruption vésiculeuse située sur le trajet des rameaux cutanés partant du plexus cervical superficiel, c'est-à-dire à l'occiput, à la nuque, à la partie supérieure du cou; mais, d'après Kaposi, le fait est assez rare. Bärensprung n'en cite qu'un cas.

2° Le *zona occipito-collaris* (de Bärensprung) a son individualité propre, mais est rare ; il se caractérise par des groupes situés dans le cuir chevelu, sur les régions occipitales, supérieure et inférieure (nerf grand-auriculaire), sur la face postérieure de la conque, le lobule de l'oreille et la face postérieure du conduit auditif, enfin au-dessous du menton, en longeant le bord inférieur du maxillaire. Bärensprung a reproduit une figure donnant une idée très-nette de sa circonscription; on y voit des groupes descendant jusque sur le haut du sterno-mastoïdien et dans les régions sus et sous-hyoïdiennes. Ce zona peut accompagner le zona cervico-subclavicularis. Dans un bel exemple relaté par Bärensprung, les groupes étaient disséminés sur tout un côté du cou, envahissant en bas le dos jusqu'à la deuxième vertèbre dorsale, l'épaule, descendant même sur le bras jusqu'au pli du coude, sur la poitrine jusqu'à la troisième côte, remontant en haut dans le cuir chevelu, devant et derrière l'oreille et le long du menton. Eulenburg (*Centralblatt*, 1885) a vu un cas de zona occipito-collaris, qui se produisit en même temps qu'une paralysie faciale *a frigore*. Voigt a vu également une paralysie faciale avec ptosis se développer en même temps qu'un zona étendu sur l'occiput, le haut du cou et le menton, et accompagné de troubles divers de la sensibilité.

3° Le *zoster cervico-subclavicularis* (plexus cervical superficiel, dérivé des quatre premières paires cervicales) dissémine ses groupes depuis la nuque, à la limite du cuir chevelu, sur la région latérale du cou, jusqu'à la clavicule, et même au-dessous jusqu'au voisinage du mamelon en avant, de l'acromion en dehors. Dans un cas type, il y avait douze groupes principaux disséminés à la racine des cheveux, à l'angle de la mâchoire (1), au-dessous de la clavicule (2), sur l'épaule (1), sans compter les petits groupes et vésicules isolées; trois groupes occupaient exactement la ligne médiane, sus et sous-hyoïdiens et présternal; toute la région était hyperesthésiée. Dans une observation de Berdinel, les vésicules se transformèrent en furoncles, et à l'occiput leur agglomération donna naissance à un véritable anthrax, avec dix ou douze ouvertures.

4° Le *zoster cervico-brachial* s'étend sur les régions innervées par les branches dépendant du plexus brachial (cinquième, sixième, septième, huitième paire cervicale, première dorsale), et qui se distribuent à la peau de la nuque, de l'épaule (filets sus-acromiaux et circonflexes) d'une part, à celle de tout le membre supérieur d'autre part. L'éruption tantôt se limite à la racine du membre, s'étendant plus ou moins sur le dos et la poitrine, tantôt descend sur la région antérieure ou postérieure du bras (Bärensprung), et alors il y a, en général, deux lignes suivant le cubital et le radial ; la première ligne est plus abondamment fournie de vésicules, surtout autour du cou ; elles sont plus disséminées sur la longueur du membre ; enfin l'éruption peut s'étendre jusqu'à l'extrémité de l'avant-bras, sur la main et les doigts. Dans un cas relaté par Bulkley l'éruption occupait l'épaule, la poitrine sur une hauteur de 4 pouces, le dos du bras, le côté cubital de l'avant-bras, la face antérieure du poignet, le côté cubital de la dernière phalange du médius et de l'annulaire.

Bärensprung a vu chez un malade des groupes de vésicules sur l'épine de l'omoplate, le deltoïde, le triceps brachial, l'avant-bras (face dorsale et bord cubital), au pli du coude, dans le creux de la main, devant le métacarpien de l'annulaire, à la face antérieure du médius et de l'annulaire.

Par le fait d'anastomoses avec les nerfs intercostaux et avec le plexus cervical superficiel, on peut voir en même temps des groupes de vésicules sur le thorax au niveau des deux premières côtes, à la nuque, et même à l'occiput.

Dans un cas publié par Barthès, le zoster était limité entre le poignet et le milieu du bras. Quelquefois les vésicules suivent le trajet du nerf médian ; dans un cas de Bärensprung, il y avait trois groupes de vésicules, un au-dessous du coude, l'autre au milieu de la face antérieure de l'avant-bras, le dernier au poignet. Un malade observé par Eulenburg n'avait de vésicules que dans la sphère du nerf cubital, sur le dos du bras en dedans, l'olécrane, le bord cubital de l'avant-bras et du poignet ; la main était intacte. Dans un cas exceptionnel observé par Kaposi (11 récidives), l'éruption débuta par le dos de la main et de l'avant-bras droit, par des groupes circinés, s'étendit au bras, à l'épaule, puis au dos et à la poitrine, envahit même l'épaule gauche. Le zona était devenu rapidement gangréneux, et avait laissé des cicatrices pigmentées surélevées.

Le zona cervico-brachial est fréquemment suivi de névralgies et assez souvent de paralysies. Un des premiers cas connus est celui de Broadbent (1866). Une femme de soixante-quatorze ans, après un zona très-douloureux s'étendant du cou à l'épaule, à la face externe du bras et de l'avant-bras, vit au bout d'une semaine tout le membre affaibli ; elle pouvait plier le coude, réunir les doigts, mais ne pouvait le lever au-dessus du lit. Handfield Jones (1882) a vu chez un homme de soixante-sept ans un zona disséminé depuis l'aisselle jusqu'à la main, suivi d'une névralgie très-intense, d'un affaiblissement et d'une atrophie du grand-pectoral et des muscles du bras ; les triceps, biceps, fléchisseurs et extenseurs de l'avant-bras ne répondaient pas à l'excitation faradique. Dans un cas de Joffroy, l'atrophie parut trois mois après et se limita aux muscles du pouce. Fournier, au mois d'avril 1886, montrait dans son service de Saint-Louis un cas de zona du bras, précédé de vives douleurs avec éruption con-fluente de l'épaule au pouce, suivie peu après d'une parésie totale du membre, puis d'une atrophie musculaire débutant par la main. — Signalons enfin le fait exceptionnel de Curschmann et Eisenlohr. Un zona occupant l'épaule, le bras, et l'avant-bras avec douleurs sur le trajet des nerfs, axillaire, médian, cutané médian, cutané latéral, s'accompagna de nodosités très-douloureuses sur le trajet des nerfs sus-indiqués.

5° Le *zoster pectoral* est le type classique du zona ; c'est à lui que cette affec-tion doit son nom ; c'est lui qui autrefois était seul connu et désigné sous cette dénomination. Hardy fait observer avec raison, que le nom d'hémizona aurait été plus exact. Le zona se présente, dans certains cas, comme une ligne continue de groupes vésiculeux partant de l'épine dorsale et s'étendant jusqu'au sternum ; cette ligne peut répondre à un, deux ou trois espaces intercostaux. Dans un cas de Wetherill, le zona s'étendait de la quatrième à la dixième côte, se termina par de larges bulles purulentes et une immense eschare. D'autres fois, on ne trouve que des groupes disséminés, situés en général l'un près du rachis, l'autre près de la ligne médiane, le dernier sur le point correspondant à l'émergence du rameau externe ; parfois il n'y a qu'un seul groupe. Les groupes extrêmes, antérieur et postérieur, dépassent en général un peu la ligne moyenne (Kaposi). Les placards érythémateux peuvent atteindre des dimensions excessives ; dans un cas de Vulpian, il y avait seulement deux plaques, l'une en avant longue de 20 centimètres, haute de 10, l'autre près du rachis et de même dimension. Le zona qui occupe les deuxième et troisième espaces intercostaux peut s'accompagner d'une éruption bifurquée sur les faces, interne et postérieure, du bras, suivant le trajet des rameaux perforants, jusqu'au niveau du coude.

Un point controversé est la disposition des plaques. Balmanno Squire, qui ne croit pas à la théorie nerveuse du zona, insistait sur le fait que l'éruption peut croiser obliquement plusieurs arcs intercostaux ; le fait est exact. L'éruption peut être horizontale, ou légèrement inclinée en bas et en avant ; mais ceci s'explique par la direction même des nerfs cutanés qui croisent les côtes situées au-dessus d'eux et ont une direction sensiblement horizontale.

Les anciens auteurs ont également discuté longuement sur la plus grande fréquence du zona sur un des côtés du thorax. Sous ce rapport, peu intéressant d'ailleurs, les statistiques sont contradictoires, et, en résumé, on constate que le zona pectoral est à peu près également fréquent des deux côtés.

Le zoster pectoral se présente quelquefois sous forme d'une véritable ceinture complète. Un des cas les plus typiques est celui de Balmanno Squire ; il y avait une ligne horizontale circulaire partant de la septième vertèbre dorsale. Plus souvent, il y a deux demi-ceintures, à hauteurs inégales ; dans un cas de Bulkley, le zona partait à droite de la huitième vertèbre dorsale, à gauche de la dixième ; dans un cas de Franck, le zona passait d'un côté sous l'aisselle, de l'autre trois pouces plus bas. Dans un dernier, enfin, Erasmus Wilson a vu cinq lignes de zona parallèles, depuis la clavicule jusqu'à l'aine.

Le zona thoracique devient assez souvent hémorrhagique et par suite ulcéreux. Il est un de ceux où la névralgie prodromique est la plus constante. On connaît nombre de cas où elle a existé plusieurs années avant la manifestation de l'exanthème ; ce qui s'expliquait par l'existence soit d'une lésion osseuse, carie ou cancer des vertèbres, soit d'une pleurésie chronique tuberculeuse (Leudet).

Inversement, le zona peut être le signe révélateur d'une lésion intra thoracique. Dans un cas cité par Ollivier, un zona ulcéreux fut suivi deux mois après de douleurs lancinantes, dépendant d'un cancer pleuro-pulmonaire, comme le montra l'examen microscopique six mois plus tard. Hardy a vu un zona suivi de douleurs d'abord limitées au côté de l'éruption, puis formant ceinture, puis gagnant les membres inférieurs et s'accompagnant de paralysie ; la paralysie s'étendit aux membres supérieurs et le malade mourut par asphyxie ; Hardy admet l'existence d'une névrite, puis d'une myélite ascendante.

6° Le *zoster lumbo-abdominalis* présente la même physionomie que le zoster pectoral. Il répond aux quatre derniers nerfs intercostaux, qui se terminent dans les parois de l'abdomen et s'étend du rachis jusqu'à la ligne blanche ; comme le douzième nerf envoie quelques filets jusque dans la fesse au niveau du grand trochanter, la ceinture abdominale peut s'accompagner d'une bifurcation inférieure. Féré a observé chez une hystérique, qui présentait une zone hystérogène dorso-lombaire, un zona partant de ce point et caractérisé par deux grandes plaques allongées situées l'une au-dessous de la douzième côte, l'autre au-dessus de la crête iliaque; ce zona a eu une action suspensive sur les manifestations convulsives de l'hystérie.

7° Le *zoster lumbo inguinalis*, part des lombes, s'étend d'un côté sur l'abdomen jusqu'à la ligne blanche, envahit le mont de Vénus et la peau des organes génitaux externes (moitié antérieure), d'autre part descend sur la fesse et le côté externe de la cuisse. Dans un cas relaté par Bärensprung, une femme de vingt-six ans, syphilitique, portait de nombreux groupes sur la région sacrée de la fesse, et quelques groupes au-dessus de l'épine iliaque antérieure et au mont de Vénus.

8° Le *zoster lumbo-femoralis* (deuxième, troisième et quatrième nerfs lombaires, nerf crural) occupe la région lombo sacrée, les faces, antérieure, externe et interne de la cuisse, la face antérieure de la jambe et le dos du pied d'une part, et de l'autre le scrotum et la grande lèvre. Dans un cas de Bouchut, une fillette de douze ans portait trois plaques : 1° à la fesse (petit sciatique); 2° à la partie supéro-externe de la cuisse (fémoro-cutané) ; 3° à la partie moyenne de la région inguinale droite (génito-crural).

Bärensprung a cité un fait de zona consistant en quelques groupes au-dessus du pli interfessier, au-dessous de l'épine iliaque antéro-supérieure et en très-larges placards à nombreuses vésicules, sur les deux tiers supérieurs de la face antéro-interne de la cuisse. Dans un autre cas, Descroisilles a vu trois groupes situés à la partie supéro-interne de la cuisse, au-dessous du pli de l'aine. Bärensprung a vu dans un cas des groupes au-dessus et au devant du genou, dont ils recouvraient la face antérieure. Fauque a cité un cas de zona limité au dos du pied, consécutif à une névralgie suite d'entorse (rameau du crural).

9° Le *zoster sacro-ischiatique et sacro-génital* revêt des types cliniques variés. Il se manifeste sur la fesse, le sacrum, l'anus, le périnée, la face postérieure des bourses, les grandes lèvres, le vagin et le pénis (nerf honteux interne), sur la région postérieure de la cuisse (petit nerf sciatique), du mollet, et la plante du pied (grand nerf sciatique). Rarement on le trouve sur toutes les branches nerveuses; souvent le zoster n'atteint qu'une région limitée. Bärensprung a cité un cas de zona portant sur le sacrum, la fesse, la face postérieure de la cuisse et le mollet; un autre, portant sur le pli génito-crural et la face interne de la cuisse jusqu'au genou. Charcot a vu le zona se borner à de nombreuses plaques sur la face postérieure de la jambe et de la moitié inférieure de la cuisse. Hanot a vu dans un fait récent les groupes vésiculeux limités à la face postérieure de la cuisse, à la face externe de la jambe et au dos du pied. Curschmann a publié un cas de zona restreint à la sphère d'innervation du petit nerf sciatique, suivi d'une production de petites nodosités douloureuses, disposées sur le trajet des ramifications nerveuses. Hardy a observé, après un cas de zona sciatique intense, une paralysie des muscles animés par ce nerf avec amyotrophie considérable et tenace. Comby a vu un cas de zona plantaire.

Dans d'autres cas, le zoster porte exclusivement sur les nerfs honteux, c'est le *zoster genitalis;* Bärensprung a vu dans un cas un groupe à gauche du sacrum, un près de la fosse anale, un près du pli génito-crural, un à la face postérieure du scrotum, le dernier sur la peau du pénis près de l'orifice préputical. Dans un autre cas, l'éruption était disséminée sur les grandes et petites lèvres, sur le prépuce clitoridien et la commissure postérieure ; sur tout le côté gauche du périnée et de la fosse anale. Kaposi a observé des faits de zoster, limités exactement à une moitié du pénis et du scrotum. Barié, dans un récent travail, a publié 5 cas de zona périnéo-génital ; l'éruption portait dans les deux premiers cas exclusivement sur le périnée, le scrotum et le pénis ; dans le troisième il existait aussi des vésicules sur le gland, et même sur le frein, auprès de l'anus, sur les plis radiés de l'anus, et sur la cuisse. Le zona peut envahir la muqueuse uréthrale, d'où dysurie avec écoulement muco-purulent (Potain).

Relativement au degré de fréquence de ces variétés, nous trouvons, en analysant les 55 observations personnelles de Fabre, les 28 de Barié et les 83 observations de Bärensprung, soit 166 en tout : 67 zonas du thorax, 30 de l'abdomen, 20 du membre inférieur, 17 du membre supérieur, 15 de la face, 8 du cou, 6 des organes génitaux, 5 de la région lombo-inguinale.

Étiologie.   Le zona est une maladie assez rare. Duncan Bulkley, sur 8000 cas d'affections cutanées, n'en a trouvé que 88, soit 1,10 pour 100. La statistique de l'association dermatologique des États-Unis donne 262 cas sur 16 863 malades soit 1,55 pour 100 (Dühring).

En restant dans les données classiques, on peut admettre deux espèces de zonas, un zona idiopathique et un zona symptomatique d'affections d'ordre médical ou chirurgical. Nous passerons d'abord en revue les conditions dites prédisposantes, somatiques ou cosmiques du zona, puis nous aborderons les causes déterminantes, qui sont beaucoup plus précises.

Le zona se rencontre à tout âge. Il est rare chez les nourrissons, cependant Fox l'a observé chez un enfant de 5 mois, dont la mère avait eu un zona de la cuisse pendant sa grossesse. Bohn, Comby, Thomas ont cité plusieurs cas d'enfants entre 5 et 15 mois. Au-dessous de 10 ans, le zona est assez fréquent puisque Fabre en compte 11 sur 55 et Bärensprung, 14 sur 56. La statistique de l'hôpital de Prague donne une proportion de 1 zona sur 213 enfants (Steiner). Il faut tenir compte de la bénignité du zona dans le premier âge, qui lui permet souvent de passer inaperçu.

Bulkley, sur 88 cas, en a trouvé 15, de 10 à 20 ans ; 9, de 20 à 30 ; 14, de 30 à 40 ; 9, de 40 à 50 ; 10, de 50 à 70 ; on peut le rencontrer jusque chez des vieillards ayant dépassé 80 ans.

Le zona frappe à peu près également les deux sexes. Il est cependant un peu plus fréquent chez l'homme. La question des tempéraments n'a plus aujourd'hui grande importance et les idées doctrinaires de Bazin, qui distinguait deux zonas, l'un arthritique, l'autre herpétique, n'ont plus guère de crédit. On doit toutefois reconnaître que l'on peut trouver des antécédents rhumatismaux, douleurs articulaires, migraines, etc., chez un certain nombre de malades ; Fabre, cite deux cas observés chez des enfants scrofuleux, ce qui n'a rien d'étonnant, vu la fréquence de la scrofule dans le jeune âge ; certains zonas, le lombo inguinal entre autres, ont été observés chez des syphilitiques, et Besnier se demande si, dans une certaine mesure, la syphilis ne pourrait pas être incriminée et si elle ne pourrait pas irriter les ganglions spinaux. Au nombre des maladies antérieures que l'on a accusées de prédisposer au zona, la dyspepsie tient le premier rang, surtout depuis les travaux de Parrot ; nous en rapprocherons l'urticaire (Fabre) qui est si souvent sous la dépendance d'un état morbide de l'estomac, et la glycosurie qui a été signalée dans deux cas par Fabre.

L'influence des causes cosmiques est fort mal connue, qu'il s'agisse des climats ou des saisons; sur ce dernier point, les statistiques de Lomier, de Fabre, de Bärensprung montrent une fréquence à peu près égale; aussi Hardy a raison de dire que le zona peut se rencontrer en toute saison selon certaines constitutions médicales. Car depuis longtemps, on avait remarqué qu'après être resté un certain temps sans rencontrer de cas de zona, on en peut voir une éclosion simultanée ou successive, comme une sorte d'épidémie.

Geoffroy (mars 1778), Rayer (été et automne, 1827), Cazenave avaient relaté cette allure quasi épidémique du zona, que Bärensprung attribuait à une influence atmosphérique qu'il ne précise pas. L'idée de contagion avait déjà été émise par Trousseau, à propos d'un jeune homme atteint de zona thoracique après avoir donné ses soins à sa mère qui avait présenté la même maladie. Erb, récemment, a repris cette idée en apportant d'autres faits de zonas multiples observés dans deux familles, et Landouzy l'a développée avec abondance et en a fait un argument puissant en faveur de la théorie pathogénique qu'il soutenait, théorie de l'infectiosité. Walther a publié une série curieuse : trois étudiants ont été pris de zona dans une même chambre qu'ils avaient occupée successivement. Hardy, malgré ce chaud plaidoyer de Landouzy, affirme n'avoir jamais vu un cas dans lequel il put soupçonner la transmission du zoster par contagion. Il fait au contraire jouer un rôle déterminant, important au refroidissement, qu'il regarde même, ainsi que Parrot, comme la cause la plus habituelle. Il accepte également la possibilité de l'influence d'une émotion morale vive, d'un accès de colère, de frayeur. Jackson (*Med. Record*, 1883), a beaucoup insisté sur les causes morales agissant par dépression.

L'étude des causes du zona secondaire permet d'arriver à des conclusions bien plus précises. Il peut dépendre de lésions nerveuses centrales ou périphériques, ou d'intoxications. Les zonas de cause centrale peuvent être d'origine cérébrale ou médullaire.

1° L'origine cérébrale prête matière à discussion, les cas de Duncan (zona de la cuisse) paraissant en même temps qu'une hémiplégie, du côté paralysé et disparaissant avec elle, de Payne (zona crural développé trois jours après le début d'une hémiplégie), sont, comme le dit Charcot, peu concluants, et le fait qu'il a observé à la Salpêtrière, chez une femme atteinte de ramollissement, montre les réserves qui s'imposent, puisqu'il a constaté l'existence d'une embolie dans une artériole spinale comprimant un des rameaux du nerf dans la circonscription duquel avait paru le zona. Un travail récent de Weiss (*Gaz. hebd.*, 1885), n'est guère plus probant, puisque l'éruption a récidivé 4 fois en six semaines, s'accompagnant de parésie, d'atrophie des muscles, de troubles trophiques de la peau et des ongles, tous symptômes qui font penser à une névrite. De même dans les deux cas de Leudet (zona de la face dans le cours de méningites chroniques), l'existence des névralgies frontales permet de croire à l'existence d'une irritation du trijumeau.

2° Les zonas de cause médullaire sont au contraire incontestables. Tantôt il s'agit de myélites aiguës, tel ce cas de paralysie spinale de l'adulte rapporté par Charcot; tantôt et plus souvent de myélites chroniques, ataxie locomotrice (Charcot et Vulpian), béribéri (Proust et Ballet), méningo-myélite tuberculeuse (Barié); tantôt d'irritation spinale, tétanie des quatre membres avec deux pous-

sées de zona lombo-fémoral après des crises rapprochées de douleurs (Bloch,
Wien. med. Blätter, 1886), hystérie (cas de Féré, *Archives de neurologie*,
1882).

5° Mais le plus souvent les zonas dépendent de lésions nerveuses périphériques. α. La névrite peut être spontanée, soit aiguë, congestive chez les rhumatisants (Leudet), soit chronique, c'est la névrite progressive (Duménil, *Gaz.
hebd.*, 1866), c'est la névralgie sciatique (Charcot), ou la névrite noueuse
(Curschmann et Eisenlohr). β. Elle est plus souvent provoquée par une irritation
d'ordre médical : telles sont les compressions des nerfs intercostaux par la carie
vertébrale (Wagner), par le cancer vertébral (Charcot et Cotard), par une ostéo-
périostite tuberculeuse des côtes (Dubler), par des abcès par congestion, par une
pleurésie chronique tuberculeuse (Chandelux). Leudet (*Arch. de méd.*, 1887)
a insisté sur la fréquence du zona chez les tuberculeux (zona thoracique en
général, 16 fois sur 25), et le plus souvent il s'agissait de malades porteurs de
lésions pleuro-pulmonaires (20 cas); dans 2 cas récents, qu'il a publiés en
détail, les lésions cutanées répondaient au maximum des lésions ulcéreuses du
poumon. Barié qui a montré, qu'en somme, le zona n'était qu'une complication
rare chez les tuberculeux, croit que le plus souvent il est la conséquence des
névrites parenchymateuses périphériques, dues à une irritation de voisinage.
Leroux a confirmé les idées de Barié et a constaté, sur 34 cas, que le zona ne se
montrait guère que chez les malades porteurs de cavernes pulmonaires, et qu'il
était souvent un accident ultime. C'est peut-être la même lésion qui explique les
cas de zona dans les cas de pneumonie (Heusinger, *Berl. klin. Woch.*, 1878,
n° 24), ou chez les cardiaques (Leudet).

γ. La névrite traumatique a été signalée depuis longtemps, zona du sciatique
après blessure du nerf par une balle, et névralgie (Charcot, 1859); zona du bras
après blessure par arme à feu (Rouget); zona de la jambe à la suite d'une fracture des deux os (Fabre); zona lombo-abdominal, suite de contusion des lombes
(Schmidt, *Berl. Klin. Woch.*, 1864) et Fabre; zona lombo-fémoral après un
coup de pied de cheval (Burchardt, *Centralblatt*, 1865, n° 42); zona intercostal
après un coup (Oppolzer et Bouchard); zona du pied après une névralgie sciatique consécutive à une entorse du cou-de-pied (Bouchard, *Gaz. méd.*, 1869);
zona du front consécutif à une contusion par balle de plomb (Kinnicutt).

δ. On a incriminé aussi certains corps toxiques, qui ont pu produire en même
temps que des troubles nerveux de la sensibilité et de la motilité des éruptions
zostériformes; tel l'oxyde de carbone. Un cas d'herpès unilatéral se développant
progressivement à la tempe droite, à l'avant-bras et à la cuisse (Leudet); un cas
d'herpès frontal (Sattler, *Vierteljahrsschrift f. Dermat. und Syph.*, 1875)
— tel le plomb; un cas de zona brachial (pouce, index, avant-bras, épaule),
rapporté par Lomier — tel l'arsenic accusé par Hutchinson (1868); son action se
serait manifestée chez 8 malades atteints d'affections chroniques, sciatiques,
eczéma, etc. Cette opinion est en général rejetée et tout récemment Juliusberger
qui a suivi 3 cas de psoriasis et de lichen, avec zona intercurrent dans le cours
d'un traitement arsenical prolongé, n'y voit qu'une simple coïncidence; — telles
les moules : un garçon de trois ans, à la suite d'indigestion de cet aliment fut
pris de douleurs épigastriques et de vomissements; le lendemain il avait un
zona thoracique gauche, avec quelques vésicules sur la cuisse du même côté,
tandis qu'un frère aîné présentait une urticaire généralisée.

ANATOMIE PATHOLOGIQUE. Les lésions du zona doivent être étudiées d'une part dans l'éruption cutanée, d'autre part dans le système nerveux ; les altérations des éléments nerveux sont de beaucoup les plus intéressantes, seules elles peuvent expliquer la marche de l'affection.

Sur les lésions cutanées il n'y a pas de discussion, la formation des papules et des vésicules est semblable à celle de l'érythème ou de l'eczéma vésiculeux ; on trouve les modifications caractéristiques de toute vésicule inflammatoire. Il se fait une prolifération considérable des éléments cellulaires qui se multiplient dans toute l'épaisseur de la couche muqueuse de Malpighi et dans une partie du tissu cellulaire sous-cutané, notamment dans les papilles ; à la période de complet développement, les tissus sont envahis par les cellules d'exsudat, par une infiltration séreuse, tandis que les cellules épithéliales se gonflent jusqu'à quintupler de volume et que beaucoup se segmentent. Les vaisseaux des papilles et du chorion sont dilatés et gorgés de sang. D'après Neumann, les cellules du réseau de Malpighi sont comprimées et séparées par une couche de cellules arrondies et forment d'étroites bandelettes perpendiculaires à la surface ; vers le centre de la vésicule, la prolifération est plus abondante et il se forme des foyers de suppuration qui sont enfermés dans un appareil réticulé, composé des cellules épithéliales comprimées des portions, moyenne et superficielle, de la couche muqueuse ; les éléments de la couche inférieure peuvent aussi contribuer pour une faible part à la formation du réticulum. La description de Haight (*Sitzungber. der kais. Acad.*, 1869), montre que la pustule du zoster a en somme un développement analogue à celui de la pustule variolique, ce qui explique l'aspect ombiliqué de certaines pustules du zoster.

Les altérations consécutives de la peau dépendent de la profondeur des lésions. Si la couche muqueuse de Malpighi est seule atteinte, si la séparation se fait dans cette couche et si le chorion est respecté et reste revêtu par les cellules génératrices, il n'y a pas de lésions cicatricielles, et un épiderme normal recouvre les papilles. Mais si la lésion est plus considérable, ce qui se voit dans les formes graves, hémorrhagiques ou non, si l'infiltration du sang se fait dans les papilles et les couches supérieures du chorion, si la séparation a lieu dans les couches superficielles du derme, la suppuration détruit une partie du tissu conjonctif, et il se produit une perte de substance qui laisse inévitablement une cicatrice.

L'examen du liquide des vésico-pustules montre l'existence de leucocytes plus ou moins nombreux nageant au milieu de la sérosité, transparente au début, puis louche, à cause de la multiplication des éléments solides et de la présence des hématies. Pfeiffer (*Monat. Hefte f. prakt Dermat.*, 1887) a trouvé dans les pustules du zona des spores analogues à celles de la varicelle et de la variole, ne présentant aucun caractère spécifique, et les inoculations qu'il a pratiquées sont restées infructueuses. M. Troisier (communication orale) qui a tenté l'inoculation du liquide des vésicules a également échoué, ainsi que Tammosoli qui a fait sur des lapins des injections de la sérosité dans la trachée et le péritoine et des inoculations sous-cutanées.

La connaissance des lésions nerveuses dans le zona est de date récente ; l'anatomie pathologique n'a pas encore dit son dernier mot au sujet des relations entre les altérations nerveuses et la dermopathie, et nous verrons les déductions théoriques que l'on en peut tirer. Rayer n'avait trouvé aucune lésion du plexus cervical à l'autopsie d'une femme, qui un peu avant de mourir, avait eu un zona du cou, gangréneux. Danielesen (cité par Bärensprung), trouva chez un homme mort de pneumonie deux mois après le début d'un zona thoracique, le sixième nerf intercostal gauche tuméfié, injecté; il y avait infiltration du névrilème, mais les tubes nerveux étaient sains. Esmarch, de Kiel (*ibid.*), chez un malade atteint de zona sciatique après une ponction d'hydrocèle trouva le nerf hyperémié et œdématié. Tels étaient les trois faits que Bärensprung citait dans son premier mémoire (1861), et il insistait sur les lacunes de ces examens, sur le manque de renseignements au point de vue des lésions des racines et des ganglions spinaux, qui devaient, pensait-il, jouer un rôle dans la production du zona, et sur la nécessité d'une étude minutieuse de ces organes. Il lui était réservé de prouver l'exactitude de son hypothèse, et dans son troisième mémoire (1863), il publiait l'autopsie d'un enfant, âgé de vingt mois, mort de tuberculose pulmonaire, six semaines après le début d'un zona intercostal hémorrhagique du côté droit; il existait de ce côté d'étroites adhérences pleuro-pulmonaires. Les sixième, septième et huitième nerfs intercostaux ainsi que les ganglions correspondants étaient tuméfiés et injectés, les racines étaient intactes. Au microscope, on constata l'existence d'un processus inflammatoire très-accusé sur le névrilème; et dans l'enveloppe extérieure, des ganglions qui étaient riches en noyaux; entre les cellules il y avait des granulations soit disséminées, soit en groupes arrondis, dont la couleur brunâtre prouvait qu'il s'agissait de corpuscules sanguins dégénérés. Les éléments nerveux des ganglions n'étaient pas détruits, mais les rameaux nerveux présentaient des fibres variqueuses, granuleuses et interrompues dans leur continuité. Bärensprung insistait sur l'extension de l'inflammation, non vers la moelle, mais vers la périphérie.

En 1865, Charcot et Cotard publiaient le cas d'un zona cervical droit, observé chez une femme atteinte de cancer des vertèbres. Les ganglions spinaux droits et les troncs nerveux qui en dérivaient étaient tuméfiés et très-fortement injectés. Au microscope, on voyait dans les ganglions les cellules intactes, mais renfermant de nombreuses granulations pigmentaires (altération qui, constatée du côté gauche, n'avait donc pas de valeur); le réseau vasculaire était injecté et la trame conjonctive renfermait une quantité anormale de noyaux; dans les troncs nerveux, les capillaires étaient gorgés de sang. Charcot concluait à l'existence d'une névrite.

En 1870, Weidner (*Berl. Klin. Wochenschrift*) trouva chez une femme, atteinte de zona de l'épaule, la racine postérieure du premier nerf thoracique présentant un épaississement du névrilème avec infiltration abondante de noyaux arrondis ou fusiformes, mélangés de corpuscules imprégnés de carbonate et de phosphate de chaux. Chez un vieillard, qui avait eu cinq ans avant sa mort un zona ophthalmique, le trijumeau était hyperémié, il existait une infiltration nucléaire dans le tissu conjonctif du ganglion de Gasser, dont les cellules renfermaient un dépôt de pigment jaunâtre. La même année, Wagner (*Archiv. der Heilkunde*, Bd. XI, p. 321) constatait dans un cas de zona intercostal une augmentation considérable du volume des ganglions dorsaux avec dégénérescence graisseuse des cellules dont beaucoup avaient disparu, remplacées par une prolifération de la névroglie. En 1871, O. Wyss (*Archiv. der Heilkunde*, Bd. XIII, p. 262); dans un cas de zona ophthalmique accompagné d'une phlébite de la veine de ce nom, relevait dans le ganglion de Gasser des lésions des cellules nerveuses et dans le trijumeau, des altérations de névrite aiguë, coagulation de la myéline et granulations dans la gaîne de Schwann. En 1875, Sattler (*Viertelj. f. Dermat. und Syphil.*, 1875, p. 527) constate dans un cas de zona du front

des lésions analogues; dans le ganglion de Gasser, prolifération nucléaire du
tissu conjonctif avec destruction de nombreuses cellules nerveuses, limitée à la
partie correspondante à la branche ophthalmique dont les tubes étaient dégénérés; pareille lésion se retrouvait dans le ganglion ophthalmique et dans les
nerfs ciliaires efférents. En 1875, Kaposi note dans un cas de zona lombaire des
hémorrhagies dans trois ganglions dorso-lombaires, ayant déterminé la dégénérescence ou la destruction de nombreuses cellules; dans un cas de zona frontal,
il trouva la même lésion du ganglion de Gasser. En 1879, Chandelux constate
chez un phthisique, porteur de zona intercostal, l'augmentation de volume des
ganglions spinaux, qui sont par endroits transformés en un tissu scléreux où
l'on ne voit plus ni cellules ganglionnaires, ni tubes nerveux, et qui contient une
abondante pigmentation. Les nerfs émergents étaient intacts.

Dans la plupart des observations que nous venons de résumer, l'existence des
lésions reconnues des nerfs périphériques n'était signalée que d'une manière
incomplète; l'emploi d'une technique perfectionnée a permis aux observateurs
contemporains d'arriver à une grande précision.

En 1881, Lesser trouve dans un cas de zona cervical, le quatrième ganglion
droit présentant un foyer de dégénérescence graisseuse, mélangé de pigment;
dans un cas de zona intercostal, le huitième ganglion injecté; des groupes de
cellules nerveuses altérées par les foyers hémorrhagiques étaient, soit transformés en blocs pigmentés, soit devenus graisseux; les fibres nerveuses correspondantes avaient leur myéline segmentée, leur cylindraxe trouble.

En 1883, le même auteur trouve chez une femme de soixante-seize ans, morte
trois mois après le début d'un zona intercostal, le cinquième ganglion altéré par
une prolifération conjonctive, qui avait dans la moitié supérieure détruit les
cellules nerveuses et les tubes nerveux, et les avait remplacés par un tissu scléreux à larges travées; dans le quatrième ganglion, les lésions étaient analogues
et beaucoup de tubes nerveux étaient dégénérés; dans le cinquième nerf,
beaucoup de tubes nerveux étaient dégénérés, et le cylindraxe n'y était plus
visible.

En 1885, Pitres et Vaillard observent chez une femme qui avait eu deux zonas:
l'un cicatriciel (quatrième, sixième côte), l'autre récent (dixième, onzième côte)
des altérations graves du sixième nerf intercostal; aucune fibre n'était saine, et
les lésions variaient depuis la simple segmentation de la myéline jusqu'à la
destruction du cylindraxe, avec atrophie du tube; il y avait en outre sclérose
totale du nerf; dans le sixième ganglion, les cellules étaient intactes, mais beaucoup de tubes étaient atrophiés, la racine postérieure était dégénérée, le onzième
nerf présentait les mêmes ulcérations que le sixième; le ganglion et les racines
correspondantes étaient sains.

En 1884, Dubler, dans un cas de zona intercostal, trouve les sixième, septième,
huitième, neuvième nerfs épaissis, les lésions microscopiques de la névrite
portant sur les tubes nerveux et sur le tissu interstitiel, s'étendant dans les deux
sens centrifuge et centripète; les lésions gagnaient le tissu adipeux sous-cutané
et s'arrêtaient avant d'atteindre les ganglions; dans un second cas, la névrite
des neuvième et dixième nerfs intercostaux s'étendait jusqu'aux plus fines ramifications cutanées et musculaires; la névrite ascendante avait gagné le ganglion
du neuvième nerf et la racine correspondante. En 1884, Curschmann et Eisenlohr firent sur un homme atteint de zona du membre supérieur l'ablation biop-
sique de plusieurs tumeurs douloureuses, développées sur le trajet des nerfs

cutanés, et y constatèrent l'existence d'une véritable périnévrite aiguë, noueuse. Dans un autre cas, l'examen des racines, des ganglions et des nerfs répondant à un zona intercostal dont le début remontait à deux jours, fut absolument négatif.

En 1887, Leudet, à l'autopsie d'un tuberculeux, atteint huit mois auparavant d'un zona frontal, trouva les lésions d'une névrite ancienne, parenchymateuse et interstitielle; dans la périphérie du ganglion de Gasser, un groupe de tubes était dégénéré, les cellules étaient saines.

Sur les dix-huit autopsies positives et complètes que nous venons de résumer, on a trouvé soit combinées (10 cas), soit isolées (8 cas), des lésions des ganglions intervertébraux, ou du ganglion de Gasser (5 cas) et des nerfs correspondants (3 cas); ces lésions peuvent être soit interstitielles, et respecter les éléments nobles (tubes, cellules), soit parenchymateuses, et amener des altérations dégénératives ou destructives des ganglions et des nerfs. Il est bon de remarquer que ces lésions, pour être constatées, doivent être déjà assez anciennes, puisque Curschmann et Eisenlohr ont eu un résultat négatif dans un zona au début. Les examens récents, plus complets, montrent l'importance croissante des lésions périphériques des rameaux les plus ténus, moteurs ou sensitifs : ce qui explique fort bien la disposition des lésions cutanées, et la production des troubles moteurs correspondants. Peut-on faire intervenir l'existence des lésions médullaires ou cérébrales? Kaposi admet que le zona peut survenir du fait d'une maladie de la moelle, s'appuyant sur les cas rares de zona double; le cas du jeune homme observé par Charcot, qui trois jours avant d'être atteint de paralysie spinale, présenta un zona intercostal double, sans douleur localisée sur les nerfs, plaide en faveur de cette opinion ; mais quand il s'agit de zona chez un ataxique, on a le droit de se demander s'il ne relève pas d'une de ces névrites périphériques dont on connaît bien aujourd'hui la fréquence, plutôt que de la sclérose des cordons postérieurs, étant donné surtout ce fait que l'éruption a lieu dans les régions traversées par les douleurs fulgurantes. Quant aux lésions cérébrales, les cas de Duneau, de Payne, comme le montrait Charcot dès 1877, n'ont qu'une valeur fort contestable. Le cas plus récent de Weiss n'est pas plus significatif.

Pathogénie et physiologie pathologique. Quand, s'appuyant sur les données étiologiques couramment reçues et sur les examens anatomo-pathologiques du zona on veut établir sa pathogénie, on se trouve en présence d'opinions contradictoires et discordantes. Il y a d'abord un fait qu'il semble difficile de nier: c'est que sous le même nom on a compris des affections, analogues quant à l'éruption, différentes quant à leur nature; comment admettre, en effet, l'unité du zoster fébrile aigu, évoluant en quelques jours, pour ne plus jamais reparaître et de l'éruption zostériforme, apparaissant sur le trajet d'un nerf blessé, comprimé, ou irrité, et sujette à récidives; ce qui est vrai d'autre part, c'est que l'anatomie pathologique ne peut dans les deux cas nous révéler qu'un processus commun d'irritation.

Ceci dit, passons en revue les théories émises sur le zoster : 1° *la théorie vaso-motrice* a eu son heure de succès; d'après elle, les troubles trophiques seraient dus à des modifications de l'irritation sanguine déterminée par les nerfs vasculaires : Eulenburg, un de ses ardents promoteurs, considérait le zona comme une névrose vaso-motrice des couches cutanées superficielles, une angio-névrose exanthématique. Les expériences de Weber (*Centralblatt*, 1864) et les critiques de Vulpian ont montré le mal-fondé de cette théorie qui n'a plus guère de partisans aujourd'hui.

2° *Théorie des nerfs trophiques.* Cette théorie, émise par Samuel (1860) répondait au désir de trouver une explication claire et simple des lésions trophiques consécutives aux lésions nerveuses. Elle avait été acceptée par Bärensprung et bien d'autres auteurs ; mais, comme l'a dit M. Charcot, le système des nerfs trophiques n'a encore qu'une existence problématique, personne n'a vu ces nerfs ; force est de regarder cette théorie comme purement imaginaire.

3° *Théorie de l'action trophique des nerfs sensitifs.* Celle-ci, proposée par Mayet (de Lyon, 1868), a été acceptée avec certaines réserves par Vulpian, qui la formule comme suit : « On peut supposer que l'irritation dont les nerfs deviennent le siége sous l'influence de certaines causes, peut déterminer dans les centres trophiques des troubles fonctionnels qui pourraient retentir, par l'intermédiaire des fibres restées intactes, sur les éléments anatomiques de la peau avec lesquels les extrémités périphériques de ces fibres se mettent en rapport ; en d'autres termes, l'influence excitatrice et régulatrice que les centres nerveux trophiques exercent sur la nutrition intime des éléments anatomiques de la peau sera modifiée, exaltée ou pervertie, et le résultat de cette modification sera le développement de vésicules d'herpès. » Barth fait observer avec raison que cette manière de voir est inutilement compliquée, et que cette action réflexe n'est plus guère admise aujourd'hui.

4° *Théorie de la névrite propagée.* Les perfectionnements de la technique histologique ont montré la fréquence des lésions des nerfs et singulièrement étendu le champ des névrites périphériques. C'est la théorie qui s'impose actuellement, et l'on doit admettre que l'éruption cutanée du zona est simplement le résultat d'une irritation inflammatoire transmise par continuité de tissu d'un rameau nerveux aux éléments cutanés, parmi lesquels il se distribue (Barth). Dès 1875, Vulpian regardait cette opinion comme fort acceptable. Les recherches de Gerhardt, qui a obtenu dans les cas de zona les mêmes réactions de dégénérescence que dans les cas de névrite, confirment l'opinion de la lésion nerveuse périphérique du zona. Mais quel est le siége de cette lésion nerveuse ? est-elle ganglionnaire ou périphérique ou l'une et l'autre ? est-elle parenchymateuse ou intellectuelle ? Est-ce une lésion d'une nature spéciale ? Peut-on admettre l'existence d'un élément spécial pathogène ? Autant de questions qui toutes ne comportent pas des réponses également décisives. Au moment du travail magistral de Bärensprung, le rôle des ganglions spinaux et du ganglion de Gasser devint prédominant, et on crut qu'il y avait une sorte de localisation nettement limitée ; le zona était comme le cachet extérieur de l'irritation ganglionnaire. Que des lésions ganglionnaires soient fréquentes, c'est un fait incontestable, nous les avons déjà signalées comme indiquées quinze fois dans dix-huit autopsies ; mais elles ne sont pas constantes ; elles ont fait défaut dans trois cas récents (Dubler, Curschmann et Eisenlohr). Inversement, la névrite périphérique, relevée treize fois, est presque constante dans les faits les plus récents ; mais l'une et l'autre lésion semblent pouvoir aussi faire défaut dans la période du début (cas négatif d'Eisenlohr, mort quarante-huit heures après l'apparition du zona) ; peut-être du moins n'y a-t-il alors qu'un trouble fonctionnel, ou qu'une lésion que ne peuvent apprécier nos procédés insuffisants de coloration et d'examen histologique.

On comprend l'influence de la névrite parenchymateuse, dans laquelle les éléments nobles, actifs sont lésés; mais comment agit la névrite interstitielle, qui a été signalée comme existant seule par Danielesen, Charcot et Eisenlohr? probablement, s'il n'y a pas lésion grossière des tubes nerveux, il existe un trouble fonctionnel. Et de même dans les cas de zona double, à même niveau, on pourrait peut-être admettre l'intervention d'une irritation fonctionnelle de la moelle.

La valeur de la névrite une fois admise, une remarque s'impose. La névrite qui produit le zona n'est pas une névrite banale; que de véritables névrites on rencontre avec amyotrophie, troubles sensitifs de la peau, et sans zona; ou s'il se développe après une névrite consécutive à un traumatisme, à une compression, une éruption zostériforme, celle-ci aura une allure spéciale, sera sujette à des récidives sur places, et cependant comment expliquer autrement que par une névrite les paralysies, les amyotrophies, les troubles sensitifs de la peau, tenaces, dans certains cas de zona intenses, les troubles de la cornée du zona ophthalmique? Soit que l'on admette avec Joffroy que la névrite soit propagée du nerf sensitif aux nerfs moteurs voisins, soit que dans le même nerf, filets sensitifs et moteurs soient également lésés (Dubler), force est bien d'admettre une névrite spécifique; et alors se présente la théorie parasitaire qui, rejetée par des maîtres tels que Hardy et Besnier est préconisée avec chaleur par Landouzy, adoptée par Tommasoli, Gamberini, etc., et qui d'ailleurs avait été formulée très-explicitement par Rohe (*Archiv. of Dermatology*, 1877). S'appuyant sur 1º la disposition limitée de l'éruption et sa tendance à la guérison spontanée, 2º l'occurrence constante de prodromes plus ou moins marqués, 3º la non récidive habituelle, 4º l'impuissance de la médication abortive, 5º le caractère quasi épidémique dans certains cas, il avait conclu qu'au delà de la lésion nerveuse, il fallait chercher un élément infectieux circulant dans le sang.

Ces divers arguments, régularité cyclique du zona, avec fièvre précédant et accompagnant l'éruption, coïncidence quasi épidémique de plusieurs faits de zona, contagion probable dans certains cas, non récidive du zona, procurant ainsi aux personnes atteintes une immunité contre une nouvelle invasion, immunité analogue à celle de certaines maladies infectieuses spécifiques, telles que fièvres éruptives, oreillons, coqueluche, permettent à Landouzy de ranger le zona dans la classe des maladies générales, opinion déjà soutenue par Borsieri, Trousseau et Guibout, en opposition à l'opinion plus commune, il faut l'avouer, qui ne voyait dans le zona qu'une maladie locale inflammatoire de la peau (Alibert, Hardy), un herpès (Kaposi, Neumann). Tout récemment Dreyfous et Letulle ont essayé de concilier la théorie nerveuse avec les doctrines parasitaires (*France médicale*, janvier-février 1889); le premier, appliquant au zona la notion de l'hérédité nerveuse, comme l'a fait Neumann pour la paralysie faciale *à frigore*, admet que c'est spécialement chez les individus, fils ou parents de névropathes, à système nerveux prédisposé que se développe le zona infectieux ou traumatique; le second publie une série de faits de maladies infectieuses au début ou dans le cours desquelles s'est manifesté le zona, et soutient que ces zonas infectieux seraient secondaires à l'évolution des germes pathogènes capables de troubler la nutrition des éléments nerveux.

DIAGNOSTIC. Le zona est ordinairement facile à reconnaître; la disposition anatomique des vésicules, leur unilatéralité, la coïncidence habituelle de douleurs névralgiques forment un ensemble caractéristique. Évidemment, comme l'indique Hardy, on peut le méconnaître si on se borne à accepter l'idée d'une névralgie intercostale ou d'une pleurodynie, sans examiner la région douloureuse.

On peut confondre le zona avec certains herpès; c'est ainsi que de Amicis a décrit sous le nom de *zoster bilateralis universalis,* une affection décrite par plusieurs auteurs américains, Bulkley par exemple, sous le nom d'*herpes gestationis*; dans le fait relaté par de Amicis, l'éruption avait eu lieu, il est vrai, six semaines après l'accouchement, mais la jeune femme avait présenté deux éruptions identiques dans le septième mois de la grossesse, et au huitième d'une grossesse antérieure. L'interprétation de l'auteur italien nous semble être une pure erreur de diagnostic, de même pour le cas de Hæmisch.

L'herpès labial ou facial est parfois plus difficile à distinguer. Les caractères spéciaux sont l'intensité du mouvement fébrile précédant l'éruption, la dissémination irrégulière et bilatérale des vésicules, l'absence de douleurs, la fréquence des récidives; de même en est-il pour l'herpès génital si sujet aux récidives.

Pour ce qui est de l'herpès phlycténoïde, l'opinion de Hardy est la plus acceptable; ce n'est qu'une variété de zona; il en a l'éruption, la douleur névralgique, la marche aiguë, l'unilatéralité.

Les anciens auteurs insistaient beaucoup sur l'analogie du zona et de l'érysipèle, qu'ils confondaient d'ailleurs souvent l'un avec l'autre, et, de fait, certains zonas ophthalmiques peuvent donner au début l'idée d'érysipèles vésiculeux ; mais, dans cette dernière affection, le gonflement sous-cutané est plus considérable; il existe un bord saillant périphérique bien net, la rougeur est plus continue, les vésicules deviennent rapidement bulleuses, la ligne médiane n'est pas respectée; l'adénopathie régionale douloureuse précède l'éruption, la fièvre est plus intense, et la marche de l'affection fait disparaître l'incertitude qui a pu exister au début.

Le zona se différencie aisément de l'eczéma, qui se caractérise par des vésicules petites, confluentes, bientôt déchirées et remplacées par des croûtes molles, jaunâtres; l'eczéma n'est pas unilatéral, il s'accompagne d'une sensation de simple cuisson, est en général apyrétique et d'une plus longue durée. L'impétigo, que l'on peut rapprocher de l'eczéma et qui présente des vésicules à liquide citrin, collant au doigt, bientôt solidifié en concrétions jaunes, melliformes, rocheuses (Besnier), ne donne guère lieu à confusion. C'est à l'une ou l'autre de ces affections qu'il faut rapporter le cas décrit par Tanturri sous le nom de zoster chronique.

Ce n'est que faute d'examen approfondi que l'on pourrait confondre le zona avec certains cas assez rares de variole en ceinture, avec le lichen ou des syphilides vésiculeuses; il faut seulement se rappeler que Hutchinson a décrit cette dernière dermatose sous le nom de zona syphilitique. Un point qu'il est bon de signaler, c'est l'erreur où l'on pourrait tomber en prenant, soit pour des amyotrophies liées à une simple névrite, soit pour des paralysies hystériques, les troubles moteurs qui peuvent se présenter insidieusement à la suite d'un zona : l'examen de la peau, la constatation de cicatrices arrondies, disposées en groupes sur le trajet des nerfs, feront disparaître toute incertitude.

La question la plus délicate, dans certains cas, sera la distinction à établir entre un zona franc idiopathique et les éruptions zostériformes liées aux tabes, aux compressions nerveuses, etc. ; ici, ce n'est plus sur des apparences extérieures que le diagnostic pourra s'établir, puisque les éruptions affectent la même disposition anatomique, la même relation avec le trajet des nerfs, mais bien sur l'évolution de l'exanthème et sur les conditions étiologiques indiquées plus haut.

PRONOSTIC. Le zona est une affection généralement bénigne, et qui guérit sans laisser le plus souvent de traces fâcheuses. Il ne présente ni gravité ni intensité chez les sujets jeunes. Chez les personnes nerveuses, chez les vieillards, il tire sa gravité de la marche de l'éruption cutanée, qui peut se compliquer d'ulcérations ou de gangrène, et plus souvent encore de la persistance des douleurs pendant des mois ou des années. Les cas de mort sont exceptionnels ; Rayer n'en a vu que 5 à 6 sur plusieurs centaines, et ils ne se présentent guère que lorsque la gangrène a été étendue et s'est montrée chez un sujet débile. Quant au zoster hémorrhagique, il n'a de gravité que quand il résulte, non d'une fluxion exagérée de la peau, mais d'une infection générale, d'une tendance purpurique. Le zona ophthalmique, de par son siége, comporte un pronostic plus réservé, à cause de la fréquence des complications oculaires qui peuvent laisser sur l'œil des traces indélébiles. L'examen de la cornée donne des renseignements précieux : si la sensibilité est intacte, il n'y a rien à craindre ; si elle disparaît, il faut redouter de graves complications (Besnier). Le zona pourrait, d'après Potain, être quelquefois le prélude de la tuberculose.

TRAITEMENT. Le traitement du zona doit avant tout respecter l'éruption. La maladie, comme le remarque justement Hardy, a un cours régulier, et dont il faut savoir attendre la terminaison naturelle, observation clinique déjà faite par Molinié (thèse de l'an XI). On doit donc, dans les cas ordinaires, se borner à protéger les vésicules et à prévenir leur déchirure prématurée : aussi tous les auteurs sont-ils d'accord pour proscrire les applications chaudes ou froides, les cataplasmes ou les lotions (conseillés par Bärensprung), avec lesquels on penserait pouvoir atténuer la sensation de cuisson qui accompagne l'éruption ; de même doit-on proscrire la cautérisation avec le nitrate d'argent des vésicules rompues. Le mieux est de recouvrir la partie malade, soit simplement de poudre d'amidon et d'une couche d'ouate, ce qui réussit parfaitement dans les cas légers (Besnier), soit d'une couche d'huile, de liniment oléo-calcaire, de baume tranquille, ou d'une pommade quelconque, puis de poudre d'amidon ou de lycopode additionnée d'une minime quantité d'opium ou d'un dixième d'oxyde de zinc, de sous-nitrate de bismuth ou de camphre ; une épaisse couche d'ouate et un bandage appliqué exactement par-dessus formeront un excellent pansement.

On a voulu faire mieux, et divers traitements ont été préconisés, soit pour faire avorter l'éruption, soit pour protéger plus exactement les vésicules. Le perchlorure de fer a été employé d'abord par Baudon et Gressy, qui le mélangeaient avec de la glycérine, dans la proportion de 1 à 3, puis recommandé par Lailler, qui se servait d'une solution de 10 grammes de perchlorure dans 40 grammes d'alcool à 90 degrés. Le collodion, rendu élastique par un mélange avec parties égales d'huile de ricin, a rencontré plus d'adhérents ; on soutenait qu'il pouvait faire affaisser les vésicules, en empêcher la rupture, prévenir la formation de nouvelles vésicules, et Neumann, Guibout, Bucquoy, etc., rapportaient à l'appui plus d'une observation. Lailler conseillait d'y ajouter, pour atténuer la douleur, de l'iodoforme ; Hinde, du chlorhydrate de cocaïne. Bien employé, le collodion peut évidemment rendre des services, mais il peut aussi donner des résultats déplorables, s'il n'est pas parfaitement élastique : aussi Besnier en proscrit-il absolument l'usage. Enfin, récemment Thornley (*the Lancet*,

1878) a conseillé de vider les vésicules en les piquant avec une aiguille trempée dans l'acide phénique.

Quand les vésicules sont rompues et que l'éruption est arrivée à la période d'ulcération, il y a intérêt à appliquer des pommades pouvant hâter la cicatrisation, telles que les pommades à l'oxyde de zinc, au sous-nitrate de bismuth, à l'acide phénique ou l'huile phéniquée; il est des auteurs qui, même à cette période, ne recourent qu'à des poudres fines, camphre ou talc additionné de morphine.

Dans les cas où la suppuration est abondante, dans ceux où il y a un peu de gangrène, il faut recourir aux pansements boriqués, phéniqués, alcoolisés ou chloratés, ou aux solutions de sulfate de zinc (Dühring). Hardy recommande l'emploi des cataplasmes de farine de lin pour hâter la chute des eschares.

La douleur, qui est un des éléments essentiels du zona un peu intense, nécessite l'emploi de médications spéciales. Forget recommandait l'emploi précoce de vésicatoires au point d'émergence et sur le trajet des nerfs douloureux, et leur accordait une propriété abortive; aujourd'hui on se borne à des onguents ou pommades additionnés d'extrait d'opium ou de belladone (Kaposi), ou d'extrait fluide de *Grindelia robusta* (Dühring). Si la douleur est plus intense, si des pilules d'opium ou de belladone ne réussissent pas à la calmer, les injections sous-cutanées de morphine rendent les plus grands services; chez les malades qui les redoutent ou ne peuvent les supporter, on aura recours à l'hydrate de chloral, qui est souvent nécessaire pour procurer le sommeil. Les courants continus appliqués dans certains cas de zona, et spécialement de zona ophthalmique, ont combattu efficacement la douleur; on emploie de 5 à 10 éléments (Dühring), jusqu'à 20 (Fauque). On fait des séances quotidiennes de vingt à trente minutes; mais le sens des courants est mal réglé : les uns appliquent le pôle positif sur le rachis, et promènent le pôle négatif le long du nerf (Fauque); Bulkley, au contraire, dans un cas de zona frontal, applique le pôle négatif indifféremment à la nuque, au cou, à l'épigastre, et promène le pôle positif sur le siége de l'éruption. Beard, de son côté, déclare qu'il ne tient compte ni du siége des pôles, ni de la direction des courants.

Diverses médications internes ont été conseillées, mais elles sont toutes également incertaines. Vidal recommande, dans les cas douloureux, le sulfate de quinine; Bulkley le conseille également et l'associe au fer; Bazin et Kaposi recommandent l'arsenic, que ce dernier emploie sous forme de teinture de Fowler à doses progressives de 6 à 40 gouttes. Ash. Thompson et Dühring ont préconisé le phosphure de zinc à dose de 2 centigrammes toutes les trois heures; ce dernier combine le zinc avec la noix vomique et admet la possibilité d'une action abortive. Piggott (*the Lancet*, 1878) conseille la teinture de *Gelsemium sempervirens*, à la dose de 15 à 20 gouttes.

Les mêmes médications externes ou internes doivent être employées dans les cas où la douleur névralgique persiste après l'éruption. Pulvérisations ou stypage avec le chlorure de méthyle, vésicatoires, pointes de feu, électrisation galvanique ou faradique avec le balai, injections de morphine, tout doit être tenté. Il est également indiqué de recourir au salicylate de soude et aux médicaments nervins actuellement en vogue, l'antipyrine, l'acétanilide, la phénacétine. Contre les névralgies rebelles, il faut enfin recourir aux eaux thermales qui peuvent parfois en triompher. Parmi les plus appropriées, on peut citer Néris et Plombières, Ragatz et Pfeffers, Wiesbaden et Aix-la-Chapelle.

Les paralysies ou amyotrophies consécutives au zona nécessitent le traitement classique, électrisation à courants continus faibles et prolongés, ou faradique, massage, et enfin les eaux excitantes de Bourbonne, de Balaruc et de Lamalou. Enfin le zona ophthalmique réclame des soins spéciaux en raison de sa localisation, l'emploi de collyres à l'atropine ou à l'ésérine (Hinde), de la quinine à l'intérieur, des courants continus, et parfois la section du nerf (Bowman), mais alors on entre dans le domaine des ophthalmologistes.   HENRI LEROUX.

BIBLIOGRAPHIE. — Consultez les ouvrages classiques d'Alibert, Rayer, Bazin, Guibout, Hardy, Trousseau, Hébra, Kaposi, Neumann, Behrend, Dühring.

DE AMICIS. Ein seltener Fall von Zoster bilateralis universalis. In Viertelj. f. Dermat., 1882. — ARNOZAN. Des lésions trophiques consécutives aux maladies du système nerveux. Thèse d'agrégation, 1880. — AUGAGNEUR. Zona du cou. In Lyon médical, 1888. — AUSPITZ. System. der Hautkrankheiten. Wien, 1881. — BÆRENSPRUNG. Annalen des Charité-Krankenhauses, 1861-1862-1863. — BALMANNO SQUIRE. Case of Double Zona. In Medic. Times and Gazette, 10 mai 1873. — BARIÉ. Du zona périnéo-génital chez les tuberculeux. In Soc. méd. des hôp., 13 mai 1887. — DU MÊME. Ibid., 22 juin 1888. — BARTH. Pathogénie et physiologie pathologique de l'herpès zoster. In Annales de dermat. et de syphiligraphie, 1881. — DU MÊME. Union médicale, 10 nov. 1882. — BARTHÈS. Du zona. Thèse de Paris, 1873. — BEARD. Herpès frontal guéri par l'électricité. In Archives of Dermat., 1875. — BEHREND. Vorstellung eines Falles von doppelseitigem recidivirenden Herpes zoster faciei. In Berl. klin. Woch., 14 février 1887. — BERDINEL. Zona de la région cervicale; terminaison par furoncles et anthrax. In France médicale, 24 avril 1878. — BESNIER. Zona ophthalmique. In Journal de médecine et de chirurgie pratiques, 1884. — DU MÊME. Zona traumatique paradoxal. In Annales de dermatologie, 25 février 1889. — BLACHEZ. Zona ophthalmique. In Gazette des hôpitaux, 1880. — BLOCH. Ueber einen Fall von Herpes Zoster im Verlaufe einer Tetanie. In Wien. med. Blätter, 1886. — BORSIERI. Instituts de médecine pratique. — BOUCHUT. Du zona et de l'herpès produit par la névrite. In Gazette des hôpitaux, 1873. — BOULANGER. Étude de la fièvre zoster. Thèse de Paris, 1885. — BOWATER VERNON. Herpes ophthalmicus. In St.-Bartholomew's Hosp. Rep., 1868. — BOWMAN. Du zoster ophthalmique. In Ann. d'oculistique. 1860. — BROADBENT. Case of Herpetic Eruption in the Course of Branches of the Brachial Plexus. In Brit. Med. Journ., 27 oct. 1866. — BUCQUOY. Du zona. In France méd., 1875, n° 32. — CANUET. De l'influence du système nerveux dans les maladies cutanées. Th. de Paris, 1855. — CAMUS. Contribution à l'étude du zona de la face. Th. de Paris, 1880. — CARRÉ. Du zona ophthalmique. In Union médicale, 1879. — CARRY. Note sur un cas de zona ophthalmique. In Lyon médical, 1874. — CAZENAVE. Quelques mots sur une forme épidémique d'herpès zoster. In Bulletin de thérapeutique, 1847. — DU MÊME. Art. ZONA. In Dict. en 30 vol. — CHANDELUX. Observation pour servir à l'histoire des lésions nerveuses dans le zona. In Archives de physiologie, 1879. — CHARCOT. Note sur quelques cas d'affections de la peau dépendant d'une influence du système nerveux. In Journal de physiologie, 1859. — DU MÊME. Leçons sur les maladies du système nerveux. — CHARCOT et CORARD. Sur un cas de zona du cou. In Mémoires de la Société de biologie, 1865. — CHAUSIT. De la douleur dans le zona. In Bulletin de thérapeutique, 1861. — COMBY. Quelques cas de zona chez les enfants. In France médicale, 12 juin 1885. — COPPEZ. Du zona ophthalmique. In Annales d'oculistique, 1875. — DU MÊME. Ibid., 1876. — COYNE. Zona suivant la direction du 3° nerf intercostal. In Annales de dermatologie, 1872. — CURSCHMANN et EISENLOHR. Zur Pathologie und pathologischen Anatomie des Neuritis und des Herpes Zoster. In Deutsch Arch. f. klin. Med., 1884. — DAGUENET. Zona ophthalmique avec névrite optique du côté correspondant. In Recueil d'ophthalmologie, avril 1877. — DESCROIZILLES. Zona crural. In Revue des maladies de l'enfance, 1887. — DESHAYES. Contribution à l'étude du zona. In Gazette hebdomadaire, 12 oct. 1883. — DREYFOUS. Du rôle de l'hérédité nerveuse dans la pathogénie du zona. In France médicale, 7 février 1889. — DUNCAN BULKLEY. Case of Herpes Zoster Frontalis successfully treated by Electricity. In Archiv of Dermat., 1873. — DU MÊME. Herpes Zoster extending on to the Fingers, Ibid., 1877. — DU MÊME. Double Herpes Zoster. Ibid., 1878. — DU MÊME. Pathogénie du zoster. Ibid., 1877. — DU MÊME. Analysis of 8000 Cases of Skin Diseases. Ibid., 1882. — DUBLER. Ueber Neuritis bei Herpes Zoster. In Archiv. f. path. An. und Phys., Bd. XCVI, Heft. II, p. 195. — DUBOUSQUET LABORDERIE. Traitement de la névralgie du zona par le salicylate de soude. In France médicale, 1885. — DÜHRING. Herpes Zoster. In Philad. Medical Times, 1883. — DYCE DUCKWORTH. Notes on the Pain in Zona. In St.-Bartholomew's Hospital Reports, 1875. — EBSTEIN. Ueber Zoster und Herpes Facialis und Genitalis. In Viertelj. f. Dermat. und Syphil., Heft IV, 1880. — EULENBURG. Ueber cutane Angioneurosen.

In *Berl. klin. Woch.*, 1867. — Du même. *Ueber Complication von peripherischer Facial-Paralyse mit Zoster Facialis.* In *Centralblatt f. Nervenheilkunde*, 1885, VIII, 5. — Fabre. *Mémoire sur le zona.* In *Annales de médecine d'Anvers*, 1881-1882. — Du même. *Un cas de récidive du zona.* In *Gazette médicale de Paris*, 1883. — Fauque. *Étude sur la pathogénie du zona et son traitement par les courants induits.* Thèse de Paris, 1875. — Féré. *Zona hystérique.* In *Archives de névrologie*, 1882, p. 167. — Gamberini. *Contribution à l'étude théorico-clinique du zona.* In *Annales de dermatologie*, 1887. — Gellé. *Zona de la langue.* In *Tribune médicale*, 1875-1876. — Gerhardt. *Sensible Entartungs-Reaction bei Zoster.* In *Viertelj. f. Dermat. u. Syph.*, 1884. — Guérin. *Du zona ophthalmique.* Thèse de Paris, 1884. — Habran. *Un cas de zona ophthalmique.* In *Union médicale du Nord-Est*, 1877. — Hœnisch. *Herpes zoster.* In *Deutsche Archiv f. klin. Med.*, 1874. — Handfield Jones. *Herpes Zoster affecting Left. Arm.* In *Medical Times and Gazette*, 6 mai 1882. — Hanot. *Zona sciatique.* In *Archives de médecine*, mars 1887. — Hardy. *Dict. de Jaccoud.* Art. Zona. — Du même. *Un cas de zona.* In *Gazette médicale de Paris*, 1879. — Hinde. *Étude sur le zona ophthalmique.* In the *Medical Record*, 11 sept. 1886. — Hirschberg. *Herpes Zoster Frontalis.* In *Berl. klin. Woch.*, 1880. — Morand. *Cas d'herpès zoster.* In *Lyon médical*, 1870. — Hutchinson. *Ophthalmic Hospital Reports*, 1866. — Du même. *A Few Curious Facts respecting Herpes Zoster.* In *Med. Times and Gazette*, 1868. — Du même. *Herpes Zoster Frontalis and Trochleatis.* In the *Lancet*, 1879. — Hybord. *Du zona ophthalmique.* Thèse de Paris, 1872. — Jackson. *Étude sur l'herpès zoster et en particulier de son étiologie.* In the *Medical Record*, janvier 1883. — Joffroy. *Deux observations de zona et d'atrophie musculaire du membre supérieur.* In *Archives de physiologie*, 1882. — Juliusberger. *Ueber das Auftreten von Herpes Zoster bei Arsenikgebrauch.* In *Viertelj. f. Dermat.*, 1884. — Kaposi. *Zoster cervico-brachialis gangrænosus.* In *Wien. med. Woch.*, 1874-1875. — Du même. *Beitrag zur Ætiologie der Zoster.* In *Wiener medizin Presse*, 1875. — Kinnicott. *Case of Zoster Frontalis Traumaticus.* In *Archiv. of Dermatology*, 1877. — Lailler. *Traitement du zona.* In *Union médicale*, 1876. — Lande. *Herpès névralgique des organes génitaux.* In *Annales de dermatologie*, 1879-1880. — Landouzy. *Fièvre zoster et exanthèmes zostériformes.* In *Semaine médicale*, 1883. — Laqueur. *Étude sur l'herpès zoster frontal.* In *Annales de dermatologie*, 1870. — Leloir. *Recherches cliniques et anatomo-pathologiques sur les affections cutanées d'origine nerveuse.* Thèse de Paris, 1881. — Leroux. *Du zona chez les tuberculeux.* Thèse de Paris, 1888. — Lesser. *Beitrag zur Lehre von Herpes zoster.* In *Wirchow's Archiv.*, 1881. — Du même. *Weitere Beiträge zur Lehre von Herpes zoster.* Ibid., 1883, Bd. 93. — Letulle. *Observation de zona lombaire bilatéral.* In *France médicale*, 1881. — Du même. *Sur un cas de zona ophthalmique gangréneux compliqué de paralysie faciale.* In *Archives de physiologie*, 1882. — Du même. *Remarques à propos de l'étiologie du zona.* In *France médicale*, 19 janvier 1880. — Leudet. *Clinique médicale de l'Hôtel-Dieu de Rouen*, p. 561. — Du même. *Zona consécutif à l'asphyxie par la vapeur de charbon.* In *Archives de médecine*, 1865. — Du même. *Le zona chronique.* Ibidem, 1887. — Du même. *Le zona et les troubles des nerfs périphériques dans la tuberculose pulmonaire.* In *Gazette hebdomad.*, 1878. — Lomier. *De l'étiologie du zona.* Thèse de Paris, 1879. — Lorry. *Tractatus de morbis cutaneis.* — Magee Finny. *Case of Bilateral Herpes Zoster.* In *Brit. Med. Journal*, 10 janvier 1885. — Marie. *Contribution à l'étude de la paralysie hystérique sans contracture.* In *Revue de médecine*, mai 1885. — Mercier. *Le traitement du zona par le perchlorure de fer.* Thèse de Paris, 1877. — Meyer. *De l'influence des émotions morales sur le développement des affections cutanées.* Thèse de Paris, 1876. — Molinié. *Dissertation sur le zona.* Thèse de Paris, n° 280, 17 prairial an XI (1803). — Mougeot. *Recherches sur quelques troubles de nutrition, consécutifs aux affections des nerfs.* Thèse de Paris, 1867. — Ollivier. *Zona dans un cas de cancer du poumon.* Gazette médicale de Paris. 16 mai 1874. — Du même. *Nouvelles recherches sur la pathogénie de l'angine herpétique.* In *Union médicale*, 1884. — Oppolzer. *Journal of Cutaneous Disease*, 1869. — Pacton. *Du zona ophthalmique.* Thèse de Paris, 1878. — Paget. *Case of Herpetic Eruption in Part of the Distribution of the 2th Division of the Right Fifth Cerebral Nerv.* In *Brit. med. Journal*, 1866. — Parrot. *Considérations sur le zona.* In *Union médicale*, 1865. — Pecudo. *Glaucome consécutif à un zona ophthalmique.* In *Recueil d'ophthalmologie*, 1880. — Perroud. *Note sur le zona du fessier inférieur.* In *Annales de dermatologie*, 1876-1877. — Pfeiffer. *Ueber Parasiten im Bläscheninhalt von Zoster.* In *Monatshefte f. prak. Dermat.*, VI, 10, p. 455, 1885. — Pitres et Vaillard. *Contribution à l'étude des névrites périphériques non traumatiques.* In *Archives de névrologie*, 1883. — Planchais. *Contribution historique à l'étude du zona.* Thèse de Paris, 1881. — Potain. *Du zona.* In *Journal de médecine et de chirurgie pratiques*, 1879. — Proust et Ballet. *Contribution à l'anatomie pathologique de la paralysie générale spinale subaiguë.* In *Archives de physiologie*, 1883. — Remak. *Zur Pathogenie der peripherischen Facialis-Paralysen complicirenden Herpes Zoster.* In *Centralbl. für Nervenheilkunde*, VII, 7, 1883. — Rendu. *Recherches sur les altérations de la sensibilité dans les affections de la peau.* In *Annales de dermatologie*, 1873-1874-1875. — Riesel. *Path. of Herpes Zoster*. In *Deutsch. med. Woch.*, n° 28, 1876. — Rivet. *Zona ophthalmique*. In *Gazette des hôpitaux*, 1873. — Robertson. *Zona ophthalmique double*. In *the Lancet*, juillet 1888. — Roche. *The Pathology of Herpes Zoster Clinically considered*. In *Archiv. of Dermatology*, 1877. — Servant. *Zona des membres*. Thèse de Paris, 1877. — Singer. *Zona du nerf maxillaire inférieur*. In *Gazette hebdomadaire*, 1865. — Stadell. *Herpes zoster bilateralis*. In *Vierlelj. für Dermat. und Syph.*, 1885. — Storin. *Zona du membre inférieur*. Thèse de Paris, 1882. — Szokalski. *Ueber den jetzigen Standpunkt der Lehre vom Herpes zoster ophthalmicus*. In *Central-blatt für Chirurgie*, 1872. — Tanturri. *Un caso di zoster cronico*. In *Journ. de Morgagni*, mai 1878. — Tardy. *Zona du front*. In *Recueil d'ophthalmologie*, 1872. — Testut. Thèse de Paris, 1876. — Thompson. *On a Case of Herpes Zoster treated with Zinc Phosphide*. In *Glasgow Med. Journ.*, oct. 1874. — Tommasoli. *Sur la nature de l'herpès zoster*. In *Annales de dermatologie*, 1887. — Vaillard. *Observation pour servir à l'histoire des lésions nerveuses du zona*. In *Journal de médecine de Bordeaux*, 1881. — Verneuil. *De l'herpès traumatique*. In *Mém. de la Soc. de biologie*, 1873. — Voigt. *Ueber Complication von Herpes Zoster Occipito-Collaris mit schwerer peripherer gleichzeitiger Facialisparalyse*. In *Petersb. med. Woch.*, IX, 45, 1884. — Vulpian. *Leçons sur l'appareil vaso-moteur*, 1875. — Du même. *Sur l'influence qu'exerce la faradisation portant sur un point limité du tégument*. In *Bull. de thérapeutique*, déc. 1879. — Walther. *Allg. med. Central-Zeitung*, 24 avril 1878. — Weinberg. *Zur Lehre der Zoster Cerebralis.* In *Prager med. Wochenschr.*, 1885, p. 444. — Wetherill. *Zona intercostal*. In *Philadelphia Medical Times*, 24 mars 1883. — Wilson (Er.). *On Herpes and Zoster*. In *Journal of Cutaneous Medicine*, 1867. — Du même. *Ibid.*, IV, p. 158.

H. L.

ZOOGLŒA. *Voy.* Schizomycètes [*Addenda* à S.] et Tuberculose.

ZOOMANCIE. *Voy.* Divination.

ZOOMÉLANINE. Principe noirâtre trouvé par Bogdanov dans le pigment noir des plumes d'oiseaux. La zoomélanine ne paraît être autre chose que la *mélanine* de la choroïde de l'œil (Bogdanov, *Comptes rend. de l'Acad. des sc.*, t. XLVI, 780).

E. B.

ZOOMYLIENS (de ζῶον, animal, et μύλη, môle). Isidore Geoffroy Saint-Hilaire a donné ce nom aux monstres unitaires parasites, et en particulier aux môles utérines, c'est-à-dire aux produits de conception, incomplets ou décomposés, dans lesquels on trouve des dents, des débris osseux, etc.

L. Hn.

ZOONIQUE (Acide). Berthollet donnait ce nom à un acide retiré du produit liquide de la distillation des matières animales; Thénard a constaté que ce n'est autre chose que de l'acide pyroligneux uni à une substance animale.

L. Hn.

ZOOSTÉARIQUE (Acide). Acide gras retiré des os des Mammifères fossiles par Landerer. Il cristallise dans l'alcool en lamelles (Landerer, *Buchner's Repert.*, t. LXI, 90).

E. B.

ZOOXANTHINE. Matière colorante des plumes rouges de *Calurus auriceps*. Bogdanov l'obtient en traitant ces plumes à chaud par l'alcool, qu'il évapore ensuite à 60-65 degrés; le résidu rouge foncé est alors épuisé à l'eau ; il reste finalement une poudre rouge, altérable à la lumière. On a retiré un pigment semblable des fibres rouges du *Calingu caerulea*.

L. Hn.

ZORILLE. Le genre Zorille (*Zorilla* Is. Geoff.) appartient à la famille des

Mustélidés et renferme quelques espèces africaines qui se rapprochent des Putois (*voy.* ce mot) par leur dentition et par leurs formes générales, mais qui en diffèrent par la coloration et la nature de leur pelage. Les Zorilles ont la tête conique, le nez pointu, couvert de poils, le museau petit et légèrement échancré en avant, avec les narines latérales, les oreilles arrondies et velues, les pattes antérieures robustes et terminées par des doigts de longueur inégale, armés d'ongles aigus et comprimés, les pattes de derrière assez fines et munies également de doigts inégaux, qui appuient seuls sur le sol pendant la marche. Leur queue est garnie de longs poils flasques et leur corps est revêtu d'une fourrure assez allongée, ornée de taches et de raies blanches sur fond noir. Ainsi l'espèce la plus connue, le Zorille varié (*Viverra zorilla* Thunb., *Mustela zorilla* Cuv., *Zorilla variegata* ou *stricta* des auteurs modernes), qu'il vaudrait mieux sans doute appeler la *Zorille variée*, porte une livrée noire recoupée par une tache frontale, deux taches temporales et quatre lignes dorsales blanches, ces lignes étant parfois plus ou moins confondues et convergeant vers la queue, qui est tantôt rayée ou tachetée de noir et de blanc, tantôt presque entièrement blanche. Cet animal qui, à l'âge adulte, mesure environ 62 centimètres de long, se trouve en Asie-Mineure, en Barbarie, au Sénégal, dans l'Afrique orientale et au cap de Bonne-Espérance, où il est connu des colons hollandais sous le nom de *Muishond*. C'est le *Putois du Cap* ou *Zorille* de Buffon. Dans le Sennaar et dans le pays d'Angola vivent deux autres espèces appelées *Zorilla frenata* (Sund) et *Z. albicauda* (Gr.).

Les Zorilles ont des habitudes nocturnes et se plaisent dans les endroits arides, au milieu des rochers. Leur nourriture se compose de petits rongeurs, d'oiseaux, de reptiles et d'insectes.   E. OUSTALET.

BIBLIOGRAPHIE. — GEOFFROY SAINT-HILAIRE (Is.). *Dict. class. d'hist. nat.*, 1824, t. X, p. 215. — WAGNER. In *Schrebers Suppl.*, t. II, p. 219, pl. 133. — GRAY (G.-R.). *On the Mustilidæ.* In *Proc. Zool. Soc. Lond.*, 1865, p. 000.   E. O.

ZORIS. *Voy.* ARAIGNÉES.

ZOSTÈRE (*Zostera* L.).   Genre de végétaux Monocotylédones, qui a donné son nom au petit groupe des Zostérées, réuni aujoud'hui à la famille des Naïadacées.

Ce sont des herbes vivaces dont la souche mince et rampante produit des tiges et des rameaux allongés, grêles, portant des feuilles linéaires, très-longues, engaînantes à la base. Les fleurs, monoïques, sont portées par un spadice qui naît de la face supérieure des feuilles fendues longitudinalement à leur base. Les fleurs mâles sont réduites chacune à une anthère presque sessile uniloculaire et déhiscente par une fente longitudinale; les fleurs femelles sont formées par un ovaire uniloculaire et uniovulé, surmonté d'un style court à deux branches stigmatifères. Le fruit est constitué par un utricule renfermant une seule graine dépourvue d'albumen.

Les Zostères ont des représentants sur presque toutes les côtes maritimes du globe. Le *Z. marina* L. (*Alga marina* Lamk) et le *Z. angustifolia* Reichb. forment sur certaines côtes vaseuses de l'Océan ou de la Méditerranée, notamment dans le bassin d'Arcachon, des prairies sous-marines d'une étendue souvent considérable; leurs feuilles mortes, accumulées en quantités énormes sur les rivages, sont employées sous le nom de *crin végétal*, dans l'industrie

et l'économie domestique, pour faire des coussins, des matelas, et pour emballer
les objets fragiles.   ED. LEF.

ZUBER (HUBERT-CHARLES-CÉSAR).   Né à Bruebach (Haut-Rhin), le 15 mai
1847, mort au Tonkin, le 3 août 1886. Il devint en 1878 professeur agrégé
d'épidémiologie au Val-de-Grâce et se distingua dans plusieurs missions. A
l'époque de sa mort, il était médecin principal de l'armée. On a de lui une
série d'articles insérés dans ce *Dictionnaire*, dans la *Gazette hebdomadaire de
médecine*, la *Revue militaire de médecine et de chirurgie*, les *Archives de
médecine militaire*, etc.   L. HN.

ZWICKAU (EAU MINÉRALE DE).   *Athermale, chlorurée sodique, calcique et
magnésienne forte, carbonique faible* (chemin de fer de Paris à Munich,
ligne de Munich à Dresde, dont Zwickau est une station d'où partent plusieurs
embranchements). En Saxe, dans l'Erzgebirge, se trouve un district manufacturier
d'environ 35 000 habitants, dont 8000 s'occupent à extraire de la houille dans
quatre-vingts mines. Zwickau est dans une vallée, sur la rive gauche de la Mulde.
Une seule source émerge dans un puits artésien foré dans un terrain houiller.
Son eau, limpide et transparente, est traversée par quelques grosses bulles contenant du gaz acide carbonique. Elle est sans odeur et son goût est fortement
salé; sa température est de 14°,2 centigrades. Kersten, qui en a fait l'analyse, a
trouvé dans 1000 grammes d'eau les principes suivants :

Chlorure de sodium	14,881
— calcium	6,290
— magnésium	3,125
— potassium	0,180
— strontium	0,040
— baryum	0,031
Bicarbonate de chaux	0,359
— fer	0,151
— manganèse	0,012
Phosphate de chaux	0,024
Silice	0,017
Alumine	0,013
Bicarbonate de magnésie, bromure et iodure de sodium, matière organique	traces.
TOTAL DES MATIÈRES FIXES	23,121
Gaz acide carbonique libre	quant. ind.

L'eau de Zwickau est exclusivement employée en boisson et s'administre principalement dans les affections où conviennent les eaux chlorurées fortes. C'est
surtout dans les accidents provenant du lymphatisme et de la scrofule, caractérisés par des engorgements ganglionnaires, que l'eau de la source de Zwickau
donne les meilleurs résultats. Il est fâcheux qu'il n'y ait pas un établissement
bien installé où elle puisse servir en bains, en douches et en applications
locales.

La *durée de la cure* est de vingt à vingt-cinq jours.

On *exporte* peu l'eau de la source de Zwickau.   A. R.

ZYGÈNE.   Cuvier a donné le nom de Zygènes ou Marteaux à des Squales
qui ont la tête élargie par suite du prolongement des apophyses de l'orbite,
réunies en une lame cartilagineuse, de telle sorte que chacun de ces prolon-

gements porte l'œil à son extrémité terminale et la narine sur son bord antérieur.
Le corps est allongé, couvert de scutelles peu développées ; le museau est tronqué,
la bouche très-arquée ; les dents, semblables aux deux mâchoires, avec un talon
à la base du côté externe ; il existe deux nageoires dorsales, l'antérieure grande ;
la caudale est très-longue, avec le lobe supérieur fort développé. On connaît six
espèces de Zygènes, plus particulièrement abondantes entre les tropiques ; nous
en avons deux espèces sur les côtes de France, le Marteau (*Zygœna malleus*) et
le Maillet (*Zygœna studes*) : ce dernier accidentellement signalé dans les parages
de Nice.   E. SAUVAGE.

BIBLIOGRAPHIE. — VALENCIENNES. *Mém. Muséum*, t. IX, 1822. — MÜLLER et HENLE. *Systema-*
tische Beschreibung der Plagiostomen, 1841. — DUMÉRIL (A.). *Hist. nat. des poissons*, t. I,
1870.   E. S.

ZYGODACTYLES. L'ordre des Zygodactyles, tel qu'il a été défini par
Vieillot (*Analyse d'une ornithologie élémentaire*) et tel qu'il a été adopté par
Temminck (*Manuel d'ornithologie*, 2ᵉ édit.), correspond à peu près à l'ordre
des Grimpeurs (*voy.* ce mot) de G. Cuvier, mais, si l'on veut conserver ce
groupe, il est absolument nécessaire, dans l'état actuel de la science, d'en faire
sortir les Perroquets (*voy.* ce mot).   E. OUSTALET.

ZYGOMATIQUE (ARCADE). *Voy.* FACE.

ZYGOPHYLLÉES (*Zygophylleæ* R. Br.). Groupe de plantes Dicotylédones
que l'on rattache aujourd'hui, comme simple tribu, à la famille des Rutacées
(*voy.* ce mot).   ED. LEF.

ZYGOPHYLLUM (*Zygophyllum* L.). Genre de plantes de la famille des
Rutacées, qui a donné son nom au groupe des Zygophyllées. Il se compose
d'arbrisseaux et d'arbustes souvent épineux, à feuilles opposées et stipulées.
Les fleurs, axillaires, sont hermaphrodites, avec un périanthe double, tétramère
ou pentamère, et huit ou dix étamines libres, à anthères biloculaires et introrses.
L'ovaire, libre et supère, devient à la maturité une capsule loculicide, à quatre
ou cinq angles, dont les graines renferment, sous leurs téguments, un albumen
charnu peu épais entourant l'embryon.
On connaît une cinquantaine d'espèces de *Zygophyllum* répandues surtout
en Australie, dans l'Afrique australe et en Orient. Le *Z. fabago* L. ou *Faba-*
gelle croît dans les lieux incultes de la région méditerranéenne. Ses boutons à
fleurs, d'une saveur âcre et amère, sont usités en Syrie, comme condiment, à
la manière des câpres. Les graines du *Z. coccineum* L., du nord de l'Afrique,
sont employées par les Arabes comme anthelminthiques. Il en est de même, au
cap de Bonne-Espérance, de celles du *Z. sessilifolium* L. et du *Z. spinosum* L.
Le *Z. arboreum* de Jacquin ou *Gayacan* des indigènes de l'Amérique centrale
fait maintenant partie du genre *Guaiacum* Plum. (*voy.* GAÏAC).   ED. LEF.

ZYMASE. Nom donné par Béchamp à divers ferments dont il admet l'existence dans les divers solides et liquides de l'économie vivante.
La *néphrozymase*, qui existe, selon lui, dans les urines normales et pathologiques, se prépare en précipitant l'urine par l'alcool, reprenant par l'eau et
précipitant de nouveau par l'alcool. Cette matière jouit de la propriété de sac-

charifier partiellement l'amidon. Béchamp prend 2 parties d'urine : l'une est
soumise à l'ébullition, puis refroidie; on additionne chaque portion d'amidon et
on maintient les deux mélanges à une température de 60 degrés. Dans le tube
à urine non bouillie, il y a dissolution et même saccharification de la matière
amylacée, tandis qu'aucune action ne se manifeste dans l'urine bouillie. L'auteur attribue l'action dissolvante à la néphrozymase. On sait que beaucoup de
matières albuminoïdes possèdent des propriétés analogues.

Toujours suivant Béchamp, les *microzymas* du sang constitueraient la fibrine,
associée à une matière albuminoïde. Ceux du foie transformeraient l'alcool
éthylique en acide caproïque; l'alcool méthylique, en acide acétique et en
homologues supérieurs; la craie contiendrait des corps analogues, capables
de produire les mêmes transformations. Enfin, sous l'influence de ces ferments azotés, la glycérine donnerait un mélange d'alcool, d'acide acétique et
d'acides gras supérieurs, avec dégagement d'hydrogène et d'acide carbonique.

EDME BOURGOIN.

BIBLIOGRAPHIE. — BÉCHAMP. *Ferment de l'urine.* In *Bull. de la Soc. ch.,* t. III, 218. — Du
MÊME. *Variation de la néphrozymase dans l'état physiologique et dans l'état pathologique.*
In *Comptes rendus,* t. LXI, 251. — Du MÊME. *Microzymas. Ibidem,* t. LXVIII, 408;
t. LXIX, 240, 660.   E. B.

ZYMIQUE (ACIDE). SYNONYMIE. *Acide zumique, acide mancéique.* Divers
noms donnés autrefois au produit acide qui prend naissance dans la fermentation des matières amylacées. Ce sont des mélanges de plusieurs acides organiques, notamment d'acide lactique et d'acide butyrique.   EDME BOURGOIN.

ZYMOME. Ancien nom donné au gluten, après des lavages à l'eau et à
l'alcool.   E. B.

ZYTHOGALE. Boisson en usage dans certaines contrées et qui n'est autre
chose qu'un mélange de bière et de lait, d'où son nom (de Ζύθος, bière, et
γάλα, lait). Ce mélange est quelquefois aussi désigné sous le nom de *posset.*

L. HN.

FIN DE LA LETTRE Z

ARTICLES

CONTENUS DANS LE TROISIÈME VOLUME

(5ᵉ série.)

—

FIN DE LA TABLE DU TROISIÈME VOLUME DE LA CINQUIÈME SÉRIE

(DERNIER VOLUME DE CETTE SÉRIE)

Paris, Imprimerie A. Lahure, 9, rue de Fleurus.